リッピンコット シリーズ

イラストレイテッド
薬理学
[原書8版]

Lippincott® Illustrated Reviews

Pharmacology
Eighth Edition

Karen L. Whalen

監訳
櫻井　隆／丸山　敬／柳澤輝行

青山　晃治	喜多紗斗美	西堀　正洋
朝賀　純一	衣笠　泰葉	林　啓太朗
有賀　　純	工藤　賢三	東　洋一郎
安西　尚彦	栗原　順一	平塚　真弘
池田　康将	呉林なごみ	藤田　朋恵
池田　龍二	齊藤　源顕	船本　雅文
石井　邦明	坂本　謙司	堀之内孝広
猪爪　隆史	櫻井　　隆	丸山　　敬
今井由美子	清水　孝洋	茂木　正樹
今村　武史	周防　　諭	籾山　俊彦
岩本　隆宏	武田　泰生	谷内　一彦
大内　基司	田中　秀和	柳澤　輝行

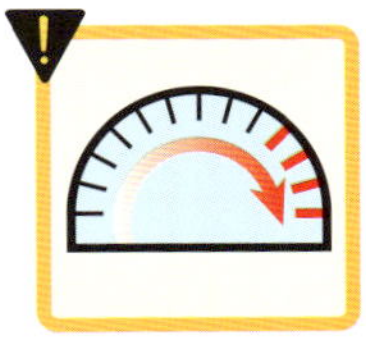

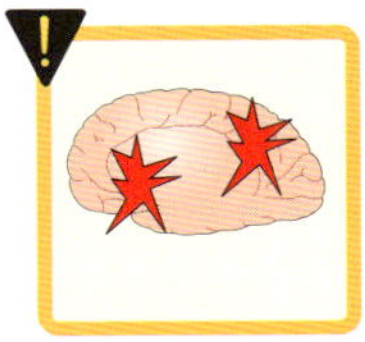

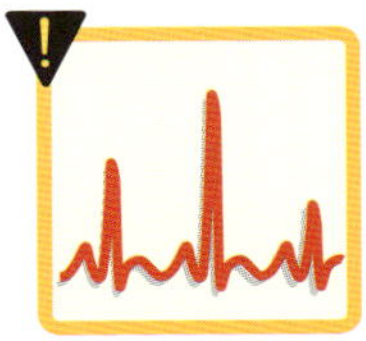

丸善出版

Lippincott® Illustrated Reviews: Pharmacology
Eighth Edition

Karen L. Whalen, PharmD, BCPS, FAPhA

Printed in Japan

原書8版翻訳にあたって

医療系大学の教育は，CBT・OSCE（ベッドサイドで患者に接する実習教育のための卒業前資格試験）等の導入からも明らかなように，座学から実践教育の比重が大きくなってきている．たしかに患者様対応の技術を卒業前に修得しておけば，臨床医学における医師・患者関係の構築には有用であろう．しかし，あまりに知識教育が軽視されていないだろうか．現在は抗体薬，遺伝子治療薬，シグナル伝達介入薬など，分子生物学に基づく新しい分子標的薬（広義．狭義は抗癌薬）が次々に臨床使用されている．そして，それらは確かに著効を示す．医療者が必要な知識は爆発的に増大しているのである．どう基礎知識の教育をするのかについての教育者の悩みはすべての領域で爆増している．薬理学教育についてもさまざまな文献を読み解くに最小限必要な基礎的な知識を伝えるのが精一杯となっている．発展課題は学生諸君自ら学習していかなければならない．本書は薬理学者から学生諸君への学びへの提案と希望の書である．

インターネットの発展により知識と思われる情報の入手は容易になっている．しかしながら，ノイズ（偽情報，あるいは学術的根拠の乏しい情報）も強くなっている．GoogleやChatGPTなどの検索エンジンや生成AIが吐き出す情報も，専門家からみて，不正確な面が多々ある．AIによる翻訳もまた然りである．一方，配付資料だけで大学生活や試験を生き抜く風潮もあり，教科書の存在意義が問われている．そこで逆説的ではあるが，信頼性の高い情報源として教科書を手元に置いて読み通し，時に参照することの意義はますます高まっている．第8版では，最小限の知識としての各章ごとの要約と臨床症例として臨床応用コラムが付記され，さらに教育に配慮されたものとなっている．

本書は欧米で定評のある教科書をそれぞれの分野の専門家が翻訳している．残念ながら，ケアレスミスや今後の発展により修正されなければならない情報もあるであろう．しかし，そのノイズはインターネットで得られる情報よりもはるかに小さいと自負している．本書は，薬理学の最も重要な知識を，記憶に残りやすいイラストを参照しながら効率よく学べるように工夫されている．また，本書で米国の医療に興味をもてたら，ぜひ海外に留学してほしい．

第4版，5版，6版と訳書を刊行できたが，残念ながら7版は断念せざるを得なかった．今回，8版の訳書の刊行を英断した丸善出版には感謝の念を伝えたい．また編集を担当していただいた諏佐海香氏に深く感謝する．ご指摘や疑問があれば丸善出版編集部にお問い合わせいただきたい．

2024年12月

訳者を代表して

櫻井　隆
丸山　敬
柳澤輝行

本書の対象者と使用法

本書は医療系学部学生を念頭に置いているが，幅広い層の要求に耐えると思う．また，各自が自由に独自の勉強法で活用してほしいが，想定している対象や勉強法を以下に記す．勉強法に悩んでいる場合に参考になれば幸いである．

1）本書の対象者：（1）医学部，薬学部，医療系学部生，（2）国家試験〔米国医師国家試験（USMLE）ステップ1〕などの準備をしている医療系学生，（3）急速に発展している分子医学の概略や最新の知識を学習したい医療従事者．初心者にはわかりやすく，臨床の現場では薬剤添付文書を完全に理解するために必須の基礎薬理学知識を容易に得ることができる．

2）構成：編ごとに薬物の作用をグルーピングし，各章の薬物は「作用機序」「薬物動態」「有害作用」「薬物相互作用」が整理されて説明されている．時間がない場合には必要な項目のみを拾い読みすることも可能である．原書には薬物名の発音記号が示されているが，本書では伝統的なローマ字読みカタカナ表記とした．発音に興味ある場合にはこれを参考にインターネットで発音を確認していただきたい．

3）説明文と融合したイラスト：図と本文の両者を駆使して薬物作用が説明されている．しかしながら，図だけをみても十分に理解できるように工夫されている．

4）章末の問題：豊富な実践的問題（米国医師国家試験委員会や他の試験問題作成基準に合致している）が章末にあり，理解度をチェックすることができる．多肢選択の正解番号だけではなく，関連項目の詳細な解説も付記されている．また，解答は各設問の右に位置しているために，問題を参照しながら解説を確認していくことができる．

5）他の専門分野との相互参照：「リッピンコットシリーズ」はページ下に「関連情報」として，シリーズ他タイトル（『生化学』，『微生物学』など）との相互参照が掲載されていた．残念ながら，『薬理学』では原書で割愛されてしまった．索引などを駆使して，自ら他タイトルを参照しよう．それが，膨大な医学を統合して理解することにつながる．

6）要約と臨床応用コラム：本書は初学者や低学年の学生にとって通読は難しいだろう．拾い読みの1つの提案として，章末の要約をまず通読して，疑問点を本文で確認してはどうだろう．臨床応用コラムは実践的なので，興味がある疾患については，臨床応用コラムから読みはじめるのも現場の把握に有益と信ずる．

原書２版翻訳にあたって

本書は薬理学を視覚的に理解したい学習者のためのものである．日本オリジナルの優れた教科書・参考書や種々の翻訳書があるにもかかわらず，翻訳を決意したのは，膨大な薬理学の知識を学習者のために整理して概説するには，本書が最適と考えたためである．イラストの斬新さと全体を通しての統一性は，読者の記憶を助ける．学習者の便宜を図ったクロスレファレンス(参照)の充実も同様である．また，やさしいが要を得た問題も知識の整理に役立つ．普段の学習で目を慣らしておけば，試験直前で威力を発揮するであろうことは今からでも容易に想像がつく．

最新の知識を求める忙しい医療従事者でも，瞬時に求めている個所に目が行き，短時間で知識の確認ができる．同じ薬理学書といえども，筆者が異なれば観点や書き方が異なり，ある本では理解しがたかった項目も，別の本を読むことによって容易にかつ統合的に理解できることは多々経験する．また，どんな本にも誤謬がないとも限らず，重要事項の確認や薬物が関係することの多い医療事故を防ぐためにも数冊を併読することが，現代では必須となっている．この観点からも翻訳の価値は十分にあると判断した．

確かにアメリカの教科書には種々の特徴とインパクトがある．丸善から2002 年に“薬理学の学生のバイブル”といわれている『カッツング・薬理学 原書8版(*Basic & Clinical Pharmacology*, 8th edition, McGraw-Hill, 2001)』と，2003年に『カッツング・コア薬理学原書6版(*Katzung & Trevor's Pharmacology, Examination & Board Review*, 6th edition, McGraw-Hill, 2002)』とを刊行した．アメリカの薬理学教育と医療の実状を多くの学生や医療人に知ってもらいたかったからである．学習者に対して単なる共用試験や国家試験対策ではなく，深く考えて判断し，行動を促すことを目指した，優れた演習問題を中心とする参考書はまだ日本独自のものは完成していない．現在の医療界の教育改革も多くの点でアメリカに影響されたものであることは否めないであろう．また，本書『イラスト薬理学原書2版』も生化学との統合を目指していて，学習書の新たな方向性を示している．

翻訳出版に際して，明らかな誤りをできるだけ直し，訳者注などで情報を最新なものにし，原書では巻末付録にまとまっていたUpdate をそれぞれ適宜本文の該当部位に統合した．本書の翻訳は，おもに『カッツング・薬理学原書8版』の翻訳にも参加していただいた方々によって行った．ご意見やご要望については，代表編集者の柳澤輝行(〒980-8575 仙台市青葉区星陵町2-1 東北大学医学部分子薬理)までご連絡頂ければ幸いである．

最後に，本書完成まで尽力を頂いた丸善(株)出版事業部の添田京子氏と堀内洋平氏に深く感謝したい．

2004年2月

訳者を代表して

柳 澤 輝 行

丸 山 　 敬

監訳者および訳者

■監訳者

櫻　井　　　隆	順天堂大学医学部薬理学講座 教授
丸　山　　　敬	埼玉医科大学名誉教授
柳　澤　輝　行	東北大学名誉教授

■訳　者

青　山　晃　治	帝京大学医学部薬理学講座 教授
朝　賀　純　一	岩手医科大学薬学部臨床薬剤学分野 准教授
有　賀　　　純	長崎大学大学院医歯薬学総合研究科医科薬理学分野 教授
安　西　尚　彦	千葉大学大学院医学研究院薬理学 教授
池　田　康　将	徳島大学大学院医歯薬学研究部薬理学分野 教授
池　田　龍　二	宮崎大学医学部附属病院薬剤部 教授・薬剤部長
石　井　邦　明	山形大学名誉教授
猪　爪　隆　史	千葉大学大学院医学研究院皮膚科学 教授
今　井　由美子	野崎徳洲会病院附属研究所メディカル感染システム研究部 研究部長
今　村　武　史	鳥取大学医学部薬理学・薬物療法学 教授
岩　本　隆　宏	福岡大学医学部薬理学 教授
大　内　基　司	千葉大学大学院看護学研究院健康増進看護学講座 教授
喜　多　紗斗美	徳島文理大学薬学部薬理学 教授
衣　笠　泰　葉	野崎徳洲会病院附属研究所メディカル感染システム研究部 独立研究員
工　藤　賢　三	岩手医科大学薬学部臨床薬剤学分野 教授
栗　原　順　一	帝京大学名誉教授
呉　林　なごみ	順天堂大学医学部薬理学講座 客員准教授
齊　藤　源　顕	高知大学医学部薬理学講座 教授
坂　本　謙　司	帝京大学薬学部臨床薬学講座医薬品作用学研究室 教授
櫻　井　　　隆	順天堂大学医学部薬理学講座 教授
清　水　孝　洋	高知大学医学部薬理学講座 准教授
周　防　　　諭	埼玉医科大学医学部薬理学教室 准教授
武　田　泰　生	日本病院薬剤師会 会長
田　中　秀　和	立命館大学生命科学部生命医科学科薬理学 教授
西　堀　正　洋	岡山大学大学院医歯薬学総合研究科創薬研究推進室 特任・特命教授（名誉教授）
林　　　啓太朗	獨協医科大学医学部薬理学講座 准教授
東　　　洋一郎	高知大学医学部薬理学講座 講師

平塚真弘	東北大学大学院薬学研究科医療薬学専攻 准教授
藤田朋恵	獨協医科大学医学部薬理学講座 教授
船本雅文	徳島大学大学院医歯薬学研究部薬理学分野 准教授
堀之内孝広	北海道大学大学院医学研究院細胞薬理学教室 講師
丸山敬	埼玉医科大学名誉教授
茂木正樹	愛媛大学大学院医学系研究科薬理学 教授
籾山俊彦	東京慈恵会医科大学名誉教授
谷内一彦	仙台白百合女子大学健康栄養学科 特任教授 東北大学名誉教授
柳澤輝行	東北大学名誉教授

(五十音順，2024 年 12 月現在)

歴代訳者一覧

原書 2 版（2004）・原書 3 版（2006）

柳澤　輝行／丸山　敬　監訳

飯島　俊彦	石井　邦雄	牛首　文隆	加藤　仁	北村　憲司
倉石　泰	五味田　裕	篠田　壽	中木　敏夫	仲澤　幹雄
福井　裕行	堀尾　嘉幸	前山　一隆	丸山　敬	谷内　一彦
柳澤　輝行	山田　勝士	吉岡　充弘		

原書 4 版（2009）

柳澤　輝行／丸山　敬　監訳

石井　邦明	石井　邦雄	岩本　隆宏	牛首　文隆	北村　憲司
木村　純子	倉石　泰	栗原　順一	平　英一	竹村　晴夫
中木　敏夫	仲澤　幹雄	福井　裕行	前山　一隆	丸山　敬
三輪　聡一	籾山　俊彦	谷内　一彦	柳澤　輝行	山田　勝士
吉岡　充弘				

原書 5 版（2012）

柳澤　輝行／丸山　敬　監訳

石井　邦明	石井　邦雄	岩本　隆宏	牛首　文隆	北村　憲司
木村　純子	倉石　泰	栗原　順一	坂本　謙司	平　英一
武田　泰生	竹村　晴夫	中木　敏夫	仲澤　幹雄	福井　裕行
前山　一隆	丸山　敬	三輪　聡一	籾山　俊彦	谷内　一彦
柳澤　輝行	山田　勝士	吉岡　充弘		

原書 6 版（2016）

柳澤　輝行／丸山　敬　監訳

青山　晃治	有賀　純	安西　尚彦	池田　龍二	石井　邦明
石井　邦雄	今井由美子	岩本　隆宏	牛首　文隆	大内　基司
河上　良	喜多紗斗美	栗原　順一	呉林なごみ	齊藤　源顕
坂本　謙司	櫻井　隆	清水　孝洋	平　英一	武田　泰生
田中　秀和	中野　大介	西堀　正洋	西山　成	林　啓太朗
東　洋一郎	前山　一隆	丸山　敬	三輪　聡一	籾山　俊彦
谷内　一彦	柳澤　輝行	山下　直美	吉岡　充弘	

山﨑　大輔　翻訳協力

目　次

第Ⅳ編：中枢神経系作用薬

第Ⅴ編：内分泌系薬

第Ⅵ編：化学療法薬

第Ⅰ編：
薬物治療における原則

薬物動態学

1

Ⅰ．概　要

薬物動態学は生体が薬物に与える影響を扱うが，一方，薬力学（2章参照）は薬物が生体に与える影響を扱う．4つの薬物動態学的な属性が薬効の発現速度，強さ，および持続時間を決定する（図 1.1）．

- **吸収 absorption**：第一段階は吸収で，薬物は投与部位から血漿中へ（直接的あるいは間接的に）移行する．
- **分布 distribution**：第二段階は，吸収された薬物が可逆的に血流中から離れて，間質液および細胞内液に分布する過程である．
- **代謝 metabolism**：第三段階では，薬物は肝臓やその他の組織において代謝により，別の物質に変換されることがある．
- **排出 elimination**：最終的に，薬物とその代謝物は生体内から尿中，胆汁中，あるいは糞便中に排出される．[訳者注：吸入麻酔薬のような揮発性薬物の場合は，呼気中にも排出される．]

薬物動態学的パラメーターに関する知識を用いることによって，臨床家は最適な薬物投与計画を立てることができる．薬物投与計画には，薬物の投与経路，投与量，投与頻度，および投与期間が含まれる．

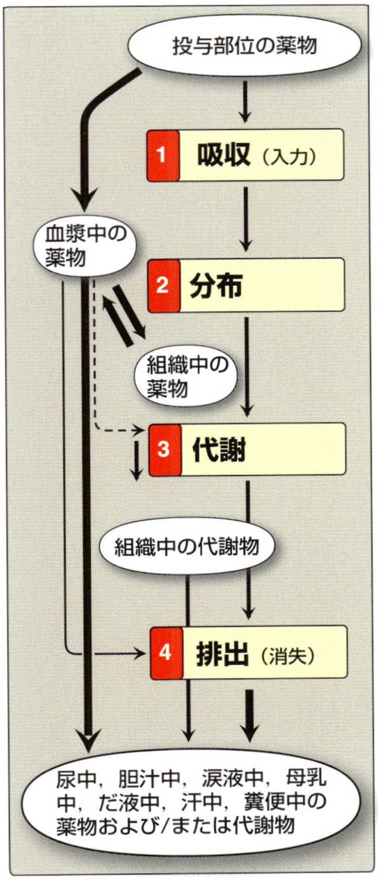
投与部位の薬物
1 吸収（入力）
血漿中の薬物
2 分布
組織中の薬物
3 代謝
組織中の代謝物
4 排出（消失）
尿中，胆汁中，涙液中，母乳中，だ液中，汗中，糞便中の薬物および/または代謝物

図 1.1
薬物の吸収，分布，代謝，排出の概略図．

Ⅱ．薬物の投与経路

薬物の投与経路は，使用する薬物の性質（たとえば，水溶性，脂溶性，イオン化状態）と治療目的（たとえば，速やかな作用の発現が必要かどうか，長期間の投与が必要かどうか，あるいは薬物の送達をある局所に制限するかどうか）によって決定される．おもな薬物投与経路は図 1.2 に示した通りであり，消化管内投与，非消化管内投与，および局所投与がある．

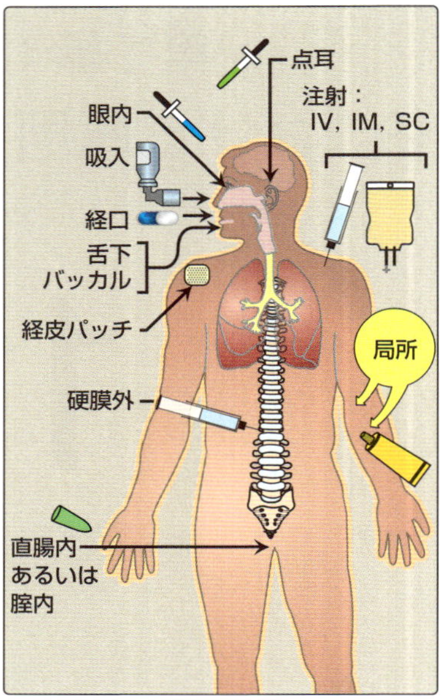
点耳
注射：
IV，IM，SC
眼内
吸入
経口
舌下
バッカル
経皮パッチ
局所
硬膜外
直腸内
あるいは
腟内

図 1.2
一般的に用いられている薬物の投与経路．IV＝静脈内投与（静注），IM＝筋肉内投与（筋注），SC＝皮下投与（皮下注）．

A．消化管内投与

消化管内投与（口からの薬物の投与）は，最も広く用いられている，簡便かつ経済的な薬物投与方法である．薬物を消化管から吸収させるために飲み込んだり，血流中に直接移行させるために舌の裏側（舌下投与）や歯肉と頰との間（バッカル投与）に保持したりする．

1．経口投与：経口投与には，以下のような多くの利点がある．経口投与の場合，患者自身で容易に薬物を服用できるうえに，経口投与された薬物の中毒や過量は，活性炭のような解毒剤によって治療可能なことがある．しかし，経口投与された薬物の吸収にかかわる経路は複雑であり，胃内の低いpHによって不活性化される薬物もある．腸溶性製剤や徐放性製剤を含む多様な経口製剤が利用可能である．

a．**腸溶性製剤**：腸溶性コーティングとは，酸性度の低い小腸に薬物を輸送するために胃酸から薬物を保護する化学皮膜のことであり，この皮膜は小腸で溶解し，薬物を放出する．腸溶性コーティングは酸に不安定なある種の薬物（たとえば，**オメプラゾール** omeprazole）や，**アスピリン** aspirinのような胃を刺激する作用をもつ薬物にとって非常に有用である．

b．**徐放性製剤**：徐放性製剤extended-release（ER，XR，XL，SR，CRなどと略される）では，特殊な皮膜コーティングあるいは添加物によって薬物の放出が調節されている．その結果，薬物の吸収に時間がかかるようになり，作用時間が延長する．徐放性製剤にすると，1日に何回も服薬しなくてもよくなるため，患者の服薬アドヒアランス adherence*[1]（コンプライアンス）を改善することができる．加えて，徐放性製剤を用いる場合，薬物の血中濃度をより長い期間にわたって適切な治療域に維持することができる．それに対して，従来の即効性製剤を用いる場合は，より大きな血中濃度のピークとトラフが現れることがある．徐放性製剤は，半減期の短い薬物にも有用である．たとえば，経口投与された**モルヒネ** morphineの半減期は2～4時間であり，持続的な鎮痛効果を得るためには1日に6回投与しなければならない．しかし，**モルヒネ**の徐放性製剤を用いれば，1日に2回の投与で同等の鎮痛効果が得られる．

2．舌下投与/バッカル投与：舌下投与では，舌の下に薬物を保持する．バッカル投与では，頰と歯肉との間に薬物を保持する．舌下投与とバッカル投与には，投与の簡便さ，速やかな吸収，厳しい消化管gastrointestinal（GI）内環境の回避，および初回通過効果がない（下記の初回通過効果に関する記述を参照）などの，いくつかの利点がある．

B．非消化管内投与

非消化管内投与の場合，薬物は直接全身循環に入る．消化管から吸

*[1]（訳者注）：コンプライアンスとほぼ同義だが，患者がより主体的に治療に参加することを意味する．

収されにくい薬物(たとえば，**ヘパリン** heparin)，あるいは消化管内では不安定な薬物(たとえば，**インスリン** insulin)は，消化管以外の部位に投与される．非消化管内投与は，経口投与製剤を服用できない患者(意識のない患者)に対してや，速効性が求められる場合にも用いられる．非消化管内投与を用いると，生体内に入る薬物の量を最も正確にコントロールできる．しかし，非消化管内投与は非可逆的であり，痛み，恐怖，局所組織の傷害，および感染症を引き起こすことがある．4つの主要な非消化管内投与の経路として，血管内投与(静脈内あるいは動脈内)，筋肉内投与，皮下投与，皮内投与がある(図1.3)．

1．**静脈内投与(静注) intravenous (IV)**：静脈内投与(静注)は最も一般的な非消化管内投与経路である．神経筋(接合部)遮断薬である**ロクロニウム** rocuroniumのように，経口投与しても吸収されない薬物を投与する際に有用である．薬物を静脈内投与すると，迅速な薬効の発現が期待できるうえに，薬物の投与量を最も正確にコントロールすることができる．急速静注する場合，薬物の全量がほぼ即時的に全身循環に入る．薬物を点滴静注すると，薬物はより長い時間をかけて持続的に注入されるため，薬物の血漿中濃度の最大値は減少し，薬物が循環血中に存在している時間は長くなる．

2．**筋肉内投与(筋注) intramuscular (IM)**：筋肉内に投与する薬物製剤には，水溶液や特殊なデポ製剤がある．前者は速やかに吸収され，後者はゆっくりと吸収される．デポ製剤の場合，ポリエチレングリコールや油のような非水性溶媒に薬物が懸濁されていることが多い．溶媒の筋肉外への拡散とともに，薬物は投与部位に沈着する．その後，薬物はゆっくりと溶解し，長期間にわたって持続的に薬物を供給する．

3．**皮下投与(皮下注) subcutaneous (SC)**：筋肉内投与と同様，皮下投与は単純拡散により吸収されるため，静脈内投与と比べると作用の発現は遅い．皮下投与は，溶血や血栓といった静脈内投与に随伴する危険性を最小限に抑え，一定で緩徐かつ持続的な薬効発現を引き起こすことができる．ただ，重篤な痛みと組織の壊死を引き起こすことがあるので，組織を刺激する作用のある薬物を皮下投与してはならない．

4．**皮内投与 intradermal**：皮内投与では，表皮の下のより血管が多い組織である真皮に薬物を投与する．診断薬[訳者注：たとえばツベルクリン反応やアレルゲン検査など]や減感作療法のための薬物は，一般的に皮内投与される[訳者注：本邦ではスギ花粉に対する減感作療法に用いられるスギ花粉エキス製剤は，皮下あるいは舌下投与される]．

C．その他

1．**経口吸入投与と経鼻投与**：経口吸入および経鼻投与すると，薬物は表面積の大きな気道粘膜や肺胞上皮細胞から速やかに吸収される．

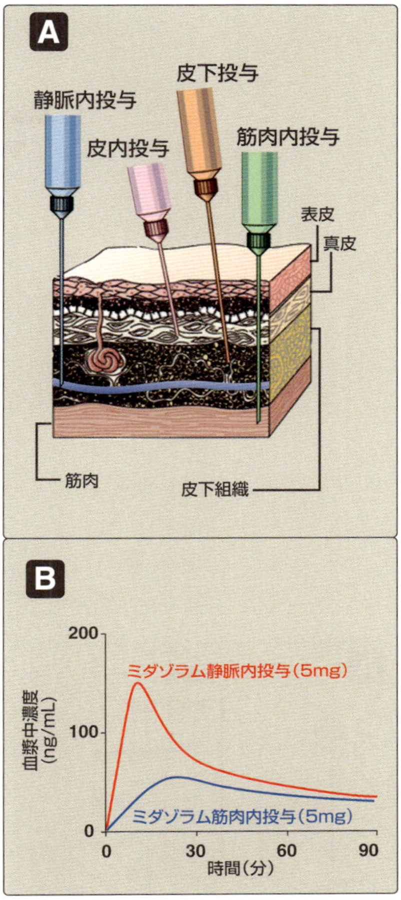
A
静脈内投与
皮下投与
皮内投与
筋肉内投与
表皮
真皮
筋肉
皮下組織
B
200
100
0
血漿中濃度(ng/mL)
ミダゾラム静脈内投与(5mg)
ミダゾラム筋肉内投与(5mg)
0
30
60
90
時間(分)

図1.3
A．皮下投与と筋肉内投与の概略図．
B．ミダゾラムを静脈内および筋肉内投与した際の血漿中濃度の変化．

薬効は静脈内投与した場合とほぼ同様の速さで現れる．気体の薬物(たとえば，麻酔薬の一部)やエアロゾル[訳者注：気体の媒質中に固体または液体が分散しているもののこと]中に分散できる薬物は，吸入により投与することができる．この投与法は，たとえば，喘息や慢性閉塞性肺疾患のような呼吸器疾患の患者に対して非常に有効で有用である．なぜなら，薬物が直接作用部位に到達し，その結果，全身性の副作用を最小限に抑えることができるからである．経鼻投与には，鼻に直接薬物を局所的に投与する場合も含まれており，アレルギー性鼻炎の患者に対してしばしば用いられる．

2．髄腔内/脳室内投与(髄注)：血液脳関門は中枢神経系 central nervous system (CNS)への薬物の吸収を遅延させたり，阻害したりする．薬物をCNSのみに速やかに作用させることが必要な場合，脳脊髄液中に直接薬物を注入する必要がある．

3．局所適用：局所適用は，投与部位において薬効が望まれる場合に用いられる．

4．経皮投与：この投与法では，薬物の全身作用を期待して，通常，経皮パッチ剤(図 1.4)を皮膚に貼付する．薬物の吸収速度は，薬物の脂溶性のみでなく，投与部位の皮膚の性質にも強く依存する．

5．経直腸投与：直腸領域から流出する血液の 50% は門脈循環を経由しないため，経直腸投与を行うと肝臓における薬物の生体内変化を抑制することができる(坐薬，ズポ)．経直腸投与には消化管内環境による薬物の分解を回避できるという利点もある．また，この投与経路は，薬物を経口投与すると嘔吐が誘発される場合や，患者がすでに嘔吐している場合，そして患者に意識がない場合にも有用である．直腸からの薬物吸収はしばしば不安定かつ不完全なことが多く，多くの薬物は直腸粘膜を刺激する．図 1.5 に一般的な薬物投与経路の特徴を薬物の例とともにまとめた．

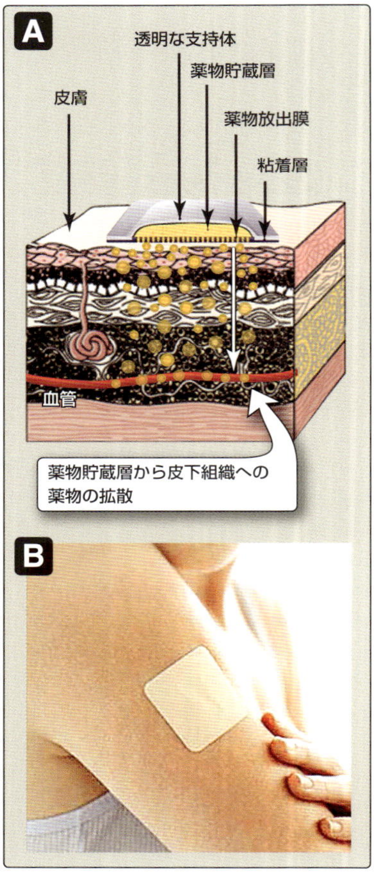
A
透明な支持体
薬物貯蔵層
皮膚
薬物放出膜
粘着層
血管
薬物貯蔵層から皮下組織への
薬物の拡散
B

図 1.4
A. 経皮パッチ剤の構造の概略.
B. 腕に貼付したニコチン経皮パッチ剤.

Ⅲ．薬物の吸収

吸収とは，薬物が投与部位から全身循環中へ移行することをいう．吸収速度と吸収量は，吸収部位の環境，薬物の化学的特性，および投与経路(これはバイオアベイラビリティに影響する)に依存する．静脈内投与の場合，薬物は完全に吸収される，すなわち投与した薬物の全量が全身循環に入る(100% のバイオアベイラビリティ)．静脈内以外の経路から薬物を投与した場合，投与量の一部しか吸収されず，バイオアベイラビリティが低くなることが多い．

A．消化管から薬物が吸収される機序

薬物は，その化学的特性に基づき，受動拡散，促進拡散，能動輸送あるいはエンドサイトーシスによって消化管内から吸収される(図

投与経路	薬物吸収の特徴	利　点	欠　点	用いられる薬物の例
経口投与	●多くの因子の影響を受けるため，吸収量が変化しやすい	●最も一般的で，便利，かつ経済的な投与経路である	●吸収が制限される薬物がある ●食物摂取が薬物の吸収に影響することがある ●患者の服薬アドヒアランスが必要である ●体内に吸収される前に代謝を受けることがある	●アセトアミノフェン ●アモキシシリン
舌下投与	●薬物によって異なる 吸収が速やかで直接的な全身作用を示す薬物(たとえば，ニトログリセリン)はほとんどない 多くの薬物の吸収は不安定であり，投与量の一部しか吸収されない	●初回通過効果を回避できる ●胃酸による薬物の分解を回避できる ●唾液のpHは中性に近いため，薬物の安定性が保たれる ●速効性が期待できる場合がある	●適用できる薬物の種類が限られている ●1日の用量が少なくてよい薬物に適応が限定される ●薬物を飲みこんでしまうと，薬物投与量のうちの一部が失われることがある	●ニトログリセリン ●ブプレノルフィン
静脈内投与	●吸収は必要ない	●即座に作用を発現させることができる ●大量の薬液を投与する際に望ましい方法である ●刺激性の薬物や複雑な混合物の投与に適している ●緊急を要する状況において有用である ●用量の漸増が可能である ●高分子量のタンパク質やペプチド性薬物を投与する際に望ましい方法である	●油状の薬物には向かない ●多くの薬物はゆっくりと注入しなければならない ●厳密な無菌操作が必要である	●バンコマイシン ●ヘパリン
筋肉内投与	●薬物の希釈液に依存する 水溶液：ただちに吸収される デポ製剤：吸収はゆっくりで持続的	●中程度の量の薬液を投与するのに適している ●油状の溶媒を用いている薬物や刺激性のある薬物を投与するのに適している ●患者自身が投与しなければならない場合，静脈内投与よりも好まれる	●臨床検査値(血漿クレアチンキナーゼ量)に影響を与える ●投与の際に痛みがある場合がある ●筋肉内出血の原因となることがある(抗凝固療法を妨げる原因となる)	●ハロペリドール ●メドロキシプロゲステロンの持効性製剤(デポ製剤)
皮下投与	●薬物の希釈液に依存する 水溶液：ただちに吸収される デポ製剤：吸収はゆっくりで持続的	●徐放性製剤の投与に適している ●溶けにくい薬物の懸濁液を投与する際に望ましい方法である	●刺激性の薬物を投与する場合，痛みや壊死が起きることがある ●大量の薬液を投与するのには適していない	●アドレナリン ●インスリン ●ヘパリン
吸入投与	●全身に吸収されることがあるが，このことは常に望ましいというわけではない	●吸収が速やかなので，速効性が期待できる ●気体の薬物を投与する際に望ましい方法である ●呼吸器疾患をもつ患者に効果的な投与法である ●用量の漸増が可能である ●標的臓器である肺に対して限局的に作用させることができる その際，経口投与や非経口投与と比べて低い用量で済む ●全身性の副作用がほとんどない	●常習性を生じやすい投与経路である(薬物は速やかに脳へ移行できる) ●患者が用量を調節することが難しい場合がある ●吸入器を使うのが困難な患者が存在する	●サルブタモール ●フルチカゾン
局所投与	●皮膚の状態や部位，およびその他の要因によって変化する	●薬物の作用を局所的に発揮させたい場合に適している ●皮膚，眼，膣内，鼻腔内に薬物を投与する際に用いられることがある ●全身循環への吸収を最小限にできる ●患者にとって容易である	●全身循環への吸収が若干起きる可能性がある ●高分子量の薬物や脂溶性の低い薬物には適さない	●クロトリマゾールクリーム ●ヒドロコルチゾンクリーム
経皮投与(経皮パッチ)	●吸収はゆっくりで持続的	●初回通過効果を回避できる ●便利かつ無痛である ●脂溶性の薬物や経口投与した際のバイオアベイラビリティが低い薬物に望ましい投与法である ●体内からの消失が速やかな薬物を投与する際に望ましい方法である	●経皮パッチが刺激の原因となることがあり，アレルギー反応を示す患者が存在する ●脂溶性の高い薬物でなければ適用できない ●薬物の作用部位への到達が遅れることがある ●1日の用量が少なくてよい薬物に適応が限定される	●ニトログリセリン ●ニコチン ●スコポラミン
経直腸投与	●吸収は不安定で一定しない	●初回通過効果を一部回避できる ●胃酸による薬物の分解を回避できる ●薬物が嘔吐を誘発した場合に望ましい方法である ●嘔吐している患者や意識のない患者に薬物を投与する際に望ましい方法である	●直腸粘膜を刺激する薬物も存在する ●広く受け入れられる投与経路ではない	●ビサコジル ●プロメタジン

図 1.5
最も一般的な薬物投与経路の特徴，利点，欠点．

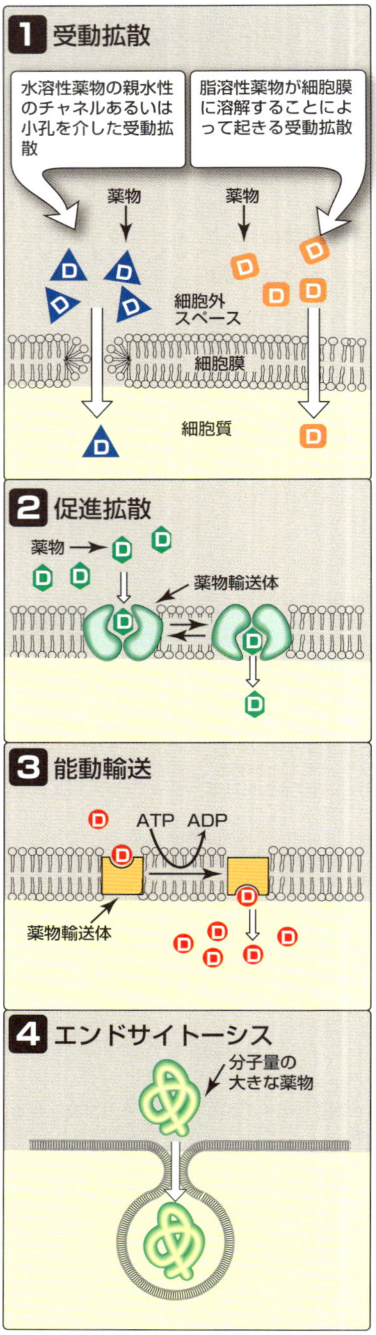
1 受動拡散
水溶性薬物の親水性のチャネルあるいは小孔を介した受動拡散
脂溶性薬物が細胞膜に溶解することによって起きる受動拡散
薬物
薬物
細胞外スペース
細胞膜
細胞質
2 促進拡散
薬物
薬物輸送体
3 能動輸送
ATP ADP
薬物輸送体
4 エンドサイトーシス
分子量の大きな薬物

図 1.6
薬物の細胞膜通過様式の概略.
ATP＝アデノシン三リン酸,
ADP＝アデノシン二リン酸.

1.6）.

1．受動拡散：薬物の受動的な吸収の駆動力は，生体膜によって隔てられた2つの体内コンパートメントの間の濃度勾配である．すなわち，薬物は濃度の高い部位から低い部位へと移動する．受動拡散は輸送担体を介さないため，薬物の輸送は飽和せず，また薬物の構造に対する特異性が低い．大部分の薬物はこの機序を介して吸収される．水溶性の薬物は親水性のチャネルあるいは小孔を通って生体膜を通過する．それに対して，脂溶性の薬物は脂質二重膜に可溶なため，ほとんどの生体膜を速やかに通過することができる．

2．促進拡散：大きな分子の輸送を促進する，特異的な膜貫通型の輸送担体タンパク質を介して細胞内に入る薬物もある．これらの輸送タンパク質は立体構造を変化させることによって，薬物や内因性物質を通過させる．このような仕組みを促進拡散とよぶ．促進拡散にはエネルギーは必要ないが，輸送は飽和することがあり，また輸送担体上で競合する物質によって輸送が阻害されることがある．

3．能動輸送：この様式の薬物輸送もまた，特異的な膜貫通型の輸送担体タンパク質を介して行われる．しかし，能動輸送はエネルギー依存性であり，アデノシン三リン酸adenosine triphosphate（ATP）の加水分解によって得られるエネルギーによって駆動される．能動輸送は濃度勾配に逆らって薬物を濃度の低い部位から高い部位へ輸送することができる．この過程は飽和性を示す．能動輸送は基質選択性があり，同じ担体により輸送される他の物質によって競合的に阻害される．

4．エンドサイトーシス endocytosis：この薬物輸送様式は，非常に大きな薬物分子が細胞膜を通過する際にみられる．エンドサイトーシスでは，細胞膜によって薬物分子を包み込み，その後，薬物を含む膜小胞を切り離すことによって薬物を細胞内に輸送する．たとえば，ビタミンB_{12}はエンドサイトーシスによって胃壁を通過する．［注：エキソサイトーシスはエンドサイトーシスの逆過程である．多くの細胞は，種々の物質を分泌する際にエキソサイトーシスを用いるが，これは膜小胞の形成と同様の過程を介している．ある種の神経伝達物質（たとえば，ノルアドレナリン）は，神経終末部の細胞内に存在する小胞のなかに貯蔵されており，エキソサイトーシスによって分泌される*2．］

B．吸収に影響を与える因子

1．薬物の吸収に対するpHの影響：ほとんどの薬物は弱酸あるいは弱塩基である．酸性の薬物（HA）はプロトン（H^+）を放出し，荷電した

*2（訳者注）：分泌小胞 exosome：核酸やタンパク質といった細胞内物質を閉じ込めた小胞（分泌小胞）が細胞外に分泌され，細胞間情報伝達を行っている．たとえば，癌細胞からの分泌小胞は転移に関与しているといわれている．

陰イオン(A^-)を生成する：

$$HA \rightleftarrows H^+ + A^-$$

弱塩基(BH^+)もH^+を放出できる．しかし，プロトン化された塩基性薬物は通常荷電しており，プロトンを失うことで非荷電の塩基(B)が生成する．

$$BH^+ \rightleftarrows B + H^+$$

薬物は荷電していない方が膜を通過しやすい(図1.7)．よって，弱酸の場合，非荷電のプロトン化されたHAは膜を通過することができるが，A^-は膜を通過できない．弱塩基の場合，非荷電のBは細胞膜を通過できるが，プロトン化体であるBH^+は膜を通過できない．したがって，吸収部位におけるそれぞれの薬物の膜透過可能な型の有効濃度は，荷電型と非荷電型の相対濃度によって決まる．荷電型と非荷電型の濃度比は吸収部位のpHと酸解離定数pK_aで表される弱酸および弱塩基の強さによって決まる(図1.8)．[注：pK_aは化合物とプロトンとの相互作用の強さを表す指標である．薬物のpK_a値が小さければ小さいほど，その薬物はより強い酸であるといえる．逆に，薬物のpK_a値が大きければ大きいほど，その薬物はより強い塩基であるといえる．]膜透過型の薬物の濃度が体内のすべての水分領域で等しくなったとき，薬物の分布は平衡に達する．

2．**薬物の吸収部位への血流**：小腸の血流量は胃の血流量よりもはるかに多いため，薬物の吸収は胃からよりも小腸からの方が効率がよい．[注：ショック時には，皮膚血流量が激減するため，皮下投与された薬物の吸収は最低となる．]

3．**薬物を吸収することができる総表面積**：小腸には微絨毛をもつ刷子縁があることから，その表面積は胃の約1 000倍と非常に大きい．そのため，小腸からの薬物の吸収は，胃からの吸収よりも効率的に行われる．

4．**薬物の吸収面における接触時間**：重度の下痢の際に起こりうるこ

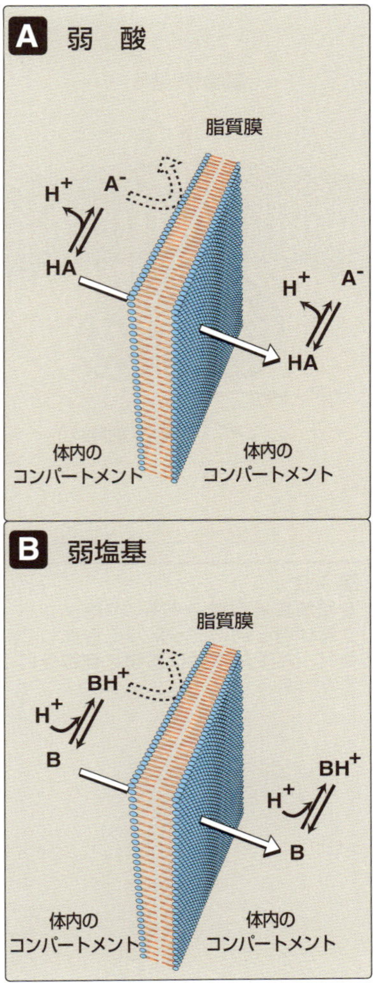
A 弱 酸
脂質膜
H+
A-
HA
H+
A-
HA
体内の コンパートメント
体内の コンパートメント
B 弱塩基
脂質膜
BH+
H+
B
BH+
H+
B
体内の コンパートメント
体内の コンパートメント

図 1.7
A．脂質膜を通過する非イオン型［訳者注：分子型］弱酸の拡散．
B．脂質膜を通過する非イオン型弱塩基の拡散．

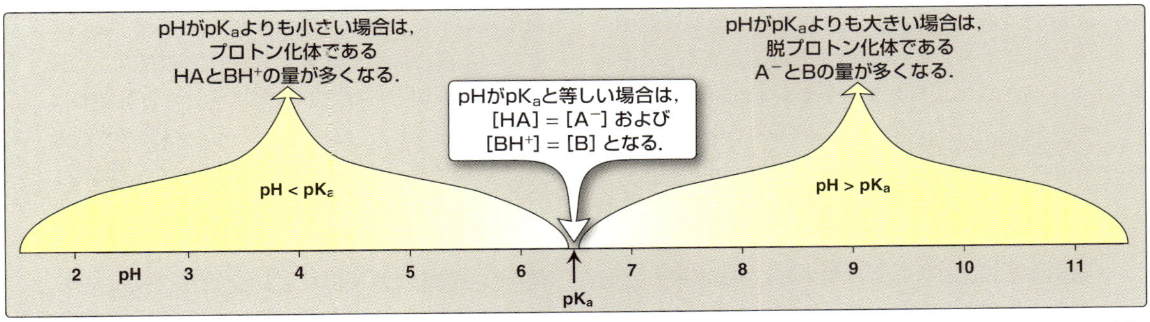
pHがpKaよりも小さい場合は，プロトン化体であるHAとBH+の量が多くなる．
pHがpKaと等しい場合は，[HA] = [A−] および [BH+] = [B] となる．
pHがpKaよりも大きい場合は，脱プロトン化体であるA−とBの量が多くなる．
pH < pKa
pH > pKa
2 pH 3 4 5 6 7 8 9 10 11
pKa

図 1.8
薬物のイオン型と非イオン型の割合は，周囲のpHと薬物のpK_aに依存する．図解の都合から，薬物のpK_aは6.5とした．

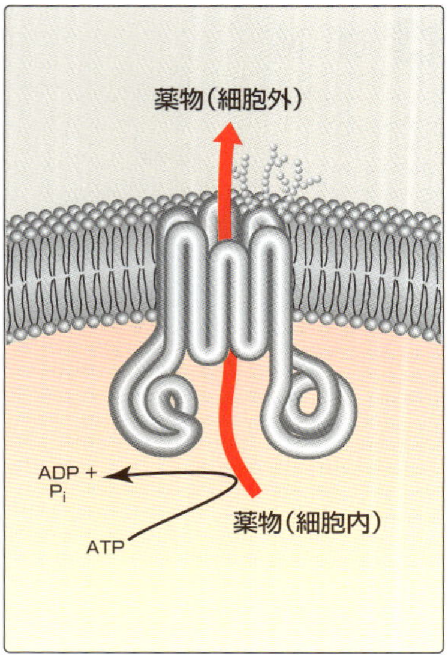
薬物（細胞外）
ADP +
P_i
ATP
薬物（細胞内）

図 1.9
6回膜貫通型構造をもつP糖タンパク質は中心部にチャネルを形成しており，ATP依存性に薬物を細胞外にくみ出す．

とであるが，薬物が消化管を非常に速く通過する場合，薬物は十分に吸収されない．逆に，何らかの原因で胃から小腸への薬物の移動が遅くなった場合も，薬物の吸収速度は遅くなる．[注：胃内に食物が存在すると，薬物が希釈されるうえに，胃内容物の排出が遅くなる．したがって，食事とともに薬物を服用すると，一般的に薬物の吸収が遅くなる．]

5．P糖タンパク質の発現：P糖タンパク質は，膜貫通型の輸送タンパク質であり，薬物を含む多くの分子を細胞内から細胞外へ輸送する機能がある（図 1.9）．P糖タンパク質は，肝臓，腎臓，胎盤，小腸，および脳の毛細血管を含む全身の細胞に発現しており，組織から血液中への薬物の輸送にかかわっている．言い換えれば，薬物を細胞外へ排出するポンプの働きをしている．したがって，P糖タンパク質が高発現している組織においては，薬物の吸収が抑制される．また，P糖タンパク質は，多くの薬物の細胞外への排出に加えて，多剤耐性にも関係している．

C．バイオアベイラビリティ bioavailability

バイオアベイラビリティ（生物学的利用能）とは，服用した薬物が全身循環に到達する比率や程度のことである．たとえば，100 mgの薬物を経口投与した際に，その薬物が未変化体の形で 70 mg吸収されるならば，バイオアベイラビリティは 0.7 あるいは 70% である．バイオアベイラビリティを決定することは，静脈内投与以外の経路で薬物を投与する際の用量を計算する上で重要である．

1．バイオアベイラビリティの決定：バイオアベイラビリティは，ある経路（たとえば，経口投与）から薬物を投与したときの血漿中濃度と，

臨床応用 1.1：P 糖タンパク質と癌の多剤耐性

多剤耐性multidrug resistance（MDR）は，癌の化学療法においてよい治療効果を得るための明らかな障害となる．多剤耐性は，抗癌薬を排出するポンプであるP糖タンパク質が，癌細胞に過剰に発現していることが原因で引き起こされる．P糖タンパク質は，**パクリタキセル** paclitaxelや，ビンカアルカロイド類，およびアントラサイクリン系抗生物質（**ドキソルビシン** doxorubicin，**ダウノルビシン** daunorubicin）などの細胞内への蓄積を，これらの抗癌薬を細胞外に効率よく能動的に排出することによって抑制する．癌細胞内への抗癌薬の蓄積の抑制は，種々の癌の患者において抗癌薬に対する耐性を引き起こし，最終的には患者の予後を悪化させる．P糖タンパク質が原因で引き起こされる癌の多剤耐性は，抗癌薬とP糖タンパク質の阻害薬を同時に投与することにより，克服することができる．残念ながら，多剤耐性となっている癌の抗癌薬に対する感受性を回復させるために臨床使用可能なP糖タンパク質の阻害薬はいまだ承認されていない．しかし，**パクリタキセル**，**ドセタキセル** docetaxel，**ドキソルビシン**，**ビノレルビン** vinorelbineなどの抗癌薬とP糖タンパク質の阻害薬を同時に投与することにより，種々の癌種の抗癌薬に対する感受性を回復させることが有効かどうかを調べるためのいくつかの臨床試験が，現在実施されている．

静脈内投与により得られる血漿中濃度とを比較することによって求められる．薬物を静脈内投与すると，その100％が速やかに全身循環に入る．薬物を経口投与すると，投与した量の一部のみが血漿中に現れる．薬物の血漿中濃度を時間に対してプロットすることによって，曲線下面積を求めることができる．バイオアベイラビリティの求め方を図1.10に示す．

2．**バイオアベイラビリティに影響を与える因子**：バイオアベイラビリティが100％の静脈内投与に対して，経口投与された薬物はしばしば初回通過効果を受ける．薬物の化学的および物理学的性質に加えて，この吸収時に受ける生体内変換が，薬物が全身循環に到達する比率や程度を決定する．

a．**初回通過効果**：消化管から吸収された薬物は，全身循環に入る前に門脈循環に入る（図1.11）．薬物が小腸壁あるいは肝臓を最初に通過する際に迅速に代謝されるなら，全身循環に入る薬物の未変化体の量は減少する．これを初回通過効果 first pass metabolism という．［注：小腸あるいは肝臓における初回通過効果によって，多くの経口投与された薬物の効果が減弱する．たとえば，**ニトログリセリン** nitroglycerin を経口投与すると，投与量の90％以上が初回通過効果により消失する．これが，**ニトログリセリン**を主として舌下，経皮あるいは静脈内投与する理由である．］初回通過効果が大きい薬物を用いる際には，十分な量の活性体が目的の作用部位に到達できるような用量を投与するべきである．

b．**薬物の溶解性**：強親水性の薬物は脂質に富んだ細胞膜を通過できないため，ほとんど吸収されない．逆に，強疎水性の薬物も，水溶液である体液に不溶であり，その結果，細胞の表面に到達できないため，ほとんど吸収されない．薬物が速やかに吸収されるためには，概して疎水性である必要があるが，ある程度の水溶性も兼ね備えていなければならない．このことは，多くの薬物が弱酸あるいは弱塩基のいずれかである理由の1つとなっている．

c．**化学的安定性**：薬物の中には，**ペニシリン** G penicillin G のように，胃内の pH において不安定なものが存在する．他にも**インスリン**のように，胃や腸で分泌されている消化酵素によって分解されてしまうものもある．

d．**製剤の性質**：薬物の吸収は，化合物の化学的性質とは無関係の因子によって影響を受けることもある．たとえば，粒子径，塩の種類，結晶多型，腸溶性コーティング，および結合剤や分散剤のような賦形剤の有無といった因子は薬物の溶解性に影響を与え，その結果，薬物の吸収速度を変化させることがある．

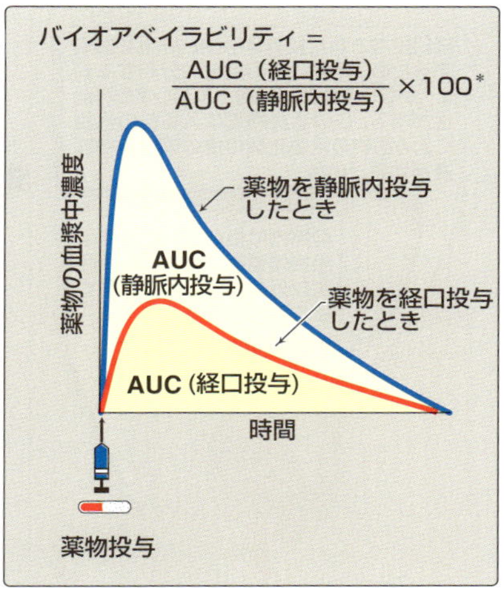

バイオアベイラビリティ＝
AUC（経口投与） / AUC（静脈内投与） ×100*
薬物の血漿中濃度
薬物を静脈内投与したとき
AUC（静脈内投与）
薬物を経口投与したとき
AUC（経口投与）
時間
薬物投与

図 1.10
薬物のバイオアベイラビリティの決定．
AUC＝曲線下面積．
*（訳者注）：この式は静脈内投与した薬物の用量と経口投与した薬物の用量が等しいときのみ成り立つ．一般に静脈内投与した薬物の用量を D_{iv}，経口投与した薬物の用量を D_{po} とすると，以下の式が成り立つ．

バイオアベイラビリティ＝

$$\frac{\mathrm{AUC}（経口投与）/D_{po}}{\mathrm{AUC}（静脈内投与）/D_{iv}}$$

D．生物学的同等性と他の種類の同等性

2つの製剤が同程度のバイオアベイラビリティを示し，かつ投与してから最大血中濃度に達するまでの時間が等しければ，それらは生物学的に同等である．2つの製剤が薬学的に同等（すなわち，それらが

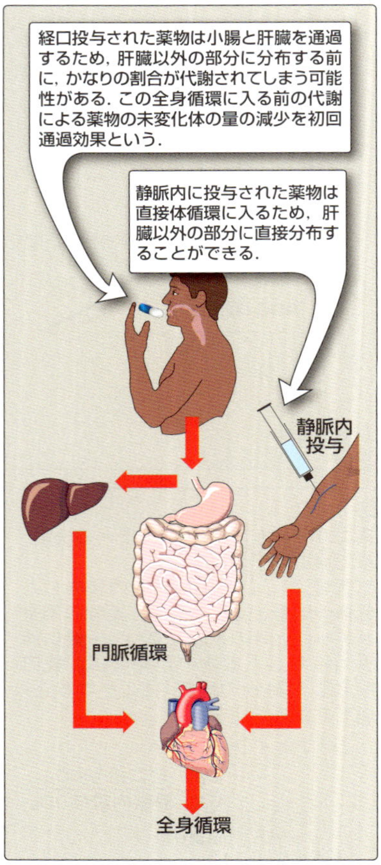
経口投与された薬物は小腸と肝臓を通過するため，肝臓以外の部分に分布する前に，かなりの割合が代謝されてしまう可能性がある．この全身循環に入る前の代謝による薬物の未変化体の量の減少を初回通過効果という．
静脈内に投与された薬物は直接体循環に入るため，肝臓以外の部分に直接分布することができる．
静脈内投与
門脈循環
全身循環

図 1.11
経口的に投与された薬物は初回通過効果を受けることがある．

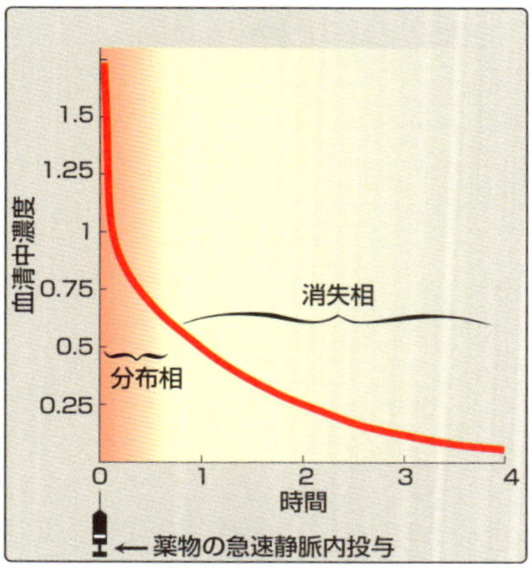
血清中濃度
1.5
1.25
1
0.75
0.5
0.25
0
1
2
3
4
時間
消失相
分布相
薬物の急速静脈内投与

図 1.12
時間0において薬物を単回投与した後の血清中薬物濃度の変化．薬物の分布に引き続いて薬物の消失が起きると仮定した場合．

同じ剤形であり，同じ有効成分を同じ強さで含み，同じ投与経路で投与される）であり，同等の治療効果と安全性を有するとき，それらは治療学的に同等である．したがって，治療学的に同等となるためには，製剤は生物学的にも薬学的にも同等である必要がある．

Ⅳ. 薬物の分布

薬物の分布とは，薬物が可逆的に血流中から離れて細胞外液や組織［訳者注：本書では多くの場合“細胞内”とほぼ同義］に移行する過程のことである．静脈内投与された薬物の場合，吸収は分布に影響を与える因子ではなく，投与直後の最初の相は分布相，すなわち薬物が急速に循環血中から離れ，組織内に移行する期間を表す（図 1.12）．薬物の血中から間質液中への分布は，心拍出量と局所血流量，毛細血管の透過性，組織の容積，薬物と血漿中や組織中のタンパク質との結合の程度，および薬物の相対的な脂溶性に依存する．

A. 血　流　量

毛細血管の血流速度は組織によって大きく異なる．たとえば，“血管が豊富な組織”（脳，肝臓，腎臓）の血流量は，（静止時の）骨格筋の血流量よりも大きい．脂肪組織，皮膚，および内臓への血流量は骨格筋への血流量よりも少ない．**プロポフォール** propofol を急速静注した際に得られる短時間の催眠状態は，このような血流量の差によって一部説明できる（20 章参照）．脳は血流量が多く，また**プロポフォール**は脂溶性が高いため，CNS に速やかに移行し，麻酔作用を示す．その後，骨格筋や脂肪組織へゆっくりと分布することにより，**プロポフォール**は CNS から拡散し，濃度が低下するため，意識が回復する．

B. 毛細血管の透過性

毛細血管の透過性は毛細血管の構造と薬物の化学的な特性によって決まる．内皮細胞間に存在するスリットジャンクションによって血流にさらされている基底膜の割合という観点からみると，毛細血管の構造は臓器によって大きく異なる．肝臓や脾臓の場合，大きく不連続な毛細血管で構成されていることから，基底膜の大部分は血流にさらされており，分子量の大きい血漿タンパク質でも毛細血管外に出ることができる（図 1.13A）．それに対して，脳においては，毛細血管構造は連続的で，スリットジャンクションが存在しないため（図 1.13B），薬物が脳内に入るには，CNS に分布する毛細血管の内皮細胞を通過するか，能動的に輸送されなければならない．たとえば，**レボドパ** levodopa はある特異的な輸送体（トランスポーター transporter）によって脳内に輸送される．脂溶性の薬物は内皮細胞の細胞膜に可溶なため，速やかに CNS に移行する．それに対してイオン化している薬物や極性をもつ薬物は，スリットジャンクションをもたない CNS の毛細血管の内皮細胞を通過できないため，一般的に CNS には移行できない（図 1.13C）．このように内皮細胞同士が隙間なく連結するタイトジャンクションによって，血液脳関門が形成されている．

C．血漿タンパク質や組織タンパク質への薬物の結合

1．血漿タンパク質への結合：薬物は血漿タンパク質と可逆的に結合すると組織中に拡散できなくなるため，血管内から組織への移行が遅くなる．アルブミンは，主要な薬物結合タンパク質であり，薬物の貯蔵庫として機能することがある．代謝や排出による消失によって遊離型薬物の濃度が低下すると，アルブミンに結合している薬物が解離して遊離型となる．このようなしくみによって，血漿中の遊離型薬物濃度は，血漿中の薬物総量に対する比が一定となるように維持される．

2．組織タンパク質への結合：多くの薬物が組織に蓄積するが，それにより組織中の薬物濃度が間質液や血液中の薬物濃度よりも高くなることがある．脂質，タンパク質，あるいは核酸に結合するために，薬物が組織に蓄積することがある．また，組織内に能動的に輸送される薬物もある．このようにして組織に貯蔵された薬物は，薬物の供給源となり，薬物の作用を持続させるように働くが，一方，局所における薬物毒性の原因にもなる(たとえば，**シクロホスファミド** cyclophosphamideの代謝物であるアクロレインは，膀胱に蓄積するため，出血性膀胱炎を引き起こす)．

D．薬物の脂溶性

薬物の化学的特性は細胞膜透過性に強く影響する．脂溶性の薬物はほとんどの生体膜を容易に通過できる．このような薬物は脂質膜に可溶なので，細胞表面全体から細胞内へ浸透することができる．脂溶性薬物の分布に影響する主要な因子は，体内各部位への血流量である．一方，親水性の薬物は細胞膜を容易に透過することができないので，スリットジャンクションを通過する必要がある．

E．分布容積

見かけの分布容積，いわゆるV_dとは，体内薬物総量を薬物の血漿中濃度と同じになるように希釈するために必要な液体量と定義される．V_dは最終的に全身循環に入った薬物量を時間0における血漿中薬物濃度[訳者注：血漿中薬物初濃度](C_0)で除することによって計算できる．

$$V_d = \frac{\text{体内に存在する薬物の総量}}{C_0}$$

見かけの分布容積は生理学的あるいは身体的な容積を示すものではないが，薬物の分布と体内の水コンパートメントの容積を比較する際に有用な場合がある．

1．体内の水コンパートメントへの分布：薬物は一度体内に入ると，機能的に異なる3つの水コンパートメントのいずれかに分布するか，あるいはどこかの細胞内部位に隔離される．

a．血漿コンパートメント：薬物の分子量が非常に大きい場合や，血漿タンパク質との結合率が非常に高い場合は，薬物は毛細血管

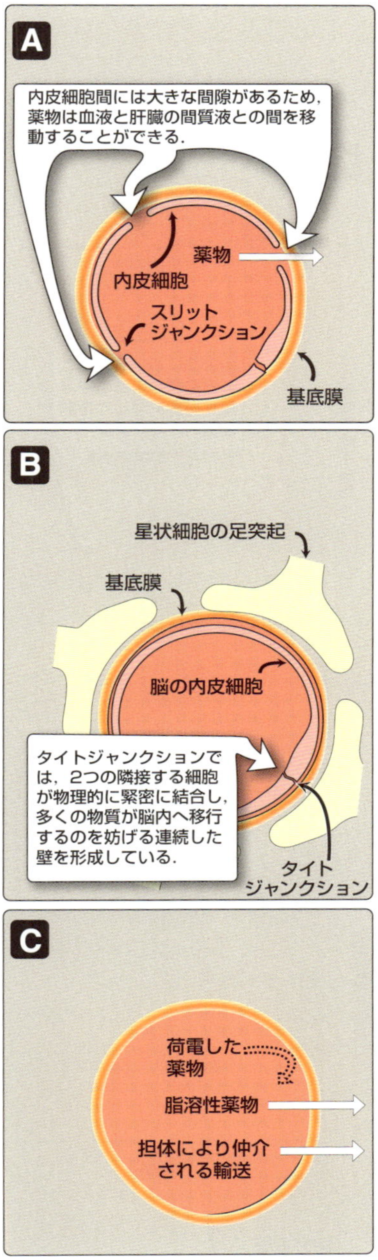
A
内皮細胞間には大きな間隙があるため，薬物は血液と肝臓の間質液との間を移動することができる．
薬物
内皮細胞
スリットジャンクション
基底膜
B
星状細胞の足突起
基底膜
脳の内皮細胞
タイトジャンクションでは，2つの隣接する細胞が物理的に緊密に結合し，多くの物質が脳内へ移行するのを妨げる連続した壁を形成している．
タイトジャンクション
C
荷電した薬物
脂溶性薬物
担体により仲介される輸送

図 1.13
肝臓と脳の毛細血管の断面．
A．肝臓の毛細血管の構造．
B．脳の毛細血管の構造．
C．脳の毛細血管の透過性．

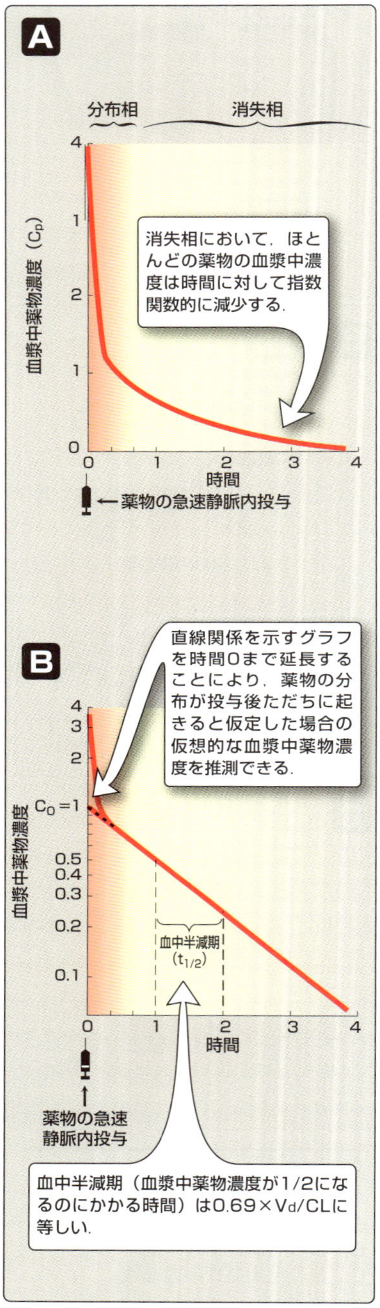
A
分布相
消失相
血漿中薬物濃度（C_p）
消失相において，ほとんどの薬物の血漿中濃度は時間に対して指数関数的に減少する．
時間
薬物の急速静脈内投与
B
直線関係を示すグラフを時間0まで延長することにより，薬物の分布が投与後ただちに起きると仮定した場合の仮想的な血漿中薬物濃度を推測できる．
血漿中薬物濃度
C_0 =1
血中半減期（$t_{1/2}$）
時間
薬物の急速静脈内投与
血中半減期（血漿中薬物濃度が1/2になるのにかかる時間）は0.69×V_d/CLに等しい．

図 1.14
時間0において単回投与した後の血漿中薬物濃度の推移．
A．均等目盛を用いて濃度をプロットした場合．
B．対数目盛を用いて濃度をプロットした場合．

のスリットジャンクションを通過して血管外に出るにはサイズが大きすぎるため，実質的に血漿（血管）コンパートメントのなかに隔離される．その結果，ほとんどすべての薬物は血漿中に分布することになる．このような場合，薬物のV_dは小さく，血漿の容積とほぼ等しい．体重が70 kgの人の場合，V_dはおよそ4 Lである．この型の分布を示す薬物に**ヘパリン**（13 章参照）がある．

b．**細胞外液**：分子量が小さい親水性薬物の場合は，毛細血管のスリットジャンクションを通って間質液中に入ることができる．しかし，親水性の薬物は細胞の脂質二重膜を通過して細胞内液に入ることができないので，このような薬物は，細胞外液を構成する血漿と間質液に分布する（細胞外液の容積は体重の約 20% であり，体重が 70 kgの人の場合，V_dはおよそ 14 Lである）．この型の分布を示す薬物にアミノグリコシド系抗生物質（30 章参照）がある．

c．**全体液**：分子量が小さく，かつ十分な脂溶性をもつ薬物は，毛細血管のスリットジャンクションを通過して間質液中に入り，細胞の脂質二重膜を通過して細胞内液に入ることができる．このような薬物は体重の約 60% を占める全体液中に分布する．体重が70 kgの人の場合，V_dはおよそ42 Lである．**エタノール** ethanolは，この好例である．［注：一般的にV_dの値が大きければ大きいほど，より組織中に移行しやすいことを示す．V_dの値が小さければ小さいほど，血漿中あるいは細胞外液にその薬物の分布が限定されることを示唆する．］

2．**V_dの算出**：一般的に，薬物の消失が一次速度式に従う場合に限り，V_dを算出することができる．一次速度式とは，単位時間当たりに一定の割合の薬物が消失することを表す式である．この場合，血漿中薬物濃度（C_p）の常用対数を縦軸に，薬物投与後の時間を横軸にとってグラフを描くことにより，容易に解析することができるようになる（図 1.14）．C_0を算出するために，血漿中薬物濃度と時間との関係のグラフ［訳者注：直線となる部分］を，時間 0（急速静脈内投与した時間），すなわちY軸上まで延長することによって，血漿中薬物初濃度［訳者注：C_0］を推定することができる．C_0とは，分布過程が投与後ただちに起きると仮定した場合に予測される血漿中薬物濃度のことである．C_0を用いてV_dは以下のように計算できる．

$$V_d = \frac{用量}{C_0}$$

たとえば，10 mgの薬物を患者に投与し，血漿中薬物濃度と時間との関係のグラフを時間 0 までさかのぼることによって推定されたC_0が 1 mg/L（図 1.14Bに示したグラフより）である場合，V_d = 10 mg/1 mg/L = 10 Lとなる．

3．**薬物の半減期に対するV_dの影響**：体内からの薬物の消失は，単位時間当たりに肝臓や腎臓（あるいは代謝が行われる他の臓器）に運ばれる薬物の量に依存するため，V_dは薬物の半減期に重大な影響を与える．消失にかかわる臓器への薬物の運搬は，血流量だけでなく，血漿中に存在する薬物の割合にも依存している．薬物のV_dが大きい場合，多くの薬物は血漿以外の部分に存在しているため，排出器官に運搬される量は少ない．したがって，V_dを増大させる因子は，どのようなものであっても半減期および作用持続時間を延長する．［注：極端に大きなV_dを示すときは，薬物がいくつかの組織やコンパートメントに隔離されている可能性を示している．］

V．代謝による薬物の消失

いったん，薬物が体内に入ると，ただちに消失過程が始まる．主要な3つの消失過程は，肝代謝，胆汁への排出，尿への排泄である．［注：消失過程では，薬物が体内から非可逆的に除かれる．消失過程には，生体内変換（薬物代謝）と排泄が含まれる．排泄とは薬物の未変化体が体内から除かれることである．］これらの過程はともに血漿中薬物濃度が指数関数的に減少する原因となる．言い換えれば，どの時点においても，単位時間当たりに一定の割合の薬物が消失するということである（図1.14A）．代謝によって極性の増大した代謝物が生成され，薬物の排出が可能となる．クリアランス clearance（CL）とは単位時間当たりに薬物が除去される血液の容積を推測した値である．全身クリアランスとは，すべての薬物消失メカニズムを反映する複合的な推測値であり，下記の式で算出される．

$$CL = 0.693 \times \frac{V_d}{t_{1/2}}$$

$t_{1/2}$は薬物の消失半減期，V_dは見かけの分布容積，0.693は自然対数の定数［訳者注：2の自然対数（ln2）］を表す．多くの薬物においてV_dは定数なので，薬物の消失半減期を薬物のクリアランスの指標として用いることが多い．

A．代謝の速度論

1．一次速度式：薬物の代謝変換は酵素により触媒されており，大部分の反応はミカエリス・メンテン式に従う．K_mはミカエリス定数である（反応速度が最大速度の1/2であるときの基質の濃度に等しい）．

$$v = 薬物代謝の速度 = \frac{V_{max}[C]}{K_m + [C]}$$

ほとんどの臨床における場面においては，薬物の血中濃度，すなわち[C]はミカエリス定数K_mよりもはるかに小さいため，ミカエリス・メンテン式は以下のように簡略化できる．

$$v = 薬物代謝の速度 = \frac{V_{max}[C]}{K_m}$$

すなわち，薬物の代謝速度と消失速度は，直接血漿中の遊離型薬物

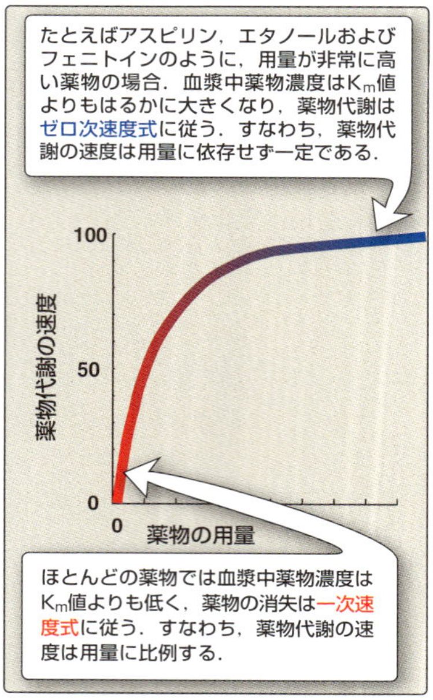
たとえばアスピリン，エタノールおよびフェニトインのように，用量が非常に高い薬物の場合，血漿中薬物濃度はK_m値よりもはるかに大きくなり，薬物代謝はゼロ次速度式に従う．すなわち，薬物代謝の速度は用量に依存せず一定である．
100
50
0
薬物代謝の速度
0
薬物の用量
ほとんどの薬物では血漿中薬物濃度はK_m値よりも低く，薬物の消失は一次速度式に従う．すなわち，薬物代謝の速度は用量に比例する．

図 1.15
薬物の用量が代謝速度に与える影響．

濃度に比例し，一次速度式に従う（図 1.15）．すなわち，単位時間当たりに一定の割合の薬物が代謝されるということである（血中濃度半減期と等しい時間が経過するごとに，血漿中薬物濃度は 50% 低下する）．一次速度式は線形速度式ともよばれる．

2．ゼロ次速度式：**アスピリン**，**エタノール**，**フェニトイン** phenytoin のように，用量が非常に高い薬物の場合，[C] は K_m よりもはるかに大きくなるため，薬物代謝の速度を表す式は以下のようになる．

$$v = \text{薬物代謝の速度} = \frac{V_{max}[C]}{[C]} = V_{max}$$

遊離型薬物の濃度が高くなると，酵素が基質で飽和してしまうため，代謝速度は一定となり，単位時間当たりに代謝される薬物の量は一定となる．したがって，薬物の消失速度は一定となり，血漿中薬物濃度に依存しない．このような関係をゼロ次速度式とよぶ（非線形速度式ともよばれる）．

B．薬物代謝反応

脂溶性の薬物は細胞膜を容易に通過できるため，遠位尿細管で再吸収される．腎臓はこのような薬物を効率的に排泄できない．したがって，脂溶性の薬物は，まず肝臓において第Ⅰ相と第Ⅱ相とよばれる 2 段階の代謝反応によって，より極性の高い（親水性の）物質に代謝される必要がある（図 1.16）．

1．第Ⅰ相：第Ⅰ相の反応によって，水酸基（$-OH$）やアミノ基（$-NH_2$）のような極性官能基が導入されたり，それらを露出させたりすることによって，脂溶性の薬物はより極性の高い分子に変換される．第Ⅰ相の反応には，還元，酸化および加水分解が含まれる．第Ⅰ相の代謝によって，薬物の薬理作用には，増強する場合，減弱する場合，そして変化しない場合がある．

a．P450 系を利用した第Ⅰ相の反応：薬物代謝に最も多く関与している第Ⅰ相の反応は，シトクロム P450（CYP）系により触媒さ

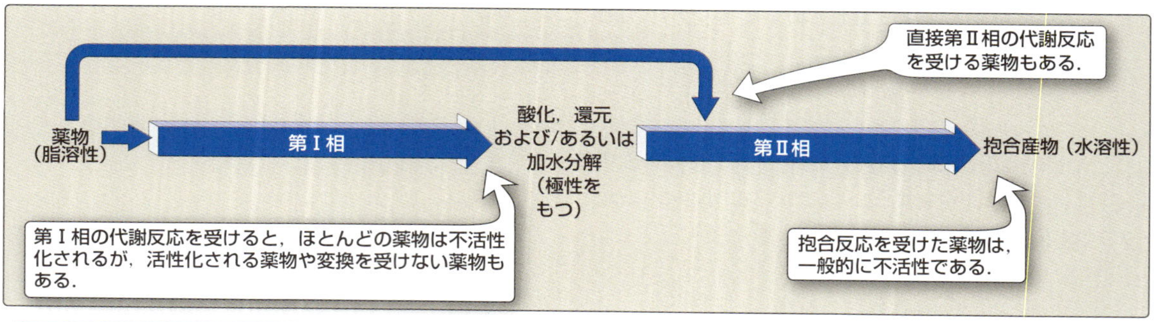
直接第Ⅱ相の代謝反応を受ける薬物もある．
薬物（脂溶性）
第Ⅰ相
酸化，還元および/あるいは加水分解（極性をもつ）
第Ⅱ相
抱合産物（水溶性）
第Ⅰ相の代謝反応を受けると，ほとんどの薬物は不活性化されるが，活性化される薬物や変換を受けない薬物もある．
抱合反応を受けた薬物は，一般的に不活性である．

図 1.16
薬物の生体内変換．

れている．P450系は多くの内因性化合物(たとえば，ステロイド，脂質など)の代謝ばかりでなく，外因性物質(薬物，発癌性物質，および環境汚染物質)の生体内変換にも重要な役割を果たしている．CYPはヘムタンパク質を含有するアイソザイム[訳者注：同様の反応を触媒するが，分子構造の異なる酵素]である．CYPはほとんどの細胞に存在するが，とくに肝臓や消化管に多く存在している．

[1] **命名法**：シトクロムP450の分子種は，たとえばCYP3Aのように，接頭語CYPにファミリー番号を表すアラビア数字とサブファミリーを示す大文字のアルファベットをつけて命名される(図1.17)．CYP3A4のように，特定のアイソザイムを表すためには，さらに数字をもう1つ加える場合もある．

[2] **特異性**：多数の酵素をコードする多くの異なる遺伝子が存在するため，多様なP450アイソザイムが存在する．これらの酵素は，種々の構造を有するさまざまな基質を代謝することができる．加えて，個々の薬物は1種類以上のアイソザイムの基質となりうる．P450によって触媒される大多数の反応には，主としてCYP3A4/5，CYP2D6，CYP2C8/9，CYP1A2(図1.17)の4つのアイソザイムが関与している．小腸粘膜には多量のCYP3A4が含まれており，これが**シクロスポリン**や**ミダゾラム**などの薬物の初回通過効果の原因となっている．

[3] **遺伝的多様性**：個人間および人種間に存在するP450酵素の遺伝的多様性がよく知られている．P450活性の相違は，薬物の有効性や有害作用に影響を与える．とくにCYP2D6には，多くの遺伝子多型が存在することが示されている．CYP2D6遺伝子が変異すると，基質を代謝する能力が大きく低下する場合がある．たとえば，オピオイド系鎮痛薬である**コデイン** codeineを投与しても鎮痛作用が全く認められない人では，**コデイン**を活性化するCYP2D6の欠損が示されている．CYP2Cサブファミリーに属するアイソザイムにおいても類似の多型が示されている．たとえば，CYP2C19の代謝活性が低い患者poor metabolizer(PM)が**クロピドグレル** clopidogrel[訳者注：抗血小板薬]を服用すると，抗血小板作用が減弱するため，**クロピドグレル**以外の抗血小板薬の投与を検討すべきである．**クロピドグレル**はプロドラッグであり，薬効を現すためには，CYP2C19によって活性代謝物に変換される必要がある．

[4] **CYPを誘導する物質**：シトクロムP450系の酵素は，薬物動態学的相互作用において重要な位置を占める．ある種の薬物(たとえば，**フェノバルビタール** phenobarbital，**リファンピシン** rifampicin(**リファンピン** rifampin)，**カルバマゼピン** carbamazepine)は，CYPアイソザイムを誘導する．このことによって薬物の生体内変換が亢進すると，これらのCYPアイソザイムによって代謝される薬物の血漿中濃度が低下し，それに対応して薬理作用もしばしば減弱する．たとえば，抗結核薬である**リファンピシン**(32章参照)は，抗ヒト免疫不全ウイルス

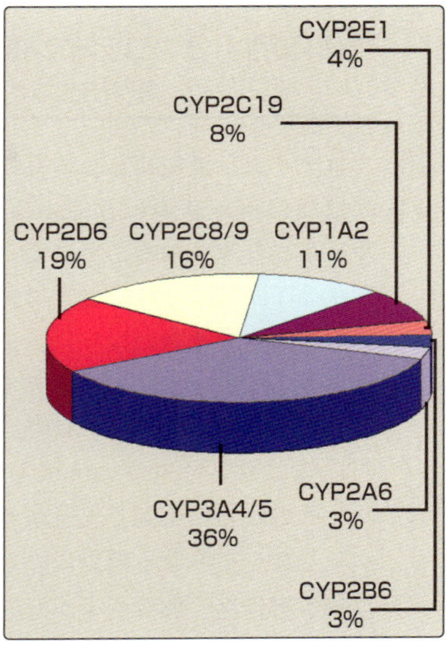
CYP2E1
4%
CYP2C19
8%
CYP2D6
19%
CYP2C8/9
16%
CYP1A2
11%
CYP3A4/5
36%
CYP2A6
3%
CYP2B6
3%

図 1.17
シトクロムP450（CYP）の各アイソフォームが薬物の生体内変換にどの程度寄与しているかを相対的に比較したグラフ．

臨床応用 1.2：コデインを服用している母親によって母乳育児されている乳児におけるモルヒネの過量

コデインは鎮痛薬としても利用されており，その鎮痛作用は肝臓に存在するCYP2D6により**モルヒネ**に代謝されることによって発揮される．米国食品医薬品局(FDA)は，母乳育児している母親に対する**コデイン**の投与に関するデータが報告されている文献を検討し，**コデイン**を服用している母親によって母乳育児されている乳児のいくつかの症例において過度の眠気や呼吸抑制が認められ，そのうちの1例で乳児が死亡したことを明らかにした．さらなる調査により，これらの症例の母親の中には，他の人よりも**コデイン**を**モルヒネ**により迅速かつ大量に代謝することができるCYP2D6の変異をもっている人がいたことが明らかとなった．このような変異をもつ人のことをCYP2D6の超高活性型 ultrarapid metabolizer (UM)とよぶ．したがって，CYP2D6の超高活性型の変異をもつ母乳育児を行っている母親においては，**コデイン**から**モルヒネ**への代謝が非常に迅速に進むため，母乳中に高濃度かつ安全域を超える**モルヒネ**が含まれることになり，母乳育児されている乳児において**モルヒネ**の過量が引き起こされる．最終的にFDAは，乳児において**モルヒネ**の過量による生死にかかわる有害作用を引き起こす危険性を考え，母乳育児を行っている母親に対して**コデイン**の服用を避けるよう警告を発した．

アイソザイム：CYP2C9

共通の基質	誘導する薬物
セレコキシブ グリメピリド イブプロフェン フェニトイン ワルファリン	カルバマゼピン フェノバルビタール リファンピシン

アイソザイム：CYP2D6

共通の基質	誘導する薬物
フルオキセチン※ ハロペリドール パロキセチン プロプラノロール	なし*

アイソザイム：CYP3A4/5

共通の基質	誘導する薬物
カルバマゼピン シクロスポリン エリスロマイシン ニフェジピン シンバスタチン ベラパミル	カルバマゼピン デキサメタゾン フェノバルビタール フェニトイン リファンピシン

図 1.18
代表的なシトクロムP450アイソザイムの例．CYP＝シトクロムP450.
*他の大多数のCYP酵素とは異なり，CYP2D6は酵素誘導の影響をあまり受けない．
※(訳者注)：本邦未承認の選択的セロトニン再取込み阻害薬(17章参照)．

human immunodeficiency virus (HIV)プロテアーゼ阻害薬の血漿中濃度を有意に低下させることにより，そのHIVウイルス複製抑制効果を減弱させる．図1.18に代表的なCYPアイソザイムの誘導作用を有する重要な薬物をまとめた．

[5] **CYPを阻害する物質**：薬物代謝の阻害は，血漿中薬物濃度を顕著に増大させる可能性があり，その結果として有害作用や薬物の毒性を引き起こす．最もよくみられる阻害形式は，同一アイソザイム上における競合的拮抗である．しかし，ある種の薬物(たとえば，**ケトコナゾール** ketoconazole)は，それ自身は基質とならないにもかかわらず，酵素反応を阻害することにより，薬物相互作用を惹起することがある．非常に多くの薬物が，抗凝固薬である**ワルファリン** warfarinのCYP依存性生体内変換にかかわる1つあるいはそれ以上の経路を阻害する．たとえば，**オメプラゾール**は**ワルファリン**の代謝に関与する3つのCYPアイソザイムの強力な阻害物質である．**ワルファリン**と**オメプラゾール**を併用すると，**ワルファリン**の血漿中濃度が上昇し，その結果，血液凝固が強く抑制され，出血を引き起こす危険性が増大する．[注：**クラリスロマイシン** clarithromycin，**ケトコナゾール**，および**リトナビル** ritonavirは，より重要なCYPの阻害物質である．なぜなら，これらの薬物は複数のCYPアイソザイムを阻害するからである．]

b．**P450系が関与しない第Ⅰ相の反応**：P450系が関与しない第Ⅰ相の反応として，アミンの酸化反応(たとえば，カテコールアミンやヒスタミンの酸化)，アルコールの脱水素反応(たとえば，**エタノール**の酸化)，エステル分解反応(たとえば，肝臓における**アスピリン**の代謝)，および加水分解反応(たとえば，**メチルフェニデート** methylphenidateの加水分解)が挙げられる．

2．**第Ⅱ相**：第Ⅱ相は抱合反応である．第Ⅰ相により得られた代謝物の極性が十分に高い場合は，腎臓から排泄される．しかし，第Ⅰ相の代謝産物の脂溶性がまだ高すぎるため，体内から排泄されない場合は，引き続いて起きるグルクロン酸，硫酸，酢酸およびアミノ酸などの内因性基質との抱合反応によって，極性がより強く，より親水性の高い代謝物に変化する．これらの代謝物は，ほとんどの場合，薬理活性をもたないが，注意すべき例外として，**モルヒネ-6-グルクロニド** morphine-**6**-glucuronide がある．この抱合体は，**モルヒネ**よりも強い薬理活性を有する．最も一般的かつ重要な抱合反応はグルクロン酸抱合である．[注：最初から水酸基(-OH)，アミノ基($-NH_2$)，あるいはカルボキシ基(-COOH)を有する薬物は，第Ⅰ相の代謝を受けることなく，直接第Ⅱ相に入り，抱合体となることがある(図 1.16)．] 抱合反応の結果，極性が非常に高くなった薬物は，その後，腎臓から尿中に排泄されるか，胆汁中に排出される．

Ⅵ．腎排泄による薬物の消失

薬物が体内から消失するためには，その極性が十分に高い必要がある．薬物を体内から排出する経路は多数存在するが，最も重要なのは腎臓から尿中へ排出する経路である．腎不全の患者では，薬物を排泄する機能が低下しているため，薬物が体内に蓄積し，有害反応が発生する危険がある．

A．腎臓からの薬物の消失

腎臓から尿中に薬物が排出される際には，糸球体濾過，尿細管における能動的分泌，および尿細管における受動的な再吸収の 3 つの過程を経る．

1．**糸球体濾過**：薬物は腎動脈から腎臓に入る．腎動脈からは糸球体毛細血管叢が分岐している．遊離型の薬物は，これら毛細血管の隙間を通ってボーマン嚢に入る．これを糸球体濾過という(アルブミンに結合した薬物はサイズが大きすぎるため，毛細血管の間隙を通過できず，糸球体では濾過されない)(図 1.19)．糸球体濾過量は，通常 125 mL/min/1.73 m^2[訳者注：1.73 m^2 は健康成人の平均体表面積] であるが，腎臓病の患者においては大きく減少していることがある．薬物の脂溶性や血漿の pH は糸球体濾液中への薬物の移動には影響しない．しかし，糸球体濾過量の変動や薬物の血漿タンパク質への結合は，この過程に大きく影響する．

2．**近位尿細管における分泌**：糸球体で濾過されなかった薬物は腎輸出細動脈を通って糸球体から出て行くが，腎輸出細動脈はその先で分岐し，近位尿細管のネフロンの管腔を取り囲む毛細血管叢を形成する．分泌はおもに近位尿細管において，以下に述べる 2 つのエネルギー要求性の能動輸送系によって行われる．1 つは陰イオン輸送系(たとえば，弱酸の脱プロトン化体を輸送する)で，もう 1 つは陽イオン輸送

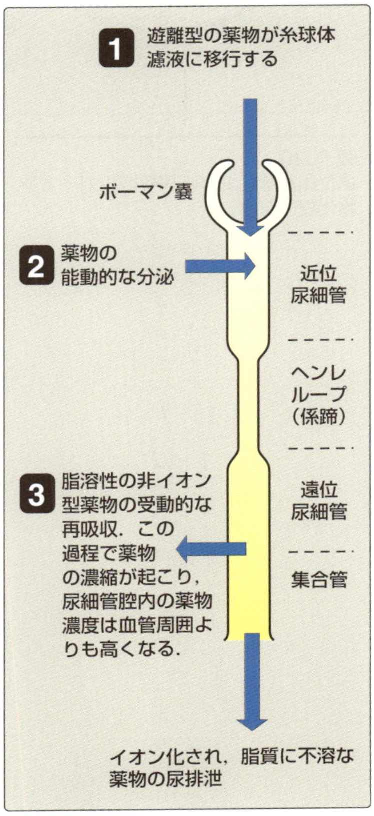

1 遊離型の薬物が糸球体濾液に移行する
ボーマン嚢
2 薬物の能動的な分泌
近位尿細管
ヘンレループ(係蹄)
3 脂溶性の非イオン型薬物の受動的な再吸収．この過程で薬物の濃縮が起こり，尿細管腔内の薬物濃度は血管周囲よりも高くなる．
遠位尿細管
集合管
イオン化され，脂質に不溶な薬物の尿排泄

図 1.19
腎臓による薬物の除去．

系（たとえば，弱塩基のプロトン化体を輸送する）である．いずれの輸送系も特異性が低く，種々の化合物を輸送することができる．したがって，同じ担体で輸送される複数の薬物間に競合的な拮抗が起き，分泌が抑制されることがある．［注：早産児や新生児では尿細管分泌機構がまだ不完全なため，ある種の薬物が血液中に保持されることがある．］

3．遠位尿細管における再吸収：薬物が遠位尿細管に向かって移動するにつれて，原尿中の薬物濃度は高くなり，やがて血管周囲の空間の薬物濃度を超える．薬物が非荷電分子の場合，尿細管の管腔内からの拡散により全身循環に戻ることがある（図 1.20）．薬物の尿中から全身循環への逆拡散を最小化することによって有害な薬物の消失を促進するために，管腔内における荷電型薬物分子が増加するように尿の pH を調整することがある．一般的には，尿をアルカリ化すれば弱酸の排泄が増加し，尿を酸性化すれば弱塩基の排泄が増加する．この過程を“イオン・トラッピング”とよぶ．たとえば，弱酸性の薬物である**フェノバルビタール**の過量に陥った患者には，炭酸水素ナトリウム溶液を投与して尿をアルカリ化する．アルカリ尿中において，**フェノバルビタール**はイオン化した状態を保つため，再吸収が抑制される．

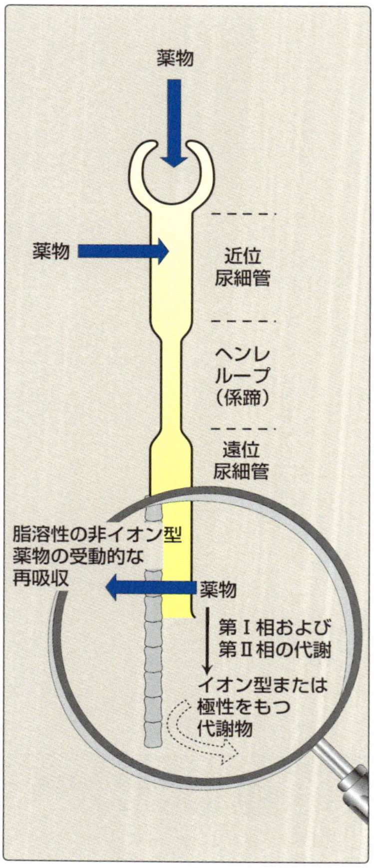

薬物
薬物
近位
尿細管
ヘンレ
ループ
（係蹄）
遠位
尿細管
脂溶性の非イオン型
薬物の受動的な
再吸収
薬物
第Ⅰ相および
第Ⅱ相の代謝
イオン型または
極性をもつ
代謝物

図 1.20
遠位尿細管における再吸収に対する薬物代謝の影響．

Ⅶ．他の経路を介した薬物の排出

薬物の排出には，小腸，胆汁，肺，母乳なども関与することがある．吸収されなかった経口投与薬や，小腸内や胆汁中に分泌された薬物は，糞便中に排出される．肺は主として気体の麻酔薬（たとえば**イソフルラン** isoflurane）の消失に関与している．母乳中への薬物の移行では，乳児は母乳を介して母親が服用している薬物やその代謝物に曝露されることがあり，乳児に好ましくない副作用をもたらす要因となる．ほとんどの薬物は，汗，唾液，涙液，毛髪，および皮膚にはわずかな量しか排出されない．すべての経路のクリアランスの総和である全身クリアランスと血中濃度半減期は，薬物治療を最適化し，有害事象を最小限にするために用いられる，薬物の消失にかかわる重要な指標である．

A．全身クリアランス

全身クリアランスは，CL_{total} で表され，種々の薬物代謝にかかわる臓器や薬物の排出にかかわる臓器のクリアランスの総和である．一般的には，腎臓が主要な排出臓器であるが，肝臓も薬物代謝や胆汁中への薬物の排出を行うことにより薬物の消失に寄与している．全身クリアランスは次の式により計算される．

$$CL_{total} = CL_{腎} + CL_{肝} + CL_{肺} + CL_{その他}$$

通常は，腎クリアランスと肝クリアランスの和が最も重要である．

B. 薬物の血中濃度半減期を変化させる臨床症状

薬物の血中濃度半減期に影響を与えるような異常をもつ患者に対しては，用量の調節が必要である．薬物の血中濃度半減期は以下に挙げるような要因で延長する．たとえば，(1)心原性ショック，心不全，出血などを起こしている場合にみられる，腎血流量や肝血流量の減少，(2)腎疾患の場合にみられる，血漿から薬物を除去する能力の減少，(3)併用している別の薬物により薬物の生体内変換が抑制される場合や，肝硬変に随伴する肝機能低下の場合にみられる薬物代謝能の低下．このような患者に対しては，用量を下げるか，あるいは薬物の投与間隔を延ばす必要がある．一方，薬物の血中濃度半減期は，肝血流量の増加，薬物の血漿タンパク質結合率の低下，薬物代謝の亢進，などの要因により短縮する．この場合，より高用量の投与や，薬物の投与間隔の短縮が必要となる．

Ⅷ. 薬物投与計画の立案と最適化

薬物療法を開始するにあたり，臨床家は最適な薬物投与経路，用量，および投与間隔を選択する必要がある．投与計画は，薬物血中濃度をどれくらい速やかに上昇させなければならないのかといった条件を含む，種々の患者由来および薬物由来の因子に依存する．治療に際して，薬物を1回だけ投与することがある．たとえば，**ゾルピデム** zolpidemのような睡眠導入薬の投与が挙げられる．しかし，実際は，薬物を継続的に投与するのが一般的である．継続的な投与には，静脈内に薬物を持続投与する方法や，一定量の薬物を一定間隔で静脈内投与あるいは経口投与する方法(たとえば，“4時間おきに1錠”)などがある．持続投与や反復投与を行うと，定常状態の血中濃度に達するまで，薬物は体内に蓄積していく．投与される薬物の量と消失する薬物の量が等しくなると，定常状態血漿中濃度に達し，血漿中や組織中の薬物濃度は，一定に保たれる．

A. 静脈内持続投与の計画

静脈内持続投与を行う場合，薬物が体内に入る速度は一定である．ほとんどの薬物の消失は一次速度式に従う．すなわち，単位時間当たりに一定の割合の薬物が消失する．したがって，血漿中薬物濃度の上昇に比例して体内から消失する薬物の量も増加する．

1．静脈内持続投与後の血漿中薬物濃度：薬物の静脈内持続投与開始後は，定常状態に達する(体内から薬物が消失する速度が薬物の注入速度と完全に等しくなる)まで血漿中薬物濃度は上昇し，定常状態では血漿中薬物濃度は一定に保たれる．

a．注入速度が定常状態濃度に与える影響：定常状態における血漿中薬物濃度 steady-state plasma concentration (C_{ss})は薬物注入速度に直接比例することが示されている．たとえば，薬物注入速度が2倍になれば，C_{ss}も2倍となる(図1.21)．さらに，C_{ss}は，薬物のクリアランスに反比例する．したがって，たとえば肝疾患や

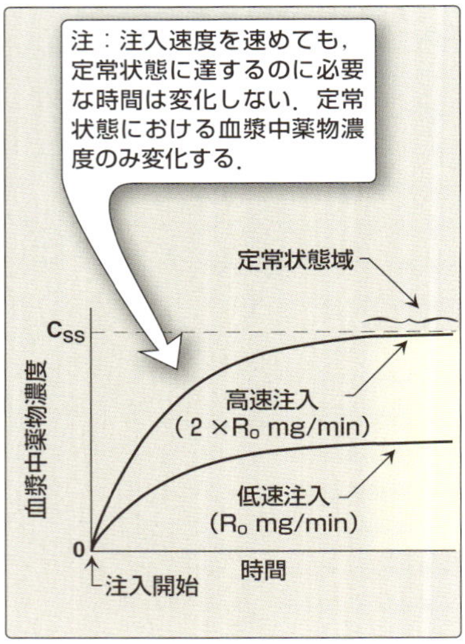
注：注入速度を速めても，定常状態に達するのに必要な時間は変化しない．定常状態における血漿中薬物濃度のみ変化する．
定常状態域
C_{ss}
血漿中薬物濃度
高速注入
（2 × R_o mg/min）
低速注入
（R_o mg/min）
0
注入開始
時間

図 1.21
注入速度が定常状態における血漿中薬物濃度に与える影響．C_{SS}＝定常状態における血漿中薬物濃度，R_o＝薬物注入速度．

腎疾患のようなクリアランスを減少させる因子は，すべて静脈内持続投与される薬物の C_{ss} を増加させる（V_d が変化しないと仮定した場合）．たとえば代謝の亢進のような薬物のクリアランスを増加させる因子は，C_{ss} を減少させる．

b．定常状態薬物濃度に達するまでの時間：薬物の濃度は，持続投与開始時である時間 0 から最終的な定常状態における濃度，C_{ss} まで上昇する（図 1.21）．定常状態に達する際の速度定数は，薬物の体内からのすべての消失に対する速度定数に等しい．したがって，注入開始後の経過時間 t が薬物の血中濃度半減期 $t_{1/2}$ と等しくなったときに，血漿中薬物濃度は C_{ss} の 50% に達する．ここで，$t_{1/2}$ は血漿中薬物濃度が 50% 変化するのに必要な時間である．さらにもう 1 回 $t_{1/2}$ に相当する時間が経過すると，血漿中薬物濃度は C_{ss} の 75% となる（図 1.22）．$t_{1/2}$ の 3 倍の時間が経過すると，薬物濃度は C_{ss} の 87.5% に，そして $t_{1/2}$ の 3.3 倍の時間が経過すると，血漿中薬物濃度は C_{ss} の 90% となる．したがって，$t_{1/2}$ の大体 4 ～ 5 倍の時間が経過すると，薬物濃度はほぼ定常状態に達する．

血漿中薬物濃度が定常状態に達する速度を決定する唯一の因子は $t_{1/2}$ である．したがって，薬物の $t_{1/2}$ に影響を与える因子のみがこの速度に影響を与える．血漿中薬物濃度が定常状態に達する速度は，薬物の注入速度の影響を受けない．薬物の注入を中止すると，血漿中薬物濃度は定常状態に達する際にみられたのと同じ時間経過をたどって 0 まで減少する（すなわち，体内から完全に消失する）（図 1.22）．

B．一定量の薬物を一定間隔で投与する際の投与計画

多くの場合，持続投与を行うよりも一定の用量を投与する方が簡便である．しかし，反復静脈内投与や反復経口投与のように，一定量の

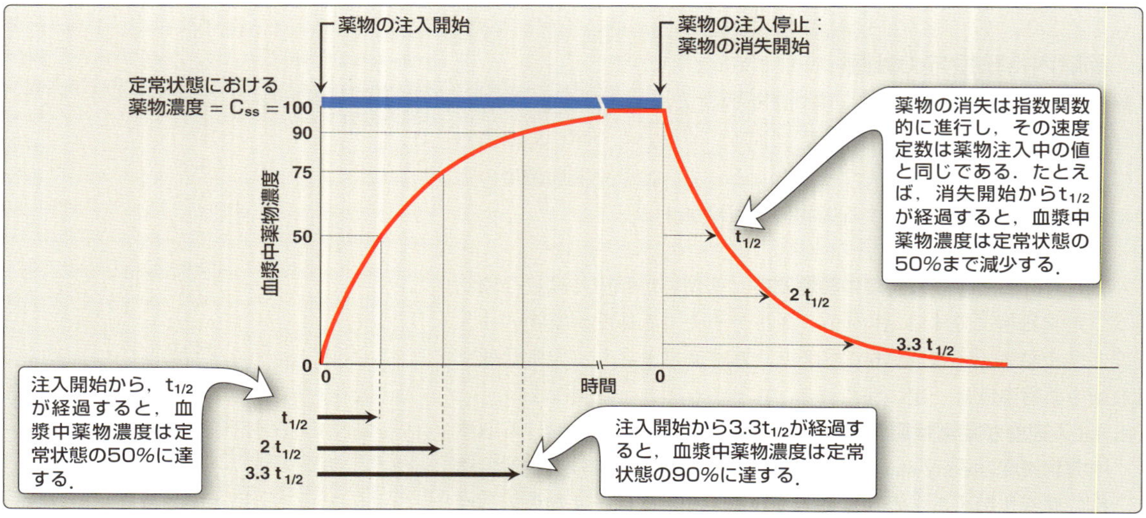
薬物の注入開始
薬物の注入停止：
薬物の消失開始
定常状態における
薬物濃度 = C_{ss} = 100
90
75
50
0
血漿中薬物濃度
薬物の消失は指数関数的に進行し，その速度定数は薬物注入中の値と同じである．たとえば，消失開始から $t_{1/2}$ が経過すると，血漿中薬物濃度は定常状態の50%まで減少する．
$t_{1/2}$
2 $t_{1/2}$
3.3 $t_{1/2}$
0
時間
0
注入開始から，$t_{1/2}$ が経過すると，血漿中薬物濃度は定常状態の50%に達する．
$t_{1/2}$
2 $t_{1/2}$
3.3 $t_{1/2}$
注入開始から3.3$t_{1/2}$が経過すると，血漿中薬物濃度は定常状態の90%に達する．

図 1.22
静脈内持続投与後に血漿中薬物濃度が定常状態に達する速度．

薬物を一定間隔で投与すると，持続投与を行った際にみられる薬物濃度のなめらかな上昇とは異なり，循環血液中の薬物濃度は時間経過に伴って上下に変動する．

1．**反復静脈内投与**：薬物を一定の間隔で反復投与すると，血漿中薬物濃度は定常状態に達するまで上昇する（図 1.23）．ほとんどの薬物は，血中濃度半減期の 5 倍よりも短い間隔で投与される．すると，血漿中薬物濃度は時間とともに指数関数的に消失するが，2 回目に薬物を投与するときには，1 回目に投与した薬物の一部がまだ体内に残っている．そして，3 回目に薬物を投与するときには 2 回目に投与した薬物の一部が体内に残っている．同様のことが 4 回目以降の薬物投与時にもいえるため，薬物が体内から消失する速度と薬物の投与速度とが完全に一致し，定常状態に達するまでは，投与と投与の間に，薬物は体内に蓄積していく．

a．**投与間隔の影響**：一定の間隔で薬物を反復投与すると，血漿中薬物濃度は平均値前後で変動する．より少ない用量をより短い間隔で投与すると，血漿中薬物濃度の変動幅は小さくなる．しかし，薬物の投与間隔は C_{ss} の大きさや C_{ss} に達するまでの時間に影響を与えない．

b．**異なる投与計画を用いて定常状態を達成する例**：図 1.23 の曲線 B は，患者に 1.00 単位の薬物を血中濃度半減期と同じ間隔で反復静脈内投与した際の，体内に存在する薬物量を示している．最初の投与と投与の間の終わり，すなわち 2 回目の投与が行われる時点には，最初に投与された薬物のうち，0.50 単位の薬物が体内に残っている．2 回目の投与間隔の終わり，すなわち 3 回目の投与が行われる時点には，0.75 単位の薬物が体内に残っている．このように，投与と投与の間に体内に残っている薬物量の最小値は徐々に上昇し，1.00 単位に近づくが，一方，薬物投与直後に体内に存在する薬物量も徐々に 2.00 単位に近づく．したがって，定常状態においては，1.00 単位の薬物が投与と投与の間に体内から消失し，その量は薬物の投与速度と全く等しい．すなわち，“薬物が体内に入る速度”は“薬物が体内から消失する速度”に等しい．静脈内持続投与を行った際と同様に，血中濃度半減期の 3.3 倍の時間が経過すると，薬物濃度は定常状態の 90% の値となる．

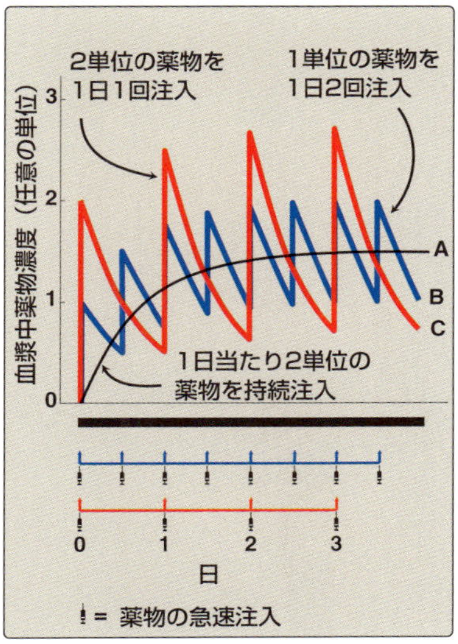

2単位の薬物を
1日1回注入
1単位の薬物を
1日2回注入
血漿中薬物濃度（任意の単位）
3
2
1
0
A
B
C
1日当たり2単位の
薬物を持続注入
0
1
2
3
日
= 薬物の急速注入

図 1.23
薬物を持続注入（A），1日2回注入（B），あるいは1日1回注入（C）した際の予測される血漿中薬物濃度の変化．このモデルでは，薬物は単一コンパートメント中に速やかに分布し，薬物の血中濃度半減期は12時間であると仮定している．

2．**反復経口投与**：外来患者に対して投与される薬物のほとんどは，ある一定用量を 1 日に 1 回，2 回あるいは 3 回経口投与される．静脈内投与とは異なり，経口投与された薬物はゆっくり吸収されることが多いため，血漿中薬物濃度は，薬物の吸収速度と消失速度の両者の影響を受ける（図 1.24）．

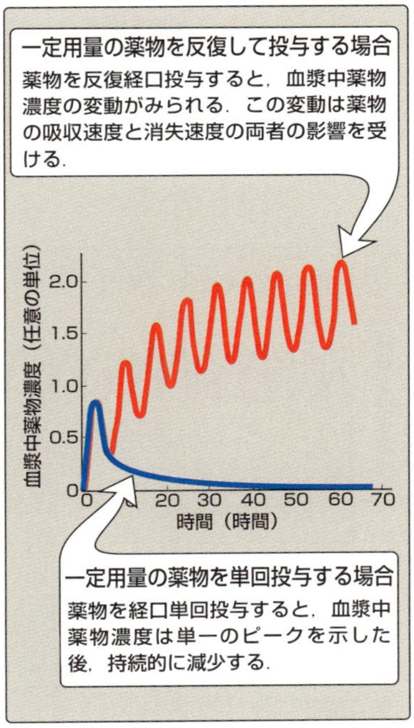

一定用量の薬物を反復して投与する場合
薬物を反復経口投与すると，血漿中薬物濃度の変動がみられる．この変動は薬物の吸収速度と消失速度の両者の影響を受ける．
血漿中薬物濃度（任意の単位）
2.0
1.5
1.0
0.5
0
0
20
30
40
50
60
70
時間（時間）
一定用量の薬物を単回投与する場合
薬物を経口単回投与すると，血漿中薬物濃度は単一のピークを示した後，持続的に減少する．

図 1.24
薬物を反復経口投与した際の予測される血漿中薬物濃度の変化．

C．用量の最適化

薬物療法の目的は，毒性や有害作用を最小限にしつつ，血漿中薬物濃度を治療域まで上昇させ，かつその濃度を持続させることである．注意深く用量を加減することで，ほとんどの薬物においてこの目標を達成することができる．治療域（2章参照）が狭い薬物（たとえば，**ジゴキシン** digoxinや**リチウム** lithium）を投与する場合は，投与計画の策定に細心の注意を払う必要がある．血漿中薬物濃度が治療域に入っていることを確認するために，血漿中薬物濃度をモニターすべきである．投与計画においては，治療を維持するために必要な用量，すなわち維持投与量を用いることが普通であるが，速やかな治療効果が求められる場合は，初期負荷投与量を投与する場合がある．

1．**用量の維持**：薬物は一般的にC_{ss}が治療域を維持するように投与される．血漿中薬物濃度がC_{ss}に達するには，血中濃度半減期の4～5倍の時間が必要である．血漿中薬物濃度を治療域に維持するためには，薬物の投与速度と消失速度が重要である．投与速度は，目標の血漿中薬物濃度（C_p），薬物の全身循環からのクリアランス（CL）および投与した薬物が吸収される割合（F）（バイオアベイラビリティ）から以下の式によって計算できる．

$$\text{投与速度} = \frac{(\text{目標の}C_p) \times (\text{CL})}{\text{F}}$$

2．**初期負荷投与量**：時には血漿中薬物濃度を目標値まで速やかに上昇させる必要がある場合がある（たとえば，重篤な感染症や不整脈の場合など）．そのような場合は，目標血漿中薬物濃度を速やかに達成するために“初期負荷量”の薬物を投与し，その後，定常状態を維持するために維持用量を投与する（図1.25）．一般的に，初期負荷投与量は以下のように計算される．

$$\text{初期負荷投与量} = \frac{(V_d) \times (\text{定常状態における目標血漿中薬物濃度})}{\text{F}}$$

初期負荷投与量を用いる際は，薬物の毒性が発現する危険性が増すこと，そして血漿中薬物濃度が高くなりすぎた場合にそれを低下させるのにより長い時間がかかることに注意が必要である．

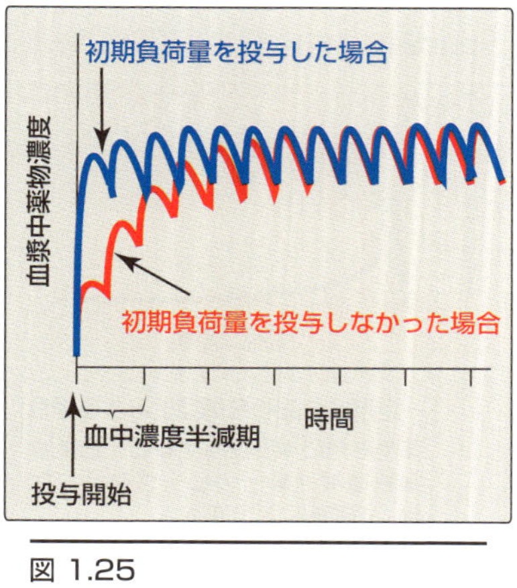
初期負荷量を投与した場合
血漿中薬物濃度
初期負荷量を投与しなかった場合
血中濃度半減期
時間
投与開始

図 1.25
時間0の時点で初期負荷量を用いず薬物を経口投与した場合と，初期負荷量を1回経口投与した場合の薬物の蓄積．

3．**用量の最適化**：ある症状に対する薬物の投与量は“標準的な患者”に対して最適化されている．このような投与量の決定法は，クリアランスやV_dのような薬物動態学的パラメーターが患者ごとにばらつくという事実を見落とす原因となり，このことは，症例によってはきわめて重大な結果をもたらす．薬物動態学の原則に関する知識は，特定の患者に対して薬物療法を最適化するために用量を調節する際に有用である．薬物療法の経過を観察し，それを治療効果と関連づけることも，個別化医療の1つの方法である．

治療域が決められている薬物に関しては，血漿中薬物濃度を測定し，それが治療域に入るように，投与量と投与間隔を調節する．用量の調節を行う場合，目標の血漿中薬物濃度を達成する上で必要な薬物の量を計算するために，V_dを用いることができる．たとえば，薬物Xの血漿中薬物濃度が低いために，心不全患者の病態のコントロールがうまくいっていないと推測される場合が挙げられる．仮に血漿中の薬物

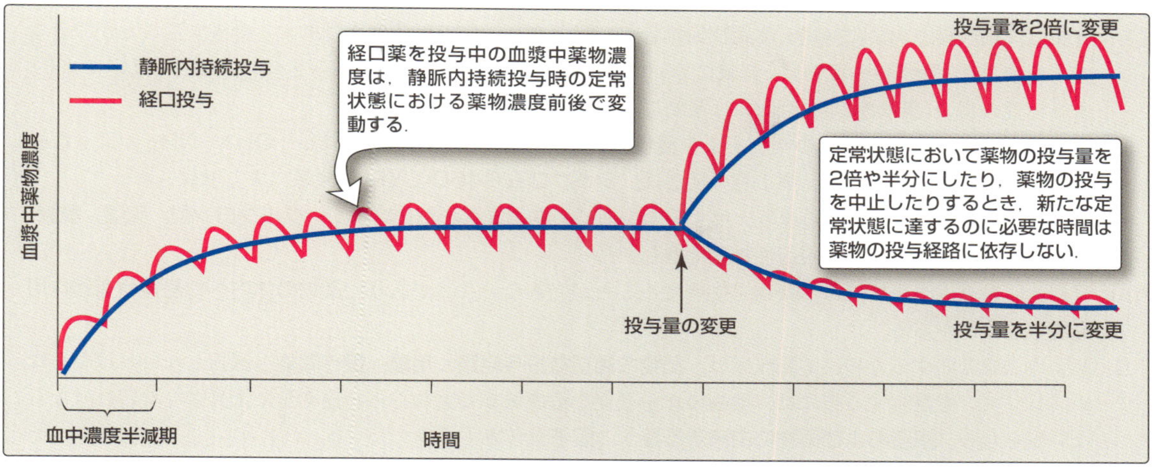
投与量を2倍に変更
静脈内持続投与
経口投与
経口薬を投与中の血漿中薬物濃度は，静脈内持続投与時の定常状態における薬物濃度前後で変動する．
血漿中薬物濃度
定常状態において薬物の投与量を2倍や半分にしたり，薬物の投与を中止したりするとき，新たな定常状態に達するのに必要な時間は薬物の投与経路に依存しない．
投与量の変更
投与量を半分に変更
血中濃度半減期
時間

図 1.26
持続投与中や投与量の変更後に認められる薬物の蓄積．薬物を血中濃度半減期の50%の間隔で経口投与した．

X濃度をC_1とし，目標とするより高い血漿中薬物濃度をC_2とする．血漿中薬物濃度をC_1からC_2に増加させるために，どのくらい薬物Xを追加投与すればよいかは，以下の計算式により求めることができる．

$(V_d) \times (C_1)$ = 最初に体内に存在する薬物量
$(V_d) \times (C_2)$ = 目標血漿中薬物濃度を達成するために必要な体内の薬物量

この2つの値の差，すなわち$V_d \times (C_2 - C_1)$が追加投与すべき薬物の量である．

図 1.26 は治療を開始した後に用量を変化させた場合の血漿中薬物濃度の時間経過を示している．

1 章の要約

1. 薬物動態学とは，生体が薬物に及ぼす影響を調べる学問である．服用してから薬物の作用が現れるまでどれくらいの時間がかかるかや，薬物の作用の強さ，そして薬物の作用がどれくらいの時間続くかを定義する薬物動態学的性質は，**吸収**，**分布**，**代謝**，**排出**(**ADME**)である．
2. 消化管内腔から薬物が吸収される機序は，**受動拡散**，**促進拡散**，**能動輸送**，**エンドサイトーシス**である．
3. P糖タンパク質は，さまざまな組織に発現している膜輸送タンパク質であり，組織から血液中[訳者注：および小腸上皮細胞から消化管内腔]への**薬物の排出**に関与している．したがって，その活性の増大はバイオアベイラビリティの低下や多剤耐性につながる．
4. 初回通過効果は，薬物が全身循環に入る前に**門脈循環**に入る際に，肝臓あるいは消化管壁において受ける**迅速な代謝**により起きる．
5. 薬物の分布とは，薬物が可逆的に血流から離れて**細胞外液や組織**に入る過程のことである．
6. **見かけの分布容積**(**V_d**)とは，薬物の体内に含まれる全薬物を希釈して血漿中濃度と等しくするのに必要な液体の容量のことである．

7. 腎臓は，細胞膜を容易に通過して遠位尿細管で再吸収される脂溶性薬物を効率よく排泄することができない．そのため，脂溶性の薬物は，肝臓において**第Ⅰ相**および**第Ⅱ相**とよばれる2つの一般的な反応により，より極性の高い(親水性の)化合物に，最初に代謝される．
8. 第Ⅰ相の反応では，脂溶性の薬物をより**極性の高い化合物**に変換するために，**-OH**や**-NH_2**のような極性の高い官能基を導入する．第Ⅰ相の反応は，**シトクロムP450(CYP)酵素系**により触媒される．
9. 第Ⅱ相の反応は抱合反応からなり，第Ⅰ相の反応により生成された代謝物が，**グルクロン酸**，**硫酸**，**酢酸**，**あるいはアミノ酸**のような内因性物質で抱合される．
10. 腎機能障害をもつ患者では，薬物を排泄することができないことがあり，**薬物の体内への蓄積や有害作用発現**の危険性がある．
11. 薬物療法を開始するために，臨床家は，**薬物の適切な投与経路**，**用量**，**投与間隔**を選択しなければならない．レジメンを選択する際には，薬物の血中濃度を治療域までどれくらい速やかに上昇させなければならないかを含む，**患者および薬物に由来する**種々の**因子**を考慮する．

学習問題

最も適当な答えを1つ選択せよ．

1.1 18歳の女性が，薬物の過量のため病院の救急部に運ばれてきた．過量を治療するために解毒剤を投与する際に最も望ましい投与経路は，以下のうちどれか．

A．筋肉内投与
B．静脈内投与
C．経口投与
D．皮下投与
E．経皮吸収

正解 B．静脈内投与が最も望ましい．なぜなら，静脈内投与は，解毒剤の血漿中濃度を治療域まですばやく上昇させることができるからである．

1.2 薬物AはpK_aが7.8の弱塩基性薬物である．経口投与する場合，以下の吸収部位のうち，この薬物が容易に膜を通過できるのはどれか．

A．口腔(pHはおよそ7.0)
B．胃(pHは2.5)
C．十二指腸(pHはおよそ6.1)
D．空腸(pHはおよそ8.0)
E．回腸(pHはおよそ7.0)

正解 D．薬物Aは弱塩基性薬物($pK_a = 7.8$)であるから，空腸(pHは8.0)においてはほとんどが非イオン型で存在する．弱塩基の非イオン型は，細胞膜を容易に通過する．

1.3 KR2250は治験中の血清コレステロール低下薬である．KR2250は高分子量の化合物であり，非常に高い割合でアルブミンと結合する．KR2250は，______ 見かけの分布容積を示す．

A．大きな
B．小さな
C．非常に大きな
D．普通の

正解 B．分子量が大きく，タンパク質結合率が高いため，KR2250は血漿(血管)コンパートメントに効率的に保持される．そのため，KR2250の見かけの分布容積は小さくなることが予想される．

1.4 40歳の男性(体重70 kg)が，メチシリン耐性黄色ブドウ球菌がかかわる感染症と診断された．彼は，負荷投与量として，バンコマイシン2 000 mgを静脈内投与された．バンコマイシンの最大血漿中濃度は28.5 mg/Lであった．見かけの分布容積はいくらになるか．

A．1 L/kg
B．7 L/kg
C．10 L/kg
D．14 L/kg
E．70 L/kg

正解 A．V_d = 投与量/C = 2 000 mg/28.5 mg/L = 70.1 L．患者の体重は70 kgであるから，L/kgで表した見かけの分布容積は，およそ1 L/kgとなる(70.1 L/70 kg)．

1.5 55歳の女性が，てんかん発作のため救急救命室に運び込まれた．彼女は腎臓病の既往歴があり，現在血液透析を受けている．彼女は，薬物Xの静脈内投与を受けた．この患者に薬物Xを投与する際に観察される可能性が最も高いのはどれか．

	半減期	用量
A．	大きくなる	増やす
B．	小さくなる	減らす
C．	大きくなる	変化させない
D．	大きくなる	減らす
E．	変わらない	変化させない

正解 D．患者には腎障害があるため，薬物を効果的に排泄できない可能性がある．したがって，薬物Xの半減期は延長する．半減期が延長するため，患者が薬物Xの重篤な毒性作用を受けないように，投与量を減らす必要がある．

1.6 リトナビルは他の抗HIV薬の血中濃度を高めるために併用される．リトナビルのどのような性質が他の抗HIV薬の血中濃度を高めるのに関与しているか．

A．P糖タンパク質の阻害
B．CYP450の阻害
C．尿の酸性化
D．CYP450の誘導

正解 B．リトナビルはCYP450の強力な阻害薬である．したがって，リトナビルはCYP450で代謝される他の抗HIV薬の代謝を抑制し，それらの血中濃度を上昇させる．

1.7 以下のうち，第Ⅱ相の代謝反応であるのはどれか．

A．アミド化
B．加水分解
C．酸化
D．還元
E．硫酸化

正解 E．第Ⅱ相の代謝反応には，第Ⅰ相の代謝反応の産物の極性をより高めるための抱合反応が含まれる．硫酸付加やグルクロン酸付加は，最も一般的な第Ⅱ相の抱合反応である．

1.8 新規高血圧治療薬の薬物動態学試験が，健康成人のボランティアを対象に実施された．持続静脈内投与後の薬物の消失半減期は，12時間であった．薬物の血中濃度が定常状態に達するまでの予想時間に最も近いのはどれか．

A．24時間
B．36時間
C．60時間
D．120時間
E．240時間

正解 C．持続静脈内投与する場合，半減期の約4～5倍の時間が経過したときに，薬物の血中濃度は定常状態に達する．したがって，薬物の血中濃度が定常状態に達するまでの予想時間は60時間である．

1.9　64 歳の女性(60 kg)に 2 型糖尿病患者を対象としている治験薬Aを投与する．治験薬Aは経口バイオアベイラビリティ 90% の錠剤として供給されている．V_dが 2 L/kg，目標の定常状態血漿中薬物濃度が 3.0 mg/Lであるとき，治験薬Aの経口初期負荷投与量として最も適切なのはどれか．

A．6 mg
B．6.6 mg
C．108 mg
D．360 mg
E．400 mg

正解　E．経口投与の場合，初期負荷投与量＝(V_d×目標の定常状態血漿中薬物濃度)/Fである．この女性のV_dは，患者の体重で補正すると 120 Lとなる．Fの値は 90%，すなわち 90/100 = 0.9 である．したがって，初期負荷投与量＝(120 L× 3.0 mg/L)/0.9 = 400 mg となる．

1.10　バルプロ酸は，抗てんかん薬として頻用される薬物であり，タンパク質と非常に結合しやすい．有害作用を避けるためにバルプロ酸の用量を減らすべき状況は，以下のうちのどれか．

A．細菌感染
B．低アルブミン血症
C．心筋梗塞
D．注意欠如・多動症(ADHD)

正解　B．バルプロ酸は，血漿タンパク質であるアルブミンと非常に結合しやすい(結合率は 90 ～ 95%)．低アルブミン血症の患者では，遊離型のバルプロ酸の濃度が上昇すると考えられることから，有害作用を避けるためにはバルプロ酸の用量を減らさなければならない．

薬物–受容体相互作用と薬力学

2

I．概　要

薬力学(薬動力学 pharmacodynamics)は，薬物が生体に及ぼす作用を扱う．ほとんどの薬物は，受容体とよばれる細胞表面や細胞内に存在する特異的に薬物が作用する高分子と相互作用することにより，有益な作用や有害な作用を引き起こす．薬物と受容体の複合体は情報伝達系とよばれる過程を介して，細胞の生化学的活性や分子活性を変化させる(図 2.1)．

II．情報伝達系

薬物はシグナルとして働き，薬物受容体はシグナル受容器として働く．受容体タンパク質の結合部位に結合すると最終的に特定の細胞内の反応を引き起こす一連の生化学反応を開始させる薬物のことを作動薬 agonist とよぶ．[訳者注：作動薬は，アゴニストまたは刺激薬ともよばれる]．“セカンドメッセンジャー”あるいは効果器分子は，作動薬の結合を特定の細胞反応に変換する一連の細胞内事象の一部を担っている．

A．薬物–受容体複合体

細胞は多くの異なる種類の受容体を発現しており，それぞれの受容体は特定の作動薬と特異的に結合して固有の反応を引き起こす．たとえば，心筋細胞の細胞膜上にはアドレナリンやノルアドレナリンが結合することにより活性化される β アドレナリン受容体が存在する．心筋細胞には，アセチルコリンが結合して反応するムスカリン性アセチルコリン受容体も存在している．これらの 2 つの受容体集団は，生命維持に必要な心臓の機能を調節するために動的に機能している．

細胞の反応の強さは薬物–受容体複合体の数に比例する．この概念は，酵素と基質の複合体の形成における概念と類似しており，作動薬に対する受容体の特異性のような多くの共通する特徴がある．本章の多くの部分では，薬物とそれが特異的に結合する受容体に焦点が当てられているが，すべての薬物が受容体と相互作用することによってその効果を発揮するわけではないという点に留意する必要がある．たと

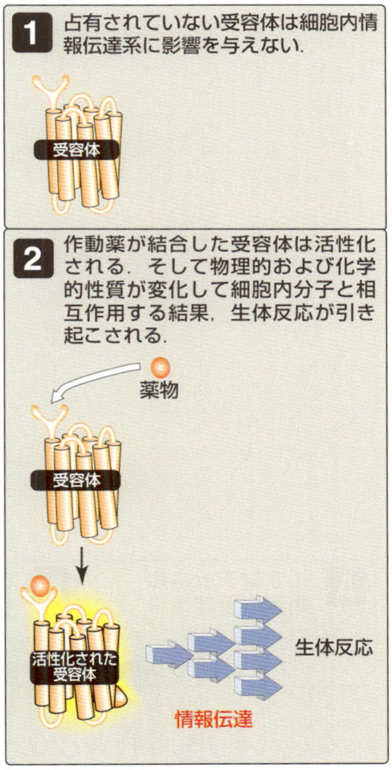

1 占有されていない受容体は細胞内情報伝達系に影響を与えない．
受容体
2 作動薬が結合した受容体は活性化される．そして物理的および化学的性質が変化して細胞内分子と相互作用する結果，生体反応が引き起こされる．
薬物
受容体
活性化された受容体
生体反応
情報伝達

図 2.1
受容体による薬物の認識が生体反応の引き金となる．

えば，制酸薬は過剰な胃酸を化学的に中和することによって，胃のむかつき，胸焼け，悪心などの不快な症状を抑制する．

B. 受容体の状態

受容体には，少なくとも不活性型(R)と活性化型(R^*)の2つの状態が存在し，2つの状態の間で可逆的な平衡状態となっている．無刺激の状態では，不活性化状態にある受容体の数が多い．作動薬が結合することにより，平衡がRからR^*にシフトし，生物学的効果が引き起こされる．拮抗薬 antagonist［訳者注：拮抗薬は，アンタゴニストまたは遮断薬ともよばれる］は，受容体に結合するが，R^*の割合を上昇させずに，受容体を不活性化状態に固定する．いくつかの薬物(部分作動薬)はこの平衡をRからR^*にシフトさせるが，R^*の割合は，作動薬により引き起こされる反応に比べると小さい．生物学的効果の大きさは，R^*の割合と直接関連している．まとめると，作動薬，拮抗薬，そして部分作動薬は，受容体の活性化部位に結合して，R^*の割合に影響を与えることができるリガンドや分子の一例である．

C. おもな受容体ファミリー

受容体は，薬物が結合することによって測定可能な反応を引き起こすあらゆる生体分子と定義される．したがって，酵素，核酸，および構造タンパク質も薬物や内因性作動薬に対する受容体として働きうる．しかし，受容体の多くは，細胞外のシグナルを細胞内反応に変換する役割を担う細胞膜結合タンパク質である．これらの受容体は以下の4つのファミリー，すなわち，(1)リガンドにより開閉が調節されるイオンチャネル［訳者注：イオンチャネル内蔵型受容体］，(2)Gタンパク質共役型受容体［訳者注：細胞膜7回貫通型受容体ともよばれる］，(3)酵素連結型受容体，(4)細胞内受容体，に分類される(図

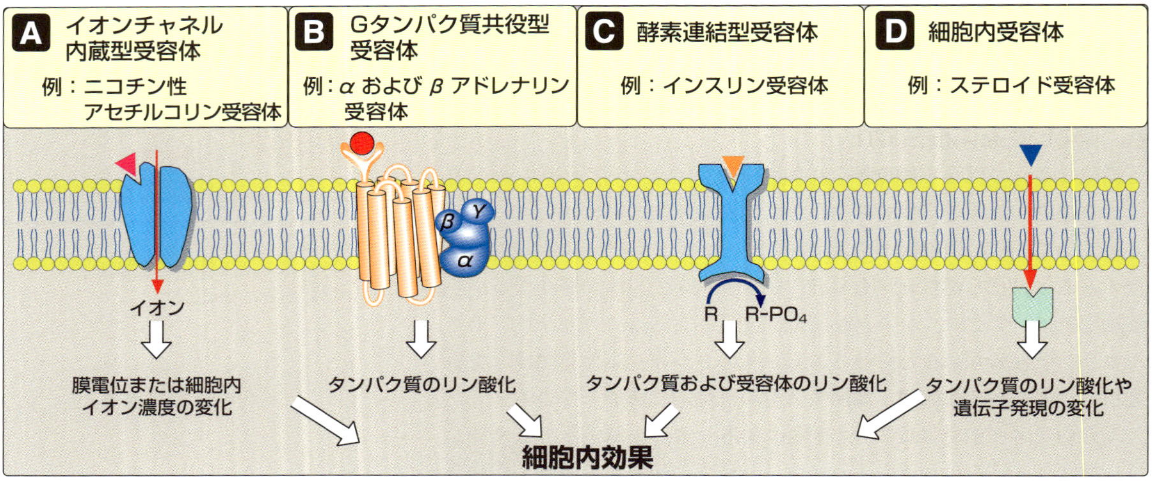
A イオンチャネル内蔵型受容体
例：ニコチン性アセチルコリン受容体
B Gタンパク質共役型受容体
例：α および β アドレナリン受容体
C 酵素連結型受容体
例：インスリン受容体
D 細胞内受容体
例：ステロイド受容体
β
γ
α
イオン
R
R-PO4
膜電位または細胞内イオン濃度の変化
タンパク質のリン酸化
タンパク質および受容体のリン酸化
タンパク質のリン酸化や遺伝子発現の変化
細胞内効果

図 2.2
細胞膜を介する情報伝達の機序．A. リガンドはイオンチャネル内蔵型受容体の細胞外領域に結合する．B. リガンドはGタンパク質に共役する膜貫通型受容体の細胞外領域に結合する．C. リガンドはタンパク質リン酸化酵素を活性化する膜貫通型受容体の細胞外領域に結合する．D. 脂溶性リガンドは細胞膜を横切って拡散し，細胞内受容体と相互作用する．R=不活性な受容体タンパク質．

2.2)．一般的に，親水性のリガンドは細胞膜上に存在する受容体と相互作用するが(図 2.2A，B，C)，疎水性のリガンドは脂質二重膜で構成される細胞膜を通過して細胞内に入り，細胞内に存在する受容体と相互作用する(図 2.2D)．

1．イオンチャネル内蔵型受容体：イオンチャネル内蔵型受容体の細胞外領域には，通常，薬物結合部位が存在する．この部位が細胞膜を通過するイオンが通る細孔(ポア)の開口を調節している(図 2.2A)．作動薬により受容体が活性化されるまで，チャネルは，通常，閉じている．作動薬は，チャネルを数ミリ秒という短時間だけ開口させる．チャネルを通過するイオンの種類に依存して，神経伝達や筋肉の収縮といった，広範な生体機能を調節している．たとえば，ニコチン性アセチルコリン受容体をアセチルコリンで刺激すると，神経細胞や筋細胞の細胞膜を透過するイオンの移動，すなわち細胞内へのナトリウムイオン(Na^+)の流入と細胞外へのカリウムイオン(K^+)の流出が起きる．このことにより引き起こされる細胞膜内外のイオン濃度の変化により，神経細胞の興奮や，骨格筋および心筋の収縮が惹起される．一方，作動薬によるA型γ-アミノ酪酸 γ-aminobutyric acid (GABA)受容体[訳者注：$GABA_A$受容体]の刺激は，細胞内への塩化物イオン(クロライドイオン，Cl^-)の流入を増加させ，神経細胞を過分極させ，活動電位の発生する機会を減少させる．リガンドによって開閉が調節されるチャネルではないが，多くの電位依存性イオンチャネルもまた，チャネルの機能を調節する薬物の結合部位を有する．たとえば，局所麻酔薬が電位依存性ナトリウム(Na^+)チャネルに結合すると，細胞内へのNa^+の流入が抑制され，神経伝導が減弱する．

2．Gタンパク質共役型受容体：この種の受容体の細胞外領域にもリガンド結合部位が存在する．受容体が活性化されると，その細胞内領域がGタンパク質と相互作用する．G_s，G_i，G_qなどの多くの種類のGタンパク質の存在が知られているが，これらはいずれも，3つのサブユニットからなっている．αサブユニットは，グアノシン三リン酸 guanosine triphosphate (GTP)と結合しており，βおよびγサブユニットは，Gタンパク質を細胞膜に固定している(図 2.3)．作動薬が受容体に結合すると，αサブユニットへのGTPの結合が増加し，αサブユニットとGTPの複合体からβγ複合体が解離する．そして，αサブユニットとβγサブユニットは，それぞれ別の細胞内効果器，一般的には酵素あるいはイオンチャネルと相互作用できるようになる．そしてこれらの相互作用は，その後に細胞内で起きる反応を引き起こす原因となる．この種の反応は，数秒から数分の間続くのが普通である．活性化された効果器は，その後，細胞内に存在する別の効果器を活性化する“セカンドメッセンジャー”分子を産生することがある．このような一連の反応をシグナルカスケード(細胞内情報伝達系)とよぶ．

最も広く知られる効果器は，アデニル酸シクラーゼであり，G_sによって活性化され，G_iによって不活性化される．アデニル酸シクラーゼが活性化されると，セカンドメッセンジャーであるサイクリック

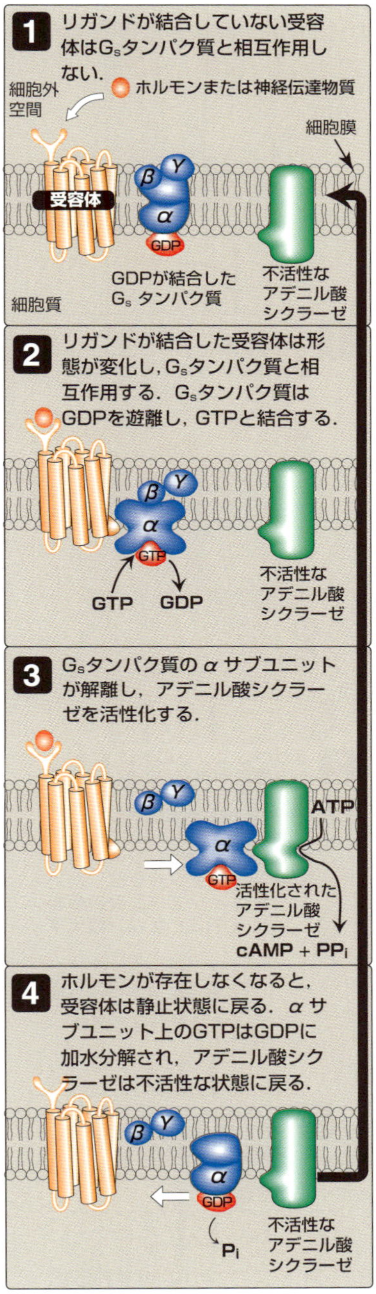
1
リガンドが結合していない受容体はG_sタンパク質と相互作用しない．
細胞外空間
ホルモンまたは神経伝達物質
細胞膜
受容体
β
γ
α
GDP
GDPが結合したG_sタンパク質
不活性なアデニル酸シクラーゼ
細胞質
2
リガンドが結合した受容体は形態が変化し，G_sタンパク質と相互作用する．G_sタンパク質はGDPを遊離し，GTPと結合する．
GTP
GDP
不活性なアデニル酸シクラーゼ
3
G_sタンパク質のαサブユニットが解離し，アデニル酸シクラーゼを活性化する．
ATP
活性化されたアデニル酸シクラーゼ
cAMP + PP_i
4
ホルモンが存在しなくなると，受容体は静止状態に戻る．αサブユニット上のGTPはGDPに加水分解され，アデニル酸シクラーゼは不活性な状態に戻る．
P_i
不活性なアデニル酸シクラーゼ

図 2.3
Gタンパク質共役型受容体による化学的情報の認識が，アデニル酸シクラーゼの活性に影響を与える．PPi＝無機ピロリン酸．

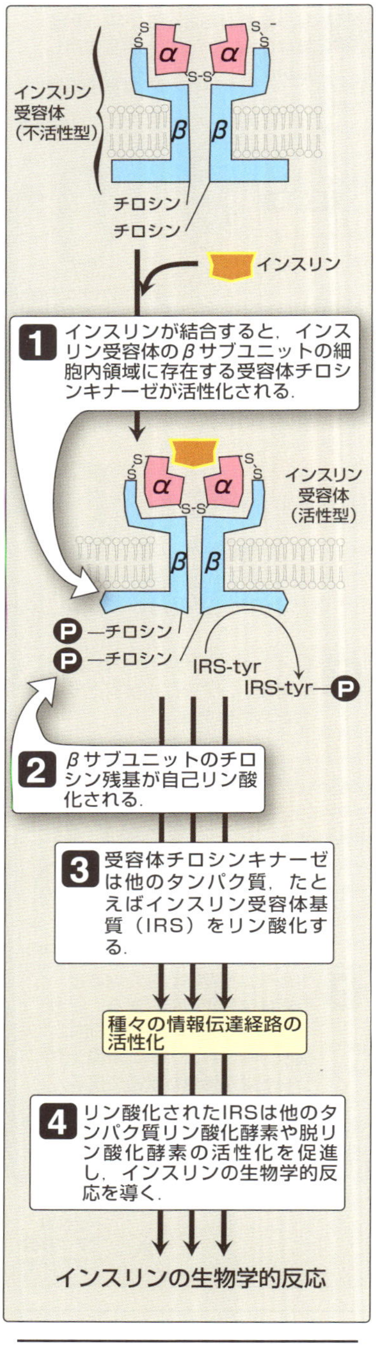

インスリン受容体(不活性型)
α
β
S-S
チロシン
チロシン
インスリン
1 インスリンが結合すると，インスリン受容体のβサブユニットの細胞内領域に存在する受容体チロシンキナーゼが活性化される．
インスリン受容体(活性型)
P —チロシン
P —チロシン
IRS-tyr
IRS-tyr—P
2 βサブユニットのチロシン残基が自己リン酸化される．
3 受容体チロシンキナーゼは他のタンパク質，たとえばインスリン受容体基質（IRS）をリン酸化する．
種々の情報伝達経路の活性化
4 リン酸化されたIRSは他のタンパク質リン酸化酵素や脱リン酸化酵素の活性化を促進し，インスリンの生物学的反応を導く．
インスリンの生物学的反応

図 2.4
インスリン受容体．

アデノシン一リン酸 cyclic monophosphate (cAMP) が産生される．一方，別種のGタンパク質であるG_qにより活性化されるホスホリパーゼCは，2つの異なるセカンドメッセンジャー，すなわちイノシトール三リン酸 inositol 1,4,5-trisphosphate (IP_3) とジアシルグリセロール diacylglycerol (DAG) を産生する．DAG と cAMP は，細胞内に存在する特定のタンパク質リン酸化酵素(プロテインキナーゼ)を活性化し，種々の生理的効果を引き起こす．IP_3は，細胞内カルシウムイオン(Ca^{2+})濃度を上昇させる．細胞内Ca^{2+}濃度の上昇により，さらに他のプロテインキナーゼが活性化される．

3．**酵素連結型受容体**：この膜結合型受容体ファミリーは，活性化されると受容体タンパク質の立体構造が変化し，それに引き続いて，細胞内に存在する酵素の活性が上昇する(図 2.4)．この反応は，数分から数時間続く．最も一般的な酵素連結型受容体(種々の成長因子やインスリンの受容体)は，チロシンキナーゼ活性を有する．活性化された受容体は自分自身または他の特定タンパク質のチロシン残基をリン酸化し(図 2.4)，その結果，標的タンパク質の三次元構造およびそれに伴う性質の変化が引き起こされるため，分子スイッチとして機能する．たとえば，リン酸化されたインスリン受容体は活性化状態となり，引き続いて他のタンパク質をリン酸化して活性化する．したがって酵素連結型受容体は，Gタンパク質共役型受容体により引き起こされるシグナルカスケードの活性化と類似の反応をしばしば引き起こす．

4．**細胞内受容体**：第四の受容体ファミリーは，受容体全体が細胞内に存在しており，受容体と相互作用するためにリガンド(たとえば，ステロイドホルモン)は細胞内に移行するのに十分な脂溶性をもたなければならないという点が，他の3つの受容体ファミリーの場合とは異なっている(図 2.5)．活性化された細胞内受容体のおもな標的は，遺伝子の発現を調節している細胞核内に存在する転写因子である．転写因子の活性化や不活性化は，DNAからRNAへの転写と，それに引き続くRNAからタンパク質への翻訳を引き起こす．細胞内受容体を活性化する薬物や内因性リガンドの作用が発現するまでには数時間から数日かかる．細胞内受容体以外の細胞内リガンドの標的には，構造タンパク質，酵素，RNA，リボソームなどがある．たとえば，チューブリンは**パクリタキセル** paclitaxel (37 章参照) のような抗がん薬の，ジヒドロ葉酸還元酵素は**トリメトプリム** trimethoprim (31 章参照) のような抗菌薬の，そして細菌のリボソームの50Sサブユニットは**エリスロマイシン** erythromycin (30 章参照) のようなマクロライド系抗生物質の標的である．

D．細胞内情報伝達系の特徴

細胞内情報伝達系には，以下に述べる2つの重要な特徴がある．(1) 微弱なシグナルを増幅できること，(2) 過剰な刺激から細胞を守る仕組みがあること，である．

1．**シグナルの増幅**：Gタンパク質共役型受容体や酵素連結型受容体の特徴として，シグナルカスケード効果を介するシグナルの持続時間の延長と強度の増幅が挙げられる．加えて，活性化されたGタンパク質は，それを活性化した作動薬-受容体複合体よりも長い時間にわたって活性を維持する．たとえば，**サルブタモール** salbutamol［訳者注：米国では**アルブテロール** albuterol］の受容体への結合は数ミリ秒しか持続しないが，それに引き続くGタンパク質の活性化は数百ミリ秒に及ぶ．最初のシグナルの持続時間の延長と強度の増幅は，Gタンパク質とその細胞内標的との間の相互作用により起きる．この増幅のおかげで，最大反応を惹起するためには，特定のリガンドが全受容体のうちのほんの一部を占有するだけで十分な場合がある．このような反応様式を示す系には，余剰受容体が存在するといわれている．およそ99％のインスリン受容体は“余剰”である．このことにより，膨大な機能的予備能が確保されており，少ない割合の受容体だけが占有された際にも適量のグルコースが細胞内に取り込まれるようになっている．これとは対照的に，心臓においては，全βアドレナリン受容体のうちの約5～10％のみが余剰受容体である．したがって最大の収縮力を得るためには，作動薬がほとんどの受容体を占有する必要があることから，心不全に陥っている心臓には機能的予備能がほとんどない．

2．**受容体の脱感作とダウンレギュレーション**：反復的あるいは持続的に作動薬あるいは拮抗薬を投与すると，受容体の反応性がしばしば変化する．ある受容体の作動薬を繰り返し作用させると，その受容体は脱感作されることがあり（図2.6），その結果として受容体の反応が減弱する．この現象はタキフィラキシー tachyphylaxis*[1] とよばれており，受容体のリン酸化によって受容体が作動薬に反応しなくなるために起きる．加えて，受容体が内在化されるために，作動薬と相互作用できなくなる（ダウンレギュレーション）．いくつかの受容体，とくにイオンチャネル内蔵型受容体では，不活性化後の再活性化には一定の時間（休息期間）が必要である．この回復相において，作動薬に対して反応できない受容体の状態は，“不応期”とよばれる．一方，受容体を拮抗薬に繰り返し曝露すると，受容体のアップレギュレーションが引き起こされることがある．すなわち，内在化していた予備の受容体が細胞膜に組み込まれ，反応可能な受容体数が増加する．受容体がアップレギュレーションされることにより，細胞の作動薬に対する感受性が増大し，あるいは，拮抗薬の作用に対してより耐性となる．

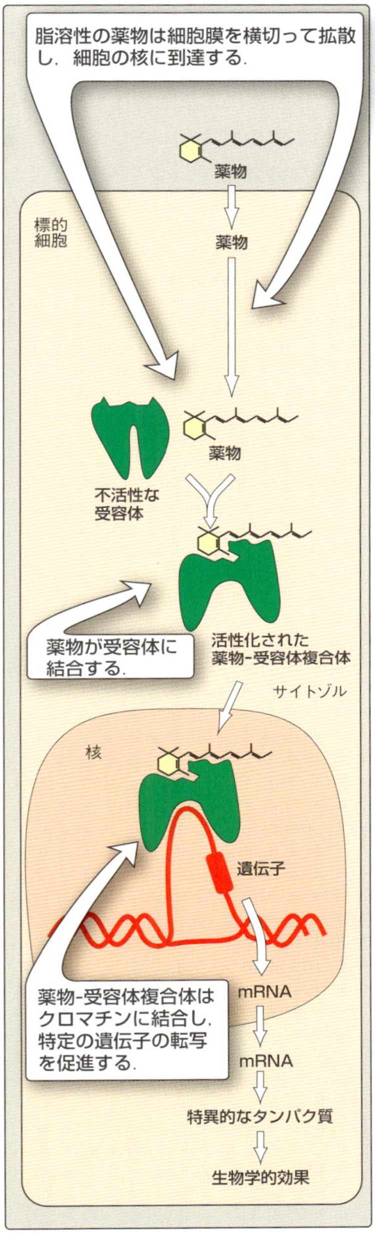
脂溶性の薬物は細胞膜を横切って拡散し，細胞の核に到達する．
薬物
標的細胞
薬物
不活性な受容体
薬物
薬物が受容体に結合する．
活性化された薬物-受容体複合体
サイトゾル
核
遺伝子
薬物-受容体複合体はクロマチンに結合し，特定の遺伝子の転写を促進する．
mRNA
mRNA
特異的なタンパク質
生物学的効果

図2.5
細胞内受容体の活性化機序．
mRNA＝メッセンジャーRNA（伝達RNA）．

Ⅲ．用量-反応関係

作動薬は，内因性のリガンドが受容体に結合するときに引き起こされる反応を再現する〔たとえば，**イソプレナリン** isoprenaline（**イソプ**

*[1]（訳者注）：タキフィラキシーという用語は受容体を短時間内に反復刺激したときにみられる反応性低下の現象にのみ用いるべきであり，ここで述べられているような現象は，脱感作（デセンシタイゼーション）または耐性（トレランス）とよぶのが適切と思われる．

臨床応用 2.1：受容体のダウンレギュレーション

作動薬による受容体の過剰な刺激は，しばしば受容体のダウンレギュレーションを引き起こし，薬物の効力を減少させる．たとえば，**モルヒネ** morphineの初期用量を投与された患者は，最初は背中の痛みに対して十分な鎮痛作用を得られるが，同じ用量の**モルヒネ**の投与を継続していくと，この患者は同様の鎮痛効果を得られなくなり，**モルヒネ**に対する耐性が進行していく．**モルヒネ**に対する耐性が引き起こされるメカニズムは，**モルヒネ**が結合するオピオイド受容体の数の減少と反応性の減弱であり，その結果，最終的に鎮痛作用をもたらす，前と同様の細胞内情報伝達を引き起こすためには，より高い用量の**モルヒネ**を投与する必要が出てくる．

ロテレノール isoproterenol）は，心臓のβ_1アドレナリン受容体に結合するノルアドレナリンと類似した反応を引き起こす〕．薬物の効果の大きさは，受容体の薬物に対する感受性と受容体部位における薬物濃度に依存する．すなわち，投与された薬物の用量と，薬物の吸収，分布，代謝ならびに消失の速度といった薬物動態学的性質によって決定される．

A. 漸増的な用量-反応関係

薬物の濃度が増加するにつれて，その薬物の効果も，すべての受容体が薬物に占有される（最大反応を示す）〔訳者注：上述のように，余剰受容体が存在する場合は，最大反応を得るために，すべての受容体を占有する必要はない〕まで，徐々に強くなる．反応の大きさを薬物濃度に対してプロットすると，図2.7Aで示されるような一般的な形状を有する漸増的な用量-反応曲線が得られる．薬物が有する2つの重要な特性である効力と固有活性（内活性）は，漸増的な用量-反応曲線を用いて決定することができる．

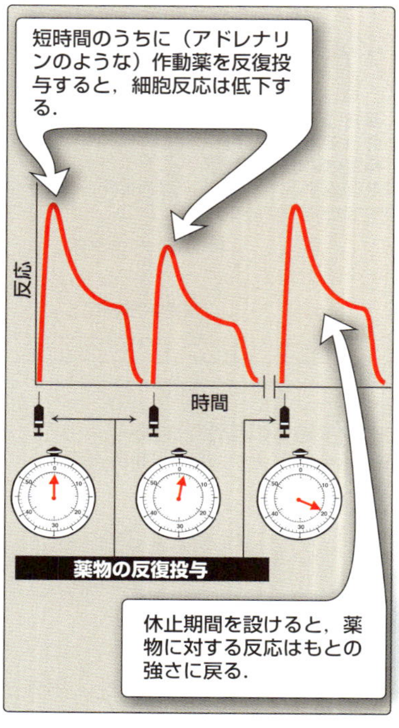
短時間のうちに（アドレナリンのような）作動薬を反復投与すると，細胞反応は低下する．
反応
時間
薬物の反復投与
休止期間を設けると，薬物に対する反応はもとの強さに戻る．

図 2.6
受容体の脱感作．

1．効力 potency：効力とは，薬効を発揮するのに必要な薬物量のことである．効力の指標としては，しばしば最大反応の50%の作用を引き起こす薬物の濃度（EC_{50}）を用いる．図2.7において，薬物Aと薬物BのEC_{50}は，薬物Aは薬物Bよりも効力が強いことを示している．なぜなら，最大作用の50%を得るために必要な薬物の量が，薬物Bよりも薬物Aの方が少ないためである．このように治療に用いられる製剤に含まれる薬物の量はその効力を反映している．たとえば，**カンデサルタン** candesartanと**イルベサルタン** irbesartanはともに高血圧症の治療に用いられているアンジオテンシン〔訳者注：AT_1〕受容体遮断薬である．**カンデサルタン**の用量の範囲は4〜32 mgと，**イルベサルタン**の用量の範囲75〜300 mgよりも低い．したがって，**カンデサルタン**は**イルベサルタン**よりも効力が強いといえる（**カンデサルタン**は，図2.7の薬物Aと同様に，小さなEC_{50}を示す）．最大反応の1%を引き起こす薬物濃度から99%を引き起こす薬物濃度の範囲は数桁の範囲に及ぶことが多いため，通常，用量-反応曲線を描く場合には片対数プロットが用いられる．こうすると，図2.7Bに表すように用量-反応曲線の形状はS字状の曲線（シグモイド曲線）となり，用量-反応

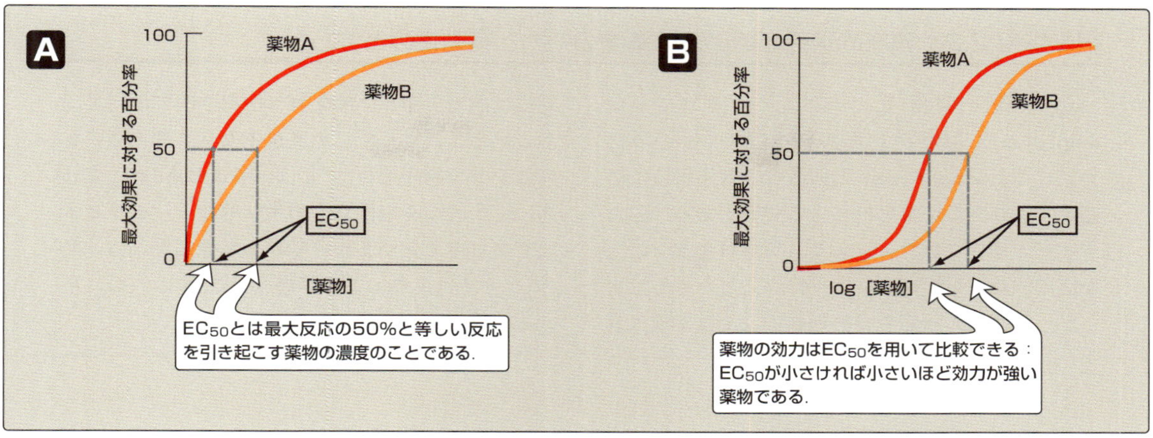
A
100
50
0
最大効果に対する百分率
薬物A
薬物B
EC50
[薬物]
EC50とは最大反応の50%と等しい反応を引き起こす薬物の濃度のことである.
B
100
50
0
最大効果に対する百分率
薬物A
薬物B
EC50
log［薬物］
薬物の効力はEC50を用いて比較できる：EC50が小さければ小さいほど効力が強い薬物である.

図 2.7
薬理学的反応の強さに対する薬物の用量の影響．同じデータをAは線形グラフに，Bは片対数グラフにプロットしたものである．EC_{50}＝最大反応の50%を引き起こすのに必要な薬物の用量．

関係の解釈を単純化することができる．

2．有効性 efficacy：有効性とは，薬物が受容体と相互作用したときに起きる反応の大きさのことである．有効性は，形成される薬物-受容体複合体の数と，薬物の固有活性(内活性ともいう．薬物が受容体を活性化し細胞の反応を惹起する能力のこと)によって決まる．薬物の最大反応(E_{max})は，薬物がすべての受容体を占有しており[訳者注：上述のように，余剰受容体が存在する場合は，最大反応を得るために，すべての受容体を占有する必要はない]，さらに高い濃度の薬物を加えても反応はこれ以上強くならない状態であると仮定される．薬物がすべての受容体を占有していても，完全作動薬の最大反応と部分作動薬の最大反応は異なる．同様に，拮抗薬が受容体の薬物結合部位を100% 占拠していたとしても，受容体は全く活性化されず，E_{max} は0である．有効性は，薬物の効力よりも，臨床的に有用な性質といえる．なぜなら，より大きな有効性を示す薬物は，効力がより強い薬物よりも，治療学的に有益だからである．図2.8には，効力と有効性が異なる3つの薬物によって引き起こされる反応を示している．

B．受容体結合に対する薬物濃度の影響

薬物濃度と受容体占有率との間の定量的関係には，薬物と受容体分子の結合の反応速度に関する質量作用の法則が適用される：

薬物＋受容体 ⇄ 薬物-受容体複合体 → 生物学的作用

1つの薬物分子の結合が別の分子の結合に影響せず，質量作用の法則が適用されると仮定すると，薬物が結合している受容体の百分率(あるいは割合)と薬物濃度との間の関係は数学的に以下のように表される．

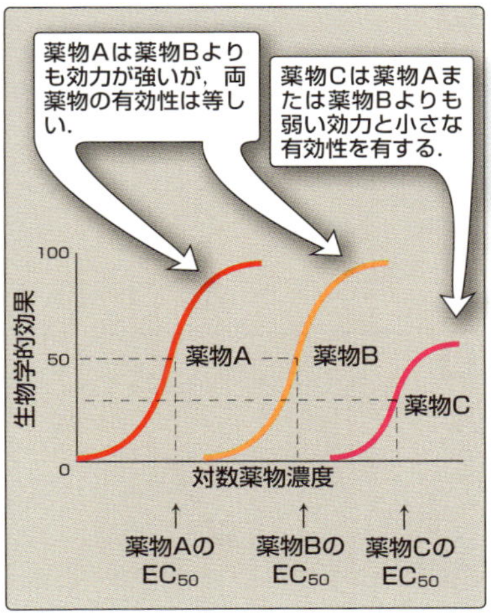
薬物Aは薬物Bよりも効力が強いが，両薬物の有効性は等しい.
薬物Cは薬物Aまたは薬物Bよりも弱い効力と小さな有効性を有する.
100
50
0
生物学的効果
薬物A
薬物B
薬物C
対数薬物濃度
薬物AのEC50
薬物BのEC50
薬物CのEC50

図 2.8
薬物間の効力と有効性の相違を示す典型的な用量-反応曲線．EC_{50}＝最大反応の50%の反応を引き起こす薬物の用量．

臨床応用 2.2：臨床的意義が高いのは薬物の効力と有効性のどちらか

効力の低い薬物（たとえば，**イブプロフェン** ibuprofen）を用いて，効力の高い薬物（たとえば，**ナプロキセン** naproxen）と同じ有効性を得るためには，より高い用量を投与する必要がある．したがって，**イブプロフェン**よりも**ナプロキセン**の方が臨床的な有用性が高いようにみえるかもしれないが，両薬物の頭痛や発熱の緩和における最大有効性は同等であり，両薬物は治療学的には同等である．それに対して，**ナプロキセン**よりも高い有効性をもつ鎮痛薬（たとえば，**モルヒネ**）は，より高い臨床的な有用性をもつ．なぜなら，**モルヒネ**は**ナプロキセン**があまり効果を発揮しない強い痛み（たとえば，癌による疼痛）を緩和するために用いることができるからである．

$$\frac{[DR]}{[R_t]} = \frac{[D]}{K_d + [D]} \tag{1}$$

ただし，[D] は遊離型の薬物濃度，[DR] は受容体と結合している薬物の濃度，$[R_t]$ は全受容体数，K_d は薬物と受容体の平衡解離定数を表す．K_d は薬物の受容体に対する親和性を決定するために用いられる．親和性とはリガンドとその受容体との間の相互作用（受容体結合）のしやすさを表す．K_d が大きければ大きいほど，相互作用はより弱く，親和性はより低い．逆に，K_d が小さければ小さいほど，相互作用はより強く，親和性はより高い．式（1）から，横軸に薬物濃度を線形軸でとった場合（panel A）と対数軸でとった場合（panel B）において，図 2.9 に表す形の曲線が得られることがわかることを示している．遊離型薬物濃度が高くなるにつれて，全受容体に対する薬物結合型受容体の割合はある一定の値に近づき，その結果として最大反応が引き起こされる．したがって，図 2.9 に示す用量と薬物の受容体結合率との関係を表す曲線が用量−反応曲線（図 2.7 参照）に似ているのは当然である．

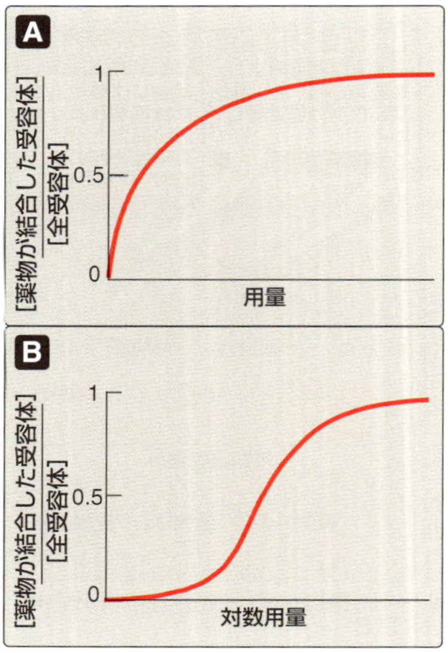
A
1
0.5
0
[薬物が結合した受容体]
[全受容体]
用量
B
1
0.5
0
[薬物が結合した受容体]
[全受容体]
対数用量

図 2.9
用量が薬物の受容体結合率に与える影響．

C．薬物の結合と効果との関係

以下に示す仮定を満たすとき，質量作用の法則は薬物濃度と反応との間の関係にも適用できる：（1）反応の強さは薬物が占有している受容体の数に比例する，（2）E_{max} はすべての受容体に薬物が結合したときに生じる，（3）薬物 1 分子は受容体 1 分子にだけ結合する．この場合，

$$\frac{[E]}{[E_{max}]} = \frac{[D]}{K_d + [D]} \tag{2}$$

となる．ただし，[E] は濃度が [D] のときの薬物の効果を，$[E_{max}]$ は薬物の最大効果を示す．

したがって，上記の式から，ある特定の受容体集団がある生理学的反応の発現に必須である場合，作動薬とその標的受容体との結合親和性は，その薬物が引き起こす生理的効果の強さと相関していることがわかる．多くの薬物およびほとんどの神経伝達物質は，1 種類以上の受容体と結合することができ，その結果，目的とする治療効果と望まない有害作用の両者を引き起こす．ある特定の受容体サブタイプにお

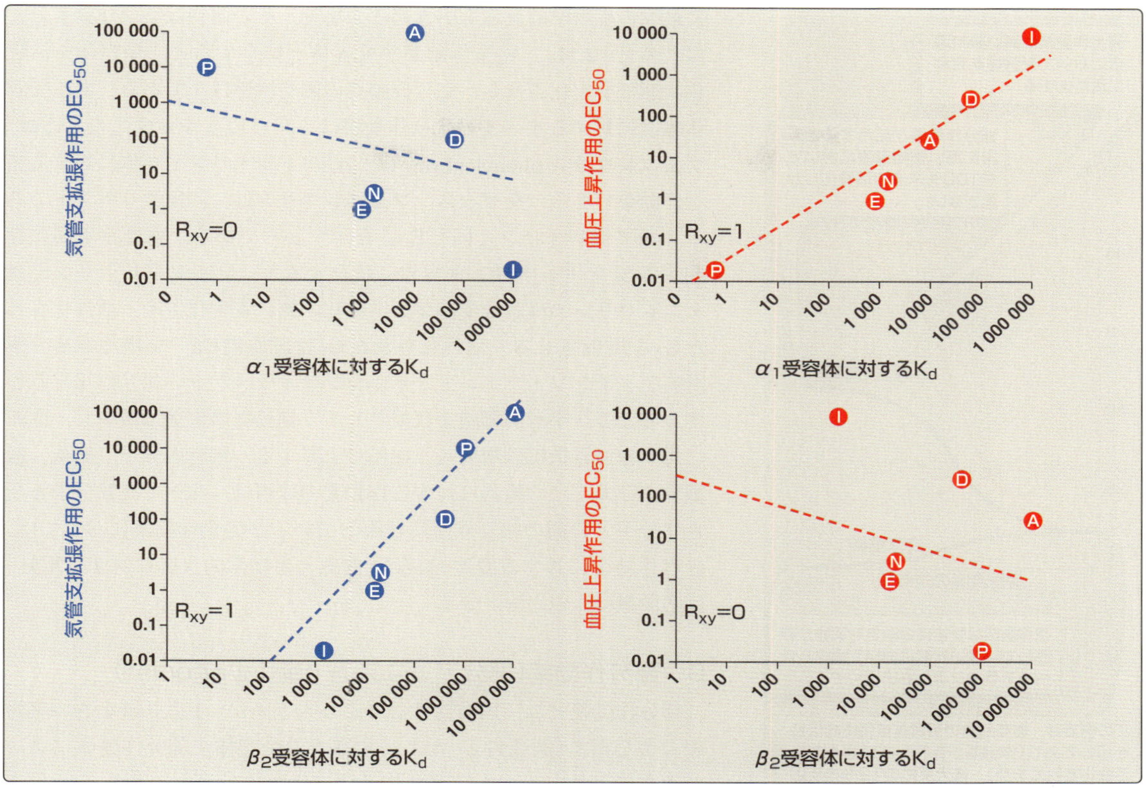

気管支拡張作用のEC50
血圧上昇作用のEC50
α1受容体に対するKd
β2受容体に対するKd
Rxy=0
Rxy=1
Rxy=1
Rxy=0

図 2.10
受容体結合に対する薬物の親和性と薬物によって引き起こされる生理学的効果の効力の相関関係．特定の受容体サブタイプに対する薬物の結合親和性（K_d）とその受容体集団を介した生理学的反応を引き起こす薬物の効力との間には有意な相関関係が認められる．たとえば，多くの薬物が α_1 および β_2 アドレナリン受容体の両者に対する結合親和性を有する．上図の○で囲まれたアルファベットは，α_1 および β_2 アドレナリン受容体の両者に対して異なる親和性をもつアゴニストを表している［訳者注：上図の4つのグラフ内において，同じアルファベットは同じ薬物を表している］．しかし，上図に示したデータから，β_2 アドレナリン受容体は気管支拡張作用の変化のみを調節するのに対して，α_1 アドレナリン受容体は，血圧の変化［訳者注：血圧上昇作用］のみを調節することが明快に示されている．

ける受容体の占有とその薬物により引き起こされる生物学的効果との間の関係を明らかにするために，薬物の受容体に対する親和性と有効性との間の相関関係を描くことがある（図 2.10）．

Ⅳ．固有活性（内活性）

上に示したように，作動薬が受容体に結合すると，作動薬の濃度と作動薬の受容体に対する親和性，すなわち作動薬により占有された受容体の割合に基づいて，生物学的反応が惹起される．薬物の固有活性は，薬物が完全に，あるいは部分的にその標的の受容体を活性化する強さにより決まる．薬物は，その固有活性と，作用した結果生じる最大反応（E_{max}）の値に従って分類される．

A．完全作動薬（完全アゴニスト full agonist）

薬物が受容体に結合したとき，内因性リガンドに対する反応と同様

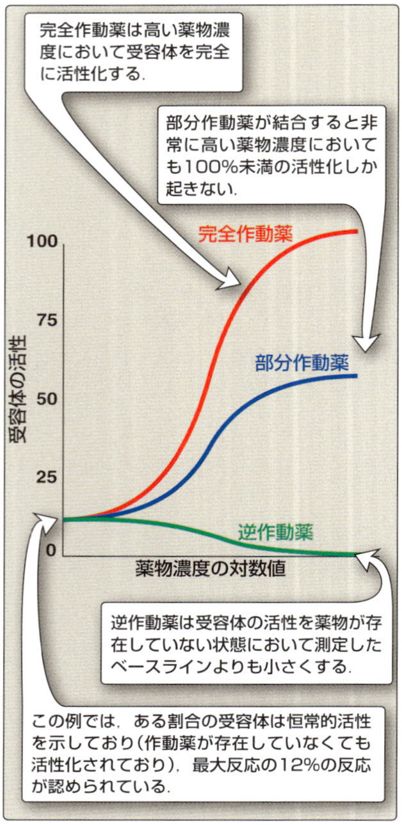
完全作動薬は高い薬物濃度において受容体を完全に活性化する.
部分作動薬が結合すると非常に高い薬物濃度においても100%未満の活性化しか起きない.
完全作動薬
部分作動薬
逆作動薬
100
75
50
25
0
受容体の活性
薬物濃度の対数値
逆作動薬は受容体の活性を薬物が存在していない状態において測定したベースラインよりも小さくする.
この例では，ある割合の受容体は恒常的活性を示しており(作動薬が存在していなくても活性化されており)，最大反応の12%の反応が認められている.

図 2.11
完全作動薬，部分作動薬，逆作動薬が受容体活性に与える影響.

に最大の生物学的反応を引き起こす場合，その薬物は完全作動薬とよばれる(図 2.11)．完全作動薬が受容体と結合すると，受容体を活性化状態で安定化させる．完全作動薬の固有活性は1である．ある受容体集団に対するすべての完全作動薬は，同じE_{max}を示す．たとえば，**フェニレフリン** phenylephrineは，α_1アドレナリン受容体に対する完全作動薬である．なぜなら，**フェニレフリン**は，内因性リガンドであるノルアドレナリンと同じE_{max}を示すからである．血管平滑筋に存在するα_1アドレナリン受容体に結合すると，ノルアドレナリンと**フェニレフリン**の両者は受容体を活性化状態に安定化させ，活性化されたG_qを増加させる．活性化されたG_qは細胞内Ca^{2+}を増加させ，平滑筋アクチンフィラメントとミオシンフィラメントの相互作用を惹起することで，平滑筋細胞を収縮させる．細動脈の直径は減少し，血流に対する血管抵抗は増大し，血圧は上昇する．細胞内分子，細胞，組織および丸ごとの臓器に対する作動薬の作用は，すべて薬物分子と受容体分子との間の相互作用に起因している．完全作動薬においては，受容体結合に対する濃度-結合*2曲線と生物学的反応に対する用量-反応曲線は，似た形となる．

B. 部分作動薬(部分アゴニスト partial agonist)

部分作動薬とは，固有活性は0より大きいが，1よりは小さい薬物のことを指す(図 2.11)．たとえすべての受容体が部分作動薬によって占有されたとしても，部分作動薬は完全作動薬と同じE_{max}を示すことはできない．しかしながら，部分作動薬の受容体に対する親和性には，完全作動薬の親和性よりも高い場合，低い場合，そして同等の場合がある．部分作動薬は，完全作動薬に対して部分的な拮抗薬として作用することがある(図 2.12)．部分作動薬によって占有される受容体の数が増加するにつれて，完全作動薬が占有できる受容体の数は減少する．したがって，E_{max}は部分作動薬の最大反応と等しくなるまで減少する．作動薬としても拮抗薬としても働くことができるという部分作動薬の性質は，臨床において有用なことがある．たとえば，非定型抗精神病薬の1つである**アリピプラゾール** aripiprazoleは，ドパミン受容体のあるサブタイプ[訳者注：おもにD_2受容体]に対する部分作動薬である．**アリピプラゾール**によって，活動が過剰となっているドパミン作動性経路は抑制され，活動が低下している経路は逆に活性化される．このような特徴によって，錐体外路系の有害作用を引き起こす危険性が小さいにもかかわらず，統合失調症の症状を改善するという**アリピプラゾール**の長所を説明できる(18 章参照)．

C. 逆作動薬(インバースアゴニスト) inverse agonist

通常は，リガンドが結合していない受容体は不活性であり，活性型の立体配置をとるためには作動薬との相互作用が必要である．しかし，作動薬非存在下においても，不活性型Rから活性型R^*への自発的な

*2 (訳者注)：原書では用量-反応曲線とひとくくりで述べられているが，受容体とリガンドとの結合を表すのは濃度-結合曲線である.

変換が起きる受容体が存在する．逆作動薬は，完全作動薬とは異なり，受容体を不活性型Rで安定化し，R^*をRに変換する．つまり，逆作動薬は，薬物が存在していないときよりも活性型受容体の数を減少させる(図 2.11 参照)．したがって，逆作動薬は，マイナスの固有活性を示し，活性化状態の受容体を不活性化させるという，作動薬とは逆の薬理作用を示す．

D. 拮抗薬(アンタゴニスト)antagonist

拮抗薬は，受容体に対する親和性を有し，受容体に結合はするが，固有活性は 0 を示す．作動薬が存在しなければ，拮抗薬は生物学的機能に対して何の影響も与えないが，作動薬存在下では作動薬の作用を抑制する．遮断作用は，受容体に薬物が結合するのを遮断するか，または受容体の活性化を阻害することにより現れる．

1．競合的拮抗薬(競合的アンタゴニスト)competitive antagonist：拮抗薬が受容体上の作動薬と同一の部位に可逆的に結合する場合を“競合的”という．競合的拮抗薬は，作動薬が受容体に結合するのを妨げ，受容体を不活性状態に保持する．たとえば，抗高血圧薬(降圧薬 antihypertensive)の 1 つである**テラゾシン** terazosin は，内因性リガンドであるノルアドレナリンとα_1アドレナリン受容体上で拮抗し，血管平滑筋の張力を減少させることによって血圧を低下させる．しかし，この遮断作用は作動薬の濃度を拮抗薬よりも増加させると失われる*3．したがって，競合的拮抗薬の作用をグラフに表すと，作動薬のE_{max}は変化させずに，用量-反応曲線を右に平行移動させる(EC_{50}を増加させる)という特徴的な変化が認められる(図 2.13)．

2．非可逆的拮抗薬(非可逆的アンタゴニスト)irreversible antagonist：非可逆的拮抗薬は，受容体の活性化部位に共有結合[訳者注：メカニズムは，必ずしもこれだけと断定できるわけではない]し，“作動薬によって活性化される受容体の数”を永続的に減少させる．(余剰受容体が存在しない場合に)非可逆的拮抗薬は，E_{max}を下方にシフトさせるが，EC_{50}は変化させない(図 2.13)．競合的拮抗薬とは異なり，非可逆的拮抗薬の作用は，作動薬の濃度を増加させても打ち消すことはできない．したがって，非可逆的拮抗薬とアロステリック拮抗薬(下記参照)は，ともに非競合的拮抗薬であると考えられる．競合的拮抗薬と非可逆的拮抗薬の基本的な違いは，競合的拮抗薬は作動薬の効力を減弱させる(EC_{50}を増加させる)が，非可逆的拮抗薬は作動薬の有効性を低下させる(E_{max}を減少させる)ということである．

3．アロステリック拮抗薬(アロステリックアンタゴニスト)allosteric antagonist：アロステリック拮抗薬は，作動薬の結合部位とは異なる部位(アロステリック部位)に結合し，作動薬による受容体の

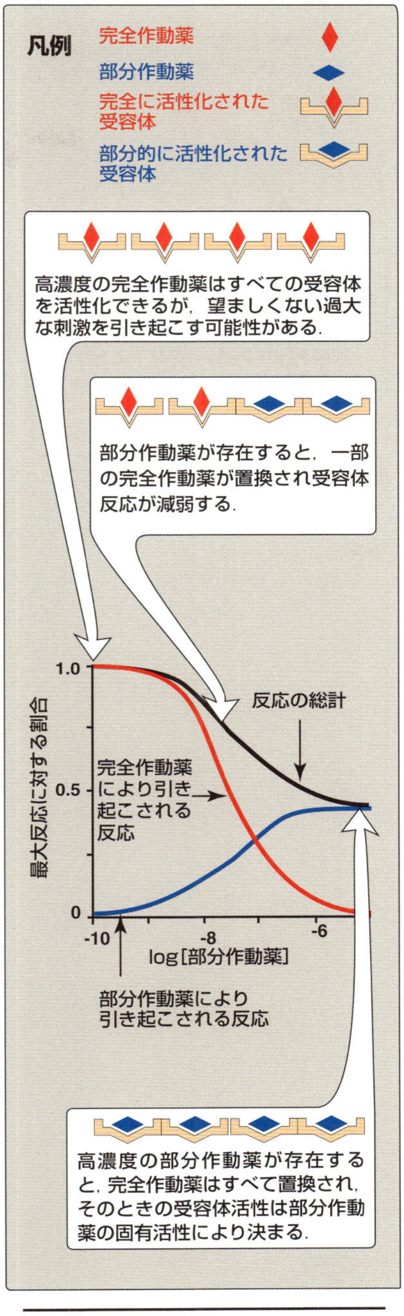

凡例
完全作動薬
部分作動薬
完全に活性化された受容体
部分的に活性化された受容体
高濃度の完全作動薬はすべての受容体を活性化できるが，望ましくない過大な刺激を引き起こす可能性がある．
部分作動薬が存在すると，一部の完全作動薬が置換され受容体反応が減弱する．
1.0
0.5
0
最大反応に対する割合
反応の総計
完全作動薬により引き起こされる反応
-10
-8
-6
log[部分作動薬]
部分作動薬により引き起こされる反応
高濃度の部分作動薬が存在すると，完全作動薬はすべて置換され，そのときの受容体活性は部分作動薬の固有活性により決まる．

図 2.12
部分作動薬の効果．

*3 (訳者注)：“遮断作用は拮抗薬の受容体結合を置換するのに十分な濃度の作動薬により減弱する”とするのが正しい．

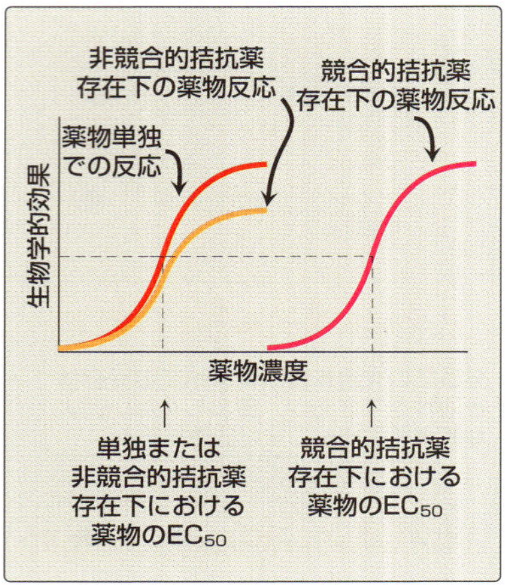
非競合的拮抗薬
存在下の薬物反応
競合的拮抗薬
存在下の薬物反応
薬物単独
での反応
生物学的効果
薬物濃度
単独または
非競合的拮抗薬
存在下における
薬物のEC50
競合的拮抗薬
存在下における
薬物のEC50

図 2.13
拮抗薬の影響．EC_{50}＝最大反応の50％の反応を引き起こすのに必要な薬物の濃度．

活性化を抑制する．この種の拮抗薬もまた，作動薬のEC_{50}に影響を与えずに，E_{max}を下方にシフトさせる．アロステリック拮抗薬の例としてはピクロトキシンがあり，GABA受容体クロライド(Cl^-)チャネル[訳者注：$GABA_A$受容体]の内側に結合する．ピクロトキシンがチャネルの内側に結合すると，たとえ受容体上のすべての結合部位がGABAにより占有されても，Cl^-がチャネルを透過できなくなる．

4．機能的拮抗 functional antagonism：2種類の作動薬が全く別の受容体に働くことによって，機能的に逆の作用を引き起こすことがある[*4]．古典的な例としては，ヒスタミンが誘発する気管支収縮に対する，アドレナリンによる機能的な拮抗が挙げられる．ヒスタミンは気管支平滑筋上のヒスタミンH_1受容体に結合し，気管支を収縮させる．アドレナリンは気管支平滑筋上のβ_2アドレナリン受容体の作動薬であり，気管支平滑筋を弛緩させる．この機能的拮抗はまた，生理学的拮抗ともよばれる．

V．量子的用量−反応関係

もう1つの重要な用量−反応関係は，薬物の用量と薬物に反応した人の占める割合との関係である．これらの反応は量子的反応として知られている．なぜなら，どの個人においても，薬物の作用は，現れるか現れないかのどちらかになるからである．漸増的な反応においてさえも，反応の有無を規定する基準として，あらかじめ決められた水準を定めている場合は，量子的反応に変換することができる．たとえば，抗高血圧薬の1つである**アテノロール** atenololを用いている集団においても，拡張期血圧が少なくとも5 mmHg低下した場合に作用が認められたと定義することによって，量子的用量−反応関係を決定できる．集団に属するほとんどの人が薬物に反応する用量を決定する際に，量子的用量−反応関係は有用である．この関係をグラフ化すると，横軸に用量の対数をとった場合の用量−反応曲線と似た形になる．このとき，薬物の投与を受けた人の半数が治療に反応する薬物用量のことをED_{50}と定める．

A．治療係数(安全域)

薬物の治療係数 therapeutic index (TI)とは，集団の半数に治療効果あるいは期待された効果が現れる用量(ED_{50})に対する，集団の半数に有害作用が現れる用量(TD_{50})の比で表される．

$$TI = TD_{50}/ED_{50}$$

治療係数は薬物の安全性をはかる尺度となる．なぜなら，治療係数が大きいということは，治療効果あるいは期待される効果を引き起こす用量と，有害作用を引き起こす用量との間に，大きな開きがあると

[*4] (訳者注)："機能的に反対の反応を引き起こす異なる受容体が，作動薬によって同時に刺激された場合"を想定するとよい．

いうことを意味するからである．

B．治療係数の治療における有用性

治療係数は，治験において治療経験を蓄積することによって求められる．通常は，治験によって，期待された効果が認められた用量の範囲と，有害作用が認められた用量の範囲が明らかとなる(それらの範囲はときに重なることがある)．ほとんどの薬物に対しては大きな治療係数が望ましいが，治療係数の値が小さいいくつかの薬物も，重篤な疾患の治療には用いられている．このような場合，有害作用によって引き起こされる危険性は，薬物治療を行わないまま放置する危険性を上回ってはならない．図 2.14 に，治療係数が小さい経口抗凝固薬である**ワルファリン** warfarin と，治療係数が大きい抗菌薬である**ペニシリン** penicillin の例を示している．

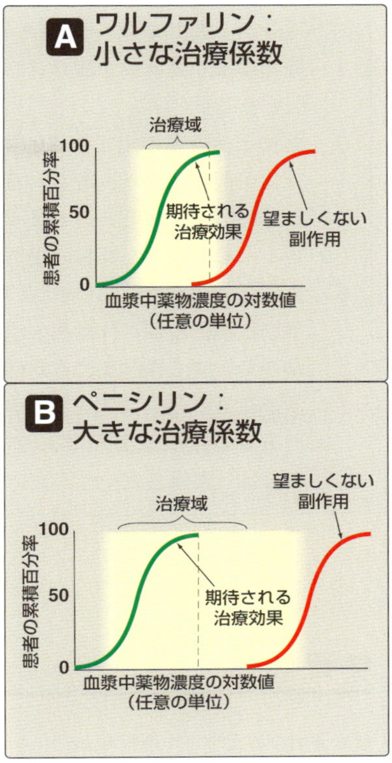
A ワルファリン：
小さな治療係数
治療域
100
50
0
患者の累積百分率
期待される
治療効果
望ましくない
副作用用
血漿中薬物濃度の対数値
(任意の単位)
B ペニシリン：
大きな治療係数
望ましくない
副作用用
治療域
100
50
0
患者の累積百分率
期待される
治療効果
血漿中薬物濃度の対数値
(任意の単位)

図 2.14
ワルファリン(A)とペニシリン(B)の血漿中濃度に反応する患者の累積百分率．

1．ワルファリン(治療係数が小さい薬物の例)：**ワルファリン**の用量を増加させていくに従って，多くの患者で期待される効果が認められるようになり〔**ワルファリン**の場合，期待される効果とは，プロトロンビン時間国際標準比 international normalized ratio (INR あるいは PT-INR) が 2 ～ 3 倍増加することである〕，やがて最終的にはすべての患者で期待される効果が認められるようになる(図 2.14A 参照)．しかし，高用量の**ワルファリン**は，少数の割合の患者において，抗凝固作用の結果生じる出血を引き起こす．治療係数の小さな薬物においては，用量設定がきわめて重要であり，バイオアベイラビリティ(生物学的利用能)が治療効果に非常に大きく影響する(1 章参照)．

2．ペニシリン(治療係数が大きい薬物の例)：**ペニシリン**のような薬物(図 2.14B)は，期待される効果を引き起こすのに必要最小限の用量より過剰に投与しても，有害作用の危険性はなく安全であり，また実際の臨床においても，過剰量を投与するのが一般的である．このような場合，バイオアベイラビリティは治療効果や臨床効果に対して重大な影響を与えない．

2章の要約

1. 薬物は，細胞内情報伝達のカスケードを活性化する受容体タンパク質に結合することにより，シグナル伝達物質として働く．受容体の刺激により細胞内で引き起こされる事象は，最終的には細胞の機能を変化させ，薬物に対する生理学的反応を引き起こす．
2. 細胞内情報伝達カスケードの活性化は，受容体刺激により引き起こされる細胞機能の変化の原因であり，受容体タンパク質の分類によって異なる細胞内情報伝達カスケードが活性化される．受容体刺激により引き起こされる事象には，細胞膜を透過するイオンの移動，セカンドメッセンジャー分子の生成，遺伝子発現の変化が含まれる．
3. 受容体に結合する薬物には，受容体を活性化する薬物(作動薬，アゴニスト)，受容体の活性化を遮断する薬物(拮抗薬，アンタゴニスト)　恒常的に活性化されている受容体の活性を減弱させる薬物(逆作動薬，

インバースアゴニスト)がある．薬物の作用の向きは，その薬物の固有活性によって決まる．

4. 薬物により受容体を繰り返し活性化すると，受容体の脱感作あるいはダウンレギュレーションが起きることがある．
5. 薬物と受容体の相互作用の強さは，用量-反応曲線からわかる．薬物の濃度を増大させると，すべての受容体が薬物により占有されるまで反応は増大する．薬物の有効性とは，その薬物が受容体と相互作用したことにより引き起こされる薬物の反応の大きさのことである．薬物の効力は，薬物の最大反応の50%を得るために必要な薬物の濃度が指標となる．
6. 固有活性が0の薬物(拮抗薬)には，競合的に作用するものと非競合的に作用するものがある．競合的拮抗薬の拮抗作用は，作動薬の濃度を上昇させると失われる．非競合的拮抗薬は，作動薬の存在している量にかかわらず，作動薬の有効性を減弱させる．
7. 治療係数とは，薬物を投与された患者の50%に望まれない有害作用を引き起こす用量と薬物を投与された患者の50%に期待された治療効果を引き起こす用量との比で表される．一般的に，治療係数が大きいことは，薬物の安全性が高いことの指標となる．

学習問題

最も適切な答えを1つ選択せよ．

2.1 A型GABA受容体($GABA_A$受容体)の作動薬として作用する薬物が神経細胞の情報伝達に与える影響に関する以下の記述のうち，正しいのはどれか．

A．この受容体サブタイプを活性化すると，神経細胞の核においてDNAの転写に影響する．

B．この受容体サブタイプを活性化すると，イオンチャネルが開口して細胞内にNa^+が流入し，活動電位の発生頻度が増大する．

C．この受容体サブタイプを活性化すると，イオンチャネルが開口して細胞内にCl^-が流入し，活動電位の発生頻度が減少する．

D．この受容体サブタイプを活性化すると，Gタンパク質が活性化して細胞内のセカンドメッセンジャー量が増大する．

正解 C．$GABA_A$受容体は，リガンドにより開口が調節されるCl^-選択的イオンチャネル[訳者注：Cl^-チャネル内蔵型受容体]である．$GABA_A$受容体の作動薬はチャネルの開口確率を増大させ，神経細胞内へのCl^-の流入，過分極，活動電位の発生頻度の減少を引き起こす．

2.2 1 mgのロラゼパムが10 mgのジアゼパムと同等の抗不安作用を示すとき，以下の記述のうち，正しいのはどれか．

A．ロラゼパムは，ジアゼパムよりも効力が高い．

B．ロラゼパムは，ジアゼパムよりも有効性が高い．

C．ロラゼパムは完全作動薬であり，ジアゼパムは部分作動薬である．

D．ロラゼパムは，ジアゼパムよりも不安の治療のために服用する薬物として優れている．

正解 A．より低い用量で同じ作用を引き起こすことができる薬物ほど，効力が強い．BとCは誤りである．なぜなら，これらの薬物の最大作用に関する情報がなければ，有効性や固有活性に関する結論を導き出すことはできないからである．Dは誤りである．なぜなら，得られる最大反応が，それを得るために必要な薬物の用量よりも重要であることがしばしばあるからである．

2.3　どんな用量のアスピリンよりも10 mgのオキシコドンの方がより強い鎮痛効果を示すとき，以下の記述のうち正しいのはどれか.

A．オキシコドンは，アスピリンよりも有効性が高い.
B．オキシコドンは，アスピリンよりも効力が低い.
C．アスピリンは完全作動薬であり，オキシコドンは部分作動薬である.
D．オキシコドンとアスピリンは，同じ薬物標的に作用する.

正解　A． 最も効果が強くなる用量における反応が大きい薬物は，最大反応が小さい薬物よりも有効性が高い．Bは誤りである．なぜなら，最大反応の50%の反応を引き起こす薬物の濃度(EC_{50})に関する情報がないからである．CとDは誤りである．なぜなら，両薬物が同じ受容体集団に結合するかどうかは不明だからである.

2.4　ジアゼパム，フルマゼニル，および治験中の薬物RO15-4513は，いずれも$GABA_A$受容体のベンゾジアゼピン結合部位に可逆的に結合する．ジアゼパムは，古典的なベンゾジアゼピン結合部位に作用する$GABA_A$受容体作動薬であり，結合部位を占有すると神経細胞の過剰興奮の回数を減少させ，てんかん発作過敏を減弱させる．フルマゼニルも$GABA_A$受容体のベンゾジアゼピン結合部位に結合するが，神経細胞の過剰興奮やてんかん発作過敏には影響しない．フルマニゼルの作用に関する以下の記述のうち，正しいのはどれか.

A．部分作動薬である.
B．競合的拮抗薬である.
C．非競合的拮抗薬である.
D．逆作動薬である.

正解　B． フルマゼニルはジアゼパムと同じ結合部位に可逆的に結合するが，作用を示さない．したがって，フルマゼニルは競合的拮抗薬である．Aは誤りである．なぜなら，部分作動薬と分類されるためには，フルマゼニルはいくらかの抗てんかん作用(ジアゼパムよりは弱い)をもっていなければならない．Cは誤りである．なぜなら，非競合的拮抗薬と分類されるためには，フルマゼニルはベンゾジアゼピン結合部位に非可逆的に結合しなければならないからである．Dは誤りである．なぜなら，フルマゼニルはジアゼパムと反対の作用を示さないからである.

2.5　ピクロトキシン存在下では，ジアゼパムの鎮静作用の有効性は用量にかかわらず小さくなる．ピクロトキシンは，最高用量を用いても鎮静作用を示さない．これらの薬物の作用に関する以下の記述のうち，正しいのはどれか.

A．ピクロトキシンは，競合的拮抗薬である.
B．ピクロトキシンは，非競合的拮抗薬である.
C．ジアゼパムは，ピクロトキシンよりも有効性が低い.
D．ジアゼパムは，ピクロトキシンよりも効力が低い.

正解　B． ピクロトキシンは，ジアゼパムの用量にかかわらず，ジアゼパムの有効性を減弱させるため，非競合的拮抗薬である．ピクロトキシンは単独では有効性を示さないことから，Cは誤りである．Dは誤りである．なぜなら両薬物の効力に関する情報は与えられていないからである.

2.6　サルブタモールは，βアドレナリン受容体に結合し，その数ミリ秒後に解離する．しかし，セカンドメッセンジャーが産生され，その下流の情報伝達系に対する作用が引き起こされるのにはより長い時間がかかるため，サルブタモールの細胞機能に与える影響は数百ミリ秒の間続く．この現象に関する以下の記述のうち，正しいのはどれか.

A．信号の増幅
B．脱感作
C．受容体のダウンレギュレーション
D．タキフィラキシー

正解　A． 信号の増幅とは，まず受容体に作動薬が結合したとき，その結果として，より長い時間持続する細胞内情報伝達系カスケードの活性化が引き起こされる(さらに，より長い時間持続する細胞機能に与える効果が引き起こされる)ことである．Bは誤りである．なぜなら，脱感作とは，受容体が過剰に刺激されたときに細胞内情報伝達が減弱することであるからである．Cは誤りである．なぜなら，ダウンレギュレーションとは，受容体が過剰に刺激されたときに，受容体数が減少することであるからである．Dは誤りである．なぜなら，タキフィラキシーとは脱感作の別名であるからである[訳者注：この解説は誤りで，タキフィラキシーとは非常に短時間の間に作動薬を頻回投与した際に認められる受容体反応の減弱のことをいい，作動薬の投与期間が長期にわたる場合であっても引き起こされることがある脱感作とは異なる概念である.]

2.7　心筋細胞にβ_1アドレナリン受容体の余剰受容体が存在すると仮定した場合，以下の記述のうち正しいのはどれか．

A．β_1アドレナリン受容体の余剰受容体の数が，作動薬であるアドレナリンの最大反応の大きさを決定する．

B．β_1アドレナリン受容体の余剰受容体は，心筋組織のアドレナリンに対する感受性を低下させる．

C．アドレナリンの最大反応は，アドレナリンがβ_1アドレナリン受容体の一部だけを占有すれば得られる．

D．余剰受容体は，アドレナリンが存在していないときでも活性化されている．

正解　C． 余剰受容体が存在するとき，最大の細胞反応を惹起するためには，作動薬が全受容体の一部だけに結合すれば十分である．他の選択肢は，余剰受容体が存在するときの薬物の作用に関する記述ではない．

2.8　シナプス後膜のα_1アドレナリン受容体の数がアップレギュレーション（増加）するのはどのような場合か．以下の記述から選べ．

A．ノルアドレナリンの放出を引き起こすアンフェタミンを毎日投与したとき

B．ノルアドレナリンニューロンの活性を上昇させる病気にかかったとき

C．α_1アドレナリン受容体作動薬であるフェニレフリンを毎日投与したとき

D．α_1アドレナリン受容体拮抗薬であるプラゾシンを毎日投与したとき

正解　D． 受容体のアップレギュレーションは，受容体が継続してその受容体の拮抗薬に曝露された場合のように，受容体の活性化が通常よりも小さいときに起きる．受容体のダウンレギュレーションは，A，B，Cに記述されているように，受容体が継続してその受容体の作動薬に曝露されたために受容体の活性化が通常よりも大きいときに起きる．

2.9　メチルフェニデートは，注意欠如・多動症（ADHD）の患者の注意力を維持させ，学校や職場での実行能力を改善し，その作用のED_{50}は10 mgである．しかし，メチルフェニデートはまた，高用量では顕著な悪心を引き起こすことがある（TD_{50}は30 mgである）．メチルフェニデートに関する以下の記述のうち，正しいのはどれか．

A．メチルフェニデートの治療係数は3である．

B．メチルフェニデートの治療係数は0.3である．

C．メチルフェニデートの場合，ADHDの治療効果よりも悪心を引き起こす作用の方が，より強力である．

D．メチルフェニデートの場合，ADHDの治療効果よりも悪心を引き起こす作用の方が，より強力である．

正解　A． 治療係数は，TD_{50}値をED_{50}値で割ることによって算出される．したがって，Bは誤りである．Cは誤りである．なぜなら，メチルフェニデートの場合，悪心を引き起こす作用よりもADHDの治療効果の方が効力が強い（低い用量で認められる）からである．Dに関していえば，有効性に関する情報は与えられていない．

2.10　ワルファリン（小さな治療係数を示す）とペニシリン（大きな治療係数を示す）を投与する際の安全性に関する次の記述のうち，正しいのはどれか．

A．ワルファリンは，その治療係数が小さいので，より安全な薬物である．

B．ワルファリンの投与は，そのバイオアベイラビリティが変化した場合，危険な有害作用を引き起こすことが多くなる．

C．ペニシリンは，その治療係数が大きいので，すべての人に対して安全な薬物である．

D．ペニシリンの投与は，そのバイオアベイラビリティが変化した場合，危険な有害作用を引き起こすことが多くなる．

正解　B． 治療係数が小さい薬物（すなわち，用いる用量がきわめて重要な薬物）では，そのバイオアベイラビリティの変化により，治療効果と有害作用にきわめて大きな影響が現れる．Aは誤りである．なぜなら，治療係数が小さい薬物は，一般的に安全な薬物であるとは考えられていないからである．Cは誤りである．なぜなら，治療係数が大きいことは，患者集団全体に対しての安全性を保証しないからである．Dは誤りである．なぜなら，治療係数が大きい薬物では，そのバイオアベイラビリティの変化により，治療効果や有害作用の発生に対して影響を与える可能性が低いからである．

第Ⅱ編：自律神経系作用薬

自律神経系 3

Ⅰ. 概　要

自律神経系 autonomic nervous system (ANS) は内分泌系とともに，体全体の機能を統合し調節している．内分泌系においては，血中ホルモンの濃度を変化させることによって標的器官(効果器)にシグナルを送る．一方，神経系では効果器細胞に至る神経線維を介した電気パルスの高速な伝導を通じて，効果器細胞に対して神経伝達物質 neurotransmitter や修飾物質を放出(神経伝達)することにより特定の効果を発揮する．ANSの機能を模倣したり修飾したりすることにより基本的な治療効果を得る薬物を自律神経薬 autonomic drug とよぶ．続く4つの章で詳しく述べる．これらの自律神経薬はANSを刺激するかANSの作用を遮断することによって効果を現す．本章ではANSの基本的な生理学・解剖学について概観し，情報伝達における神経伝達物質の役割と細胞内外の化学的変化について学ぶ．

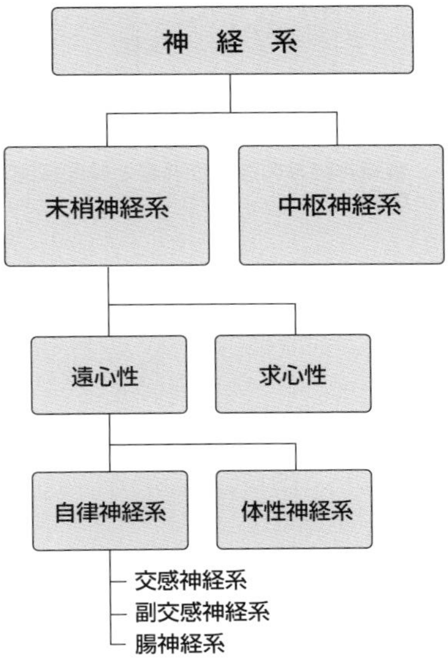
神　経　系
末梢神経系
中枢神経系
遠心性
求心性
自律神経系
体性神経系
交感神経系
副交感神経系
腸神経系

図 3.1
神経系の構築．

Ⅱ. 神経学概論

神経系は解剖学的に2つに分類される．脳と脊髄からなる中枢神経系 central nervous system (CNS) と，脳と脊髄以外でCNSと末梢の効果器・受容器をつなぐ神経からなる末梢神経系 peripheral nervous system (PNS) である(図3.1)．PNSは遠心性神経 efferent neuron 系と求心性神経 afferent neuron 系とに分けられる．遠心性神経系はシグナルを脳や脊髄から末梢組織に伝え，求心性神経系は末梢の情報をCNSに伝える．求心性神経は感覚入力を伝えて，反射弓や反射反応を生じる神経経路を介して遠心性神経の機能を調節する．

A. 神経系における機能的分類

PNSの遠心性神経系はさらに，体性神経系 somatic nervous system

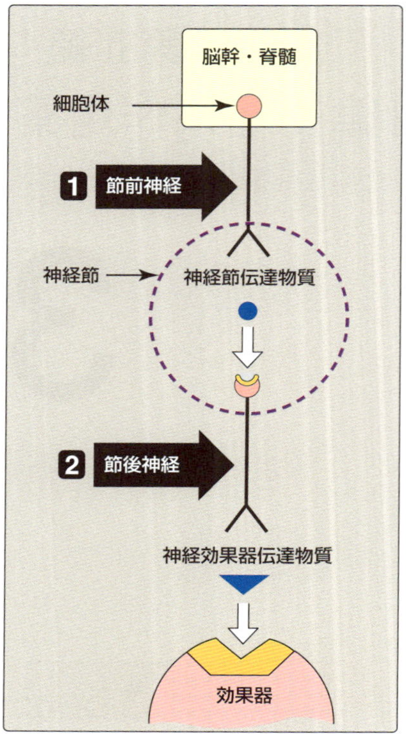
脳幹・脊髄
細胞体
1 節前神経
神経節
神経節伝達物質
2 節後神経
神経効果器伝達物質
効果器

図 3.2
自律神経系の遠心性神経と神経伝達物質.

とANSの2つの大きなグループに機能的に分類される(図3.1). 体性の遠心性神経は, 運動に必須の骨格筋の収縮のような随意的な調節機能に関与する. 一方, ANSは無意識に, 日々の生命身体活動に必須の調節を行う. ANSは, このような不随意的な性質とその機能から, 内臓的, 植物的あるいは不随意的な神経系として知られている. これは内臓平滑筋, 心筋, 血管系や外分泌腺を支配する遠心性神経からなり, 消化, 心拍出量, 血流, 腺分泌の調節を行う.

B. ANSの解剖学

1. 一般的な構成：ANSにおいては, 節前神経preganglionic neuronと節後神経postganglionic neuronという2つの神経からなる経路によってCNSから効果器へ遠心性神経インパルスを伝導・伝達している(図3.2). 最初の神経細胞である節前神経の細胞体はCNS内にあり, 節後神経の細胞体は神経節ganglion(PNSにおける神経細胞体の集まり)内にある. 神経節は, 節前神経と2番目の神経細胞である節後神経との間の情報伝達の中継所として機能する. 節前神経のミエリン化された軸索は, 脳幹と脊髄から出て, それぞれ脳神経と脊髄神経を経て自律神経節に至る. ここで節後神経とシナプスを形成する. そして, 節後神経の無髄の軸索は内臓平滑筋, 心筋, 外分泌腺のような末梢の効果器に分布している.

ANSは機能に基づいて交感神経系, 副交感神経系, 腸神経系に分けられる(図3.1).

2. 交感神経系sympathetic nervous system：ANSの交感神経系の解剖学的構造の特徴は, 比較的短い節前線維が胸髄と腰髄上部から出て, 椎体に近接した脊椎傍神経節または脊椎前神経節までしか伸びていないということである(図3.3). このため, 交感神経系は胸腰系ANSともよばれる. 交感神経節前神経は, T1～L2のレベルにある脊髄灰白質の側角(中間帯外側細胞柱)内に存在する. その軸索は, 前根を通ってこれらのレベルの脊髄神経に至り, 白交通枝を介して交感神経幹の神経節(脊椎傍神経節)に至る. 一般に, 交感神経節前線維は高度に枝分かれしており, そのため1つの節前神経が1つまたは複数の神経節内で多くの節後神経とシナプスを形成できる. このような構造により, 交感神経系の分節性の脊髄からの出力が, 多数の広範な効果器を同時に活性化することができる. [注：副腎髄質は交感神経節前神経に直接支配されている. 神経節での神経伝達物質アセチルコリンacetylcholineの刺激に対して, 副腎髄質のクロム親和性細胞はおもにアドレナリンadrenaline(エピネフリンepinephrine)と少量のノルアドレナリンnoradrenaline(ノルエピネフリンnorepinephrine)をホルモンとして血中に直接分泌する.] 交感神経節後神経ははるかに長い軸索をもって, 脊髄神経, 内臓神経, 血管を取り囲む神経叢を通じて効果器(図3.3)に分布する. [注：節後線維は灰白交通枝を通って脊髄神経に入り, 末梢神経の枝を通って標的に到達する.]

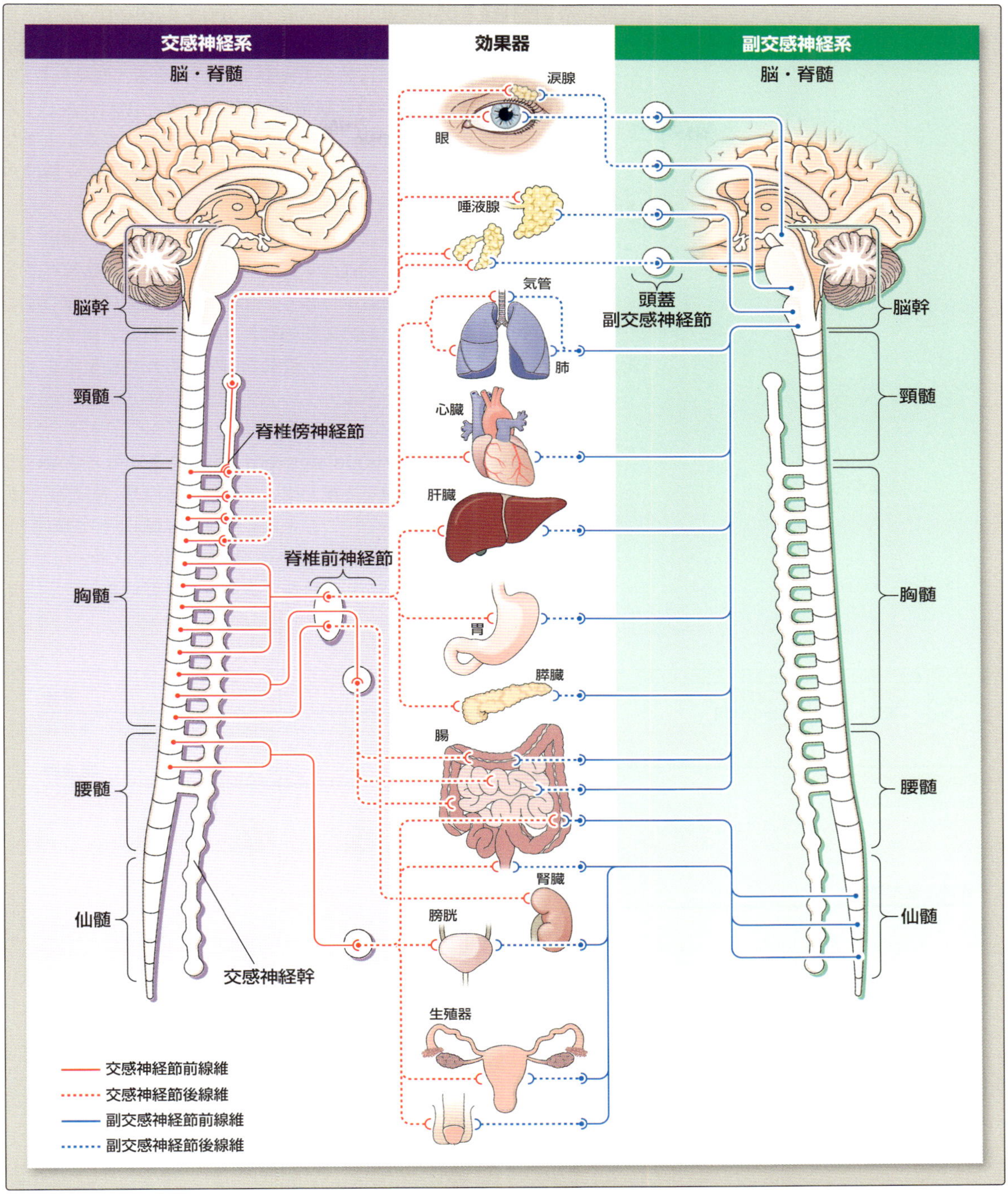
交感神経系
効果器
副交感神経系
脳・脊髄
脳・脊髄
涙腺
眼
唾液腺
気管
肺
頭蓋
副交感神経節
脳幹
脳幹
頚髄
頚髄
脊椎傍神経節
心臓
肝臓
脊椎前神経節
胸髄
胸髄
胃
膵臓
腸
腰髄
腰髄
腎臓
膀胱
仙髄
仙髄
交感神経幹
生殖器
交感神経節前線維
交感神経節後線維
副交感神経節前線維
副交感神経節後線維

図 3.3
自律神経系.

3．副交感神経系parasympathetic nervous system：副交感神経系は，脳幹と仙髄（S2 ～S4）に起始する長い節前線維を特徴とする．したがって，副交感神経系は頭仙系ANSともよばれる．脳神経Ⅲ（動眼神経），Ⅶ（顔面神経），Ⅸ（舌咽神経）は節前線維を含んでいて，頭部効果器を支配する節後神経が存在する副交感神経節へ至る．主要な副交感神経節前線維である脳神経Ⅹ（迷走神経）は延髄を出て，胸腔内の臓器および腹部内臓の大部分に関連する神経節に分布する．一方，仙髄の副交感神経節前線維は骨盤内臓神経を通って膀胱，生殖器，左結腸曲より遠位の消化管に関連する神経節に分布する．交感神経系とは対照的に副交感神経節後線維は短く，比較的狭い範囲に分布している．さらに，副交感神経における節前神経と節後神経数の比率は低く（1対少数であることが多い），この解剖学的構成のため効果器をより選択的に制御することができる．

4．腸神経系enteric nervous system：腸神経系は第三のANSである．消化管，膵臓，胆嚢を支配している神経の集合体（神経叢）であり，"腸の脳"を形成している．この系はCNSからは独立して機能し，消化管の運動，外分泌，内分泌，微小循環を調節している．ただし，交感神経系や副交感神経系からの修飾・調節も受けている．

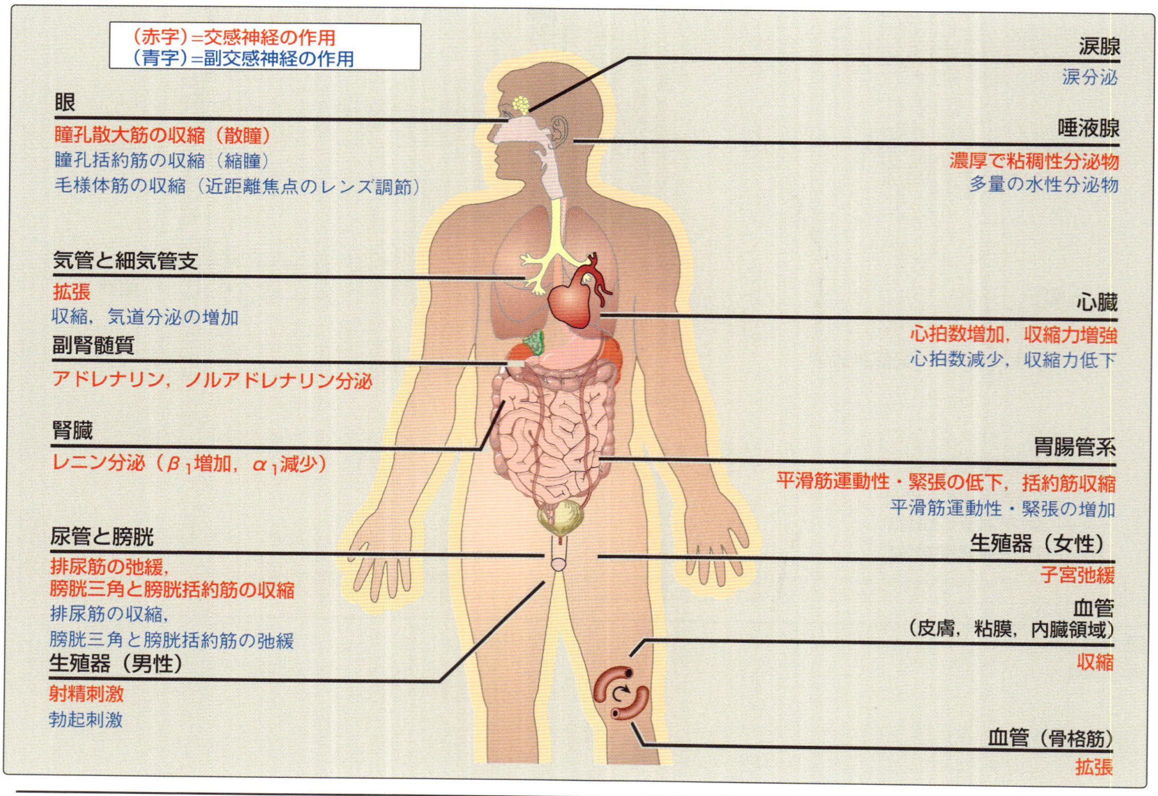
（赤字）=交感神経の作用
（青字）=副交感神経の作用
眼
瞳孔散大筋の収縮（散瞳）
瞳孔括約筋の収縮（縮瞳）
毛様体筋の収縮（近距離焦点のレンズ調節）
気管と細気管支
拡張
収縮，気道分泌の増加
副腎髄質
アドレナリン，ノルアドレナリン分泌
腎臓
レニン分泌（β1増加，α1減少）
尿管と膀胱
排尿筋の弛緩，
膀胱三角と膀胱括約筋の収縮
排尿筋の収縮，
膀胱三角と膀胱括約筋の弛緩
生殖器（男性）
射精刺激
勃起刺激
涙腺
涙分泌
唾液腺
濃厚で粘稠性分泌物
多量の水性分泌物
心臓
心拍数増加，収縮力増強
心拍数減少，収縮力低下
胃腸管系
平滑筋運動性・緊張の低下，括約筋収縮
平滑筋運動性・緊張の増加
生殖器（女性）
子宮弛緩
血管
（皮膚，粘膜，内臓領域）
収縮
血管（骨格筋）
拡張

図 3.4
交感神経系と副交感神経系の効果器に対する作用．［訳者注：自律神経系による血管の制御は組織によって異なる．たとえば，交感神経により，図に示すように，筋肉の血管は拡張（血流増加）し，皮膚の血管は収縮（血流低下）する．］

C．交感神経系の機能

交感神経系はある程度の持続的な活性〔たとえば，血管の緊張（トーン）の維持〕をもちながら，外傷，恐怖，低血糖，寒冷や運動のようなストレス状況に反応して身体機能を調整する役割を担っている（図3.4）．

1．交感神経刺激効果：交感神経刺激のおもな作用は，心拍出量と血圧を上昇させ，エネルギーを動員し，皮膚や内臓系（消化管，肝臓，膵臓，脾臓）への血流を減少させる一方，骨格筋と心臓への血流を増やすことである．交感神経の刺激は，瞳孔散大（散瞳 mydriasis）と細気管支の拡張をもたらす（図3.4）．また，消化管の運動を低下させ，膀胱や生殖器の機能に影響を及ぼす．

2．闘争・逃走反応 fight or flight response：緊急時にみられる体の変化は，“闘争・逃走（戦うか逃げるか）”反応とよばれる（図3.5）．これらの反応は，交感神経による効果器の直接の活性化と副腎髄質の刺激によるアドレナリンや少量のノルアドレナリンの放出により引き起こされる．副腎髄質から放出されたホルモンは直接血流中に入り，アドレナリン受容体を有する効果器で反応を引き起こす（6章参照）．交感神経系は一体で機能する傾向があり，激しい運動中や恐怖に対しては，しばしば交感神経系全体として発火する（図3.5）．交感神経系は長い節後線維が広く分布しており，広範な生理的活動にかかわっている．そして，目まぐるしく変化する周囲の状況や思いもかけない刺激に対応するために不可欠である．

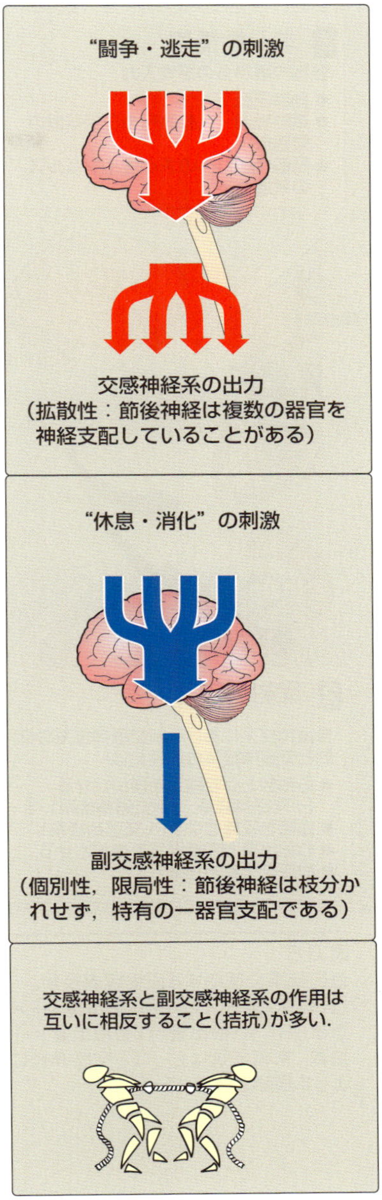
“闘争・逃走”の刺激
交感神経系の出力
（拡散性：節後神経は複数の器官を神経支配していることがある）
“休息・消化”の刺激
副交感神経系の出力
（個別性，限局性：節後神経は枝分かれせず，特有の一器官支配である）
交感神経系と副交感神経系の作用は互いに相反すること（拮抗）が多い．

図3.5
異なった刺激が交感神経系や副交感神経系を作動させる．

D．副交感神経系の機能

副交感神経系は，体内のホメオスタシスの維持に関係している．消化や排泄など人体に不可欠な機能を維持しているので，副交感神経系は生命に必須である．しばしば交感神経系の作用と逆の，あるいはバランスをとるような作用を示し，一般的に“休息・消化 rest-and-digest”の状況において優位となる．交感神経系とは異なり，副交感神経系はシステム全体として発火することはない．もしそうなれば，流涎，尿失禁，便失禁などのような望ましくない不快な症状を著しく引き起こしてしまうことになる．そうならないように腸，心臓，眼など特定の器官を支配する副交感神経線維が別々に活性化され，これらの器官へ個別に影響を及ぼすようになっている．

E．自律神経制御における CNS の役割

ANSは内臓運動系（遠心性）であるが，時々刻々の体内状況の情報を得るために，末梢からの感覚入力が必要である．内臓や他の自律神経系が分布している構造にはじまり，視床下部，延髄，脊髄などCNSの統合中枢に至る求心性のインパルスの流れがフィードバックの入力となる．これらの中枢の反応は，ANSの出力を調整し，重要な身体機能を調節して，ホメオスタシスの維持に働く．

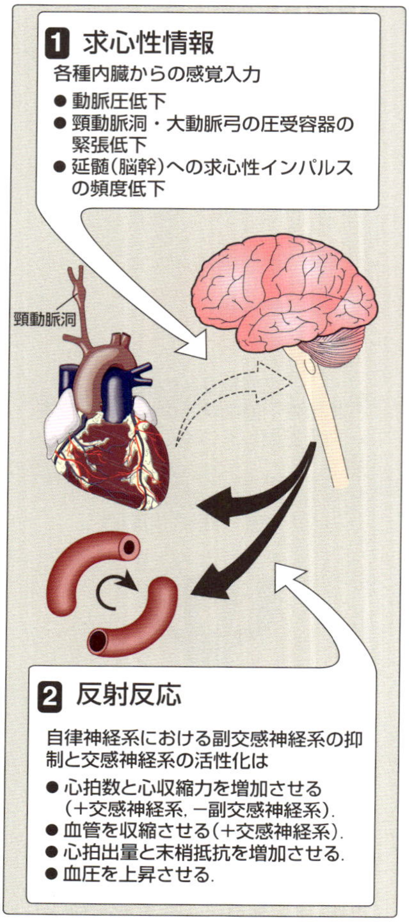

1 求心性情報
各種内臓からの感覚入力
● 動脈圧低下
● 頸動脈洞・大動脈弓の圧受容器の緊張低下
● 延髄(脳幹)への求心性インパルスの頻度低下
頸動脈洞
2 反射反応
自律神経系における副交感神経系の抑制と交感神経系の活性化は
● 心拍数と心収縮力を増加させる(＋交感神経系，－副交感神経系).
● 血管を収縮させる(＋交感神経系).
● 心拍出量と末梢抵抗を増加させる.
● 血圧を上昇させる.

図 3.6
血圧低下に反応する圧受容器反射.
[訳者注：血圧 (V) ＝心拍出量 (I) × 抵抗 (R)，心拍出量＝1回拍出量×心拍数，末梢抵抗はもっぱら交感神経によって調節されている.]

1．反射弓reflex arcs：ほとんどの求心性インパルスは無意識的に反射反応に変換される．たとえば，血圧blood pressureが低下すると，血圧感受性ニューロン(大動脈弓と頸動脈洞に存在する圧受容器baroreceptor)が，脳の心臓血管中枢に送るインパルスを減少させる．これにより，心臓や血管系に対する交感神経出力を増加させ，かつ心臓に対する副交感神経の出力を低下させる反射反応を促進し，結果として代償的な血圧，収縮力，心拍数の上昇を引き起こす(図3.6)．[注：いずれの場合もANSの反射弓は，感覚(求心性)経路と運動(遠心性または効果器)経路からなる]．

2．情動emotionとANS：憤怒，恐怖や歓喜のような強い情動を引き起こす刺激は，ANSの活動を変化させる．

F. ANSによる支配

ほとんどの器官は交感神経系と副交感神経系に支配されている．心臓では，副交感神経支配によって心拍数が減少し，交感神経支配によって心拍数は増加する．この二重の神経支配にもかかわらず，通常は一方の神経系が器官の活動を優位に支配している．たとえば，迷走神経 vagus nerve(脳神経X)が心拍数を優位に支配している．この二重神経支配はダイナミックで，ホメオスタシスを維持するために絶えず微調整されている．ほとんどの組織は二重の神経支配を受けているが，副腎髄質，腎臓，立毛筋，汗腺などいくつかの効果器は，交感神経系の支配のみを受ける．

G. 体性神経系somatic nervous system

体性神経系は，有髄運動線維がCNSから神経節を介さずに直接骨格筋を支配しているという点でANSと異なる．前に述べたように，ANSは不随意的な系であるのに対して，体性神経系は随意的に制御される．一般に，体性神経系の方がANSよりも反応が速い．

H. 交感，副交感，運動神経系の違い

ニューロンの解剖学的配置の違いによって各神経系の機能の違いが

	交感神経系	副交感神経系
起点	胸髄，腰髄	脳幹と仙髄
神経線維の長さ	節前線維は短い 節後線維は長い	節前線維は長い 節後線維は短い
神経節の位置	脊髄近傍	効果器内あるいは近傍
節前線維分枝の程度	非常に多い	最小限
分布	広範性	限局性
応答の様式	拡散性	個別性

図 3.7
交感神経系と副交感神経系の特徴.

生じる(図 3.7)．交感神経系は広範囲に分布し，事実上すべての効果器系を支配する．それとは対照的に，副交感神経系の分布は限定的である．交感神経の節前線維は，副交感神経の節前線維に比べてずっと広い範囲にわたって影響を及ぼし，多くの節後神経とシナプスをつくる．このような構築が，交感神経系の広範囲に及ぶ出力を可能にしている．

副交感神経系の作用はより限局的であり，たいていは1対少数で作用しており，神経節は各標的臓器の近傍あるいはその内部に存在している．このことが，副交感神経系の分枝を制限している．副交感神経系特有の機能は，この神経系の解剖学的構造から生じたものである．[注：有名な例外が腸神経系の筋層間神経叢(消化管への主要な神経供給部)で，1本の節前神経が数千本の節後線維と相互作用することが示されている．]

体性神経系は骨格筋を支配している．体性運動神経の軸索は高度に分枝しており，それぞれの終末枝が1本の筋線維を支配している．このようにして1つの体性運動神経が多数の筋線維を支配している場合がある．このような構造によって運動単位が形成される．また，体性神経系は，神経節をもたず，有髄線維であることによって敏速な応答が可能となっている．

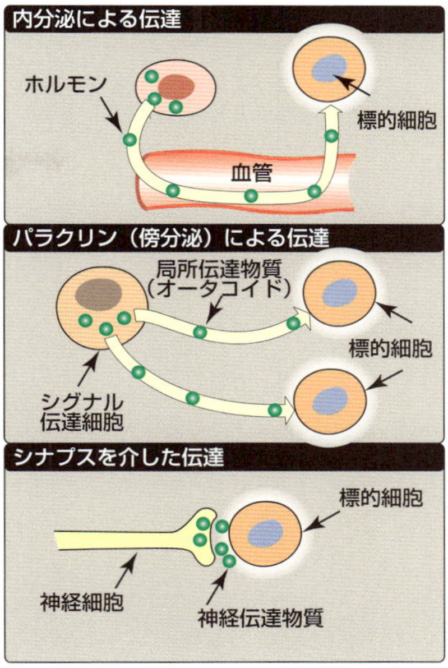
内分泌による伝達
ホルモン
標的細胞
血管
パラクリン（傍分泌）による伝達
局所伝達物質
（オータコイド）
標的細胞
シグナル
伝達細胞
シナプスを介した伝達
標的細胞
神経細胞
神経伝達物質

図 3.8
細胞間の調節性信号伝達によく用いられる機構．

Ⅲ．細胞間の化学情報伝達

ANSにおける神経伝達 neurotransmission は，細胞間の化学情報伝達の一例である．神経伝達以外の化学情報伝達の様式にホルモンの分泌や局所伝達物質(オータコイド)の放出なども含まれる(図 3.8)．

A．ホルモン hormone

特定の内分泌細胞は血流中にホルモンを分泌し，ホルモンは全身を巡り，広範囲に分布する標的細胞において効果を発揮する(23 ～ 26章参照)．

B．局所伝達物質 local mediator（オータコイド autacoid）

ほとんどの細胞は近傍の細胞に局所的に作用する化学物質を分泌する．これらの化学物質は速やかに分解されるか除去されるため，血中に入ることなく，全身に分布することもない．ヒスタミン histamine(39章参照)とプロスタグランジン prostaglandin は，局所伝達物質の例である．

C．神経伝達物質 neurotransmitter

神経細胞間，あるいは神経細胞と効果器との間の伝達は，特定の化学物質(神経伝達物質)を神経終末から放出することにより行われる．放出は活動電位の軸索終末への到達による細胞膜の脱分極により引き起こされる．その結果，細胞内カルシウムイオン(Ca^{2+})が増加し，シナプス小胞とシナプス前膜との融合を起こし，その内容物の放出(開口分泌)が生じる．神経伝達物質はシナプス間隙をすばやく拡散し，シナプス後(標的)細胞上の特異的受容体に結合する.

1. 膜受容体membrane receptor：すべての神経伝達物質，ほとんどのホルモンや局所伝達物質は高度に水溶性であるため，標的細胞膜の脂質二重層を透過することができない．その代わり，シグナルは標的器官の細胞表面の特異的な受容体に結合することにより仲介される．[注：受容体は特有の物質を認識する部位と定義される．結合特異性を有し，最終的に反応を誘発する過程(情報変換)と共役している．受容体はタンパク質でできている(2章参照).]

2. 神経伝達物質の種類：神経系においては50種類以上の化学伝達物質が同定されているが，ノルアドレナリン(密接に関連するアドレナリン)，アセチルコリンacetylcholine(ACh)，ドパミンdopamine，セロトニンserotonin，ヒスタミン，グルタミン酸glutamate，γ-アミノ酪酸γ-aminobutyric acid(GABA)が，治療上有用な薬物の作用に最もよく関連している．それぞれの化学伝達物質は特定の受容体ファミリーに結合する．ANSにおいてはアセチルコリンやノルアドレナリンがおもな化学伝達物質であるが，CNSにおいては多種多様な神経伝達物質が機能している．

3. アセチルコリンacetylcholine：放出される神経伝達物質の種類によって，自律神経線維は2つのグループに分けられる．伝達がアセチルコリンで行われていれば，ニューロンはコリン作動性cholinergicとよばれる(図3.9，4章および5章)．交感神経系と副交感神経系両方の神経節において，アセチルコリンが神経インパルスの伝達を仲介している．アセチルコリンは副腎髄質の神経伝達物質でもある．副交感神経と一部の交感神経の節後線維から効果器への伝達においてもアセチルコリンの放出が行われる．体性神経系では，神経筋接合部neu-

臨床応用 3.1：薬理学的戦略における交感神経系と副交感神経系の役割の理解

体内のさまざまな組織や器官の機能調節において，神経伝達物質により仲介される交感神経系と副交感神経系の基本的な機能を理解することは，これらの系に作用する薬物のメカニズムを理解する上できわめて重要である．本章では，交感神経系や副交感神経系の作用について，受容体レベルでは記述していないが，これらの系に関与する神経伝達物質によって引き起こされる生理学的作用の概要を述べている．たとえば，交感神経系が活性化すると，心拍数増加，心収縮力増加，血管収縮が引き起こされ血圧が上昇する．これらの作用は，おもにアドレナリンとノルアドレナリンという2つの神経伝達物質を介しており，心臓と血管にあるアドレナリン受容体に作用する．心臓や血管におけるこれらの神経伝達物質の作用を抑制すれば，理論的には血圧を下げることができる．同様に，副交感神経系の過剰活性は，消化管のムスカリン受容体に作用するアセチルコリンを介して運動と分泌を亢進する．したがって，ムスカリン受容体に対するアセチルコリンの作用を抑制すれば，理論的には逆の変化を引き起こすことができる．このように，交感神経系と副交感神経系の一般的な生理学的作用を理解することは，これらのシステムの過活動または不活動によって引き起こされる病態を治療するために使用できる薬理学的戦略を予測し立案するのに役立つ．

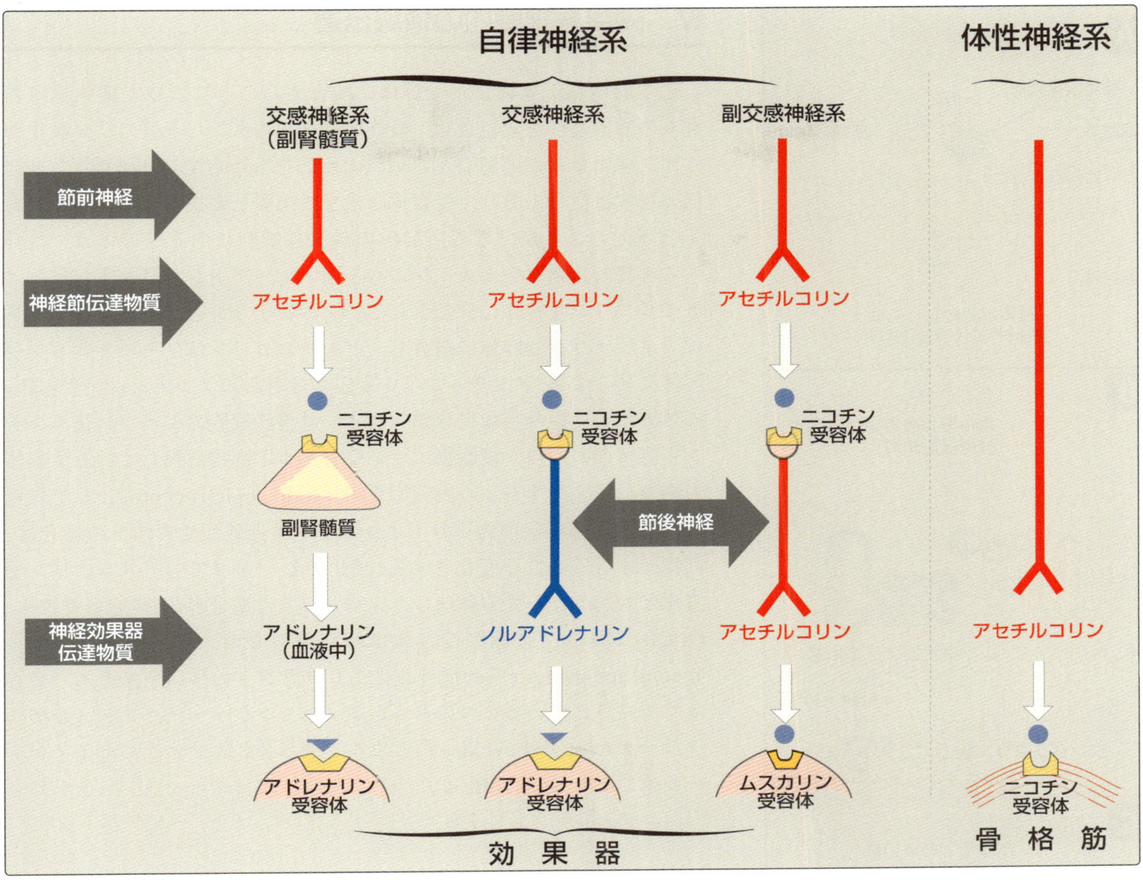
自律神経系
体性神経系
交感神経系
（副腎髄質）
交感神経系
副交感神経系
節前神経
神経節伝達物質
アセチルコリン
アセチルコリン
アセチルコリン
ニコチン
受容体
ニコチン
受容体
ニコチン
受容体
副腎髄質
節後神経
神経効果器
伝達物質
アドレナリン
（血液中）
ノルアドレナリン
アセチルコリン
アセチルコリン
アドレナリン
受容体
アドレナリン
受容体
ムスカリン
受容体
ニコチン
受容体
効果器
骨格筋

図 3.9
自律神経系と体性神経系の神経伝達物質と受容体の種類についてのまとめ．自律神経系および体性神経系にみられるコリン作動性（赤色）およびアドレナリン作動性（青色）ニューロン．［注：この概念図には，副交感神経系の神経節が効果器に近いか効果器上に存在することと，節後線維は節前線維より通常短いことは示していない．これに対し，交感神経節は脊髄の近傍にある．節後線維は長く，数多くの分枝をもち1つの器官系を越えて神経支配している．このために交感神経系は一体となって神経興奮する．］副腎髄質からはアドレナリン（80％）とノルアドレナリン（20％）が放出される．

romuscular junction（NMJ．神経線維と骨格筋の間のシナプス）における伝達はコリン作動性である（図 3.9）．

4．ノルアドレナリン noradrenaline とアドレナリン adrenaline：ノルアドレナリンが神経伝達物質である神経線維はアドレナリン作動性 adrenergic とよばれる（図 3.9，6 章および 7 章）．交感神経系では，ノルアドレナリンにより節後神経から効果器への神経伝達が行われる．副腎髄質（交感神経細胞ではない）から分泌されるアドレナリンもまた，効果器における化学伝達物質として働く．［注：交感神経線維のなかには，汗腺を支配しているものなど，コリン作動性のものもある．簡便のため，図 3.9 には示していない．］

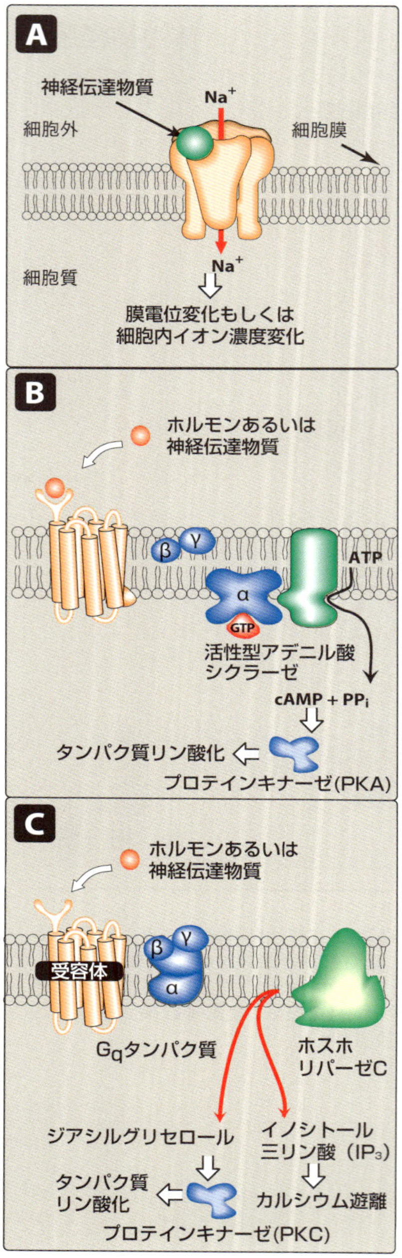
A
神経伝達物質
Na^+
細胞外
細胞膜
Na^+
細胞質
膜電位変化もしくは
細胞内イオン濃度変化
B
ホルモンあるいは
神経伝達物質
β
γ
ATP
α
GTP
活性型アデニル酸
シクラーゼ
cAMP + PP_i
タンパク質リン酸化
プロテインキナーゼ(PKA)
C
ホルモンあるいは
神経伝達物質
β
γ
受容体
α
G_qタンパク質
ホスホ
リパーゼC
ジアシルグリセロール
イノシトール
三リン酸 (IP_3)
タンパク質
リン酸化
カルシウム遊離
プロテインキナーゼ(PKC)

図 3.10
神経伝達物質結合による細胞効果の代表的な3つの作用機序．A：イオンチャネルと共役する受容体(イオンチャネル内蔵型受容体)，B：アデニル酸シクラーゼに共役する受容体(代謝型受容体，Gs共役)，C：ホスホリパーゼCと共役する受容体(代謝型受容体，Gq共役)．

Ⅳ．効果器細胞内の情報伝達

化学的情報伝達物質が受容体に結合することによって細胞膜内の種々の酵素活性を変化させ，最終的に細胞内タンパク質のリン酸化やイオンチャネルの開閉などの細胞の反応をもたらす(2章参照)．神経伝達物質は信号であり，受容体は信号検出器と変換器transducerであると考えることができる．ANSの効果器細胞にある受容体は，結合する神経伝達物質やホルモンにもとづいて，アドレナリン受容体とアセチルコリン受容体に分類される．アドレナリンとノルアドレナリンはアドレナリン受容体に結合し，アセチルコリンはアセチルコリン受容体に結合する．アセチルコリン受容体はさらにニコチン(性)受容体，ムスカリン(性)受容体に分類される．骨格筋細胞のシナプス後ニコチン受容体のように，細胞膜イオンチャネルと直接共役している受容体もあり，イオンチャネル内蔵型受容体ionotropic receptorとして知られている．神経伝達物質のイオンチャネル内蔵型受容体への結合は，直接イオン透過性を変化させる(図3.10A)．すべてのアドレナリン受容体とムスカリン受容体はGタンパク質共役型受容体(代謝型受容体，GPCR)である．代謝型受容体は細胞内のセカンドメッセンジャーsecond messenger系の活性化によりリガンドの作用を伝える．最も広く認識されている2つのセカンドメッセンジャーは，アデニル酸シクラーゼadenylyl cyclase系とカルシウム/ホスファチジルイノシトール系である(図3.10B，C)．

3章の要約

1. 自律神経系(ANS)のおもな遠心性成分は，交感神経系と副交感神経系である．
2. 交感神経系と副交感神経系は，心臓，肺，眼，肝臓，腎臓，循環器系，消化器系，泌尿生殖器系など，身体の主要な器官，器官系を支配している．
3. 交感神経系活性化のおもな効果は，血圧上昇，瞳孔散大(散瞳)，消化器系の活動低下，分泌減少，気管支平滑筋の弛緩，排尿頻度の減少である．
4. 交感神経系の作用は，アドレナリンとノルアドレナリンという2つの主要な神経伝達物質を介している．前者は副腎髄質から分泌され，後者は交感神経細胞から放出される．
5. 交感神経系は広く分布しており，体内のほとんどすべての効果器系を支配している．交感神経節前線維は，副交感神経線維よりもはるかに広範囲に影響を与え，より多くの節後神経とシナプスを形成する．このような組織構築が交感神経系の広範囲に及ぶ出力を可能にしている．
6. 副交感神経系は交感神経系より限局的であり，たいてい1本の節前線維は少数の節後線維とシナプスを形成している．神経節は各標的臓器の近傍あるいはその内部に存在している．
7. 副交感神経系活性化のおもな作用は，血圧低下，瞳孔収縮(縮瞳)，消化器系の活動亢進，分泌増加，気管支平滑筋の収縮，排尿頻度の増加など，交感神経系の活性化とはほぼ逆のものである．
8. 副交感神経系の作用は，コリン作動性ニューロンから放出されるアセチルコリンを介している．
9. アセチルコリンは，ムスカリン受容体およびニコチン受容体に作用することにより生理学的効果を発揮する．

学習問題

最も適当な答えを1つ選択せよ．

3.1 アセチルコリンは骨格筋の収縮を仲介する神経伝達物質である．アセチルコリンが骨格筋細胞上で結合して筋収縮を引き起こす受容体タイプはどれか．

A．ニコチン受容体
B．ムスカリン受容体
C．α_1 受容体
D．β_1 受容体

正解　A． 骨格筋細胞にはムスカリン(性)ではなくニコチン(性)のアセチルコリン受容体があり(図3.9参照)，運動ニューロンは神経筋接合部でアセチルコリンを放出し，それがニコチン受容体に結合して筋収縮を引き起こす．アセチルコリンはアドレナリンα_1受容体やβ_1受容体には結合しない．

3.2 副交感神経系が活性化すると起こる生理学的変化はどれか．

A．心拍数の増加
B．流涙の抑制
C．瞳孔の散大(散瞳)
D．胃運動の亢進

正解　D． 副交感神経系が活性化すると，胃運動が亢進し，分泌が増加し，心拍数が低下し，瞳孔が収縮する．“休息・消化”モードでは，副交感神経系がより活発になり，消化を助ける．

3.3 薬物を用いて交感神経系を抑制したときに予想される生理学的変化はどれか．

A．心拍数の減少
B．血圧の上昇
C．体液分泌の減少
D．血管の収縮

正解　A． 交感神経系の活性化は，心拍数の増加，血圧の上昇，体液分泌の減少または濃縮，血管の収縮を引き起こす．したがって，交感神経系を抑制すれば，理論的には心拍数の減少，血圧の低下，体液分泌の増加，血管の弛緩が起こるはずである．

3.4 自律神経系(ANS)の効果器上の受容体の活性化に関して正しいのはどれか.
A. アセチルコリンはムスカリン受容体を活性化する.
B. アセチルコリンはアドレナリン受容体を活性化する.
C. アドレナリンはニコチン受容体を活性化する.
D. ノルアドレナリンはムスカリン受容体を活性化する.

正解 A. アセチルコリンはコリン作動性神経の神経伝達物質で，アドレナリン受容体ではなく，ムスカリン受容体とニコチン受容体の両方を活性化する．ノルアドレナリンとアドレナリンはアドレナリン受容体を活性化するが，ムスカリン受容体は活性化しない．

3.5 シナプス伝達に関して正しいのはどれか.
A. 神経伝達物質はシナプス前ニューロンの軸索終末から放出される.
B. シナプス後細胞に活動電位が到達すると神経伝達物質が放出される.
C. 神経伝達物質が放出される前に軸索末端の細胞内カルシウムイオン濃度が低下する.
D. セロトニンとドパミンはANSの主要な神経伝達物質である.

正解 A. 神経伝達物質は，シナプス前ニューロンの軸索終末に活動電位が到達することによって(シナプス後細胞ではなく)，シナプス前ニューロンの軸索終末から放出される.活動電位が軸索終末に到達すると，カルシウムイオンが細胞内に入り，細胞内カルシウムイオン濃度が上昇し，その結果神経伝達物質が放出される．ANSにおけるおもな神経伝達物質は，ノルアドレナリンとアセチルコリンである．

3.6 高血圧患者の血圧を下げる薬理学的戦略は，心拍出量を減らすことや血管収縮によって引き起こされる末梢血管抵抗を減らすことである．心拍出量は心拍数と収縮力の関数である．患者の血圧を下げるのに役立つ戦略はどれか.
A. 心臓に対する交感神経系の作用を抑制する.
B. 心臓に対する交感神経系の作用を増強する.
C. 心臓に対する副交感神経系の作用を抑制する.
D. 血管に対する交感神経系の作用を増強する.

正解 A. 心臓に対する交感神経系の作用を抑制すると，心拍数が減少し，収縮力が低下するため，心拍出量と血圧が低下する．心臓に対する交感神経系の作用を増強すると，血圧が上昇する．副交感神経系には心拍出量を低下させる作用があるため，副交感神経系の作用を抑制すると血圧が上昇する．交感神経系には血管収縮作用があるため，交感神経系の作用を増強すると血圧が上昇する．

3.7 コリン作動性節後ニューロンの活性化によってもたらされる作用は，次のうちどれか.
A. 気管支の拡張
B. 胃運動の抑制
C. 瞳孔の収縮(縮瞳)
D. 排尿筋の弛緩

正解 C. 瞳孔括約筋を支配する副交感神経節後ニューロンはコリン作動性であり，収縮は瞳孔収縮につながる．気管支拡張は，副交感神経系ではなく交感神経系の活性化によって生じる．胃の運動抑制は交感神経系の活性化から生じる．排尿筋の弛緩は交感神経系の活性化によって生じる．

3.8 67歳の男性が失神し,医師の診察を受けている．彼は，フォーマルな集まりの準備のためにネクタイを結んでいるときにふらつきを感じ，その後意識を失ったと述べている．臨床および電気生理学的検査の結果は頸動脈洞症候群の診断を支持している．このシナリオにおける頸動脈洞の圧迫は，次の自律神経反応のうちどれをもたらした可能性が高いか.
A. 末梢血管系への交感神経刺激の増加
B. 末梢血管系への副交感神経刺激の減少
C. 心臓への副交感神経刺激の増加
D. 心臓への交感神経刺激の増加

正解 C. 頸動脈洞が圧迫されると，舌咽神経の枝である頸動脈洞神経を走行する圧受容器求心性神経の発火頻度が増加する．これらの求心性神経は，延髄孤束核の尾側(心肺核)に投射している．孤束核は，心迷走神経の遠心性神経を活性化し，延髄網様体中枢と連動して中間外側細胞柱から心臓および末梢血管平滑筋を支配する交感神経節後ニューロンへの出力を低下させる．その結果，心拍出量と全身血管抵抗が減少し，血圧の低下が引き起こされる．図3.6参照．この場合の反応は，図で説明したのとは逆であることに注意されたい.

3.9　自律神経節において節後ニューロン上の受容体に神経伝達物質が結合すると，次のどれをもたらすか．

A．内蔵型イオンチャネルを介した陽イオン流入

B．Gタンパク質を介したアデニル酸シクラーゼの活性化

C．Gタンパク質を介したホスホリパーゼCの活性化

D．Gタンパク質を介したアデニル酸シクラーゼの阻害

正解　A． 自律神経節前ニューロンはコリン作動性である．神経節のニコチン受容体はリガンドゲート型イオンチャネル受容体であり，ナトリウムイオンとカルシウムイオン(陽イオン)が内蔵されている陽イオン選択的孔を通過することにより，直接シナプス後反応(脱分極)を引き起こす．ムスカリン受容体はGタンパク質共役型受容体で，セカンドメッセンジャーを活性化することで調節作用を引き起こす．図3.10参照．

3.10　闘争・逃走反応中に交感神経系が活性化すると，副腎髄質からアドレナリンとノルアドレナリンが血流中に分泌される．これらのカテコールアミンは血流に乗って体内の他の部位，たとえば心臓の洞房(SA)結節にあるアドレナリン受容体に結合する．副腎髄質のクロム親和性細胞と心臓のSA結節の細胞との間の伝達様式を最もよく特徴づけるものはどれか．

A．パラクリン(傍分泌)による伝達

B．直接的伝達

C．内分泌による伝達

D．シナプスを介した伝達

正解　C． 副腎髄質のクロム親和性細胞はアドレナリンとノルアドレナリンを血液中に放出する．カテコールアミンは血流に乗って標的細胞に到達するため，この種の細胞間コミュニケーションは内分泌によるシグナル伝達として最もよく特徴づけられる．図3.8参照．

4 コリン作動薬

直接作動薬
アセチルコリン
ベタネコール
カルバコール
セビメリン
メタコリン
ニコチン
ピロカルピン
間接作動薬（可逆性）
ドネペジル
エドロホニウム
ガランタミン
ネオスチグミン
フィゾスチグミン
ピリドスチグミン
リバスチグミン
間接作動薬（不可逆性）
エコチオフェート
アセチルコリンエステラーゼ再活性化薬
プラリドキシム

図 4.1
コリン作動薬のまとめ.

I. 概　要

自律神経系 autonomic nervous system (ANS) に作用する薬物は作用機序に関係する神経系に応じて 2 グループに分類される. 本章で述べるコリン作動薬と 5 章で述べる抗コリン薬はアセチルコリン acetylcholine (ACh) によって活性化される受容体に作用する. アドレナリン受容体作用薬 (6 章と 7 章) はノルアドレナリン (ノルエピネフリン) およびアドレナリン (エピネフリン) によって活性化される受容体に作用する. アセチルコリン受容体作用薬とアドレナリン受容体作用薬はともに自律神経系の受容体を刺激したり遮断したりする. 図 4.1 に本章で取り扱うコリン作動薬 (アセチルコリン受容体作動薬) をまとめている.

II. コリン作動性神経(ニューロン)

副腎髄質, 自律神経節に終止する節前神経 (副交感神経および交感神経) と副交感神経の節後神経は神経伝達物質として ACh を利用する (図 4.2). また, 汗腺の交感神経節後神経でも ACh が利用される. さらに, コリン作動性神経は全身の筋を支配しており, 中枢神経系 central nervous system (CNS) においても重要な役割をもっている.

A. コリン作動性神経の神経伝達

コリン作動性神経の神経伝達には以下の連続的な 6 つの過程で構成される : (1) ACh の合成, (2) 貯蔵, (3) 放出 (遊離, 分泌), (4) 受容体への結合, (5) シナプス間隙 (すなわち神経終末と神経や効果器に分布する受容体との隙間) での伝達物質の分解, (6) コリンの再利用 (図 4.3).

1. アセチルコリンの合成 : コリンは細胞外液からコリン作動性神経の細胞内に取り込まれる. この取込みはナトリウムイオン (Na^+) と共輸送される能動輸送である. [注 : コリンは四級窒素をもち, 常に陽電荷を伴っている. そのため, 膜を透過できない.] コリンの取込みは ACh 合成の律速段階である. コリンアセチルトランスフェラーゼ

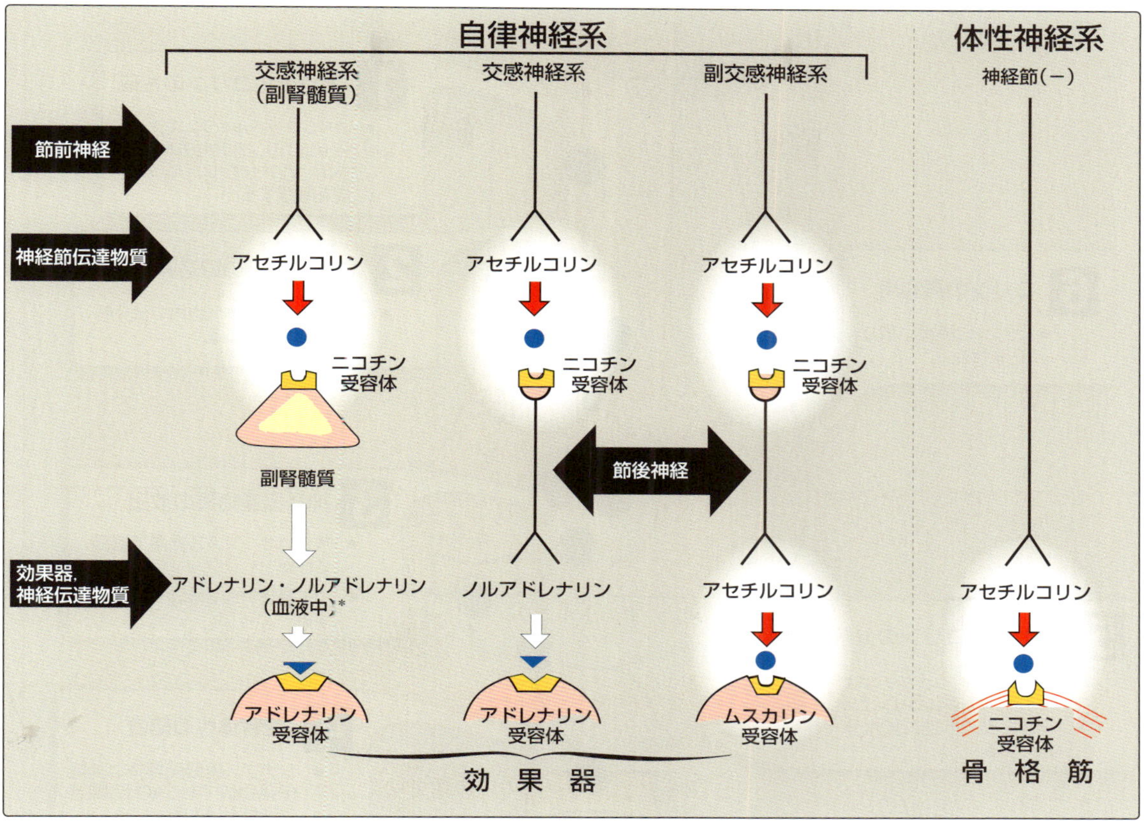
自律神経系
体性神経系
交感神経系
(副腎髄質)
交感神経系
副交感神経系
神経節(−)
節前神経
神経節伝達物質
アセチルコリン
アセチルコリン
アセチルコリン
ニコチン
受容体
ニコチン
受容体
ニコチン
受容体
副腎髄質
節後神経
効果器,
神経伝達物質
アドレナリン・ノルアドレナリン
(血液中)*
ノルアドレナリン
アセチルコリン
アセチルコリン
アドレナリン
受容体
アドレナリン
受容体
ムスカリン
受容体
ニコチン
受容体
効果器
骨格筋

図 4.2
自律神経系および体性神経系におけるコリン作動薬の作用部位. *副腎髄質からはアドレナリン(80%)とノルアドレナリン(20%)が放出される.

(転移酵素) choline acetyltransferase は細胞内でACh合成に必要なコリンとアセチルCoAの反応を触媒する.

2. シナプス小胞内のアセチルコリン貯蔵：AChは能動輸送によってシナプス前膜にある小胞に詰められ貯蔵される. 成熟した小胞はACh(主伝達物質)だけではなく, アデノシン三リン酸 adenosine triphosphate (ATP) やプロテオグリカン proteoglycan も含有している. 自律神経系の共神経伝達 cotransmission は例外的というよりは普遍的である. このことは大多数のシナプス小胞が主伝達物質(ここではACh)を含有するだけではなく, 主伝達物質の効果を増減させる働きをもつ共伝達物質(ここではATP)を含有していることを意味する.

3. アセチルコリンの放出(遊離, 分泌)：電位依存性ナトリウム(Na^{+})チャネルによって伝導する活動電位が神経終末に到達すると, シナプス前膜の電位依存性カルシウム(Ca^{2+})チャネルが開き, 細胞内Ca^{2+}濃度が増加する. Ca^{2+}濃度の上昇はシナプス小胞とシナプス前膜の融合を促進し, 小胞内の物質をシナプス間隙に放出する. この放出はボツリヌス毒素 botulinum toxin で抑制される. 対照的に, ク

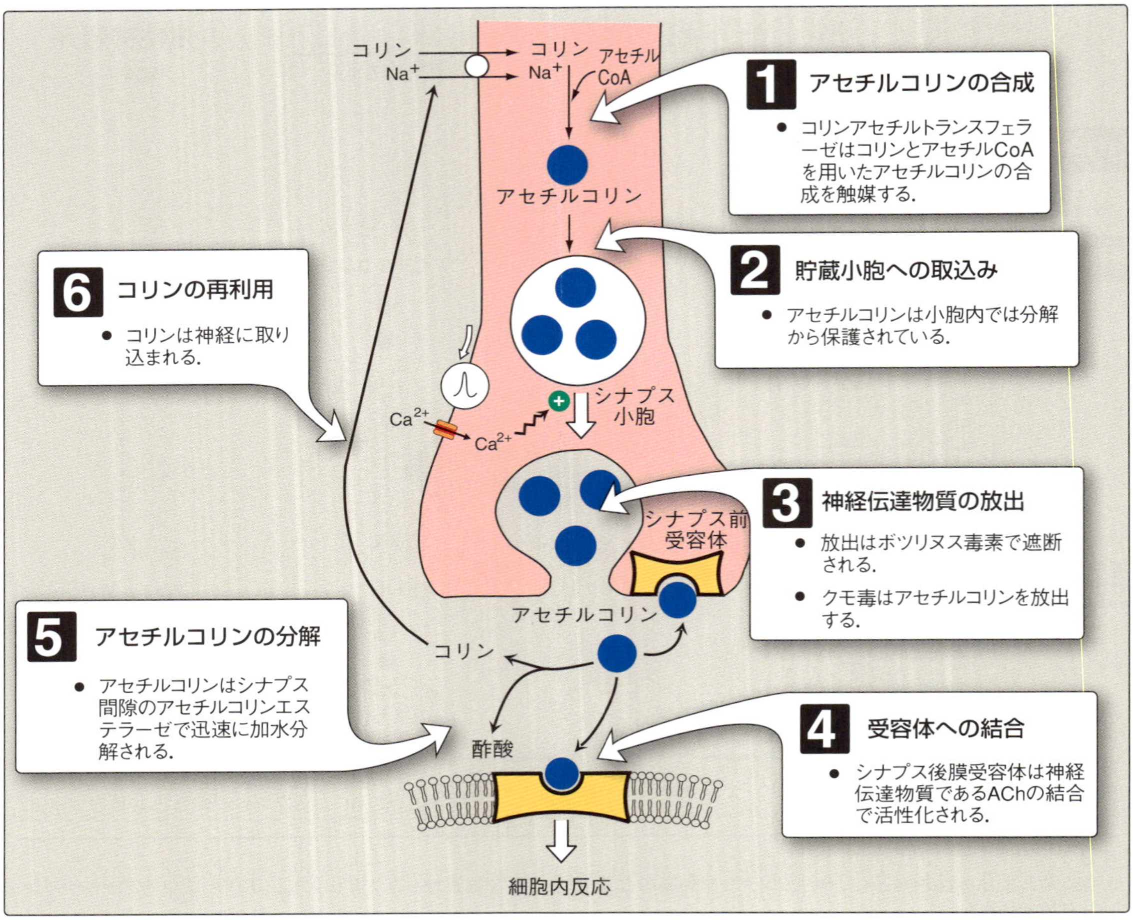
コリン
Na+
コリン
Na+
アセチル
CoA
アセチルコリン
1 アセチルコリンの合成
● コリンアセチルトランスフェラーゼはコリンとアセチルCoAを用いたアセチルコリンの合成を触媒する.
2 貯蔵小胞への取込み
● アセチルコリンは小胞内では分解から保護されている.
6 コリンの再利用
● コリンは神経に取り込まれる.
Ca2+
Ca2+
シナプス小胞
3 神経伝達物質の放出
● 放出はボツリヌス毒素で遮断される.
● クモ毒はアセチルコリンを放出する.
シナプス前受容体
アセチルコリン
5 アセチルコリンの分解
● アセチルコリンはシナプス間隙のアセチルコリンエステラーゼで迅速に加水分解される.
コリン
酢酸
4 受容体への結合
● シナプス後膜受容体は神経伝達物質であるAChの結合で活性化される.
細胞内反応

図 4.3
アセチルコリンの合成とコリン作動性神経からの放出.

ロゴケグモ毒 black widow spider venomは，貯蔵されたAChをすべてシナプス間隙に放出させるため，シナプス小胞を枯渇する．

4．受容体への結合：シナプス小胞から放出されたAChはシナプス間隙を拡散して標的細胞のシナプス後膜の受容体やAChを放出した神経のシナプス前膜の受容体やその他の標的となるシナプス前膜の受容体に結合する．効果器の膜表面にあるシナプス後膜のコリン作動性受容体はムスカリンおよびニコチン受容体の2種に分類される（図4.2）．受容体への結合は節後神経線維における神経活動電位の発生，ならびに効果器細胞内における特定の酵素の活性化などの生物学的応答が誘導され，これらはセカンドメッセンジャーsecond messengerを介している．

5．アセチルコリンの分解：シナプス間隙でアセチルコリンエステラーゼ acetylcholinesterase（AChE）がAChをコリンと酢酸に分解するので，効果器側のシナプス後膜でAChが受容体に結合した結果生じる信号は急速に消失する.

6. **コリンの再利用**:コリンはNa^+と対になって特異的コリン取込み機構によって神経内に取り込まれると考えられている. 取り込まれたコリンはアセチル化されてAChとなる.

Ⅲ. アセチルコリン受容体

ムスカリン受容体とニコチン受容体という2種類のアセチルコリン受容体は, AChと同様の作用をもつ物質(アセチルコリン受容体作動薬)に対する親和性が異なることで区別できる.

A. ムスカリン受容体

ムスカリン受容体はGタンパク質共役型受容体(代謝型受容体)に属している. この受容体にAChが結合できるだけではなく, ある種の毒キノコに存在するアルカロイドの一種であるムスカリン muscarine も結合する. 一方, ムスカリン受容体はタバコやその他の植物に存在するアルカロイドの**ニコチン** nicotineに対しては弱い親和性しかもっていない(図4.4A). ムスカリン受容体には5つの亜型が存在する. しかし, M_1, M_2, M_3受容体の機能だけが明らかになっている.

1. **ムスカリン受容体の局在**:ムスカリン受容体は心臓, 平滑筋, 脳, 外分泌腺などの自律神経系の効果器官に存在する. 神経では5種類の亜型(サブタイプ)が見つかっているが, M_1受容体は胃の壁細胞, M_2受容体は心筋細胞と平滑筋, M_3受容体は肺, 膀胱, 外分泌細胞や平滑筋に存在する. [注:ムスカリン作用をもつ薬物はこれらの組織のムスカリン受容体を選択的に刺激するが, 高濃度になるとニコチン受容体にも何らかの作用を示すようになる.]

2. **アセチルコリン受容体情報伝達機構**:AChが受容体に結合すると, さまざまな分子機構が情報を伝達する. たとえば, M_1とM_3受容体が活性化されると, 受容体は構造変化を起こしGタンパク質と相互作用することでホスホリパーゼC phospholipase Cが活性化される. この活性化は最終的にセカンドメッセンジャーであるイノシトール三リン酸inositol 1,4,5-trisphosphate (IP_3)とジアシルグリセロール diacylglycerol (DAG)の産生を引き起こす. IP_3は細胞内Ca^{2+}濃度を増加させ, 酵素を活性化したり抑制したり, 過分極, 分泌または収縮を引き起こす. DAGはプロテインキナーゼC protein kinase Cを活性化し, これによって細胞内の無数のタンパク質をリン酸化する. 一方, 心筋細胞のM_2受容体はアデニル酸シクラーゼ adenylyl cyclaseを抑制するGタンパク質を刺激し, さらにカリウムイオン(K^+)の透過性を増加させる(K_{ACh}チャネル開口). 結果的に心筋は拍動数や収縮力(おもに心房筋)が減少するように反応する.

3. **ムスカリン作動薬**:ムスカリン作動薬は, ムスカリン受容体に結

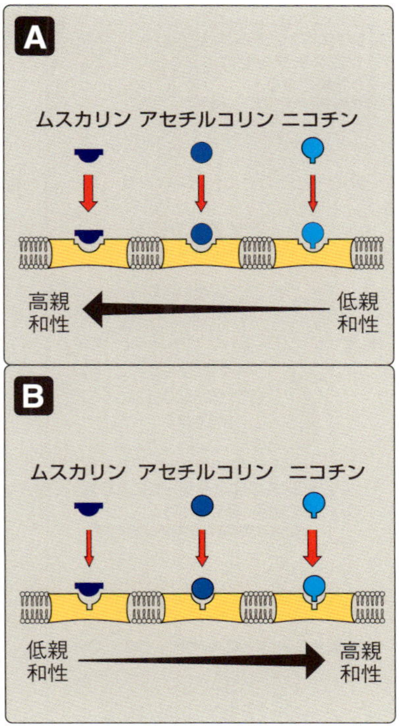
A
ムスカリン アセチルコリン ニコチン
高親和性
低親和性
B
ムスカリン アセチルコリン ニコチン
低親和性
高親和性

図4.4
アセチルコリン受容体のサブタイプ.
A. ムスカリン受容体. B. ニコチン受容体.

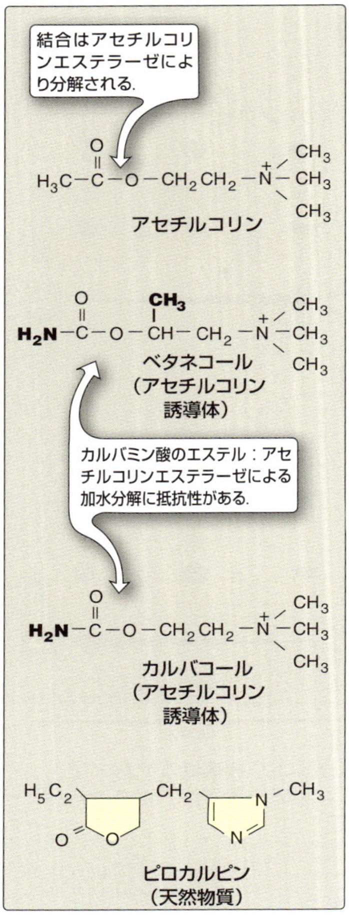
結合はアセチルコリンエステラーゼにより分解される．
アセチルコリン
ベタネコール（アセチルコリン誘導体）
カルバミン酸のエステル：アセチルコリンエステラーゼによる加水分解に抵抗性がある．
カルバコール（アセチルコリン誘導体）
ピロカルピン（天然物質）

図 4.5
数種のアセチルコリン受容体作動薬の構造比較．

合して活性化することで直接的に作用したり（4章参照），AChを分解するAChEを阻害することで間接的に作用する（V節参照）．

B．ニコチン受容体

ニコチン受容体はAChが結合するだけでなく，**ニコチン**も結合でき，ムスカリンに対して弱い親和性しかもたない（図4.4B）．ニコチン受容体は5つのサブユニットで構成され，リガンド作動性イオンチャネルligand-gated ion channelとして機能する．2分子のAChが結合するとNa^+の流入が起こるように立体変化し，効果器細胞の脱分極が起こる．**ニコチン**は低濃度では受容体を興奮させ，高濃度では受容体を遮断する．ニコチン受容体はCNS，副腎髄質，自律神経節および骨格筋における神経筋接合部neuromuscular junction（NMJ）に存在する．NMJのニコチン受容体はしばしばN_Mとよばれ，それ以外の受容体はN_Nとよばれる．自律神経節にあるニコチン受容体はNMJにあるものと異なっている．たとえば，神経節のニコチン受容体は**メカミラミン** mecamylamineで選択的に抑制されるが，NMJにある受容体は**アトラクリウム** atracuriumで特異的に遮断される．

Ⅳ．直接作用型アセチルコリン受容体作動薬

アセチルコリン受容体作動薬は，直接アセチルコリン受容体（ムスカリン性またはニコチン性）に結合してAChと同様な効果を発揮する．これらの薬物は大きく2つのグループに分けられる：（1）内因性AChおよび**カルバコール** carbacholや**ベタネコール** bethanecholなどのコリンの合成エステル体を含むコリンエステル類，（2）**ニコチン**ならびに**ピロカルピン** pilocarpineなどの天然アルカロイド（図4.5）や合成アナログ（**セビメリン** cevimeline）．直接作用型アセチルコリン受容体作動薬はすべてアセチルコリンよりも長時間の作用を有する．治療上有用な薬物（**ピロカルピン**と**ベタネコール**）はムスカリン受容体に結合しやすく，しばしばムスカリン受容体作動薬とよばれる．しかし，総じて直接作用型作動薬は特異性が乏しいため，臨床的有用性には限度がある．

A．アセチルコリンacetylcholine（ACh）

AChは四級アンモニウム化合物（N^+をもつ）で細胞膜を通過できない．副交感神経や体性神経および自律神経節の神経伝達物質であるが，作用が多岐にわたり（あいまいな効果をもたらす），AChEで急速に不活化されるため，治療上の重要性はない．AChはムスカリン作用とニコチン作用の両作用をもつ．これらの作用には次のものがある．

1．心拍数と心拍出量の減少：心臓に対するAChの作用は迷走神経刺激の効果とよく似ている．たとえば，AChを静脈内投与（静注）すると，M_2受容体に作用して心拍数が一過性に低下（徐脈）して，結果的に洞房結節sinoatrial（SA）nodeでの活動電位発生頻度が減少することで心拍出量が減少する．［注：正常な迷走神経活動は洞房結節で

のACh放出によって心臓が制御されている.］

2．血圧の低下：ACh注入は間接的な作用によって血管拡張を起こし血圧を低下させる．AChは血管平滑筋の内層を形成する内皮細胞にあるM_3受容体を活性化する．その結果アルギニン arginineから一酸化窒素 nitric oxideを産生する．一酸化窒素はその後血管平滑筋細胞に拡散し，そこでcGMPを産生し，Gキナーゼを活性化させて平滑筋弛緩を引き起こす．AChは十分な量が血液中に放出されることがないので，アセチルコリン受容体作動薬を投与しない場合，血管のアセチルコリン受容体の機能として確認できるものはない．**アトロピン** atropineはムスカリン受容体を遮断し，AChの血管拡張作用を阻害する．

3．その他の作用：消化管gastrointestinal（GI）tractではAChは唾液分泌や胃酸分泌を増加し，消化管での分泌と運動を刺激する．細気管支での分泌も促進し，気管支収縮も惹起する．［注：直接作用型作動薬である**メタコリン** methacholineは気管支収縮作用があるため，喘息の診断を補助する目的で使用される.］泌尿器系ではAChは膀胱壁を形成する排尿筋 detrusor muscleの緊張を高め排尿させる．眼ではAChは近見視力 near visionに必要な毛様体筋の収縮および縮瞳 miosis（顕著な瞳孔の収縮）を引き起こす瞳孔括約筋の収縮を促進する．眼科手術時に縮瞳させるためACh（1% 溶液）を前眼房に滴下投与する．

B．ベタネコール bethanechol

ベタネコールは置換できないカルバモイルエステル carbamoyl esterで，AChと似た構造である（図4.5参照）．AChEでは加水分解されない（カルバミン酸のエステル化による）が，その他のエステラーゼで加水分解され不活性化される．ニコチン作用をもたず（メチル基がつけ加えられているため），強いムスカリン作用をもつ．おもな作用は膀胱と消化管平滑筋に対するもので，作用の持続は約1時間ほどである．

1．作用：**ベタネコール**は直接ムスカリン受容体に作用し，消化管の運動と緊張を増加させる．また膀胱排尿筋を収縮させる一方，膀胱三角 trigoneと膀胱括約筋を弛緩させる．これらの効果は排尿を促す．

2．臨床使用：泌尿器系の疾患に対して，**ベタネコール**はとくに，分娩後および手術後の非閉塞性尿貯留など，無緊張性膀胱 atonic bladderを刺激するのに用いる．**ベタネコール**は巨大結腸 megacolonや神経因性アトニー neurogenic atonyの治療にも用いられる．

3．有害作用*1：**ベタネコール**は発汗，唾液分泌，潮紅 flushing，血圧低下（反射性頻脈），悪心，腹痛，下痢，気管支収縮（痙攣，攣縮）bronchospasmなど，全身のコリン性刺激効果を引き起こすことがあ

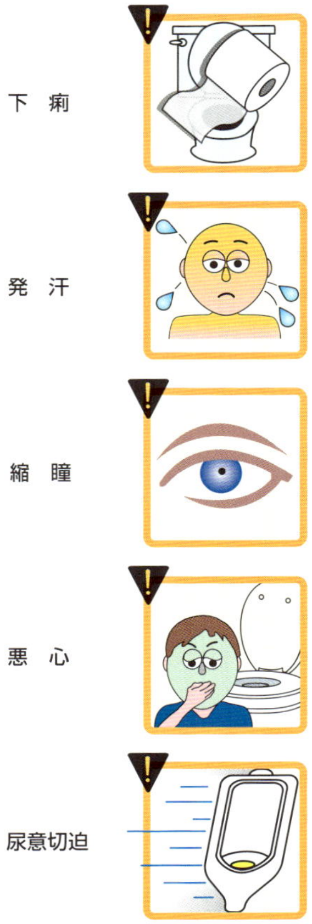
下 痢
発 汗
縮 瞳
悪 心
尿意切迫

図 4.6
直接型アセチルコリン受容体作動薬の代表的な有害作用.

る(図 4.6). 本薬物による重度の心血管および気管支収縮反応を改善するため, **硫酸アトロピン** atropine sulfate を投与する.

C. カルバコール carbachol(カルバミルコリン carbamylcholine)

カルバコールはムスカリン作用とニコチン作用の両方をもっている. **ベタネコール**と同様, **カルバコール**はカルバミン酸のエステル体であり, AChE の基質となりにくい(図 4.5 参照). 他のエステラーゼで代謝されるが, その速度は遅い.

1. 作用: **カルバコール**は神経節刺激作用をもっているため, 循環器(心血管)系と消化器系に対して大きな効果を示し, それらの器官に対して初期には刺激作用を, そしてその後は抑制作用を示す. またニコチン作用によって副腎髄質からアドレナリンを放出する. 眼に対する局所的な滴下(点眼)で, ACh と同様な効果を生じ, 縮瞳と視力調節障害(調節痙攣 spasm of accommodation)を引き起こす. その場合, 毛様体筋の収縮は定常状態に保たれている. 視野が特定の距離に固定され焦点を合わせることが困難になる(図 4.7). [注:ムスカリン遮断薬である**アトロピン**の眼に対する作用と反対の作用.]

2. 臨床使用: **カルバコール**は作用が強いこと, 受容体選択性がないこと, 作用の持続が長いことから, 眼に対する治療以外にはほとんど用いられない. 眼に対しては瞳孔を収縮させ, 眼内圧を減少させるので, 緑内障の治療のための縮瞳薬として用いられる.

3. 有害作用: 全身への浸透性がないため(四級アミン正電荷), 眼科で使用する用量では副作用はほとんどまたは全く起こらない.

D. ピロカルピン pilocarpine

アルカロイドである**ピロカルピン**は三級アミンでAChE によって加水分解を受けない(図 4.5 参照). ACh やその誘導体と比べると, 作用は非常に弱いが, 極性がないので治療量でCNS に浸透する. **ピロカルピン**はムスカリン作用をもち, 主として眼科で利用されている.

1. 作用: **ピロカルピン**を眼に局所投与すると, 急速な縮瞳, 毛様体

*[1] (訳者注): ある薬物を投与した際, その目的に合致した作用が主作用であり, 目的外の作用はすべて副作用となる. 目的外作用が有害な場合が問題になるので, 一般的には副作用 side effect = 有害作用 adverse effect となっているが, 厳密には異なる概念である. たとえば, アスピリンには抗炎症作用, 抗血小板作用, 胃粘膜傷害作用がある. アスピリンを発熱時に抗炎症薬として使用している場合には, 抗血小板作用は目的とはしない作用, つまり副作用ということになる. しかし, 心筋梗塞や脳梗塞の予防として, アスピリンを使用する場合には, 抗炎症作用は目的ではなく(副作用), 抗血小板作用が主作用となる. どちらの場合でも, 胃粘膜傷害作用は目的としてはおらず, 副作用となる. 有害な副作用を明確に示す場合には, (薬物)有害作用とする. 薬物は省略され, しばしば"有害作用"が用いられる.

筋の収縮，調節障害が起こる．**ピロカルピン**は最も強力な汗，涙および唾液の分泌促進薬であるが，選択性がないので，こうした効果を期待した使用には限界がある．

2．臨床使用：ピロカルピンは緑内障の治療に用いられる．また，閉塞隅角および開放隅角緑内障の眼圧を緊急に低下させたいときに選択する薬物である．**ピロカルピン**はとくにシュレム管 Schlemm canalの線維柱帯 trabecular meshworkの開口に効果があり，眼房水 aqueous humorの排液が増加する結果，急激に眼圧を低下させる．この作用は数分で始まり，4～8時間程度持続し，繰返し投与によっても効果が得られる．[注：**ドルゾラミド** dorzolamideのような炭酸脱水酵素阻害薬やβアドレナリン受容体遮断薬の**チモロール** timololの局所への投与は，臨床的に慢性緑内障の治療に有効であるが，緊急の眼内圧を低下させる必要のある場合には用いない．]**ピロカルピン**の縮瞳作用は**アトロピン**投与によって生じた散瞳 mydriasisを改善するのに有効である．**ピロカルピン**は頭頸部への放射線照射による口内乾燥症 xerostomiaの患者に対して唾液分泌を促進させる．シェーグレン症候群Sjögren syndromeは口内乾燥と涙液分泌欠如を特徴とするが，**ピロカルピン**口腔錠や非選択的なコリン作動性薬の**セビメリン**で治療を行う．

3．有害作用：ピロカルピンはかすみ目，夜盲症，眼瞼部痛を起こすことがある．**ピロカルピン**による中毒症状は大量の汗(発汗 diaphoresis)と唾液分泌を含む多様で強い副交感神経様効果の出現を特徴とする．効果はムスカリンを含むアセタケ類のキノコの摂取によって示される効果と類似している．**ピロカルピン**の毒性を中和するために血液脳関門を通過できる十分な用量の静注**アトロピン**を投与する．

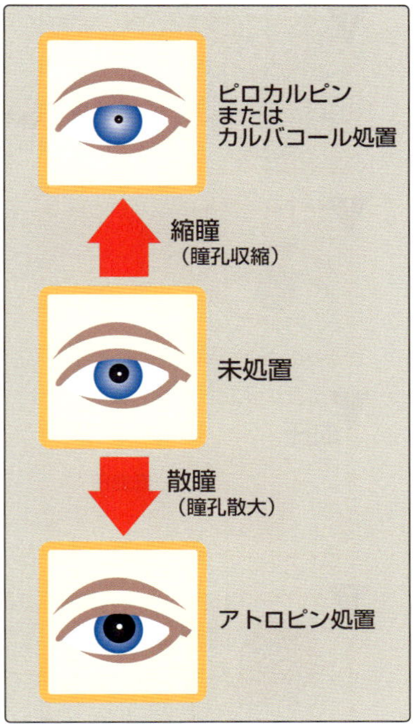
ピロカルピン
または
カルバコール処置
縮瞳
（瞳孔収縮）
未処置
散瞳
（瞳孔散大）
アトロピン処置

図 4.7
ピロカルピン，カルバコールおよびアトロピンの眼の虹彩と毛様体筋に対する作用．

V．間接作用型アセチルコリン受容体作動薬：抗アセチルコリンエステラーゼ薬(可逆的)

AChEは，AChを酢酸とコリンに分解する特異的酵素であり，その結果AChの作用を消失させる．AChEは神経終末のシナプス前部およびシナプス後部に存在し，細胞膜に結合している．AChEの阻害薬(抗AChE薬またはAChE阻害薬)はAChの分解を抑制し，間接的にACh作用を促進する．これは結果としてシナプス間隙でのAChの蓄積をもたらす(図 4.8)．そのためこれらの薬物は神経筋接合部や脳だけではなく自律神経系のムスカリン受容体とニコチン受容体など，全身にあるすべてのアセチルコリン受容体の反応を引き起こす．可逆的AChE阻害薬はおおまかに短時間作用型 short-actingおよび中等度時間作用型 intermediate-acting薬物に分類できる．

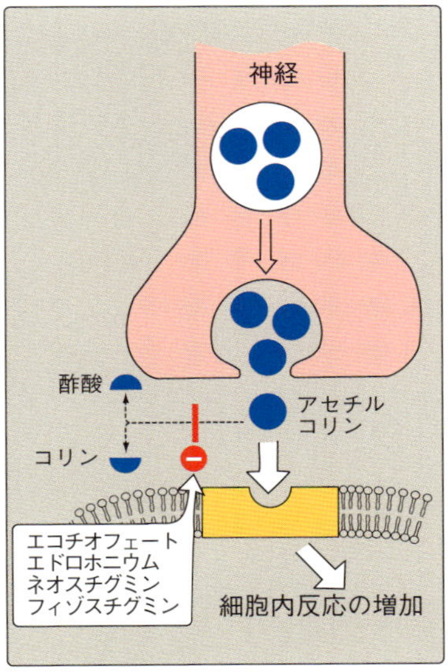
神経
酢酸
コリン
アセチル
コリン
エコチオフェート
エドロホニウム
ネオスチグミン
フィゾスチグミン
細胞内反応の増加

図 4.8
間接型アセチルコリン受容体作動薬の作用機序．

A．エドロホニウム edrophonium

エドロホニウムは，短時間作用型AChE阻害薬の原型となる薬物である．**エドロホニウム**はAChEの活性中心に可逆的に結合し，AChの

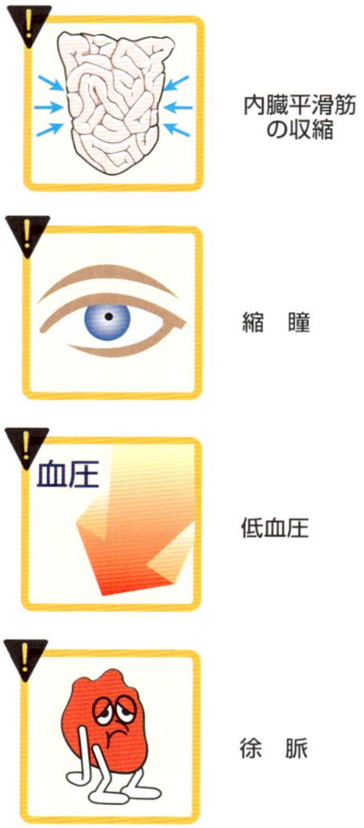
内臓平滑筋の収縮
縮　瞳
血圧
低血圧
徐　脈

図 4.9
フィゾスチグミンの作用．

加水分解を抑制する．腎臓での排泄も早いため，作用時間は 10 ～ 20 分と短い．**エドロホニウム**は四級アミンであり，その極性は血液脳関門の通過を抑制するため**エドロホニウム**の作用は末梢に限定される．本薬物は神経筋接合部のニコチン受容体に対する抗体によって起こる自己免疫疾患である重症筋無力症 myasthenia gravis の診断で使用される．この疾患ではニコチン受容体の産生が低下する減形成 degradation によって ACh と結合できる有効な受容体が減少する．**エドロホニウム**の静脈内投与は局所において神経筋接合部に結合できる ACh が増加することによって重症筋無力症患者の筋力を速やかに増強する．その他の有効な薬や重症筋無力症の診断技術の進歩(たとえば，ACh 受容体に対する抗体を調べるための血液検査)により**エドロホニウム**は市場から姿を消した．

B．フィゾスチグミン physostigmine

フィゾスチグミンは植物に天然に存在する，窒素含有カルバミン酸エステルで，三級アミンである．AChE の基質となり，AChE を可逆的に不活性化する比較的安定なカルバモイル化中間代謝物 carbamoylated intermediate を形成し，その後可逆的に不活性化される．その結果，全身の ACh の作用が増強される．

1．作用：**フィゾスチグミン**は自律神経系のムスカリン受容体とニコチン受容体だけではなく，神経筋接合部のニコチン受容体の作用も増強するので，広範な効果をもつ．ムスカリン受容体への刺激は消化管平滑筋の収縮，縮瞳，徐脈，低血圧を引き起こす(図 4.9)．ニコチン受容体への刺激は骨格筋の痙攣，線維束性収縮，骨格筋麻痺を引き起こす(高用量において)．作用の持続はおよそ 30 分間から 2 時間で，中等度時間作用薬の 1 つと考えられる．三級アミンである**フィゾスチグミン**は CNS のコリン作動性神経領域に移行し，刺激する．

2．臨床使用：**フィゾスチグミン**は**アトロピン**のような抗コリン作用をもつ薬物の過剰投与の治療に用いられる．この薬物は CNS に移行できるため，抗コリン作用の期待していない CNS への作用を回復させることができる．

3．有害作用：高用量の**フィゾスチグミン**は痙攣を引き起こすことがある．徐脈(徐拍 bradycardia)と心拍出量の低下もまた引き起こされる．骨格筋の神経筋接合部の AChE が抑制されると，ACh の蓄積が起こり，理論上は神経筋接合部の脱分極が維持され骨格筋の麻痺 paralysis が起こる．しかし，これらの作用は治療用量の範囲内ではほとんど起こらない．

C．ネオスチグミン neostigmine

ネオスチグミンもカルバミン酸エステルの一種で，**フィゾスチグミン**と同様な方法で AChE を可逆的に阻害する合成化合物である．

1．作用：**フィゾスチグミン**と違って，**ネオスチグミン**は四級アンモニウムをもっている．極性が高く，消化管からの吸収は悪くCNSへの移行はない．骨格筋に対する効果は**フィゾスチグミン**よりも大きく，麻痺を起こす前に収縮を引き起こす．**ネオスチグミン**は中等度の作用持続があり，通常30分～2時間である．

2．臨床使用：膀胱や消化管を刺激するときに用いられ，競合的神経筋遮断薬の解毒剤として用いられる．**ネオスチグミン**は重症筋無力症myasthenia gravis（MG）の症状の管理にも用いられる．

3．有害作用：**ネオスチグミン**の有害作用には唾液分泌過剰，潮紅，血圧低下，悪心nausia，腹痛，下痢diarrheaや気管支痙攣などの全身性コリン刺激作用がみられる．**ネオスチグミン**はCNSの副作用を起こさず，アトロピンなどのCNS作用をもつ抗ムスカリン作動薬の毒性を抑えることには用いない．消化管および膀胱に閉塞がある場合，**ネオスチグミン**は禁忌である．

D．ピリドスチグミン pyridostigmine

ピリドスチグミンは重症筋無力症の長期的な治療に用いられるAChE阻害薬である．作用持続は中等度（3～6時間）で，**ネオスチグミン**より長い．この薬物の有害作用は**ネオスチグミン**と似ている．

E．タクリン tacrine，ドネペジル donepezil，リバスチグミン rivastigmine，ガランタミン galantamine

アルツハイマー病Alzheimer disease（AD）の患者はCNSのコリン作動性神経の数が減少している．そのためCNSに存在するAChレベル

臨床応用 4.1：アルツハイマー病治療薬としてのコリンエステラーゼ阻害薬

アルツハイマー病（AD）の管理は強力な治療薬が存在しないため困難であり，薬物療法は認知や精神神経症状，実行機能の改善が主要な焦点である．コリンエステラーゼ阻害薬はADの認知症の治療に有効である．これらの薬物は軽度から中等度AD患者における認知や機能障害に対してある程度の改善効果が認められるが有効な期間は3～24カ月である．ADの治療に推奨された最初のコリンエステラーゼ阻害薬である**タクリン**は肝毒性のためすでに使用されていない．**ドネペジル**や**リバスチグミン**，**ガランタミン**のような比較的安全で忍容性の高いコリンエステラーゼ阻害薬にほとんど置き換えられている．これらの薬の投与用量は副作用を最小限に抑えるため4週から6週間かけて徐々に増加させなければならない．コリンエステラーゼ阻害薬の特異的な作用機序は薬によって若干異なるが臨床上の重要性は不明である．アセチルコリンエステラーゼ阻害薬の選択は使いやすさ，患者の好み，コスト，安全面の問題で決まる．たとえば，半減期の短い**リバスチグミン**（1.5時間）や**ガランタミン**（7時間）の投与を数日間またはそれ以上中断した場合，患者には最小の投与用量から再開し最終の投与用量まで漸増しなければならない．これは半減期が70時間である**ドネペジル**には当てはまらない．中等度から重度のADに**メマンチン** memantine（NMDA型グルタミン酸受容体拮抗薬）とともにコリンエステラーゼ阻害薬を投与すると実行機能が改善し認知症の進行が遅くなることが示されている．

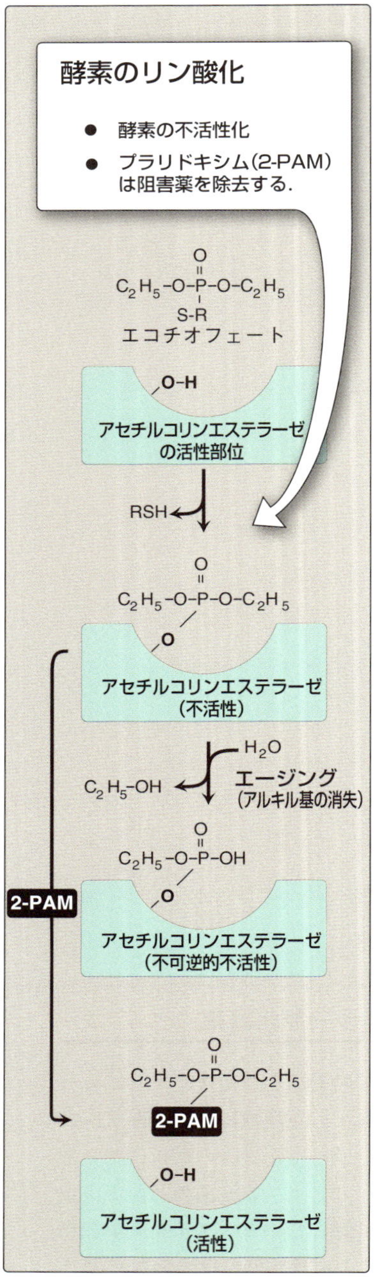
酵素のリン酸化
● 酵素の不活性化
● プラリドキシム(2-PAM)は阻害薬を除去する.
エコチオフェート
アセチルコリンエステラーゼの活性部位
RSH
アセチルコリンエステラーゼ(不活性)
H_2O
C_2H_5-OH
エージング(アルキル基の消失)
2-PAM
アセチルコリンエステラーゼ(不可逆的不活性)
アセチルコリンエステラーゼ(活性)

図 4.10
エコチオフェートによるアセチルコリンエステラーゼの共有結合性修飾とエージング．プラリドキシム(2-PAM)による酵素の再活性化も示している．
R ＝ $(CH_3)_3N^+$-CH_2-CH_2-
RSH ＝ $(CH_3)_3N^+$-CH_2-CH_2-S-H

が低い．この観察結果から，認知機能障害に対する治療薬として抗コリンエステラーゼ薬の開発が進められた．**タクリン**は最初に利用可能になった薬物であるが，肝毒性があるために他の薬物に替えられるようになった．**ドネペジル**，**リバスチグミン**および**ガランタミン**はADの進行を遅らせる効果をもっているが，どれも進行を止めることはできない．消化管系の症候がおもな有害作用である(15章参照)．

Ⅵ．間接作用型アセチルコリン受容体作動薬：抗アセチルコリンエステラーゼ薬(不可逆的)

多くの合成有機リン酸化合物はAChEと共有結合する．その結果，放出されるすべての部位で，ACh量が長時間増加したままとなる．これらの薬物の多くは非常に毒性が高く，神経毒ガスとして軍事用に開発されたものである．**パラチオン** parathionや**マラチオン** malathionなどの関連化合物は殺虫剤として使用されている．

A．エコチオフェート echothiophate

1．**作用機序**：**エコチオフェート**は有機リン酸化合物で，この薬物のリン酸基がAChEの活性部位と共有結合する(図 4.10)．いったん結合すると，酵素は永久に不活性化され，新しい酵素が合成されないかぎりAChEの酵素活性はもとに戻らない．AChEの共有結合に続いて，リン酸化された酵素はエチル基の1つをゆっくりと遊離する．アルキル基の離脱過程をエージング agingとよんでいるが，エージングが成立すると**プラリドキシム** pralidoximeなどの化学的再活性薬が阻害薬と酵素間の結合を壊すことができなくなる．

2．**作用**：作用は全身的なアセチルコリン作用で，運動機能麻痺(呼吸困難を引き起こす)と痙攣がみられる．**エコチオフェート**は強度の縮瞳を引き起こし，眼内圧は眼房水の排出促進によって低下する．高用量の**アトロピン**は十分に迅速に投与されれば**エコチオフェート**の多くの末梢性ならびにある種の中枢性ムスカリン作用を抑制する．

3．**臨床使用**：歴史的に**エコチオフェート**の局所点眼液は開放隅角緑内障の治療に使用されてきた．しかし，**エコチオフェート**は白内障 cataractを引き起こす危険性を含めた有害作用のために緑内障治療に使用されない．数種のアセチルコリン受容体作動薬の作用を図 4.11に示す．

Ⅶ．アセチルコリンエステラーゼ阻害薬の毒性学

不可逆的なAChE阻害薬(多くの有機リン酸化合物)は米国では農業用殺虫剤として一般に用いられており，多くの中毒事故が起こっている[訳者注：日本でも同様である]．さらにこれらの薬物は，しばしば自殺や殺人の目的に用いられ，サリンのような有機リン系神経ガスは戦争や化学テロで使用される．これらの薬物の毒性はニコチン様およ

びムスカリン徴候 signと症状 symptomで特徴づけられる(コリン作動性クリーゼ). 薬物によりその効果は末梢に限局したり, 全身に波及したりする.

A. アセチルコリンエステラーゼの再活性化

プラリドキシム(2-PAM)は, 不活性化されたAChEを再活性化することができる(図4.11). しかし, CNSには移行しないため, 有機リン系のCNS作用に対する治療に使用できない. 極性部が存在するために酵素の陰イオン部位に薬物が到達できるようになる. この陰イオン部は有機リン酸塩のリン酸基を置換し酵素を再生するのに不可欠の部位である. アルキル化された酵素にエージングが起こる前に**プラリドキシム**を投与すると, CNSでの作用を除いて有機リン系の末梢ムスカリン作用ならびにニコチン作用を抑制することができる. 数秒以内に酵素複合体のエージングが起こる新しい神経毒に対しては, **プラリドキシム**の効果は弱い. さらに可逆的AChE阻害薬(たとえば**フィゾスチグミン**)の毒性を減弱させることはできない.

B. その他の治療

アトロピンは, これらの薬物のムスカリン性副作用を防ぐために投与される. これらの副作用には, 気管支分泌および唾液分泌の亢進, 気管支収縮や徐脈が挙げられる. **ジアゼパム** diazepamも, これらの薬物によって生じる継続的な痙攣を抑制するのに投与される. 気道の確保, 継続的な酸素供給 oxygen supplyと人工呼吸 artificial respirationなど全身症状を支える処置もまた必要である.

アセチルコリン
- 眼科手術時の縮瞳を誘導する目的で用いられる

ベタネコール
- 尿閉の治療
- ムスカリン受容体に優先的に結合

カルバコール
- ムスカリン受容体とニコチン受容体の両方に結合
- 眼科治療時の縮瞳
- とくにピロカルピンに耐性を示す患者の開放隅角性ないし狭隅角性緑内障で眼圧低下のために局所投与

ピロカルピン
- 開放隅角および狭隅角緑内障での眼圧の低下
- ムスカリン受容体に優先的に結合
- 非極性三級アミン類でCNSに移行できる

フィゾスチグミン
- 腸および膀胱運動の亢進
- 三環系抗うつ薬のCNSおよび心臓に対する作用の改善
- アトロピンのCNS作用を改善
- 非極性三級アミン類でCNSに移行できる

ネオスチグミン
- 術後腹部膨満と尿閉を予防
- 重症筋無力症の治療
- 競合的神経筋遮断薬に対する解毒薬
- 中等度時間作用(0.5～2時間)

リバスチグミン, ガランタミン, ドネペジル
- 効果は中等度であるが, アルツハイマー病の第一選択薬
- 医療費を軽減する, または施設入所を遅らせるといった明確な根拠はない
- アルツハイマー病の中等度から重度の疾患で, メマンチン(*N*-メチル-D-アスパラギン酸拮抗薬)と併用されることがある.

図4.11
数種のアセチルコリン受容体作動薬の作用のまとめ.
CNS=中枢神経系.

4章の要約

1. コリン作動性神経伝達はアセチルコリン(ACh)の合成，貯蔵，Ca^{2+}を介した開口放出，受容体への結合，アセチルコリンエステラーゼ(AChE)によるAChのシナプスでの分解，コリンの再利用によりなっている．
2. アセチルコリン受容体はムスカリン性とニコチン性に分類される．
3. ニコチン受容体は直接カチオンチャネルに結合しており(イオンチャネル型受容体)，神経筋接合部(NMJ)や副腎髄質，自律神経節，中枢神経系(CNS)のさまざまな場所の速い興奮性シナプス伝導を介在している．
4. ムスカリン受容体は副交感神経の節後神経のシナプス(おもに心臓，平滑筋，腺)においてアセチルコリン作用に関与している．ムスカリン受容体はCNSの多くの領域でも発現している．すべてのムスカリン受容体はAChによって活性化され，**アトロピン**によって拮抗される．
5. ムスカリン受容体はGタンパク質共役型受容体(代謝型受容体)でホスホリパーゼC(M_1とM_3)の活性化またはアデニル酸シクラーゼの阻害，カリウムチャネルの活性化および/またはカルシウムチャネルの阻害を介してシグナルを伝達する．
6. アセチルコリン受容体作動薬はアセチルコリン受容体(ムスカリン性またはニコチン性)に直接結合したり，AChを分解するAChEを阻害して間接的にAChと類似な作用を引き起こす．
7. ムスカリン受容体作動薬(たとえば，アセチルコリン，**カルバコール**，**ピロカルピン**)はコリンエステラーゼに対する感受性が異なる．これら作動薬のおもな作用は徐脈，血管拡張，内臓平滑筋の収縮，外分泌，瞳孔の収縮，眼圧の低下につながる毛様体筋収縮である．有害作用は通常，これら薬理作用の延長である．
8. ムスカリン受容体作動薬のおもな用途は緑内障，尿閉，口腔乾燥症である．
9. AChE阻害薬は可逆的(**ネオスチグミン**，**フィゾスチグミン**，**ドネペジル**，**リバスチグミン**，**ガランタミン**)な化合物と不可逆的(有機リン化合物)な化合物が存在する．これらはAChEの活性化部位への反応性が異なる．
10. AChE阻害薬は自律神経系のシナプスや神経筋接合部におけるコリン性の伝達を促進する．おもな自律神経への効果としては，徐脈，低血圧，過剰分泌，気管支収縮，消化器の運動亢進，眼圧低下がある．おもな用途は重症筋無力症ならびにアルツハイマー病である．
11. 抗アセチルコリンエステラーゼ中毒は殺虫剤や神経ガスの曝露によって引き起こされる．

学習問題

最も適当な答えを1つ選択せよ．

4.1　次の薬物のうち，その作用機序と正しく一致しているのはどれか．

A．ベタネコール—ニコチン作動薬
B．ピロカルピン—ムスカリン拮抗薬
C．ピリドスチグミン—アセチルコリンエステラーゼ(AChE)阻害薬
D．アトロピン—ムスカリン作動薬

正解　C．ピリドスチグミンはAChE阻害薬である．ベタネコール(コリンエステル)はニコチン作用を欠いているが(メチル基の付加により)，強力なムスカリン作用を有している．ピロカルピン(アルカロイド)もムスカリン作動薬であるが，アトロピンはムスカリン受容体拮抗薬である．

4.2　腹部手術を受けた患者で尿閉が生じた．器質性尿路閉塞は否定された．排尿を促進するのはどれか．

A．ニコチン受容体の活性化
B．アセチルコリン遊離の阻害
C．AChEの阻害
D．ムスカリン受容体の拮抗

正解　C． 膀胱排尿筋のムスカリン受容体の活性化は排尿筋の緊張が低下している患者の排尿を促進する．AChEの阻害はアセチルコリンのレベルを増加させ排尿筋の緊張を増大させることができる．排尿筋にはニコチン受容体が存在しておらず，そのためニコチン受容体の活性化は無効である．アセチルコリン遊離の阻害またはムスカリン受容体の阻害は尿閉を増悪させる．

4.3　眼科医が検眼のために瞳孔を拡大させたい場合，理論上有用な薬物はどれか？

A．ムスカリン受容体活性化薬（作動薬）
B．ムスカリン受容体阻害薬（拮抗薬）
C．ピロカルピン
D．ネオスチグミン

正解　B． ムスカリン作動薬（たとえば，ピロカルピン）は虹彩の輪状平滑筋を収縮させ瞳孔を収縮させる（縮瞳）．抗コリンエステラーゼ薬（たとえば，ネオスチグミン，フィゾスチグミン）もアセチルコリンを増加させ縮瞳を引き起こす．一方，ムスカリン受容体拮抗薬は虹彩の輪状平滑筋を弛緩させ瞳孔を拡大させる（散瞳）．

4.4　頸部の腫瘍が認められた60歳の女性は放射線治療を受けた．彼女は放射線の影響で唾液の分泌が減少し口渇（口腔乾燥症）に悩まされている．この患者の口腔乾燥症の治療に最も有効な薬物は次のうちどれか．

A．アセチルコリン
B．ピロカルピン
C．リバスチグミン
D．アトロピン

正解　B． 唾液分泌は唾液腺のムスカリン受容体を活性化させることで促進される可能性がある．理論的にこれはムスカリン作動薬または抗コリンエステラーゼ薬によって達成される．ピロカルピンは，この目的のために経口投与されるムスカリン作動薬である．アセチルコリンはピロカルピンと同様の作用を有しているが，体内でコリンエステラーゼによって急速に分解されるため治療薬として使用できない．リバスチグミンはコリンエステラーゼ阻害薬であるがアルツハイマー病の進行を遅らせるために特化して使用される．アトロピンはムスカリン拮抗薬であり口渇を増悪させる．

4.5　40歳男性が瞼の垂れ下がり，咀嚼や嚥下困難，筋肉疲労を訴えてかかりつけ医に受診した．彼は重症筋無力症を診断された．患者の治療に用いるふさわしい薬物を選べ．

A．アトロピン
B．ネオスチグミン
C．プラリドキシム
D．アセチルコリン

正解　B． 重症筋無力症ではニコチン受容体に対する抗体によって骨格筋のニコチン受容体の機能が減弱する（自己免疫疾患）．神経筋接合部でのアセチルコリンのレベルを増加させる薬物は重症筋無力症の症状を改善することができる．したがって，可逆的コリンエステラーゼ阻害薬であるネオスチグミンは重症筋無力症の症状を管理するために使用することができる．アトロピンはムスカリン拮抗薬であり，骨格筋の機能に対する作用はない．プラリドキシムは不可逆的コリンエステラーゼ阻害薬とコリンエステラーゼの結合をもとに戻し，コリンエステラーゼの再活性化を助ける薬物である．そのため，プラリドキシムは重症筋無力症の骨格筋機能の回復を目的に使用できない．

4.6　尿閉の60歳女性はベタネコールが処方されている．この薬を服用する際に彼女に注意すべき副作用は何か．

A．口腔乾燥症
B．ドライアイ
C．便秘
D．発汗

正解　D． ベタネコールはムスカリン受容体作動薬である．この患者が経験する副作用はムスカリン受容体刺激作用の薬理学的延長が予想される．これには発汗，下痢，腹痛，流涙，唾液分泌，徐脈，気管支分泌が含まれる．

4.7　79歳男性がアルツハイマー病と診断された．この患者に対する最初の治療として有益な薬物を次のなかから選べ．

A．カルバコール
B．フィゾスチグミン
C．ベタネコール
D．ドネペジル

正解　D． ドネペジルは抗コリンエステラーゼ薬でありアルツハイマー病の最初の治療に使用される．疾患の進行を遅らせることで患者にある程度の利益を与える．しかし，疾患の進行を完全に止めることはできない．

4.8　開放隅角緑内障を患っている53歳女性に眼圧のコントロールを目的にピロカルピンが処方された．このとき，ピロカルピンの臨床的な効果として最も期待されるのは何か選べ．

A．炭酸脱水酵素の阻害
B．AChEの阻害
C．ムスカリン性M_3受容体の活性化
D．βアドレナリン受容体の遮断

正解　C． ピロカルピンはアルカロイドであり，AChEによる加水分解に対して安定である．ピロカルピンの局所投与はムスカリン性M_3受容体を活性化し，線維柱帯網とシュレム管の開口を引き起こす　これによって房水の流出が増加し眼圧が低下する．

4.9　57歳男性が誤ってアトロピン中毒になった．CNSへの作用を軽減するために使用される薬物はどれか選べ．

A．カルバコール
B．アセチルコリン
C．ネオスチグミン
D．フィゾスチグミン

正解　D． フィゾスチグミンはコリンエステラーゼ阻害薬であり，疎水性の性質を有しているため血液脳関門を通過しやすい．そのため，フィゾスチグミンはコリン薬中毒のCNSへの効果をもとに戻すために有効である．

4.10　9歳少女は有機リン系殺虫剤が付着したリンゴを食べた後，1時間以内に意識不明の状態で救急搬送された．彼女は下痢，頻尿，痙攣，呼吸困難，縮瞳，発汗，多量の唾液分泌を示していた．次の薬物の組合せのうち，彼女の状態に最もふさわしいものを選べ．

A．アトロピンとフィゾスチグミン
B．アトロピンとプラリドキシム
C．フィゾスチグミンとプラリドキシム
D．フィゾスチグミンとピロカルピン

正解　B． 患者の徴候と症状は有機リン化合物中毒によって引き起こされるコリン作動性クリーゼと一致する．アトロピンはこれらの化合物によるムスカリン性の副作用を抑制するために投与される．AChEの有機リン系阻害は初期には可逆的であるが，しだいに加水分解や再活性化に耐性のある酵素阻害となる．患者は中毒から1時間以内に救急搬送されたため，コリンエステラーゼ再賦活化薬のプラリドキシムが有機リン化合物中毒のムスカリン性ならびにニコチン性の末梢作用に有効であった．

抗コリン薬

5

I．概　要

抗コリン薬は一般にアセチルコリン受容体(ムスカリン性ならびにニコチン性)に結合してアセチルコリン acetylcholine (ACh)とその他のコリン作動薬の効果を抑制する薬である．これらのなかで最も臨床で有用な薬物は選択的ムスカリン受容体遮断薬である．これらは一般に抗コリン薬(この用語はムスカリン受容体のみを拮抗するため不適切である)または抗ムスカリン薬(より正確な用語である)，副交感神経遮断薬として知られている．その結果，副交感神経支配による効果は中断され，交感神経興奮作用が競合されずに残る．2 番目の薬物群は神経節遮断薬(抗ニコチン薬)で交感および副交感神経節のニコチン受容体に優先的に働く．臨床的にはこれらの薬物は抗コリン薬としてはそれほど重要ではない．3 番目の薬物群は神経筋(接合部)遮断薬で骨格筋への遠心性神経伝達を遮断する．これらの薬物は外科麻酔時の骨格筋弛緩薬ならびに，外科患者や救命救急患者の挿管時の補助薬として使用されている．図 5.1 に本章で取り扱う広義の抗コリン薬(アセチルコリン受容体遮断薬)をまとめている．

抗ムスカリン薬
アクリジニウム
アトロピン
ベンズトロピン
シクロペントレート
ダリフェナシン
フェゾテロジン
グリコピロレート
ヒヨスチアミン
イプラトロピウム
オキシブチニン
スコポラミン
ソリフェナシン
チオトロピウム
トルテロジン
トリヘキシフェニジル
トロピカミド
塩化トロスピウム
ウメクリジニウム

神経節遮断薬
ニコチン

神経筋（接合部）遮断薬
シサトラクリウム
ミバクリウム※
パンクロニウム
ロクロニウム
サクシニルコリン
ベクロニウム

図 5.1
広義の抗コリン薬のまとめ．
※(訳者注)：日本未承認．

II．抗ムスカリン薬

抗ムスカリン薬として知られている狭義の抗コリン薬(たとえば，**アトロピン** atropineや**スコポラミン** scopolamine)はムスカリン受容体を遮断し，ムスカリン機能を抑制する(図 5.2)．さらに，ムスカリン受容体が関連する汗腺を支配している例外的なコリン作動性交感神経も遮断する．これらの薬物はニコチン受容体を遮断しないので，抗コリン薬(より正確には抗ムスカリン薬)は骨格筋の神経筋接合部や自律神経節にはほとんど作用しない．抗コリン薬は以下に概説するようにさまざまな臨床の場面で有用である．[注：多くの抗ヒスタミン薬や抗うつ薬(おもに三環系抗うつ薬)もまた抗ムスカリン作用をもっている．]

A．アトロピン atropine

アトロピンはベラドンナアルカロイドから抽出された三級アミンで

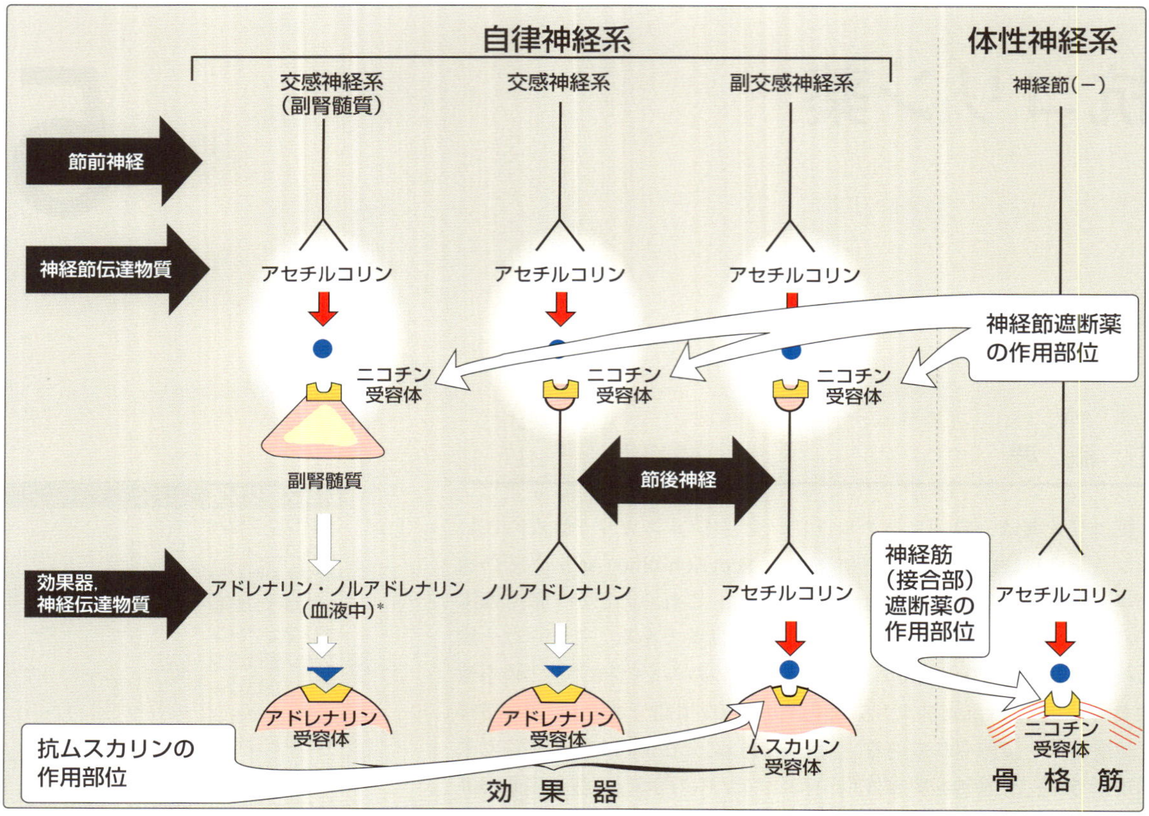
自律神経系
体性神経系
交感神経系
(副腎髄質)
交感神経系
副交感神経系
神経節(－)
節前神経
神経節伝達物質
アセチルコリン
アセチルコリン
アセチルコリン
神経節遮断薬
の作用部位
ニコチン
受容体
ニコチン
受容体
ニコチン
受容体
副腎髄質
節後神経
神経筋
(接合部)
遮断薬の
作用部位
効果器,
神経伝達物質
アドレナリン・ノルアドレナリン
(血液中)*
ノルアドレナリン
アセチルコリン
アセチルコリン
アドレナリン
受容体
アドレナリン
受容体
ムスカリン
受容体
ニコチン
受容体
抗ムスカリンの
作用部位
効　果　器
骨　格　筋

図 5.2
アセチルコリン受容体遮断薬の作用部位．*(訳者注)：副腎髄質からはアドレナリン(80%)とノルアドレナリン(20%)が放

ムスカリン受容体に高い親和性をもつ．**アトロピン**は競合的に結合し，AChがこれら受容体に結合するのを妨げる(図 5.3)．無極性の三級アミンである**アトロピン**は血液脳関門 blood-brain barrier を通過できるため末梢性にも中枢性にも作用する．全身に対する作用はおよそ 4 時間ほど持続するが，眼に局所投与した場合は例外的に作用が数日間持続する．効果器に対する**アトロピン**の感受性はさまざまである．気管支組織および唾液腺，汗腺，心臓に対して最大の抑制効果を示す(図 5.4)．

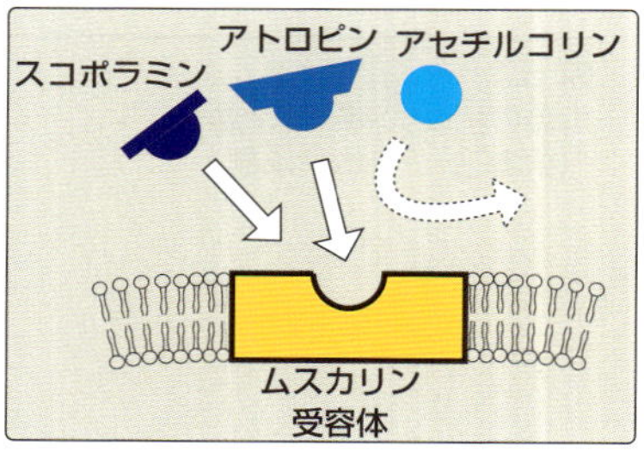
アトロピン
アセチルコリン
スコポラミン
ムスカリン
受容体

図 5.3
アトロピンおよびスコポラミンのムスカリン受容体でのアセチルコリンとの競合．

1．作　用

a．**眼**：**アトロピン**は眼に対するすべてのムスカリン作動性(M_3)神経活動を抑制し，散瞳 mydriasis (瞳孔散大)，光に対する反応性の消失，毛様体筋麻痺 cycloplegia (近見視力 near vision における焦点調節不能)を生じる．閉塞隅角緑内症患者に使用すると眼圧が上昇し，危険である(禁忌)．

b．**消化管**：**アトロピン**(活性型異性体**ヒヨスチアミン** l-hyoscyamine として)は消化管の運動を抑制し，鎮痙薬(抗攣縮薬)として用いられる．**アトロピン**と**スコポラミン**(後述)は，現在用いられている薬物のなかで最も強力な鎮痙薬である．消化管運動は減少するが，塩酸産生は有意に影響されない．そのため，**アトロピン**は胃潰瘍の治癒効果がない．痙攣（攣縮）を抑制する量の**アトロピン**は唾液分泌，眼調節および排尿も同時に抑制する．これらの効果は**アトロピン**に関するアドヒアランス adherence（コンプライアンス）の意欲を弱める．

c．**外分泌**：**アトロピン**は唾液腺のムスカリン受容体（おもにM_3）を遮断し，これによって唾液の産生が低下する（唾液分泌抑制薬）ことで乾燥作用を生じる（口内乾燥症 xerostomia）．唾液腺は**アトロピン**にきわめて感受性が高い．汗腺と涙腺もまた影響される．［注：汗腺での分泌抑制は体温の上昇をもたらす（アトロピン熱）．子供や高齢者では危険である．］

d．**循環器系（心血管系）**：**アトコピン**は循環器系には投与量によってさまざまな効果をもたらす（図 5.4）．低用量では，わずかな心拍数の減少が最も起こりやすい効果である．この効果は抑制性シナプス前（または前接合部）神経のM_1受容体が遮断されることによってACh放出が増加する結果であると考えられている．高用量の**アトロピン**では洞房結節のM_2受容体が遮断され，心拍数が徐々に増加する．

e．**肺**：**アトロピン**は気管支拡張を引き起こす．全身性に吸収されることに関連する副作用のため，臨床的には他の抗ムスカリン薬（以下を参照）がこの目的で使用されている．さらにムスカリン受容体の遮断により呼吸器系の分泌が減少する．

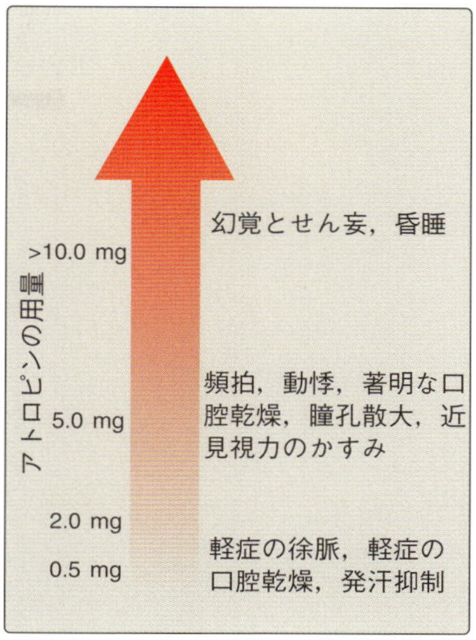

幻覚とせん妄，昏睡
>10.0 mg
アトロピンの用量
頻拍，動悸，著明な口腔乾燥，瞳孔散大，近見視力のかすみ
5.0 mg
2.0 mg
軽症の徐脈，軽症の口腔乾燥，発汗抑制
0.5 mg

図 5.4
アトロピンの用量依存性効果．

2．臨床使用

a．**眼科**：**アトロピン**を眼に局所投与すると散瞳と毛様体筋麻痺を生じ，眼の視力調節能を排除して屈折異常の測定が可能になる．したがって**アトロピン**は眼科の検査や処置に使用される．**アトロピン**では長時間の散瞳が起こるので，短時間作用を示す抗ムスカリン薬（**シクロペントレート** cyclopentolate および**トロピカミド** tropicamide）が多くの場合**アトロピン**の代わりに用いられる（**アトロピン** 7 ～ 14 日：その他の薬物 6 ～ 24 時間）．［注：**フェニレフリン** phenylephrine や類似のα_1アドレナリン受容体作動薬は毛様体筋を麻痺させる必要がなければ，瞳孔散大を引き起こすのにより適している．］

b．**鎮痙薬**：**アトロピン**，**ヒヨスチアミン**，**スコポラミン**は消化管を弛緩させ，鎮痙薬 antispasmodic agent として用いられる．

c．**循環器系**：**アトロピン**の注射薬は症候性徐脈の治療において心拍数を増加させるために使用される．

d．**コリン作動薬の解毒剤**：**アトロピン**は有機リン系化合物（殺虫剤ならびに神経ガス）中毒（4 章，46 章参照）や**フィゾスチグミン** physostigmine のようなアセチルコリンの分解を抑制する抗コリンエステラーゼ薬，またはキノコ中毒（ある種のキノコ類にはムスカリンを含んでおり，ムスカリン受容体を刺激してAChと類似した作用を引き起こす）の治療に用いられている．毒を中和するために大量の抗コリン薬を長時間投与することが必要である．

アトロピンの中枢神経 central nervous system（CNS）への易移行性は抗コリンエステラーゼ薬の中枢毒性を治療するためにとくに重要である.

3．薬物動態：アトロピンは容易に吸収され，肝臓で一部代謝される．おもに，尿中に排泄され，消失する．約 4 時間の半減期 half-life をもつ．

4．有害作用：用量に応じて**アトロピン**は口腔乾燥 dry mouth，かすみ目 blurred vision，砂が入ったような異物感"sandy eyes"，頻脈（頻拍 tachycardia），尿閉 urinary retention および便秘 constipation を引き起こす．CNS に対する有害作用には情動不安 restlessness，錯乱 confusion，幻覚 hallucination およびせん妄 delirium があり，抑うつ，循環器系および呼吸器系の虚脱および死に進行する．**アトロピン**は血液脳関門を通過して中枢性に作用するため，高齢患者は錯乱，見当識障害，認知機能低下の重大なリスクにさらされる．小児は**アトロピン**に感受性が高く，とくに急激な体温上昇が起こるので，小児には危険である．

B．スコポラミン scopolamine

スコポラミンも三級アミンをもつ植物アルカロイドの一種であり，**アトロピン**と似た末梢作用を示す．しかし，**スコポラミン**は CNS に強い効果をもち（**アトロピン**と異なり，CNS 作用は治療量で認められる），**アトロピン**に比べて作用持続が長い．下記のような特徴のある作用をもつ．

1．作用：スコポラミンは現在利用できる薬物のなかでは最も強力な動揺病（乗り物酔い）治療薬 anti-motion sickness drug である（図 5.5）．**スコポラミン**は短期記憶 short-term memory を阻害するという特殊な作用ももっている．**アトロピン**と対照的に**スコポラミン**は鎮静 sedation 作用をもつが，高用量では興奮を引き起こす．**スコポラミン**は多幸症 euphoria をもたらし，乱用を起こしやすい．

2．臨床使用：スコポラミンの最も一般的な使用は動揺病ならびに術後悪心・嘔吐 postoperative nausea and vomiting（PONV）の予防である．動揺病や PONV に対しては 3 日間薬効のある局所への貼付によって用いられる．［注：動揺病の治療に用いられるすべての薬物と同様，いったん動揺病や PONV が起こった後の治療よりも予防的に用いる方が効果がずっと高い．］

3．薬物動態と有害作用：半減期が長いことを除いて，これらについては**アトロピン**と同じである．

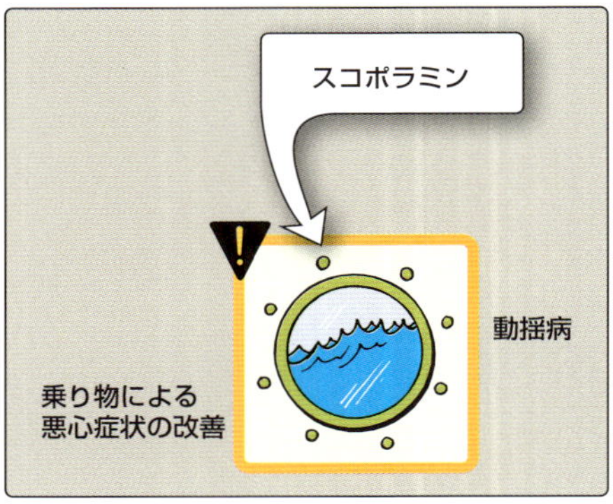
スコポラミン
動揺病
乗り物による
悪心症状の改善

図 5.5
スコポラミンは効果的な動揺病治療薬である．

C．イプラトロピウム ipratropium とその他の呼吸器系作用薬

イプラトロピウムは**アトロピン**の四級アミン誘導体であり，**チオト**

臨床応用 5.1：嘔吐におけるスコポラミン

スコポラミンは前庭系のムスカリン受容体を遮断し，CNSへのシグナルを止めるため動揺病の予防や治療もしくはPONVの予防に使用される．**スコポラミン**は貼付後最大72時間効果が持続する経皮パッチとして入手できる．これは経口が困難な患者や動揺病を継続的に予防する必要がある者(たとえば，クルーズ船の旅行者)に有用である．経皮**スコポラミン**は動揺病が予想される4時間前，またはPONVを予防する場合には手術の前夜に使用する必要がある．パッチは耳の後ろの皮膚に貼る．**スコポラミン**は鎮静，視覚障害，口渇，めまいなどの有害作用を伴う．これらの有害作用はコリン作動性拮抗薬を同時に服用している場合に悪化する．また，うつや認知機能への影響のため高齢者には注意して使用すべきである．

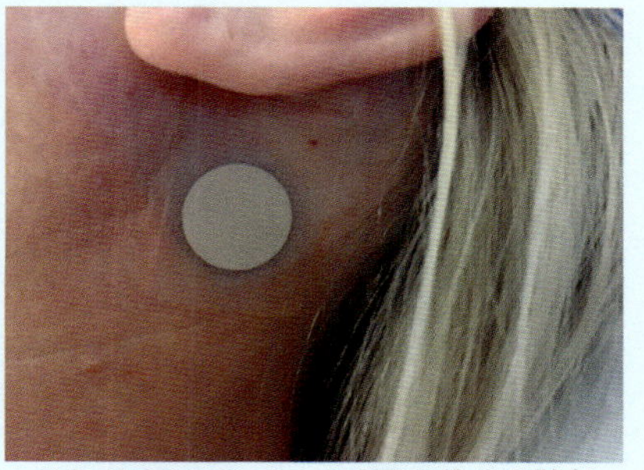

スコポラミンのパッチは耳の後ろに貼付する．

ロピウム tiotropiumならびに**グリコピロレート** glycopyrrolate，**アクリジニウム** aclidinium，**ウメクリジニウム** umeclidiniumは合成四級アミン化合物である．これらの薬物は気道平滑筋のM_3受容体への拮抗作用を介して気管支拡張を引き起こす．**イプラトロピウム**は短時間作用型ムスカリン拮抗薬short-acting muscarinic antagonist (SAMA)として分類され，他の薬物は長時間作用型ムスカリン拮抗薬long-acting muscarinic antagonist (LAMA)として分類される．これらの薬物は慢性閉塞性肺疾患chronic obstructive pulmonary disease (COPD)を伴う気管支痙攣の維持療法のための気管支拡張薬として推奨されている．**イプラトロピウム**と**チオトロピウム**はそれぞれ喘息の気管支痙攣の緊急処置と喘息の慢性的な治療にも使用される(41章参照)．これらの両薬物は吸入投与される．陽電荷をもつため，この薬物は全身循環にもCNSにも移行せず，効果は肺系に限局している．[注：**グリコピロレート**は注射薬も存在し，唾液や呼吸器系の分泌物を減らす目的や気道の粘液の蓄積を予防するために手術前に投与する．]

臨床応用 5.2：喘息およびCOPDにおける抗ムスカリン療法

抗ムスカリン薬は喘息やCOPDに効果的な気管支拡張薬である．これらの薬物はアレルゲン誘発性の喘息や運動誘発性の気管支収縮を軽減するが阻止しない．COPDにおいて，抗ムスカリン薬は迷走神経入力による平滑筋緊張を抑制し，気管支拡張薬治療の主力として機能する．**イプラトロピウム**はβ作動薬単独では反応しない急性喘息の増悪に対する補助療法として使用される非選択的ムスカリン拮抗薬である．**チオトロピウム**は長時間作用型の吸入抗コリン薬であり，**イプラトロピウム**よりもムスカリン受容体に対する親和性が高い．**チオトロピウム**は，吸入コルチコステロイドや長時間作用性β作動薬で喘息をコントロールできない6歳以上の喘息患者に対する追加療法として考慮される場合がある．**チオトロピウム**を追加すると肺機能が改善され，経口コルチコステロイド療法が必要となるような重篤な状態に至るまでの時間が延長される．

D．トロピカミド tropicamide，シクロペントレート cyclopentolate

これらの薬物は眼科用液剤として散瞳と毛様体筋麻痺 cyclopegia に使用する．作用持続時間は**アトロピン**より短い．**トロピカミド**の散瞳は6時間ほど続き，**シクロペントレート**は24時間程度の散瞳を生じる．

E．ベンズトロピン benztropine，トリヘキシフェニジル trihexyphenidyl

ベンズトロピンと**トリヘキシフェニジル**はパーキンソン病ならびに，抗精神病薬で誘発される錐体外路系症状を含むその他のパーキンソン症候群の治療において補助薬として有用である．

F．オキシブチニン oxybutynin とその他の抗ムスカリン薬

オキシブチニン，**ダリフェナシン** darifenacin，**フェソテロジン** fesoterodine，**ソリフェナシン** solifenacin，**トルテロジン** tolterodine，**トロスピウム** trospium は合成抗ムスカリン薬である．

1．作用：これらの薬物は膀胱内のムスカリン(M_3)受容体を遮断する．これにより，膀胱内圧が低下し膀胱容量が増加することで膀胱収縮の頻度が減少する．消化管ならびに唾液腺，CNS，眼の M_3 受容体への抗ムスカリン作用は有害作用を引き起こすことがある．**ダリフェナシン**と**ソリフェナシン**は比較的選択性の高い M_3 ムスカリン受容体拮抗薬である．しかし他の薬物はおもに非選択的ムスカリン遮断薬であり，他のムスカリン受容体サブタイプへの結合は有害作用を引き起こす可能性がある．

2．臨床使用：これらの薬物は過活動膀胱や尿失禁の治療に使用されている．**オキシブチニン**も神経因性膀胱の患者に使用される．

3．薬物動態：すべての薬物は経口薬が存在する．ほとんどの薬物は半減期が長いため1日1回の投与が可能である．[注：即時放出型**オキシブチニン**と**トルテロジン**は1日2回以上の投与が必要である．ただし，徐放製剤では1日1回の投与が可能である．] **オキシブチニン**は経皮パッチならびに局所ゲル製剤が存在する．これらの薬物はエステル加水分解を受けると考えられる**トロスピウム**を除けばシトクロム P450(おもに CYP 3A4 および 2D6)によって肝臓で代謝される．

4．有害作用：副作用は口渇，便秘，かすみ目などが含まれ，薬物に対する忍容性の制限因子となる．徐放製剤と経皮パッチは副作用の発生率が低く，忍容性が高い可能性がある．**トロスピウム**は四級化合物であり，血液脳関門の通過が最小限であることから他の薬物と比較して CNS への影響が少なく，とくに認知機能障害のリスクの高い高齢患者の過活動膀胱に好ましい選択となっている．重要なムスカリン遮断薬の特徴を図 5.6 と図 5.7 にまとめる．

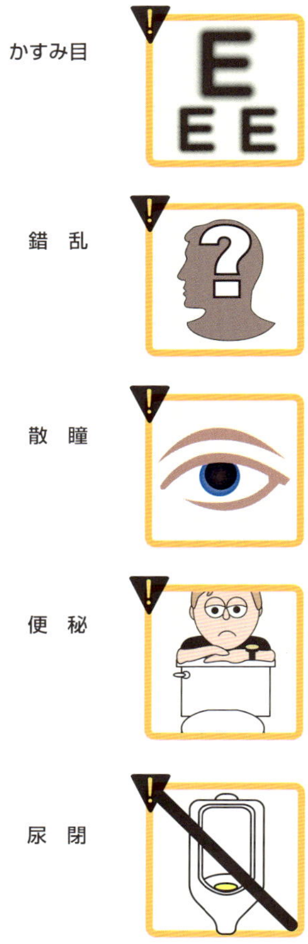
かすみ目
E
E E
錯　乱
散　瞳
便　秘
尿　閉

図 5.6
ムスカリン受容体拮抗薬でみられる一般的な有害作用．

臨床応用 5.3：尿失禁に対する抗コリン作用

M_3 受容体に作用する抗ムスカリン薬は，尿失禁患者の症状と生活の質を改善するための第一選択薬である．これらは排尿筋の収縮を抑制し，膀胱容量が増加する．抗ムスカリン薬は最小用量から開始し，臨床的な反応性と忍容性に基づいて徐々に増量する必要がある．古い即放性薬である**オキシブチニン**は，新しい薬や徐放製剤と比較して有害作用の発生率が高く，患者のコンプライアンスが低下し，臨床的な反応性も低下する(**オキシブチニン** XL，**トルテロジン** LA，**トロスピウム** ER，**ダリフェナシン** ER)．徐放性薬剤は口渇を軽減し，**トロスピウム**は中枢神経系の有害作用を軽減する．**オキシブチニン**経皮パッチと局所ジェルは経口薬が困難な患者の代替品である．

Ⅲ．神経節遮断薬

神経節遮断薬は副交感神経系および交感神経系両方の自律神経節のニコチン(N_N)受容体に特異的に作用する．いくつかのものは自律神経節のイオンチャネルも遮断する．このタイプの薬物は副交感神経節と交感神経節に対する選択性をもたず，神経筋遮断薬としての効果を有する薬物ではない．このように，神経節遮断薬はニコチン受容体のところで，自律神経系の出力を完全に遮断する．**ニコチン** nicotine を除いて神経節遮断薬は臨床的にはほとんど使用されないが，薬理学実験のツールとしてしばしば使用される(たとえば，**メカミラミン** mecamylamine)．**ニコチン**はタバコの成分として一般に知られており，禁煙を補助するためにニコチン製剤(ガム，パッチ，トローチ)が使用される場合がある．**ニコチン**は大量に摂取すると毒となり，さまざまな好ましくない作用を引き起こす．用量に応じて自律神経節を脱分極させ，最初に刺激をもたらし，次にすべての神経節を麻痺させる．刺激作用は複雑で，交感神経節と副交感神経節の両方に作用することによる神経伝達物質の放出増加が原因である(図 5.8．**ニコチン**の詳細については 22 章参照)．[注：禁煙のために**ニコチン**製剤を使用している患者は，過剰に摂取すると有毒な影響が生じる危険性があるため，小さな子供やペットの手の届かないところに保管するように注意する必要がある．]

Ⅳ．神経筋(接合部)遮断薬

これらの薬物は運動神経終末と骨格筋のニコチン受容体の間のコリン性神経伝達を遮断する(図 5.2 参照)．神経筋遮断薬 neuromuscular blocker (NMB) は ACh と化学的類似性があり，神経筋接合部の終板上の受容体に対して拮抗薬(非脱分極型)または作動薬(脱分極型)として作用する．神経筋遮断薬は気管内挿管とその後の機械換気，ならびに外科手術時の筋弛緩を促進するために臨床的に有用である．

A．非脱分極性(競合的)遮断薬

骨格筋の神経筋接合部を遮断する能力をもつことを見つけられた最初の薬物は矢毒の**クラーレ** curare で，南米アマゾンの先住民の猟師

薬物	臨床使用
ムスカリン受容体遮断薬	
トリヘキシフェニジル ベンズトロピン	● パーキンソン病の治療 ● 抗精神病薬で誘発される錐体外路系症状の治療
ダリフェナシン フェソテロジン オキシブチニン ソリフェナシン トルテロジン トロスピウム	● 過活動膀胱の治療
シクロペントレート トロピカミド アトロピン*	● 眼科では散瞳および屈折検査に先立つ毛様体筋麻痺を生じさせる
アトロピン*	● 消化管の攣縮性障害の治療 ● 有機リン系化合物中毒の治療 ● 術前に気道分泌物を抑制 ● 徐脈の治療
スコポラミン	● 動揺病の予防
アクリジニウム グリコピロレート イプラトロピウム チオトロピウム ウメクリジニウム	● COPDの治療
神経節遮断薬	
ニコチン	● 禁煙

図 5.7
アセチルコリン受容体遮断薬のまとめ．
*閉塞隅角緑内障に禁忌．
COPD ＝ 慢性閉塞性肺疾患．

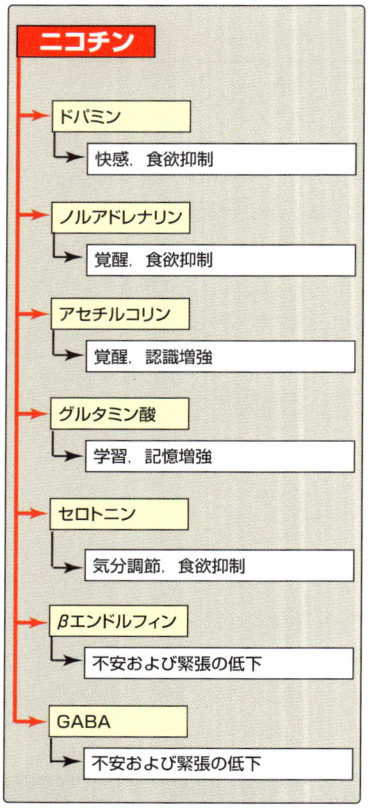
ニコチン
ドパミン
快感，食欲抑制
ノルアドレナリン
覚醒，食欲抑制
アセチルコリン
覚醒，認識増強
グルタミン酸
学習，記憶増強
セロトニン
気分調節，食欲抑制
βエンドルフィン
不安および緊張の低下
GABA
不安および緊張の低下

図 5.8
ニコチンの神経化学的作用.
GABA＝γ-アミノ酪酸.

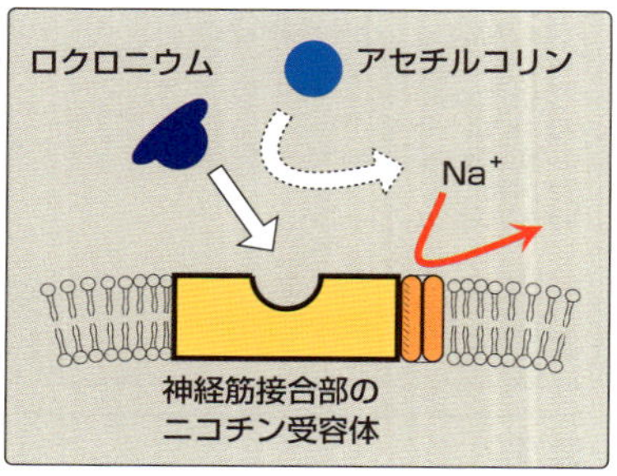
ロクロニウム
アセチルコリン
Na^+
神経筋接合部の
ニコチン受容体

図 5.9
競合性神経筋遮断薬の作用機序.

が獲物を麻痺させるのに用いていた．**ツボクラリン** tubocurarine という薬物が最終的に精製されたが，その後，有害作用の少ない**シサトラクリウム** cisatracurium，**ミバクリウム** mivacurium［訳者注：日本未承認］，**パンクロニウム** pancuronium，**ロクロニウム** rocuronium，**ベクロニウム** vecuronium など別の薬物に代えられている．

1．作用機序：非脱分極性NMBはニコチン受容体上でAChと競合し遮断する（図 5.9）．このとき，非脱分極性NMBは受容体を刺激することなくAChと競合する．そのため，非脱分極性遮断薬は骨格筋の細胞膜脱分極を防止し，筋収縮を抑制する．

2．作用：必ずしもすべての筋が競合的遮断薬に同等に感受性をもつとは限らない．顔面や眼の小さくて速い収縮を起こす筋が最も影響を受けやすく，最初に麻痺する．次いで指，四肢，頸部，躯幹の筋肉が麻痺し，その後，肋間筋が影響を受け，最後に横隔膜筋が麻痺する．筋の回復はこれと逆向きに起こる．非脱分極性NMBの適切な投与量は体重と時間に基づいており，さらに末梢神経刺激装置で末梢筋力をモニタリングすることによって評価できる．

外科手術の後，NMBからの回復を促進するにはNMBの作用の取消が必要である．ニコチン受容体に対するNMB拮抗作用はコリンエステラーゼ阻害薬（たとえば，**ネオスチグミン** neostigmine）によって打ち消すことができる．これは神経筋接合部におけるACh濃度を上昇させることに起因する．臨床医は神経筋遮断の期間を短縮するためにこの戦略を採用している．**ネオスチグミン**を神経筋遮断からの回復するために使用する場合，この薬剤の使用によって発生する可能性のある徐脈，流涎，悪心および嘔吐を防ぐために，抗ムスカリン薬（**グリコピロレート**）を併用する必要がある．一部の非脱分極性のNMBからの回復は**スガマデクス** sugammadex によって行われることもある．**スガマデクス**は，**ロクロニウム**と**ベクロニウム**の両方の作用を停止させる選択的筋弛緩薬結合薬であり，回復を早めるために使用できる（20 章参照）．

3．薬物動態：すべてNMBは静脈内または，場合により筋肉内に投与する．これらの薬物は大きな環状構造のなかに２つ以上の四級アミンをもっており，消化管からの吸収を抑えている．NMBの膜透過性はきわめて小さく，細胞内や血液脳関門は通過しない．薬物の作用はさまざまな方法で終了する（図 5.10）．**パンクロニウム**は変化せずに尿中に排泄される．**シサトラクリウム**は臓器非依存的に代謝されて（ホフマン脱離を介して）ラウダノシンになり，さらに代謝されて腎臓から排泄される．アミノステロイド薬の**ベクロニウム**と**ロクロニウム**はおもに肝臓で脱アセチル化され，変化せず胆汁中に排泄される．これらは**パンクロニウム**よりも程度は低いが，腎臓からも排泄される．**ミバクリウム**は血漿コリンエステラーゼによって分解される．薬物は望ましい作用発現時間，筋弛緩の持続時間，および排出経路によって選択する．NMBの作用開始時間，持続時間およびその他の特徴は図

5.11 にまとめた．

4．**有害作用**：一般にこれらの薬物は副作用は少なく安全である．特定のNMBの有害作用は図5.11 に示した．

5．**薬物相互作用**

a．**コリンエステラーゼ阻害薬**：**ネオスチグミン**ならびに**フィゾスチグミン**などの薬物は非脱分極性NMBの作用を弱める．しかし，逆に高用量ではコリンエステラーゼ阻害薬は終板膜でのACh濃度を上昇させ，脱分極性遮断の原因となる．もしNMBがイオンチャネルに入ってしまうと，コリンエステラーゼ阻害薬のNMBの作用を抑制する効果は減弱する．

b．**ハロゲン化炭化水素麻酔薬**：**イソフルラン** isoflurane，**セボフルラン** sevoflurane，**デスフルラン** desflurane などの薬物は神経筋接合部の安定化作用を発揮し，神経筋遮断を増強する．これらの薬物は神経筋接合部に対するNMBの効果感受性を高める．

c．**アミノグリコシド系抗生物質**：**ゲンタマイシン** gentamicin や**トブラマイシン** tobramycin などの薬物はカルシウムイオン（Ca^{2+}）と拮抗してコリン性神経終末からのACh放出を抑制する．これらの薬物は競合的遮断薬と協力して，遮断作用を増強する．

d．**カルシウム（Ca）拮抗薬〔カルシウム（Ca^{2+}）チャネル遮断薬〕**：これらの薬物は競合的遮断薬の神経筋遮断作用を増強する可能性がある（P/Q型チャネル遮断作用をもつ場合）．

B．脱分極性遮断薬

脱分極性遮断薬はAChと同様に筋線維の細胞膜を脱分極させることで作用する．しかし，これらの薬物はアセチルコリンエステラーゼ（AChE）で分解されにくく，長時間筋線維を脱分極させることができる．**サクシニルコリン** succinylcholine が今日唯一脱分極性筋弛緩薬として利用されている．

1．**作用機序**：**サクシニルコリン**（スキサメトニウム suxamethonium）はニコチン受容体に結合し，AChのように終板膜を脱分極させる（図5.12）．AChEで瞬間的に分解されるAChと違って，脱分極性遮断薬はシナプス間隙に高濃度のまま維持され，長時間受容体に結合したままになり，筋細胞の脱分極を維持する．［注：**サクシニルコリン**の作用持続時間は運動終板部からの拡散と血漿コリンエステラーゼ（ブチリルコリンエステラーゼまたは偽コリンエステラーゼともよぶ）による加水分解によって決まる．遺伝子多型により血漿偽コリンエステラーゼ濃度が低いまたは発現していない場合は，神経筋麻痺が長時間にわたって持続される．］脱分極性遮断薬はまずニコチン受容体と一体となっているナトリウムイオン（Na^+）チャネルを開口させ，膜の脱分極を引き起こす（第Ⅰ相）．その結果，一過性の筋の単縮 twitch が生じる（線維束性攣縮 fasciculation）．脱分極性遮断薬が持続的に結合すると，（筋肉の電位依存性Na^+チャネルが不活性化状態のため）次の

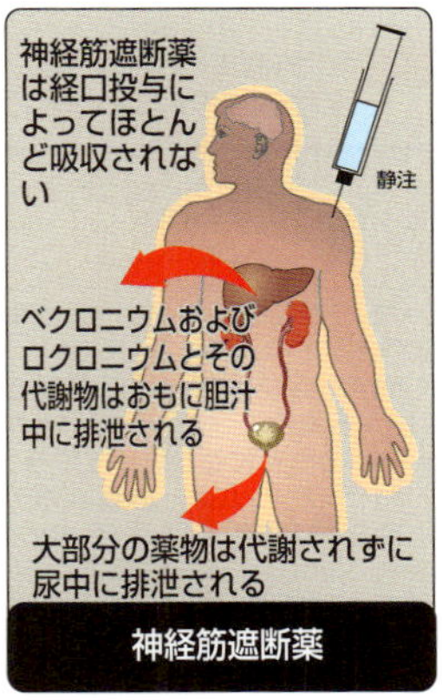
神経筋遮断薬は経口投与によってほとんど吸収されない
静注
ベクロニウムおよびロクロニウムとその代謝物はおもに胆汁中に排泄される
大部分の薬物は代謝されずに尿中に排泄される
神経筋遮断薬

図 5.10
神経筋遮断薬の薬物動態．静注＝静脈内投与．シサトラクリウムは臓器非依存的に排泄される．ミバクリウムとサクシニルコリンは血漿コリンエステラーゼによって代謝される．

活動電位を伝達できなくなる．時間とともに，Na^+チャネルは閉じ，また遮断されるため，持続的な脱分極はゆっくりと再分極へ進んでいく．この脱感作により，筋は脱分極できず（第Ⅱ相），弛緩性麻痺 flaccid paralysisが生じる．

2．作用：非脱分極性NMBと同様に呼吸筋（肋間筋と横隔膜）は**サクシニルコリン**に強い抵抗性があり最後に弛緩し，最初に回復する．**サクシニルコリン**は短時間に筋線維束性攣縮を生じ，これは容易に目視で確認でき最大で30％の患者に重度の筋肉痛を引き起こす．通常，**サクシニルコリン**は血漿偽コリンエステラーゼで迅速に分解されるので，作用持続はきわめて短い（5～8分）．しかし，神経筋接合部に進入した**サクシニルコリン**はAChEによって代謝されず，ニコチン受容体と結合できる．代謝されるには血漿中に再分布する必要がある．

3．臨床使用：**サクシニルコリン**は作用開始時間が速いため，麻酔導入時に迅速な気管内挿管 endotracheal intubationが必要なとき，または非常に短時間の筋弛緩が必要なとき（たとえば，電気痙攣療法）に有用である．

4．薬物動態：**サクシニルコリン**は静脈内あるいは筋肉内に投与する．再分布と血漿偽コリンエステラーゼによって速やかに分解されるため，作用時間は短い．薬物の効果は注入を停止することで速やかに消失する．

5．有害作用

a．高体温 hyperthermia：**サクシニルコリン**は感受性の高い患者に対して悪性高熱（高体温）症malignant hyperthermiaを引き起こすことがある（20章参照）．

b．長時間の筋力低下：血漿コリンエステラーゼの量または質（酵素の非定型）が不足している患者に**サクシニルコリン**を投与するとNMB活性が継続するため，麻痺が長引く可能性がある．

c．高カリウム血症：**サクシニルコリン**は，神経筋接合部での脱分極を引き起こす．その結果，筋肉から血漿への細胞内カリウムの流出が惹起されカリウムの一時的な増加が引き起こされる．通常，体は一時的な高カリウム血症に対応できる．しかし，麻痺または動けない患者，火傷患者，外傷患者，およびミオパチーのある患者では，ニコチン受容体の顕著なアップレギュレーションが起こり，その結果，**サクシニルコリン**に対する感受性が増加する．これらの患者に**サクシニルコリン**を投与すると，重度の高カリウム血症が生じ，不整脈や心停止を引き起こす可能性がある．上記のような患者やすでに高カリウム血症の状態にある患者では，**サクシニルコリン**の使用は避けるべきである．

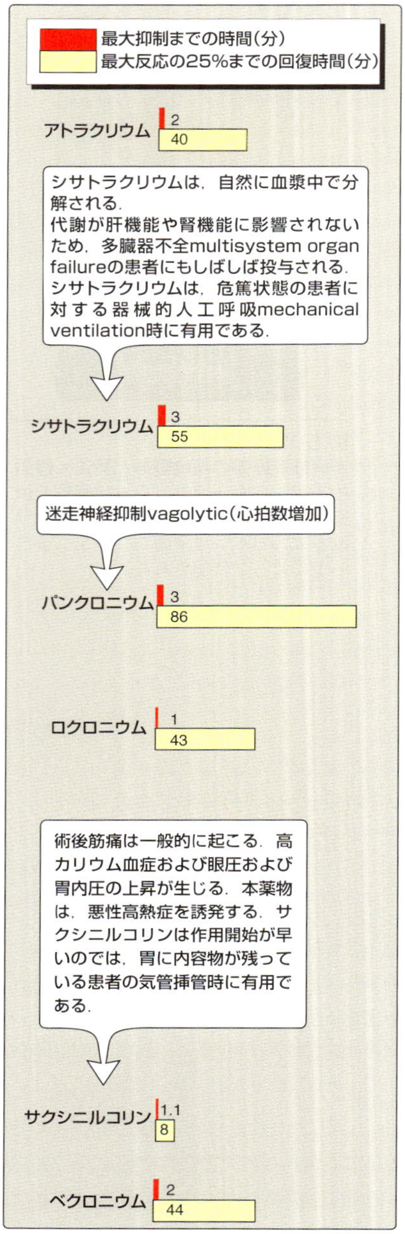
最大抑制までの時間（分）
最大反応の25％までの回復時間（分）
アトラクリウム
2
40
シサトラクリウムは，自然に血漿中で分解される．
代謝が肝機能や腎機能に影響されないため，多臓器不全multisystem organ failureの患者にもしばしば投与される．
シサトラクリウムは，危篤状態の患者に対する器械的人工呼吸mechanical ventilation時に有用である．
シサトラクリウム
3
55
迷走神経抑制vagolytic（心拍数増加）
パンクロニウム
3
86
ロクロニウム
1
43
術後筋痛は一般的に起こる．高カリウム血症および眼圧および胃内圧の上昇が生じる．本薬物は，悪性高熱症を誘発する．サクシニルコリンは作用開始が早いのでは，胃に内容物が残っている患者の気管挿管時に有用である．
サクシニルコリン
1.1
8
ベクロニウム
2
44

図 5.11
神経筋遮断薬の特徴．

臨床応用 5.4：神経筋遮断薬による麻痺

骨格筋のニコチン受容体が遮断されると麻痺が生じる．脱分極性筋弛緩薬である**サクシニルコリン**は受容体に結合して脱分極を引き起こし，そのまま受容体に留まることで再分極を阻止し麻痺を引き起こす．この薬物は作用発現が早く，作用持続時間が短いため，呼吸不全に対する挿管や，誤嚥の危険がある患者への外科手術時の挿管に有用である．一方，非脱分極性筋弛緩薬は受容体に結合するが脱分極は惹起せずに麻痺を引き起こし，作用発現の時間と持続時間が長くなる．また，これらの薬物は集中治療室や手術室で挿管の補助と麻痺を維持させるために使用する．骨格筋には影響を与えるが，平滑筋には影響を与えず，鎮痛や鎮静を惹起しないことに注意することが重要である．これらの薬物の投与を受けている患者は，NMB療法の開始前に計画的に鎮静薬と鎮痛薬を投与する必要がある．

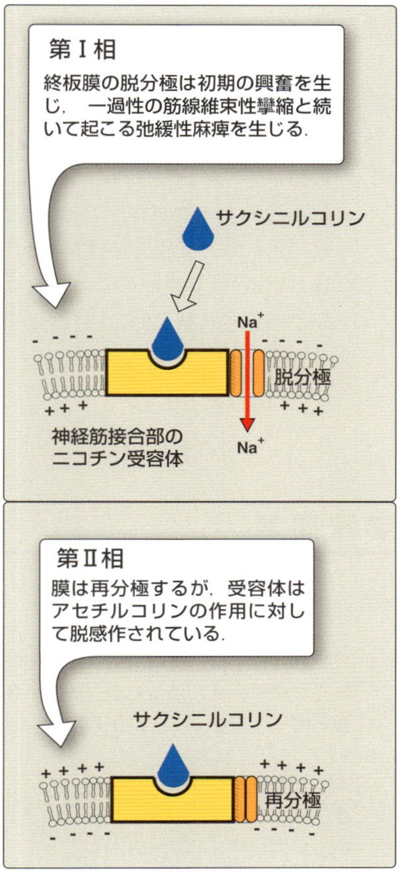
第Ⅰ相
終板膜の脱分極は初期の興奮を生じ，一過性の筋線維束性攣縮と続いて起こる弛緩性麻痺を生じる．
サクシニルコリン
Na+
脱分極
神経筋接合部の
ニコチン受容体
Na+
第Ⅱ相
膜は再分極するが，受容体はアセチルコリンの作用に対して脱感作されている．
サクシニルコリン
再分極

図 5.12
脱分極性神経筋遮断薬の作用機序．

5章の要約

1. アセチルコリン(ACh)は副交感神経のムスカリン受容体のみならず，自律神経系(交感神経ならびに副交感神経)と体性神経系のニコチン受容体に対する神経伝達物質である．
2. コリン拮抗薬(抗コリン薬)はムスカリン受容体またはニコチン受容体を遮断し，AChならびにその他のコリン作動薬の効果を阻害する薬物を含んでいる．
3. ムスカリン受容体に拮抗する薬物は抗ムスカリン薬として知られている．**アトロピン**は代表的なムスカリン拮抗薬である．
4. 副交感神経系におけるムスカリン受容体の遮断は，散瞳，心拍数の増加，気管支拡張，分泌物の減少，消化管および泌尿器系の鎮痙作用など幅広い臨床効果が現れる．
5. 特定の適応に対する抗ムスカリン薬は副作用を避けるために他の拮抗作用を最小限に抑えながら特定の拮抗作用を誘導するよう最適化されている．たとえば，慢性閉塞性肺疾患(COPD)には**イプラトロピウム**，術後悪心・嘔吐(PONV)には**スコポラミン**，尿失禁には**トルテロジン**．
6. ムスカリン拮抗薬の有害作用は口渇，散瞳，錯乱，尿閉，便秘，かすみ目などがある．

7. 神経筋遮断薬(NMB)は体性神経系のニコチン受容体に対して拮抗薬として作用し骨格筋麻痺を引き起こす．これらの薬物は気管挿管や外科手術の補助，ならびに重度の脳損傷や肺損傷の重篤な患者のケアを支援する目的で使用される．
8. NMBは脱分極性と非脱分極性に分類される．**サクシニルコリン**は脱分極性NMBであり，骨格筋のニコチン受容体に結合してAChと同じように神経筋接合部に脱分極を引き起こす．しかし，**サクシニルコリン**はAChと異なり受容体への結合が長時間維持されることから，骨格筋の脱分極が維持され弛緩性麻痺が引き起こされる．非脱分極性NMB(**シサトラクリウム**，**ミバクリウム**，**パンクロニウム**，**ロクロニウム**，**ベクロニウム**)は骨格筋のニコチン受容体へのAChの結合を競合的に阻害する．これによって筋細胞膜の脱分極が阻止され結果的に筋収縮が抑制される．

学習問題

最も適当な答えを1つ選択せよ．

5.1 眼科外科手術の最中，外科医が縮瞳薬を用いて患者の瞳孔を収縮させたかったが，誤って瞳孔を散大させる薬物を使ってしまった．以下の薬物のうちどれを使用したか．

A．アセチルコリン
B．ピロカルピン
C．シクロペントレート
D．ベタネコール

正解 C．シクロペントレートなどのようなムスカリン受容体拮抗薬は虹彩括約筋の収縮を抑制し瞳孔の散大(散瞳)を引き起こすが，アセチルコリン，ピロカルピン，ベタネコールなどムスカリン作動薬は虹彩括約筋を収縮させ瞳孔の収縮(縮瞳)を引き起こす．

5.2 服薬を遵守していない54歳の女性は，最近慢性閉塞性肺疾患(COPD)と診断された．彼女の医師は，1日1回または2回投与される吸入抗コリン薬の処方を考えている．この患者に最も適している薬を選べ．

A．アトロピン
B．イプラトロピウム
C．チオトロピウム
D．アルブテロール

正解 C．医師は，患者が1日1回または2回の吸入で済むように長時間作用型ムスカリン拮抗薬(LAMA)を処方する必要がある．チオトロピウムはLAMAであり，イプラトロピウムは短時間作用型ムスカリン拮抗薬(SAMA)である．アトロピンはムスカリン拮抗薬であるが喘息やCOPDなどの症状には適応がなく，吸入薬も存在しない．アルブテロールは気管支拡張を引き起こすが短時間作用型βアゴニストで抗コリン薬ではない．

5.3 以下の薬物のうち船旅を計画している人に最も有効な動揺病治療薬はどれか．

A．イプラトロピウム
B．フェソテロジン
C．スコポラミン
D．トロピカミド

正解 C．ムスカリン受容体拮抗薬(抗コリン薬)はすべて理論上，動揺病治療薬として有用である．しかし，スコポラミンが動揺病予防に最も効果がある．イプラトロピウムは肺のみに適応がある．トロピカミドはほとんど眼への用途として，チオトロピウムは呼吸器疾患(COPD)に用いられる．フェソテロジンは過活動膀胱に用いられる．

5.4　以下のうち節遮断薬に関して正しいものはどれか．
A．交感神経節遮断は血圧低下を引き起こす．
B．副交感神経節遮断は心拍数低下を引き起こす．
C．ニコチンは非脱分極性節遮断薬である．
D．アトロピンは非脱分極性節遮断薬である．

正解　A.（理論上）選択的交感神経節遮断はノルアドレナリン分泌を低下させ，心拍数ならびに血圧の低下を引き起こす．（理論上）選択的副交感神経節遮断はアセチルコリン分泌を低下させ心拍数の増加を引き起こす．交感神経節および副交感神経節の両方に発現している受容体はニコチン受容体である．ニコチンはニコチン受容体の作動薬であり，節において脱分極性遮断を引き起こす．アトロピンはムスカリン受容体拮抗薬であり，節のニコチン受容体には作用しない．

5.5　次のうち神経伝達物質であるセロトニン，GABA，グルタミン酸，アセチルコリンの遊離を刺激するものを選べ．
A．有機リン系殺虫剤
B．アトロピン
C．サクシニルコリン
D．ニコチン

正解　D. ニコチンは神経節遮断薬である．交感神経節ならびに副交感神経節に作用するためニコチンの効果は複雑である．アトロピンはムスカリン受容体を遮断する．有機リン系殺虫剤はムスカリン受容体を刺激する．サクシニルコリンは神経筋接合部のアセチルコリンの作用を阻害する．

5.6　入院患者が症候性徐脈と診断された．徐脈の治療に最も適切な薬物を次のなかから選べ．
A．イプラトロピウム
B．アトロピン
C．ベクロニウム
D．ソリフェナシン

正解　B. 通常の投与用量のアトロピンは投与後にSA結節のM_2受容体の遮断が起こり心拍数が増加する．イプラトロピウムは気管支拡張に適応があるが，十分に吸収されないためよい薬物ではない．ベクロニウムは神経筋遮断薬であり心拍数の増加は期待できない．ソリフェナシンは過活動膀胱の治療に適応がある．

5.7　38歳の男性は結腸内視鏡検査のために腸を弛緩させる目的でスコポラミンの筋肉注射を受けた．この患者が投与後に経験する可能性が最も高い影響は次のうちどれか．
A．尿失禁
B．唾液分泌の増加
C．気管支の痙攣
D．心拍数の増加

正解　D. スコポラミンは抗ムスカリン薬である．この薬物は洞房結節および房室結節のM_2受容体を遮断し心臓への迷走神経の制御を低下させる．これによって心拍数が増加して心拍を感じるようになる（動悸）．抗ムスカリン作用は尿閉を引き起こすため尿失禁は起こらない．そのためAは不正解．抗ムスカリン作用は唾液分泌を減少させるためBは不正解．抗ムスカリン作用は気管支拡張を引き起こすためCは不正解．

5.8　患者は迅速に挿管される必要があり，医師は患者を麻痺させるために作用の発現が早く持続時間が短い薬物を使用したいと考えている．次のうち最適な選択を選べ．
A．パンクロニウム
B．シサトラクリウム
C．ベクロニウム
D．サクシニルコリン

正解　D. サクシニルコリンは最短約1分で作用が発現し，作用時間は最短約5～8分である．パンクロニウムならびにシサトラクリウム，ベクロニウムはすべて作用発現まで長時間必要であり作用時間も長い．

5.9　重度の肺損傷を負ったICU患者は人工呼吸の管理を補助する目的で神経筋遮断薬の投与が必要である．この患者は現在肝疾患を患っている．この患者にとって最適な非脱分極性神経筋遮断薬はどれか．

A．シサトラクリウム
B．サクシニルコリン
C．ベクロニウム
D．ロクロニウム

正解　A． シサトラクリウムは臓器に依存せず代謝され排泄される（ホフマン離脱）．サクシニルコリンは脱分極性神経筋遮断薬である．ベクロニウムならびにロクロニウムは肝臓で代謝される．患者は肝疾患を患っているため不正解．

5.10　患者は膀胱痙攣の治療を開始している．この患者はCYP3A4代謝経路を阻害する薬物も服用している．この患者の膀胱痙攣の治療に最も適している薬物を選べ．

A．トロスピウム
B．トルテロジン
C．オキシブチニン
D．ダリフェナシン

正解　A． トロスピウムはエステル加水分解を介して代謝されると考えられており，他の膀胱痙攣薬よりもCYP3A4代謝経路との相互作用による影響を受ける可能性が低い．他の薬剤はすべてCYP3A4代謝経路を通じてある程度代謝される．

アドレナリン作動薬

6

Ⅰ. 概　要

アドレナリン作動薬は，ノルアドレナリン noradrenaline（ノルエピネフリン norepinephrine）またはアドレナリン adrenaline（エピネフリン epinephrine）で刺激される受容体に作用する．これらの受容体は，アドレナリン作動性受容体 adrenergic receptor またはアドレナリン受容体 adrenoceptor とよばれる．アドレナリン受容体を活性化する薬物は交感神経興奮様薬 sympathomimetic とよばれ，アドレナリン受容体の活性化を遮断する薬物は交感神経遮断薬 sympatholytic とよばれる．交感神経興奮様薬には，アドレナリン受容体を直接的に活性化するもの（直接作用型）と，ノルアドレナリン遊離の促進またはノルアドレナリン再取込みの阻害により間接的に活性化するもの（間接作用型）がある．本章では直接的あるいは間接的にアドレナリン受容体を刺激する薬物について述べる（図 6.1）．交感神経遮断薬については，7 章で説明する．

直接作用型
サルブタモール（アルブテロール）
アルホルモテロール※
クロニジン
ドブタミン*
ドパミン*
アドレナリン（エピネフリン）*
ホルモテロール
グアンファシン
インダカテロール
イソプレナリン（イソプロテレノール）*
レバルブテロール※
メタプロテレノール※
ミドドリン
ミラベグロン
ナファゾリン
ノルアドレナリン（ノルエピネフリン）*
オロダテロール
オキシメタゾリン
フェニレフリン
サルメテロール
テトラヒドロゾリン
テルブタリン
ビベグロン

間接作用型
アンフェタミン
コカイン

直接間接（混合）作用型
エフェドリン
プソイドエフェドリン

図 6.1
アドレナリン作動薬のまとめ．
星印（*）がついている薬物はカテコールアミン類．
※（訳者注）：日本未承認．

Ⅱ. アドレナリン作動性ニューロン（神経）

アドレナリン作動性ニューロンは，その神経伝達物質としておもにノルアドレナリンを遊離する．このニューロンは中枢神経系 central nervous system（CNS）で見出されるほか，末梢の交感神経系では神経節と効果器を連結する役割を担っている．アドレナリン作動薬は，シナプス前のニューロン上またはシナプス後部の効果器上に分布するアドレナリン受容体に作用する（図 6.2）．

A. アドレナリン作動性ニューロンの神経伝達

アドレナリン作動性ニューロンにおける神経伝達は，すでに記したコリン作動性神経（ニューロン）（4 章参照）と非常によく似ている．ただし，アセチルコリンの代わりにノルアドレナリンが神経伝達物質となっている．神経伝達は，ノルアドレナリンの合成，貯蔵，放出（遊離，分泌）および受容体との結合，その後のシナプス間隙からの除去の過程で行われる（図 6.3）．

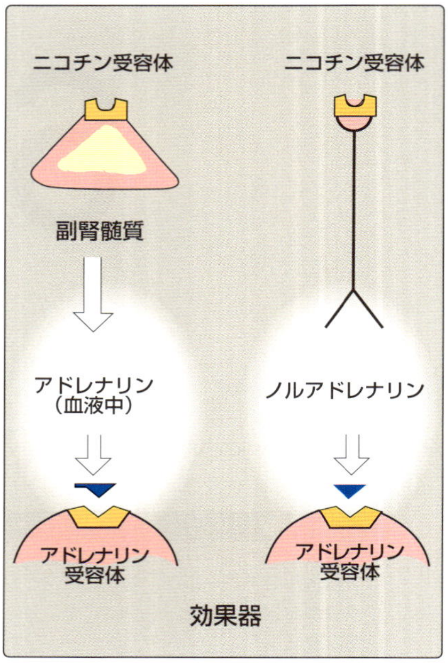
ニコチン受容体
ニコチン受容体
副腎髄質
アドレナリン
(血液中)
ノルアドレナリン
アドレナリン
受容体
アドレナリン
受容体
効果器

図 6.2
アドレナリン作動薬の作用点.

1. ノルアドレナリンの合成：チロシン tyrosineが輸送体(トランスポーター transporter)によってアドレナリン作動性ニューロンの神経終末内に輸送され，そこでチロシンヒドロキシラーゼ tyrosine hydroxylaseによってジヒドロキシフェニルアラニン dihydroxyphenylalanine(ドパ，L-DOPA)に水酸化される．この過程はノルアドレナリン合成の律速段階である．ドパはシナプス前ニューロン内で芳香族L-アミノ酸脱炭酸酵素によって脱炭酸されてドパミン dopamineとなる．

2. シナプス小胞内のノルアドレナリン貯蔵：ドパミンはアミン輸送体によってシナプス小胞内に輸送される．この輸送は**レセルピン** reserpineによって遮断される(7 章参照)．次に，ドパミンはドパミンβ-ヒドロキシラーゼ dopamine β-hydroxylaseによって水酸化されてノルアドレナリンとなる．

3. ノルアドレナリンの放出(遊離，分泌)：活動電位が神経終末に到達すると，細胞外液からカルシウムイオン(Ca^{2+})がニューロンの細胞質内へ流入する．Ca^{2+}の増加によってシナプス小胞と細胞膜との融合が起こり，エキソサイトーシス(開口分泌) exocytosisにより小胞内の物質がシナプス間隙に放出される．

4. アドレナリン受容体への結合：シナプス小胞から放出されたノルアドレナリンはシナプス間隙に拡散し，効果器上のシナプス後受容体または神経終末上のシナプス前受容体と結合する．ノルアドレナリンが受容体に結合すると細胞内の一連のカスケード反応が引き起こされ，その結果，細胞内セカンドメッセンジャーを産生し，これが神経伝達物質と効果器細胞内に起こる作用との間を結ぶ連結物質(トランスデューサー)として作用する．アドレナリン受容体は，サイクリック AMP cyclic adenosine monophosphate (cAMP)セカンドメッセンジャー系とホスファチジルイノシトールサイクルによって，このシグナルを生理学的または薬理学的効果に変換する．ノルアドレナリンは，神経伝達物質の放出を抑制するシナプス前受容体(おもにα_2受容体)にも結合する．

5. ノルアドレナリンの除去：シナプス間隙に放出されたノルアドレナリンは，(1)拡散して全身循環に入る，(2)シナプス間隙でカテコール-*O*-メチルトランスフェラーゼ catechol-*O*-methyltransferase (COMT)によって不活性体に代謝される．または，(3)ニューロン内に再取込みされる．ニューロン膜を介する再取込みにはNa^+/Cl^-依存性ノルアドレナリン輸送体が関与しており，その機能は**イミプラミン** imipramineのような三環系抗うつ薬や**デュロキセチン** duloxetineのようなセロトニン-ノルアドレナリン輸送体阻害薬，**コカイン** cocaineによって阻害される．また，これらより作用は弱いが，**アンフェタミン**，**メタンフェタミン**，**メチルフェニデート**もノルアドレナリンの再取込みを阻害する(22 章参照)．シナプス前ニューロンへの

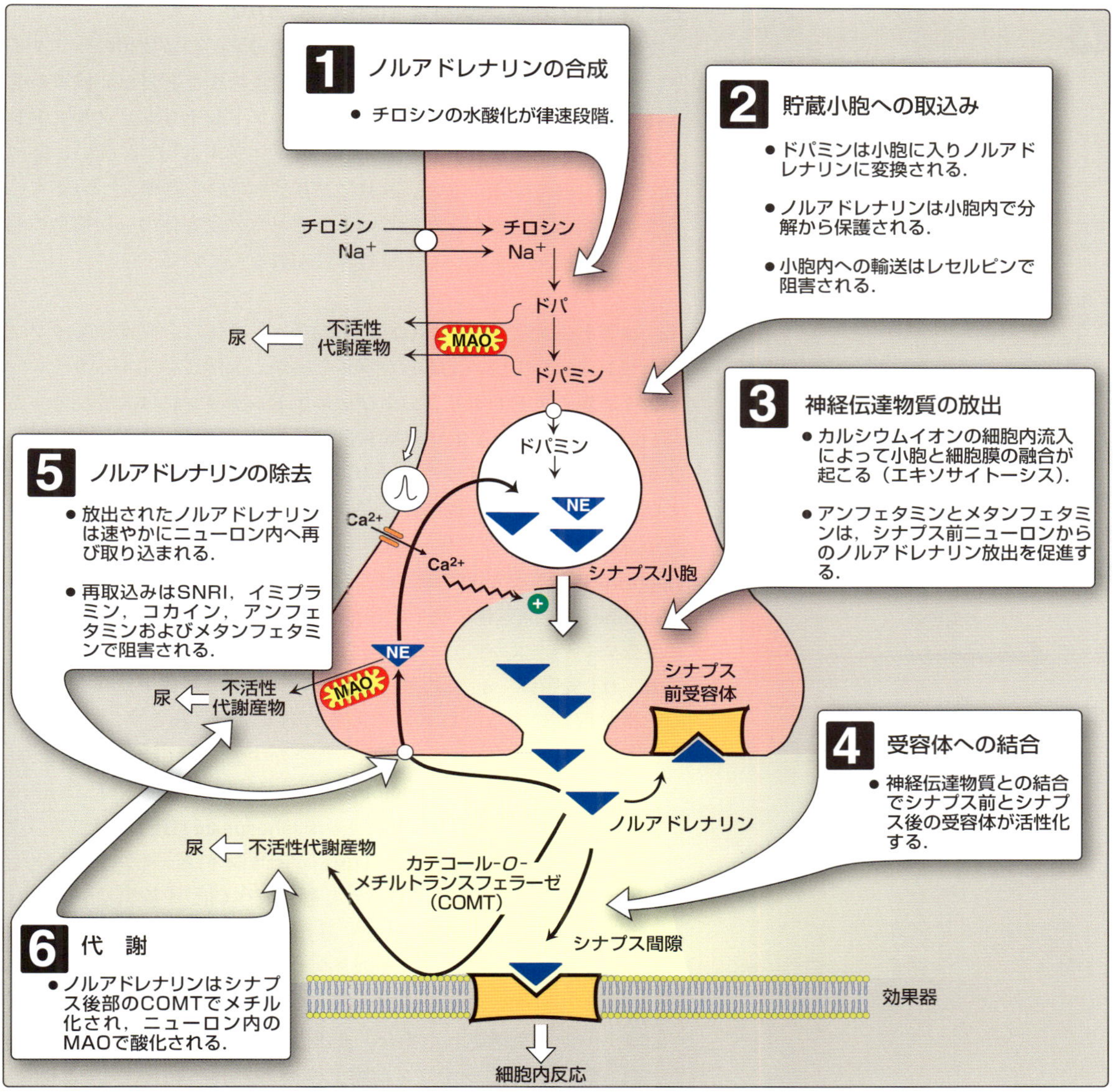
1 ノルアドレナリンの合成
● チロシンの水酸化が律速段階．
2 貯蔵小胞への取込み
● ドパミンは小胞に入りノルアドレナリンに変換される．
● ノルアドレナリンは小胞内で分解から保護される．
● 小胞内への輸送はレセルピンで阻害される．
3 神経伝達物質の放出
● カルシウムイオンの細胞内流入によって小胞と細胞膜の融合が起こる（エキソサイトーシス）．
● アンフェタミンとメタンフェタミンは，シナプス前ニューロンからのノルアドレナリン放出を促進する．
4 受容体への結合
● 神経伝達物質との結合でシナプス前とシナプス後の受容体が活性化する．
5 ノルアドレナリンの除去
● 放出されたノルアドレナリンは速やかにニューロン内へ再び取り込まれる．
● 再取込みはSNRI，イミプラミン，コカイン，アンフェタミンおよびメタンフェタミンで阻害される．
6 代謝
● ノルアドレナリンはシナプス後部のCOMTでメチル化され，ニューロン内のMAOで酸化される．
チロシン
Na+
チロシン
Na+
ドパ
不活性
代謝産物
尿
MAO
ドパミン
ドパミン
NE
シナプス小胞
Ca2+
Ca2+
NE
MAO
尿
不活性
代謝産物
シナプス
前受容体
ノルアドレナリン
尿
不活性代謝産物
カテコール-O-
メチルトランスフェラーゼ
（COMT）
シナプス間隙
効果器
細胞内反応

図 6.3
アドレナリン作動性ニューロンにおけるノルアドレナリンの合成と放出．MAO＝モノアミンオキシダーゼ，NE＝ノルアドレナリン，SNRI＝セロトニン-ノルアドレナリン再取込み阻害薬．

ノルアドレナリンの再取込みは，ノルアドレナリンの効果を終了させる機序として最も重要である．

6．再取込みされたノルアドレナリンの動態：アドレナリン作動性ニューロン内に再取込みされたノルアドレナリンは，(1)アミン輸送体によってシナプス小胞内に取り込まれ，次に到来する活動電位によって放出されるように一時的に貯えられるか，または(2)酵素作用から保護された細胞質内の貯蔵部位に留まる．そうでない場合には，(3)ノルアドレナリンはニューロン内ミトコンドリアにあるモノアミンオキシダーゼ monoamine oxidase（MAO）によって酸化される．

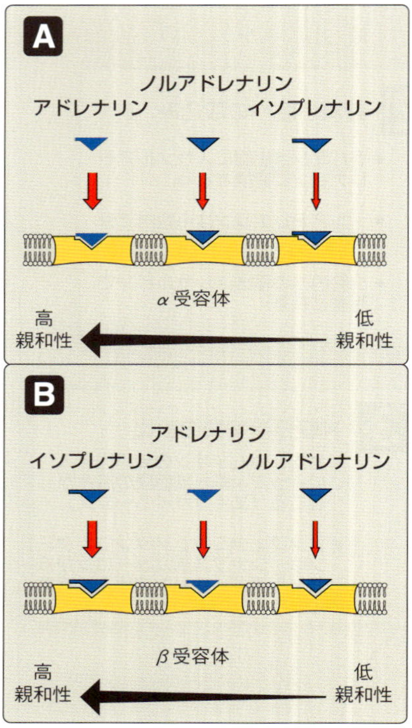
A
ノルアドレナリン
アドレナリン
イソプレナリン
α受容体
高
親和性
低
親和性
B
アドレナリン
イソプレナリン
ノルアドレナリン
β受容体
高
親和性
低
親和性

図 6.4
アドレナリン受容体のサブタイプ．
A．αアドレナリン受容体．
B．βアドレナリン受容体．

B．アドレナリン受容体 adrenoceptor

交感神経系のアドレナリン受容体は，薬理学的に数種類のサブタイプに区別されている．"α"および"β"と命名された主要な2種類の受容体ファミリーは，アドレナリン作動薬の**アドレナリン**，**ノルアドレナリン**および**イソプレナリン** isoprenalineに対する反応の違いに基づいて分類されている．また，αおよびβどちらの受容体についてもいくつかのサブタイプが存在している．それらの受容体の一次構造の相違によって種々の薬物に対する親和性が異なっている．

1．αアドレナリン受容体(α受容体)：α受容体は合成作動薬**イソプレナリン**に対して弱い反応しか示さないが，天然に存在するカテコールアミン類の**アドレナリン**および**ノルアドレナリン**にはよく反応する(図 6.4A)．α受容体に対する親和性と効力の順位は，**アドレナリン≧ノルアドレナリン≫イソプレナリン**である．α受容体は，α作動薬およびα遮断薬に対する親和性に基づいてα_1およびα_2の2種類のサブタイプに分類される．たとえば，α_1受容体は**フェニレフリン** phenylephrineに対してα_2受容体よりも高い親和性を示す．逆に**クロニジン** clonidineはα_2受容体に選択的に結合し，α_1受容体には弱い作用しか示さない．

a．**α_1受容体**：α_1受容体は効果器のシナプス後膜上に存在し，平滑筋収縮のような数多くの古典的効果を引き起こす．α_1受容体が活性化すると，G_qタンパク質を介する一連の反応が起こり，ホスホリパーゼC phospholipase Cの活性化によってイノシトール1,4,5-三リン酸 inositol 1,4,5-trisphosphate (IP_3)とジアシルグリセロール diacylglycerol (DAG)がセカンドメッセンジャーとして産生される．IP_3は小胞体から細胞質へCa^{2+}を放出し，DAGは細胞内のタンパク質を活性化する(図 6.5)．

b．**α_2受容体**：α_2受容体は主として交感神経終末に分布し，ノルアドレナリンの放出を調節する．交感神経アドレナリン作動性ニューロンが刺激された場合，放出されたノルアドレナリンの一部は"舞い戻って"シナプス前膜上のα_2受容体に結合する(図 6.5)．α_2受容体の刺激は，興奮しているアドレナリン作動性ニューロンからのノルアドレナリン放出をフィードバック的に抑制する．この抑制作用は，交感神経活性が亢進した条件下でのノルアドレナリン放出を局所的に調節する機構として役立つ．[注：この場合，アドレナリン作動性ニューロンからのノルアドレナリンのさらなる放出を抑制することにより，α_2受容体は抑制性の自己受容体として機能する．]α_2受容体は副交感神経のシナプス前部にも見出されており，交感神経から放出されたノルアドレナリンが拡散してこの受容体に作用すると，アセチルコリンの放出が抑制される．[注：この場合，α_2受容体は抑制性のヘテロ受容体として機能する．]これは局所的に自律神経活動を調節する機構の1つである．α_1受容体とは異なり，α_2受容体の刺激はG_iタンパク質を介してアデニル酸シクラーゼ adenylate cyclaseを抑制し，細胞内のcAMPを減少させる．

c．**受容体の細分類**：α_1 および α_2 受容体は，さらに α_{1A}，α_{1B}，α_{1D} および α_{2A}，α_{2B}，α_{2C} に細分類される．このような細分類は薬物の選択性を理解するのに必要である．たとえば，**タムスロシン** tamsulosin は選択的 α_{1A} 受容体遮断薬で，良性前立腺肥大症の治療に用いられる．この薬物は主として尿道と前立腺に分布する α_{1A} 受容体を標的とし，血管に分布する α_{1B} 受容体には作用しないので，心血管系への副作用が少ない．

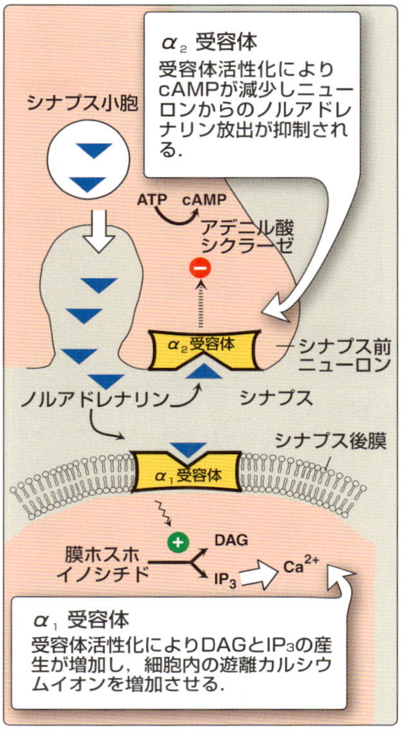

α2 受容体
受容体活性化によりcAMPが減少しニューロンからのノルアドレナリン放出が抑制される.
シナプス小胞
ATP
cAMP
アデニル酸シクラーゼ
α2受容体
シナプス前ニューロン
ノルアドレナリン
シナプス
シナプス後膜
α1受容体
膜ホスホイノシチド
DAG
IP3
Ca2+
α1 受容体
受容体活性化によりDAGとIP3の産生が増加し，細胞内の遊離カルシウムイオンを増加させる.

図 6.5
セカンドメッセンジャーが α 受容体活性化の効果を媒介する．ATP＝アデノシン三リン酸，cAMP＝サイクリックアデノシン一リン酸（サイクリック AMP），DAG＝ジアシルグリセロール，IP_3＝イノシトール三リン酸．

2．**β アドレナリン受容体（β 受容体）**：β 受容体は α 受容体の場合とは異なり，**イソプレナリン**に強く反応するが，**アドレナリン**および**ノルアドレナリン**に対する感受性は低いという特徴がある（図 6.4B）．β 受容体に対する効力の順位は**イソプレナリン**＞**アドレナリン**＞**ノルアドレナリン**である．β 受容体は，アドレナリン作動薬および遮断薬に対する親和性に基づき，β_1，β_2，β_3 の 3 種類のサブタイプに分類されている．β_1 受容体は**アドレナリン**と**ノルアドレナリン**に対してほぼ等しい親和性を示すが，β_2 受容体は**ノルアドレナリン**よりも**アドレナリン**により高い親和性を示す．したがって β_2 受容体が優位な組織（たとえば骨格筋の血管や気管支平滑筋）は，副腎髄質から放出された循環血液中の**アドレナリン**にとくに強く反応する．3 種類の β 受容体のいずれに神経伝達物質が結合しても G_s タンパク質を介してアデニル酸シクラーゼが活性化し，細胞内の cAMP 濃度が上昇する．

3．**受容体の分布**：アドレナリン作動性ニューロンに支配されている器官および組織は，通常，特定の受容体が他より優位である．たとえば，骨格筋の血管には α_1 および β_2 受容体が分布するが，後者が優位である．また，ほぼ 1 種類の受容体のみが分布する組織もある．たとえば，心臓には主として β_1 受容体が分布している．

4．**アドレナリン受容体を介する特徴的反応**：多くの薬物は，1 種類の受容体のみを優先的に刺激または遮断するので，アドレナリン作動性刺激に対する生理的反応を受容体のタイプによって整理することが，薬物の作用を理解する上で有用である．図 6.6 はアドレナリン受容体を介する最も顕著な反応をまとめたものである．総合的にみて，α_1 受容体刺激は血管収縮（とくに皮膚および腹部内臓で）および総末梢抵抗増大と，それらに続く血圧上昇を起こすのが特徴的である．β_1 受容体刺激は心臓興奮（心拍数および心収縮力の増加）を起こし，β_2 受容体刺激は血管拡張（骨格筋血管床で）および気管支拡張を起こす．β_3 受容体は脂肪分解に関与するとともに，膀胱排尿筋の弛緩を起こす．

5．**受容体の脱感作**：カテコールアミン類に長期間さらされると受容体の反応性が低下する．これは脱感作 desensitization として知られる現象である．この現象の説明として 3 種類の機序が示唆されている：(1) 受容体が通常の部位から隔離されることによってリガンドと結合できなくなる，(2) 破壊または合成低下により受容体が消失する（ダウ

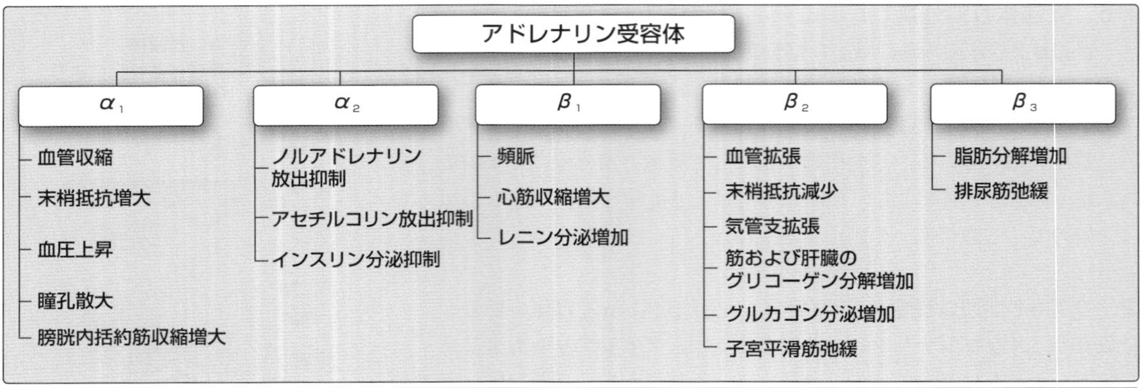
アドレナリン受容体
α1
血管収縮
末梢抵抗増大
血圧上昇
瞳孔散大
膀胱内括約筋収縮増大
α2
ノルアドレナリン放出抑制
アセチルコリン放出抑制
インスリン分泌抑制
β1
頻脈
心筋収縮増大
レニン分泌増加
β2
血管拡張
末梢抵抗減少
気管支拡張
筋および肝臓のグリコーゲン分解増加
グルカゴン分泌増加
子宮平滑筋弛緩
β3
脂肪分解増加
排尿筋弛緩

図 6.6
αおよびβアドレナリン受容体を介するおもな反応.

ンレギュレーション down regulation), (3)受容体の細胞質側部分がリン酸化されてGタンパク質と共役不能となる(脱共役 uncoupling).

Ⅲ. アドレナリン作動薬の特性

アドレナリン作動薬の多くはβ-フェニルエチルアミン β-phenylethylamine誘導体である. ベンゼン環またはエチルアミン側鎖の置換基によってαおよびβ受容体に対する作用の差およびCNSへ到達する能力が非常に大きく変化する. これらの薬物における2つの重要な構造上の特色は, (1)ベンゼン環におけるOH基の数および位置と, (2)アミン窒素の置換基の性質である(図 6.7).

A. カテコールアミン類 catecholamines

3,4-ジヒドロキシベンゼン 3,4-dihydroxybenzene構造をもち交感神経興奮様作用を示すアミン類(たとえば, **アドレナリン**, **ノルアドレナリン**, **イソプレナリン**および**ドパミン**)をカテコールアミン類とよぶ. これらの化合物は次のような性質をもつ.

1. 高い効力：カテコールアミン類は, αまたはβ受容体を直接活性化して最高の効力を示す(完全作動薬).

2. 急速な不活性化：カテコールアミン類は, シナプス後でCOMTによって, またニューロン内でMAOによって代謝される. また腸管壁のCOMTとMAOや肝臓のMAOによっても代謝される. そのため, カテコールアミン類は非経口的に投与した場合の作用持続が短く, 経口投与した場合には不活性化されて無効である.

3. 中枢神経系(CNS)に移行しにくい：カテコールアミン類は極性があるため, CNSに容易には到達しない. それにもかかわらず, ほとんどのカテコールアミン類は, CNSに対する作用によると考えられるある種の臨床作用(不安, 振戦および頭痛)を示す.

B．非カテコールアミン類 noncatecholamines

カテコールOH基をもたない化合物はCOMTで不活性化されないため，半減期がより長い．これらには**フェニレフリン**，**エフェドリン** ephedrine（図 6.7）および**アンフェタミン** amphetamineがある（22章参照）．これらの薬物はMAO（重要な代謝酵素の1つ）の基質にはほとんどならず作用持続が長い．非カテコールアミン類の多くは，脂溶性が高い（極性のあるOH基をもたない）ため，CNSへより到達しやすい．

C．アミン窒素の置換基

アミン窒素の置換基の性質は，アドレナリン作動薬のβ受容体選択性を決定するのに重要である．たとえば，アミン窒素にCH_3基をもつ**アドレナリン**は，置換基をもたない**ノルアドレナリン**よりもβ受容体刺激作用が強力であるが，アミン窒素にイソプロピル基-$CH(CH_3)_2$をもつ**イソプレナリン**（図 6.7）よりβ受容体刺激作用が弱い．**イソプレナリン**は，強力なβ作動薬であるが，α受容体刺激作用はきわめて弱い（図 6.4）．

D．アドレナリン作動薬の作用機序

1．**直接作用型作動薬**：このグループの薬物は直接αまたはβ受容体に作用し，交感神経からのノルアドレナリンの放出または副腎髄質からのアドレナリンの分泌によって起こるのと同じような効果を示す（図 6.8）．直接作用型作動薬としては，**アドレナリン**，**ノルアドレナリン**，**イソプレナリン**，**ドパミン**および**フェニレフリン**がある．

2．**間接作用型作動薬**：このグループの薬物は，ノルアドレナリンの再取込みを阻害するか，アドレナリン作動性ニューロンの細胞質プールまたは小胞からノルアドレナリンを放出させる（図 6.8）．放出されたノルアドレナリンはシナプス間隙を通ってαまたはβ受容体と結合する．再取込み阻害薬およびノルアドレナリン放出を起こす薬物の例としては，それぞれ**コカイン**および**アンフェタミン**がある．

3．**混合作用型作動薬**：**エフェドリン**およびその立体異性体である**プソイドエフェドリン** pseudoephedrineのような作動薬は，アドレナリン受容体を直接刺激する作用とアドレナリン作動性ニューロンからのノルアドレナリン放出を増大させる作用の両者をもつ（図 6.8）．

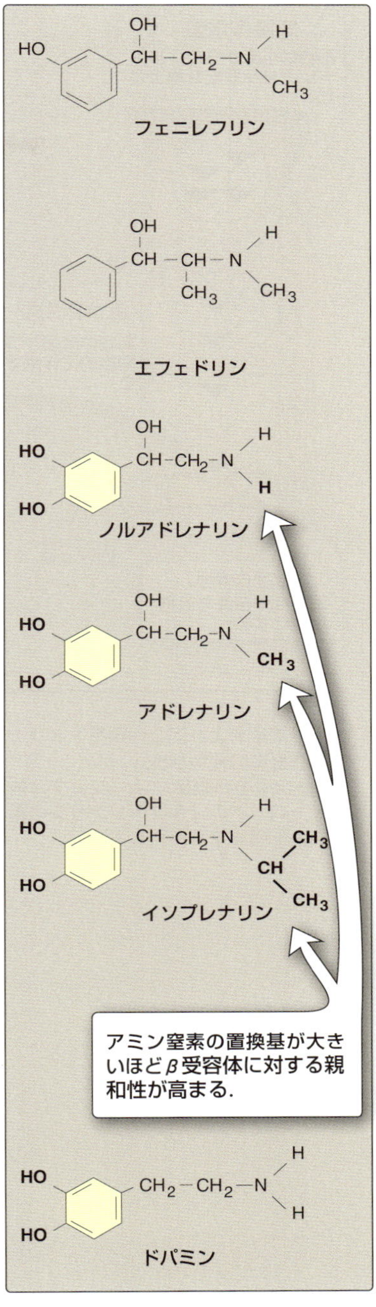

フェニレフリン
エフェドリン
ノルアドレナリン
アドレナリン
イソプレナリン
アミン窒素の置換基が大きいほどβ受容体に対する親和性が高まる．
ドパミン

図 6.7
重要なアドレナリン作動薬の化学構造．カテコールアミン類のカテコール環を黄色で示す．

Ⅳ．直接作用型アドレナリン作動薬

一般に，直接作用型作動薬は，シナプス前ニューロンに作用せずに効果器上のアドレナリン受容体と結合する．［注：例外的にα_2作動薬（たとえば，**クロジニン**）はシナプス前ニューロンに作用して効果を現す．］このグループの薬物は臨床的に広く用いられている．まず最初に直接作用型の内在性カテコールアミン（**アドレナリン**，**ノルアドレナリン**，**ドパミン**）について述べ，それらに続いて，合成品のα_1およびα_2作動薬，さらに合成品のβ_1，β_2およびβ_3作動薬について述べる．

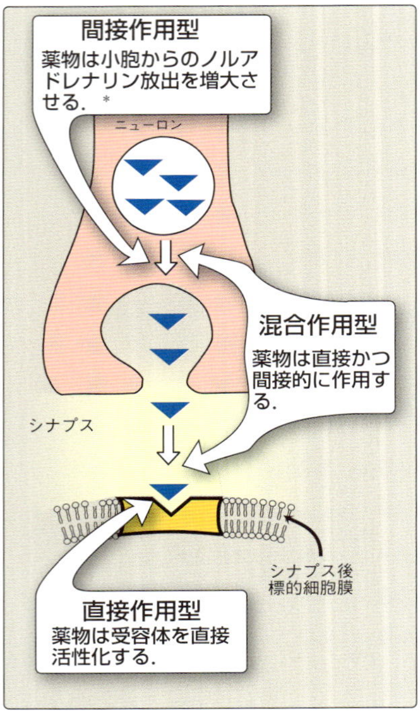
間接作用型
薬物は小胞からのノルアドレナリン放出を増大させる．*
ニューロン
混合作用型
薬物は直接かつ間接的に作用する．
シナプス
シナプス後標的細胞膜
直接作用型
薬物は受容体を直接活性化する．

図 6.8
直接，間接および混合作用型アドレナリン作動薬の作用部位．
*間接作用型作動薬には，シナプス前ニューロンへのノルアドレナリンの再取込みを阻害する薬物もある．

A．アドレナリン adrenaline

アドレナリン（**エピネフリン**）は，内在性のカテコールアミン類の1つで，臨床での薬物治療に一般的に用いられている．副腎髄質では，ノルアドレナリンはメチル化されてアドレナリンとなり，クロム親和性細胞中にノルアドレナリンとともに貯蔵される．刺激を受けると副腎髄質は，アドレナリン約80％，ノルアドレナリン約20％の割合で，これらを循環血液中に直接放出する．**アドレナリン**はαおよびβ受容体に作用する．低用量では血管系に対するβ作用（血管拡張）が優位に起こるが，高用量ではα作用（血管収縮）が最も強く現れる．

1．作　用

a．**心血管系**：**アドレナリン**のおもな作用は心血管系に対するものである．**アドレナリン**は心筋収縮を強め（陽性変力作用：β_1作用），心拍数を増加させる（陽性変時作用：β_1作用）．そのため心拍出量は増加し，心筋の酸素需要が増加する．アドレナリンは腎臓のβ_1受容体を刺激してレニン分泌を起こす．レニンは強力な血管収縮物質であるアンジオテンシンIIの産生にかかわる酵素である．**アドレナリン**は皮膚，粘膜および内臓の細動脈を収縮させ（α作用），肝臓および骨格筋への血管を拡張させる（β_2作用）．その結果，腎血流量は減少する．また，これらの作用の総和として収縮期血圧が上昇し，拡張期血圧はβ_2受容体を介する骨格筋血管床の拡張によりわずかに低下する（図6.9）．

b．**呼吸器系**：**アドレナリン**は気管支平滑筋に直接作用して強力な気管支拡張を起こす（β_2作用）．また，ヒスタミンのようなアレルギー媒介物質のマスト細胞（肥満細胞）mast cellからの放出も抑制する．

c．**高血糖**：**アドレナリン**は肝臓におけるグリコーゲン分解を促進し（β_2作用），グルカゴン分泌を増大させ（β_2作用），インスリン分泌を抑制する（α_2作用）ので，著しい血糖増加作用を示す（図6.6参照）．

2．臨 床 使 用

a．**気管支痙攣（攣縮）**：**アドレナリン**は，気管支収縮によって呼吸機能が悪化した状況に対する緊急処置として用いられる中心的な薬物である．筋肉内または皮下への注射後数分以内に呼吸機能の著しい改善が認められる．

b．**アナフィラキシーショック**：**アドレナリン**は，アレルゲンによるI型アレルギー反応（アナフィラキシーを含む）に対する救命処置のための第一選択薬である．通常，重篤なアレルギー反応を起こしやすい患者用に自己注射剤として供給される．

c．**心停止**：**アドレナリン**は，心臓が停止した患者の心拍を回復させるために用いられる．

d．**局所麻酔作用の延長**：局所麻酔薬溶液には低濃度（たとえば0.001％）の**アドレナリン**が添加されている．**アドレナリン**は注射部位の血管を収縮させ，局所麻酔薬の作用持続を著しく延長させ

臨床応用 6.1：アナフィラキシー治療のためのアドレナリン自己注射器の使用

アドレナリンは，致命的なアレルギー反応（アナフィラキシー）に対処するための第一選択薬である．アナフィラキシー反応は，その引き金となるアレルゲンへの曝露後の数秒～数分以内に起こる．アナフィラキシーの原因としてよく知られているのは，食物アレルギー（ナッツ，貝類，卵など），虫刺され（ミツバチ，スズメバチ，ヒアリなど），ラテックスのようなアレルギー誘発物質である．アレルゲンへの応答として放出される大量のメディエーター（ヒスタミンなど）により，血圧の低下（低血圧）や心拍数の増加（頻脈）が起こり，気管支収縮による呼吸困難に陥ることがある．

アナフィラキシー反応は多様な場所（レストラン，学校の校庭，飛行機内など）で起こる可能性があり，的確なタイミングでの治療薬投与が救命につながるので，重篤なアレルギー反応を起こすことがわかっている患者は**アドレナリン**を携帯することが必須である．**アドレナリン**は，発症時に使用可能な自己注射器（患者が自分で注射できるペン型の携帯注射器）として供給されている．この注射器は筋肉内注射用にデザインされており，患者とその近親者または介護者は，**アドレナリン**自己注射器の正しい使用方法についてトレーニングを受ける必要がある．患者には，大腿部前外側（太腿の外側の中央部）の筋肉内に注射するように指導する．場合によっては，衣服の上から注射してもよい．注射後の 2 ～ 10 秒間（注射器のタイプによって異なる）は，注射器を刺入状態で保持する．また，アナフィラキシーのその後の管理のために，救急隊の出動を要請した方がよい．

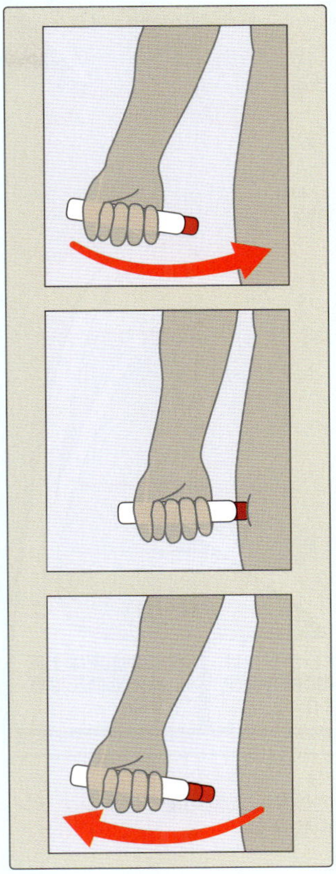

る．また**アドレナリン**は局所麻酔薬の全身循環への移行を抑えるとともに，局所の止血を促進する．

e．**眼内手術：アドレナリン**は，眼内手術における散瞳の導入と維持のため用いられる．

3．**薬物動態：アドレナリン**の作用は速やかに発現するが，作用持続が短い（速やかに分解されるため）．外来のアナフィラキシー患者への投与方法としては，吸収が速やかな筋肉内投与（筋注，太腿部前面）が適している．緊急時には，最速の作用発現のために静脈内投与（静注）される．その他，皮下注射，気管内チューブまたは吸入で投与される（図 6.10）．**アドレナリン**はMAOとCOMTにより速やかに代謝され，メタネフリン metanephrineおよびバニリルマンデル酸 vanillylmandelic acidとして尿中に排泄される．

4．**有害作用：アドレナリン**は，CNSに対する有害作用として，不安，恐怖，緊張，頭痛および振戦を起こすことがある．また，とくに患者が冠動脈疾患または高血圧症に罹患している場合，不整脈 cardiac arrhythmiaまたは狭心症 anginaを起こすことがある．**アドレナリン**は

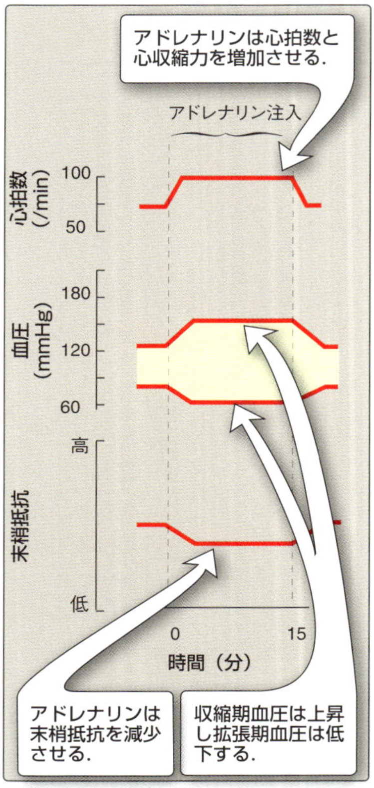
アドレナリンは心拍数と心収縮力を増加させる.
アドレナリン注入
心拍数 (/min)
100
50
血圧 (mmHg)
180
120
60
末梢抵抗
高
低
0
15
時間（分）
アドレナリンは末梢抵抗を減少させる.
収縮期血圧は上昇し拡張期血圧は低下する.

図 6.9
静脈内投与した低用量のアドレナリンの心血管作用.

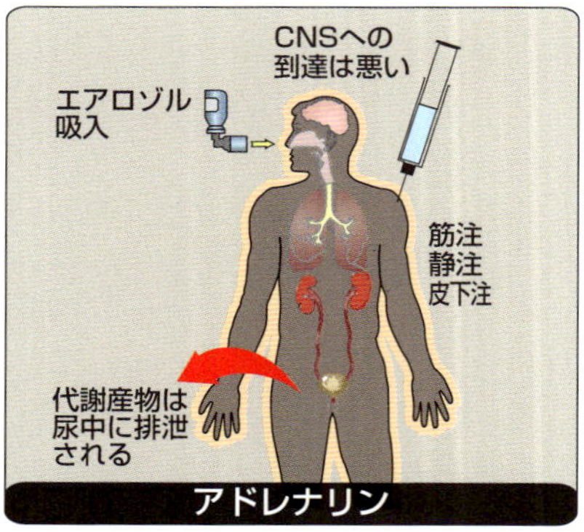
CNSへの到達は悪い
エアロゾル吸入
筋注
静注
皮下注
代謝産物は尿中に排泄される
アドレナリン

図 6.10
アドレナリンの薬物動態.
CNS＝中枢神経系.

血管収縮作用により後負荷を増大させるため，肺水腫 pulmonary edemaを起こすこともある．甲状腺機能亢進症 hyperthyroidismの患者では**アドレナリン**の心血管作用が強く現れることがあるので，このような患者に投与する場合には減量すべきである．吸入麻酔薬は，**アドレナリン**に対する心臓の感受性を増大させて頻脈（頻拍 tachycardia）を起こす．**アドレナリン**は，体内に貯蔵されているグルコースの放出を増加させるので，糖尿病患者に**アドレナリン**を使用する場合には，**インスリン** insulinの用量を増やさなければならない．非選択的β遮断薬を使用中の患者では，β_2受容体を介する**アドレナリン**の血管拡張作用が遮断され，α受容体刺激作用が顕在化する．その結果，末梢抵抗が増大して血圧が上昇する．

B．ノルアドレナリン noradrenaline

ノルアドレナリン（**ノルエピネフリン**）はアドレナリン作動性神経の神経伝達物質であるので，理論的にはすべてのタイプのアドレナリン受容体を刺激するはずである．しかし，臨床で治療量を投与した場合，αアドレナリン受容体が最も影響を受ける．

1．心血管作用

a．**血管収縮**：**ノルアドレナリン**は，腎血管を含むほとんどの血管床を著しく収縮させて末梢抵抗を増大させる（α_1作用）．収縮期および拡張期血圧の両方が上昇する（図 6.11）．［注：**ノルアドレナリン**は，骨格筋に分布する血管のβ_2受容体を介する代償的な血管拡張を起こさないので，**アドレナリン**より強い血管収縮を起こす．**ノルアドレナリン**のβ_2作用が弱いことは，気管支痙攣またはアナフィラキシーの治療には有用でない理由となっている.］

b．**圧受容器反射**：**ノルアドレナリン**により血圧が上昇すると，圧受容器が刺激されて迷走神経活性が上昇する．その結果生じる反射性徐脈（図 6.11）は，**ノルアドレナリン**の陽性変力作用には影響しないものの，心拍数に対する**ノルアドレナリン**の局所作用を打ち消すのに十分である．**アトロピン** atropine（迷走神経興奮の伝達を遮断する）を**ノルアドレナリン**投与の前に処置した場合には，**ノルアドレナリン**の心臓刺激作用が頻脈として現れる．

2．**臨床使用**：**ノルアドレナリン**は血管抵抗を増大させて血圧を上昇させるので，ショック（敗血症性ショックなど）の処置に用いられる．その他には**ノルアドレナリン**の有用な臨床応用はない．

3．**薬物動態**：**ノルアドレナリン**の作用を速やかに発現させるために静脈内投与される．作用の持続は，持続注入の終了後 1 ～ 2 分間である．そのため，ショックの治療の際には，通常，静脈内に持続注入される．**ノルアドレナリン**はMAOとCOMTにより速やかに代謝され，不活性体として尿中に排出される．

4．**有害作用**：アドレナリンと同様である．さらに，**ノルアドレナリ**

ンは，強力な血管収縮物質であるため，注射した静脈に沿って皮膚の蒼白化や脱落を起こすことがある．血管内から注射部位周辺の組織へ**ノルアドレナリン**が漏出すると，組織の壊死を起こす．可能な限り，末梢静脈への**ノルアドレナリン**の投与は行うべきではない．**ノルアドレナリン**による循環障害に対しては，α遮断薬の**フェントラミン** phentolamineを投与する．**フェントラミン**の代替薬として，**テルブタリン** terbutalineの皮内投与または**ニトログリセリン** nitroglycerinの局所投与を行うこともある．

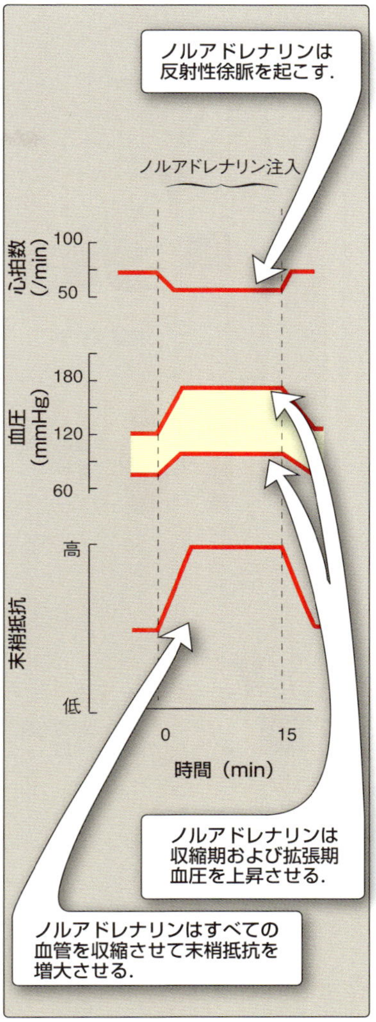

ノルアドレナリンは反射性徐脈を起こす.
ノルアドレナリン注入
心拍数 (/min)
100
50
血圧 (mmHg)
180
120
60
末梢抵抗
高
低
0
15
時間 (min)
ノルアドレナリンは収縮期および拡張期血圧を上昇させる.
ノルアドレナリンはすべての血管を収縮させて末梢抵抗を増大させる.

図 6.11
静脈内投与したノルアドレナリンの心血管作用.

C. ドパミン dopamine

ノルアドレナリンの直前の代謝前駆物質である**ドパミン**は，CNSでは大脳基底核に存在し，神経伝達物質として機能している．また，副腎髄質にも存在する．**ドパミン**はαおよびβ受容体を活性化させる．たとえば，低用量で心臓のβ_1受容体を刺激するが高用量ではα_1受容体も活性化して血管収縮を起こす．さらに，αおよびβ受容体とは区別されるD_1およびD_2ドパミン受容体が腸間膜と腎臓の血管床に存在し，**ドパミン**との結合によって血管拡張を起こす．D_2受容体はアドレナリン作動性ニューロンのシナプス前にも存在し，その活性化によってノルアドレナリン遊離が抑制される[*1]．

1. 作　用

a. **心血管作用**：**ドパミン**は心臓のβ_1受容体を刺激し，陽性変力作用と変時作用を示す(図 6.12)．きわめて高用量では血管のα_1受容体を活性化して血管収縮を起こす．

b. **腎臓および内臓**：**ドパミン**はD_1ドパミン受容体を介して腎臓および内臓の細動脈を拡張させ，これらの臓器への血流量を増加させる(図 6.12)．この作用はαまたはβ受容体遮断薬の影響を受けず，かつては，急性腎不全の予防または治療のために低用量(腎用量)の**ドパミン**が頻用された．しかし，最近のデータによれば，**ドパミン**の腎保護作用の臨床的有用性は限定的である．

2. 臨床使用：**ドパミン**は心原性および敗血症性ショックに対して持続注入で静脈内投与される．**ドパミン**は心臓のβ_1受容体を刺激して心拍出量を増加させるとともに，血管のα_1受容体を刺激して総末梢抵抗を増大させて血圧を上昇させる．さらに，すでに述べたように腎臓およびその他の内臓領域の血流量を増加させる．腎血流量の増加は糸球体濾過を増大させて利尿を起こす．一方，**ノルアドレナリン**は，腎血流量を減少させて腎機能低下を起こすことがある．**ドパミン**は，低血圧，重症心不全および他の治療が無効な徐脈の治療にも用いられる．

3. 有害作用：過量の**ドパミン**は交感神経刺激と同様の効果を示す．**ドパミン**はMAOまたはCOMTによって速やかに代謝されるので，有害作用(悪心，高血圧，不整脈)は短時間で消失する．

---

*1 (訳者注)：心臓ではノルアドレナリン遊離促進作用がある．

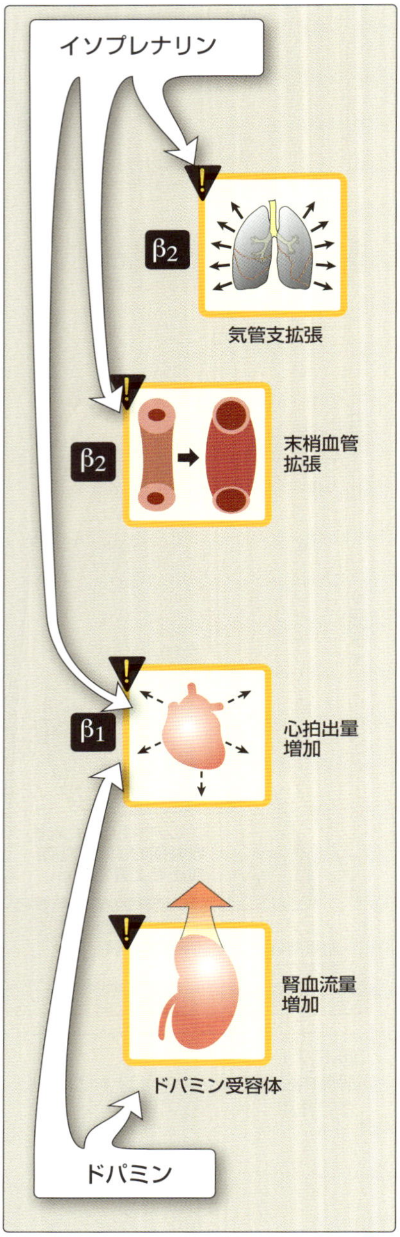
イソプレナリン
β2
気管支拡張
β2
末梢血管
拡張
β1
心拍出量
増加
腎血流量
増加
ドパミン受容体
ドパミン

図 6.12
ドパミンおよびイソプレナリンの重要な臨床作用.

D. フェニレフリン phenylephrine

フェニレフリンは直接作用型の合成アドレナリン作動薬で，主としてα_1受容体と結合する．**フェニレフリン**は血管収縮薬であり，収縮期および拡張期血圧を上昇させる．それ自体では心臓に対する作用はもたないが，非経口投与した場合には反射性徐脈を起こす．入院患者または手術中の患者（とくに心拍数が高い患者）で低血圧の治療に用いられる．大量では高血圧性頭痛および不整脈が起こることがある．**フェニレフリン**は局所投与または経口投与により鼻粘膜の充血を除去する作用を示す．その効果は**プソイドエフェドリン**と同等ではないとのデータがあるが，多くの経口充血除去薬において**プソイドエフェドリン**の代替薬として用いられるようになった．それは**プソイドエフェドリン**が**メタンフェタミン** metamphetamineの原料として悪用されることがあったからである．**フェニレフリン**は，散瞳用の点眼液としても用いられる．

E. ナファゾリン naphazoline，オキシメタゾリン oxymetazoline，テトラヒドロゾリン tetrahydrozoline

ナファゾリン，**オキシメタゾリン**および**テトラヒドロゾリン**は直接作用型の合成アドレナリン作動薬で，α_1受容体とα_2受容体の両者を刺激する．これらを局所投与した際の血管収縮作用（α_1作用）が臨床応用されている．**ナファゾリン**，**オキシメタゾリン**および**テトラヒドロゾリン**は，鼻粘膜充血除去用の点鼻スプレー剤や眼の充血を除去する点眼薬として，数多くのOTC医薬品（over the counter，一般用医薬品）に用いられている．これらは，鼻粘膜や結膜に分布する血管のα受容体を直接刺激し，血管を収縮させて充血を除去する．［注：**オキシメタゾリン**は，酒さ様皮膚炎に伴う皮膚発赤を軽減するための局所クリーム剤としても用いられる（45 章参照）．］**オキシメタゾリン**は，どの経路で投与されても全身循環中に吸収され，いらいら，頭痛，睡眠障害を起こすことがある．**ナファゾリン**または**テトラヒドロゾリン**が，そのようなレベルまで全身循環中に吸収されるかは不明である．これらを鼻腔内に投与した場合，局所の刺激感やくしゃみが起こることがある．二次性充血や依存を生じることがあるので，3 日間以上の使用は推奨されない．

F. ミドドリン midodrine

ミドドリンはプロドラッグで，薬理学的に活性な脱グリシン体に代謝される．その活性代謝物はα_1受容体に選択的な作動薬で，末梢の動脈と静脈を収縮させる．**ミドドリン**は，起立性低血圧の治療に適応がある．3 ないし 4 時間の間隔で 1 日に 3 回投与されるが，仰臥位高血圧を起こすおそれがあるので，就寝前 4 時間以内の投与は推奨されない．

G. クロニジン clonidine

クロニジンは高血圧症の治療に用いられるα_2作動薬である．**クロニジン**は，CNSのシナプス前α_2受容体に作用して交感神経血管運動中枢を抑制し，末梢へ向かう交感神経活性を低下させる．オピエート類またはベンゾジアゼピン系薬の休薬および禁煙による離脱(禁断)症状を最小限に抑えるのにも用いることができる．また，**クロニジン**とα_2作動薬の**グアンファシン** guanfacineは，注意欠如・多動症の治療に用いられることがある(22章参照)．最もよく起こる**クロニジン**の副作用は，眠気，鎮静，便秘および口渇である．リバウンド高血圧を起こさないために，急な休薬を避けねばならない．**クロニジン**およびそれ以外のα_2作動薬(**メチルドパ** methyldopa)については，8章の抗高血圧薬(降圧薬 antihypertensive)で説明する．[注：眼科用のα_2作動薬である**アプラクロニジン** apraclonidineと**ブリモニジン** brimonidineは，緑内障または高眼圧症の治療に用いられる．**ブリモニジン**は，酒さ様皮膚炎の治療にも局所投与される(45章参照)．]

H. ドブタミン dobutamine

ドブタミンは直接作用型の合成カテコールアミンで，おもにβ_1作動薬として作用し，β_2作用とα_1作用は弱い．心拍数と心拍出量を増加させるが血管作用はほとんどない．**ドブタミン**は急性心不全患者の心拍出量を増加させるのに用いられる(10章参照)ほか，心臓手術後の心収縮のサポートに用いられる．心拍出量を増加させるが，他の交感神経興奮様薬ほどには心筋の酸素需要を上昇させない．**ドブタミン**は房室伝導を速めるので，心房細動がある場合には注意深く用いるべきである．その他の有害作用は**アドレナリン**と同様である．長期使用によって耐性が生じることがある．

I. イソプレナリン isoprenaline

イソプレナリンは直接作用型の合成カテコールアミンで，β_1およびβ_2受容体を刺激する．この非選択性は欠点の1つであり，それゆえに治療に用いられることはまれである．α受容体に対する作用はきわめて弱い．**イソプレナリン**は心臓刺激作用(β_1作用)が著しく，心拍数，心筋収縮力および心拍出量を増加させる(図6.12)．この作用は**アドレナリン**と同等である．**イソプレナリン**は骨格筋の細動脈を拡張させて(β_2作用)末梢抵抗を減少させる．心臓刺激作用があるため，収縮期血圧を軽度に上昇させるが，平均動脈血圧および拡張期血圧を大きく低下させる(図6.13)．イソプレナリンは強力な気管支拡張作用(β_2作用)も示す．**イソプレナリン**の有害作用は，**アドレナリン**のβ受容体に関連する有害作用と同様である．

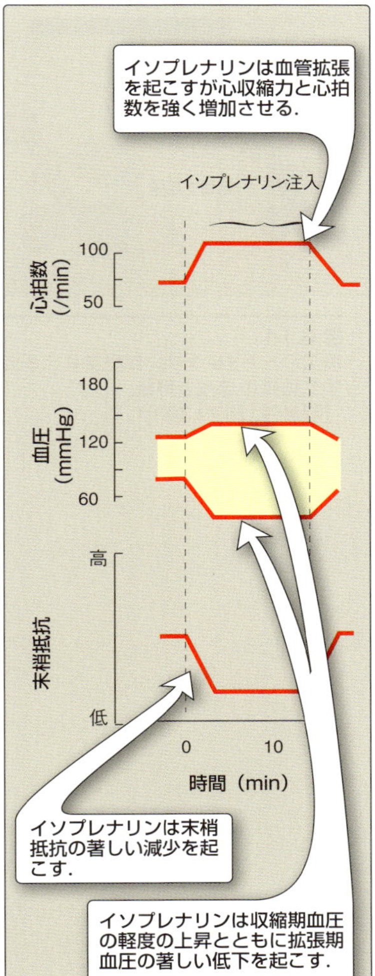

イソプレナリンは血管拡張を起こすが心収縮力と心拍数を強く増加させる.
イソプレナリン注入
心拍数 (/min)
100
50
血圧 (mmHg)
180
120
60
末梢抵抗
高
低
0
10
時間 (min)
イソプレナリンは末梢抵抗の著しい減少を起こす.
イソプレナリンは収縮期血圧の軽度の上昇とともに拡張期血圧の著しい低下を起こす.

図 6.13
静脈内投与したイソプレナリンの心血管作用.

J. サルブタモール salbutamol，レバルブテロール levalbuterol，メタプロテレノール metaproterenol，テルブタリン terbutaline

サルブタモール，**レバルブテロール**[訳者注：日本未承認]，**メタプロテレノール**[訳者注：日本未承認]および**テルブタリン**は，主とし

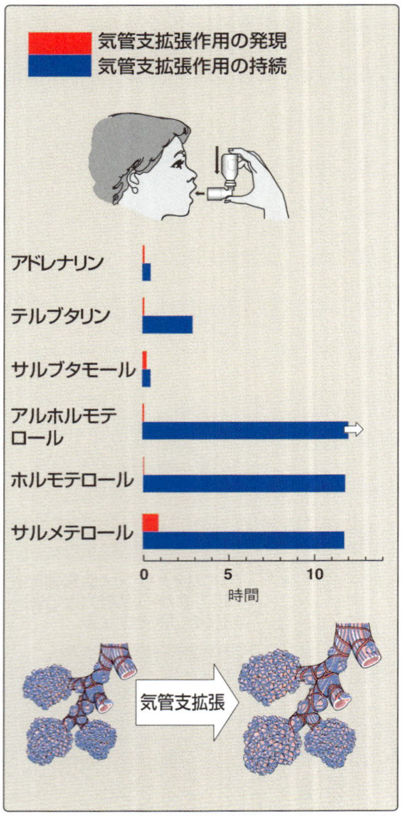

気管支拡張作用の発現
気管支拡張作用の持続
アドレナリン
テルブタリン
サルブタモール
アルホルモテロール
ホルモテロール
サルメテロール
0
5
10
時間
気管支拡張

図 6.14
吸入したアドレナリン作動薬による気管支拡張の発現と持続.
［訳者注：図29.3参照.］

て気管支拡張薬として用いられる短時間作用型β_2作動薬 short-acting β_2 agonist（SABA）で，通常，定量吸入器で投与される（図 6.14）．**サルブタモール**とその R-異性体の**レバルブテロール**は，**メタプロテレノール**よりβ_2選択性が高いため，急性気管支痙攣の治療のための第一選択薬となる SABA である．**テルブタリン**の吸入剤は米国では入手できないが，いまだにそれを使用している国もある．**テルブタリン**の注射剤は急性気管支痙攣の治療に用いられており，早産防止のための子宮弛緩薬として適用外使用される（この目的では 48 〜 72 時間を超えた使用はできない）．これらの薬物で最もよくみられる副作用の 1 つに振戦があるが，患者はこの作用には耐性を発現する傾向がある．その他の有害作用には，不眠，興奮，情緒不安などがある[*2]．経口投与した場合には，頻脈や不整脈（β_1受容体刺激による）が，とくに心疾患のある患者で起こることがある．モノアミンオキシダーゼ阻害薬 monoamine oxidase inhibitor（MAOI）は，心血管系に対する副作用のリスクを増大させるので，併用を避けるべきである．非選択的β遮断薬は SABA の気管支拡張作用を減弱させる．

K．ホルモテロール formoterol，インダカテロール indacaterol，オロダテロール olodaterol，サルメテロール salmeterol

ホルモテロール，**アルホルモテロール**（**ホルモテロール**の［R,R］エナンチオマー）［訳者注：日本未承認］，**インダカテロール**，**オロダテロール**および**サルメテロール**は，長時間作用型の選択的β_2作動薬 long-acting β_2 selective agonist（LABA）で，気管支喘息や慢性閉塞性肺疾患などの呼吸器疾患の治療に用いられる（41 章参照）．ドライパウダー吸入器のような定量吸入器で 1 回投与した場合の作用時間は**サルブタモール**（3 時間以下）より長く，気管支拡張作用が 12 時間以上持続する．しかし，**サルメテロール**は**ホルモテロール**に比べて作用発現がやや遅い（図 6.14）．LABA は，喘息関連死のリスクを増大させることが示されているため，気管支喘息の単剤療法には推奨されていないが，吸入ステロイド薬のような喘息発作管理薬（コントローラー）と併用すると有効性が高い．

L．ミラベグロン mirabegron，ビベグロン vibegron

ミラベグロンと**ビベグロン**はβ_3作動薬で，膀胱の排尿筋を弛緩させ，膀胱容量を増大させる．これらは過活動膀胱の患者に用いられる．**ミラベグロン**は血圧を上昇させることがあるので，血圧管理が不良な高血圧患者には使用すべきでない．**ミラベグロン**と**ビベグロン**は P 糖タンパク質阻害作用により**ジゴキシン** digoxin の血中濃度を上昇させる．また**ミラベグロン**は，CYP2D6 を阻害するので，この経路で代謝される医薬品（たとえば，**メトプロロール** metoprolol）の作用を増強する可能性がある．**ビベグロン**は CYP450 系への影響が弱いので，**ミラ**

[*2]（訳者注）：β_2作動薬の重大な副作用（有害作用）として，重篤な血清カリウム値の低下が知られている．

臨床応用 6.2：過活動膀胱の治療におけるβ_3作動薬

過活動膀胱overactive bladder（OAB）は厄介な排尿症状を伴っており，尿意切迫感（遅らせることが困難な突然の強い排尿欲求と定義される）が特徴的な症状である．そのほかの症状としては，頻尿や夜間頻尿（排尿のために何回も目を覚ます）があり，切迫性尿失禁に至ることもある．排尿症状に関する自己申告があり，その他の原因疾患がない場合にOABと診断される．OABの初期治療には，水分摂取の管理，骨盤底筋体操，膀胱制御訓練などの行動療法がある．これらにより満足な効果が得られない場合には薬物療法が行われる．**ミラベグロン**や**ビベグロン**などのβ_3作動薬は，排尿筋を弛緩させてOABの症状を和らげる．排尿筋の弛緩は膀胱容量を増大させ，尿意切迫感，頻尿，切迫性尿失禁などの症状を軽減する．β_3作動薬と抗コリン薬（5章参照）のどちらも，OAB治療の第一選択薬となりうる．単剤療法で十分な効果が得られない場合には，β_3作動薬と抗コリン薬の併用療法が行われることがある．

ベグロンに比べて薬物相互作用の可能性が低い．

V．間接作用型アドレナリン作動薬

間接作用型アドレナリン作動薬は，ノルアドレナリンまたはアドレナリンの放出を起こすか，再取込みを阻害するか，分解を阻害する（図6.8）．これらの薬物は内因性に産生されたノルアドレナリンやアドレナリンの効果を増強するが，シナプス後受容体に直接結合したり作用することはない．

A．アンフェタミン amphetamine

アンフェタミンの顕著な中枢神経興奮作用のために，薬物乱用者はその作用しかないものとよく誤解する．しかし，この薬物は血管に対するα_1作用によって血圧を著しく上昇させ，心臓に対してβ_1作用を示す．これらの末梢作用は，主として神経終末のドパミンやノルアドレナリンのようなカテコールアミン類の小胞を介さない放出が増加することにより現れる．また，それを補完する作用としてこれらのカテコールアミン類の再取込み阻害作用とモノアミンオキシダーゼ（MAO）阻害作用も有している．したがって，**アンフェタミン**は間接作用型アドレナリン作動薬である．**アンフェタミン**とその誘導体の作用と治療への利用については中枢神経興奮薬の章で述べてある（22章参照）．

B．チラミン tyramine

チラミンは臨床的に有用な薬物ではないが，熟成チーズやキャンティワインのような発酵食品中に見出されるので重要である．チロシン代謝の副産物であり，通常は消化管内のMAOによって酸化されるが，MAOIを投与されている患者では重篤な昇圧発作を起こすことがある．**アンフェタミン**と同じように，**チラミン**は神経終末に入り貯蔵ノルアドレナリンと置換する．放出されたカテコールアミンはアドレナリン受容体に作用する．

C. コカイン cocaine

コカインは，アドレナリン作動性ニューロンへのノルアドレナリンの再取込みに必要な Na^+/Cl^- 依存性ノルアドレナリン輸送体を阻害する作用をもつという点で，局所麻酔薬の中ではユニークである．その結果，ノルアドレナリンがシナプス間隙に蓄積して交感神経活性が増大する．また，**アドレナリン**と**ノルアドレナリン**の作用は増強される．したがって，**コカイン**を摂取した個体では，少量のカテコールアミン類の効果が非常に強く現れる．さらに，**アドレナリン**と**ノルアドレナリン**の作用持続が延長する．**アンフェタミン**と同じように，間接的な α_1 作用と β 作用によって血圧を上昇させる．乱用薬物としての**コカイン**については，47 章に述べてある．

VI. 混合作用型アドレナリン作動薬

エフェドリンと**プソイドエフェドリン**は混合作用型アドレナリン作動薬である．神経終末に貯蔵されたノルアドレナリンの放出を促進する（図 6.8 参照）だけではなく，α および β 受容体を直接刺激する．したがって，これらは**アドレナリン**と同じように広範囲にわたる種々のアドレナリン作動性作用を起こすが，**アドレナリン**より効力は弱い．**エフェドリン**と**プソイドエフェドリン**はカテコールアミン類ではなく，COMT および MAO の基質とならない．そのため，これらの作用持続は長い．**エフェドリン**と**プソイドエフェドリン**は経口吸収がきわめてよく，CNS に容易に到達するが，**プソイドエフェドリン**の中枢作用は**エフェドリン**より弱い．**エフェドリン**は尿中に大部分が未変化体として排泄され，**プソイドエフェドリン**は肝臓で不完全な代謝を受けてから尿中に排泄される．**エフェドリン**は，血管収縮と心臓興奮作用によって収縮期および拡張期血圧を上昇させるので，麻酔薬で誘発される低血圧に適応がある．また気管支拡張を起こすが，**アドレナリン**または**イソプレナリン**よりも効力が弱く作用発現は遅い．以前は喘息発作の予防に用いられたが，より有効な薬物に取って代わられている．**エフェドリン**は CNS に対する穏やかな刺激作用を示す．この作用によって覚醒状態を高め，疲労感を減少させ，睡眠を妨げる．また，スポーツ競技能力を改善する．［注：**エフェドリン**の臨床使用は，有害作用が少なく，より強力で優れた薬物が入手できるようになったために減少しつつある．**エフェドリン**を含有したハーブサプリメント類（主として麻黄含有製品）は，致死的な心血管系反応を起こすことから，FDA によって使用が禁止された．］**プソイドエフェドリン**は，鼻粘膜や鼻腔の充血の治療に内服で用いられる．**プソイドエフェドリン**は違法な**メタンフェタミン**の製造に用いられてきた．そのため，**プソイドエフェドリン**を含有する製品にはある程度の規制がかけられており，米国やそれ以外の国々では販売カウンターの背後に配置しなければならない．

アドレナリン作動薬の重要な特性のまとめを図 6.15 〜図 6.17 に示す．

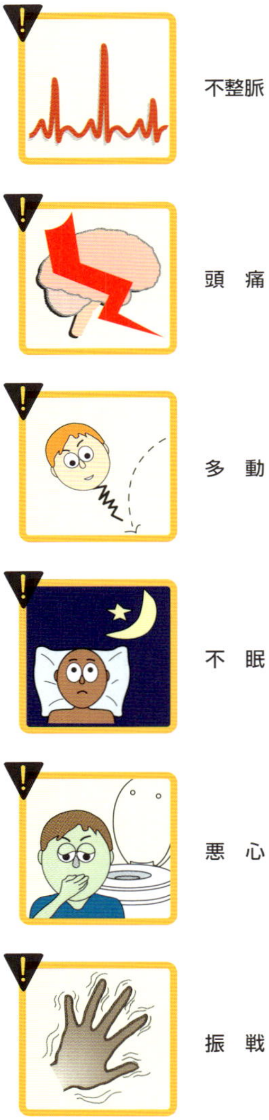
不整脈
頭 痛
多 動
不 眠
悪 心
振 戦

図 6.15
アドレナリン作動薬で観察される有害作用．

組　織	受容体サブタイプ	作　用	相反する受容体または物質
心　臓			
● 洞結節と房室結節	β_1	↑ 自動能	コリン作動性受容体
● 刺激伝導系	β_1	↑ 伝導速度，自動能	コリン作動性受容体
● 筋原線維	β_1	↑ 収縮力，自動能	
血管平滑筋	β_2	血管拡張	αアドレナリン受容体
気管支平滑筋	β_2	気管支拡張	コリン作動性受容体
腎　臓	β_1	↑ レニン分泌	α_1アドレナリン受容体
肝　臓	β_2, α_1	↑ グリコーゲン分解，糖新生	—
骨格筋	β_2	↑ 収縮力 カリウム取込み，グリコーゲン分解 骨格筋へ向かう動脈の拡張，振戦	—
毛様体筋	β_2	弛　緩	コリン作動性受容体
消化管	β_2	↓ 運動性	コリン作動性受容体
胆　嚢	β_2	弛　緩	コリン作動性受容体
膀胱排尿筋	β_2, β_3	弛　緩	コリン作動性受容体
子　宮	β_2	弛　緩	オキシトシン
脂肪組織	β_3	↑ 脂肪分解	α_2アドレナリン受容体

図 6.16
βアドレナリン受容体のまとめ．

カテコールアミン類

- 速やかな作用発現
- 短い作用持続
- 経口投与されない
- 血液脳関門を通過しない

非カテコールアミン類

カテコールアミン類に比較して：

- より長い作用持続
- すべて経口または吸入投与可能

薬　物	受容体特異性	臨床使用
アドレナリン	α_1, α_2 β_1, β_2	アナフィラキシーショック 心停止 作用持続延長のため局所麻酔薬に添加
ノルアドレナリン	α_1, α_2 β_1	ショックの処置
イソプレナリン	β_1, β_2	心臓刺激薬として
ドパミン	ドパミン受容体 α_1, β_1	ショックの処置 急性うっ血性心不全の治療 血圧の上昇
ドブタミン	β_1	急性心不全の治療
オキシメタゾリン ナファゾリン テトラヒドロゾリン	α_1	鼻粘膜充血除去薬として 眼の充血の軽減のため
フェニレフリン	α_1	鼻粘膜充血除去薬として 血圧の上昇
クロニジン	α_2	高血圧の治療
サルブタモール レバルブテロール メタプロテレノール	β_2	気管支痙攣の治療 （短時間作用型）
アルホルモテロール ホルモテロール インダカテロール オロダテロール サルメテロール	β_2	気管支喘息またはCOPDの維持治療 （長時間作用型）
アンフェタミン	α, β, CNS	ADHDの小児，ナルコレプシーの治療および食欲抑制にCNS興奮薬として
エフェドリン プソイドエフェドリン	α, β, CNS	血圧の上昇 鼻粘膜充血除去薬として

図 6.17
アドレナリン作動薬の臨床使用のまとめ．ADHD＝注意欠如・多動症，CNS＝中枢神経系，COPD＝慢性閉塞性肺疾患．

6章の要約

1. アドレナリン作動薬には，直接作用型，間接作用型，混合作用型の3種類の作用型がある．
2. 直接作用型の作動薬は，α受容体および/またはβ受容体を直接刺激する．
3. **フェニレフリン**のようなα_1作動薬は，α_1受容体を活性化して血管収縮を起こす．主として鼻粘膜と鼻腔の充血の治療に用いられる．
4. **クロニジン**のようなα_2作動薬は，シナプス前のα_2受容体を活性化してノルアドレナリンの放出をフィードバック的に抑制する．主として高血圧症の治療に用いられる．
5. **ドブタミン**のようなβ_1作動薬は，心臓のβ_1受容体を活性化して心拍数と心収縮力を増加させ，その結果，心拍出量を増大させる．主として急性心不全の治療に用いられる．
6. **サルブタモール**のようなβ_2作動薬は，肺の細気管支のβ_2受容体を活性化して気管支拡張を起こす．主として気管支喘息と慢性閉塞性肺疾患の治療に用いられる．
7. 間接作用型のアドレナリン作動薬は，ノルアドレナリン再取込みの阻害(たとえば，**コカイン**，**アンフェタミン**)，ノルアドレナリン放出の促進またはノルアドレナリン分解の阻害(たとえば，**アンフェタミン**)により作用を示す．これらの薬物は，シナプス後のアドレナリン受容体に直接的な影響を及ぼさない．
8. **エフェドリン**や**プソイドエフェドリン**のような混合作用型のアドレナリン作動薬は，ノルアドレナリン放出を促進するとともに，α受容体とβ受容体を直接刺激する．**プソイドエフェドリン**は，主として鼻粘膜と鼻腔の充血の治療に用いられる．

学習問題

最も適切な答えを1つ選択せよ．

6.1　心筋を支配する交感神経節後ニューロンから放出される主要な神経伝達物質はどれか．

A．ノルアドレナリン
B．アドレナリン
C．ドパミン
D．アセチルコリン

正解　A． ノルアドレナリンは，心筋と血管平滑筋の交感神経節後ニューロン終末から放出される主要な神経伝達物質である．アドレナリンはおもに副腎から放出され，ドパミンは腎血管の交感神経節後ニューロンから放出される．アセチルコリンは，効果器となる平滑筋内の副交感神経節後ニューロンから放出される．

6.2　過活動膀胱の治療に用いられるアドレナリン作動薬はどれか．

A．アドレナリン
B．ドブタミン
C．フェニレフリン
D．ミラベグロン

正解　D． 膀胱壁の排尿筋にはβ_3受容体が存在する．この受容体を刺激すると膀胱壁が弛緩し，過活動膀胱の症状が軽減される．ミラベグロンはβ_3作動薬であるため，過活動膀胱の治療に用いられる．選択肢のその他の薬物にはβ_3受容体刺激作用がない．

6.3 アドレナリン受容体を介する反応として，正しいのはどれか．

A．α_1 受容体を刺激すると，血圧が上昇する．
B．交感神経終末に存在する α_2 受容体を刺激すると，ノルアドレナリンの放出が増加する．
C．β_2 受容体を刺激すると，心拍数が増加する．
D．β_2 受容体を刺激すると，気管支が収縮する．

正解 A．おもに血管平滑筋に存在する α_1 受容体を刺激すると，血管が収縮して血圧が上昇する．交感神経終末に存在する α_2 受容体を刺激すると，ノルアドレナリンの放出が減少する．β_2 受容体は心臓の主要な受容体ではないので，その刺激により心拍数は大きな影響を受けない．気管支平滑筋の β_2 受容体を刺激すると，気管支は拡張する．

6.4 喘息患者の気管支収縮を治療するために，非選択的 β 作動薬を投与した．この患者に予想される有害作用はどれか．

A．徐脈
B．頻脈
C．血圧低下
D．気管支収縮の悪化

正解 B．非選択的 β 作動薬は，β_1 受容体と β_2 受容体の両者を活性化する．β_1 受容体の活性化は心拍数の増加(頻脈)と心収縮の増大を生じ，血圧を上昇させる．β_2 受容体の活性化は気管支収縮を寛解する．

6.5 ピーナッツアレルギーの12歳の少年がピーナッツを誤って摂取し，救急救命室に運ばれた．アナフィラキシーショックの状態である．この患者の治療に最適なのはどれか．

A．ノルアドレナリン
B．フェニレフリン
C．ドブタミン
D．アドレナリン

正解 D．ノルアドレナリンは α 作用が比較的強く，おもに α_1，α_2，β_1 受容体を活性化する．アドレナリンは β 作用が比較的強く，おもに α_1，α_2，β_1，β_2 受容体を活性化する．フェニレフリンは圧倒的に α 作用が強く，おもに α_1 受容体を活性化する．ドブタミンはおもに β_1 受容体を活性化し，β_2 受容体には有意な作用を示さない．したがって，心臓興奮作用(β_1 作用)と気管支拡張作用(β_2 作用)を併せもつアドレナリンが，アナフィラキシーショック治療の第一選択薬となる．

6.6 高齢の患者が救急救命室に搬送された．血圧(収縮期/拡張期)76/60 mmHg，頻脈，心拍出量低下の状態で，急性心不全と診断された．この患者の心機能を改善するために最適なのはどれか．

A．アドレナリン
B．クロニジン
C．ドブタミン
D．イソプレナリン

正解 C．選択肢の薬物のうち，急性心不全の患者の心収縮を増大させるのに理想的なのは，選択的 β_1 作動薬のドブタミンである．クロニジンは，高血圧の治療に用いられる α_2 作動薬である．その他の薬物は，非選択的なアドレナリン作動薬であるので，望ましくない副作用(有害作用)を起こす可能性がある．

6.7 アドレナリンは，歯科処置で使用される局所麻酔薬の作用持続時間を延長するために添加される．この作用持続時間の延長にかかわるアドレナリン受容体はどれか．

A．α_1
B．α_2
C．β_1
D．β_2

正解 A．アドレナリンを組織内に注射すると，α_1 受容体の活性化を介した局所血管の収縮が起こる．血管収縮により注射部位からの局所麻酔薬の除去が遅れ，その作用持続時間が延長する．選択肢のその他のアドレナリン受容体を刺激しても血管収縮は起こらない．

6.8 気管支喘息の治療に用いられるアドレナリン作動薬のうち，単独で使用すると喘息関連死のリスクが増大するのはどれか．

A．サルブタモール
B．アドレナリン
C．エフェドリン
D．サルメテロール

正解 D． サルメテロールのような長時間作用型β_2作動薬(LABA)は，単独で使用すると喘息関連死のリスクが増大することが示されており，この点に関する枠組み警告が出されている．中等度～重症の気管支喘息の治療には，LABAと吸入ステロイド薬の併用が好ましい．

6.9 メタンフェタミンの違法な製造に用いられる可能性があることから，それを含有するOTC医薬品の販売に規制がかけられているのはどれか．

A．ナファゾリン
B．プソイドエフェドリン
C．アドレナリン
D．テトラヒドロゾリン

正解 B． プソイドエフェドリンは，立体化学構造がメタンフェタミンに類似しているため，メタンフェタミン合成の直接の前駆体となる．選択肢のその他の薬物の化学構造は，メタンフェタミンの合成には適していない．

6.10 ある製薬企業が慢性閉塞性肺疾患の治療のための新薬を開発した．前臨床試験において，その薬物は気管支拡張を起こしたが，有意な血管収縮，あるいは心拍数と心収縮力の増加を起こさなかった．この新薬と類似しているのはどれか．

A．アドレナリン
B．アルホルモテロール
C．ノルアドレナリン
D．ドブタミン

正解 B． この新薬は気管支拡張を起こすが，血管収縮あるいは心拍数と心収縮力の増加を起こさないことから，β_2作用を示すがα_1，β_1作用を示さないアルホルモテロール(選択的β_2作動薬)に類似している．アドレナリン，ノルアドレナリンおよびドブタミンは血圧を上昇させる．

7 抗アドレナリン薬

α遮断薬
アルフゾシン※
ドキサゾシン
フェノキシベンザミン※
フェントラミン
プラゾシン
シロドシン
タムスロシン
テラゾシン
β遮断薬
アセブトロール
アテノロール
ベタキソロール
ビソプロロール
カルテオロール
カルベジロール
エスモロール
ラベタロール
レボブノロール
メトプロロール
ナドロール
ネビボロール※
ピンドロール
プロプラノロール
チモロール
神経伝達物質の再取込みまたは放出に影響する薬物
レセルピン※

図 7.1
アドレナリン受容体遮断薬および神経伝達物質の再取込みまたは放出に影響する薬物.
※(訳者注)：日本未承認.

I. 概　要

抗アドレナリン薬(アドレナリン受容体遮断薬または交感神経遮断薬ともよばれる)は，アドレナリン受容体と結合するが，受容体を介する通常の細胞内反応の引き金とはならない．これらの薬物はアドレナリン受容体と可逆的または非可逆的に結合し，内因性または外因性の作動薬による受容体の活性化を阻止することによって作用を発揮する．作動薬の場合と同様に，アドレナリン受容体遮断薬は交感神経系のαまたはβ受容体に対する相対的親和性に従って分類される．多くのアドレナリン受容体遮断薬が，とくに心血管系疾患の治療薬として臨床で重要な役割を果たしている．[注：ドパミン受容体の遮断薬は中枢神経系 central nervous system (CNS)で最も重要であり，それらについては 18 章で述べる.] 本章で解説する薬物は図 7.1 にまとめた通りである．

II. αアドレナリン受容体遮断薬(α遮断薬)

αアドレナリン受容体遮断薬は，各薬物の受容体サブタイプ選択性に応じてαアドレナリン受容体(α_1 またはα_2)を遮断する．α_1 アドレナリン受容体を遮断する薬物は血圧に著しい影響を与える．血管の交感神経性調節は，通常そのほとんどがα_1 アドレナリン受容体に対する刺激作用を介しているので，この受容体の遮断は血管の交感神経性緊張度を低下させ，その結果，末梢血管抵抗の減少により血圧を低下させる．この血圧低下は，反射性頻脈を起こす．この薬物による反応の大きさは，各個人の交感神経系の緊張度に依存する．選択的α_2 受容体遮断薬は，理論上はノルアドレナリン放出を増加させるが，その臨床上の有用性は低い．

A. フェノキシベンザミン phenoxybenzamine

フェノキシベンザミンは，α_1 およびα_2 アドレナリン受容体を非選択的かつ非可逆的(非競合的)に遮断する．

1．作　用

a．**心血管作用**：**フェノキシベンザミン**は，α_1受容体を介する内因性カテコールアミン類による末梢血管の収縮を阻止して末梢抵抗を減少させ，反射性頻脈を起こす．しかし，心臓の交感神経終末のシナプス前α_2受容体を遮断する作用によりノルアドレナリン放出が増大し，心拍数と心拍出量が増加する（β_1作用）．また，この作用により不整脈や狭心痛が起こる可能性がある．そのため，**フェノキシベンザミン**は高血圧症の治療における血圧低下の維持には用いられないが，ある種の高血圧緊急症に対する短期間の治療には有用である．

b．**アドレナリン反転**：すべてのα受容体遮断薬は，**アドレナリン** adrenalineの作用を反転させる．たとえば，**アドレナリン**の血管収縮作用は遮断されるが，β_2受容体の刺激によって起こる他の血管床の血管拡張は遮断されない．それゆえ，**フェノキシベンザミン**存在下では**アドレナリン**は全身血圧を低下させる（図7.2）．［注：**ノルアドレナリン** noradrenalineは血管に対して著しいβ_2刺激作用を示さないので，**ノルアドレナリン**の作用は反転されずに減弱するだけである．］**フェノキシベンザミン**は，純粋なβ作動薬である**イソプレナリン** isoprenaline（**イソプロテレノール** isoproterenol）の作用には影響しない（図7.2参照）．

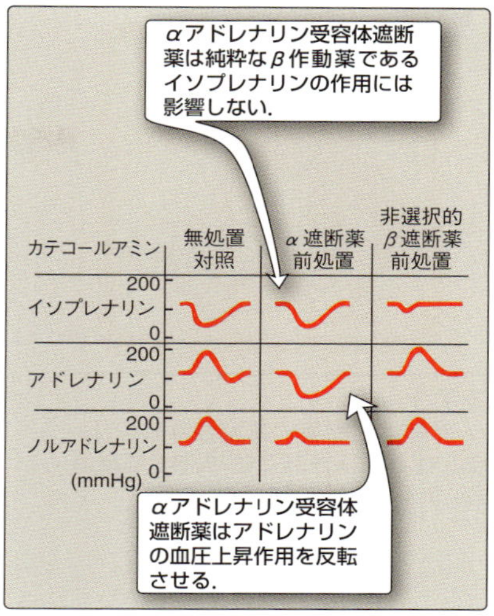
αアドレナリン受容体遮断薬は純粋なβ作動薬であるイソプレナリンの作用には影響しない．
カテコールアミン
無処置対照
α遮断薬前処置
非選択的β遮断薬前処置
200
イソプレナリン
0
200
アドレナリン
0
200
ノルアドレナリン
(mmHg) 0
αアドレナリン受容体遮断薬はアドレナリンの血圧上昇作用を反転させる．

図7.2
イソプレナリン，アドレナリンおよびノルアドレナリンによって起こる血圧変化に対するアドレナリン受容体遮断薬の効果のまとめ．

2．**臨床使用**：**フェノキシベンザミン**は，副腎髄質のカテコールアミン分泌細胞の腫瘍である褐色細胞腫 pheochromocytomaに伴う発汗と高血圧の治療に適応がある［訳注：日本では医薬品として用いられていない］．また，交感神経興奮様アミン類による高血圧緊急症，神経因性膀胱に伴う排尿障害，機能性排出障害，部分的な前立腺閉塞に適応外使用される．

3．**有害作用**：**フェノキシベンザミン**は，起立性低血圧，鼻閉，射精障害，胃腸障害を起こすことがある．また，圧受容器反射を介して反射性頻脈（頻拍 tachycardia）を起こすことがあり，脳血管疾患または心血管疾患の患者への使用には注意が必要である．

B．フェントラミン phentolamine

フェノキシベンザミンとは対照的に，**フェントラミン**はα_1およびα_2受容体を可逆的かつ競合的に遮断する．単回注射後の作用持続は約4時間である．**フェントラミン**の薬理作用は**フェノキシベンザミン**と同様である．**フェントラミン**は，褐色細胞腫や高血圧緊急症の診断および短期管理，**ノルアドレナリン**の血管外への漏出による皮膚壊死の防止に用いられる．歯および歯周の処置においては，**フェントラミン**の局所投与は，血管収縮薬を含有する局所麻酔薬によって生じた軟組織（唇や舌など）の麻酔を解除するのに有用である．

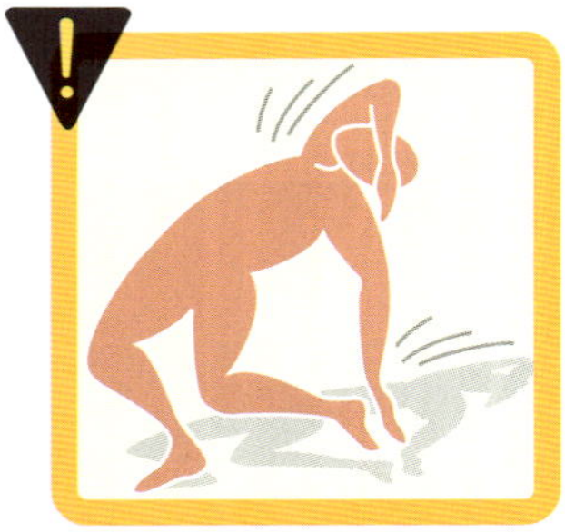

図 7.3
α_1受容体遮断薬の初回投与時には，起立性低血圧が起こり，失神（意識消失）することがある．

C．プラゾシン prazosin，テラゾシン terazosin，ドキサゾシン doxazosin

プラゾシン，**テラゾシン**および**ドキサゾシン**はα_1受容体に選択的な競合的遮断薬である．**フェノキシベンザミン**および**フェントラミン**とは異なり，これらの薬物は，第一選択薬ではないものの，高血圧症の治療に有用である．［注：**タムスロシン** tamsulosin，**アルフゾシン** alfuzosin［訳者注：日本未承認］および**シロドシン** silodosin は，良性前立腺肥大症 benign prostatic hyperplasia（BPH）の治療に用いられる選択的α_1遮断薬である（43 章参照）．］代謝されて不活性体となり尿中に排泄されるが，**ドキサゾシン**はほとんどが糞便中に排出される．**ドキサゾシン**は，これらの薬物のうちで作用持続が最も長い．

1．**作用機序**：これらの薬物はいずれも動静脈平滑筋を弛緩させて末梢血管抵抗を減少させ，血圧を低下させる．これらは**フェノキシベンザミン**および**フェントラミン**とは異なり，心拍出量，腎血流量および糸球体濾過量をほとんど変化させない．**タムスロシン**，**アルフゾシン**および**シロドシン**は血管のα_{1B}受容体より前立腺や膀胱のα_{1A}受容体に対する選択性が高いため，血圧に対する作用が弱い．α_1受容体の遮断により膀胱頸部および前立腺の平滑筋の緊張度が低下して尿排泄が改善される．

2．**臨床使用**：いずれの薬物も高血圧症患者で耐性が発現しない．しかし，初回投与時には過度の起立性低血圧が起こり失神（意識消失）する場合がある（図 7.3）．この作用は“初回投与 first dose”効果とよばれ，初回用量を通常の 1/3 または 1/4 に減量するか就寝時に投与することによってそのような副作用を最小にすることができる．これらの薬物は，高血圧症患者の脂質プロフィールと糖代謝を適度に改善する．心血管系の予後が他の抗高血圧薬（降圧薬 antihypertensive）より劣っ

臨床応用 7.1：良性前立腺肥大症の治療におけるα遮断薬の使用

良性前立腺肥大症（BPH）は，高齢男性によくみられる病態である．BPH では，前立腺の肥大が膀胱からの尿の流れを妨げて，厄介な排尿症状が現れる．その症状には，排尿開始の困難，頻繁または緊急の排尿の必要性，夜間の排尿頻度の増加（夜間頻尿）などがある．水分制限，運動量の増加，体重管理などのライフスタイルの修正が，前立腺肥大症の症状を軽減または最小限に抑えるのに有用である．ライフスタイル修正の効果が十分に得られない患者の症状管理のための薬物療法の選択肢としては，α遮断薬が好ましい．［注：前立腺肥大症の患者には，5α-還元酵素阻害薬の追加が有用である．43 章参照．］α遮断薬は，血管平滑筋（α_{1B}）および泌尿生殖器平滑筋（α_{1A}）のα_1受容体を介する反応を遮断する．泌尿生殖器のうち，とくに膀胱の内括約筋（膀胱頸部），尿道および前立腺の平滑筋を弛緩させる．この作用により，尿の流れと BPH における排尿関連症状が改善する．α遮断薬の中には末梢血管の拡張（α_{1B}遮断作用）を起こすものがあり，とくに**ドキサゾシン**や**テラゾシン**のようにα_{1A}選択性が低いα遮断薬の場合には，初回投与時に失神を起こすことがある．そのため，α遮断薬の投与は低用量から開始し，患者の忍容性や症状の改善状況に合わせて用量を調整する必要がある．

ているため，α_1遮断薬は高血圧症の単剤療法には用いられない（8章参照）．

3．**有害作用：プラゾシン**や**ドキサゾシン**のようなα_1遮断薬は，めまい，倦怠感，鼻閉，頭痛，眠気および起立性低血圧（**フェノキシベンザミン**および**フェントラミン**で認められるよりは軽度である）を起こすことがある．α_1遮断薬を硝酸薬やPDE-5阻害薬（たとえば，**シルデナフィル sildenafil**）などの血管拡張薬と併用する場合には，降圧作用が増強されるので，慎重な用量設定やできるだけ低用量の使用が必要である．α_1遮断薬は，眼科手術に反応して虹彩が波打つような状態になる"術中虹彩緊張低下症"についても注意喚起されている．図7.4にα遮断薬で観察される有害作用をまとめてある．

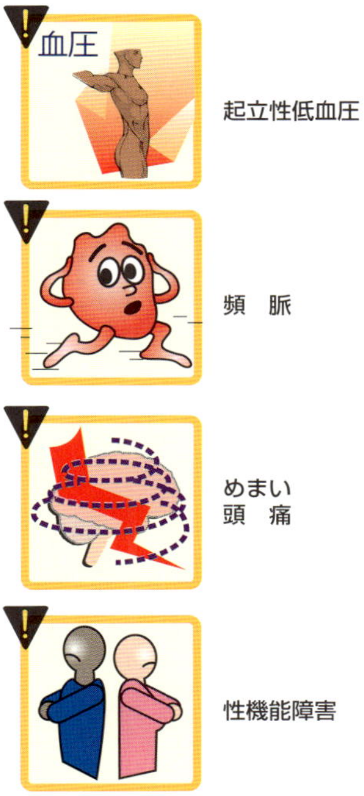
血圧
起立性低血圧
頻　脈
めまい
頭　痛
性機能障害

図 7.4
α遮断薬で一般に観察される有害作用．

Ⅲ．βアドレナリン受容体遮断薬（β遮断薬）

臨床的に入手しうるβ遮断薬はすべて競合的遮断薬である．非選択的β遮断薬はβ_1およびβ_2受容体に作用し，心臓選択性β遮断薬は主としてβ_1受容体を遮断する．［注：臨床で有用な選択的β_2受容体遮断薬はない．］これらの薬物には，内因性交感神経興奮様作用（部分作動活性），CNS作用，遮断する受容体サブタイプ，血管拡張作用，および薬物動態（図7.5）に関して差がある．すべてのβ遮断薬は血圧を低下させるが，αアドレナリン受容体の機能が残っているので起立性低血圧を起こしにくい．したがって，血管の交感神経性調節は正常に維持されており，体位変換に対応できる．β遮断薬は，高血圧症，門脈圧亢進症，狭心症，不整脈，心筋梗塞，心不全，甲状腺機能亢進症，振戦および緑内障の治療の他，片頭痛の予防にも用いられる（適応は個々に異なっている）．［注：β遮断薬の名称末尾は"-olol"となっている．ただし**ラベタロール labetalol**および**カルベジロール carvedilol**は例外であり，どちらもα遮断作用を併せもっている．］

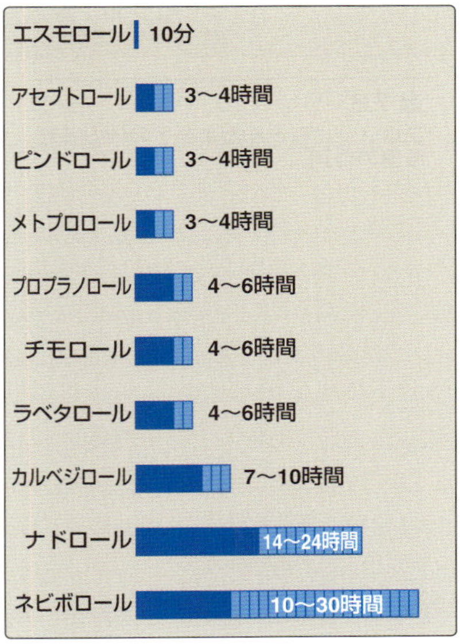
エスモロール 10分
アセブトロール 3〜4時間
ピンドロール 3〜4時間
メトプロロール 3〜4時間
プロプラノロール 4〜6時間
チモロール 4〜6時間
ラベタロール 4〜6時間
カルベジロール 7〜10時間
ナドロール 14〜24時間
ネビボロール 10〜30時間

図 7.5
β遮断薬の消失半減期．

A．プロプラノロール propranolol：非選択的β遮断薬

プロプラノロールはβ遮断薬の原型薬で，β_1受容体とβ_2受容体を同程度に遮断する．1日1回投与用の徐放性製剤がある．**プロプラノロール**を含むすべての非選択的β遮断薬は，心血管系に対する**イソプレナリン**（β_1，β_2作動薬）の作用を遮断する．β遮断薬の存在下では，**イソプレナリン**は心臓興奮作用（β_1作用）または平均動脈圧と拡張期血圧の低下（β_2作用）を起こさない（図7.2）．［注：非選択的β遮断薬の存在下では，**アドレナリン**は拡張期血圧を低下させず，心臓興奮も起こさないが，血管収縮作用（α_1作用）は損なわれない．**ノルアドレナリン**の心血管系に対する作用は主としてα_1受容体を介するので影響を受けない．］

1．作　用

a．**心血管作用：プロプラノロール**は陰性変力作用（心収縮力の減少）と陰性変時作用（心拍数の減少）を示し，心拍出量を減少させ

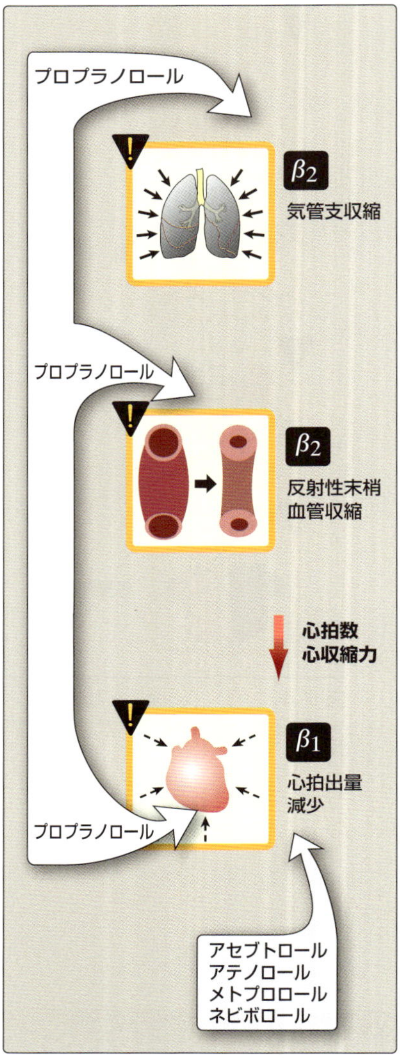
プロプラノロール
β_2
気管支収縮
プロプラノロール
β_2
反射性末梢
血管収縮
心拍数
心収縮力
β_1
心拍出量
減少
プロプラノロール
アセブトロール
アテノロール
メトプロロール
ネビボロール

図 7.6
プロプラノロールおよびその他の β 遮断薬の作用．

る（図 7.6）．洞房および房室結節の活動を直接抑制する．その結果徐脈（徐拍 bradycardia）が起こるので，用量を制限する必要がある．運動時やストレス負荷時のように交感神経活性が上昇している場合，β 遮断薬は予想される心拍数の増加を抑制する．心拍出量，心仕事量，心筋酸素消費量は β_1 遮断によって減少する．これらの効果は狭心症の治療に有用である（12 章参照）．β 遮断薬は上室性不整脈（心房細動など）を効果的に治療できるが，一般に心室性不整脈（運動による心室性不整脈は除く）に対しては有効ではない．

b．**末梢血管収縮**：β 受容体の非選択的な遮断により，骨格筋血管の β_2 受容体を介する血管拡張が抑制され，末梢血管抵抗が上昇する（図 7.6 参照）．すべての β 遮断薬により生じる心拍出量の減少は血圧低下を招く．この血圧低下が引き金となって反射性の末梢血管収縮が起こり，末梢への血流量が減少する．高血圧症患者では，**プロプラノロール**の長期投与により β 受容体のアップレギュレーションが起こり，総末梢抵抗は正常に戻るか，もしくは減少する．レニン分泌を抑制してアンジオテンシンⅡの産生を低下させる作用も総末梢抵抗の減少に寄与している．高血圧症患者の収縮期および拡張期血圧はどちらも徐々に低下する．

c．**気管支収縮**：感受性の高い患者では，肺の β_2 受容体を遮断すると気管支平滑筋の収縮が起こる（図 7.6 参照）．このため，慢性閉塞性肺疾患 chronic obstructive pulmonary disease（COPD）または喘息の患者の病態を悪化させることがある．β 遮断薬（とくに非選択的な遮断薬の場合）は喘息患者には禁忌であり，COPD 患者への使用も避けるべきである．

d．**糖代謝障害**：β 遮断薬はグリコーゲン分解とグルカゴン分泌を抑制する．したがって，インスリンを使用している糖尿病患者に**プロプラノロール**を投与する場合には，インスリン投与後に著しい低血糖が起こることがあるので，血糖値を非常に注意深くモニターすることが必須である．β 遮断薬は，低血糖に対する正常の生理的反応（頻脈，振戦）を減弱させる．[注：低血糖による発汗は神経伝達物質のアセチルコリンを介する反応であるため，β 遮断薬により減弱しない．]

2．臨床使用

a．**高血圧症**：**プロプラノロール**は，正常血圧の場合は血圧を低下させないが，高血圧症患者では種々の作用機序によって降圧作用を示す．おもな機序は心拍出量の減少であるが，腎臓からのレニン分泌の抑制，長期使用による総末梢抵抗の減少および CNS からの交感神経活性の低下も副次的に降圧作用に寄与している（8 章参照）．

b．**狭心症**：**プロプラノロール**は心筋の酸素需要を低下させるので，狭心症に共通して起こる労作時の胸痛を軽減させるのに有効である．それゆえ，**プロプラノロール**は慢性安定狭心症の管理に有用である．

c．**心筋梗塞**：**プロプラノロール**およびその他のβ遮断薬には心筋保護効果がある．そのため，心筋梗塞の初回発作後にβ遮断薬を予防的に使用すると，2回目の心臓発作を防ぐことができる．さらに，心筋梗塞直後にβ遮断薬を投与すると梗塞巣を縮小させて早期死亡率を低下させる．これらの効果の発現機序は，すでに虚血状態となった心筋の酸素消費とその結果としての酸素需要をさらに高める循環カテコールアミン類の作用を遮断することである．また，**プロプラノロール**は心筋梗塞後の不整脈による突然死の発生率を減少させる．

d．**片頭痛**：**プロプラノロール**は片頭痛発作に予防的に用いると効果的である（39章参照）．**プロプラノロール**は脂溶性でCNSに移行するので，この目的での有用性が高いβ遮断薬の1つである．[注：発作時の急性治療には**スマトリプタン** sumatriptanのようなセロトニン受容体作動薬などが用いられる．]

e．**甲状腺機能亢進症**：**プロプラノロール**およびその他のβ遮断薬は，甲状腺機能亢進症で起こる広範囲の交感神経性刺激を軽減させるのに効果的である．急性の甲状腺機能亢進症（甲状腺クリーゼ）では，β遮断薬は重篤な不整脈を予防して救命効果を示す．

3．薬物動態

プロプラノロールは，内服後にはほぼ完全に吸収される．初回通過効果を受け，内服量の約25％しか全身循環に到達しない．内服した**プロプラノロール**の分布容積は非常に大きく（4 L/kg），脂溶性が高いため血液脳関門を容易に通過する．**プロプラノロール**は強い代謝を受け，その代謝物の大部分は尿中に排泄される．

4．有害作用

a．**気管支収縮**：**プロプラノロール**はβ_2受容体の遮断により重篤な気管支収縮を起こすおそれがある（図7.7）．この薬物を不注意に投与された喘息患者の呼吸困難による死亡が報告されている．それゆえ，**プロプラノロール**は喘息患者に禁忌であり，COPD患者への使用も避けるべきである．

b．**不整脈**：重篤な不整脈に陥る危険があるので，β遮断薬による治療を急に停止してはならない．少なくとも数週間かけて，β遮断薬の投与量を徐々に減少させるべきである．β遮断薬による長期間の治療によってβ受容体数が増加する（アップレギュレーション upregulation）．増加した受容体を内因性カテコールアミン類が刺激することにより，治療停止の際に狭心症，心筋梗塞または高血圧症を悪化させることがある．

c．**代謝障害**：β受容体を遮断すると，グリコーゲン分解とグルカゴン分泌が抑制され，空腹時低血糖が起こることがある．また，β遮断薬は低血糖時のカテコールアミンによる代償反応を阻害する．そのため，振戦，頻脈といらいらなどの低血糖症状が起こりにくくなる．β受容体のおもな役割に，遊離脂肪酸などのエネルギー物質の動員作用がある．[注：脂肪細胞のリパーゼはおもにβ

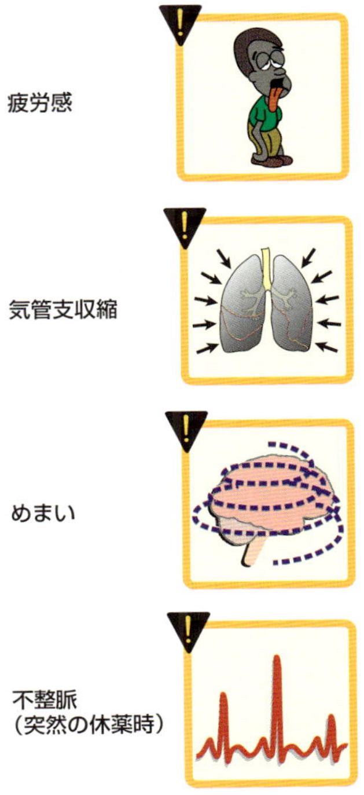
疲労感
気管支収縮
めまい
不整脈
（突然の休薬時）

図7.7
プロプラノロールを投与した患者で一般に観察される有害作用．

受容体を介して活性化され，トリグリセリドから遊離脂肪酸が産生される.］非選択的なβ遮断薬を投与された患者では，β遮断作用によりトリグリセリドが増加し，HDL（善玉コレステロール）が減少する．このような血清脂質プロフィールに対する作用は，**メトプロロール** metoprololのようなβ_1受容体選択的遮断薬では現れにくい．

d．**中枢神経系（CNS）作用**：**プロプラノロール**は，抑うつ，めまい，眠気，疲労感，脱力感，視覚異常，幻覚，短期記憶喪失，情緒不安，鮮明な夢（悪夢を含む）など，数多くの中枢作用を示す．水溶性のβ遮断薬（たとえば，**アテノロール** atenolol）は血液脳関門を通過しにくいので，中枢作用が弱い．

e．**薬物相互作用**：**プロプラノロール**は，肝臓でおもにCYP1A2とCYP2D6により代謝される．したがって，これらの酵素の阻害薬（たとえば，**ブプロピオン** bupropion，**フルオキセチン** fluoxetine，**パロキセチン** paroxetine，**キニジン** quinidine，**リトナビル** ritonavir）は，**プロプラノロール**の抗高血圧症作用を増強することがある．逆に，酵素誘導剤（たとえば，喫煙）は，その作用を減弱させる．さらに，**アミオダロン** amiodarone，**ジルチアゼム** diltiazem，**ジソピラミド** disopyramide，**ドブタミン** dobutamine，**ドロネダロン** dronedarone，**フレカイニド** flecainide，**リドカイン** lidocaine，**メフロキン** mefloquine，**メキシレチン** mexiletineおよび**ベラパミル** verapamilを**プロプラノロール**と併用すると，さまざまな機序を介して心血管系の有害作用のリスクを増大させる．**プロプラノロール**のような非選択的β遮断薬は，喘息の治療におけるβ_2作動薬の気管支拡張作用や，アナフィラキシーの治療における**アドレナリン**のレスキュー効果を妨げる．

B．ナドロール nadolol，チモロール timolol：非選択的β遮断薬

ナドロールと**チモロール**もβ_1受容体とβ_2受容体の両者を遮断し，その作用は**プロプラノロール**より強力である．**ナドロール**は作用持続が非常に長い（図7.5参照）．**チモロール**は眼房水の産生を減少させる．慢性開放隅角緑内障の治療に点眼で用いられる．

1．**緑内障の治療**：**チモロール**などのβ遮断薬は，点眼投与により緑内障患者の眼圧を低下させる（図7.8）．この作用は，毛様体における眼房水産生の抑制によるものである．**カルテオロール** carteololと**レボブノロール** levobunololは非選択的β遮断薬であるが，**ベタキソロール** betaxololはβ_1選択的遮断薬である．これらは，コリン作動薬とは異なり，眼の遠近調節能や瞳孔径には影響がない．点眼した場合，約30分で作用が発現し，作用は12～24時間持続する．これらのβ遮断薬は，緑内障の慢性治療にのみ用いられる．緑内障の急性発作時には，いまだに**ピロカルピン** pilocarpineが緊急の眼圧降下のための第一選択薬である．緑内障の治療に用いられるその他の薬物は，図7.8にまとめてある．

薬物群	薬物名	作用機序	副作用
β遮断薬（点眼）	ベタキソロール，カルテオロール，レボブノロール，チモロール	眼房水の産生抑制	眼刺激感 禁忌：喘息，閉塞性気道疾患，徐脈，うっ血性心不全
α作動薬（点眼）	アプラクロニジン，ブリモニジン	眼房水の産生抑制と流出促進	結膜充血，眼刺激感，アレルギー反応，不安，頭痛
コリン作動薬（点眼）	ピロカルピン，カルバコール	眼房水の流出促進	眼痛，頭痛，近視の悪化，暗黒感（縮瞳）
プロスタグランジン類（点眼）	ラタノプロスト，トラボプロスト，ビマトプロスト	眼房水の流出促進	結膜充血，眼刺激感，虹彩色素沈着，睫毛の過剰成長
炭酸脱水酵素阻害薬（点眼および内服）	ドルゾラミドとブリンゾラミド（点眼），アセタゾラミドとメタゾラミド（内服）	眼房水の産生抑制	一過性の近視，悪心，下痢，食欲と味覚の低下，腎結石（内服薬の場合）

図 7.8
緑内障治療薬の分類.

2．門脈圧亢進症：**ナドロール**や**プロプラノロール**のような非選択的β遮断薬は，肝硬変患者の門脈圧亢進症の治療に用いられる．これらの薬物による治療は，静脈瘤出血のリスクを低下させる．

C．アセブトロール acebutolol，アテノロール atenolol，ベタキソロール betaxolol，ビソプロロール bisoprolol，エスモロール esmolol，メトプロロール metoprolol，ネビボロール nebivolol：選択的β_1遮断薬

喘息患者でみられた非選択的β遮断薬の有害な気管支収縮作用（β_2遮断作用）は，β_1受容体を選択的に遮断する薬物では起こりにくい．**アセブトロール**，**アテノロール**および**メトプロロール**のような心臓選択性β遮断薬は，β_2受容体を遮断するのに要するよりも 1/50～1/100 の少量でβ_1受容体を遮断する．この心臓選択性は低用量で最もよく発揮され，高用量では消失してしまう．［注：高用量ではβ_1受容体選択性が消失し，β_2受容体も遮断するため．］

1．作用：これらの薬物は高血圧症で血圧を低下させ，狭心症で運動耐容能を増大させる（図 7.6）．**エスモロール**は，エステル結合が代謝されるため作用持続が非常に短い（図 7.5）．そのため，重症患者の治療や手術中または診断中の患者の血圧と心拍を調節するために静脈内投与（静注）されるのみである．**ネビボロール**［訳者注：日本未承認］は，心臓選択性のβ遮断作用に加えて，内皮細胞からの一酸化窒素の遊離を介する血管拡張作用も有している．**プロプラノロール**とは対照的に，心臓選択性β遮断薬は肺機能，末梢抵抗および糖代謝に対する作用が弱い．それにもかかわらず，喘息患者にこれらの薬物を投与する場合には，呼吸活動が危険にさらされていないことを確認するため

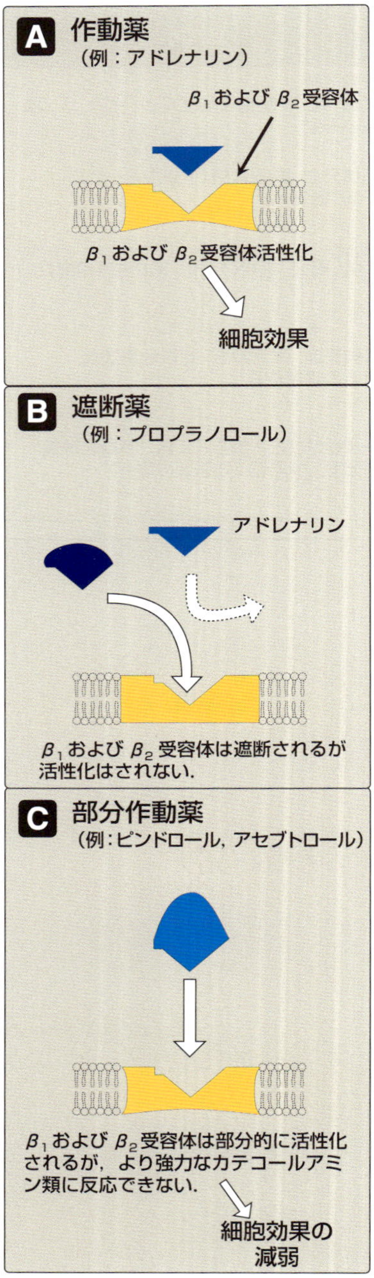
A 作動薬
(例：アドレナリン)
β1 および β2 受容体
β1 および β2 受容体活性化
細胞効果
B 遮断薬
(例：プロプラノロール)
アドレナリン
β1 および β2 受容体は遮断されるが活性化はされない.
C 部分作動薬
(例：ピンドロール，アセブトロール)
β1 および β2 受容体は部分的に活性化されるが，より強力なカテコールアミン類に反応できない.
細胞効果の減弱

図 7.9
βアドレナリン受容体に対する作動薬，遮断薬および部分作動薬の作用の比較.

に注意深くモニターしなければならない．これらの薬物は末梢血管のβ_2受容体に対する作用が弱いので，β遮断薬に共通する副作用である四肢の冷感（レイノー現象）の発症頻度は非選択的β遮断薬に比べて低い．

2．臨床使用：心臓選択性β遮断薬は，肺機能に障害がある高血圧症患者で有用である．また，慢性安定狭心症の治療の第一選択薬である．**ビソプロロール**と徐放性の**メトプロロール**製剤は，慢性心不全の管理に用いられる．

D．アセブトロール acebutolol，ピンドロール pindolol：部分作動薬としての活性をもつ遮断薬

1．作　用

a．心血管作用：**アセブトロール**（β_1遮断薬）と**ピンドロール**（非選択β遮断薬）は純粋な遮断薬ではなく，β_1およびβ_2受容体を弱く刺激する（図 7.9）．この作用は内因性交感神経興奮様作用 intrinsic sympathomimetic activity（ISA）とよばれる．これらの部分作動薬（パーシャルアゴニスト partial agonist）はβ受容体に結合して刺激するが，より強力な内因性カテコールアミン類であるアドレナリンおよびノルアドレナリンによる刺激を遮断する．この結果，ISAのないβ遮断薬に比べて心拍数および心拍出量を減少させる作用は弱い．

b．弱い代謝効果：ISAのあるβ遮断薬は，ISAのないβ遮断薬に比べて脂質および糖代謝への影響が非常に弱い．たとえば，これらは血漿HDLを減少させない．

2．臨床使用：ISAのあるβ遮断薬は心拍数をさらに減少させる作用が弱いので，中等度の徐脈のある高血圧症患者に効果的である．［注：ISAのあるβ遮断薬は，心臓刺激作用があるので，安定狭心症または不整脈の治療薬としては用いられない．］全体的には，ISAのあるβ遮断薬の臨床使用頻度は高くない．図 7.10 にβ遮断薬の適応をまとめてある．

E．ラベタロール labetalol，カルベジロール carvedilol：αおよびβアドレナリン受容体遮断薬（αβ遮断薬）

1．作用：**ラベタロール**と**カルベジロール**は，末梢血管拡張により血圧を低下させるα_1遮断作用を併せもつ非選択的β遮断薬である．これらの薬物は投与初期に末梢血管収縮を起こす他のβ遮断薬とは対照的に，末梢血管抵抗の上昇が望ましくない高血圧症患者の治療に有用である．これらは血清脂質または血中グルコース量を変化させない．**カルベジロール**は，脂質過酸化と血管肥厚も抑制し，心不全の治療に有益な効果を示す[*1]．

*1（訳者注）：心筋を抑制する作用はあるので，低用量から慎重に増量するなどの注意が必要である．

２．臨床使用：**ラベタロール**は妊娠高血圧症 pregnancy-induced hypertensionの治療に**メチルドパ** methyldopaの代替薬として用いられる．**ラベタロール**を静脈内投与すると，とくに頻脈のある患者では速やかに血圧が低下するので，高血圧緊急症にも用いられる（8章参照）．β遮断薬は急性増悪期の心不全患者の病態を悪化させるので，このような患者に投与すべきでない．しかし，**カルベジロール**，**メトプロロール**および**ビソプロロール**は，安定期の慢性心不全患者の治療に効果的である．これらの薬物は，心不全の病態を徐々に悪化させる交感神経性の心臓興奮を遮断して効果を現す（10章参照）．

３．有害作用：α_1遮断作用と関連して起立性低血圧およびめまい感が起こる．図7.11にβ遮断薬の受容体選択性と適応をまとめてある．

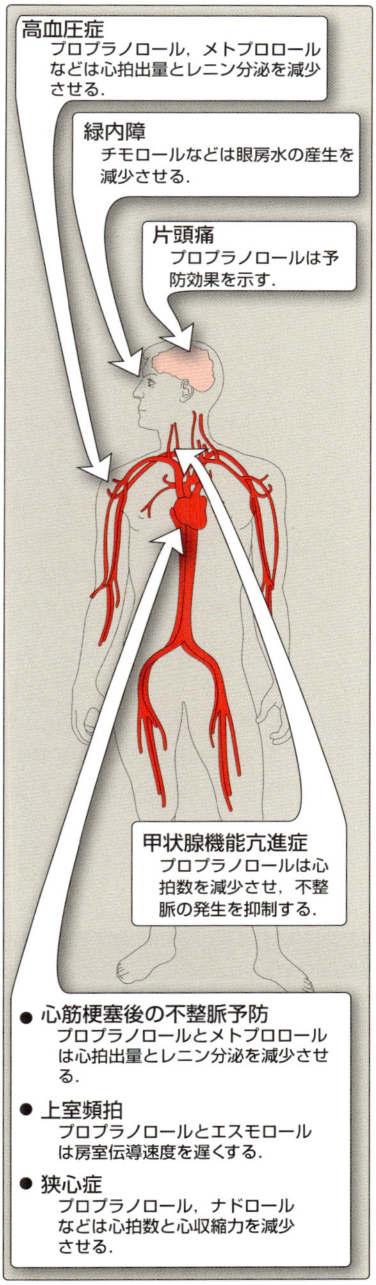
高血圧症
プロプラノロール，メトプロロールなどは心拍出量とレニン分泌を減少させる．
緑内障
チモロールなどは眼房水の産生を減少させる．
片頭痛
プロプラノロールは予防効果を示す．
甲状腺機能亢進症
プロプラノロールは心拍数を減少させ，不整脈の発生を抑制する．
● 心筋梗塞後の不整脈予防
プロプラノロールとメトプロロールは心拍出量とレニン分泌を減少させる．
● 上室頻拍
プロプラノロールとエスモロールは房室伝導速度を遅くする．
● 狭心症
プロプラノロール，ナドロールなどは心拍数と心収縮力を減少させる．

図 7.10
β遮断薬の適応．

Ⅳ．神経伝達物質の放出または取込みに作用する薬物

レセルピン reserpineは植物（インド蛇木，ラウオルフィア）アルカロイドで，全身のモノアミン作動性ニューロン内で，生体アミン（ノルアドレナリン，ドパミンおよびセロトニン serotonin）の細胞質から貯蔵小胞へのMg^{2+}/アデノシン三リン酸 adenosine triphosphate（ATP）依存性の輸送を遮断する．この結果，ニューロン内の生体アミンは枯渇する．ノルアドレナリンの放出減少によって交感神経機能は全般的に障害される．**レセルピン**は作用発現が遅く作用持続が長い．その作用は薬物投与の中止後何日間も持続する．高血圧症治療の歴史の初期に用いられた薬物の1つであるが，副作用プロフィールが良好で薬物相互作用が少なく，より効果の強い新薬の開発により，ほとんど用いられなくなった［訳者注：日本未承認］．本章で**レセルピン**を取り上げているのは，作用機序がユニークであり，歴史的な価値があるからである．

臨床応用 7.2：治療のためのβ遮断薬の使用

β遮断薬を治療に使用することは多く，選択できる薬物がいくつもある．β遮断薬を選択する際には，次のような点に留意するとよい．

1. 選択的なβ遮断薬であるか．心臓のβ_1受容体に選択的なβ遮断薬は，狭心症，高血圧症および心不全などの心疾患の治療に有用である．これらは心臓のβ_1受容体を選択的に遮断して心拍出量を減少させ，その結果，高血圧症患者の血圧を低下させ，狭心症患者の心筋酸素消費量を減少させる．通常用量では，心臓選択性β遮断薬の呼吸器系に対する作用(気管支収縮作用)は最小限である．
2. 非選択的なβ遮断薬であるか．**プロプラノロール**のような非選択的β遮断薬は，心臓のβ_1受容体とともに肺のβ_2受容体も遮断する．肺のβ_2受容体を遮断すると気管支収縮が悪化するので，このような薬物は気管支喘息やCOPDの患者への使用を避けるべきである．非選択的β遮断薬の使用が好まれない疾患は多いが，肝硬変患者の門脈圧亢進症の治療には選択されることがある(たとえば，**ナドロール**)．
3. 内因性交感神経興奮様作用(ISA)のあるβ遮断薬であるか．ISAのあるβ遮断薬(たとえば，**アセブトロール**や**ピンドロール**)が臨床で使用されることはまれである．
4. 局所投与用の剤型があるか．局所投与用の剤型があるβ遮断薬(たとえば，**チモロール**や**ベタキソロール**)のみが，緑内障の治療に用いられる．
5. 期待する治療効果を支持する根拠があるか．たとえば，心不全の治療に用いられるβ遮断薬は，心筋の仕事量を軽減し，全体的な生存率を向上させる．**メトプロロール**，**ビソプロロール**および**カルベジロール**の徐放性製剤は，心不全の治療における有益性に関する根拠レベルが最も高いβ遮断薬である．さらに，β遮断薬は高血圧症治療の第一選択薬ではないが(8章参照)，狭心症，心不全または上室性不整脈を併発する高血圧症患者の治療には有益である．

薬物	受容体選択性	適応
プロプラノロール	β_1，β_2	高血圧症 片頭痛予防 甲状腺機能亢進症 狭心症 心筋梗塞
ナドロール ピンドロール[1]	β_1，β_2	高血圧症
チモロール	β_1，β_2	緑内障
アテノロール ビソプロロール[2] エスモロール メトプロロール[2]	β_1	高血圧症 狭心症 心筋梗塞 心房細動
アセブトロール[1]	β_1	高血圧症
ネビボロール	β_1，NO↑	高血圧症
カルベジロール[2] ラベタロール	α_1，β_1，β_2	高血圧症

図 7.11
βアドレナリン受容体遮断薬のまとめ．NO＝一酸化窒素．[1]アセブトロールとピンドロールは部分作動薬．
[2]ビソプロロール，メトプロロールおよびカルベジロールは心不全の治療にも用いられる．

7章の要約

1. アドレナリン受容体遮断薬は，α遮断薬とβ遮断薬に分類される．
2. α遮断薬は，α_1受容体を遮断して臨床効果を現す．
3. α遮断薬(**テラゾシン**，**ドキサゾシン**，**タムスロシン**，**アルフゾシン**および**シロドシン**)は，おもに良性前立腺肥大症の治療に用いられる．
4. **プラゾシン**のようなα遮断薬は高血圧症の治療に用いられるが，第一選択薬ではない．
5. α遮断薬の主要な有害作用の1つに，起立性低血圧がある．
6. β遮断薬は，おもに心臓のβ_1受容体を遮断して臨床効果を現す．心拍数と心収縮力の減少と，それに続く心拍出量の減少を起こす．
7. β遮断薬は，高血圧症，安定狭心症，心不全および心房細動の治療に用いられる．
8. β遮断薬(**チモロール**など)の点眼液は，緑内障の治療に用いられる．
9. 非選択的β遮断薬(**プロプラノロール**など)は，喘息患者の気管支収縮を悪化させる．そのため，肺疾患のある患者には，心臓選択性β遮断薬(**メトプロロール**など)の使用が好ましい．

学 習 問 題

最も適切な答えを1つ選択せよ．

7.1　60歳の男性が高血圧症の薬物治療を新たに開始した．患者の血圧はよくコントロールされているが，疲労感，眠気，ベッドから起き上がる際の失神(起立性低血圧)を訴えている．患者が使用している可能性が最も高いのはどれか．

A．メトプロロール
B．プロプラノロール
C．プラゾシン
D．アルフゾシン

正解　C．α遮断薬(プラゾシン)は，α_1受容体を介する血管収縮を抑制するため，β遮断薬(メトプロロール，プロプラノロール)に比べて，起立性低血圧を起こしやすい．アルフゾシンは，前立腺や膀胱のα_{1A}受容体への選択性が高い遮断薬で，プラゾシンに比べて血圧を低下させにくい．

7.2　30歳の男性がアンフェタミンの過量投与で緊急救命室に搬送された．血圧が高く，不整脈が認められた．この患者のアンフェタミン過量投与による心血管系症状の治療のために最適なのはどれか．

A．メトプロロール
B．プラゾシン
C．ネビボロール
D．ラベタロール

正解　D．アンフェタミンは間接作用型のアドレナリン作動薬で，交感神経終末からのノルアドレナリン放出を促進する．その結果，すべてのアドレナリン受容体(αおよびβ受容体)が活性されて血圧が上昇する．α受容体とβ受容体の両者がアンフェタミンにより間接的に活性化されているので，α遮断薬(プラゾシン)またはβ遮断薬(メトプロロールまたはネビボロール)は，単独ではアンフェタミン中毒による心血管系症状を寛解できない．ラベタロールはα_1受容体とβ受容体の両者を遮断するので，アンフェタミン過量投与による心血管系症状を最小化できる．

7.3　高血圧症の動物モデルを用いて，新しい抗高血圧薬の試験を行った．この薬物は単独で動物の血圧を低下させる．この薬物の存在下では，ノルアドレナリンによる血圧と心拍数の有意な変化が起こらなくなった．この新しい薬物と作用機序が同様なのはどれか．

A．カルベジロール
B．クロニジン
C．アテノロール
D．ドキサゾシン

正解　A． ノルアドレナリンはα_1受容体とβ_1受容体の両者を活性化して血圧の上昇と心拍数の増加を引き起こす．ノルアドレナリンによる血圧上昇を抑制する薬物は，α_1受容体とβ_1受容体の両者を遮断するカルベジロールと同類である．ドキサゾシンはα_1遮断薬，クロニジンはα_2作動薬，アテノロールはβ遮断薬であり，これらはノルアドレナリンの心血管作用を完全に抑制することはできない．

7.4　喘息患者の高血圧症の治療のために，あるβ遮断薬が処方された．治療開始の1週間後に喘息発作が悪化し，このβ遮断薬の使用が中止された．喘息を悪化させにくい適切な代替薬はどれか．

A．プロプラノロール
B．メトプロロール
C．ラベタロール
D．カルベジロール

正解　B． この患者は非選択性の（β_1受容体とβ_2受容体の両者を遮断する）β遮断薬を投与され，β_2受容体の遮断により喘息が悪化した可能性が高い．代替薬としては，メトプロロールのように心臓選択性（β_1受容体選択性）があり気管支のβ_2受容体を遮断しないβ遮断薬を処方する．プロプラノロール，ラベタロールおよびカルベジロールは非選択性のβ遮断薬であり，喘息を悪化させる．

7.5　前立腺肥大に伴う排尿障害の治療のためにドキサゾシンを使用している70歳の男性が，夜間にベッドから起き上がるときにめまいが起こることを訴えている．めまいを起こさない代替薬として適切なのはどれか．

A．プロプラノロール
B．フェントラミン
C．タムスロシン
D．テラゾシン

正解　C． この高齢患者が訴えるめまいは，ドキサゾシンによる起立性低血圧の症状であると思われる．タムスロシンは，血管のα_{1B}受容体より前立腺のα_{1A}受容体に対する選択性が高いα_1遮断薬である．そのため，タムスロシンは血圧に対して有意な影響を及ぼさず，めまいを起こさないと考えられる．テラゾシンとフェントラミンは，α_{1A}受容体とα_{1B}受容体の両者を遮断し，副作用として有意な血圧低下を起こす．プロプラノロールは非選択的β遮断薬であり，前立腺肥大に伴う排尿障害には適応がない．

7.6　β遮断薬に関する正しい記述はどれか．

A．β遮断薬の使用を急に中止すべきでない．
B．プロプラノロールは心臓選択性のβ遮断薬である．
C．心臓選択性のβ遮断薬は喘息を悪化させる．
D．β遮断薬は血管を弛緩させて末梢抵抗を低下させる．

正解　A． β遮断薬の使用を急に停止すると，狭心症発作やリバウンド高血圧を起こすことがある．これは体内のβ受容体のアップレギュレーションの結果であると考えられる．プロプラノロールは非選択的β遮断薬であり，心臓選択性ではない．心臓選択性のβ遮断薬は，β_1受容体のみを遮断しβ_2受容体を遮断しないので，喘息を悪化させない．β遮断薬は直接的な血管弛緩作用を示さないので，短期間の使用で末梢抵抗を低下させることはない．

7.7　プラゾシンと併用すると起立性低血圧を悪化させる可能性が最も高いのはどれか．

A．プロプラノロール
B．アテノロール
C．ネビボロール
D．ラベタロール

正解　D． ラベタロールはα_1遮断作用を併せもつ非選択的β遮断薬である．プラゾシンはα_1遮断作用により起立性低血圧を引き起こすので，その作用はラベタロールにより増強される．プロプラノロール，アテノロールおよびネビボロールは，α_1遮断作用を示さない．

7.8 50歳の男性が労作性狭心症と診断され，メトプロロールとニトログリセリンが処方された．メトプロロールが狭心症の症状を寛解する主要なメカニズムはどれか．

A．末梢血管抵抗の減少
B．心筋酸素消費量の減少
C．心拍出量の増加
D．冠動脈の拡張

正解 B．メトプロロールはβ_1受容体に選択的な遮断薬である．心臓のβ_1受容体を遮断して心拍数と心収縮力を低下させることにより，心拍出量と心筋酸素消費量を減少させる．メトプロロールは末梢血管または冠動脈を直接拡張させる作用をもたないので，末梢血管抵抗を直接減少させることはない．

7.9 25歳の女性が眼痛，頭痛および視界の曇りを訴えて来院し，開放隅角緑内障と診断された．この患者の症状の治療のための点眼剤の成分として最適なのはどれか．

A．プロプラノロール
B．メトプロロール
C．チモロール
D．カルベジロール

正解 C．選択肢の薬物のうち，チモロールのみが局所投与での使用が認められているβ遮断薬である．

7.10 30歳の女性が片頭痛と診断され，担当医は発作予防のためにβ遮断薬を処方したいと考えている．その目的のために最適なのはどれか．

A．プロプラノロール
B．アテノロール
C．メトプロロール
D．カルベジロール

正解 A．選択肢の薬物のうち，プロプラノロールのみが片頭痛の発作予防薬として承認されているβ遮断薬である．これはおそらく，プロプラノロールは脂溶性が高く中枢神経系に移行しやすいことによると考えられる．

高血圧治療薬（降圧薬）　8

Ⅰ．概　要

正常血圧は，収縮期血圧／拡張期血圧 120/80 mmHg 以下と定義される．血圧が収縮期血圧 120 mmHg 超であるが拡張期血圧 80 mmHg 以下の場合，正常高値血圧となる．高血圧は，少なくとも 2 回以上の異なる機会において収縮期血圧が 130 mmHg を超えるかあるいは拡張期血圧が 80 mmHg を超える．高血圧は末梢細動脈血管平滑筋の緊張増加の結果であり，細動脈血管平滑筋の緊張増加は細動脈抵抗を上昇させ静脈系の容量を減少させる．多くの場合，血管緊張が高くなる原因は不明である．高血圧は一般的な疾患であり，米国では成人の約 45% が罹患している．慢性高血圧は，多くの患者において自覚症状を伴わずに心疾患および脳血管障害（脳卒中）という二大死因を引き起こす．また，虚血性疾患は慢性腎臓病や心不全の重要な危険因子となる．高血圧の診断が早期に行われ適切な治療が行われると，罹患率および死亡率は有意に減少する．高血王の治療に使用されている薬物を図 8.1 に示す．高血圧が進行性のものであるとの認識で，治療のため，高血圧は 4 つに区分されている（図 8.2）．多くのガイドラインが高血

アンジオテンシンⅡ受容体遮断薬
- アジルサルタン
- カンデサルタン
- イルベサルタン
- ロサルタン
- オルメサルタン
- テルミサルタン
- バルサルタン

レニン阻害薬
- アリスキレン

ACE阻害薬
- ベナゼプリル
- カプトプリル
- エナラプリル
- フォシノプリル
- リシノプリル
- モエキシプリル
- キナプリル
- ペリンドプリル
- ラミプリル
- トランドラプリル

利尿薬
- アミロライド
- ブメタニド
- クロルタリドン※
- エプレレノン
- エタクリン酸※
- フロセミド
- ヒドロクロロチアジド
- インダパミド
- メトラゾン
- スピロノラクトン
- トリアムテレン
- トルセミド

β遮断薬
- アセブトロール
- アテノロール
- ベタキソロール
- ビソプロロール
- カルベジロール
- エスモロール
- ラベタロール
- メトプロロール
- ナドロール
- ネビボロール
- ピンドロール
- プロプラノロール

図 8.1
降圧薬のまとめ．ACE＝アンジオテンシン変換酵素．※（訳者注）：日本では発売中止．（次ページにつづく）

Ca^{2+}チャネル遮断薬（カルシウム拮抗薬）
アムロジピン
クレビジピン
ジルチアゼム
フェロジピン
イスラジピン
ニカルジピン
ニフェジピン
ニソルジピン
ベラパミル
α遮断薬
ドキサゾシン
プラゾシン
テラゾシン
その他
クロニジン
フェノルドパム
ジアゾキシド
ヒドララジン
メチルドパ
ミノキシジル
ニトロプルシド

図 8.1（つづき）
降圧薬のまとめ．

	収縮期血圧 mmHg		拡張期血圧 mmHg
正常	<120	および	<80
高値血圧	120～129	あるいは	<80
Ⅰ度高血圧	130～139	あるいは	80～89
Ⅱ度高血圧	≧140	あるいは	≧90

図 8.2
高血圧の分類．
（訳者注）：日本の高血圧ガイドラインとは異なる．

圧の分類よりも高血圧治療の目標に基づいて治療することを推奨している．

Ⅱ．高血圧の病因

高血圧は他の病気の進行により二次的に発症する可能性もあるが，患者の 90% 超は，原因が不明の血圧調節機構の失調で発症する本態性高血圧 essential hypertension である．高血圧の家族歴は，高血圧を発症させる可能性を増加させる．高血圧の罹患率は加齢により増加し，教育と収入水準により減少する．非ヒスパニック系黒人は非ヒスパニック系白人やヒスパニック系白人と比べて発症率が高い．肥満・糖尿病あるいは寝たきりの状態は，それらを有していない場合と比べて有病率を増加させる．ストレスの多い生活様式，食事による多量のナトリウム摂取，喫煙のような環境因子はさらに高血圧を罹患しやすくする可能性がある．

Ⅲ．血圧調節機構

血管系，とくに動脈内膜（内皮）に障害を発生させずに組織を適切に灌流するため，動脈血圧は狭い幅に調節されている．動脈血圧は心拍出量と末梢血管抵抗に直接比例している（図 8.3）．次に，心拍出量と末梢抵抗は，圧受容器反射に伴う交感神経活動とレニン-アンジオテンシン-アルドステロン系（図 8.4）による 2 つの制御機構によってコントロールされている．大部分の降圧薬は，心拍出量の減少と末梢抵抗低下の片方あるいは両方によって血圧を低下させる．

A．自律神経系

自律神経系はおもに血圧の調節に関与しており，血圧は心拍出量と全身血管抵抗の組合せである．心拍出量は，変時作用，変力作用，変弛緩作用，変伝導作用の各活動と，心臓から送り出される血液量を決定する調節可能な心室前負荷の組合せから生じる．[注：変時作用は，心拍に関連している（たとえば，心拍の増加は心拍出量を増加させる）．変力作用は，心臓の収縮力に関連している．変弛緩作用は，心臓の弛緩率である．変伝導作用は，伝導速度である．] これらの心拍出量の変動は，おもに副交感神経の力を打ち消す交感神経の活動によって制御されている．心室前負荷は，（1）交感神経系から直接分泌されるカテコールアミンが体液を末梢から中枢に移動させること，（2）副交感神経が血管を拡張し前負荷を減少させること，（3）レニン-アンジオテンシン-アルドステロン系から分泌されるホルモン活性によって変化する．急な血圧調整は，交感神経と副交感神経の両方の作用の直接的な結果であり，急激な生理反応を軽減させる圧反射も関与している．具体的には，血圧の下降は，圧感受性神経（大動脈弓と頸動脈洞の圧受容器）が延髄網様体の血管運動中枢に対して，より少ないインパルスを送ることになる．これは心臓と血管系に対する交感神経系出力を増加させ副交感神経系出力を減少させる反射性変化により，血管収縮と心拍出量増加を起こす．これらの変化は代償性の血圧上昇となる（図8.4）．交感神経系と副交感神経系の作用は，全身血管系内の抵抗の変化にも直接影響し，血管緊張とそれに続く血圧を直接増減させる．

B．レニン-アンジオテンシン-アルドステロン系

腎臓は血管内の血液量を変化させることで血圧の長期的ホルモン制御を行っている．腎臓の圧受容器は，酵素レニンを遊離することで血圧・血流の低下（そして交感神経によるβアドレナリン受容体刺激）に反応する（図8.4）．低ナトリウム食とナトリウムイオン（Na^+）の過大な喪失もまたレニン遊離を増加させる．レニンはアンジオテンシノーゲンをアンジオテンシンIに変換し，アンジオテンシンIはアンジオテンシン変換酵素 angiotensin-converting enzyme（ACE）の存在下でアンジオテンシンIIに変換される．アンジオテンシンIIは強力な循環性血管収縮物質の1つであり，動脈および静脈両方を収縮させ結果として血圧を上昇させる．アンジオテンシンIIは腎糸球体の輸出細動脈を選択的に収縮させ，糸球体濾過量を増加させる．さらに，アンジオテンシンIIはアルドステロンの分泌を刺激し，腎臓におけるNa^+再吸収の増加と，それに伴う血液量の増加を起こし，血圧を上昇させる．アンジオテンシンIIのこれらの作用は，アンジオテンシンII一型（AT_1）受容体刺激によって起こる．

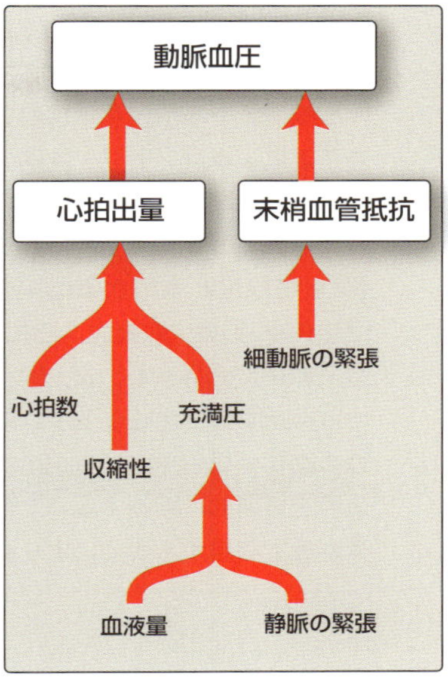
動脈血圧
心拍出量
末梢血管抵抗
細動脈の緊張
心拍数
充満圧
収縮性
血液量
静脈の緊張

図 8.3
血圧に影響するおもな要因.

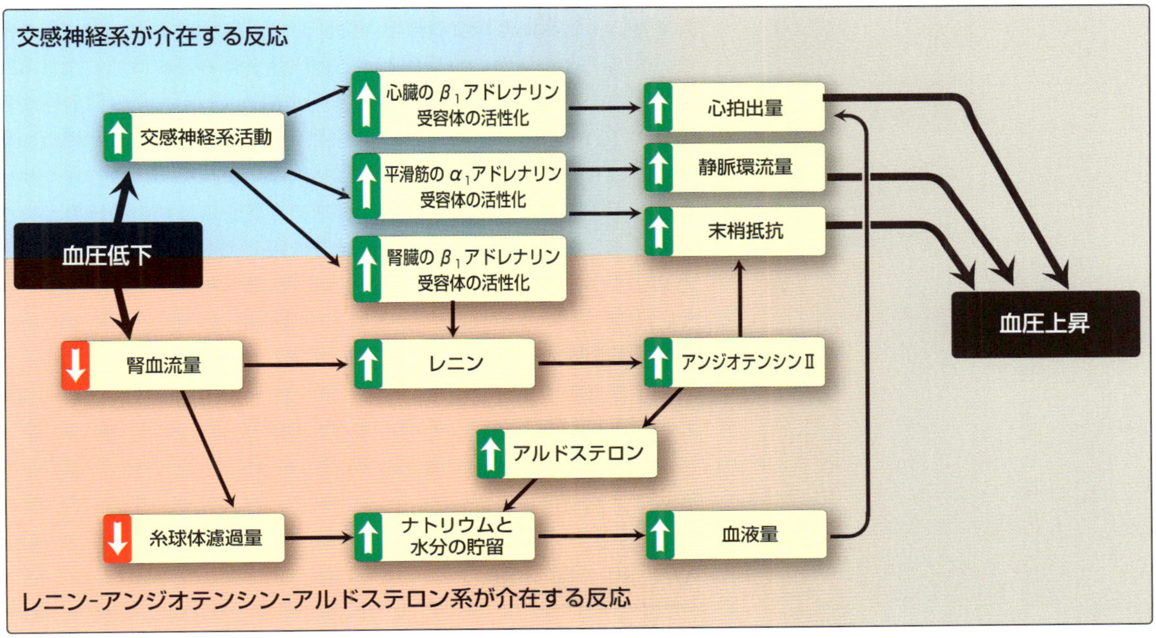
交感神経系が介在する反応
交感神経系活動
心臓の β1アドレナリン受容体の活性化
平滑筋の α1アドレナリン受容体の活性化
腎臓の β1アドレナリン受容体の活性化
心拍出量
静脈環流量
末梢抵抗
血圧低下
血圧上昇
腎血流量
レニン
アンジオテンシンII
アルドステロン
糸球体濾過量
ナトリウムと水分の貯留
血液量
レニン-アンジオテンシン-アルドステロン系が介在する反応

図 8.4
血圧低下に対する自律神経系とレニン-アンジオテンシン-アルドステロン系の反応.

臨床応用 8.1：血圧コントロールのメカニズム

心拍出量や末梢血管抵抗の2つの重複するメカニズムによるコントロールは，血圧をコントロールする鍵となりうる．交感神経活動の結果として放出されるカテコールアミンは，末梢の α_1 受容体（血管収縮と末梢血管抵抗の増加）と心臓の β_1 受容体（心拍数，収縮力，心拍出量の増加）を刺激し，血圧が上昇する．α_1 または β_1 受容体を遮断する薬剤を投与することで，即効性と短時間作用性の変化が緩和され，心拍出量と末梢血管抵抗の上昇を短期的に抑制することができる．腎臓は圧受容体も利用することにより血圧の長期的制御を行うため，血圧コントロールの重複するメカニズムとなっている．血圧が下がると，レニン-アンジオテンシン-アルドステロン系の一部としてレニンという酵素が放出される（図 8.4）．最終的には，強力な血管収縮作用をもつアンジオテンシンⅡの産生につながる．アンジオテンシンⅡはアルドステロン分泌も刺激し，血圧をさらに上昇させる．これらの代償機構のいくつかは，高血圧患者では機能不全に陥っているため治療の標的となる．

Ⅳ．治療計画

高血圧治療のゴールは，心血管系および腎臓の罹病率と死亡率を少なくすることである．ほとんどの患者において，治療の目標血圧は収縮期 130 mmHg 以下，拡張期 80 mmHg 以下である．最近の治療指針は，他の薬物を採用する強い理由がないかぎり，サイアザイド（チアジド）系利尿薬，ACE 阻害薬，アンジオテンシン受容体遮断薬 angiotensin receptor blocker（ARB）あるいはカルシウム（Ca^{2+}）チャネル遮断薬 calcium channel blocker（CCB）で治療をはじめることになっている．しかしながら，第一選択薬は，ガイドライン，併存疾患，年齢によってさまざまである（図 8.5）．もし血圧が適正にコントロールされない場合，2番目の異なる種類の降圧薬が，併用による有害作用を最小にすることを原則に，目標とする血圧値を得るために加えられるべきである．収縮期血圧が目標値の 20 mmHg 以上か，拡張期血圧が目標値の 10 mmHg 以上の患者は2剤併用されるべきである．複数の薬剤または合剤による併用療法は，より副作用が少なく，より速やかに血圧を低下させる可能性がある．合剤には異なる種類の降圧薬が含まれている．多剤併用を必要とする患者の服薬アドヒアランスを高めるために，さまざまな種類の合剤が利用可能である．

A．患者個人に合わせた治療：人種，年齢，合併症

高血圧合併症には高血圧治療薬により症状が増悪するものや，血圧レベルとは関係なく症状が寛解されるものがある．そのような場合，その患者に適合した降圧薬を選ぶことが重要である．図 8.6 は合併症を有する高血圧患者に適した治療薬を示している．

Ⅴ．利尿薬

すべての利尿薬による初期の降圧作用は体液量の減少であり，これが最終的な血圧の降下をもたらす．利尿薬を服用している患者はすべ

ガイドライン	人口統計	血圧目標値	内服薬の選択肢
ACC/AHA 2017	非高齢者 高齢者＞65 歳	＜130/80 ＜130/80	非黒色人種：サイアザイド系利尿薬，ACE 阻害薬，ARB，CCB 黒色人種：サイアザイド系利尿薬またはCCB 重篤な合併症がある場合は，血圧目標と薬剤の選択について臨床的判断を用いる
ADA 2021	糖尿病罹患者	＜140/90 ＜130/80 （高ASCVD リスク）	ACE 阻害薬またはARB
KDIGO 2020	CKD	SBP＜120	ACE 阻害薬またはARB
ESH/ESC 2018	＜65 歳 ＜65 歳＋CKD ＞65 歳 糖尿病罹患者	＜130/80 ＜130～139/70～79 ＜130～139/70～79	ACE 阻害薬またはARB＋CCB の組合せまたはACE 阻害薬またはARB＋サイアザイド系利尿薬の組合せ
NICE 2019	＞80 歳 ＜80 歳	＜150/90 ＜140/90	≧55 歳または黒色人種：CCB ＜55 歳：ACE 阻害薬またはARB

図 8.5

高血圧に対するさまざまなガイドラインの降圧目標と第一選択薬の比較．
ACC＝米国心臓病学会，ACE＝アンジオテンシン変換酵素，ADA＝米国糖尿病学会，AHA＝米国心臓協会，ARB＝アンジオテンシン受容体遮断薬，ASCVD＝動脈硬化性心血管疾患，CCB＝Ca^{2+}チャネル遮断薬，CKD＝慢性腎臓病，ESC＝欧州心臓病学会，ESH＝欧州高血圧学会，KDIGO＝国際的腎臓病ガイドライン機構，NICE＝英国国立医療技術評価機構，SBP＝収縮期血圧．

て血清電解質モニタリングを受けるべきである．利尿薬の効果，治療用途，薬物動態，有害作用の詳細については9章にて述べられている．

A．サイアザイド（チアジド）系利尿薬

ヒドロクロロチアジド hydrochlorothiazideのようなサイアザイド系利尿薬と，**クロルタリドン** chlorthalidone［訳者注：日本販売中止］のようなサイアザイド類似薬は，投与初期にはNa^{+}と水の排泄を増加させることによって血圧を低下させる．この作用は血管内容量の減少を起こし，その結果心拍出量と腎血流の減少が起こる（図8.7）．長期間の治療により，血漿量は正常に近づくが，末梢抵抗の直接的な減少により降圧効果は数週間の治療後に起こる．サイアザイド系利尿薬は，

臨床応用 8.2：高血圧の治療戦略

ほとんどの患者にとって，血圧の目標値は130/80 mmHg未満で十分であり，現在のガイドラインでも支持されている．初回薬物治療量の選択はガイドラインによって異なるが，ほとんどのガイドラインではサイアザイド系利尿薬，ACE阻害薬，ARB，Ca^{2+}チャネル遮断薬のいずれかを使用することを推奨している．併存疾患によっては，β遮断薬のような第一選択薬として推奨されていない薬剤を選択する場合もある．同様に，第一選択薬の選択が不適切な状況もある．たとえば，ACE阻害薬やARBは血管浮腫の既往がある患者には不適切な選択であり，非ジヒドロピリジン系Ca^{2+}チャネル遮断薬は駆出率が低下した心不全患者には有害である．臨床転帰を改善し，薬物治療の負担を軽減し，有害作用を抑制するためには，高血圧患者に対する個別化された治療が重要である．

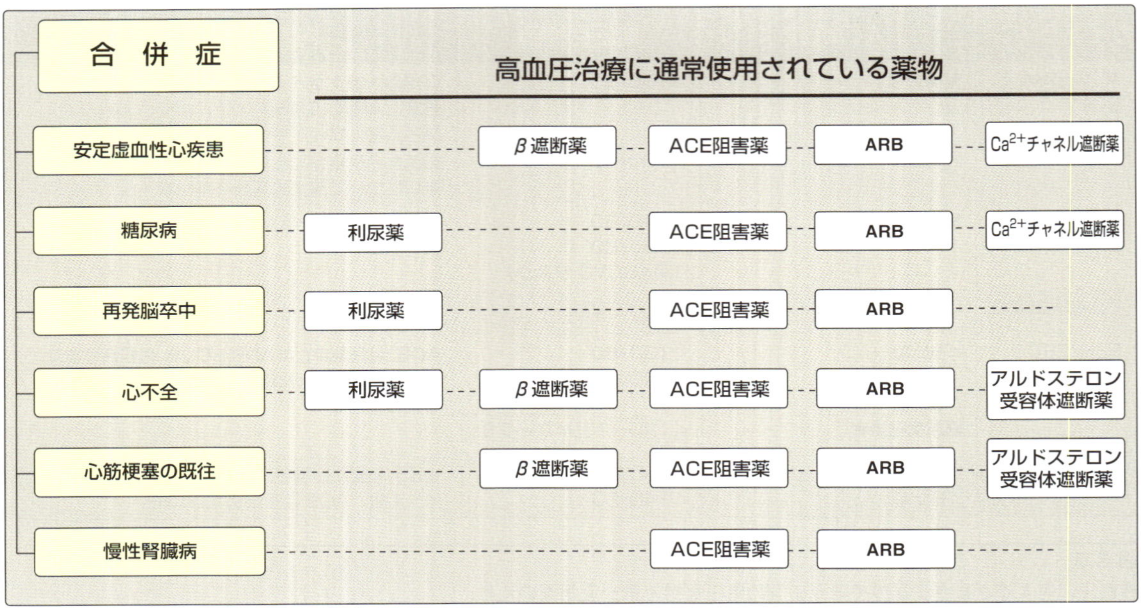
合 併 症
高血圧治療に通常使用されている薬物
安定虚血性心疾患
β遮断薬
ACE阻害薬
ARB
Ca2+チャネル遮断薬
糖尿病
利尿薬
ACE阻害薬
ARB
Ca2+チャネル遮断薬
再発脳卒中
利尿薬
ACE阻害薬
ARB
心不全
利尿薬
β遮断薬
ACE阻害薬
ARB
アルドステロン受容体遮断薬
心筋梗塞の既往
β遮断薬
ACE阻害薬
ARB
アルドステロン受容体遮断薬
慢性腎臓病
ACE阻害薬
ARB

図 8.6
合併症をもつ高血圧患者の治療. [注：アンジオテンシン受容体遮断薬(ARB)はACE阻害薬の代替品である.] ACE＝アンジオテンシン変換酵素.

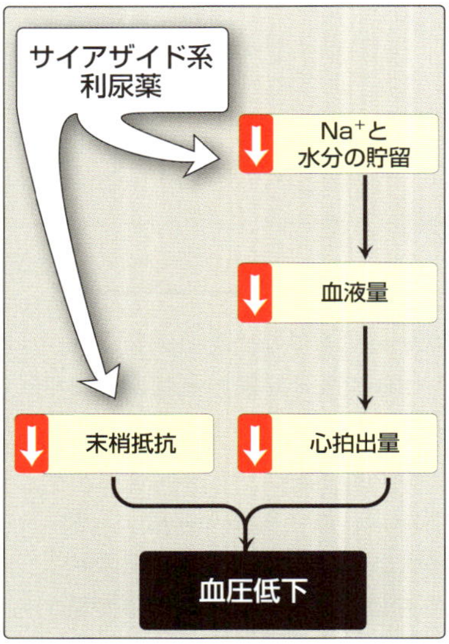
サイアザイド系利尿薬
Na+と水分の貯留
血液量
末梢抵抗
心拍出量
血圧低下

図 8.7
サイアザイド系利尿薬の作用.

他の薬剤を選択するやむをえない理由がない限り，高血圧の初期治療薬として使用することができる．サイアザイドは，β遮断薬やACE阻害薬，ARB，さらにカリウム保持性利尿薬などを含む他の多くの抗高血圧薬との併用療法に有用である．**メトラゾン** metolazone を除いてサイアザイド系利尿薬は腎機能が不十分な患者(クレアチニンクリアランスが 30 mL/min/m^2 より少ない場合)には有効でない．ループ利尿薬がこれらの患者には必要になることがある．サイアザイド系利尿薬は，低カリウム血症と高尿酸血症を，またこれらよりは低率で高血糖をいくらかの患者に起こす．

B．ループ利尿薬

ループ利尿薬，**フロセミド** furosemide，**トラセミド** torasemide，**ブメタニド** bumetanide および**エタクリン酸** ethacrynic acid［訳者注：日本販売中止］は，腎臓におけるナトリウムイオン(Na^+)と塩化物イオン(Cl^-)の再吸収を妨げる．ループ利尿薬は，腎血管抵抗を減少させ，腎血流量を増加させる．これらの薬剤は，腎機能が低下している患者あるいはサイアザイド系利尿薬が反応しない患者にも利尿作用を示す．ループ利尿薬は，サイアザイド系利尿薬と同様に，低カリウム血症を引き起こすことがある．ループ利尿薬はカルシウムの尿中排泄を増加させ，低カルシウム血症を引き起こすことがあるが，サイアザイド系利尿薬はカルシウム濃度を増加させる．ループ利尿薬が高血圧の治療に単独で使用されることはまれであるが，心不全や末梢性浮腫の症状を管理するためによく使用される．

C．カリウム保持性利尿薬

アミロライド amiloride と **トリアムテレン** triamterene（遠位尿細管末部と集合管上皮の Na^+ 輸送の阻害薬）および **スピロノラクトン** spironolactone と **エプレレノン** eplerenone〔ミネラルコルチコイド受容体拮抗薬 mineralocorticoid receptor blocker（MRB）〕は，尿中へのカリウムイオン（K^+）排泄を減少させる．MRB は収縮不全における心臓リモデリングを軽減させるという付加的な効果をもっている（10 章参照）．カリウム保持性利尿薬は K^+ 喪失を防ぐ目的でループ利尿薬やサイアザイド系利尿薬と併用される．

VI．βアドレナリン受容体遮断薬（β遮断薬）

β遮断薬は心疾患の合併や心不全のある高血圧患者に対して有益である（図 8.6）．

A．作　用

β遮断薬は，変時・変力・変弛緩の各作用減少を介して心拍出量を減少させることで血圧を低下させる（図 8.8）．これらの薬物は中枢神経系 central nervous system（CNS）からの交感神経出力を減少させるとともに腎臓からのレニン分泌を抑制し，結果としてアンジオテンシンⅡの産生とアルドステロンの分泌を減少させる．β遮断薬の原型は **プロプラノロール** propranolol であり，β_1 および β_2 受容体に作用する．β_1 受容体選択的な **アテノロール** atenolol や **メトプロロール** metoprolol のような薬物は，最も一般的に処方される薬物である．**ネビボロール** nebivolol は β_1 選択性の遮断薬で，一酸化窒素 nitric oxide（NO）の産生を増加して血管拡張を起こす．β_1 受容体選択的遮断薬は，喘息をもつ高血圧患者に注意して使用すべきである．**プロプラノロール** や **ナドロール** nadolol などの非選択性のβ遮断薬は，β_2 受容体による気管支の拡張を遮断するので，禁忌である（β遮断薬の詳細な説明は 7 章参照）．β遮断薬は，急性心不全あるいは末梢血管疾患の治療には

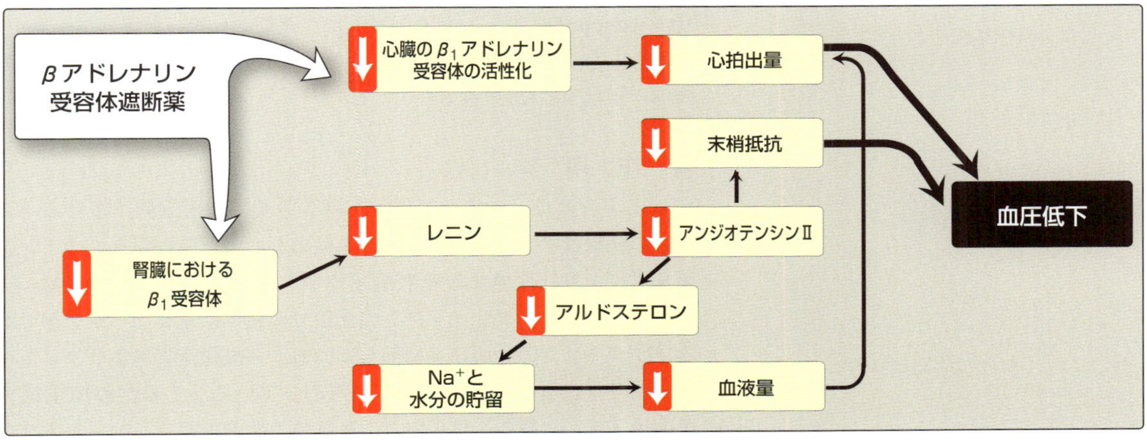
βアドレナリン受容体遮断薬
心臓の β1 アドレナリン受容体の活性化
心拍出量
末梢抵抗
血圧低下
レニン
アンジオテンシンⅡ
腎臓における β1 受容体
アルドステロン
Na+と水分の貯留
血液量

図 8.8
β遮断薬の作用.

慎重に用いるべきである．

B. 臨床使用

β遮断薬は，上室性不整脈(たとえば，心房細動)，陳旧性心筋梗塞 myocardial infarction (MI)，安定虚血性心疾患や慢性心不全のような心疾患を合併する高血圧患者に最も有効である．β遮断薬の使用が禁忌の病態は，喘息のような可逆性気管支収縮性疾患，徐脈，Ⅱ度もしくはⅢ度房室ブロック，重症末梢動脈性疾患が含まれる．

C. 薬物動態

β遮断薬は経口投与で高血圧治療に有効である．**プロプラノロール**は，顕著で変動の大きい初回通過効果を受ける．経口β遮断薬は最大治療効果を得るまでに数週間かかる可能性がある．**エスモロール** esmolol や**メトプロロール**，**プロプラノロール**は静脈内投与(静注)も可能である．

D. 有害作用

β遮断薬は心拍を減少させ，徐脈，低血圧や運動耐容能の減少を生じる可能性がある．非選択的β遮断薬は脂質代謝を障害し，高密度リポタンパク質コレステロール high-density lipoprotein (HDL) cholesterol の低下と血漿中性脂肪の増加を起こす可能性がある．**プロプラノロール**のような脂溶性薬剤はCNSに作用し，悪夢や睡眠障害を引き起こす可能性がある(7章参照)．β遮断薬の急激な使用中止は，重篤な反跳性高血圧，狭心症，心筋梗塞あるいは虚血性心疾患による突然死さえも起こす可能性がある．したがって，高血圧および虚血性心疾患の患者ではこれらの薬物は2～3週間以上かけて漸減しなくてはならない．β遮断薬の有害作用を図8.9に示す．

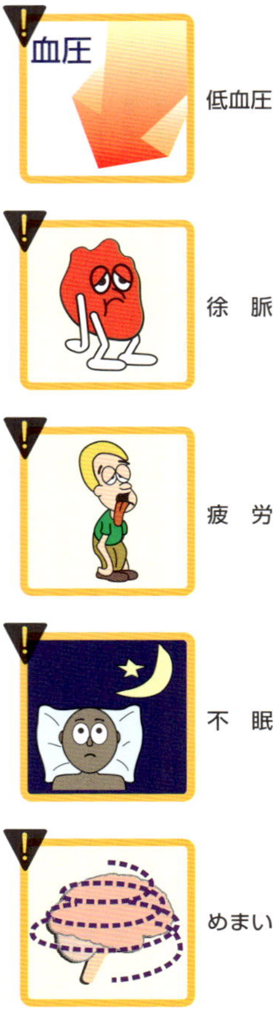
血圧
低血圧
徐脈
疲労
不眠
めまい

図 8.9
β遮断薬の有害作用．

Ⅶ. ACE阻害薬

カプトプリル captopril，**エナラプリル** enalapril あるいは**リシノプリル** lisinopril のようなACE阻害薬は，冠動脈疾患，糖尿病，脳卒中，心不全，心筋梗塞や慢性腎臓病の病歴がある患者に対する高血圧治療の第一選択薬となる(図8.6)．

A. 作　用

ACE阻害薬は，末梢血管抵抗を減少させて血圧を低下させる．これらの薬物はアンジオテンシンⅠを強力な血管収縮作用をもつアンジオテンシンⅡに変換する酵素ACEを阻害する(図8.10)．ACEは，一酸化窒素とプロスタサイクリンの血管での産生に重要なペプチドであるブラジキニンの分解にも関係している．一酸化窒素およびプロスタサイクリンは強力な血管拡張作用をもっている．そのためACE阻害薬の投与は，動静脈を拡張する．動静脈の血管拡張は，アンジオテンシンⅡ濃度減少による血管収縮の低下とブラジキニン濃度増加による血管拡張の増強の結果として起こる．循環しているアンジオテンシン

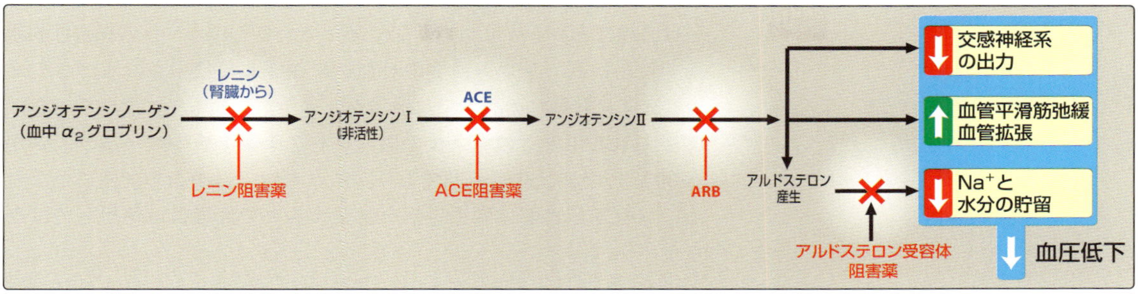

アンジオテンシノーゲン
(血中 α_2 グロブリン)
レニン
(腎臓から)
アンジオテンシンⅠ
(非活性)
ACE
アンジオテンシンⅡ
レニン阻害薬
ACE阻害薬
ARB
アルドステロン
産生
アルドステロン受容体
阻害薬
交感神経系
の出力
血管平滑筋弛緩
血管拡張
Na⁺と
水分の貯留
血圧低下

図 8.10
レニン-アンジオテンシン-アルドステロン系阻害薬の作用. 青色：薬物の作用標的酵素, 赤色：薬物群.

Ⅱ濃度の減少により, ACE阻害薬はアルドステロンの分泌も低下させ, その結果Na^+と水分の貯留が減少する. その後, ACE阻害薬は前負荷と後負荷両者を低下させるので, 心仕事量を減少させる. さらに, 腎機能への有益な効果は, 輸出細動脈の拡張と糸球体内圧の低下によるものである.

B. 臨床使用

ACE阻害薬は, 高血圧の初期管理において望まれる薬物クラスである. 高血圧治療において, すべてのACE阻害薬は同等の量であれば同等の効果がある. ACE阻害薬は糖尿病性腎症とアルブミン尿の進行を遅くするので糖尿病性腎症の患者への使用が推奨される. ACE阻害薬の長期にわたる治療は, 持続した血圧低下, 左心室肥大の退縮および心筋梗塞後の心室リモデリングの改善などをもたらす. ACE阻害薬は, 心不全, 腎不全を合併した高血圧患者, 冠動脈疾患の危険因子の多い患者への第一選択薬である.

C. 薬物動態

すべてのACE阻害薬は経口投与で有効である. **カプトプリル**と**リシノプリル**以外の薬物は肝臓において活性体に変換される. そのため**カプトプリル**と**リシノプリル**は重篤な肝障害患者にも有効な可能性がある. **フォシノプリル** fosinoprilのみは腎臓で除去を受けにくく, 腎臓病患者においても用量調節が不要である. **エナラプリラト** enalaprilatは唯一静脈内投与が可能な薬物である.

D. 有害作用

図 8.11 はACE阻害薬の共通の有害作用である. 10% までの患者に発症する空咳*[1]は, 肺におけるブラジキニンとサブスタンスP濃度上昇によると考えられる. 女性に多くみられ休薬により数日で寛解する. 血管性浮腫はまれであるが生命を危うくする反応であり, 唇, 口腔粘膜, 咽頭の腫脹を引き起こし, ブラジキニンのレベル上昇に起因すると考えられる. アルドステロン産生が減少するため, ACE阻害薬の使用によりカリウム排泄が減少する. 血清カリウム濃度のモニタ

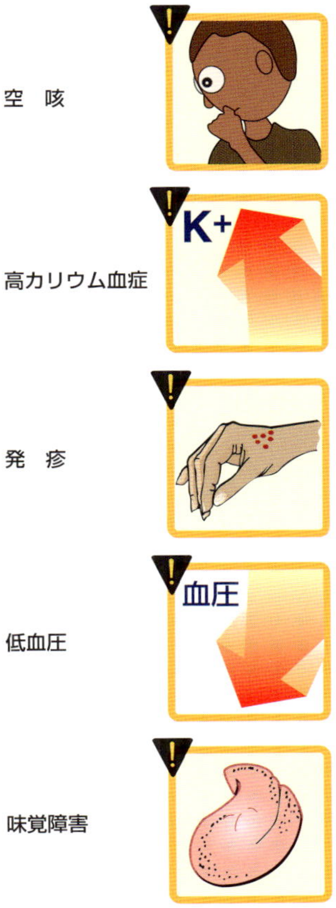

空 咳
高カリウム血症
K+
発 疹
低血圧
血圧
味覚障害

図 8.11
ACE阻害薬の一般的な有害作用.

*[1] (訳者注)：空咳を誘発して誤嚥性肺炎の予防に用いることがある.

ーは必須であり，カリウムサプリメント，さらにカリウム保持性利尿薬の使用は高カリウム血症の可能性に注意して使用されるべきである．とくに腎臓病の患者では血清クレアチニン値もモニターすべきである．ACE阻害薬の導入後の血清クレアチニン値のベースラインから30％の増加は許容範囲であり，それだけでは中止の理由にはならない．ACE阻害薬は胎児奇形を誘発するので妊婦には使用してはならない．

Ⅷ．アンジオテンシンⅡ受容体遮断薬

ロサルタン losartanや**イルベサルタン** irbesartanのようなアンジオテンシン受容体遮断薬（ARB）はAT_1受容体を遮断してアンジオテンシンⅡによるAT_1受容体活性化を抑制する．薬理作用は細動脈および静脈弛緩とアルドステロン分泌減少作用，すなわち血圧下降とNa^+および水分の貯留減少による血圧と前負荷の低下はACE阻害薬と同じである（図8.10）．ARBはブラジキニン濃度を増加させない．これらは糖尿病，心不全や慢性腎臓病を合併する患者には，高血圧治療の第一選択薬となりうる（図8.6）．咳と血管性浮腫のリスクは顕著に減少するが，有害作用はACE阻害薬と同様である．同様の作用機序と有害作用のためARBはACE阻害薬と併用すべきではない．ARBは，ACE阻害薬と同様に催奇形性をもつので，妊婦には禁忌である．[注：ARBについては10章でさらに詳細に述べられている．]

Ⅸ．レニン阻害薬

選択的なレニン阻害薬である**アリスキレン** aliskirenは高血圧治療薬として利用できる．**アリスキレン**はレニンを阻害するので，ACE阻害薬やARBよりも前の段階でレニン-アンジオテンシン-アルドステロン系に作用する（図8.10）．**アリスキレン**はACE阻害薬またはARBと併用されるべきではない．**アリスキレン**はとくに高用量で下痢を起こす．また**アリスキレン**は咳と血管性浮腫を起こすが，ACE阻害薬より頻度は低いと思われる．ACE阻害薬およびARBと同様に，この薬物の妊娠期間中投与は禁忌である．**アリスキレン**は，CYP3A4で代謝されるので，薬物相互作用を考慮する必要がある．

Ⅹ．カルシウム(Ca^{2+})チャネル遮断薬(カルシウム拮抗薬)

Ca^{2+}チャネル遮断薬 calcium channel blocker（CCB）は，黒色人種の患者に対して第一選択薬である．糖尿病あるいは冠動脈疾患を合併している高血圧患者に対して推奨されている．短時間作用型のCa^{2+}チャネル遮断薬は過度の血管拡張と圧受容器を介した心臓の反射的刺激のため心筋梗塞のリスクを増すので，使用は避けるべきである．

A．Ca^{2+}チャネル遮断薬の種類

Ca^{2+}チャネル遮断薬は化学的に3種類に分類され，それぞれ異なった薬理学的特性と臨床的特性をもっている（図8.12）．

1．**ジフェニルアルキルアミン類：ベラパミル** verapamil は，この種類の薬物で唯一，米国で使用可能である．**ベラパミル**は心伝導（陰性変伝導作用）を遅くし，心拍数（陰性変時作用）と収縮力（陰性変力作用）を低下させる．**ベラパミル**は狭心症，上室性頻脈および片頭痛と群発性頭痛の治療にも使用されている．

2．**ベンゾチアゼピン類：ジルチアゼム** diltiazem は現在米国で承認されているこの種類の唯一の薬物である．**ベラパミル**に似て，**ジルチアゼム**は心筋および平滑筋細胞両方に作用する．しかしながら，**ベラパミル**より心臓に対する陰性変力作用は弱い．**ジルチアゼム**は，頻脈を生じにくい．

3．**ジヒドロピリジン類：**このCa^{2+}チャネル遮断薬には，**ニフェジピン** nifedipine（プロトタイプ）と**アムロジピン** amlodipine，**フェロジピン** felodipine，**イスラジピン** isradipine，**ニカルジピン** nicardipine と**ニソルジピン** nisoldipine が心血管系治療薬として含まれている．これらのCa^{2+}チャネル遮断薬は薬物動態，認可された使用範囲および薬物相互作用に差がある．すべてのジヒドロピリジン dihydropyridine（DHP）系Ca^{2+}チャネル遮断薬は心臓のCa^{2+}チャネルより血管のCa^{2+}チャネルに対する親和性の方が高い（血管選択性）．したがって，これらの化合物は高血圧治療に有用である．ジヒドロピリジン系薬物は，心臓への影響は最小限である．

B．作　用

細胞内Ca^{2+}濃度は，平滑筋の張力と心筋の収縮を維持する重要な役割を果たしている．Ca^{2+}チャネル遮断薬は，心臓と冠血管および末梢細動脈平滑筋のL型Ca^{2+}チャネルへの結合によって細胞内へのCa^{2+}流入を遮断する．これが血管平滑筋を弛緩させ，おもに細動脈を拡張させる．Ca^{2+}チャネル遮断薬は静脈を拡張しない．**ジルチアゼム**と**ベラパミル**の場合，Ca^{2+}の細胞への流入を変化させることによって生じる心臓の電気系の伝導の低下（陰性変導作用）も心拍数（陰性変時作用）を低下させる．

C．臨床使用

高血圧治療において，Ca^{2+}チャネル遮断薬は第一選択薬あるいは追加薬として使われる．これらの薬物は，β遮断薬と異なり，喘息，糖尿病，末梢脈管疾患を増悪させる作用がないため，これらの疾患を併発している高血圧患者の治療に有用である．すべてのCa^{2+}チャネル遮断薬は，狭心症治療に有効であることに加えて，**ジルチアゼム**と**ベラパミル**は心房細動にも用いられ，頻脈性心房細動のリスクを低減する．

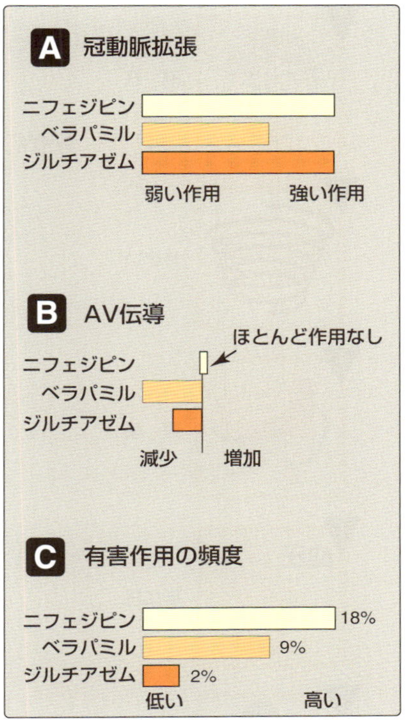
A 冠動脈拡張
ニフェジピン
ベラパミル
ジルチアゼム
弱い作用
強い作用
B AV伝導
ほとんど作用なし
ニフェジピン
ベラパミル
ジルチアゼム
減少
増加
C 有害作用の頻度
ニフェジピン
18%
ベラパミル
9%
ジルチアゼム
2%
低い
高い

図8.12
Ca^{2+}チャネル遮断薬の作用．
AV＝房室．

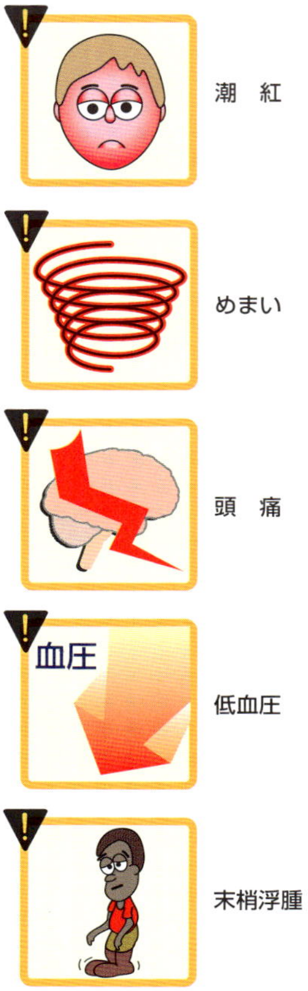
潮　紅
めまい
頭　痛
血圧
低血圧
末梢浮腫

図 8.13
Ca^{2+}チャネル遮断薬の一般的な有害作用．

D．薬物動態

これらの薬物の多くは，経口投与後短い半減期（3～8時間）をもつ．徐放性製剤による1日1回の投与が可能である．**アムロジピン**は非常に長い半減期（30～50時間）をもち，徐放性製剤の必要性がない．

E．有害作用

I度房室ブロックおよび便秘は**ベラパミル**における用量依存的な有害作用である．**ベラパミル**と**ジルチアゼム**は駆出率が低下した心不全あるいは房室ブロックの患者には避けるべきである．血圧低下によるめまい，頭痛および疲労などの有害作用がジヒドロピリジンでより高頻度に出現する（図 8.13）．末梢浮腫はもう1つの一般的な有害作用である．**ニフェジピン**とその他のジヒドロピリジン系薬は歯肉の腫脹を起こす．

XI．αアドレナリン遮断薬（α遮断薬）

降圧に用いられるαアドレナリン遮断薬の**プラゾシン** prazosin，**ドキサゾシン** doxazosin，**テラゾシン** terazosin はα_1受容体の競合的遮断を起こす．これらの薬物は，動脈および静脈平滑筋両方を弛緩させることによって末梢抵抗の減少と血圧低下を起こす．これらの薬物は，心拍出量，腎血流量および糸球体濾過量に対してごくわずかの変化しか起こさない．したがって，長期間の頻脈（頻拍 tachycardia）は起こらないが，Na^+と水分の貯留が起こる．反射性頻脈と起立性低血圧が投与初期と用量増加によりしばしば生じるため，徐々に増量する必要がある．第一選択薬の降圧薬と異なり，α遮断薬は心不全のような高血圧による心血管合併症への有効性を示さなかった．その結果，α遮断薬は高血圧への第一選択薬として推奨されないが，治療抵抗性高血圧に対して使用されることがある．その他の前立腺に高い選択性をもつα_1遮断薬は良性前立腺肥大の治療薬として使用されている．

XII．α/βアドレナリン受容体遮断薬

ラベタロール labetalol と**カルベジロール** carvedilol はα_1，β_1およびβ_2受容体を遮断する．**カルベジロール**は高血圧と慢性心不全の治療薬としておもに使用されている．**カルベジロール**は，心不全の罹患率と心不全による死亡率を減少させる．**ラベタロール**は妊娠高血圧や高血圧クリーゼの管理に用いられる．

XIII．中枢作用性アドレナリン作動薬

A．クロニジン clonidine

クロニジンはα_2作動薬として中枢に作用し，交感神経血管運動調節中枢の阻害を引き起こし，末梢における交感神経活動を減少させる．これが末梢血管抵抗の減少と血圧低下をもたらす．**クロニジン**は，2剤あるいはそれ以上の薬物により適切な反応が得られない場合におも

に用いられる．**クロニジン**は，腎血流量あるいは糸球体濾過量を減少させないので，腎疾患を併発している高血圧患者の治療に有用である．**クロニジン**は，経口投与後の吸収はよく，腎臓から排泄される．貼付剤としても使用可能である．有害作用として鎮静と口内乾燥と便秘を起こす（図 8.14）．**クロニジン**の突然の中止は，反跳性高血圧の原因となる．したがって，投薬中止が必要な場合はゆっくりと離脱させるべきである．

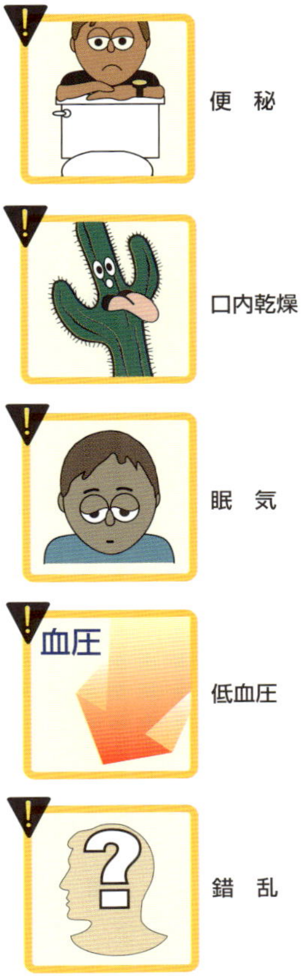
便 秘
口内乾燥
眠 気
血圧
低血圧
錯 乱

図 8.14
クロニジンの有害作用．

B．メチルドパ α-methyldopa

メチルドパはメチルノルアドレナリン methylnoradrenaline に変換されるα_2作動薬であり，CNS からのアドレナリン神経出力を中枢性に減少させる．**メチルドパ**の最も一般的な有害作用は，鎮静と眠気である．有害作用と 1 日に複数回の服用を必要とすることから，使用機会は限られている．おもに妊娠高血圧に対して使用されており，長期的な安全性も確認されている．

XIV．血管拡張薬

ヒドララジン hydralazine と**ミノキシジル** minoxidil のような平滑筋直接作用弛緩薬は，通常治療抵抗性高血圧に用いられる．血管拡張薬は動脈および細動脈の血管平滑筋を拡張することで作用する．これにより末梢血管抵抗を減少させ，血圧を低下させる．どちらの薬物も心臓の反射性刺激を起こし，そのため治療と競合する反射である心筋収縮性，心拍数および酸素消費量増加を起こす．これらの作用は，素因のある患者に狭心症，心筋梗塞あるいは心不全を起こすことがある．［注：徐脈を伴う重症高血圧において**ヒドララジン**は降圧薬として適している．］また血管拡張薬は血漿レニン濃度を上昇させナトリウムと水の貯留を引き起こす．これらの有害作用は，薬剤を低用量から導入し，徐々に漸増することおよび／またはβ遮断薬（反射性頻脈を補うため）と利尿薬（ナトリウム保持を減少させる）との併用で軽減できる．全体として，これらの 3 種類の薬物は，心拍出量，血漿量，末梢血管抵抗を減少させる．**ヒドララジン**は，妊娠高血圧の血圧コントロールのための治療法として認められている．**ヒドララジン**の有害作用は，頭痛，頻脈，悪心，発汗，不整脈，狭心症の発作が含まれる（図 8.15）．ループス（狼瘡）様症状が高用量で起こるが，薬物の中止によって回復する．**ミノキシジル**治療は 多毛症（体毛の成長）を起こす．この薬物は，男性型脱毛症（禿頭症）治療のため局所的な使用が行われている．

XV．高血圧緊急症（高血圧クリーゼ）

高血圧クリーゼはまれであるが，生命の危険な状態であり，切迫したあるいは進行性の臓器障害（脳卒中や心筋梗塞など）を伴う重篤な血圧上昇（収縮期血圧 180 mmHg あるいは拡張期血圧 120 mmHg 以上）を特徴とする．［注：標的臓器障害を伴わない重篤な血圧上昇は高血

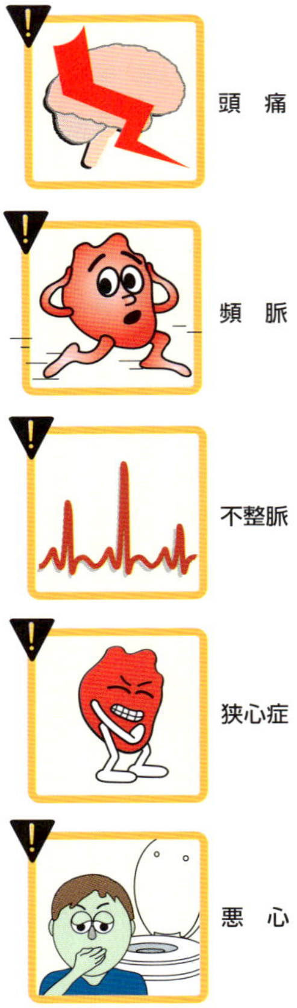
頭　痛
頻　脈
不整脈
狭心症
悪　心

図 8.15
ヒドララジンの有害作用.

圧切迫症と考えられる.〕高血圧緊急症は早急な降圧と静脈内投与による標的臓器障害の阻止・抑制が必要となる. Ca^{2+}チャネル遮断薬(**ニカルジピン**や**クレビジピン** clevidipine), 硝酸薬(**ニトロプルシド** nitroprusside, **ニトログリセリン** nitroglycerin), アドレナリン受容体阻害薬(**フェントラミン** phentolamine, **エスモロール**, **ラベタロール**), 血管拡張薬(**ヒドララジン**)やドパミン作動薬(**フェノルドパム** fenoldopam)などさまざまな治療薬が用いられる. 治療は標的臓器障害あるいは合併症の種類によって決定される.

XVI. 治療抵抗性高血圧

治療抵抗性高血圧は利尿薬を含む適切な 3 薬剤投与にもかかわらず, 血圧が依然として高い状態(目標値の上)と定義される. 最も一般的な治療抵抗性高血圧の原因は, 低い服薬アドヒアランス, 過剰なエタノール摂取(飲酒), 合併症(糖尿病, 肥満, 睡眠時無呼吸, アルドステロン症, 高食塩摂取などとメタボリックシンドローム)の存在, 併用薬〔交感神経作動薬, 非ステロイド性抗炎症薬 nonsteroidal anti-inflammatory drug (NSAID)や副腎皮質ホルモン〕, 不十分な投与量あるいは薬物の使用, 共通の作用機序の薬物使用, などである.

臨床応用 8.3：高血圧緊急症

血圧の著しい上昇(収縮期血圧が 180 mmHg 以上, または拡張期血圧が 120 mmHg 以上)が生命の危険な状態かどうかの判断には, 切迫または進行性の標的臓器障害 target organ damage (TOD)の存在がかかわることが多い. TOD の例としては, 左室肥大, アルブミン尿, 腎機能障害, 不安定狭心症, 急性心筋梗塞などがある. 心臓, 脳, 腎臓などの臓器が TOD の徴候を示すと, 高血圧は高血圧性緊急症へと移行し, 早急に病院での治療を要する. 降圧薬の静脈内投与は, 平均動脈圧を適切な速度で低下させ, 同時に TOD を予防・制限することができる. 高血圧緊急症における最初の目標は, 数分から数時間以内に平均動脈圧を 25% だけ下げることである. **エナラプリラト**, **ニカルジピン**, **ラベタロール**のような非経口薬は, 緊急時に使用されることがある.

8 章の要約

1. 収縮期血圧が 130 mmHg を超えるか, 拡張期血圧が 80 mmHg を超えると高血圧と診断される.
2. 動脈血圧は心拍出量と末梢血管抵抗に正比例する. ほとんどの降圧薬は, 自律神経系またはレニン-アンジオテンシン-アルドステロン系に対する作用を介して，心拍出量の減少や末梢血管抵抗の減少によって作用する．

3. 高血圧症には，血圧コントロールとは無関係に降圧薬によって悪化する可能性のある疾患や，降圧薬の使用が有益な可能性のある疾患が併存していることが多い．特定の患者のために降圧レジメンをデザインすることは，臨床転帰を改善し，潜在的有害作用を回避するために重要である．
4. ほとんどの人の高血圧の治療目標は血圧 130/80 mmHg 未満である．
5. 初回薬物療法の選択は，ガイドラインや合併する疾患状態によって異なる．しかし，大多数の患者は，4 種類ある第一選択薬のうちの 1 つで治療を開始する〔アンジオテンシン変換酵素(ACE)阻害薬，アンジオテンシン受容体遮断薬(ARB)，カルシウムチャネル遮断薬，サイアザイド系利尿薬〕．
6. 初回治療では血圧のコントロールが不十分なことが多く，他の種類の降圧薬を追加する必要がある．どの種類の薬剤を選択するかは，有害作用を最小限に抑え，望ましい血圧目標を達成するための適切なレジメンを提供することに依存する．併存疾患を考慮する必要がある．
7. サイアザイド系利尿薬は末梢血管抵抗を低下させ，血圧コントロールを改善する．サイアザイド系利尿薬は他の降圧薬との併用で非常に有用であるが，これらの薬剤は推定糸球体濾過量が 30 mL/min/m^2 未満の患者では効力を失う．
8. ACE 阻害薬は，末梢血管抵抗を低下させ，強力な血管収縮物質であるアンジオテンシンⅡの産生を抑え，細動脈と静脈の両方の血管拡張をもたらす．ACE 阻害薬は心臓の仕事量を減らし，糖尿病性腎症の進行を遅らせる．これらの薬剤は糖尿病，脳卒中，心不全，心筋梗塞，慢性腎臓病の既往のある患者の第一選択薬である．
9. ARB は ACE 阻害薬と同様の薬理学的および有害作用プロファイルを有する．これらの薬剤はレニン-アンジオテンシン-アルドステロン系に作用して血圧を下げる．ACE 阻害薬とは異なり，ブラジキニンのレベルを上昇させることはない．したがって，ACE 阻害薬と比較して，患者は咳や血管性浮腫を発症するリスクが低い．
10. Ca^{2+}チャネル遮断薬は，ジフェニルアルキルアミン系(**ベラパミル**)，ベンゾチアゼピン系(**ジルチアゼム**)，ジヒドロピリジン系(**アムロジピン**，**ニフェジピン**など)の 3 つの化学クラスに分類される．ジヒドロピリジン系は末梢血管のCa^{2+}チャネルに対する親和性が高い．これは，おもに心臓受容体に作用する他のクラスのCa^{2+}チャネル遮断薬と比較して，高血圧の治療にとくに有益である．
11. β遮断薬は心拍出量を減少させることで血圧を下げる(陰性変力・変時作用)．もはや第一選択薬とは考えられていないが，このクラスは心疾患や慢性心不全を合併した高血圧患者に有用である．虚血性心疾患のある患者では，突然中止することは重篤な高血圧，狭心症，心筋梗塞を生じ，突然死につながることがある．これらの薬剤を中止する場合は徐々に減量する．

学習問題

最も適当な答えを 1 つ選択せよ．

8.1　60 歳の非ヒスパニック系白人男性の高血圧患者．喘息，糖尿病，脂質異常症の既往がある．ACC/AHA ガイドラインによると，この患者に最も適した降圧目標はどれか．

A．140/80 mmHg 以下
B．135/85 mmHg 以下
C．120/85 mmHg 以下
D．130/80 mmHg 以下

正解　D. 治療目標はどのガイドラインを医師が実際に用いるかで異なる．ACC/AHA ガイドラインによるとこの患者の降圧目標は 130/80 mmHg 以下である．

8.2 62歳の非ヒスパニック系黒人男性の高血圧治療が必要である．糖尿病，うつ病，高血圧の既往がある．血圧は152/96 mmHg(本日と前回受診時)．この患者の高血圧初期治療に推奨されるのはどれか．

A．リシノプリル
B．クロニジン
C．ジルチアゼム
D．プロプラノロール

正解 A. リシノプリルはアンジオテンシン変換酵素(ACE)阻害薬であり，糖尿病のような積極的適応のある患者を含むさまざまな患者集団の第一選択薬である．他の治療薬は第一選択薬とはならない．

8.3 血管浮腫で最近入院した患者．現在服薬中の降圧薬は，ニフェジピン，エナラプリル，プラゾシン，メトプロロールである．まれな有害作用の血管浮腫の原因で，再開すべきでないのはどの治療薬か．

A．ニフェジピン
B．エナラプリル
C．プラゾシン
D．メトプロロール

正解 B. ACE阻害薬(エナラプリル)，アンジオテンシン受容体遮断薬(ARB．ロサルタンなど)，レニン阻害薬(アリスキレン)は血管浮腫の原因となる．血管浮腫の発症はACE阻害薬で多くみられる．ニフェジピンはめまい，頭痛，末梢浮腫の原因となる．プラゾシンは反射性頻脈や起立性低血圧の原因となる．メトプロロールは不眠，疲労感，徐脈を引き起こす．

8.4 ラミプリル投与により本態性高血圧患者の降圧目標を達成している．ラミプリル開始後，血清クレアチニン値が前値より25％増加した．ラミプリル治療に対して適切な対処はどれか．

A．ラミプリルを中止する
B．ラミプリル投与量を減らす
C．現在のラミプリル投与量を継続する
D．ラミプリル投与量を増やす

正解 C. 降圧目標を達成している．ACE阻害薬で治療中の患者の電解質(カリウムなど)と血清クレアチニンは定期的に確認が必要である．前値と比べて30％までのクレアチニン血上昇は許容範囲であり，治療の中止や投与量を減らす理由にならない．血圧目標は達成しているので，ラミプリル増量は必要ない．

8.5 サイアザイド系利尿薬とループ利尿薬に関連した電解質異常の違いで正しいのを選べ．

A．サイアザイド系利尿薬はカリウム低下，ループ利尿薬はカリウム上昇
B．サイアザイド系利尿薬はカリウム上昇，ループ利尿薬はカリウム低下
C．サイアザイド系利尿薬はカルシウム低下，ループ利尿薬はカルシウム増加
D．サイアザイド系利尿薬はカルシウム増加，ループ利尿薬はカルシウム低下

正解 D. サイアザイド系利尿薬とループ利尿薬はカリウム，ナトリウム，マグネシウムを低下させる．しかし，サイアザイド系利尿薬はカルシウムを増加させる(尿への排泄減少を介して)，一方，ループ利尿薬はカルシウムを減少させる(尿への排泄増加を介して)．

8.6 45歳の男性が高血圧の治療を開始し，持続性の空咳を発症した．患者の薬物療法は，ニフェジピン，メトプロロール，リシノプリル，クロルタリドン，アスピリン，メトホルミン，デュロキセチンで構成されている．この有害作用の原因として最も可能性の高い薬剤はどれか．

A．リシノプリル
B．クロルタリドン
C．ニフェジピン
D．メトプロロール

正解 A. 咳はACE阻害薬リシノプリルの有害作用である．クロルタリドン，ニフェジピン，メトプロロールはこの有害作用を引き起こさない．

8.7　63歳の男性が血圧検査のために来院した．血圧は145/85 mmHgで，6週間前の受診時と同じである．既往歴に糖尿病と脳卒中がある．患者は生活習慣の改善を報告している．提供された情報に基づき，高血圧の管理にはどの薬剤が妥当であろうか．

A．リシノプリル
B．メトプロロール
C．フロセミド
D．スピロノラクトン

> **正解　A.** この患者には糖尿病と脳卒中の既往があるので，この状態ではACE阻害薬，ARB，利尿薬の3つの薬物クラスの使用が推奨される．これらのクラスに属する薬はリシノプリルのみである．

8.8　最近，心筋梗塞で入院していた患者が来院した．血圧は145/85 mmHgである．現在のレジメンは，リシノプリル(最大有効量)，アスピリン，クロピドグレル，アムロジピン(最大有効量)である．目標血圧130/80 mmHgを達成するために，レジメンに追加すべき最も適切な薬剤は何か．

A．メトプロロール
B．バルサルタン
C．ニフェジピン
D．クロルタリドン

> **正解　A.** β遮断薬(メトプロロール)は心筋梗塞の既往があり，目標血圧に達していない患者に適切である．ARB(バルサルタン)はACE阻害薬(リシノプリル)との併用は推奨されない．ニフェジピンはアムロジピン(ジヒドロピリジン系Ca^{2+}チャネル遮断薬)と同じ薬物クラスである．サイアザイド系利尿薬は，β遮断薬の用量が最大になれば，選択肢となる．

8.9　75歳の男性が，疲労感と脱力感を感じ，診療所を受診した．診察の結果，患者は徐脈で血圧は110/60 mmHgであった．現在の降圧レジメンは，メトプロロール，エナラプリル，アムロジピン，クロルタリドンである．徐脈の原因となっている薬はどれか．

A．メトプロロール
B．エナラプリル
C．クロルタリドン
D．アムロジピン

> **正解　A.** β遮断薬は心拍数を低下させる．この患者のリスクを考慮すると，メトプロロールを減量するか，漸減して投与を中止するのが最良の方法であろう．

8.10　ある患者が血圧の初期治療としてクロルタリドンの投与を開始し，最大有効量まで漸増した．血圧はまだ目標値を超えている．血圧の目標値を達成するために第2剤を検討する場合，どのような情報が役に立つか．

A．体重と身長
B．家族歴
C．職歴
D．合併疾患

> **正解　D.** 高血圧症は，降圧薬によって悪化する可能性のある他の疾患や，血圧とは無関係に降圧薬の使用が有益となる可能性のある他の疾患と併存していることが多い．降圧薬を特定の患者に適合させることは，臨床転帰を改善し，潜在的な有害作用を回避するために重要である．

9 利　尿　薬

サイアザイド(チアジド)系利尿薬
クロロチアジド※2
クロルタリドン※1
ヒドロクロロチアジド
インダパミド
メトラゾン※2
ループ利尿薬
ブメタニド
エタクリン酸※1
フロセミド
トルセミド
カリウム保持性利尿薬
アミロライド
エプレレノン
スピロノラクトン
トリアムテレン
炭酸脱水酵素阻害薬
アセタゾラミド
浸透圧利尿薬
マンニトール

図 9.1
利尿薬のまとめ.
[訳者注：※1 日本では販売中止. ※2 日本未承認.]

Ⅰ. 概　要

利尿薬は尿量を増加させる薬物である. ほとんどの利尿薬は腎臓のイオン輸送抑制薬で, ネフロンのさまざまな部位でナトリウムイオン(Na^+)の再吸収を減少させる. その結果, 浸透圧を平衡に保つため受動的に輸送される他のイオンや水とともに, Na^+が正常よりも多く尿に排泄されるようになる(ナトリウム利尿 natriuresis). 利尿薬はこのように尿量を増加させ, 多くの場合尿および血液の対応するイオン組成とともにpHを変化させる. 利尿薬は種類により作用するネフロン部位が異なり, それに対応したさまざまな利尿効果がもたらされる. イオン輸送体(トランスポーター transporter)の阻害薬をはじめとして, 浸透圧利尿薬, アルドステロン拮抗薬や炭酸脱水酵素阻害薬などさまざまな利尿薬がある. 利尿薬は過剰な体液貯留(浮腫 edema)の治療に一般的に使われる. その一方で, 多くの種類は非利尿作用での適応や腎臓への作用に基づく生理的な生体効果により使用される. たとえば, 後述するように, 高血圧へのサイアザイド(チアジド)系利尿薬の使用, 緑内障への炭酸脱水酵素阻害薬の使用, 心不全へのアルドステロン拮抗薬の使用などがあげられる. 本章では, 利尿薬(図 9.1)を使用頻度の順に説明していく.

Ⅱ. 腎臓による体液と電解質の生理的調節

腎臓に流入するおよそ 16 ～ 20% の血液が糸球体毛細血管からボーマン嚢 Bowman capsuleに濾過される. 濾過液は通常, タンパク質や血球を含まないが, 大部分の低分子血漿成分は血漿中と同様の濃度で濾過液に認められる. Na^+, カリウムイオン(K^+)や塩化物イオン(クロライドイオン, Cl^-)などの電解質と同様にグルコース, 炭酸水素ナトリウム, アミノ酸, その他の有機溶質が成分として含まれる. 腎臓はイオンの再吸収や分泌, また受動的な水の再吸収によって, 尿のイオン組成と尿量の調節を行っており, こうした作用はネフロンにある 5 つの機能部位, (1) 近位曲尿細管, (2) ヘンレループ(係蹄)下行脚, (3) ヘンレループ(係蹄)上行脚, (4) 遠位曲尿細管, (5) 集合管で行われる(図 9.2).

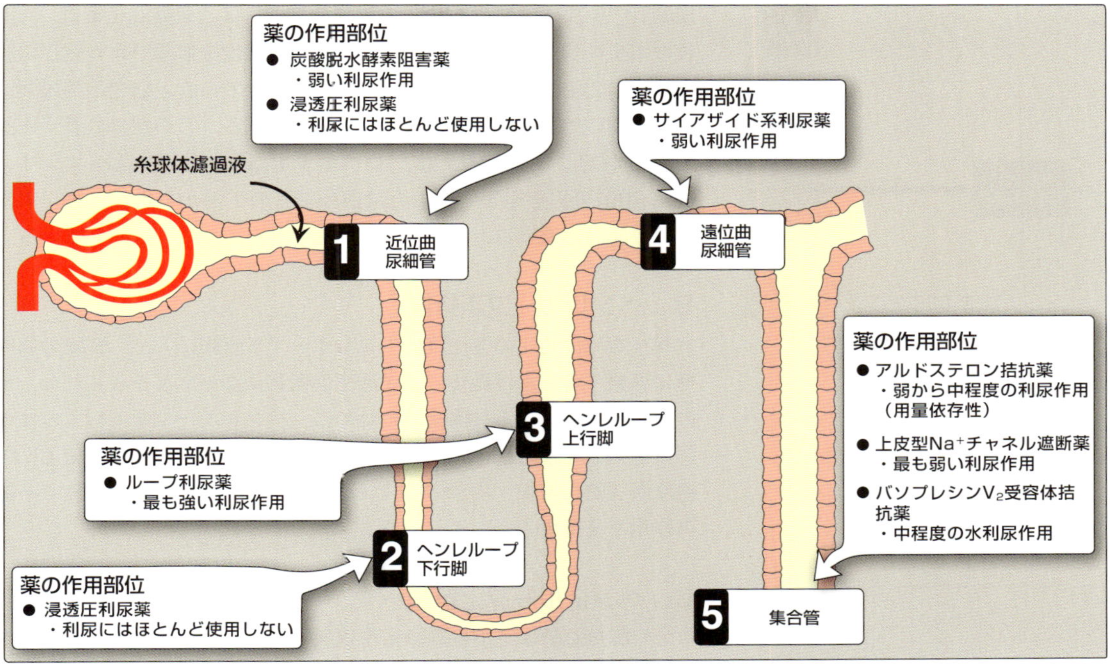

薬の作用部位
● 炭酸脱水酵素阻害薬
・弱い利尿作用
● 浸透圧利尿薬
・利尿にはほとんど使用しない
薬の作用部位
● サイアザイド系利尿薬
・弱い利尿作用
糸球体濾過液
1 近位曲尿細管
4 遠位曲尿細管
薬の作用部位
● アルドステロン拮抗薬
・弱から中程度の利尿作用（用量依存性）
● 上皮型Na⁺チャネル遮断薬
・最も弱い利尿作用
● バソプレシンV₂受容体拮抗薬
・中程度の水利尿作用
3 ヘンレループ上行脚
薬の作用部位
● ループ利尿薬
・最も強い利尿作用
2 ヘンレループ下行脚
薬の作用部位
● 浸透圧利尿薬
・利尿にはほとんど使用しない
5 集合管

図 9.2
ネフロン上でのイオンおよび水の主要な輸送部位と利尿薬の作用部位．

A．近位曲尿細管

腎皮質に存在する近位曲尿細管でほとんどすべてのグルコース，炭酸水素ナトリウム，アミノ酸およびその他の溶質が再吸収される（図 9.3）．また，濾過された Na^+（および水）の約 65% が近位曲尿細管で再吸収される．Na^+ は Na^+/H^+ 交換輸送体 3（NHE3）を介して H^+ との交換により，またナトリウム-グルコース共輸送体 2（SGLT2）を介して再吸収される．SGLT2 阻害薬は利尿作用をもっているが，第一の使用は糖尿病（24 章参照），心不全（10 章参照），慢性腎不全に対する非利尿作用での適応となる．水は浸透圧を維持するため管腔から血液中へと受動的に移動する．近位曲尿細管で溶質と水の広範な再吸収が行われなければ，哺乳動物はすぐに脱水状態となり，正常な浸透圧を維持できない．再吸収された Na^+ は Na^+/K^+-ATP アーゼ（ATPase）ポンプによって間質に汲み入れられる．高い水透過性により，約 60% の水は浸透圧を維持するため管腔から血液へ再吸収される．Cl^- はシュウ酸などの陰イオンと交換して尿細管腔に入り，また細胞間隙を通って管腔に入る．近位尿細管細胞の管腔側膜と細胞質に存在する炭酸脱水酵素は重炭酸塩の再吸収を調節する．濾過された Na^+ は近位曲尿細管で効率的に再吸収されるが，ここに作用する利尿薬は弱い利尿特性をもっている．この弱い活性は近位曲尿細管より遠位側に大容量の Na^+ 再吸収領域が存在していることが原因である．この Na^+ 再吸収領域は管腔内に残存するいかなる Na^+ 量にも対応可能であり，効果的な利尿が制限される．

近位曲尿細管は有機酸と塩基の分泌機構をもつ部位である．近位曲

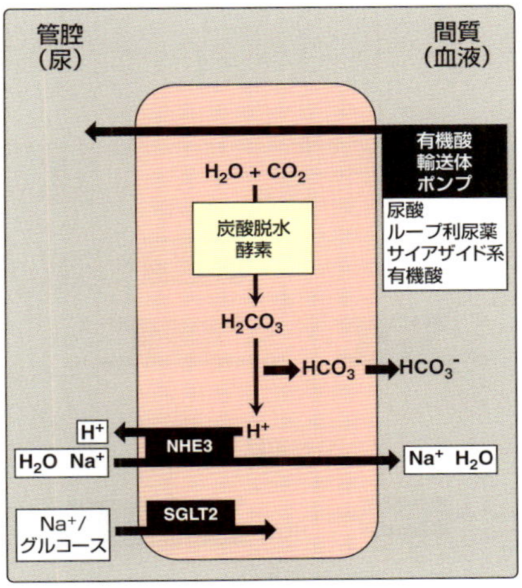

管腔（尿）
間質（血液）
有機酸輸送体ポンプ
尿酸
ループ利尿薬
サイアザイド系
有機酸
H₂O + CO₂
炭酸脱水酵素
H₂CO₃
HCO₃⁻
HCO₃⁻
H⁺
H⁺
NHE3
H₂O Na⁺
Na⁺ H₂O
SGLT2
Na⁺/グルコース

図 9.3
近位曲尿細管細胞．
NHE3＝Na^+/H^+ 交換輸送体-3，SGLT2＝Na^+/グルコース共輸送体-2．

尿細管の中央 1/3 に存在する有機酸分泌機構は，尿酸 uric acid，ある種の抗生物質，利尿薬などのさまざまな有機酸を血液中から近位曲尿細管腔に分泌する．有機酸分泌機構は飽和性であり，血中の利尿薬は尿酸などの内因性有機酸と競合して輸送される．この他にも多くの相互作用が起こる．たとえば**プロベネシド** probenecid は**ペニシリン** penicillin 分泌を阻害する．近位曲尿細管の上部から中部に存在する有機塩基分泌機構は，クレアチニンやコリンの分泌に関係している．

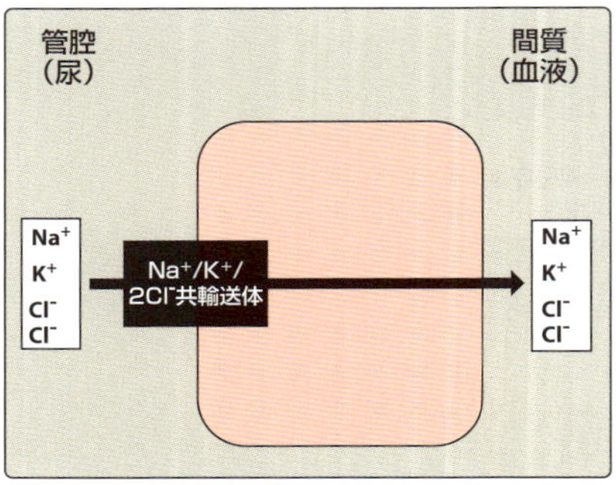
管腔
(尿)
間質
(血液)
Na^+
K^+
Cl^-
Cl^-
$Na^+/K^+/2Cl^-$共輸送体
Na^+
K^+
Cl^-
Cl^-

図 9.4
ヘンレループ上行脚細胞.

B．ヘンレループ下行脚

残った等浸透圧の濾過液はヘンレループ下行脚に入り，腎臓の髄質部に移動する．水は髄質の高浸透圧性間質によって再吸収される．水の再吸収に関係する対向流系のために，ヘンレループを下行するにつれて濾過液の浸透圧は上昇する．その結果，尿細管液は Na^+ と Cl^- の濃度が 3 倍に増加する（水の再吸収）．浸透圧利尿薬はこの部位で一部の作用を発揮する．

C．ヘンレループ上行脚

上行脚尿細管の上皮細胞は水を透過させないという特異的な性質をもっている．Na^+，K^+ および Cl^- の再吸収は $Na^+/K^+/2Cl^-$ 共輸送体により行われる（図 9.4）．マグネシウムイオン（Mg^{2+}）とカルシウムイオン（Ca^{2+}）はともに細胞間隙を通って再吸収される．このように上行脚では尿細管液が希釈されて，髄質間質の浸透圧が上昇し，他のネフロン部位での水の再吸収を駆動している．濾過された塩化ナトリウムの 25 ～ 30% がここで再吸収される．ヘンレループ上行脚は塩の主要な再吸収部位であり，またその遠位側に有意な Na^+ と水の再吸収部位が存在しないので，この部位に働く薬物（ループ利尿薬）は最も強い利尿作用をもっている．

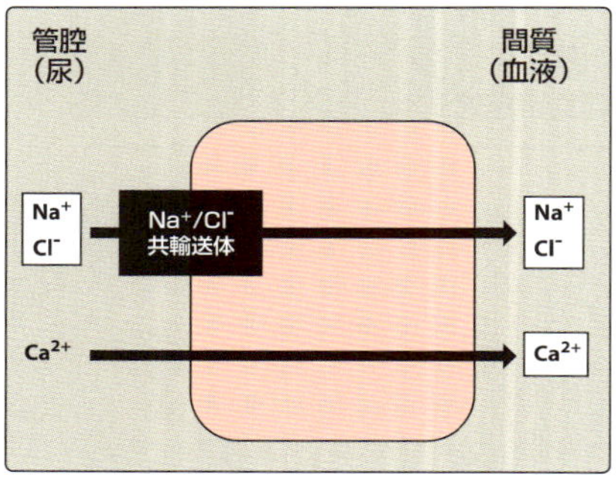
管腔
(尿)
間質
(血液)
Na^+
Cl^-
Na^+/Cl^-
共輸送体
Na^+
Cl^-
Ca^{2+}
Ca^{2+}

図 9.5
遠位曲尿細管細胞.

D．遠位曲尿細管

遠位曲尿細管も水を透過させない．濾過された塩化ナトリウムの 5 ～ 10% がサイアザイド系の標的となる Na^+/Cl^- 共輸送体を介して再吸収される．副甲状腺ホルモンの制御下において，Ca^{2+} 再吸収は上皮チャネルにより行われ，また Na^+/Ca^{2+} 交換輸送体を介して間質液に輸送される（図 9.5）．

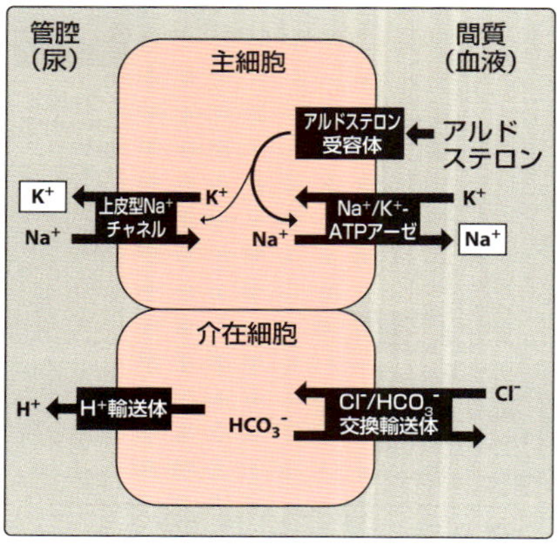
管腔
(尿)
主細胞
間質
(血液)
アルドステロン
受容体
アルドステロン
K^+
上皮型Na^+
チャネル
Na^+
K^+
Na^+
Na^+/K^+-
ATPアーゼ
K^+
Na^+
介在細胞
H^+
H^+輸送体
Cl^-/HCO_3^-
交換輸送体
HCO_3^-
Cl^-

図 9.6
集合管細胞.

E．集 合 管

集合管の主細胞は Na^+，K^+ および水の輸送に関係し，介在細胞 intercalated cell は H^+ 分泌に関与する（図 9.6）．濾過された Na^+ の 1 ～ 2% が上皮型 Na^+ チャネルを通して主細胞に流入する．これらチャネルは**アミロライド** amiloride や**トリアムテレン** triamterene により阻害される．Na^+ は細胞内に入ると，Na^+/K^+-ATP アーゼに依存した再吸収により，血液中へ運ばれる．主細胞のアルドステロン受容体は，Na^+ 再吸収および K^+ 分泌に影響を与える．アルドステロンは上皮型 Na^+ チャネルや Na^+/K^+-ATP アーゼの合成を高めて，Na^+ 再吸収および K^+ 排泄を亢進する．抗利尿ホルモン antidiuretic hormone（ADH，バソプレシン vasopressin)はバソプレシンV_2受容体に結合し，アクアポリン(水チャネル)を通して水再吸収を促進する．

Ⅲ．サイアザイド(チアジド)系利尿薬

サイアザイド系は降圧作用をもっているため最も広く用いられる利尿薬である．しかしながら，高血圧に対するサイアザイド系の効果は利尿作用にすべて依存していない．これらの薬は長期治療において末梢血管抵抗も低下させる．サイアザイド系はスルホンアミド誘導体 sulfonamide derivativeにもかかわらず，**スルファメトキサゾール** sulfamethoxazoleのようなスルホンアミド系抗菌薬にアレルギーをもつ患者に対して過敏反応を通常引き起こさない．すべてのサイアザイド系は遠位曲尿細管に作用し(図 9.2)，効力はそれぞれ異なるが，同等の最大利尿効果をもっている．サイアザイド系は通常の治療用量を超えて投与しても，さらに利尿効果を示さないので，よく"低限界利尿薬 low ceiling diuretic"とよばれる．

A．サイアザイド系利尿薬およびサイアザイド類似薬の治療

クロロチアジド chlorothiazideは，経口投与可能な最初のサイアザイド系であるが，現在，**ヒドロクロロチアジド** hydrochlorothiazideや**クロルタリドン** chlorthalidoneが良好なバイオアベイラビリティ bioavailabilityにより一般に用いられている．**ヒドロクロロチアジド**は**クロロチアジド**より強力なので，治療に必要な用量はかなり少なくてよい．一方，効能は全く同等である．その他の特徴は**ヒドロクロロチアジド**と**クロロチアジド**で似ている．**クロルタリドン**[訳者注：日本では2008年に販売中止]は**ヒドロクロロチアジド**より約2倍強力である．**クロルタリドン**，**インダパミド** indapamideおよび**メトラゾン** metolazone[訳者注：米国承認薬]は特有のベンゾチアジアジン化学構造をもたないので，サイアザイド類似薬とよばれる．しかし，これらの作用機序，臨床使用および有害作用は**ヒドロクロロチアジド**と同様である．

1．作用機序：サイアザイド系利尿薬およびその類似薬はおもに遠位曲尿細管に作用し，Na^+/Cl^-共輸送体を抑制してNa^+の再吸収を減少する(図 9.5)．その結果，尿細管液のNa^+とCl^-濃度を上昇させる．サイアザイド系が効果を発揮するためには近位曲尿細管の管腔内に排泄されなければいけない．そのため，腎機能が悪くなると，利尿効果は低下する．サイアザイド系の降圧効果は，糸球体濾過量が 30 mL/min/1.73 m^2 以下になっても維持される．しかしながら，腎不全レベルの高血圧では循環血液量増加をしばしば伴っており，体液量調整と血圧管理のためにループ利尿薬に変更する必要がある．サイアザイド系の効力は，腎プロスタグランジンの産生抑制により腎血流量を減少させる**インドメタシン** indomethacinのような非ステロイド性抗炎症薬 nonsteroidal anti-inflammatory drug(NSAID)の同時投与によって減

利尿薬分類	尿量	尿排泄						
		Na^+	K^+	Mg^{2+}	Ca^{2+}	Cl^-	HCO_3^-	尿酸
サイアザイド系利尿薬	初期 ↑ 慢性期 ↔	↑	↑	↑	↓	↑	↓	↓
ループ利尿薬	↑↑↑	↑↑	↑↑	↑	↑↑	↑	↓↓	↓
カリウム保持性利尿薬								
アルドステロン拮抗薬	↑	↔	↓	↔	↔	↔	↔	↔
上皮型 Na^+チャネル遮断薬	↔	↔	↓	↔	↔	↔	↔	↔
炭酸脱水酵素阻害薬	↑	↔	↑	↔	↔	↔	↑	↔

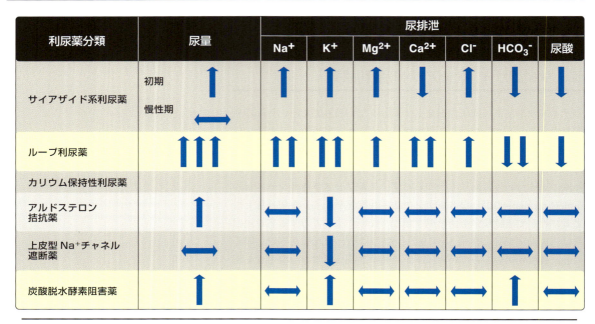

図 9.7
利尿薬投与時の尿排泄.

弱する.

2. 作　用

a. **Na^+とCl^-の排泄促進**：サイアザイド系利尿薬およびその類似薬はNa^+とCl^-の排泄を促進して，利尿をもたらす．そのため，非常に高い浸透圧をもった(濃縮された)尿が排泄される．この効果はサイアザイド系に特異的で，他の利尿薬においては高浸透圧尿を生成することはない．図 9.7 はサイアザイド系利尿薬およびその類似薬による尿のイオン組成の相対的変化を示している．

b. **尿中カルシウム排泄の減少**：サイアザイド系利尿薬およびその類似薬は甲状腺ホルモンが調節する遠位曲尿細管においてCa^{2+}再吸収を促進して，尿中のCa^{2+}量を減少する．

c. **末梢血管抵抗の減少**：初期の血圧低下は循環血液量の減少とその結果起こる心拍出量の低下による．持続的な治療では循環血液量は回復する．しかし，細動脈平滑筋の弛緩により末梢血管抵抗が低下し，持続的な降圧作用が引き起こされる．

3. 臨 床 使 用

a. **高血圧**：臨床的にサイアザイド系は安価で，投与も容易であり，忍容性がよいため，中心的な高血圧治療薬として使用されている．サイアザイド系の 1 日用量により血圧を低く維持できる．**クロルタリドン**は，**ヒドロクロロチアジド**と等効力で用いた場合，半減期が長く(50 ～ 60 時間)丸 1 日の血圧管理が可能であるため，実臨床では推奨される選択薬となっている．しかし，現行の高血圧ガイドライン(米国心臓病学会/米国心臓協会)ではいかなるサイアザイド系も優先的に推奨していない*1.

b．**心不全**：ループ利尿薬(サイアザイド系ではなく)は心不全患者の細胞外液を減少させる目的で使用する．しかし，ループ利尿薬抵抗性の患者には，低カリウム血症に注意しながらサイアザイド系利尿薬を追加投与する．**メトラゾン**は,等効力で投与した場合,他のサイアザイド系より効果的であるというエビデンスはまだないが，ループ利尿薬への追加薬として米国で頻用されている．利尿薬抵抗性において尿量増加の目的で併用する場合，サイアザイド系が作用部位へ到達して効果を発揮するために，慣例的にループ利尿薬を投与する30分前にサイアザイド系を投与していた．しかし，この慣例はエビデンスに基づいておらず，現在は無用である．

c．**高カルシウム尿 hypercalciuria**：サイアザイド系は尿中へのCa^{2+}排泄を抑制するので，特発性高カルシウム尿症およびシュウ酸カルシウム尿路結石の治療に有用である．

d．**尿崩症 diabetes insipidus**：サイアザイド系は高張尿を産生する特有の性質をもっている．サイアザイド系は腎性尿崩症 nephrogenic diabetes insipidusの治療に使用される．そのような患者の尿量はサイアザイド系の投与によって11 L/dayから約3 L/dayまで低下する．

4．**薬物動態**：サイアザイド系利尿薬は経口投与により60～70％のバイオアベイラビリティで効果がある．**クロロチアジド**[訳者注：米国承認薬]はバイオアベイラビリティが非常に悪いので(15～30％)，注射剤の剤形をもつ唯一のサイアザイド系である．ほとんどのサイアザイド系は，安定した血圧低下を得るのに1～3週間かかり，半減期は長い(約10～15時間)．これらの薬物はおもに未変化体が尿中に排泄される．一方，**インダパミド**は一般的なサイアザイド系とは異なり，肝臓で代謝を受けて尿と胆汁の両方に排泄される．

5．**有害作用**：主要な有害作用は体液と電解質バランスに関するものである(図9.8)．

a．**低カリウム血症 hypokalemia**：低カリウム血症はサイアザイド系利尿薬で最もよく遭遇する有害作用である．サイアザイド系は遠位曲尿細管に到達する濾過液のNa^+量を増加させるので，長期使用によりNa^+/K^+交換が促進されて体内からK^+が持続的に喪失する．そこで，低カリウム血症の発生を予防するため，血漿K^+を定期的に測定するべきである．カリウム補充もしくはカリウム保持性利尿薬の併用を考慮する必要がある．低ナトリウム食はサイアザイド系利尿薬によるカリウム喪失を起こりにくくする．

b．**低マグネシウム血症 hypomagnesemia**：マグネシウムの尿中

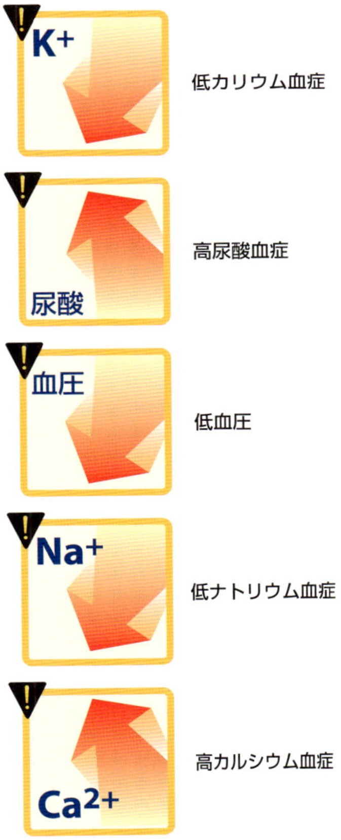
K+
低カリウム血症
尿酸
高尿酸血症
血圧
低血圧
Na+
低ナトリウム血症
Ca2+
高カルシウム血症

図9.8
サイアザイド系利尿薬およびその類似薬で一般にみられる有害作用のまとめ．

*1(訳者注)：クロルタリドンとヒドロクロロチアジドを比較した大規模プラグマティック試験において，心血管合併症予防効果に差がなかった(2022年)．

喪失は低マグネシウム血症を引き起こす.

c. **低ナトリウム血症 hyponatremia**：低ナトリウム血症は腎臓の希釈能低下や口渇によって，またADHが上昇することにより起こる.

d. **高尿酸血症 hyperuricemia**：サイアザイド系は有機酸分泌系と競合して尿酸排泄を低下させることによって，血漿中の尿酸を増加させる．尿酸は水に不溶なので，関節に沈着し，素因をもつ患者に痛風発作 gouty attack を引き起こす．そのため，サイアザイド系は痛風や高尿酸血症の患者に慎重に使用すべきである.

e. **循環血液量減少**：循環血液量の減少は起立性低血圧 orthostatic hypotension や頭のふらつきの原因となる.

f. **高カルシウム血症 hypercalcemia**：サイアザイド系はCa^{2+}分泌を抑制し，時おり高カルシウム血症(血中Ca^{2+}レベルの上昇)を引き起こす.

g. **高血糖症 hyperglycemia**：サイアザイド系の治療ではカリウム喪失と関連したインスリンの分泌障害により，緩やかな血糖上昇が引き起こされる．糖尿病患者はサイアザイド系治療で優位な利益がある場合に限られ，もしサイアザイド系を投与するなら，糖尿病治療の適正化における必要性を評価する目的で血糖をモニターするべきである.

Ⅳ. ループ利尿薬

ループ利尿薬はヘンレループ上行脚におもに作用する利尿薬である(図 9.2)．多くの利尿薬のなかで，これらの利尿薬は体内からNa^{+}とCl^{-}を最も強力に排泄する効果をもち，多量の尿を生成する．サイアザイド系と同様に，ループ利尿薬は化学構造が異なるため，**スルファメトキサゾール**のようなスルホンアミド系抗菌薬にアレルギーをもつ患者に対して過敏反応を通常引き起こさない*2.

A. ループ利尿薬の治療

ループ利尿薬には，**ブメタニド** bumetanide，**フロセミド** furosemide，**トルセミド** torsemide および**エタクリン酸** ethacrynic acid［訳者注：日本では販売中止］が含まれる．**フロセミド**はこれらの薬物のなかで最もよく用いられる．**ブメタニド**と**トルセミド**は良好なバイオアベイラビリティをもっており，また**フロセミド**よりもかなり強力であり，これらの薬物の使用が増えている．**エタクリン酸**は有害作用が強いのでまれにしか使用されない.

1. **作用機序**：ループ利尿薬はヘンレループ上行脚の管腔側膜に局在する$Na^{+}/K^{+}/2Cl^{-}$共輸送体を抑制する(図 9.4)．その結果，これらイオンの腎髄質への再吸収が減少する．髄質の浸透圧が低下すること

*2 (訳者注)：一方，サイアザイド系利尿薬およびその類似薬(たとえば，クロルタリドンなどのスルホンアミド誘導体)に対する過敏症の既往歴のある患者への投与は禁忌となる.

により，ヘンレループ下行脚のような水透過性部位から水が再吸収されにくくなる．濾過された塩化ナトリウム(NaCl)の 25 ～ 30% が上行脚で再吸収されるが，下流側ではこの増加したNa^+負荷を代償的に処理できない．そのため，これらの薬物はすべての利尿薬のなかで最も強力な利尿作用を有している．ループ利尿薬は効果を発揮するために近位曲尿細管の管腔内に排泄されなければならない(図 9.3)．NSAIDは腎臓のプロスタグランジン合成酵素を阻害することにより，ループ利尿薬の利尿作用を減弱させる．

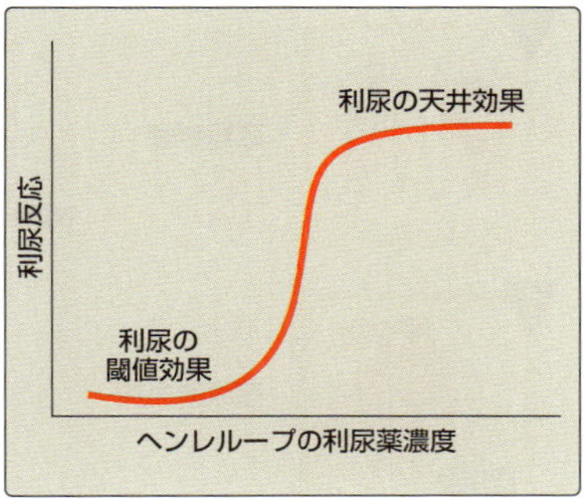
利尿の天井効果
利尿反応
利尿の
閾値効果
ヘンレループの利尿薬濃度

図 9.9
ループ利尿薬の用量-反応曲線.

2. 作　用

a．**利尿**：ループ利尿薬は腎機能が低下している患者や他の利尿薬では効果がない患者でも利尿を引き起こす．ループ利尿薬による尿の組成変化は図 9.7 に示している．ループ利尿薬のシグモイド状(S字状)用量-反応曲線は(1)閾値効果，(2)薬物濃度の小変化に対する急激な利尿反応，(3)天井効果(図 9.9)の 3 部から構成される．用量は患者固有の反応閾値を超えるように設定する必要がある．利尿作用を落とす目的で有効用量を少なくしていき，ループ利尿薬の濃度が反応閾値より下がると，利尿は生じなくなる．さらに，有効用量を増やしていき，その濃度が天井効果に達すると，それ以上の利尿は生じなくなる．このように，利尿の有効用量を設定した後，臨床医は 1 日当たりの利尿を増減するために投与回数を調整する必要がある．

b．**尿中カルシウム排泄増加**：ループ利尿薬は尿中のCa^{2+}排泄量を増加する．正常な血清Ca^{2+}濃度をもつ患者では，Ca^{2+}は遠位曲尿細管で再吸収されるため低カルシウム血症にはならない．

c．**静脈拡張**：ループ利尿薬は利尿作用を示す前に，プロスタグランジン合成の促進により急性の静脈拡張を引き起こし，左室充満圧を低下させる．

臨床応用 9.1：ループ利尿薬の服用量

利尿薬抵抗性患者では，シグモイド状用量-反応曲線が下方(最大値または天井効果の低下)および右方(利尿閾値を超える高い利尿薬濃度の要求)にシフトするため，ループ利尿薬の投与量を個別に決定する必要がある．患者が循環血液量増加で入院した場合，ループ利尿薬の静脈内投与量の選択は難しい判断となる．初回の静脈内投与量は，その患者に投与している慢性経口投与量の 2 ～ 2.5 倍で選択するのが最適である．たとえば，**フロセミド** 40 mg を 1 日 2 回経口投与している患者では，**フロセミド** 100 mg を 1 日 2 回静脈内投与する．利尿薬の経口投与を受けていない患者の場合は，**フロセミド** 40 ～ 80 mg を 1 日 2 回静脈内投与するのが合理的な経験的投与戦略である．初回用量で認められた利尿反応に基づいて，維持投与量を設定する必要がある．利尿反応は尿量，尿中ナトリウム排泄量または体液重量喪失で測定できる．利尿薬の投与後 2 時間以内に尿量が十分に増加しない場合は，ただちに追加量(通常は 2 倍量)を投与する必要がある．投与量を調整するために，次の予定投与まで待つ必要はない．

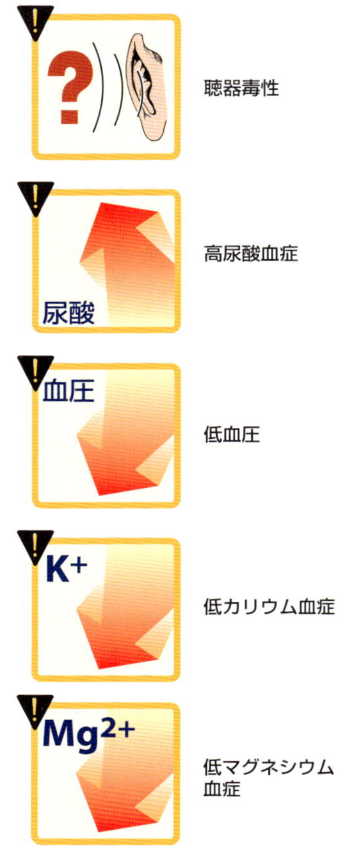
聴器毒性
尿酸
高尿酸血症
血圧
低血圧
K+
低カリウム血症
Mg2+
低マグネシウム血症

図 9.10
ループ利尿薬で一般にみられる有害作用のまとめ.

3. 臨床使用

a. **浮腫**：ループ利尿薬は心不全および腎障害の肺水腫や急性/慢性浮腫を治療する第一選択薬である．ループ利尿薬は，とくに静脈内投与(静注)した場合，作用発現が速いために，急性肺水腫などの緊急時に有用である．

b. **高カルシウム血症**：ループ利尿薬(点滴注入)は尿細管への Ca^{2+} 排泄を促進するので，高カルシウム血症の治療にも有用である．

c. **高カリウム血症**：ループ利尿薬は静脈からの体液補充の有無にかかわらず，高カリウム血症の治療に使用することができる．

4. **薬物動態**：ループ利尿薬は経口あるいは静脈内投与する．**フロセミド**は経口投与後，予測不可能な 10 ～ 90% のバイオアベイラビリティを有している．**ブメタニド**および**トラセミド**は確実な 80 ～ 100% のバイオアベイラビリティを有しており，経口療法に優先的に使用される．**フロセミド**と**ブメタニド**の作用持続は約 6 時間であり，**トラセミド**はそれよりやや長いので，患者は利尿効果の時間帯を予測することが可能である．[注：フロセミドの商品名はラシックス® Lasix® であるが，薬物活性が 6 時間持続すること(The duration of activity "lasts six" hours)を意味している．]

5. **有害作用**：体液と電解質の問題がおもな有害作用である(図 9.10)．

a. **急性循環血液量減少症**：ループ利尿薬は重篤で急激な血液量の減少をもたらし，低血圧，ショックおよび不整脈の原因となる．

b. **低カリウム血症**：集合管に Na^+ が大量に負荷されると集合管での Na^+ と K^+ の交換輸送が促進され，低カリウム血症が引き起こされる．これはループ利尿薬に最も共通して認められる有害作用である．H^+ との交換輸送に必要な細胞からの K^+ 喪失は低カリウム性アルカローシスをもたらす．低カリウム血症はカリウム保持性利尿薬や K^+ の食事補給で防ぐことができる．

c. **低マグネシウム血症**：マグネシウムの尿中喪失は低マグネシウム血症を引き起こす．

d. **聴器毒性**：ループ利尿薬を高用量で急速に静脈内に注入した場合，また他の聴器毒性の薬物(たとえば，アミノグリコシド系抗生物質)と併用した場合に可逆的もしくは恒久的な聴器障害が起こることがある．通常の投与量を適切な注入速度で使用した場合，聴器毒性はめったに起こらない．**エタクリン酸**は最も聴器毒性を起こしやすい．まれではあるが，前庭機能が障害されて，めまいを起こすことがある．

e. **高尿酸血症**：ループ利尿薬は腎臓の有機酸分泌系で尿酸と競合し，尿酸の分泌を抑制する．これらの薬物は痛風発作 gouty attack を引き起こし，悪化させる．

f. **低ナトリウム血症**：低ナトリウム血症はサイアザイド系よりも一般的に起こりにくいが，血漿ナトリウムが低下する他の疾患がある場合や多量の水摂取の場合には起こりやすくなる．

V．カリウム保持性利尿薬 potassium-sparing diuretic

カリウム保持性利尿薬は集合管におけるNa^+再吸収およびK^+排泄を抑制する（図9.6）．カリウム保持性利尿薬を投与した患者において，K^+濃度をしっかりモニターする必要がある．この利尿薬は高カリウム血症のリスクが高くなるため，中等症の腎不全患者には慎重に使用し，重症の腎不全患者には使用すべきでない．この分類には，作用機序と適応症の異なる2つの薬，アルドステロン拮抗薬と上皮型Na^+チャネル遮断薬がある．カリウム保持性利尿薬による尿組成の変化を図9.7に示してある．

A．アルドステロン拮抗薬

1．作用機序：スピロノラクトン spironolactoneと**エプレレノン** eplerenoneはアルドステロン受容体と拮抗する合成ステロイドであり，標的細胞の核内への受容体複合体の移行を阻止し，最終的に集合管のNa^+/K^+交換輸送を促進する細胞内タンパク質の欠乏を引き起こす．そのため，アルドステロン拮抗薬はNa^+再吸収とK^+およびH^+分泌を抑制する．**エプレレノン**は，プロゲステロン受容体やアンドロゲン受容体にも作用する**スピロノラクトン**よりアルドステロン受容体に対する選択性が高く，女性化乳房 gynecomastiaのような内分泌系への影響が少ない．

2．作用：スピロノラクトンと**エプレレノン**は利尿を引き起こす腎内部位および多様なホルモン作用を引き起こす腎外部位においてアルドステロン受容体と拮抗する．浮腫状態ではほとんどの場合，Na^+貯留の原因となる血中アルドステロンレベルが高くなっている．**スピロノラクトン**はアルドステロンの作用に拮抗し，K^+貯留とNa^+分泌を引き起こす．

3．臨床使用

a．浮腫：アルドステロン拮抗薬は，肝硬変 hepatic cirrhosisやネ

臨床応用 9.2：アルドステロン拮抗薬

アルドステロン拮抗薬は，使用量と治療する病状に応じてさまざまな効果をもたらす．収縮機能の低下した心不全では，**スピロノラクトン**または**エプレレノン**を25～50 mgで1日1回投与すると，顕著な利尿作用や血圧低下を伴うことなく，死亡率および入院率が減少する．治療抵抗性高血圧症では，同様の1日投与量で血圧が有意に低下する．**スピロノラクトン**と**エプレレノン**は，100 mg以上の1日投与量で臨床的に有意な利尿作用をもたらし，肝硬変の腹水の治療に使用される．この病状に関係なく，高カリウム血症のリスクは投与量が多いほど，また糸球体濾過量が低いほど（とくに30 mL/min/1.73 m^2未満の場合）増加する．

フローゼ症候群 nephrotic syndrome における二次性アルドステロン症 secondary hyperaldosteronism に基づく浮腫に対して高用量で使用すると，とくに効果的な利尿作用を示す．**スピロノラクトン**は腹腔内液（腹水）を伴う肝硬変患者で選択される利尿薬である*3．一方，アルドステロンの血中濃度が有意に高くない患者では，この利尿作用はきわめて軽度である．

b．**低カリウム血症**：アルドステロン拮抗薬は，他の利尿薬と比較して体内からの Na^+ 除去効果は弱いが，K^+ 保持の二次的効果を有している．そこで，これらの薬物はサイアザイド系やループ利尿薬の利尿作用に伴う K^+ 排泄を相殺するために，しばしば併用される．

c．**心不全**：アルドステロン拮抗薬はアルドステロンを介した意図しない心臓リモデリングを抑制するために*4，低用量で使用される．この臨床使用はとくに駆出率の低下した心不全患者の死亡率を減少させることが示されている．

d．**治療抵抗性高血圧症**：治療抵抗性高血圧症 resistant hypertension は 3 薬剤以上を使用しても目標血圧まで下がらない高血圧であるが，アルドステロン拮抗薬はこの高血圧にしばしば効果を示す．この効果はアルドステロン値の上昇の有無にかかわらず認められる．

e．**多囊胞性卵巣症候群**：**スピロノラクトン**は多囊胞性卵巣症候群 polycystic ovary syndrome の治療に適応外であるが，しばしば使用される．この薬物は高濃度でアンドロゲン受容体を遮断し，ステロイド合成を阻害するため，この症候群でみられる増加したアンドロゲン値を相殺することができる．

4．**薬物動態**：**スピロノラクトン**と**エプレレノン**は経口投与で吸収がよい．**スピロノラクトン**はほとんど代謝されて，いくつかの治療効果にかかわる活性代謝物に変換される．**エプレレノン**はシトクロム P450（CYP）3A4 により代謝される．

5．有 害 作 用

a．**高カリウム血症**：最も一般的な有害作用は高カリウム血症である．この有害作用は用量依存的であり，腎不全時およびアンジオテンシン変換酵素阻害薬やカリウム補充のような他のカリウム保持薬の使用時に起こりやすい．

b．**女性化乳房**：**スピロノラクトン**では男性の約 10% で女性化乳房が認められ，女性では月経不順が引き起こされるが，**エプレレノン**では起こらない．

---

*3（訳者注）：近年，トルバプタンが血中電解質に影響を与えることが少ないため，肝硬変の腹水や浮腫の治療に用いられている．

*4（訳者注）：近年，心血管系組織で局所合成されるアルドステロンが心血管障害に関与することが明らかになりつつある．

B．トリアムテレン triamterene，アミロライド amiloride

トリアムテレンと**アミロライド**は上皮型Na^+チャネルを遮断し，Na^+/K^+交換輸送を抑制する．これらの薬物はアルドステロン拮抗薬と同様なK^+保持性利尿作用をもつが，集合管でのNa^+/K^+交換輸送に対する遮断作用はアルドステロンの存在に依存しない．アルドステロン拮抗薬と同様，これらの薬物は強力な利尿薬ではない．**トリアムテレン**と**アミロライド**は単独でカリウム保持作用をもつため，他の利尿薬と併用して頻繁に用いられる．

Ⅵ．炭酸脱水酵素阻害薬

アセタゾラミド acetazolamideおよび炭酸脱水酵素阻害薬 carbonic anhydrase inhibitorはサイアザイド系やループ利尿薬に比べて作用が非常に弱いので，利尿作用よりもその他の薬理作用を目的に用いられることが多い．

A．アセタゾラミド acetazolamide

1．作用機序：アセタゾラミドは細胞内（細胞質）と近位尿細管上皮管腔側膜に存在する炭酸脱水酵素を阻害する（図 9.3）．［注：炭酸脱水酵素は$CO_2 + H_2O \rightleftharpoons H_2CO_3$の可逆的反応を触媒する．次の$H_2CO_3 \rightleftharpoons H^+ + HCO_3^-$という可逆的反応は非酵素的に進行する．］**アセタゾラミド**によってNa^+とH^+の交換輸送が抑制されると，緩やかな利尿作用が得られる．さらに，HCO_3^-が管腔に貯留し，尿のpHは著明に上昇する．HCO_3^-の喪失は高塩素血症性代謝性アシドーシス hyperchloremic metabolic acidosisをもたらす．**アセタゾラミド**による尿中の電解質組成の変化は図 9.7 にまとめてある．

2．臨床使用

- **a．緑内障：アセタゾラミド**の経口投与は眼の毛様体の炭酸脱水酵素を阻害することによって眼房水の産生を抑制し，開放隅角緑内障で上昇した眼圧を低下させる．局所的に用いる炭酸脱水酵素阻害薬である**ドルゾラミド** dorzolamideや**ブリンゾラミド** brinzolamideは全身に対する有害作用を引き起こさない利点をもつ．
- **b．高山病 altitude sickness：アセタゾラミド**は代謝性アシドーシスを引き起こして吸入酸素濃度の減少による呼吸性アルカローシスを緩和することにより，急性高山病の予防に用いられる．**アセタゾラミド**は，高山病の特徴的な症状である脱力 weakness，呼吸困難 breathlessness，めまい dizziness，悪心，脳の浮腫および肺水腫を予防することができる．

3．薬物動態：アセタゾラミドは経口投与と静脈内投与で使用する．**アセタゾラミド**は約 90% がタンパク結合しており，能動的尿細管分泌や受動的再吸収により腎臓で除去される．

4．**有害作用**：代謝性アシドーシス(軽度)，カリウム欠乏，腎結石生成，眠気 drowsiness，異常感覚 paresthesiaが生じる．この薬物はNH_4^+の排泄を抑制するので，肝硬変患者には避けるべきである．

Ⅶ．浸透圧利尿薬 osmotic diuretics

マンニトール mannitolのように，糸球体で濾過される単一の親水性物質は(大量で)利尿作用を引き起こす(図9.2)．ほとんどもしくは全く再吸収されない濾過物質は尿細管内液の浸透圧を上昇させる．これにより，近位曲尿細管およびヘンレループ下行脚での付随的な水の再吸収が抑制され，Na^+排泄がほとんど増加せずに浸透圧利尿が引き起こされる(水利尿)．浸透圧利尿薬はNa^+貯留が生じている病態の治療には使用できない．急性腎不全を引き起こす可能性のある毒性物質の急性摂取に対して尿量を維持する目的で用いる．浸透圧利尿薬は脳圧亢進している患者*5では重要な治療薬となる．尿量の維持は腎機能を長期間保護し，透析治療を行わなくてもよい状態に患者を確保する．[注：**マンニトール**は経口投与では吸収されないので，静脈内投与しなければならない．]有害作用として，全身循環に対する浸透圧の影響により細胞外液の増加と脱水が生じる．細胞外に**マンニトール**が存在するので細胞外液の増加は細胞から水を排出することになり，利尿が起こるまで高ナトリウム血症を生じる．

9章の要約

1. 多種類の利尿薬はネフロンの各種部位に作用し，それぞれ異なる血清電解質変化をもたらして，さまざまな利尿作用を発揮する．これらは利尿効果の適用以外にも特有の治療適用をもっている．
2. サイアザイド系利尿薬(およびサイアザイド類似薬)は遠位尿細管に作用する．この利尿作用は中程度で一過性であり，循環血液量増加に対する単独療法は制限される．この種類のおもな用途は高血圧の治療である．
3. ループ利尿薬はヘンレループ上行脚に作用し，最も強力な利尿作用を有している．この種類のおもな用途は循環血液量増加(浮腫)に対する治療である．
4. カリウム保持性利尿薬はアルドステロン拮抗薬と上皮型Na^+チャネル遮断薬の2種類に分類されるが，これらは作用機序と治療適応が異なる．
5. カリウム保持性利尿薬は集合管に作用するが，利尿作用は弱いため，低カリウム血症を軽減する目的で他の利尿薬と併用される．
6. **アセタゾラミド**などの炭酸脱水酵素阻害薬は近位尿細管に作用し，弱い利尿作用を示す．この種類のおもな用途は非利尿作用での適応(緑内障，高山病)である．

*5(訳者注)：脳圧や眼圧亢進時には浸透圧利尿薬としてグリセリンも用いられる．なお，マンニトールとは異なりグリセリンは解糖系で代謝されてエネルギー源となる．

学習問題

最も適当な答えを1つ選択せよ.

9.1 ナトリウムと水が最も多く再吸収されるネフロン部位はどれか.
A. 近位曲尿細管
B. ヘンレループ
C. 遠位曲尿細管
D. 集合管

正解 A. 健常者において, 濾過されたナトリウムおよび濾過水の約65%が近位曲尿細管において再吸収される.

9.2 利尿作用が最も強力な利尿薬はどれか.
A. アミロライド
B. トラセミド
C. クロロチアジド
D. アセタゾラミド

正解 B. ループ利尿薬は最も強力な利尿作用を有している. アセタゾラミドはナトリウムと濾過水が最も多く再吸収される近位曲尿細管に作用するが, その利尿効果は弱い.

9.3 収縮機能が保たれた心不全の既往歴のある高齢の患者が呼吸困難を示し, 胸部放射線画像では肺浮腫が認められる. 呼吸回数は24回/minである. どの治療が必要か.
A. アセタゾラミドの経口投与
B. クロロチアジドの静脈内投与
C. フロセミドの静脈内投与
D. スピロノラクトンの経口投与

正解 C. 利尿薬投与は肺への水分貯留を減らし, 酸素化と心機能を改善するために重要である. ループ利尿薬は体内から大量の体液を最も効果的に除去できるので, この状況で選択する治療薬である. この場合, フロセミドは静脈内投与すべきである. それ以外の選択は体液過剰を処理する十分な急性利尿効果を引き起こせないため, 不適当である.

9.4 大学生のグループがアンデス山脈に登山する計画を立てている. 高山病を防ぐために適切な治療薬はどれか.
A. サイアザイド系利尿薬(ヒドロクロロチアジド)
B. 抗コリン薬(アトロピン)
C. 炭酸脱水酵素阻害薬(アセタゾラミド)
D. ループ利尿薬(フロセミド)

正解 C. 3 000 m以上の高地に登る前に数日間, アセタゾラミドを予防的に投与する. この処置により, 高山病と関係した脳や肺の障害に加えて, 悪心などの他の症状も防ぐことができる.

9.5 慢性アルコール依存症に伴う非代償性肝硬変を患う51歳男性. 大量の腹水と下肢の浮腫がみられる. 腹水と浮腫を治療するために, どれを処方するとよいか.
A. アミロライド
B. クロルタリドン
C. フロセミド
D. スピロノラクトン

正解 D. スピロノラクトンの高用量投与(100 mg/day以上)は肝硬変の腹水や浮腫の治療に非常に効果的である. 肝性浮腫の治療にはスピロノラクトンとループ利尿薬の併用も有効である. アミロライドはカリウム保持性利尿薬に分類されるが, アルドステロン拮抗作用はもたないので, 同様の利尿効果は認められない.

9.6 シュウ酸カルシウム腎結石を患う55歳男性. 腎結石の形成を抑えるために, 尿中カルシウム排泄を減少させる治療薬が必要である. この治療にはどの利尿薬が最適か.
A. フロセミド
B. ヒドロクロロチアジド
C. スピロノラクトン
D. トリアムテレン

正解 B. ヒドロクロロチアジドはカルシウム再吸収を促進してカルシウム排泄を抑えることにより, リン酸カルシウムやシュウ酸カルシウムによる腎結石の形成を抑制する作用がある. 一方, フロセミドはカルシウム排泄を促進する作用があり, カリウム保持性利尿薬であるスピロノラクトンやトリアムテレンはカルシウム排泄に対する作用が認められない.

9.7　収縮機能が保たれた心不全，高血圧，慢性腎臓病を患う86歳の患者が高カリウム血症で入院している．推算糸球体濾過量は20 mL/min/1.73 m^2である．患者はブメタニド，バルサルタン/ヒドロクロロチアジド，カルベジロールおよびエプレレノンを服用している．高カリウム血症の原因として最も可能性の高い利尿薬はどれか．

A．ブメタニド
B．ヒドロクロロチアジド
C．カルベジロール
D．エプレレノン

正解　D．エプレレノンは集合管においてアルドステロン拮抗作用を発揮し，Na^+再吸収とK^+排泄を阻害する．カリウム保持性利尿薬で治療を受けている患者は，血清カリウム濃度を注意深くモニターすることが非常に重要である．糸球体濾過量が30 mL/min/1.73 m^2未満の場合，高カリウム血症のリスクがあるため，エプレレノンは通常使用しない．一方，ブメタニドとヒドロクロロチアジドはカリウム排泄を促進する作用があり，カルベジロールは利尿薬ではなく，血清カリウム濃度に影響を与えない．

9.8　集中治療室の59歳男性が代謝性アルカローシスを患っている．この治療にはどの薬物を処置するか．

A．アミロライド
B．ヒドロクロロチアジド
C．マンニトール
D．アセタゾラミド

正解　D．アセタゾラミドは重炭酸塩の尿中排泄を増加させ，血液のpHを低下させる．

9.9　49歳の女性が治療抵抗性高血圧のため外来診療クリニックを受診している．日々の血圧記録は常に目標値を上回っている．現在の投薬計画には最大用量のリシノプリル，ヒドロクロロチアジドおよびニフェジピンが含まれている．循環血液量の検査値は正常である．この治療抵抗性高血圧にはどの治療法が最適か．

A．ヒドロクロロチアジドからインダパミドへの変更
B．フロセミドの追加
C．クロルタリドンの追加
D．スピロノラクトンの追加

正解　D．治療抵抗性高血圧は「降圧薬を3種類以上使用しても血圧が目標血圧まで下がらない高血圧」と定義されるが，アルドステロン拮抗薬がよく効く場合がしばしばある．この効果はアルドステロンレベルの上昇の有無にかかわらず認められる．別のサイアザイド系(インダパミド)に変更したり，別のサイアザイド系(クロルタリドン)を追加したりしても，現在のサイアザイド療法よりも効果が得られる可能性は低い．患者は動脈血管拡張に影響を与える過剰循環血液量ではなく，フロセミドは適応とならない．

9.10　高齢女性が心不全に伴う循環血液量増加のため，病院でフロセミドの静脈内投与による治療を受けている．女性は浮腫の解消に必要な尿量を生成できず，投与後6時間で500 mLの尿しか出ない．女性の利尿反応を高めるにはどの治療変更が最適か．

A．フロセミドの投与回数を1日2回に増加する
B．フロセミドの投与量を2倍にする
C．フロセミドをヒドロクロロチアジドに変更する
D．フロセミドにメトラゾンを追加する

正解　B．このフロセミド用量では「利尿閾値」を大きく超えて，利尿作用を十分に発揮できる血中濃度に達していない．そこで，利尿効果を高めるには用量を増やすことが最善の方法である．ヘンレループは遠位曲尿細管よりも高い割合でNa^+を再吸収するため，サイアザイド系に変更しても利尿効果は増大しない．メトラゾンなどのサイアザイド系を追加すると利尿効果が増加するが，重度の低カリウム血症などの重大な電解質異常が引き起こされる．この処置は，ループ利尿薬の高用量で利尿効果が十分でなかった場合まで保留するべきである．

心不全治療薬

10

I. 概　要

心不全 heart failure (HF) は複雑な進行性の疾患であり，身体の必要量に見合うだけの十分な血液を心臓が送り出すことのできない病態である．心不全の主要な症候は，呼吸困難，疲労感，体液貯留である．心不全は心臓が血液を充満する能力の低下および(あるいは)駆出力の低下が原因で起こる．しばしば血液量と間質液の異常な増大を伴う．これらに限ったものではないが，心不全の原因としては，動脈硬化性心疾患，糖尿病，高血圧性心疾患，心臓弁膜症，先天性心疾患などがある．

A. 心不全の進行における病態生理学的機構の役割

治療目標は，症状を軽減し，疾患の進行を遅らせ，そして生存率を改善することである．以下のクラスの薬物が効果があることが示されている．(1)アンジオテンシン変換酵素(ACE)阻害薬，(2)アンジオテンシン受容体遮断薬，(3)アンジオテンシン受容体ネプリライシン阻害薬(ARNI)，(4) β 遮断薬，(5)利尿薬，(6)過分極活性化サイクリックヌクレオチド依存性チャネル遮断薬，(7)強心薬，(8)ミネラルコルチコイド受容体拮抗薬，(9)ナトリウム-グルコース共輸送体2 (SGLT2)阻害薬，(10)可溶性グアニル酸シクラーゼ刺激薬，(11)血管拡張薬(図10.1)．心不全の重症度や個々の患者の因子に応じて，これらのうちの1種類あるいは何種類かの薬物が投与される．心不全に対する薬理学的治療は以下のような効果をもたらすことを目的としている．心筋仕事量の軽減，細胞外液量の減少，心筋収縮力の改善，心筋リモデリングの遅延である．

II. 心不全の病態生理学

心筋収縮の生理学に関する知識は，不全心によってもたらされる代償機構や心不全治療に用いられる薬物の作用を理解するために必須である．心筋細胞も，平滑筋や骨格筋と同様に，膜の脱分極刺激に反応する．それに引き続き収縮タンパク質の短縮が起こり，その後，弛緩して静止状態に戻る(再分極)．心筋細胞は刺激に対してユニットで反

ACE阻害薬
カプトプリル
エナラプリル
フォシノプリル※1
リシノプリル
キナプリル
ラミプリル
アンジオテンシン受容体遮断薬
カンデサルタン
ロサルタン
テルミサルタン
バルサルタン
ARNI
サクビトリル/バルサルタン
βアドレナリン受容体遮断薬（β遮断薬）
ビソプロロール
カルベジロール
コハク酸メトプロロール※2
酒石酸メトプロロール
利尿薬
ブメタニド
フロセミド
メトラゾン
トルセミド
HCNチャネル遮断薬
イバブラジン
強心薬
ジゴキシン
ドブタミン
ドパミン
ミルリノン
ミネラルコルチコイド受容体拮抗薬
エプレレノン
スピロノラクトン
sGC刺激薬
ベルイシグアト
SGLT2阻害薬
ダパグリフロジン
エンパグリフロジン
血管拡張薬
ヒドララジン
二硝酸イソソルビド
ヒドララジン/二硝酸イソソルビド配合剤※1
ニトログリセリン
ニトロプルシド

図 10.1
心不全治療薬のまとめ．
ACE＝アンジオテンシン変換酵素，ARNI＝アンジオテンシン受容体ネプリライシン阻害薬，HCN＝過分極活性化サイクリックヌクレオチド依存性，sGC＝可溶性グアニル酸シクラーゼ，SGLT2＝ナトリウム-グルコース共輸送体2．
※1（訳者注）：日本国内未承認．
※2（訳者注）：日本では酒石酸塩しか使用されてない．

応する集団として互いにつながっているため，1つの細胞が刺激されれば常に一緒に収縮する．

心筋の収縮力は細胞質内の遊離（結合していない）カルシウムイオン（Ca^{2+}）濃度と直接相関している．それゆえ，細胞内Ca^{2+}レベルを上昇させる（あるいは収縮タンパク質のCa^{2+}感受性を増大させる）薬物は，収縮力の増強をもたらす（変力作用）．心筋組織への不適切な神経液性刺激が持続することは，カルシウム恒常性の障害，心不全，不整脈を引き起こす．心筋細胞におけるカルシウムの動きは図 10.2 に示されている．

心不全においては，交感神経系およびレニン-アンジオテンシン-アルドステロン系（RAAS）の慢性的な活性化，酸化ストレス，炎症およびナトリウム利尿ペプチドに対する耐性が，心筋組織のリモデリング，心筋の喪失，肥大，線維化に関連している．心不全の悪化は，さらにこのような変化を引き起こすため，悪循環が形成され，もし治療されないと死につながる．

A．心不全における代償的生理反応

不全心は大きく4つの代償機構を働かせ，心拍出量を増加させるが，そのうち3つは心筋細胞の生存に負の影響を与える．低心拍出量によって起こるさらによくないこととして，炎症，酸化ストレス，ナトリウム利尿ペプチドに対する耐性がある（図 10.3）．

1．交感神経活動の増大：圧受容器が血圧低下を感知して交感神経系を活性化する．組織の血液灌流量を維持するために，この交感神経活性化によるβ受容体刺激が，心拍数の増加（変時作用）と心筋収縮力の増強（変力作用）をもたらす．それに加え，血管の収縮によって静脈還流が増加し心臓の前負荷が増大する．前負荷の増大（心臓の伸展）は1回拍出量を増やし，それによって心拍出量が増大する．これら代償反応は心臓の仕事量を増やすので，長期的には，心機能をさらに悪化させることになる．

2．レニン-アンジオテンシン-アルドステロン系の活性化：心拍出量の低下によって腎臓への血流が減少し，レニンの分泌が促進される．またレニンの分泌は交感神経の活性化によっても刺激される．その結果アンジオテンシンII産生の増加とアルドステロンの放出が起こる．これらによって，末梢抵抗（後負荷）の上昇とナトリウムイオン（Na^{+}）および水分の貯留（前負荷）が生じる．そして，血液量が増加すると，心臓へ戻る血液が増えることになる．もし，心臓がこの余分な血液を前方に送り出せなければ，静脈圧が増加し，末梢の浮腫や肺水腫が生じる．それに加えて，高濃度のアンジオテンシンIIとアルドステロンは，心筋に直接悪い影響を及ぼし，心臓リモデリング，線維化，炎症性変化をさらに促進する．これらの代償反応も心臓の仕事量を増やすので，心機能の持続的な悪化に寄与する．

3．ナトリウム利尿ペプチドの活性化：前負荷の増大はまたナトリウ

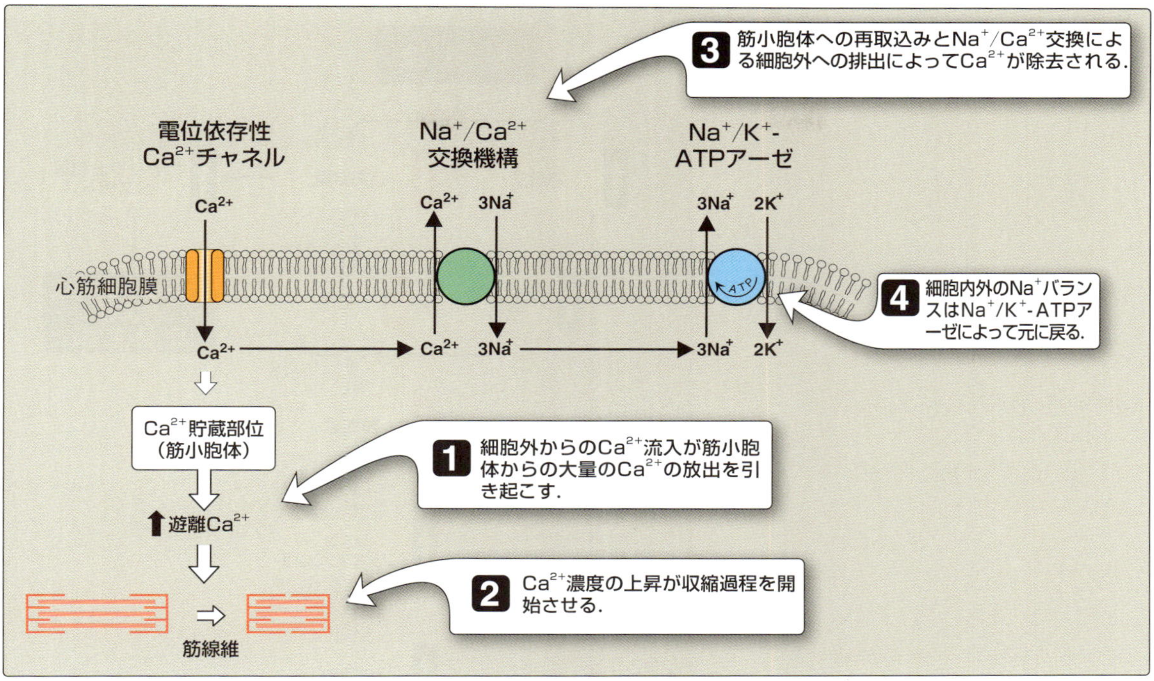
3 筋小胞体への再取込みとNa^{+}/Ca^{2+}交換による細胞外への排出によってCa^{2+}が除去される．
電位依存性Ca^{2+}チャネル
Na^{+}/Ca^{2+}交換機構
Na^{+}/K^{+}-ATPアーゼ
Ca^{2+}
Ca^{2+}
3Na^{+}
3Na^{+}
2K^{+}
心筋細胞膜
ATP
4 細胞内外のNa^{+}バランスはNa^{+}/K^{+}-ATPアーゼによって元に戻る．
Ca^{2+}
Ca^{2+}
3Na^{+}
3Na^{+}
2K^{+}
Ca^{2+}貯蔵部位（筋小胞体）
1 細胞外からのCa^{2+}流入が筋小胞体からの大量のCa^{2+}の放出を引き起こす．
↑遊離Ca^{2+}
2 Ca^{2+}濃度の上昇が収縮過程を開始させる．
筋線維

図 10.2
心筋収縮中におけるイオンの動態．ATPアーゼ＝アデノシン三リン酸分解酵素．

ム利尿ペプチドの放出を増加させる．ナトリウム利尿ペプチドには，心房性（ANP），B型（BNP）およびC型があるが，それらは心不全において異なった役割を有している．ANPとBNPは心機能に最も大きな影響を及ぼす．ナトリウム利尿ペプチドの活性化は，最終的に血管拡張，ナトリウム利尿，レニンおよびアルドステロン遊離の抑制，そして心筋線維化の低下をもたらす．この有益な反応は心機能と心不全症状を改善する可能性がある．

4．心筋肥大：初期には，心筋が引き延ばされると心臓の収縮力はより強くなる．しかし，心筋線維が過剰に伸展されると最終的に収縮力は弱くなり，血液を駆出する能力が低下する．このタイプの心不全は“収縮不全”，あるいは，駆出率が低下した心不全 HF with reduced ejection fraction（HFrEF）とよばれ，心室が効率的にポンプ機能を営めなくなった結果である．あるいは，心不全の患者が“拡張不全”を有する場合がある．拡張不全とは，肥大のような構造的変化によって，心室が弛緩し（弛緩作用）血液を受け入れる能力が障害されているときに使われる用語である．心室壁が肥厚して心室容積が減少することで心筋は弛緩しにくくなる．この場合，心室は十分に血液で充満されず，心拍出量が不十分となる．このような心不全は，“拡張不全”，あるいは，駆出率が保持された心不全 HF with preserved ejection fraction（HFpEF）とよばれる．純粋な形での拡張不全は，心不全の徴候や症状がみられるのに左心室機能が正常であることによって特徴づけられ

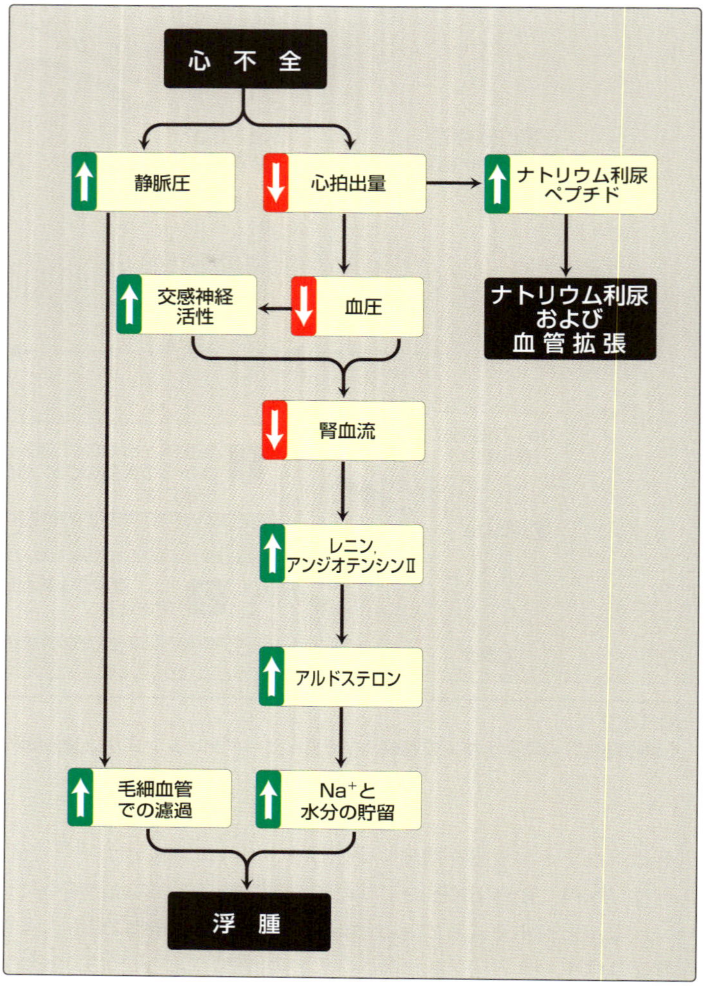
心不全
静脈圧
心拍出量
ナトリウム利尿ペプチド
交感神経活性
血圧
ナトリウム利尿および血管拡張
腎血流
レニン，アンジオテンシンII
アルドステロン
毛細血管での濾過
Na⁺と水分の貯留
浮腫

図 10.3
心不全時の心血管系における変化.

る．しかしながら，普通心不全においては収縮不全および拡張不全が同時に存在する．

5．炎症と酸化ストレスの増大：HFrEFにおける心拍出量の低下は，組織の低灌流を起こし，神経液性因子の活性化，容量負荷へとつながる．これらは，心筋エネルギー代謝の障害と一緒になって，ミトコンドリアの機能異常，酸化ストレス，炎症に寄与する．HFpEFにおいては，合併症（糖尿病，肥満）が原因となる酸化ストレスや炎症が心筋機能障害の引き金となると考えられている．HFrEFの場合でもHFpEFの場合でも，結果としてカルシウム調節の障害，心肥大，心筋細胞の死および線維化を引き起こす．

6．ナトリウム利尿ペプチドに対する抵抗性：心不全（症候群）では，後負荷や前負荷の増大に反応して，心臓はナトリウム利尿ペプチド（たとえば，ANP，BNP）を放出する．高濃度のナトリウム利尿ペプチドは血管拡張とナトリウム利尿を起こすが，これらの反応はしばしば抑制されてくる．このナトリウム利尿ペプチドに対する抵抗性には，受

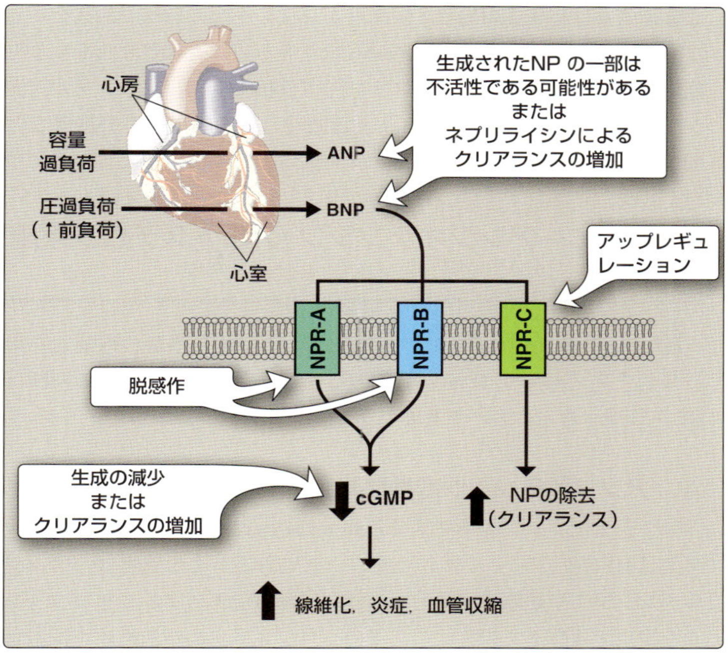
生成されたNP の一部は
不活性である可能性がある
または
ネプリライシンによる
クリアランスの増加
心房
容量
過負荷
ANP
圧過負荷
(↑前負荷)
BNP
心室
アップレギュ
レーション
NPR-A
NPR-B
NPR-C
脱感作
生成の減少
または
クリアランスの増加
cGMP
NPの除去
(クリアランス)
線維化，炎症，血管収縮

図 10.4
ナトリウム利尿ペプチドに対する抵抗性．ANP＝心房性ナトリウム利尿ペプチド，BNP＝B 型ナトリウム利尿ペプチド，cGMP＝サイクリックグアノシン一リン酸，NP＝ナトリウム利尿ペプチド，NPR＝ナトリウム利尿ペプチド受容体．

容体前，受容体レベル，受容体後の機序が考えられる．ナトリウム利尿ペプチドは，不活性なものかもしれないし，プロテアーゼによって不活性化されるかもしれない（受容体前）．ナトリウム利尿ペプチド受容体は脱感作されるかもしれない（受容体レベル），またナトリウム利尿ペプチド受容体活性化のセカンドメッセンジャーであるサイクリックグアノシン一リン酸（cGMP）に変化が生じるかもしれない（受容体後，図 10.4）．ナトリウム利尿ペプチドに対する抵抗性の機序にかかわらず，その結果は，心肥大，線維化，炎症，血管収縮，腎血流の低下である．

B．急性（非代償性）心不全

代償機構によって心拍出量が十分に保たれているならば，その心不全は代償されているといわれる．もし代償機構が心拍出量を維持できない場合，その心不全は非代償性と考えられ，患者の心不全の徴候や症状は悪化していく．典型的な心不全の徴候および症状は，労作時の呼吸困難，起座呼吸，発作性夜間呼吸困難，疲労感，末梢性浮腫などである．

C．心不全の治療戦略

慢性心不全は通常，水分制限（＜1.5～2.0 L/day），食事からのナトリウム摂取の制限（2.0～3.0 g/day），合併症の治療，利尿薬の適切な使用によって管理される．HFpEF の患者において，生存率を改善することが示されている薬物はない．しかし，RAAS 阻害薬，交感神経系阻害薬，利尿薬は症状を軽減することができる．HFrEF の患者においては，生存率の改善および（あるいは）症状の軽減のために通常複数のクラスの薬物が組み合わせて使われる．強心薬および静脈内血管拡張薬は，多くの場合入院患者が急性心不全の徴候や症状を示したときに使われる．心不全を誘発したりあるいは悪化させたりする可能性のある薬物，たとえば非ステロイド性抗炎症薬，アルコール，非ジヒドロピリジン系Ca^{2+}チャネル遮断薬，ある種の抗不整脈薬などは，できればその使用を避けるべきである．

Ⅲ．レニン-アンジオテンシン-アルドステロン系阻害薬

HFにおけるRAASの代償性活性化は，心臓の仕事量の増加とその結果起こる心機能の低下を引き起こす．それゆえ，RAASの抑制はHFを管理する上において重要な薬理学的ターゲットである．

A．アンジオテンシン変換酵素阻害薬

アンジオテンシン変換酵素angiotensin-converting enzyme（ACE）阻害薬はHFrEFに対する標準治療の一部である．この薬物は，アンジオテンシンⅠを切断して強力な血管収縮物質であるアンジオテンシンⅡを産生する酵素を阻害する．またブラジキニンの不活性化を抑制する（図10.5）．

1．作用：ACE阻害薬は，血管抵抗（後負荷）および静脈の緊張度（前負荷）を低下させ，その結果，全体として心拍出量を増大させる．またACE阻害薬は心不全の際に通常みられるアンジオテンシンⅡによるアドレナリン（エピネフリン）とアルドステロンの上昇を阻害する．ACE阻害薬は心不全患者の臨床徴候および症状を改善し，HFrEF患者の生存率を有意に改善することが示されている．

2．臨床使用：症状の有無にかかわらずHFrEFの患者に対してACE阻害薬の使用が考えられる．重要なことに，ACE阻害薬はすべてのステージの左室不全患者に適応がある．HFrEFの管理においては，低濃度から開始し，目標用量あるいは耐えられる最大用量まで漸増す

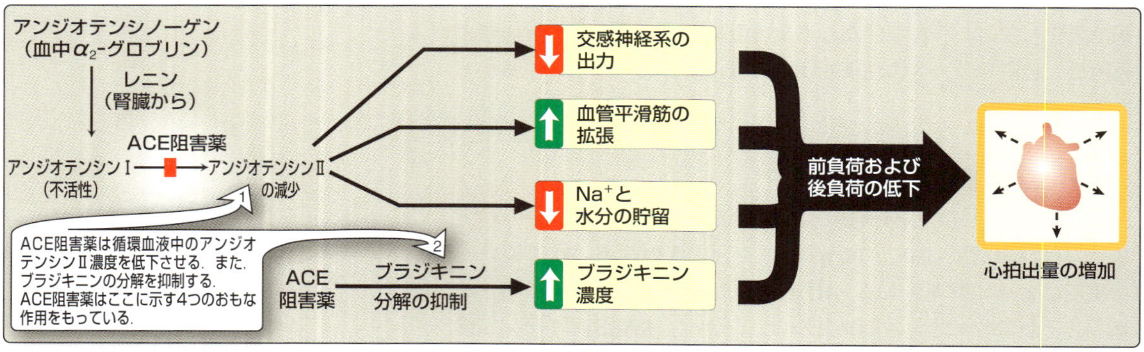

アンジオテンシノーゲン
（血中α_2-グロブリン）
レニン
（腎臓から）
ACE阻害薬
アンジオテンシンⅠ
（不活性）
アンジオテンシンⅡ
の減少
ACE阻害薬は循環血液中のアンジオテンシンⅡ濃度を低下させる．また，ブラジキニンの分解を抑制する．
ACE阻害薬はここに示す4つのおもな作用をもっている．
1
2
ACE
阻害薬
ブラジキニン
分解の抑制
交感神経系の
出力
血管平滑筋の
拡張
Na^+と
水分の貯留
ブラジキニン
濃度
前負荷および
後負荷の低下
心拍出量の増加

図 10.5
ACE阻害薬の作用．［注：Na^+と水分の貯留が減少するのは２つの原因による．アンジオテンシンⅡの産生低下とアルドステロンの低下である．］

るべきである．またACE阻害薬はHFpEFにおける高血圧の治療に用いられる（高血圧治療におけるACE阻害薬の詳細については，8章参照）．心筋梗塞に罹患して間もない患者や高い心血管イベントリスクを有する患者に対してもACE阻害薬による長期的な治療が有効である．

3．薬物動態：ACE阻害薬は，経口投与によって，十分に吸収される．食物は**カプトプリル** captoprilの吸収を低下させることがあるので，**カプトプリル**は空腹時に服用するべきである．**カプトプリル**と注射薬**エナラプリラト** enalaprilat*1 以外のACE阻害薬は肝臓の酵素による加水分解によって活性化されるプロドラッグである．**フォシノプリル** fosinopril［訳者注：日本国内未承認］以外のほとんどのACE阻害薬の場合，活性体の腎臓による排泄が重要である．**フォシノプリル**は糞便中にも排泄される．活性体の血中半減期は2時間から12時間までさまざまである．しかし，ACEを阻害する作用はもっとずっと長い場合がある．

4．有害作用：起立性低血圧，腎不全，高カリウム血症，持続する乾性咳嗽*2，血管性浮腫（まれ）などの副作用がある．高カリウム血症の危険があるため，カリウム（K^+）濃度をモニターしなければならない．とくに，カリウム補給剤，カリウム保持性利尿薬，あるいはミネラルコルチコイド受容体拮抗薬と併用している場合にその必要がある．また血清クレアチニン濃度は，とくに基礎に腎疾患を有している患者においてモニターするべきである．利尿薬と併用した場合，ACE阻害薬治療による症候性低血圧の可能性はかなり高くなる．ACE阻害薬は，催奇形性があるので，妊婦に使用してはならない．

B．アンジオテンシン受容体遮断薬

アンジオテンシン受容体遮断薬 angiotensin receptor blocker（ARB）は，経口投与で活性のある化合物で，アンジオテンシンⅡ受容体1型の競合的拮抗薬である．ACE阻害薬はアンジオテンシンⅡ生成に関与する酵素のうち1つの酵素を抑制するだけなので，ACE阻害薬と比べ，ARBはアンジオテンシンⅡの作用をより完全に遮断するという利点を有する．それに加え，ARBはブラジキニン濃度に影響を及ぼさない．ARBとACE阻害薬は似た作用をもっているが，治療学的に同一ではない．それでも，ACE阻害薬に忍容性（認容性）tolerabilityのない患者において，ARBはその代替薬となる．

1．作用：ARBはACE阻害薬とは異なる作用機序を有しているが，前負荷・後負荷に対する作用はACE阻害薬と同様である．心不全治療において，ARBはおもに，咳や血管性浮腫のためにACE阻害薬に

*1（訳者注）：エナラプリラトはエナラプリルの活性代謝物であるが，日本国内未承認である．
*2（訳者注）：誤嚥性肺炎を防ぐために咳誘発薬（ブラジキニンやサブスタンスPの分解阻害が機序）として用いられることがある．

耐えられない患者において代替薬として用いられる．これらの副作用はブラジキニン濃度の増加によってもたらされると考えられている．ARBはまた高血圧治療薬として用いられる（8章参照）．

2．薬物動態：すべてのARBは経口投与で活性があり，**バルサルタン** valsartan以外は，1日1回の投与が行われる．**バルサルタン**は1日2回の投与が必要である．ARBは血漿タンパク質と強く結合する．**ロサルタン** losartanは，初回通過による肝代謝を強く受けるという点において他のARBとは異なっている．肝臓での代謝によって，活性代謝物への変換も起こる．他の薬物には，活性のない代謝物が存在する．代謝物および親化合物の排泄は，尿と糞便中に起こる．

3．有害作用：ARBの有害作用および薬物相互作用のプロフィールはACE阻害薬と似ている．しかしながら，ARBによる咳および血管性浮腫の発生頻度は低い．ACE阻害薬と同様，ARBは妊婦には禁忌である．

C．ミネラルコルチコイド受容体拮抗薬

心不全患者ではアルドステロンの血中濃度が上昇する．それはアンジオテンシンⅡ刺激によるアルドステロン分泌が起こることと，アルドステロンの肝臓でのクリアランスが低下するためである．**スピロノラクトン** spironolactoneと**エプレレノン** eplerenoneは，ミネラルコルチコイド受容体レベルでのアルドステロンの拮抗薬であり，それによってナトリウム貯留，心筋肥大および低カリウム血症を抑制する．**スピロノラクトン**はアンドロゲン受容体やプロゲステロン受容体にも親和性があるので，女性化乳房や月経困難症のような内分泌関連の副作用を伴う．**エプレレノン**はミネラルコルチコイド受容体に選択的である．もし，**スピロノラクトン**で内分泌関連の副作用が起こったら，**エプレレノン**への変更が適切である．ミネラルコルチコイド受容体拮抗薬mineralocorticoid receptor antagonist（MRA）は症状のあるHFrEF患者や心筋梗塞発症後間もないHFrEF患者，あるいはHFpEF患者の入院を予防するために適応がある．MRAについての詳細は9章参照．

Ⅳ．アンジオテンシン受容体ネプリライシン阻害薬

ネプリライシンは，アンジオテンシンⅠおよびⅡ，ブラジキニン，ナトリウム利尿ペプチドのような血管作動性ペプチドの分解を行う酵素である．ネプリライシンを阻害すると，血管作動性ペプチドの活性が増強する．ナトリウム利尿ペプチドの有益性を維持しつつ，RAASやブラジキニンの活性を相殺するために，ARBがネプリライシン阻害薬と組み合わせて使われる．ARBは，RAASの活性を抑制するが，ブラジキニンをさらに増強することはない．これらすべてによって，血管浮腫のリスクが最小限に抑えられる（図10.6）．

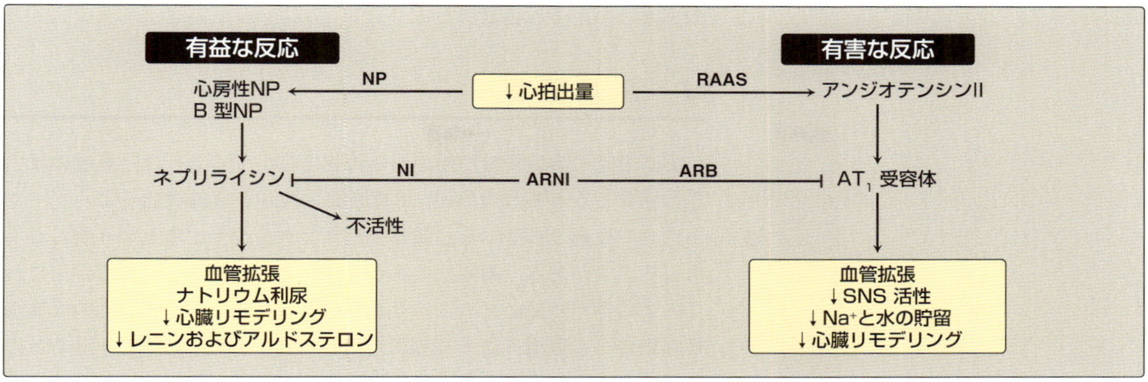
有益な反応
有害な反応
心房性NP
B 型NP
NP
↓心拍出量
RAAS
アンジオテンシンII
ネプリライシン
NI
ARNI
ARB
AT_1 受容体
不活性
血管拡張
ナトリウム利尿
↓心臓リモデリング
↓レニンおよびアルドステロン
血管拡張
↓SNS 活性
↓Na^+と水の貯留
↓心臓リモデリング

図 10.6
アンジオテンシン受容体ネプリライシン阻害薬の作用．ARB＝アンジオテンシン受容体遮断薬，ARNI＝アンジオテンシン受容体ネプリライシン阻害薬，AT_1＝アンジオテンシンⅡ受容体１型，NI＝ネプリライシン阻害薬，NP＝ナトリウム利尿ペプチド，RAAS＝レニン-アンジオテンシン-アルドステロン系，SNS＝交感神経系．

A．サクビトリル/バルサルタン sacubitril/valsartan

サクビトリル/バルサルタンはアンジオテンシン受容体ネプリライシン阻害薬 angiotensin receptor-neprilysin inhibitor（ARNI）である．

1．作用：**サクビトリル/バルサルタン**はARBとネプリライシン阻害薬の作用を組み合わせたものである．ネプリライシンの阻害は，血管作動性ペプチドの濃度を上昇させ，ナトリウム利尿，血管拡張，および線維化の抑制を引き起こす．この組合せは，後負荷，前負荷，心筋線維化を減少させる．ARNIは，ACE阻害薬を用いた場合と比較して，HF患者の生存，臨床所見と症状を改善させる．

2．臨床使用：β遮断薬とACE阻害薬あるいはARBの最適用量でも症状が残るHFrEFの患者において，**サクビトリル/バルサルタン**をACE阻害薬あるいはARBの代わりに使用する．

3．薬物動態：**サクビトリル/バルサルタン**は，経口で活性があり，食事の有無にかかわらず投与でき，すぐに構成成分に分解される．**サクビトリル**は，血漿エステラーゼによって活性体に変換される．両方の薬物とも大きな見かけの分布容積を有しており，血清タンパク質に強く結合する．**サクビトリル**はおもに尿排泄である．両方の薬物とも約10時間の半減期なので，1日2回投与が可能である．

4．有害作用：有害作用のプロフィールはACE阻害薬あるいはARBの有害作用プロフィールと似ている．ARNIでは後負荷の減少がさらに強くなるため，低血圧がより頻繁に認められる．**サクビトリル**によるネプリライシン阻害によって，ブラジキニン濃度が上昇し，血管浮腫が起こるかもしれない．そのため，この組合せ（ARNI）は，遺伝性血管浮腫の既往やACE阻害薬あるいはARBに伴う血管浮腫の既往がある患者には禁忌である．血管浮腫の危険性を最小限に抑えるために，**サクビトリル/バルサルタン**を開始する少なくとも36時間前にACE

阻害薬は中止する必要がある.

V. β遮断薬

心不全時に陰性変力作用のある薬物を投与することは，直感に反すると感じるかも知れないが，β遮断薬の投与が収縮機能をよくし，さらにすでに起こっている心臓リモデリングを改善するという明らかなエビデンスがある．初期に症状が悪化することがたまにあるが，これらのよい作用は認められる．β遮断薬の利点の一部は，慢性的な交感神経系からの刺激によって起こる変化をβ遮断薬が抑制できることに起因する．β遮断薬は心拍数を低下させ，腎臓からのレニン分泌を阻害する．それに加え，β遮断薬は心筋線維に対するノルアドレナリン（ノルエピネフリン）の有害な作用を抑制し，リモデリング，肥大および細胞死を減少させる．3 種類のβ遮断薬のHFrEF治療における有効性が示されている．**ビソプロロール** bisoprolol，**カルベジロール** carvedilolおよび長時間作用型の**コハク酸メトプロロール** metoprololである．**カルベジロール**は非選択的なβ受容体拮抗薬であり，α受容体も遮断する．それに対し，**ビソプロロール**および**コハク酸メトプロロール**はβ_1選択的な拮抗薬である．［注：β遮断薬の薬理学の詳細は7章に述べられている．］β遮断薬は慢性のHFrEFが続くすべての患者および心拍数のコントロールが必要なHFpEF患者に対して推奨される薬物である．**ビソプロロール**，**カルベジロール**，**コハク酸メトプロロール**はHFrEFに関連する罹患率と死亡率を減少させる．低用量から治療を開始し，患者の耐容能とバイタルサインに基づいて効果のある用量まで徐々に増やしていく必要がある．**カルベジロール**と**メトプロロール**はシトクロムP450(CYP)2D6 によって代謝されるので，この代謝経路を阻害する薬物は，これらβ遮断薬の濃度を増大し，有害作用の危険性を増す可能性がある．それに加え，**カルベジロール**はP糖タンパク質の基質である．P糖タンパク質の阻害薬と同時に投与された場合には，**カルベジロール**の作用が増強することがある．β遮断薬を，**アミオダロン** amiodarone，**ベラパミル** verapamil，**ジルチアゼム** diltiazemのような房室伝導を遅くする薬物と併用する際には注意

臨床応用 10.1：心不全におけるサクビトリル / バルサルタンの使用

ARNI **サクビトリル/バルサルタン**は軽度から中等度の症状のあるHFrEF患者において，ACE阻害薬あるいはARBよりも効果的である．低血圧が最も一般的にみられるARNIの副作用である．ARNIに対する忍容性を最大限にするために，ほとんどの臨床医はACE阻害薬からの移行について詳述したプロトコールに従う．最適なやり方としては，患者は少なくとも 4 週間ACE阻害薬の目標用量を服用し，その後，ARNIに移行する少なくとも 36 時間前にはACE阻害薬をやめることである．この洗浄期間は血管浮腫の危険を最小限に抑えるために必要である．通常，患者は忍容性のため中等量のARNIに移行し，そして 2 週間後に検査を行い血清クレアチニンおよびカリウムを評価する．もし患者が低血圧による症状がなく，血液検査の結果が安定している場合には，**サクビトリル/バルサルタン**を目標用量に増量する．

が必要である．

VI. 利 尿 薬

利尿薬は，労作時呼吸困難，起座呼吸，末梢性浮腫のような容量過負荷による徴候や症状を軽減する．利尿薬は血漿量を減らし，その結果，心臓への静脈還流量（前負荷）を低下させる．それによって，心臓の仕事量と心筋酸素需要が低下する．また利尿薬は血漿量を減少させて血圧を下げ，後負荷を低下させる可能性がある．ループ利尿薬は心不全の際に最もよく使われる利尿薬である．ループ利尿薬は強力な利尿が必要な患者や腎不全の患者に使用される．利尿薬が心不全患者の生存率を改善することは示されていないので，利尿薬は過剰な体液量に伴う徴候および症状の治療にのみ使用されるべきである．利尿薬についての詳細は9章参照．

VII. 過分極活性化サイクリックヌクレオチド依存性チャネル遮断薬

過分極活性化サイクリックヌクレオチド依存性hyperpolarization-activated cyclic nucleotide-gated（HCN）チャネルはI_f電流を担っており，洞房（SA）結節の発火頻度を決定する．HCNチャネルの抑制は脱分極を遅くし，心拍数を低下させる（図10.7）．心拍数の減少（陰性変時作用）は使用依存的であり，用量依存的である．

A. イバブラジン ivabradine

イバブラジンがHCNチャネル遮断薬に属する唯一の薬物である．

1．作用：SA結節のI_f電流を選択的に抑制することによって，心筋収縮力の減少，房室伝導の低下，心室再分極の抑制，血圧の低下，を伴うことなく心拍数の減少が起こる．HFrEFの患者において，心拍数の減少は1回拍出量を増大し，心不全の症状を改善する．

2．臨床使用：**イバブラジン**は，心拍数70回/minを超える洞調律の患者で，最適化された心不全薬物治療を受けているHFrEFの患者において，症状を改善するために使用される．厳密にいうと，患者はβ遮断薬の最適用量を投与されているか，β遮断薬禁忌でなければならない．

3．薬物動態：**イバブラジン**は吸収を増やすために食事と一緒に投与される．**イバブラジン**はCYP3A4によって初回通過代謝を強く受け，活性のある代謝物となる．その代謝物もまた3A4の基質である．**イバブラジン**は大きな分布容積を持ち，70％が血漿タンパク質に結合する．半減期は6時間であり，1日2回投与が可能である．

4．有害作用：**イバブラジン**で徐脈が起こるかもしれないが，それは

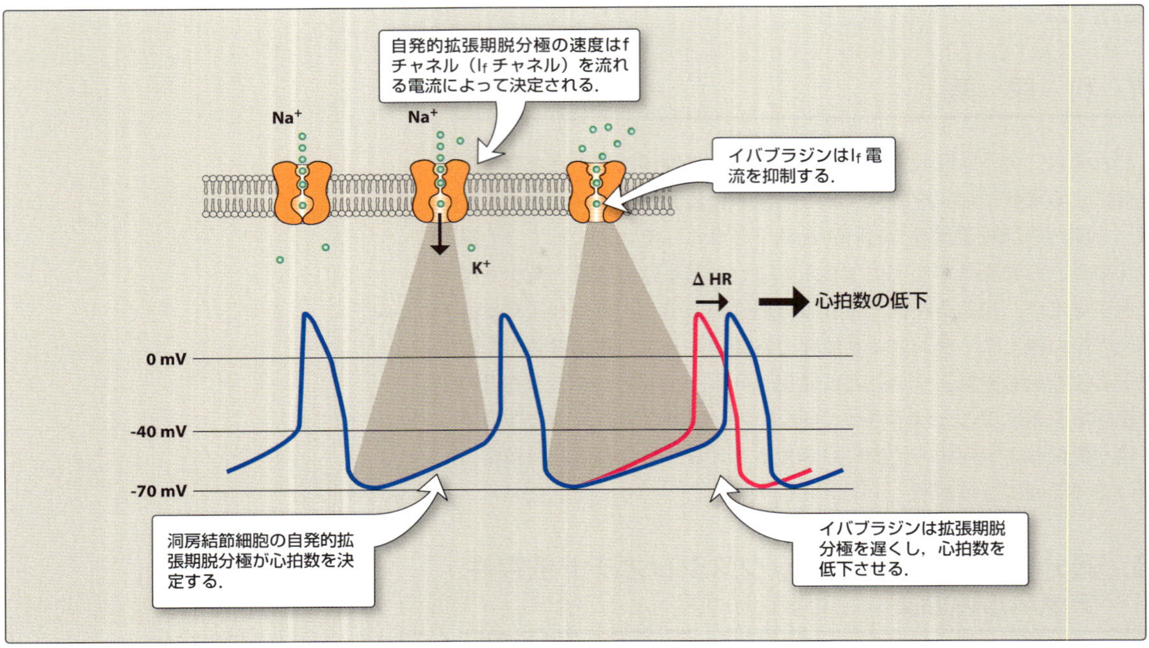
自発的拡張期脱分極の速度はfチャネル（I_fチャネル）を流れる電流によって決定される.
Na+
Na+
K+
イバブラジンはI_f電流を抑制する.
Δ HR
心拍数の低下
0 mV
-40 mV
-70 mV
洞房結節細胞の自発的拡張期脱分極が心拍数を決定する.
イバブラジンは拡張期脱分極を遅くし，心拍数を低下させる.

図 10.7
イバブラジンによるI_f電流抑制の影響．HR＝心拍数，K^+＝カリウムイオン，Na^+＝ナトリウムイオン．

用量を下げることによって改善する可能性がある．**イバブラジン**は洞房結節に対してほぼ選択的であるため，心房細動のレートコントロールには効果的でなく，むしろ心房細動のリスクを増加させることが示されている．**イバブラジン**は眼にある同様のチャネルを抑制するので，光にかかわる現象（たとえば，眩しさや光輪現象）が治療中に起こる場合がある．この光視症は用量を下げることによって改善する可能性がある．**イバブラジン**は妊娠中や授乳中には使用してはいけない．また，より高度の心臓（伝導）ブロックの場合や，強力な3A4阻害薬とともに使用してはいけない．

Ⅷ．血管拡張薬

血管拡張薬はしばしば動脈拡張薬と静脈拡張薬に分類される．しかし，ほとんどの薬物は程度の差はあれ，両方の作用を示す．

A．動脈拡張薬

ヒドララジン hydralazineは後負荷を減少させるために用いられる動脈拡張薬であり，ほとんどの場合，慢性心不全において経口硝酸薬と一緒に使用される．

1．**作用：ヒドララジン**の正確な作用機序は完全にはわかっていないが，細動脈平滑筋細胞内のCa^{2+}を減少させ，血管拡張，後負荷の低下，心拍出量の増加をもたらすと考えられている．**ヒドララジン**はまた抗酸化作用を有している．酸化酵素を抑制することで，内因性および外因性一酸化窒素(NO)の分解を妨げる．一酸化窒素の増加は血管拡張，そして後負荷，前負荷の低下をもたらす(図 10.8)．

2．**臨床使用**：患者がACE阻害薬やARBに耐えられない場合，あるいはさらなる血管拡張が必要な場合，**ヒドララジン**と**二硝酸イソソルビド** isosorbide dinitrateの組合せが使用されることがある．ガイドラインに従った医学的治療(β遮断薬に加えACE阻害薬あるいはARB)を受けているHFrEFのアフリカ系アメリカ人において，固定用量で組み合わされたこれら薬物(配合剤)[訳者注：日本では用いられていない]が，その症状と生存率を改善することが示されている．[注：**ヒドララジン**はまた第一あるいは第二選択の治療でコントロールできない高血圧を治療するために使われる(8章参照)．]

3．**薬物動態**：**ヒドララジン**には経口の錠剤，および静注あるいは筋注用の薬液がある．経口の錠剤は心不全に使用され，バイオアベイラビリティは90% である．食物は吸収を阻害する可能性があるので，ほとんどの患者は食物を摂らずに服用する必要がある．**ヒドララジン**は肝臓でアセチル化を受け不活性な代謝物になる．**ヒドララジン**の半減期は短く，血管拡張作用は2～4時間である．そのため，**ヒドララジン**はしばしば1日に2～4回投与される．

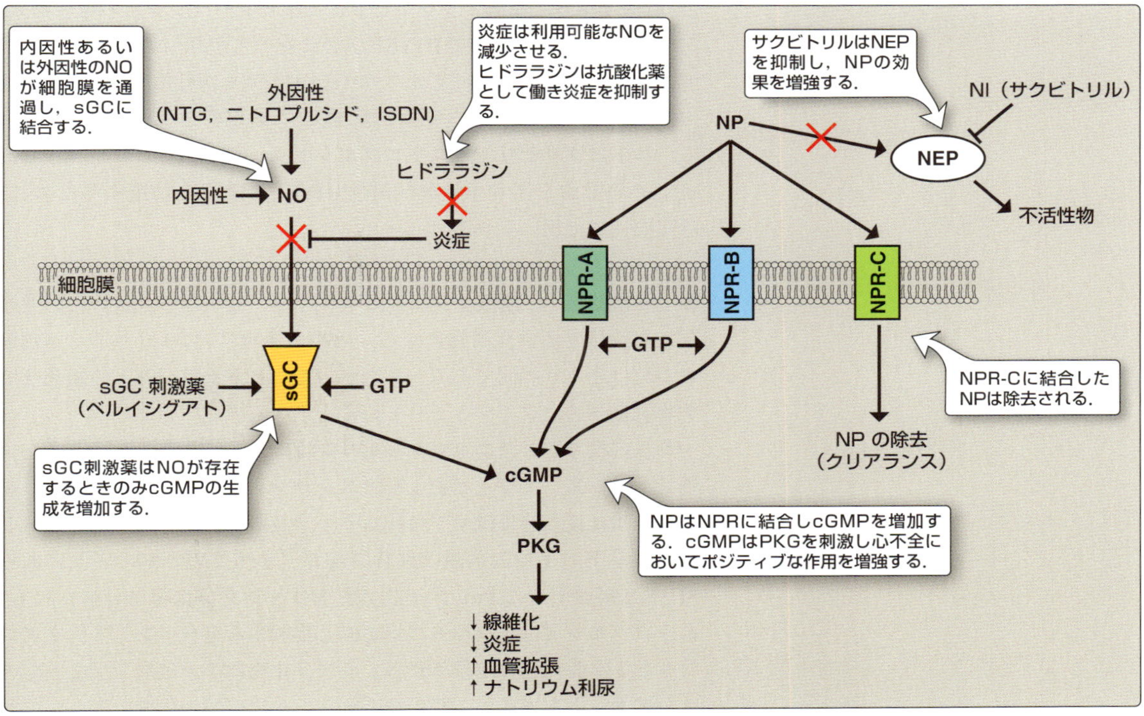
内因性あるいは外因性のNOが細胞膜を通過し，sGCに結合する．
外因性
(NTG，ニトロプルシド，ISDN)
内因性
NO
炎症は利用可能なNOを減少させる．ヒドララジンは抗酸化薬として働き炎症を抑制する．
ヒドララジン
炎症
サクビトリルはNEPを抑制し，NPの効果を増強する．
NI（サクビトリル）
NP
NEP
不活性物
細胞膜
NPR-A
NPR-B
NPR-C
GTP
sGC
sGC 刺激薬
(ベルイシグアト)
GTP
NPR-Cに結合したNPは除去される．
NP の除去
(クリアランス)
sGC刺激薬はNOが存在するときのみcGMPの生成を増加する．
cGMP
PKG
NPはNPRに結合しcGMPを増加する．cGMPはPKGを刺激し心不全においてポジティブな作用を増強する．
↓線維化
↓炎症
↑血管拡張
↑ナトリウム利尿

図 10.8
一酸化窒素とナトリウム利尿ペプチドの生理的作用．cGMP＝サイクリックグアノシン一リン酸，GTP＝グアノシン三リン酸，ISDN＝二硝酸イソソルビド，NEP＝ネプリライシン，NI＝ネプリライシン阻害薬，NO＝一酸化窒素，NP＝ナトリウム利尿ペプチド，NPR＝ナトリウム利尿ペプチド受容体，NTG＝ニトログリセリン，PKG＝プロテインキナーゼG，sGC＝可溶性グアニル酸シクラーゼ．

4. 有害作用：頭痛，めまい，低血圧，反射性頻脈，浮腫がよくみられる副作用である．後者の副作用(反射性頻脈，浮腫)を軽減するために，**ヒドララジン**はすでにβ遮断薬および利尿薬による治療を行っている患者にのみ投与すべきである．まれに，**ヒドララジン**は薬物誘発性ループスと関連することが報告されている．

B. 動静脈拡張薬

硝酸薬(**ニトログリセリン** nitroglycerin と**二硝酸イソソルビド**)および**ニトロプルシド** nitroprusside は血管拡張薬である．硝酸薬は動脈よりも静脈をより拡張するが，一方**ニトロプルシド**は動静脈の両方をよりバランスよく拡張する．

1. 作用：硝酸薬と**ニトロプルシド**は(体内で)急速にNOに変換され，可溶性グアニル酸シクラーゼ(sGC)に結合する．そしてsGCの活性化は平滑筋細胞において細胞内サイクリックグアノシン一リン酸(cGMP)を増加させる．cGMPはプロテインキナーゼGを活性化し，最終的に細胞内Ca^{2+}放出の増大(細胞内Ca^{2+}濃度の低下)を引き起こし，それによって血管拡張が起こる．静脈の拡張は静脈容量を増やすことによって(静脈還流量を低下し)前負荷を減少させる．動脈の拡張は全身血管抵抗を低下させて後負荷を減少し，心拍出量を増加させる．

2. 臨床使用：**二硝酸イソソルビド**は通常**ヒドララジン**との組合せで，アフリカ系アメリカ人のHFrEF患者に対して使用される．黒人の患者は，しばしばNOのバイオアベイラビリティが低く，RAASの活性も低い．そのため，他の人種に比べて，この組合せがとくに有用である．**ニトログリセリン**と**ニトロプルシド**は，うっ血および全身血管抵抗上昇の徴候を伴う急性非代償性HFrEFの患者を治療するために，静脈内注射で用いられる．

3. 薬物動態：**二硝酸イソソルビド**は急速に吸収され，強い初回通過効果を受けて活性代謝物になる．効果の発現は約30分と早く，効果の持続は4～6時間である．したがって，**ヒドララジン**との組合せは薬物動態学的によくマッチしている．

静脈内投与された**ニトログリセリン**は，肝臓で代謝を受け，また末梢でトランスフェラーゼおよびエステラーゼによって代謝される．効果の発現は投与後ほぼすぐに起こり，半減期は2～6分である．**ニトロプルシド**の生体内代謝は独特であり，すべての細胞の表面にあるSH基と接触することによって，鉄-NOとシアン化物に分解される．**ニトロプルシド**はまたヘモグロビンと接触するとシアンメトヘモグロビンとシアン化物に変換される．シアン化物はチオ硫酸と反応してチオシアネートを形成し，腎排泄される．チオ硫酸の供給は限られておりチオシアネートは腎排泄であるため，高濃度や長期間の静脈内投与，および腎疾患は**ニトロプルシド**を使用する患者のシアン化物中毒の危険性を増加する．

4．**有害作用**：経口の硝酸薬は低濃度で開始してゆっくりと増量していくと，通常は十分に耐えられる．しかし，頭痛とめまいが用量制限(の因子)となりうる．静脈内投与された**ニトログリセリン**と**ニトロプルシド**の両方において，最もよくみられる副作用は低血圧とそれに関連する徴候および症状である．両方ともメトヘモグロビン血症の原因となることはまれである．**ニトロプルシド**はシアン中毒の原因となりうる．

IX．ナトリウム-グルコース共輸送体２阻害薬

２型糖尿病の治療におけるナトリウム-グルコース共輸送体２(SGLT2)阻害薬の効果を検証する臨床試験において，新規に心不全と診断される患者が少ないということが明らかになった．SGLT2阻害薬の薬理学的特性から心不全に対するさらなる研究が行われた．心不全において血液量および間質液の異常な増加はよく認められ，それは前負荷および後負荷の上昇に寄与し，心不全症状を悪化させる．SGLT2阻害薬はグルコース尿およびナトリウム利尿を起こすことによって血漿量を減少し，前負荷および後負荷を低下させる．機序が完全にわかっているわけではないが，SGLT2阻害薬はまたエネルギー代謝をケトン体酸化の方向に動かし，心筋ナトリウム水素交換体の抑制によって酸化ストレスを減少し，心筋線維芽細胞の分化を抑制し心筋線維化を妨げることによって，心筋のエネルギー効率を上昇させる可能性がある．

A．ダパグリフロジン dapagliflozinとエンパグリフロジン empagliflozin

SGLT2阻害薬，たとえば**ダパグリフロジン**や**エンパグリフロジン**は糖尿病歴のある患者において心不全の発症を減少させ，HFrEF患者において心不全による入院や心臓血管死の危険を低下させる．

1．**作用**：SGLT2阻害薬はおもに近位尿細管のSGLT2を阻害し，グルコースとナトリウムの再吸収を減少させる．そのため，尿中グルコースおよびナトリウムの排泄が増加し，結果としてグルコース尿，血糖値の低下，ナトリウム利尿が起こる．利尿薬と比較して，SGLT2阻害薬は血管内容積よりも間質容積を選択的に低下し，反射性の神経ホルモン活性の上昇が制限される可能性がある．SGLT2阻害薬の心保護作用にかかわる可能性のある機序は数多くあるが，最も考えられるのはナトリウム水素交換体(NHE)の抑制がCa^{2+}過負荷を抑制し，さらにナトリウム利尿に寄与するという理論である．

2．**臨床使用**：β遮断薬，ACE阻害薬，およびミネラルコルチコイド受容体拮抗薬による最適な心不全薬物治療を受けているにもかかわらず症状のあるHFrEFの患者では，SGLT2阻害薬の使用を考慮するべきである．SGLT2阻害薬はナトリウム利尿作用があるため，SGLT2阻害薬による治療を開始した場合，利尿薬の投与量を漸減する必要が

あるかもしれない．またSGLT2阻害薬はグルコースの排泄を増加させるため，2型糖尿病患者に適応がある（24章参照）．

3．**薬物動態**：**ダパグリフロジン**と**エンパグリフロジン**はよく吸収され，食物の有無にかかわらず投与可能である．両薬物ともおもにグルクロン酸抱合によって代謝され，薬物動態学的相互作用はほとんどみられない．親化合物と不活性代謝物はおもに腎臓から排泄される．両薬物とも，約12時間の同じくらいの半減期であり，1日1回の投与が可能である．

4．**有害作用**：みられる可能性がある副作用には，体液減少に関連するもの，腎機能不全，泌尿生殖器感染症がある．SGLT2阻害薬は，スルホニル尿素薬やインスリンと併用すると低血糖を引き起こす可能性が高くなる．糖尿病性ケトアシドーシス，フルニエ壊疽，骨折のようなまれな副作用が起こる可能性もある．安全性に関するデータはないが，妊娠および授乳中の場合には，代替薬を考慮するべきである．

X．可溶性グアニル酸シクラーゼ刺激薬

一酸化窒素（NO）は酵素可溶性グアニル酸シクラーゼ（sGC）を活性化し，cGMPの生成を促進する．心不全における酸化ストレスと炎症は内因性NOを不活性化し，sGCの活性化を最小限にしてしまう．それは，cGMPの生成を低下し，血管収縮，線維化，炎症に寄与する．sGC刺激薬は，内因性NOに対するsGCの反応性を増加させ，心不全におけるNO欠乏を補正する．このcGMP生成に対するより生理的なアプローチは，直接外因性のNOを導入する場合と比較して，低血圧を起こしにくい．

A．ベルイシグアト vericiguat

ベルイシグアトは長時間作用型の経口sGC刺激薬である．

1．**作用**：**ベルイシグアト**はNOとは異なる結合部位を介して直接sGCを刺激し，内因性NOに対するsGCの感受性を上げる．NOは細胞を通って拡散しsGCを刺激してcGMPを生成する．cGMPの増加は

臨床応用 10.2：心不全および糖尿病を有する患者におけるSGLT2阻害薬の使用

SGLT2阻害薬はグルコースの排泄を増やし，またナトリウム利尿をもたらす．心不全患者の多くは2型糖尿病を合併しており，利尿薬，スルホニル尿素薬，および（または）インスリンを使用している．このような薬物の組合せにおいては，循環血液量減少と低血糖がよくみられることを考慮すると，SGLT2阻害薬を追加することは困難かもしれない．もし，患者が正常な血液量であり，糖尿病がよくコントロールされている場合には，SGLT2阻害薬を開始する前に，利尿薬，スルホニル尿素薬，あるいはインスリンの投与量を減少させるか止めるのが適切である．もし，患者の血液量が多く，糖尿病のコントロールが悪い場合には，他の薬物の調整は必要ない．

プロテインキナーゼGを活性化し，最終的に左室コンプライアンスの改善，血管の拡張，炎症の抑制を起こし，心肥大と線維化を予防する(図10.8)． sGC刺激薬は，急性の代償不全が(最近)起こった患者において，心不全による入院のリスクを低下させる．

2．臨床使用：sGC刺激薬は，心不全で入院して間がなく，ガイドラインに沿った医学的治療を受けているHFrEFの患者において，開始してもよいかもしれない．

3．薬物動態：ベルイシグアトは，経口で活性があるが，バイオアベイラビリティを増加させるために食物と一緒に服用すべきである．**ベルイシグアト**はおもに不活性代謝物として尿中に排泄される．またより少量だが，未変化体として糞便中に排泄される．半減期が約30時間であるため，1日1回の投与が推奨される．

4．有害作用：ベルイシグアトの副作用はほとんどみられないが，副作用はNOによる血管拡張の増強によるものである．低血圧，失神，貧血が起こることがある．**ベルイシグアト**は，心奇形のリスクを増加させるため，妊婦には禁忌であり，授乳中の使用もすべきではない．**ベルイシグアト**を硝酸薬あるいはホスホジエステラーゼ阻害薬と併用すると，過度の血圧低下が起こるリスクがあるため，避けるべきである．

XI．強 心 薬

強心薬(陽性変力薬)は心筋収縮力を増強し，それによって心拍出量を増加させる．異なった機序で働く強心薬があるが，いずれもその強心作用は心筋収縮力を強める細胞内Ca^{2+}濃度が増加する結果生じる．心不全における心機能の変化と強心薬の影響を図10.9に示す．細胞内Ca^{2+}濃度を増加させるすべての強心薬は，HFrEF患者の生存率を低下させることが示されている．そのため，**ジゴキシン** digoxinは例外であるが，強心薬はおもに入院患者で短期間のみ使われる．

A．ジギタリス配糖体

強心配糖体はしばしばジギタリスあるいはジギタリス配糖体とよばれる．その理由は，強心配糖体の大部分はジギタリスとよばれる植物(キツネノテブクロ)に由来するからである．それらは，化学的に似た構造の化合物であり，心筋の収縮力を増強する．そのため，心不全の治療に用いられる．ジギタリス配糖体の治療量と，中毒量あるいは致死量との間にはあまり差がみられず，ジギタリスの治療指数は小さい．唯一使われている薬物は**ジゴキシン**である．

1．作用機序

a．細胞内Ca^{2+}濃度の調節：ジゴキシンは，Na^+/K^+-アデノシン三リン酸分解酵素(ATPアーゼ)を抑制することによって，筋細

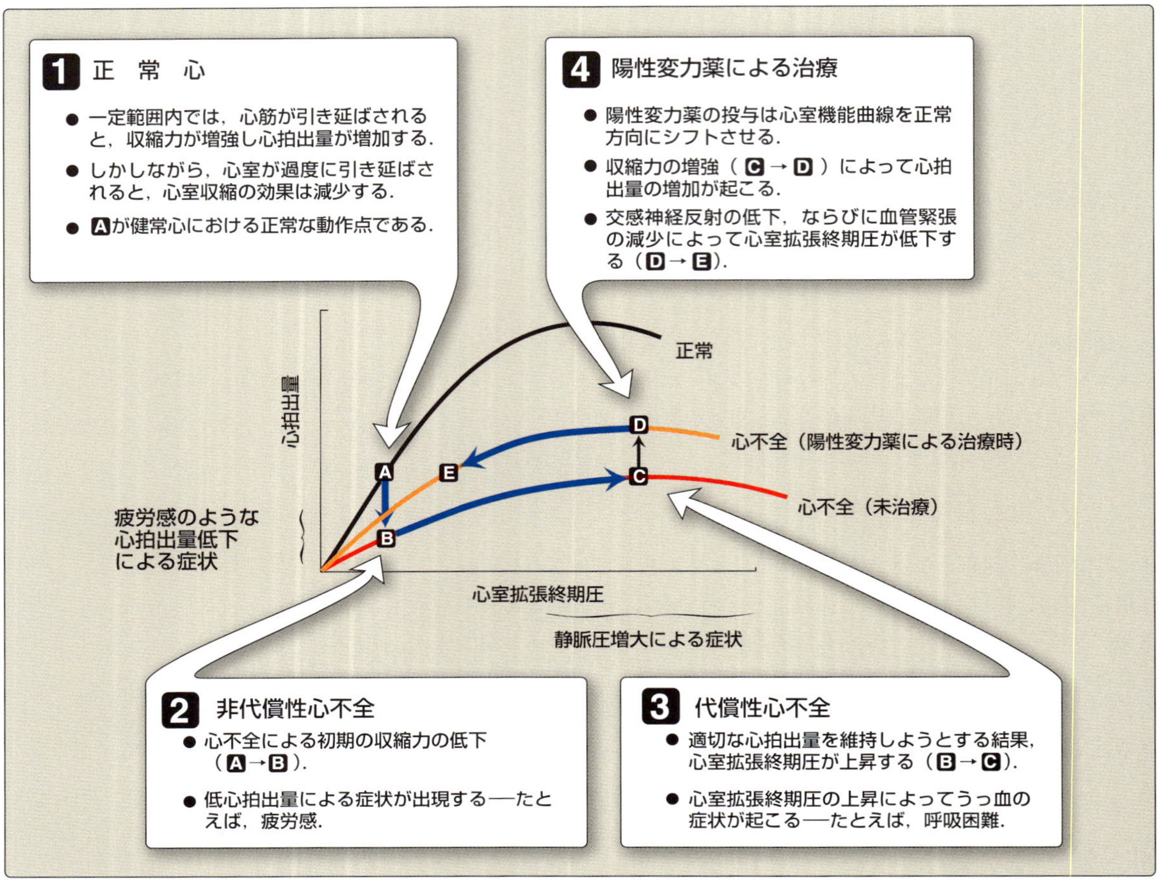

1 正　常　心
● 一定範囲内では，心筋が引き延ばされると，収縮力が増強し心拍出量が増加する．
● しかしながら，心室が過度に引き延ばされると，心室収縮の効果は減少する．
● Aが健常心における正常な動作点である．
4 陽性変力薬による治療
● 陽性変力薬の投与は心室機能曲線を正常方向にシフトさせる．
● 収縮力の増強（C→D）によって心拍出量の増加が起こる．
● 交感神経反射の低下，ならびに血管緊張の減少によって心室拡張終期圧が低下する（D→E）．
正常
心拍出量
心不全（陽性変力薬による治療時）
心不全（未治療）
疲労感のような心拍出量低下による症状
心室拡張終期圧
静脈圧増大による症状
2 非代償性心不全
● 心不全による初期の収縮力の低下（A→B）．
● 低心拍出量による症状が出現する—たとえば，疲労感．
3 代償性心不全
● 適切な心拍出量を維持しようとする結果，心室拡張終期圧が上昇する（B→C）．
● 心室拡張終期圧の上昇によってうっ血の症状が起こる—たとえば，呼吸困難．

図 10.9
正常の心臓，心不全，および心不全を強心薬(陽性変力薬)で治療した場合の心室機能曲線.

胞外への能動的なNa^+の汲み出しを減少させる．このことが，最終的に，遊離Ca^{2+}濃度を少量だが生理学的に重要なレベルまで増加させ，その結果心筋収縮力が増強する．

b．**心筋収縮力の増強**：**ジゴキシン**は，心筋収縮力を増強し，心拍出量をより正常の値に近づける(図 10.9)．迷走神経の緊張も亢進し，心拍数と心筋酸素需要量の低下が起こる．**ジゴキシン**は房室結節の伝導速度を低下させるため，心房細動に有効である．

c．**神経液性抑制**：正確な機序はわかっていないが，低用量の**ジゴキシン**は収縮力にほとんど影響を与えずに，交感神経活性を抑制する．HFrEFの治療において，低濃度の**ジゴキシン**が使われるのは，この作用のためであり，目標血清濃度が低い理由である．

2．**臨床使用**：最適な心不全薬物治療でも症状が残るHFrEFの患者において，**ジゴキシン**治療が適応となる．低濃度の**ジゴキシン**(0.5～0.9 ng/mL)がHFrEFに有効である．

3．**薬物動態**：**ジゴキシン**には経口および注射用の製剤がある．**ジゴ**

キシンは筋肉に蓄積するため，分布容積は大きい．**ジゴキシン**の用量は除脂肪体重に基づいて決められる．たとえば，症状のある心房細動のような緊急時には，初回負荷量を用いる投与計画が立てられる．**ジゴキシン**の半減期は30〜40時間と長い．おもに未変化体で腎臓から排泄されるため，腎機能不全時には投与量の調節が必要である．

4．**有害作用**：低濃度においては，**ジゴキシン**の忍容性は高い．しかしながら，**ジゴキシン**の治療指数は非常に小さい．食欲不振，悪心，嘔吐，かすみ目，黄視症は**ジゴキシン**中毒の初期の徴候である．**ジゴキシン**によってNa^+/K^+-ATPアーゼが強く抑制されると，静止膜電位が上昇(脱分極)する可能性があり，それによって細胞(膜)がより興奮しやすくなり，不整脈のリスクが増大する．血清K^+濃度の低下(低カリウム血症)によって**ジゴキシン**中毒が起こりやすくなる．なぜならば，**ジゴキシン**は通常Na^+/K^+-ATPアーゼのK^+が結合する部位において，K^+と競合するからである．HFrEFの治療において低濃度で使用される場合には，**ジゴキシン**による毒性は滅多に起こらない．**ジゴキシン**はP糖タンパク質の基質であるため，**クラリスロマイシン** clarithromycin，**ベラパミル**，**アミオダロン**のようなP糖タンパク質の阻害薬は，**ジゴキシン**濃度を顕著に上昇させうる．そのような場合には，**ジゴキシン**の投与量を減少させる必要が生じる．また，β遮断薬，**ベラパミル**および**ジルチアゼム**のような房室伝導を遅くする薬物と**ジゴキシン**を併用する場合には注意が必要である．

B．β受容体作動薬

ドブタミン dobutamineや**ドパミン** dopamineのようなβアドレナリン作動薬は陽性変力作用と血管拡張作用(**ドブタミン**の場合)によって心機能を改善する．βアドレナリン作動薬は最終的に心筋細胞内へのCa^{2+}流入を増やし，収縮力を増強する(図10.10)．**ドブタミン**，**ドパミン**とも静脈内投与(静注)で用いる必要があり，おもに急性非代償性心不全治療において心拍出量を増やす必要がある場合に，病院で短期的に使用される．

C．ホスホジエステラーゼ阻害薬

ミルリノン milrinoneはホスホジエステラーゼ阻害薬であり，細胞内cAMP濃度を上昇させる(図10.10)．その結果，βアドレナリン作動薬と同様，細胞内Ca^{2+}が上昇し，心筋収縮力の増強が起こる．通常**ミルリノン**は低拍出量の急性非代償性心不全の治療に短期的に静脈内投与で用いられる．しかし，**ドブタミン**も**ミルリノン**も外来診療の場で対症療法のために中期的に使用される場合もある．[注：また**ミルリノン**は肺血管抵抗を低下させるので，肺高血圧症や右心不全の急性期治療に有用である．]

XII．治療の順番

ガイドラインは，軽症から重症まで，慢性心不全を4つのステージ

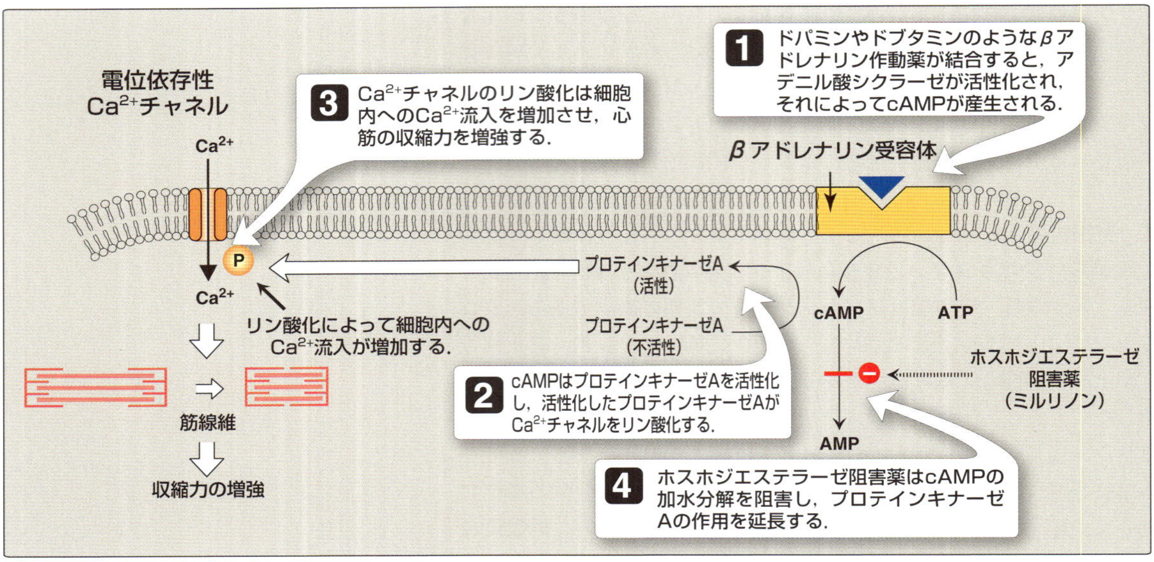
電位依存性
Ca2+チャネル
Ca2+
Ca2+
P
3 Ca2+チャネルのリン酸化は細胞内へのCa2+流入を増加させ，心筋の収縮力を増強する．
1 ドパミンやドブタミンのようなβアドレナリン作動薬が結合すると，アデニル酸シクラーゼが活性化され，それによってcAMPが産生される．
βアドレナリン受容体
プロテインキナーゼA
(活性)
プロテインキナーゼA
(不活性)
リン酸化によって細胞内へのCa2+流入が増加する．
cAMP
ATP
AMP
筋線維
収縮力の増強
2 cAMPはプロテインキナーゼAを活性化し，活性化したプロテインキナーゼAがCa2+チャネルをリン酸化する．
ホスホジエステラーゼ
阻害薬
(ミルリノン)
4 ホスホジエステラーゼ阻害薬はcAMPの加水分解を阻害し，プロテインキナーゼAの作用を延長する．

図 10.10
βアドレナリン作動薬の心筋での作用部位．AMP＝アデノシン一リン酸，ATP＝アデノシン三リン酸，cAMP＝サイクリックアデノシン一リン酸，P＝リン酸．

に分類している．図 10.11 はその分類と本章で述べた薬物を用いた治療戦略を示している．病気が進行するにつれて，多剤療法が標準的な治療になることに注意をしてほしい．非代償性心不全の患者においては，呼吸困難や末梢浮腫のような容量過負荷による徴候あるいは症状を改善するために，ループ利尿薬がしばしば最初に投与される．利尿薬による治療を適正化した後に，ACE 阻害薬，あるいはARB（ACE 阻害薬に耐えられない場合）が追加される．これらの薬物は最大投与可能量あるいは適正な心拍出量が得られるまで，徐々に投与量を増加させる．歴史的に，β遮断薬は，ACE 阻害薬あるいはARB による治療の最適化の後に追加されていた．しかし，現在は新しく HFrEF と診断される患者のほとんどにおいて，初期の治療による安定化の後に，低用量のACE 阻害薬と低用量のβ遮断薬の併用による治療が開始される．これらの薬物も，忍容性を上げるためにゆっくりと適正量まで増加させる．ACE 阻害薬とβ遮断薬の適正量による治療にもかかわらず心不全症状が続く患者において，ミネラルコルチコイド受容体拮抗薬，**ヒドララジン/二硝酸イソソルビド**配合剤およびSGLT2 阻害薬による治療が開始される．ACE 阻害薬あるいはARB の最適用量に達しても，症状が持続する患者においては，どちらも**サクビトリル/バルサルタン**に置き換えることが可能である．最後に，適正な薬物治療を行っている心不全患者においてのみ，症状を軽減する目的で**ジゴキシン**，**イバブラジン**，**ベルイシグアト**が追加される．

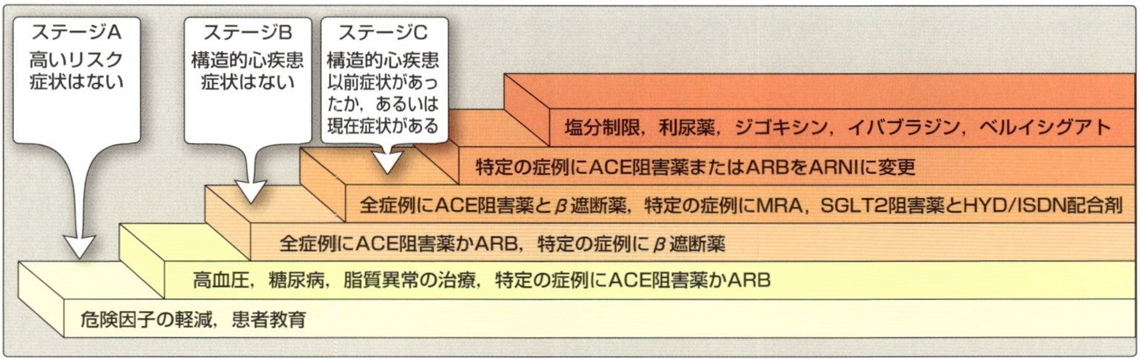
ステージA
高いリスク
症状はない
ステージB
構造的心疾患
症状はない
ステージC
構造的心疾患
以前症状があったか，あるいは
現在症状がある
塩分制限，利尿薬，ジゴキシン，イバブラジン，ベルイシグアト
特定の症例にACE阻害薬またはARBをARNIに変更
全症例にACE阻害薬とβ遮断薬，特定の症例にMRA，SGLT2阻害薬とHYD/ISDN配合剤
全症例にACE阻害薬かARB，特定の症例にβ遮断薬
高血圧，糖尿病，脂質異常の治療，特定の症例にACE阻害薬かARB
危険因子の軽減，患者教育

図 10.11
心不全のいろいろなステージに対する治療指針．ACE＝アンジオテンシン変換酵素，ARB＝アンジオテンシン受容体遮断薬．ARNI＝アンジオテンシン受容体ネプリライシン阻害薬，HYD＝ヒドララジン，ISDN＝二硝酸イソソルビド，MRA＝ミネラルコルチコイド受容体拮抗薬，SGL¯2＝ナトリウムグルコース共輸送体2，ステージD（特別な処置が必要とされる難治性の症状）は示していない．

10 章の要約

1. 急性冠症候群などの最初の傷害の後には，交感神経系およびRAASを活性化する代償機序が適切な血流と血圧を維持するために役に立つ．もし，これらの機序が改善されずにさらに活性化すると，炎症，ナトリウム利尿ペプチドに対する耐性，心不全症状の悪化，死へとつながる．
2. 心不全治療の基礎は薬物治療である．使用される薬物は，活性化された場合に悪い結果を引き起こす経路をブロックするか，またはよい結果をもたらす経路を増強するものである．β遮断薬は交感神経系に対する反応を抑制し，ACE阻害薬，ARB，MRAはRAASを抑制，ネプリライシン阻害薬はナトリウム利尿ペプチド系を増強，sGC刺激薬と血管拡張薬はNOを増強する．
3. 利尿薬は心不全のうっ血症状を最小限にするために使用され，ナトリウムと水の再吸収をブロックし，利尿と前負荷の軽減をもたらす．利尿薬は血漿量を低下させ，RAASをさらに活性化する可能性がある．そのため，もし容量過負荷の徴候や症状がない場合には，利尿薬の使用は最小限にとどめるべきである．
4. 一部の患者では，β遮断薬の最大量でも心拍数を適正にコントロールすることができない．これらの患者のなかには，低血圧やその他の副作用のために，より高用量のβ遮断薬に耐えられない人がいる．**イバブラジン**はさらに心拍数をコントロールするためにβ遮断薬に加えて用いることが可能である．**イバブラジン**は洞房結節のHCNチャネルをブロックし，I_f電流を抑制する．それによって拡張期の緩徐脱分極が遅くなり，心拍数が低下する．
5. SGLT2阻害薬は近位尿細管のナトリウム-グルコース共輸送体2を阻害し，グルコースとナトリウムの再吸収を減少させる．それによって前負荷と後負荷が低下する．他の機序が心不全治療におけるSGLT2阻害薬の有用性に寄与しているかもしれないが，それについてはさらなる研究が必要である．
6. 可溶性グアニル酸シクラーゼ（sGC）刺激薬はsGCがcGMPを産生する能力を増強する．sGCを活性化するためにはNOが依然として必要なので，**ベルイシグアト**はより生理的な作用で血管拡張に寄与することになり，過度の低血圧を起こしにくい．また可溶性グアニル酸シクラーゼ刺激は肥大，線維化，血管リモデリングを減少させる．
7. 静脈内血管拡張薬（**ニトログリセリン**および**ニトロプルシド**）はNOを血管平滑筋に提供し血管拡張を起こす．作用発現が速く，作用時間が短いことによって，急性非代償性心不全において，前負荷，後負荷，および心拍出量を最適化するために量を調節することが可能である．

8. 陽性変力薬は通常，急性非代償性心不全の入院治療の際に静脈内投与で使用される．陽性変力薬はcAMPの産生を刺激または分解を抑制し，その結果，細胞内Ca^{2+}濃度を増加させる．そして増加したCa^{2+}はトロポニンCに結合し，アクチンとミオシンの相互作用が起こり，収縮力が増強する．過度の細胞内Ca^{2+}濃度の上昇が長期間続くと，不整脈や死の危険が増加する．そのため，陽性変力薬は可能な限り短い期間用いる．
9. **ジゴキシン**は依然として使用可能であるが，他の心不全治療薬の有用性が知られるにつれ，あまり用いられなくなってきている．低用量では，**ジゴキシン**は陽性変力作用を伴わずに神経液性因子の活性を抑制する．もし使用されるときには，0.5 ～ 0.9 ng/mLの低いトラフ値が目標血清濃度である．

学習問題

最も適当な答えを1つ選択せよ．

10.1　患者は新たにHFrEFと診断されたが，無症状である．対症療法および延命効果の観点から，治療を開始するのに最も適切な薬物はどれか．

A．ドブタミン
B．フロセミド
C．リシノプリル
D．サクビトリル/バルサルタン

正解　**C.** 禁忌でない限り，すべての無症候性HFrEFの患者にACE阻害薬を開始するべきである．この状態はステージBの心不全である．ドブタミンとフロセミドは症状を改善するのみである．サクビトリル/バルサルタンは，最適な心不全薬物治療によっても症状が残る患者において，ACE阻害薬の代替薬となる．

10.2　不全心に対するACE阻害薬の作用に関して，最も適切な記述はどれか．

A．血管抵抗の増大
B．心拍出量の低下
C．前負荷の減少
D．アルドステロンの増加

正解　**C.** ACE阻害薬は血管抵抗の低下，前負荷の減少，後負荷の減少，心拍出量の増加を起こす．それに加え，アルドステロンの放出を低下する．

10.3　ヒスパニック系のHFrEFの男性が，現在，中等量のフロセミドと併せてコハク酸メトプロロールとエナラプリルの最大耐量を服用している．循環血液量は正常であるが，心不全症状が続いている．収縮期血圧は低いが，低血圧の徴候や症状はない．この患者において，心不全症状と生存率を改善する上で，最も勧められるのはどれか．

A．エナラプリルを中止し，36時間待った後に，サクビトリル/バルサルタンを開始する
B．ジゴキシンを開始する
C．ヒドララジン/二硝酸イソソルビド配合剤を開始する
D．スピロノラクトンを開始する

正解　**D.** 患者は最適な薬物治療を受けているが症状が続いているので，別の薬物を使うことが適切である．低用量のスピロノラクトンを加えることは血圧を低下させず，生存率と症状の軽減に関して有益である．サクビトリル/バルサルタンに変更することは低血圧を悪化させる可能性がある．ジゴキシンは症状を改善するのみで，生存率は改善しない．ヒドララジン/二硝酸イソソルビド配合剤は，もし患者がアフリカ系アメリカ人の場合には適切かもしれない．

10.4 心不全においてβ遮断薬は次の機序によって心機能を改善させる.
A. 心臓リモデリングの減少
B. 心拍数の増加
C. レニン放出の増加
D. ノルアドレナリン(ノルエピネフリン)の活性化

正解 A. 心不全時に心拍数を低下させるのは直感的に違うように思うかもしれないが，β遮断薬は心拍数を低下させ，レニン放出を減少し，また心筋に対するノルアドレナリンの直接的な作用を阻害しリモデリングを抑制する．それらによって心機能を改善する.

10.5 HFrEFの75歳の白人男性．ずっと心不全症状が続いている．現在の治療薬は，最適量のエナラプリル，カルベジロール，スピロノラクトンである．心不全症状と生存率を改善する上で，最も推奨されるのはどれか.
A. ヒドララジン/二硝酸イソソルビド配合剤を開始する
B. イバブラジンを開始する
C. エナラプリルをサクビトリル/バルサルタンに変更する
D. ベルイシグアトを開始する

正解 C. 患者は心不全に対する最適量の薬物治療を受けていて症状が続いているので，エナラプリルをサクビトリル/バルサルタンに変更することが，白人である患者において症状と生存率を改善するための唯一の選択肢である.

10.6 HFrEFの55歳の白人男性．ずっと心不全症状が続いている．現在の治療薬は，最適量のサクビトリル/バルサルタン，コハク酸メトプロロール，スピロノラクトンである．心不全症状と生存率を改善する上で，最も推奨されるのはどれか.
A. ダパグリフロジンを開始する
B. トルセミドを開始する
C. ベルイシグアトを開始する
D. ミルリノンを開始する

正解 A. 患者は心不全に対する最適量の薬物治療を受けていて症状が続いているので，SGLT2阻害薬を加えることが症状と生存率を改善するための唯一の選択肢である.

10.7 カルベジロール，カンデサルタン，スピロノラクトンを服用しているHFrEFの男性が，左胸部の痛みと圧痛を感じている．胸部(乳房)肥大はない．心不全の適切な管理を維持しつつ，この症状を軽減するために最もよいのはどれか.
A. スピロノラクトンの用量を下げる
B. スピロノラクトンを中止し，エプレレノンを開始する
C. スピロノラクトンを中止し，エナラプリルを開始する
D. スピロノラクトンを現在の用量で継続する

正解 B. スピロノラクトンは非選択的でありアンドロゲンとプロゲステロンに拮抗しうる．そのため，男性では女性化乳房が起こることがある．もし，そうなった場合には，選択性のあるエプレレノンに変更することが最も適切である.

10.8 SGLT2阻害薬が心不全症状を改善する機序はどれか.
A. 前負荷を軽減する
B. 心拍出量を増加する
C. 血中グルコースを下げる
D. ケトン体を増加する

正解 A. SGLT2阻害薬はグルコース尿とナトリウム利尿によって前負荷を軽減する．グルコース尿は血糖値の低下に寄与するが，血糖の低下が心不全症状の改善を起こすのではない.

10.9 心拍出量の低下を伴う急性心不全で49歳の男性が入院している．治療チームはコハク酸メトプロロールを続けたまま，陽性変力薬(強心薬)を開始したいと考えている．どの陽性変力薬が最も適切か．

A．ジゴキシン
B．ドブタミン
C．ミルリノン
D．ジルチアゼム

正解 **C．**ジゴキシンは，急性非代償性心不全で入院しているときに使用される陽性変力薬ではない．ドブタミンはβ受容体に作用してcAMPを増加し，収縮力を増強する．もし，患者がβ遮断薬を投与されているままだとすると，受容体のレベルで競合的な作用が起こり，ドブタミンの効果が制限される．ミルリノンはPDE3(ホスホジエステラーゼ3)を阻害することによってcAMPを増加するので，メトプロロールと相互作用することはない．ジルチアゼムは陰性変力薬であり，HFrEFにおいて使用すべきではない．

10.10 HFpEFの85歳の女性．心不全治療は何も受けていないが，血圧が高い．どの薬物を開始するのが最も適切か．

A．ラミプリル
B．サクビトリル/バルサルタン
C．エンパグリフロジン
D．ヒドララジン/二硝酸イソソルビド配合剤

正解 **A．**今までにHFpEFの生存率を改善することが示されている薬物はない．しかしながら，HFpEFにおいて，ACE阻害薬，ARB，ミネラルコルチコイド受容体拮抗薬が，後負荷を軽減し，血圧を低下させ，症状を改善するために使われる．サクビトリル/バルサルタン，SGLT2阻害薬，ヒドララジン/二硝酸イソソルビド配合剤は，HFrEFに対してのみ有効性が示されている．

抗不整脈薬 11

Ⅰ. 概　要

骨格筋は刺激を受けたときにのみ収縮するが，それとは対照的に，心臓は外部からの刺激なしに規則的に活動電位を発生することができる“ペースメーカー”細胞を有している．これらの細胞は他の心筋細胞と異なり，拡張期(第4相)においてゆっくりとした自発的な脱分極を示す．その脱分極はナトリウムイオン(Na^+)とカルシウムイオン(Ca^{2+})によって運ばれる内向き電流によって生じる．この脱分極は，洞房 sinoatrial (SA)結節(通常の活動電位発生部位)において最も速く，房室 atrioventricular (AV)結節からヒス束およびプルキンエ線維へと続く正常の伝導経路に沿って段々と遅くなる．心臓のどの部位でもインパルスの発生あるいは伝導の障害が起こると，心臓リズムの異常，不整脈，が引き起こされうる．本章では，不整脈治療に用いられる薬物(図11.1)とそれら薬物のさまざまな作用機序について概説する．抗不整脈薬は通常，心筋活動電位に対する作用に基づいて分類される．図11.2は心筋活動電位と心筋細胞の脱分極および再分極に寄与する主要なイオンを示している．このことについては，本章全体でより詳しく述べる．

クラスⅠ (Na^+チャネル遮断薬)
ジソピラミド
フレカイニド
リドカイン
メキシレチン
プロカインアミド
プロパフェノン
キニジン
クラスⅡ (βアドレナリン受容体遮断薬)
アテノロール
エスモロール
メトプロロール
クラスⅢ (K^+チャネル遮断薬)
アミオダロン
ドフェチリド※
ドロネダロン※
イブチリド※
ソタロール
クラスⅣ (Ca^{2+}チャネル遮断薬)
ジルチアゼム
ベラパミル
その他の抗不整脈薬
アデノシン
ジゴキシン
硫酸マグネシウム
ラノラジン※

図 11.1
抗不整脈薬のまとめ.
※(訳者注)：日本国内未承認.

Ⅱ. 不整脈概説

不整脈は心筋細胞におけるインパルスの発生や伝導の異常によって起こる．不整脈はさまざまな症状を呈する複雑な疾患群である．この大きな疾患群を理解するために，異常が起こっている解剖学的部位(心房，房室結節，心室)によって不整脈を分類することは有用である．図11.3によくみられる不整脈をまとめてある．

A. 不整脈の原因

ほとんどの不整脈はインパルス発生の異常(異常自動能)か，インパルスの伝導障害によって起こる．

1. 異常自動能：第4相脱分極のスピードは洞房結節が自動能を示す他のペースメーカー細胞よりも速いので，通常，洞房結節が心筋収縮

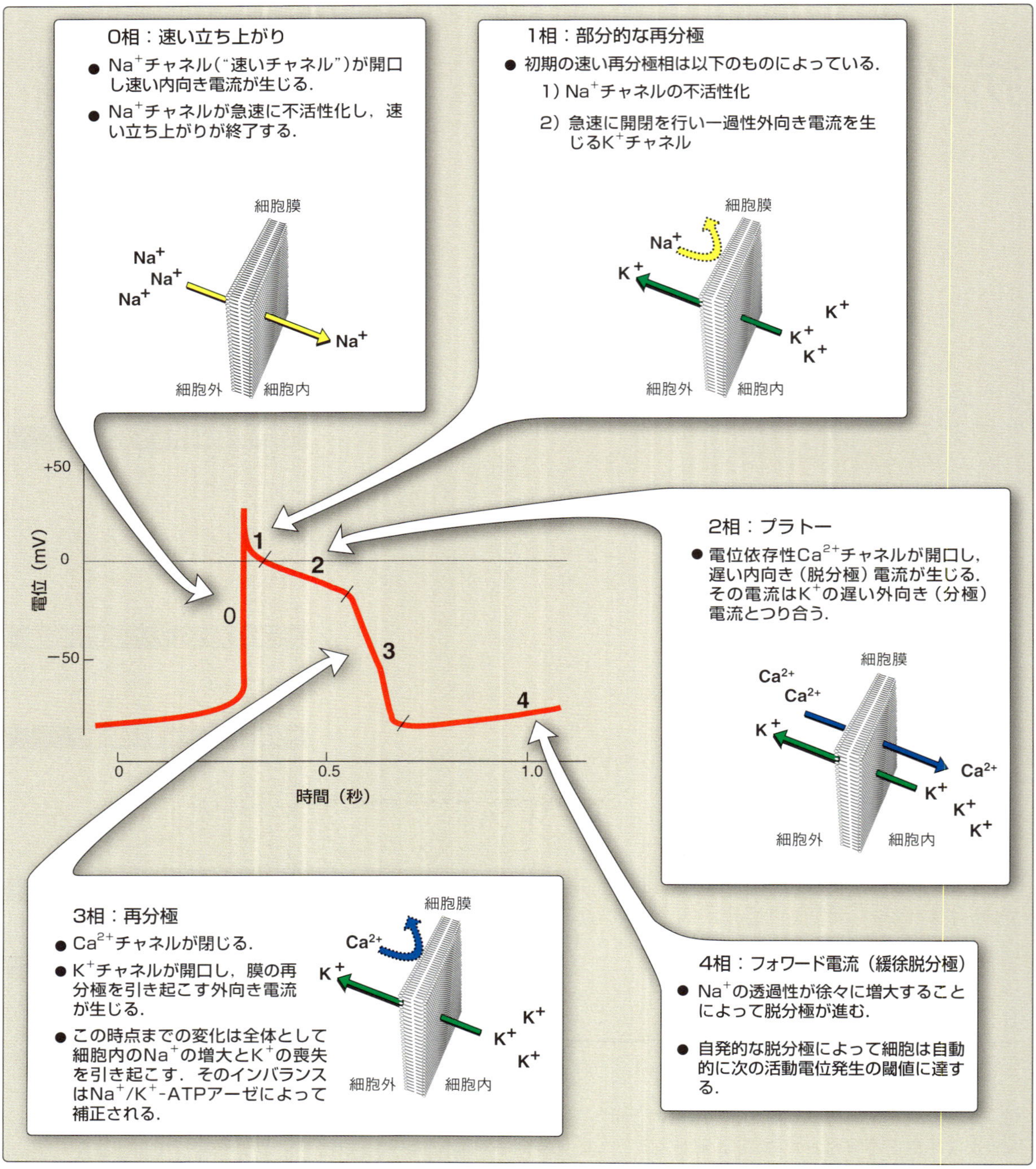
0相：速い立ち上がり
● Na$^+$チャネル（"速いチャネル"）が開口し速い内向き電流が生じる.
● Na$^+$チャネルが急速に不活性化し，速い立ち上がりが終了する.
細胞膜
Na$^+$
Na$^+$
Na$^+$
Na$^+$
細胞外
細胞内
1相：部分的な再分極
● 初期の速い再分極相は以下のものによっている.
1）Na$^+$チャネルの不活性化
2）急速に開閉を行い一過性外向き電流を生じるK$^+$チャネル
細胞膜
Na$^+$
K$^+$
K$^+$
K$^+$
K$^+$
細胞外
細胞内
+50
0
−50
電位（mV）
0
1
2
3
4
0
0.5
1.0
時間（秒）
2相：プラトー
● 電位依存性Ca^{2+}チャネルが開口し，遅い内向き（脱分極）電流が生じる．その電流はK$^+$の遅い外向き（分極）電流とつり合う.
細胞膜
Ca^{2+}
Ca^{2+}
K$^+$
Ca^{2+}
K$^+$
K$^+$
K$^+$
細胞外
細胞内
3相：再分極
● Ca^{2+}チャネルが閉じる.
● K$^+$チャネルが開口し，膜の再分極を引き起こす外向き電流が生じる.
● この時点までの変化は全体として細胞内のNa$^+$の増大とK$^+$の喪失を引き起こす．そのインバランスはNa$^+$/K$^+$-ATPアーゼによって補正される.
細胞膜
Ca^{2+}
K$^+$
K$^+$
K$^+$
K$^+$
細胞外
細胞内
4相：フォワード電流（緩徐脱分極）
● Na$^+$の透過性が徐々に増大することによって脱分極が進む.
● 自発的な脱分極によって細胞は自動的に次の活動電位発生の閾値に達する.

図 11.2
プルキンエ線維の活動電位．ATPアーゼ＝アデノシン三リン酸分解酵素.

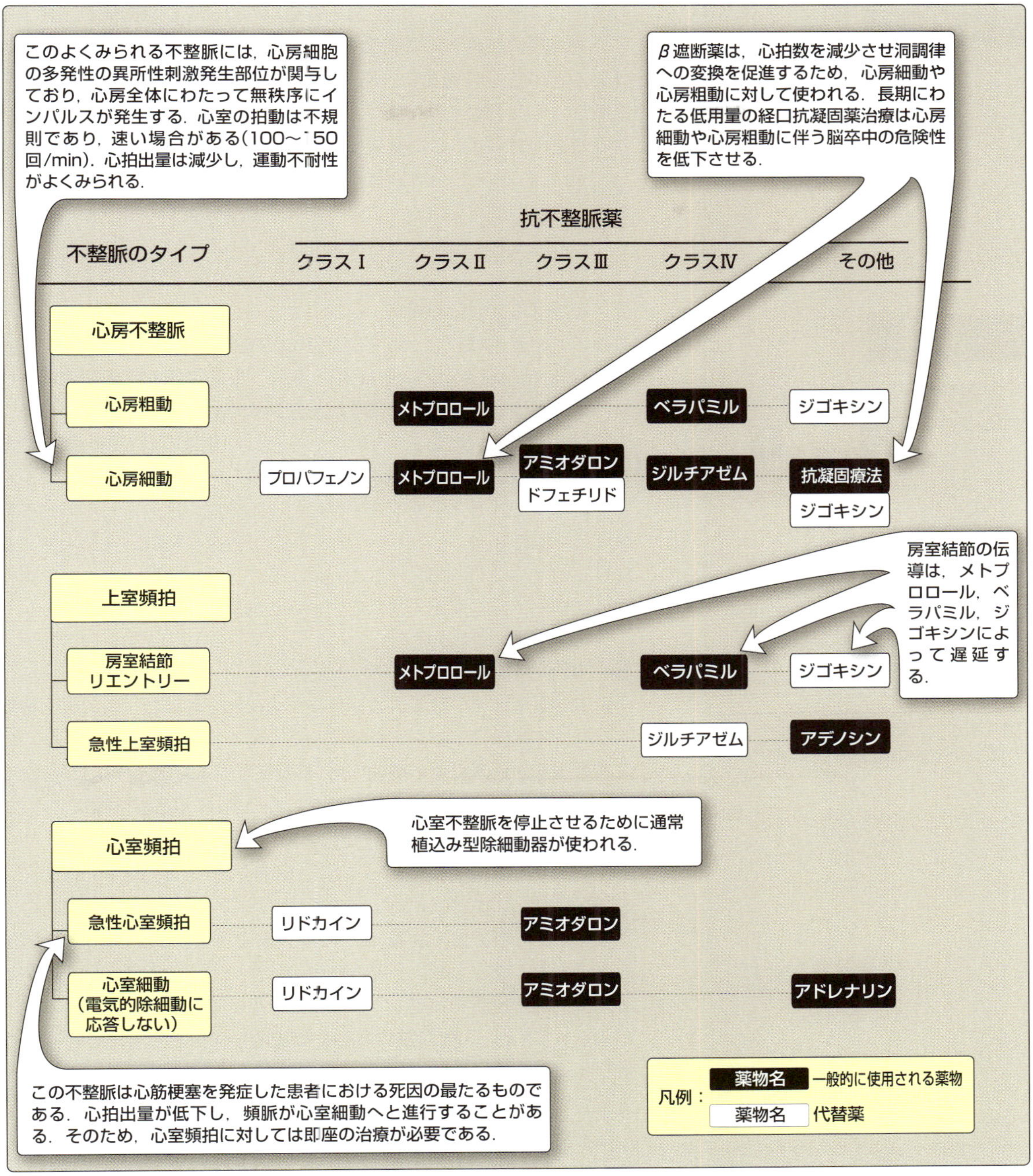
このよくみられる不整脈には，心房細胞の多発性の異所性刺激発生部位が関与しており，心房全体にわたって無秩序にインパルスが発生する．心室の拍動は不規則であり，速い場合がある(100～˜50回/min)．心拍出量は減少し，運動不耐性がよくみられる．
β遮断薬は，心拍数を減少させ洞調律への変換を促進するため，心房細動や心房粗動に対して使われる．長期にわたる低用量の経口抗凝固薬治療は心房細動や心房粗動に伴う脳卒中の危険性を低下させる．
抗不整脈薬
不整脈のタイプ
クラスⅠ
クラスⅡ
クラスⅢ
クラスⅣ
その他
心房不整脈
心房粗動
メトプロロール
ベラパミル
ジゴキシン
心房細動
プロパフェノン
メトプロロール
アミオダロン
ドフェチリド
ジルチアゼム
抗凝固療法
ジゴキシン
房室結節の伝導は，メトプロロール，ベラパミル，ジゴキシンによって遅延する．
上室頻拍
房室結節リエントリー
メトプロロール
ベラパミル
ジゴキシン
急性上室頻拍
ジルチアゼム
アデノシン
心室頻拍
心室不整脈を停止させるために通常植込み型除細動器が使われる．
急性心室頻拍
リドカイン
アミオダロン
心室細動(電気的除細動に応答しない)
リドカイン
アミオダロン
アドレナリン
この不整脈は心筋梗塞を発症した患者における死因の最たるものである．心拍出量が低下し，頻脈が心室細動へと進行することがある．そのため，心室頻拍に対しては即座の治療が必要である．
凡例：
薬物名 一般的に使用される薬物
薬物名 代替薬

図 11.3
よくみられる不整脈に対する治療適応薬．

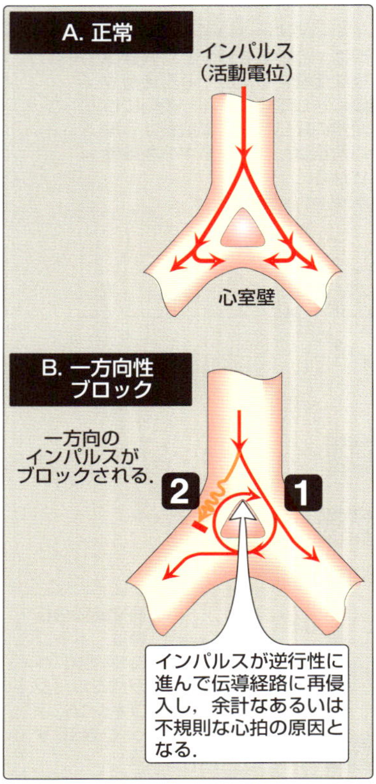
A. 正常
インパルス
（活動電位）
心室壁
B. 一方向性
ブロック
一方向の
インパルスが
ブロックされる．
2
1
インパルスが逆行性に
進んで伝導経路に再侵
入し，余計なあるいは
不規則な心拍の原因と
なる．

図 11.4
リエントリーの略図．

のペースを決めている．もし洞房結節以外の部位の自動能が亢進すると，その部位が競合する刺激を発生し，不整脈が生じる場合がある．ほとんどの抗不整脈薬は，Na^+チャネル，あるいはCa^{2+}チャネルを遮断し，それら電流のカリウム（K^+）電流に対する割合を低下させて，自動能を抑制する．この遮断によって，第4相（拡張期）の傾きは減少し，また（あるいは）発火閾値がより脱分極側にシフトし，全体的な発火頻度の低下につながる．この作用は正常細胞よりも異所性ペースメーカー活性を示す細胞においてより顕著である．

2．インパルスの伝導異常：通常，より高位のペースメーカー中枢からのインパルスは枝分かれしている伝導路を下へと伝わり，心室（表面）全体を活性化させる（図 11.4）．もし，心筋傷害や不応期の延長による一方向性ブロックが異常な伝導経路を形成すると，リエントリーとよばれる現象が起こる．リエントリーは不整脈の最も多い原因であり，心臓刺激伝導系のどのレベルでも発生しうる．この短絡経路が心筋を再び興奮させ，早期収縮や持続的な不整脈の原因となる．抗不整脈薬は，伝導を遅くしたり（クラスⅠ薬），さらに（あるいは）不応期を延長したり（クラスⅢ薬）することによって，一方向性ブロックを両方向性ブロックへと変えてリエントリーを抑制する．

B．抗不整脈薬

抗不整脈薬はインパルスの発生やその伝導を修飾し，不整脈を抑制したり，不整脈による症状を軽減したりする．残念なことに，多くの抗不整脈薬が危険な催不整脈作用（不整脈を引き起こす作用）を有していることが知られている．K^+チャネルの抑制は，活動電位幅を広くし，QT間隔を延長しうる．もし，QT間隔が著しく延長すると，トルサード・ド・ポアント〔トルサード型心室頻拍 torsade de pointes（仏）（TdP）〕発生の危険性が増す．QT延長の最も一般的な原因は薬物によるものであるが，他の原因（たとえば，虚血，低カリウム血症）や遺伝的異常による場合もある．抗不整脈薬に加え，たとえば，マクロライド系抗生剤や抗精神病薬など，多くの薬物がQT間隔を延長することが知られている．QT間隔に対して相加的な作用をもっている薬物を併用する場合や，QT間隔を延長する抗不整脈薬とその代謝を阻害する薬物を同時に投与するような場合には，注意が必要である．

抗不整脈薬は活動電位に対する主要な影響に基づいて分類される（Vaughan-Williams分類，図 11.5）この分類法は便利であるが，いくつかの制限がある．なぜなら，多くの抗不整脈薬は2つ以上のクラスに関連する作用をもっているし，また，代謝物が別のクラスの作用をもっている場合もあり，抗不整脈薬自身が正式ないかなる分類にも合わない作用をもっていることもあるからである．

Ⅲ．クラスⅠ抗不整脈薬

クラスⅠ抗不整脈薬は電位依存性Na^+チャネルを遮断することによって作用を発揮する．クラスⅠ薬は完全に再分極している（閉状態

分類	作用機序	薬物名	有害作用
IA	Na^+ チャネル遮断 心筋細胞における第0相脱分極を遅くする 第3相再分極を延長する	ジソピラミド プロカインアミド キニジン	心室不整脈，QT 延長，急性心不全，失神，めまい，発疹，溶血性貧血，抗コリン作用 キニジン：キニーネ中毒，溶血性貧血，視覚異常，食道炎 プロカインアミド：ループス様症状，低血圧
IB	Na^+ チャネル遮断 心筋細胞における第0相脱分極を遅くする 第3相再分極を短縮する	リドカイン メキシレチン	心室不整脈の悪化，失神，めまい，振戦，運動失調，知覚異常，錯乱，てんかん発作，肝不全 メキシレチン：悪心・嘔吐，消化不良，嚥下障害
IC	Na^+ チャネル遮断 心筋細胞における第0相脱分極を顕著に遅くする	フレカイニド プロパフェノン	徐脈，QT 延長，心室不整脈の悪化，急性心不全，失神，めまい，低血圧，便秘，頭痛，振戦，視覚異常 プロパフェノン：気管支攣縮，肝不全，顆粒球減少症，貧血，浮腫
II	β受容体遮断 洞房結節および房室結節の第4相脱分極を抑制する	アテノロール エスモロール メトプロロール	徐脈，心ブロック，低血圧，心不全の悪化，めまい，気管支攣縮 メトプロロール：運動耐容能低下，疲労感，睡眠障害，うつ状態，性機能障害，高血糖，高トリグリセリド血症
III	K^+ チャネル遮断 心筋細胞における第3相再分極を延長する	アミオダロン* ドフェチリド ドロネダロン* イブチリド ソタロール#	アミオダロン：徐脈，QT 延長，心室不整脈の悪化，失神，めまい，低血圧，肺毒性（肺炎，線維化），肝不全，高トランスアミナーゼ血症，末梢神経障害，知覚異常，甲状腺機能低下症，甲状腺機能亢進症，発疹，皮膚の青色変色，角膜沈着，視神経炎
IV	Ca^{2+} チャネル遮断 洞房結節および房室結節の活動電位を抑制する	ジルチアゼム ベラパミル	徐脈，心ブロック，急性心不全，末梢浮腫，低血圧，めまい，便秘，女性化乳房，性機能障害 ベラパミル：歯肉肥厚，便秘
その他	さまざまな機序	アデノシン ジゴキシン 硫酸マグネシウム ラノラジン	アデノシン：一過性不整脈，めまい，胸痛，呼吸困難，動悸，低血圧，神経過敏，頭痛 ジゴキシン：徐脈，心室不整脈の悪化，失神，低カリウム血症，高カリウム血症，食欲不振，めまい，発疹，幻覚，かすみ目，黄視症 マグネシウム：低血圧，血管拡張，潮紅 ラノラジン：QT 延長，心室不整脈の悪化，失神，めまい，頭痛，幻覚，かすみ目，回転性めまい，悪心，便秘

図 11.5
抗不整脈薬の作用と有害作用．* クラスⅠ，Ⅱ，ⅢおよびⅣ作用を有する，#非選択的β遮断作用も有する．

の）チャネルより，開状態あるいは不活性化状態のNa^+チャネルにより速く結合する．そのため，これらの薬物はより頻回に脱分極している組織においてより強い遮断作用を示す．この特性は，“使用依存性”（あるいは“状態依存性”）とよばれ，それによって正常な心臓の拍動を妨げることなく，異常に高頻度で発火している細胞のNa^+チャネルを遮断する．

不整脈を起こす可能性があるため，とくに左室機能低下や動脈硬化性心疾患を有する患者においてNa^+チャネル遮断薬を使用する機会

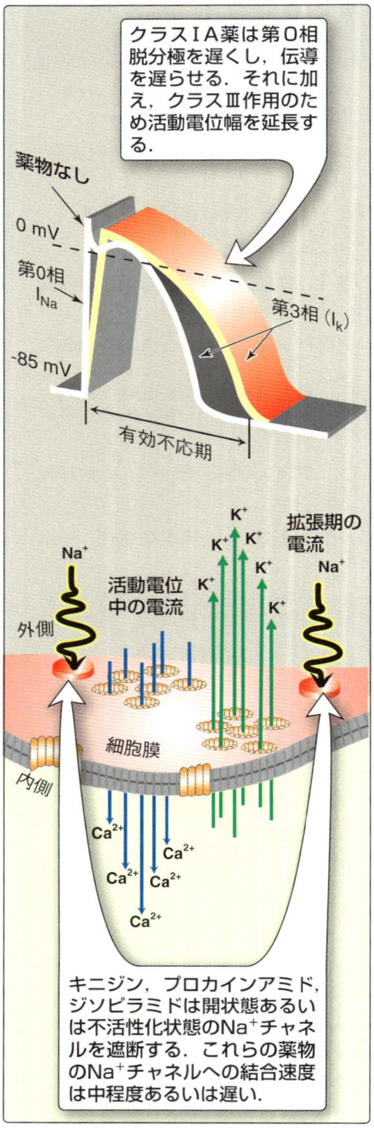

クラスIA薬は第0相脱分極を遅くし，伝導を遅らせる．それに加え，クラスⅢ作用のため活動電位幅を延長する．
薬物なし
0 mV
第0相
I_{Na}
第3相（I_k）
-85 mV
有効不応期
拡張期の電流
活動電位中の電流
外側
細胞膜
内側
キニジン，プロカインアミド，ジソピラミドは開状態あるいは不活性化状態のNa^+チャネルを遮断する．これらの薬物のNa^+チャネルへの結合速度は中程度あるいは遅い．

図 11.6
クラスIA薬の作用の略図．I_{Na}とI_KはそれぞれNa^+およびK^+の移動による膜を横切る電流．

は減っている．クラスⅠ薬は心室活動電位持続時間に対する作用によって３つのサブグループに分類されている（図 11.5）．

A．クラスIA抗不整脈薬：キニジン quinidine，プロカインアミド procainamide，ジソピラミド disopyramide

キニジンはクラスIAの原型薬である．このクラスに属する他の薬物として，**プロカインアミド**および**ジソピラミド**がある．クラスIA薬は，クラスⅢ活性を併せもつため，心室細動へと移行しうるような不整脈を誘発することがある．

1．作用機序：キニジンは開状態および不活性化状態のNa^+チャネルに結合して，Na^+流入を阻害し，それによって第0相の速い立ち上がりを遅くする（図 11.6）．また**キニジン**は第4相の自発的脱分極の傾きを減少させ，さらにK^+チャネルおよびCa^{2+}チャネルを抑制する．これらの作用によって，**キニジン**は伝導速度を遅くし，不応期を延長する．また**キニジン**は弱いα受容体遮断作用と抗コリン作用を有している．**プロカインアミド**と**ジソピラミド**の作用は**キニジン**と似ているが，抗コリン作用に関しては，**プロカインアミド**は**キニジン**よりも弱く，**ジソピラミド**は**キニジン**よりも強い．**プロカインアミド**，**ジソピラミド**ともα受容体遮断作用は有していない．**ジソピラミド**はより強い陰性変力作用を示す．また，他の2つとは異なり，**ジソピラミド**は末梢血管収縮作用を示す．

2．臨床使用：キニジンは，心房，房室接合部，心室頻脈性不整脈などの広い範囲の不整脈の治療に用いられる．**プロカインアミド**は静注薬としてのみ利用可能であり*1，急性の心房および心室不整脈の治療に用いられることがある．しかしながら，臨床のほとんどの場において，カルディオバージョン，電気的除細動および**アミオダロン** amiodaroneが**プロカインアミド**の代わりに使われるようになった．**ジソピラミド**は代替薬として心室不整脈の治療に用いられうる．また，心房細動あるいは心房粗動の際に，リズムコントロールのために使われることがある．

3．薬物動態：硫酸キニジン quinidine sulfateあるいは**グルコン酸キニジン** quinidine gluconate［訳者注：日本では**硫酸キニジン**のみが使われている］は経口投与で，すばやく十分に吸収される．**キニジン**はおもに肝臓のシトクロムP450酵素 CYP3A4 によって強く代謝され，活性代謝物が生成される．**プロカインアミド**の一部分は肝臓でアセチル化され*N*-アセチルプロカインアミド *N*-acetylprocainamide（NAPA）となるが，NAPAはクラスⅢ薬の性質と副作用をもつ．NAPAは腎臓から排泄されるので，腎機能障害の患者においては**プロカインアミド**の用量を調節する必要がある．**ジソピラミド**は経口投与でよく吸収さ

*1（訳者注）：日本では，静注薬ばかりではなく経口薬も販売されている．

れる．**ジソピラミド**は肝臓でCYP3A4によって1つの活性の低い代謝物といくつかの不活性な代謝物に変換される．約半分は未変化体として腎臓から排泄される．

4．有害作用：催不整脈作用が強く，また心不全症状を悪化させる可能性があるため，クラスIA薬は動脈硬化性心疾患や駆出率の低下した心不全の患者には使用すべきではない．高用量の**キニジン**はキニーネ中毒の症状（かすみ目，耳鳴り，頭痛，見当識障害，精神症状）を引き起こす場合がある．**キニジン**はCYP2D6とP糖タンパク質を阻害するため，薬物相互作用がよくみられる．**プロカインアミド**の静脈内投与は低血圧を起こすことがある．**ジソピラミド**はクラスIA薬のなかで最も強い抗コリン性の有害作用（口渇，尿の貯留，かすみ目，便秘）を示す．**キニジン**や**ジソピラミド**を強いCYP3A4阻害薬と同時に使う場合には，注意が必要である．

B．クラスIB抗不整脈薬：リドカイン lidocaineおよびメキシレチン mexiletine

クラスIB薬のNa^+チャネルとの結合および解離は速い．したがって，クラスIB薬の作用は，心筋細胞が高頻度で脱分極あるいは発火しているときにより強く現れる．クラスIB薬である**リドカイン**と**メキシレチン**は心室不整脈の治療に有効である．

1．作用機序：Na^+チャネル遮断作用に加え，**リドカイン**と**メキシレチン**は，第3相再分極を短くし，活動電位幅を短縮する（図11.7）．両薬物とも陰性変力作用は示さない．

2．臨床使用：**アミオダロン**が心室細動や心室頻拍治療における第一選択薬であるが，**リドカイン**が**アミオダロン**の代替薬として使われる場合がある．**リドカイン**は**アミオダロン**との併用で心室頻拍ストームに用いられることもある．心室頻拍ストームは心室頻拍や細動が何度も起こる，心臓が電気的に不安定な状態として特徴づけられる．**リドカイン**は伝導を顕著に抑制することはなく，心房不整脈や房室接合部不整脈に対してはほとんど効果がない．**メキシレチン**は心室不整脈の慢性治療に，しばしば**アミオダロン**との併用で用いられる．

3．薬物動態：**リドカイン**は肝臓による初回通過代謝を強く受けるため，静脈内に投与される．**リドカイン**は肝臓で脱アルキル化され，2つの活性代謝物に変換される．その代謝にあずかるのは主としてCYP1A2であり，一部CYP3A4である．これらのCYP代謝酵素に影響を与える薬物と併用する場合には，**リドカイン**濃度を注意深くモニターしなければならない．**メキシレチン**は経口投与でよく吸収される．**メキシレチン**は肝臓で主としてCYP2D6で不活性な代謝物に変換され，おもに胆汁経路を介して排泄される．

4．有害作用：**リドカイン**の治療指数はかなり大きい（安全性が高い）．

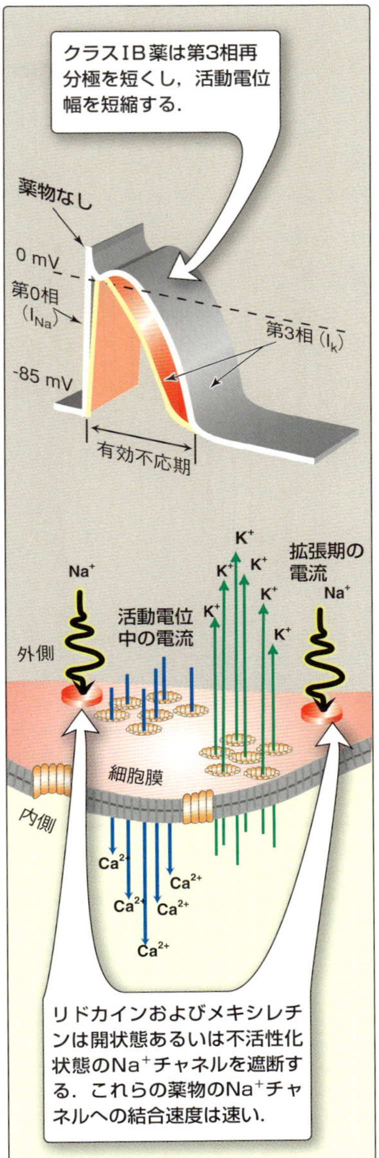
クラスIB薬は第3相再分極を短くし，活動電位幅を短縮する．
薬物なし
0 mV
第0相（I_{Na}）
第3相（I_K）
-85 mV
有効不応期
Na⁺
K⁺
拡張期の電流
活動電位中の電流
外側
細胞膜
内側
Ca²⁺
リドカインおよびメキシレチンは開状態あるいは不活性化状態のNa⁺チャネルを遮断する．これらの薬物のNa⁺チャネルへの結合速度は速い．

図 11.7
クラスIB薬の作用の略図．I_{Na}とI_KはそれぞれNa^+およびK^+の移動による膜を横切る電流．

中枢神経系 central nervous system（CNS）の有害作用には，眼振（初期の中毒の徴候），眠気，発語不明瞭，知覚異常，不穏，錯乱，痙攣などがある．それら副作用によって，しばしば持続注入できる時間が制限される．**メキシレチン**の治療指数は小さく，CYP2D6 を阻害する薬物と一緒に投与する際には，注意が必要である．悪心，嘔吐，消化不良が最もよくみられる有害作用である．

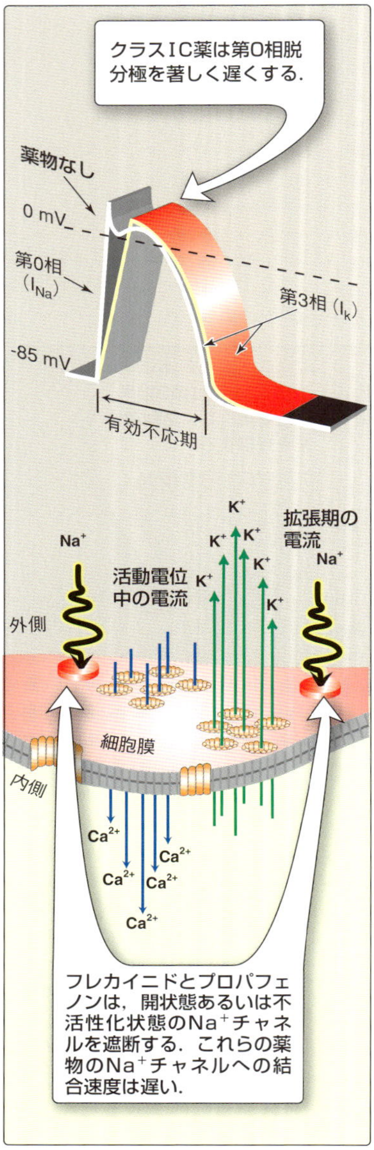
クラスIC薬は第0相脱分極を著しく遅くする．
薬物なし
0 mV
第0相（I_{Na}）
第3相（I_k）
-85 mV
有効不応期
Na^+
K^+
活動電位中の電流
拡張期の電流
外側
細胞膜
内側
Ca^{2+}
フレカイニドとプロパフェノンは，開状態あるいは不活性化状態のNa^+チャネルを遮断する．これらの薬物のNa^+チャネルへの結合速度は遅い．

図 11.8
クラスIC薬の作用の略図．I_{Na}とI_KはそれぞれNa^+およびK^+の移動による膜を横切る電流．

C．クラスIC抗不整脈薬：フレカイニド flecainide，プロパフェノン propafenone

クラスIC薬は静止状態のNa^+チャネルからゆっくりと解離するので，心拍数が正常の場合でも顕著な作用を示す．陰性変力作用と催不整脈のため，構造的心疾患（左室肥大，心不全，動脈硬化性心疾患）のある患者にクラスIC薬を使用することは避けられる．

1．作用機序：フレカイニドはプルキンエ線維および心筋線維における第0相の立ち上がりを抑制する（図 11.8）．それによって，すべての心筋組織において伝導を顕著に遅くするが，活動電位幅と不応期にはあまり影響しない．第4相脱分極の傾きが減少するためというよりは，閾値電位が上昇することによって自動能が低下する．また**フレカイニド**はK^+チャネルを遮断し，活動電位幅を延長する．**フレカイニド**と同様，**プロパフェノン**はすべての心筋組織において伝導を抑制するが，K^+チャネルは遮断しない．**プロパフェノン**は弱いβ遮断作用を有している．

2．臨床使用：フレカイニドは，構造的心疾患を伴わない心房粗動あるいは心房細動の患者における洞調律維持および難治性心室不整脈の治療に有効である．**プロパフェノン**の使用は，心房細動あるいは心房粗動におけるリズムコントロール，房室結節リエントリー性頻拍の患者における発作性上室頻拍の予防など，ほぼ心房不整脈に限定される．

3．薬物動態：フレカイニドは経口でよく吸収され，CYP2D6 によって多くの代謝物に変換される．**フレカイニド**とその代謝物はほとんど腎臓から排泄される．**プロパフェノン**はおもにCYP2D6，またCYP1A2 とCYP3A4 によって活性のある代謝物に変換される．代謝物は尿と糞便中に排泄される．

4．有害作用：フレカイニドにおいてよくみられる望ましくない副作用としては，かすみ目，めまい，悪心があるが，**フレカイニド**の忍容性（認容性）tolerabilityは一般的に高い．**プロパフェノン**も似たような副作用プロフィールもっているが，それに加え気管支攣縮を引き起こすことがあるため，気管支喘息患者への使用は避けるべきである．また**プロパフェノン**はP糖タンパク質の阻害薬である．両薬物とも，CYP2D6 の強力な阻害薬と同時に使用する際には注意が必要である．

Ⅳ. クラスⅡ抗不整脈薬

クラスⅡ薬はβアドレナリン受容体拮抗薬(β遮断薬)である. これらの薬物は第4相脱分極を抑えて自動能を抑制し, 房室伝導を延長し, 心拍数および収縮力を減少する. クラスⅡ薬は, 交感神経活性の増大による頻脈性不整脈の治療に有効である. また, 心房粗動および心房細動, 房室結節リエントリー性頻脈に用いられる. それに加え, β遮断薬は心筋梗塞後の致死的心室不整脈の発生を抑制する.

メトプロロール metoprololは, 不整脈の治療に最も広く用いられているβ遮断薬である. β_1選択性であるため, **プロプラノロール** propranololなどの非選択的β遮断薬と比較して, 気管支攣縮を起こす危険性が低い. **メトプロロール**はCYP2D6によって強く代謝される. また中枢移行性(**プロプラノロール**よりも弱いが, **アテノロール** atenololよりは強い)がある. **エスモロール** esmololは超短時間作用型のβ遮断薬であり, 手術や緊急時に起こる急性不整脈に対して静脈内投与で用いられる. **エスモロール**は血漿中のエステラーゼによってすばやく代謝される. そのため, 薬物動態学上の薬物相互作用はみられない. β遮断薬に一般的にみられる副作用には徐脈, 低血圧, 疲労感, めまいなどがある(7章参照).

Ⅴ. クラスⅢ抗不整脈薬

クラスⅢ薬はK^+チャネルを遮断し, それによって心筋細胞が再分極する間に流れる外向きK^+電流を減少させる. これらの薬物は活動電位幅を延長するが, 脱分極第0相や静止膜電位に影響を与えない(図11.9). そのかわり, クラスⅢ薬は有効不応期を延長し, 心筋の不応性を増大させる. すべてのクラスⅢ薬は不整脈を引き起こす可能性を有している.

A. アミオダロン amiodarone

1. 作用機序:アミオダロンはヨウ素を含んでおり, 構造的にサイロキシンと関連がある. **アミオダロン**の作用は複雑であり, クラスⅠ, Ⅱ, Ⅲ, Ⅳすべての作用と同時にα遮断作用を有している. 主要な作用はK^+チャネルの遮断による活動電位幅ならびに不応期の延長である.

2. 臨床使用:アミオダロンは重い難治性の上室および心室頻拍性不整脈の治療に効果的である. **アミオダロン**は心房細動や心房粗動のリズムを管理するための中心的治療薬として長く使われている. 有害作用の特性(下記)にもかかわらず, **アミオダロン**はクラスⅠおよびⅢ抗不整脈薬のなかで最も催不整脈作用が小さいと考えられている.

3. 薬物動態:アミオダロンの経口投与での吸収は不完全である. **アミオダロン**は, 半減期が数週間と長く, 非常に大きな分布容積を有しているという点において異例である. 初回負荷量が投与されない場合, 完全な臨床効果は治療開始数カ月後まで現れない.

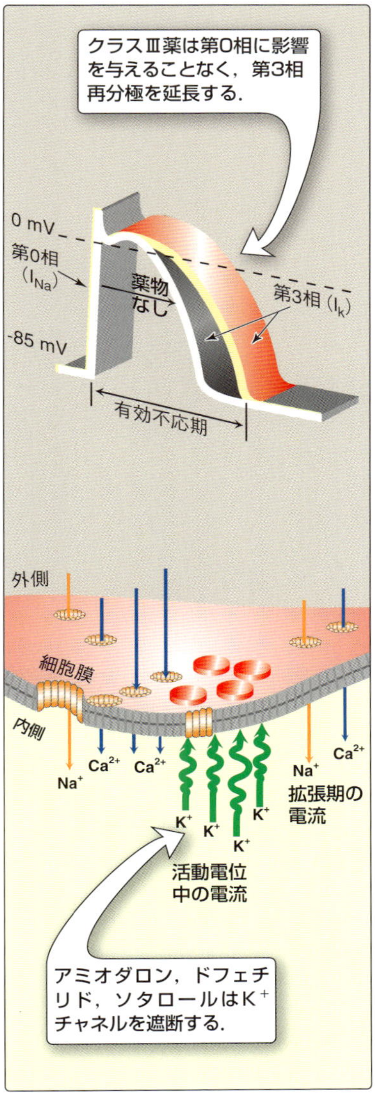

クラスⅢ薬は第0相に影響を与えることなく, 第3相再分極を延長する.
0 mV
第0相 (I_{Na})
薬物なし
第3相 (I_k)
-85 mV
有効不応期
外側
細胞膜
内側
Na+
Ca2+
Ca2+
K+
K+
K+
K+
Na+
Ca2+
拡張期の電流
活動電位中の電流
アミオダロン, ドフェチリド, ソタロールはK^+チャネルを遮断する.

図 11.9
クラスⅢ薬の作用の略図. I_{Na}とI_KはそれぞれNa^+およびK^+の移動による膜を横切る電流.

4．**有害作用**：**アミオダロン**はさまざまな毒性を示す．それら毒性として，肺線維症，神経障害，肝毒性，角膜沈着，視神経炎，（ヨウ素の沈着による）皮膚の青灰色変色，甲状腺機能低下症・亢進症などがある．しかしながら，低用量で使用し注意深くモニターすることで臨床効果を維持しながら，毒性を軽減することができる．**アミオダロン**はCYP3A4で代謝され，またCYP1A2，CYP2C9，CYP2D6およびP糖タンパク質の阻害薬として働くため，数多くの薬物相互作用がみられる．

B．ドロネダロン dronedarone

ドロネダロン［訳者注：日本国内未承認］は**アミオダロン**誘導体であり，**アミオダロン**と同様ベンゾフラン誘導体である．しかし，**アミオダロン**と比べて，脂溶性が低く，半減期が短い．**アミオダロン**でみられる甲状腺機能障害の原因となるヨウ素を構造内にもっていない．**アミオダロン**と同様，**ドロネダロン**もクラスⅠ，Ⅱ，Ⅲ，Ⅳ作用を有している．有害作用に関しては，**アミオダロン**より**ドロネダロン**の方が弱いが，それでも肝不全を起こすことがある．**ドロネダロン**は，症状のある心不全患者や持続性心房細動の患者に対しては，死亡する危険性を高めるため禁忌である．現在，**ドロネダロン**は心房細動や心房粗動の洞調律を維持するために使われているが，**アミオダロン**よりも効果は弱い．

C．ソタロール sotalol

ソタロールはクラスⅢ抗不整脈薬であるが，同時に非選択的β遮断作用をもっている．左旋体（*l*-**ソタロール**）がβ遮断作用をもっており，右旋体（*d*-**ソタロール**）がクラスⅢ抗不整脈作用をもっている．**ソタロール**は遅延整流性外向きK^+電流のうち速く活性化する成分を遮断する．この遮断によって再分極および活動電位幅が延長し，有効不応期が延長する．**ソタロール**は，心房細動，心房粗動，難治性発作性上室頻拍の患者において洞調律を維持するためや心室不整脈の治療のために使われる．**ソタロール**はβ遮断作用を有しているため，左室肥大や動脈硬化性心疾患の患者において，このような不整脈がみられた際によく使われる．β遮断作用に関係する典型的な有害作用を起こしうるが，他の抗不整脈薬と比較すると有害作用の頻度は全体的に低い．**ソタロール**は腎臓から排泄されるので，腎疾患の患者においては投与間隔をのばす必要がある．催不整脈作用による危険性を減少させるために，**ソタロール**は，病院でQT間隔をモニターしながら，投与を開始するべきである．

D．ドフェチリド dofetilide

ドフェチリド［訳者注：日本国内未承認］は純粋なK^+チャネル遮断薬である．**ドフェチリド**は心不全の患者あるいは冠動脈疾患を有する患者の持続する心房細動に対して，第一選択の抗不整脈薬として使われうる．催不整脈の危険性のために，**ドフェチリド**の投与を開始するのは入院患者に限られる．この経口薬の半減期は10時間である．大部分が未変化体で尿中に排泄される．能動的な尿細管分泌を阻害する薬物を同時に使うことは禁忌である．

E．イブチリド ibutilide

イブチリド[訳者注：日本国内未承認]はK^+チャネル遮断薬であり，また内向きNa^+電流を活性化する作用も有している．心房粗動の薬理学的除細動のために選択される薬物であるが，電気的除細動に取って代わられている．**イブチリド**は初回通過代謝を強く受けるため，経口では用いられない．催不整脈の危険性のため，**イブチリド**の投与を開始するのは入院患者に限られる．

Ⅵ．クラスⅣ抗不整脈薬

クラスⅣ薬は非ジヒドロピリジン系Ca^{2+}チャネル遮断薬の**ベラパミル** verapamilと**ジルチアゼム** diltiazemである．電位依存性Ca^{2+}チャネルは多くの異なった組織に存在するが，Ca^{2+}チャネル遮断薬はおもに血管平滑筋と心筋に作用する．両薬物とも血管平滑筋よりも心臓に対して強く作用するが，その特性は**ベラパミル**の方がより顕著である．一方，高血圧治療に用いられるジヒドロピリジン系Ca^{2+}チャネル遮断薬の**ニフェジピン** nifedipineは心臓よりも血管平滑筋に対してより強い作用を示す．心臓において，**ベラパミル**と**ジルチアゼム**は，開状態，脱分極状態にある電位依存性Ca^{2+}チャネルにのみ結合する．そして，Ca^{2+}による内向き電流を抑制する．これら薬物は，Ca^{2+}チャネルが静止状態に戻るにつれて，徐々にチャネルから解離する．そのため，使用依存性である．**ベラパミル**と**ジルチアゼム**は，第4相の自発的脱分極の速度を低下させる．また，房室結節や洞房結節のような(活動電位の発生が)Ca^{2+}に依存している組織の伝導速度を遅くする(図11.10)．これら薬物は心室不整脈より心房不整脈により高い効果を示し，リエントリー性上室頻拍の治療や心房粗動および心房細動において心室拍動数を低下させるのに有効である．よくみられる副作用として，徐脈，低血圧，末梢浮腫がある．両薬物とも肝臓でCYP3A4によって代謝される．肝機能障害の患者では，用量の調節が必要になる場合がある．また両薬物ともCYP3A4の阻害薬であり，さらにP糖タンパク質の基質であるとともに阻害薬でもあるため，多くの薬物相互作用が起こりうる．

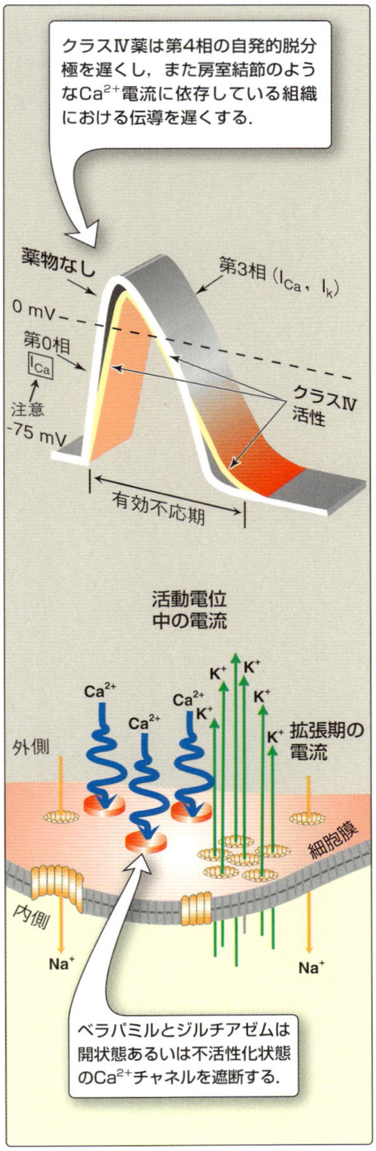
クラスⅣ薬は第4相の自発的脱分極を遅くし，また房室結節のようなCa2+電流に依存している組織における伝導を遅くする．
薬物なし
第3相 (ICa，Ik)
0 mV
第0相
ICa
注意
-75 mV
クラスⅣ
活性
有効不応期
活動電位
中の電流
Ca2+
K+
外側
拡張期の
電流
細胞膜
内側
Na+
ベラパミルとジルチアゼムは開状態あるいは不活性化状態のCa2+チャネルを遮断する．

図11.10
クラスⅣ薬の作用の略図．I_{Ca}とI_KはそれぞれCa^{2+}およびK^+の移動による膜を横切る電流．

Ⅶ．その他の抗不整脈薬

A．ジゴキシン digoxin

ジゴキシンはNa^+/K^+-ATPアーゼを抑制し，最終的に心房および心室筋細胞の不応期を短縮する．一方，房室結節においては有効不応期を延長し，伝導速度を低下させる[*2]．**ジゴキシン**は心房細動および心房粗動の際に心室の拍動数をコントロールするのに使用される．

[*2] (訳者注)：ジギタリスは迷走神経刺激様作用を有している(p.170 参照)．

臨床応用 11.1：抗不整脈薬と構造的心疾患

心房細動のような不整脈と診断された患者は，普通，心拍数およびリズムをコントロールするために薬物を処方される．リズムコントロール戦略は正常な洞調律を回復して維持し，不整脈による症状を軽減し，運動能力を改善し，さらに頻脈誘発性心筋症を予防するために用いられる．特定の抗不整脈薬には陰性変力作用および催不整脈作用があるため，リズムコントロール戦略を用いる場合，治療薬物の選択は構造的心疾患があるかないかによって異なる．もし患者が構造的心疾患を有していないなら，**ドフェチリド**，**ドロネダロン**，**フレカイニド**，**プロパフェノン**，**ソタロール**，**アミオダロン**はすべて妥当な選択肢であり，現在の治療ガイドラインで推奨されている．また，構造的心疾患を有している患者の場合，治療の選択は，患者に左室肥大，冠動脈疾患，あるいは心不全があるかどうかによって，さらに枝分かれする．左室肥大（心筋壁の厚さが 1.5 cm 以上）の患者においては，**アミオダロン**が最も安全な選択肢と考えられる．冠動脈疾患の場合には，**ドフェチリド**，**ドロネダロン**，**ソタロール**，**アミオダロン**が適切な選択肢である．最後に，駆出率が低下した心不全患者においては，**アミオダロン**あるいは**ドフェチリド**を使うべきである．

しかしながら，交感神経系の刺激が起こると**ジゴキシン**によるこの抑制作用は，簡単に打ち負かされてしまう．中毒濃度の**ジゴキシン**は異所性心室拍動の原因となり，心室頻拍や心室細動を引き起こすことがある．［注：心房細動や心房粗動の治療には，血清トラフ濃度 1.0 ～ 2.0 ng/mLの**ジゴキシン**が望ましい．一方，駆出率が低下した心不全の治療の場合はもっと低濃度の 0.5 ～ 0.9 ng/mLが使用される．］

B．アデノシン adenosine

アデノシンは生体内に存在するヌクレオシドであるが，高用量で房室結節の伝導速度を低下させ，不応期を延長し，自動能を減少させる*3．**アデノシン**（静脈内投与）は，急性の上室頻拍を停止させるための選択薬である*4．毒性は低いが，潮紅，胸痛，低血圧の原因となる．赤血球や内皮細胞に急速に取り込まれるため，**アデノシン**の作用時間は非常に短い（約 10 ～ 15 秒）．

C．硫酸マグネシウム magnesium sulfate

マグネシウムは，Na^+，Ca^{2+}およびK^+の細胞膜を横切る移動に必要である．**マグネシウム**は洞房結節のインパルス発生頻度を低下させ，心筋組織に沿った伝導時間を延長する．不整脈の際に経口の**マグネシウム**は効果がないので，不整脈治療には**硫酸マグネシウム**の静脈内投与が行われる．最も注目すべきことであるが，**マグネシウム**は，トルサード・ド・ポアント や**ジゴキシン**中毒による不整脈など致死的となりうる不整脈の治療薬として選択される．

D．ラノラジン

ラノラジン ranolazine［訳者注：日本国内未承認］は**アミオダロン**と

---

*3（訳者注）：アデノシンの作用は，G_iタンパク質共役型のA_1受容体を介しており，K_{ACh}チャネルの開口とcAMPの減少によっている．

*4（訳者注）：日本ではATPが使用される．

臨床応用 11.2：ジゴキシン毒性

治療濃度の**ジゴキシン**は特定の不整脈を制御するのに有効であるが，同時に**ジゴキシン**毒性は懸念されることであり，生命を脅かす別の不整脈を引き起こすことがある．そのため，**ジゴキシン**による不整脈治療を開始する際には**ジゴキシン**の血清濃度を測定するべきであり，腎機能，血清電解質の変化とともに，もし毒性が疑われた場合，用量調整後にも，血清濃度の測定が必要である．とくに，**ジゴキシン**が心不全の治療に使われる場合には，これらの値はより頻回に測定される．電解質異常（低カリウム血症や低マグネシウム血症など）や腎機能が低下している患者において，**ジゴキシン**毒性の危険性はより高くなる．さらに，P糖タンパク質の誘導薬や阻害薬，利尿薬，制酸薬を同時に用いることは**ジゴキシン**の血清濃度に影響を与えうる．**ジゴキシン**毒性の一般的な症状は徐脈，頻脈，悪心・嘔吐，視覚の変化（かすみ目，黄視症），錯乱，食欲不振などである．急性**ジゴキシン**中毒では高カリウム血症が併発することがよくあり，**ジゴキシン**濃度が高いほど死の危険が高いことを示している．より低濃度の**ジゴキシン**でも毒性の徴候がみられることがあるが，毒性の危険性は血清濃度が 2.0 ng/mL 以上でとくに高くなると考えられている．**ジゴキシン**の血清濃度を測定するときには，定常状態で測定しなければならない（最後に**ジゴキシン**を投与してから，少なくとも 6 時間後，また進行した腎疾患の患者では 12 ～ 24 時間後）．もし**ジゴキシン**毒性が確認されたら，**ジゴキシン**を中止し，**ジゴキシン**解毒剤（**ジゴキシン**特異的 Fab 抗体）を投与する．

似た抗不整脈作用をもつ狭心症治療薬である．しかし，その主要な作用は再分極を早め活動電位幅を短くすることであり，**メキシレチン**と似ている．**ラノラジン**はしばしば他の抗不整脈薬と併用され，難治性の心房および心室不整脈の治療に用いられる．忍容性は高く，最もよくみられる副作用はめまいと便秘である．**ラノラジン**は肝臓で CYP3A と CYP2D6 によって強く代謝され，おもに腎臓から排泄される．強力な CYP3A 誘導薬または阻害薬と同時に使うことは禁忌である．

11 章の要約

1. 不整脈は，心筋において正常のインパルス発生からの逸脱（異常自動能）あるいはインパルス伝導の障害が起こったときに発生する．
2. 抗不整脈薬は不整脈を予防したり，不整脈による症状を軽減したりするために使われる．
3. 抗不整脈薬に副作用はつきものであり，なかでも最も危険なものは催不整脈作用である．そのため，QT 間隔はモニターするべきであり，QT 間隔を延長する他の薬物と抗不整脈薬を同時に使う場合には，注意が必要である．
4. 抗不整脈薬は Vaughan-Williams の分類法によって 4 つのクラスに分類される．その分類法は薬物の活動電位に対する主要な作用に基づいている．
5. 抗不整脈薬の一部には催不整脈作用および（あるいは）陰性変力作用があるため，抗不整脈薬を選ぶ際には，構造的心疾患（左室肥大，心不全，動脈硬化性心疾患）の既往を考慮しなければならない．心不全に心房細動あるいは心房粗動を伴う患者においては，**アミオダロン**あるいは**ドフェチリド**が使われる．**アミオダロン**は，多くの抗不整脈作用を有しているため，最も効果的な抗不整脈薬だと考えられている．

6. **フレカイニド**と**プロパフェノン**は忍容性が高く，心房細動や心房粗動のリズムコントロールに一般的に使われる．しかし，両薬物とも構造的心疾患をもっている患者では使用を避けるべきである．
7. β遮断薬は洞房結節（と房室結節）のβ_1受容体のレベルで直接拮抗して心拍数を遅くする．また，非ジヒドロピリジン系Ca^{2+}チャネル遮断薬は洞房結節（と房室結節）のCa^{2+}チャネルをブロックすることによって心拍数を遅くする．

学習問題

最も適当な答えを1つ選択せよ．

11.1　心筋梗塞の既往がある60歳の女性．心筋梗塞後に起こりうる致死的不整脈を予防するためには，どの薬物を使用するべきか．
A．ジゴキシン
B．フレカイニド
C．メトプロロール
D．プロカインアミド

正解　C．メトプロロールのようなβ遮断薬は心筋梗塞後に起こる不整脈を予防する．他の薬物はどれも心筋梗塞後不整脈に対する有効性は示されていない．フレカイニドは構造的心疾患のある患者には使用すべきではない．

11.2　心房不整脈で治療を受けている57歳の男性．口渇，かすみ目，排尿困難を訴えている．服用している可能性が最も高いのはどれか．
A．メトプロロール
B．ジソピラミド
C．ドロネダロン
D．ソタロール

正解　B．口渇，かすみ目，排尿困難の症状がまとまって起こるのは，抗コリン性の副作用の特徴であり，クラスIA薬（この場合，ジソピラミド）が原因となる．他の薬物は抗コリン作用を示さない．

11.3　初めて心房細動と診断された78歳の女性．現在，動悸や疲労感といった症状はない．外来で心拍数のコントロールをするために開始する治療薬として，次のうちどれが適切か．
A．ドロネダロン
B．エスモロール
C．フレカイニド
D．メトプロロール

正解　D．BとDのみが心拍数をコントロールできる薬物である．他の薬物は，心房細動患者のリズムコントロール（洞調律に戻す）に用いられる．エスモロールは静脈内投与のみで用いられるため，外来で開始できる薬物としては，メトプロロールのみである．

11.4　次のうちアミオダロンの有害作用でないものはどれか．
A．キニーネ中毒
B．甲状腺機能低下症
C．肺線維症
D．皮膚の青色変色

正解　A．キニーネ中毒はキニジンで起こることが知られている症状群（かすみ目，耳鳴り，頭痛，精神障害）である．その他はすべて注意深くモニターする必要があるアミオダロンの有害作用である．

11.5　リドカインで治療されうる不整脈はどれか．
A．発作性上室頻拍
B．心房細動
C．心房粗動
D．心室頻拍

正解　D．リドカインは心房や房室結節にはほとんど作用しない．そのため，リドカインは心室頻拍のような心室不整脈に使われる．

11.6　医師が心房細動のリズムコントロールの目的で薬物治療を開始したいと考えている．次のうちどの合併症であれば，フレカイニドの投与を開始することが可能か．

A．高血圧
B．左心肥大
C．冠動脈疾患
D．心不全

正解　**A．** フレカイニドは構造的心疾患の既往がある患者において突然死のリスクを高める可能性があるので，フレカイニドを開始できるのは，このうち高血圧が合併している場合のみである．構造的心疾患には左室肥大，心不全，動脈硬化性心疾患が含まれる．

11.7　心電図でトルサード・ド・ポアントがみられる57歳の男性．この致死性不整脈を治療するために選択される薬物はどれか．

A．アミオダロン
B．硫酸マグネシウム
C．キニジン
D．クエン酸マグネシウム

正解　**B．** 硫酸マグネシウムの静脈内投与がトルサード・ド・ポアント治療の選択肢である．クエン酸マグネシウムは下剤である．アミオダロンとキニジンはトルサード・ド・ポアントを悪化させる可能性がある．

11.8　次のクラスⅢ抗不整脈薬のうちQT間隔をモニターすることなく外来治療で始めることができるのはどれか．

A．ドフェチリド
B．ソタロール
C．メトプロロール
D．アミオダロン

正解　**D．** アミオダロンを開始するにあたってQT間隔をモニターする必要はない．ドフェチリドとソタロールは，催不整脈作用のリスクを減少させるために入院で治療を開始することが推奨されている．メトプロロールは外来で開始できるが，クラスⅢ薬ではない．

11.9　末梢浮腫を訴えている62歳の男性．この症状の原因として最も可能性のある薬物は次のうちどれか．

A．ソタロール
B．ジゴキシン
C．ベラパミル
D．アテノロール

正解　**C．** ベラパミルの有害作用の1つに末梢浮腫がある．

11.10　次のうちプロパフェノンを使用できる合併症はどれか．

A．糖尿病
B．心不全
C．気管支喘息
D．冠動脈疾患

正解　**A．** プロパフェノンには陰性変力作用と催不整脈作用があるため，構造的心疾患(たとえば，左室肥大，心不全，冠動脈疾患)を有する患者には使用を避けるべきである．それに加え，プロパフェノンは気管支攣縮を起こす可能性があるので，気管支喘息の患者には使用を避けるべきである．

12 狭心症治療薬

β遮断薬(非選択的)
ナドロール
プロプラノロール
ソタロール
β_1 遮断薬(心臓選択的)
アテノロール
ビソプロロール
メトプロロール
ネビボロール※
カルシウムチャネル遮断薬(ジヒドロピリジン系)
アムロジピン
フェロジピン
ニフェジピン
カルシウムチャネル遮断薬(非ジヒドロピリジン系)
ジルチアゼム
ベラパミル
硝酸薬
ニトログリセリン
二硝酸イソソルビド
一硝酸イソソルビド
ナトリウムチャネル遮断薬
ラノラジン※

図 12.1
狭心症治療薬のまとめ.
※(訳者注):日本国内未承認.

Ⅰ. 概　要

冠動脈のアテローム性動脈硬化症は，冠動脈疾患 coronary artery disease (CAD) あるいは虚血性心疾患 ischemic heart disease (IHD) として知られているが，世界各国において最もよくみられる死亡原因である．冠動脈のアテローム性動脈硬化病変は血流を妨げ，心筋への酸素供給と心筋の酸素需要の不均衡を起こしうる．その結果，安定狭心症あるいは急性冠症候群〔心筋梗塞 myocardial infarction (MI) あるいは不安定狭心症〕が発症する．冠動脈平滑筋の攣縮もまた血流を妨げ，心筋への血液灌流を減少して虚血および狭心痛を引き起こすことがある．典型的な狭心症では，激しい胸を押しつぶされるような痛みが突然はじまり，その痛みが左頸部，顎および腕に放散するのが特徴である．すべての虚血性心疾患の患者は，心血管系疾患の有病率と死亡率を減少させるために，ライフスタイルの改善(禁煙，運動，体重管理)および修正可能な危険因子(高血圧，糖尿病，脂質異常症)の管理に重点を置いたガイドラインに沿った治療を受けるべきである．安定狭心症を管理するために使われる薬物を図 12.1 にまとめてある．

Ⅱ. 狭心症の種類

狭心症には 3 つの型がある．(1) 安定狭心症(労作によって引き起こされる古典的または典型的狭心症)，(2) 不安定狭心症，(3) プリンツメタル型(異型である血管攣縮性または安静時狭心症)である．異なったタイプの狭心症は，心筋の酸素需要の増大と心筋血流の減少とがいろいろな割合で起こることによって発症する．

臨床応用 12.1：冠動脈疾患—薬物治療以外のオプション

冠動脈疾患の広がりと重症度はストレス検査，心臓イメージングおよび血管造影によって評価できる．血管再建術や経皮的冠動脈再建は，重度の虚血性心疾患患者や持続する狭心症症状があり適切な薬物療法にもかかわらず生活の質が低下している患者など，特定の患者にとって恩恵をもたらす．

A．安定，労作性，古典的，典型的狭心症

古典的あるいは典型的狭心症は最もよくみられる狭心症である．通常，短時間の焼けるような，重い，あるいは締め付けられるような胸部の感覚が特徴である．虚血発作は，極端な疲労感，悪心，または発汗のような非典型的な形で現れることがある．また，何ら症状が伴わない場合もある（無症候性狭心症）．非典型的な症状の発現は，女性，糖尿病患者，高齢者でより多くみられる．

アテローム性動脈硬化病変は冠動脈の血流を減少させうる．古典的狭心症は冠動脈内の一定の閉塞（アテローム性動脈硬化病変）による冠動脈灌流の低下によって引き起こされる．身体活動，感情的なストレスや興奮，あるいは心筋仕事量が増大するその他のさまざまな原因によって酸素需要量が増加すると，心臓は虚血に陥ることがある（図12.2）．典型的狭心症の症状は安静にすることや**ニトログリセリン** nitroglycerin（血管拡張薬）によって，即座に軽減する．胸痛のパターンや胸痛の誘因となる労作の程度が，時間とともに変わらない場合に，その狭心症は“安定狭心症”とよばれる．

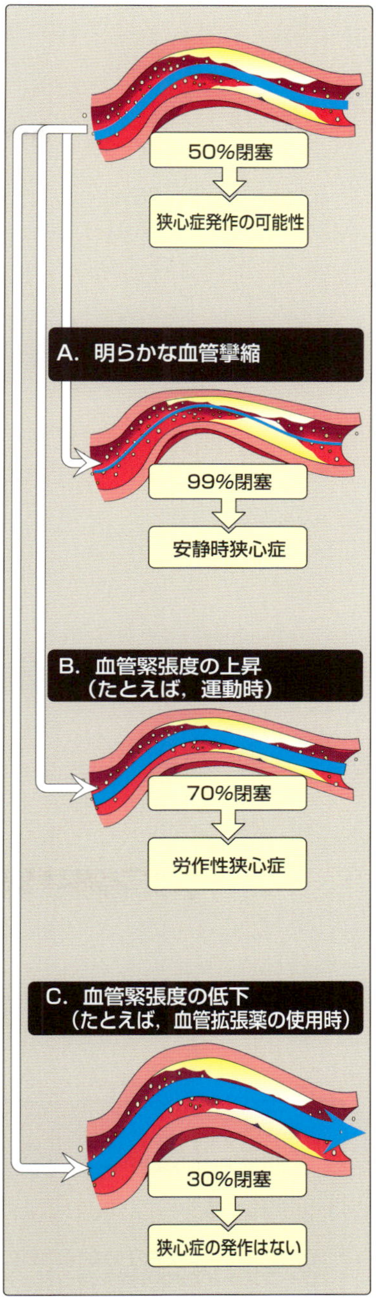
50%閉塞
狭心症発作の可能性
A．明らかな血管攣縮
99%閉塞
安静時狭心症
B．血管緊張度の上昇
（たとえば，運動時）
70%閉塞
労作性狭心症
C．血管緊張度の低下
（たとえば，血管拡張薬の使用時）
30%閉塞
狭心症の発作はない

図 12.2
動脈硬化性プラークによって部分的に閉塞されている冠動脈の血流．

B．不安定狭心症

不安定狭心症の場合，胸痛発作の回数，持続時間，強さが段々と増加し，より軽度の労作で発作が誘発されるようになる．20分以上続く安静時狭心症，新しく発症した狭心症，（回数，時間，強さが）段々と増加する狭心症（漸増性狭心症），さらに急激に起こる息切れは，不安定狭心症を疑わせる．その症状は，安静にしても治まらず**ニトログリセリン**でも軽快しない．不安定狭心症は急性冠症候群の1つの形であり，心筋梗塞への進行や死亡を防ぐために，入院し，より積極的な治療が必要とされる．

C．プリンツメタル型，異型，血管攣縮性，安静時狭心症

プリンツメタル型狭心症は，安静時に突発的な発作が起こるまれな型の狭心症であり，冠動脈の攣縮による冠血流の減少が原因である．この型の狭心症の患者において，冠動脈の著しいアテローム性動脈硬化がみられる場合があるが，狭心症発作は身体活動，心拍数，あるいは血圧と無関係である．プリンツメタル型狭心症は通常，**ニトログリセリン**やカルシウム（Ca^{2+}）チャネル遮断薬のような冠拡張薬に即座に反応する．

D．急性冠症候群

急性冠症候群は，緊急事態である．それは動脈硬化性プラークが破裂し，冠動脈を部分的あるいは完全に閉塞する血栓が生じることによって起こる．血栓が血管内腔のほとんどを塞いでしまい，治療されないと，心筋の壊死が起こってしまう．心筋梗塞（壊死）では，トロポニンやクレアチンキナーゼなどの心筋壊死バイオマーカーの血中濃度が上昇する．急性冠症候群は，ST上昇型心筋梗塞，非ST上昇型心筋梗塞のようなさまざまな心電図（ECG）変化として，あるいは単に不安定狭心症として現れる．［注：不安定狭心症では，心筋壊死の存在を

示すバイオマーカーの上昇は必ずしもみられない.]

Ⅲ. 治療計画

安定狭心症の患者を治療するために，通常4つのタイプの薬物が単独あるいは組み合わせて使われる．それらは，β遮断薬，Ca^{2+}チャネル遮断薬，有機硝酸薬，およびナトリウム(Na^{+})チャネル遮断薬の**ラノラジン ranolazine**［訳者注：日本国内未承認］である(図12.1)．これらの薬物は，血圧，静脈還流，心拍数，心収縮力に影響を与えることによって，心筋の酸素需要と供給の均衡を正すのに役立つ．図12.3は安定狭心症患者の治療アルゴリズムを示し，図12.4に合併症を有する狭心症患者における治療についてまとめてある．

Ⅳ. βアドレナリン受容体遮断薬

βアドレナリン受容体遮断薬は，β_1受容体を遮断することによって，心拍数，収縮力を低下させて，心筋の酸素需要を減少させる．そして心拍数，収縮力の低下は心拍出量と血圧の低下を引き起こす．β遮断薬は労作時でも安静時でも心筋酸素需要を低下させる．そのため，狭心症発作の頻度と程度を低下させうる．β遮断薬は労作性狭心症の患者において，運動時間および耐容能を改善するために使用される．

β遮断薬は，禁忌でない限り，すべての患者において第一選択薬の抗狭心症薬として推奨される．例外は血管攣縮性狭心症であり，この場合，β遮断薬は効果がないばかりではなく，症状を悪化させることがある．β遮断薬は，心筋梗塞の既往がある患者において，心筋梗塞および死亡のリスクを低下させ，また駆出率が低下した心不全患者において，死亡率を改善する．

プロプラノロール propranololはこのクラスの薬物の原型薬であるが，β_1およびβ_2受容体に働き，心臓選択的ではない(7章参照)．そ

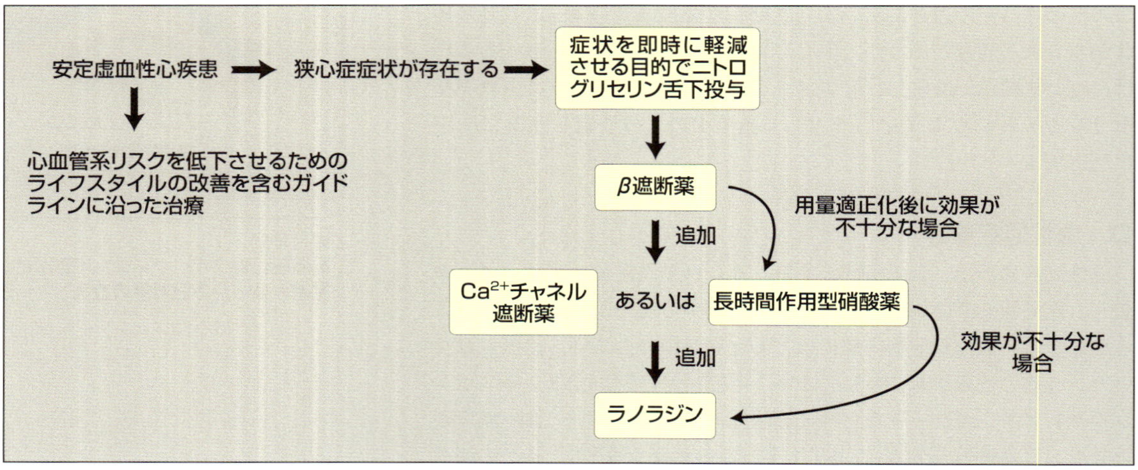
安定虚血性心疾患
狭心症症状が存在する
症状を即時に軽減させる目的でニトログリセリン舌下投与
心血管系リスクを低下させるためのライフスタイルの改善を含むガイドラインに沿った治療
β遮断薬
用量適正化後に効果が不十分な場合
追加
Ca2+チャネル遮断薬
あるいは
長時間作用型硝酸薬
効果が不十分な場合
追加
ラノラジン

図 12.3
安定狭心症患者の症状を改善させるための一般的な治療アルゴリズム.

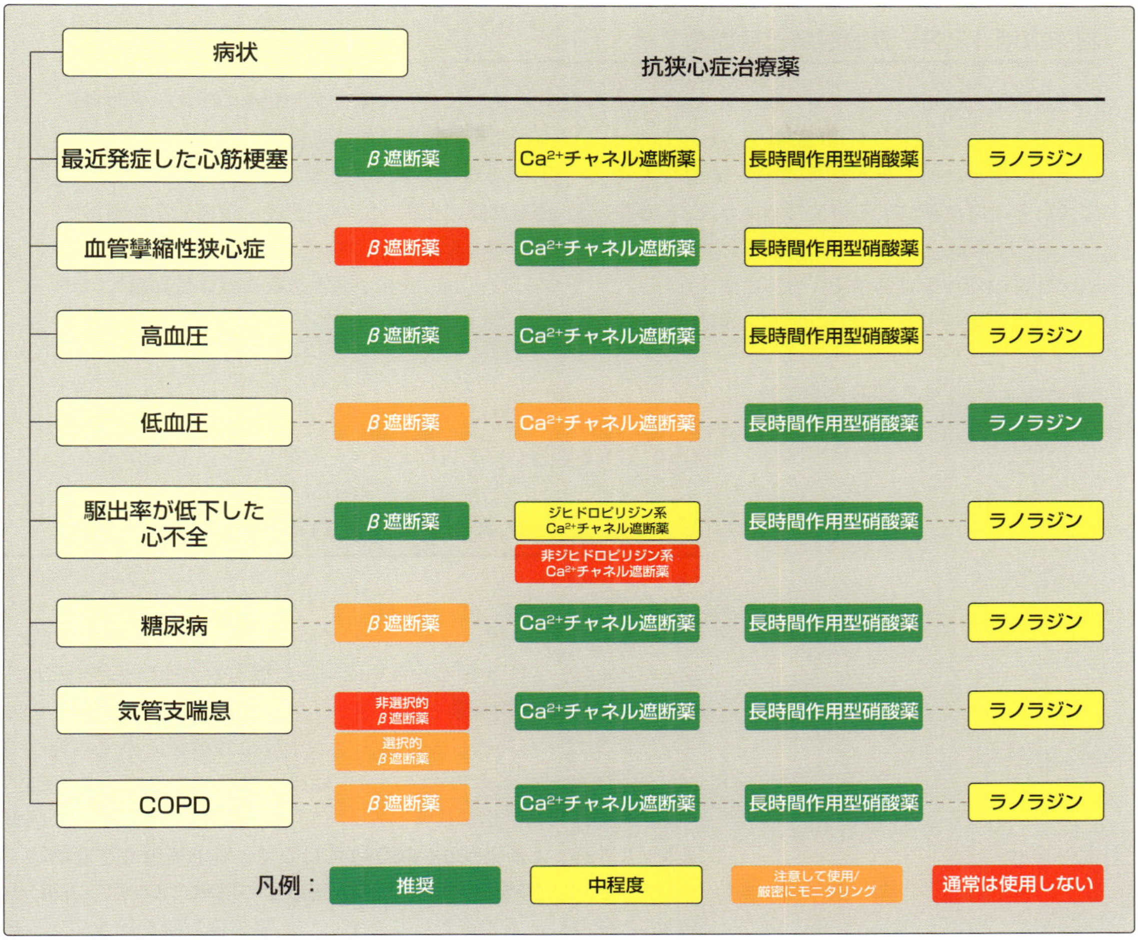

病状
抗狭心症治療薬
最近発症した心筋梗塞
β遮断薬
Ca²⁺チャネル遮断薬
長時間作用型硝酸薬
ラノラジン
血管攣縮性狭心症
β遮断薬
Ca²⁺チャネル遮断薬
長時間作用型硝酸薬
高血圧
β遮断薬
Ca²⁺チャネル遮断薬
長時間作用型硝酸薬
ラノラジン
低血圧
β遮断薬
Ca²⁺チャネル遮断薬
長時間作用型硝酸薬
ラノラジン
駆出率が低下した心不全
β遮断薬
ジヒドロピリジン系 Ca²⁺チャネル遮断薬
非ジヒドロピリジン系 Ca²⁺チャネル遮断薬
長時間作用型硝酸薬
ラノラジン
糖尿病
β遮断薬
Ca²⁺チャネル遮断薬
長時間作用型硝酸薬
ラノラジン
気管支喘息
非選択的 β遮断薬
選択的 β遮断薬
Ca²⁺チャネル遮断薬
長時間作用型硝酸薬
ラノラジン
COPD
β遮断薬
Ca²⁺チャネル遮断薬
長時間作用型硝酸薬
ラノラジン
凡例：
推奨
中程度
注意して使用/厳密にモニタリング
通常は使用しない

図 12.4
合併症を有する患者における狭心症治療．COPD＝慢性閉塞性肺疾患．

のため，**メトプロロール** metoprololや**アテノロール** atenololのようなβ_1受容体のみをブロックする心臓選択的β遮断薬が推奨される．［注：高用量ではすべてのβ遮断薬が非選択的であり，β_2受容体を遮断しうる．］新世代のβ遮断薬にはα受容体遮断作用を示すものもある（たとえば，**カルベジロール** carvedilol，**ラベタロール** labetalol）．［注：**ピンドロール** pindololのような内因性交感神経様活性 intrinsic sympathomimetic activity（ISA）をもつβ遮断薬は，狭心症患者や心筋梗塞の既往がある患者に対しては避けるべきである．］β遮断薬は，徐脈（徐拍 bradycardia）の患者に使用するべきではない．しかし，注意深くモニターすれば，糖尿病，末梢血管障害，慢性閉塞性肺疾患の患者に対して使うことは可能である．非選択的β遮断薬は，β_2受容体を遮断することによって気管支収縮を起こしてしまう可能性があるため，気管支喘息患者に使うべきではない．β遮断薬は糖尿病患者に使うことができるが，低血糖の主要な症状のいくつかを目立たなくしてしまう可能性がある．重要なこととして，β遮断薬による治療は急に中止し

臨床応用 12.2：β遮断薬と低血糖

糖尿病治療に用いる多くの薬物は低血糖の危険を増加させる(24章参照)．血糖値の低下はアドレナリン放出の引き金となり，振戦，動悸，不安，発汗などの低血糖による自律神経症状を引き起こす．β遮断薬はアドレナリン受容体に対するアドレナリンの作用を遮断する．β遮断薬を服用している糖尿病患者では，発汗(コリン作動性神経の活性化による)が唯一の低血糖エピソードの自律神経関連の指標である可能性があるので，発汗を注意深くモニターするように伝えるべきである．長年糖尿病を患っている患者，積極的な血糖降下目標での治療を受けている患者，繰り返す低血糖エピソードの既往がある患者などは低血糖に気が付かない可能性が高くなる．

てはならない．リバウンドによる狭心症，心筋梗塞，高血圧を防ぐために，2～3週間かけて用量を徐々に減少していく必要がある．

V. Ca^{2+}チャネル遮断薬(カルシウム拮抗薬)

カルシウムイオン(Ca^{2+})は筋肉の収縮に必須である．低酸素によって膜が脱分極するため，虚血時にCa^{2+}流入は増加する．このCa^{2+}流入の増大は，ATPを消費するいくつかの酵素の活性を上げ，それによってエネルギー貯蔵量を低下させ，虚血を悪化させる．Ca^{2+}チャネル遮断薬は，心筋細胞と冠動脈床および全身動脈床の平滑筋へのCa^{2+}流入を抑制することによって，組織を保護する．すべてのCa^{2+}チャネル遮断薬は，平滑筋緊張度および血管抵抗を低下させる細動脈拡張薬である．Ca^{2+}チャネル遮断薬は，おもに末梢および冠動脈平滑筋の抵抗に影響を与える．労作性狭心症の治療において，Ca^{2+}チャネル遮断薬は，末梢血管抵抗を下げ，心臓の後負荷を低下することによって，心筋酸素消費量を減少させる．血管攣縮性狭心症に効果があるのは，冠動脈を拡張させるからである．[注：**ベラパミル verapamil**はおもに心筋に作用するが，その一方，**アムロジピン amlodipine**は末梢血管の平滑筋に対してより強く作用する．**ジルチアゼム diltiazem**の作用は両者の中間である．]すべてのCa^{2+}チャネル遮断薬は血圧を低下させる．

A. ジヒドロピリジン系Ca^{2+}チャネル遮断薬

経口投与されるジヒドロピリジンである**アムロジピン**は，心臓興奮伝導への影響はほとんどなく，おもに細動脈拡張薬として働く．**アムロジピン**の血管拡張作用は，自発的冠血管攣縮によって生じる異型狭心症の治療に有効である．**ニフェジピン nifedipine**はこのクラスの別の薬物である．**ニフェジピン**は経口の徐放性製剤として投与される．[注：短時間作用型ジヒドロピリジンによる，心筋梗塞後の死亡率増加および高血圧患者における急性心筋梗塞増加のエビデンスがあるため，冠動脈疾患の際に短時間作用型ジヒドロピリジンの使用は避けるべきである．]

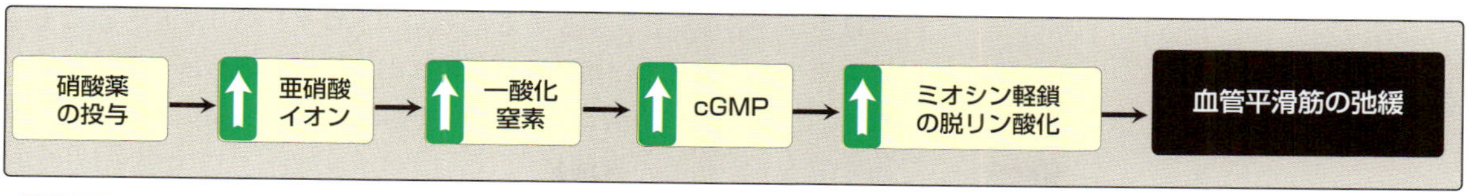
硝酸薬
の投与
亜硝酸
イオン
一酸化
窒素
cGMP
ミオシン軽鎖
の脱リン酸化
血管平滑筋の弛緩

図 12.5
硝酸薬および亜硝酸薬の平滑筋に対する作用．cGMP＝サイクリックグアノシン一リン酸．

B．非ジヒドロピリジン系Ca^{2+}チャネル遮断薬

ベラパミルは房室伝導を直接遅くし（変伝導性），心拍数（変時性），収縮力（変力性）を低下し，これらすべては血圧とそれに対応する心筋酸素需要量を低下させる．**ベラパミル**は**アムロジピン**よりも強い陰性変力作用を有するが，血管拡張作用は弱い．房室伝導異常がみられる患者に対して**ベラパミル**は禁忌である．**ジルチアゼム**は房室伝導を遅くし，洞房結節ペースメーカーの発火頻度を低下させる．また冠動脈拡張薬でもある．**ジルチアゼム**は冠動脈攣縮を軽減するので，とくに異型狭心症の患者に有効である．非ジヒドロピリジン系Ca^{2+}チャネル遮断薬は，陰性変力作用によって駆出率が低下した患者の心不全を悪化しうるので，このような心不全患者に使用するべきではない．

Ⅵ．有機硝酸薬

これらの化合物は心筋酸素需要を低下させ，それに続いて症状が軽減する．有機硝酸薬は安定狭心症，不安定狭心症ならびに異型狭心症に対して有効である．

A．作用機序

有機硝酸薬は細胞内で分解され，一酸化窒素を生じ，その一酸化窒素がグアニル酸シクラーゼを活性化して，細胞内サイクリックGMP（cGMP）濃度を上昇させる．増加したcGMPはミオシン軽鎖を脱リン酸化して，血管平滑筋の弛緩を起こす（図 12.5）．**ニトログリセリン**のような硝酸薬は大きな静脈を弛緩させる．それによって，前負荷（心臓への静脈還流）を軽減し，心筋の酸素需要量を低下させる．硝酸薬は，また冠動脈を拡張し，心筋への血液供給を増加させる．

B．薬物動態

硝酸薬は何種類かあるが，作用発現や排泄速度が異なっている．作用発現までの時間は，**ニトログリセリン**の数分から，**一硝酸イソソルビド** isosorbide mononitrateの数十分以上までと幅がある（図 12.6）．**ニトログリセリン**は，肝臓において非常に強く初回通過代謝を受ける．そのため，**ニトログリセリン**は通常舌下あるいは経皮（パッチあるいは軟膏）で用いられる．**ニトログリセリン**舌下投与には，錠剤とスプレー製剤があり，それらは運動や感情的ストレスによって誘発される狭心症発作を即座に軽快させるための第一選択薬である．すべての患

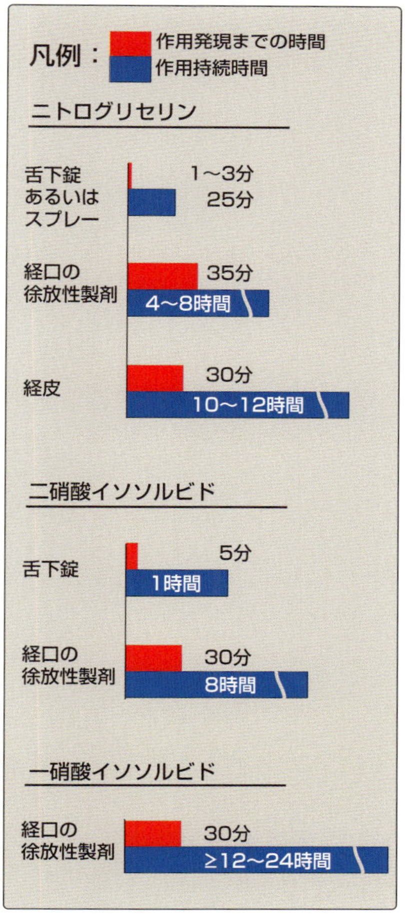
凡例：
作用発現までの時間
作用持続時間
ニトログリセリン
舌下錠
あるいは
スプレー
1〜3分
25分
経口の
徐放性製剤
35分
4〜8時間
経皮
30分
10〜12時間
二硝酸イソソルビド
舌下錠
5分
1時間
経口の
徐放性製剤
30分
8時間
一硝酸イソソルビド
経口の
徐放性製剤
30分
≥12〜24時間

図 12.6
よく使用される有機硝酸薬の最大効果発現までの時間と作用持続時間．

者は急な狭心症発作を治療するために**ニトログリセリン**を手元にもっておくべきである．**一硝酸イソソルビド**は肝臓での分解を受けにくいため，バイオアベイラビリティ（生物学的利用能）が高く，作用時間が長い．

C. 有害作用

硝酸薬において最もよくみられる有害作用は頭痛である．また高用量では，起立性低血圧，顔面潮紅，頻脈（頻拍 tachycardia）が起こる．**シルデナフィル** sildenafilのようなホスホジエステラーゼ5型の阻害薬は，硝酸薬の作用を増強する．危険な低血圧が発症する可能性があるため，硝酸薬とホスホジエステラーゼ5阻害薬の併用は禁忌である．

硝酸薬の作用に対する耐性は急速に起こり，血管は脱感作して拡張しなくなる．硝酸薬に対する感受性を回復するために，"硝酸薬がない時間（休薬期間）"を毎日確保することによって，耐性を防ぐことができる．10～12時間の休薬期間は通常，心筋酸素需要が低下する夜間に設けられる（たとえば，患者は午後遅くあるいは夜早く最後の投与量を服用し，その後早朝まで服用しない）．**ニトログリセリン**パッチは12時間貼って，その後休薬期間を設けるため12時間剥がしておく．異型狭心症は早朝に悪化するが，それはおそらく，概日リズムによるカテコールアミン量の急激な増加のせいである．そのため，異型狭心症の患者では，休薬期間は夜間ではなく午後の遅い時間帯にするべきである．

Ⅶ. Na^+チャネル遮断薬

ラノラジン ranolazineはNa^+電流の遅い相（遅延Na^+電流）を抑制し，酸素供給と需要の均衡を改善させる．遅延Na^+電流の抑制は，細胞内のNa^+およびCa^{2+}の過負荷を軽減し*1，心筋の拡張機能を改善する．**ラノラジン**は抗狭心作用と同時に抗不整脈作用も有している（11章参照）．ほとんどの場合，他の治療で効果がなかった患者に対して使用される．**ラノラジン**の抗狭心症作用は，男性と比べて女性ではるかに弱い．このように作用が違う理由は不明である．CYP2D6も関与するが，**ラノラジン**は，おもにCYP3Aファミリーによって，肝臓で強く代謝を受ける．また**ラノラジン**はP糖タンパク質の基質でもある．それゆえ，数多くの薬物相互作用の影響を受ける．それに加え，QT間隔を延長させるので，他のQT延長薬と併用するのは避けるべきである．

図12.7は抗狭心症薬の特徴のまとめである．

---

*1（訳者注）：細胞内Ca^{2+}の減少は，細胞内Na^+の減少によってNa^+/Ca^{2+}交換体を介して細胞外へ排出されるCa^{2+}が増えるためである．

薬物	一般的な副作用	薬物相互作用	特記事項
β遮断薬 アテノロール メトプロロール プロプラノロール	徐脈，疲労感，睡眠障害，うつ，低血糖に対する自覚症状鈍麻の可能性，喘息患者におけるβ_2刺激による気管支拡張の阻害および末梢血管疾患における跛行症状の悪化	β_2作動薬（相殺作用），非ジヒドロピリジン系Ca^{2+}チャネル遮断薬（相加的作用）	β_1選択的作動薬（アテノロール，メトプロロール）が推奨される．狭心症治療において，ISAを有する薬物（ピンドロール）は避ける．
ジヒドロピリジン系Ca^{2+}チャネル遮断薬 アムロジピン フェロジピン ニフェジピン	末梢浮腫，頭痛，顔面潮紅，反射性頻脈（速効型の剤形），低血圧	CYP3A4の阻害薬（薬物血中濃度を増加させる）	徐放性製剤を使用する（短時間作用型のものは狭心症を悪化させうる）
非ジヒドロピリジン系Ca^{2+}チャネル遮断薬 ジルチアゼム ベラパミル	徐脈，便秘，心不全の悪化，歯肉肥厚（ベラパミル），浮腫（ジルチアゼム）	CYP3A4の阻害薬（薬物血中濃度を増加させる），ジゴキシン濃度を増加させることがある．β遮断薬および他の房室伝導を抑制する薬物（相加的作用）	駆出率が低下した心不全患者での使用は避ける． 肝臓で強く代謝される．肝硬変の患者では注意して使用し，適切に用量を調整する．
有機硝酸薬 二硝酸イソソルビド 一硝酸イソソルビド ニトログリセリン	頭痛，低血圧，顔面潮紅，頻脈	ホスホジエステラーゼ5阻害薬（シルデナフィル他）との併用禁忌	耐性の出現を避けるため，休薬期間を設ける
Na^+チャネル遮断薬 ラノラジン	便秘，頭痛，浮腫，めまい，QT延長	CYP3A4の誘導薬（フェニトイン，カルバマゼピン，セント・ジョーンズ・ワート）および強い阻害薬（クラリスロマイシン，アゾール系抗真菌薬），またQT間隔を延長する薬物（シタロプラム，クエチアピン他）との併用は避ける．CYP2D6およびP糖タンパク質に影響を与える薬物との相互作用	血行動態パラメータに対する影響はない

図 12.7
抗狭心症薬の特徴のまとめ．CYP = シトクロムP450，ISA = 内因性交感神経様活性．

臨床応用 12.3：狭心症治療法の選択

急性狭心症発作においてはすべての患者に**ニトログリセリン**治療を考慮すべきであり，そして，ほとんどの狭心症患者に第一選択薬としてβ遮断薬を処方すべきである．もしβ遮断薬を適切に増量しても症状が続く場合や，副作用によってβ遮断薬を中止しなければならない場合には，Ca^{2+}チャネル遮断薬，長時間作用型硝酸薬，また**ラノラジン**が考慮される．最適な治療を選択する上においては，合併症や使用している薬物（**ラノラジン**との薬物相互作用の可能性を検討するため）について考慮することが必要である．もし患者の高血圧がコントロールされていない場合には，**アムロジピン**のようなCa^{2+}チャネル遮断薬は二重の効果をもたらしうる．非ジヒドロピリジン系Ca^{2+}チャネル遮断薬には陰性変力作用があるため，駆出率が低下している心不全患者に使用してはいけない．血圧がよくコントロールされている場合や，比較的低いような場合には，代わりに，長時間作用型硝酸薬あるいは**ラノラジン**が考慮されることもある．これら薬物は一般的に顕著な血圧降下作用を示さない．

12章の要約

1. 冠動脈疾患あるいは虚血性心疾患は，罹患率および死亡率のおもな原因である．すべての虚血性心疾患の患者は，生活習慣の改善や修正可能な危険因子の管理を含む，ガイドラインに沿った医学的治療を受けるべきである．
2. 心筋への酸素供給と需要の不均衡によって狭心症が起こる．それは血流の遮断(アテローム性動脈硬化)あるいは血管攣縮が原因である．典型的な狭心症は，突然の，激しい，押しつぶされるような胸の痛みとして現れるが，とくに女性，高齢者，糖尿病患者においては，非典型的な形(疲労感，悪心，発汗，または何の症状もない)で現れる場合もある．
3. 安定狭心症は安静あるいは**ニトログリセリン**によって症状がすぐに軽減される．一方，不安定狭心症は頻度，持続時間，強さが増していき，安静や**ニトログリセリン**で症状は軽減しない．不安定狭心症は，心筋梗塞への進行と死を予防するために緊急の医療的処置が必要な急性冠症候群である．
4. β遮断薬，Ca^{2+}チャネル遮断薬，有機硝酸薬，Na^{+}チャネル遮断薬である**ラノラジン**は，単独あるいは併用で安定狭心症の治療に用いられる．
5. β遮断薬は心拍数と収縮力を低下することによって心筋の酸素需要を減少させる．β遮断薬は禁忌でない限り第一選択の抗狭心症治療薬として推奨される(血管攣縮性狭心症ではβ遮断薬は症状を悪化させうるので禁忌である)．心筋選択的なβ_1遮断薬が望ましく，内因性交感神経様活性を有しているβ遮断薬は避けるべきである．
6. Ca^{2+}チャネル遮断薬は動脈血管拡張薬である(とくにジヒドロピリジン系)．Ca^{2+}チャネル遮断薬は血管攣縮性狭心症の治療に適している．非ジヒドロピリジン系Ca^{2+}チャネル遮断薬は陰性変力作用を示すため，駆出率が低下した心不全患者に使用すべきではない．
7. 硝酸薬は前負荷を軽減し冠動脈を拡張する．急な狭心症発作を治療するために，すべての患者は**ニトログリセリン**を手元にもっておくべきである．長時間作用型硝酸薬や経皮製剤の場合，耐性を防ぐために，休薬期間が必要である．
8. Na^{+}チャネル遮断薬である**ラノラジン**は，通常，他の治療が成功しなかった安定狭心症の患者に使用される．**ラノラジン**はQT間隔を延長する可能性があり，また多くの薬物相互作用を受ける．女性には効果が弱い．

学習問題

最も適当な答えを1つ選択せよ．

12.1 急性発作を治療するために，すべての狭心症患者において次のどの薬物を処方するべきか．
A．一硝酸イソソルビド
B．プロプラノロール
C．ニトログリセリン舌下錠あるいはスプレー
D．ラノラジン

正解 C．他の薬物は狭心症を即座に軽減することはなく，急性発作に使用するべきではない．

12.2 ニトログリセリンパッチ(貼付剤)の処方を受ける患者に伝えることとして重要なのは次のうちどれか.
A. 症状を即座に軽減させるために，狭心症の症状が起こったときに貼ること.
B. 使い始めて24時間後に古いパッチを剝がし，突発的な狭心痛を防ぐために，すぐに新しいパッチを貼ること.
C. パッチと併用して，ニトログリセリン舌下錠は使用しないこと.
D. 硝酸薬に対する耐性が生じるのを防ぐために，毎日10〜12時間の休薬期間を確保すること.

正解 D. 休薬期間をもつことは硝酸薬に対する耐性の発現を予防する助けになる．ニトログリセリン舌下錠は作用発現が速いため，突発的な狭心症の治療に使用すべきである．ニトログリセリン経皮剤の作用発現は遅い.

12.3 Ca^{2+}チャネル遮断薬を，末梢(血管)に対して最も作用が強いものから，心筋に対して最も作用が強いものの順に並べているのは次のうちどれか.
A. ジルチアゼム，アムロジピン，ベラパミル
B. ベラパミル，ジルチアゼム，ニフェジピン
C. ニフェジピン，ベラパミル，ジルチアゼム
D. アムロジピン，ジルチアゼム，ベラパミル

正解 D. アムロジピン(ニフェジピンと同様)は末梢血管の拡張薬である．ジルチアゼムは中間であり，心筋と血管平滑筋のCa^{2+}チャネル両方に対する作用をもつ．ベラパミルは心筋に対する作用が最も強く，陰性変力作用も最も強い.

12.4 最近心筋梗塞になった74歳の男性が狭心症の痛みを経験している．その痛みは安静とニトログリセリン舌下錠で軽快する．血圧はよくコントロールされ(126/73 mmHg)，心拍数は81回/minである．この狭心症に対して最も適切な治療はどれか.
A. ニトログリセリンパッチ
B. ベラパミル
C. メトプロロール
D. フェロジピン

正解 C. β遮断薬は，心筋梗塞を経験した患者において死亡および心筋梗塞再発の危険性を低下させるので，メトプロロールが最も適切な答えである．他の薬物は，もしメトプロロールを適切に増量した後でも症状が残る場合やβ遮断薬に耐えられない場合に追加されるものとしては合理的である.

12.5 68歳の女性が胸痛を経験しており，その胸痛のために食料品店での買い物中もしばしば休憩を取らなければならない．患者はβ遮断薬の最大用量をしっかりと服用している．安静時心拍数は低く(54回/min)，本日の診療所での血圧は上昇している(154/82 mmHg)．頭痛が起こるために一硝酸イソソルビドを増量することには耐えられない．この患者の抗狭心症治療に加えるものとして，次のうちどれが最も適切か.
A. アムロジピン
B. ジルチアゼム
C. ラノラジン
D. ベラパミル

正解 A. アムロジピンは高血圧をコントロールする助けにもなるので，最も適切な答えである．この患者の心拍数は比較的低く，ジルチアゼムとベラパミルは心拍数をさらに低下させる可能性がある．他の薬物を最大量使用しても症状がある場合にラノラジンを使うことができるが，女性には効果が弱く，また血圧を低下する役には立たない.

12.6 駆出率が低下している心不全患者に対する狭心症治療に関して正しいのはどれか.
A. β遮断薬は死亡率の低下と関連している.
B. ジヒドロピリジン系Ca^{2+}チャネル遮断薬は避けるべきである.
C. 内因性交感神経様活性(ISA)を有するβ遮断薬の方がISAを有さないものより望ましい.
D. β遮断薬に耐えられない場合には非ジヒドロピリジン系Ca^{2+}チャネル遮断薬を使用すべきである.

正解 A. β遮断薬は，駆出率が低下している心不全患者において死亡率を低下させることが示されている．しかし，ISAを有するβ遮断薬はこのような患者においては避けるべきである．ジヒドロピリジン系Ca^{2+}チャネル遮断薬は，駆出率が低下している心不全患者において使用することができるが，陰性変力作用のため非ジヒドロピリジン系Ca^{2+}チャネル遮断薬の使用は避けるべきである.

12.7　1型糖尿病の45歳の女性が，プリンツメタル型狭心症と診断されている．この患者の狭心症の治療に関して正しいのはどれか．

A．β遮断薬が選択薬であるが，糖尿病のために使用を避けるべきである．

B．ニトログリセリンは，このタイプの狭心症には有効ではない．

C．症状を予防するために，運動の前にはニトログリセリンを服用するように指導するべきである．

D．フェロジピンがベラパミルよりも効果的である．

正解　D． プリンツメタル型または血管攣縮性狭心症は，ジヒドロピリジン系Ca^{2+}チャネル遮断薬フェロジピンを含む血管拡張薬によく反応する．ベラパミルは弱い血管拡張薬である．β遮断薬は注意して糖尿病の患者に使うことができるかもしれないが，プリンツメタル型狭心症に対しては効果が弱い．ニトログリセリンも効果的であるが，プリンツメタル型狭心症は身体活動というよりは冠動脈の攣縮によって起こる．

12.8　安定狭心症を患っている56歳の男性が，救急外来で気管支喘息の悪化のための診察を受けている．患者が家庭で服用している以下の薬物のうち，気管支拡張治療の効果に影響を与える可能性があるのはどれか．

A．アムロジピン

B．プロプラノロール

C．ニトログリセリンスプレー

D．バルサルタン

正解　B． 非選択的β遮断薬は，レスキュー療法に用いられるβ作動薬による気管支拡張作用をブロックする可能性があるため，気管支喘息の患者においては使用を避けるべきである．その他の薬物は気管支拡張薬の効果に影響を与えない．

12.9　基礎・追加インスリン療法(basal-bolus療法)を受けている糖尿病の83歳の男性が，狭心症治療のためにβ遮断薬の処方を受けることになった．この患者に関して，正しいのはどれか．

A．糖尿病を有する患者にβ遮断薬は禁忌なので，代わりに別の薬を処方するべきである．

B．β遮断薬は低血糖の原因となりうるので，インスリン投与量を減らす必要がある．

C．β遮断薬のアドレナリン受容体への作用のために，血中グルコース濃度が正常であっても低血糖の症状を経験するかもしれない．

D．β遮断薬のために低血糖に気づきにくいかもしれない．発汗が低血糖症状を警告する主要なものである可能性がある．

正解　D． β遮断薬は糖尿病をもつ患者に使用可能であるが，低血糖に気づかない可能性が高いことを説明する必要がある．β遮断薬はノルアドレナリンのアドレナリン受容体を介する作用をブロックし，このような患者では発汗が主要な自律神経症状として残ることがある．

12.10　ラノラジンとの併用で安全に使えるのはどれか．

A．カルバマゼピン

B．クエチアピン

C．ワルファリン

D．フルコナゾール

正解　C． カルバマゼピンはCYP3A4の誘導薬であり，フルコナゾールはCYP3A4の阻害薬なので，ラノラジンの濃度に大きな影響を与える可能性がある．クエチアピンは，ラノラジンと同様，QT間隔を延長しうるので，併用は避けるべきである．

抗凝固・抗血小板薬 13

Ⅰ．概　要

本章は，止血機能異常を治療するために有用な薬物について記述している．血栓症 thrombosis（血管内での不必要な血栓形成）は止血系の最も一般的な異常である．血栓性疾患には急性心筋梗塞 myocardial infarction（MI），深部静脈血栓 deep vein thrombosis（DVT），肺塞栓症 pulmonary embolism（PE）および急性虚血性脳卒中などがある．これらの疾患は抗凝固薬と血栓溶解薬により治療されている．不十分な止血法に関連して生じた出血性疾患は，血栓塞栓性疾患ほど一般的ではない．出血性疾患は，組換え第Ⅷ因子の投与で治療される血友病や，ビタミンKのサプリメントで治療されるビタミンK欠乏症を含んでいる．止血系機能異常の治療に使用される薬剤を図 13.1 に要約してある．

抗血小板薬
アブシキシマブ
アスピリン
カングレロール
シロスタゾール
クロピドグレル
ジピリダモール
エプチフィバチド
プラスグレル
チカグレロル
チクロピジン
チロフィバン
ボラパクサール
抗凝固薬
アピキサバン
アルガトロバン
ビバリルジン
ダビガトラン
ダルテパリン
エドキサバン
エノキサパリン
フォンダパリナックス
ヘパリン
リバロキサバン
ワルファリン
血栓溶解薬
アルテプラーゼ（tPA）
レテプラーゼ
テネクテプラーゼ
出血治療薬
アミノカプロン酸
アンデキサネットアルファ
イダルシズマブ
プロタミン硫酸塩
トラネキサム酸
ビタミンK_1（フィトナジオン）

図 13.1
止血系作用薬のまとめ．

Ⅱ．血栓と塞栓

定義として血管に粘着している凝固塊のことを“血栓”とよび，一方，血液中を浮遊している血管内凝固塊を“塞栓”とよぶ．血管を閉塞して酸素や栄養素を組織から奪ってしまうため血栓および塞栓はともに危険である．動脈血栓症は，アテローム性動脈硬化により血栓形成を起こしやすくなった中程度の太さの血管に最も高頻度に発症する．これに対して，静脈血栓症は，一般的に血行停止や凝固系の異常な亢進により発症する．静脈血栓は，動脈血栓でみられるより少数の血小板と高濃度のフィブリンで形成されている．

Ⅲ．血管傷害に対する血小板の反応

穿刺あるいは切断のような血管系に対する物理的な外傷は，血小板，内皮細胞および凝固系カスケードのなかで，複雑な相互連鎖反応を起こす．これらの相互作用は，止血あるいは血管傷害による失血防止につながる．血小板がこの過程の中心である．失血の増加を止めるため初期に傷害血管の収縮が起こる．次のステップで，血小板-フィブリン塞栓（血餅）が開口部に形成される．病的な血栓の形成過程は，引き金となる刺激が外的な物理的傷害ではなく病的なものである以外，多くは正常な血餅形成と共通である．

A．静止状態の血小板

血小板は，血管の見張り番として内皮が正常かどうか監視している．傷害のない場合，化学シグナルのバランスは血管系が傷害されていないことを示しているため，静止状態の血小板は自由に循環している（図13.2［1］）．

1．内皮細胞で合成される化学メディエーター： プロスタサイクリンは正常な内皮細胞で合成され，血小板凝集の抑制化合物として働いている．プロスタサイクリン（またはプロスタグランジン I_2）は，血小板膜の受容体に結合し，細胞内伝達物質の1つであるサイクリックアデノシン一リン酸 cyclic adenosine monophosphate（cAMP）の合成作用を有する（図13.2［2］）．細胞内cAMP濃度の上昇は細胞内カルシウムイオン（Ca^{2+}）濃度低下を伴っている．細胞内カルシウムの減少は，血小板の活性化と次に起こってくる血小板凝集化合物の遊離を抑制する．傷害された内皮細胞では健全な細胞と比較してプロスタサイクリン合成が低下する．血小板の受容体に結合するプロスタサイクリンが少なくなると，細胞内cAMP濃度も少なくなり，結果として血小板凝集が誘導される．

2．トロンビン，トロンボキサンおよびコラーゲンの役割： 血小板膜はトロンビン，トロンボキサンおよび露出されたコラーゲンを結合する受容体ももっている．正常の無傷血管では，トロンビンとトロンボキサンの循環血中濃度は低く，内皮細胞下層のコラーゲンを正常内皮細胞が覆っている．その結果，対応する血小板の受容体は占有されておらず，結果として血小板活性化と凝集は抑制されている．しかしな

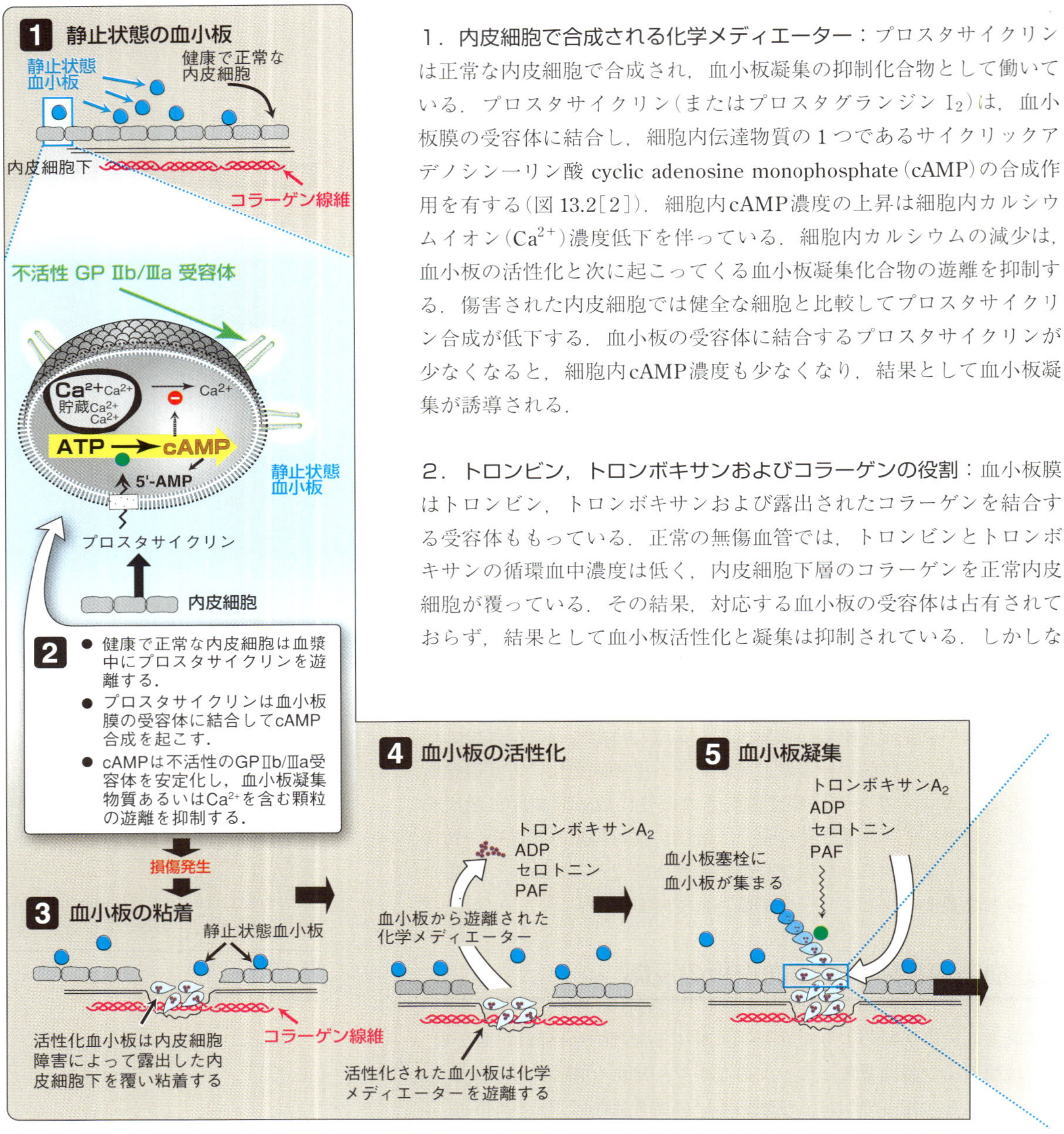

1 静止状態の血小板
静止状態血小板
健康で正常な内皮細胞
内皮細胞下
コラーゲン線維
不活性 GP Ⅱb/Ⅲa 受容体
Ca2+ Ca2+ 貯蔵 Ca2+ Ca2+
Ca2+
ATP → cAMP
5'-AMP
静止状態血小板
プロスタサイクリン
内皮細胞
2
● 健康で正常な内皮細胞は血漿中にプロスタサイクリンを遊離する．
● プロスタサイクリンは血小板膜の受容体に結合してcAMP合成を起こす．
● cAMPは不活性のGPⅡb/Ⅲa受容体を安定化し，血小板凝集物質あるいはCa2+を含む顆粒の遊離を抑制する．
損傷発生
3 血小板の粘着
静止状態血小板
活性化血小板は内皮細胞障害によって露出した内皮細胞下を覆い粘着する
コラーゲン線維
4 血小板の活性化
トロンボキサンA2
ADP
セロトニン
PAF
血小板から遊離された化学メディエーター
活性化された血小板は化学メディエーターを遊離する
5 血小板凝集
トロンボキサンA2
ADP
セロトニン
PAF
血小板塞栓に血小板が集まる

図 13.2
止血塞栓の形成．ADP＝アデノシン二リン酸，ATP＝アデノシン三リン酸，cAMP＝サイクリックアデノシン一リン酸，GP＝糖タンパク質，PAF＝血小板活性化因子．（次ページにつづく）

がら，これらの受容体それぞれが占有されると血小板による細胞内顆粒の循環血中への遊離を導く一連の反応が惹起される．これは最終的に血小板凝集を刺激する．

B．血小板の粘着

内皮細胞が傷害されると，血小板は内皮細胞下の露出されたコラーゲンに粘着し，そのほとんどを覆う（図 13.2［3］）．これは複雑な連続的化学反応を起こし，血小板を活性化する．

C．血小板の活性化

粘着した血小板表面の受容体は結合組織の下にあるコラーゲンによって活性化される．これは形態学的な変化を血小板に起こし（図 13.3），アデノシン二リン酸 adenosine diphosphate（ADP），トロンボキサンA_2，セロトニン，血小板活性化因子，さらにトロンビンなどの化学メディエーターを含む血小板顆粒を遊離する（図 13.2［4］）．これらのシグナル分子は，その近傍で循環している静止状態血小板の外膜にある受容体に結合する．休止状態の血小板は活性化され，凝集をはじめる．これらの作用は，いくつかのメッセンジャーシステムによって介在され最終的にCa^{2+}濃度増加と血小板内cAMP濃度の減少を起こす．

D．血小板凝集

活性化に伴う細胞質Ca^{2+}濃度上昇は細胞内のCa^{2+}貯蔵部位からの遊離による（図 13.2［5,6,7］）．これは，（1）ADPやセロトニンのような他の血小板を活性化するメディエーターを含んでいる血小板顆粒の遊離，（2）トロンボキサンA_2合成の活性化，（3）フィブリノーゲンが，糖タンパク質 glycoprotein（GP）Ⅱb/Ⅲa受容体に結合し，最終的に血小板-血小板相互作用と血栓形成を制御する．可溶性血漿GPであるフィ

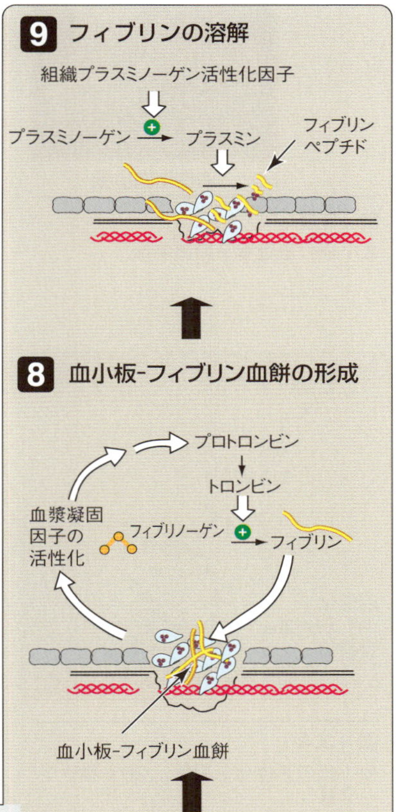
9 フィブリンの溶解
組織プラスミノーゲン活性化因子
プラスミノーゲン
プラスミン
フィブリン
ペプチド
8 血小板-フィブリン血餅の形成
プロトロンビン
トロンビン
血漿凝固
因子の
活性化
フィブリノーゲン
フィブリン
血小板-フィブリン血餅

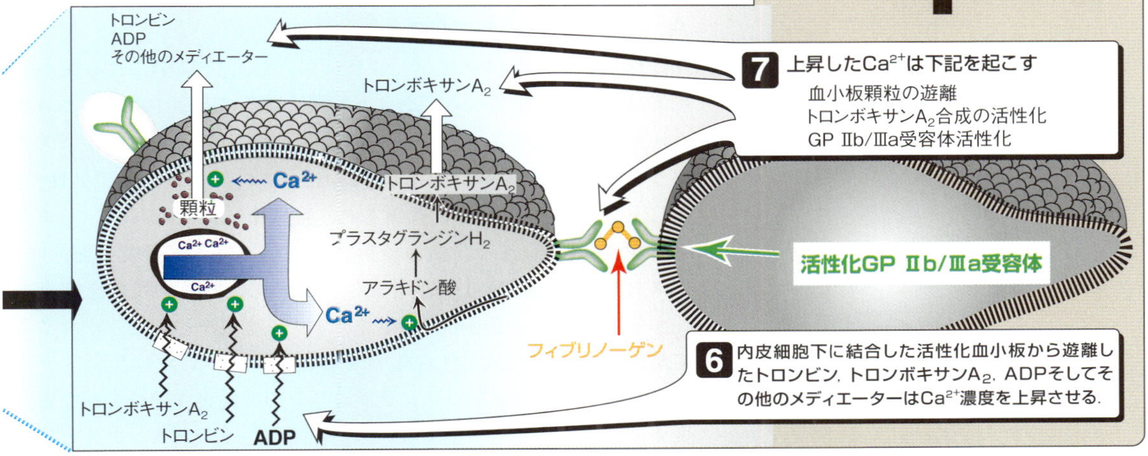
トロンビン
ADP
その他のメディエーター
トロンボキサンA_2
7 上昇したCa^{2+}は下記を起こす
血小板顆粒の遊離
トロンボキサンA_2合成の活性化
GP Ⅱb/Ⅲa受容体活性化
Ca^{2+}
顆粒
トロンボキサンA_2
プラスタグランジンH_2
アラキドン酸
Ca^{2+}
活性化GP Ⅱb/Ⅲa受容体
フィブリノーゲン
6 内皮細胞下に結合した活性化血小板から遊離したトロンビン，トロンボキサンA_2，ADPそしてその他のメディエーターはCa^{2+}濃度を上昇させる．
トロンボキサンA_2
トロンビン
ADP

図 13.2（つづき）
止血塞栓の形成．

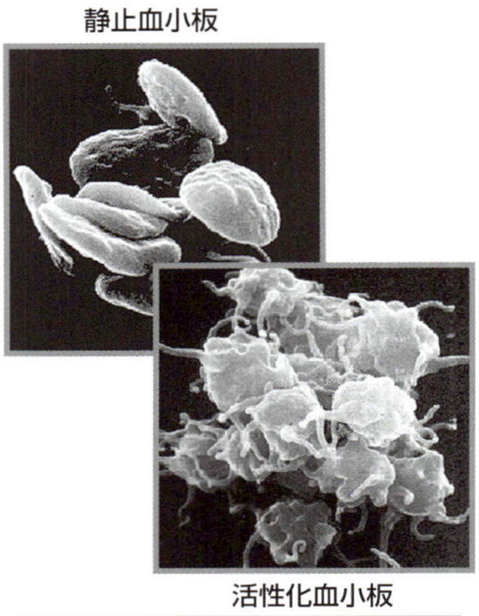
静止血小板
活性化血小板

図 13.3
血小板の走査電子顕微鏡像.

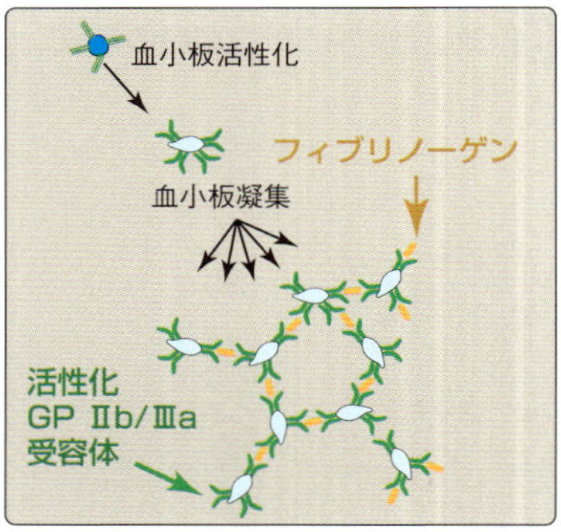
血小板活性化
フィブリノーゲン
血小板凝集
活性化
GP Ⅱb/Ⅲa
受容体

図 13.4
血小板の活性化と凝集. GP＝糖タンパク質.

ブリノーゲンは2つの別の血小板のGP Ⅱb/Ⅲa受容体に結合し，血小板を架橋し，血小板凝集を起こす．これはそれぞれの血小板が他の血小板を引き込んで，血小板凝集の雪崩現象を起こす(図 13.4)．

E．血餅の形成

傷害された組織から遊離された組織因子と血小板表面に対するメディエーターによる凝固カスケードの局所的な活性化は，トロンビン(Ⅱa因子)の形成を惹起する．言い換えれば，セリンタンパク質分解酵素であるトロンビンは，フィブリノーゲンを，血餅内に組み込まれるフィブリンに加水分解する．フィブリン同士の相互架橋は血栓を安定化し，止血血小板-フィブリン血餅をつくる(図 13.2[8]参照)．

F．フィブリン溶解

血餅形成の間，フィブリン溶解経路が局所的に活性化される．プラスミノーゲンは組織のプラスミノーゲン活性化因子により酵素的にプラスミン(フィブリノリシン)に変換される(図 13.2[9])．プラスミンは血栓の成長を制限し，創傷治癒としてフィブリンネットワークを溶解する．

Ⅳ．血小板凝集阻害薬(抗血小板薬)

血小板凝集阻害薬は，血小板に富んだ血餅の形成あるいは，血小板凝集を活性化させる化学シグナル作用を低下させる(図 13.5)．以下に述べる血小板凝集阻害薬は，シクロオキシゲナーゼ-1 cyclooxygenase-1(COX-1)の阻害，GP Ⅱb/Ⅲaあるいは ADP受容体の遮断により，血小板凝集を促進するシグナルに干渉する．これらの薬物は，閉塞性(血栓性)心血管病の予防と治療，血管グラフトおよび動脈の開通性の維持，さらに心筋梗塞におけるトロンビン阻害薬あるいは血栓溶解療法の併用薬として有用である．

A．アスピリン aspirin

1．作用機序：トロンビン，コラーゲンおよびADPによる血小板の刺激は，膜リン脂質からアラキドン酸を遊離する血小板膜のホスホリパーゼを活性化する．アラキドン酸は，最初COX-1によりプロスタグランジンH_2に変換される(図 13.6)．プロスタグランジンH_2はさらにトロンボキサンA_2に代謝され，血漿中に遊離される．トロンボキサンA_2は，急速な止血血栓形成に必須である塊形成を促進する．**アスピリン**は，COX-1の活性部位において，セリン残基をアセチル化することによって，トロンボキサンチン合成を阻害し，それによって酵素を不可逆的に不活性化させる(図 13.7)．これは化学メディエーターのバランスをプロスタサイクリンの抗凝集作用に有利な方向に変えて血小板凝集を防止する．抑制作用は急速であり，**アスピリン**のトロンボキサンA_2阻害とその結果起こる血小板凝集抑制は，血小板の寿命の間(約 7～10 日)続く．**アスピリン**の反復使用は血小板機能に累積効果を示す．**アスピリン**は血小板機能を不可逆的に阻害する唯

薬物	有害作用	薬物相互作用	モニター項目
経口薬：			
アスピリン	血管性浮腫 出血 気管支痙攣 胃腸障害 ライ症候群 SJS	抗凝固薬，$P2Y_{12}$ 阻害薬， NSAIDs—出血増加 シドフォビル—腎毒性 メトトレキサート—薬剤毒性の増大 プロベネシド—尿酸排泄効果の減少	CBC LFT
シロスタゾール	出血 胃腸障害 頭痛 末梢浮腫 SJS	食事（空腹時の管理）	CBC
クロピドグレル	出血 SJS	強い CYP2C19 阻害薬の減少 抗血小板効果（たとえば，オメプラゾール）	CBC LFT
ジピリダモール	出血 めまい 胃腸不快感 発疹	サリチル酸塩—出血増加 血栓溶解薬—出血増加	
プラスグレル	血管性浮腫 出血 頭痛 高脂血症 高血圧	抗凝固薬—出血増加 その他の抗血小板薬—出血増加	CBC
チカグレロル	出血 呼吸困難 頭痛 SCr 上昇を引き起こす	強い CYP3A4 阻害薬 （たとえば，ケトコナゾール）—出血増加 強い CYP3A4 誘導物質 （たとえば，リファンピシン）—有効性低下	CBC LFT
注入投与可能な薬物：			
アブシキシマブ エプチフィバチド チロフィバン	すべての薬物に対して： 低血圧 悪心 嘔吐 血小板減少	すべての薬物に対して： 出血量増加： イチョウ 抗血小板薬 サリチル酸塩 SSRI と SNRI	すべての薬物に対して： aPTT 凝固時間 H/H 血小板数 トロンビン時間

図 13.5
血小板凝集阻害薬の特徴のまとめ．aPTT＝活性化部分トロンボプラスチン時間，CBC＝全血球計算，H/H＝ヘモグロビンとヘマトクリット，LFT＝肝機能検査，NSAID＝非ステロイド性抗炎症薬，SCr＝血清クレアチニン，SJS＝スティーヴンス・ジョンソン症候群，SNRI＝セロトニン / ノルアドレナリン再取込み阻害薬，SSRI＝選択的セロトニン再取込み阻害薬．

一の抗血小板薬である．

2．**臨床使用**：**アスピリン**は，一過性脳虚血の予防的な治療，心筋梗塞の再発率減少，そして心筋梗塞の一次および二次予防の点における患者死亡率減少のため使われている．**アスピリン** 75 mg の連日投与で血小板機能の完全な抑制が起こる．抗血小板作用に推奨される**アスピリン**の連日投与量は 50 ～ 325 mg の範囲である．［注：**アスピリン**は炎症，痛み，発熱の治療にも使用される（40 章参照）．］

3．**薬物動態**：経口投与にて，**アスピリン**は受動散布で吸収され，肝臓にてすばやくサリチル酸に加水分解される．サリチル酸はさらに肝臓にて代謝され，いくらかは未変化体にて尿中に排泄される．**アスピリン**の半減期は 15 ～ 20 分の範囲で，サリチル酸は 3 ～ 12 時間である．

4．**有害作用**：より高用量の**アスピリン**は投薬に関連した毒性と，プロスタサイクリン産生抑制の可能性を増加させる．アスピリン療法を行うと，出血時間は延長し，とくに高濃度において，脳出血や消化管

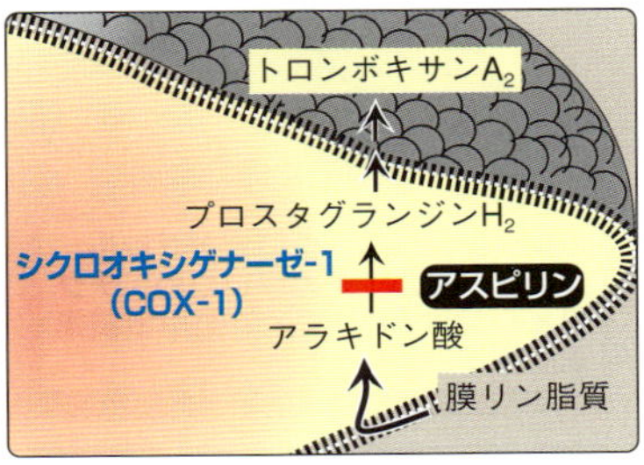
トロンボキサンA_2
プロスタグランジンH_2
シクロオキシゲナーゼ-1
(COX-1)
アスピリン
アラキドン酸
膜リン脂質

図 13.6
アスピリンは血小板シクロオキシゲナーゼ-1を不可逆的に阻害する．

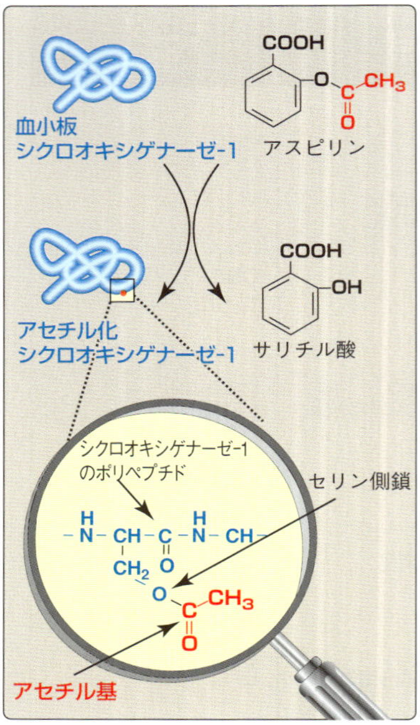

COOH
CH_3
血小板
シクロオキシゲナーゼ-1
アスピリン
COOH
OH
アセチル化
シクロオキシゲナーゼ-1
サリチル酸
シクロオキシゲナーゼ-1
のポリペプチド
セリン側鎖
アセチル基

図 13.7
アスピリンによるシクロオキシゲナーゼ-1のアセチル化．

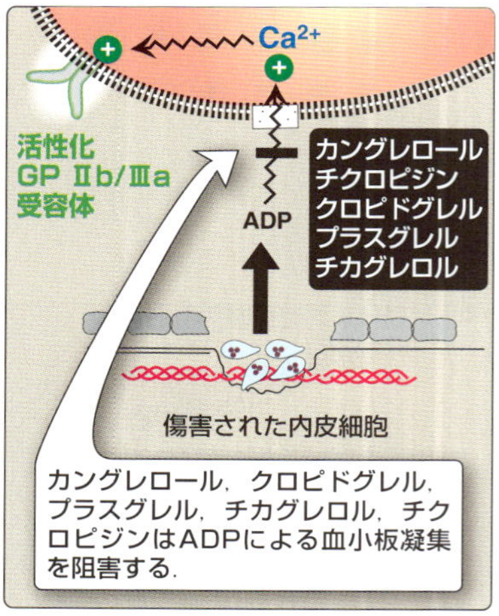

Ca^{2+}
活性化
GP Ⅱb/Ⅲa
受容体
ADP
カングレロール
チクロピジン
クロピドグレル
プラスグレル
チカグレロル
傷害された内皮細胞
カングレロール，クロピドグレル，プラスグレル，チカグレロル，チクロピジンはADPによる血小板凝集を阻害する．

図 13.8
$P2Y_{12}$受容体拮抗薬の作用機序．ADP＝アデノシン二リン酸，GP＝糖タンパク質．

出血の増加を含む合併症の原因となる．**イブプロフェン** ibuprofenのような非ステロイド性抗炎症薬は，触媒部位を一過性に競合することでCOX-1を阻害する（40章参照）．**イブプロフェン**は，**アスピリン**の2時間前に投与されると，セリン残基への**アスピリン**の接近を妨害し，**アスピリン**の血小板凝集抑制作用に拮抗する．したがって，速やかな**アスピリン**投与は**イブプロフェン**投与60分前かあるいは，**イブプロフェン**投与少なくとも8時間後に服用すべきである．

B．$P2Y_{12}$受容体拮抗薬 $P2Y_{12}$ receptor antagonist

チクロピジン ticlopidine，**クロピドグレル** clopidogrel，**プラスグレル** prasugrel，**チカグレロル** ticagrelorおよび**カングレロール** cangrelorは$P2Y_{12}$ADP受容体阻害薬で，血小板凝集を阻害する．しかし**アスピリン**とは異なった機序で作用する．注射剤である**カングレロール**を除き，これらの薬品はすべて経口投与される．

1．作用機序：これらの薬物は，血小板の$P2Y_{12}$受容体へのADPの結合を阻害して，血小板のフィブリノーゲンへの結合および血小板相互の結合に必要なGP Ⅱb/Ⅲa受容体活性化を阻害する（図13.8）．**チカグレロル**と**カングレロール**は可逆的な方法で，$P2Y_{12}$ADP受容体に結合する．他の薬物は不可逆的に結合する．血小板凝集の最大阻害作用は**カングレロール**静脈内投与で2分，**チカグレロル**で1～3時間，**プラスグレル**は2～4時間，**チクロピジン**は3～4日，**クロピドグレル**で3～5日で達成される．治療が中止されたとき，血小板システムは回復する時間を必要とする．

2．臨床使用：クロピドグレルは，亜急性心筋梗塞や脳卒中患者あるいは末梢動脈障害の既往患者におけるアテローム硬化性疾患の予防のために認可されている．**クロピドグレル**は急性冠症候群（不安定狭心症あるいは非Q波心筋梗塞）における血栓症の予防についても使用が許可されている．加えて，**クロピドグレル**は，冠血管ステントの留置の有無にかかわらず，経皮的冠血管インターベンション percutaneous coronary intervention（PCI）による血栓症を予防するために使用されている．**チクロピジン**は**クロピドグレル**に似た構造をもっている．**チクロピジン**は一過性脳虚血発作 transient ischemic attack（TIA）や脳血栓症既往の患者における予防投与に指示されている．しかしながら，致命的な血液学的有害作用のため，通常**チクロピジン**は**アスピリン**治療に不耐あるいはアレルギーを有する患者に対する予備薬となっている．**プラスグレル**は急性冠症候群（不安定狭心症，非ST上昇心筋梗塞およびPCIで管理されているST上昇型心筋梗塞）患者で血栓性心血管事故の減少が認められている．**チカグレロル**は不安定狭心症，急性心筋梗塞患者やPCIを行ったそれらの患者における動脈血栓塞栓症の予防に認められている．**カングレロール**は，PCI施行中の血栓性イベントを減少させる補助薬として承認されている．

3．薬物動態：これらの薬物は，静脈内投与で効果が迅速に現れる**カ**

ングレロールを除き，迅速な抗血小板効果発現のために負荷投与量の経口投与を必要とする．食物は**チクロピジン**の吸収を妨害するが，他の薬物の吸収には影響しない．経口投与後，薬物は血漿タンパク質と広範囲にわたって結合する．これらの化合物は，シトクロムP450（CYP）により肝臓での代謝を受け，活性化代謝物に代謝される．**クロピドグレル**はプロドラッグであり，治療効果は活性代謝物に依存している．そしてそれは，CYP2C19による代謝経路でつくられる．CYP2C19の遺伝的多型は**クロピドグレル**の“poor metabolizer”（PM）とよばれる患者での臨床効果の減弱に関係する．低代謝活性の患者を区別することは現在，試験で可能であり，それらの患者には他の抗血小板薬（**プラスグレル**もしくは**チカグレロル**）が処方されることが推奨されている．加えて，**オメプラゾール** omeprazoleや**エソメプラゾール** esomeprazoleのようなCYP2C19を阻害する他の薬物は**クロピドグレル**との併用は避けるべきである．

4．有害作用：これらの薬剤は出血の遷延を生じうるが，中和剤はない．とくに，**チクロピジン**は無顆粒球症や血栓性血小板減少性紫斑病 thrombotic thrombocytopenic purpura（TTP），再生不良性貧血などの重篤な有害反応を有するため，使用上の制限がある．**クロピドグレル**の有害反応は比較的少なく，好中球減少症の発症率も低い．すべての$P2Y_{12}$阻害薬にTTPのリスクはあるが，本剤での発生頻度はまれとされている．**プラスグレル**はTIAや脳卒中既往のある患者では禁忌となっている．**プラスグレル**，**チカグレロル**，**カングレロール**では，出血の有害作用が警告として示されている．加えて，**チカグレロル**では100 mg以上の**アスピリン**との併用時の作用減弱が警告として示されている．

C．糖タンパク質Ⅱb/Ⅲa阻害薬 glycoprotein Ⅱb/Ⅲa inhibitor

1．作用機序：GP Ⅱb/Ⅲa受容体は，血小板凝集刺激における重要な役割を担っている（図13.9）．**エプチフィバチド** eptifibatideと**チロフィバン** tirofibanはGP Ⅱb/Ⅲa受容体を遮断する．**エプチフィバチド**

臨床応用13.1：$P2Y_{12}$阻害薬間の移行

薬剤不耐や保険適用変更により，$P2Y_{12}$阻害薬の切替えが必要になる場合がある．そのため，患者が$P2Y_{12}$阻害薬を処方された心血管イベント後の急性期（30日まで）にあるのか，その後なのかという点が重要である．急性期の患者では，以前の薬剤を中止してから24時間後に新たな$P2Y_{12}$阻害薬の負荷投与量を摂取する必要がある．これは，十分な血小板阻害作用を確実に得るためである．たとえば，**チカグレロル**から**プラスグレル**に切り替える場合，**チカグレロル**中止24時間後に負荷投与量の**プラスグレル**を服用し，その後は通常通り1日1回**プラスグレル**の投与を続ける必要がある．患者が急性期以降である場合は負荷投与の必要はない．ただし，**チカグレロル**の作用は急速に消失するため，**チカグレロル**中止後の**クロピドグレル**または**プラスグレル**への変更時は負荷投与量が推奨される．

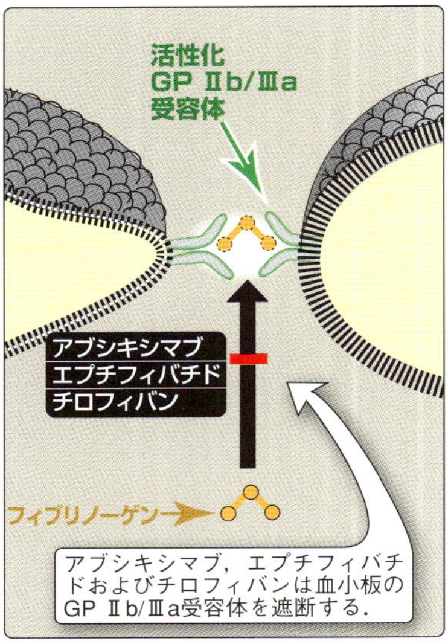
活性化
GP Ⅱb/Ⅲa
受容体
アブシキシマブ
エプチフィバチド
チロフィバン
フィブリノーゲン
アブシキシマブ，エプチフィバチドおよびチロフィバンは血小板のGP Ⅱb/Ⅲa受容体を遮断する．

図 13.9
糖タンパク質(GP) Ⅱb/Ⅲa受容体遮断薬の作用機序．

はフィブリノゲンのアルギニン-グリシン-アスパラギン酸配列と相互作用するGP Ⅱb/Ⅲaの部位に結合する環状ペプチドである．**チロフィバン**はペプチドではないが，**エプチフィバチド**と同じ部位で遮断する．[注：**アブシキシマブ**もGP Ⅱb/Ⅲa阻害薬であるが，米国では入手できない．]

2．臨床使用：これらの薬剤はPCI施行中の心虚血予防のため，**ヘパリン** heparinや**アスピリン**と併用する補助薬として静脈内投与される．ただし，新規抗血小板薬が承認されたことにより，これらの薬剤の使用は減少した．

3．薬物動態：**エプチフィバチド**と**チロフィバン**は静脈内投与される．**エプチフィバチド**と**チロフィバン**の持続投与が中止されると，両薬物は血漿から急速に取り除かれる．**エプチフィバチド**とその代謝物は腎臓から排泄される．**チロフィバン**は未変化体のまま大部分は尿中に，一部は糞便中に排出される．

4．有害作用：これらの薬物のおもな有害作用は，とくに抗凝固薬との併用による出血である．

D．ジピリダモール dipyridamole

冠拡張薬の**ジピリダモール**は，ホスホジエステラーゼ cyclic nucleotide phosphodiesterase (PDE)の阻害によりcAMPの細胞内濃度を増加させ，それによってトロンボキサンA_2合成を阻害する．さらに，プロスタサイクリンの作用を増強する可能性があり，血小板の血栓形成表面への粘着を減少させる(図 13.2)．**ジピリダモール**は脳卒中予防に使用されるが，単独では抗血小板作用が弱いため，**アスピリン**などの抗血小板薬と併用して投与される．**ジピリダモール**は経口投与されて，可変的なバイオアベイラビリティ(生物学的利用能)をもつ．それは高率にタンパク質に結合している．その薬物は主としてグルクロン酸抱合により肝臓で代謝され，おもに糞便中に排出される．不安定狭心症患者では，虚血をより悪化させる(冠盗血現象)．その血管拡張特性のため**ジピリダモール**は使用するべきではない．**ジピリダモール**はよく頭痛，めまいを起こし，起立性低血圧症を引き起こす可能性もある(とくに経静脈投与において)．

E．シロスタゾール cilostazol

シロスタゾールは血管拡張作用をもつ経口抗血小板薬である．**シロスタゾール**とその活性代謝産物は，cAMP分解を予防するホスホジエステラーゼⅢを阻害し，それによって血小板と血管組織中のcAMP濃度を上昇させる．cAMP増加は血小板凝集阻害と血管拡張を起こす．**シロスタゾール**は間欠性跛行の症状の軽減が承認されている．**シロスタゾール**はCYP3A4および2C19アイソザイムによって肝臓でほぼすべてが代謝される．そのため，この薬物では，容量変更を必要とする多くの薬物相互作用をもつ．おもな排泄経路は腎臓である．頭痛と胃腸管の有害作用(下痢，異常な便，消化不良および腹痛)が**シロスタゾール**の最も一般的な有害作用である．まれに，血小板減少症または白血球減少症が報告されている．ホスホジエステラーゼⅢ阻害薬は進行した心不全患者においては，死亡率増加が認められている．そのため**シロスタゾール**は心不全患者では禁忌である．

F．ボラパクサール vorapaxar

ボラパクサールは，血小板上に発現するプロテアーゼ活性化受容体1型(トロンビン受容体)の拮抗薬である．可逆的な結合であるが，半減期と作用持続時間は長く，中止後最大4週間にわたり効果が現れることがある．心筋梗塞の既往または末梢動脈疾患のある患者の心血管イベントを軽減するために，**アスピリン**または**クロピドグレル**との併用で経口投与される．脳卒中や一過性脳虚血発作，頭蓋内出血の既往がある患者など，出血リスクの高い患者に投与すべきではない．

V．血液凝固

トロンビンを生成する凝固過程は，内因系および外因系の2つの相互に関係した経路から成り立っている(図13.10)．外因性機構は，組織因子トロンボプラスチンとしてよく知られている第Ⅶ凝固因子活性化によってはじまる．組織因子は膜タンパク質であり，普通は血管に沿って存在する内皮細胞によって血液からは隔離されている．しかし

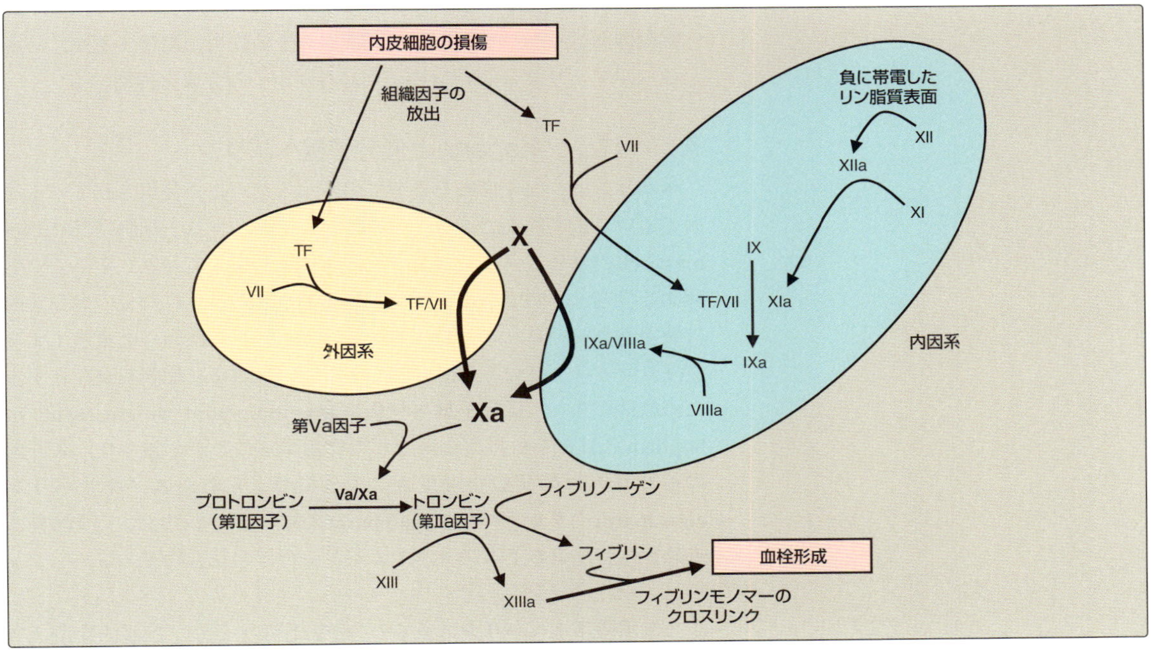
内皮細胞の損傷
組織因子の放出
TF
VII
負に帯電したリン脂質表面
XII
XIIa
XI
IX
XIa
TF/VII
X
TF
VII
TF/VII
外因系
IXa/VIIIa
IXa
VIIIa
内因系
Xa
第Va因子
プロトロンビン（第Ⅱ因子）
Va/Xa
トロンビン（第Ⅱa因子）
フィブリノーゲン
フィブリン
血栓形成
XIII
XIIIa
フィブリンモノマーのクロスリンク

図 13.10
凝固カスケード．外因系と内因系の活性化は異なるメカニズムによる．両者は第Ⅹ因子活性化において融合し，共通の経路を形成する．すべての凝固因子について，文字「a」は活性化された状態を示す．TF＝組織因子．

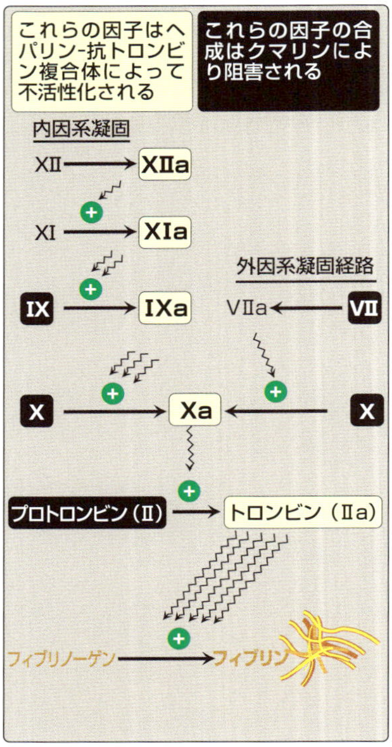

これらの因子はヘパリン-抗トロンビン複合体によって不活性化される
これらの因子の合成はクマリンにより阻害される
内因系凝固
XII
XIIa
XI
XIa
外因系凝固経路
IX
IXa
VIIa
VII
X
Xa
X
プロトロンビン(II)
トロンビン(IIa)
フィブリノーゲン
フィブリン

図 13.11
フィブリン血餅の形成.

ながら血管障害の反応においては，組織因子は血液中に放出される．そこで第VII因子に結合し活性化され，外因系凝固がはじまる．内因系凝固は，第XII凝固因子の活性化によってはじまる．これは血液が傷害を受けた血管壁のコラーゲンに接触してはじまる．

A．フィブリン形成

外因性および内因性両方の系列は，さまざまな血漿因子(酵素前駆体)から活性化体(酵素)への段階的な変換カスケード酵素反応を必要としている．[注：血餅因子の活性化体は文字"a"とする．] 最終的に第Xa因子が産生され，プロトロンビン(第II因子)をトロンビン(第IIa因子，図 13.11)に変換する．トロンビンは，血栓の網目状マトリックスを形成するフィブリン形成に関与することで凝固の重要な役割を担っている．トロンビンがつくられない，あるいは，その機能が阻害されると(たとえばアンチトロンビンIIIによって)，凝固は抑制される．

B．凝固抑制

血管の傷害部位局所に凝固が限られていることは重要である．生体内には，Cタンパク質，Sタンパク質，アンチトロンビンIII，組織因子経路阻害物質はすべて，血管損傷後に局所的な血栓が全身に広がるのを防ぐ生体機能の一環として凝固因子を阻害する．**ヘパリン**と**ヘパリン**関連物質を含むいくつかの抗凝固薬の作用機構はこれらの内因性阻害物質(おもにアンチトロンビンIII)の活性化が関係している．

VI. 非経口抗凝固薬

抗凝固薬は，**ヘパリン**のように凝固因子の作用を阻害するか，あるいは**ワルファリン** warfarinのように凝固因子の合成を抑制する．

A．ヘパリン heparinと低分子量ヘパリン

ヘパリンは，血栓形成を急速に阻害するためよく使用されている注射で用いる抗凝固薬である．**ヘパリン**は従来，マスト細胞(肥満細胞) mast cell内にヒスタミンと高分子複合体を形成しており，そこでの生理的な役割は不明である．ブタの腸粘膜から抽出されたものが商業的に使用されている．未分画**ヘパリン**は広い分子量範囲の直鎖陰イオングリコサミノグリカンの混合物である．硫酸および酢酸基が存在するため酸性が強い．**低分子量ヘパリン** low molecular weight forms of heparin (LMWH)も抗凝固薬として作用することが認識され，未分画の**ヘパリン**の酵素的な脱重合によってつくられた**エノキサパリン** enoxaparinや**ダルテパリン** dalteparinの単離につながった．LMWHは未分画**ヘパリン**の1/3の大きさの不均一分子の化合物である．

1．**作用機序**：**ヘパリン**は多くの分子に作用するが，抗凝固作用はアンチトロンビンIIIとの結合後の凝固因子の急速な不活性化で起こる(図 13.12)．アンチトロンビンIII antithrombin IIIは，α-グロブリンの1つであり，トロンビン(第IIa因子)および第Xa因子凝固因子のセリ

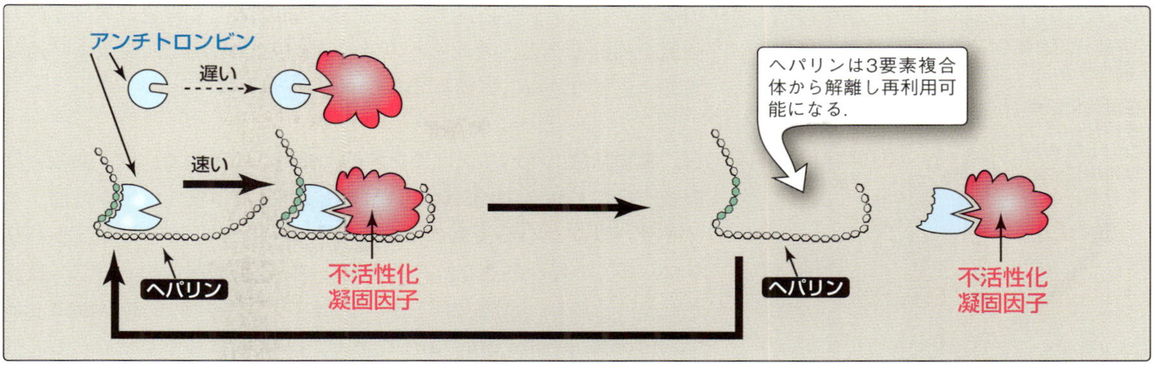

アンチトロンビン
遅い
速い
ヘパリンは3要素複合体から解離し再利用可能になる.
ヘパリン
不活性化凝固因子
ヘパリン
不活性化凝固因子

図 13.12
ヘパリンはアンチトロンビンによる凝固因子の不活性化を促進する.

ンタンパク質分解酵素活性を阻害する. **ヘパリン**分子は, アンチトロンビンⅢに結合したとき, 約1000倍のトロンビンの阻害を引き起こす構造の変化が起こる(図13.12). LMWHはアンチトロンビンⅢと複合体を形成し, 第Xa因子を不活性化する(血小板表面に局在しているものもあわせて). しかしトロンビンにはあまり結合しない. **ヘパリン**とLMWHがもつユニークな5単糖配列はアンチトロンビンⅢへの結合を可能にしている(図13.13).

2. **臨床使用**:**ヘパリン**とLMWHは, フィブリン形成を防止することで血栓の拡大を制限する. これらの薬物は, 急性静脈血栓塞栓症(DVTもしくはPE)の治療薬として使用される. **ヘパリン**とLMWHはまた, 外科手術(たとえば股関節置換術)後や急性心筋梗塞の患者における術後静脈塞栓の予防としても使用される. それらの薬物はそれらの大きさと陰性電荷によって胎盤を通過しないため, 妊娠中の女性を治療するための第一選択薬である. LMWHは**ヘパリン**のような集中

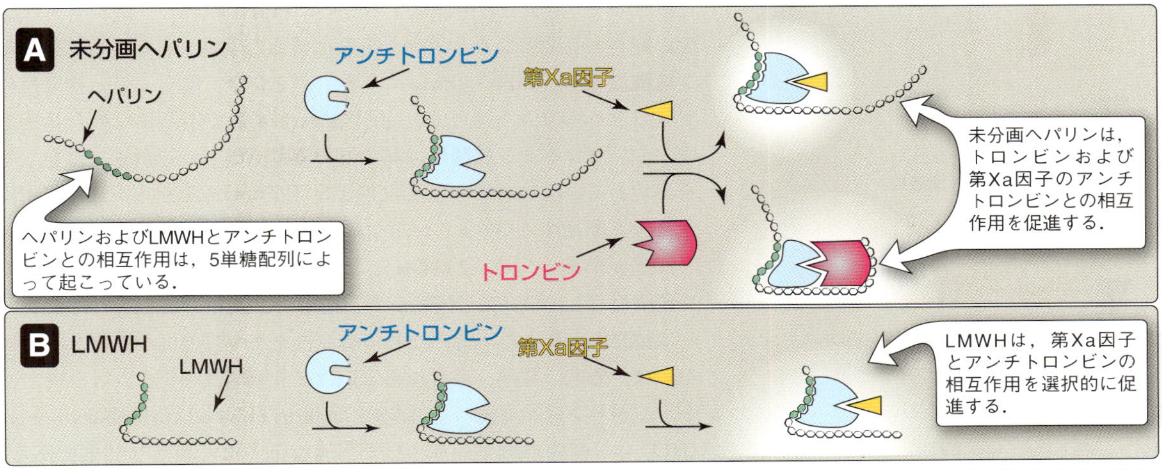

A 未分画ヘパリン
ヘパリン
アンチトロンビン
第Xa因子
未分画ヘパリンは, トロンビンおよび第Xa因子のアンチトロンビンとの相互作用を促進する.
ヘパリンおよびLMWHとアンチトロンビンとの相互作用は, 5単糖配列によって起こっている.
トロンビン
B LMWH
LMWH
アンチトロンビン
第Xa因子
LMWHは, 第Xa因子とアンチトロンビンの相互作用を選択的に促進する.

図 13.13
ヘパリンと低分子量ヘパリン (LMWH) によるトロンビンあるいは第Xa因子の不活性化.

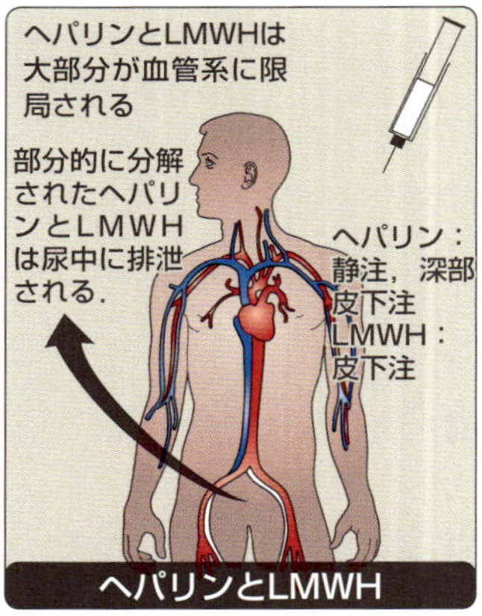
ヘパリンとLMWHは大部分が血管系に限局される
部分的に分解されたヘパリンとLMWHは尿中に排泄される.
ヘパリン：静注，深部皮下注
LMWH：皮下注
ヘパリンとLMWH

図 13.14
ヘパリンと低分子量ヘパリン(LMWH)の投与法と排泄.

的なモニタリングを必要としないため，結果として検査コストと観察時間を節約できる．これらの利点のため，LMWHは入院および通院両方の患者の治療に好都合である．

3．薬物動態：**ヘパリン**は膜を容易に通過しないので，皮下あるいは静脈内投与される(図 13.14)．LMWHは通常皮下投与される．[注：**エノキサパリン**は心筋梗塞の治療では静脈内投与可能である．]**ヘパリン**は，多くの場合急速な抗凝固作用を得るため静脈内にボーラス投与される．その後，活性化部分トロンボプラスチン時間 activated partial thromboplastin time (aPTT)あるいは抗Xa活性値を指標として**ヘパリン**低用量あるいは持続点滴静注での投与を続ける．[注：aPTT検査の実施に使用されるトロンボプラスチン試薬の感度には大きなばらつきがある．したがって，aPTTの治療目標値は機関によって異なる．]**ヘパリン**による抗凝固作用は静脈内投与で数分以内(皮下投与で1～2時間後)に起こるが，LMWHの最大抗第Xa因子活性は皮下投与後約4時間必要となる．LMWHの血漿中濃度や薬物動態は予測可能なので，LMWHの凝固評価をモニターすることは通常必要ない．しかしながら，腎機能障害，妊娠中，肥満のある患者では，LMWH使用時には第Xa因子レベルのモニタリングが推奨されている．

ヘパリンは，血中で**ヘパリン**の活性を中和する多くのタンパク質に結合して，予測できない薬物動態を起こす．血漿タンパク質に対する**ヘパリン**結合は，血栓塞栓性疾患患者では変動しやすい．通常**ヘパリン**は血液中のみに存在するが，マクロファージ/単球系によって取り込まれ脱重合および脱炭酸されて不活性体となる．不活性代謝産物は**ヘパリン**と同様に腎排泄され，LMWHも主として尿中に排泄される．それゆえ，腎機能低下がある場合はLMWHの半減期は長くなるため，投与量を減らす必要がある．**ヘパリン**の半減期は約1.5時間であり，一方LMWHの半減期は，3～12時間と**ヘパリン**より長い．

4．有害作用：**ヘパリン**とLMWH治療の主要な合併症は出血である(図 13.15)．出血を最小限にするために患者と検体パラメータの注意深い観察が必要となる．過剰な出血は薬物の中止，あるいは**プロタミン硫酸塩** protamine sulfateによる治療を行う．ゆっくりと持続投与されると**ヘパリン**と1：1でイオン結合し安定で不活性な複合体を形成する．**プロタミン硫酸塩**は弱い抗凝固薬であり，過剰量は出血症状を出現あるいは出血傾向を悪化させる可能性があるため，この薬物は注意深く漸増する(投与された100単位の**ヘパリン**に対して1 mg)ことが重要である．[注：LMWHによる出血と考えられるが，**プロタミン硫酸塩**はLMWHの抗Xa因子中和作用が不完全である．]**ヘパリン**製剤は動物から得られ，そのために抗原性をもつ可能性がある．有害作用には，悪寒，発熱，蕁麻疹あるいはアナフィラキシーショックがある．ヘパリン起因性血小板減少症 heparin induced thrombocytopenia (HIT)は，循環血液中の血小板が異常に低くなる重篤な状態である．この反応は免疫介在性で静脈や動脈血栓症の危険性を伴う．患者がHITを発症したり，重症の血小板減少症を起こしたときには**ヘパリン**

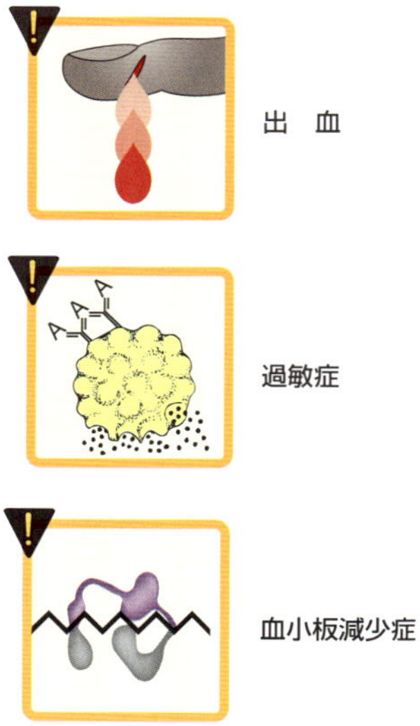
出　血
過敏症
血小板減少症

図 13.15
ヘパリンの有害作用.

での治療を中止すべきである．HITの場合には，**ヘパリン**は**アルガトロバン**のような他の抗凝固薬に変更することができる．[注：**ヘパリン**によるHITの既往がある場合，LMWHに対しても交差感受性を有する可能性があり，LMWHの使用は推奨されない．]さらに，**ヘパリン**で長期治療されている患者に骨粗鬆症が観察されている．**ヘパリン**に対する過敏症あるいは出血性疾患をもつ患者，アルコール依存症の病歴，また脳，眼あるいは脊髄の手術を最近受けた患者には**ヘパリン**とLMWHは禁忌である．

B．アルガトロバン argatroban

アルガトロバンはL-アルギニンに由来する合成非経口投与抗凝固薬である．それは直接的なトロンビン阻害薬である．**アルガトロバン**は，HITをもつ患者の静脈血栓症の予防や治療に使用されている，抗凝固作用には即効性があり，HITの既往あるいはリスクを有する患者のPCI施行中に使用可能である．**アルガトロバン**は肝臓で代謝され，半減期は39～51分である．肝障害のある患者には用量調節が推奨され，aPTTやヘモグロビン，ヘマトクリット値を用いてモニタリングする．他の抗凝固薬と同様に，おもな有害作用は出血である．

C．ビバリルジン bivalirudin

ビバリルジンは医療用ヒルの唾液から得られたトロンビン阻害薬である**ヒルジン** hirudinの類似物となる非経口的抗凝固薬である．選択的および可逆的トロンビン阻害薬であり，遊離型および結合型トロンビンの活性部位に直接結合し阻害する．**ビバリルジン**はHITをもっている，あるいはHITを起こす危険性のあるPCI患者や造影検査を予定している不安定狭心症患者における**ヘパリン**の代替薬である．正常な腎機能患者では**ビバリルジン**の半減期は25分である．用量調節は腎機能障害患者にて必要となる．

D．フォンダパリナックス fondaparinux

フォンダパリナックスは，化学的に合成された五糖類の抗凝固薬であり，第Xa因子を選択的に阻害する．アンチトロンビンⅢに選択的に結合することにより，**フォンダパリナックス**はアンチトロンビンⅢのもつ第Xa因子の中和を増強する（300～1 000倍）．**フォンダパリナックス**はDVTやPEの治療における使用や，整形外科や腹部手術予定の静脈血栓症の予防薬の使用として承認されている．その薬物は皮下投与で予測可能な薬物動態プロフィールでよく吸収される．そのため，**フォンダパリナックス**は**ヘパリン**に比べてモニタリングは少なくてよい．**フォンダパリナックス**は排泄の半減期が18時間でおもに未変化体として腎臓から排泄される．重症の腎機能障害（クレアチニンクリアランスが30 mL/minより少ない）の場合は禁忌である．**フォンダパリナックス**のおもな有害作用は，出血である．**フォンダパリナックス**に関連した出血を止血するのに有効な薬物はない．**ヘパリン**使用に比べて**フォンダパリナックス**使用でのHITは少ないが，可能性はある．

Ⅶ．ビタミンK拮抗薬

クマリン系抗凝固薬の作用機序は，補因子としてのビタミンK拮抗作用である．**ワルファリン**は，米国で入手可能な唯一のクマリン系抗凝固薬である．**ワルファリン**の凝固活性は，国際標準化比（INR）に従って示されるのが標準である．**ワルファリン**の治療係数は小さいため，頻回のモニタリングによりINR目標値を維持することが重要である．［注：治療用途に望ましいINRは2.0～3.0の範囲で，INR値が高いほど抗凝固レベルが高いことを示す．］

A．ワルファリン warfarin

1．作用機序：第Ⅱ，Ⅶ，Ⅸ，Ⅹ因子（図13.11）は，肝臓での合成において補因子のビタミンKに依存している．これらの因子は，多くのグルタミン酸残基をγ-カルボキシグルタミン酸残基に変換するカルボキシル化というビタミンK依存性の翻訳後修飾を受ける（図13.16）．γ-カルボキシグルタミン酸残基は凝固因子と血小板膜との相互作用に必須であるCa^{2+}を結合させる．カルボキシル化反応において，ビタミンK依存性カルボキシラーゼは，グルタミン酸に新しいCOOH基をつけるためCO_2を固定し，還元されたビタミンK補因子はビタミンKエポキシドに変換される．ビタミンKは，ビタミンKエポキシド還元酵素によって再生される．この酵素は**ワルファリン**で阻害される．**ワルファリン**治療により，γ-カルボキシグルタミン側鎖不足のため，活性の減少した凝固因子（正常の10～40％）が産生される．**ヘパリン**と異なり，**ワルファリン**の抗凝固作用は投与後すぐに認められない．その代わりに最大反応は，（循環している凝固因子の蓄えが枯渇するのに必要な時間である）72～96時間後まで遅れる可能性がある．［注：**ワルファリン**投与開始時に，**ワルファリン**と**ヘパリン**やLMWHなどの別の抗凝固薬の併用を必要とする場合がある．これは「ブリッジング」とよばれ，血栓塞栓リスクの高い患者に用いられる．］**ワルファリン**の抗凝固作用は，ビタミンKの投与によって減弱する．しかしながら，ビタミンK投与による回復はおよそ24時間が必要である（すでに合成された凝固因子の分解に必要な時間）．

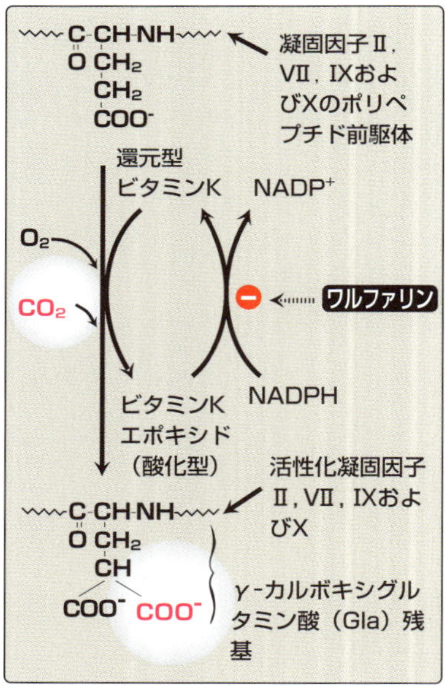
C-CH-NH
O CH2
CH2
COO⁻
凝固因子Ⅱ，Ⅶ，Ⅸおよび Xのポリペプチド前駆体
還元型
ビタミンK
NADP⁺
O2
CO2
ワルファリン
ビタミンK
エポキシド
（酸化型）
NADPH
活性化凝固因子Ⅱ，Ⅶ，Ⅸおよび X
C-CH-NH
O CH2
CH
COO⁻ COO⁻
γ-カルボキシグルタミン酸（Gla）残基

図 13.16
ワルファリンの作用機序．$NADP^+$＝酸化型ニコチンアミドアデニンヌクレオチドリン酸，NADPH＝還元型ニコチンアミドアデニンヌクレオチドリン酸．

2．臨床使用：**ワルファリン**はDVTとPEの予防や治療，心房細動や人工弁に起因する脳卒中の予防，プロテインCおよびS欠損症，抗リン脂質抗体症候群に使用される．整形外科手術後の静脈血栓塞栓症を防止するためにも使用される．

3．薬物動態：**ワルファリン**は，経口投与で急速に吸収される（100％のバイオアベイラビリティで患者個人差はほとんどない）．**ワルファリン**は血漿アルブミンに高率に結合し，脳脊髄液，尿中および母乳中への拡散が阻害されている．しかし，スルホンアミド sulfonamideのような，アルブミンの結合部位に対してより強い親和性をもっている薬物は，**ワルファリン**を解離させ活性の一過性増加に導く．**ワルファリン**の血漿タンパク質結合に影響する薬物は**ワルファリン**の臨床効果の変化を起こす．**ワルファリン**は胎盤関門を容易に通過する．**ワルファリン**の平均半減期は40時間であるが，個人差が非常に大きい．**ワルファリン**はCYP450（おもにCYP2C9）によって不活性化体へと代謝される．グルクロン酸抱合後，不活性化代謝物は尿中および糞便中に排出される．**ワルファリン**の代謝に影響する薬物は**ワルファリン**の臨床効果を変化させる可能性がある．**ワルファリン**は数多くの薬物や食品との相互作用があり，この薬物のもつ抗凝固作用を増強あるいは減弱する可能性がある．［注：食品との相互作用には，緑色野菜，栄養補助食品，グレープフルーツなどのビタミンK含有品目が含まれる．薬物濃度の変化を防ぐために，食事内容について患者への指導が重要である．］相互作用する薬物は広範囲である．そのうちの重要な相互作用についていくつかが図13.17に示されている．

4．**有害作用**：**ワルファリン**によるおもな有害作用は出血である．軽い出血は，薬物の中止あるいは経口的な**ビタミンK** vitamin K投与によって治療される．しかし，重篤な出血は，より大量の**ビタミンK**の静脈内投与が必要となる．全血，凍結血漿および血液因子の濃縮血漿は**ワルファリン**を急速に止めるために使用されることがある．皮膚病変と壊死は**ワルファリン**治療のまれな合併症である．粥腫から遊離したコレステロール塞栓により発症するまれな痛みを伴うつま先の青みを帯びた変色のコレステロール塞栓症 purple toe syndromeも**ワルファリン**治療で観察される．**ワルファリン**は催奇性があり，妊娠中は禁忌である．

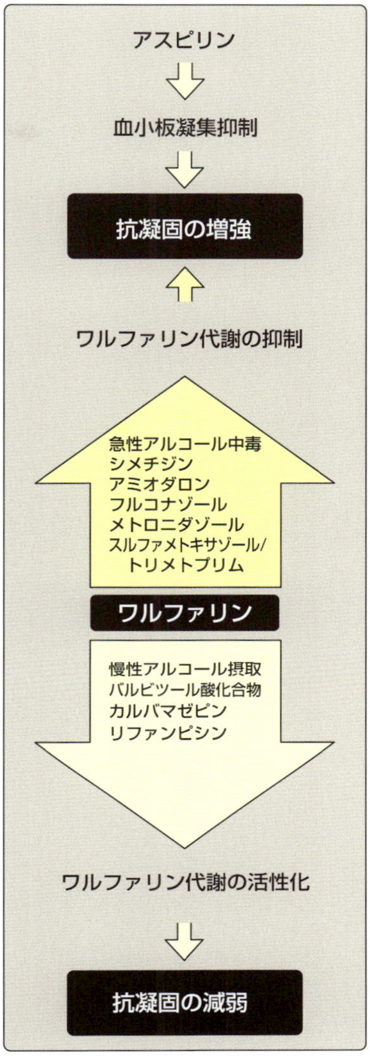

アスピリン
血小板凝集抑制
抗凝固の増強
ワルファリン代謝の抑制
急性アルコール中毒
シメチジン
アミオダロン
フルコナゾール
メトロニダゾール
スルファメトキサゾール/
トリメトプリム
ワルファリン
慢性アルコール摂取
バルビツール酸化合物
カルバマゼピン
リファンピシン
ワルファリン代謝の活性化
抗凝固の減弱

図 13.17
ワルファリンの抗凝固作用に影響する薬物相互作用．

Ⅷ．経口直接作用型抗凝固薬

A．ダビガトラン dabigatran

1．**作用機序**：**ダビガトランエテキシラート** dabigatran etexilateは経口でトロンビンを直接阻害する作用をもつ活性成分である**ダビガトラン**のプロドラッグである．結合型および遊離型トロンビン，両者とも**ダビガトラン**に阻害される．

2．**臨床使用**：脳卒中と非弁膜症性心房細動患者の全身性血栓症の予防のために承認された．また，すでに非経口凝固薬を投与されている患者のDVTおよびPEの治療や，DVTおよびPEの再発のリスクを軽減するために使用される．この薬物は機械式心臓弁使用者には禁忌であり，生体弁使用者にも推奨されない．

3．**薬物動態**：**ダビガトラン**は経口投与薬である．さまざまな血中エステラーゼにより加水分解され，活性型**ダビガトラン**となる．**ダビガトラン**はさらに，エラスターゼによる代謝を受けてP糖タンパク質 P-glycoprotein（P-gp）の基質となり，腎臓で排泄される．

4．**有害作用**：おもな有害作用は，他の抗凝固薬と同様に出血である．**ダビガトラン**は出血の危険性が上がるため，腎不全の患者や75歳以上の患者では注意して投与されなければならない．**イダルシズマブ** idarucizumabは，重度の出血を伴う緊急時の止血に使用される場合がある．消化管での有害作用は頻度が高く，消化不良，腹痛，食道炎，胃腸管出血が含まれる．血栓症イベントの発症リスクが増加するため，突然の休薬は避けるべきである．

B．経口直接作用型第Xa因子阻害薬

1．作用機序：アピキサバン apixaban，**エドキサバン** edoxaban，**リバロキサバン** rivaroxabanは経口の第Xa因子阻害薬である．第Xa因子の阻害により，プロトロンビンからのトロンビン(Ⅱa)産生が減少する(図13.11)．

2．臨床使用：これらの薬剤は非弁膜症性心房細動における脳卒中の予防，ならびにDVTおよびPEの治療のために承認されている．**リバロキサバン**と**アピキサバン**は，DVTおよびPEの再発予防あるいはリスク軽減するために使用される．さらに，**リバロキサバン**は，冠動脈疾患または末梢動脈疾患に関連する主要な心血管イベントを予防するために使用される．

3．薬物動態：これらの薬剤は経口投与後に十分に吸収される．**リバロキサバン**はCYP3A4/5やCYP2J2の同酵素によって不活性化物質に代謝される．薬物の約1/3は尿中に未変化体として排泄され，不活性化代謝物質は尿中と糞便中に排出される．**アピキサバン**はすべてわずかな代謝役割を担っているCYP酵素である1A2，2C8，2C9，2C19，2J2を含むCYP3A4によっておもに代謝される．おおよそ27％が腎排泄である．**エドキサバン**はおもに加水分解によって代謝され，大部分は変化せずに尿中に排泄される．これらの薬物はすべてP-gp基質であるため**クラリスロマイシン** clarithromycin，**ベラパミル** verapamil，**アミオダロン** amiodaroneなどのP-gp阻害薬の併用時は投与量を減らす必要がある(場合によっては併用を避けるべきである)．**アピキサバン**および**リバロキサバン**と，強力なP-gpおよびCYP3A4誘導薬(**フェニトイン** phenytoin，**カルバマゼピン** carbamazepine，**リファンピン** rifampin，**セント・ジョーンズ・ワート** St.

臨床応用13.2：ワルファリンから経口直接作用型第Xa因子阻害薬への移行

経口直接作用型第Xa因子阻害薬は費用対効果がすぐれているため，**ワルファリン**からの変更を求められる場合がある．経口直接作用型第Xa因子阻害薬のよい適応と考えられる症例として，INR値のコントロール不良，INRモニタリングが難しい場合，INR値の著しい変動などが示唆される．**ワルファリン**から直接作用型第Xa因子阻害薬に移行する方法は薬剤ごとに異なる．**ワルファリン**から**アピキサバン**に切り替える場合，INRは2未満である必要がある．**エドキサバン**の場合は，INRが2.5以下の場合に変更可能である．**リバロキサバン**はINRが3未満のときに変更する必要がある．したがって，出血リスクを高めないように，移行期間中はINR値を注意深くモニタリングすることが重要である．

John's wortなど)の併用投与は，第Xa因子阻害薬の効果が低下する可能性があるため避けるべきである．

４．**有害作用**：最も重大な有害作用は出血である．**アピキサバン**と**リバロキサバン**によって引き起こされる重篤な出血に対して，第Xa因子阻害薬中和剤の使用が有用な可能性がある．腎機能障害は薬物の効果を遷延させる可能性があり，それゆえに出血のリスクも増加する．腎機能に応じた投薬量調整がこれらの薬物には推奨される．血栓性イベントのリスクが増加するため，それらの薬物の突然の休薬は避けるべきである．

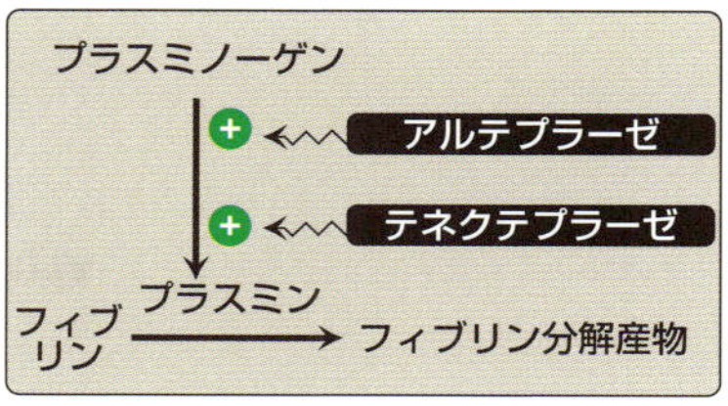
プラスミノーゲン
アルテプラーゼ
テネクテプラーゼ
プラスミン
フィブリン
フィブリン分解産物

図 13.18
フィブリン溶解物質(血栓溶解薬)によるプラスミノーゲンの活性化(フィブリン溶解，線溶)．

Ⅸ．血栓溶解薬

急性血栓塞栓症の患者は，条件が許せばプラスミノーゲンからプラスミンへの変換を活性化する薬物の投与によって治療することができる．というのもプラスミンはフィブリンを加水分解するセリンタンパク質分解酵素であり，したがって血餅を溶解する．

A．血栓溶解薬の共通の性質

１．**作用機序**：血栓溶解薬は，血栓を溶解するプラスミンへの変換(プラスミノーゲンからの)に作用して，その結果直接的あるいは間接的にフィブリンを分解する(図 13.18)．血餅は時間が経過するとともに，溶解に対してより抵抗性をもつので，治療が血餅の形成後早期にはじめられると血餅の分解と再灌流が高い頻度で起こる．残念なことに，血餅溶解のために発生する局所血栓の増加は，血小板凝集能の増強と血栓症を起こす．これを防止するための方策は，**アスピリン**のような抗血小板薬あるいは**ヘパリン**のような抗血栓薬の併用である．

２．**臨床使用**：初期には深部静脈血栓や重症の肺塞栓の治療に使用された血栓溶解薬であるが，重篤な出血を生じやすいため，現在はあまり使用されていない．心筋梗塞では，冠血管への薬物のカテーテル投与が再疎通を達成する見地から最も信頼できる方法である．しかしながら，心筋の回復が可能な梗塞後，2～6時間の“治療可能時間 therapeutic window”で心臓カテーテルができる可能性は少ない．したがって，血栓溶解薬は，静脈内投与で通常使用される．血栓溶解薬は，閉塞を起こす血餅を溶解することにより，カテーテルや短絡路(シャント)機能を回復するために有益である．それらは脳卒中を起こした血栓を溶解するのにも使用される．

３．**有害作用**：血栓溶解薬は不必要な血栓のフィブリンと，有用な止血血栓のフィブリンとを区別しない．したがって，出血がおもな有害作用である．たとえば，胃潰瘍のような予期しない障害は，血栓溶解薬の注入後出血を起こす可能性がある(図 13.19)．これらの薬物は妊娠，創傷治癒，脳血管疾患既往，脳腫瘍，頭部外傷，頭蓋内出血および転移性癌の患者には禁忌である．

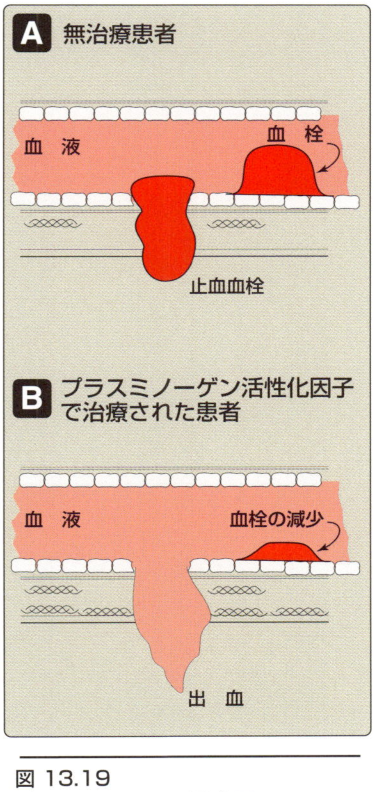
A 無治療患者
血　液
血　栓
止血血栓
B プラスミノーゲン活性化因子で治療された患者
血　液
血栓の減少
出　血

図 13.19
プラスミノーゲン活性化因子による不必要な血栓と有用な止血血栓の分解．

B. 血栓溶解薬

以前は組織型**プラスミノーゲン活性化因子**(tPA)として知られていた**アルテプラーゼ** alteplaseは，培養ヒト黒色腫細胞から得られたセリンタンパク質分解酵素である．現在は組換えDNA技術でつくられている．

テネクテプラーゼ tenecteplaseは**アルテプラーゼ**よりも半減期が長く，フィブリンへより強い親和結合をもった組換えtPAである．**アルテプラーゼ**は，血漿中遊離プラスミノーゲンには低い親和性で，血栓あるいは止血血栓のフィブリンに結合しているプラスミノーゲンを急速に活性化する．したがって，**アルテプラーゼ**は低容量で“フィブリン選択的”であるといわれている．**レテプラーゼ** reteplaseは，フィブリン特異的と考えられているもう1つの薬剤である．

アルテプラーゼは，心筋梗塞，重症肺塞栓症，そして急性虚血性脳血管障害への使用が認可された．**レテプラーゼ**と**テネクテプラーゼ**は急性心筋梗塞でのみ使用が認可された．**アルテプラーゼ**の半減期は非常に短く(5～30分)，そのため，総投与量の一部を急速静脈内投与し，残りは指示に応じて1～3時間かけて投与する．**レテプラーゼ**は半減期がわずかに長く，**アルテプラーゼ**と同等であると考えられているが，約30分おきに2回の静脈内ボーラス投与が可能なため，使用が容易である．**テネクテプラーゼ**は半減期がより長いため，それゆえに急速静脈内投与で投与される．**アルテプラーゼ**は，血管浮腫を起こす可能性があり，アンジオテンシン変換酵素阻害薬 angiotensin converting enzyme inhibitorと併用すると，この作用が増加する可能性がある．**テネクテプラーゼ**と**レテプラーゼ**は利益対リスクにおいて有利で使いやすいため，一般的に**アルテプラーゼ**よりも使用頻度が高い．

X. 出血治療薬

出血の問題は，血友病といった先天的なもの，消化管の手術後に発生する線溶状態のような病的状態に起因するものなどがある．抗凝固薬の使用もまた出血を起こす可能性がある．凝固因子，**ビタミンK**および合成止血薬などは，この出血をコントロールするのに有効である(図13.20)．凝固因子の濃縮製剤はヒトの提供者から得られる．しかし，これらの製剤はウイルス感染の危険性をもっている．輸血も重篤な出血治療の選択肢の1つである．

A. アミノカプロン酸 aminocaproic acid，トラネキサム酸 tranexamic acid

出血は**アミノカプロン酸**あるいは**トラネキサム酸**の投与によりコントロールできる．両薬物は合成品で経口投与で有効であり，尿中に排泄され，そしてプラスミノーゲン活性化を阻害する．**トラネキサム酸**は**アミノカプロン酸**の10倍の効力がある．重要な有害作用は血管内血栓症である．

中和剤	出血の原因	有害作用	モニタリング項目
アミノカプロン酸 トラネキサム酸	線溶状態	筋壊死 血栓症 CVA 痙攣	CBC 筋酵素 血圧
第Xa因子	アピキサバン，リバロキサバン	血栓症 心筋梗塞	指定なし
イダルシズマブ	ダビガトラン	低カリウム血症 血栓症	aPTT 凝固時間 トロンビン時間
プロタミン硫酸塩	ヘパリン	潮紅 悪心/嘔吐 呼吸困難 徐脈 低血圧 アナフィラキシー	凝固モニタリング 血圧 心拍数
ビタミンK_1	ワルファリン	皮膚反応 アナフィラキシー	PT/INR

図 13.20
出血治療薬のまとめ．aPPT＝活性化部分トロンボプラスチン時間，CBC＝全血球計算，CVA＝脳血管障害，INR＝国際標準化比，MI＝心筋梗塞，PT＝プロトロンビン時間．

B．プロタミン硫酸塩

プロタミン硫酸塩 protamine sulfateは，**ヘパリン**の抗凝固作用に拮抗する．このタンパク質は魚の精液あるいは精巣から得られ，高いアルギニン含量がその塩基性の説明になっている．陽性に荷電している**プロタミン** protamineは，陰性に荷電している**ヘパリン**と相互作用をして抗凝固作用のない安定な複合体を形成する．**プロタミン**投与による有害作用は，呼吸困難，潮紅，徐脈(徐拍 bradycardia)，さらに急速に注射された場合，低血圧のような過敏症が含まれる．

C．ビタミンK vitamin K

ビタミンK_1(フィトナジオン phytonadione)投与は，活性型**ビタミンK_1**の供給が増えることによって**ワルファリン**による出血の問題を止めることができ，それによって**ワルファリン**の効果を阻害する．**ビタミンK_1**は経口，経皮，経静脈を通して投与される．[注：経静脈での**ビタミンK**投与は，過敏症やアナフィラキシー反応のリスクを最小限にするためにゆっくりと静脈内投与されるべきである．]出血の治療には，**ビタミンK**の皮下投与は経口や経静脈投与ほどの効果がないので好まれていない．**ビタミンK**の作用は，緩徐でINRを下げるのに24時間程度(凝固因子の新たな合成に必要な時間)が必要である．そのため即時の止血が必要な場合には新鮮凍結血漿が注入される．

D．イダルシズマブ idarucizumab

イダルシズマブは，**ダビガトラン**による出血の抑制に使用されるモノクローナル抗体フラグメントである．**ダビガトラン**とその代謝物に結合し，その抗凝固作用を中和する．**イダルシズマブ**は静脈内に投与され，急速に排泄される．**イダルシズマブ**は緊急対応の治療薬として入院管理下で使用される．**ダビガトラン**の作用に拮抗するため，血栓症は**イダルシズマブ**の最も重篤な有害作用である．

E．第Xa因子阻害薬中和剤 factor Xa

第Xa因子阻害薬中和剤はヒト組換え修飾タンパク質であり，**アピキサバン**または**リバロキサバン**に拮抗して大量出血や制御不能な出血に対し非経口的に投与される．本剤は**アピキサバン**または**リバロキサバン**に結合して第Xa因子阻害作用を抑止し，これらの薬剤による抗凝固作用を抑える．ただし，**エドキサバン**の中和剤としては承認されていない．第Xa因子阻害薬中和剤は，動脈および静脈の血栓塞栓症，心筋梗塞，虚血性脳卒中，心停止，突然死などの重篤かつ致死的な有害事象を起こしうる．血栓塞栓症のリスクを軽減するために，第Xa因子阻害薬中和剤による治療後，医学的に適切な範囲で速やかに**アピキサバン**または**リバロキサバン**を再開する必要がある．

13章の要約

1. 身体外傷に伴う出血を防ぎ止血を維持するため，速やかに凝血塊が産生される．血栓および塞栓は血管系病変が引き金となり，同様に産生される．血栓と塞栓は血管を閉塞する可能性があり，適切に治療しなければ致死的となる可能性がある．
2. **アスピリン**は，シクロオキシゲナーゼ-1(COX-1)の活性部位のセリン残基のアセチル化を介してトロンボキサンA_2合成を阻害する．
3. $P2Y_{12}$受容体遮断薬(**クロピドグレル**，**プラスグレル**，**チカグレロル**，**カングレロール**)は，血小板$P2Y_{12}$受容体へのアデノシン二リン酸(ADP)結合を阻害し，糖タンパク質(GP)Ⅱb/Ⅲa受容体の活性化を抑制する．
4. GP Ⅱb/Ⅲa阻害薬（**エプチフィバチド**および**チロフィバン**)は，GP Ⅱb/Ⅲa受容体複合体の形成を阻害し，血小板凝集を抑制する．これらの薬物は，心虚血性合併症の予防のために経皮的冠血管インターベンション(PCI)施行時の補助薬として静脈内投与される．
5. **ヘパリン**は，血栓形成を止めるために緊急に使用される注射可能な即効性抗凝固薬である．**ヘパリン**と低分子量ヘパリン(LMWH)は，どちらもフィブリン形成を防ぐことで血栓の拡大を抑え，深部静脈血栓(DVT)または肺塞栓症(PE)の治療と予防に使用される．
6. **ワルファリン**はビタミンK拮抗薬であり，国際標準比(INR)値を用いてモニタリングされる．INRが治療範囲内に保たれていることを確認するために頻繁なモニタリングを必要とする．**ワルファリン**は，DVTおよびPE，心房細動や心臓弁置換，プロテインCおよびS欠乏症，抗リン脂質症候群に伴う脳卒中の予防と治療に使用される．
7. 経口直接作用型抗凝固薬には経口直接作用型トロンビン阻害薬である**ダビガトラン**と，**アピキサバン**，**エドキサバン**，**リバロキサバン**を含む第Xa因子阻害薬がある．これらの薬物は，非弁膜症性心房細動に伴う脳卒中の予防，DVTおよびPEの予防または治療に使用される．
8. 血栓溶解薬(**アルテプラーゼ**，**レテプラーゼ**，**テネクテプラーゼ**)は，閉塞の原因となる血栓(クロット)を溶解してカテーテルやシャントの機能回復に使用される．
9. **ヘパリン**，LMWH，**ワルファリン**，血栓溶解薬，経口直接作用型抗凝固薬はいずれも出血のリスクを高め，場合によっては致死的な出血を引き起こす可能性がある．使用可能な止血薬は**アミノカプロン酸**，**トラネキサム酸**，**イダルシズマブ**，**プロタミン硫酸塩**，**ビタミン**K_1，第Xa因子阻害薬中和剤である．

学習問題

最も適当な答えを1つ選択せよ.

13.1　心筋梗塞の患者が退院に際し，アスピリンとクロピドグレルを服用している．患者がクロピドグレルを服用している間，どの薬を避けるべきか．
A．オメプラゾール
B．リシノプリル
C．アトルバスタチン
D．ファモチジン

正解　A． クロピドグレルは，CYP2C19による代謝を受けて活性化されなければ治療効果が得られないプロドラッグである．オメプラゾールやエソメプラゾールなどの薬剤はCYP2C19を阻害し，クロピドグレルが活性型に代謝されるのを妨げるため，クロピドグレル服用中は避けるべきである．他の薬剤は，クロピドグレルとの薬物相互作用をとくに示さない．

13.2　54歳の男性が胸痛を訴えて救急外来を受診した．この患者は不安定狭心症と診断された．この患者には避けるべき抗血小板薬はどれか．
A．クロピドグレル
B．シロスタゾール
C．アスピリン
D．ジピリダモール

正解　D． ジピリダモールは不安定狭心症の患者には避けるべきである．ジピリダモールには血管拡張作用があり，虚血を悪化させる可能性があり，冠動脈盗血症候群 coronary steal syndrome とよばれる．

13.3　妊娠中の患者が，右ふくらはぎの圧痛，発赤，疼痛の症状で受診したが，患部を触ると温かい．深部静脈血栓症と診断され，抗凝固療法が必要であるが，この患者の治療に選択すべき抗凝固薬はどれか．
A．ワルファリン
B．エノキサパリン
C．アピキサバン
D．リバロキサバン

正解　B． 妊婦の治療にはヘパリンと低分子量ヘパリン(LMWH)が選択される．これらの薬剤は分子量が大きく，マイナス電荷を帯びているため胎盤を通過せず，胎児に害を与えることがない．ワルファリンは催奇形性があり，胎盤を通過し，胎児血漿中の薬剤濃度は母体と近い値になる．アピキサバンとリバロキサバンはデータが限られており，重大な先天異常，流産，または発達障害のリスクを判断するには不十分であるため，使用は推奨されない．

13.4　LMWHを服用している患者において，抗第Xa因子活性のモニタリングが推奨されるのは，次のどの症状の患者であるか．
A．無脾症
B．腎機能障害
C．甲状腺機能低下症
D．肝障害

正解　B． LMWHの血漿中濃度と薬物動態はヘパリンに比べて予測しやすいため，通常，抗第Xa因子活性のモニタリングは推奨されない．ただし，腎機能障害，妊娠，肥満の場合はモニタリングが推奨される．LMWHはおもに尿中排泄であるため，腎機能低下の場合はLMWHの半減期が延長する．腎機能障害のある患者ではLMWHの用量調整を要する場合がある．

13.5　心房細動の患者がワルファリン治療を受けている．治療効果の評価に最も適切なモニタリング項目はどれか．
A．ヘモグロビン
B．活性化部分トロンボプラスチン時間(aPTT)
C．トロンビン時間
D．国際標準比(INR)

正解　D． ワルファリンはINRを測定することでモニタリングされる．ヘモグロビンをモニタリングをする場合もあるが，ワルファリン治療評価には適さない．トロンビン時間やaPTTは他の抗凝固薬のモニタリングに使用される．

13.6　ワルファリンの抗凝固効果を高める可能性のある薬はどれか.

A. アミオダロン
B. リファンピシン
C. カルバマゼピン
D. フェノバルビタール

正解　A. アミオダロンはワルファリンの抗凝固作用を高める可能性がある. ワルファリンの効果を高める可能性のある他の薬剤には, フルコナゾール, メトロニダゾール, スルファメトキサゾール/トリメトプリムなどがある. リファンピシン, カルバマゼピン, フェノバルビタールはすべて, ワルファリンの抗凝固効果を低下させる可能性がある.

13.7　機械式心臓弁を有する32歳の患者が, 通院中に新しい抗凝固薬の投与を開始した. この患者に最も適した抗凝固薬はどれか.

A. アピキサバン
B. ワルファリン
C. ダビガトラン
D. リバロキサバン

正解　B. ワルファリンは, 機械式心臓弁を有する患者への使用が適応とされる唯一の抗凝固薬である. ダビガトラン, アピキサバン, リバロキサバン, エドキサバン使用は承認されていない.

13.8　心房細動に伴う脳卒中予防のためにリバロキサバンを服用している. 患者(女性)には, 脈拍コントロールのためにベラパミルを開始したいが, 次のうち正しいのはどれか.

A. 患者はベラパミル開始後, リバロキサバンの用量を2倍にする必要がある.
B. ベラパミルを追加すると, 患者の出血リスクが増大する可能性がある.
C. ベラパミルにより, リバロキサバンの血中濃度が低下する.
D. リバロキサバンは糖タンパク質(P-gp)誘導薬であるため, ベラパミルの開始用量を増量する必要がある.

正解　B. ベラパミルはP-gp阻害薬である. リバロキサバンはP-gpの基質であり, ベラパミルと一緒に摂取すると濃度が上昇し, 出血のリスクが高まる可能性がある. ベラパミルはP-gpの誘導薬ではなく阻害薬であるため, リバロキサバン濃度は減少するのではなく増加すると予想される. したがって, リバロキサバンの用量を2倍にする理由はない. 最後に, リバロキサバンはP-gpの基質であり, P-gpの誘導薬でも阻害薬でもない.

13.9　ダビガトランを処方されている56歳の患者が頭蓋内出血で入院した. どの薬剤を使用すれば出血を止めることができるか.

A. イダルシズマブ
B. ビタミンK
C. 第Xa因子阻害薬中和剤
D. プロタミン硫酸塩

正解　A. イダルシズマブはダビガトランによる出血を止めるために使用される. ビタミンKはワルファリンによる出血に使用される. 第Xa因子阻害薬中和剤はアピキサバンまたはリバロキサバンによって引き起こされる出血を止めるために使用される. プロタミン硫酸塩はヘパリンによる出血を止めるために使用される.

13.10　チカグレロルについて正しいのはどれか.

A. トロンボキサンA_2合成を阻害する.
B. GP Ⅱb/Ⅲa受容体複合体を阻害する.
C. 血小板での$P2Y_{12}$受容体へのADPの結合を不可逆的に阻害する.
D. 血小板上の$P2Y_{12}$受容体へのADPの結合を可逆的に阻害する.

正解　D. チカグレロルは$P2Y_{12}$受容体に可逆的に結合する. クロピドグレルとプラスグレルは, $P2Y_{12}$受容体に不可逆的に結合する. アスピリンは, COX-1の活性部位のセリン残基のアセチル化によりトロンボキサンA_2合成を阻害する. エプチフィバチドとチロフィバンはGP Ⅱb/Ⅲa受容体複合体を阻害する.

脂質異常症(高脂血症)治療薬

14

I. 概　要

冠動脈疾患coronary heart disease(CHD. 狭心症と心筋梗塞に代表される虚血性心疾患)は，世界中の主要死亡原因である．CHDはコレステロール値の異常(脂質異常症 dyslipidemia)と関連がある．具体的には，CHDは血漿の低密度リポタンパク質low-density lipoprotein(LDL)のコレステロール(LDL-C)とトリグリセリドtriglycerideの値の増加，そして高密度リポタンパク質high-density lipoprotein (HDL)のコレステロール(HDL-C)値の低下と関連している．それ以外の危険因子として，喫煙，高血圧，肥満，糖尿病，慢性腎疾患，加齢がある．コレステロール値の上昇である高脂血症hyperlipidemiaは個人個人の生活様式によって生じることがある(たとえば，運動不足や飽和脂肪酸を過剰に含む食物の摂取などである)．高脂血症はリポタンパク質代謝に関与する先天性遺伝子欠損や，より一般的には遺伝と生活習慣の両因子の組合せによっても発症する．抗高脂血症薬物療法とともに適切な生活習慣への変容により，CHDによる死亡率を大きく低下させることができるようになった．脂質異常症(高脂血症)治療薬(図14.1)は，一部の患者では動脈硬化性心血管疾患atherosclerotic cardiovascular disease(ASCVD)のリスクを低下させ，血清脂質レベルをコントロールするために，しばしば無期限に用いられている．[注：ASCVDには，CHD("心臓発作"としても知られる心筋梗塞および狭心症)，脳卒中，末梢動脈疾患が含まれる.] 図14.2に血漿リポタンパク質の正常な代謝とおもな遺伝的高脂血症を示した．

HMG-CoA還元酵素阻害薬(スタチン系薬)
アトルバスタチン フラバスタチン ロバスタチン ピタバスタチン プラバスタチン ロスバスタチン シンバスタチン
コレステロール吸収阻害薬
エゼチミブ
胆汁酸捕捉薬 (胆汁酸結合樹脂，陰イオン交換樹脂)
コレセベラム コレスチポール コレスチラミン
PCSK9阻害薬
アリロクマブ エボロクマブ
ACL阻害薬
ベムペド酸
MTP阻害薬
ロミタピド
フィブラート系薬
フェノフィブラート ゲムフィブロジル
ナイアシン(ニコチン酸)
ナイアシン
オメガ3脂肪酸
ドコサヘキサエン酸およびエイコサペンタエン酸 イコサペント酸エチル

図 14.1
脂質異常症(高脂血症)治療薬のまとめ．ACL＝アデノシン三リン酸-クエン酸リアーゼ，HMG-CoA＝3-ヒドロキシ-3-メチルグルタリル酸コエンザイムA，MTP＝ミクロソームトリグリセリド輸送タンパク質，PCSK9＝プロタンパク質転換酵素サブチリシンケキシン9型．

II. 治療目標

ほとんどの血漿脂質は脂質と特殊なタンパク質とでできた球状の複合体であるリポタンパク質として存在する．臨床的に重要なリポタンパク質を動脈硬化を形成しやすい順番にあげると，LDL-C，超低密度リポタンパク質very-low-density lipoprotein(VLDL)，キロミクロン(カイロミクロン)chylomicron，HDLとなる．[注：VLDLはトリグリセリドのキャリアである．VLDLは血液中で直接測定されず，トリグリセリド値を5で割ることによって推定される(たとえば，トリグリセリ

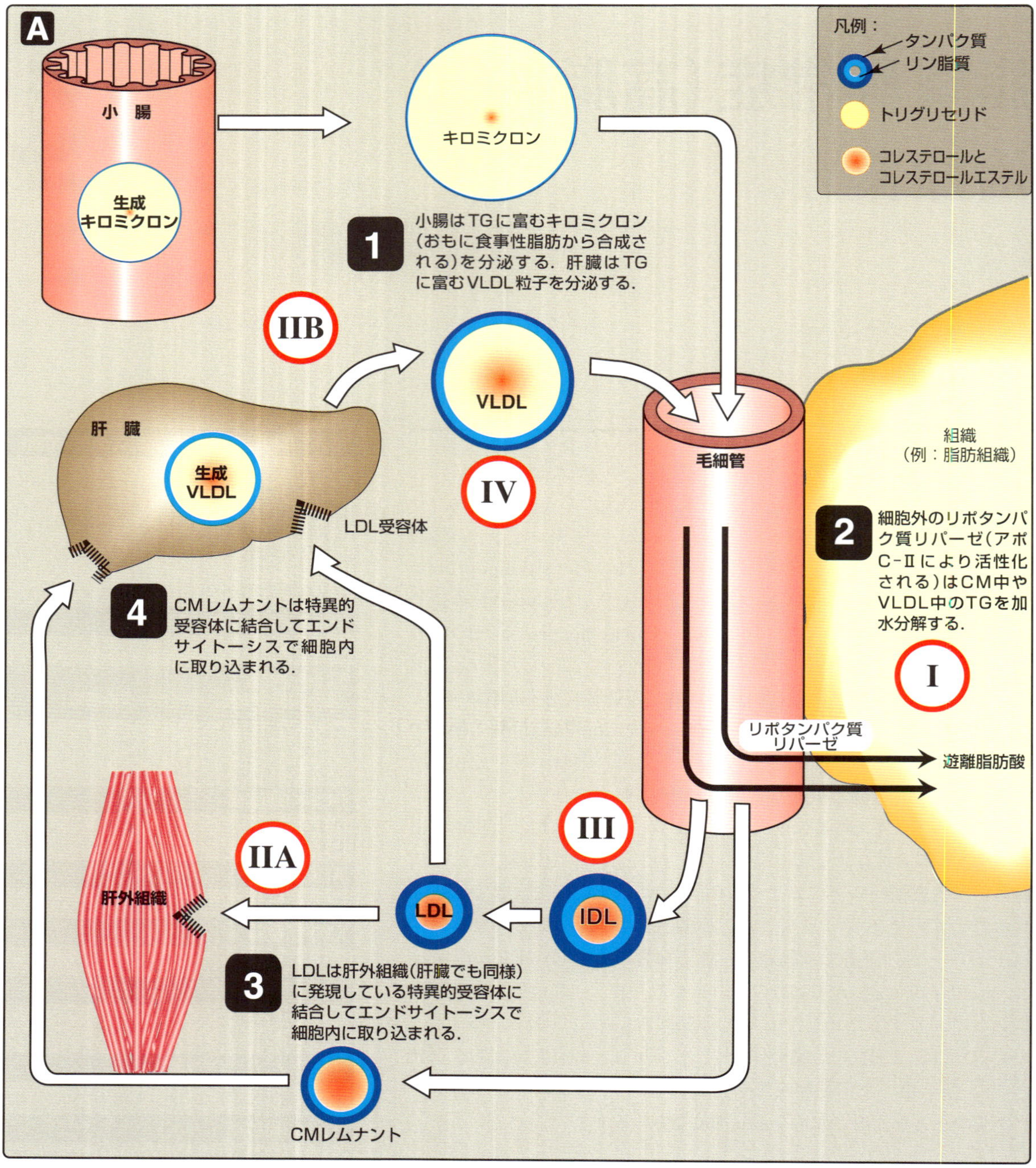
A
凡例：
タンパク質
リン脂質
トリグリセリド
コレステロールと
コレステロールエステル
小腸
生成
キロミクロン
キロミクロン
1
小腸はTGに富むキロミクロン(おもに食事性脂肪から合成される)を分泌する．肝臓はTGに富むVLDL粒子を分泌する．
IIB
VLDL
IV
肝臓
生成
VLDL
LDL受容体
毛細管
組織
(例：脂肪組織)
2
細胞外のリポタンパク質リパーゼ(アポC-IIにより活性化される)はCM中やVLDL中のTGを加水分解する．
I
4
CMレムナントは特異的受容体に結合してエンドサイトーシスで細胞内に取り込まれる．
リポタンパク質
リパーゼ
遊離脂肪酸
III
IIA
肝外組織
LDL
IDL
3
LDLは肝外組織(肝臓でも同様)に発現している特異的受容体に結合してエンドサイトーシスで細胞内に取り込まれる．
CMレムナント

図 14.2
A．正常時の血漿リポタンパク質の代謝．赤丸中のローマ数字は，次ページにまとめられた家族性高脂血症の分類型を示す．
B．フレドリクソン分類による家族性高脂血症．CM＝キロミクロン，TG＝トリグリセリド(トリアシルグリセロール)，VLDL＝超低密度リポタンパク質，LDL＝低密度リポタンパク質，IDL＝中密度リポタンパク質，apo C-II＝アポリポタンパク質C-IIはキロミクロンとVLDLに含まれる．(次ページへつづく)

B

Ⅰ型［家族性高キロミクロン血症］

● 通常の食事の脂肪量を摂取しても，空腹時に高キロミクロン血症となり，血清のTG濃度が大幅に上昇する．
● リポタンパク質リパーゼの欠損か，正常apo C-Ⅱの欠損(まれ)．
● Ⅰ型と冠動脈疾患発症との関連はない．
● 治療：低脂肪食．Ⅰ型高脂血症に有効な薬物治療はない．

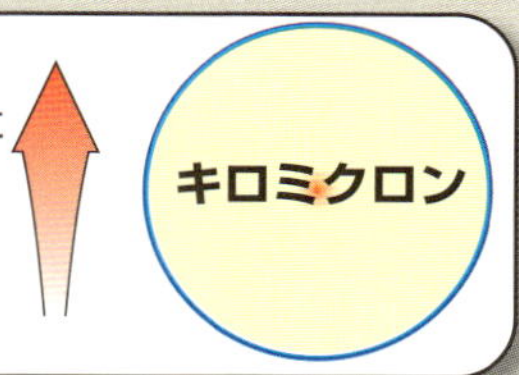
キロミクロン

ⅡA型［家族性高コレステロール血症］

● LDLの分解抑制によりLDL濃度が上昇するが，VLDL濃度は正常で血清コレステロールは上昇するがTGは正常である．
● 正常なLDL受容体の生合成過程の欠損が原因である．
● 虚血性心疾患がきわめて生じやすい．
● 治療：食事療法．ホモ接合体：PCSK9阻害薬，ロミタピド，スタチン系薬，エゼチミブ；ヘテロ接合体：PCSK9阻害薬，ベムペド酸，スタチン系薬，エゼチミブ．その他の治療薬：コレスチラミン，ナイアシン．

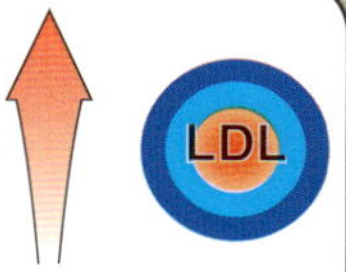
LDL

ⅡB型［家族性複合(混合)高脂血症］

● VLDLも上昇する以外はⅡA型と同様であり，コレステロールと同様に血清TGが上昇する．
● 肝臓によるVLDLの過剰産生が原因である．
● 比較的よくみられる．
● 治療：食事療法．ⅡA型と同様の薬物治療．

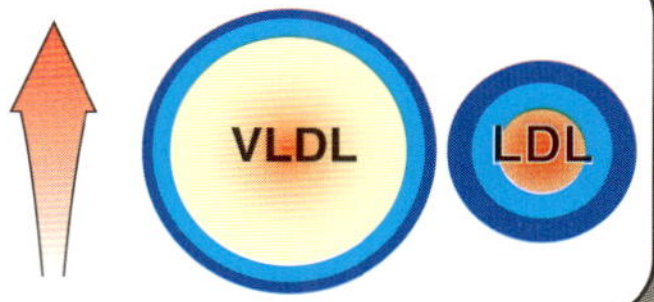
VLDL
LDL

Ⅲ型［家族性異常βリポタンパク質血症］

● IDLの血清濃度が上昇し，TGとコレステロールの濃度が上昇する．
● 原因はIDLの過剰産生かアポリポタンパク質Eの変異による利用減少である．
● 患者は中年に至るまでに，黄色腫，進行した冠動脈疾患や末梢血管の疾患を発症する．
● 治療：食事療法．薬物治療はフェノフィブラート，イコサペント酸エチル，ナイアシン．スタチン有益群ではスタチン系薬．

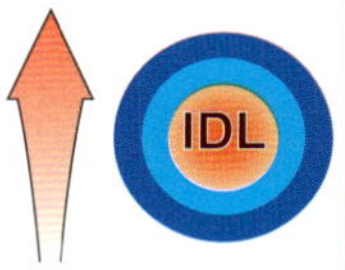
IDL

Ⅳ型［家族性高トリグリセリド血症］

● VLDL濃度が上昇し，一方LDL濃度は正常か低下するので，コレステロール濃度は正常か上昇し，TG濃度は大幅に上昇する．
● 血清VLDL TGの過剰産生か除去量の減少が原因である．
● これは比較的多い疾患である．虚血性心疾患の発症以外は，臨床的な徴候はない．この疾患の患者はしばしば肥満，糖尿病か高尿酸血症をもつ．
● 治療：食事療法．必要であればフェノフィブラート，あるいはイコサペント酸エチル，ナイアシンによる薬物治療を行う．スタチン有益群ではスタチン系薬．

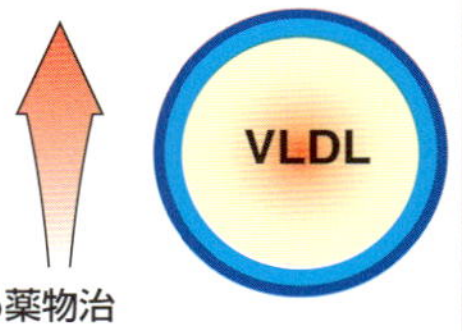
VLDL

Ⅴ型［家族性混合型高トリグリセリド血症］

● 血清VLDLとキロミクロンが上昇する．LDLは正常か低下する．これによってコレステロール濃度は上昇し，TG濃度は大幅に上昇する．
● 原因はVLDLとキロミクロンの産生増加か利用量の低下による．通常遺伝的欠損である．
● 通常ほとんどが肥満か糖尿病の成人にみられる．
● 治療：食事療法．必要であればフェノフィブラート，あるいはイコサペント酸エチル，ナイアシンによる薬物治療を行う．スタチン有益群ではスタチン系薬．

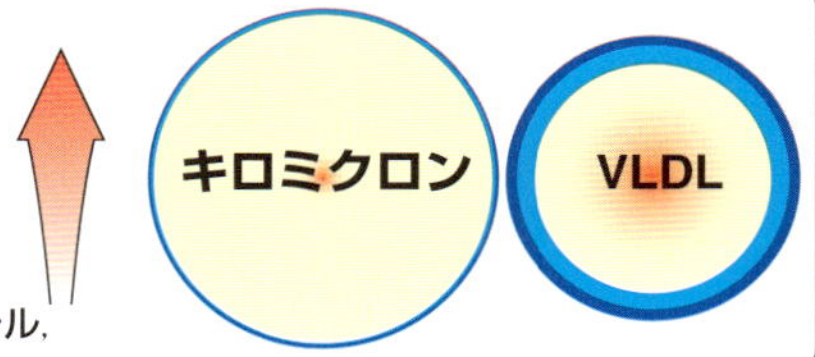
キロミクロン
VLDL

図 14.2（つづき）
A．正常時の血漿リポタンパク質の代謝．B．フレドリクソン分類による家族性高脂血症．

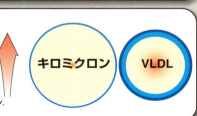

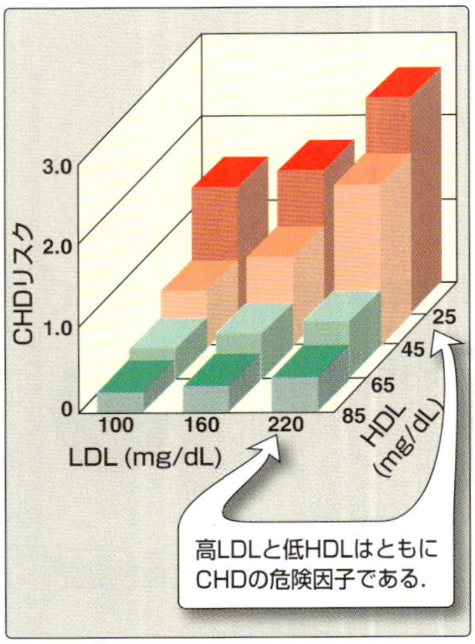
3.0
2.0
1.0
0
CHDリスク
100
160
220
LDL (mg/dL)
85
65
45
25
HDL (mg/dL)
高LDLと低HDLはともに
CHDの危険因子である.

図 14.3
冠動脈疾患(CHD)リスクに対する血中LDLとHDLの影響. LDL＝低密度リポタンパク質, HDL＝高密度リポタンパク質.

ド値 150 mg/dL は VLDL 30 となる).] CHD 発症は総コレステロール値と正の相関があり, 血中 LDL-C の高値とは, さらに強い相関を示す. LDL-C と対照的に, HDL-C 値が高いと, CHD 発症リスクが低下する(図 14.3). コレステロールのガイドラインでは, 高脂血症治療薬の必要性は, リポタンパク質値の評価とともに, ASCVD のリスク評価に基づいて決定すべきとされている.

Ⅲ. 高脂血症治療薬

高脂血症治療薬には, おもに LDL-C を標的とする薬物(スタチン系薬, コレステロール吸収阻害薬, 胆汁酸捕捉薬, プロタンパク質転換酵素サブチリシンケキシン 9 型阻害薬, アデノシン三リン酸-クエン酸リアーゼ阻害薬, ミクロソームトリグリセリド輸送タンパク質阻害薬)と, トリグリセリドを標的とする薬物(フィブラート, **ナイアシン** niacin, オメガ 3 脂肪酸)がある. 高脂血症の薬物療法は, 運動や飽和脂肪酸の少ない食事などの生活習慣の改善も同時に行うべきである.

A. HMG-CoA 還元酵素阻害薬(スタチン系薬)

3-ヒドロキシ-3-メチルグルタリル酸コエンザイム A 3-hydroxy-3-methylglutaryl coenzyme A (HMG-CoA) 還元酵素阻害薬(スタチン系薬として知られる)は LDL-C 値を下げ, CHD の発症を抑制し, CHD による死亡を減少させる. スタチン系薬は ASCVD リスクの高い患者でのリスク低減のための第一選択薬と考えられている(図 14.4). 食事, 運動, 減量などの治療的な生活習慣の改善はコレステロール値を低下させるのに効果がある場合もある. しかし, 図 14.4 に概略を示した 4 つのスタチンが有効な群のいずれかに該当する患者においては, 生活習慣の改善により薬物療法が不要になるわけではない. [注：4 つのスタチンの有益群には, (1) 臨床的 ASCVD, (2) LDL-C ≧ 190 mg/dL, (3) 糖尿病かつ 40 ～ 75 歳, (4) 10 年 ASCVD リスク上昇かつ 40 ～ 75 歳の患者が含まれる.]

1. 作用機序：**ロバスタチン** lovastatin, **シンバスタチン** simvastatin, **プラバスタチン** pravastatin, **アトルバスタチン** atorvastatin, **フルバスタチン** fluvastatin, **ピタバスタチン** pitavastatin と**ロスバスタチン** rosuvastatin はコレステロール合成における律速段階である HMG-CoA 還元酵素の競合的阻害薬である. 体内の *de novo* コレステロール合成を阻害することにより, 細胞内のコレステロール供給を枯渇させる(図 14.5). 細胞内コレステロールの枯渇は LDL 受容体の細胞表面の発現増加を引き起こし, 血中 LDL-C と結合してこれを細胞内に取り込む. よって, コレステロール合成の減少作用と LDL-C 異化亢進の両作用により, 血清コレステロールが減少する. **ロスバスタチン**と**アトルバスタチン**が最も強力な LDL-C 低下スタチン薬であり, 次いで**ピタバスタチン**, **シンバスタチン**, **ロバスタチン**, **プラバスタチン**, **フルバスタチン**である. [注：これらの薬物は肝臓において顕著な初

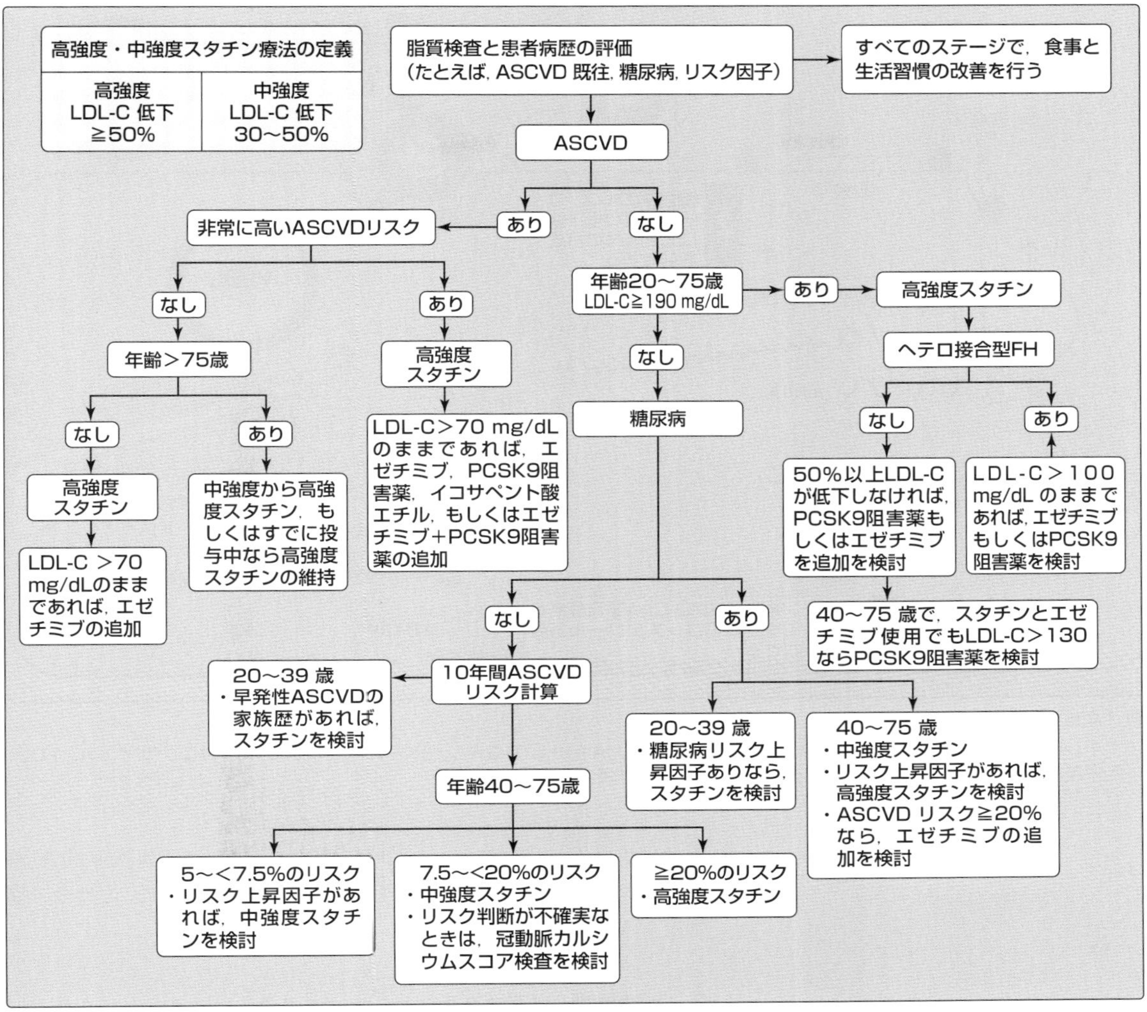
高強度・中強度スタチン療法の定義
高強度 LDL-C 低下 ≧50%
中強度 LDL-C 低下 30～50%
脂質検査と患者病歴の評価（たとえば，ASCVD 既往，糖尿病，リスク因子）
すべてのステージで，食事と生活習慣の改善を行う
ASCVD
あり
なし
非常に高いASCVDリスク
なし
あり
年齢＞75歳
なし
あり
高強度スタチン
LDL-C ＞70 mg/dLのままであれば，エゼチミブの追加
中強度から高強度スタチン，もしくはすでに投与中なら高強度スタチンの維持
高強度スタチン
LDL-C＞70 mg/dLのままであれば，エゼチミブ，PCSK9阻害薬，イコサペント酸エチル，もしくはエゼチミブ＋PCSK9阻害薬の追加
年齢20～75歳 LDL-C≧190 mg/dL
あり
高強度スタチン
ヘテロ接合型FH
なし
あり
50%以上LDL-Cが低下しなければ，PCSK9阻害薬もしくはエゼチミブを追加を検討
LDL-C＞100 mg/dL のままであれば，エゼチミブもしくはPCSK9阻害薬を検討
40～75 歳で，スタチンとエゼチミブ使用でもLDL-C＞130ならPCSK9阻害薬を検討
なし
糖尿病
なし
あり
10年間ASCVDリスク計算
20～39 歳
・早発性ASCVDの家族歴があれば，スタチンを検討
年齢40～75歳
5～＜7.5%のリスク
・リスク上昇因子があれば，中強度スタチンを検討
7.5～＜20%のリスク
・中強度スタチン
・リスク判断が不確実なときは，冠動脈カルシウムスコア検査を検討
≧20%のリスク
・高強度スタチン
20～39 歳
・糖尿病リスク上昇因子ありなら，スタチンを検討
40～75 歳
・中強度スタチン
・リスク上昇因子があれば，高強度スタチンを検討
・ASCVD リスク≧20% なら，エゼチミブの追加を検討

図 14.4
高脂血症治療ガイドライン．ASCVD＝動脈硬化性心血管疾患，FH＝家族性高コレステロール血症，LDL-C＝低密度リポタンパク質コレステロール，PCSK9＝プロタンパク質転換酵素サブチリシンケキシン9型．

回通過効果により減少するので，最も主要な作用部位は肝臓である.］また，HMG-CoA還元酵素阻害薬はトリグリセリド値を低下させ，患者によってはHDL-Cを増加させる．臨床上の利点はコレステロール低下という主要な作用にとどまらず，内皮機能の改善，一酸化窒素の生物学的利用率の増加，抗酸化作用，炎症反応の抑制，動脈硬化性プラークの安定化など，多面的な作用がある．

2．臨床使用：これらの薬物は，4つのスタチンベネフィット群に属する患者のASCVD発症リスクを低下させるために用いられる．スタチン療法の強度は，患者のASCVD発症の絶対的リスクをもとに決めるべきである（図 14.4）．［注：高強度LDL-C低下作用を有するスタチンは，**ロスバスタチン**と**アトルバスタチン**のみである.］スタチン系薬はすべての型の高脂血症において，血清コレステロール濃度を下げ

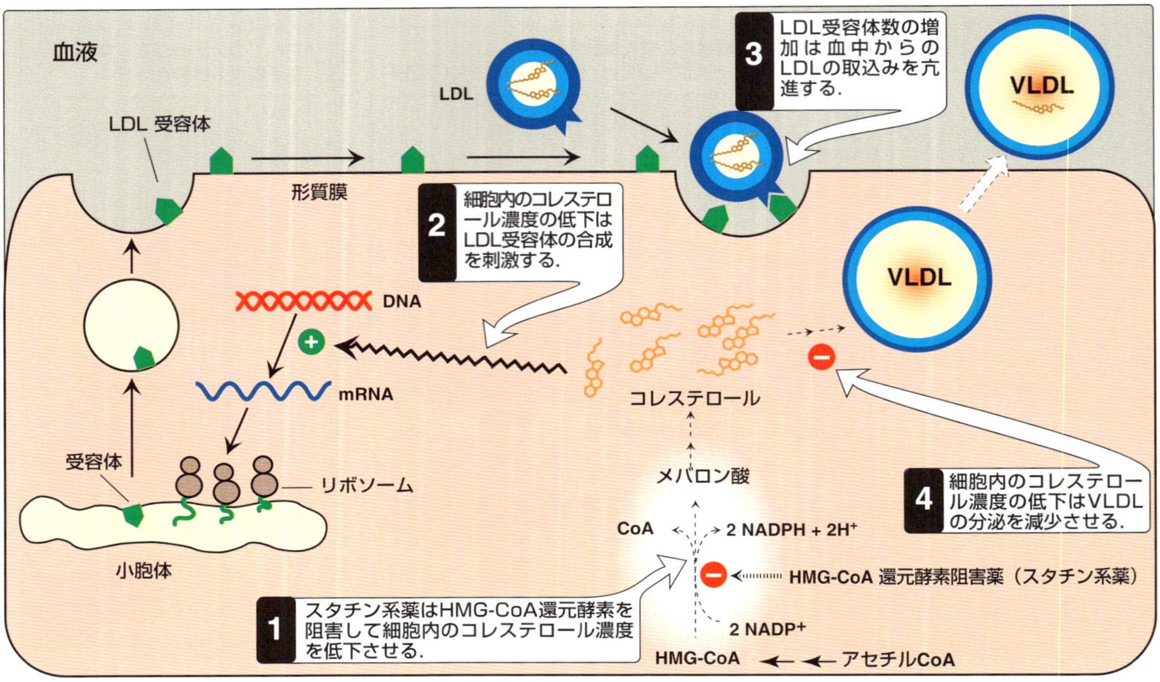

血液
LDL 受容体
LDL
形質膜
3 LDL受容体数の増加は血中からのLDLの取込みを亢進する.
VLDL
2 細胞内のコレステロール濃度の低下はLDL受容体の合成を刺激する.
VLDL
DNA
mRNA
コレステロール
メバロン酸
受容体
リボソーム
4 細胞内のコレステロール濃度の低下はVLDLの分泌を減少させる.
CoA
2 NADPH + 2H+
小胞体
HMG-CoA 還元酵素阻害薬（スタチン系薬）
1 スタチン系薬はHMG-CoA還元酵素を阻害して細胞内のコレステロール濃度を低下させる.
2 NADP+
HMG-CoA
アセチルCoA

図 14.5
スタチン系薬によるHMG-CoA還元酵素の阻害. HMG-CoA＝3-ヒドロキシ-3-メチルグルタリル酸コエンザイムA, LDL＝低密度リポタンパク質, VLDL＝超低密度リポタンパク質.

る効果がある. しかしながら, 家族性高コレステロール血症(ⅡA型)のホモ接合体の患者はLDL受容体が欠損しているので, これらの薬物による効果は大幅に小さい.

3. 薬物動態：**ロバスタチン**と**シンバスタチン**はラクトンであり, 加水分解されて活性薬物になる. それ以外のスタチン薬は活性型が投与される. 経口投与後の吸収は薬物ごとに異なる(30 ～ 85%). **プラバスタチン**を除く, すべてのスタチン薬はシトクロムP450(CYP)によって肝臓で代謝される. 排出はおもに胆汁中と糞便中に行われるが, 尿中への排泄もある. スタチン系薬の特徴を図 14.6 に示す.

4. 有害作用：スタチン治療によって血中肝酵素の上昇が起きることがある. したがって, 治療を開始するときや, スタチン薬投与中に患者が肝機能障害と思われる症状を示したならば, 肝機能検査を行うべきである. [注：肝機能不全によって薬物が蓄積しうる.] 筋肉痛, ミオパチー(筋障害)および横紋筋融解症(筋肉組織の破壊による血中へのミオグロビンの放出. まれである)が報告されている(図 14.7). 横紋筋融解症の危険因子には, 虚弱, 低体重, 高血圧, 腎不全, ビタミンD欠乏症, 甲状腺機能低下症, 高齢, 女性, アルコールあるいは薬物の乱用, マクロライド系抗生物質(**クラリスロマイシン** clarithromycin, **エリスロマイシン** erythromycin), **ダプトマイシン** daptomycin, **イトラコナゾール** itraconazole, **シクロスポリン** cyclosporine, **ゲム**

特　徴	アトルバスタチン	フルバスタチン	ロバスタチン	ピタバスタチン	プラバスタチン	ロスバスタチン	シンバスタチン
LDLコレステロール 低下率（%）	55	24	34	43	34	60	41
血漿トリグリセリド値 低下率（%）	29	10	16	18	24	18	18
HDLコレステロール 増加率（%）	6	8	9	8	12	8	12
血中半減期（時間）	14	2～3	2	12	1～2	19	1～2
中枢神経系への 移行	なし	なし	あり	あり	なし	なし	あり
腎排出率 （%）	2	<6	10	15	20	10	13

図 14.6
スタチン系薬（HMG-CoA還元酵素阻害薬）の薬理作用のまとめ．LDL＝低密度リポタンパク質，HDL＝高密度リポタンパク質．

フィブロジル gemfibrozil，**コルヒチン** colchicine，一部のプロテアーゼ阻害薬，グレープフルーツジュースなど，筋肉の有害作用リスクを高める薬物の使用が含まれる．**シンバスタチン**，**ロバスタチン**，**アトルバスタチン**はCYP3A4の主要な基質であり，この酵素の阻害薬により横紋筋融解症の発症リスクが高まる．筋肉の症状を訴える患者では，血漿クレアチンキナーゼcreatine kinase濃度を定期的に測定すべきである．HMG-CoA阻害薬は**ワルファリン** warfarinの効果を上昇させることもある．よって，スタチン薬を開始するときや用量を変更するときはプロトロンビン時間国際標準比 international normalized ratio（INR）を頻繁に測定することが大切である．これらの薬物は妊婦や授乳中の母親および活動性の肝疾患では禁忌である．

B．コレステロール吸収阻害薬

エゼチミブ ezetimibeは小腸での食事性・胆汁性コレステロールの吸収を選択的に抑制するので，小腸由来コレステロールの肝臓への供給が減少することになる．その結果，肝臓のコレステロール量が減少し，血中からのコレステロールの肝臓への取込みが増加する．**エゼチミブ**はLDL-C値を18～23％減少させる．LDL-C低下効果は強くないので，**エゼチミブ**は，ASCVD高リスク患者において最大耐用量でのスタチン療法で併用されるか，スタチン不耐症の患者で用いられる．**エゼチミブ**はおもに小腸と肝臓においてグルクロン酸抱合で代謝され，胆汁や尿中に排出される．中等度から重度の肝機能障害のある患者には**エゼチミブ**は用いるべきでない．**エゼチミブ**は有害作用が少ない．

C．胆汁酸捕捉薬

胆汁酸捕捉薬 bile acid sequestrant（レジン）は，治療効果はスタチン系薬には及ばないものの，相当のLDL-C低下効果をもつ．

1．作用機序：**コレスチラミン** cholestyramine，**コレスチポール** colestipol，**コレセベラム** colesevelamは陰イオン交換樹脂であり，小

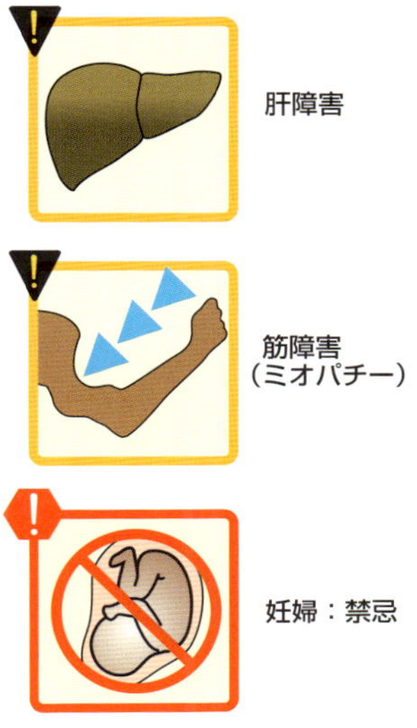
肝障害
筋障害
（ミオパチー）
妊婦：禁忌

図 14.7
スタチン系薬の有害作用と禁忌．

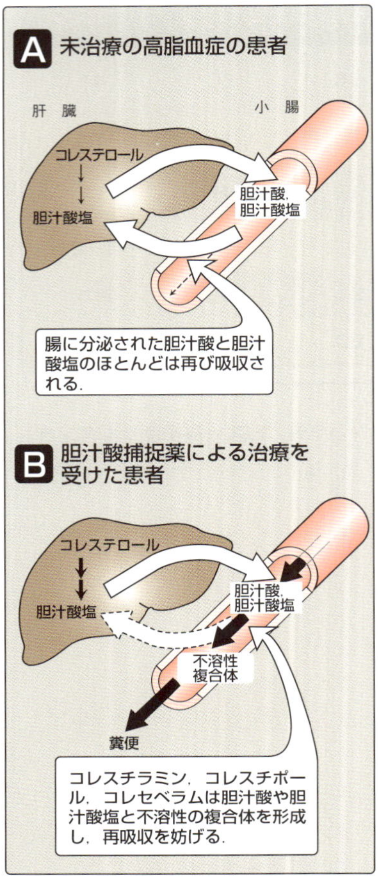
A 未治療の高脂血症の患者
肝 臓
小 腸
コレステロール
胆汁酸塩
胆汁酸,
胆汁酸塩
腸に分泌された胆汁酸と胆汁酸塩のほとんどは再び吸収される.
B 胆汁酸捕捉薬による治療を受けた患者
コレステロール
胆汁酸塩
胆汁酸,
胆汁酸塩
不溶性
複合体
糞便
コレスチラミン,コレスチポール,コレセベラムは胆汁酸や胆汁酸塩と不溶性の複合体を形成し,再吸収を妨げる.

図 14.8
胆汁酸捕捉薬の作用機序.

腸において負に帯電した胆汁酸や胆汁酸塩と結合する(図 14.8).樹脂と胆汁酸の複合体は糞便中に排出され,胆汁酸の濃度が下がる.すると,肝細胞がコレステロールを胆汁酸に変換し,胆汁に必須の構成要素である胆汁酸を補充する.この結果,細胞内のコレステロール濃度が低下するので,コレステロールを含んだLDLの肝臓内への取込みが活性化され,血漿LDL-Cの低下がもたらされる.[注:この取込みの増加は,細胞表面のLDL受容体の数の増加によって起こる.]

2.**臨床使用**:胆汁酸捕捉薬は(しばしば食事療法や他の薬物と組み合わせて)ⅡA型やⅡB型高脂血症の治療に有用である.胆汁酸捕捉薬については,ASCVD発症リスクの減少を示すエビデンスに乏しく,忍容性(認容性)tolerabilityも低いため,他の脂質低下療法に耐えられない患者のみに使用される場合が多い.[注:まれなⅡA型のホモ接合型の人,すなわち機能的なLDL受容体をほぼ完全に欠損している人においては,これらの薬物は血漿中のLDL-C濃度に関してほとんど効果がない.]**コレスチラミン**はまた,胆管閉塞の患者における胆汁の蓄積が引き起こす瘙痒症を軽減する.**コレセベラム**は血糖低下作用があるので2型糖尿病にも適応がある.[注:これらの薬剤は,溶液用の粉末または錠剤として入手可能である.粉末製剤は,ざらざらした食感のために患者が不快に感じることがある.また,錠剤は1日最大16錠を必要とするため,服用の負担が大きい.これらの理由から,これらの薬剤の臨床使用は制限される.]

3.**薬物動態**:胆汁酸捕捉薬は水に不溶の高分子である.経口投与された後,小腸において吸収されず代謝による変化もなく,すべて糞便中に排出される.

4.**有害作用**:最も一般的な有害作用は便秘,悪心や鼓腸などの胃腸障害である.**コレセベラム**の方が他の胆汁酸捕捉薬よりも消化管の有害作用が少ない.これらの薬物により脂溶性ビタミンであるビタミンA,D,E,Kが吸収不良となる.また,小腸において多くの薬物の吸収を阻害する(たとえば,**ジゴキシン** digoxin,**ワルファリン**,甲状腺ホルモンなど).したがって,他の薬物は胆汁酸捕捉薬を服用する最低1～2時間前,あるいは4～6時間後に服用すべきである.胆汁酸捕捉薬はトリグリセリドを上昇させることがあるので,高トリグリセリド血症(≧400 mg/dL)の患者には禁忌である.胃不全麻痺や,その他の顕著な消化管運動障害のある患者には,慎重に使用すべきである.

D. プロタンパク質転換酵素サブチリシンケキシン9型阻害薬

プロタンパク質転換酵素サブチリシンケキシン9型 proprotein convertase subtilisin kexin type 9(PCSK9)はおもに肝臓で産生される酵素である.PCSK9は肝細胞表面のLDL受容体に結合し,LDL受容体の分解を引き起こす(図 14.9).PCSK9酵素を阻害することで,より

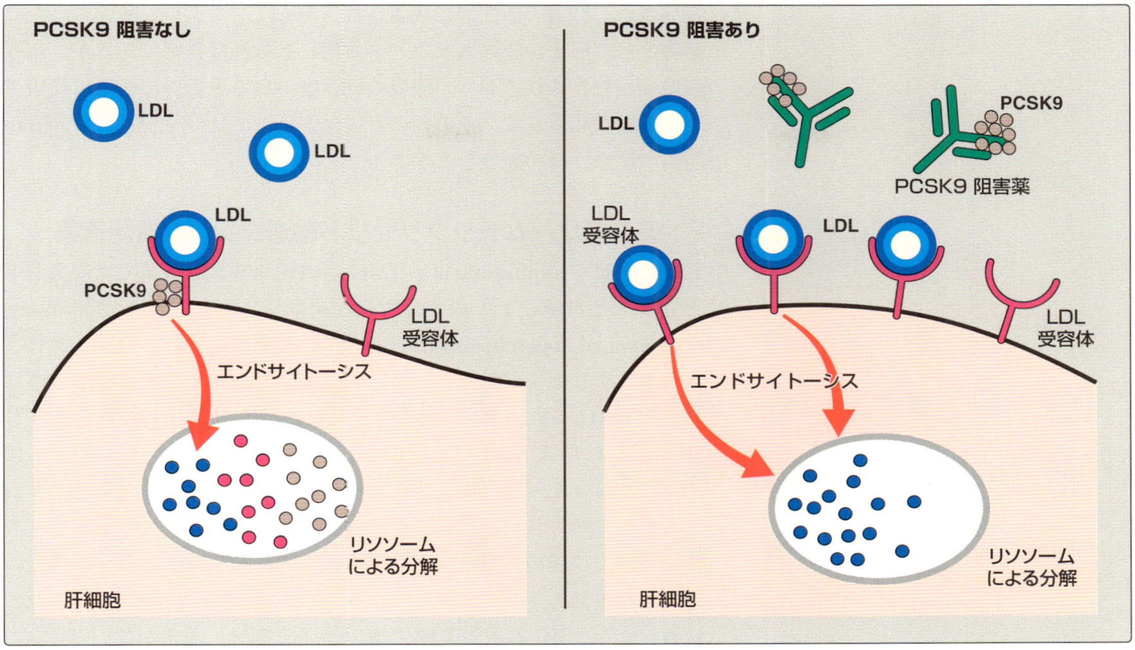
PCSK9 阻害なし
LDL
LDL
LDL
PCSK9
LDL
受容体
エンドサイトーシス
リソソーム
による分解
肝細胞
PCSK9 阻害あり
LDL
PCSK9
PCSK9 阻害薬
LDL
受容体
LDL
LDL
受容体
エンドサイトーシス
リソソーム
による分解
肝細胞

図 14.9
PCSK9阻害薬の作用機序．PCSK9は肝細胞表面にあるLDL受容体と結合し，LDL受容体の分解を引き起こす．PCSK9が阻害されると，LDL受容体の分解が抑制され，血清中からのLDL-Cの排出が促進される．LDL＝低密度リポタンパク質コレステロール，PCSK9＝プロタンパク質転換酵素サブチリシンケキシン9型．

多くのLDL受容体が存在するようになり，血清からLDL-Cを除去できるようになる．**アリロクマブ** alirocumabと**エボロクマブ** evolocumabはPCSK9阻害薬で，完全ヒト型モノクローナル抗体である．これらの薬物は，ヘテロ接合型またはホモ接合型の家族性高コレステロール血症の患者やLDL-C低下がさらに必要な臨床的ASCVD患者において，最大耐容量のスタチン療法に加えて用いられる．スタチン治療と併用すると，PCSK9阻害薬は強力にLDL-Cを低下させる（50～70%）．また，ASCVDリスクが高く，スタチン不耐容の患者にも使用することができる．PCSK9阻害薬は皮下注射にて2～4週に1度投与される．PCSK9阻害薬は通常，忍容性が高い．最も一般的な有害作用は，注射部位反応，免疫学的あるいはアレルギー反応，鼻咽頭炎，下痢，筋肉痛，上気道感染である．

E．アデノシン三リン酸-クエン酸リアーゼ阻害薬

ベムペド酸 bempedoic acidは，アデノシン三リン酸-クエン酸リアーゼ adenosine triphosphate-citrate lyase（ACL）阻害薬であり，HMG-CoA還元酵素のさらに上流のACLを標的として，肝臓でのコレステロール合成を阻害することによりLDL-Cを低下させる．この薬物は，ヘテロ接合型家族性高コレステロール血症の患者や，さらにLDL-Cを低下させる必要があるASCVD患者において，最大耐用量のスタチン療法に加えて使用される．**ベムペド酸**は，他の治療と併用する場合に，LDL-Cをさらに12～17% 低下させる．プロドラッグとして経口

投与され，肝臓で活性型に代謝され，おもにグルクロン酸化された代謝物として尿中に分泌される．全体的に忍容性は良好であるが，高尿酸血症が報告されており，痛風の既往歴のある患者では慎重に使用することが求められる．その他の有害反応としては，手足や背中の痛み，筋肉の痙攣，腱の断裂などがある．

F. ミクロソームトリグリセリド輸送タンパク質阻害薬

ロミタピド lomitapideは，HMG-CoA還元酵素阻害薬では効果が不十分なことが多いホモ接合型家族性高コレステロール血症 homozygous familial hypercholesterolemia (HoFH)を適応症とする．ミクロソームトリグリセリド輸送タンパク質阻害薬は，その独特な作用機序により，VLDLの放出と，VLDLを介したトリグリセリド分泌を低下させる．これによりLDL濃度が最大51％低下する．**ロミタピド**はHoFHにおいて，他の脂質低下治療薬や生活習慣の最適化を補助するものとして処方される．肝毒性の可能性があるため，この薬剤はリスク評価および緩和戦略薬剤安全プログラムに含まれており，肝機能の定期的なモニタリングが義務づけられている．他の有害作用としては，胸痛，疲労，消化器系の苦痛(下痢，悪心，嘔吐，消化不良)，感染症，呼吸器系の問題(鼻咽頭炎，鼻づまり)などがある．CYP3A4代謝の基質および阻害薬であるため，薬物相互作用を考慮に入れる必要がある．中等度から強度のCYP3A4阻害薬との併用は禁忌である．

G. フィブラート系薬

フェノフィブラート fenofibrateと**ゲムフィブロジル**はフィブリン酸誘導体であり，血清トリグリセリドを低下させ，HDL-C値を上昇させる．

臨床応用 14.1：HMG-CoA還元酵素阻害薬を使用する上での注意点

HMG-CoA還元酵素阻害薬(“スタチン系薬”)は，4つのスタチン有益群のいずれかに該当する患者に対して，ASCVD発症リスクを低下させるために使用するべきである．ASCVD，糖尿病，LDL-Cの極端な上昇が認められない患者については，ASCVDリスクの推定を行うことで，患者がスタチン療法に適しているかどうかを判断することができる(たとえば，ASCVDリスクスコアが7.5％以上の40～75歳の患者)．ASCVDリスクはASCVD発症の10年リスクを反映しており，標準化されたリスク推定方法を用いて推定することができる(たとえば，https://tools.acc.org/ascvd-risk-estimator-plus/#!/calculate/estimate/)．スタチン治療を選択する場合，治療アルゴリズム(図14.4)に示されているように，ASCVD発症リスクによって治療強度(たとえば，高強度か中強度か)が決定される．高用量の**アトルバスタチン**と**ロスバスタチン**だけが高強度スタチン治療(LDL-Cを50％以上低下させる)とみなされ，低用量のこれら2薬や他のほとんどのスタチン系薬では中強度治療(LDL-Cを30～50％低下させる)を行うことができる．また，有害作用や処方時の注意事項を考慮する必要がある．たとえば，スタチン治療中は肝機能障害やミオパチーの発現について経過を観察すべきである．治療開始前に合併症のリスクを評価し，起こりうる有害作用について患者に説明する必要がある．

1．作用機序：核内受容体遺伝子ファミリーのなかに脂質代謝を調節する一群のペルオキシソーム増殖剤応答性受容体 peroxisome proliferator-activated receptor（PPAR）がある．PPAR はリガンド依存的に活性化する転写因子である．生体のリガンド（脂肪酸やエイコサノイド）や脂質低下薬（**フェノフィブラート**や**ゲムフィブロジル**）が結合すると，PPAR は活性化する．活性化した PPAR はペルオキシソーム増殖剤応答配列に結合し，リポタンパク質リパーゼ発現の増加（図 14.10）とアポリポタンパク質（apo）C-Ⅲ濃度の低下とにより，最終的にトリグリセリド濃度が低下する．**フェノフィブラート**は**ゲムフィブロジル**よりもトリグリセリド値を強力に低下させる．フィブラート系薬は，apo A-Ⅰと apo A-Ⅱの発現を増加させることにより，HDL-C 値を上昇させる．

2．臨床使用：フィブラート系薬は高トリグリセリド血症の治療に用いられる．中密度リポタンパク質 intermediate-density lipoprotein（IDL）が蓄積したⅢ型の高脂血症（異常βリポタンパク質血症）の治療にとくに有効である．フィブラート系薬は心血管系への効果や ASCVD 発症の抑制の適応はない．しかし，ガイドラインでは，膵炎を引き起こす可能性がある重度の高トリグリセリド血症での使用は支持されている．

3．薬物動態：**フェノフィブラート**と**ゲムフィブロジル**は経口投与で完全に吸収され，アルブミンに結合して広範囲に分布する．**フェノフィブラート**はプロドラッグであり，効果を生じるのは活性代謝物のフェノフィブリン酸である．両薬物は強力に生体内変化を受け，グルクロン酸抱合体として尿中に排泄される．

4．有害作用：最も一般的な有害作用は穏やかな胃腸障害である．治療継続により軽減する．これらの薬物は胆汁へのコレステロール排出を増加させるので，胆石が形成されやすくなる．両薬物により筋炎（骨格筋の炎症，ミオパチー）が起こりうるので，筋力低下や圧痛に注意を払うべきである．腎不全の患者は筋炎のリスクが高いおそれがある．スタチン系薬と**ゲムフィブロジル**を同時に服用した患者にミオパチーや横紋筋融解症が生じた例があると報告されている．**ゲムフィブロジル**と**シンバスタチン**の併用は禁忌であり，一般に，すべてのスタチンとの併用は避けるべきである．フィブラート系薬は**ワルファリン**の効果を増加させることがある．フィブラート系薬が開始されたときはプロトロンビン時間（INR）を頻繁に検査すべきである．フィブラート系薬は，重度の肝機能障害，腎機能障害，胆嚢疾患の既往，胆汁性肝硬変のある患者には使用すべきではない．また，妊娠中の使用には注意が必要である．

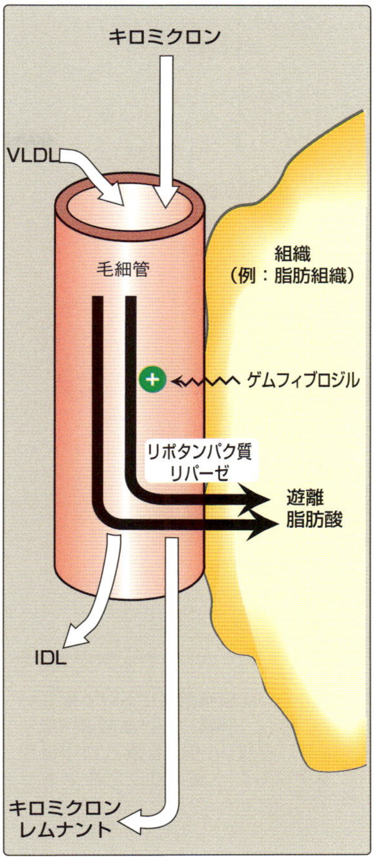
キロミクロン
VLDL
毛細管
組織
（例：脂肪組織）
ゲムフィブロジル
リポタンパク質
リパーゼ
遊離
脂肪酸
IDL
キロミクロン
レムナント

図 14.10
ゲムフィブロジルによるリポタンパク質リパーゼの活性化．VLDL＝超低密度リポタンパク質，IDL＝中密度リポタンパク質．

H．ナイアシン niacin（ニコチン酸 nicotinic acid）

ナイアシンはトリグリセドを 20 ～ 50％ 減少させる．さらに，LDL-C 値を 10 ～ 20％ 減少させ，HDL-C 値を最も強力に増加させる

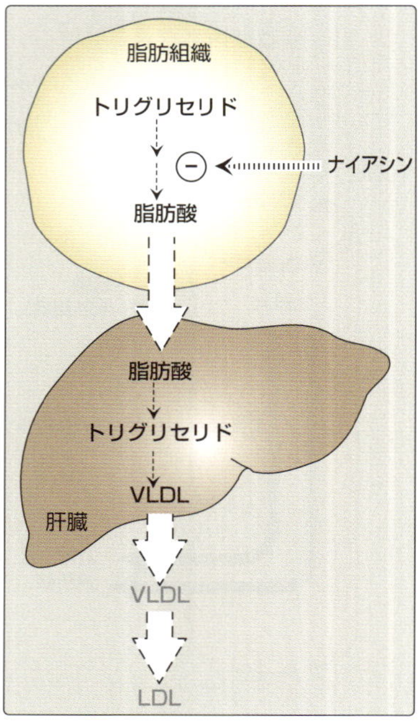
脂肪組織
トリグリセリド
−
ナイアシン
脂肪酸
脂肪酸
トリグリセリド
VLDL
肝臓
VLDL
LDL

図 14.11
ナイアシンは脂肪組織における脂肪分解を阻害し，肝臓における超低密度リポタンパク質(VLDL)合成と血中低密度リポタンパク質(LDL)を減少させる．

薬物である．スタチン系薬と併用することができる．[注：スタチン療法に**ナイアシン**を追加しても，ASCVD 発生リスクや死亡リスクをさらに低下させることは示されていない．]

1．**作用機序：ナイアシン**は，脂肪組織での脂肪分解を強力に阻害し，血中遊離脂肪酸の生成を抑制する(図 14.11)．肝臓は，血中遊離脂肪酸をトリグリセリド合成のおもな前駆体として用いる．よって，肝臓中のトリグリセリドの低下はVLDLの肝臓での合成抑制を引き起こしその結果，血漿中のLDL-C濃度の低下が起こる．

2．**臨床使用：ナイアシン**の適応は限られている．スタチン系薬とは異なり，**ナイアシン**は心血管系への効果やASCVD 発症の抑制には適応がない．**ナイアシン**はコレステロールとトリグリセリド両方の血漿濃度を低下させるので，**ナイアシン**は家族性高脂血症の治療やHMG-CoA還元酵素阻害薬に不耐容の患者に使用されることがある．

3．**薬物動態：ナイアシン**は経口投与される．体内においてニコチンアミドに変換され，補因子であるニコチンアミドアデニンジヌクレオチド nicotinamide adenine dinucleotide (NAD^+)に組み込まれる．**ナイアシン**やそのニコチンアミド誘導体，他の代謝物は尿中に排泄される．[注：ニコチンアミドの投与のみでは，血漿の脂肪濃度を下げない．]

4．**有害作用：ナイアシン**による最も一般的な有害作用は不快な熱感と瘙痒感を伴う強度の皮膚の潮紅である．**ナイアシン**を服用する 30 分前に**アスピリン** aspirin を投与すると，プロスタグランジン生成を介する潮紅を軽減することができる．**ナイアシン**により，悪心や腹痛を経験する患者もいる．用量を漸増することや**ナイアシン**徐放性製剤を用いることで，治療開始期のわずらわしい有害作用が軽減される．**ナイアシン**は尿細管での尿酸排泄を阻害するので，高尿酸血症や痛風になりやすくなる．耐糖能低下や肝毒性も報告されている．肝疾患や消化性潰瘍には用いるべきでない．

I．オメガ 3 脂肪酸 omega-3 fatty acid

オメガ 3 多不飽和脂肪酸 polyunsaturated fatty acid (PUFA) はおもにトリグリセリド値を下げる目的で用いられる必須脂肪酸である．必須脂肪酸は肝臓でVLDLとトリグリセリドの合成を抑制する．オメガ 3 脂肪酸のエイコサペンタエン酸(EPA)とドコサヘキサエン酸(DHA)は海産物のマグロ，オヒョウ，サケに多く含まれる．海産物由来のオメガ 3 脂肪酸を毎日約 4 g 摂取すると血清トリグリセリド値が 25～30% 低下する．それに伴って LDL-C 値と HDL-C 値が若干上昇する．食事のみによって十分なオメガ 3 脂肪酸を摂ることは難しいので，一般用医薬品あるいは処方薬として魚油(EPA/DHA)のサプリメントを用いることがある．処方薬としての**イコサペント酸エチル** icosapent ethyl はEPAのみを含み，他の魚油サプリメントと異なり，LDL-C 値を上昇させることはない．オメガ 3 脂肪酸は，トリグリセリド高値

(≧ 500 mg/dL)の患者に対して他の脂質低下薬に追加される薬物と考えることができる．一般的に，トリグリセリド値は低下するものの，心血管系有病率や死亡率を低下させたという結果はない．例外として，**イコサペント酸エチル**は，スタチンに追加することで，二次予防の患者や高リスクの一次予防患者における心血管発症のリスクを低減することが示されている．最も一般的な有害作用は胃腸症状(腹痛，悪心，下痢)と魚臭さである．抗凝固薬や抗血小板薬を用いている患者では出血のリスクが高まる．

J．薬物併用療法

血漿脂質濃度を治療目標にするために，2 種類以上の高脂血症治療薬を用いる必要がある場合がある．ASCVD をすでに発症している患者や ASCVD の 10 年リスクが高い患者，あるいは最大耐用量のスタチン治療で期待した LDL-C の低下がみられない患者には，併用療法を考慮してもよい．**エゼチミブ**，PCSK9 阻害薬，**イコサペント酸エチル**は，すでにスタチン療法を受けている患者において，これらの併用療法が ASCVD 発症をさらに減少させるというエビデンスがあるため，追加の治療薬として検討できる．しかし，併用療法にもリスクがある．脂質低下薬の併用は，肝臓や筋肉への毒性をより起こしやすい．図 14.12 は高脂血症治療薬の効果をまとめたものである．

薬物群	LDL効果	HDL効果	TG効果
HMG-CoA還元酵素阻害薬(スタチン系薬)	↓↓↓↓	↑↑	↓↓
コレステロール吸収阻害薬	↓	↑	↓
胆汁酸捕捉薬	↓↓↓	↑	↑
PCSK9阻害薬	↓↓↓↓↓	↑↑	↓
ACL阻害薬	↓↓	—	—
MTP阻害薬	↓↓↓↓	—	↓↓
フィブラート系薬	↓	↑↑↑	↓↓↓↓
ナイアシン	↓↓	↑↑↑↑	↓↓↓
オメガ3脂肪酸			
EPA+DHA	↑↑	—	↓↓↓↓
EPA	—	—	↓↓

図 14.12
高脂血症治療薬物群の特徴．ACL＝アデノシン三リン酸-クエン酸リアーゼ，HDL＝高密度リポタンパク質，HMG-CoA＝3-ヒドロキシ-3-メチルグルタリル酸コエンザイムA，LDL＝低密度リポタンパク質，MTP＝ミクロソームトリグリセリド輸送タンパク質，PCSK9＝プロタンパク質転換酵素サブチリシンケキシン9型，TG＝トリグリセリド．

臨床応用 14.2：目標コレステロール値の維持

HMG-CoA還元酵素阻害薬(スタチン系薬)による最大量での治療と適切な食事療法にもかかわらず目標コレステロール値を維持できない多くの患者においては，併用療法が必要となるだろう．すでにスタチン治療を受けている患者において，これらの併用療法がASCVD発症をさらに抑制するというエビデンスがあるのは，**エゼチミブ**，PCSK9阻害薬，**イコサペント酸エチル**のみである．**ベムペド酸**は，現時点では心血管系への有用性を支持する治療成績データはない．**ロミタピド**はホモ接合体家族性高コレステロール血症(通常の第一選択薬であるHMG-CoA還元酵素阻害薬が無効)のみに認可されている．**ナイアシン**，フィブラート系薬，胆汁酸捕捉薬などの薬剤は，目標コレステロール値を達成するために併用されることはまれである．これらの薬物は心血管への有益性が限定的であり，薬物間相互作用があり，忍容性が低いことから，通常は他の選択肢に耐えられない患者にのみ使用される．

14章の要約

1. 冠動脈疾患(CHD)は世界的な死因の第1位であり，脂質異常と相関がある．低脂肪食や運動などの生活習慣の改善と併用して薬物療法を行うことで，CHDによる死亡率が有意に低下することが示されている．
2. 高脂血症治療の第一の目標は，将来の動脈硬化性心血管疾患(ASCVD)発症リスクを低下させることである．二次的な目標は，低密度リポタンパク質コレステロール(LDL-C)とトリグリセリドを適切な低い値に維持し，高密度リポタンパク質コレステロール(HDL-C)を適切なレベルに保つことである．
3. 高脂血症治療薬には，スタチン系薬，コレステロール吸収阻害薬，胆汁酸捕捉薬，プロタンパク質転換酵素サブチリシンケキシン9型(PCSK9)阻害薬，アデノシン三リン酸-クエン酸リアーゼ(ACL)阻害薬，ミクロソームトリグリセリド輸送タンパク質阻害薬，フィブラート系薬，**ナイアシン**，オメガ3脂肪酸などがある．
4. **シンバスタチン**，**プラバスタチン**，**アトルバスタチン**，**ロスバスタチン**などの3-ヒドロキシ-3-メチルグルタリル酸コエンザイムA(HMG-CoA)還元酵素阻害薬"スタチン"は，ASCVDのリスクが高い患者に対する第一選択薬とされている．これらの薬剤はASCVD発症(または再発)の抑制に有効であり，その作用はコレステロール値の低下だけにとどまらず，動脈硬化性プラークの安定化，冠動脈内皮機能の改善，血小板血栓形成の抑制，血管の抗炎症作用などにも及ぶ．
5. LDL-Cを適切にコントロールするためには，併用療法が必要な場合がある．**エゼチミブ**，PCSK9阻害薬，**イコサペント酸エチル**は，すでにスタチン治療を受けている患者に対して，併用療法によりASCVD発症をさらに抑制するというエビデンスがあることから，追加の療法として考慮することができる．
6. ACL阻害薬である**ベムペド酸**は，最大耐用量のHMG-CoA還元酵素阻害薬との併用が承認されているが，心血管死亡率に対する効果は確立されていない．
7. **ロミタピド**は，ミクロソームトリグリセリド輸送タンパク質阻害薬であり，ホモ接合型家族性高コレステロール血症を適応症とする．
8. フィブラート系薬，**ナイアシン**，オメガ3脂肪酸は，上昇したトリグリセリドの管理に使用される．

学習問題

最も適当な答えを1つ選択せよ.

14.1 19歳の男性が，血漿中のキロミクロン濃度の上昇を特徴とするI型高脂血症と診断された．脂質異常症に対処するために最も適切な治療法はどれか.

A．エゼチミブ
B．シンバスタチン
C．プロタンパク質転換酵素サブチリシンケキシン9型(PCSK9)阻害薬
D．低脂肪食を含む食事調整

正解 D. I型高脂血症(高キロミクロン血症)は低脂肪食で治療する(Dが正しい)．この疾患に有効な薬物治療は存在しない.

14.2 3-ヒドロキシ-3-メチルグルタリル酸コエンザイムA(HMG-CoA)還元酵素を阻害することによってコレステロール合成を減少させる薬物はどれか.

A．フェノフィブラート
B．コレスチポール
C．ロスバスタチン
D．ゲムフィブロジル

正解 C. ロスバスタチンはHMG-CoA還元酵素を阻害することにより，コレステロールの合成を減少させる．フェノフィブラートとゲムフィブロジルは，リポタンパク質リパーゼの活性を高め，血漿からのVLDLの除去を亢進させる．コレスチポールは，腸肝循環によって肝臓に戻る胆汁酸の量を減少させる.

14.3 腎不全，痛風，心房細動，高トリグリセリド血症の既往歴のある47歳の男性に，HMG-CoA還元酵素阻害薬の投与が開始された．この新たに投与される薬剤によって，筋肉痛やミオパチーの可能性が最も高くなる危険因子はどれか.

A．腎不全
B．痛風
C．高トリグリセリド血症
D．心房細動

正解 A. 腎不全の既往歴のある患者では，HMG-CoA還元酵素阻害薬(スタチン系薬)の使用により，筋肉痛，ミオパチー，横紋筋融解の発症率が高く，とくに腎排出型の薬剤では薬物蓄積を起こしやすい．その他の疾患の集団では，HMG-CoA還元酵素阻害薬によるこの有害作用の発生率が高いという報告はない.

14.4 47歳の女性が，年1回の検査のためにかかりつけ医を受診した．過去に高血圧，肥満，タバコの使用歴〔20 pack-year；訳者注：タバコを1日1箱(20本)，1年間吸ったのを1単位とするタバコ消費量〕がある．空腹時脂質パネルでLDLが125 mg/dLであり，推定ASCVDリスクは10%と算出された．この患者に対するスタチン有益群として最も適切なのはどれか.

A．グループ1－臨床的ASCVDの既往がある
B．グループ3－40～75歳，糖尿病あり
C．グループ4－40～75歳，糖尿病なし，ASCVDリスク7.5%以上
D．どのスタチン有益群にも当てはまらない

正解 C. Aは臨床的なASCVD発症歴がないため不正解である．Bは糖尿病の既往がないため誤りである．Dは，40歳以上であり，ASCVDリスクが10%と計算され，スタチン有益群4に属する(Cが正しい)ので誤りである.

14.5 LDL-C値が高い63歳の女性が，激しい筋肉痛などの有害作用のためにスタチン系薬を忍容できない．医師は，LDL-C値を効果的に下げるために非スタチン薬を処方したいと考えている．どのような薬が最も効果的な治療となるか．

A．ナイアシン
B．アリロクマブ
C．コレスチラミン
D．エゼチミブ

正解 B． アリロクマブはPCSK9阻害薬で，LDL-Cを約50%低下させることができる．ナイアシンはおもにHDL-Cを上昇させ，トリグリセリドを低下させるが，LDL-C低下作用はあまり強くない．コレスチラミンとエゼチミブはともにLDL-Cを低下させるが，PCSK9阻害薬ほど強力ではない．

14.6 腸内で胆汁酸と結合し，腸肝循環により胆汁酸が肝臓に戻るのを防ぐ薬はどれか．

A．ナイアシン
B．ゲムフィブロジル
C．コレスチラミン
D．シンバスタチン

正解 C． コレスチラミンは陰イオン交換樹脂で，マイナスに帯電した胆汁酸や胆汁酸塩と小腸で結合する．樹脂と胆汁酸の複合体は糞便中に排泄されるため，胆汁酸が腸肝循環によって肝臓に戻るのを妨げる．他の選択肢は，腸内の胆汁酸と結合しない．

14.7 65歳の男性が，2型糖尿病とLDL-C値165 mg/dLのの管理のために受診した．この患者のLDL-C値を低下させ，ASCVD発症リスクを低下させるための最適な選択肢はどれか．

A．ベムペド酸
B．コレセベラム
C．アトルバスタチン
D．フェノフィブラート

正解 C． HMG-CoA還元酵素阻害薬(スタチン系薬)であるアトルバスタチンは，LDL-Cを低下させる最も効果的な選択肢であり，ベースライン値から最大60%の低下が得られる．スタチン系薬は薬物療法が適応とされる場合に，ASCVDリスクを低下させる主要な方法である．ベムペド酸は，スタチンと比べると，LDL-C低下は小幅である．コレセベラムもLDL-Cを低下させるが，スタチンほど効果的ではない．コレセベラムにはグルコース減少作用があるが，その効果は緩やかであり，2型糖尿病の治療薬としては好ましくない．フェノフィブラートはトリグリセリド値を下げたり，HDL-Cを上げたりするのにより効果的である．

14.8 42歳の男性に，2週間前からナイアシン徐放性製剤の投与が開始された．患者は，ナイアシンに関連していると思われる不快な顔面潮紅とかゆみを訴えている．これらの有害作用に対処するのに役立つのはどれか．

A．ナイアシン服用30分前にアスピリンを投与する．
B．ナイアシン服用30分後にアスピリンを投与する．
C．ナイアシンを増量する．
D．徐放性ナイアシンを即時放出性ナイアシンに変更する．

正解 A． ナイアシンに伴う潮紅は，プロスタグランジンによる．したがって，アスピリン(プロスタグランジン阻害薬)の使用は，この有害作用を最小限に抑えるのに役立つ．アスピリンはナイアシン投与の30分前に投与しなければならないので，Bは誤りである．ナイアシンの投与量を増やすと，このような症状が増加する可能性が高いので，Cは正しくない．ナイアシンの徐放性製剤は，即時放出製剤に比べて潮紅の発現率が低いので，Dは正しくない．

14.9　55歳の女性が，年1回の検査のためにかかりつけ医を受診した．既往歴に糖尿病，高血圧，肥満がある．推定ASCVDリスクは6.5%と算出され，空腹時脂質パネルで高トリグリセリド血症(トリグリセリド655 mg/dL)が認められた．すぐに開始することが最も重要な治療はどれか．

A．エゼチミブ
B．シンバスタチン
C．イコサペント酸エチル
D．アリロクマブ

正解　C．ASCVDリスクは6.5%であるため，7.5%を超えておらず，ASCVDリスクを減少させるために脂質低下療法が決定的に必要ではない(Bは不正解)．Aは，スタチン治療が失敗したことのない患者にはエゼチミブ単剤療法は適応とならないので誤りである．アリロクマブはスタチン治療が無効な患者，またはLDLが著しく上昇した患者，およびASCVD発症リスク(この患者のリスクは低い)を低下させるために使用されるため，Dは不正解である．魚油はトリグリセリドを有意に低下させることができ，選択肢のなかでトリグリセリドに対する効果が最も高い．

14.10　心筋梗塞後の62歳男性が，本日退院する．この患者に最も適切なスタチン治療の強度はどれか．

A．低強度スタチン
B．中強度スタチン
C．高強度スタチン
D．スタチンの適応なし

正解　C．この患者は最近ASCVD(心筋梗塞)の既往がある．臨床的ASCVD患者は，ASCVDの再発リスクが高いため，高強度スタチンを投与すべきである．AとBは，患者がより高強度のスタチンに耐えられない場合にのみ適応となる．Dは，この患者が受けた臨床的ASCVD発症を考慮すると，スタチン系薬の適応となるので誤りである．[訳者注：基準値以下にLDL-C(いわゆる悪玉コレステロール)を低下させることが動脈硬化症の抑制に有効なことには概ね同意が得られている．しかし，梗塞後に基準値以下の場合でもさらに下げる必要があるかは議論がある．10年ほど前には多面的な効果としてスタチン類は大人気であった．2020年代はSGLT2阻害薬に関心は移っている．]

第Ⅳ編：
中枢神経系作用薬

神経変性疾患治療薬 15

Ⅰ．概　要

中枢神経系 central nervous system（CNS）に作用するほとんどの薬物は，神経伝達のいくつかのステップを変えることで作用する．あるCNS作用薬はシナプス前部において神経伝達物質の産生，貯蔵，遊離（放出，分泌），作用の終了に影響を与えることにより作用する．他の薬物はシナプス後部にある受容体を刺激したり，遮断したりする．本章では，多くの臨床的に有用なCNS作用薬の機序に関係する神経伝達物質に主眼をおいてCNSの概説を行う．このような概念は薬物治療に反応するパーキンソン病*1，アルツハイマー病（図15.1），多発性硬化症 multiple sclerosis（MS），そして筋萎縮性側索硬化症 amyotrophic lateral sclerosis（ALS）の病因や治療戦略を理解するのに有益である．

Ⅱ．中枢神経系（CNS）における神経伝達

CNSにおけるニューロンの基本的な機能は，3章において解説した自律神経系 autonomic nervous system（ANS）に似ている．たとえば，CNSと末梢神経系の両方における情報の伝達は，どちらも神経伝達物質の遊離に関係する．遊離した神経伝達物質はシナプス間隙に拡散してニューロンのシナプス後部にある特異的受容体に結合する．どちらの系でもシナプス後膜にある受容体が神経伝達物質を認識することがシナプス後部のニューロン細胞内の変化を引き起こす．しかし，末梢にあるANSとCNSのニューロンにはいくつか大きな差異がある．

抗パーキンソン病薬
アマンタジン
アポモルヒネ
ベンズトロピン
ブロモクリプチン
カルビドパ
エンタカポン
レボドパ（カルビドパ配合）
レボドパ（カルビドパ+エンタカポン配合）
イストラデフィリン
オピカポン
プラミペキソール
ラサギリン
ロピニロール
ロチゴチン
サフィナミド
セレギリン（デプレニル）
トルカポン［訳者注：日本未承認］
トリヘキシフェニジル
抗アルツハイマー病薬
アデュカヌマブ
ドネペジル
ガランタミン
メマンチン
リバスチグミン

図 15.1
パーキンソン病とアルツハイマー病の治療で使われる治療薬のまとめ．
［訳者注：パーキンソン病のてんかん発作にゾニサミドzonisamideを投与したところ，パーキンソン病症状も改善されたことから，日本では医師主導治験でパーキンソン病への適応拡大となった（作用機序は多彩）（2009年）．］

*1（訳者注）：一般的にパーキンソニズム（特徴的な運動症状）を呈する症候群をパーキンソン症候群という．パーキンソン症候群のなかでパーキンソン病治療薬が有効な神経変性疾患をパーキンソン病という．

CNSの神経回路はANSよりはるかに複雑である．シナプスの数もCNSの方がずっと多い．CNSには末梢自律神経系と違って，常に神経伝達を調節している抑制性ニューロンのネットワークが存在している．さらに，CNSでは多数の神経伝達物質が情報伝達に使われている．対照的にANSではアセチルコリン acetylcholineとノルアドレナリン noradrenalineという2つのおもな神経伝達物質しか使わない．

Ⅲ．シナプス電位

CNSでは，ほとんどのシナプスにある受容体はイオンチャネルとカップリング(共役)している．神経伝達物質がシナプス後膜の受容体に結合すると，急速であるが一時的なイオンチャネルの開口を引き起こす．チャネルが開くと細胞膜内外の特定のイオンが濃度勾配に従い流れるようになる．ニューロンの細胞膜をはさんでのイオン濃度の変化はシナプス後電位を変え，特定のイオンの移動量とその方向に依存して，シナプス後膜の脱分極と過分極を引き起こす．

A．興奮性経路

神経伝達物質はそれが引き起こす活動に応じて，興奮性のものと抑制性のものに分けられる．興奮性ニューロンの刺激はシナプス後膜の脱分極を引き起こすようなイオンの動きをもたらす．この興奮性シナプス後電位 excitatory postsynaptic potential (EPSP)は，以下のようにして生じる．(1)興奮性ニューロンの刺激がグルタミン酸やアセチルコリンのような神経伝達物質の放出を引き起こし，シナプス後膜の受容体に結合する．このことが，ナトリウムイオン(Na^+)透過性の一時的な増大を引き起こす．(2)このNa^+の内向き電流が弱い脱分極，EPSPを引き起こし，シナプス後電位を発火閾値に近づける．(3)刺激される興奮性ニューロン数が増加すると，より多くの興奮性神経伝達物質が放出される．最終的にシナプス後細胞においてEPSP脱分極が閾値を超えて，“全か無かの”活動電位を引き起こす．[注：典型的な神経活動電位の発生は，多くの神経線維から放出されるたくさんの興奮性神経伝達物質によって引き起こされるシナプスの受容体の活性化を反映している．]図15.2は興奮性経路の例を示す．

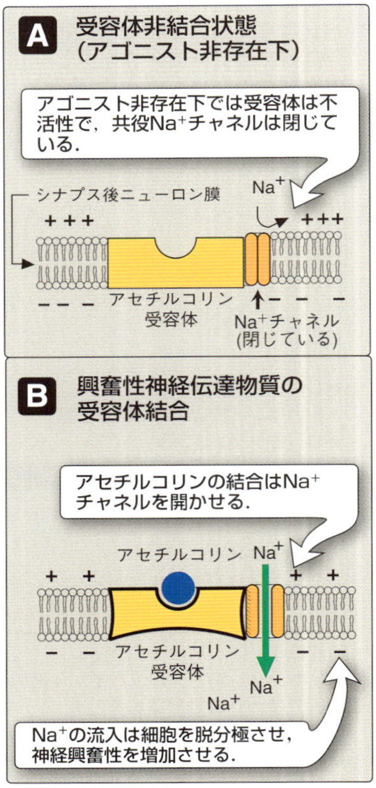
A 受容体非結合状態 (アゴニスト非存在下)
アゴニスト非存在下では受容体は不活性で，共役Na⁺チャネルは閉じている．
シナプス後ニューロン膜
Na⁺
+++
+++
− − −
アセチルコリン受容体
Na⁺チャネル (閉じている)
B 興奮性神経伝達物質の受容体結合
アセチルコリンの結合はNa⁺チャネルを開かせる．
アセチルコリン
Na⁺
+ +
+ +
− −
アセチルコリン受容体
Na⁺
Na⁺
Na⁺の流入は細胞を脱分極させ，神経興奮性を増加させる．

図15.2
興奮性神経伝達物質であるアセチルコリンの結合はニューロンの脱分極を引き起こす．

B．抑制性経路

抑制性ニューロンによる刺激はシナプス後膜に過分極を起こすイオンの動きを生じさせる．この抑制性シナプス後電位 inhibitory post-synaptic potentia (IPSP)は，以下のようにして生じる．(1)抑制性ニューロンの活動はγ-アミノ酪酸 γ-aminobutyric acid (GABA)やグリシン glycineのような神経伝達物質を遊離し，シナプス後膜の受容体に結合する．この結合がカリウムイオン(K^+)や塩化物イオン(クロライドイオン，Cl^-)のような特異的イオンの透過性を一時的に増加させる．(2)内向きのCl^-流入と外向きのK^+流出によって弱い過分極すなわちIPSPが引き起こされて，シナプス後電位を発火する閾値から遠ざける．このことが活動電位の発生を減少させる．図15.3は抑制性過程の例を示す．

C．EPSPとIPSPの複合的効果

CNSのほとんどのニューロンにEPSPとIPSP両方の入力を受けている．このようにいくつかの異なる神経伝達物質が1つのニューロンに働くが，しかしそれぞれに特異的な受容体に結合する．全体の作用は，ニューロンに対するさまざまな神経伝達物質の作用の総和である．神経伝達物質はCNSにおいて均一に分布しているわけではなく神経細胞群として存在し，その軸索は脳の特定の部位にシナプスを形成する．それゆえ多くの神経経路は化学的にコードされており，ある種の神経経路を選択的に薬理学的に変化させることができる．

Ⅳ．神経変性疾患

CNSの神経変性疾患には，パーキンソン病，アルツハイマー病，MS，ALSが含まれる．これらの破滅的な疾患は脳の特定部位の進行性の変性とそれに引き続く運動，認知，あるいはその両方の障害を特徴とする．

Ⅴ．パーキンソン病の概略

パーキンソニズム parkinsonismとは筋運動の進行性神経疾患で，振戦，筋硬直，運動緩慢，姿勢異常と歩行障害が特徴である．ほとんどの場合65歳以上で発症する．

A．病　因

パーキンソン病の原因は多くの患者で不明である．この病気は黒質のドパミンニューロンの破壊に関係し，結果として線条体のドパミン作用の減少を伴う．線条体は基底核のニューロン群で，運動制御に関与している．

1．黒質：黒質は錐体外路系の一部であり，ドパミン神経の起点で（図15.4），新線条体に神経終末をもつ．それぞれのドパミン神経は新線条体と何千ものシナプス結合をつくり，多くの細胞の活動を制御している．黒質からのドパミン神経系の投射は，特定の筋肉の動きや感覚入力に反応してというよりは持続的に発火している．したがってドパミン神経系は，特定の運動に関係するより，持続的で継続する影響を運動に与えている．

2．新線条体：正常時には新線条体は抑制性の伝達物質であるGABAを神経終末で放出するニューロン（図15.4）によって黒質と接続している．逆に黒質からは抑制性の伝達物質であるドパミンを神経終末で放出するニューロンが新線条体に投射している．この相互抑制系が通常は両方の領域の抑制の程度を維持している．パーキンソン病では黒質の細胞の破壊によって新線条体にドパミンを遊離する神経終末が変

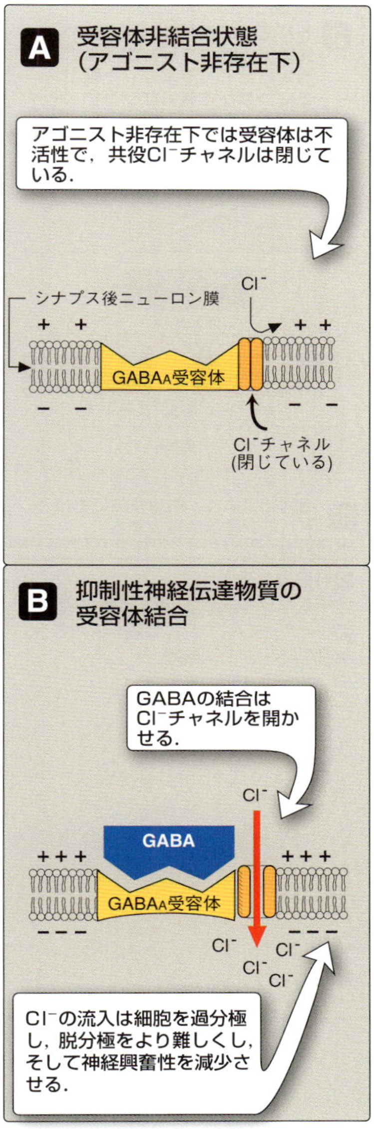
A
受容体非結合状態
(アゴニスト非存在下)
アゴニスト非存在下では受容体は不活性で，共役Cl⁻チャネルは閉じている．
シナプス後ニューロン膜
Cl⁻
GABAA受容体
Cl⁻チャネル
(閉じている)
B
抑制性神経伝達物質の受容体結合
GABAの結合はCl⁻チャネルを開かせる．
GABA
GABAA受容体
Cl⁻
Cl⁻の流入は細胞を過分極し，脱分極をより難しくし，そして神経興奮性を減少させる．

図15.3
抑制性神経伝達物質のγ-アミノ酪酸（GABA）の結合はニューロンの過分極を引き起こす．

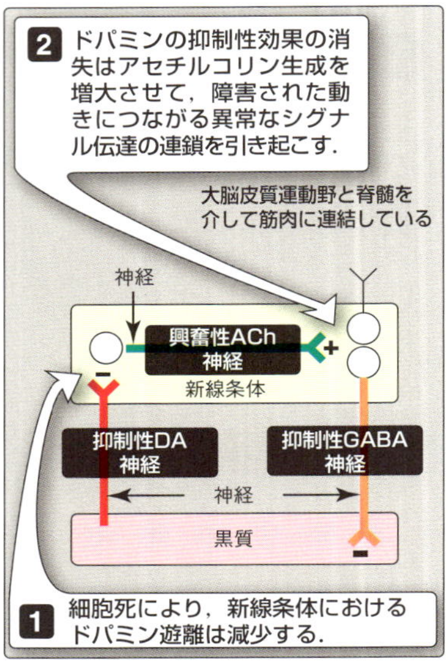
2 ドパミンの抑制性効果の消失はアセチルコリン生成を増大させて，障害された動きにつながる異常なシグナル伝達の連鎖を引き起こす．
大脳皮質運動野と脊髄を介して筋肉に連結している
神経
興奮性ACh 神経
新線条体
抑制性DA 神経
抑制性GABA 神経
神経
黒質
1 細胞死により，新線条体におけるドパミン遊離は減少する．

図 15.4
パーキンソン病における黒質の役割．ACh＝アセチルコリン，DA＝ドパミン，GABA＝γ-アミノ酪酸．

性する．それゆえ正常な新線条体におけるドパミンによるコリン作動性ニューロンへの抑制性の影響が顕著に減少し，アセチルコリンの過剰産生あるいは促進ニューロンによるアセチルコリンの相対的過活動が生じる(図 15.4)．これは異常なシグナル伝達の連鎖の引き金となり，筋の運動制御の消失となる．

3．二次性パーキンソニズム：フェノチアジン系や**ハロペリドール haloperidol**のようなおもな薬理作用が脳におけるドパミン受容体の遮断である薬物でもパーキンソン症候群を起こすことがある(偽性パーキンソニズムともよばれる)．このような薬物はパーキンソン病患者にはとくに注意して使用すべきである．そしてある症例では禁忌でさえある．すべての抗精神病薬，あるいはドパミン受容体を遮断するその他の薬は偽性パーキンソニズムを引き起こすある程度の(低いあるいは高い)リスクを有していると予想されている．

B．治療戦略

抑制性ドパミン神経が豊富であることに加えて，新線条体はドパミンと正反対の作用をする興奮性コリン作動性ニューロン(興奮性ACh 神経)も多く存在している(図 15.4)．多くのパーキンソン症候群の症状は，興奮性のコリン作動性ニューロンに対する大幅に減少した抑制性ドパミン神経の不均衡を反映している．基底核にドパミンを補充することとコリン作動性ニューロンの興奮作用を抑制することが治療の方向である．このようにしてドパミンとアセチルコリンの正しい均衡を再構築する．

Ⅵ．パーキンソン病治療薬

現在使用可能な多くの薬物はCNSのドパミン量または信号を可能な限り一定に保つことを意図している．これらの薬物は一時的なパーキンソン病の症状を緩和するだけで，疾患によって引き起こされた神経変性を停止させたり回復させたりはしない．

A．レボドパ levodopaとカルビドパ carbidopa

レボドパはドパミンの前駆体である(図 15.5)．黒質の残存している神経においてドパミン合成を促進することにより，新線条体のドパミン神経伝達を回復させる．初期の病態では，残存した黒質のドパミン神経の数(典型的には約 20% ぐらい)は，**レボドパ**をドパミンに変換することが可能である．それゆえ新規の患者では**レボドパ**の治療反応が持続し，ほとんど治療効果が"切れる"という不平を漏らさない．不幸なことにニューロンの数が減少するにつれて，外から投与された**レボドパ**をドパミンに変換できる細胞がほとんどなくなる．結果として運動制御の変動が大きくなっていく．**レボドパ**による症状の改善は単に対症療法であり，薬物が体内に存在している間だけ続く．

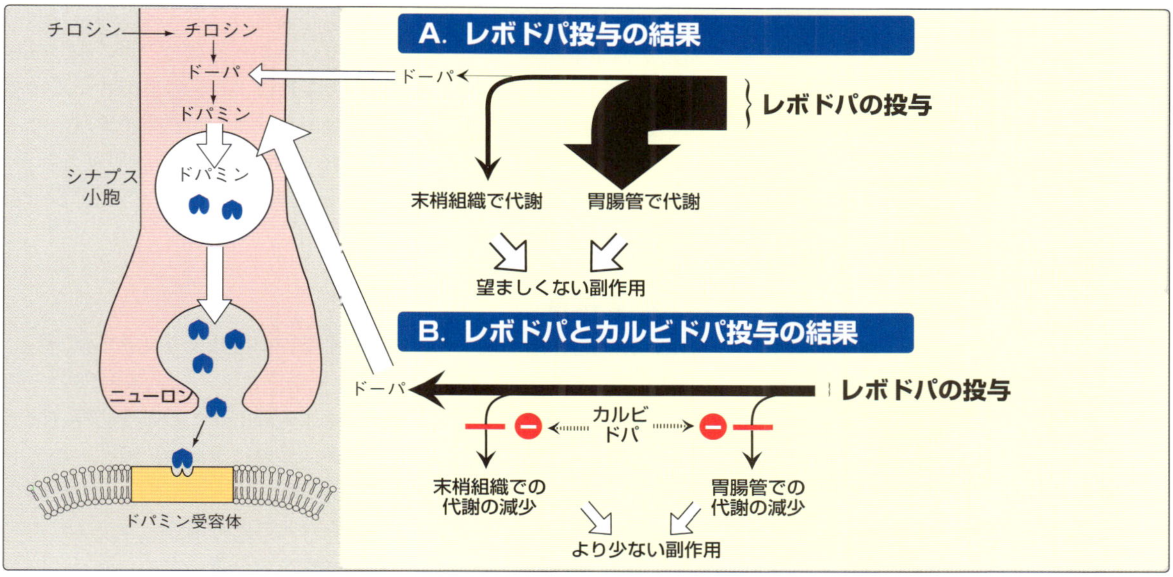
チロシン
チロシン
ドーパ
ドパミン
シナプス小胞
ドパミン
ニューロン
ドパミン受容体
A. レボドパ投与の結果
ドーパ
レボドパの投与
末梢組織で代謝
胃腸管で代謝
望ましくない副作用
B. レボドパとカルビドパ投与の結果
ドーパ
レボドパの投与
カルビドパ
末梢組織での代謝の減少
胃腸管での代謝の減少
より少ない副作用

図 15.5
末梢組織でのドーパ脱炭酸酵素の阻害薬であるカルビドパの存在，非存在下におけるレボドパからのドパミンの合成．

1．作用機序

a．レボドパ levodopa：ドパミンは血液脳関門を通過できないが，その1つ前の前駆体である**レボドパ**はCNSに能動的に運ばれ，脳でドパミンに変換される(図 15.5)．**レボドパ**は**カルビドパ**と一緒に投与されなければならない．**カルビドパ**が投与されないと，多くの**レボドパ**が末梢でドパミンに脱炭酸化されるので，効果が減弱して悪心，嘔吐，不整脈，血圧低下が起きる．

b．カルビドパ carbidopa：**カルビドパ**は，ドーパ脱炭酸酵素の阻害薬で，**レボドパ**が末梢で代謝されるのを減少させる．それゆえCNSでの**レボドパ**の利用率を高める．**カルビドパ**を加えると**レボドパ**の必要量を1/4から1/5に減らせ，そして結果として末梢で合成されるドパミンから生じる副作用の重症度を減らすことになる．

2．臨床使用：**レボドパ**と**カルビドパ**の併用はパーキンソン病の薬物療法として効果的治療法の1つであり，多くの場合に第一選択治療薬と考えられている．この治療法は動作緩慢の症状に効果があり，そして硬直や振戦を軽減させる．パーキンソン病患者のおよそ2/3で，**レボドパ**と**カルビドパ**の併用は最初の数年間は十分に症状を軽減できる．典型的には治療開始後3～5年にかけて患者は効果の減弱を経験することになる．この薬物の使用を中止するときには漸減しなければならない．

3．吸収と代謝：**レボドパ**は空腹時に小腸から速やかに吸収される．**レボドパ**の半減期は極端に短く(1～2時間)，血漿中薬物濃度は変動する．よって運動への効果にも変動が起きるかもしれない．効果の変動は一般的に**レボドパ**の血漿中濃度と相関する．あるいは運動機能の変動が血漿レベルと単純に相関しない，より難儀な“オン-オフ on-off”現象を生じるだろう．運動機能の変動により患者は突然に正常な動きを消失して，振戦，筋硬直，無動を経験する．食事の摂取，とくにタンパク質を多く含んだ食事の場合，**レボドパ**の吸収が阻害される．それゆえ**レボドパ**は空腹時に，通常は食事の 30 分前に摂取するべきである．

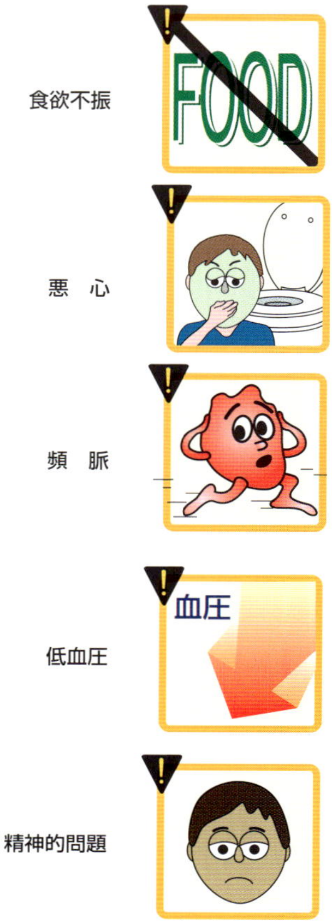
食欲不振
FOOD
悪 心
頻 脈
血圧
低血圧
精神的問題

図 15.6
レボドパの有害作用.

4．有害作用

a．**末梢性作用**：化学受容器引き金帯の刺激により食欲不振，悪心，嘔吐が起こる（図 15.6）．起立性低血圧はとくに治療初期の一般的有害作用である．頻脈（頻拍 tachycardia）と心室性期外収縮は心臓へのドパミン性作用であるが，頻度は少ない．瞳孔へのアドレナリン作用は散瞳を起こす．ある個人には血液障害やクームス試験 Coombs test 陽性などがみられることもある．カテコールアミンの酸化によってつくられるメラニン色素のため，唾液と尿が黒くみえることがある．

b．**中枢性作用**：幻視，幻聴，異常な不随意運動（ジスキネジア dyskinesia）が起こることがある．このような副作用はパーキンソン病の症状と正反対であり，基底核におけるドパミンの過剰を反映している．また**レボドパ**は眠気，めまい，気分変動，抑うつ，精神病，不安，衝動制御の喪失を引き起こす．精神病患者の場合，**レボドパ**はおそらく中枢性カテコールアミンの蓄積によって症状を悪化させる可能性がある．

抗精神病薬はドパミン受容体を強力にブロックし，パーキンソン症状を増強する可能性があるため，パーキンソン病には一般に禁忌である．ただし，**レボドパ**誘発性精神病の治療には，**クエチアピン** quetiapine や**クロザピン** clozapine などの低用量の非定型抗精神病薬が使用されることがある．**ピマバンセリン** pimavanserin［訳者注：日本未承認］は，パーキンソン病による精神病症状の治療に承認されているセロトニン（5-HT）$_{2A}$ 受容体の逆作動薬および拮抗薬である．直接的なドパミン受容体拮抗作用がないことを考えると，**ピマバンセリン**は錐体外路の有害作用を引き起こし，運動障害を悪化させるリスクが非常に低い．

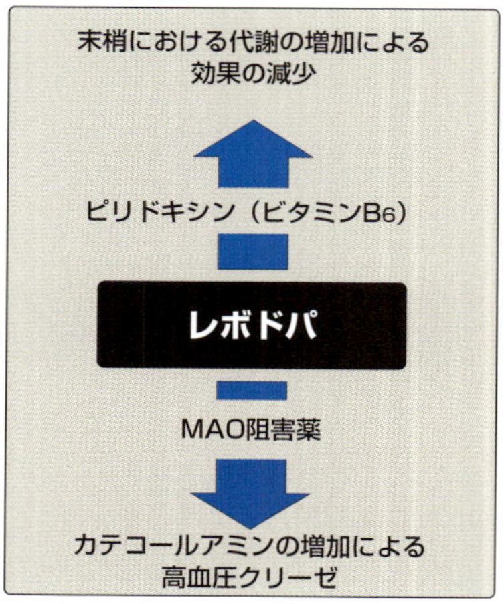
末梢における代謝の増加による
効果の減少
ピリドキシン（ビタミンB6）
レボドパ
MAO阻害薬
カテコールアミンの増加による
高血圧クリーゼ

図 15.7
レボドパで観察される薬物相互作用.
MAO＝モノアミンオキシダーゼ.

5．**薬物相互作用**：ビタミンのピリドキシン pyridoxine（B_6）は末梢における**レボドパ**の代謝を増加させ，その効果を減少させる（図 15.7）．**レボドパ**と**フェネルジン** phenelzine のような非選択的モノアミンオキシダーゼ阻害薬 monoamine oxidase inhibitor（MAOI）の同時投与はカテコールアミン産生の増加によって急性高血圧症になりうる．それゆえ併用は禁忌である．

B．セレギリン selegiline，ラサギリン rasagiline とサフィナミド safinamide

セレギリンは**デプレニル** deprenyl ともよばれ，選択的にモノアミ

臨床応用 15.1：精神病症状とパーキンソン病における障害行動

パーキンソン病における精神病症状および障害行動の発現は，パーキンソン病の病理または疾患治療という2つの原因による可能性がある．これは，ほとんどの治療法がドパミンのシナプス利用率を高めるように設計されているためである．脳全体におけるドパミンの非特異的増加は，幻覚やその他の精神病症状の一因となる可能性があるが，そのような症状の治療にはドパミン受容体を遮断する抗精神病薬が使用されることが多く，ドパミンを増強するパーキンソン病の治療効果が阻害される可能性がある．運動障害を悪化させることなくパーキンソン病の精神症状を管理することは治療上の課題である．**ピマバンセリン**および非常に弱いドパミン拮抗作用を有する抗精神病薬は，パーキンソン病関連精神病の治療に使用される一般的な薬剤である．

ンオキシターゼ monoamine oxidase（MAO）タイプB型（ドパミンを代謝する酵素）を阻害する．MAOタイプA型（ノルアドレナリンとセロトニンを代謝する）は阻害しない．しかし上記の推奨された用量でなければその選択性を失う．ドパミンの代謝を減少させることで，**セレギリン**は脳内のドパミン量を増加させる（図15.8）．それゆえ**セレギリン**は，同時投与すると，**レボドパ**の働きを高める．**セレギリン**は実質的に**レボドパ**の必要量を下げる．非特異的MAOIとは異なり，**セレギリン**は推奨量では急性高血圧症を引き起こすことはまずない．しかし**セレギリン**は高用量では選択性がなくなり，したがって重篤な高血圧のリスクが増大する．**セレギリン**は**メタンフェタミン** methamphetamineと**アンフェタミン** amphetamineに代謝されて，もし薬物が午後の半ばより遅く投与されたのであれば，これらの興奮作用により不眠症を引き起こすかもしれない．**ラサギリン**は不可逆的・選択的脳MAOタイプB型の阻害薬で，**セレギリン**より5倍効力が強い．**セレギリン**と異なり**ラサギリン**はアンフェタミン様化合物に代謝されることはない．**サフィナミド**も，**レボドパ-カルビドパ**補助として使用される選択的MAOタイプBの阻害薬である．これらの薬はレボドパ療法の補助療法として使用される．有害作用は悪心，頭痛，意識混濁が起こりうる．セロトニン症候群を引き起こす可能性があるため，セロトニン再取込み阻害薬などのセロトニン系作動薬との併用は避けるべきである．

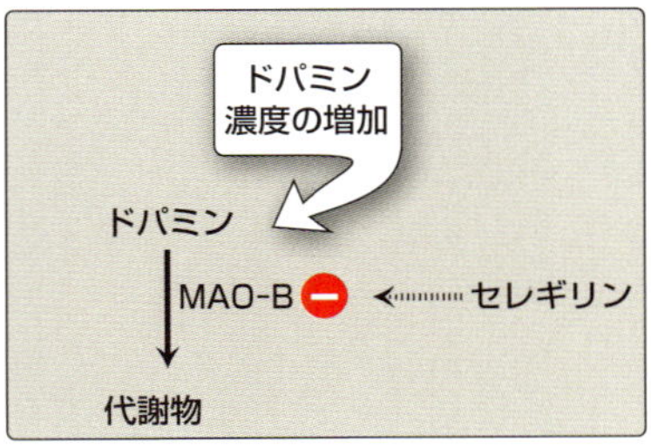

ドパミン
濃度の増加
ドパミン
MAO-B
セレギリン
代謝物

図 15.8
ドパミン代謝におけるセレギリン（デプレニル）の作用．MAO-B＝モノアミンオキシダーゼ タイプB型．

C．カテコール-*O*-メチルトランスフェラーゼ阻害薬

正常時にはカテコール-*O*-メチルトランスフェラーゼ catechol-*O*-methyltransferase（COMT）による**レボドパ**の3-*O*-メチルドパへのメチル化は**レボドパ**代謝では主要な経路ではない．しかし，末梢のドーパ脱炭酸酵素が**カルビドパ**によって抑制されると，無視できない濃度の3-*O*-メチルドパが合成されて，**レボドパ**のCNSへの輸送を競合阻害する（図15.9）．**エンタカポン** entacaponeと**トルカポン** tolcapone［訳者注：日本未承認］は選択的にそして可逆的にCOMTを阻害する．COMTを抑制することで血漿中3-*O*-メチルドパの濃度を下げ，**レボドパ**のCNSへの移行を増やし，脳内のドパミン濃度を上げる．これ

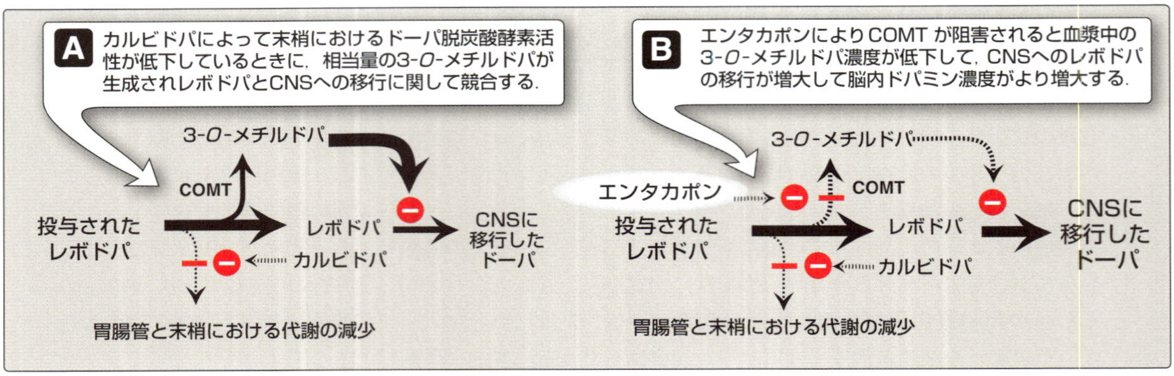
A カルビドパによって末梢におけるドーパ脱炭酸酵素活性が低下しているときに，相当量の3-O-メチルドパが生成されレボドパとCNSへの移行に関して競合する．
3-O-メチルドパ
COMT
投与されたレボドパ
レボドパ
カルビドパ
CNSに移行したドーパ
胃腸管と末梢における代謝の減少
B エンタカポンによりCOMTが阻害されると血漿中の3-O-メチルドパ濃度が低下して，CNSへのレボドパの移行が増大して脳内ドパミン濃度がより増大する．
3-O-メチルドパ
エンタカポン
COMT
投与されたレボドパ
レボドパ
カルビドパ
CNSに移行したドーパ
胃腸管と末梢における代謝の減少

図 15.9
エンタカポンの中枢神経系（CNS）におけるドーパ濃度への効果．COMT＝カテコール-*O*-メチルトランスフェラーゼ．

らの薬は**レボドパ**と**カルビドパ**で治療されている患者にみられる燃え尽き（wearing-off）現象の症状を軽減する．これらの薬物は，おおむねその薬物動態と有害作用プロファイルにおいて異なる．

1．**薬物動態**：**エンタカポン**と**トルカポン**は経口投与するとすぐに吸収され，食事によって影響されない．**オピカポン** opicapone は空腹時に投与すべきである．患者は服薬前あるいは服薬後1時間以内に食事を摂取してはいけない．ほとんどは血漿中のアルブミンと結合し，そして分布容積は小さい．**トルカポン**は，**エンタカポン**と比較して比較的長い作用時間（おそらくCOMTへの親和性による）をもつが，両薬ともに毎日の複数回の投与が必要である．**オピカポン**は就寝時に1日1回投与される．これらの薬物は活発に代謝されて，糞便中と尿中に排出される．中等度から重症の肝障害の患者の場合にはその用量の調整が必要になるだろう．

2．**有害作用**：**レボドパ**と**カルビドパ**を服用している患者にみられるCOMT阻害薬による有害作用には，下痢，起立性低血圧，悪心，食欲不振，運動障害，幻覚や睡眠障害がある．**トルカポン**の使用で最も重篤な有害作用は劇症肝壊死である．したがって，他の治療法がうまくいかなかった患者においてのみ，適切な肝機能検査のモニタリングを行いながら使用すべきである．**エンタカポン**と**オピカポン**はこの毒性を示さないので，**トルカポン**に代わって臨床で多く使用されている．

D．ドパミン受容体作動薬

このグループの抗パーキンソン病薬には，麦角アルカロイド誘導体の**ブロモクリプチン**と，非麦角系の**ロピニロール**，**プラミペキソール**と**ロチゴチン**，**アポモルヒネ** apomorphine がある．これらの薬物は**レボドパ**より長い作用時間をもち，**レボドパ**の治療効果の変動を示す患者に有効である．そしてこれらの新しい治療薬は**レボドパ**で治療を開始した患者と比較して，運動障害を呈したり動きが変動することが少ない．**ブロモクリプチン**，**プラミペキソール**，**ロピニロール**はすべて，パーキンソン病で運動症状の変動やジスキネジアをもっている患者に有効である．しかしこれらの薬物は**レボドパ**に治療的に反応しない患者では効果がない．注射できる**アポモルヒネ**は経口薬を補助するために重度で進行した病期で使用されるドパミン作動薬である．有害作用がドパミン作動薬の使用を制限する．有害作用には，悪心，嘔吐，傾眠と起立性低血圧がある（図15.10）．これらの薬は衝動制御の喪失に関連している可能性があり，制御不能な浪費，性欲増大，過食などの強迫的行動を引き起こす．

1．ブロモクリプチンbromocriptine：麦角誘導体の**ブロモクリプチン**の作用は**レボドパ**と似ているが，幻覚，錯乱，せん妄，悪心，起立性低血圧はより頻度が高く，運動障害は起こりにくい．精神疾患患者では，**ブロモクリプチン**は精神状態を悪くする．心筋梗塞や末梢血管障害の病歴をもつ患者では血管攣縮のリスクのため注意が必要である．**ブロモクリプチン**は麦角誘導体であるので，両薬物とも肺線維症や後腹膜線維症を起こす可能性がある．

2．アポモルヒネ apomorphine，プラミペキソール pramipexole，ロピニロール ropinirole，ロチゴチン rotigotine：これらの薬物はパーキンソン病の治療に承認されている非麦角系のドパミン作動薬である．［注：**プラミペキソール**，**ロピニロール**と**ロチゴチン**はむずむず脚症候群restless legs syndromeの治療に適用がある．］**プラミペキソール**と**ロピニロール**は経口で有効な薬である．**アポモルヒネ**は注射薬と舌下投与で利用され，**ロチゴチン**は経皮送達システムとして用いられる．**アポモルヒネ**は進行したパーキンソン病でオフ現象の低運動（無動）の急性治療に用いられている．**ロチゴチン**は1日1回の経皮貼布として投与されて，24時間以上にわたり薬物濃度を均一に保つ．これらの薬物は，**レボドパ**による治療を受けたことがない患者でも**レボドパ**を投与されている進行したパーキンソン病患者でも運動障害を軽減する．ドパミン作動薬は初期のパーキンソン病患者の治療において**レボドパ**治療を用いるのを遅らせることができ，進行したパーキンソン病患者で**レボドパ**の用量を減少させることができる．エルゴタミンergotamine誘導体とは異なり，これらの薬物は末梢性血管障害を悪化させないし，線維症も引き起こさない．これらの薬物でとくに患者が悩む有害作用に，悪心，幻覚，強迫行動，不眠，めまい，便秘，起立性低血圧がある．しかし，運動障害は**レボドパ**より起きにくい（図15.11）．**プラミペキソール**はおもに尿中に未変化体として排泄され，腎機能障害時にはその用量の調節が必要である．フルオロキノロン系抗菌薬と他のシトクロムP450（CYP）1A2アイソザイム阻害薬（たとえば，**フルボキサミン** fluvoxamine）は**ロピニロール**の代謝を抑制し，**ロピニロール**の用量調整が必要となる．図15.12はドパミン作動薬のいくつかの特徴をまとめている．

E．アマンタジンamantadine

抗ウイルス薬である**アマンタジン**がパーキンソン病に有効であると

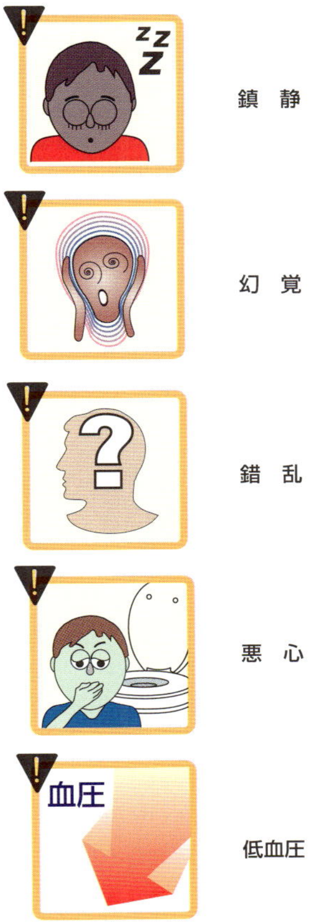
鎮 静
幻 覚
錯 乱
悪 心
血圧
低血圧

図 15.10
ドパミン作動薬の有害作用．

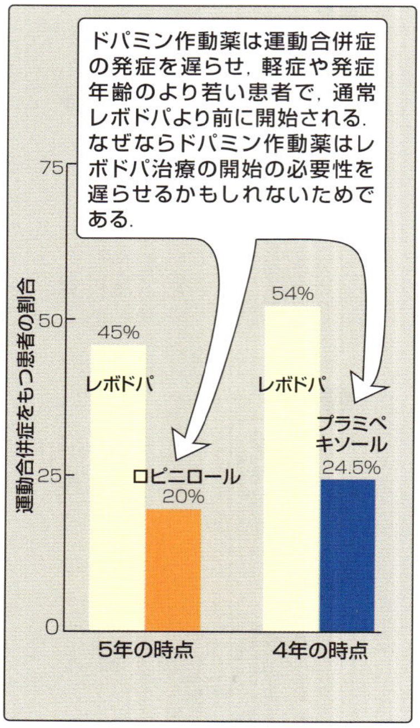
ドパミン作動薬は運動合併症の発症を遅らせ，軽症や発症年齢のより若い患者で，通常レボドパより前に開始される．なぜならドパミン作動薬はレボドパ治療の開始の必要性を遅らせるかもしれないためである．
運動合併症をもつ患者の割合
75
50
25
0
45%
レボドパ
ロピニロール
20%
54%
レボドパ
プラミペキソール
24.5%
5年の時点
4年の時点

図 15.11
レボドパあるいはドパミン作動薬による治療を受けている患者の運動合併症．

いうことは偶然見つかった．**アマンタジン**はパーキンソン症候群に関係するいくつかの神経伝達物質に作用する．ドパミンの遊離増強，抗コリン作用，グルタミン酸受容体の*N*-メチル-D-アスパラギン酸 *N*-methyl-D-aspartate（NMDA）サブタイプの阻害作用である．この薬は情動不安，興奮，錯乱，幻覚といった有害作用が起きるかもしれない．そして高用量では急性中毒性精神病を引き起こすだろう．起立性低血圧，尿閉，末梢浮腫，そして口内乾燥も起きることがある．**アマンタジン**は**レボドパ**と比べて，効果が弱く耐性がより簡単に生じるが，有害作用は少ない．

F．抗ムスカリン薬（抗コリン薬）

抗ムスカリン薬は**レボドパ**と比べるとはるかに効果が弱い．またパーキンソン病の治療では補助的にしか使われない．**ベンズトロピン** benztropine と**トリヘキシフェニジル** trihexyphenidyl の作用は似ているが，個々の患者では一方の薬物に対して他方より有効性を示すことがある．コリン作動性神経伝達を阻害することは，ドパミンとアセチルコリンの活動の不均衡（図 15.4）を是正するのに役立つので，ドパミン神経伝達の増大と似た作用を生じる．これらの薬物は典型的な抗ムスカリン作用である（5 章参照），気分変動，混迷，口内乾燥症 xerostomia，便秘と視覚障害を起こす．胃腸管の蠕動運動を阻害し，また緑内障や前立腺肥大症や幽門狭窄症の患者には禁忌である．

G．アデノシン受容体拮抗薬

イストラデフィリン istradefylline は，オフ症状［訳者注：薬の効果がみられない状態］の頻度と期間を短縮するためにパーキンソン病の対症療法である**レボドパ/カルビドパ**療法の付加治療として適用がある．この薬剤の作用機序として提案されているのは，アデノシン A_{2A} 受容体の拮抗作用である．使用時に発生する可能性のある有害作用には，ジスキネジア，悪心，便秘，幻覚，不眠症，衝動制御の喪失がある．

Ⅶ．アルツハイマー病治療薬

アルツハイマー型認知症は 3 種類の特徴をもっている．(1)脳におけるアミロイドβ斑の蓄積，(2)多くの神経原線維変化の形成，（タウ

特　性	プラミペキソール	ロピニロール	ロチゴチン
バイオアベイラビリティ	＞90%	55%	45%
V_d	7 L/kg	7.5 L/kg	84 L/kg
生物学的半減期	8時間[1]	6時間	7時間[3]
代　謝	ほとんどない	広汎	広汎
排　泄	腎臓	腎臓[2]	腎臓[2]

図 15.12
ドパミン作動薬であるプラミペキソール，ロピニロールとロチゴチンの薬物動態学的特徴．V_d＝分布容積．[1] 65歳以上の患者では12時間まで増加する．[2] 代謝されずにそのまま排泄されるのは10%以下．[3] 1日1回経皮貼付剤として投与．

タンパク質の蓄積)，(3)大脳皮質ニューロンの消失，とくにコリン作動性ニューロン．現在の治療法はCNS内におけるコリン作動性神経伝達の改善，脳の限局した部位におけるNMDAグルタミン酸受容体の過度の刺激による興奮毒性の阻害あるいはアミロイドβ斑蓄積の減少を目的としている．一般的にアルツハイマー病の薬物治療は緩和的なものにすぎず，症状を軽減あるいは安定化させることによってわずかな短期的利益をもたらす．

A．アセチルコリンエステラーゼ阻害薬

多くの研究からコリン作動性ニューロンの進行性の消失と，おそらくそれによる大脳皮質内のコリン作動性神経伝達の消失がアルツハイマー病の症状の特徴である記憶消失に関連していると考えられている．CNS内のアセチルコリンエステラーゼ(AChE)の阻害が，少なくともアセチルコリン・ニューロンがまだ機能しているときには，コリン作動性神経伝達を改善すると考えられている．可逆的なAChE阻害薬が，アルツハイマー病の治療薬として承認されている．これらには**ドネペジル** donepezil，**ガランタミン** galantamine，**リバスチグミン** rivastigmineがある．これらの薬は，末梢と比べてCNSにおけるAChEに選択性をもっている．**ガランタミン**はさらにCNSのニコチン受容体においてアセチルコリンの作用を増強する．最も有効な場合に，これらの薬物はアルツハイマー病患者の認知機能低下の速度をある程度緩やかにすることができる．**ドネペジル**は1日1回投与可能なために一般的に好まれている．**リバスチグミン**はパーキンソン病に関連した認知症治療薬として唯一承認されており，経皮製剤として唯一使用できるAChE阻害薬でもある．**リバスチグミン**はAChEによって加水分解されてカルバミレート化合物になり，CYP酵素の活性を変化させる薬物との相互作用がない．他の治療薬はCYP450の基質であり，薬物相互作用の危険性がある．共通の有害作用には，悪心，下痢，嘔吐，食欲不振，振戦，徐脈，筋痙攣がある(図15.13)．

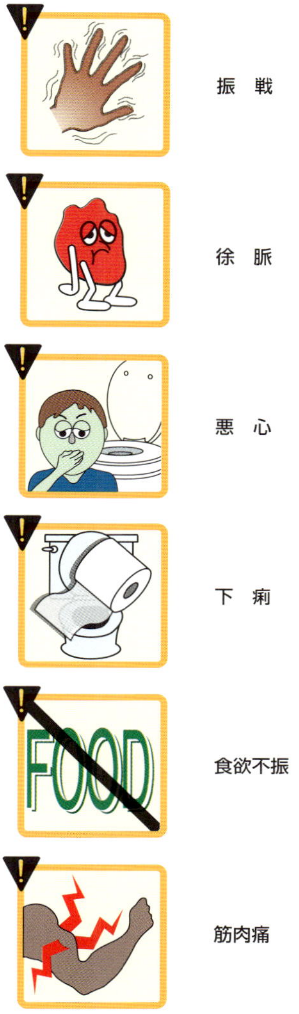
振 戦
徐 脈
悪 心
下 痢
FOOD
食欲不振
筋肉痛

図 15.13
アセチルコリンエステラーゼ阻害薬の有害作用.

B．NMDA受容体拮抗薬

CNSにおけるグルタミン酸受容体の刺激は，ある種の記憶形成に必須であると考えられる．しかし，グルタミン酸受容体，とくにNMDAタイプの過度の刺激はニューロンの興奮毒性を起こし，また

臨床応用 15.2：アルツハイマー病におけるアセチルコリンエステラーゼ阻害薬の使用

アルツハイマー病治療にAChE阻害薬を使用すると，患者は悪心，嘔吐，尿失禁，下痢を経験することがある．これらの有害作用を治療するために使用される一般的薬剤には，治療プロファイルの一部として抗コリン作用がある場合がある．処方者は，AChE阻害薬に続発する末梢性コリン作動による有害作用を治療するためのこれらの治療戦略の一部は，認知機能にも悪影響を与える可能性があることに留意する必要がある．これらの薬剤が血液脳関門を通過する可能性があり，CNSのアセチルコリンによるシナプス活動を増加させる意図を妨げるために悪影響が発生することがある．

神経変性あるいはアポトーシス（プログラム細胞死）のプロセスのメカニズムとして示唆されている．グルタミン酸のNMDA受容体への結合は，カルシウムイオン（Ca^{2+}）を神経細胞へ流入させる関連したイオンチャネルの開口を助長させる．過剰な細胞内Ca^{2+}は最終的に神経細胞を傷害する多くの過程を促進して，アポトーシスを引き起こしうる．**メマンチン** memantineは中等度から重度のアルツハイマー病の適応があるNMDA受容体拮抗薬である．**メマンチン**はNMDA受容体を遮断して，神経細胞へのCa^{2+}流入を毒性のある細胞内濃度に到達しないように制限することによって作用する．**メマンチン**は十分に服用可能で用量依存的な有害作用は少ない．錯乱，興奮，情動不安などの予想される有害作用はアルツハイマー病の症状と区別できない．異なる作用機序と可能な神経保護効果を期待して，**メマンチン**はよくAChE阻害薬と併用して投与される．

C．アデュカヌマブ aducanumab*2

アデュカヌマブは，アルツハイマー病の治療のために静脈内投与されるアミロイドβ指向性モノクローナル抗体である．**アデュカヌマブ**は脳内のアミロイドβ斑を減少させるが，病気の進行を遅らせるかどうかは不明である．有害作用にはアミロイド関連の画像異常が含まれ，脳浮腫，微小出血，頭痛，下痢がある．

Ⅷ．多発性硬化症 multiple sclerosis（MS）に用いる薬

MSはCNSの自己免疫性の炎症性脱髄疾患である．MSの経過は個々で異なる．ある例ではMSは数回の急性神経性エピソードの出現を示すことがある．別の症例では10～20年にまたがることがある慢性，再発性，または進行性の疾患である．歴史的にコルチコステロイド（たとえば，**デキサメタゾン** dexamethasone，**メチルプレドニゾロン** methylprednisolone，**プレドニゾン** prednisone）が疾患の急性増悪の治療に用いられてきた．**シクロホスファミド** cyclophosphamideや**アザチオプリン** azathioprineのような化学療法薬も使用されている．

A．疾患修飾性治療 disease-modifying therapy

現在，MSに対して承認されている薬物は，再発率の減少，あるいはある症例において障害を防ぐために使用される（図15.14）．これらの治療法のおもな目標は白血球による炎症抑制による免疫反応の修飾である．白血球による炎症反応は，ミエリン鞘の障害と細胞間の軸索

MS治療薬
アレムツズマブ†
アザチオプリン
クラドリビン†
シクロホスファミド
ダルファンプリジン※
デキサメタゾン
フマル酸ジメチル
フマル酸ジロキシメル※
フィンゴリモド
グラチラマー
インターフェロン β-1a
インターフェロン β-1b
フマル酸モノメチル※
ナタリズマブ
オクレリズマブ※
オファツムマブ
オザニモド※
ポネシモド※
プレドニゾン
シポニモド
テリフルノミド※
ALS治療薬
エダラボン
リルゾール

図 15.14
多発性硬化症（MS）および筋萎縮性側索硬化症（ALS）の治療に使用される薬剤．［訳者注：†MSでは日本未承認，※日本未承認．］

*2（訳者注）：治験のサブ解析でやっと有効性が認められ，FDA迅速審査で2021年6月に認可されたアデュカヌマブは，日本で認可されることなく，2024年1月に販売中止となった（認可過程にはさまざまな議論があった）．レカネマブは2023年7月にFDA，日本では2023年9月に認可された．神経毒性が高いとされる可溶性アミロイドβ凝集体（プロトフィブリル）を標的する．軽度認知障害mild cognitive impairment（MCI）に適応とされ，2週間ごとに1時間かけて静注．費用は2024年で年間約300万円である．類似薬ドナネマブなどが登場しつつある．

による伝達減少や不適切な情報伝達につながる.

1. インターフェロンβ1aとインターフェロンβ1b：注射可能な**インターフェロン** interferon の免疫調整作用は，ミエリン鞘の脱ミエリン化につながる炎症反応の減少に役立つ．これらの治療法の有害作用として，抑うつ，局所の注射部位の反応，肝酵素増加，インフルエンザ様症状が起こりうる．

2. グラチラマー glatiramer：**グラチラマー**はミエリンタンパク質に類似している合成ポリペプチドで，T細胞による攻撃のおとりとして作用すると考えられている．ある患者は顔面潮紅，胸痛，不安，瘙痒などの注射後反応を経験する．それは通常，自己限定的である．

3. スフィンゴシン1-リン酸受容体モジュレーター：**フィンゴリモド** fingolimod，**オザニモド** ozanimod，**ポネシモド** ponesimod，**シポニモド** siponimod は，スフィンゴシン1-リン酸(S1P)受容体を調節することによってリンパ球の遊走を変化させ，その結果CNS内のリンパ球の減少をもたらす経口薬である．**フィンゴリモド**は初回投与時に徐脈を引き起こす可能性があり，投与後少なくとも6時間の観察期間が必要である．**フィンゴリモド**および他のS1P受容体モジュレーターは，黄斑浮腫のリスク増加と関連している．これらの薬剤は，日和見感染症や進行性多巣性白質脳症 progressive multifocal leukoencephalopathy (PML)のリスクも高める．PMLは，まれではあるが侵襲性が高く，脳を攻撃する致命的になりうる疾患である．**オザニモド**はCYP2C8の基質であるため，強力なCYP2C8誘導剤または阻害剤との併用は推奨されない．CYP2C9は薬物代謝における主要な酵素であるため，**シポニモド**の用量を調整するには，CYP2C9酵素の多型に関する遺伝子検査が必要である．CYP2C9*3/*3遺伝子型の発現は，**シポニモド**の血中レベルが大幅に上昇する可能性があるため，この薬剤の使用には禁忌である．

4. テリフルノミド teriflunomide：**テリフルノミド**は経口ピリミジン合成阻害薬でCNSにおける活性化したリンパ球をより低い濃度にする．**テリフルノミド**は肝酵素を上昇させるかもしれない．妊娠時は避けるべきである．

5. 核因子(赤血球由来2)様2活性化因子：**フマル酸ジメチル** dimethyl fumarate，**フマル酸ジロキシメル** diroximel fumarate，**フマル酸モノメチル** monomethyl fumarate は，核因子(赤血球由来2)様2(Nrf2)抗酸化反応経路を活性化する経口薬である．この作用により，酸化ストレスに対する細胞反応が変化し，MSの疾患の進行が軽減される可能性がある．最も一般的な有害事象は顔面潮紅，腹痛，下痢，悪心である．PMLや肝障害などの日和見感染症のリスクの増加は，これらの薬剤に対する警告である．

6. モノクローナル抗体：**アレムツズマブ** alemtuzumab，**ナタリズマブ** natalizumab，**オクレリズマブ** ocrelizumab，**オファツムマブ** ofatumumabは，リンパ球または白血球が関与する免疫応答のさまざまな段階を標的とする，MS治療に適用されるモノクローナル抗体である．［注：**リツキシマブ** rituximabはMS治療に適応外で使用される場合もある．］**オクレリズマブ**は，この疾患の主要な進行型に対して承認された最初の薬剤である．これらの薬剤は，PMLやその他の重篤な感染症，**アレムツズマブ**による自己免疫疾患などの重大な有害作用を引き起こす可能性がある．したがってこれらの薬剤は，他の治療法が効果なかった患者のために用意されている．

ナタリズマブは，再発性MSの治療のための単独療法として使用できる組換えモノクローナル抗体である．クローン病の治療にも使用される．**ナタリズマブ**は，インテグリン分子のα_4サブユニットに対して作用する．インテグリンと血管内皮細胞上の受容体との結合を遮断し，白血球の接着と遊走を制限する．この薬剤は静脈内(IV)注入によって投与される．有害作用には，注入に伴う反応，関節痛，胃腸障害，発疹，感染リスクの増加などが含まれる．PMLのリスクが高まるため，流通プログラムを通じてのみ利用可能である．

オクレリズマブは，**リツキシマブ**と同様の作用機序をもつ抗CD20モノクローナル抗体である．**リツキシマブ**とは異なるCD20エピトープに結合し，B細胞の枯渇を促進する．**オクレリズマブ**は，再発性MSだけでなく，主要な進行性MSの治療にも使用できる．点滴により投与される．有害作用には，注入に伴う反応や感染症，とくに皮膚や気道感染症のリスク増加があるだろう．**オファツムマブ**も選択的なB細胞の枯渇をもたらす抗CD20モノクローナル抗体である．これは再発型のMSに適用されており，IV注入または皮下注射によって投与できる．有害作用には，頭痛，発疹，注入または注射部位反応，上気道感染症のリスク増加などが含まれる場合がある．

アレムツズマブは，CD52発現T細胞，B細胞，ナチュラルキラー細胞，単球の枯渇を引き起こす抗CD52モノクローナル抗体である．再発性MSの治療に使用できるが，重篤な有害作用の可能性があるため，他の治療法が効かない重篤な症例にのみ使用される．この薬剤は，頭痛，発疹，胃腸障害を引き起こす可能性がある．さらに自己免疫効果，注入反応，新たな悪性腫瘍，脳卒中に関する枠組み警告にまとめられている．これらのリスクがあるため，制限された流通プログラムを通じてのみ入手可能である．

7. クラドリビン cladribine：**クラドリビン**は，代謝拮抗剤として機能するプリン類似体である．この薬はDNA合成に必要な酵素を妨害し，BリンパリンパとTリンパ球に細胞毒性効果を引き起こし，その結果，リンパ球を枯渇させる．**クラドリビン**は肝障害を引き起こし，感染症のリスクを高める可能性がある．悪性腫瘍と催奇形性はこの薬剤にとって重大な警告であり，妊娠中は避けるべきである．

臨床応用 15.3：多発性硬化症の薬物療法による感染のリスク

MSの進行を治療して遅らせる利用可能な薬剤のほとんどは，特定の免疫応答の調節または阻害薬として作用する．その結果，MS治療薬の多くは日和見感染(PML，サイトメガロウイルス，クリプトコッカス髄膜炎など)のリスクを高め，感染プロセスに対する身体の完全な反応を適切に行えなくする．臨床医もこれらの薬を服用している患者も，このようなリスクの増大とMSの長期治療を受けている患者に起こりうる潜在的問題について用心深くならなければならない．

B．対症療法

多くの異なる種類の薬物が，筋痙直，便秘，膀胱障害，抑うつなどのMSの症状を治療するために使われている．**ダルファンプリジン dalfampridine**は経口カリウム(K^+)チャネル遮断薬でMS患者の歩行速度を改善する．この使用法で最初に承認された薬物である．

Ⅸ．筋萎縮性側索硬化症 amyotrophic lateral sclerosis(ALS)に用いる薬

ルー・ゲーリック病ともよばれるALSは運動ニューロンの進行性変性を特徴として，筋肉運動の開始や制御ができなくなる疾患である．**リルゾール riluzole**と**エダラボン edaravone**がALSの治療に使用されている．**リルゾール**は，NMDA受容体拮抗薬で現在，ALSの管理に適応のある最初の薬である．それはグルタミン酸の遊離とナトリウム(Na^+)チャネルを阻害することで作用すると考えられている．**リルゾール**はALSに苦しむ患者の生存期間を改善する可能性がある．有害作用としては，悪心，めまい，脱力感，肝酵素の増加などが起こりうる．**エダラボン**は，静脈内に投与されるフリーラジカル消去剤および抗酸化剤であり，ALSの進行を遅らせる可能性がある．この薬物の有害作用としては，歩行異常，打撲傷，頭痛などがある．

15章の要約

1. パーキンソン病(PD)，アルツハイマー病(AD)，多発性硬化症(MS)，筋萎縮性側索硬化症(ALS)などの進行性神経変性疾患には，現在，根本的な治療法がない．薬物療法は，最適な生活の質を達成するために，病気の進行を遅らせ，症状を治療することを目的としている．
2. PDは，大脳基底核の黒質領域におけるドパミン産生ニューロンの喪失が原因であると考えられており，その結果，患者の運動制御と平衡感覚が進行的に失われる．
3. 症状が進行するにつれて，PD治療は，それぞれ異なる作用機序をもつ複数の薬剤が使用される場合がある．これらは通常，ドパミン利用率またはドパミン受容体のシグナル伝達を増加させる．
4. ADは，コリン作動性ニューロン喪失によって生じると考えられている．これはおそらく，ニューロン細胞死をもたらすβアミロイド斑と，またはタウタンパク質の蓄積によるものと考えられる．

5. アセチルコリンエステラーゼ阻害薬(**ドネペジル**, **ガランタミン**, **リバスチグミン**)は, AD治療のおもな薬剤である. これらの薬剤はアセチルコリンの酵素分解を阻害し, シナプス間隙で利用できるアセチルコリンを増やし, コリン作動性ニューロン活動の喪失に関連する認知機能障害に対処する.
6. *N*-メチル-D-アスパラギン酸(NMDA)受容体拮抗薬である**メマンチン**は, 中等度から重度のADの治療においてアセチルコリンエステラーゼ阻害薬とよく併用されて使用される.
7. MSの再発患者を治療し対処するために, さまざまな薬剤が開発されている. しかし, これらの治療法の多くは注射薬であり, 専門家の管理と監督が必要である. MSの薬理学的治療のほとんどは, 免疫反応を一部修正および阻害するため, 感染症のリスクが増加する.

学習問題

最も適当な答えを1つ選択せよ.

15.1 75歳男性, 中程度のパーキンソン病に罹患している. 彼の振戦と運動緩慢は, もはや抗コリン薬治療に反応しない. 次の抗パーキンソン病薬の組合せのうち適当な治療計画はどれか.

A. アマンタジン, カルビドパ, エンタカポン
B. レボドパ, カルビドパ, エンタカポン
C. プラミペキソール, カルビドパ, エンタカポン
D. ロピニロール, カルビドパ, セレギリン

正解 B. レボドパの用量とその末梢での副作用を軽減させるために末梢性の脱炭酸酵素阻害薬であるカルビドパを併用する. この併用の結果としてより多くのレボドパがカテコール-*O*-メチルトランスフェラーゼ(COMT)により3-メチルドパに代謝されて, レボドパと中枢神経系(CNS)への輸送において競合する. COMT阻害薬であるエンタカポンを服用することにより, この競合的な化合物が生成されずより多くのレボドパが脳に入る. 他の選択肢は不適当である. なぜなら末梢性脱炭酸酵素, COMT, モノアミンオキシダーゼはアマンタジンや直接作用型ドパミン作動薬であるロピニロールやプラミペキソールを代謝しない. したがってカルビドパとエンタカポンはレボドパと一緒にのみ投与されるべきであり, そうでなければこれらの薬は患者の治療効果に寄与しない.

15.2 次のパーキンソン病治療薬のうちどれが血管攣縮を引き起こす可能性があるか.

A. アマンタジン
B. ブロモクリプチン
C. エンタカポン
D. ロピニロール

正解 B. ブロモクリプチンは血管攣縮を起こす可能性のあるドパミン受容体作動薬である. それは末梢性血管疾患の患者には禁忌である. ロピニロールは直接ドパミン受容体を刺激するが, 血管攣縮を起こさない. 他の薬物は直接ドパミン受容体を刺激しない.

15.3 アルツハイマー病患者のある程度の記憶の改善には, 次のどの受容体における神経伝達を増加させる薬物が関与するか.

A. アドレナリン作動性
B. コリン作動性
C. ドパミン作動性
D. セロトニン作動性

正解 B. ガランタミンのようなアセチルコリンエステラーゼ(AChE)阻害薬はCNSにおけるコリン作動性神経伝達を増加させて, アルツハイマー病の進行をある程度遅らせることができる. その他の記載されている受容体における神経伝達の増加は, 記憶の改善に寄与しない.

15.4　70歳の女性，アルツハイマー病による中等度から重度の認知症患者．アセチルコリンエステラーゼ阻害薬を最大用量で6カ月間投与したが，効果はあまりみられなかった．中等度から重度である彼女のアルツハイマー病症状の治療にさらなる利益をもたらす可能性のあるグルタミン酸受容体拮抗薬はどれか．

A．リバスチグミン
B．プラミペキソール
C．メマンチン
D．ガランタミン

正解 C．アセチルコリンエステラーゼ阻害薬と併用するとき，メマンチンは少なくとも6カ月間，ベースラインと同じかあるいはそれ以上にアルツハイマー病患者を保つささやかな有効性があり，そして病期の進行を抑制するだろう．メマンチンは軽度認知障害または軽度アルツハイマー病に対しては現在，承認されていない．

15.5　最近筋萎縮性側索硬化症(ALS)と診断された55歳の女性に効果があるのはどの薬か．

A．クラドリビン
B．ガランタミン
C．リルゾール
D．プレドニゾン

正解 C．リルゾールは，衰弱していく病気であるALSに対して承認されている．重症患者に対し進行や人工呼吸器によるサポートの必要性を遅らせるために使用される．シナプス前終末からのグルタミン酸の放出を減少させることによって機能すると考えられている．

15.6　再発性多発性硬化症(MS)を罹患している48歳の女性．インターフェロンβ(うつ病)とフマル酸ジメチル(血管浮腫)の使用に関して耐えられない有害作用があり，現在，代わりとなる治療薬の選択を必要としている．この患者にはどの薬が最も適しているか．

A．エダラボン
B．フマル酸モノメチル
C．テリフルノミド
D．ガランタミン

正解 C．テリフルノミドは，これまでに試みられた2つの治療薬とは異なる有害作用プロファイルをもち，代替治療薬の選択肢となりえる．妊娠の可能性がある患者の場合は，催奇形性のリスクについて警告する必要がある．フマル酸モノメチルはフマル酸ジメチルの活性代謝物であり，この患者にはフマル酸ジメチルと同じリスクがある．エダラボンとガランタミンはMS治療には適用がない．

15.7　次の薬物のうち，パーキンソン病に関連した認知症治療にも適応があるが，有害作用として振戦を起こし，パーキンソン病患者に注意して使用するのはどれか．

A．ベンズトロピン
B．ロチゴチン
C．リバスチグミン
D．トリヘキシフェニジール

正解 C．リバスチグミンはアセチルコリンエステラーゼ阻害薬で，有害作用として振戦を起こすが，その使用はパーキンソン病患者に禁忌ではない．なぜならパーキンソン病に関連した認知症に承認されている唯一の治療薬でもあるからである．パーキンソン病に関連した振戦を悪化させるかもしれないので，注意して使用すべきである．リバスチグミンを使用する前に，患者と介護者に対して有効性と安全性に関して説明するべきである．ロチゴチン，ベンズトロピン，トリヘキシフェニジルは，パーキンソン病の振戦を改善する治療薬である．

15.8 45歳の女性．衰弱性の歩行機能障害，下肢全体のしびれ，尿失禁，倦怠感を訴えて救急外来を受診．彼女の過去の病歴はそれ以外なく，何も服薬していない．画像検査と臨床検査により，多発性硬化症(MS)の診断が確定される．この患者のMSの急性増悪を治療するにはどの薬剤を使用できるか．

A．シポニモド
B．メチルプレドニゾロン
C．クラドリビン
D．オファツムマブ

正解 B．急性増悪にはメチルプレドニゾロン静脈内投与などのコルチコステロイドを3～5日間投与することが推奨される．他の薬剤であるシポニモド，クラドリビン，オファツムマブは再発予防または再発頻度の減少に使用される．

15.9 75歳の男性，新たに診断された軽度アルツハイマー型認知症治療のために神経内科医を受診．医師はアセチルコリンエステラーゼ阻害薬を処方したいと考えている．治療を開始するにはどの薬剤が最適か．

A．グラチラマー
B．メマンチン
C．ガランタミン
D．セレギリン

正解 C．ガランタミンは唯一のアセチルコリンエステラーゼ阻害薬で，軽度から中等度のアルツハイマー病に使用される．メマンチンは中等度から重度のアルツハイマー病に使用されるが，NMDAアンタゴニストである．グラチラマーはMSに，セレギリンはパーキンソン病に使用される．

15.10 39歳の男性が多発性硬化症(MS)の治療のため神経内科医を受診．彼はアレムツズマブの使用によるJCウイルス誘発性進行性多巣性白質脳症(PML)の病歴があり，現在，PML発症のリスクが増加しない他の治療薬を必要としている．PMLのリスクが最も低く，MSの効果的な治療選択肢となる薬剤はどれか．

A．フィンゴリモド
B．オクレリズマブ
C．ナタリズマブ
D．インターフェロンβ_{1a}

正解 D．インターフェロンはPML発症のリスクは増加させないが，表示されている他の疾患修飾薬フィンゴリモド，オクレリズマブ，ナタリズマブはすべて，この危険な日和見感染症である病気のリスクを増加させる．

抗不安薬，睡眠(催眠)薬 16

Ⅰ．概　要

不安が関与する疾患は精神障害に最も多い．“不安 anxiety”は緊張や心配，あるいは動揺などによる不快な状態であり，往々にして原因不明のことから生じる“恐れ”である．重篤な不安の身体的症状は，恐怖〔頻脈(頻拍 tachycardia)，発汗，悪寒戦慄，動悸など〕の症状に似ており，この症状には，交感神経系の活性化が関与している．軽度の不安は日常生活で常に経験することであり，治療の必要はない．しかし，重篤で慢性的な身体を衰弱させる不安症状に対しては，抗不安薬(不安治療薬あるいはマイナートランキライザー，緩和精神安定薬とよばれることもある)や，ある種の行動療法や精神療法などが用いられる．すべての抗不安薬は鎮静作用を併せもつことから，臨床的には同じ薬物を抗不安薬としても睡眠薬(催眠薬)としても用いる．さらに，抗不安薬は抗痙攣作用も有している．図 16.1 に抗不安薬と睡眠薬についてまとめた．抗うつ薬については 17 章にて示す．

ベンゾジアゼピン系薬物
アルプラゾラム
クロルジアゼポキシド
クロナゼパム
クロラゼプ酸
ジアゼパム
エスタゾラム
フルラゼパム
ロラゼパム
ミダゾラム
オキサゼパム
クアゼパム
テマゼパム
トリアゾラム
ベンゾジアゼピン拮抗薬
フルマゼニル
その他の抗不安薬
抗うつ薬
ブスピロン
メプロバメート
バルビツール酸化合物
アモバルビタール
メソヘキシタール
ペントバルビタール
フェノバルビタール
セコバルビタール
その他の睡眠薬
抗ヒスタミン薬
ドキセピン
エスゾピクロン
レンボレキサント
ラメルテオン
スボレキサント
タシメルテオン
ザレプロン
ゾルピデム

図 16.1
抗不安薬と睡眠薬のまとめ.

Ⅱ．ベンゾジアゼピン系薬物

抗不安薬として最も広く使われているのはベンゾジアゼピン系薬物である．抗不安薬や睡眠薬のなかで，ベンゾジアゼピン系薬物は，バルビツール酸化合物や**メプロバメート** meprobamate よりも有効でかつ安全であるので，取って代わり，よく使われるようになった薬物である(図 16.2)．ベンゾジアゼピン系薬物は不安や不眠に対しては必ずしも優れているというわけではない．選択的なセロトニン再取込み阻害薬といった薬物が使用される場合が多くなり非ベンゾジアゼピン系や抗ヒスタミン薬が不眠症に使用されている．

A．作用機序

ベンゾジアゼピン系薬物は中枢神経系の抑制性神経伝達物質である GABA を介して作用する．ベンゾジアゼピン系薬物の作用標的は，$GABA_A$ 受容体である．その受容体は α，β，γ サブユニットファミリーから構成され，5 個のサブユニット複合体が，シナプス後膜を貫通している(図 16.3)．それぞれのサブユニットには多くのサブタイプ

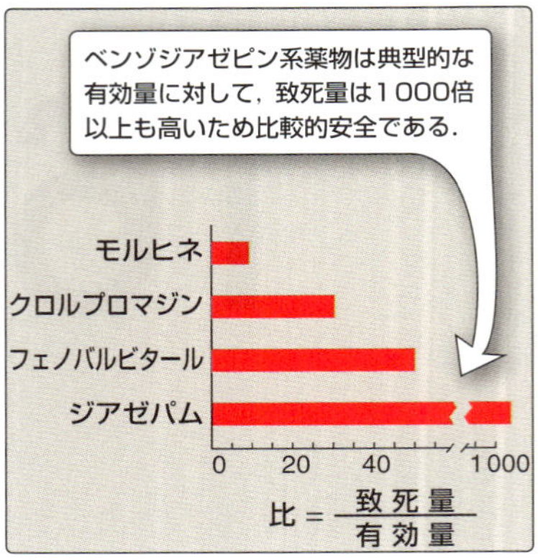
ベンゾジアゼピン系薬物は典型的な有効量に対して，致死量は1000倍以上も高いため比較的安全である．
モルヒネ
クロルプロマジン
フェノバルビタール
ジアゼパム
0
20
40
1000
比＝致死量/有効量

図 16.2
モルヒネ〔オピオイド鎮痛薬(麻薬性鎮痛薬)，21章参照〕，クロルプロマジン〔抗精神病薬(神経遮断薬)，18章参照〕，抗不安薬，睡眠薬であるフェノバルビタールおよびジアゼパムの致死量対有効量比(治療係数)．

が存在する(たとえば，αサブユニットには6つのサブタイプがある)．GABAがその受容体に結合すると，中央のイオンチャネルが開き，塩化物イオン(クロライドイオン，Cl^-)が細孔を通過できるようになる．Cl^-の流入は神経細胞の過分極を引き起こし，活動電位の形成を阻害することによって神経伝達を減少させる．ベンゾジアゼピン系薬物は，$GABA_A$受容体上のαサブユニットとγサブユニットの界面に位置する特定の高親和性部位(GABA結合部位とは異なる)に結合することによってGABAの効果を調節する(図16.3)．ベンゾジアゼピン系薬物は，GABAによるチャネル開口の頻度を増加させる．個々のベンゾジアゼピン系薬物の臨床効果は，GABA受容体-Cl^-チャネル複合体に対する各薬物の結合親和性とよく相関している．

B．作　用

ベンゾジアゼピン系薬物は，その程度は異なるがすべて以下のような作用をもつ．

1．不安の緩和：低用量ではベンゾジアゼピン系薬物には抗不安作用がある．α_2サブユニットを含む$GABA_A$受容体に作用し，GABA作動性の神経伝達を促進することにより，大脳辺縁系の神経回路を選択的に抑制して不安をやわらげると考えられている．

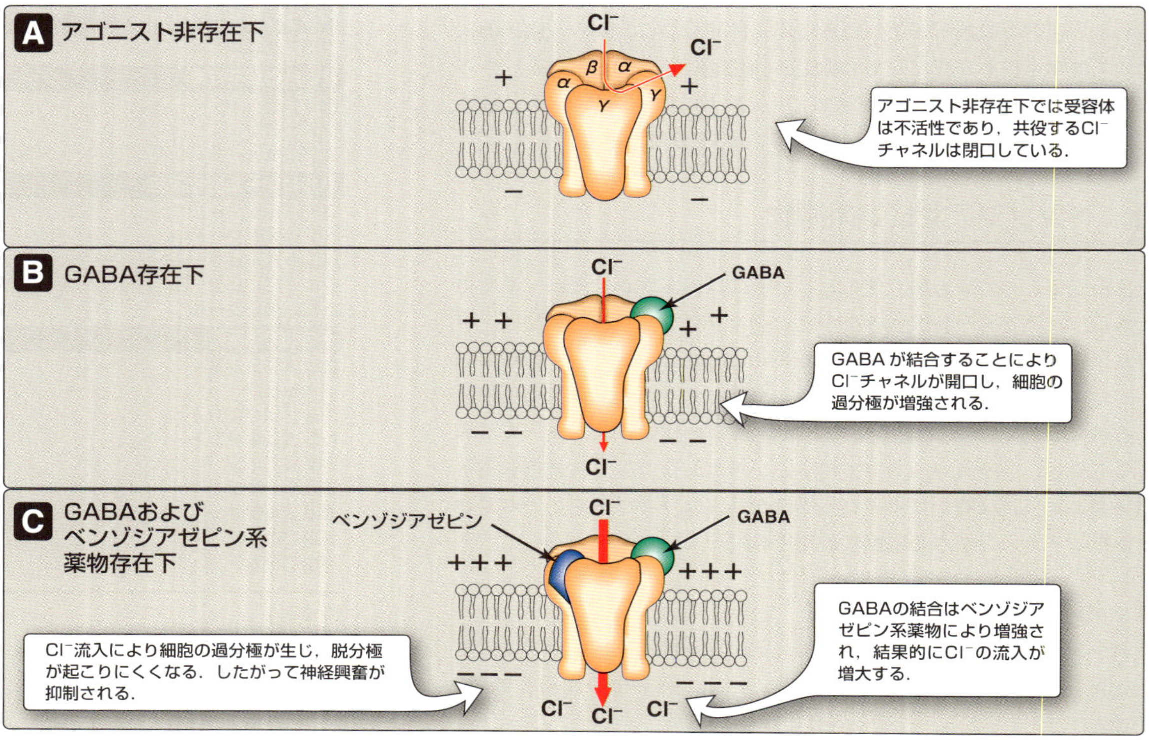
A アゴニスト非存在下
Cl^-
β α
α γ γ
アゴニスト非存在下では受容体は不活性であり，共役するCl^-チャネルは閉口している．
B GABA存在下
GABA
GABAが結合することによりCl^-チャネルが開口し，細胞の過分極が増強される．
C GABAおよびベンゾジアゼピン系薬物存在下
ベンゾジアゼピン
GABA
Cl^-流入により細胞の過分極が生じ，脱分極が起こりにくくなる．したがって神経興奮が抑制される．
GABAの結合はベンゾジアゼピン系薬物により増強され，結果的にCl^-の流入が増大する．

図 16.3
ベンゾジアゼピン系-GABA-Cl^-チャネル複合体の模式図．GABA＝γ-アミノ酪酸 γ-aminobutyric acid.

2．鎮静，催眠作用：不安の治療に用いるすべてのベンゾジアゼピン系薬物は，鎮静作用をもつ．一部のベンゾジアゼピン系薬物は高用量で催眠（睡眠誘発）作用が発現する．それらの効果はα_1-GABA$_A$受容体を介することが示されている．

3．前向性健忘：ベンゾジアゼピン系薬物による一過性の記憶障害もまたα_1-GABA$_A$受容体を介して生じる．これはまた記憶形成や学習能力も障害する．

4．抗痙攣作用：この効果発現には，一部，α_1-GABA$_A$受容体が関与していることが知られている．

5．筋弛緩作用：高用量ではベンゾジアゼピン系薬物は骨格筋の痙縮を弛緩させる．これはα_2-GABA$_A$受容体が広く分布している脊髄でのシナプス前抑制を増大させることによるものと考えられている．［注：**バクロフェン baclofen**は筋弛緩させるが，それは脊髄のGABA受容体に作用していると考えられている．］

C．臨床使用

ベンゾジアゼピン系薬物の抗不安作用，抗痙攣作用，鎮静作用の強さは，薬物間ではほとんど差がない．しかし，ベンゾジアゼピン系薬物を選択するときには，その体内動態を考慮することが重要である．

1．不安障害：ベンゾジアゼピン系薬物はパニック障害による二次的不安症状，全般性不安障害 generalized anxiety disorder（GAD），社会不安障害，遂行不安，飛行機に搭乗することが怖いといったような特定の恐怖症に有効である．ある種のうつ病や統合失調症に伴う不安の治療にも，ベンゾジアゼピン系薬物は有用である．日常生活で生じるようなストレスを緩和させるのにベンゾジアゼピン系薬物を用いるべきではなく，重篤な不安が持続するような場合においてのみ使用する．ただし，依存性があるため，できるだけ短期間の使用に留めるべきである．**クロナゼパム clonazepam**，**ロラゼパム lorazepam**，**ジアゼパム diazepam**のような作用持続時間の長い薬物は，長期にわたる治療を必要とする不安患者によく使われる．ベンゾジアゼピン系薬物の抗不安作用は，鎮静作用や催眠作用と比較して，耐性の問題が生じることは少ない．［注：耐性とは薬物の反復投与に伴い効果が減弱することで，1～2週間以上使用したときに起こる．］パニック障害では，**アルプラゾラム alprazolam**が短期・長期治療に有効であるが，およそ30％の患者に離脱（禁断）症状を引き起こす．

2．睡眠障害：ベンゾジアゼピン系薬物は睡眠導入までの時間を短くし，第二段階のノンレム睡眠を増加させる傾向があり，レム睡眠と徐波睡眠の両方が減少する．不眠症治療において，睡眠時における鎮静効果と起床時における残眠効果（翌日へのもち越し効果）のバランスが重要である．一般に，作用発現が速い短時間作用型薬剤（**トリアゾラ**

ムtriazolamなど)は入眠障害のある患者の治療に有効であり，中等度作用型薬剤(**テマゼパム** temazepamなど)は頻繁に目が覚めたり眠り続けることが難しい患者に有効である．**トリアゾラム**などの短時間作用型薬剤では，中止後の離脱症状や反跳性不眠症のリスクが高く，長時間作用型薬剤では日中の鎮静(二日酔い)の可能性が非常に高くなる．たとえば，長時間作用型**フルラゼパム** flurazepamは半減期が長いため，とくに高齢者では日中の鎮静が過剰になり薬剤が蓄積する可能性があるため，めったに使用されない．**エスタゾラム** estazolamと**クアゼパム** quazepamは，それぞれ中等度および長時間作用型の睡眠薬と考えられている．ほとんどの場合，睡眠薬は限られた期間，通常は1～3週間の使用が推奨される．

3．前投薬：短時間作用型の薬物は，不安を引き起こす手術や処置の前投薬としてよく使用される．これらの薬剤は意識下で鎮静を引き起こし，患者は処置中に説明を受けたり指示に従ったりすることができる．**ミダゾラム** midazolamは，このレベルの鎮静を提供するために最も一般的に使用されるベンゾジアゼピン系薬物であり，その使用により，患者がその出来事を記憶できなくなる前向性健忘が頻繁に発生する．ベンゾジアゼピン系薬物の用量を増加させると，より深いレベルの鎮静が生じ，より高用量では，全身麻酔状態をつくり出すことができる．

4．てんかん発作：**クロナゼパム**は時々，ある種のてんかんの治療に補助的療法として使用される．一方，てんかん重積状態を止めるには**ジアゼパム**や**ロラゼパム**が使用される(19章参照)．**クロルジアゼポキシド** chlordiazepoxideや**クロラゼプ酸** clorazepate，**ジアゼパム**，**ロラゼパム**，**オキサゼパム** oxazepamはアルコール離脱症状の緊急治療や離脱関連のてんかん発作のリスク低減に有用である．

5．筋疾患：**ジアゼパム**は骨格筋の痙攣を治療するのに有用である．多発性硬化症や脳性小児麻痺のような変性疾患に伴う筋痙縮(筋痙攣)の治療にも用いられる．

D．薬物動態

1．吸収と体内分布：ベンゾジアゼピン系薬物は脂溶性であり，経口投与後速やかに吸収され，全身に分布しCNSに到達する．

2．作用時間：それぞれのベンゾジアゼピン系薬物の半減期は臨床上非常に重要である．それは，作用時間が治療薬としての有用性を決定するからである．ベンゾジアゼピン系薬物は，おおまかに短時間作用型，中時間作用型，長時間作用型に分けることができる(図16.4)．長時間作用型の薬物は，半減期の長い活性代謝物を生じる．しかし，いくつかのベンゾジアゼピン系薬物は臨床的な有効時間が常に半減期に相関するとは限らない(さもないと，半減期が長く活性代謝物が生じることから**ジアゼパム**を1日おきに投与することになるだろう)．

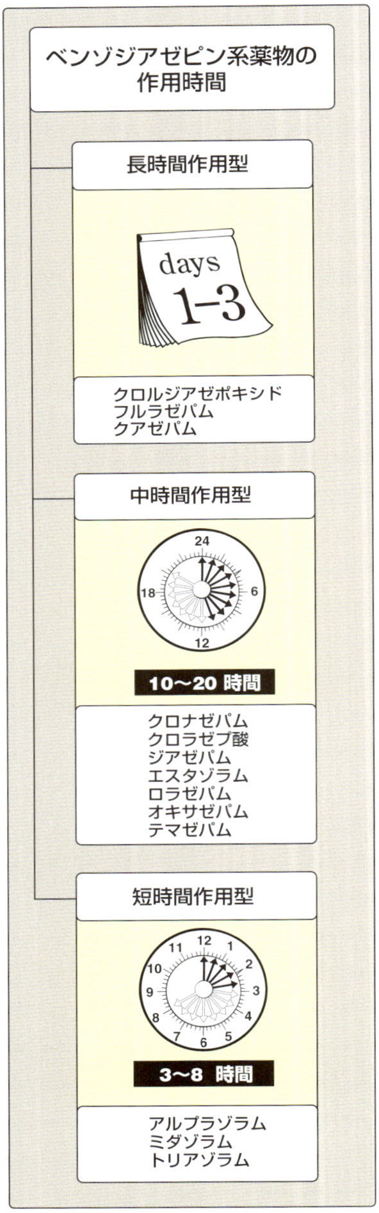
ベンゾジアゼピン系薬物の作用時間
長時間作用型
days 1–3
クロルジアゼポキシド
フルラゼパム
クアゼパム
中時間作用型
24
6
12
18
10～20 時間
クロナゼパム
クロラゼプ酸
ジアゼパム
エスタゾラム
ロラゼパム
オキサゼパム
テマゼパム
短時間作用型
12
3
6
9
3～8 時間
アルプラゾラム
ミダゾラム
トリアゾラム

図 16.4
作用時間によるベンゾジアゼピン系薬物の比較．

これらの現象の原因として，CNSにおける受容体への結合の解離速度と，解離後に続いて起こる脂肪分解や他組織への再分布が関与している可能性がある．

3．体内動態：**クロルジアゼポキシド**や**ジアゼパム**を含むほとんどのベンゾジアゼピン系薬物は，肝臓のミクロソーム代謝系によって活性代謝物に代謝される．[注：多くの薬物がCYP3A4によって代謝され，相互作用の対象となる．] したがって，これらの薬物の見かけの半減期は，もとの薬物とその代謝物の半減期が複合したものである．ベンゾジアゼピン系の薬物は，グルクロニドglucuronide（グルクロン酸抱合体）または酸化代謝物として尿中に排泄される．[注：**ロラゼパム**，**オキサゼパム**，**テマゼパム**は，第Ⅰ相代謝を受けない．それらはグルクロン酸抱合されて不活性代謝物となる．これらは活性代謝物がないため，蓄積や薬物相互作用が起こりにくく，腎機能障害や肝機能障害のある患者に有用である．] すべてのベンゾジアゼピン系薬物は胎盤関門を通過するため，胎児に薬物が移行し，新生児のCNSを抑制する可能性がある．さらに，薬物は母乳中にも移行するので，乳児もまた曝露される場合がある．

E．依　存　性

長期間大量使用すると，ベンゾジアゼピン系薬物に対する精神的，身体的依存が生じる．すべてのベンゾジアゼピン系薬物は規制薬物である．これらの使用を急に中止すると，錯乱，不安，興奮，情動不安，不眠，緊張，そしてまれにてんかん発作などの離脱（禁断）症状が生じる．**トリアゾラム**のように消失半減期の短いベンゾジアゼピン系では，**フルラゼパム**のようにゆっくり消失する薬物で認められるものより急激で重篤な離脱症状が起こる（図 16.5）．**アルプラゾラム**の中止後には，たとえ薬を漸減していたとしても，離脱反応，反跳性不安や不眠，パニック症状の再発がよくみられる．

F．有 害 作 用

眠気，錯乱がベンゾジアゼピン系薬物の最も多い有害作用である．高用量で運動失調が生じ，自動車の運転のように細かな協調運動を必要とする活動ができなくなる．認知障害（長期記憶の想起と新しい知識の獲得が低下する）がベンゾジアゼピン系の使用に伴って生じる場合がある．

肝疾患のある患者にベンゾジアゼピン系薬物を使用する場合には注意を要する．アルコールや他のCNS抑制薬はベンゾジアゼピン系薬物の鎮静・催眠作用を増強する．ベンゾジアゼピンとオピオイドの同時使用は，昏睡や死につながる可能性のある深い鎮静や呼吸抑制のリスクがあるため避けるべきである．しかし，ベンゾジアゼピン系薬物は他の旧来のバルビツール系の抗不安薬や睡眠薬ほど危険性は高くない．その結果，過量投与でも，アルコールやオピオイドなどのCNS抑制薬と併用しないかぎり，死に至ることはほとんどない．

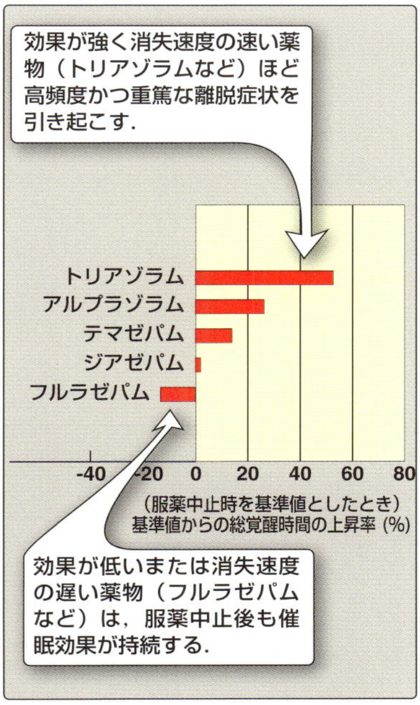
効果が強く消失速度の速い薬物（トリアゾラムなど）ほど高頻度かつ重篤な離脱症状を引き起こす．
トリアゾラム
アルプラゾラム
テマゼパム
ジアゼパム
フルラゼパム
-40
-20
0
20
40
60
80
（服薬中止時を基準値としたとき）基準値からの総覚醒時間の上昇率（%）
効果が低いまたは消失速度の遅い薬物（フルラゼパムなど）は，服薬中止後も催眠効果が持続する．

図 16.5
ベンゾジアゼピン系薬物の投薬中止後に生じる反跳性不眠の頻度．

Ⅲ．ベンゾジアゼピン拮抗薬

フルマゼニル flumazenil はGABA受容体中のベンゾジアゼピン結合部位の拮抗薬（アンタゴニスト）antagonist であり，過剰摂取や中毒の場合にベンゾジアゼピン系薬物の効果を短時間で消失させる．**フルマゼニル**は静脈内投与（静注）のみ有効である．作用発現は早いが，持続時間は短く，半減期は約1時間である．過剰摂取による長時間作用型のベンゾジアゼピン系薬物の作用を打ち消すには頻回の投与が必要となる．ベンゾジアゼピン系薬物の依存患者に**フルマゼニル**を投与すると離脱症状が生じることがあり，また，痙攣を止める目的でベンゾジアゼピン系薬物を使用している場合に痙攣発作の原因となる場合がある．また，三環系抗うつ薬や抗精神病薬と併用している患者においても，痙攣を起こすことがある．**フルマゼニル**の最も多い有害作用として，めまい，悪心，嘔吐，興奮が挙げられる．

Ⅳ．その他の抗不安薬

A．抗うつ薬

多くの抗うつ薬は慢性的不安の長期にわたる症状の治療に有効であることが証明されている．とくに，嗜癖，依存への懸念のある患者においては，第一選択薬として考慮すべきである．**エスシタロプラム** escitalopram や**パロキセチン** paroxetine のような選択的セロトニン再取込み阻害薬 selective serotonin reuptake inhibitor（SSRI），**ベンラファキシン** venlafaxine や**デュロキセチン** duloxetine のようなセロトニン/ノルアドレナリン再取込み阻害薬 serotonin/noradrenaline reuptake inhibitor（SNRI）は単独使用，または，最初の数週間はベンゾジアゼピン系薬物と併用される（図16.6）．4～6週後に，抗うつ薬が不安を緩解する効果を生じたら，ベンゾジアゼピンの用量を次第に減らす．限られたSSRIやSNRIだけが，全般性不安障害（GAD）の治療に使用され，これらはクラス効果である可能性が高い．これらの薬剤の有効性はクラス効果である可能性が高い．不安障害に対する抗うつ薬とベンゾジアゼピン系薬物の長期連用は，治療の継続と再発防止に必要である．

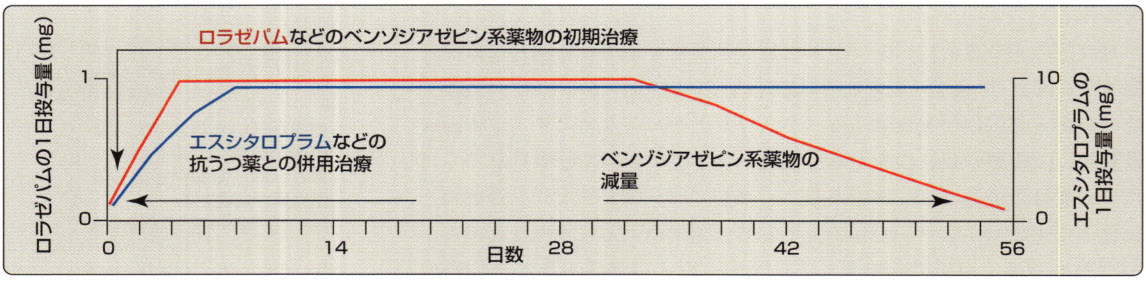
ロラゼパムなどのベンゾジアゼピン系薬物の初期治療
ロラゼパムの1日投与量(mg)
1
0
エスシタロプラムなどの
抗うつ薬との併用治療
ベンゾジアゼピン系薬物の
減量
10
0
エスシタロプラムの1日投与量(mg)
0
14
28
42
56
日数

図 16.6
持続的な不安の治療ガイドライン．

B．ブスピロン buspirone

ブスピロンはGADの治療に有用であり，ベンゾジアゼピン系薬物に匹敵する効果を有している．この薬物は，作用発現が遅く急性不安症状に対する短期間・必要時の治療では効果を発揮しない．**ブスピロン**の作用発現には主としてセロトニン($5\text{-}HT_{1A}$)受容体が関与していると考えられているが，弱いながらもD_2ドパミン受容体や$5\text{-}HT_{2A}$セロトニン受容体に対する親和性もあることから，**ブスピロン**の抗不安作用には複数の受容体の活性化が関与している可能性が示唆されている．したがってその作用機序は，ベンゾジアゼピン系薬物のものとは異なる．さらに，**ブスピロン**にはベンゾジアゼピン系薬物がもつ抗痙攣作用や筋弛緩作用はない．有害作用の発生頻度は低く，おもな有害作用は，頭痛，めまい，いらいら感，悪心，頭のふらつきである．鎮静作用，運動機能障害，認知機能障害は少なく，依存性もほとんど生じない．また，アルコールのCNS抑制作用を増強しない．図16.7で**ブスピロン**とベンゾジアゼピン系薬物の**アルプラゾラム**の一般的な有害作用を比較した．

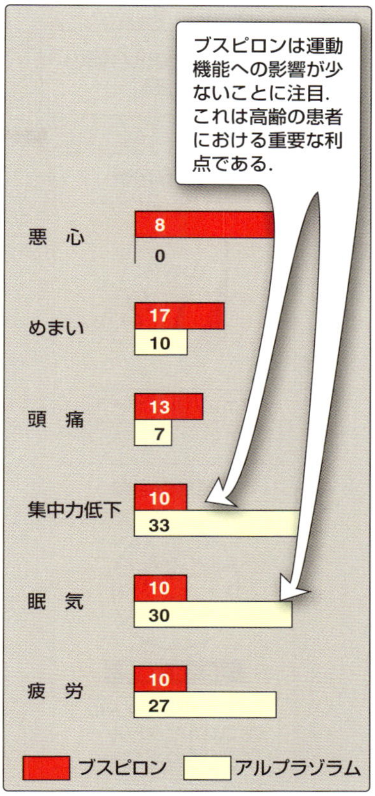
ブスピロンは運動機能への影響が少ないことに注目．これは高齢の患者における重要な利点である．
悪　心
8
0
めまい
17
10
頭　痛
13
7
集中力低下
10
33
眠　気
10
30
疲　労
10
27
ブスピロン
アルプラゾラム

図16.7
ブスピロンとアルプラゾラムの一般的な有害作用の比較．図はそれぞれの有害作用を生じる患者の割合をパーセンテージで示してある．

V．バルビツール酸化合物

以前は，患者を鎮静させたり，導眠や睡眠維持を目的とした治療薬として，バルビツール酸化合物が主流であった．特別な治療を除いて，それらの用途の大部分はベンゾジアゼピン系薬物に取って代わられた．おもな理由には，バルビツール酸化合物が耐性や身体的依存を誘導し，過剰摂取は致死的で，非常に重篤な離脱症状を招くことが挙げられる．すべてのバルビツール酸化合物は規制物質であり，乱用の可能性がある．

A．作用機序

バルビツール酸化合物は$GABA_A$受容体に作用して，GABA作動性の神経伝達を促進し，鎮静催眠作用を示す．GABA受容体のバルビツ

臨床応用16.1：全般性不安障害 generalized anxiety disorder(GAD)

GADは，少なくとも6カ月間，ほとんどの日に起こる持続的で過度の不安や心配を特徴とする症状である．GAD患者は，筋緊張，疲労，睡眠障害などの身体症状だけでなく，機能障害も経験することがある．GADの治療には，心理療法(認知行動療法)や薬物療法が含まれる．ベンゾジアゼピン系薬物(**アルプラゾラム**，**ロラゼパム**など)は，不安症状の急性緩和に使用されることがある．しかし，慢性不安症の管理に薬物療法が必要な患者の場合，**エスシタロプラム**や**パロキセチン**などのSSRI，または**ベンラファキシン**や**デュロキセチン**などのSNRI抗うつ薬が第一選択療法となる(17章参照)．SSRIとSNRIには，ベンゾジアゼピン系薬物に関連する依存性や乱用の可能性がなく，うつ病やパニック障害などの他の併存精神疾患を治療できるという利点がある．**ブスピロン**は，GAD治療の代替薬である．適切な用量のSSRIまたはSNRIで完全な反応が得られない患者の場合は，別のSSRIまたはSNRI薬に切り替えるか，ベンゾジアゼピン系薬物，**ブスピロン**，または非定型抗精神病薬の追加を検討する．

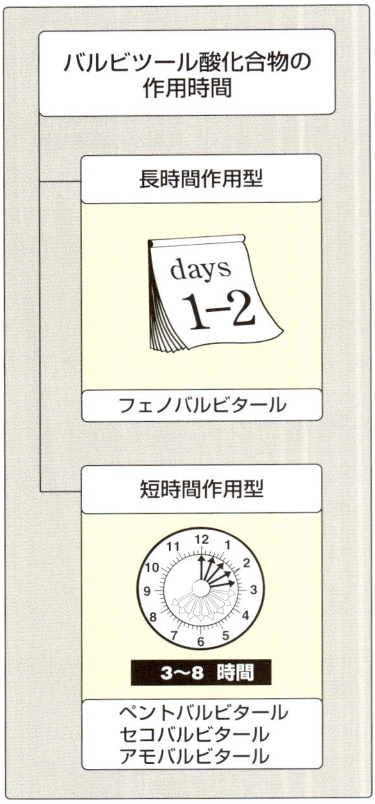
バルビツール酸化合物の作用時間
長時間作用型
days 1–2
フェノバルビタール
短時間作用型
3〜8 時間
ペントバルビタール
セコバルビタール
アモバルビタール

図 16.8
バルビツール酸化合物の作用時間による分類.

ール酸化合物結合部位はベンゾジアゼピン系薬物とは異なる．バルビツール酸化合物は，Cl^-チャネルの開口時間延長により，GABA作用を増強する．さらに，バルビツール酸は興奮性神経伝達物質であるグルタミン酸の放出を抑制し，グルタミン酸受容体を阻害する可能性がある．これらの作用のすべては神経活動を低下させる方向へと導く．

B. 作 用

バルビツール酸化合物は作用持続時間によって分類されている(図16.8)．長時間作用型の**フェノバルビタール** phenobarbitalは1日以上作用が持続する．**ペントバルビタール**，**セコバルビタール** secobarbital，**アモバルビタール** amobarbital，**ブタルビタール** butalbitalは短時間作用型のバルビツール酸化合物である．

1．中枢(CNS)抑制：バルビツール酸化合物は低用量で鎮静を生じる(鎮静作用，興奮を鎮める作用)．一方，高用量では催眠を引き起こす．さらに用量が増加すると麻酔(感覚，知覚の消失)が生じ，昏睡状態となって，最終的に死に至る．このように，投与量を変えることで，CNSをさまざまなレベルで抑制させることが可能である．バルビツール酸化合物は疼痛の閾値を上げることはないので，鎮痛作用をもたない．逆に疼痛を増悪させる場合がある．長期使用により耐性を生じる．

2．呼吸抑制：バルビツール酸化合物は酸素や二酸化炭素に対する化学受容体の応答を抑制させる．したがって，過量の投与により，呼吸抑制が起こり死に至る．

C. 臨 床 使 用

1．静脈内麻酔：メトヘキシタール methohexitalなどの超短時間作用型バルビツール酸化合物は，短期間の手術や処置で麻酔を導入するために静脈内に使用される．**メトヘキシタール**は，電気痙攣治療(ECT)に必要な発作閾値を下げるため，ECT治療にとくに役立つ．[注：ECTは難治性大うつ病の治療法である．短時間の発作活動を誘発する脳の電気刺激が含まれる.] **ペントバルビタール**の静脈内投与は，外傷性脳損傷と頭蓋内圧上昇を患い，他の治療法が効かない患者に“バルビツール酸の昏睡”を誘発するために使用される場合がある．

2．抗痙攣：フェノバルビタールがもつ抗痙攣作用は特異的であり，他のバルビツール系薬物のように中枢全体にわたってみられる非特異的な抑制作用とは区別されている．しかし，**フェノバルビタール**は小児の認知機能の発達や成人の認知行動能力を抑制する可能性があり，他の治療が奏効しない場合に限っててんかんの治療に用いられるべきである．同様に**フェノバルビタール**は治療抵抗性のてんかん重積状態に使用されることがある．

3．鎮静・催眠：バルビツール酸系薬剤は，不安，神経の緊張，不眠症を和らげる軽い鎮静剤として使用されてきた．不眠症の治療に催眠薬として使用された場合，他の睡眠段階よりもレム睡眠を抑制する．しかし，バルビツール酸系薬剤の不眠症への使用は，副作用や耐性の可能性を考えると，もはや一般的には使用されない．**ブタルビタール**は，緊張や片頭痛の管理を助ける鎮静剤として，**アセトアミノフェン** acetaminophen と**カフェイン** caffeine，または**アスピリン** aspirin と**カフェイン**との配合製品としてよく使用される．

D．薬物動態

バルビツール酸化合物は経口で吸収され，全身に分布し血液脳関門 blood-brain barrier（BBB）を通過する．その後，脳から内臓各部や骨格筋へと再分布され，最終的に脂肪組織に分布する．バルビツール酸化合物は容易に胎盤を通過し，新生児の呼吸抑制を引き起こしうる．バルビツール酸化合物は肝臓において代謝を受け，不活性代謝物は尿中へ排泄される．

E．有害作用

バルビツール酸化合物は眠気，集中力の低下，ならびに精神的，身体的緩慢さを引き起こす（図 16.9）．バルビツール酸化合物の CNS 抑制作用は，**エタノール** ethanol による抑制作用を相乗的に増強する．

催眠用量では，患者が覚醒した後に，疲労感が残ることがある．これは薬物が残存するために，覚醒後の数時間，正常状態が抑制された状態となることがあるからである．まれに，悪心やめまいが生じることがある．先に述べたように，バルビツール酸化合物は肝臓でシトクロム P450（CYP）を誘導し，CYP による代謝に依存する多くの薬物の効果を減弱させる．また，ポルフィリン合成量を増加させる酵素を誘導するため，急性間欠性ポルフィリン症の患者には禁忌である．バルビツール酸化合物の使用を急に中止すると，振戦，不安，脱力，情動不安，悪心・嘔吐，痙攣発作，せん妄，および心停止などを招くことがある．この離脱症状はオピオイドによる離脱症状よりも重篤であり，死に至ることがある．無呼吸または心血管虚脱による過剰摂取で死亡する可能性もある．中和剤は存在せず，治療には支持療法と摂取後の胃の浄化が含まれる．

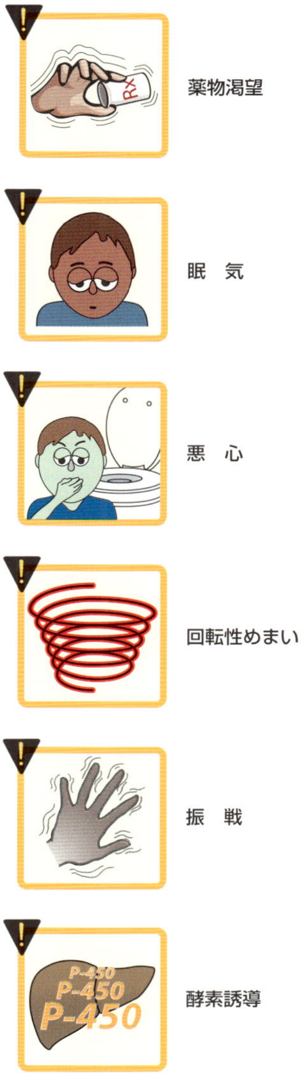
薬物渇望
Rx
眠　気
悪　心
回転性めまい
振　戦
酵素誘導
P-450
P-450
P-450

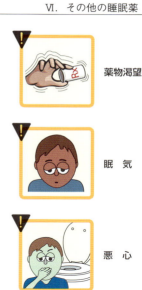

図 16.9
バルビツール酸化合物の有害作用．

Ⅵ．その他の睡眠薬

A．ゾルピデム zolpidem

ゾルピデムは構造的に非ベンゾジアゼピン系の薬物で，α_1 サブユニットにより生じるベンゾジアゼピン結合部位により選択性をもって $GABA_A$ 受容体に結合する．**ゾルピデム**は低用量では抗痙攣作用や筋弛緩作用はない．離脱症状がなく，反跳性不眠も少ない．また，長期間使用しても耐性がほとんど生じない．**ゾルピデム**は，経口投与後短時間で吸収され，効果発現が迅速で消失半減期が短く（約 2 ～ 3 時間），約 5 時間の催眠作用を有する（図 16.10）．［注：現在，舌下スプレー剤や徐放性製剤が入手可能．舌下錠は夜中覚醒に使用される．］**ゾルピ**

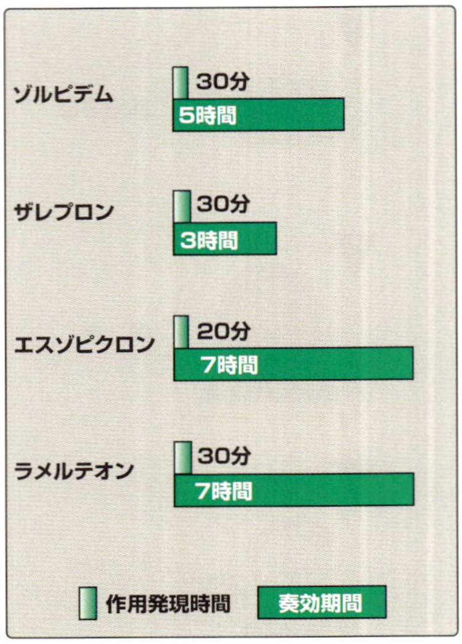
ゾルピデム
30分
5時間
ザレプロン
30分
3時間
エスゾピクロン
20分
7時間
ラメルテオン
30分
7時間
作用発現時間
奏効期間

図 16.10
非ベンゾジアゼピン系薬物の一般的な作用発現時間と奏効期間.

デムは肝臓のCYPによる酸化反応を受け，不活性代謝物になる．したがって，**リファンピシン** rifampicin(**リファンピン** rifampin)のようなCYPを誘導する薬物は，**ゾルピデム**の半減期を短くする．そして，CYP3A4を阻害する薬物はこの半減期を増加する．**ゾルピデム**の副作用には，頭痛，めまい，前向性健忘，翌朝の障害(とくに徐放性製剤)がある．夢遊病，夢遊運転，完全に覚醒していない状態での他の活動など複雑な睡眠行動が報告されており，警告となっている．ベンゾジアゼピン系薬物とは異なり，非ベンゾジアゼピン系薬物の**ゾルピデム**，**ザレプロン**，**エスゾピクロン**は，通常量で睡眠相に変化を与えないため使用が推奨されている．すべての薬物は依存性のため規制物質である．**ゾルピデム**や**エスゾピクロン** eszopicloneの過剰投与による鎮静は，ベンゾジアゼピン拮抗薬である**フルマゼニル**によって抑制される．

B．ザレプロン zaleplon[*1]

ザレプロンは**ゾルピデム**に類似した非ベンゾジアゼピン系の経口睡眠薬であるが，**ゾルピデム**または他のベンゾジアゼピン系薬物と比較して，精神運動と認知機能に対する残留効果が少ない．この効果は，半減期が1時間以下という速い消失速度によると考えられる．作用発現が早く，半減期が短いため，入眠困難の患者に用いられる．**ザレプロン**はCYP3A4によって代謝される．

C．エスゾピクロン eszopiclone

エスゾピクロンは非ベンゾジアゼピン系の経口睡眠薬で6カ月まで不眠への有効性が示されている．**エスゾピクロン**は，速やかに吸収され(最高濃度到達時間は1時間)，その多くがCYPを介した酸化および脱メチル化を受け，おもに尿中に排泄される．半減期は約6時間である．**エスゾピクロン**の有害作用には，不安，口渇(口内乾燥)，頭痛，末梢浮腫，傾眠，味覚異常が報告されている．

D．ラメルテオン ramelteon

ラメルテオンおよび**タシメルテオン** tasimelteonは，メラトニン受容体のMT_1およびMT_2サブタイプの選択的アゴニストである．メラトニンは松果体から分泌されるホルモンで，通常の睡眠と覚醒のサイクルの基礎となる概日リズムの維持に関与する．**ラメルテオン**および**タシメルテオン**によるMT_1およびMT_2受容体の刺激は，睡眠を誘導および促進すると考えられている．これらの薬物は乱用の可能性が最小限であり，依存や離脱の報告はない．したがって，**ラメルテオン**および**タシメルテオン**は長期投与することができる．**ラメルテオン**は，入眠困難(入眠潜時の増加)を特徴とする不眠症の治療に適応される．**ラメルテオン**の一般的な有害作用には，めまい，疲労，傾眠などがある．**ラメルテオン**はプロラクチンレベルを上げることもある．**タシメルテオン**は，視覚障害のある患者がよく経験する，非24時間睡眠覚醒障害に適応される．**タシメルテオン**の最も一般的な有害作用は，頭

*[1] (訳者注)：2024年現在日本では市販されていない．

臨床応用 16.2：不眠症の管理

不眠症の患者は，入眠や眠り続けることが困難になる．短期的な不眠症(通常，家族の死，離婚，その他の生活上の大きな変化などの急性の生活上のストレス要因による3カ月未満の不眠症)と慢性的な不眠症はどちらも，睡眠衛生とストレス管理の原則を採用することで軽減できる．一過性または短期の不眠症を管理するために多くの薬剤が利用可能である(たとえば，非ベンゾジアゼピン系薬物，ベンゾジアゼピン系薬物，抗ヒスタミン薬)．ただし，これらの薬剤は実際の現場で継続的に使用されているにもかかわらず，長期の有効性に関するデータはない．患者が慢性不眠症の症状を示している場合は，背景にある問題が不眠症の一因となっているかどうかを判断するために医学的および精神医学的な評価を実施する必要がある．不眠症の原因となる慢性疾患の例には，肺疾患，睡眠時無呼吸症候群，心不全，慢性疼痛，薬物使用障害，不安やうつ病などのその他の精神疾患が含まれる．不眠症の治療に薬剤を選択する場合，臨床医は，とくに薬物乱用歴のある患者の場合，薬剤の乱用や依存のリスクを考慮し，乱用や依存のリスクのない治療法を選択する必要がある．非ベンゾジアゼピン系睡眠薬は，作用機序として依然としてベンゾジアゼピン受容体を利用しているため，前向性健忘，脱抑制，乱用，および依存のリスクを伴う規制物質である．これらの薬剤は現在の社会で広く使用されており，短期的な不眠症の管理においてベンゾジアゼピン系薬物にほとんど取って代わったが，リスクは同様に存在する．

痛，異常な夢，肝機能検査値の上昇，上気道感染症である．CYPIA2およびCYP3A4は，**ラメルテオン**および**タシメルテオン**の代謝に必要な主要なアイソザイムであるため，これらの酵素の誘導薬または阻害薬との薬物相互作用が起こりうる．

E. 抗ヒスタミン薬

ジフェンヒドラミン diphenhydramine*2，**ヒドロキシジン** hydroxyzine*2 や**ドキシラミン** doxylamineのような鎮静作用をもつ抗ヒスタミン薬は軽度の不眠の治療に有効である(39章参照)．しかし望ましくない有害作用(抗コリン作用など)があり，ベンゾジアゼピン系薬物および非ベンゾジアゼピン系薬物よりも有用性が低い．いくつかの鎮静抗ヒスタミン薬は，一般薬として数多く販売されている．

F. 抗うつ薬

強い抗ヒスタミン作用をもつ鎮静抗うつ薬が長い間使用されてきた．三環系抗うつ，抗不安作用，SNRIとしての効果をもつ**ドキセピン** doxepinは不眠症に対して低用量で効果が認められている．**トラゾドン** trazodone，**ミルタザピン** mirtazapineといった抗うつ薬や強い抗ヒスタミン作用をもつ従来の三環系抗うつ薬は不眠症の治療に対して適応外で使用される(17章参照)．

G. オレキシン受容体拮抗薬

スボレキサント suvorexantや**レンボレキサント** lemborexantは，オレキシン受容体のOX1RとOX2Rの拮抗薬である．オレキシンは，覚

*2 (訳者注)：動揺病(乗り物酔い)にも有効である．図39.4参照．

醒を促進する神経ペプチドである．オレキシンの効果を抑制することは，この神経ペプチドの覚醒力を抑制する．この拮抗作用は，睡眠麻痺(金縛り)やカタプレキシー，催眠や催眠幻覚といったナルコレプシーの徴候に似ている．オレキシン産生ニューロンの欠失は，ナルコレプシーを引き起こすと考えられている．傾眠や自殺願望の増加は，有害作用として報告されている．**スボレキサント**や**レンボレキサント**は，CYP3A4 で代謝され，CYP3A4 の誘導薬や阻害薬との相互作用を示す．

図 16.11 には抗不安薬や睡眠薬の治療上の欠点と利点を示している．

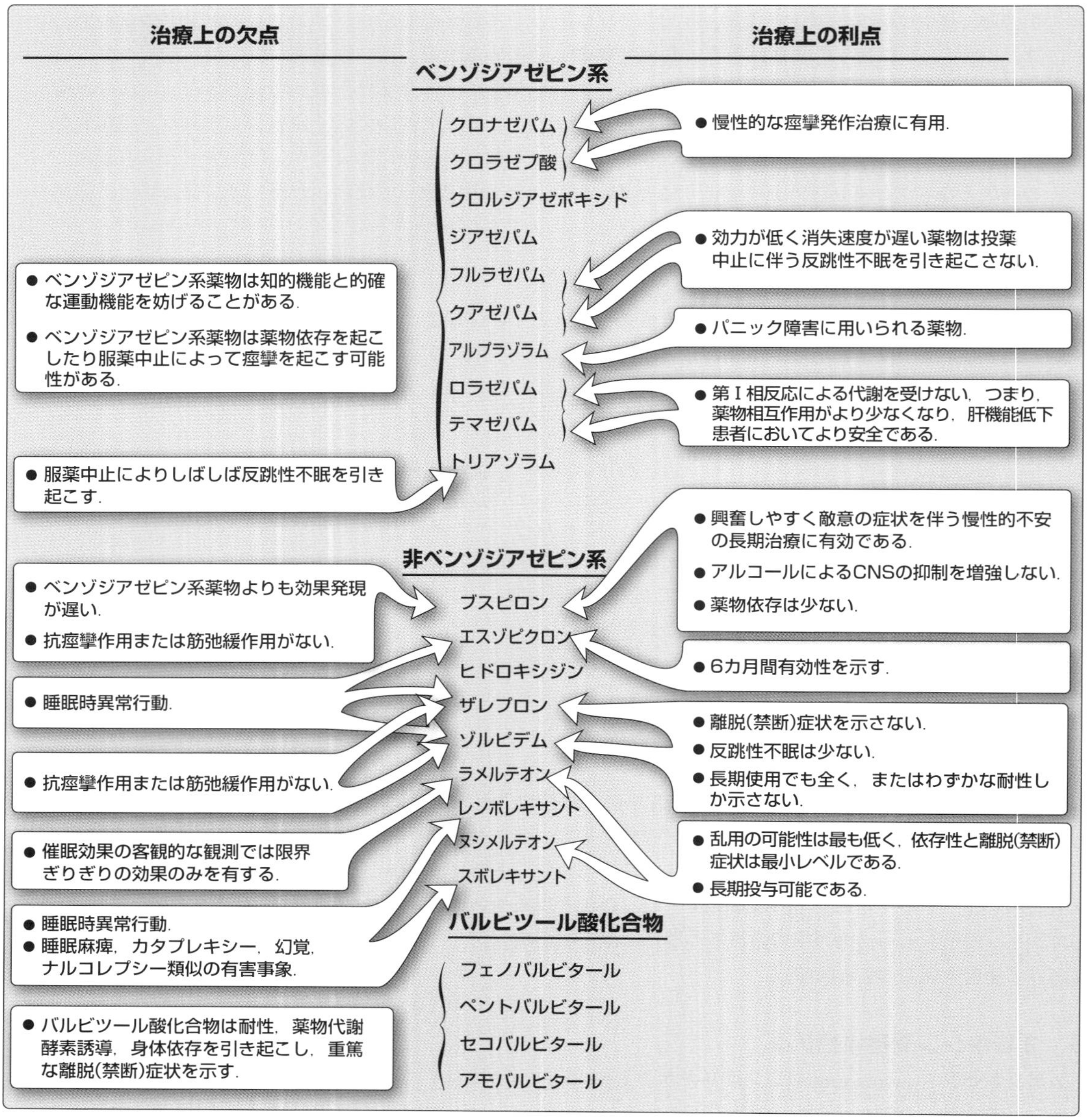

治療上の欠点
治療上の利点
ベンゾジアゼピン系
クロナゼパム
クロラゼプ酸
クロルジアゼポキシド
ジアゼパム
フルラゼパム
クアゼパム
アルプラゾラム
ロラゼパム
テマゼパム
トリアゾラム
● 慢性的な痙攣発作治療に有用.
● 効力が低く消失速度が遅い薬物は投薬中止に伴う反跳性不眠を引き起こさない.
● パニック障害に用いられる薬物.
● 第Ⅰ相反応による代謝を受けない，つまり，薬物相互作用がより少なくなり，肝機能低下患者においてより安全である.
● ベンゾジアゼピン系薬物は知的機能と的確な運動機能を妨げることがある.
● ベンゾジアゼピン系薬物は薬物依存を起こしたり服薬中止によって痙攣を起こす可能性がある.
● 服薬中止によりしばしば反跳性不眠を引き起こす.
非ベンゾジアゼピン系
ブスピロン
エスゾピクロン
ヒドロキシジン
ザレプロン
ゾルピデム
ラメルテオン
レンボレキサント
ラメルテオン
スボレキサント
● 興奮しやすく敵意の症状を伴う慢性的不安の長期治療に有効である.
● アルコールによるCNSの抑制を増強しない.
● 薬物依存は少ない.
● 6カ月間有効性を示す.
● 離脱(禁断)症状を示さない.
● 反跳性不眠は少ない.
● 長期使用でも全く，またはわずかな耐性しか示さない.
● 乱用の可能性は最も低く，依存性と離脱(禁断)症状は最小レベルである.
● 長期投与可能である.
● ベンゾジアゼピン系薬物よりも効果発現が遅い.
● 抗痙攣作用または筋弛緩作用がない.
● 睡眠時異常行動.
● 抗痙攣作用または筋弛緩作用がない.
● 催眠効果の客観的な観測では限界ぎりぎりの効果のみを有する.
● 睡眠時異常行動.
● 睡眠麻痺，カタプレキシー，幻覚，ナルコレプシー類似の有害事象.
バルビツール酸化合物
フェノバルビタール
ペントバルビタール
セコバルビタール
アモバルビタール
● バルビツール酸化合物は耐性，薬物代謝酵素誘導，身体依存を引き起こし，重篤な離脱(禁断)症状を示す.

図 16.11
抗不安薬および睡眠薬の治療上での欠点と利点.

16章の要約

1. 抗不安薬や睡眠薬には一般に中枢神経系を抑制する性質があり，これらの薬剤は臨床上，できるだけ短期間使用する必要がある．
2. ベンゾジアゼピン受容体への結合によるGABA活性の増強により，ベンゾジアゼピン系(**アルプラゾラム**など)および非ベンゾジアゼピン系(**ゾルピデム**など)の効果は，速やかに発現する．
3. 不安を短期間で早急に対応(治療)するには，ベンゾジアゼピン系薬物が効果的で，数時間から数日以内に効果を発揮する．
4. 不安障害の長期に及ぶ管理では，可能であればベンゾジアゼピン系薬物の代わりに，乱用や依存のリスクが低い薬剤，たとえば選択的セロトニン再取込み阻害薬(SSRI)やセロトニン/ノルアドレナリン再取込み阻害薬(SNRI)の使用を検討する必要がある．
5. 不眠症に対する催眠薬は，できるだけ短期間の使用とする必要があり，抗ヒスタミン作用のある薬剤(たとえば**ドキセピン**)などの規制されていないものは依存のリスクを軽減する．
6. 慢性の不眠症には，睡眠時無呼吸症候群など，不眠症や日中の倦怠感の症状が続く基礎的な病状があることが多く，これらの基礎的な病状に対処せずに催眠薬を長期使用すると，効果に限界が生じる可能性がある．

学習問題

最も適当な答えを1つ選択せよ．

16.1 次の記述のうち，ベンゾジアゼピン系薬物について正しいものはどれか．
A．ベンゾジアゼピン系薬物はCl^-チャネルを直接開口させる．
B．ベンゾジアゼピン系薬物は鎮痛作用を示す．
C．ベンゾジアゼピン系薬物が抗不安作用を生じるには2～4週間の投薬を必要とする．
D．すべてのベンゾジアゼピン系薬物は鎮静作用を示す．

正解 D．ベンゾジアゼピン系薬物はすべて鎮静作用をもち，図16.1に“ベンゾジアゼピン系”と示してあるように睡眠障害に使用される．ベンゾジアゼピン系薬物はγ-アミノ酪酸(GABA)がその受容体に結合するのを増強し，Cl^-の透過性を増加させる．しかしながらベンゾジアゼピン系薬物は，GABA非依存的にCl^-チャネルを開口しない．痛みに関連した不安を軽減するが鎮痛作用はない．三環系抗うつ薬やモノアミンオキシダーゼ阻害薬(MAOI)と異なり，ベンゾジアゼピン系薬物は数時間で効果を発揮する．

16.2 短時間作用型の睡眠薬はどれか．
A．フルラゼパム
B．ジアゼパム
C．クロルジアゼポキシド
D．トリアゾラム

正解 D．トリアゾラムは，半減期が最も短い短時間作用型の薬剤である．不眠症の治療に最適で日中の鎮静はほとんど生じない．リストされている他の薬は作用時間が長く，半減期も長くなる．

16.3 36歳の男性は，過去2週間入眠困難を訴えているが，仕事のために早朝に起きる必要があり，日中の鎮静を望んでいない．彼の不眠症の治療に推奨されるのは，次の薬のうちどれが最適か．
A．クワゼパム
B．フルラゼパム
C．ザレプロン
D．ブスピロン

正解 C．ザレプロンは半減期や作用時間が短い．ブスピロンは睡眠薬ではない．クワゼパムとフルラゼパムは作用時間が長く夜間の覚醒を減少させるが，日中の鎮静を助長しザレプロンと比較し効果が残存する．

16.4　45 歳の女性は，仕事と家族の問題について日中常に不安を感じているとの報告があった．これにより，必要な日常活動に参加することが困難になっている．速効性の抗不安効果があり，急性の不安に有効な薬物はどれか．
A．ブスピロン
B．ベンラファキシン
C．アルプラゾラム
D．セルトラリン

正解　C． ベンゾジアゼピン系薬物は，即日，初回投与で不安に対して効果を示すが，他の薬物は不安に対して効果を現すのに2週間から4週間の時間を要する．

16.5　75 歳の女性は，不眠症で眠りにつくことが難しい．彼女はまだ簿記係として働いているため，記憶力や集中力に悪影響を与える可能性のある薬を服用することを恐れている．彼女は，4 日前からテマゼパムを服用しているが，記憶障害に気づいたためこの薬物を中止したいと考えている．認知機能障害のリスクが低い不眠症治療薬として最も適切な薬剤はどれか．
A．ジフェンヒドラミン
B．ゾルピデム
C．レンボレキサント
D．ラメルテオン

正解　D． すべての薬剤に記憶障害を含む認知機能障害のリスクがある．ジフェンヒドラミンは抗コリン・抗ヒスタミン作用により認識機能の問題を生じうる．ゾルピデムは前向性健忘を含む認知機能障害の原因としてよく知られている．レンボレキサントは，日中の覚醒障害を含む中枢神経系障害を引き起こすと報告されている．ラメルテオンはメラトニン受容体作動薬として作用する規制を受けていない睡眠薬である．他の薬物と比較して認知障害のリスクは低いと考えられるが，リスクが全くないわけではない．

16.6　18 歳の女性が，アルプラゾラムの過量摂取で救急処置室に運ばれた．意識がなく服用中の薬物や不法薬物の使用はないと考えられた．アルプラゾラムを過量摂取した際に使用される薬物はどれか．
A．ロラゼパム
B．ラメルテオン
C．フルマゼニル
D．ナロキソン

正解　C． フルマゼニルはベンゾジアゼピン受容体に拮抗することによって，ベンゾジアゼピン系薬物の効果を抑制する．また，ゾルピデムとエスゾピクロンの作用を逆転させるために使用されることもある．患者が長期間ベンゾジアゼピンを服用していた場合，または過剰摂取が混合薬によるものであった場合は，発作のリスクがあるため，注意して使用する必要がある．ナロキソンはオピオイド受容体拮抗薬である．その他の薬物はベンゾジアゼピンに拮抗する効果はない．

16.7　患者は強迫性障害の治療にフルボキサミンを服用しており，不眠症の治療薬を必要としている．フルボキサミンとの薬物相互作用のリスクが最も低い，この患者にとって最適な薬物は次のどれか．
A．トリアゾラム
B．ラメルテオン
C．テマゼパム
D．ドキセピン

正解　C． フルボキサミンなどの選択的セロトニン再取込み阻害薬(SSRI)は強迫性障害に選択されるが，フルボキサミンは，トリアゾラム，ラメルテオン，ドキセピンの代謝に必要なCYP1A2およびCYP3A4アイソザイムの中程度から強力な阻害薬である．テマゼパムは代謝のために第2相の抱合反応を受け，その排出にはCYP450酵素を必要としない．

16.8　全般性不安障害(GAD)の病歴が 25 年，アルコール使用障害の病歴が 10 年ある(5 年間は飲酒を控えている)40 歳の男性が，重度で継続的な不安を訴えてクリニックを受診した．患者は現在薬を服用しておらず，心理療法ではわずかな改善しかみられなかったと報告している．長期使用のために処方するのに最適な抗不安薬は次のうちどれか．
A．ベンラファキシン
B．クロナゼパム
C．アルプラゾラム
D．クロルジアゼポキシド

正解　A． アルコール使用障害の履歴を考慮すると，この患者のGADを管理するにはセロトニン/ノルアドレナリン再取込み阻害薬(SNRI)ベンラファキシンが最善の選択である．他の選択肢はすべてベンゾジアゼピン系で，依存や乱用のリスクがある規制薬物である．

16.9 有害反応として最もカタプレキシー(情動脱力発作)や睡眠麻痺(金縛り)を引き起こしやすい睡眠薬はどれか.
A. ドキセピン
B. ラメルテオン
C. テマゼマム
D. スボレキサント

正解 **D.** おそらくオレキシン受容体拮抗作用のため，スボレキサントは，他の薬物より入眠時や覚醒時にカタプレキシー，睡眠麻痺，幻覚を引き起こしやすいことが知られている．その他の薬物は，睡眠時異常行動をわずかに引き起こすかもしれないが，スボレキサントやレンボレキサントのようにリスト化されていない.

16.10 半減期が短く作用が強力で内視鏡検査や麻酔前鎮静に使用される抗不安薬はどれか.
A. クロナゼパム
B. ミダゾラム
C. ラメルテオン
D. レンボレキサント

正解 **B.** ミダゾラムは，一般的に不快感や不安をもたらす処置を受ける患者に対して，即効性抗不安薬および鎮静薬として使用される．半減期が短く注射薬として使用可能で，短時間作用であることは簡単な介入や処置に役立つ．前向性健忘は，不快な処置のネガティブな記憶を避けるために患者には有益なこともある．クロナゼパムは，経口薬のみで半減期と効果の持続時間が長い．ラメルテオンやレンボレキサントは，麻酔前投薬としての適応はなく，そのような用途では使用されない.

17 抗うつ薬

選択的セロトニン再取込み阻害薬（SSRI）
シタロプラム
エスシタロプラム[訳者注：小児の適応は未承認]
フルオキセチン[訳者注：日本未承認]
フルボキサミン
パロキセチン
セルトラリン
セロトニン/ノルアドレナリン再取込み阻害薬（SNRI）
デスベンラファキシン
デュロキセチン
レボミルナシプラン
ベンラファキシン
非定型抗うつ薬
ブレキサノロン
ブプロピオン
エスケタミン
ミルタザピン
ネファゾドン
トラゾドン
ビラゾドン
ボルチオキセチン
三環系抗うつ薬（TCA）
アミトリプチリン
アモキサピン
クロミプラミン
デシプラミン
ドキセピン
イミプラミン
マプロチリン
ノルトリプチリン
プロトリプチリン
トリミプラミン
モノアミンオキシダーゼ阻害薬（MAOI）
イソカルボキサジド
フェネルジン
セレギリン[訳者注：日本未発売]
トラニルシプロミン

図 17.1
抗うつ薬のまとめ．（次ページにつづく）

Ⅰ．概　要

うつ病の症状は，悲しみや絶望感の感情だけでなく，日常活動における喜びの著しい減退，睡眠パターンや食欲の変化，気力の低下（空虚感），自殺念慮がみられる．躁病は，その反対で，熱中，怒り，めまぐるしい思考や発言，自尊心の肥大，判断障害などの症状を特徴とする．本章では，双極性障害であるうつ病と躁病の治療に用いられる薬物の概要を説明する．

Ⅱ．抗うつ薬の作用機序

臨床的に有効な抗うつ薬のほとんどは，脳のノルアドレナリン noradrenaline（ノルエピネフリン norepinephrine）やセロトニン serotoninの作用を直接的または間接的に増強する（図 17.1）．これらの事実などから，うつ病は脳内のある重要な部位でノルアドレナリンやセロトニンなどのモノアミンが欠乏することに起因するという“脳内アミン説”が導かれた．逆に，躁病は，これらの神経伝達物質が過剰生産されることが原因であると考えられている．しかし，うつ病や躁病のアミン説は，非常に簡略化した説であると考えられる．抗うつ薬による薬力学的効果は通常は即時に発現するが，治療効果は通常数週間から数カ月かけて現れる時間的差異をモノアミン仮説では説明できない．したがって，抗うつ薬による神経伝達物質の再取込みの低下は，初期の効果にすぎず，この作用はおそらく抗うつ効果に直接結びつく反応ではないと思われる．

Ⅲ．選択的セロトニン再取込み阻害薬（SSRI）

選択的セロトニン再取込み阻害薬 selective serotonin reuptake inhibitor（SSRI）は，ノルアドレナリン輸送体（トランスポーター transporter）よりも高いセロトニン輸送体に対する選択性を有する．SSRIは，ノルアドレナリンとセロトニンの両方の再取込みを阻害する三環系抗うつ薬tricyclic antidepressant（TCA）およびセロトニン/ノルアドレナリン再取込み阻害薬serotonin/noradrenaline reuptake inhibitor（SNRI）とは対照的である（図 17.2）．さらに，SSRIはムスカリン，αアドレナリン，ならびにヒスタミンH_1受容体の活性をほとんど遮断しない．SSRIは有害作用が異なっており，過量投与でも比較的安全であるため，うつ病治療において，TCAやモノアミンオキシダーゼ阻害薬 mono amine oxidase inhibitor（MAOI）の代わりに，第一選択薬となってきた．SSRIには**フルオキセチン** fluoxetine（典型的SSRI），**シタロプラム** citalopram，**エスシタロプラム** escitalopram，**フルボキサミン** fluvoxamine，**パロキセチン** paroxetine，**セルトラリン** sertralineがある．**エスシタロプラム**は，**シタロプラム**の純粋な*S*-エナンチオマー[*1]である．

A．作　用

SSRIはセロトニンの再取込みを阻害し，シナプス間隙における神経伝達物質の濃度を上昇させる．SSRIを含む抗うつ薬は，一般的に，有意な気分の改善に少なくとも2週間を要し，最大の効果を得るには12週間，あるいはそれ以上を要する（図 17.3）．

B．臨床使用

SSRIの主適応はうつ病である．他の多くの精神疾患においても，SSRIは良好な反応性を示す．それらには，強迫神経症，パニック障害，全般性不安障害，心的外傷後ストレス障害，社会不安障害，月経前不快気分障害，神経性過食症が含まれる（神経性過食症は**フルオキセチン**にのみ適応あり）．

C．薬物動態

すべてのSSRIは，経口服用後，よく吸収される．最高血中濃度に到達する時間は，およそ2～8時間である．食物による吸収への影響はほとんどない（例外として**セルトラリン**は食物により吸収が増加する）．ほとんどのSSRIの半減期は16～36時間の範囲にある．代謝経路は，シトクロムP450（CYP）依存性酵素やグルクロン酸抱合，硫酸抱合による代謝が主である．**フルオキセチン**は，半減期がかなり長いこと（50時間），活性代謝物である*S*-ノルフルオキセチンの半減期がさらに長く，10日ぐらいであるという点で他のSSRIとは異なる．**フルオキセチン**と**パロキセチン**は，CYP2D6の強力な阻害薬である．**フルオキセチン**と**フルボキサミン**は，CYP2C19を阻害する．また，**フルボキサミン**は，CYP1A2を強く阻害し，CYP3A4を弱く阻害する．

D．有害作用

SSRIは，TCAやMAOIに比べて，重大な有害作用は少ないと考えられているが，有害作用がないわけではない．たとえば，頭痛，発汗，不安および興奮，低ナトリウム血症，胃腸への影響（悪心，嘔吐，下痢），衰弱および疲労，性機能障害，体重の変化，睡眠障害（不眠症および傾眠），QT延長などを引き起こす可能性がある．さらに，これらの薬

[*1]（訳者注）：光学（鏡像）異性体．

躁病および双極性障害の治療薬
カルバマゼピン
ジバルプロエクス
ラモトリギン
リチウム
バルプロ酸

図 17.1（つづき）
抗うつ薬のまとめ．

薬　物	取込み阻害	
	ノルアドレナリン	セロトニン
選択的セロトニン再取込み阻害薬		
フルオキセチン	0	++++
セロトニン/ノルアドレナリン再取込み阻害薬		
ベンラファキシン*	++	++++
デュロキセチン	++++	++++
三環系抗うつ薬		
イミプラミン	+++	++++
ノルトリプチリン	++++	++

図 17.2
抗うつ薬の受容体特異性．*ベンラファキシンは，高用量でのみノルアドレナリン再取込みを阻害する．++++＝非常に強い親和性，+++＝強い親和性，++＝中等度の親和性，+＝弱い親和性，0＝ほとんど親和性なし，または親和性なし．

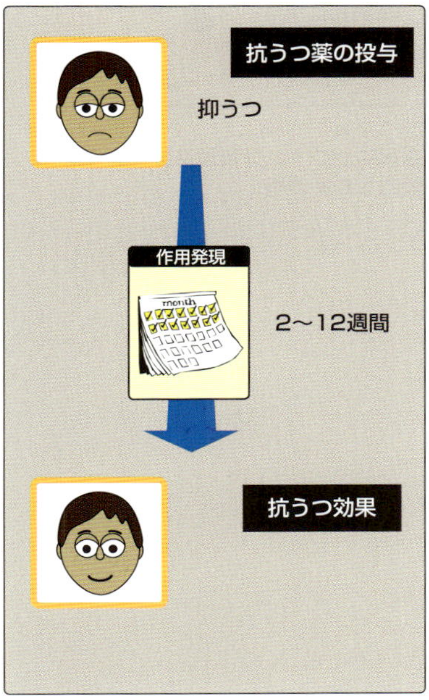
抗うつ薬の投与
抑うつ
作用発現
month
2～12週間
抗うつ効果

図 17.3
主要抗うつ薬の治療効果発現には数週間を要する．

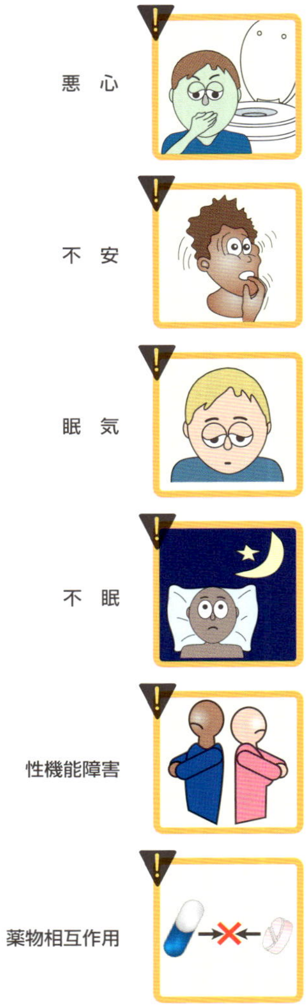
悪　心
不　安
眠　気
不　眠
性機能障害
薬物相互作用

図 17.4
選択的セロトニン再取込み阻害薬の一般的な有害作用.

剤は薬物間相互作用を増強する作用がある（図 17.4）. SSRIのなかには，特徴的な副作用を引き起こすものがある．たとえば，**シタロプラム**は，他のSSRIと比較してQT延長を引き起こす可能性が高くなる．このため，1つのSSRIに耐性がない患者でも，別のSSRIに耐性がある可能性がある．

1．睡眠障害：パロキセチンと**フルボキサミン**は通常，覚醒作用より鎮静作用を示すことが多いので，入眠困難のある患者には有用である．逆に，疲労や過度の眠気を訴える患者には，気分を高める作用の強いSSRI（たとえば，**フルオキセチン**あるいは**セルトラリン**）が有用である．

2．性機能障害：性欲減退，遅延射精，無オルガズム症などの性機能障害は，SSRIの一般的な有害作用である．［注：SSRIは，早漏管理のための第一選択の治療戦略とみなされる．］

3．小児と青少年に対する使用：抗うつ薬は，小児と青少年に対して注意深く使用すべきである．その理由は，治療により自殺念慮のリスクが高まるからである．この予防策にはSSRIだけでなく，他の主要なカテゴリーの抗うつ薬（SNRI，TCA，MAOI，非定型抗うつ薬）も含まれる．抗うつ薬を小児に開始したり用量の変更を行う際は常にうつ症状の悪化や，自殺念慮に注意すべきである．また，**フルオキセチン**，**セルトラリン**，**フルボキサミン**は小児の強迫性障害に，**フルオキセチン**と**エスシタロプラム**はTCAとともに小児うつ病への適応が承認されている*2．

4．過量投与：通常，SSRIを過量投与しても不整脈を生じることはないが，例外として，**シタロプラム**はQT延長を生じうる．すべての抗うつ薬は痙攣の閾値を低下させる可能性がある．すべてのSSRIは，とくにMAOIあるいは，別のセロトニン作動薬（アゴニスト）agonistと併用したときに，セロトニン症候群を起こすことがある．セロトニン症候群の症状としては，高熱，筋硬直，発汗，ミオクローヌス（間代性筋収縮），精神状態やバイタルサインの変化がある．

5．退薬症候：SSRIは突然の中止により退薬症候を生じる可能性がある．とくに，半減期が短く不活性代謝物のある薬物はこのような有害反応を生じる危険性が高い．**フルオキセチン**は長い半減期をもち，活性代謝物を生じるためSSRI退薬症候を生じる危険性が最も低い．SSRI退薬症候で生じうる徴候や症候としては，頭痛，倦怠感，インフルエンザ様症状，興奮，易刺激症，神経過敏，睡眠パターンの変化などがある．退薬症候群の症状を予防または軽減するには，SSRIの段階的な減量が推奨される．

*2（訳者注）：エスシタロプラムは2024年現在小児の適応は承認されていない．フルオキセチンは未承認．

Ⅳ. セロトニン/ノルアドレナリン再取込み阻害薬(SNRI)

ベンラファキシン venlafaxine, **デスベンラファキシン** desvenlafaxine, **レボミルナシプラン** levomilnacipranおよび**デュロキセチン** duloxetineは, セロトニンとノルアドレナリンの両方の再取込みを阻害する(図17.5). これらの薬物は, 選択的セロトニン/ノルアドレナリン再取込み阻害薬 serotonin/noradrenaline reuptake inhibitor (SNRI)と総称される. うつ病にはしばしば背痛や筋肉痛などの慢性疼痛を伴うことがあるが, そのような症状に対してSSRIは比較的無効である. このような慢性疼痛は, 部分的に, 中枢神経系 central nervous system (CNS)のセロトニンとノルアドレナリン経路により調節されている. SNRIやTCAのようなセロトニンとノルアドレナリンの両方の再取込みを阻害する薬物は, 糖尿病性末梢神経障害, 帯状疱疹後神経痛, 線維筋痛症, 腰痛に有効である. SNRIは, TCAとは異なり, αアドレナリン, ムスカリン, ヒスタミン受容体に対する作用がなく, TCAよりもこれらの受容体を介した有害作用が少ない. 悪心や性機能障害など, いくつかの有害作用はSSRIの有害作用に類似する. また, めまいや発汗が起こることもある. SNRIは突然の中止により退薬症状を呈することがある.

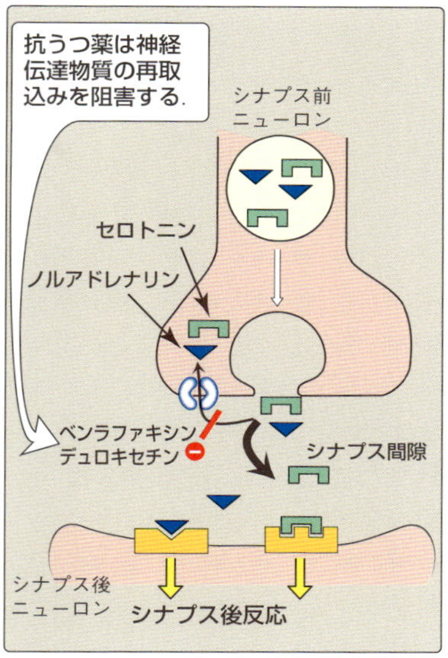

抗うつ薬は神経伝達物質の再取込みを阻害する.
シナプス前ニューロン
セロトニン
ノルアドレナリン
ベンラファキシン
デュロキセチン
シナプス間隙
シナプス後ニューロン
シナプス後反応

図 17.5
選択的セロトニン/ノルアドレナリン再取込み阻害薬の提唱されている作用機序.

A. ベンラファキシン venlafaxine, デスベンラファキシン desvenlafaxine

ベンラファキシンは強力なセロトニン再取込み阻害薬であるが, 中等量から高用量では, ノルアドレナリンの再取込みをも阻害する. **ベンラファキシン**はCYPをほとんど阻害せず, CYP2D6の基質となる. **デスベンラファキシン**は**ベンラファキシン**の脱メチル化された代謝活性体である. **ベンラファキシン**の最も一般的な副作用は, 悪心, 頭痛, 性機能障害, めまい, 不眠, 鎮静, 便秘であり, 高用量では, 血圧や心拍数の上昇をきたすことがある. **デスベンラファキシン**の臨床効果と有害作用は, **ベンラファキシン**と同様である.

B. デュロキセチン duloxetine

デュロキセチンは, すべての用量でセロトニンとノルアドレナリンの再取込みを阻害する. そのほとんどは肝臓で不活性代謝物へ代謝されるので, 肝機能障害のある患者には投与すべきでない. デュロキセチンでは一般的な副作用として, 消化器系症状があり, 悪心や便秘が起こる. さらに, 口渇, 不眠, めまい, 嗜眠, 発汗, 性機能障害も認められる. また, 血圧上昇や心拍数増加のリスクがある. **デュロキセチン**はCYP2D6を中等度に阻害し, 統合失調症治療薬などこの経路で代謝される薬物の血中濃度を増加させる.

C. レボミルナシプラン levomilnacipran

レボミルナシプランは**ミルナシプラン** milnacipran(ヨーロッパにおいてうつ病, 米国において線維筋痛症の治療に用いられる古いSNRI)

のエナンチオマーであり，他のSNRIと同様な悪心，頭痛，口渇などの有害作用を有する．CYP3A4でおもに代謝され，CYP3A4の誘導薬や阻害薬により活性が変化する．

V．非定型抗うつ薬

非定型抗うつ薬 atypical antidepressantには，異なる作用部位をもついくつかの薬物があり，**ブレキサノロン** brexanolone，**ブプロピオン** bupropion，**エスケタミン** esketamine，**ミルタザピン** mirtazapine，**ネファゾドン** nefazodone，**トラゾドン** trazodone，**ビラゾドン** vilazodone，**ボルチオキセチン** vortioxetineが含まれる．

A．ブレキサノロンbrexanolone

ブレキサノロンは，産後うつ病の治療に使用される$GABA_A$受容体のポジティブ・アロステリック・モジュレーターである．この薬物は，神経ステロイドであるアロプレグナノロン(プロゲステロンの代謝産物)の類似体である．出産後，アロプレグナノロンのレベルは低下するが，これは産後うつ病の病因に関連している．**ブレキサノロン**は，産後うつ病に苦しむ女性の入院施設で60時間かけて静脈内点滴として投与される．過度の鎮静，突然の意識喪失，および低酸素症のリスクは潜在的な有害事象であり，この薬物の使用には注意が必要である．また，治療中に患者が子供と接するときは，注意深く観察が必要となる．

B．ブプロピオン bupropion

ブプロピオンは弱いドパミンとノルアドレナリンの再取込み阻害作用を示し，うつ病の症状を軽減する．**ブプロピオン**は，禁煙を試みる喫煙者のニコチン欲求を減らしたり，離脱症状を減らすなどの禁煙補助にも有用である(ニコチンのニコチン性アセチルコリン受容体に対する刺激作用を低下させる可能性がある)．副作用は口渇，発汗，いらいら感，振戦，用量依存的な痙攣発作のリスクがある．性機能障害の発生頻度は低く，抗うつ薬に関連する性機能障害のリスクが懸念される患者に使用されることもある．**ブプロピオン**はCYP2B6経路で代謝されこの酸素の阻害/誘導薬は少ないため，薬物間相互作用のリスクは比較的低いと考えられている．電解質異常のある患者や，拒食症または過食症の既往歴のある患者，てんかん発作のリスクがある患者では**ブプロピオン**の使用を避けるべきである．

C．エスケタミンesketamine

ラセミケタミン(麻酔薬)の*S*-エナンチオマーである**エスケタミン**は，*N*-メチル-D-アスパラギン酸(NMDA)型グルタミン酸受容体の非選択的，非競合的拮抗薬(アンタゴニスト)antagonistである．**エスケタミン**は，標準的な抗うつ薬よりも即効性があると考えられている．この薬は，治療抵抗性のうつ病や，自殺念慮や自殺行動を伴う大うつ病性障害の管理のための補助療法として鼻腔内投与される．この薬物の使用により鎮静や解離感が生じる可能性があるため，**エスケタミン**は管理された環境で投与され，投与後2時間は患者を注意深く観察する必要がある．これらのリスクに加え，乱用や誤用のリスクがあるため，規制物質となっている．治療後の急性有害事象には，鎮静，悪心と嘔吐，解離と幻覚，血圧上昇などがある．

D．ミルタザピン mirtazapine

ミルタザピンは，シナプス前α_2受容体の拮抗薬（アンタゴニスト）として働くことによりセロトニンやノルアドレナリンの神経伝達を増幅させる．さらにこの薬物の抗うつ効果には，5-HT_2受容体の拮抗作用が関与している．強力な抗ヒスタミン作用があるため鎮静効果を示す．また，TCAのような抗ムスカリン作用による副作用やSSRIのような性機能障害はきたさない．鎮静，口渇，食欲亢進や体重増加がしばしばみられる（図17.6）．

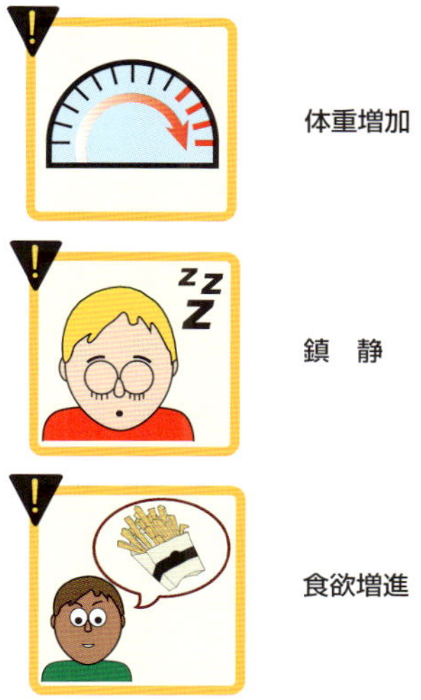
体重増加
鎮　静
食欲増進

図 17.6
ミルタザピンの一般的な有害作用．

E．ネファゾドン nefazodone，トラゾドン trazodone

これらの薬物は弱いセロトニン再取込み阻害作用とノルアドレナリンの再取込み阻害作用，シナプス後部の5-HT_{2A}受容体遮断作用を示す．両薬物とも，強力なヒスタミンH_1遮断作用をもっており，鎮静効果を示す．**トラゾドン**は一般に適応外使用として不眠症に用いられる．これらの薬物は両方ともCYP3A4によって代謝されるため，薬物相互作用を考慮する必要がある．さらに，**ネファゾドン**はCYP3A4の強力な阻害薬である．**トラゾドン**の副作用として持続性勃起症が挙げられる．**ネファゾドン**は肝毒性を示すことがある．さらに両薬物ともに軽度から中程度のアドレナリンα_1受容体遮断作用を有し，起立性障害やめまいを引き起こすことがある．悪心や口渇もこれらの薬物の副作用である．

F．ビラゾドン vilazodone

ビラゾドンはセロトニン再取込み阻害薬であり，5-HT_{1a}の受容体の部分作動薬（パーシャルアゴニスト）partial agonistである．どの程度まで5-HT_{1a}受容体活性が治療効果に寄付しているか不明であるが，この作用メカニズムはSSRIのなかでもユニークである．**ビラゾドン**は，CYP3A4で代謝される．強力なCYP3A4の阻害や誘導は，それぞれ**ビラゾドン**の効果を高めたり抑制したりする．有害作用プロファイルはSSRIと同様で，悪心，下痢，性機能障害，めまいなどがある．加えて，**ビラドゾン**は突然の中止により退薬症状を呈する．

G．ボルチオキセチン vortioxetine

ボルチオキセチンの抗うつ効果はセロトニン再取込み阻害作用，5-HT_{1a}受容体活性化作用，5-HT_3と5-HT_7受容体の拮抗作用を併せたものであると示唆されている．**ボルチオキセチン**の総合的な効果にセロトニン再取込み阻害以外の活性がどの程度影響しているのかは不明である．この薬物は，おもにCYP2D6で代謝され，強力なCYP2D6阻害薬と併用するときは，**ボルチオキセチン**の減量が推奨されている．

一般的な有害作用には悪心，便秘，性機能障害があり，セロトニン作用によるものと予想されている．

Ⅵ．三環系抗うつ薬(TCA)

SNRIと同様に，TCAはノルアドレナリンとセトロニンのシナプス前ニューロンへの再取込みを阻害する．これら2つの薬物クラスのおもな違いは，SNRIの副作用プロファイルがより穏やかであるのに対し，TCAは他のいくつかの受容体タイプにも影響を及ぼすことである．TCAには，**イミプラミン** imipramine（典型的三環系抗うつ薬），**アミトリプチリン** amitriptyline，**クロミプラミン** clomipramine，**ドキセピン** doxepin，**トリミプラミン** trimipramineなどの三級アミン，そして，**デシプラミン** desipramine，**ノルトリプチリン** nortriptyline（おのおの，**イミプラミン**と**アミトリプチリン**の*N*-脱メチル体），**プロトリプチリン** protriptylineなどの二級アミンがある．**マプロチリン** maprotiline，**アモキサピン** amoxapineは"四環系"抗うつ薬と同類であり，TCAの一般的なクラスに含まれる．

A．作用機序

1．神経伝達物質の再取込み阻害：TCAと**アモキサピン**はノルアドレナリンやセロトニンのシナプス前神経終末への再取込みを強力に阻害する．**マプロチリン**と**デシプラミン**はノルアドレナリンの再取込みを選択的に阻害する．

2．受容体の遮断：TCAはモノアミン類の再取込み阻害に加えて，セロトニン，αアドレナリン，ムスカリン，およびヒスタミンH_1受容体を遮断する．しかし，これらの作用がTCAの治療効果を生じているかどうかは，現在のところ不明である．おそらく，これら受容体に対する遮断作用が，TCAの有害作用の多くに関係しているのであろう．**アモキサピン**は5-HT_2とドパミンD_2受容体も遮断する．

B．作　用

TCAは大うつ病患者の50～70%で，気分を改善する．ほとんどの抗うつ薬と同様に気分高揚が起こるのは遅く，2週間以上が必要である（図17.3参照）．患者の反応性をみて，用量調節を行う．離脱症候群およびコリン作動性リバウンド効果を最小限に抑えるために，これらの薬剤を徐々に減らすことが推奨される．

C．臨床使用

TCAは，中等度から重篤なうつ病の治療に有効である．また，パニック障害の一部に効果が認められている．**イミプラミン**は，小児の夜尿症の治療において，**デスモプレシン** desmopressin療法または非薬物療法（夜尿アラーム）の代替として使用される．TCA，とくに**アミトリプチリン**は，片頭痛の予防や多くの場合，原因が不明である慢性疼痛（たとえば神経障害性疼痛）の治療に使われている．TCAの低用量，とくに**ドキセピン**の低用量は不眠症の治療にも使用できる．

D. 薬物動態

TCAは経口投与で吸収がよく，TCAのバイオアベイラビリティ(生物学的利用能)は一般的に低く，薬物により肝臓での初回通過効果の程度に違いがあるため，一定していない．これらの薬物は，肝臓ミクロソーム系で代謝され(それゆえ，CYPを誘導したり阻害する薬物の影響を受けやすい)，グルクロン酸抱合を受ける．最終的に，不活性代謝物として腎臓から排泄される．

E. 有害作用

ムスカリン受容体を遮断することにより，かすみ目，口渇，尿閉，洞性頻脈，便秘，ならびに閉塞隅角緑内障の増悪が生じる(図17.7)．これらの薬物は**キニジン** quinidineと類似して心伝導に影響を与え，過量投与した場合には，生命の危険を招くような不整脈に陥ることがある．TCAはαアドレナリン受容体を遮断し，その結果，起立性低血圧やめまい，反射性頻脈が生じる．鎮静作用はヒスタミンH_1受容体の遮断と関連している．体重増加は，TCAに共通の有害作用である．性機能障害が少数の患者でみられ発生率はSSRIよりも低いと考えられている．

TCAを含むすべての抗うつ薬は双極性障害の患者には注意して使用する．患者がうつ状態にある時期においても抗うつ薬が躁行動のスイッチとなることがあるからである．TCAは用量許容幅(安全域)が狭く，**イミプラミン**では，1日最大用量の5～6倍が致死量となりうる．自殺念慮のあるうつ病患者には，限定された量だけ処方して，注意深く観察する必要がある．TCAの薬物相互作用については図17.8に示す．TCAは前立腺肥大，てんかん，既存の不整脈などの病状を悪化させることがある．

VII. モノアミンオキシダーゼ阻害薬(MAOI)

モノアミンオキシダーゼ monoamine oxidase (MAO)は神経ならびに，腸や肝臓などの他の組織にみられるミトコンドリア酵素である．ニューロンでは，MAOは“安全弁”として機能し，静止状態のときにシナプス小胞から漏出する余剰の神経伝達物質(ノルアドレナリン，ドパミン，セロトニン)を酸化的脱アミノ化により不活性化させる作用がある．MAOの2つのアイソザイムのうち，MAO-Aはセロトニン，ノルアドレナリン，ドパミンを代謝し，MAO-Bはおもにドパミンを代謝する．MAOIは，この酵素を不可逆的あるいは可逆的に不活性化し，神経伝達物質の分解を阻害する．その結果，神経伝達物質がシナプス前神経終末に蓄積され，シナプス間隙に漏出される．現在，4種類のMAOI，**フェネルジン** phenelzine，**トラニルシプロミン** tranylcypromine，**イソカルボキサジド** isocarboxazid，**セレギリン** selegilineがうつ病の治療薬として用いられている．**セレギリン**を除き，すべてがMAO-AおよびMAO-Bの阻害に対して非選択的である．**セレギリ**

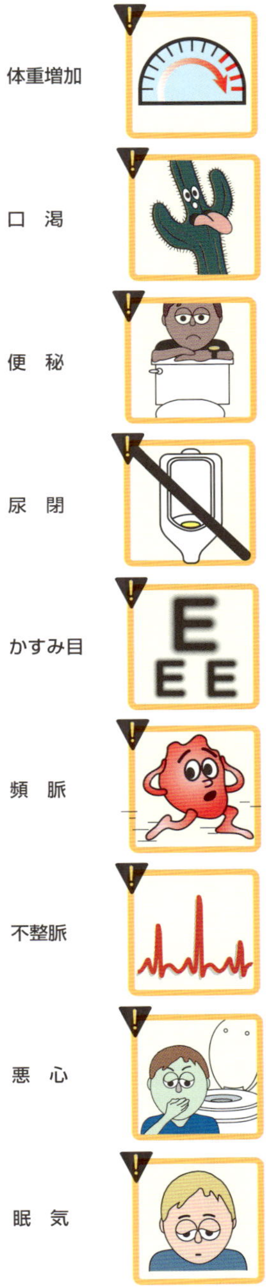
体重増加
口 渇
便 秘
尿 閉
かすみ目
E
E E
頻 脈
不整脈
悪 心
眠 気

図 17.7
三環系抗うつ薬の一般的な有害作用．

臨床応用 17.1：抗うつ薬の選択における患者固有の考慮されるべき事項

多くの抗うつ薬は，作用機序や副作用プロファイルが異なるにもかかわらず，同等に効果があると考えられているため，個別の思慮深いプロセスで特定の患者に最適な抗うつ薬を選択しようとすることが臨床的に意味がある．臨床医は，治療法を選択する際に，患者および考えられる抗うつ薬に関する以下の主要な点を考慮する必要がある：特定の抗うつ薬に対する反応歴，抗うつ薬に対する反応の家族歴，併発する医学的および精神医学的状態，抗うつ薬の副作用プロファイル，抑うつ症状の臨床像など．二次的な考慮事項としては，年齢，薬剤費，投与計画/頻度，薬物間相互作用または薬物-食物相互作用，遺伝的要因，一部の薬剤に対する偏見，非薬理学的介入，以前の治療の遵守歴などが挙げられる．

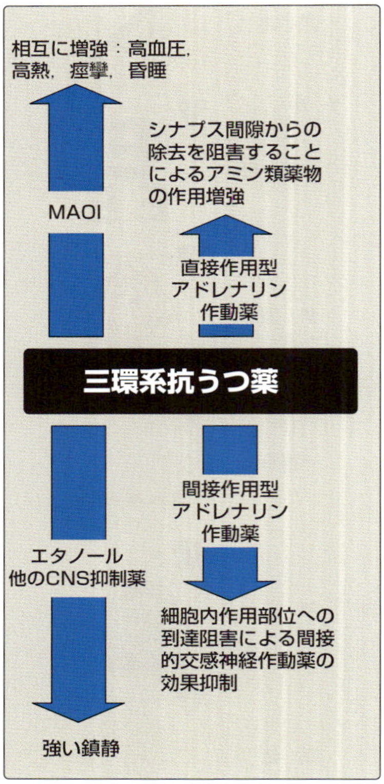
相互に増強：高血圧，高熱，痙攣，昏睡
MAOI
シナプス間隙からの除去を阻害することによるアミン類薬物の作用増強
直接作用型アドレナリン作動薬
三環系抗うつ薬
間接作用型アドレナリン作動薬
エタノール他のCNS抑制薬
細胞内作用部位への到達阻害による間接的交感神経作動薬の効果抑制
強い鎮静

図 17.8
三環系抗うつ薬の薬物相互作用．CNS＝中枢神経系，MAOI＝モノアミンオキシダーゼ阻害薬．

ンは，低用量ではMAO-Bに対してより選択的であるが，高用量では非選択的になる．［注：**セレギリン**はパーキンソン病治療にも用いられる．また，経皮送達システムを用いた唯一の抗うつ薬である*3．］MAOIの使用中は，薬物間相互作用，薬物-食物相互作用が生じるため使用が制限される．

A. 作用機序

フェネルジンなどのほとんどのMAOIは，酵素と安定な複合体を形成し，不可逆的に酵素を不活性化させる．その結果，ノルアドレナリンやセロトニン，ドパミンのニューロン内の貯蔵量が増加し，過剰な神経伝達物質がシナプス間隙に拡散する（図 17.9）．これらの薬物は，脳のMAOを阻害するだけでなく，薬物やある種の食物中に存在するチラミン tyramineのような毒性物質の酸化的脱アミノ化を触媒する肝臓や腸のMAOも阻害する．したがってMAOIでは薬物間相互作用だけでなく，薬物-食物相互作用も高頻度で発生する．経皮的な“貼付剤”で投与される**セレギリン**は，初回通過効果を受けないので，低用量において腸管と肝臓のMAOの阻害は少ない．

B. 作　用

MAOは投与から数日後には完全に阻害されるが，SSRI，SNRIやTCAの場合と同様に，MAOIの抗うつ効果がみられるのは数週間後である．**セレギリン**や**トラニルシプロミン**はアンフェタミン様の刺激作用があり，興奮や不眠を生ずる．

C. 臨床使用

MAOIは，TCAやSSRIに無反応，または他の抗うつ薬に不耐容なうつ病患者に用いられる．MAOIは，薬物間相互作用や薬物-食物相互作用があるために，多くの治療の場で最終ラインの薬物と考えられている．

---

*3（訳者注）：2024 年現在，日本では未発売．

D. 薬物動態

これらの薬物は，経口投与で良好に吸収される．MAOIによる不可逆的な不活性化後のMAO酵素の再生までの時間はさまざまであるが，通常は，薬物投与を中止してから数週間かかる．そのため，抗うつ薬を切り替え，別の抗うつ薬を開始する際は，どのクラスであってもMAOI投与を中止後，最低2週間の間隔をあける必要がある．一方，MAOIは肝臓で代謝され，迅速に尿中に排泄される．

E. 有害作用

薬物-食物相互作用や薬物間相互作用により重篤で予測できない副作用がしばしばみられるためMAOIは広く用いられない．たとえば，熟成したチーズや肉，肝臓，塩漬けやスモークした魚，赤ワインなどの食物に含まれているチラミンは，腸管のMAO-Aで通常は不活性化される．非選択的MAOIの投与を受けている患者は，食物中のチラミンを分解できない．チラミンは，神経終末に貯蔵されているカテコールアミンを多量に放出させ，その結果，後頭部痛，肩こり，頻脈，悪心，高血圧，不整脈，てんかん発作，場合によっては脳卒中などの症状が現れる，いわゆる高血圧クリーゼ hypertensive crisisが生じる．したがって，チラミンを含む食品を摂取しないよう，患者には前もって指導する必要がある．その他の可能性の高い有害作用としては，眠気，起立性低血圧，かすみ目，口渇，便秘が挙げられる．セロトニン症候群のリスクのためSSRIはMAOIと併用すべきでない．SSRIとMAOIは両薬物とも，切り替えるのに少なくとも2週間のウォッシュアウト(休薬)期間を要する．例外として**フルオキセチン**はMAO阻害を開始する前に少なくとも6週間休止すべきである．さらに，MAOIは他にも多くの重大な薬物相互作用があるため，これらを他の薬物と同時に投与するときは注意が必要である．たとえば，MAOIを**プソイドエフェドリン** pseudoephedrineなどの直接または間接的な交感神経刺激薬と組み合わせると，重大な高血圧を引き起こす可能性がある．図17.10に抗うつ薬の副作用についてまとめた．

Ⅷ. セロトニン/ドパミン拮抗薬

患者の60～80%は抗うつ薬に良好な反応を示すが，20～40%は単独療法に対して部分的な反応または不十分な反応となる．第二世代抗精神病薬second-generation antipsychotics(SGA)は非定型抗精神病薬ともよばれ，セロトニン($5\text{-}HT_2$)およびドパミン(D_2)受容体をブロックする(18章参照)．SGAは，抗うつ薬治療に完全な反応が得られない患者の補助治療として使用される．**アリピプラゾール** aripiprazole，**ブレクスピプラゾール** brexpiprazole，**クエチアピン** quetiapineは大うつ病性障害major depressive disorder(MDD)の補助薬として使用が承認されており，**フルオキセチン**と**オランザピン**の併用は治療抵抗性うつ病に対して承認されている．

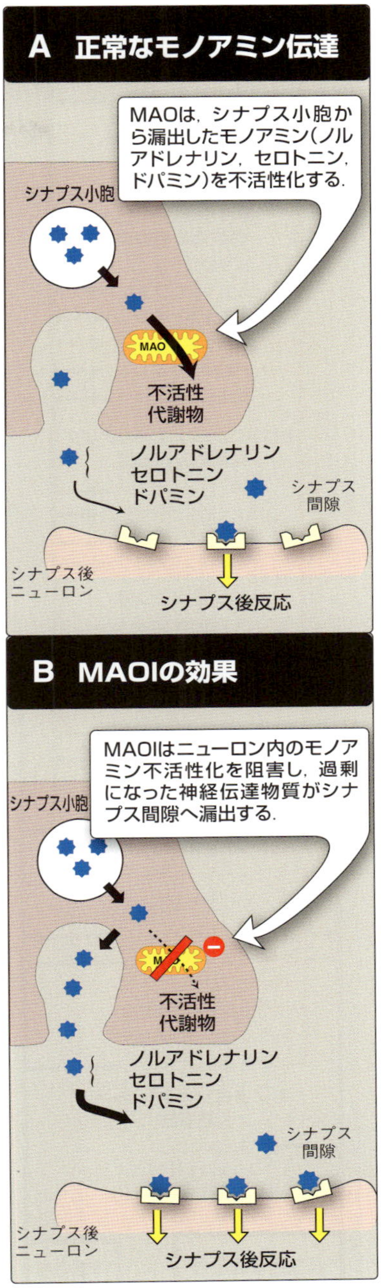
A 正常なモノアミン伝達
MAOは，シナプス小胞から漏出したモノアミン(ノルアドレナリン，セロトニン，ドパミン)を不活性化する．
シナプス小胞
MAO
不活性代謝物
ノルアドレナリン
セロトニン
ドパミン
シナプス間隙
シナプス後ニューロン
シナプス後反応
B MAOIの効果
MAOIはニューロン内のモノアミン不活性化を阻害し，過剰になった神経伝達物質がシナプス間隙へ漏出する．
シナプス小胞
不活性代謝物
ノルアドレナリン
セロトニン
ドパミン
シナプス間隙
シナプス後ニューロン
シナプス後反応

図 17.9
モノアミンオキシダーゼ阻害薬(MAOI)の作用機序．

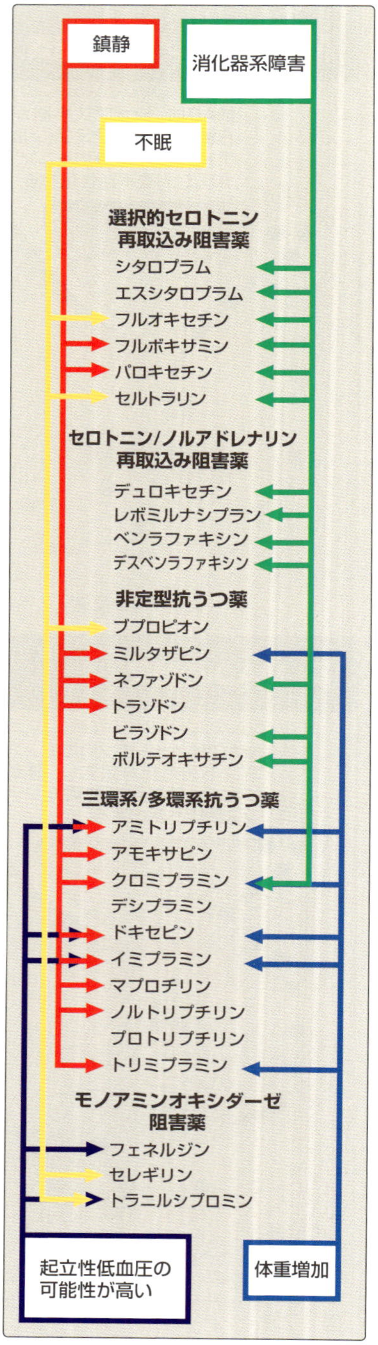

鎮静
消化器系障害
不眠
選択的セロトニン再取込み阻害薬
シタロプラム
エスシタロプラム
フルオキセチン
フルボキサミン
パロキセチン
セルトラリン
セロトニン/ノルアドレナリン再取込み阻害薬
デュロキセチン
レボミルナシプラン
ベンラファキシン
デスベンラファキシン
非定型抗うつ薬
ブプロピオン
ミルタザピン
ネファゾドン
トラゾドン
ビラゾドン
ボルテオキサチン
三環系/多環系抗うつ薬
アミトリプチリン
アモキサピン
クロミプラミン
デシプラミン
ドキセピン
イミプラミン
マプロチリン
ノルトリプチリン
プロトリプチリン
トリミプラミン
モノアミンオキシダーゼ阻害薬
フェネルジン
セレギリン
トラニルシプロミン
起立性低血圧の可能性が高い
体重増加

図 17.10
抗うつ薬の副作用.

Ⅸ. 躁病および双極性障害の治療

双極性障害の治療は，この気分障害の認識が高まり躁病の治療に使用できる薬物の数も増加したことにより改善された.

A. リチウム lithium

リチウムは急性的または予防的に双極性障害の治療に用いられる. **リチウム**は躁病ならびに軽躁病患者の 60 ～ 80% の治療に有効である. **リチウム**を投与することで多くの細胞内プロセスが変化するが，その作用機序は不明である. **リチウム**は，セカンドメッセンジャーや細胞内シグナル伝達への影響など，さまざまなメカニズムをもつと考えられている一価陽イオンである. 神経保護効果もある可能性がある. **リチウム**の治療係数はきわめて低いため，治療中は**リチウム**の血清濃度をモニタリングする必要がある. 一般的な有害作用としては，頭痛，口渇，多飲，多尿，多食，胃腸障害，細かい手の振戦，めまい，疲労，皮疹，鎮静がある. 運動失調，不明瞭言語，粗大振戦，錯乱，痙攣などの副作用は，血漿濃度の上昇と**リチウム**の毒性を示唆している. **リチウム**の使用は，とくに長期治療の場合，腎性尿崩症の発症と関連している. 甲状腺機能が低下することがあるので，モニターする必要がある. 他の気分安定薬と異なり，**リチウム**は腎排泄され，この薬物を腎機能障害患者に投与する際は注意を用するが，肝機能障害患者においてはよい選択となる.

B. その他の薬物

カルバマゼピン carbamazepine，**ジバルプロエクス** divalproex（摂取後にバルプロ酸とバルプロ酸塩になるプロドラッグ），**ラモトリギン** lamotrigine（19 章参照）など，抗てんかん薬のなかには，双極性障害の治療薬として承認されているものがある. 躁症状を軽減する可能性のある他の薬物としては，抗精神病薬（**クロルプロマジン** chlorpromazine および**ハロペリドール** haloperidol）や，新しい非定型第二世代抗精神病薬などがある. 非定型抗精神病薬である**リスペリドン** risperidone，**オランザピン** olanzapine，**ジプラシドン** ziprasidone，**アリピプラゾール**，**アセナピン** asenapine，**カリプラジン** cariprazine，**クエチアピン**（18 章参照）も躁病の治療に用いられる. **クエチアピン**，**ルラシドン** lurasidone，**カリプラジン**，**オランザピン**と**フルオキセチン**の併用は，双極性うつ病の治療に承認されている[*4].

[*4]（訳者注）：2024 年現在，双極性うつ病としてはルラシドンとオランザピンのみ適応承認あり.

17章の要約

1. 抗うつ薬は一般に，ノルアドレナリン，セロトニン，ドパミンなどの神経伝達物質を増加または調節するという薬力学的特徴をもっている．これは通常，再取込み輸送体(トランスポーター)の阻害，受容体拮抗作用，またはモノアミンオキシダーゼの阻害によって達成される．
2. 新しい非定型抗うつ薬は，γ-アミノ酪酸(GABA．**ブレキサノロン**)やグルタミン酸(**エスケタミン**)など他の神経伝達物質系に作用する可能性がある．
3. 選択的セロトニン再取込み阻害薬(SSRI)および新規選択的セロトニン/ノルアドレナリン再取込み阻害薬(SNRI)は，複数の適応症があり，一般に併発病状をもつ患者に使用しやすく，過剰摂取の場合もより安全であると考えられているため，より広く処方される．
4. ほとんどの抗うつ薬は同等の効果があると考えられているため，ある薬物を他のものより選択することは，有害作用のプロファイルと患者の反応歴に関連している．新薬は，治療抵抗性うつ病(**エスケタミン**または**オランザピン**と**フルオキセチン**の組合せ)や産後うつ病(**ブレキサノロン**)などうつ病のより特定の状況で使用されている．
5. モノアミンオキシダーゼ阻害薬(MAOI)は，複数の薬物-食物，薬物間と重大な相互作用を起こす可能性があるため，一般にうつ病の最終治療法である．
6. **アリピプラゾール**，**ブレクスピプラゾール**，**クエチアピン**などの一部の第二世代抗精神病薬は，難治性うつ病に対する抗うつ薬の補助治療として使用される．
7. **リチウム**，**ジバルプロエクス**，**カルバマゼピン**，**ラモトリギン**などの気分安定薬は，双極性障害に対する維持薬であり，一部の第二世代抗精神病薬(SGA)は躁症状およびうつ症状の両方の急性エピソードに効果的である．

学習問題

最も適当な答えを1つ選択せよ．

17.1 55歳の男性がうつ病と診断され，フルオキセチンによる治療を開始した．6週間の治療後，症状は改善したが，性機能障害を訴えている．この患者のうつ病管理において，この副作用を最小限に抑えるのに役立つ可能性のある薬物は次のどれか．

A．セルトラリン
B．シタロプラム
C．ミルタザピン
D．リチウム

正解 C． ミルタザピンは，性的な副作用のリスクが低いと考えられている．性機能障害は，選択的セロトニン再取込み阻害薬(SSRI．セルトラリンおよびシタロプラム)だけでなく，三環系抗うつ薬(TCA)およびセロトニン/ノルアドレナリン再取込み阻害薬(SNRI)でも一般的に発生する．リチウムは，躁病および双極性障害の治療に一般的に使用されるが，この患者のうつ病には適応がない．

17.2　36歳の男性．強迫行動の症状を示す．自分の行動が日常業務の遂行に障害となっていると感じているが，自分では制止できないようだ．この患者には次のどの薬物が最も有効と考えられるか．

A．デシプラミン
B．パロキセチン
C．アミトリプチリン
D．セレギリン

正解　B． SSRIは強迫性障害の治療にとくに効果的で，パロキセチンはうつ病の治療薬として承認されているだけでなく，この病気の治療薬としても承認されている．他の薬は強迫性障害の治療にはあまり効果がない．強迫性障害の患者は，うつ病を併発していることがある．

17.3　次の抗うつ薬のうち，5-HT_{1a}受容体の部分活性化作用と5-HT再取込み阻害作用をもつものはどれか．

A．セルトラリン
B．ブレクスピプラゾール
C．マプロチリン
D．ビラゾドン

正解　D． ビラゾドンの抗うつ作用は，セロトニン再取込み阻害作用に加えて，5-HT_{1a}受容体活性化作用が関与している．ブレクスピプラゾールもまた5-HT_{1a}受容体活性化作用があるとされているが，セロトニン再取込み阻害薬ではない．セルトラリンは，5-HT_{1a}部分アゴニスト作用をもたないSSRIである．マプロチリンは，ノルアドレナリンの再取込み阻害薬で5-HT_{1a}部分アゴニスト作用を有していない．

17.4　45歳の男性がうつ病と睡眠障害を訴えている．医師は，うつ病と不眠症の両方の管理に役立つ薬を処方したいと考えている．次の抗うつ薬のうち，両方の症状の治療に最も適しているのはどれか．

A．ブプロピオン
B．デュロキセチン
C．ドキセピン
D．レボミルナシプラン

正解　C． ドキセピンは，ヒスタミン阻害作用により，このなかで最も鎮静作用が強い．ドキセピンは，低用量で不眠症にも使用される．

17.5　32歳の患者が双極性障害と診断された．彼の過去の病歴は肝機能障害の徴候を示している．そのため，処方医は腎臓から排出される薬の使用を希望している．この患者にとって，どの気分安定薬が最も安全で効果的か．

A．バルプロ酸
B．カルバマゼピン
C．リチウム
D．ラモトリギン

正解　C． リチウムは肝臓での代謝を必要としない唯一の双極性障害治療薬であり，肝機能障害のある患者でも問題なく投与される．しかしながら，腎機能障害のある患者では，投与量を調整しなければならない．

17.6　75歳の女性が，座った状態から立ち上がるときにめまいやふらつきを感じると訴えて来院した．数週間前に新しい抗うつ薬を服用しはじめてから，これらの症状がはじまったと彼女はいっている．彼女は起立性低血圧と診断された．次の抗うつ薬のうち，α_1受容体拮抗作用が顕著で，これらの症状を引き起こす可能性が高いのはどれか．

A．ベンラファキシン
B．ブプロピオン
C．エスシタロプラム
D．イミプラミン

正解　D． ベンラファキシン，ブプロピオン，エスシタロプラムは血圧を下げる効果がほとんどなく（α_1受容体拮抗作用なし），高齢者のうつ病治療の選択肢として適している．ベンラファキシンは低血圧ではなく血圧上昇と関連することが多い．イミプラミンは高齢者の起立性調節障害の高リスクと関連しており，その副作用プロファイルと転倒リスクのため，使用を避けるべきである．

17.7　15歳の患者は最近大うつ病と診断され，心理療法に反応していない．彼女には市販薬による2回の自殺未遂歴がある．綿密なモニタリングのもとで使用する場合，この患者にとって適切な第一選択となる薬物は次のうちどれか．

A．エスシタロプラム
B．クエチアピン
C．ビラゾドン
D．イミプラミン

正解　A． SSRIのエスシタロプラムは，思春期を対象に使用される．イミプラミンのような三環型抗うつ薬は，SSRIと比較すると過量投与時に危険性が高い．ビラゾドンは，思春期のうつに対する適応がなく，クエチアピンは，単剤での投与に部分的に反応を示した大人に適応があり，青少年に適応がない薬物である．

17.8　45歳の男性がいくつかの抗うつ薬の単剤治療に繰り返し失敗し，治療抵抗性うつ病の治療のため精神科医に紹介された．次のうちこの患者の治療に補助療法として有効と考えられるものはどれか．

A．アモキサピン
B．ブレキサノロン
C．リスペリドン
D．エスケタミン

正解　D． リスト中エスケタミンだけが治療抵抗性うつ病に対して抗うつ薬との補助的使用が承認されている．経鼻的に投与されるが使用に伴う多くのリスクのため専門家の管理の下で用いられる．

17.9　35歳の女性のうつ症状はセルトラリンに部分的に反応を示したが完全寛解には至っていない．さらなる症状の改善に役立つ補助的薬物として適応があるのはどれか．

A．マプロチリン
B．トラニルシプロミン
C．アリピプラゾール
D．ブレキサノロン

正解　C． リスト中抗うつ薬の単剤治療に部分的な反応を示した患者に対する補助的使用が承認されているのはアリピプラゾールのみである．クエチアピンやブレクスピプラゾールも抗うつ薬に対する部分的な反応を示す場合に適応がある．

17.10　50歳の男性が重度のうつ病と全般性不安障害と診断された．過去の病歴には糖尿病と糖尿病性神経障害がある．この患者に対して，単独の治療でうつ病，不安，神経障害性疼痛を改善する可能性が最も高い薬物は次のどれか．

A．フルオキセチン
B．シタロプラム
C．ボルチオキセチン
D．デュロキセチン

正解　D． デュロキセチンは，それぞれの症状(うつ病，全般性不安障害，糖尿病性神経障害性疼痛)に適応する．他の薬物はうつ病や不安を改善する可能性があるが，慢性疼痛症候群の管理においてはデュロキセチンほど効果的ではない．

18 抗精神病薬（神経遮断薬）

第一世代抗精神病薬（低力価群）
クロルプロマジン
チオリダジン

第一世代抗精神病薬（高力価群）
フルフェナジン
ハロペリドール
ロキサピン
モリンドン
ペルフェナジン
ピモジド
プロクロルペラジン
チオチキセン
トリフルオペラジン

第二世代抗精神病薬
アリピプラゾール
アセナピン
ブレクスピプラゾール
カリプラジン
クロザピン
イロペリドン
ルマテペロン
ルラシドン
オランザピン
パリペリドン
ピマバンセリン
クエチアピン
リスペリドン
ジプラシドン

図 18.1
抗精神病薬のまとめ.

I. 概　要

抗精神病薬 antipsychotic drug は統合失調症の治療におもに用いられるが，他の精神病様症状や躁状態にも有効である．抗精神病薬の使用には，精神病性症状緩和というベネフィット（利益）とさまざまな有害作用（不利益）というリスクのバランスの難しさがある．抗精神病薬（図 18.1）は疾病を治癒させるものではなく，慢性的思考障害を消失させるものでもない．幻覚や妄想の度合を軽減し，統合失調症の患者が，周囲からの援助がある環境下で，生活することを可能にする薬物である．

II. 統合失調症 schizophrenia

統合失調症は，妄想，幻覚（多くの場合，声の形で現れる），思考および行動の障害などの陽性症状，および無意欲または両価性などの陰性症状を特徴とする慢性精神病の一種である．病気の発症は，多くの場合，思春期後期または成人期初期に起こる．これは人口の約 1% に発生し，慢性的な障害を伴う．統合失調症には強い遺伝的要素があり，おそらく何らかの基本的な発達異常および生化学的異常，中脳辺縁系または中脳皮質系のドパミン作動性ニューロン経路の機能不全を反映していると考えられている．抗精神病薬による統合失調症の管理において重要なドパミン作動性経路は 4 つある．この障害の陽性症状は，中脳辺縁系の高ドパミン作動性機能不全に関連していると考えられている．この障害の陰性症状と一部の認知機能障害は，中脳皮質系のドパミン低下機能障害に関連している．運動障害に関連する問題は黒質線条体経路でのドパミンの遮断が原因であり，プロラクチン変化に関連する問題は隆起漏斗経路でのドパミンの遮断が原因である．

III. 抗精神病薬

抗精神病薬は通常第一世代と第二世代とに分けられる．第一世代はさらに低力価群と高力価群に分類される．これは薬物の臨床的な効果によって分類されているのではなく，ドパミン D_2 受容体への親和性，結果的に生じる有害作用の違いによって分けられている.

A. 第一世代抗精神病薬

第一世代抗精神病薬 first-generation antipsychotics (FGA. 歴史的には定型抗精神病薬, 神経遮断薬, 強力精神安定薬ともよばれていた)は, さまざまな受容体の競合的阻害薬であるが, その抗精神病作用はドパミン D_2 受容体を競合的に遮断することを反映している. 第一世代抗精神病薬, とくに**ハロペリドール** haloperidol のようなドパミン作動性受容体と強く結合する薬物は錐体外路症状 extrapyramidal symptom (EPS)のような運動失調をきたしやすい. **クロルプロマジン** chlorpromazine のように受容体への結合が弱い薬物は運動失調をきたしにくい. しかし, いずれかの薬物が他よりも臨床的有用性が高いというものではない.

B. 第二世代抗精神病薬

非定型ともよばれる第二世代抗精神病薬 second-generation antipsychotics (SGA. "非定型" 抗精神病薬ともよばれる)は, 第一世代の薬物よりも EPS は少ないが, 糖尿病や脂質異常症, 体重増加といった代謝性の有害作用のリスクが高い. 第二世代の薬物は, セロトニン 5-HT_2 受容体とドパミン D_2 受容体の両方を遮断する独自の作用を有している.

1. 薬物選択：現在の抗精神病治療は, 第一世代抗精神病薬でみられたドパミン D_2 受容体を介した運動失調のリスクを最小化した第二世代抗精神病薬の使用が一般的である. 第二世代抗精神病薬は, 第一世代抗精神病薬と同等あるいは時にそれを上回る効果を示す. 第二世代抗精神病薬それぞれの臨床的な効果の違いはいまだ確定されていないため, 患者個々の反応や併存症の程度が薬物選択時のガイドとなっている.

2. 治療抵抗性の患者：統合失調症患者の約 10 ～ 20% は, 第一世代あるいは第二世代抗精神病薬に十分に反応しない. これらの患者には, **クロザピン** clozapine が EPS のリスクを最小に抑え, 抗精神病効果を示す. しかしながら有害作用が重度であるため, 臨床使用は, 難治性の患者, または自殺の危険性が高い患者, あるいは自殺未遂の履歴がある患者に限定される. **クロザピン**は, 骨髄抑制や痙攣発作, 起立性低血圧などの心血管副作用をもたらすことがある. 重篤な無顆粒球症の危険性のために, 白血球数の頻繁なモニタリングを必要とする. また, 便秘を引き起こし, 重篤な腸合併症に進行する可能性もある.

C. 作用機序

1. ドパミン受容体遮断作用：すべての第一世代と第二世代抗精神病薬の多くは, 脳内ならびに末梢のドパミン D_2 受容体を遮断する(図 18.2).

2. セロトニン受容体遮断作用：第二世代薬物の多くは, セロトニン

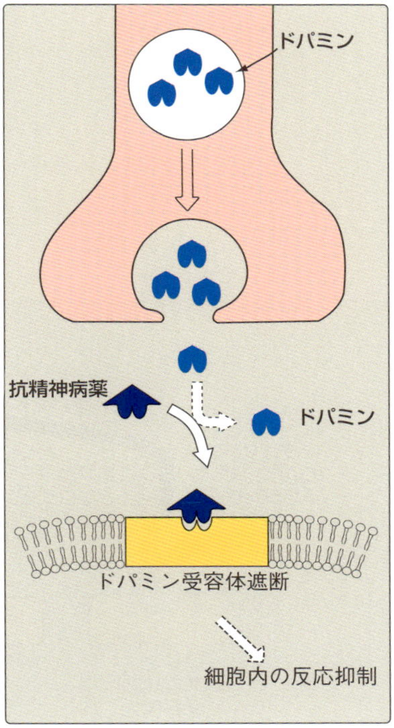
ドパミン
抗精神病薬
ドパミン
ドパミン受容体遮断
細胞内の反応抑制

図 18.2
抗精神病薬の抗ドパミン作用.

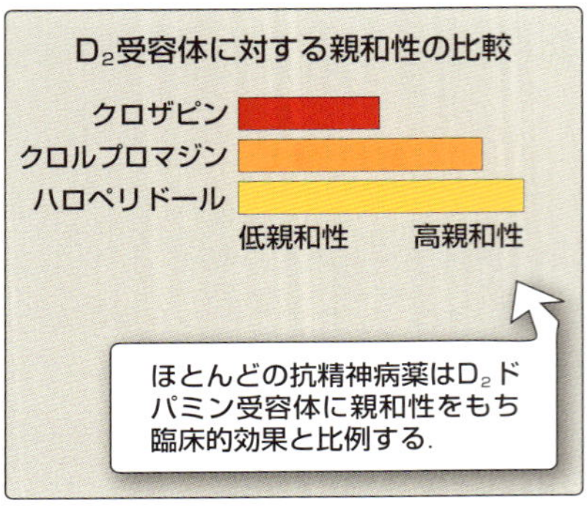

D_2受容体に対する親和性の比較
クロザピン
クロルプロマジン
ハロペリドール
低親和性
高親和性
ほとんどの抗精神病薬はD_2ドパミン受容体に親和性をもち臨床的効果と比例する．

図 18.3
クロザピン，クロルプロマジン，ハロペリドールのD_2ドパミン受容体に対する親和性の比較．

serotonin（5-HT）受容体，とくに5-HT_{2A}受容体阻害作用を介して，その作用の一部を示す．**クロザピン**はD_1，D_4，5-HT_2，ムスカリン，αアドレナリン受容体と高い親和性を示すが，弱いドパミンD_2受容体拮抗作用もある（図18.3）．**リスペリドン** risperidoneは**オランザピン** olanzapineと同様にD_2受容体よりも5-HT_{2A}受容体を強く遮断する．第二世代抗精神病薬の**アリピプラゾール** aripiprazole，**ブレクスピプラゾール** brexpiprazole，**カリプラジン** cariprazineは，D_2および5-HT_{1A}受容体の部分作動薬であり，5-HT_{2A}受容体の拮抗薬（アンタゴニスト）antagonistでもある．**クエチアピン** quetiapineは，D_2および5-HT_{2A}受容体の遮断作用が比較的弱い．またEPSが少ないということは，D_2受容体との結合時間が短いことと関係しているともいえる．**ピマバンセリン** pimavanserinは，5-HT_{2A}受容体および5-HT_{2C}受容体に対して逆作動薬（インバースアゴニスト）および拮抗薬として作用すると考えられるが，ドパミン受容体に対してはそれほど親和性が高くない．**ピマバンセリン**は，パーキンソン病に関連する精神病のみを適応としている．

D．作　用

抗精神病薬のその作用は，ドパミンおよびセロトニン受容体の遮断あるいはいずれか一方の遮断による．しかし，薬物の多くは，コリン受容体，アドレナリン受容体，ならびにヒスタミン受容体も遮断し，さまざまな副作用を引き起こす（図18.4）．どの受容体がどんな役割を果たすのかわからないが，もしあるとすれば，いずれかが精神病の症状緩和に関与しているのであろう．しかし一方で，抗精神病薬の望ましくない副作用もまた，これらの受容体のいずれかを介した結果である．

1．抗精神病作用：すべての抗精神病薬は，脳の中脳辺縁系のドパミンD_2受容体を遮断することで，統合失調症に伴う幻覚と妄想（“陽性”症状）を低減させる．無感情，注意力低下などの“陰性”症状は，認知

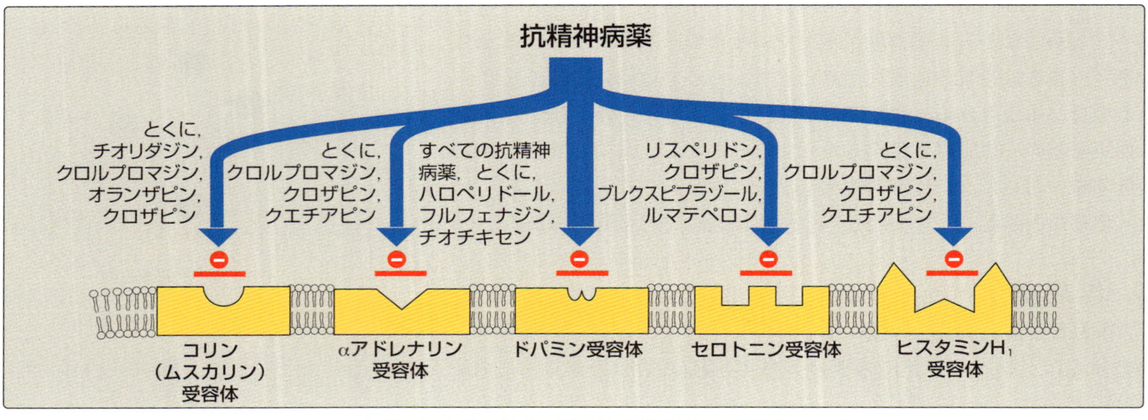

抗精神病薬
とくに，チオリダジン，クロルプロマジン，オランザピン，クロザピン
とくに，クロルプロマジン，クロザピン，クエチアピン
すべての抗精神病薬，とくに，ハロペリドール，フルフェナジン，チオチキセン
リスペリドン，クロザピン，ブレクスピプラゾール，ルマテペロン
とくに，クロルプロマジン，クロザピン，クエチアピン
コリン（ムスカリン）受容体
αアドレナリン受容体
ドパミン受容体
セロトニン受容体
ヒスタミンH_1受容体

図 18.4
抗精神病薬はアドレナリン，コリンならびにヒスタミンの受容体と同様にドパミン受容体，セロトニン受容体を遮断する．

障害と同様に，とくに第一世代抗精神病薬による治療には反応しない．**クロザピン**のような第二世代抗精神病薬は，ある程度陰性症状を改善する．多くの場合，認知障害や不安など，統合失調症に関連する他の臨床症状の治療が最も困難である．

2．制吐作用：抗精神病薬は制吐作用を有している．これは，延髄の化学受容器引き金帯 chemoreceptor trigger zone（CTZ）にあるドパミン D_2 受容体を遮断することで効果が発現する（42 章参照）．抗精神病薬とその他の薬物の悪心に対する制吐薬としての使用を図 18.5 に示す．

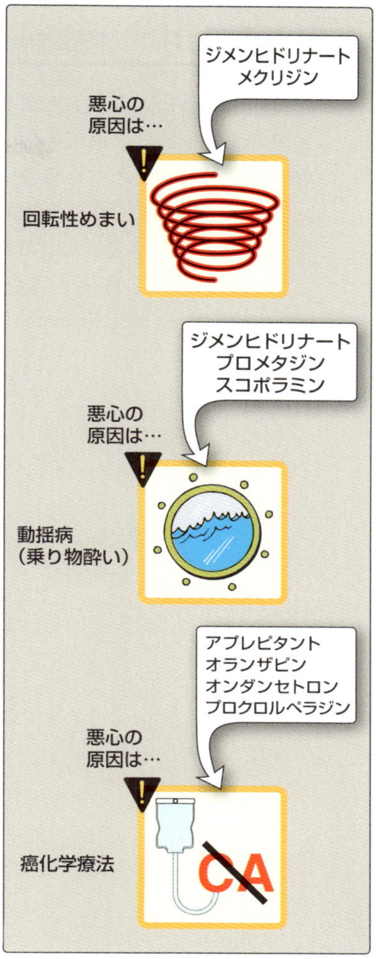
ジメンヒドリナート
メクリジン
悪心の
原因は…
回転性めまい
ジメンヒドリナート
プロメタジン
スコポラミン
悪心の
原因は…
動揺病
（乗り物酔い）
アプレピタント
オランザピン
オンダンセトロン
プロクロルペラジン
悪心の
原因は…
癌化学療法
CA

図 18.5
制吐薬の臨床応用．

E．臨床使用

1．統合失調症の治療：統合失調症に対する有効な薬物治療は，抗精神病薬の使用だけである．第一世代抗精神病薬は統合失調症の陽性症状の治療に一般的に非常に有効である．5-HT_{2A} 受容体遮断作用を有する非定型抗精神病薬は従来型の抗精神病薬に抵抗性をもつ多くの患者に有効である．とくに統合失調症の陰性症状の治療に有効である．

2．悪心，嘔吐の予防：従来型の抗精神病薬（最も用いられているのは**プロクロルペラジン** prochlorperazine）は，薬物誘発性の悪心の治療に有効である．さらに，第二世代抗精神病薬である**オランザピン**は，化学療法による急性および遅発性の悪心と嘔吐の予防に効果的である可能性がある．

3．その他の使用：抗精神病薬はトランキライザー（精神安定薬）として，他の症状に続いて起こる興奮や破滅的行動の管理に使われる．**リスペリドン**と**アリピプラゾール**は，自閉症に伴う破壊的行動や過敏行動に対して使用されている．**ピモジド** pimozide はトゥレット病の運動チックや発声チックの治療に使われる．**リスペリドン**や**ハロペリドール**もまた，このチック障害に使用される．抗精神病薬の多くが，双極性障害の躁症状や混合型症状に有用である．**ルラシドン** lurasidone，**カリプラジン**，**クエチアピン**は，双極性うつの治療薬として用いられる．**パリペリドン** paliperidone は統合失調感情障害の治療薬として使用されている．一部の抗精神病薬（**アリピプラゾール**，**ブレクスピプラゾール**，**クエチアピン**）は，既存の薬物に対して抵抗性のうつ病に対して補助薬として使用されている．

難治性しゃっくりの治療には**クロルプロマジン**が長年使用されてきたが，現在では**バクロフェン** baclofen と**ガバペンチン** gabapentin が使用されている．

F．吸収と代謝

抗精神病薬は食物の影響は受けないが，経口投与後の吸収に変動がみられる（**ジプラシドン** ziprasidone，**ルラシドン**と**パリペリドン**を除く．これらの吸収は，食物により増加する）．これらの薬物は容易に脳内に入り，大きな分布容積をもつ．肝臓のシトクロム P450（CYP）系，

臨床応用 18.1：抗精神病薬アドヒアランスへの課題

抗精神病薬によるアドヒアランスは，病気に対する不十分な洞察，病気の否認，記憶などの認知障害，抗精神病薬の有害事象プロファイル，病気に対する偏見など，多くの理由により患者にとって困難な場合がある．LAI抗精神病薬の使用は，不遵守のすべての側面を防止できるわけではない．ただし，これらの薬剤を使用すると，臨床医のコンプライアンスの知識を向上させることができる．患者が予定された予約を欠席した場合，治療チームは，患者が処方どおりに経口抗精神病薬を服用していると仮定するのではなく，これらの問題に対処するために行動することができる．

とくにCYP2D6やCYP1A2，CYP3A4などの酵素によりさまざまな物質に代謝される．代謝物のなかには，活性をもち，治療薬そのものとして使われるものもある（たとえば，**パリペリドン**は**リスペリドン**の活性代謝物であり，抗うつ薬の**アモキサピン** amoxapineは**ロキサピン** loxapineの活性代謝物である）．多くの抗精神病薬は，CYP450酵素システムで代謝されるので，これらの薬剤には相互作用が生じる．また，喫煙は，CYP1A2の誘導を引き起こし，**クロザピン**や**オランザピン**といった抗精神病薬の（血中）濃度の低下を引き起こす．

アセナピン asenapineは，舌下および経皮送達システムとして利用可能である．**デカン酸フルフェナジン** fluphenazine decanoateや**デカン酸ハロペリドール** haloperidol decanoate，**リスペリドンマイクロスフェア** risperidone microsphere，**リスペリドン懸濁液** risperidone suspension，**パルミチン酸パリペリドン** paliperidone palimitate，**アリピプラゾール一水和物** aripiprazole monohydrate，**アリピプラゾールラウロキシル** aripiprazole lauroxil，**パモ酸オランザピン** oranzapine pamoateは深臀筋や三角筋に筋肉注射する徐放性の抗精神病薬の注射剤（LAI）である．これらの薬物の治療効果は通常2～4週間であるが，なかには6～12週間のものも存在する．また，**パルミチン酸パリペリドン**は6カ月ごとに投与ができる製剤となっている．そのため，これらのLAI製剤は外来患者や経口薬の服用を順守できない患者の治療によく使用される．ほとんどのLAIは筋肉内注射として投与される．ただし，**リスペリドン懸濁液**と**デカン酸フルフェナジン**の2つの製剤は皮下注射として投与する．

G. 有害作用

抗精神病薬の有害作用は，ほぼすべての患者に生じ，約80%では臨床的に重要である（図18.6）．

1．錐体外路症状（EPS）：ドパミン作動性ニューロンの抑制作用は，通常，線条体のコリン作動性ニューロンの興奮作用で均衡がとられている．ドパミン受容体を遮断すると，この均衡が変化し，コリン作動性の影響が相対的に強くなり，錐体外路系に影響を及ぼすことになる．具体的には，黒質線条体経路におけるドパミン受容体の遮断がこれらのEPSを引き起こすと考えられている．抗精神病薬による急性治療と慢性治療の両方で，ジストニア（ねじれや姿勢の歪みを引き起こす筋肉の持続的な収縮)，パーキンソン様症状，アカシジア(運動の落ち着きのなさ)が発現する．運動障害発症は時間・用量依存的であり，一般に，治療開始後数時間から数日内にジストニアが現れ，引き続いて数日から数週のうちにアカシジアが起こる．アカシジアは神経質や落ち着きのなさとして現れることが多いため，セロトニン拮抗作用やノルアドレナリン活性の二次的変化にも関連している．運動緩慢や固縮，振戦といったパーキンソン様症状は，一般に治療開始後数週から数カ月のうちに起こる．新規の第二世代抗精神病薬である**ルマテペロン** lumateperone は，EPSの発生率が非常に低いことが実証されている．これは，**ルマテペロン**がドパミン受容体よりもセロトニン受容体を遮断する効果が高いためである．

コリン作動性活性を遮断すれば，新たなより正常に近い均衡が回復し，EPSは少なくなる．これは，**ベンズトロピン** benztropine のような抗コリン薬を投与することで達成できる．ムスカリン受容体を遮断することで生じる有害作用と引換えにEPSの軽減につなげるのである．アカシジアは，抗コリン薬よりも**プロプラノロール** propranolol のようなβ遮断薬やベンゾジアゼピン類に，より反応する可能性がある．

2．遅発性ジスキネジア tardive dyskinesia：抗精神病薬を長期投与すると，遅発性ジスキネジア(通常は舌，唇，首，体幹，手足の不随意運動)を引き起こすおそれがある．患者は，両側と顔面の顎運動や，舌の“ハエ取り”運動などの不随意運動を示す．遅発性ジスキネジアは，抗精神病薬による治療の数カ月または数年後に発生する可能性があり，不可逆的な場合もある．[注：第二世代の抗精神病薬は，EPSおよび遅発性ジスキネジアの発生率が低い．] 抗精神病薬の使用を長期間中止すれば，数カ月以内にこれらの症状が低減もしくは消失することがある．しかし，多くの場合は，遅発性ジスキネジアは不可逆性であり，抗精神病薬による治療を中止しても長期間持続する．遅発性ジスキネジアは，長期間ドパミン受容体が遮断されたことに対する代償反応として，ドパミン受容体の数が増加したこと(アップレギュレーション)により生じると考えられている．このように受容体の数が増加すると，ニューロンはドパミンの作用に過剰に反応し，その結果，ドパミン作動性の入力がコリン作動性の入力を上回り，患者に過度な異常運動を生じさせる．抗コリン薬**ベンズトロピン**などの従来の抗EPS薬は，遅発性ジスキネジアを悪化させる可能性がある．**バルベナジン** valbenazine と**デューテトラベナジン** deutetrabenazine は小胞モノアミントランスポーターの阻害剤であり，遅発性ジスキネジアの治療に使用される．これらの薬剤は，シナプス小胞へのモノアミンの取込みを減少させ，モノアミン貯蔵を枯渇，理想的にはドパミンを中心にして働き，遅発性ジスキネジアの症状を改善する．

3．悪性症候群：抗精神薬の投与により，筋硬直や発熱，精神状態の変化や昏睡，自律神経不安定症(血圧の不安定化，頻脈，頻呼吸，発汗)，ミオグロビン血症といった致命的な反応をまれに起こすことがある．

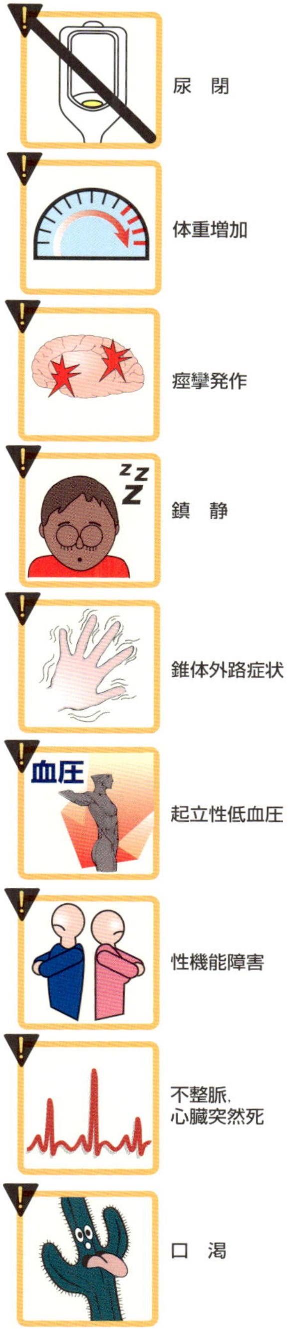

尿　閉
体重増加
痙攣発作
鎮　静
錐体外路症状
血圧
起立性低血圧
性機能障害
不整脈，
心臓突然死
口　渇

図 18.6
抗精神病薬を用いた際にみられる有害作用．

治療には抗精神病薬の中止と支持療法が必要である．骨格筋弛緩薬の**ダントロレン** dantrolene，またはドパミン作動薬の**ブロモクリプチン** bromocriptineの投与が有効である．

4．抗コリン作用：一部の抗精神病薬，とくに**チオリダジン** thioridazine，**クロルプロマジン**，**クロザピン**，**オランザピン**は，抗コリン作用を有する．これらの影響には，かすみ目，口渇(唾液分泌を増加させる**クロザピン**は例外)，錯乱，胃腸や尿路の平滑筋の阻害などが含まれ，便秘や尿閉につながる．抗コリン作用は，これらの薬物によるEPSのリスクを軽減するのに実際に役立つ．

5．その他の影響：治療の最初の数週間に眠気が生じる．一部の薬物(**クロルプロマジン**や**クロザピン**など)によるαアドレナリン受容体の遮断は，起立性低血圧やふらつきを引き起こす可能性がある．鎮静は，**クロルプロマジン**，**オランザピン**，**クエチアピン**，**クロザピン**などのヒスタミンH_1受容体の強力な拮抗薬である薬物で起こる．抗精神病薬はまた，体温調節機構を変化させ，変温症(環境によって体温が変化する状態)を引き起こす可能性がある．下垂体では，ドパミン作動性隆起漏斗経路のD_2受容体をブロックする抗精神病薬(**リスペリドン**や**パリペリドン**など)がプロラクチン放出の増加を引き起こし，女性化乳房，無月経，乳汁漏出などの有害作用が生じる．性機能障害は，さまざまな受容体結合特性により，抗精神病薬を使用すると発生する可能性がある．体重増加も抗精神病薬の一般的な有害作用であるが，第二世代の薬剤ではより顕著である．体重の大幅な増加は，多くの場合，アドヒアランス低下の原因となる．[注：**オランザピン**と**サミドルファン** samidorphan(オピオイド受容体拮抗薬)の組合せは，**オランザピン**で通常観察される体重増加を軽減するために開発された．**サミドルファン**にはオピオイド離脱を誘発する作用があるため，この組合せはオピオイドを投与されている患者には禁忌である．] 第二世代の薬物は検査パラメータを上昇させ，既存の糖尿病や脂質異常症を悪化させる可能性があるため，抗精神病薬を服用している患者ではグルコースと脂質のプロファイルをモニタリングする必要がある．一部の抗精神病薬は，軽度から重大なQT延長と関連している．**チオリダジン**は最もリスクが高く，**ジプラシドン**と**イロペリドン** iloperidoneもこの効果のため使用に注意が必要である．他の抗精神病薬には，リスクが比較的低い場合でも，QT延長に関して注意が必要である．

6．注意と禁忌：すべての抗精神病薬は痙攣発作の閾値を下げる可能性があるため，発作障害のある患者や，アルコール離脱など発作のリスクが増加している患者には慎重に使用する必要がある．これらの薬物は，認知症に関連した行動障害や精神病のある高齢者に使用すると死亡リスクが高まるという警告もある．高齢の患者では，抗精神病薬の投与をより少ない用量で開始し，よりゆっくりと漸増する必要がある．抗精神病薬治療を受けている気分障害の患者は，気分の悪化や自殺念慮や行動を監視する必要がある．

H. 維持療法

統合失調症に続発する精神病エピソードを2回以上経験した患者は，少なくとも5年間は維持療法を受ける必要があり，無期限の治療を推奨する専門家もいる．再発率は，第一世代よりも第二世代の薬剤の方が低く（図18.7），LAIの再発率は経口薬剤よりも低い．図18.8は，いくつかの抗精神病薬の特性と治療用途についてまとめた．

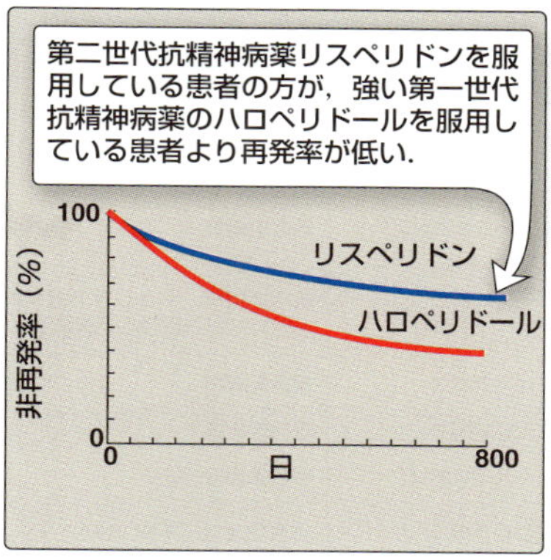
第二世代抗精神病薬リスペリドンを服用している患者の方が，強い第一世代抗精神病薬のハロペリドールを服用している患者より再発率が低い．
100
非再発率（%）
リスペリドン
ハロペリドール
0
0
日
800

図 18.7
リスペリドンまたはハロペリドールで治療後の統合失調症の非再発率．

18 章の要約

1. 抗精神病薬の臨床効果は，ドパミンおよびセロトニン受容体の遮断に起因する．しかし，多くの抗精神病薬はコリン作動性，アドレナリン作動性，ヒスタミン作動性受容体もブロックするため，多くの有害作用が生じる．
2. 第一世代抗精神病薬（FGA）の抗精神病作用は，ドパミン D_2 受容体の競合的遮断作用によるものである．
3. 第二世代抗精神病薬（SGA）は，セロトニン 5-HT_2 受容体とドパミン D_2 受容体の両方の遮断を引き起こす．**アリピプラゾール**，**ブレクスピプラゾール**，**カリプラジン**は，D_2 受容体の部分作動作用とセロトニン 5-HT_{2A} 受容体拮抗作用により治療効果を発揮するSGAである．
4. すべての抗精神病薬は，脳の中脳辺縁系の D_2 受容体を遮断することにより，統合失調症に関連する幻覚や妄想（"陽性" 症状として知られる）を軽減する．感情の鈍化，無関心，注意力の低下などの"陰性" 症状は，治療にあまり反応しない．FGAは陽性症状の軽減のみに効果を示すが，SGAは陽性症状と陰性症状を軽減する．
5. FGAは錐体外路症状（EPS）として知られる運動障害，とくにドパミン作動性神経受容体に強く結合する**ハロペリドール**などの薬物と関連している．**クロルプロマジン**など，結合力の弱い薬物を使用すると，運動障害が発生する可能性が若干低くなる．
6. SGAはFGAよりEPSの発生率が低いが，糖尿病，高コレステロール血症，体重増加などの代謝有害作用のリスクが高くなる．
7. 一般に，抗精神病薬は同等に効果があると考えられている．したがって，薬剤は患者固有の要因に基づいて選択される必要がある．代替剤形は，治療アドヒアランスを改善し，一部の薬物の有害事象プロファイルを変更できる．
8. 抗精神病薬は，躁状態，易刺激性，興奮，不安，うつ病や双極性障害で起こる難治性気分症状などの他の適応症にも使用されることがある．

薬剤名	効能・効果	鎮静作用	EPS	抗コリン作用	起立性調節障害	治療上の注意および特別な副作用
第一世代						
クロルプロマジン	精神病，躁病，N/V，難治性しゃっくり	++++	+++	+++	++++	
フルフェナジン	統合失調症	+	++++	+	+	経口レジメンの非服薬歴のある患者に対するLAI
ハロペリドール	統合失調症，トゥレット症候群，小児における重度の行動障害	+	++++	0	+	経口レジメンの不遵守の既往歴のある患者に対するLAI：体重増加の可能性は低い
ロキサピン	統合失調症	+++	+++	++	++	代謝物はアモキサピン（抗うつ薬）
モリンドン	統合失調症	+	+++	++	++	体重減少
ペルフェナジン	統合失調症，N/V	++	+++	++	++	
プロクロルペラジン	統合失調症，不安，N/V	++	+++	+	+	IM製剤と坐薬製剤がある
チオリダジン	統合失調症	++++	++	++++	++++	QT_C間隔延長が知られている他の薬物との併用，先天性QT延長症候群または心不整脈の既往歴のある患者では避ける：色素性網膜
チオチキセン	統合失調症	+	+++	+	+	
トリウペラジン	統合失調症，不安神経症	++	+++	++	++	
第二世代						
アリピプラゾール	統合失調症，双極性躁病，自閉性障害に続発する易刺激性，MDDの併用治療，双極性維持療法	+	+	0	+	2つのLAI製剤がある D_2部分作動性によるN/Vの可能性が高い プロラクチン関連の問題のリスクは低い
アセナピン	統合失調症，急性躁病	++	++	0	+	経皮吸収型製剤とSL型製剤がある：SL型製剤では味覚異常と口腔知覚低下：体重増加の可能性は低い
ブレクスピプラゾール	統合失調症，MDDの併用療法	+	+	0	+	D_2部分作動性によるN/Vの可能性が高い：プロラクチン関連の問題のリスクは低い：体重増加の可能性は低い
カリプラジン	統合失調症，双極性躁病，双極性うつ病	+	++	0	0	D_2部分作動性によるN/Vの可能性が高い：プロラクチン関連の問題のリスクが低い：体重増加の可能性が低い
クロザピン	治療抵抗性統合失調症，統合失調症または統合失調症性障害における自殺行動の再発	++++	−/+	++++	++++	血液異常，起立性調節障害，痙攣，体重増加，唾液漏出のリスクが高い：心筋炎
イロペリドン	統合失調症	+	+	+	++	QT_C間隔延長
ルマテペロン	統合失調症	++	−/+	0	+	体重増加の可能性は低い
ルラシドン	統合失調症，双極性うつ病	+	+	0	+	食物により吸収が増加：体重増加の可能性は低い
オランザピン	統合失調症，双極性躁病	+++	++	++	++	LAI製剤あり：体重増加の可能性大
パリペリドン	統合失調症，統合失調感情障害	+	+	0	++	LAI製剤が入手可能：プロラクチン値上昇の高リスク：リスペリドンの活性代謝物
クエチアピン	統合失調症，急性躁病，双極性うつ病，MDDの併用療法	+++	+	+	++	体重増加の可能性が高い
リスペリドン	統合失調症，急性躁病，自閉性障害に続発する易刺激性，双極性障害維持療法	+	++	0	++	LAI製剤あり：プロラクチン値の上昇リスクが高い：体重増加の可能性は中程度
ジプラシドン	統合失調症，双極性躁病	+	+	0	+	QT延長，最近の急性心筋梗塞，非代償性心不全の既往歴のある患者には禁忌：体重増加の可能性は低い

図 18.8
統合失調症の治療によく用いられる抗精神病薬の概要．EPS＝錐体外路症状，IM＝筋肉内投与，LAI＝長時間作用型注射剤，MDD＝大うつ病性障害，N/V＝悪心・嘔吐，SL＝舌下投与．

学習問題

最も適当な答えを 1 つ選択せよ.

18.1 新たに統合失調症と診断された思春期の男子. 以下の抗精神病薬で無感情や感性鈍麻の症状を改善する可能性のある薬物はどれか.
A. クロルプロマジン
B. フルフェナジン
C. ハロペリドール
D. オランザピン

正解 D. 第一世代抗精神病薬は統合失調症に伴う陽性症状にのみ有効であるが, 第二世代抗精神病薬は陽性症状と陰性症状の両方に効果がある. 第二世代の薬剤であるオランザピンは, 提供されているリストにある抗精神病薬のなかで, 統合失調症の陰性症状の改善に効果があると報告されている唯一の薬物である. リストされている薬物はすべて, 幻覚や妄想的思考プロセス(陽性症状)を軽減する可能性がある.

18.2 以下の抗精神病薬のなかで, D_2 受容体の部分作動薬として働くのはどれか.
A. カリプラジン
B. クロザピン
C. ペルフェナジン
D. リスペリドン

正解 A. カリプラジンは, リストのなかで D_2 受容体の部分作動薬として作用する唯一の薬物である. 理論的には, この薬剤はドパミン濃度が低い状態ではこれらの受容体の作用を増強し, ドパミン濃度が高い場合は活性化を遮断する. 他の薬剤はすべて D_2 受容体に拮抗する.

18.3 21 歳の男性が最近, トゥレット症候群の治療としてピモジド療法を開始した. 彼は, 顔面筋の収縮が長時間続き, 後弓反張(頭とかかとが後ろに曲がり, 体が前にかがむ錐体外路痙攣)などの「以前とは異なるチック」が出現していた. これらの症状を軽減するのに有効な薬物は次のうちどれか.
A. ベンズトロピン
B. ブロモクリプチン
C. プロクロルペラジン
D. リスペリドン

正解 A. 患者はピモジドによる錐体外路症状(EPS)を経験しているため, ベンズトロピンなどのムスカリン拮抗薬が症状の軽減に効果的である. 他の薬物は効果がなく, プロクロルペラジンやリスペリドンの場合は症状を悪化させる可能性がある.

18.4 26 歳の女性は, 双極性障害に関連する急性躁病の治療のための新しい抗精神病薬の服用を開始した. 次回の診察の際, 彼女は薬の鎮静効果のせいで倦怠感を訴えた. 次の抗精神病薬のうち, 処方された可能性が最も高いのはどれか.
A. フルフェナジン
B. チオチキセン
C. クエチアピン
D. ハロペリドール

正解 C. クエチアピンは強力な抗ヒスタミン作用を有するため, 鎮静をもたらす. 適応外使用ではあるが, 低用量で鎮静睡眠薬として時折使用される. 他の抗精神病薬は, ヒスタミン受容体遮断作用が弱く, 鎮静剤にならない.

18.5 30歳の男性が統合失調症のためにハロペリドールで治療を受けている．彼の症状はハロペリドールでうまく管理されている．しかし，彼は落ち着きがなく，夕食のテーブルに着くこともできないと訴えがあった．また，彼が廊下を頻繁に歩き回っていることを家族が気づいているとも述べている．これらの症状を治療するのに最適な薬剤は次のうちどれか．
A．ベンズトロピン
B．ダントロレン
C．ブロモクリプチン
D．プロプラノロール

正解 D．症状はアカシジアと一致する．β遮断薬であるプロプラノロールは，抗精神病薬によるアカシジア治療に使用される薬物である．ベンズトロピンは，偽性振戦麻痺や急性ジストニアにより効果的である．ブロモクリプチンは，パーキンソン様症状により効果的で，筋弛緩薬であるダントロレンは神経遮断薬による悪性症候群の治療薬として有用である．

18.6 治療抵抗性統合失調症の病歴をもつ33歳の男性は，処方された薬が重度の好中球減少症または無顆粒球症を引き起こす可能性があることから，好中球の絶対数を定期的にモニタリングするために来院した．患者が服用している可能性が最も高い薬はどれか．
A．リスペリドン
B．オランザピン
C．リチウム
D．クロザピン

正解 D．クロザピンは，枠組み警告*があり，患者の約1%に無顆粒球症の重大なリスクがある唯一の抗精神病薬である．白血球数を定期的にモニタリングする必要がある．また，患者には，発熱，喉の痛み，倦怠感などの感染症に関連する症状が出た場合に報告するように指導する必要がある．他の抗精神病薬にも血液疾患の症例報告があり，一般的な注意が必要であるが，クロザピンは最もリスクが高いと考えられており，特別な処方プログラムを通じてのみ入手可能である．

18.7 6歳の男児は自閉症スペクトラム障害と診断され，著しいいらいらと戦闘性を示しており，そのため作業療法や言語療法をうまく実施して効果を得ることが困難になっている．これらの行動に対して承認されている治療法は次のどれか．
A．トリフルオペラジン
B．ルマテペロン
C．オランザピン
D．アリピプラゾール

正解 D．リストされている抗精神病薬のうち，非薬理学的介入を妨げる破壊的行動の治療に承認されているのはアリピプラゾールだけである．リスペリドンもそのような用途に承認されている．他の抗精神病薬はこれらの症状を治療する可能性があるが，アリピプラゾールやリスペリドンほどの有効性と安全性は証明されていない．

18.8 双極性障害と診断され，経口薬のアドヒアランスに苦労している患者は，躁病エピソードの再発を防ぐために長時間作用性の注射可能な抗精神病薬の投与を使用する．次の抗精神病薬のうち，処方される可能性が最も高いのはどれか．
A．クエチアピン
B．リスペリドン
C．クロルプロマジン
D．ルラシドン

正解 B．リストにある抗精神病薬はすべて双極性障害の躁病エピソードまたはうつ病エピソードのいずれかでの使用が承認されている．しかし，リスペリドンのみが，双極性障害に関連する気分エピソードの維持および再発軽減のために承認された長時間作用性注射剤（LAI）製剤の徐放性マイクロスフェアとして利用可能である．アリピプラゾール一水和物LAIもこの用途で使用される．

*（訳者注）：FDAが認可した処方箋医薬品についての最高度の重要警告．医学的に深刻な生命にかかわる有害作用の警告である．警告文が黒枠で囲まれていることから，このようによばれる．

18.9 統合失調症の25歳の男性は，ペルフェナジンにより腕と肩にジストニアの錐体外路症状(EPS)が生じている．彼は現在，EPSのリスクが低い抗精神病薬への切替えを検討されている．この患者にとって最も適切な選択は次の薬物のうちどれか．

A．クエチアピン

B．ハロペリドール

C．トリフルオペラジン

D．フルフェナジン

正解　A．リストされている抗精神病薬のうち，クエチアピンのみが第二世代抗精神病薬であり，EPSのリスクが低い．リストされている他の薬物はすべて第一世代であり，ペルフェナジンよりもD_2受容体を遮断する能力が高いため，ペルフェナジンよりもEPSのリスクが高い．

18.10 34歳の女性は，さまざまな抗うつ薬を試しても部分的にしか反応しない難治性うつ病である．彼女は，抗うつ薬反応を増強する第二世代抗精神病薬(SGA)によるうつ病の補助治療が必要である．この患者に対する不応性うつ病の補助治療薬として最も適切なのは次のSGAのうちのどれか．

A．パリペリドン

B．リスペリドン

C．ブレクスピプラゾール

D．イロペリドン

正解　C．ブレクスピプラゾールは，難治性うつ病に対する抗うつ薬療法の補助治療として承認されている唯一のリスト薬物である．他の薬物はそのような集団に有益である可能性があるが，それらの有効性と安全性は十分に文書化されておらず，確立されていないため，そのような使用は承認されていない．

19 抗てんかん薬

ブリバラセタム※
カンナビジオール
カルバマゼピン
セノバメート※
クロバザム
クロナゼパム
ジアゼパム
バルプロ酸塩
エスリカルバゼピン※
エトスクシミド
フェンフルラミン
フェルバメート※
ホスフェニトイン
ガバペンチン
ラコサミド
ラモトリギン
レベチラセタム
ロラゼパム
オクスカルバゼピン
ペランパネル
フェノバルビタール
フェニトイン
プレガバリン
プリミドン
ルフィナミド
スティリペントール
チアガビン※
トピラマート
ビガバトリン
ゾニサミド

図 19.1
抗てんかん薬のまとめ.
※(訳者注):日本未承認.

Ⅰ. 概　要

一般人口の約 10% が生涯のうちに少なくとも 1 回のてんかん発作 seizure を経験する. 世界全体でみると, てんかん epilepsy は, 片頭痛, 脳血管疾患(脳卒中), アルツハイマー病に次いで 4 番目に多い神経疾患である*[1]. てんかんは単一の疾患ではなく, いくつかのメカニズムにより起こる, さまざまな発作型と症候群の集合体であるが, 脳の神経細胞が突然, 過剰に同期して興奮するという点が共通している. この異常な電気活動の結果, 意識消失, 異常な動き, 変則的もしくは奇妙な行動, 知覚異常などを引き起こす. これらは短時間で終わるが, 治療しなければ繰り返し起きる. 症状は神経細胞の異常発火がどこで起きるかによって決まる. たとえば, 運動皮質が侵されている場合, 異常な動きや全身性痙攣が起きる. 頭頂葉や後頭葉に由来する発作は, 幻視, 幻聴, 幻嗅を伴うことがある. てんかん患者の治療法として最も広く行われているのは薬物療法である. 一般に, 約 75% の患者では単一の薬物で発作を抑えることができる. しかし, 複数の薬物を必要とする患者もいれば, 発作を完全に抑制できない患者もいる. 抗てんかん薬のまとめを図 19.1 に示す.

Ⅱ. てんかん発作の原因

てんかんは, 遺伝的, 脳の構造的, または代謝的な原因によるものと, 原因不明のものがある. 多くの場合, てんかんの原因は特定できない. てんかんの神経細胞放電は,「原発巣」とよばれる脳の特定領域における少数の神経細胞集団の発火に起因する. 機能的に異常のある領域では, 血液ガス, pH, 電解質, 血糖値の変化などの生理的要因の変化や, 睡眠不足, アルコール摂取, ストレスなどの環境要因の変化によって, 同期的な活動が誘発されることがある. 違法薬物の使用,

*[1](訳者注):てんかんは慢性的病態によって繰り返し起こす痙攣発作であるが, 熱性痙攣や熱中症, 髄膜炎など急性疾患による 1 回限りの痙攣発作も加えると, ヒトは 74 歳までに 9% が痙攣発作を少なくとも 1 回は経験するとされている. てんかんは高齢者でもまれではない. 自動車の逆走運転時などではてんかん発作が生じている可能性がある.

腫瘍，頭部外傷，低血糖，髄膜感染，アルコール依存症からの急激なアルコール離脱など，多くの原因が痙攣発作を誘発する．発作の原因を突き止め，それを改善できる場合には，薬物療法は必要ないかもしれない．たとえば，薬物に対する反応として起きる発作はてんかんではないので，継続的な治療は必要ない．その他の状況では，発作のおもな原因を解消できない場合に抗てんかん薬が必要となることがある．てんかん発作以外の症状を含む複数のてんかん症候群が分類されているが，これらの症候群についての議論は本章の範囲を超えている．

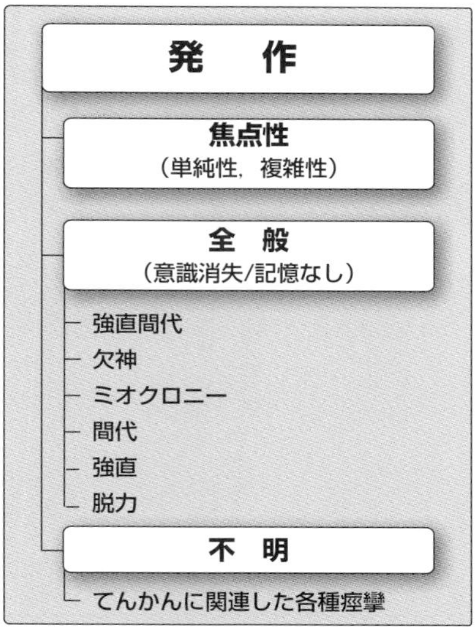
発　作
焦点性
（単純性，複雑性）
全　般
（意識消失/記憶なし）
強直間代
欠神
ミオクロニー
間代
強直
脱力
不　明
てんかんに関連した各種痙攣

図 19.2
てんかんの分類．

Ⅲ．発作の分類

適切な治療を決定するためには，発作を正しく分類することが重要である．発作は，発生部位，病因，電気生理学的特徴，臨床症状によって分類される．国際抗てんかん連盟 International League Against Epilepsy（ILAE）が開発した命名法が，発作とてんかん症候群の標準的な分類と考えられている（図 19.2）．てんかん発作は焦点性発作と全般発作の 2 つに大分される[*2]．

A．焦点性発作 focal seizure

焦点性発作は，脳の片側大脳半球の一部のみが関与している．個々のてんかん発作の症状は，神経細胞の放電部位と，電気的活動が脳内の他の神経細胞にどの程度広がるかによって異なる．焦点性発作は進行して両側性全般強直間代発作になることがある．患者は意識や周囲への注意を失うことがある．このタイプの発作は，運動または非運動で始まる．

B．全般発作 generalized seizure

全般発作は局所的に始まり，進行すると脳の両側大脳半球全体に異常な電気放電が起きるようになる．原発性全般発作は痙攣性または非痙攣性であり，患者は通常すぐに意識を失う．

1．強直間代発作 tonic-clonic seizure：この発作は，意識消失をきたし，強直期（持続的な収縮）と間代期（急速な収縮と弛緩）を繰り返す．発作の後，グルコースとエネルギー貯蔵の枯渇による意識混濁と極度の疲労が一定時間起きることがある．

2．欠神発作 absence seizure：この発作では，突発的に短時間，意識を失うが自然におさまる．一般に 3 ～ 5 歳で発症し，思春期かそれ以降まで続く．患者は凝視し，急速な瞬きを 3 ～ 5 秒間繰り返す．欠神発作では，脳波上，1 秒間に 3 回の非常に明瞭なスパイク放電と

[*2]（訳者注）：従来の分類も使用されている．
1．部分発作：脳の一部から興奮がはじまるもの．
A）単純部分発作：意識障害なし，B）複雑部分発作：意識障害あり，C）二次性全般化発作：全身性痙攣に進展．
2．全般発作：脳の広範が一気に過剰興奮（意識消失）．

波状放電(3 Hzの棘徐波)がみられる.

3. ミオクロニー発作 myclonic seizure：この発作は短時間の筋収縮からなり，これが数分間繰り返されることがある．普通は覚醒時に起こり，手足の短いピクピクとした動きとして現れる．ミオクロニー発作は年齢に関係なく起こるが，通常は思春期あるいは成人早期に始まる.

4. 間代発作 clonic seizure：この発作はミオクロニー発作に似た短い筋収縮の繰り返しからなる．意識障害はミオクロニー発作より強い.

5. 強直発作 tonic seizure：伸展筋の緊張亢進を伴う発作で，一般に持続は60秒未満である.

6. 脱力発作 atonic seizure：この発作は転倒発作 drop attackとしても知られ，突然の筋緊張の消失を特徴とする.

Ⅳ. 抗てんかん薬の作用機序

薬物は，電位依存性ナトリウム(Na^+)チャネルまたは電位依存性カルシウム(Ca^{2+})チャネルの遮断，抑制性γ-アミノ酪酸(GABA)作動性刺激の増強，興奮性グルタミン酸伝達の阻害などの機序によりてんかん発作を抑制する．抗てんかん薬のなかには，中枢神経系 central nervous system (CNS)内に複数の標的をもつものもあるようだが，その作用機序がよくわかっていないものもある．抗てんかん薬はてんかん発作を抑制するが，てんかんを「治癒」または「予防」するものではない.

Ⅴ. 薬物の選択

どのような薬物治療を行うかは，てんかん発作の分類，患者の特性(たとえば，年齢，併発している疾患，ライフスタイル，嗜好)，薬物の特徴(費用や薬物相互作用など)によって決まる．たとえば，焦点性発作と原発性全般発作とでは，有効な治療薬リストに重なりはあるものの実際に選ばれる薬は異なる．薬物の毒性と患者の特徴が，薬剤選択における主要な判断材料となる．てんかんと初めて診断された患者に対しては，単剤療法が始められ，発作が抑制されるか毒性が発現するまで続けられる(図19.3)．併用療法を受けている患者に比べ，単剤療法を受けている患者は服薬アドヒアランスがよく，副作用も少ない．最初の薬物療法で発作が抑制されない場合は，別の薬物による単剤療法または薬物の追加を考慮すべきである(図19.4)．それができなければ，他の医学的管理(迷走神経刺激，手術など)を考慮すべきである．使用可能な抗てんかん薬とその作用機序，薬物動態，薬物相互作用の可能性，有害作用を把握することが，治療を成功させるために

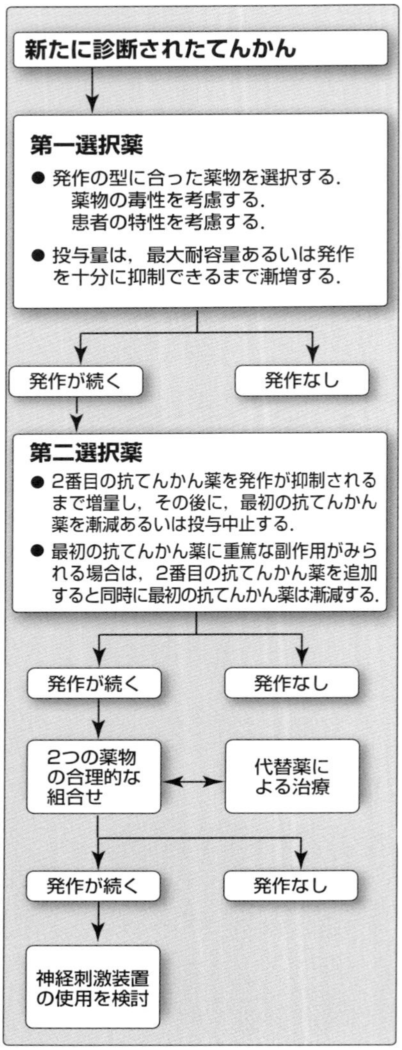
新たに診断されたてんかん
第一選択薬
● 発作の型に合った薬物を選択する．
薬物の毒性を考慮する．
患者の特性を考慮する．
● 投与量は，最大耐容量あるいは発作を十分に抑制できるまで漸増する．
発作が続く
発作なし
第二選択薬
● 2番目の抗てんかん薬を発作が抑制されるまで増量し，その後に，最初の抗てんかん薬を漸減あるいは投与中止する．
● 最初の抗てんかん薬に重篤な副作用がみられる場合は，2番目の抗てんかん薬を追加すると同時に最初の抗てんかん薬は漸減する．
発作が続く
発作なし
2つの薬物の合理的な組合せ
代替薬による治療
発作が続く
発作なし
神経刺激装置の使用を検討

図 19.3
新たに診断されたてんかんの治療計画.

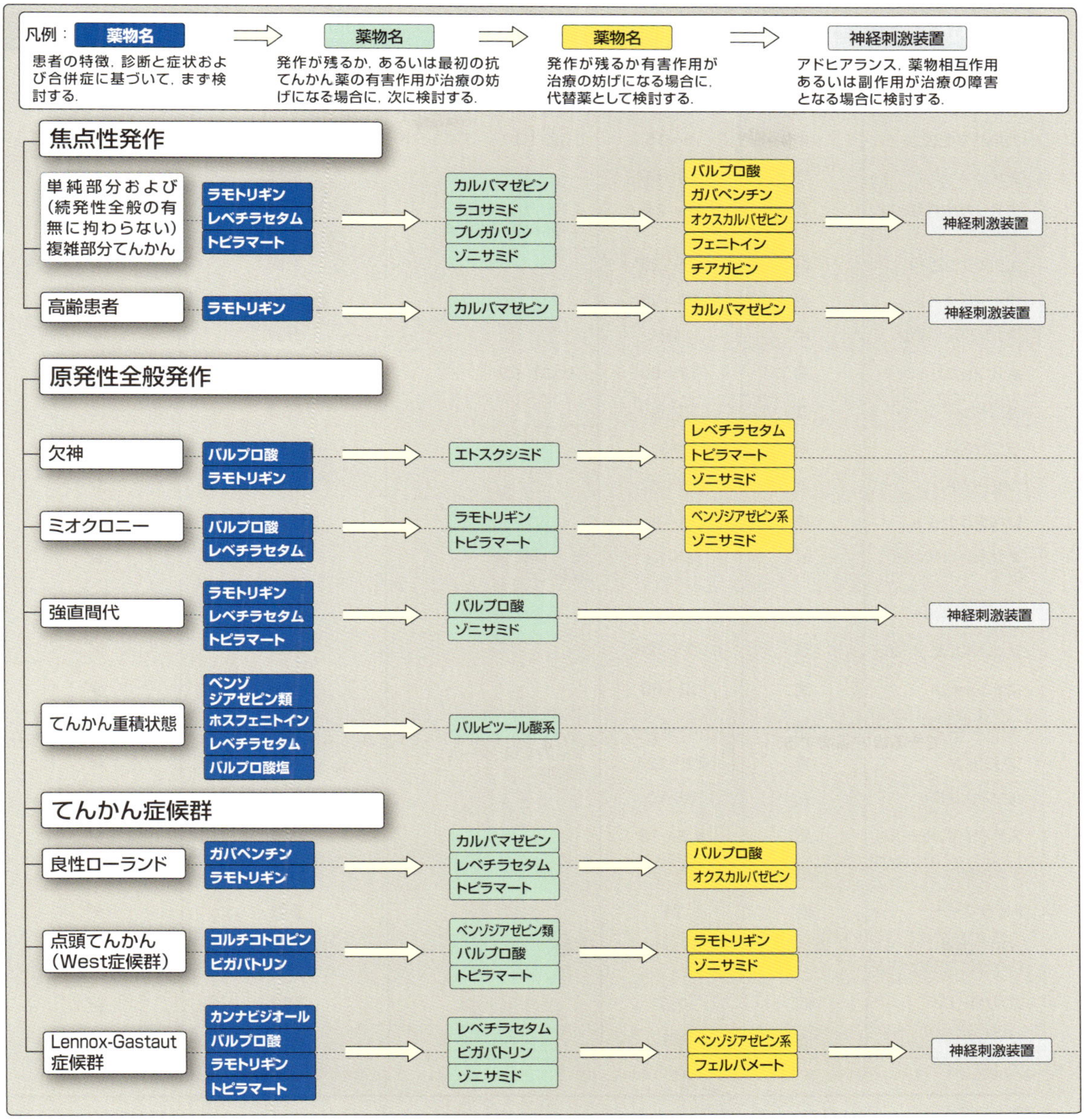
凡例：
薬物名
患者の特徴，診断と症状および合併症に基づいて，まず検討する．
薬物名
発作が残るか，あるいは最初の抗てんかん薬の有害作用が治療の妨げになる場合に，次に検討する．
薬物名
発作が残るか有害作用が治療の妨げになる場合に，代替薬として検討する．
神経刺激装置
アドヒアランス，薬物相互作用あるいは副作用が治療の障害となる場合に検討する．
焦点性発作
単純部分および（続発性全般の有無に拘わらない）複雑部分てんかん
ラモトリギン
レベチラセタム
トピラマート
カルバマゼピン
ラコサミド
プレガバリン
ゾニサミド
バルプロ酸
ガバペンチン
オクスカルバゼピン
フェニトイン
チアガビン
神経刺激装置
高齢患者
ラモトリギン
カルバマゼピン
カルバマゼピン
神経刺激装置
原発性全般発作
欠神
バルプロ酸
ラモトリギン
エトスクシミド
レベチラセタム
トピラマート
ゾニサミド
ミオクロニー
バルプロ酸
レベチラセタム
ラモトリギン
トピラマート
ベンゾジアゼピン系
ゾニサミド
強直間代
ラモトリギン
レベチラセタム
トピラマート
バルプロ酸
ゾニサミド
神経刺激装置
てんかん重積状態
ベンゾジアゼピン類
ホスフェニトイン
レベチラセタム
バルプロ酸塩
バルビツール酸系
てんかん症候群
良性ローランド
ガバペンチン
ラモトリギン
カルバマゼピン
レベチラセタム
トピラマート
バルプロ酸
オクスカルバゼピン
点頭てんかん（West症候群）
コルチコトロピン
ビガバトリン
ベンゾジアゼピン類
バルプロ酸
トピラマート
ラモトリギン
ゾニサミド
Lennox-Gastaut症候群
カンナビジオール
バルプロ酸
ラモトリギン
トピラマート
レベチラセタム
ビガバトリン
ゾニサミド
ベンゾジアゼピン系
フェルバメート
神経刺激装置

図 19.4
抗てんかん薬の適応．ベンゾジアゼピン系＝ジアゼパム，ロラゼパム．

必須である．

VI. 抗てんかん薬

過去数十年間に多くの新しい抗てんかん薬が承認されている．これらのなかには，薬物動態，忍容性（認容性）tolerability，薬物相互作用のリスクの軽減という点で，旧来の薬物よりも優れているだろうと考えられているものもある．しかし，新薬の効能が旧薬より有意に高いことを証明した研究はまだない．図 19.5 に抗てんかん薬の薬物動態

抗てんかん薬	タンパク質結合*	半減期**	活性型代謝物	排出にかかわるおもな臓器	薬物相互作用
ブリバラセタム	低	9		肝臓	✔
カンナビジオール	高	56〜61	7-OH-CBD	肝臓	✔
カルバマゼピン	中	6〜15	CBZ-10,11-エポキシド	肝臓	✔
セノバメート	中	50〜60		肝臓	✔
エスリカルバゼピン酢酸塩^	低	8〜24	エスリカルバゼピン (S-licarbazepine)	腎臓	✔
エトスクシミド	低	25〜26		肝臓	✔
フェルバメート	低	20〜23		腎臓 / 肝臓	✔
フェンフルラミン	中	20		肝臓	✔
ホスフェニトイン ^	高	12〜60	フェニトイン	肝臓	✔
ガバペンチン	低	5〜9		腎臓	
ラコサミド	低	13		多数	
ラモトリギン	低	25〜32		肝臓	✔
レベチラセタム	低	6〜8		加水分解	
オクスカルバゼピン ^	低	5〜13	モノ水酸化物 (MHD)	肝臓	✔
ペランパネル^	高	105		肝臓	✔
フェノバルビタール	低	72〜124		肝臓	✔
フェニトイン	高	12〜60		肝臓	✔
プレガバリン	低	5〜6.5		腎臓	
プリミドン	高	72〜124	フェノバルビタール, PEMA	肝臓	✔
ルフィナミド	低	6〜10		肝臓	✔
スティリペントール	高	4.5〜13		肝臓	✔
チアガビン	高	7〜9		肝臓	✔
トピラマート	低	21		多数	✔
バルプロ酸 (ジバルプロエクス)	中 / 高	6〜18	多数	肝臓	✔
ビガバトリン	低	7.5		腎臓	✔
ゾニサミド	低	63		肝臓	✔

*低 =60% 以下, 中 =61〜85%, 高 =85% 以上. **半減期（時単位, h). ^プロドラッグ. PEMA=フェニルエチルマロンアミド.

図 19.5
長期治療に用いられる抗てんかん薬の薬物動態.

学的な特性を，図 19.6 に一般的な有害作用を示す．抗てんかん薬のリスクとして，自殺行動と自殺念慮が指摘されている．さらに，ほとんどすべての抗てんかん薬が多臓器過敏症反応に関与する．これはまれだが特異な反応で発疹，発熱，全身臓器病変を特徴としている．

A．ベンゾジアゼピン系薬物 benzodiazepine

ベンゾジアゼピン系抗てんかん薬は，抑制性のGABA受容体に結合して神経細胞の発火頻度を減少させる．ベンゾジアゼピン系抗てんかん薬は，慢性的な使用によって耐性が生じる可能性があるため，そのほとんどは緊急または急性の痙攣の治療にだけ用いられる．ただし，

クロナゼパム clonazepamと**クロバザム** clobazamは，特定のタイプの痙攣に対して処方されることがある．**クロバザム**はCYP3A4およびCYP2C19を介して代謝され，活性代謝物のノルクロバザム norclobazamになる．**ジアゼパム** diazepamの直腸および経鼻投与が，持続性の全般強直間代発作あるいは群発発作を防止または中断させるため，経口投与ができないときに用いられる．

B．ブリバラセタム brivaracetam

ブリバラセタムは，成人の焦点性発作の治療薬として承認されている[訳者注：日本未承認]．シナプス小胞タンパク質(SV2A)に対して高い選択的親和性を示すが，抗痙攣作用の正確な機序は不明である．経口投与でよく吸収され，加水分解とCYP2C19(マイナー)の両方で代謝される．強力なCYP450誘導薬を併用すると血漿中濃度が低下する可能性がある．**ブリバラセタム**はエポキシドヒドロラーゼの中等度阻害薬であるため，併用すると**カルバマゼピン**の活性代謝物の濃度が上昇する．

C．カンナビジオール cannabidiol

カンナビジオールは，レノックス・ガストー症候群 Lennox-Gastaut syndrome，ドラベ症候群 Dravet syndrome，結節性硬化症による痙攣発作の治療薬として承認されている[訳者注：日本では医薬品としては承認されていないが，一部の食品などに含まれる]．この薬物は大麻草*Cannabis sativa*から抽出され[訳者注：大麻取締法上の「大麻」に該当せず，依存性はない]，いくつかのCYP450酵素の基質であると同時に阻害薬でもあるため，臨床で問題になる薬物相互作用が生じる．この薬物には精神作用はなく，眠気，下痢，嘔吐，食欲減退が最も頻度の高い有害作用である．**カンナビジオール**は，ゴマ油を配合した液体としてのみ入手可能である．**ジバルプロエクス** divalproexと併用すると，肝酵素上昇のリスクが高まる．

D．カルバマゼピン carbamazepine

カルバマゼピンは，Na^{+}チャネルを遮断することにより，てんかん焦点における活動電位の反復発生とその拡大を抑制する．**カルバマゼピン**は，焦点性発作，全般強直間代発作，三叉神経痛，双極性障害の治療に用いられる．**カルバマゼピン**は自身の代謝を促進するため，高用量では総**カルバマゼピン**血中濃度が低くなる．**カルバマゼピン**は，CYP1A2，CYP2C，CYP3A，UDPグルクロン酸転移酵素 UDP glucuronosyltransferase (UGT)といった酵素の誘導因子であり他の薬物のクリアランスを高める(図19.7)．一部の患者，とくに高齢者では低ナトリウム血症が認められることがあり，治療薬の変更が必要になることがある．**カルバマゼピン**は欠神発作を増加させる可能性があるので，欠神発作患者には処方してはならない．

E．セノバメート cenobamate

セノバメートは電位依存性Na^{+}チャネル遮断薬であり，$GABA_A$イ

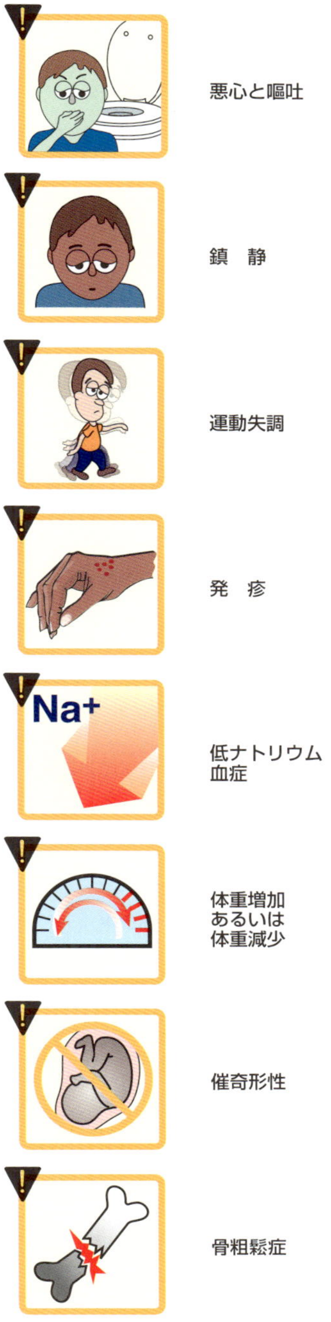
悪心と嘔吐
鎮　静
運動失調
発　疹
Na+
低ナトリウム血症
体重増加あるいは体重減少
催奇形性
骨粗鬆症

図 19.6
抗てんかん薬のおもな有害作用．

CYP1A2

- フェンフルラミン
- スティリペントール

CYP2B6

- クロバザム
- フェンフルラミン

CYP2C9

- ジバルプロエクス
- フェニトイン

CYP2C19

- ブリバラセタム
- カンナビジオール
- クロバザム
- フェノバルビタール
- フェニトイン
- スティリペントール

CYP3A4

- カンナビジオール
- カルバマゼピン
- クロバザム
- エトスクシミド
- ペランパネル
- スティリペントール
- チアガビン
- ゾニサミド

CYP2D6

- フェンフルラミン

UDPグルクロン酸転移酵素

- カンナビジオール
- セノバメート
- ジバルプロエクス
- ラモトリギン
- ロラゼパム

図 19.7
抗てんかん薬の代謝酵素.

オンチャネル受容体の調節作用もある．焦点性発作の治療薬として承認されている[訳者注：日本未承認]．有害作用には，疲労，頭痛，浮動性めまい，複視などがある．

F．エスリカルバゼピン eslicarbazepine

エスリカルバゼピン酢酸塩 eslicarbazepine acetateは，加水分解により**エスリカルバゼピン**(eslicarbazepineまたはS-licarbazepine)という活性代謝物になるプロドラッグである．**エスリカルバゼピン**は**オクスカルバゼピン** oxcarbazepine(下記)の活性代謝物でもある．電位依存性Na^+チャネル遮断薬であり，焦点性発作に対して認可されている[訳者注：日本未承認]．**エスリカルバゼピン**は直線的な薬物動態を示し，グルクロン酸抱合を介して排出される．有害作用には，浮動性めまい，傾眠，複視，頭痛などがある．まれだが重篤なものとして，発疹，精神症状，低ナトリウム血症などがある．

G．エトスクシミド ethosuximide

エトスクシミドは，脳内の異常な電気活動の伝播を抑制するが，その作用はT型Ca^{2+}チャネルの抑制による可能性が高い．欠神発作の治療に最も有効である．

H．フェルバメート felbamate

フェルバメート[訳者注：日本未承認]は幅広い抗痙攣作用をもち，電位依存性Na^+チャネルの遮断，*N*-メチル-D-アスパラギン酸 *N*-methyl-D-aspartate(NMDA)型グルタミン酸受容体のグリシン結合部位の競合，Ca^{2+}チャネルの遮断，GABA作用の増強など，複数の作用機序が提唱されている．CYP2C19による薬物代謝の阻害薬であり，CYP3A4を誘導する．再生不良性貧血(約1/4 000)および肝不全のリスクがあるため，難治性てんかん(とくにレノックス･ガストー症候群)にのみ使用する．

I．フェンフルラミン fenfluramine

フェンフルラミンは，ドラベ症候群に伴うてんかん発作に適応がある．この薬はもともと肥満症治療薬として発売されたが，心臓弁膜症や肺高血圧症が懸念されたため，市場から撤退した．**フェンフルラミン**は$5\text{-}HT_2$受容体の作動薬であるが，ドラベ症候群における抗痙攣作用の機序は不明である．有害作用には眠気，嗜眠，食欲減退，体重減少などがある．弁膜症や肺高血圧症の発症を監視するため，年2回の心エコー検査が必要である．

J．ガバペンチン gabapentin

ガバペンチンはGABA類似物である．しかし，GABA受容体には作用せず，GABAの作用を増強することもなく，GABAに変換されることもない．正確な作用機序は不明である．焦点性発作の補助治療および帯状疱疹後神経痛の治療薬に認可されている．**ガバペンチン**は，飽和性の輸送系により消化管から吸収されるため，非線形薬物動態(1

章参照)を示す. **ガバペンチン**は血漿タンパク質に結合せず, 腎臓から未変化体のまま排泄される. 腎疾患では投与量を減らす必要がある. **ガバペンチン**は, 有害作用が比較的軽いため, 一般的に忍容性が高い. また, 薬物相互作用がほとんどないため, 高齢者には選択しやすい.

K. ラコサミド lacosamide

ラコサミドは, 電位依存性Na^+チャネルに作用し, 過興奮状態の神経細胞の細胞膜を安定化し, 反復発火を抑制する. **ラコサミド**は, 神経分化と軸索伸長の制御に関与するリンタンパク質であるコラプシン応答メディエータータンパク質2 collapsin response mediator protein-2(CRMP-2)に結合する. CRMP-2結合の発作制御における役割は不明である. **ラコサミド**は焦点性発作の治療および原発性全般強直間代発作の補助療法として承認されている. **ラコサミド**投与を制限する最も一般的な有害作用は, 浮動性めまい, 頭痛, 疲労である.

L. ラモトリギン lamotrigine

ラモトリギンは, Na^+チャネルと活性化閾値の高い電位依存性Ca^{2+}チャネルを遮断する. **ラモトリギン**は, 焦点性発作, 全般発作, 欠神発作, レノックス・ガストー症候群など, さまざまなタイプの発作に有効である. また, 双極性障害の治療にも用いられる. **ラモトリギン**はおもにUGT1A4経路で2-*N*-グルクロニドに代謝される. 他の抗てんかん薬と同様に, 一般的な誘導剤は**ラモトリギン**のクリアランスを増加させ, 血中濃度を下げる. 一方, **バルプロ酸塩**valproateは**ラモトリギン**のクリアランスを著しく減少させる(**ラモトリギン**濃度が高くなる). **バルプロ酸塩**を治療に追加する場合は, **ラモトリギン**の投与量を減らす必要がある. とくに**バルプロ酸**を含む処方に**ラモトリギン**を追加する際には, 発疹やそれに続く重篤な致死性反応を避けるため, 緩やかな用量設定を行う必要がある.

M. レベチラセタム levetiracetam

レベチラセタムは, 成人および小児の焦点性発作の治療, ミオクロニー発作および原発性全般強直間代発作の補助治療として認可されている. シナプス小胞タンパク質(SV2A)に高い親和性を示す. 経口投与でよく吸収され, ほとんど未変化体のまま尿中に排泄されるため, 薬物相互作用はほとんどない. **レベチラセタム**は気分障害を引き起こす可能性があり, 用量を減らすか別の薬への変更が必要になることがある.

N. オクスカルバゼピン oxcarbazepine

オクスカルバゼピンはプロドラッグで, 速やかに還元され, 10-モノヒドロキシ10-monohydroxy(MHD)代謝物になり, これが抗痙攣活性を示す. MHDはNa^+チャネルを遮断し, Ca^{2+}チャネルを調節すると考えられている. 成人および小児の焦点性発作への使用が認可されている. **オクスカルバゼピン**は**カルバマゼピン**よりもCYP3A4およびUGTの誘導作用が弱い. 有害作用として低ナトリウム血症があり,そのため高齢者への使用が制限される.

O. ペランパネル perampanel

ペランパネルは，選択的なAMPA（α-amino-3-hydroxy-5-methyl-4-isoxazolepropionic acid）型グルタミン酸受容体拮抗薬であり，神経細胞の興奮性を抑える．半減期が長く，1日1回の投与が可能である．焦点性発作の治療および全般強直間代発作の併用療法としての使用が認可されている．**ペランパネル**には，攻撃性，敵意，易刺激性，易怒性，殺人念慮を含む重篤な精神・行動症状についての警告がある．

P. フェノバルビタール phenobarbital，プリミドン primidone

フェノバルビタールのおもな作用機序は，GABA性神経細胞の抑制作用の増強である（16章参照）．**プリミドン**は，**フェノバルビタール**とフェニルエチルマロンアミド phenylethylmalonamideに代謝され，いずれも抗痙攣活性を有する．**フェノバルビタール**はおもに，他の薬物に抵抗性のてんかん重積状態の治療に用いられる．

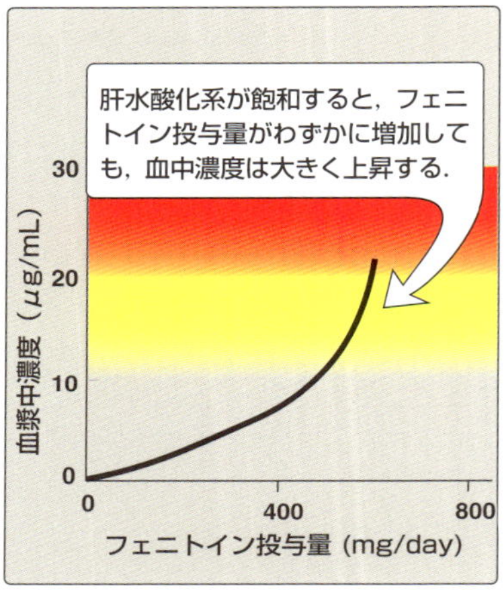
肝水酸化系が飽和すると，フェニトイン投与量がわずかに増加しても，血中濃度は大きく上昇する.
血漿中濃度（μg/mL）
30
20
10
0
0
400
800
フェニトイン投与量 (mg/day)

図 19.8
フェニトイン投与量の血漿中濃度に対する非線形効果.

Q. フェニトイン phenytoin，ホスフェニトイン fosphenytoin

フェニトインは，不活性状態の電位依存性Na^+チャネルに選択的に結合し，その回復速度を遅らせることにより，電位依存性Na^+チャネルを遮断する．焦点性発作，全般強直間代発作，てんかん重積状態の治療に有効である．**フェニトイン**はCYP2C，CYP3AファミリーおよびUGT酵素系を誘導する．**フェニトイン**の酵素による代謝は飽和しやすく，非線形の薬物動態を示す（1日投与量をわずかに増加させるだけで血漿中濃度が大きく上昇し，毒性を示す．図19.8）．CNS，とくに小脳と前庭系が抑制され，眼振と運動失調が起きる．高齢者では非常に起こりやすい．歯肉増殖により，歯肉が歯を覆うようになることがある（図19.9）．長期投与により末梢神経障害や骨粗鬆症を起こすことがある．**フェニトイン**は安価であるためメリットがあるが，重篤な毒性と有害作用の可能性を考慮すると，治療のコストは高くなる可能性がある．

ホスフェニトインはプロドラッグで，血液中で数分以内に**フェニトイン**に変換される．**ホスフェニトイン**は筋肉内投与（筋注）が可能であるが，**フェニトインナトリウム** phenytoin sodiumは組織障害と壊死を起こすため，決して筋肉内投与すべきではない．**ホスフェニトイン**は，**フェニトイン**の静脈内および筋肉内投与のために選ばれる標準治療薬である．

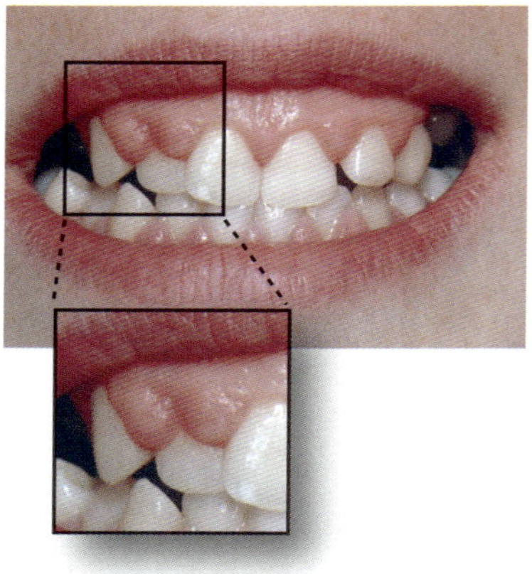

図 19.9
フェニトイン治療患者の歯肉増殖.

R. プレガバリン pregabalin

プレガバリンは，中枢神経系の電位依存性Ca^{2+}チャネルの補助サブユニットであるα_2-δ部位に結合し，興奮性神経伝達物質の遊離を抑制する．焦点性発作，糖尿病性末梢神経障害，帯状疱疹後神経痛，線維筋痛症などに効果が認められている．**プレガバリン**の90% 以上は腎から排出される．薬物代謝に大きな影響はなく，薬物相互作用もほとんどない．腎機能障害では用量調節が必要である．

S．ルフィナミド rufinamide

ルフィナミドはNa^+チャネルに作用する．1歳以上の小児と成人のレノックス・ガストー症候群に伴うてんかん発作の補助治療に認可されている．**ルフィナミド**はCYP2E1を弱く阻害し，CYP3A4酵素を弱く誘導する．食物により吸収が促進され，最高血清中濃度が上昇する．**ルフィナミド**の血清中濃度は他の抗てんかん薬の影響を受ける．**カルバマゼピン**および**フェニトイン**は**ルフィナミド**の血清中濃度を低下させ，**バルプロ酸塩**は上昇させる．有害作用としてQT間隔短縮の可能性がある．家族性QT短縮症候群の患者は**ルフィナミド**で治療すべきではない．

T．スティリペントール stiripentol

スティリペントールは$GABA_A$受容体を調節すると考えられている．**クロバザム**を服用しているドラベ症候群患者に限定して使用される．CYP1A2，2C19，3A4を介して代謝される．**クロバザム**と併用すると，**クロバザム**および活性代謝物（ノルクロバザム）の濃度が有意に上昇する．

U．チアガビン tiagabine

チアガビン［訳者注：日本未承認］は，シナプス前部へのGABAの取込みを阻害することで，受容体に結合できるGABAを増やし，抑制作用を増強する．**チアガビン**は焦点性発作の補助療法に有効である．てんかんを発症していない患者で**チアガビン**を使用している場合に発作が発生したことが市販後調査で明らかになった．**チアガビン**はてんかん以外には使用すべきでない．

V．トピラマート topiramate

トピラマートには複数の作用機序がある．電位依存性Na^+チャネルを遮断し，活性化閾値の高い（L型）Ca^{2+}チャネルの電流を減少させ，炭酸脱水酵素を阻害し，グルタミン酸（NMDA）受容体に作用する可能性がある[*3]．**トピラマート**は，焦点性発作および原発性全般発作に有効である．片頭痛の予防を目的とした使用も認可されている．**トピラマート**はCYP2C19を弱く阻害し，**フェニトイン**および**カルバマゼピン**との併用により，**トピラマート**の血清中濃度が低下することがある．有害作用には傾眠，体重減少，知覚異常などがある．腎結石，緑内障，乏汗症（発汗減少），高体温も報告されている．

---

*3（訳者注）：トピラマートは，NMDAで誘発される発作を抑制するとの報告もあるが，NMDAグルタミン酸受容体には直接作用せず，むしろAMPAおよびカイニン酸受容体を遮断すると報告されている．

W. バルプロ酸 valproic acid，バルプロ酸塩 valproate，ジバルプロエクス divalproex

作用機序としては，Na^+チャネルの遮断，γ-アミノ酪酸トランスアミナーゼ γ-aminobutyric acid transaminase（GABA-T）の阻害，T型Ca^{2+}チャネルへの作用がある．発作に対して広い作用スペクトルを示すのは，これらの多様な機序のためであろう．これらの薬物は，焦点性発作と原発性全般発作の治療に有効である．**バルプロ酸**は遊離酸として使用される．**ジバルプロエクスナトリウム** divalproex sodium［訳者注：日本未承認］は，**バルプロ酸ナトリウム** sodium valproate と**バルプロ酸**の混合剤で，消化管内でバルプロ酸イオンになる．**バルプロ酸**の消化管への有害作用を改善するために開発された．**バルプロ酸**と**バルプロ酸ナトリウム**の有効性は同等である．市販製剤には，多塩のものや徐放性のものがある．製剤の種類が多いため混乱しやすく，そのため投薬ミスのリスクが高く，すべての製剤を熟知することが不可欠である．**バルプロ酸塩**はCYP2C9，UGT，エポキシド加水分解酵素系の代謝を阻害する（図 19.7）．まれに肝毒性により肝酵素が上昇することがあるので，頻繁に検査をすべきである．女性および2歳未満の小児への使用は，可能な限り避けるべきである．

X. ビガバトリン vigabatrin

ビガバトリンはGABA-Tの非可逆的阻害薬として作用する．GABA-TはGABAの代謝分解を担う酵素である．**ビガバトリン**の副作用として，軽度から重度まで程度に差はあるが患者の30％以上に視野欠損を生じる．**ビガバトリン**は，リスク評価・緩和戦略プログラムに参加する医師および薬局からのみ入手できる．

Y. ゾニサミド zonisamide

ゾニサミドは，幅広い作用スペクトルをもつスルホンアミド誘導体である．この化合物には，電位依存性Na^+チャネルとT型Ca^{2+}電流の両方を遮断するなどの複数の作用がある．ある程度の炭酸脱水酵素阻害活性がある．**ゾニサミド**は焦点性発作の患者への使用が認可されている*4．**ゾニサミド**はCYP3A4アイソザイムで代謝され，程度は低いがCYP3A5およびCYP2C19でも代謝される．典型的なCNSの有害作用に加えて，腎結石を引き起こすことがある．乏汗症が報告されており，患者は体温上昇と発汗減少に注意する必要がある．**ゾニサミド**は，スルホンアミド過敏症または炭酸脱水酵素阻害薬過敏症の患者には禁忌である．

Ⅶ. てんかん重積状態

てんかん重積状態 status epileptics では，意識が十分に回復することなしに，発作が反復する．焦点性発作または全般発作の場合があり，

*4（訳者注）：てんかんには1日100～200 mg，パーキンソン病には1日25 mgが投与される．図 15.1 訳者注（p.243）参照．

痙攣性または非痙攣性の場合がある．てんかん重積状態は生死にかかわるので，緊急治療が必要である．通常，**ベンゾジアゼピン**などの即効性の薬物が非経口投与され，その後に**フェニトイン**，**ホスフェニトイン**，**ジバルプロエクス**，**レベチラセタム**などの遅効性の薬物の投与が行われる．

Ⅷ. 生殖に関する健康とてんかん

妊娠の可能性のあるてんかん患者は，避妊しているかあるいは妊娠しようとしているかによって抗てんかん薬の評価をすることが必要になる．多くの抗てんかん薬は避妊薬の代謝を促進して，効果を減じる可能性がある．**フェニトイン**，**フェノバルビタール**，**カルバマゼピン**，**トピラマート**，**オクスカルバゼピン**，**ルフィナミド**，**クロバザム**が含まれる．これらはどのような剤形の避妊薬であれ(たとえば，パッチ，リング，インプラント，経口錠)，その代謝を促進する．一方，多くの抗てんかん薬は正常な胎児発生に影響を及ぼし，先天異常を引き起こす可能性があるため，患者の妊娠計画はきわめて重要である．妊娠を予定しているすべての患者に，神経管奇形を予防するために，妊娠前に高用量(1～5 mg)の葉酸を摂取すべきである．**ジバルプロエクス**と**バルビツール酸塩**は，可能な限り妊娠中は避けるべきである．妊娠中に**ジバルプロエクス**または**バルビツール酸塩**を継続することには，他の薬剤の治療失敗など臨床的根拠がある場合がある．もし可能であれば，すでに**ジバルプロエクス**を服用している患者は，妊娠前に他の治療法に切り替え，認知(図 19.10)・行動異常や神経管奇形など先天性異常の可能性について説明しておくべきである．抗てんかん薬の薬物動態，発作の頻度・重症度が，妊娠中に変わることがある．産科医と神経科医による定期的な検査が重要である．妊娠の可能性のあるすべてのてんかん患者は，抗てんかん薬妊娠登録機関に登録するよう奨励されるべきである．図 19.11 に抗てんかん薬の重要な性質をまとめる．

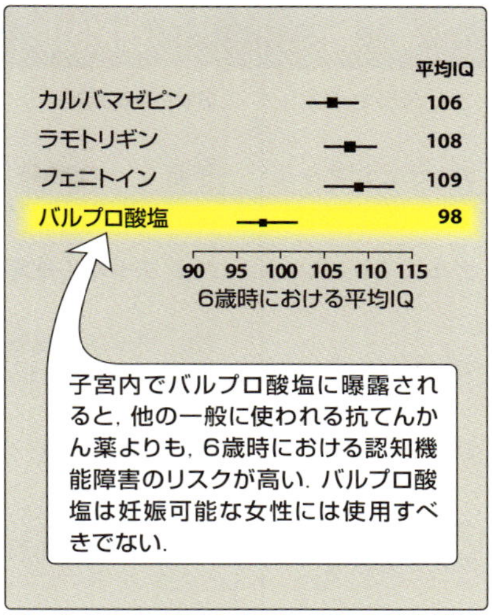
平均IQ
カルバマゼピン 106
ラモトリギン 108
フェニトイン 109
バルプロ酸塩 98
90 95 100 105 110 115
6歳時における平均IQ
子宮内でバルプロ酸塩に曝露されると，他の一般に使われる抗てんかん薬よりも，6歳時における認知機能障害のリスクが高い．バルプロ酸塩は妊娠可能な女性には使用すべきでない．

図 19.10
胎児期に高用量の抗てんかん薬に曝露された場合の6歳時における認知機能．抗てんかん薬別の小児のIQの平均値(黒正方形)と95%信頼区間(横線)．

臨床応用 19.1：薬物相互作用を踏まえたてんかん治療薬の投薬管理

図 19.5 と図 19.7 に示すように，てんかん治療薬の多くは肝臓で代謝され，薬物相互作用の可能性がある．**ラモトリギン**は催奇形性のリスクが低いため，妊娠を計画している妊娠可能な人に広く使用されている．**ラモトリギン**はUDPグルクロン酸転移酵素を介して代謝される．**ラモトリギン**の代謝阻害薬として知られる**バルプロ酸塩**は，**ラモトリギン**のクリアランスを著しく低下させるため，**ラモトリギン**を単剤で処方した場合よりも**ラモトリギン**濃度が予想以上に高くなる．また，**ラモトリギン**の半減期は，**バルプロ酸塩**との併用で平均 25 時間から約 60 時間に延長する．**ラモトリギン**はまた，用量を急激に増やすと発疹を起こしやすい．患者がまだ**バルプロ酸塩**を服用している間に**ラモトリギン**を処方するには，併用によって変動するであろう代謝とクリアランスの変化のバランスをとるために，より控えめな投与量(低用量から隔日投与)にする必要がある．

薬　物	作用機序	有害作用とコメント
ブリバラセタム	**SV2Aに結合**	鎮静，浮動性めまい，疲労，易刺激性
カンナビジオール	**不明**	傾眠，食欲減退，下痢，肝酵素検査値上昇，疲労，睡眠の質低下．薬物治療開始前にAST，ALT，総ビリルビン値を測定する．
カルバマゼピン	**Na^+チャネルを遮断**	低ナトリウム血症，眠気，疲労，浮動性めまい，視力障害，この薬物使用によりスティーヴンス・ジョンソン症候群を生じる可能性がある．血液疾患：好中球減少症，白血球減少症，血小板減少症，汎血球減少症，貧血．
セノバメート	**Na^+チャネル遮断と$GABA_A$チャネルの調節**	複視，浮動性めまい，頭痛，疲労．家族性QT短縮症候群の患者には投与しない
バルプロ酸塩	**多数の作用機序**	体重増加，あざができやすい，悪心，振戦，抜け毛，GI障害，肝障害，脱毛症，鎮静．肝不全，膵炎と催奇形性作用も観察されている．広い抗てんかん活性スペクトル．
エスリカルバゼピン酢酸塩	**Na^+チャネルを遮断**	悪心，発疹，低ナトリウム血症，頭痛，鎮静，浮動性めまい，回転性めまい，運動失調，複視．
エトスクシミド	**Ca^{2+}チャネルを遮断**	眠気，多動，悪心，鎮静，GI障害，体重増加，疲労感，全身性エリテマトーデス，発疹．血液疾患が起こりうるので，定期的な全血球算定を行うべきである．突然休薬すると発作を生じる可能性がある．
フェルバメート	**複数の作用機序**	不眠，浮動性めまい，頭痛，運動失調，体重増加，刺激に対する反応性増大．再生不良性貧血，肝不全．広い抗てんかん活性スペクトル．処方にはインフォームドコンセントへの患者の署名が必要．
フェンフルラミン	**不明**	食欲減退，体重減少，不眠，鎮静，無気力，下痢，心臓弁膜症，肺高血圧のリスクのため，REMSプログラムに参加する．
ガバペンチン	**不明**	軽い眠気，浮動性めまい，運動失調，体重増加と下痢．薬物相互作用はほとんどなし．100%腎排泄．
ラコサミド	**複数の作用機序**	浮動性めまい，倦怠感と頭痛．薬物相互作用は少ない．スケジュールV．
ラモトリギン	**複数の作用機序**	悪心，眠気，浮動性めまい，頭痛と複視．発疹（スティーヴンス・ジョンソン症候群──生命にかかわる可能性）．広い抗発作活性スペクトル．
レベチラセタム	**SV2Aに結合**	鎮静，浮動性めまい，頭痛，食欲不振，倦怠感，感染，行動症状．薬物相互作用はほとんどなし．広い抗発作活性スペクトル．
オクスカルバゼピン	**Na^+チャネルを遮断**	悪心，発疹，低ナトリウム血症，頭痛，鎮静，浮動性めまい，回転性めまい，運動失調，複視．
ペランパネル	**AMPA型グルタミン酸受容体を阻害**	重篤な精神症状，行動異常，浮動性めまい，傾眠，疲労，歩行障害，転倒など．半減期が長い．
ホスフェニトイン	**Na^+チャネルを遮断**	歯肉増殖症，意識混濁，ろれつの回らない会話，複視，運動失調，鎮静，浮動性めまい，多毛．スティーヴンス・ジョンソン症候群──生命にかかわる可能性．慢性投与は勧められない．てんかん重積症の一次選択（ホスフェニトイン）．
プレガバリン	**複数の作用機序**	体重増加，眠気，浮動性めまい，頭痛，複視，運動失調．100%腎排泄．スケジュールV．

図 19.11
抗てんかん薬の概要．ALT＝アラニンアミノトランスフェラーゼ，AMPA＝α-アミノ-3-ヒドロキシ-5-メチルイソオキサゾール-4-プロピオン酸，AST＝アスパラギン酸アミノトランスフェラーゼ，GABA＝γ-アミノ酪酸，GABA-T＝γ-アミノ酪酸トランスアミナーゼ，GI＝消化管，REMS＝リスク評価・軽減戦略，SV2A＝シナプス小胞タンパク質．［訳者注：スケジュールV＝乱用の可能性が低く，合法的な医療用途が認められているが，それでも規制されている薬物．］(次ページにつづく)

薬　物	作用機序	有害作用とコメント
ルフィナミド	不明	QT間隔の短縮．複数の薬物相互作用．
スティリペントール	$GABA_A$ シグナルを調節	傾眠，食欲減退，不穏，運動失調，体重減少，脱力，悪心，振戦，運動性構音障害，不眠．好中球減少と巨核球減少も起こりえる．
チアガビン	GABA吸収の阻害	鎮静，体重増加，倦怠感，頭痛，振戦，浮動性めまい，食欲不振．複数の薬物相互作用．
トピラマート	複数の作用機序	感覚異常，体重減少，神経質，抑うつ，食欲不振，不安，振戦，認知力低下，頭痛，乏汗症．薬物相互作用はほとんどなし．広い抗発作活性スペクトル．
ビガバトリン	GABA-Tへの非可逆的結合	失明，貧血，眠気，倦怠感，末梢神経障害，体重増加，SHARE薬局でのみ入手可能．
ゾニサミド	複数の作用機序	悪心，食欲不振，運動失調，意識混濁，集中力欠如，鎮静，感覚異常，乏汗症．広い抗発作活性スペクトル．

図 19.11（つづき）
抗てんかん薬の概要．

19 章の要約

1. てんかんおよびてんかん症候群の治療には多くの薬物が使用可能である．
2. てんかん治療薬の作用機序はさまざまであるが，ほとんどの薬物は電位依存性チャネルの遮断，γ-アミノ酪酸（GABA）の抑制活性の増強，興奮性グルタミン酸伝達の抑制などの機序により発作を抑制する．
3. 抗てんかん薬を選択する際には，てんかん発作の型やてんかん症候群を知ることが重要である．
4. てんかん治療薬の選択は，以下の点に基づいて行うべきである．
    - 有効性
    - 有害作用
    - 薬物相互作用の可能性
    - 併存疾患
    - 費用
    - 患者の希望
5. 薬物相互作用は多くの抗てんかん薬で一般的であり，場合によっては用量を調節することで対処できる．
6. 患者に妊娠の可能性がある場合は，抗てんかん薬の催奇形性リスクを考慮すべきである．**バルプロ酸塩**とバルビツール酸系抗てんかん薬は，可能であれば妊娠中は避けるべきである．
7. てんかん重積状態は，**ベンゾジアゼピン**のような即効性のある薬物による非経口的治療と，**フェニトイン**，**ホスフェニトイン**，**バルプロ酸塩**，**レベチラセタム**のような抗てんかん薬による治療を必要とする医学的な緊急事態である．

学習問題

最も適当な答えを1つ選択せよ.

19.1 9歳の男児. 一過性の不注意症状が目立つため, 神経学的評価のために受診した. 過去1年間, この男児は, うつろな表情になり15秒間まばたきをする発作を何回か経験している. 発作の後はすぐに前にしていた活動を再開する. この患者の発作を最もよく表すのはどれか.
A. 焦点性発作
B. 強直間代発作
C. 欠神発作
D. ミオクロニー発作

正解 C. この患者は欠神発作を経験している. 意識が短時間障害される欠神発作は一般に4～12歳の小児が発症することが多い. 診断は脳波において全般性3 Hz波が出現することなどによる.

19.2 ある小児が欠神発作を起こし, 発作を起こすと学校や活動中に注意を払うことができなくなる. この患者に最も適切な治療はどれか.
A. エトスクシミド
B. カルバマゼピン
C. ジアゼパム
D. 経過観察

正解 A. この患者は, 学校や活動中に注意障害を伴う発作を何度も起こしているので, 治療を行うのが妥当である. カルバマゼピン投与は発作をより頻繁にする可能性がある. ジアゼパムは欠神発作には適応しない.

19.3 全身性てんかん発作のある25歳の女性は, バルプロ酸塩の投与を受け, 発作は抑えられている. 彼女から来年妊娠したいという相談を受けた. この患者の抗てんかん薬治療の方針としてはどれが適切か.
A. 現在の治療を継続する.
B. ラモトリギンへの変更を検討する.
C. 2種類目の抗けいれん薬の追加を検討する.
D. バルプロ酸塩の投与量を減らす.

正解 B. バルプロ酸塩は, 妊娠可能な年齢の女性には不適切な選択であり, 可能であれば避けるべきである. この患者の薬歴の再検討が必要である. 他の抗てんかん薬を試していないのであれば, 他の抗てんかん薬を検討することが有益であろう. 妊娠中にバルプロ酸塩を服用すると, 小児の認知能力に有害な影響を及ぼすことが研究で示されている. しかし, 一部の女性にとってはバルプロ酸塩による治療が唯一の選択肢となりうるため, バルプロ酸塩による治療を避けることはできない. このような場合は, 有効量のなかでの最も低用量のものを使用すべきである.

19.4 52歳の男性が, この1年間に数回の意識障害を伴う焦点性発作を起こしている. この患者に対する初期療法として最も適切なのはどれか.
A. エトスクシミド
B. レベチラセタム
C. ジアゼパム
D. カルバマゼピン＋プリミドン

正解 B. この患者は発作を何度も起こしており, 何も薬物治療を始めないリスクは, 薬物治療をするリスクよりもかなり大きい. 痙攣発作時には意識障害があるため, 発作の際に怪我をする危険性もある. ほとんどの患者には一次薬による単剤療法が望ましい. 単剤療法の利点には, 有害作用の頻度が少ないこと, 抗てんかん薬同士の相互作用がないこと, 費用が安いこと, コンプライアンスが向上することなどがある. エトスクシミドとジアゼパムは焦点性発作には適応がない.

19.5 焦点性発作のある患者がカルバマゼピンで6カ月間治療を受けているが，最近，発作を経験する頻度が増えてきた．処方に2つめの薬物を加えようと検討している．この患者のカルバマゼピンの薬物動態学的相互作用の可能性が最も低いのはどれか．

A．トピラマート

B．チアガビン

C．レベチラセタム

D．ラモトリギン

正解 C．リストされた薬剤のうち，すべて難治性焦点性発作の補助療法として承認されているが，レベチラセタムだけが他の抗てんかん薬の薬物動態に影響を及ぼさず，他の薬剤がその薬物動態を有意に変化させることはない．しかし，計画や患者の特性によっては，列挙した薬剤のいずれかを追加することも可能である．てんかんの治療は複雑であり，診断は病歴に基づいて行われ，薬物療法がうまくいかなかったり発作が増えたりした場合には，再評価が必要になることがある．

19.6 75歳の女性が約1カ月前に脳卒中を起こした．質問に対して適切な応答ができない軽度の焦点性発作が続いている．この患者に最も適切な治療法はどれか．

A．フェニトイン

B．オクスカルバゼピン

C．ガバペンチン

D．フェノバルビタール

正解 C．ガバペンチンは副作用が軽いため高齢者にも投与でき，薬物相互作用も少ない．高齢患者は腎機能が低下している可能性があるため，投与量を適切に減らすべきである．オクスカルバゼピンは低ナトリウム血症を引き起こすことがあり，高齢者ではより症状が強くなる．フェニトインとフェノバルビタールには多くの薬物相互作用があり，転倒の原因となる浮動性めまい，認知機能異常，骨代謝異常など，高齢者ではとくに問題となる副作用がある．

19.7 ドラベ症候群と診断された17歳の患者が，カンナビジオールの治験を検討している．カンナビジオールの投与を開始する前に，どのようなベースラインの検査項目をチェックすべきか．

A．血清クレアチニン

B．総タンパク質

C．総コレステロール

D．アラニンアミノトランスフェラーゼ

正解 D．カンナビジオールの投与は肝機能検査値を上昇させる可能性があるため，カンナビジオール投与を開始する前に，アラニンアミノトランスフェラーゼ（ALT），アスパラギン酸アミノトランスフェラーゼ（AST），ビリルビンなどの基本肝機能検査を行うべきである．血清クレアチニンはカンナビジオールのおもな排泄が肝臓経由であるため必要ない．タンパク質とコレステロールは，カンナビジオールの薬物安全性に関連するパラメータではない．

19.8 62歳の患者が，頭部外傷後に新たに痙攣発作を起こした．この患者には高血圧の既往歴があり，ヒドロクロロチアジド（血中ナトリウム濃度を低下させる）で管理されている．以下の抗痙攣薬のうち，この患者の低ナトリウム血症のリスクを高める可能性があるのはどれか．

A．ガバペンチン

B．バルプロ酸塩

C．カルバマゼピン

D．ラコサミド

正解 C．カルバマゼピンは低ナトリウム血症と関連する．ナトリウムを減少させる他の薬と併用すると，低ナトリウム血症の可能性が高くなる．ガバペンチン，バルプロ酸塩，ラコサミドはナトリウム濃度を変化させることが知られていない．

19.9 全般強直間代発作に移行する焦点性発作をもつ34歳の肥満患者が，現在ラモトリギンとレベチラセタムを服用している．彼女は4カ月に1回の発作を繰り返している．現在，出産予定はなく，経口避妊薬を服用している．追加する抗てんかん薬として最も適切なのはどれか．

A．ブリバラセタム
B．ラコサミド
C．ゾニサミド
D．カルバマゼピン

正解 C． ゾニサミドは作用スペクトルが広く，経口避妊薬との相互作用がなく，体重減少をもたらすことがある．ブリバラセタムは作用機序がレベチラセタムと似ているので，追加は適切ではない．ラコサミドはナトリウムチャネルを遮断することで作用するが，これはラモトリギンのおもな作用機序でもある．カルバマゼピンは酵素誘導により経口避妊薬の有効性を低下させるが，これもおもにナトリウムチャネルの遮断により作用する．

19.10 全般強直間代発作をもつ14歳の男児が，ときどきてんかん発作を起こす．最寄りの病院から1時間のところに住んでいる．自宅で発作を随時治療するために，家族に提案する治療法として最も適切なのはどれか．

A．ヘンプ(麻)ローション(カンナビジオール含有)局所投与
B．ジアゼパム経鼻投与
C．クロナゼパム経口投与
D．ラモトリギン経口投与

正解 B． ジアゼパム経鼻投与または直腸投与は，発作の群発を自宅で治療するために用いることができ，患者が入院を回避するのに役立つ可能性がある．ヘンプローションは，承認された医薬品のような監督や規制の対象ではないため，治療用ではない少量のカンナビジオールが含まれている可能性が高い．クロナゼパムは，必要なときに使用できる可能性のある薬物であるが，経口製品の投与は現実的ではない．

麻　酔　薬　20

Ⅰ. 概　要

外科処置もしくは他の医療処置を受ける患者にとって，鎮静状態は，処置が容易になるという大きなメリットである．鎮静状態にはさまざまなレベルがあり，不安の軽減といったものから全身麻酔に至るまで幅が広く，以下のような効果が期待できる．

- 鎮静と不安の軽減
- 意識の消失と健忘
- 骨格筋弛緩
- 望ましくない反射の抑制
- 鎮痛

単独の麻酔薬がこれらすべての作用を発揮することはないため，いくつかの異なった種類の麻酔薬を組み合わせて，必要十分なレベルの鎮静状態を得る（図 20.1）．安全で効率的に鎮静状態になるように，手技の種類とそれに要する時間，および患者の臓器機能，病状，併用薬などに基づいて，麻酔薬の組合せが決められる（図 20.2）．術前投与薬は，患者を落ち着かせ，痛みを緩和し，その後に投与される麻酔薬の副作用や手術中の有害反射を軽減する．神経筋（接合部）遮断薬は，気管内挿管と筋弛緩を可能にし，外科手術を容易にする．全身麻酔薬は，吸入投与および静脈内投与（静脈注射）される．**亜酸化窒素** nitrous oxide を除き，吸入麻酔薬は揮発性のハロゲン化炭化水素化合物である．これに対して，静脈麻酔薬にはさまざまな種類の薬物が含まれ，急速な全身麻酔状態への導入および維持に使用される．

麻酔前投薬
鎮痛薬
制酸薬
制吐薬
ベンゾジアゼピン系薬物*1

鎮痛薬
アセトアミノフェン
セレコキシブ
ガバペンチン
ケタミン
オピオイド（21章参照）

全身麻酔薬：吸入麻酔薬
デスフルラン
イソフルラン
亜酸化窒素
セボフルラン

全身麻酔薬：静脈内麻酔薬
デクスメデトミジン
エトミデート*2
メトヘキシタール
プロポフォール

神経筋遮断薬（5章参照）
シサトラクリウム
ミバクリウム
パンクロニウム
ロクロニウム
サクシニルコリン
ベクロニウム

局所麻酔薬：アミド型
ブピバカイン
リドカイン
メピバカイン
ロピバカイン

局所麻酔薬：エステル型
クロロプロカイン
テトラカイン

図 20.1
麻酔に使用される薬物のまとめ．*1 高用量で全身麻酔に用いられる．神経筋遮断薬については5章を参照．*2（訳者注）：日本未承認．

Ⅱ. 鎮静のレベル

鎮静のレベルは麻酔薬の用量によって連続的に変化し，さまざまな薬に対する患者の反応性の違いによっても影響を受け，変わりやすい．これらの「人為的な」鎮静レベルは，軽い鎮静（不安軽減）から始まり，中等度の鎮静，深い鎮静，そして最終的には全身麻酔状態へと続く．あるレベルから次のレベルへの進行は，精神状態（意識レベル），血行動態の安定性，呼吸能力の変化によってわかる（図 20.3）．このような鎮静状態の進行は，とても微妙で予測しづらいことが多い．したが

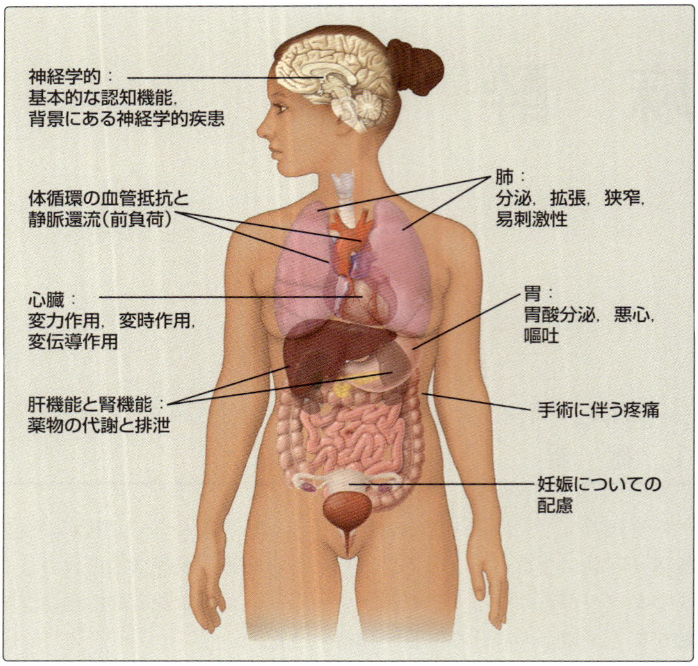
神経学的：
基本的な認知機能，
背景にある神経学的疾患
体循環の血管抵抗と
静脈還流（前負荷）
心臓：
変力作用，変時作用，
変伝導作用
肝機能と腎機能：
薬物の代謝と排泄
肺：
分泌，拡張，狭窄，
易刺激性
胃：
胃酸分泌，悪心，
嘔吐
手術に伴う疼痛
妊娠についての
配慮

図 20.2
麻酔薬の投与にあたって考慮すべき点.

って，麻酔導入を行う者は，次の鎮静レベルがいつ来ても適切に管理できるように準備しておかなければならない.

Ⅲ．全身麻酔の段階

全身麻酔は，中枢神経系 central nervous system（CNS）が抑制された可逆的な状態であり，刺激に対する反応および知覚の喪失を引き起こす．全身麻酔の状態は，導入，維持，覚醒の 3 段階に分けられる．導入とは麻酔薬を投与してから意識がなくなるまでのことで，維持とは全身麻酔が持続することである．覚醒（回復ともよばれる）は麻酔薬の投与が中止されると始まり，意識や防御反射が戻るまで続く．麻酔の導入は，麻酔薬がいかに速く脳に到達し，有効濃度に達するかによって決まる．覚醒は本質的に導入の逆で，麻酔薬が脳からいかに速く拡散して出ていくかによって決まる．全身麻酔の深さは，脳波で明ら

	軽度の鎮静（不安軽減）	中程度の鎮静	深い鎮静	全身麻酔状態
意識状態	ふつうに音声に反応する	言葉や触覚刺激に意図的に反応する	繰り返される言葉や疼痛刺激に意図的に反応する	疼痛刺激に反応しない
気道確保能力	影響なし	十分な機能	呼吸維持装置が必要な場合もある	呼吸維持装置が必要である
呼吸器系	影響なし	十分な機能	通常機能が不十分なこともある	呼吸機能が不十分のことが多い
循環器系	影響なし	通常維持される	通常維持される	機能不全が起きることもある

図 20.3
麻酔の観点からみた鎮静レベル.

かなように，CNSの働きがどの程度抑制されているか，と関係する．

A．導　入

成人の全身麻酔は通常，**プロポフォール** propofolのような静脈内投与薬で誘導され，30～40秒で意識が消失する．しばしば，**ロクロニウム** rocuronium，**ベクロニウム** vecuronium，**サクシニルコリン** succinylcholineなどの神経筋遮断薬を静脈内投与し，筋肉を弛緩させ，気管内挿管を容易にする．静脈内投与ができない小児には，**セボフルラン** sevofluraneなどの非刺激性揮発性麻酔薬を吸入投与して全身麻酔状態にする．

B．麻酔の維持

麻酔導入薬の投与後，バイタルサインと刺激に対する反応を注意深くモニターして，全身麻酔を維持するために継続的に吸入または注入する薬物の量のバランスをとる．全身麻酔の維持には，**プロポフォール**などの薬剤を用いた全静脈麻酔 total intra venous anesthesia（TIVA）を用いることもあるが，一般的には揮発性吸入麻酔薬を用いる．**フェンタニル** fentanylのようなオピオイドは吸入麻酔薬とともに鎮痛に用いられるが，これは吸入麻酔薬が意識状態を変化させるが痛みの知覚は変化させないためである．

C．覚　醒

麻酔維持薬を中止した後，患者の意識の回復を評価する．ほとんどの麻酔薬では，（薬物の代謝よりも）作用部位からの移動による濃度低下が回復の基礎となる．神経筋遮断薬は，代謝に十分な時間が経過していない限り，手術終了後に投与を中止するのが一般的である．患者は，すべての正常な生理機能（自発呼吸，血圧，心拍数，およびすべての防御反射）が麻酔状態からの完全な回復を確認するためにモニターされる．

Ⅳ．吸入麻酔薬

吸入ガス麻酔薬は，おもに静脈麻酔薬投与後の麻酔維持に用いる（図20.4）．吸入ガス濃度を変えることで，麻酔深度を迅速に変えることができる．吸入薬剤の用量反応曲線は急峻で，治療域が非常に狭いため，全身麻酔誘導から循環虚脱までの濃度差は小さい．拮抗薬（アンタゴニスト）antagonistは一切存在しない．麻酔薬の無駄な消費を減らすため，吸入ガス麻酔薬は二酸化炭素を除去し，ガスの再呼吸を可能にする吸収剤を含む再循環システムで再循環される．最近，このような強力な温室効果ガスの人為的排出に注目が集まっているが，このガスは通常，手術のたびに病院の屋上から放出される．

A．吸入麻酔薬の共通の特徴

現代の吸入麻酔薬は不燃性で爆発性のない薬剤であり，**亜酸化窒素**や揮発性のハロゲン化炭化水素（**イソフルラン** isoflurane，**セボフル

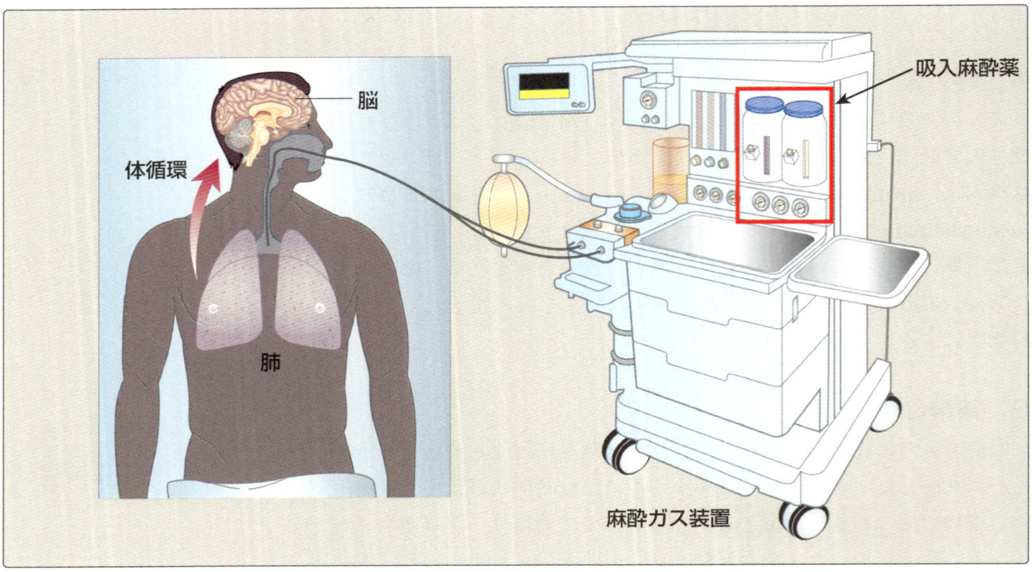

脳
体循環
肺
吸入麻酔薬
麻酔ガス装置

図 20.4
揮発性麻酔薬は患者の肺から吸収され，体循環に入り，用量依存的にCNSを抑制する．

ラン，**デスフルラン** desflurane）が含まれる．これらの薬剤は脳血管抵抗を減少させ，脳血流量を増加させる．気管支拡張を引き起こし，また同時に呼吸を活性化し，低酸素性肺血管収縮（肺の酸素濃度の低い領域で肺血管抵抗を上げ，酸素濃度の高い領域に血流を回す）を減少させる．肺からさまざまな体内区画へのこれらのガスの移動は，血流だけでなく，血液や組織への溶解度にも依存する．導入と覚醒には以下のような要因が関与している．

B．効　力

吸入麻酔薬の効力は，最小肺胞濃度 minimal alveolar concentration（MAC）として定量される．MACとは，侵害刺激にさらされた患者の50% が体動を示さなくなるのに必要な吸入麻酔薬の呼気終末濃度である．MACは麻酔薬の 50% 有効量（ED_{50}）であり，その効果を得るために必要な混合ガス中の% 濃度で表される．数値的には，**イソフルラン**のような強力な麻酔薬ではMACは小さく，**亜酸化窒素**のような効力の弱い麻酔薬ではMACは大きい．したがって，MACの逆数が効力の指標となる（図 20.5）．**亜酸化窒素**単独では全身麻酔ができないのは，生存可能な酸素を含む混和ガスでは**亜酸化窒素**のMAC値に達しないからである．脂溶性の麻酔薬ほど，麻酔に必要な濃度は低く，したがって効力は高い．MACを上昇させる（患者が麻酔薬に対する耐性を高める）要因は，高体温，CNSカテコールアミンを増加させる薬剤，慢性アルコール依存症などである．逆にMACを低下させる（患者をより感受性にする）要因は，年齢の上昇，低体温，妊娠，敗血症，急性中毒，静脈麻酔薬との併用，α_2 アドレナリン作動薬（**クロニジン** clonidine，**デクスメデトミジン** dexmedetomidine など）である．

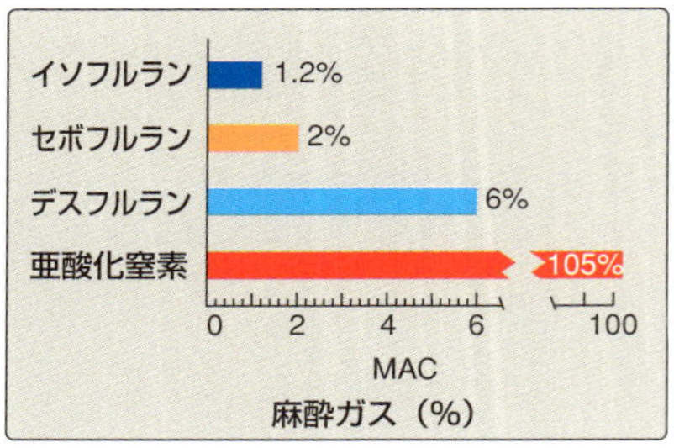

イソフルラン
1.2%
セボフルラン
2%
デスフルラン
6%
亜酸化窒素
105%
0
2
4
6
100
MAC
麻酔ガス（%）

図 20.5
麻酔ガスの最小肺胞濃度（MAC）は吸入麻酔薬の作用強度を比較するのに用いられる（MACが大きい＝効力が低い）．

C. 吸入麻酔薬の取込みと分布

吸入麻酔のおもな目的は，吸入麻酔薬の脳内分圧(P_{br})を一定かつ最適にすることである〔肺胞(P_{alv})と脳(P_{br})間の分圧平衡をつくる〕. 吸入麻酔薬濃度のP_{br}を確認するには，P_{alv}を測定するのが最も実用的で実行可能な方法であるが，そのためには2つの区画が平衡に達するのに十分な時間が必要である．肺入口から発生する麻酔ガスの分圧は，肺胞から血流(P_a)へとガスを移動させる原動力となり，脳や他の身体区画へと薬を輸送する．気体は分圧勾配に従ってある身体区画から別の身体区画へ移動するため，これらの各区画における分圧が吸入混合物における分圧と等しくなったとき，定常状態が達成される．［注：平衡状態では，$P_{alv}=P_a=P_{br}$である．］この定常状態に達するまでの時間経過は，以下の要因によって決定される．

1．肺胞への取込み：これは吸入する麻酔混合ガスで正常な肺の空気が置き換えられることを意味する．これに要する時間は，肺の機能的残気量（通常の呼気終了時に肺に残っているガス量）に正比例し，換気速度に反比例する．これはガスのもつ物理化学的な性質とは無関係である．肺分圧が高まると，肺からの麻酔ガスの移動が始まる．

2．麻酔薬の取込み（脳以外の末梢組織への移動）：取込みは，血液中のガス溶解度，心拍出量，肺胞と血液中の麻酔薬分圧の勾配により決まる．

a．血液への溶解度：これは，血液/ガス分配係数とよばれる麻酔薬の物理的特性によって決定される〔この分配係数は麻酔薬が肺胞から血液へ移行する量と血液から肺胞へ移行する量が平衡に達したときの，液相（血液）中の麻酔薬濃度と気相（肺胞）中の麻酔薬濃度の比．図20.6〕．吸入麻酔薬の場合，血液は薬理学的に不活性な貯蔵庫と考えられる．血液溶解度の低い麻酔薬と高い麻酔薬では，麻酔導入速度が異なる．**亜酸化窒素**のような血液溶解度の低い麻酔ガスが肺胞から循環系に拡散すると，血液中にはほとんど麻酔薬は溶解しない．このため，吸入された麻酔薬と動脈血の平衡状態が速やかに起こり，比較的少量の麻酔薬の追加で動脈血の麻酔薬分圧が上がる．対照的に，**イソフルラン**のような血液溶解度の高い麻酔ガスは，血液中でより多く血液中に溶け込み，血液分圧を上昇させるためには，より大量の麻酔薬とより長い時間が必要となる．その結果，麻酔の導入，覚醒，薬物濃度の変化に応じた麻酔深度の変更に要する時間が長くなる．血液への溶解度は，**イソフルラン**＞**セボフルラン**＞**亜酸化窒素**＞**デスフルラン**の順である．

b．心拍出量：心拍出量は吸入麻酔薬の導入の速さと逆相関する．この直感に反する現象は，神経細胞活動を変化させるのに必要な薬物濃度の閾値と，神経細胞が通過血液中の薬物にさらされる時間によって説明される．心拍出量が低い間は，ゆっくりと流れる血流に溶解するために，より血中のガス濃度が高くなる．さらに，この高濃度の薬が血液脳関門を通過して神経組織に拡散する接触

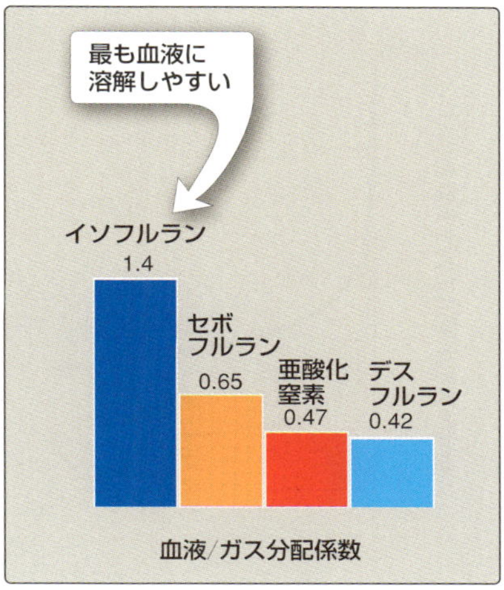
最も血液に
溶解しやすい
イソフルラン
1.4
セボ
フルラン
0.65
亜酸化
窒素
0.47
デス
フルラン
0.42
血液/ガス分配係数

図 20.6
吸入麻酔薬の血液/ガス分配係数.

時間も長くなる．心拍出量が高いと，麻酔薬は速やかに脳に運ばれるが，神経組織は低濃度の麻酔薬に短時間さらされることになるので，麻酔の導入は遅延する．

c．**肺胞/静脈ガス分圧勾配**：肺胞ガス分圧と還流静脈血ガス分圧の間のこの勾配は，動脈によって運ばれた麻酔薬が組織に取り込まれることにより生じる．動脈循環は麻酔薬を各組織に分配し，組織への取込みは組織血流量，血液/組織分圧差，血液/組織溶解度係数によって決まる．溶存麻酔ガスが少ないか，ない状態の静脈血が肺に流れこむと，高い勾配によって肺胞から血液中にガスが移動する．肺胞から静脈への分圧勾配が大きい状態が続くときには，末梢組織への麻酔薬の取込みが大きくなっている可能性が高く，そのため導入時間が長くなる．時間が経つと静脈血中のガス分圧が吸気中のガス分圧に近くなり，肺からの新たな麻酔ガスの取込みはなくなる．

3．**麻酔薬の取込みに対する組織タイプの違いによる影響**：ある組織コンパートメントが一定の吸入麻酔ガス分圧をもつ血液で定常状態に達するのに要する時間は，その組織への血流に反比例する（血流が多いほど，平衡状態に達するまでの時間は短くなる）．定常状態に達するまでの時間は，その組織の麻酔薬貯蔵能に正比例する（貯蔵能が大きいほど，平衡状態に達するまでの時間が長い）．さらに，貯蔵能は組織の容積およびガスの組織，血液溶解度係数に正比例する．麻酔薬の取込みの時間経過は以下の4グループに分けて考えることができる．

a．**血管が豊富なグループ（脳，心臓，肝臓，腎臓，内分泌腺）**：これらの血液灌流量の多い組織では速やかに血液のガス分圧に応じた定常状態に達する．

b．**骨格筋**：この組織は中程度の血液灌流量だが，麻酔薬貯蔵能は大きいため，定常状態に達するまでの時間は長くなる．

c．**脂肪**：脂肪は血液灌流が乏しいが，親油性の高い揮発性麻酔薬に対して非常に大きな貯蔵能をもつ．そのため，定常状態に達するのに必要な時間は大幅に延長する．

d．**血管が乏しいグループ（骨，靭帯，軟骨）**：これらの組織は血液灌流が非常に乏しく，麻酔ガスを貯蔵する能力も低い．したがって，麻酔薬の体内分布の時間経過に与える影響は最小限である．

4．**麻酔薬の除去**：吸入麻酔薬の投与が止められると，身体は肺胞コンパートメントに循環される麻酔ガスの貯蔵庫となる．吸入された麻酔薬の取込みと平衡に影響するのと同じ因子が，体内からの呼気の時間経過を決定する．したがって，**亜酸化窒素**は**イソフルラン**よりも速く体外に排出される（図20.7）．

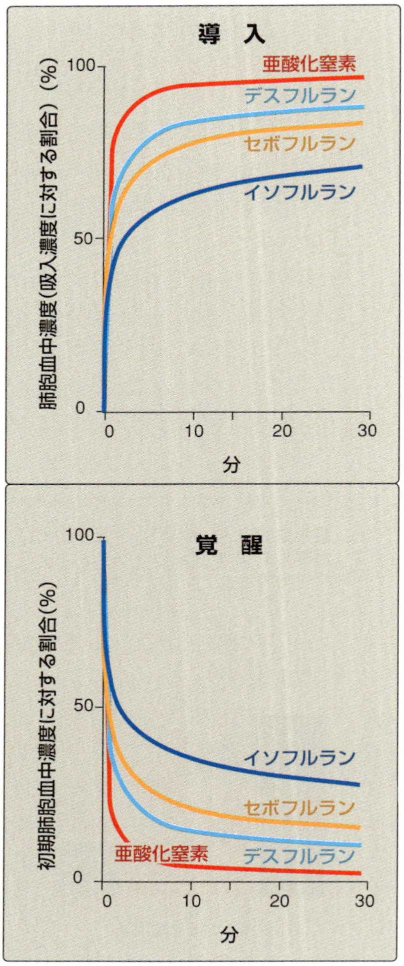
導　入
肺胞血中濃度（吸入濃度に対する割合）（%）
100
50
0
亜酸化窒素
デスフルラン
セボフルラン
イソフルラン
0
10
20
30
分
覚　醒
初期肺胞血中濃度に対する割合（%）
100
50
0
イソフルラン
セボフルラン
亜酸化窒素
デスフルラン
0
10
20
30
分

図 20.7
吸入麻酔薬の肺胞血中濃度の時間変化．

D．作用機序

全身麻酔薬の作用をすべて説明できる特定の受容体は見出されていない．構造の大きく異なる化合物が麻酔作用をもつことからも，単一の受容体の存在は考えにくい．全身麻酔薬の活性にはさまざまな分子機構がかかわるであろうと考えられている．臨床で使用される濃度では，全身麻酔薬は抑制性神経伝達物質GABA（γ-アミノ酪酸γ-aminobutyric acid）に対する$GABA_A$受容体の感受性を高める．これにより，塩化物イオン（クロライドイオン，Cl^-）の流入が増え，神経細胞は過分極する．シナプス後部が存在する神経細胞の興奮性，ひいてはCNSの活動が減弱する（図20.8）．他の麻酔薬とは異なり，**亜酸化窒素**と**ケタミン**ketamineは$GABA_A$受容体には作用しない．これらの麻酔薬の作用は，*N*-メチル-D-アスパラギン酸*N*-methyl-D-aspartate（NMDA）受容体の阻害である．［注：NMDA受容体とはグルタミン酸受容体のことで，グルタミン酸は体内の主要な興奮性神経伝達物質である．］GABA受容体以外では，脊髄運動ニューロンに存在する抑制性グリシン受容体も揮発性麻酔薬によって影響を受ける．また，吸入麻酔薬はニコチン受容体の興奮性シナプス後電流を抑制する．しかし，麻酔薬がどのようにこれらの調節的役割を果たすのかは十分にわかっていない．

E．イソフルラン isoflurane

イソフルランは，**ハロタン**halothaneが使用中止になって以来，ハロゲン化炭化水素麻酔薬のプロトタイプとなっている．他のハロゲン化ガスと同様に，**イソフルラン**はおもに全身血管系の弛緩から，用量依存性の低血圧を起こす．低血圧は**フェニレフリン**phenylephrineなどの直接作用型血管収縮薬で対処できる（6章参照）．**イソフルラン**はほとんど代謝を受けないため，肝臓と腎臓に毒性を示さないと考えられている．**イソフルラン**の刺激臭は呼吸反射（止息，唾液分泌，咳，喉頭痙攣）を誘発するので，導入には用いない．**イソフルラン**は**デスフルラン**や**セボフルラン**よりも血中溶解度が高く，平衡に達するまでに時間がかかるため，短時間の手術には向かないが，コストが低いため長時間の手術には適している．

F．デスフルラン desflurane

デスフルランは，血中溶解度が低いため，導入と覚醒が非常に速い．このため，短時間の手術によく用いられる麻酔薬である．揮発性が低いため，特殊な加熱気化器による投与が必要である．**イソフルラン**と同様，血管抵抗を減少させ，おもな組織に十分いきわたる．**デスフルラン**は**イソフルラン**と同様に呼吸器系への刺激が大きいので，吸入導入には使用すべきではない．分解は少なく，組織毒性はまれである．コストが高いため，使用できないことがある．

G．セボフルラン sevoflurane

セボフルランは，強い匂いがなく，気道を刺激することも少ない．このため，とくに静脈内留置に耐えられない小児患者の吸入導入に有用である．血中溶解度が低いため，導入と覚醒が速い．**セボフルラン**の肝毒性は低いが，麻酔回路で，新鮮ガス流量が非常に少ないと，ソーダ石灰との化学反応時間が長くなり，この際生成される化合物（化

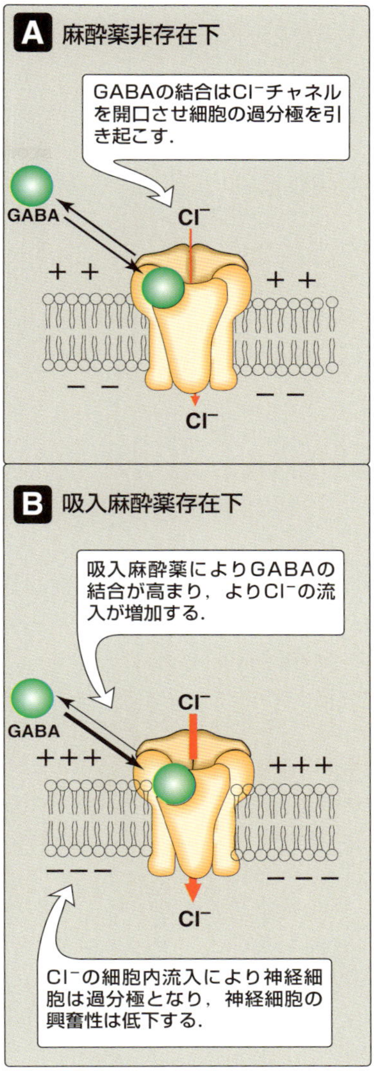
A 麻酔薬非存在下
GABAの結合はCl⁻チャネルを開口させ細胞の過分極を引き起こす．
GABA
Cl⁻
+ +
+ +
− −
− −
Cl⁻
B 吸入麻酔薬存在下
吸入麻酔薬によりGABAの結合が高まり，よりCl⁻の流入が増加する．
GABA
Cl⁻
+++
+++
−−−
−−−
Cl⁻
Cl⁻の細胞内流入により神経細胞は過分極となり，神経細胞の興奮性は低下する．

図 20.8
吸入麻酔薬によるリガンド作動性細胞膜チャネルの調節．Cl^-＝塩化物イオン，GABA＝γ-アミノ酪酸［訳者注：GABA結合部位は2カ所で，GABA 2分子が結合して開く］．

合物A)が，腎毒性を示すことがある．そのため，麻酔回路でソーダ石灰吸収剤を使用する場合は，この腎毒性のある化学物質の生成を防ぐため，新鮮ガス流量を毎分2L以上に保つことが推奨される．

H．亜酸化窒素 nitrous oxide

亜酸化窒素（"笑気ガス"，N_2O）は，非刺激性の強力な鎮静剤であるが，単独では全身麻酔状態をつくり出すことができない．とくに歯科では，中等度の鎮静状態にするために，酸素と併用して30～50％の濃度で頻用される．**亜酸化窒素**は呼吸を抑制せず，心血管系の血行動態と筋力を維持する．**亜酸化窒素**は，全身麻酔で用いる際には他の吸入麻酔薬と併用することができ，併用する揮発性吸入麻酔薬の必要濃度を下げることができる．この併用により，心血管系の血行と脳血流に影響を及ぼすなどの，揮発性吸入麻酔薬の望ましくない副作用が軽減される．**亜酸化窒素**は血液や他の組織への溶解性が低いため，体内や体外への移動が非常に速い．体のなかの閉鎖された空間では，**亜酸化窒素**はその容積を増加させたり（気胸を悪化させる），内圧（副鼻腔や中耳の内圧）を増加させたりする可能性がある．これはさまざまな閉鎖空間（区画）で，**亜酸化窒素**がすばやく窒素に置き換わるのに対して，窒素の移動が遅いためである．**亜酸化窒素**の移動速度の速さにより，覚醒時の酸素の取込みが遅れ，拡散性低酸素症が起きることがある．これを防ぐため覚醒時に十分量の酸素吸入を行う．吸入麻酔薬のいくつかの特徴を図20.9にまとめた．

I．悪性高熱症

ごく一部の感受性の高い患者では，ハロゲン化炭化水素麻酔薬（または**サクシニルコリン**）投与により，生死にかかわるまれな疾患である悪性高熱症malignant hyperthermiaが起きることがある．悪性高熱症は，骨格筋の酸化的代謝の急激かつ制御不能な増加を引き起こし，通常の酸素供給能，二酸化炭素除去能，体温調節能を超え，ただちに治療しなければ，最終的に循環不全と死に至る．悪性高熱症は興奮収縮連関の破綻によって起きる．熱傷，筋ジストロフィー，ミオパチー，筋強直症，骨形成不全の患者は，悪性高熱症を起こしやすく，ハロゲン系麻酔薬を使用する場合は注意が必要である．悪性高熱症に対する感受性は常染色体優性遺伝することが多い．感受性は複数の遺伝子変異により起こりうるが，最も一般的なものはリアノジン受容体1

臨床応用20.1：小児の麻酔導入

手術のために全身麻酔を必要とする12歳未満の小児患者の多くは，静脈路が確保されてない状態で手術室に入る．麻酔の導入は，患者の鼻と口をフェイスマスクで覆い，高用量の**セボフルラン**で全身麻酔状態にしてから，静脈路確保を行う．**セボフルラン**は辛味や呼吸器への刺激が少ないため，吸入麻酔薬として好まれる．患者の協力を得るために，マスクによい匂いの香料をつけることもできる．鼓膜切開チューブ（耳管）のような短時間の処置の場合，麻酔科医は点滴をせず，処置の間ずっと**セボフルラン**をマスクから投与して患者を麻酔状態に保つこともできる．

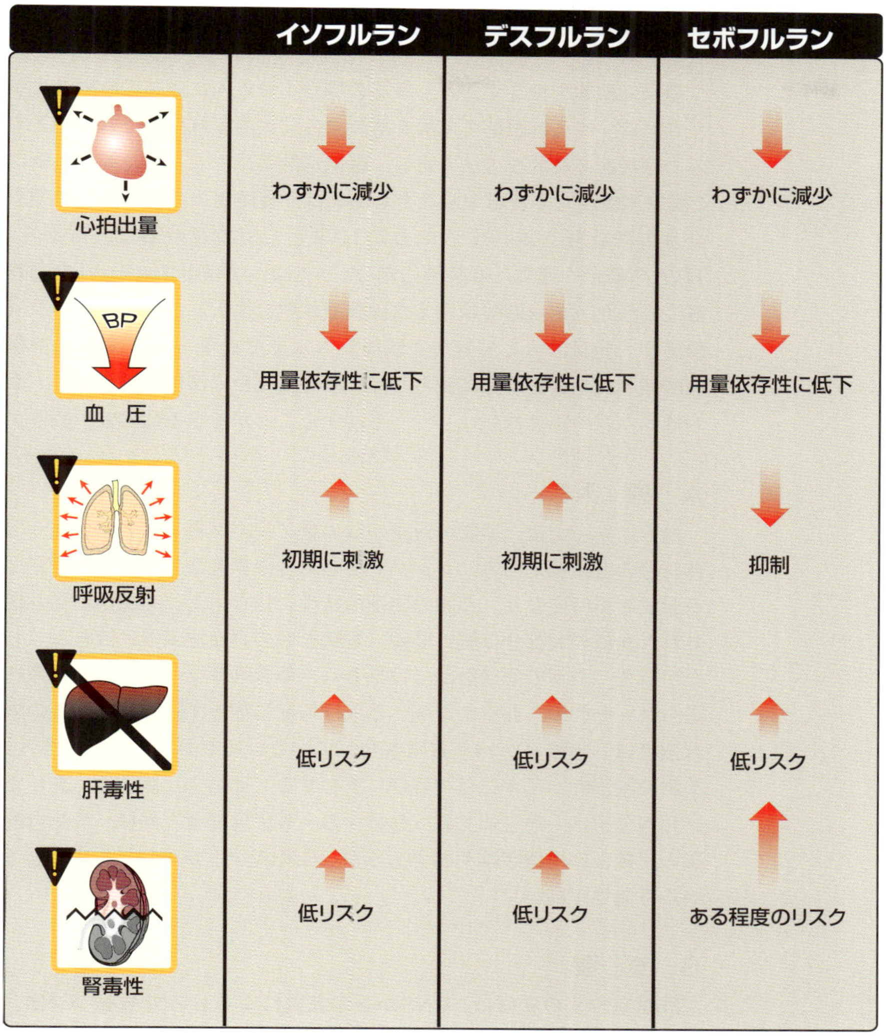
イソフルラン
デスフルラン
セボフルラン
心拍出量
わずかに減少
わずかに減少
わずかに減少
BP
血　圧
用量依存性に低下
用量依存性に低下
用量依存性に低下
呼吸反射
初期に刺激
初期に刺激
抑制
肝毒性
低リスク
低リスク
低リスク
腎毒性
低リスク
低リスク
ある程度のリスク

図 20.9
吸入麻酔薬の特徴．

(RYR1)の変異である．RYR1は骨格筋の筋小胞体に存在するカルシウムイオン(Ca^{2+})放出チャネルである．患者が悪性高熱症の症状を示した場合，麻酔薬の投与を中止するとともに**ダントロレン** dantrolene を投与し，患者を急速に冷却する措置をとる．**ダントロレン**は，筋細胞の筋小胞体からのCa^{2+}の放出を遮断し，熱産生を抑え，筋弛緩を引き起こす．それゆえハロゲン化麻酔薬などの悪性高熱症を起こす可能性がある薬が投与される場合は，いつでも**ダントロレン**を使用できるようにしておく必要がある．さらに，患者の状態を注意深くモニターし，呼吸・循環・腎機能の異常があれば治療する．**ダントロレン**の使用と，感受性の高い患者における誘発薬の回避により，悪性高熱症による死亡率は著しく低下した．より溶解性の高い**ダントロレン**製剤が市販されるようになり，緊急時にこの薬剤を準備するのに必要な時間が大幅に短縮された．

V. 静脈内麻酔薬

静脈麻酔薬を投与すると，多くの場合1分以内に急速に麻酔導入がなされる．吸入麻酔薬で麻酔を維持する前に静脈麻酔薬で麻酔導入するのは最も一般的な方法である．静脈麻酔薬は，ごく短時間の手術に1回急速静注して使用することもあれば，長時間の手術で鎮静状態や全身麻酔状態を維持するためにTIVAとして投与することもある．TIVAの場合，通常，麻酔導入剤(たとえば，**プロポフォール**)を急速静注投与して全身麻酔状態または鎮静状態に導入し，その後，静脈麻酔薬を一定量注入して適切な鎮静レベルまで漸増する．TIVAで静脈麻酔薬の投与量を十分に減らせば，中等度または深度の鎮静など，より低レベルの鎮静状態にして，維持することができる(図20.3参照)．

A. 導 入

血液に入った後，薬物の何割かは血漿タンパク質と結合し，残りは非結合の遊離型である．タンパク質の結合の程度は，イオン化の程度や脂質の溶解度など，薬物の物理的特性に依存する．心臓から送り出された血液の大部分は脳，肝臓，腎臓などの高血流臓器に流れる．したがって，最初の急速静注で投与された静脈麻酔薬の多くが脳循環に送られ，その後，血液から脳へと濃度勾配に従って移行する．この移行速度は，血漿タンパク質に結合していない遊離薬物の動脈内濃度，薬物の脂溶性，イオン化の程度に依存する．非結合，脂溶性，非イオン化の分子は，最も速く脳へ移行する．吸入麻酔薬と同様，静脈麻酔薬の正確な作用機序は不明であるが，GABAが重要な役割を果たしている可能性が高い．

B. 覚 醒

静脈麻酔薬の覚醒は，CNSからの拡散によるものである．CNSおよび高血流組織に非イオン化分子が最初に流入した後，薬物は血流があまり多くない組織に拡散する．二次的な組織への取込みはおもに骨格筋で起き，麻酔薬の血漿濃度は低下する．その結果生じる逆向きの濃度勾配に従ってCNSの麻酔薬は拡散して，放出される．この他の組織への移行が，静脈麻酔薬を単回投与したときにみられる急速な覚醒の背景にある．持続投与や反復投与がされたときにのみ，代謝と血漿からのクリアランスが覚醒に重要となる．脂肪組織は血流が乏しいため，単回投与後の遊離型麻酔薬の再分布にはほとんど影響しない．しかし，持続投与や反復投与がされたときには，脂肪組織が薬物の貯蔵部位として作用するので覚醒を遅延させる．

C. 心拍出量の低下による影響

心拍出量が減少すると(たとえば，ショック，高齢者，心疾患などにおいて)，身体は心拍出量のうちより多くの割合を脳循環に振り分けることで代償する．このような状況では，静注麻酔薬がより多く脳循環に入る．そのため，薬物の用量を減らさなければならない．さらに，心拍出量の減少は循環時間の延長を引き起こす．そのため，麻酔導入薬が脳に到達して効果を発揮するまでの時間が長くなる．**心拍出量の低下した患者では，低用量の静脈麻酔薬からゆっくりと増量して，体内薬物濃度調整を行うことが，安全な導入の鍵である．**

D．プロポフォール propofol

プロポフォールは，麻酔の導入と維持に用いられる鎮静作用と催眠作用をもった薬物であり，静脈内投与される．**プロポフォール**は広く使用されており，**チオペンタール** thiopentalに代わって全身麻酔の導入と鎮静の第一選択薬となっている．**プロポフォール**は水溶性に乏しいため，大豆油と卵のリン脂質を含む乳濁液として供給され，ミルクのようにみえる．

1．**作用発現**：麻酔の導入はスムーズであり，投与後30～40秒で起きる．血漿中濃度は移行の結果急速に低下し，その後，ゆっくりと肝臓で代謝され腎臓から排泄される．最初の移行期における半減期は2～4分である．**プロポフォール**の薬物動態は，中程度の肝不全や腎不全では変化しない．

2．**作用**：**プロポフォール**はCNSを抑制するが，筋肉の攣縮，自発運動，あくび，しゃっくりなどの興奮現象を起こすことがある．注射部位に一過性の痛みが起きることが多い．**プロポフォール**は心筋を抑制することなく血圧を低下させる．また，おもに脳血流と酸素消費量の減少により，頭蓋内圧を低下させる．CNSでの活動電位に対する抑制作用は揮発性麻酔薬よりも弱いため，脊髄機能を調べながら行う手術に有用である．しかし鎮痛作用はないので，オピオイドの併用が必要である．**プロポフォール**を外来での患者の鎮静を行う目的で，低濃度で持続注入することもよく行われる．術後悪心・嘔吐 postoperative nausea and vomiting（PONV）の発生率は非常に低い．これはこの薬物が若干の制吐作用をもつためである．

E．バルビツール酸誘導体 barbiturate

チオペンタールは，超短時間作用型のバルビツール酸誘導体で，脂溶性が高い．強力な麻酔薬であるが，鎮痛作用は弱い．バルビツール酸系薬剤は，麻酔中に鎮痛薬の補助投与を必要とする．**チオペンタール**や**メトヘキシタール** methohexitalなどのバルビツール酸誘導体は，静脈内投与されるとすばやくCNSに入り，多くの場合1分以内にCNS機能を抑制する．しかし，他の組織へ移行するので，脳からの拡散消失も急速である（図20.10）．肝臓で代謝されるのは1時間あたり15％程度であるため，これらの薬物は投与されてから比較的長い時間，体内に留まっている．したがって，**チオペンタール**の代謝は，他組織への移行（再分布）よりもはるかに遅い．バルビツール酸誘導体は血圧を低下させる傾向があり，反射性頻脈を引き起こすことがある．バルビツール酸誘導体は，脳血流および酸素消費量の減少により，頭蓋内圧を低下させる．**チオペンタール**は，米国を含む多くの国ではもはや使用されていない．**メトヘキシタール**は，電気痙攣療法に現在も

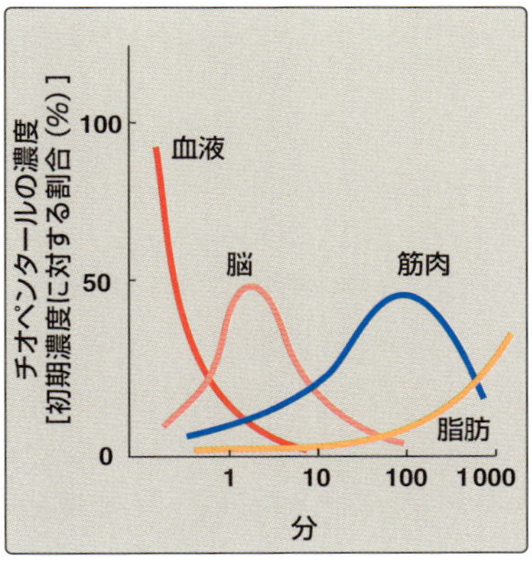
チオペンタールの濃度
[初期濃度に対する割合(%)]
100
50
0
血液
脳
筋肉
脂肪
1
10
100
1000
分

図 20.10
チオペンタールの脳から筋肉や脂肪組織への再分布．

よく使用されている．これは他のすべてのバルビツール酸誘導体とは異なり，痙攣発作閾値を低下させるためである［訳者注：日本では**メトヘキシタール**は使われていない］．

F．ベンゾジアゼピン系薬物 benzodiazepines

ベンゾジアゼピン系薬物は，鎮静と健忘のために麻酔薬と併用される．最もよく使用されるのは**ミダゾラム** midazolamである．**ジアゼパム** diazepamや**ロラゼパム** lorazepamを用いる場合もある．3つとも，GABAなどのさまざまな神経伝達物質の抑制作用を増強することによって，健忘を促し，鎮静をもたらす．心血管系の抑制効果は少ないが，いずれも呼吸抑制の可能性がある（とくに静脈内投与時）．これらは肝臓で代謝され，消失半減期はさまざまである．**ミダゾラム**はCYP3A4基質であり，CYP3A4の強力な阻害薬（たとえば，**クラリスロマイシン** clarithromycinや**エリスロマイシン** erythromycin）は**ミダゾラム**の作用を延長させる可能性がある．ベンゾジアゼピン系薬物は，一時的な前向性健忘を生じさせ，患者に過去の記憶は残るが，新しい情報を長期記憶として保存させない．そのため治療についての重要な情報は，薬物の消失後に再び患者に伝える必要がある．

G．オピオイド opioid

鎮痛作用があるため，オピオイドは他の麻酔薬とよく併用される．必要な鎮痛作用の時間に応じて，オピオイドを使い分ける．最もよく使用されるオピオイドは，**フェンタニル**およびその同種の**スフェンタニル** sufentanil［訳者注：日本では使われていない］，**レミフェンタニル** remifentanilである．これらは静脈内，硬膜外，またはくも膜下腔（脳脊髄液中）に投与される．オピオイド単独では，健忘作用はなく，悪心や嘔吐とともに，低血圧や呼吸抑制を起こしたりする．オピオイドの作用は**ナロキソン** naloxoneで拮抗できる．オピオイドについての詳細は21章を参照されたい．

H．エトミデート etomidate

エトミデート［訳者注：日本未承認］は，麻酔の導入に使用される催眠薬であるが，鎮痛作用はない．水溶性に乏しいため，プロピレングリコール溶液に配合される．麻酔導入は迅速で，薬物は短時間で作用する．**エトミデート**のおもな利点は血行動態の安定性であり，この薬物は心拍出量および全身血管抵抗への影響が少ない．**エトミデート**は通常，心血管機能障害のある患者または急性重症患者にのみ使用される．**エトミデート**はステロイド生成に関与する**11-β**水酸化酵素を阻害し，有害作用として血漿コルチゾール cortisolおよびアルドステロン aldosteroneの低下がある．これらのホルモンの抑制が続くことは危険なので，**エトミデート**は長時間使い続けるべきではない．その他に注射部位の疼痛，骨格筋の不随意活動，悪心，嘔吐がみられることがある．

I．ケタミン ketamine*1

ケタミンは短時間作用型の抗NMDA受容体作用をもつ麻酔・鎮痛薬である．患者を解離状態，すなわち覚醒しているが意識レベルが低く痛みを感じない状態にする．しかし解離状態にあるときの意識レベルの判断は難しい．**ケタミン**は中枢で交感神経系を活性化し，心機能を上げ，血圧と心拍出量を増加させる．また，強力な気管支拡張作用も併せもつ．したがって，喘息患者だけでなく，循環血液量減少性ショックや心原性ショックの患者にも有効である．逆に，高血圧や脳卒中の患者には禁忌である．この薬物は親油性で，非常に速やかに脳に入る．バルビツール酸誘導体と同様に，他の臓器や組織に移行する．**ケタミン**は手術中のオピオイド使用量を減らす補助薬として人気がある．とくに若年成人では幻覚や感覚障害を引き起こすことがあるが，ベンゾジアゼピン系薬物による前処置が有効である．**ケタミン**は**フェンサイクリジン** phencyclidine と同様に夢幻状態や幻覚状態を引き起こすため，違法に使用されることがある．

J．デクスメデトミジン dexmedetomidine

デクスメデトミジンは，集中治療室および手術室で鎮静薬として使用される．**クロニジン**と同様，脳の特定の部位でα_2受容体の作動薬（アゴニスト）agonist として働く．**デクスメデトミジン**には，鎮静，鎮痛，交感神経系抑制，抗不安作用があり，術前・術後にみられる心血管系の反射を弱める．呼吸抑制を起こすことなく，揮発性麻酔薬，鎮静薬，鎮痛薬の必要量を減少させ，TIVAの際に単独で使用されることもある．小児患者では，覚醒時せん妄を抑えることができるので好んで用いられる．いくつかの麻酔薬の治療上の利点と欠点を図20.11にまとめた．

Ⅵ．神経筋遮断薬

神経筋遮断薬は麻酔の実施にとってきわめて重要であり，気管内挿管を容易にし，手術に必要な筋弛緩状態にするために用いられる．その作用機序は，骨格筋細胞膜上のニコチン性アセチルコリン受容体の遮断である．神経筋遮断薬には，**シサトラクリウム** cisatracurium，**ミバクリウム** mivacurium，**パンクロニウム** pancuronium，**ロクロニウム** rocuronium，**サクシニルコリン**，**ベクロニウム**などがある（5章参照）．

A．スガマデクス sugammadex

スガマデクスは選択的筋弛緩薬結合薬で，**ロクロニウム**と**ベクロニウム**の両方の作用を終了させる．この薬物は神経筋遮断薬と1：1の割合で結合できるような三次元構造をもち，筋弛緩薬と結合するとその作用を停止させ，水溶性にする．弱い神経筋遮断と強い神経筋遮断の両方を迅速かつ効果的に解除するという点でユニークである．**スガ**

---

*1（訳者注）：日本では2006年より麻薬指定されている．

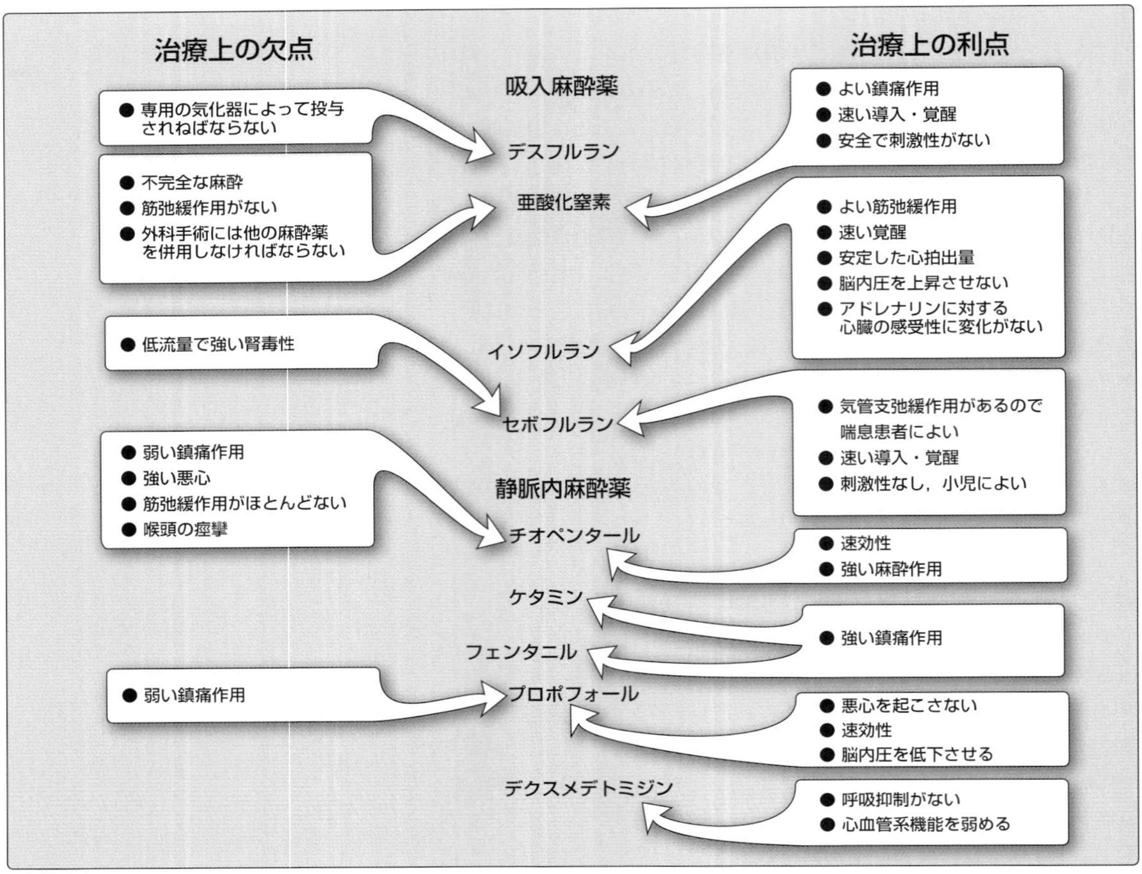

治療上の欠点
治療上の利点
吸入麻酔薬
● 専用の気化器によって投与されねばならない
デスフルラン
● よい鎮痛作用
● 速い導入・覚醒
● 安全で刺激性がない
● 不完全な麻酔
● 筋弛緩作用がない
● 外科手術には他の麻酔薬を併用しなければならない
亜酸化窒素
● よい筋弛緩作用
● 速い覚醒
● 安定した心拍出量
● 脳内圧を上昇させない
● アドレナリンに対する心臓の感受性に変化がない
● 低流量で強い腎毒性
イソフルラン
セボフルラン
● 気管支弛緩作用があるので喘息患者によい
● 速い導入・覚醒
● 刺激性なし，小児によい
静脈内麻酔薬
● 弱い鎮痛作用
● 強い悪心
● 筋弛緩作用がほとんどない
● 喉頭の痙攣
チオペンタール
● 速効性
● 強い麻酔作用
ケタミン
フェンタニル
● 強い鎮痛作用
● 弱い鎮痛作用
プロポフォール
● 悪心を起こさない
● 速効性
● 脳内圧を低下させる
デクスメデトミジン
● 呼吸抑制がない
● 心血管系機能を弱める

図 20.11
麻酔薬の治療上での欠点と利点.

マデクスは腎臓から排出される.

Ⅶ. 局所麻酔薬

局所麻酔薬は痛覚刺激の神経伝導を遮断し，高濃度では末梢からCNSへの運動に関連した知覚刺激を遮断する．活動電位を発生するために必要なナトリウムイオン(Na^+)に対する一過性の膜透過性の増加を防ぐために，Na^+チャネルが遮断される(図 20.12)．活動電位の伝播が妨げられると刺激の発生部位からの知覚が脳に伝達されなくなる．投与法には表面麻酔，浸潤麻酔，末梢神経を対象にした伝達麻酔，脊柱管麻酔(脊髄くも膜下麻酔，硬膜外麻酔，仙骨硬膜外麻酔)などがある．痛み，温度を伝える神経と自律神経系を構成する神経を含む細い無髄神経線維が局所麻酔薬に対して最も感受性が高い．分子構造をみると，局所麻酔薬はすべてアミド結合またはエステル結合で炭素鎖に結合した親油性基を含み，その炭素鎖はさらに親水性基に結合している(図 20.13)．最も広く使用されている局所麻酔薬は，**ブピバカイン** bupivacaine，**リドカイン** lidocaine，**メピバカイン** mepivacaine，

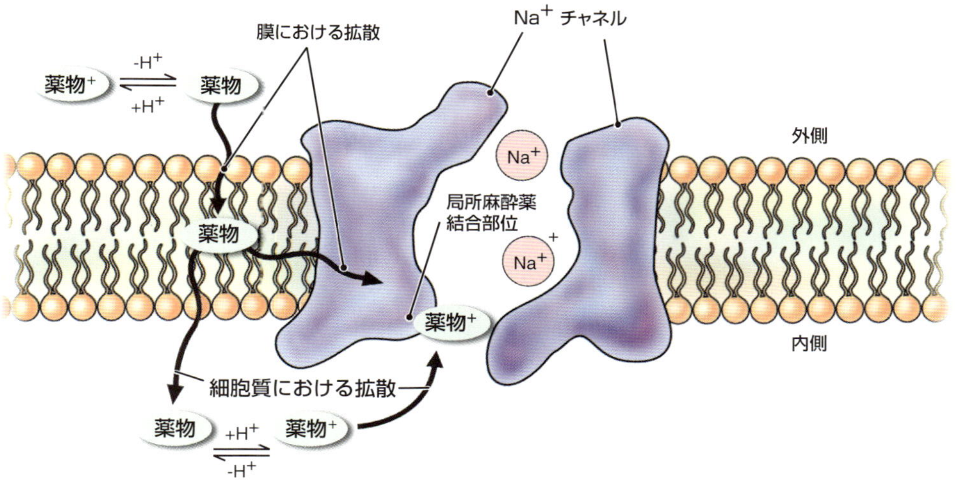
膜における拡散
Na+ チャネル
薬物+
-H+
+H+
薬物
外側
Na+
局所麻酔薬
結合部位
薬物
Na+
薬物+
内側
細胞質における拡散
薬物
+H+
-H+
薬物+

図 20.12
局所麻酔薬の作用.

ロピバカイン ropivacaine, **クロロプロカイン** chloroprocaine, **テトラカイン** tetracaine である*2.

A. 作　用

局所麻酔薬は血管拡張を起こすが(**コカイン** cocaine を除く), 単独投与では作用部位から急速に拡散し, 持続時間も短い. 血管収縮薬である**アドレナリン** adrenaline を加えることで, 局所麻酔薬の吸収と拡散の速度が低下する. この添加により, 局所麻酔薬の全身性の中毒作用が減少し, 作用時間が延長する. 肝機能は局所麻酔の作用時間に影響を及ぼさないが, それは代謝よりもむしろ移行(再分布)によって決まるからである. 局所麻酔以外の目的で用いられる局所麻酔薬がある(静脈内投与して抗不整脈薬として使われる**リドカイン**など. 11 章参照).

B. 作用発現, 効力, 作用時間

局所麻酔薬の作用発現は, 組織の pH, 神経の形態, 濃度, pK_a, 薬物の脂溶性などの影響を受ける. なかでも pK_a が最も重要である. pK_a が低い局所麻酔薬は, 生理的 pH でより多くの薬物が非イオン化型で存在する. 非イオン化型は神経細胞膜への浸透性が高いため, 作用発現が速い. 細胞内に移行すると再びイオン化型となり, Na^+ チャネルの受容体タンパク質と結合して, その機能を阻害し, 局所麻酔作用が生じる. 局所麻酔を行う領域に感染が起きていると周辺組織の pH が低下し, 局所麻酔の作用発現が遅れたり, 作用が出なかったりすることがある. これらの局所麻酔薬の効力と作用時間はおもに脂溶性に依存し, 脂溶性が高いほど効力が上がり, 作用時間が長くなる.

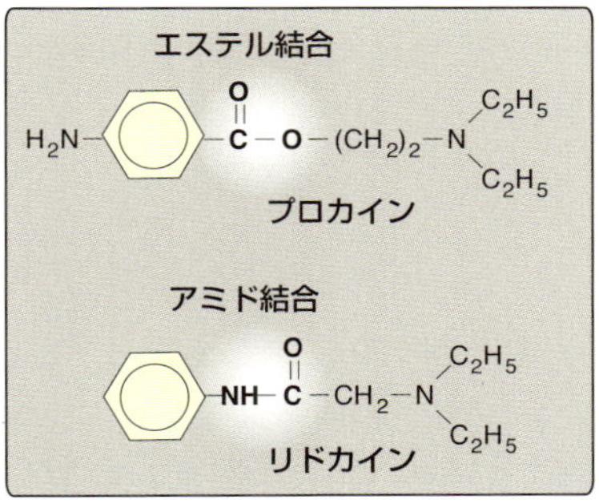
エステル結合
プロカイン
アミド結合
リドカイン

図 20.13
エステル型とアミド型局所麻酔薬の構造.

*2 (訳者注) : 日本ではクロロプロカインは使われていない. プロカイン procaine やジブカイン dibucaine なども使われている.

C. 代 謝

アミド型局所麻酔薬の代謝はおもに肝臓で起こる．歯科麻酔薬**プリロカイン** prilocaineも血漿や腎臓で代謝され，代謝物の1つはメトヘモグロビン血症を引き起こす可能性がある．エステル型局所麻酔薬は，血漿コリンエステラーゼ(偽コリンエステラーゼ)によって代謝される．偽コリンエステラーゼ欠損症の患者は，エステル型局所麻酔薬の代謝が遅い．通常の用量では，これは臨床的にほとんど影響しない．肝機能が低下している患者では毒性が出やすくなるが，局所麻酔薬の作用時間を著しく延長させることはない．

D. アレルギー反応

局所麻酔薬に対するアレルギー反応の報告はかなり多いが，しばしば報告される"アレルギー"は，実際には併用される**アドレナリン**の副作用である．アミド型局所麻酔薬に対する真のアレルギーはきわめてまれであるが，エステル型局所麻酔薬の**プロカイン**はよりアレルギー性が高く，現在ではほとんど市販されていない*3．アレルギーの原因となる成分は，すべてのエステルで生成される代謝物パラアミノ安息香酸であるため，1つのエステル型に対してアレルギーがあれば，他のエステル型は使用されない．対照的に，あるアミド型に対するアレルギーがあっても，別のアミド型が使用される．複数回用のバイアルに含まれる保存剤など，局所麻酔薬に添加されている他の化合物に対してアレルギー反応を示す患者もいる．

E. 局所麻酔薬の全身毒性

反復投与でも，不注意な単回の静脈内投与でも，局所麻酔薬が毒性を示すレベルの血中濃度に達してしまう場合がある．各薬剤には体重ベースの毒性閾値があり，これを計算する必要がある．これは，小児，高齢者，出産時の女性(とくに局所麻酔薬の影響を受けやすい)においてたいへん重要である．注射前には必ず吸引を行う*4．局所麻酔薬による全身毒性local anesthetic systemic toxicity(LAST)の徴候，症状，発現時期は予測不可能である．局所麻酔薬の注射後に精神状態の変化，痙攣，心血管系の異常がみられた場合は，局所麻酔薬中毒の診断を必ず考慮しなければならない．LASTの治療には，抗痙攣薬，気道管理，心肺補助が含まれる．20% 脂質懸濁液の注入(脂質エマルジョン療法)にはLASTを改善する利点がある．図20.14は，いくつかの局所麻酔薬の薬理学的特徴をまとめたものである．

Ⅷ. 麻酔補助薬

麻酔補助薬は，消化管運動，術後悪心・嘔吐，不安，鎮痛に影響を及ぼす薬剤を含む，麻酔診療の重要な一部である．患者の麻酔経験を

*3 (訳者注)：日本ではプロカイン塩酸塩procaine hydrochlorideの注射薬が使われている．

*4 (訳者注)：誤って血管内に直接投与されないように，吸引して血液が流れ込まないか確認する．

特 徴	エステル型 ・ベンゾカイン ・プロカイン ・クロロプロカイン ・テトラカイン ・コカイン	アミド型 ・ブピバカイン ・プリロカイン ・リドカイン ・ロピバカイン ・メピバカイン
代 謝	血漿コリンエステラーゼによる．速い	肝臓で行われる．遅い
全身毒性	まれ	起こりうる
アレルギー性症状	PABA類による	非常にまれ
溶液での安定性	アンプル中で壊れる(熱，太陽光)	非常に安定
作用発現	一般的に遅い	中程度か速い
pK_a	生理的pHより高い (8.5〜8.9)	生理的pHに近い (7.6〜8.1)

薬 物	効 力	作 用 発 現	持 続 時 間
ブピバカイン	強 い	遅 い	長 い
クロロプロカイン	弱 い	速 い	短 い
リドカイン	弱 い	速 い	中程度
メピバカイン	弱 い	中程度	中程度
ロピバカイン	強 い	中程度	長 い
テトラカイン	強 い	遅 い	長い(脊椎麻酔)

図 20.14
局所麻酔薬の薬理学的特徴のまとめ．PABA＝パラアミノ安息香酸．

安全で快適なものにするために，麻酔補助薬が使用される．

A．胃 腸 薬

H_2 受容体拮抗薬(たとえば，**ファモチジン** famotidine．42 章参照)およびプロトンポンプ阻害薬(たとえば，**オメプラゾール** omeprazole．42 章参照)は，誤嚥の際に問題となる胃酸の酸性度を減らすのに役立つ．非粒子状の制酸剤(**クエン酸ナトリウム** sodium citrate や**クエン酸** citric acid)は，意図せぬ誤嚥性肺炎を減らすために，胃内容物の pH をすばやく上昇させる目的で投与されることがある．これらの胃腸薬は，胃酸の逆流が問題になる患者の他にも，手術を受ける産科患者に対して使用される．最後に，ドパミン受容体拮抗薬(**メトクロプラミド** metoclopramide)は，胃排出を促進し，下部食道括約筋の緊張を高めて，誤嚥のリスクをさらに減少させるために使用される消化管運動促進薬である．

B．術後悪心・嘔吐に対する薬物

術後悪心・嘔吐 postoperative nausea and vomiting (PONV) は術中術後の医師と患者双方にとって重大な問題となりうる．PONV の危険因子には，女性，非喫煙者，揮発性麻酔薬および亜酸化窒素の使用，手術時間，術後の麻薬性鎮痛薬使用が含まれる．5-HT_3 受容体遮断薬(たとえば，**オンダンセトロン** ondansetron．42 章参照)は，PONV を予防するために使用されることが多く，通常，手術の終盤に投与される．これらの薬は，QT 間隔の長い患者には慎重に使用すべきであり，心電図モニタリングが必要である．抗コリン薬と抗ヒスタミン薬(**プロメタジン** promethazine)も使用できる．しかし，これらの薬物により引き起こされるかもしれない鎮静，せん妄，錯乱は，術後処理をかえって困難にしてしまうことがある．これはとくに高齢者で問題になる．**デキサメタゾン** dexamethasone などのグルココルチコイドも PONV

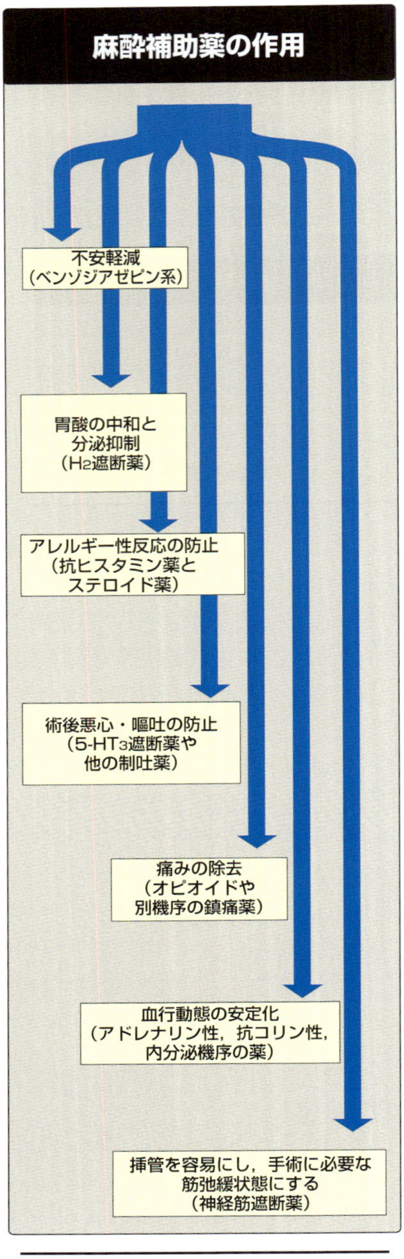
麻酔補助薬の作用
不安軽減
(ベンゾジアゼピン系)
胃酸の中和と
分泌抑制
(H2遮断薬)
アレルギー性反応の防止
(抗ヒスタミン薬と
ステロイド薬)
術後悪心・嘔吐の防止
(5-HT3遮断薬や
他の制吐薬)
痛みの除去
(オピオイドや
別機序の鎮痛薬)
血行動態の安定化
(アドレナリン性，抗コリン性，
内分泌機序の薬)
挿管を容易にし，手術に必要な
筋弛緩状態にする
(神経筋遮断薬)

図 20.15
麻酔補助薬の作用.

の軽減に使用できる．その機序は不明であるが，効果発現までに時間がかかるため，グルココルチコイドは通常手術開始時に投与される．最後に，経皮吸収型**スコポラミン** scopolamine が複数の危険因子またはPONVの既往歴のある患者に対して，術前に投与される．経皮吸収型**スコポラミン**は中枢性の抗コリン作用を引き起こす可能性があるため，注意が必要である．揮発性麻酔薬を避け，**プロポフォール** TIVAを行うことで，PONVの発生率を大幅に減少させることができる．

C. 抗不安薬

不安を感じることは手術ではごく一般的である．ベンゾジアゼピン系薬(**ミダゾラム**，**ジアゼパム**)，α_2 作動薬(**クロニジン**，**デクスメデトミジン**)，H_1 受容体拮抗薬(**ジフェンヒドラミン** diphenhydramine)は不安を緩和するために使用できる．ベンゾジアゼピン系薬物には前向性健忘を誘発する作用もあり，覚醒に至るまでの記憶をなくすことで，より快適な手術が期待できる．

D. 鎮 痛 薬

オピオイドは疼痛コントロールのための麻酔の主役であるが，手術患者においてオピオイド使用が長期的リスクになるため，多剤併用による鎮痛が一般的になりつつある．非ステロイド性抗炎症薬(**ケトロラク** ketorolac，**セレコキシブ** celecoxib．40 章参照)は，オピオイドの補助薬として一般的に用いられている．ただし，血液凝固障害のある患者，消化性潰瘍や血小板凝集異常の既往のある患者には注意が必要である．**アセトアミノフェン** acetaminophen は，経口投与および静脈内投与の両方で使用できるが，肝機能が低下している場合には注意が必要である．GABA の類似体(**ガバペンチン** gabapentin，**プレガバリン** pregabalin．19 章参照)は，術中術後のオピオイド使用量を減らすための前処置として，より一般的になってきている．また，神経障害性疼痛や薬物依存症治療にも多用されている．NMDA拮抗薬である**ケタミン**は，術中術後のオピオイド使用量を全体的に減少させるために使用される．麻酔補助薬の作用を図 20.15 に示す．

臨床応用 20.2：術後悪心・嘔吐（PONV）

PONVは，麻酔後の患者が訴える不快症状の原因の1つであり，この症状があると外来手術の際に術後入院が長期化することもありうる．**オンダンセトロン**や**プロメタジン**などの悪心に対する薬物療法に加え，悪心を誘発しやすい麻酔薬を避けることもPONVを減らす戦略の1つである．麻酔の維持のために吸入麻酔薬を使用する代わりに，**プロポフォール**を使用したTIVAで麻酔を維持することができる．先に述べたように**プロポフォール**には制吐作用があり，**オンダンセトロン**，**プロメタジン**，**デキサメタゾン**などの薬物と併用することで，悪心を誘発する麻酔薬を避けながら，複数の悪心にかかわる受容体を遮断することができる．最良の結果を望むなら，**スコポラミン**経皮パッチを術前に追加することもできる．

20 章の要約

1. 鎮静のレベルは，麻酔薬の用量に関連した連続的なものであり，さまざまな薬に対する個々の患者の反応によって変化する．これらの“人為的な”鎮静レベルは，軽い鎮静(抗不安)から始まり，中等度の鎮静，深い鎮静へと続き，最後に全身麻酔の状態になる．
2. 全身麻酔は，中枢神経系(CNS)が抑制された可逆的な状態であり，刺激に対する反応や知覚が失われる．全身麻酔の状態は，導入，維持，覚醒の3段階に分けられる．
3. 吸入ガスはおもに静脈麻酔薬投与後の麻酔維持に使用される．現代の吸入麻酔薬は不燃性で爆発性のない薬物で，**亜酸化窒素**や**イソフルラン**，**セボフルラン**，**デスフルラン**などの揮発性ハロゲン化炭化水素が含まれる．
4. 吸入麻酔薬の効力は，最小肺胞濃度(MAC)として定量的に定義される．MACとは，有害刺激にさらされた患者の50%が体動を示さなくなるのに必要な吸入麻酔薬の呼気終末濃度である．
5. 吸入麻酔のおもな目的は，吸入麻酔薬の脳分圧を一定かつ最適に保つことである．この定常状態に到達するまでの時間経過は，肺胞への吸入，麻酔薬の取込み，除去によって決定される．全身麻酔薬の作用をすべて説明できる単一の受容体は見出されておらず，さまざまな分子メカニズムが寄与しているようである．
6. 悪性高熱症は，ハロゲン化炭化水素麻酔薬や**サクシニルコリン**で起こりうる，生死にかかわるまれな疾患である．この病態では骨格筋の酸化的代謝が急激に高まっているが，**ダントロレン**で効果的に治療できる．
7. 静脈麻酔薬を投与すると急速な麻酔導入が起こり，CNSからの拡散(再分布)により覚醒する．**プロポフォール**，**メトヘキシタール**，**エトミデート**，**ケタミン**はいずれも一般的な静脈麻酔薬である．
8. 神経筋遮断薬の作用機序は，骨格筋細胞膜上のニコチン性アセチルコリン受容体の遮断である．**スガマデクス**は選択的に筋弛緩薬に結合する薬であり，神経筋遮断薬である**ロクロニウム**と**ベクロニウム**の作用を速やかに打ち消す．
9. 局所麻酔薬は痛覚刺激の神経伝導を遮断し，高濃度では末梢からCNSへの運動に関連した知覚刺激を遮断する．局所麻酔薬の血中濃度が毒性閾値に達したときに局所麻酔薬による全身毒性(LAST)が起こる可能性があり，この際には脂質エマルジョン療法で治療する必要がある．
10. 麻酔補助薬は麻酔診療の重要な一部であり，消化管運動，術後悪心・嘔吐(PONV)，不安，鎮痛に影響を及ぼす薬剤を含む．

学習問題

最も適当な答えを1つ選択せよ.

20.1 刺激に対してある程度の反応があるが，人工呼吸器が必要なこともある鎮静レベルは以下のうちどれか.
A. 不安軽減(軽度の鎮静)
B. 全身麻酔
C. 中等度の鎮静
D. 深い鎮静

正解 D. 不安軽減状態はリラックスした状態であるが，意識は残っている. 全身麻酔は，刺激に対する知覚と感覚を完全に失うことである. 中等度の鎮静では，十分な気道と呼吸能力を保ちながら，精神活動を維持する. 深い鎮静では，刺激に対する反応はあるが，呼吸能力は不十分である.

20.2 最小肺胞濃度(MAC)を低下させるのはどれか.
A. 高体温
B. コカイン中毒
C. 慢性エタノール乱用
D. 急性エタノール中毒

正解 D. 急性エタノール中毒がMACを低下させる唯一の選択肢である. 他の選択肢はすべてMACを上昇させる.

20.3 麻酔導入に用いた静脈麻酔薬からの覚醒速度を決定づけるものはどれか.
A. 薬物の肝臓での代謝
B. 薬物の中枢神経系(CNS)の作用部位からの遊離
C. 薬物のイオン化
D. 薬物のタンパク質との結合

正解 B. 非イオン型分子がCNSへ運ばれた後，薬物は他の組織へ拡散しはじめる. このような二次的な組織への取込みにより薬物の血漿中濃度は低下する. その結果，薬物がCNSから遊離拡散する. 静脈麻酔薬を単回投与したとき，このような他の組織への移行が，急速な回復を促す. タンパク質との結合，イオン化と脂溶性は移行の速度に影響を与える.

20.4 重度の術後悪心・嘔吐の既往歴のある32歳の女性が，形成外科手術のために来院している. このような状況で麻酔維持に使用する麻酔薬としてはどれが最適か.
A. イソフルラン
B. プロポフォール
C. 亜酸化窒素
D. セボフルラン

正解 B. 術後悪心・嘔吐の既往歴があるこの患者には，プロポフォールTIVAが最適である. プロポフォールは制吐作用のある唯一の麻酔薬である. ハロゲン化炭化水素(イソフルランやセボフルラン)と亜酸化窒素は両者とも術後悪心・嘔吐を起こす可能性がある.

20.5 集中治療室にいる65歳の患者が，試験的開腹術の後，気管内挿管が長引いたため鎮静を必要としている. この患者の鎮静状態を保つのに避けるべき薬はどれか.
A. エトミデート
B. フェンタニル
C. プロポフォール
D. デクスメデトミジン

正解 A. エトミデートの有害作用には，11-β水酸化酵素を阻害することによる血漿コルチゾールおよびアルドステロン濃度の低下がある. これらのホルモンを長時間抑制することは危険であるため，エトミデートを長時間注入すべきではない. 他の選択肢はすべて，集中治療室での鎮静のために使用できる.

20.6 20歳の男性が虫垂炎にかかり，外科治療を必要としている. 悪性高熱症の家族歴がある. この患者で避けるべき麻酔薬はどれか.
A. イソフルラン
B. プロポフォール
C. ミダゾラム
D. フェンタニル

正解 A. すべてのハロゲン化炭化水素(イソフルラン，セボフルラン，デスフルラン)およびサクシニルコリンは禁忌であり，誘発薬とみなされる. 麻酔器の洗浄，気化器の取り外し，特殊フィルターの使用，ダントロレンの使用が強く推奨される. プロポフォール，抗不安薬(ミダゾラム)，オピオイド(フェンタニル)は，悪性高熱症の家族歴があっても安全に使える.

20.7　32歳の女性が右橈骨遠位端骨折で来院した．術後の痛みを和らげるために局所麻酔を希望している．幼いころ，歯科医院でプロカインにアレルギー反応を起こしたという．この患者に避けるべき局所麻酔薬はどれか．

A．メピバカイン
B．ブピバカイン
C．ロピバカイン
D．テトラカイン

正解　D．プロカインはエステル型局所麻酔薬である．この患者はプロカインに対するアレルギーがあるため，他のエステル型麻酔薬（クロロプロカイン，テトラカイン，ベンゾカイン）は使用すべきではない．他の選択肢はすべて，末梢神経遮断を容易にするために局所麻酔でよく使用されるアミド型局所麻酔薬である．

20.8　3歳の女児が扁桃腺とアデノイドの摘出のために来院した．術前に点滴をしていない．麻酔導入に最も適切な麻酔薬はどれか．

A．イソフルラン
B．デスフルラン
C．セボフルラン
D．プロポフォール

正解　C．セボフルランはイソフルランやデスフルランに比べて辛味や呼吸器刺激性が低く，小児科での吸入麻酔導入に好ましい．プロポフォールは麻酔導入に静脈内注射が必要である．

20.9　12歳の男児が右橈骨遠位端骨折の保存的整復のため救急外来を受診した．この患者に健忘と鎮痛の両方の効果をもたらすのに最適な麻酔薬はどれか．

A．ケタミン
B．プロポフォール
C．ミダゾラム
D．フェンタニル

正解　A．ケタミンはNMDA受容体を遮断するユニークな作用があり，強力な麻酔作用と鎮痛作用を併せもつ．ミダゾラムなどのベンゾジアゼピン系は鎮痛作用がほとんどないが，高用量では強力な麻酔薬となる．フェンタニルは強力な鎮痛薬である．プロポフォールは強力な麻酔薬だが，鎮痛作用は弱く，麻酔導入によく用いられる．

20.10　45歳の男性が，全身麻酔下で腹腔鏡を用いた虫垂切除術を受けている．麻酔を導入してロクロニウムを投与してもこの患者には挿管ができず，筋弛緩を解除する必要がある．この状況に最も適切な薬剤はどれか．

A．プロポフォール
B．ミダザラム
C．スガマデクス
D．フェンタニル

正解　C．スガマデクスは筋弛緩薬に選択的に結合する薬剤であり，神経筋遮断薬を捕捉してその作用を停止させるような三次元構造をもっている．浅い神経筋遮断も深い神経筋遮断も，迅速かつ効果的に解除できる．他の選択肢はすべて筋弛緩薬の作用を止められない．

21 オピオイド鎮痛薬（麻薬性鎮痛薬）

強力作動薬
アルフェンタニル
フェンタニル
ヘロイン
ヒドロコドン
ヒドロモルフォン
レボルファノール
メペリジン
メサドン
モルヒネ
オキシコドン
オキシモルフォン
レミフェンタニル
スフェンタニル
中等度/弱作動薬
コデイン
混合作動薬—拮抗薬および部分作動薬
ブプレノルフィン
ブトルファノール
ナルブフィン
ペンタゾシン
拮抗薬
ナロキソン
ナルトレキソン
他の鎮痛薬
オリセリジン
タペンタドール
トラマドール

図 21.1
オピオイド鎮痛薬と拮抗薬のまとめ．

I．概　要

疼痛管理は，臨床医学における最大の難題の1つである．疼痛研究国際連合International Association for the Study of Pain（IASP）は近年，疼痛とは，“実際の組織損傷もしくは組織損傷が起こりうる状態に付随する，あるいはそれに似た，感覚かつ情動の不快な体験”と定義している．疼痛は急性であることも慢性であることもあり，また主観的なものであり，生物学的，心理学的および社会的要因によって影響され，その程度はさまざまに変化する．臨床医は，治療計画を練る際には疼痛に関する患者の感覚および訴えに頼らざるを得ない．疼痛の緩和方法は，痛みの種類（すなわち侵害受容性疼痛か神経因性疼痛か中枢性疼痛か）によって異なる．たとえば，軽度ないし中等度の関節炎痛（侵害受容性疼痛）に対しては，非ステロイド性抗炎症薬 nonsteroidal anti-inflammatory drug（NSAID，40章参照）のような非オピオイド性鎮痛薬が有効であることが多い．神経因性疼痛は，抗痙攣薬，三環系抗うつ薬tricyclic antidepressant（TCA）やセロトニン/ノルアドレナリン（ノルエピネフリン）再取込み阻害薬serotonin/noradrenaline reuptake inhibitor（SNRI）が最もよく効果を示す．癌性，非癌性を問わず，急性あるいは慢性疼痛に対しては，オピオイド類服用が特定の患者の治療計画の一部とされる（図21.1）．オピオイド類には，天然，半合成，合成の化合物があり，いずれも**モルヒネ**morphine様の作用を示す（図21.2）．これらの薬物は化学構造によって化学的な群に分類される（図21.3）．オピオイド類はすべて，中枢神経系central nervous system（CNS）の特異的オピオイド受容体に結合して作用し，内在性ペプチド神経伝達物質（たとえば，エンドルフィン類 endorohine，エンケファリン類 enkephalin，ダイノルフィン類 dinorphin）類似の効果を発揮する．オピオイド類は広範な効果を示すが，主たる使用目的は，外科手術や外傷や慢性疾患で生じる，強い疼痛を緩和することである．残念ながら，オピオイド類が広く入手可能であることによって，こういった多幸感を生じる薬物の乱用を生じることになっている．オピオイド類の作用を消失させる拮抗薬（アンタゴニスト）antagonistもまた，過量投与症例に使用する点で臨床的に重要である（図21.1）．

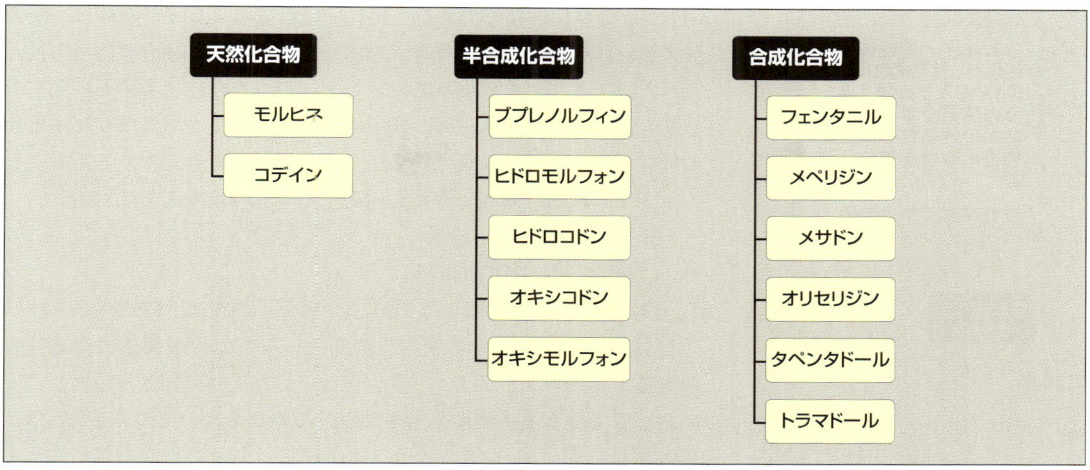
天然化合物
モルヒネ
コデイン
半合成化合物
ブプレノルフィン
ヒドロモルフォン
ヒドロコドン
オキシコドン
オキシモルフォン
合成化合物
フェンタニル
メペリジン
メサドン
オリセリジン
タペンタドール
トラマドール

図 21.2
オピオイド類の起源：天然化合物，半合成化合物，合成化合物．

Ⅱ．オピオイド受容体

オピオイド類の主たる効果は3種の主たる受容体群を介して生じ，その3群は通常，μ（ミュー，MOP），κ（カッパ，KOP），δ（デルタ，DOP）と命名されている．各受容体群は，結合する薬物に対して異なる特異性を示す．さらに，ORL-1ともよばれているノシセプチン（NOP）受容体なるものが存在し，これは3種の主たる受容体と似た構造をもちながら古典的なオピオイド系リガンドとは結合しない．この受容体は特別な内在性のリガンドや他の作動薬（アゴニスト）agonist（たとえば，**ブプレノルフィン** buprenorphine）によって活性化され，疼痛やうつや薬物乱用の治療薬として未だ研究途上にある．オピオイド類の鎮痛特性はおもにμ受容体を介して生じ，温度，機械的および化学的侵害受容に対する反応を修飾する．脊髄後角のκ受容体もまた，化学的および温度侵害受容に対する反応を修飾することによって鎮痛に寄与する．エンケファリン類は末梢においてδ受容体と他の受容体よりも選択的に結合する．3群のオピオイド受容体はいずれも，抑制性Gタンパク質共役型受容体ファミリーの一員であり，アデニル酸シクラーゼ adenylyl cyclase を抑制する結果，細胞内サイクリックアデノシン一リン酸 cyclic adenosine monophosphate（cAMP）量を減少させる．これらの受容体はまた，イオンチャネルと共役して，シナプス後細胞からのカリウムイオン（K^+）流出を増加したり（過分極），シナプス前終末へのカルシウムイオン（Ca^{2+}）流入を減少したりすることによって，脊髄腹側角におけるニューロンの発火および伝達物質遊離を阻害する（図 21.4）．

フェナントレン類	オピオイド受容体に対する作用
モルヒネ	作動薬
コデイン	作動薬
オキシコドン	作動薬
オキシモルフォン	作動薬
ヒドロモルフォン	作動薬
ヒドロコドン	作動薬
レボルファノール	作動薬
ブプレノルフィン	部分作動薬/拮抗薬
ナルブフィン	混合作動薬/拮抗薬
ブトファノール	混合作動薬/拮抗薬
ナロキソン	拮抗薬
ナルトレキソン	拮抗薬
ベンズモルファン	
ペンタゾシン	混合作動薬/拮抗薬
フェニルピペリジン類	
フェンタニル	作動薬
アルフェンタニル	作動薬
レミフェンタニル	作動薬
スフェンタニル	作動薬
メペリジン	作動薬
ジフェニルヘプタン	
メサドン	作動薬
フェニルプロピルアミン類	
トラマドール	作動薬
タペンタドール	作動薬

図 21.3
オピオイド類の薬理学的分類およびオピオイド受容体に対する作用．

Ⅲ．オピオイド受容体作動薬

モルヒネはμ受容体作動薬の原型である．**コデイン** codeine は生体内で**モルヒネ**へと活性化される薬物であり，本来**モルヒネ**よりも効力

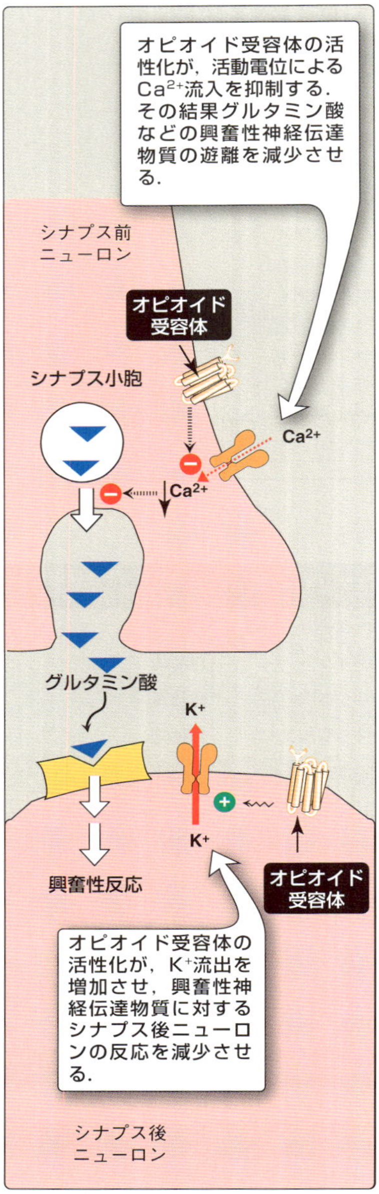
オピオイド受容体の活性化が，活動電位によるCa²⁺流入を抑制する．その結果グルタミン酸などの興奮性神経伝達物質の遊離を減少させる．
シナプス前ニューロン
オピオイド受容体
シナプス小胞
Ca²⁺
Ca²⁺
グルタミン酸
K⁺
K⁺
興奮性反応
オピオイド受容体
オピオイド受容体の活性化が，K⁺流出を増加させ，興奮性神経伝達物質に対するシナプス後ニューロンの反応を減少させる．
シナプス後ニューロン

図 21.4
脊髄におけるμオピオイド受容体作動薬の作用機序．

の低いμ受容体作動薬である．現在使用可能なオピオイド類は，受容体親和性，薬物動態学的特性，可能な投与経路および有害作用特性といった点でさまざまに異なる．オピオイドのなかには乱用を抑制する製剤もある．**モルヒネ**以外の使用可能なオピオイド類を**モルヒネ**と比較検討することは，安全で効果的な疼痛管理処方を選択する指針となるような薬物間の特別な差異を同定するのに有用である（図 21.5）．

A．モルヒネ morphine

1．**作用機序**：**モルヒネ**および他のオピオイド類は，CNSのニューロンおよび消化管（GI）や膀胱の平滑筋といった他の解剖学的構造物の細胞膜に存在するオピオイド受容体と立体特異的に相互作用することによって主たる鎮痛効果を発揮する．**モルヒネ**はいくぶんμ受容体に選択的であるが，κおよびδ受容体に対してもある程度の親和性をもつ．**モルヒネ**はまた，侵害（痛覚）刺激を伝える神経終末からの，多くの興奮性伝達物質遊離を抑制すると考えられる．**モルヒネ**および他のオピオイド類の臨床適用例は図 21.6 に挙げる．

2．作　用

a．**鎮痛**：**モルヒネ**および他のオピオイド類は，脊髄レベルで痛みの閾値を上げ，脳の疼痛受容を変化させることによって痛みを緩和する．典型的なオピオイド受容体作動薬の最大鎮痛効力を図 21.7 に示す．

b．**多幸感**：**モルヒネ**によって，強い満足感および幸福感を生じる．多幸感は，腹側被蓋野 ventral tegmental area のドパミン含有ニューロンに脱抑制が生じ，これが側坐核 nucleus accumbens のドパミン増加および陽性強化作用につながることによってもたらされる可能性がある．

c．**呼吸**：適切に酸素を取り込み，二酸化炭素を除去するためには呼吸管理システムが適切に機能することが必要である．**モルヒネ**は，二酸化炭素に対する呼吸中枢ニューロンの応答性を低下させることによって呼吸抑制をもたらす．呼吸抑制は，オピオイド投与経験のない患者では通常の**モルヒネ**用量で起こる可能性があり，用量増加に伴って加速されて結局は呼吸停止に至る．呼吸抑制は，オピオイド過量投与による急性中毒死の原因で最も頻度の高いものである．呼吸抑制効果の耐性は反復投与によって形成されるので，用量を正確に設定すれば，疼痛治療に対して**モルヒネ**を安全に使用することが可能である．

d．**咳反射の抑制**：**モルヒネ**と**コデイン**はいずれも鎮咳特性を有し，それは延髄の咳嗽反射を直接抑制することによる．一般的に，鎮咳作用は，オピオイド性薬物の鎮痛特性および呼吸抑制特性と密接には関連しない．鎮咳作用に関与する受容体は，鎮痛作用に関与する受容体とは異なると考えられる．

e．**縮瞳**：**モルヒネ**使用時に特徴的なピンポイント様縮瞳（図 21.8）は，μおよびκ受容体刺激によってもたらされる．この作用には耐性がほとんどない．［注：他の多くの昏睡および呼吸抑制の原

オピオイド	投与方法	備考
モルヒネ	経口（即時放出型および徐放型），直腸，筋肉内，静脈内，皮下，鞘内，舌下，硬膜外	●**この図で列挙したすべての薬物につき，オピオイド類の副作用参照**. ●親水性特性. ●肝臓での抱合およびP糖タンパク質を介して代謝. ●活性代謝産物は腎臓を経由して除去されるため，腎不全では蓄積する. ●代謝産物であるM3Gは鎮痛作用を示さないが，神経興奮作用を示す可能性があり，M3Gは痛覚過敏をもたらすこともありうる. ●代謝産物であるM6Gは，もとの薬物の2～4倍の薬効を示し，蓄積すると過剰な鎮静作用および呼吸抑制作用をもたらす可能性がある. ●乱用を抑制する製剤も使用可能.
メサドン	経口，静脈内，筋肉内，皮下	●活性代謝産物は存在しない. ●ラセミ混合物 　●**多くのCYP同位酵素によって代謝される**：薬物相互作用の危険性が高い. 　●**P糖タンパク質の基質**. ●半減期が長く，また変動しやすいために，投与過多になる危険が増大する. ●非常に脂溶性が高く，貯蔵脂肪に再分布する. ●鎮痛作用時間は，除去の半減期よりはるかに短い．反復投与により蓄積する可能性がある. ●QT_c間隔を延長させ，心室頻拍を生じる可能性がある. ●警告：メサドンおよび他のオピオイド類の合成およびこれらの薬物から他の化合物への変換に際しては，同等の鎮痛効果を示す用量が劇的に変動することから，細心の注意を払う必要がある.
フェンタニル	静脈内，硬膜外，鞘内，経皮，口腔粘膜吸収，口腔，経鼻，筋肉内，皮下	●モルヒネの100倍の薬効. ●モルヒネより高い親水性およびCNS浸透性. ●モルヒネに比べて，ヒスタミン遊離，鎮静および便秘を生じにくい. ●CYP3A4によって代謝される. ●活性代謝産物はない：腎機能不全患者に対する選択肢であるが，使用には注意が必要. ●重篤な疾患患者に持続点滴投与した場合には，蓄積して痛覚過敏および過剰な鎮静を生じる可能性がある.
オキシコドン	経口（即時放出型および徐放型）	●活性代謝産物はノルオキシコドン. ●CYP2D6およびCYP3A4によって代謝される. ●処方警告：CPY3A4と薬物との相互作用あり. ●モルヒネに比べて，ヒスタミン遊離および悪心を生じにくい. ●乱用を抑制する製剤も使用可能.
オキシモルフォン	経口（即時放出型および徐放型），直腸，静脈内	●即時放出型は，他の即時放出型オピオイド類に比べて作用時間および除去半減期（8時間）が長い. ●経口における生物学的利用能は，食物とともに摂取することによって増大する. ●食後1～2時間での投与が必要である. ●生物学的利用能は，アルコールとともに投与することによって増大する. ●活性代謝産物はオキシモルフォン-3-グルクロニドおよび6-水酸化オキシモルフォン.
ヒドロモルフォン	経口（即時放出型および徐放型），直腸，静脈内，硬膜外，鞘内	●モルヒネより高い親水性およびCNS浸透性. ●グルクロン酸抱合によってH6GおよびH3Gへと代謝され，これらは腎臓から除去されるため，腎不全患者に高用量が投与された場合にはCNSの副作用を生じる可能性がある. ●乱用を抑制する製剤も使用可能.
ヒドロコドン	経口（即時放出型および徐放型）	●活性代謝産物はヒドロモルフォンである. ●CYP2D6およびCYP3A4によって代謝される. ●乱用を抑制する製剤も使用可能.
タペンタドール	経口（即時放出型および徐放型）	●中枢作用性鎮痛薬であり，ノルアドレナリン再取込み阻害作用とともに，μ受容体作動薬活性を有する. ●侵害性疼痛および神経性疼痛の治療に有効である. ●主としてグルクロン酸抱合によって代謝され，CPY450との相互作用はない. ●素因のある患者では，痙攣およびセロトニン症候群を生じる可能性がある.
トラマドール	経口（即時放出型および徐放型），局所	●代謝に関与するCYP2D6，CYP2B6およびCYP3A4の1，2相によって代謝される：薬物相互作用に注意. ●薬物相互作用によりセロトニン症候群を生じうる. ●12歳未満小児の疼痛治療には禁忌. ●扁桃/アデノイド除去後の18歳未満小児には禁忌. ●12～18歳の肥満児，重篤な肺疾患患者や睡眠時無呼吸症患者には使用が推奨されない. ●授乳中の母親には，授乳を受ける乳児への有害作用のため，使用が推奨されない. ●警告 　●腎不全の場合は投与が必要. 　●重篤な肝不全の場合は投与推奨について確認のこと.
コデイン	経口，皮下	●前駆薬であり，CYP2D6によって活性型薬物であるモルヒネへと代謝される. ●CYP2D6の迅速代謝群によって毒性を生じる可能性がある. ●CYP2D6阻害薬によってコデインからモルヒネへの変換が阻害され，疼痛管理が損なわれる. ●腎機能不全の患者に使用してはならない. ●軽度ないし中等度の疼痛に対してのみ使用すること. ●12歳未満小児の疼痛あるいは咳嗽治療には禁忌. ●扁桃/アデノイド除去後の18歳未満小児には禁忌. ●12～18歳の肥満児，重篤な肺疾患患者や睡眠時無呼吸症患者には使用が推奨されない. ●授乳中の母親には，授乳を受ける乳児への有害反応のため，使用が推奨されない.

図 21.5
主たるオピオイド類の臨床関連特性のまとめ．CNS＝中枢神経系．（次ページにつづく）

オピオイド	投与方法	備考
メペリジン	経口，筋肉内，静脈内，皮下，硬膜外，鞘内	●第一選択オピオイド類としては推奨されない． ●活性代謝産物であるノルメペリジンは腎機能不全の際には蓄積し，毒性につながる． ●ノルメペリジンの効果に対してナロキソンは拮抗せず，むしろ痙攣活動を悪化させることがある． ●高齢者，腎機能不全，肝機能不全患者および慢性疼痛管理には使用しないこと．
ブペノルフィン	舌下，経皮，筋肉内，静脈内，口腔（経粘膜），埋込み	●作用時間が長く，脂溶性が高い． ●ナロキソンによる拮抗は不完全． ●ベンゾジアゼピン類やアルコールと併用する場合には呼吸抑制増大の危険性． ●理論的には呼吸抑制，便秘および痛覚過敏の可能性は低い． ●経皮パッチは7日ごとに投与される． ●乱用を抑制する製剤も使用可能．

H3G=ヒドロモルフォン-3-グルクロニド，H6G=ヒドロモルフォン-6-グルクロニド，M3G= モルヒネ-3-グルクロニド，M6G= モルヒネ-6-グルクロニド．

図 21.5（つづき）
主たるオピオイド類の臨床関連特性のまとめ．

臨床適用	備考
鎮痛	モルヒネがオピオイド作動薬の典型である．オピオイド類は外傷，癌，その他の重篤な痛みに対して使用される．
下痢治療	オピオイド類は，腸管の運動性を減少させ，輪状筋の緊張性を増加させる［注：通常使用される薬物は，ジフェノキシレートおよびロペラミドである，42 章参照］．
鎮咳	モルヒネは咳反射を抑制するが，コデインおよびデキストロメトルファンの方が，頻繁に使用される．
急性肺浮腫治療	モルヒネを静脈内に投与すると，左室不全に伴う肺浮腫によって生じる呼吸不全が劇的にやわらぐが，これは，血管拡張作用を介するものと考えられる．この作用によって，心臓の前負荷および後負荷が，患者が経験する不安とともに減少する．
麻酔	オピオイド類は，全身麻酔および脊髄麻酔の前麻酔投薬として，また，術後鎮痛薬として用いられる．

図 21.6
オピオイド類の主たる臨床適用．

因では散瞳を生じることから，この縮瞳は診断上重要である．］

f．**嘔吐**：**モルヒネ**は，嘔吐を誘発する最後野 area postrema の化学受容器引き金帯 chemoreceptor trigger zone を直接刺激する．最後野は延髄 medulla oblongata の背側表面に位置し脳幹の一部である．この部位が刺激されることによって嘔吐が生じる．

g．**消化管**：**モルヒネ**は，腸管輪状平滑筋の運動性を減少させ，緊張性を増加させることによって，下痢を緩和する．**モルヒネ**はまた，肛門括約筋の緊張性を増加させる．**モルヒネ**および他のオピオイド類は便秘をもたらし，この作用にはほとんど耐性を生じない．**モルヒネ**はさらに，胆道括約筋および胆嚢を収縮させることによって，胆道圧を上昇させる可能性がある．

h．**尿路**：**モルヒネ**は膀胱の排尿反射を抑制して括約筋の緊張を高めることによって尿閉をもたらすことが示されている．術後の尿閉は一般に，静脈内あるいは硬膜外**モルヒネ**投与後に認められる．経口投与によっても尿閉は起こりうる．患者によってはカテーテル挿入が必要な場合もありうる．

i．**心血管**：**モルヒネ**は低用量では血圧および心拍数に目立った作用を示さないが，高容量では，低血圧および徐脈を呈する可能性がある．呼吸抑制および二酸化炭素貯留によって，脳血管が拡張して脳脊髄液圧が上昇する．**モルヒネ**は通常，脳部外傷や重症脳損傷のある患者には禁忌である．

j．**ヒスタミン遊離**：**モルヒネ**はマスト細胞（肥満細胞）mast cell からヒスタミンを遊離させて，蕁麻疹，発汗，気管支収縮，血管拡張（低血圧）を引き起こす．喘息患者では，喘息発作が増悪する可能性があるため，使用には注意が必要である．**フェンタニル** fentanyl のような薬物はヒスタミン遊離を起こす頻度が少ないため，この場合はより適切な選択である．

k．**ホルモンへの影響**：**モルヒネ**を長期間使用すると，視床下部-下垂体-生殖腺軸の抑制によってオピオイド誘発性男性ホルモン不全が起こりうる．この結果，とくにテストステロン testosterone といった性ホルモン産生が減少して多くの臨床症状を呈する（図 21.9）．

l．**分娩**：**モルヒネ**は，子宮収縮の強度，持続時間および頻度を一時的に減少させることによって，分娩の第二段階を遷延させる．

3．薬物動態

a．**投与**：モルヒネは線形性の薬物動態特性を有する．しかしながらモルヒネを経口投与した後の吸収は遅く不規則である．徐放性経口製剤によってより安定した血漿濃度が維持される．肝臓においてモルヒネの有意な初回通過効果が生じるため，皮下および静脈内(Ⅳ)注射によって最も安定した反応が得られる．

b．**分布**：**モルヒネ**は全身の組織に迅速に取り入れられ，これには妊婦の胎児も含まれる．［注：**モルヒネ**は分娩中の鎮痛に使用してはならない．不適切に**モルヒネ**を使用している母親から生まれた乳幼児には新生児禁断症状を生じる可能性があり，オピオイドに対する身体的依存を示し，オピオイドが投与されない場合には離脱症状を呈する.］モルヒネは通常のオピオイド類のなかで最も脂溶性が低いために，血液脳関門を通過する**モルヒネ**の割合はごくわずかである．これに対して，**フェンタニル**や**メサドン** methadoneといったより脂溶性の高いオピオイド類は容易にCNSに侵入する．

c．**代謝と除去**：**モルヒネ**は肝臓でグルクロン酸抱合を受けて2種の活性代謝産物〔モルヒネ-6-グルクロニドmorphine-6-glucuronide (M6G)およびモルヒネ-3-グルクロニドmorphine-3-glucuronide (M3G)〕になり，これらは腎臓から排泄される．M6Gは非常に強力な鎮痛薬であり，一方M3Gは鎮痛活性をもたないが，高濃度モルヒネ投与時にみられるような神経興奮作用および抗鎮痛作用を生じると考えられている．これらの抱合物は主として尿中に排泄され，少量が胆汁中に排泄される．モルヒネの作用時間は，オピオイド未使用者に全身性投与した場合は4～5時間であるが，硬膜外に注入する場合，脂溶性が低いために硬膜外間隙からの再分布が妨げられて，作用時間がかなり長くなる．

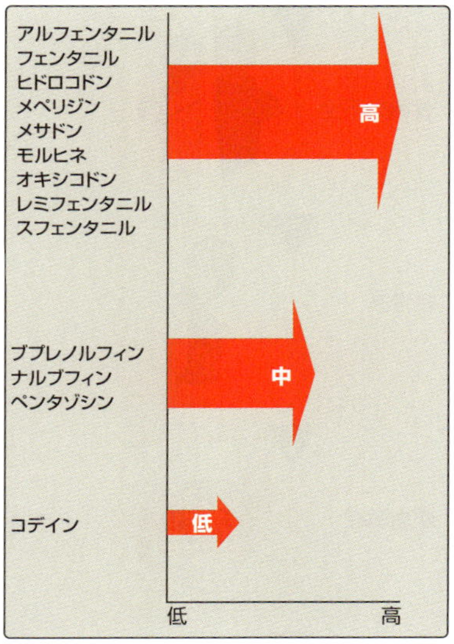

アルフェンタニル
フェンタニル
ヒドロコドン
メペリジン
メサドン
モルヒネ
オキシコドン
レミフェンタニル
スフェンタニル
高
ブプレノルフィン
ナルブフィン
ペンタゾシン
中
コデイン
低
低
高

図 21.7
オピオイド受容体作動薬の効力の比較.

4．有害作用：多くの有害作用は，全オピオイド類を通じて共通である(図21.10)．ほとんどのμ受容体作動薬では，重篤な呼吸抑制を生じる可能性があり，急性オピオイド中毒によって死に至ることもありうる．閉塞性睡眠時無呼吸症候群，慢性閉塞性肺疾患，肺性心といった呼吸器疾患の患者では呼吸駆動力が抑制されている可能性があるために，オピオイド類を使用する際は，呼吸状態を厳格に監視する必要がある．オピオイドによる便秘opioid-induced constipation (OIC)はよくみられる有害作用である．第一の対策は，**センナ** sennaなどの処方箋なしで購入できる腸刺激性下剤である．**メチルナルトレクソン** methylnaltrexone，**ナロクセゴール** naloxegol，**ナルデメジン** naldemedineといった中枢神経ではなく末梢のみで作用するμ受容体拮抗薬は，下剤抵抗性のOICの治療に使用可能な処方箋を必要とする薬物である．［注：**ルビプロストン** lubiprostoneはOICおよび過敏性腸症候群に適するとされるクロライドチャネル活性化剤である．42章参照.］肝疾患や腎機能不全の患者では**モルヒネ**使用は慎重に行うべきである．

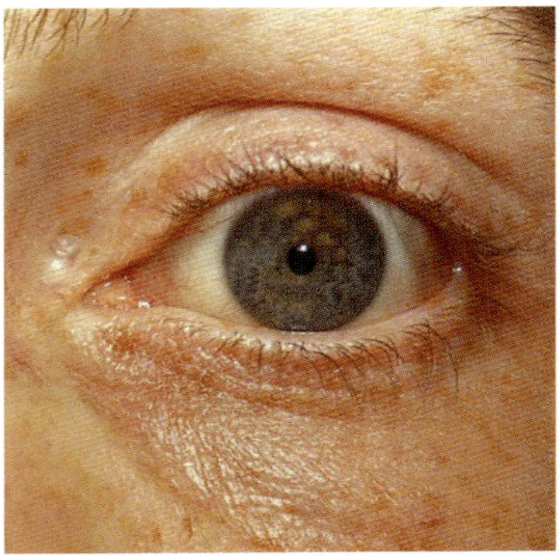

図 21.8
モルヒネ服用に伴う特徴的なピンポイント様縮瞳.

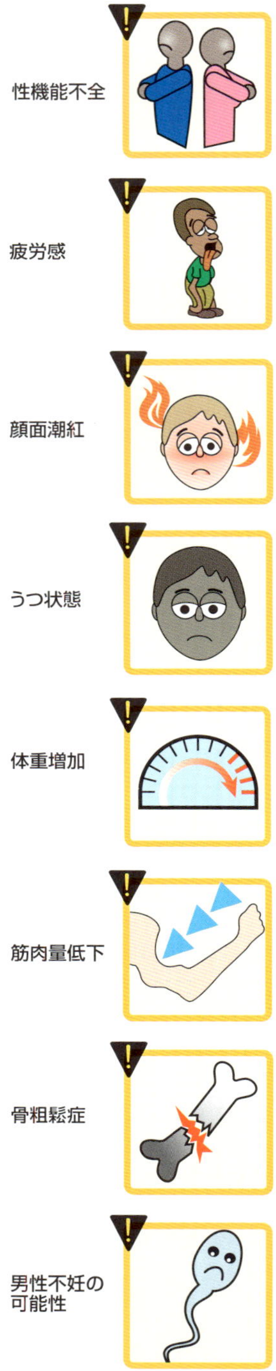
性機能不全
疲労感
顔面潮紅
うつ状態
体重増加
筋肉量低下
骨粗鬆症
男性不妊の
可能性

図 21.9
オピオイド誘発性アンドロゲン不全 opioid-induced androgen deficiency (OPIAD)に伴う臨床徴候.

5．耐性および身体的依存：反復使用すると，**モルヒネ**の呼吸抑制，鎮痛，多幸感，嘔吐，尿閉および鎮静作用に対して耐性が生じる．しかしながら，モルヒネの縮瞳(瞳孔収縮)あるいは便秘作用に対しては，通常耐性が形成されない．モルヒネおよび他の作動薬に対する身体的および精神的依存は生じうる．突然中止すると，一連の自律性，運動性および心理的反応が生じる可能性があり，それらの反応は重篤になることもあり，離脱が死に至ることはまれであるが，重症合併症のある患者にとっては有害となる可能性がある．

6．薬物相互作用：**モルヒネ**と他の薬物との相互作用が生じうる．**モルヒネ**の抑制作用はフェノチアジン類phenothiazines，モノアミンオキシダーゼ阻害薬monoamine oxidase inhibitor (MAOI)およびベンゾジアゼピン類benzodiazepinesといった中枢神経抑制薬とともに服用すると増強される．オピオイド処方のガイドラインでは臨床家に対して，オピオイド類とベンゾジアゼピン類との同時処方を避けるように推奨している．枠組み警告には，オピオイド類およびベンゾジアゼピン類のどちらのラベルにも，この危険な組合せについての処方者に対する警告が含まれている．さらに，オピオイド類とガバペンチノイド類gabapentinoids(たとえば，**ガバペンチン** gabapentinや**プレガバリン** pregabalin)との同時服用によって重篤な呼吸困難が生じることも注意されている．

B．コデイン codeine

コデインは天然に存在するオピオイドであり，**モルヒネ**に比べて弱い鎮痛薬である．**コデイン**は軽度ないし中等度の疼痛に対してのみ使用される．**コデイン**の鎮痛作用は，CYP2D6によって**コデイン**が**モルヒネ**に変換されることによって生じる(1章参照)．CYP2D6活性は患者によって変化し，急速に代謝を起こす患者では，より高容量の**モルヒネ**にさらされる可能性があり，用量過多および毒性の危険が増大する(48章参照)．**コデイン**を投与されている小児，とくに扁桃除去やアデノイド除去後では生命の危険がある呼吸抑制が起こり死に至ることもあり，こういった患者群に対する使用における枠組み警告が発せられている．疼痛管理では，**コデイン**は通常**アセトアミノフェン** acetaminophenと組み合わせて使用される．**コデイン**は，鎮痛作用を生じない用量で適切な鎮咳活性を示す．**デキストロメトルファン** dextromethorphanは合成鎮咳薬であり，通常の鎮咳用量では鎮痛作用は比較的少なく，乱用の可能性はきわめて低い．鎮咳作用が必要なほとんどの場合，**コデイン**より優先される．

C．オキシコドン oxycodoneおよびオキシモルフォン oxymorphone

オキシモルフォンおよび**オキシコドン**は各々半合成**モルヒネ**および**コデイン**類似体である．経口投与した場合，**オキシモルフォン**の効力は**モルヒネ**のおよそ3倍である．**オキシモルフォン**は，即時遊離型および徐放薬どちらの形でも経口使用可能である．この薬物は，臨床的にCYP450酵素系との相互作用はない．**オキシコドン**は**モルヒネ**のおよそ2倍の効力があり，単独でも**アセトアミノフェン**や**アスピリン** aspirinや**イブプロフェン** ibuprofenと組み合わせても即時遊離型として使用可能である．徐放薬の形でも使用できる．**オキシコドン**は主としてCYP2D6酵素(**オキシモルフォン**へ)およびCPY3A4酵素によって代謝され，薬物-薬物相互作用の影響を受けやすい．

D．ヒドロモルフォン hydromorphoneおよびヒドロコドン hydrocodone

ヒドロモルフォンおよび**ヒドロコドン**は各々，**モルヒネ**および**コデイン**の半合成類似体である．経口投与された**ヒドロモルフォン**は経口**モルヒネ**のおよそ4～7倍の効力を有する．**ヒドロモルフォン**は，**モルヒネ**に比べて活性代謝産物の蓄積が少ないために，腎機能不全の患者に対しては，**モルヒネ**よりも適切である．**ヒドロコドン**は**ヒドロモルフォン**のメチルエーテル誘導体であるが，**ヒドロモルフォン**より弱い鎮痛薬であり，経口による鎮痛効力は**モルヒネ**と同等である．**ヒドロコドン**は，中等度から激しい疼痛を治療するために，**アセトアミノフェン**や**イブプロフェン**とともに処方されることが多い．**ヒドロコドン**はまた，鎮咳薬としても使用される．**ヒドロコドン**は肝臓で数種の代謝産物へと代謝され，その1つがCYP2D6の作用によって代謝される**ヒドロモルフォン**である．したがって**ヒドロコドン**は，CYP2D6の強力な抑制薬や誘発薬との薬物相互作用の影響を受ける可能性がある．

E．フェンタニル fentanyl

フェンタニルは化学的に**メペリジン** meperidine関連の合成オピオイドである．**フェンタニル**は**モルヒネ**のおよそ80～100倍強力な鎮痛効力を有するために麻酔薬として，および急性疼痛管理に使用される．**フェンタニル**はきわめて脂溶性が高く，作用開始が迅速で作用持続時間が短い(15～30分)．**フェンタニル**は通常静脈内，硬膜外，あるいは鞘内に投与される．[注：**フェンタニル**および関連化合物を急速に静脈内に投与すると，骨格筋や胸壁の固縮，換気不全，呼吸不全につながる可能性がある．これは小児患者によくみられる．] **フェンタニル**は，分娩や手術後の疼痛に対して硬膜外麻酔をかけるために，局所麻酔薬とともに使用される．麻酔に際して，**フェンタニル**の鎮痛および鎮静効果に期待して，**フェンタニル**が静脈内投与される．急速に作用する粘膜通過性および鼻粘膜通過性の**フェンタニル**産物の多くは，オピオイド類に耐性が生じている癌患者の突然発症痛の治療に使用される．経皮パッチは皮膚に**フェンタニル**の貯留部位を形成し，作用発現が少なくとも12時間遅れ，薬効の消失も遷延する．貼付薬は慢性重症疼痛の管理に使用される．オピオイド使用経験のない患者には貼付薬は禁忌であり，また急性疼痛および術後疼痛管理には使用してはならない．**フェンタニル**はCYP3A4系によって不活性型代謝産物へと代謝され，この同位酵素を抑制する薬物によって**フェンタニル**の効果が増強される可能性がある．

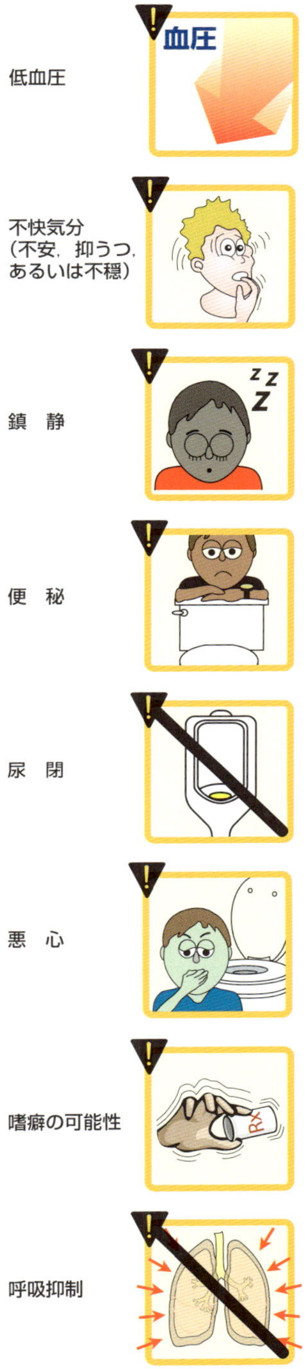
低血圧
血圧
不快気分
(不安，抑うつ，
あるいは不穏)
鎮　静
便　秘
尿　閉
悪　心
嗜癖の可能性
RX
呼吸抑制

図 21.10
オピオイド治療を受けている患者に一般的にみられる有害作用．

臨床応用 21.1:オピオイド類とシトクロム P450 酵素系

患者にとって最適なオピオイドを選択する際,薬物相互作用の危険を考慮しなければならない.CYP450 酵素系によって代謝されるオピオイド類は,そうでない薬物より高い薬物相互作用の危険性を有する.主として CYP450 によって代謝されないオピオイド類は,**モルヒネ**,**オキシモルフォン**,**ヒドロモルフォン**,**タペンタドール** tapentadol である.したがってこういった薬物は薬物相互作用の危険性が低い.

F.スフェンタニル sufentanil,アルフェンタニル alfentanil,レミフェンタニル remifentanil およびカルフェンタニル carfentanil

スフェンタニル,**アルフェンタニル**,**レミフェンタニル**および**カルフェンタニル**は,**フェンタニル**関連の合成オピオイド受容体作動薬である.これらの薬物は効力および代謝動態が異なる.**スフェンタニル**および**カルフェンタニル**は**フェンタニル**よりはるかに強力で,これに対して他の 2 つは**フェンタニル**より効力が弱く,作用時間が短い.**スフェンタニル**,**アルフェンタニル**および**レミフェンタニル**の静脈内投与は主として,麻酔が必要な外科手術中の鎮痛および鎮静特性を期待して使用される.**スフェンタニル**はまた,舌下錠として術前術後の急性重症疼痛の管理にも使用可能である.**スフェンタニル**は医学的に監督された状況で投与されなければならず,家庭で使用するものではない.**カルフェンタニル**は**フェンタニル**のおよそ 100 倍の効力を有する(**モルヒネ**の 10 000 倍の効力).**カルフェンタニル**は獣医学的な使用のみ承認されており,実際の臨床では使用されない.しかしながらこの薬物は**ヘロイン** heroin と共用され,オピオイド関連死のいくつかの一因となってきたため,毒性学的に興味深い.

G.メサドン methadone

メサドンは合成オピオイドであり,効力は**モルヒネ**と同等であるが個人差が大きく,この 2 つの薬物の投与量を比例的に換算することはできない.**メサドン**は μ 受容体作動薬であり,また,*N*-メチル-D-アスパラギン酸 *N*-methyl-D-aspartate (NMDA)受容体拮抗薬であり,さらに,ノルアドレナリンおよびセロトニン再取込み阻害薬でもある.したがって,**メサドン**は侵害受容性疼痛および神経因性疼痛いずれの治療にも有効である.**メサドン**はまた,オピオイドや**ヘロイン**関連薬物使用の処方箋が混乱している状況におけるオピオイドからの離脱およびその維持療法にも使用可能である.**メサドン**の離脱症状は他のオピオイド類の離脱症状より軽度であるが遷延する(数日から数週間).**メサドン**による多幸感はモルヒネより弱いが,作用持続時間は**モルヒネ**より長い.

1.**薬物動態**:**メサドン**の薬物動態を理解することが,この薬物の適切な使用を確実にするために重要である.**モルヒネ**と比較して,**メサドン**は経口投与後に容易に吸収される(**メサドン**の生体利用率は 36 ~

臨床応用 21.2：適用例に基づくメサドンの用量

メサドンは非常に複雑で有効なオピオイドであり，侵害受容性由来にせよ，神経因性由来にせよ絶え間なく続く中等度から重度の疼痛に対して使用可能である．疼痛管理には 5 mg あるいは 10 mg の錠剤のみが承認されている．これらの錠剤は欧米では処方箋によって街の薬局で購買可能である［訳者注：日本では専門医の処方により，適切症例のみに対して使用可能である］．**メサドン**はまた，連邦政府によって確証されたオピオイド治療指針においてオピオイド不適切使用の治療に使用される．これを適用するために，患者は 40 mg の錠剤あるいは溶液によって治療される．臨床家にとって，この薬物を処方する際に，複雑な薬物動態，心臓に対する作用の可能性およびさまざまな薬物相互作用とともに，法的な目的のために，各適用例による用量の違いを理解することが重要である．

100% で**モルヒネ**の生体利用率は 20 ～ 40%）．**メサドン**は経口投与後に肝臓で生体内変化を起こしてほとんどすべて糞便中に排出される．**メサドン**は脂溶性が高く，生体中に迅速に分布し，再分布および除去に際して緩徐に放出される．これは言い換えれば 12 ～ 40 時間という長い半減期が 150 時間にまで延びる可能性があるということである．遷延した半減期にもかかわらず，実際の鎮痛持続時間は 4 ないし 8 時間の範囲である．個々の患者で定常状態に達するのに要する時間枠は，35 時間から 2 週間までというように劇的に変化する可能性があるため，用量調節をわずか 5 ～ 7 日ごとにする必要がある．**メサドン**を反復投与すると，完全に消滅する半減期が長いために蓄積して毒性につながる可能性がある．**メサドン**の長い半減期，**メサドン**と他のオピオイド類との不完全な交差耐性および毒性のある蓄積を避けるための滴定方法に対する処方者の認識がない場合，過量投与が起こる可能性がある．**メサドン**の代謝は多種の CYP450 同位酵素が関与するために変化に富み，これらの酵素のなかには既知の遺伝子多型の影響を受ける．このように**メサドン**は多くの薬物間相互作用を受けやすい．

臨床応用 21.3：オピオイド類の交差耐性

オピオイド関連薬物の投薬を受けている患者は特定のオピオイド類に対しては耐性をもたず，かゆみ，悪心，頭痛といった有害作用を経験する可能性がある．ほとんどの場合，そのオピオイドを反復投与する結果，特定の有害作用に対する耐性が形成されることがありうる．患者はまた，そのオピオイドの鎮痛作用に対する耐性形成を経験することもある．オピオイドに切り替えた結果，とくに同じ受容体部位に作用する場合は，“交差耐性”を生じて鎮痛作用の減少につながることがありうる．しかしながら，オピオイドの切替えによって“不完全な交差耐性”を生じる場合の方が多く，その場合新たに切り替えられたオピオイドは，患者の多様性および遺伝薬理学的特性のために，異なる受容体サブタイプに結合する．この結果，その受容体ではより大きな効力，より大きな鎮痛効果を示すが，有害作用の危険も増大する．米国疼痛学会の指針では，慢性疼痛の管理のためにオピオイド間で切り替える際には 25 ～ 50% 減量することを推奨しているが，厳密な減量率は確立していない．疼痛を十分に制御されていない患者は，別のオピオイドに切り替える際にそれほど有意な減量を必要としない場合が多い．

2. 有害作用：**メサドン**によって**モルヒネ**と同様の身体的依存を生じるが，活性代謝産物がないために，**モルヒネ**に比べて神経毒性は低い．**メサドン**には便秘作用もあるが，**モルヒネ**よりは弱い．**メサドン**はおそらく心筋のカリウムイオン(K^+)チャネルと相互作用するために，QT_c間隔を延長させ，心室頻拍をもたらす可能性がある．基本的かつ日常的な心電図検査が推奨される．

H. メペリジン meperidine

メペリジンは構造的には**モルヒネ**と関連がなく，**モルヒネ**より効力の弱い合成オピオイドである．**メペリジン**は急性疼痛に対して使用され，おもにκ受容体に作用し，μ受容体作動薬活性も有する．**メペリジン**はきわめて脂溶性が高く，抗コリン作用を有するために，他のオピオイド類に比べてせん妄を生じる可能性が増大する．典型的には縮瞳を生じない(おそらくは抗コリン性特性のため)．**メペリジン**には活性代謝産物(ノルメペリジン normeperidine)が存在し，これは神経毒性を有する可能性がある．ノルメペリジンは腎臓から排泄され，腎不全のある患者ではこの代謝産物の蓄積によりせん妄，反射亢進，ミオクロニー myoclon，および痙攣を生じる可能性がある．**メペリジン**は作用持続時間が短く，毒性の可能性があることから，短期間(48時間以内)の疼痛管理のみに使用すべきである．**メペリジン**は，高齢患者，腎機能不全患者，肝機能不全患者，呼吸機能が低下している患者，あるいはMAOI(たとえば，**フェネルジン** phenelzine，**セレギリン** selegiline，**イソカルボキサジド** isocarboxazid)を現在投与している，あるいは最近投与した患者に対しては使用すべきではない．**メペリジン**と選択的セロトニン再取込み阻害薬 selective serotonin reuptake inhibitor(SSRI)を同時に服用している患者ではセロトニン症候群が報告されている．

Ⅳ. 部分作動薬および混合作動拮抗薬

部分作動薬はオピオイド受容体に結合するが，完全作動薬に比べて内因性活性が低い(2章参照)．これらの部分作動薬の薬理作用には上限がある．ある受容体を刺激するが他の受容体を遮断する薬物は混合作動拮抗薬とよばれる．作動拮抗薬の効果はこれまでにオピオイド類に曝露されたことがあるかどうかによって異なる．オピオイド未経験患者では，混合作動拮抗薬は作動薬活性を示し，疼痛緩和のために使用される．完全作動薬存在下では混合作動拮抗薬および部分作動薬は完全作動薬を受容体から追い出すことによってオピオイド離脱徴候を悪化させる可能性がある．

A. ブプレノルフィン buprenorphine

ブプレノルフィンはμ受容体およびORL-1受容体の部分作動薬として，またκおよびδ受容体の拮抗薬として作用する．**ブプレノルフィン**μ受容体の部分作動薬活性があるにもかかわらず，強い受容体活性を有し，完全μ受容体作動薬と同様の鎮痛効果を与える．**ブプレノル**

フィンは，投与方法および経路によっては**モルヒネ**の25～100倍の鎮痛効力を有する．しかしながら，毒性の危険性は完全μ受容体作動薬に比してはるかに低い．**ブプレノルフィン**は非常に脂溶性が高く，**モルヒネ**と比べた場合，オピオイド受容体への親和性が高いために作用持続時間が長い．**ブプレノルフィン**はμ受容体に対する親和性が高いために，現在オピオイド類を服用中の患者では完全μ受容体作動薬を追い出して離脱症状を生じる可能性がある．**ブプレノルフィン**は，部分μ受容体作動薬活性を有するために"天井効果"を示し，その結果完全作動薬よりも多幸感の効果および乱用の可能性が低くなる．さらに，オピオイド誘発性呼吸抑制の危険も，ベンゾジアゼピン類やアルコールなどの中枢神経抑制薬と併用する場合を除いて，完全作動薬に比して低い可能性がある．**ブプレノルフィン**は複数の投与方法が可能である．中等度から重度の疼痛緩和には経皮的，経口的および注射の方式が指示されている．オピオイドの不適切使用に対しては，舌下錠やフィルム，口腔内フィルム，徐放注射および皮下への埋込み法が使用される．オピオイド解毒や維持に使用される際には特化した診療所においてのみ使用可能な**メサドン**とは異なり，**ブプレノルフィン**はオピオイド不適切使用に対して個人開業医による治療が承認されている．**ブプレノルフィン**は，**メサドン**と比べて持続が短く重症度の低い離脱症状を有することが報告されている（図21.11）．

有害作用には，**ナロキソン** naloxoneでは容易に拮抗されない呼吸抑制および血圧低下（まれに上昇），悪心，便秘およびふらつきがある．さらに**ブプレノルフィン**はQT_c間隔延長と関連している．臨床的意義については議論の余地があるが，QT_c間隔が延長する可能性のある薬物を同時服用している患者や，心疾患をすでにもっている患者を監視することが依然として推奨されている．**ブプレノルフィン**はCYP3A4によって代謝されるため，強力なCYP3A4抑制薬と同時服用する際は警告を発するべきである．

B．ペンタゾシン pentazocine

ペンタゾシンはκ受容体に対して完全作動薬として作用するとともに，μ受容体に対する部分作動薬である．**ペンタゾシン**は非経口的あるいは経口薬として投与可能であるが，経口の場合は**ナロキソン**との併用のみ使用可能である．**モルヒネ**に比べて，**ペンタゾシン**によって生じる多幸感は少ないが，高用量では呼吸抑制，血圧上昇，頻脈および幻覚を生じうる．このために**ペンタゾシン**が疼痛管理に使用されることは少ない．**ペンタゾシン**が完全μ受容体作動薬に対して弱い拮抗薬作用を有するにもかかわらず，**ペンタゾシン**は**モルヒネ**による呼吸抑制作用には拮抗せず，むしろ**モルヒネ**使用者の離脱効果を悪化させる可能性がある．**ペンタゾシン**は狭心症や冠動脈疾患を有する患者では血圧を上昇させる可能性があるため，使用には注意が必要である．

C．ナルブフィン nalbuphineおよびブトルファノール butorphanol

ナルブフィンおよび**ブトルファノール**はオピオイド受容体の混合作

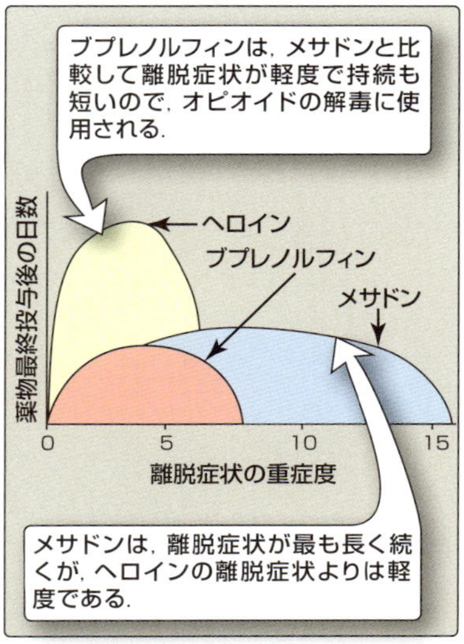
ブプレノルフィンは，メサドンと比較して離脱症状が軽度で持続も短いので，オピオイドの解毒に使用される．
ヘロイン
ブプレノルフィン
メサドン
薬物最終投与後の日数
0
5
10
15
離脱症状の重症度
メサドンは，離脱症状が最も長く続くが，ヘロインの離脱症状よりは軽度である．

図 21.11
ヘロイン，ブプレノルフィン，メサドンの等効力量を突然投与中止したときのオピオイド離脱症状の重症度．

動拮抗薬である．**ペンタゾシン**同様，**ナルブフィン**および**ブトルファノール**は慢性疼痛の治療に限定した役割を果たす．**ブトルファノール**は点鼻スプレーが使用可能であり，激しい頭痛に対して使用されてきたが，乱用に至ることもあった．誤って点鼻薬に曝されると，とくに小児では致死的な用量過多になりうる．どちらの化合物も注射薬として使用可能である．**ペンタゾシン**および**ブトルファノール**とは異なり，**ナルブフィン**は心臓に影響を与えたり血圧を上昇させたりしない．これら3種の薬物すべてに共通する長所は，発現する呼吸抑制の程度に上限がある(天井効果)ことである．

V．他の鎮痛薬

A．タペンタドール tapentadol

タペンタドールは完全μ受容体作動薬であり，ノルアドレナリン再取込み阻害薬である．**タペンタドール**の効力は経口**モルヒネ**の1/3から1/2であり，**オキシコドン**と比べて消化管における耐性が強い．**タペンタドール**は糖尿病性末梢神経障害に伴う神経因性疼痛といった中等度から重度の急性および慢性疼痛の管理に使用される．**タペンタドール**は主としてグルクロン酸抱合によって不活性代謝産物へと代謝され，CYP450酵素系を阻害したり誘導したりはしない．**タペンタドール**は活性代謝産物を産生しないので，軽度ないし中等度の腎機能障害においては用量調節の必要はない．過去14日以内にMAOIを投与された患者では，**タペンタドール**投与は避けるべきであり，セロトニン関連薬物を服用している患者では，セロトニン症候群の危険性があるために，使用には注意が必要である．**タペンタドール**は即時放出型および徐放性製剤が使用可能である．

B．トラマドール tramadol

トラマドールは中枢作用性鎮痛薬であり，μオピオイド受容体と弱く結合し，ノルアドレナリンおよびセロトニンの再取込みを弱く抑制する．**トラマドール**はCYP2D6によって強力な代謝作用を受け，元の化合物よりμ受容体との親和性がはるかに高い活性代謝産物になる．**トラマドール**はまた，CYP3A4およびCYP2B6によって代謝される．**トラマドール**は中等度から重度の疼痛を管理するために使用される．注目すべきことに，**トラマドール**は**モルヒネ**に比して呼吸抑制作用が弱い．**ナロキソン**を投与しても**トラマドール**の毒性は部分的にしか拮抗されず，また，痙攣の危険性増加との関連が知られている．まれであるが重症の有害作用として，アナフィラキシー反応やセロトニン症候群がある．セロトニン症候群の危険性は，**トラマドール**が他のセロトニン関連薬物と同時に投与された場合や，薬物間相互作用によって血漿濃度が上昇した場合に増大する．過量投与および，SSRI，MAOI，TCAなどの薬物との薬物間相互作用によって，CNS興奮や痙攣を特徴とする毒性を生じる可能性がある．痙攣の既往がある患者の場合**トラマドール**は注意して使用するべきである．μオピオイド受容体と結合する他の薬物と同様に，**トラマドール**も誤用および不適切使用との関連が指摘されている.

C. オリセリジン oliceridine

オリセリジンは中枢および末梢に作用する新しい合成μオピオイド受容体作動薬であり，受容体後のβアレスチン動員を減少させてGタンパク質共役経路に優先的に結合する．βアレスチン活性化により呼吸抑制および消化管不全につながる．したがってβアレスチン活性化を抑制することによって，**モルヒネ**のような伝統的オピオイド類に比してこういった効果を減らす可能性がある．**オリセリジン**は静脈内投与のみで使用可能であり，中等度から重度の急性疼痛に使用するよう指示されている．**オリセリジン**は**モルヒネ**の静脈内投与と比べて迅速な作用開始および短い作用時間，半減期を有し，およそ5倍の効力がある．呼吸抑制は**オリセリジン**でも依然生じる可能性がある．他の有害作用としては，めまい，頭痛，悪心，嘔吐，便秘がある．**オリセリジン**はCYP2D6およびCYP3A4によって有意な代謝を受け，既知の活性代謝産物はない．軽度から中等度の肝障害を有する患者では，投与間隔を拡げなければならない.重症の肝疾患では開始用量を減らし，その後は臨床状態を評価した上で投与量を決めなければならない．腎障害の場合は用量調節の必要はない.

Ⅵ. 拮 抗 薬

オピオイド受容体拮抗薬は高い親和性でオピオイド受容体と結合するが，受容体を介する作用を誘発することはできない．オピオイド受容体拮抗薬を投与しても，オピオイド非服用者には顕著な効果を示さない．オピオイド類に依存した患者では，拮抗薬によって**モルヒネ**や他のμ受容体完全作動薬が迅速に拮抗され，オピオイド離脱症状が悪化する．オピオイド離脱の徴候および症状につき，図21.12に要約する.

A. ナロキソン naloxone

ナロキソンはμ，κ，δ受容体に対する競合的拮抗薬であり，μ受容体に対してκ受容体に対する10倍の抗親和性を有する．**ナロキソン**は受容体に結合したすべてのオピオイド分子を迅速に追い出し，その結果呼吸抑制や昏睡といった**モルヒネ**の効果を静脈投与後2分以内にもとに戻すことが可能である．**ナロキソン**はまた，筋肉内，皮下鼻腔内にも投与可能であり，これらの場合は作用開始がやや遅れる．しかしながら，**ナロキソン**の経口投与では，強力な初期通過効果のために臨床効果はほとんどみられない．**ナロキソン**の半減期は30～90分であるため，過量投与されて回復した患者では，摂取されたオピオイドおよびそのオピオイドの剤形によっては呼吸抑制が再燃する可能性がある.［注：**ブプレノルフィン**はμオピオイド受容体に対する親和性が高いために，その効果をもとに戻すためには高用量の**ナロキソン**および持続投与が必要である．この方策は効力の高いオピオイド類でも必要と考えられる.］

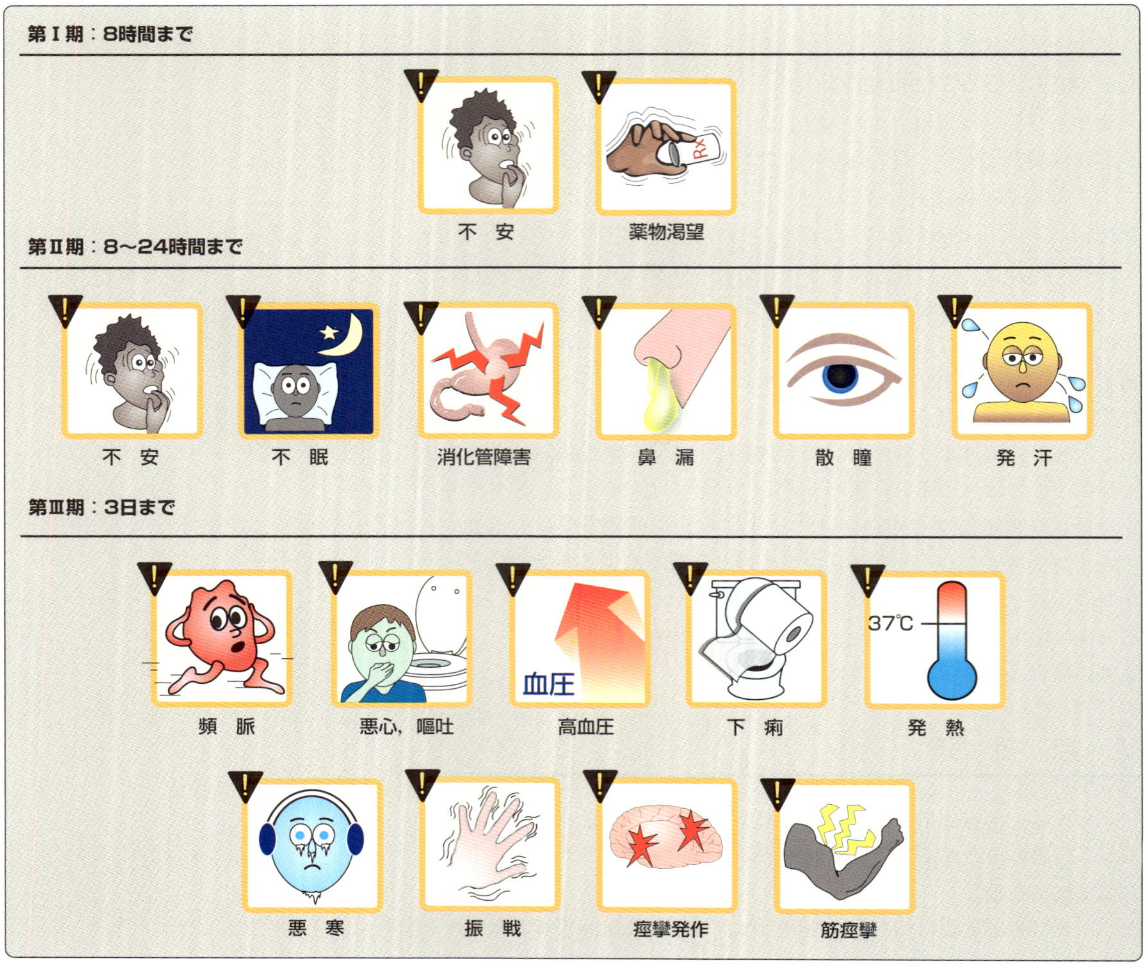
第Ⅰ期：8時間まで
不　安
薬物渇望
RX
第Ⅱ期：8〜24時間まで
不　安
不　眠
消化管障害
鼻　漏
散　瞳
発　汗
第Ⅲ期：3日まで
頻　脈
悪心，嘔吐
血圧
高血圧
下　痢
37℃
発　熱
悪　寒
振　戦
痙攣発作
筋痙攣

図 21.12
オピオイドの離脱症状．

ナロキソンは，**ヘロイン**や処方箋が必要なオピオイド類を過量投与した場合の治療目的で，米国では自己注射および鼻注入器を地域で販売することが可能である．過量投与の際のこういった製品の使用可能性，適切な使用法および救急要請をすることの重要性に関して，処方者が患者および家族に助言することが肝要である．米国では，患者が処方箋なしに**ナロキソン**を地域の薬局から購入することが現行法で認められている．

B．ナルトレキソン naltrexone

ナルトレキソンには**ナロキソン**と同様の作用があるが，**ナルトレキソン**の作用持続時間は**ナロキソン**より長く，経口投与が可能である．たとえば，**ナルトレキソン**の 1 回の経口服用で注射投与**ヘロイン**の作用に 24 時間拮抗し，筋肉内投与では 30 日間遮断する．**ナルトレキソン**はオピオイドおよびアルコールの不適正使用の管理に使用することが許可されている．**ナルトレキソン**は，オピオイドを迅速に解毒するために，**クロニジン** clonidine（**ブプレノルフィン**の場合もある）と併用される．**ナルトレキソン**投与は肝酵素の増加を伴うために肝機能の監視が推奨される．よくみられる有害作用には悪心，生々しい夢や悪夢がある．悪夢の危険性を減らすためには，患者は夕方よりもむしろ朝に服用するように指導されるべきである．

21 章の要約

1. 疼痛は，さまざまな程度の生物学的，心理的および社会的要因に影響される複雑な経験である．臨床家は治療計画を立てる際に疼痛の完全，完璧な評価をする必要がある．
2. オピオイド類は化学構造に基づいて臨床的に分類される．すべてのオピオイド類は，通常μ（ミュー，MOP），κ（カッパ，KOP），δ（デルタ，DOP）と命名されている 3 種の主たる受容体群を介して主たる効果を発揮する．
3. **モルヒネ**はμ受容体作動薬の原型である．他の使用可能なオピオイド類を**モルヒネ**と比較することは，安全で効果的な疼痛管理計画の選択指針を得るために有害作用の特徴や関連する薬効を同定する上で有効である．
4. すべてのオピオイド類は同様の有害作用を有するが，個々の患者に対する治療計画を立案する際には代謝，作用機序および薬物除去の違いを考慮することが重要である．
5. **メサドン**は，侵害受容性起源にせよ神経因性起源にせよ中等度ないし重度の絶え間なく続く疼痛に使用可能なきわめて複雑かつ有効なオピオイドである．複雑な薬物動態特性，心臓に対する作用およびさまざまな薬物相互作用があるため，このオピオイド使用に際しては注意が必要である．
6. **ブプレノルフィン**は呼吸抑制の危険がある患者（たとえば，肥満，呼吸状態悪化，中枢神経抑制薬併用）や現在のオピオイド処方で痛覚過敏を経験している患者に対する治療選択肢として役に立つ．投与形式の違いによる効果の換算については現在のところあまり確立していない．
7. **ナロキソン**はμ，κ，δ受容体の競合的拮抗薬であり，ほとんどのオピオイド誘発性呼吸抑制作用をもとに戻すことができる．**ナロキソン**は地域の薬局で購入可能であり，現在家庭でオピオイド類を所有する患者に使用可能とすべきである．

学習問題

最も適当な答えを1つ選択せよ.

21.1 以下に挙げる薬物のうちで,過量投与の場合にナロキソンによる治療にただちに完全な反応を示すフェナントレンオピオイドはどれか.

A. メペリジン

B. フェンタニル

C. ブプレノルフィン

D. モルヒネ

正解 D. モルヒネはフェナントレンである.モルヒネの過量投与はナロキソンによって効果的に治療可能である.ナロキソンはオピオイドを受容体から追い出すことによってオピオイドに拮抗するが,ナロキソンが無効な場合もある.ナロキソンはフェンタニルの過量投与に対して有効であるが,フェンタニルはフェニルピペラジンでありフェナントレンではない.メペリジンはフェニルピペラジンでありフェナントレンではなく,その活性代謝産物であるノルメペリジンはナロキソンによって拮抗されない.ブプレノルフィンの効果はナロキソンによって部分的にしかもとに戻らない.ブプレノルフィンはμ受容体に対する親和性が高いために,ブプレノルフィンの過量投与ではほとんどの場合,高濃度で持続的なナロキソン投与が必要である.

21.2 モルヒネについて以下のどの記述が正しいか.

A. モルヒネは最も脂溶性が高いオピオイドである.

B. モルヒネはCYP2D6およびCYP3A4によって代謝され,さまざまな薬物相互作用を有する.

C. モルヒネには腎不全の際に蓄積して臨床関連の効果につながる活性代謝産物がありうる.

D. モルヒネはオピオイド治療開始後ただちにオピオイド誘発性便秘をもたらす可能性があるが,オピオイドに曝露されて1〜2週間後に耐性を生じる.

正解 C. モルヒネにはM3GおよびM6Gという2つの活性代謝産物があり,これらは腎臓から除去される.これらの活性代謝産物が蓄積すると,臨床関連の効果を生じる可能性がある.詳細に関しては図21.5を参照されたい.モルヒネは水溶性であり,肝臓で抱合によって代謝される.モルヒネの代謝はCYP450酵素系とは関係がなく,このため薬物相互作用の危険性は少ない.モルヒネによってオピオイド治療開始後ただちにオピオイド誘発性便秘を生じうるが,オピオイド誘発性便秘に対しては耐性を生じない.

21.3 76歳の女性が腰椎圧迫骨折に伴う激しい疼痛により疼痛外来を受診した.彼女の既往歴として腎不全が重要である.痛みはアセトアミノフェンでは緩和しないと彼女は訴えた.以下のうちでこの患者に対して最適なオピオイドはどれか.

A. モルヒネ(経口)

B. フェンタニル(経皮パッチ)

C. メペリジン(経口)

D. ヒドロコドン/アセトアミノフェン(経口)

正解 D. ヒドロコドン/アセトアミノフェンが最適な選択肢である.適切な疼痛および有害作用の制御のためには低用量を使用して注意深く監視することが必要である.モルヒネは,腎不全の際に蓄積する活性代謝産物があるので最適な選択肢ではない.この患者の疼痛は急性と考えられ,またこの患者はオピオイドを使用していないので,経皮パッチはよい選択肢ではない.メペリジンは慢性疼痛には使用すべきではなく,また腎不全のある患者にも使用すべきではない.

21.4　56歳の患者が疼痛を伴う糖尿病性神経障害および脊柱管狭窄症に伴う神経根障害による激しい背部痛に長年悩まされている．この患者は，三環系抗うつ薬(TCA)，SNRIや抗痙攣薬といった最初に使用される薬物では神経因性疼痛の緩和が得られていない．以下のオピオイドのうちで，二重の作用機序をもち，この患者の侵害受容性および神経因性疼痛の両方を治療するのに考慮されるべきものはどれか．

A．タペンタドール
B．オキシモルフォン
C．モルヒネ
D．ヒドロコドン

正解　A． タペンタドールは，挙げられている他の選択肢に比べて類をみない作用機序を有する．タペンタドールは二重の作用機序(μ受容体作動薬およびノルアドレナリン再取込み阻害)をもち，これによって糖尿病性末梢神経障害に伴う神経因性疼痛を効果的に治療できることが示されている．挙げられている他のμ受容体作動薬はすべて，神経因性疼痛の治療にいくらか効果がある可能性はあるが，タペンタドールのような二重の作用機序をもたない．

21.5　メサドンに関する以下の記述のうちで正しいのはどれか．

A．メサドンは，薬物間相互作用が限られているために，ほとんどの患者に対して非常によい選択肢である．
B．メサドンの鎮痛持続時間は，排出半減期よりはるかに短い．
C．メサドンがある鎮痛効果を示す用量は，モルヒネが同程度の鎮痛効果を示す用量と同程度である．
D．メサドンの活性代謝産物は，腎機能不全患者において蓄積する．

正解　B． メサドンの鎮痛持続時間は，排出半減期よりはるかに短いために，蓄積および呼吸抑制さらに死に至る可能性増大，という危険につながる．メサドンがある効力を示す用量は多くの要因によってさまざまに変化するため，メサドン処方に熟達した提供者のみが処方すべきである．メサドンの代謝に関与する肝臓の酵素は多数あるために，メサドン関連の薬物相互作用は多岐にわたる．メサドンには活性代謝産物が存在せず，そのため腎機能不全患者における選択肢の1つとなっている．

21.6　57歳の男性が悪性腫瘍によるものではない慢性疼痛治療のためタペンタドール徐放剤を2年にわたり投与されている．この患者には現在，午後仕事中に疼痛が増強するとの訴えがある．以下のうちで，作用持続時間が短いオピオイドであり，この患者の突発痛治療に最適な選択肢はどれか．

A．ヒドロコドン
B．メサドン
C．ブプレノルフィン
D．ナルブフィン

正解　A． ヒドロコドンはよく使用される短時間作用性薬物であり，アセトアミノフェンあるいはイブプロフェンとの合剤として市販されている．メサドンは他とは異なる薬物動態を有するため，突発痛には通常使用すべきではなく，メサドン使用の経験が豊富で，この薬物関連のさまざまな状況に精通している実地臨床家のために温存しておくべきである．ブプレノルフィンおよびナルブフィンは，現在タペンタドールなどの二重作用機構のあるオピオイドを服用している患者の離脱症状を悪化させる可能性がある．

21.7　64歳の男性が，交通事故後に入院中で，骨折した手足を固定している．退院を想定して，モルヒネの経口投与に切り替えられた．退院に伴ってモルヒネとともに服用すべき他の薬剤はどれか．

A．ドクサートナトリウム
B．センナ
C．メチルフェニデート
D．ジフェニルヒドラミン

正解　B． 便秘はオピオイド服用時によくみられ，いつでも起こりうるため，オピオイドの開始とともに下剤を処方すべきである．この有害作用は耐性を生じない．センナは刺激性の下剤であり，処方箋なしに薬局で購入できる．ドクサートナトリウムは便軟化剤であり，単剤として使用した場合にはオピオイド誘発性便秘には効果がない．ドクサートとセンナの両方を含有する合剤が一般的に使用され，主としてセンナの作用により効果が期待できる．ジフェンヒドラミンはあるオピオイド使用開始に伴って生じる可能性のある蕁麻疹治療に使用可能である．メチルフェニデートはある特定の状況においてオピオイドによる鎮静に対して使用されているが，本件では報告されていない．

21.8　67歳の男性が悪性腫瘍によるものではない慢性疼痛のために，ヒドロコドン/アセトアミノフェンによって2年間用量を変えずに治療されている．この患者の疼痛は非常によく制御されていて元気もあり，報告によれば疼痛治療計画は満足のいくものであり，何の副作用もない．この患者は最近慢性閉塞性肺疾患および睡眠時無呼吸症と診断された．以下のうちで，現在のこの患者に最も推奨される治療法はどれか．

A．オピオイド誘発性呼吸抑制を考慮し，すべてのオピオイド類をただちに減量する．

B．患者がオピオイドの過量投与となった際に家庭で服用するためにナロキソンの経口錠剤を処方する．

C．オピオイド過量投与になった場合，家庭で使用する鼻腔スプレーを処方し，患者および家族に適切な使用について助言する．

D．現時点では何の処置も必要はない．この患者の疼痛はよく制御されており，患者は何の有害作用も訴えていない．

正解　C． この患者はまさに慢性閉塞性肺疾患および睡眠時無呼吸症と診断されたところであるから，オピオイド誘発性呼吸抑制の危険性は増大する．この患者の疼痛はよく制御されていて有害作用の報告もないため，現時点でオピオイドを減量することは最善の答ではない．初回通過効果のため，ナロキソン経口投与はオピオイド過量投与の管理には臨床的に効果がない．したがって，鼻腔スプレーが最善の選択肢である．適切な教育の下で家庭用鼻腔スプレーを提供することは，オピオイドの過量投与が生じた場合に救命につながる可能性がある．オピオイド過量投与の際にナロキソン鼻腔スプレーを家庭で使用し，救急要請をすることの重要性に関して患者および世話をする人に適切な教育を施すことは生死にかかわることである．

21.9　6歳の少年が扁桃切除のために病院に来院した．手術の翌日，非オピオイド性鎮痛薬を使用したにもかかわらず，この患者の疼痛レベルは上昇したままであった．以下のオピオイドのうちで，現代推奨される適切な選択肢と考えられるのはどれか．

A．トラマドール

B．メペリジン

C．コデイン

D．オキシコドン

正解　D． 示された選択肢のうちで，オキシコドンが最も適切なオピオイドと考えられる．トラマドールおよびコデインはどちらも，18歳未満の小児の扁桃切除あるいはアデノイド切除後には禁忌である．メペリジンにはさらなる危険性を伴う．

21.10　外来患者の場合，メサドンの用量調節はどのくらいの頻度で行うべきか．

A．1～2日

B．3～4日

C．5～7日

D．10～14日

正解　C． メサドンの半減期は長く，12～40時間の間で変動しうるが，150時間にもなるという報告がある．メサドンが平衡状態に達するのに十分な時間を確保するために，外来患者の用量調節は5～7日ごとに行うべきであると推奨されている．入院患者では，場合によって注意深く監視することによって2～3日ごとに用量を調節することも可能である．

中枢神経興奮薬

22

I．概　要

精神運動興奮薬および幻覚薬は，中枢神経系 central nervous system（CNS）を主として興奮させる 2 種の薬物群である．精神運動興奮薬は興奮および多幸感をもたらし，疲労感を減弱させ，さらに運動能を増大させる．1 つの薬物群として，精神運動興奮薬には広汎な臨床使用用途があり，中枢神経抑制薬（16 章）およびオピオイド類（21 章）同様に薬物乱用の可能性がある．CNS興奮薬および関連薬物について図 22.1 にまとめる．幻覚薬によって思考形態および気分の顕著な変化を生じるが，脳幹および脊髄にはほとんど作用がない．幻覚薬の詳細については 47 章で論ずる．

II．精神運動興奮薬

A．メチルキサンチン類

メチルキサンチン類には，お茶の成分として存在する**テオフィリン** theophylline，ココア中に存在する**テオブロミン** theobromine および**カフェイン** caffeine が含まれる．**カフェイン**は，世界で最もよく消費されている興奮薬であり，ある種のコーヒー製品（たとえば，エスプレッソ）中に最も高濃度に存在するが，お茶，コーラ飲料，エネルギー飲料，チョコレートキャンディーおよびココア中にも存在する．

1．作用機序：メチルキサンチン類の作用についてはいくつかの機序が提唱されている．すなわち細胞外カルシウムイオン（Ca^{2+}）を流入させ，ホスホジエステラーゼ phosphodiesterase を抑制することによりサイクリックアデノシン一リン酸とサイクリックグアノシン一リン酸を増加させること，さらにアデノシン受容体を遮断することなどが挙げられている．

2．作　用

a．**中枢神経系（CNS）**：1，2 杯のコーヒーに含有する**カフェイン**（100 ～ 200 mg）は，大脳皮質と他の脳部位を刺激することによって，疲労を減少させ，覚醒作用をもたらす．1.5 g（12 ～ 15 杯

精神運動興奮薬
アンフェタミン
アルモダフィニル
カフェイン
コカイン
デキサメチルフェニデート
デキサメチルフェニデート/メチルフェニデート
デキストロアンフェタミン
リスデキサンフェタミン
メタンフェタミン
メチルフェニデート
モダフィニル
ニコチン
テオフィリン
バレニクリン
非刺激性ADHD治療薬
アトモキセチン
クロニジン
グアンファシン
ビロキサジン

図 22.1
中枢神経興奮薬およびADHD治療のための非興奮性薬物のまとめ．

のコーヒー)を摂取すると不安と振戦が起こる．脊髄を刺激するには高用量(2～5 g)の**カフェイン**が必要となる．**カフェイン**の興奮性に対する耐性は急速に形成される．そして離脱(禁断)時の症状は疲労感および鎮静などである．

b．**循環系**：高用量の**カフェイン**は心臓において陽性変力作用および変時作用を示す(筋収縮と心拍数増加作用)．[注：収縮増強力は狭心症患者に有害である．他方，上昇した心拍数は心室性期外収縮を誘発する可能性がある．]

c．**利尿作用**：**カフェイン**にはナトリウムイオン(Na^+)，塩化物イオン(クロライドイオン，Cl^-)およびカリウムイオン(K^+)の尿中排泄量を若干増加させるような軽度の利尿作用がある．

d．**胃粘膜**：メチルキサンチン類は胃酸分泌を促進するので，消化性潰瘍の患者はメチルキサンチン類を含む食品および飲料の摂取を避けるべきである．

3．**臨床使用**：**カフェイン**およびその誘導体は細気管支の平滑筋を弛緩させる．喘息治療のための主要薬物は大部分が**テオフィリン**から，β_2受容体作動薬や副腎皮質ステロイド類などの他の薬物に取って代わられている(41章参照)．**カフェイン**はまた，疼痛管理のために，**アセトアミノフェン** acetaminophenや**アスピリン** aspirinといった鎮痛薬と併用して，処方薬および市販薬のどちらも使用されている．**カフェイン**は覚醒状態を維持したり，維持的に疲労を軽減するために一般的に頻用されている．

4．**薬物動態**：メチルキサンチン類は経口投与で十分吸収される．**カフェイン**は脳を含む全身に分布する．メチルキサンチン類および**カフェイン**は胎盤を通過して胎児に到達し，また，母乳中に分泌される．メチルキサンチン類はすべて肝臓で，通常シトクロムP450(CYP)1A2経路によって代謝され，代謝産物は尿中に排泄される．

5．**有害作用**：中用量の**カフェイン**は不眠，不安と興奮を起こす．高用量では毒性が生じ，嘔吐と痙攣が現れる．致死量は10 g(約100杯のコーヒー)であり，不整脈により死に至る．毎日600 mg以上(毎日約6杯のコーヒー)の**カフェイン**を服用してきた人が突然中止すると，無気力，易刺激性や頭痛などが生じる．

B．ニコチン nicotine

ニコチンはタバコの活性成分である．現在，治療的応用はないが(禁煙治療を除く)，CNS興奮薬として**カフェイン**に次いで2番目に広く使用されている点，また，乱用される薬物としてもアルコールに次いで2番目という点で重要である．またタバコの煙に含まれるタールと一酸化炭素により，肺および動脈硬化性心血管疾患などの重要な危険因子となる．

1．**作用機序**：低用量では脱分極によって神経節を刺激する．高用量では神経節を遮断する．**ニコチン**（あるいはニコチン性）受容体はCNSの多くの部位に存在し，それらの受容体を介して**ニコチン**の刺激作用が発現する．

2．作　用

a．**中枢神経系：ニコチン**は脂溶性で容易に血液脳関門を通過する．喫煙あるいは低用量の**ニコチン**の服用として，ある程度の多幸感，覚醒とリラクセーション作用が生じ，集中力，学習力，問題解決力や反応時間などが改善する．高用量では，延髄麻痺による重篤な低血圧および呼吸麻痺が起こる（図22.2）．また，**ニコチン**は食欲抑制作用をもつ．

b．**末梢作用：ニコチン**の末梢作用は複雑である．交感神経節と副腎髄質を刺激し，血圧と心拍数を増加させる．したがって喫煙はとくに高血圧患者に有害である．末梢循環障害の多数の患者が喫煙による症状の増悪を経験している．さらに**ニコチン**は血管収縮を引き起こすので，冠動脈血流量を減少させ，狭心症患者に有害な影響を及ぼす．また，副交感神経節への刺激は腸運動を増強する．高用量では，血圧の低下が起こり，副交感神経節が遮断されることによって，胃腸および膀胱筋の運動も抑制される．

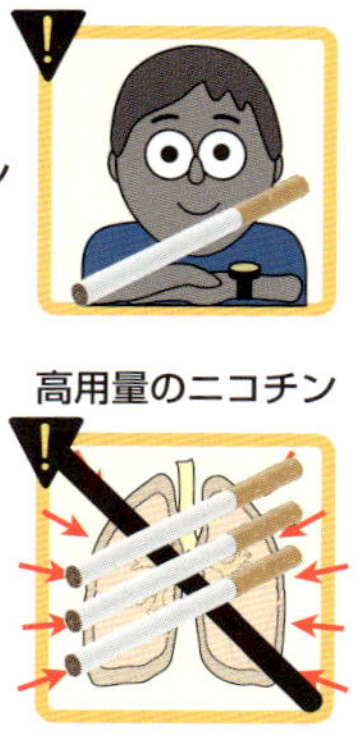

低用量のニコチン
覚醒と
リラクセーション
高用量のニコチン
呼吸麻痺

図22.2
中枢神経系に対するニコチンの作用．

3．**薬物動態：ニコチン**は脂溶性なので，口腔粘膜，肺，胃腸粘膜および皮膚からも容易に吸収される．胎盤を通過し，母乳中にも移行する．平均的な喫煙者は，タバコ1本の煙を吸入することによって，1～2 mgの**ニコチン**を摂取している（通常のタバコには6～8 mgの**ニコチン**が含まれている）．急性致死量は60 mgである．吸入した**ニコチン**は90% 以上が吸収される．**ニコチン**は，肺および肝臓で代謝され，腎臓から排泄される．**ニコチン**毒性作用に対する耐性は，通常摂取開始から数日以内に速やかに形成される．

4．**有害作用：**CNSにおいては，神経過敏および振戦が生じる．また，胃痙攣，下痢，心拍数増加および血圧上昇も現れる．加えて，喫煙は多くの薬物の代謝速度を増加させる．

5．**離脱症候群：ニコチン**は嗜癖性薬物（耽溺薬）であり，深刻な身体

臨床応用 22.1：喫煙と薬物との相互作用─ニコチン

臨床医の多くが，CYP1A2代謝酵素を誘導し，その結果喫煙によって認められる薬物相互作用をもたらすのは**ニコチン**と考えている．実際には，その酵素誘導をもたらし，それによって**オランザピン** olanzapine，**クロザピン** clozapine，**ハロペリドール** haloperidolといったある種のよく使われる精神運動系薬物の血漿濃度を減少させるのは煙を吸入することによって生じる炭化水素のせいである．外来診療の場で治療量以下（治療効果に必要な量より少ない）の血漿濃度を有する患者のなかには，喫煙によって影響を受ける患者もいる．したがって喫煙は，たとえ処方された用量を遵守してもこういった薬物の抗精神病効果や気分安定効果を失わせる危険性を生じうる．

依存が速やかに形成される（図 22.3）．離脱症状には易刺激性，不安，不穏状態，集中困難，頭痛および不眠があり，食欲低下および胃腸管不快感も現れる．経皮吸収パッチおよび**ニコチン**を含有するガムが離脱症状を減少し，禁煙に役立つことが報告されている．たとえば**ニコチン**ガム使用後，**ニコチン**の血中濃度が喫煙後のピークの半分ほどとなる（図 22.4）．禁煙のために使用されている他の**ニコチン**置換療法としては，吸入薬，鼻腔スプレーやのど飴がある．**ブプロピオン**は抗うつ薬であるが（17 章参照），タバコ／ニコチンに対する渇望を減少させ，禁煙の助けとなり，そして離脱徴候を弱めうる．こういった特性は，**ブプロピオン**がケトアンフェタミンでありドパミンおよびノルアドレナリンの弱い再取込み阻害薬であるという性質に由来する可能性がある．

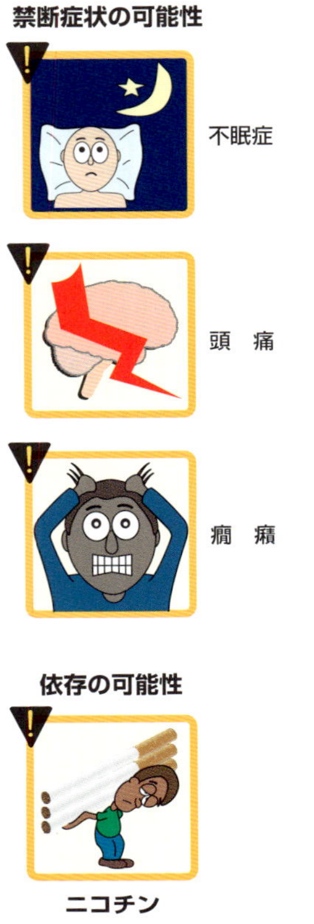
禁断症状の可能性
不眠症
頭　痛
痙　攣
依存の可能性
ニコチン

図 22.3
ニコチンには依存性および禁断症状がある．

C．バレニクリン varenicline

バレニクリンはCNSにおける神経型ニコチン性アセチルコリン受容体の部分作動薬（パーシャルアゴニスト）である．**バレニクリン**は部分作動薬であるから，**ニコチン**〔完全作動薬（フルアゴニスト）〕よりも多幸感をもたらす効果は小さい．したがって，**バレニクリン**は，**ニコチン**離脱（禁断）症状を有する患者の禁煙管理に補助的に用いると有効である．**バレニクリン**を服用している患者は自殺企図，悪夢，気分変化などについて十分な管理を受けなければならない．

D．コカイン cocaine

コカインは入手しやすく，嗜癖性の高い薬物である．**コカイン**は，乱用の可能性が高いために，全米薬物取締局でスケジュールⅡ薬物に分類されている．**コカイン**の効果のもとになる主たる作用機序は，モノアミン類（ノルアドレナリン，セロトニン，ドパミン）のシナプス前終末への再取込みを遮断することである．これによって，これらのモノアミン類の中枢および末梢神経系における作用が増強し，作用持続時間が長くなる．とくに，脳の快楽中枢（辺縁系）におけるドパミンの作用持続時間が長くなることによって，**コカイン**使用初期の強烈な多幸感を生じる．**コカイン**の慢性服用によってドパミンが枯渇する．この枯渇が**コカイン**渇望の引き金となる（図 22.5）．**コカイン**およびその作用に関する詳細は 47 章に記載されている．

E．アンフェタミン類 amphetamines

アンフェタミンは交感神経作用アミンであり，**コカイン**と同様の神経学的および臨床的作用を示す．**デキストロアンフェタミン** dextroamphetamine はこのクラスの主要な化合物であり，**アンフェタミン**のラセミ混合物の *d*-同位体である．**リスデキサンフェタミン** lisdexamfetamine は，赤血球の加水分解作用によって L-リジンおよび**デキストロアンフェタミン**の活性型に変換される前駆体である．**メタンフェタミン** methamphetamine（“スピード Speed”としても知られている）は処方使用が可能な**アンフェタミン**の誘導体である．**3,4-メチレンジオキシメタンフェタミン** 3,4-methylenedioxymethamphetamine

(MDMAあるいはエクスタシーEcstasyとしても知られている)は，**メタンフェタミン**の合成誘導体であり，興奮性および幻覚誘発性の両方の特性を有する(47章参照)．

1．**作用機序**：**コカイン**と同様に中枢と末梢神経系に対し間接的な作用を示す．つまり，中枢，末梢ともにシナプス間隙におけるカテコールアミン系神経伝達物質を増加させる．しかしそれは(**コカイン**の作用と異なり)，細胞内で貯蔵されているカテコールアミンを放出することによるものである(図22.6)．**アンフェタミン**はモノアミンオキシダーゼ monoamine oxidase (MAO)を抑制し，弱い再取込み輸送阻害作用もあるので，高濃度のカテコールアミンがシナプス空間に存在する．**アンフェタミン**やその誘導体と**コカイン**の作用機序は異なるが，行動における作用は類似する．

2．**作　用**

a．**中枢神経系**：**アンフェタミン**の主たる行動における作用は，ノルアドレナリンおよびドパミンの放出増強による．脳脊髄系全体，皮質，脳幹部および延髄を刺激し，覚醒，疲労回復，食欲低下および不眠が現れる．**アンフェタミン**および誘導体の中枢興奮作用は小児の多動，ナルコレプシーおよび肥満の治療における使用へとつながっている．高用量では妄想や幻覚を特徴とした症状および痙攣を生じる可能性がある．

b．**交感神経系**：**アンフェタミン**はその著明なCNS作用のほか，ノルアドレナリンを放出することで，間接的にアドレナリン受容体を刺激する作用がある．

3．**臨床使用**：**アンフェタミン**の治療上の有効性を制限する因子は，心理的および身体的依存である．

a．**注意欠如・多動症attention deficit hyperactivity disorder (ADHD)**：ADHDの小児は動きが多く，かつ何か1つのことに数分も集中する能力に欠けている．**デキストロアンフェタミン**，**リスデキサンフェタミン**，**メタンフェタミン**および**混合アンフェタミン塩類**mixed amphetamine saltsは，多動性を減少させるとともに注意持続時間を改善し，この症候群に関連する行動上の問題点の多くを緩和する助けとなる興奮性薬物である．興奮薬はADHD治療において最初に使用する薬物と考えられている．興奮性薬物には乱用の可能性があり，スケジュールⅡ規制物質に分類されている．

b．**ナルコレプシーnarcolepsy**：ナルコレプシーは，日中の制御できない睡眠発作を特徴とする比較的まれな睡眠障害である．眠気は，**混合アンフェタミン塩**，**メチルフェニデート**methylphenidate，**モダフィニル**modafinilや**アルモダフィニル**armodafinilといった薬物によって治療可能である(後述参照)．

c．**食欲抑制**：**フェンテルミン**phentermineおよび**ジエチルプロピオン**diethylpropionは，構造的に**アンフェタミン**関連の交感神経

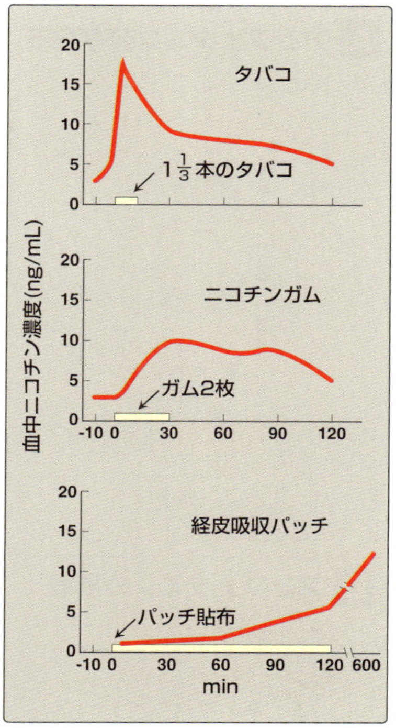
20
15
10
5
0
タバコ
1⅓本のタバコ
血中ニコチン濃度(ng/mL)
ニコチンガム
ガム2枚
-10
0
30
60
90
120
経皮吸収パッチ
パッチ貼布
600
min

図 22.4
喫煙者，ニコチンガムおよび経皮吸収パッチを使用した人のそれぞれの血中ニコチン濃度．

嗜癖性

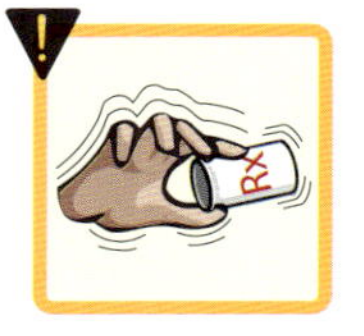
RX

コカイン
アンフェタミン

図 22.5
コカインとアンフェタミンは強力な嗜癖性をもつ．

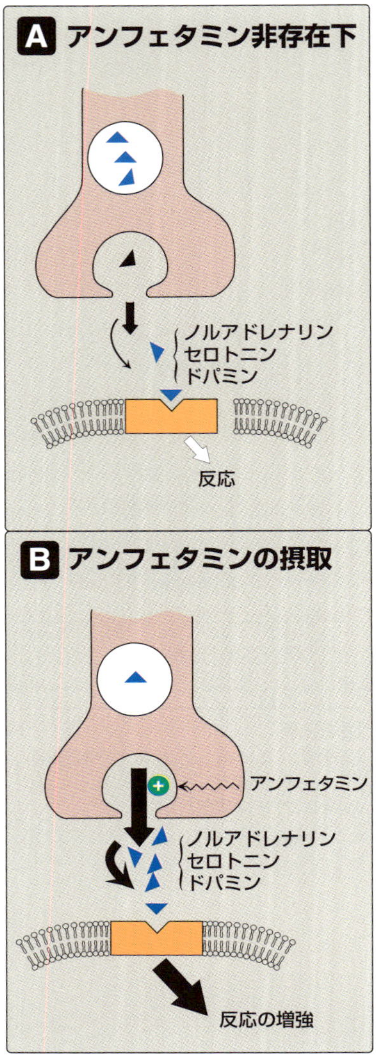

A アンフェタミン非存在下
ノルアドレナリン
セロトニン
ドパミン
反応
B アンフェタミンの摂取
アンフェタミン
ノルアドレナリン
セロトニン
ドパミン
反応の増強

図 22.6
アンフェタミンの作用機序．

作動性アミンである．これらの薬物は肥満の管理において食欲抑制薬としての効果のために使用される．肥満の管理における体重減少のために使用されるこれらの薬物や他の薬物に関するさらなる情報については第Ⅲ編を参照されたい．［注：**リスデキサンフェタミン**もまた，過食症治療のために承認されている．］

4．**薬物動態**：**アンフェタミン**は消化管から完全に吸収され，肝臓で代謝されて尿中に排泄される．**アンフェタミン**中毒患者は静脈内投与や吸煙で**アンフェタミン**を摂取することが多い．**アンフェタミン**によって生じる多幸感は 4 ～ 6 時間持続し，これは**コカイン**の 4 ～ 8 倍の持続時間である．

5．**有害作用**：**アンフェタミン**類は依存，耐性を生じさせ，薬物欲求から嗜癖となる．さらに以下の望ましくない効果を有する．

a．**中枢作用**：**アンフェタミン**使用に伴う有害作用には，不眠，易刺激性，虚弱，めまい，振戦および反射亢進がある（図 22.7）．**アンフェタミン**によって，とくに精神疾患を有する患者では，錯乱，せん妄，パニック状態および自殺傾向も生じる可能性がある．［注：**アンフェタミン**過量投与に付随する動揺や CNS 興奮の管理に，**ロラゼパム** lorazepam といったベンゾジアゼピン類が使用されることが多い．］**アンフェタミン**の慢性使用によって，"**アンフェタミン**神経症" という状態が生じ，これは統合失調症に伴う神経症的症状に類似している．**アンフェタミン**長期使用は心理的および身体的依存を伴うが，その一方で効果に対する耐性は数週間以内に生じる可能性がある．**アンフェタミン**の食欲抑制作用は，外側視床下部の食欲中枢への作用によるものである．

b．**心血管系作用**：中枢作用を生じるのに加えて，**アンフェタミン**によって動悸，不整脈，高血圧，狭心痛および循環虚脱を生じる可能性がある．心血管系の有害作用は，興奮薬使用に先立って認識されていなかった可能性のある心臓の異常や危険が基礎にある人の心臓突然死をもたらしてきた．頭痛，悪寒および過剰な発汗も生じる可能性がある．

c．**消化管作用**：**アンフェタミン**は消化管に作用して食欲不振，悪心，嘔吐，腹部痙攣および下痢を起こす．

d．**禁忌**：高血圧，心疾患，甲状腺機能亢進症，緑内障患者，薬物乱用の既往がある患者，モノアミンオキシダーゼ阻害薬 monoamine oxidase inhibitor（MAOI）服用患者は，**アンフェタミン**投与を受けるべきではない．

F．メチルフェニデート methylphenidate

メチルフェニデートおよび薬理学的に活性のある同位体である**デキサメチルフェニデート** dexmethylphenidate は**アンフェタミン**同様の CNS 興奮薬としての特性を有し，しばしば ADHD の治療に使用される．**メチルフェニデート**および**デキサメチルフェニデート**にはいずれも乱用される可能性があり，スケジュールⅡの規制物質である．**セル**

デキサメチルフェニデート serdexmethylphenidateは摂取後に**デキサメチルフェニデート**に変換される前駆体薬物である．

1．**作用機序**：注意欠陥障害attention deficit disorder（ADD）あるいはADHDの小児はドパミンの信号をわずかしか産生できない可能性があり，それによって，いったん興味を示した事柄に対してこういった小児が関心をもちにくくなっている，ということが示唆される．[注：**アトモキセチン** atomoxetine，**ビロキサジン** viloxazine，**グアンファシン** guanfacineおよび**クロニジン** clonidineは小児および成人のADHDのために承認された非刺激性薬物である．**メチルフェニデート**がノルアドレナリンよりもドパミンの再取込みを強く阻害するのと異なり，**アトモキセチン**および**ビロキサジン**はノルアドレナリンの再取込み阻害により選択的である．**グアンファシン**および**クロニジン**は中枢作用性α_2アドレナリン受容体作動薬である（6章参照）．非刺激性ADHD治療薬は習慣性を形成するとは考えられていないため，規制物質ではない．]

2．**臨床使用**：**メチルフェニデート**はADHD治療に日常的に使用されている．**デキサメチルフェニデート**および**デキサメチルフェニデート/セルデキサメチルフェニデート**もまたADHDの管理に使われる．**メチルフェニデート**はまた，ナルコレプシーの治療にも有効である．**メチルフェニデート**とは異なり，**デキサメチルフェニデート**はナルコレプシーの治療には適用されない．

3．**薬物動態**：**メチルフェニデート**および**デキサメチルフェニデート**はいずれも経口投与後に容易に吸収される．**メチルフェニデート**は徐放性経口製剤および1日1回貼付する皮膚パッチとして入手可能である．脱エステル化産物であるリタリン酸ritalinic acidは尿中に排泄される．

4．**有害作用**：腹痛，悪心といった消化管に対する有害作用が最も一般的である．他の反応としては，食欲不振，不眠，神経質および発熱がある．心臓に対する有害作用および危険性は**アンフェタミン**の場合と同様である．てんかん患者では，**メチルフェニデート**によって痙攣の頻度が増す可能性がある．

G．モダフィニルmodafinilおよびアルモダフィニルarmodafinil

モダフィニルおよびそのR型鏡像異性体である**アルモダフィニル**はナルコレプシー治療の第一選択薬と考えられている．**モダフィニル**は覚醒を促進するが，他のCNS興奮薬に比して精神賦活や多幸感を生じる作用は少なく，また気分，知覚，思考および感情を変える作用も少ない．作用機序は不明であるが，アドレナリン系およびドパミン系に関する可能性がある．**モダフィニル**は全身によく分布し，肝臓での代謝および尿中への排泄によって除去される．頭痛，悪心および神経

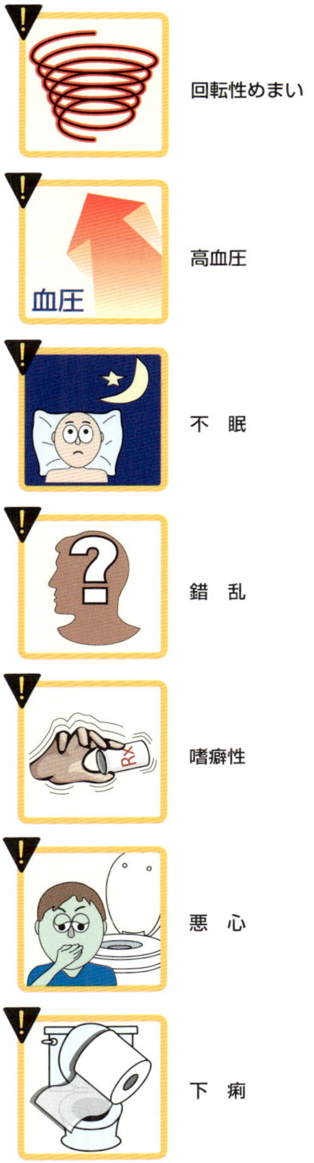
回転性めまい
血圧
高血圧
不　眠
錯　乱
Rx
嗜癖性
悪　心
下　痢

図 22.7
アンフェタミンとメチルフェニデートの有害作用．

食欲抑制剤
ジエチルプロピオン
フェンテルミン
GLP-1受容体作動薬
リラグルチド
セマグルチド
脂肪分解酵素阻害薬
オルリスタット
組合せ薬
ブプロピオン/ナルトレキソン
フェンテルミン/トピラマート

図 22.8
肥満治療に使用される薬物のまとめ.
GLP-1＝グルカゴン様1型ペプチド.

質が主たる有害作用である. **モダフィニル**および**アルモダフィニル**にはいくらか乱用および身体的依存性の可能性がありうるため, どちらも規制物質に分類されている. [注：睡眠時無呼吸症といった医学的状況に付随して生じる可能性のあるナルコレプシーや日中の過剰な眠気の治療のために指定されているのがドパミンおよびノルアドレナリン再取込み阻害薬である**ソルリアムフェトール** solriamfetol, および ヒスタミン-3-受容体の拮抗薬/逆作動薬である**ピトリサント** pitolisantである.

Ⅲ. 肥満治療薬

肥満とはボディマス指数body mass index (BMI)が 30 kg/m^2 の状態と考えられている. 肥満は部分的にはエネルギーの不均衡, すなわち熱量摂取が消費を超えた状態である. しかしながら今日では, 遺伝, 代謝, 行動, 環境, 文化および社会経済的な状態も影響することがよく理解されている. BMIが 30 以上, あるいは高血圧や糖尿病といった併存疾患がある場合は 27 以上の人は肥満の薬物治療対象の候補者となる可能性がある. 肥満治療薬は, 偽薬(治療なし)と比べて少なくとも 5% 以上の体重減少を示した場合に有効と見なされる. 体重減少のために使用可能な薬物は食欲抑制物質, すなわち食欲を抑える薬に分類される. 体重減少のために現在承認されていて, 最も一般的に使用されている食欲抑制薬には**フェンテルミン** phentermineや**ジエチルプロピオン** diethylpropionがある. 他のいくつかの食欲抑制薬は保険適用外で体重減少管理に使用されている. しかしながら, これらの薬物について論じるのは本章の範囲を逸脱している. 肥満治療に使用される薬物のまとめを図 22.8 に示す.

A. 食欲抑制物質/食欲を抑える薬

フェンテルミンおよび**ジエチルプロピオン**は食欲抑制薬として使用されるCNS興奮薬である. これらの薬は, 神経終末からのノルアドレナリンおよびドパミン遊離を増加させ, これらの神経伝達物質の再取込みを抑制して脳内の神経伝達物質量を増加させることによって薬理作用を発揮する. ノルアドレナリンが増加すると身体によって"闘争・逃走"反応が伝わり, それによって食欲が減少する. これらの薬物による体重減少効果に対する耐性は数週間で生じ, 典型的には体重減少は平衡に達する. 用量を増加しても一般的には一層の体重減少はもたらさず, いったん平衡に達したならば通常休薬が推奨される. したがって, これらの薬物は体重減少の短期間管理のために処方される. 食欲抑制物質は依存および乱用の可能性があるために規制物質に分類される. 口渇, 頭痛, 不眠症および便秘がよくみられる有害作用である. これらの薬物によって心拍数および血圧が上昇する可能性がある. したがって, 未治療の高血圧, 心血管疾患, 不整脈, 心不全や脳卒中の既往がある患者には投与を避けるべきである. 食欲抑制物質とMAOIや他の交感神経作動薬を併用することは避けるべきである.

B．脂肪分解酵素阻害薬

オルリスタット orlistat は抗肥満薬類のうちで脂肪分解酵素阻害薬として知られている唯一の薬物である．この薬物は体重減少あるいは慢性的な体重維持のために処方される．**オルリスタット**は吉草酸エステルであり，胃および膵臓の脂肪，分解酵素を阻害し，それによって食物中の脂肪の吸収可能なより小さな分子への分解が減少する．**オルリスタット**を服用すると脂肪の吸収がおよそ 30% 減少する．脂肪吸収減少によって熱量が失われることが体重減少の主たる原因である．図 22.9 は**オルリスタット**投与による体重減少効果を表している．**オルリスタット**の臨床的効用は，油性の液体を肛門から排出することによる下着の染み，排液を伴う排ガス，緊急排便や排便増加といった消化管に対する有害作用のために限界がある．これらの作用は，低脂肪の食物および**コレスチラミン** cholestyramine との併用によって最小限にできる可能性がある．**オルリスタット**は妊婦および慢性吸収不良症候群や胆汁うっ滞のある患者には禁忌である．この薬物はまた脂溶性ビタミンおよびβカロテンの吸収を阻害する．患者には，ビタミン A, D, E, K およびβカロテンを含む多種ビタミン補助食品を摂取するよう助言すべきである．**オルリスタット**はまた，**アミオダロン** amiodarone，**シクロスポリン** cyclosporine や**レボチロキシン** levothyroxine といった他の薬物の吸収を阻害する可能性があるため，**オルリスタット**を開始する場合には，こういった薬物の臨床反応を監視すべきである．**レボチロキシン**の服用は**オルリスタット**服用から少なくとも 4 時間は切り離すべきである．

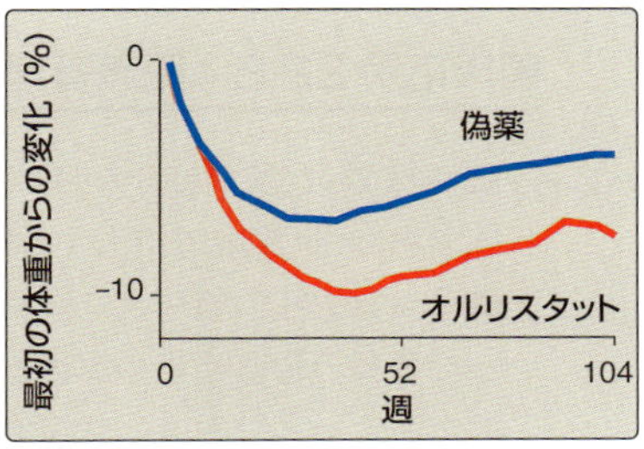
最初の体重からの変化 (%)
0
−10
偽薬
オルリスタット
0
52
104
週

図 22.9
体重に対するオルリスタット治療の効果．

C．グルカゴン様ペプチド-1 受容体作動薬

リラグルチド liraglutide および**セマグルチド** semaglutide は注射可能なグルカゴン様ペプチド-1 glucagon-like peptide-1（GLP-1）受容体作動薬であり，慢性肥満管理のために処方される．GLP-1 は食欲および食物摂取制御に重要であり，これらの薬物の服用により空腹感が減弱し，それによって熱量摂取減少と体重減少につながる．**リラグルチド**は毎日，**セマグルチド**は週 1 回服用される．GLP-1 受容体作動薬は 2 型糖尿病の治療のためにも処方される（24 章参照）．

D．組合せ治療

フェンテルミンと**トピラマート** topiramate との組合せが肥満の長期的治療に使用される．抗痙攣薬である**トピラマート**の初期研究で，この薬物を服用する患者に体重減少が認められた．**トピラマート**には鎮静作用があるため，鎮静作用を打ち消し，食欲抑制によってさらに体重減少を促進するために，興奮薬である**フェンテルミン**が追加された．患者がこの組合せの最大量を 12 週間服用した後に 5% の体重減少を達成できなければ，そのときは使用を中断すべきである．痙攣が悪化する可能性があるため，この薬物を突然中止するべきではない，ということに注意することも重要である．**トピラマート**は，口蓋裂といった重要な先天性異常を伴ってきたため，**フェントラミン/トピラマート**の組合せは妊婦に対しては禁忌であり，この薬物を服用中は妊

臨床応用 22.2：肥満管理

肥満は米国では人口のおよそ 1/3 に影響する状態であり, 世界中で増大する問題となっている. 肥満は, 高血圧, 糖尿病, 冠動脈疾患やうつ病といった多種の併存疾患の原因となる. 治療は多因子的であるべきであり, 食事および運動のための生活様式改善, 行動学的治療, そして必要に応じた薬物治療を行うべきである. 肥満治療のための薬物治療は, 食事および運動療法がうまくいかない場合に考慮すべきである. 肥満管理のための薬物は重大な危険性を伴うため, BMI が 30 kg/m^2 以上あるいは高血圧や糖尿病といった他の併存疾患のある場合は 27 kg/m^2 以上の患者のみに対して推奨される. 肥満治療薬は, 行動学的治療および生活様式改善と組み合わせて使用する場合に最も恩恵がある.

娠を避けるために特別な予防策を講じるべきである. **ブプロピオン** bupropion および**ナルトレキソン** naltrexone 組合せ治療は辺縁系の報酬系を制御することによって作用する. **ブプロピオン/ナルトレキソン**は未治療の高血圧患者には禁忌である. 肥満治療薬の重要な特性について図 22.10 にまとめる.

薬物	標的	作用機序	薬物動態	有害作用
ブプロピオン+ナルトレキソン	ブプロピオン：CNS-POMC のニューロン興奮 ナルトレキソン：CNS-視床下部メラノコルチン系の自己抑制性フィードバックを遮断	組合せにより辺縁報酬系を制御し, 食欲抑制をもたらす	ブプロピオン：肝臓における代謝；CYP2D6を抑制 ナルトレキソン：腎臓から排泄	悪心, 頭痛, 口渇, めまい, 便秘, 自殺企図
リラグルチド, セマグルチド	GLP-1受容体作動薬	胃を空にすることを遅らせ, 満腹感を増強させる	大型タンパク質と同様に代謝される：除去のための特異的臓器はない	悪心および嘔吐, 膵炎, 低血糖, 急性胆嚢疾患, 心拍数上昇, 自殺企図
オルリスタット	消化器系−胃および膵臓の脂肪分解酵素を抑制	脂肪吸収がおよそ30％低下し, それによって熱量摂取全体が減少	最小の全身的吸収	脂肪性の液体の肛門からの排泄, 液体を伴う排ガス, 緊急排便, 排便増加といった消化器系症状
フェンテルミン	CNS-NAおよびドパミン遊離増加, 再取込み抑制	食欲抑制	腎臓から排泄	口渇, 頭痛, 不眠症, 便秘 心拍数および血圧上昇の可能性あり
ジエチルプロピオン	CNS-NAおよびドパミン遊離増加, 再取込み抑制	食欲抑制	主として腎臓から排泄	口渇, 頭痛, 不眠症, 便秘 心拍数および血圧上昇の可能性あり
フェンテルミン+トピラマート	フェンテルミン：CNS-NA およびドパミン遊離増加, 再取込み抑制 トピラマート：CNS-GABA 増加	食欲抑制および満腹感増大	第一に腎臓から排泄, 一部肝臓で代謝	感覚異常, 味覚変化, めまい, 不眠症, 口渇, 便秘 妊婦には禁忌

図 22.10
肥満治療薬の特性. CNS＝中枢神経系, GABA＝γ-アミノ酪酸, GLP＝グルカゴン様ペプチド, NA＝ノルアドレナリン, POMC＝プロオピオメラノコルチン.

22 章の要約

1. 中枢神経(CNS)興奮薬は精神刺激薬ともよばれるが注意欠陥障害/注意欠如・多動症(ADD/ADHD), ナルコレプシー, 肥満および過食症に対する効果的な治療である.
2. 使用可能なCNS興奮薬のほとんどの作用機序原理は, シナプス前部へのドパミンおよびノルアドレナリンの再取込み阻害である.
3. CNS興奮薬は乱用および依存の危険性が高い. **ニコチン**, **カフェイン**, **コカイン**といった通常乱用される薬物はCNS興奮薬であり, 処方箋が必要な精神刺激薬にも高い危険性がある.
4. CNS興奮薬である**カフェイン**および**ニコチン**は, 入手が簡単で依存性が高いために, 各々社会における最もよく乱用される二大薬物の位置を占める.
5. CNS興奮薬の処方箋を受ける者は, こういった薬物が高血圧や心疾患といったよくある医学的な状況を悪化させる危険性があるため, 治療開始前に医学的に評価されるべきである.
6. ADHD治療のために現在使用されている精神刺激薬の多くは, これまで何年もの間経口のみで使用されていた. 新たなADHD治療はほとんどが, 経皮吸収型や脂質懸濁液の徐放経口薬あるいは口腔内崩壊錠といった革新的治療法の発展に焦点を当てている.
7. **アンフェタミン**, **デキストロアンフェタミン**, **メチルフェニデート**, **デキサメチルフェニデート**といったCNS興奮薬は, 行動指導とともにADHD治療の第一選択薬と考えられる.
8. CNS興奮薬である**モダフィニル**および**アルモダフィニル**はナルコレプシー管理のための第一選択治療薬と考えられ, **アンフェタミン**および**メチルフェニデート**はより重篤な症例のために温存される.
9. 肥満治療薬は, 最善の治療のために生活様式改善および行動学的治療と組み合わせて使用すべきである.
10. 肥満治療薬には**フェンテルミン**, **ジエチルプロピオン**, **オルリスタット**, **リラグルチド**, **セマグルチド**および**フェンテルミン/トピラマート**, **ブプロピオン/ナルトレキソン**の組合せがある.
11. **フェンテルミン**および**フェンテルミン**を含む組合せは, 未治療の高血圧のある患者に対しては, これらの薬物使用により血圧および心拍数上昇の可能性があるために, 使用を避けるべきである.
12. **オルリスタット**は多くの消化器系有害作用(たとえば, 油性の液体を肛門から排出することによる下着の染み, 排液を伴う排ガス, 緊急排便)を伴うために臨床使用が制限される.

学習問題

最も適当な答えを1つ選択せよ.

22.1 アンフェタミンは以下のどの病態で使用される可能性があるか.
A. 心血管疾患
B. 高血圧
C. 甲状腺機能亢進症
D. 肥満症

正解 D. 肥満の管理においてアンフェタミン類を使用する場合は厳重な注意が必要である. フェンテルミンといったアンフェタミン類似薬は肥満治療に承認されている. 他の病態では, アンフェタミンにより症状が悪化する可能性があるために, アンフェタミンの使用は禁忌である.

22.2 10歳の男児が, 学校での成績不振および注意力欠落により小児神経科医を紹介された. 彼はまた他の児童とけんかになることもある. 彼は直情, 短気によって注意欠如・多動症(ADHD)との診断を受けている. 以下のうちで, ADHD管理のために最適なものはどれか.
A. クロニジン
B. ミルタザピン
C. デキストロアンフェタミン
D. ハロペリドール

正解 C. デキストロアンフェタミンは挙げられたなかではADHD治療に承認されている唯一の興奮性医薬品である. 闘争性などのある症状はハロペリドールで改善する可能性があり, また, 多動性はクロニジンで改善する可能性があるが, これらの薬物では, 学業不振およびそのもとになる問題点は改善されないと考えられる.

22.3 おもに注意欠陥症状で, 多動性はない, という6歳の女児が, ADDによる学校および家族の問題に対処するための代替治療を必要としている. 彼女はアンフェタミンおよびメチルフェニデート製剤によって十分な結果が得られなかった. 以下のうちで, 現時点で適切な選択肢はどれか.
A. アルモダフィニル
B. アトモキセチン
C. リスデキサンフェタミン
D. デキサメチルフェニデート

正解 B. アトモキセチンは, 患者がアンフェタミンおよびメチルフェニデート双方の精神刺激による投薬治療が奏功しなかった場合の適切な第二選択薬と考えられる. これらの各精神刺激薬群の異性体はラセミ体混合物ほどの効力を期待できない. アルモダフィニルはナルコレプシー治療に使用される.

22.4 以下のうちで, アンフェタミンの有害作用としてよくみられるのはどれか.
A. 徐脈
B. 催眠
C. 便秘
D. 高血圧

正解 D. とくに血圧上昇の危険因子を有する患者では, 注意が必要な有害作用は高血圧である. アンフェタミンによって頻脈(徐脈ではない), 不眠(催眠ではない), 下痢(便秘ではない)を引き起こす.

22.5 以下の薬物のうちで, ナルコレプシー治療の第一選択はどれか.
A. ガランタミン
B. アトモキセチン
C. テマゼパム
D. モダフィニル

正解 D. 挙げられた薬物のうちでモダフィニルがナルコレプシーの治療に承認されている唯一の薬物である. テマゼパムは不眠症, ガランタミンはアルツハイマー病治療薬, そしてアトモキセチンはADHDに適用される.

22.6 35歳の男性が禁煙をしようとしている．これまでの禁煙の試みでは，この男性はニコチンガム，ニコチンパッチおよび突然禁煙する方法を試してみた．この男性はこれらの試みではうまくいかず，4～6週以内に喫煙を再開してしまった．以下のうちで，彼の禁煙の試みを補助するのに有効なものはどれか．

A．バレニクリン
B．デキストロアンフェタミン
C．ロラゼパム
D．メチルフェニデート

正解 A．バレニクリンは，ニコチン依存症管理のための補助的治療法選択肢の1つとして承認されている．バレニクリンは，自殺企図などの精神科的状態変化を監視する必要があるが，禁煙による離脱症状を軽減すると考えられている．デキストロアンフェタミン，ロラゼパムおよびメチルフェニデートを使用すると，乱用の可能性のある別の薬物依存の危険が生じる．

22.7 ADHD管理のための以下の治療選択肢のうちで，乱用，依存の危険性の最も低いのはどれか．

A．ビロキサジン
B．デキストロアンフェタミン
C．デキサメチルフェニデート
D．メタンフェタミン

正解 A．ビロキサジンは挙げられたなかで規制物質に指定されていない唯一の薬物であり，デキストロアンフェタミン，デキサメチルフェニデートやメタンフェタミンにあるような乱用の危険性はない．

22.8 体重85 kgでBMIが40 kg/m^{2}の患者が過食症および肥満と診断され，治療を必要としている．以下のうちでこの患者に最適な薬物はどれか．

A．フルオキセチン
B．リスデキサンフェタミン
C．フェンテルミン
D．カフェインを含む店頭で入手可能な食欲抑制剤

正解 B．リスデキサンフェタミンは過食症binge eating disorder（BED）治療のために承認されている唯一の薬物である．他のデキストロアンフェタミンやアンフェタン製剤は，今日ではどれも承認されていないにもかかわらず，肥満の管理において体重減少のために歴史的に使用されてきた．フルオキセチンは使用開始時には体重減少をもたらす可能性があるが，たいていは維持されることがなく，異なる種類の摂食障害である神経性大食症の管理のために承認されている．フェンテルミンはBEDではなく，肥満の管理のみに承認されている．店頭で（処方箋なしに）入手可能なカフェイン含有製品には体重減少努力を支持するデータが少なく，BEDには適用されない．

22.9 多くの青年期の患者ではオルリスタット治療開始1カ月以内に服用中断となる．以下の有害作用のうちで青年たちがオルリスタットを中断する理由として最もありうるのはどれか．

A．低血糖
B．自殺企図
C．眠気
D．緊急排便

正解 D．緊急排便は，他のいくつかの消化管障害とともによくみられる有害作用である．青年たちにとってはこういった有害作用はきまりが悪く，制御しがたい．オルリスタットの消化管有害作用について患者に助言し，低脂肪の食事を勧め，有害作用を打ち消すためにコレスチラミンの使用を提案することが重要である．挙げられている他の有害作用は他の肥満治療薬で認められているものであり，オルリスタットのものではない．

22.10 未治療高血圧の既往がある38歳の女性が体重減少のために推奨されることについて問い合わせている．以下の薬物のうちで，この患者に可能な選択肢一覧から除外されるべきものはどれか．

A．フェンテルミン
B．オルリスタット
C．リラグルチド
D．セマグルチド

正解 A．フェンテルミンは，興奮性作用のために血圧および心拍数の増加をきたす可能性があるため，未治療の高血圧患者には使用を避けるべきである．他の薬物は高血圧の場合に禁忌はない．

第Ⅴ編：内分泌系薬

下垂体と甲状腺 23

Ⅰ．概　要

内分泌系は，ホルモンを血液中に放出し，化学伝達物質として全身の標的細胞に情報を伝えることで，全身の活動を指示し管理することがおもな役割である．通常，神経の興奮は数ミリ秒以内で作動するが，ホルモンは機能が多様であるため，神経興奮に比べて反応時間に幅があり，反応が起こるまでに数秒から数日，あるいはそれ以上を要し，その反応は数週間あるいは数カ月続くこともある．視床下部は，下垂体を介して神経系と内分泌系をつなぐ，重要な機能を担う．本章では，視床下部および下垂体ホルモンが生体機能の調節において果たしている中心的役割を簡単に記す．また，甲状腺ホルモンの合成や分泌に影響を及ぼす薬物について述べる（図 23.1）．本書の 24 ～ 26 章で，ホルモンの合成や分泌，機能に影響を及ぼす薬物に焦点をあてる．

視床下部・下垂体前葉ホルモン
コルチコトロピン
コシントロピン
フォリトロピンα
フォリトロピンβ
ゴセレリン
ヒストレリン
ランレオチド
リュープロライド
メノトロピン
ナファレリン
オクトレオチド
ソマトロピン
ウロフォリトロピン
下垂体後葉ホルモン
デスモプレシン
オキシトシン
バソプレシン（ADH）
甲状腺に作用する薬物
ヨウ素・ヨウ化カリウム
レボチロキシン
リオチロニン
リオトリックス
メチマゾール
プロピルチオウラシル（PTU）

図 23.1
視床下部，下垂体および甲状腺に作用するホルモンと薬物．

Ⅱ．視床下部・下垂体前葉ホルモン

下垂体は，全細胞および事実上すべての生理学的プロセスに影響を及ぼす重要なホルモンを分泌することから，“マスター腺”ともよばれる．これらのホルモンの分泌は，視床下部より送られる放出ホルモンおよび抑制ホルモンによって調節されている．放出ホルモンおよび抑制ホルモンは，下垂体門脈系を通って下垂体に到達する（図 23.2）．個々の視床下部からの調節ホルモンは，それぞれ特異的な下垂体前葉ホルモンの放出を制御する．放出ホルモンとその受容体との相互作用の結果，前駆体タンパク質の合成を促進する遺伝子が活性化される．その後，前駆体タンパク質は翻訳後修飾を受けてホルモンになり循環系に放出される．下垂体から分泌されるホルモンは，ペプチドかあるいは糖タンパク質で，標的組織の特異的な受容体に結合して作用する．下垂体前葉のホルモンは，ペプチドの性質として消化管のタンパク質

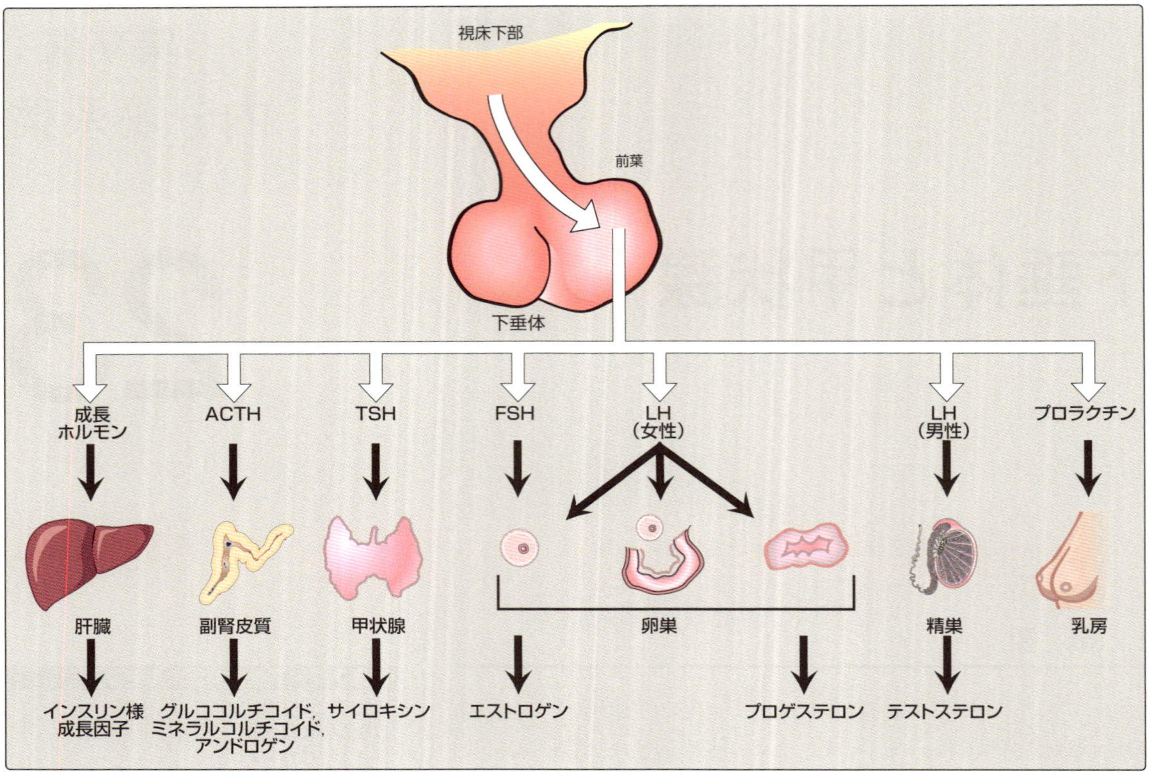
視床下部
前葉
下垂体
成長
ホルモン
ACTH
TSH
FSH
LH
(女性)
LH
(男性)
プロラクチン
肝臓
副腎皮質
甲状腺
卵巣
精巣
乳房
インスリン様
成長因子
グルココルチコイド,
ミネラルコルチコイド,
アンドロゲン
サイロキシン
エストロゲン
プロゲステロン
テストステロン

図 23.2
下垂体前葉ホルモン．ACTH＝副腎皮質刺激ホルモン，FSH＝卵胞刺激ホルモン，LH＝黄体形成ホルモン，TSH＝甲状腺刺激ホルモン．

分解酵素による分解を受けやすいため，筋肉内投与〔筋注 intramuscularly (IM)〕，皮下または鼻腔内に投与される．現在いくつかの下垂体ホルモン製剤が，特定のホルモン分泌不全症の治療に用いられているが，それらの製剤のほとんどは臨床適応が限られている．

A．副腎皮質刺激ホルモン adrenocorticotropic hormone(コルチコトロピン corticotropin)

コルチコトロピン放出ホルモン corticotropin-releasing hormone (CRH) は，下垂体におけるプロオピオメラノコルチン proopiomelanocortin というペプチドの合成と放出に関係している (図 23.3)．副腎皮質刺激ホルモン adrenocorticotropic hormone (ACTH)，すなわち**コルチコトロピン**はこの前駆体ポリペプチドの翻訳後プロセシングの産物である．［注：CRH は，クッシング症候群と異所性 ACTH 産生細胞の鑑別診断に用いられる．］通常，ACTH は概日リズムに沿って下垂体からパルス状に放出され，早朝に最高濃度を示し，深夜は最低となる．ストレスはその分泌を促進するが，コルチゾールは負のフィードバック機構を介して抑制する．この機構は疾患の診断にも重要である．

1．**作用機序**：ACTH は副腎皮質表面の受容体に結合する．それによってGタンパク質共役経路を活性化し，最終的に副腎皮質ステロイド合成経路の律速段階（コレステロール cholesterolからプレグネノロン pregnenoloneへ，図23.3）を刺激する．この経路は副腎皮質ステロイドと副腎アンドロゲンの合成と放出で終わる．

2．臨床使用：特異的な性質をもつ合成副腎皮質ステロイドが入手可能になったために，**コルチコトロピン**の使用はおもに原発性副腎機能不全（副腎の萎縮を伴うアジソン病 Addison disease）と二次性副腎機能不全（下垂体のACTH分泌不全による）の鑑別診断に限られてきた．臨床に用いられる**コルチコトロピン**製剤は，家畜の下垂体前葉からの抽出物か，あるいは合成ヒトACTHである．後者の**コシントロピン** cosyntropinは，副腎機能不全症の診断に用いられる．ACTHは乳児痙攣，多発性硬化症および薬剤抵抗性てんかんの治療も用いられる．

3．有害作用：診断目的のACTHの短期間の使用は，通常良好な忍容性（認容性）tolerabilityを示す．長期間の使用での毒性はグルココルチコイドと同様で，高血圧，末梢浮腫，低カリウム血症，情緒障害，骨量の減少，易感染性などがある．

B．成長ホルモン（ソマトトロピン somatotropin）

ソマトトロピンは，視床下部で産生される成長ホルモン growth hormone（GH）放出ホルモンに反応して下垂体前葉から放出される（図23.4）．一方，GHの分泌は，もう1つの視床下部ホルモンであるソマトスタチンにより抑制される（下記参照）．ソマトトロピンは，広範な生化学的過程に影響を与える．GHはパルス状に放出され，睡眠中に最高値になる．加齢とともにGH分泌量は減少し，それに伴って除脂肪筋肉量も減る．合成ヒトGH（**ソマトロピン** somatropin）は，組換えDNA技術を用いてつくられる．

1．作用機序：GHの生理的作用の多くは標的部位に直接作用するが，一部はソマトメジン類 somatomedinsすなわちインスリン様成長因子 insulin-like growth factor 1および2（IGF-1およびIGF-2）を介して間接的に作用する．[注：先端巨大症（下垂体腫瘍あるいはその他のホルモン分泌腫瘍によるGH過剰症状）では，高GH値を反映してIGF-1レベルが一貫して高い．]

2．臨床使用：**ソマトロピン**はGH分泌不全，小児の発育不全，HIVによる消耗症候群および悪液質の治療，GH分泌不全が確認された成人へのGH補充に用いられる．[注：成人にGHを投与すると，除脂肪体重，骨密度，皮膚の厚さは増加したが脂肪組織量は減少した．多くの人がGHを抗加齢ホルモンと考えており，そのため，高齢者やパフォーマンス向上を求める運動選手による適応外使用につながった．]**ソマトロピン**は皮下および筋肉内注射で投与される．GHの半減期は短い（約25分）ものの，肝臓からのIGF-1の放出を誘導し，結果としてGH様作用を起こす．

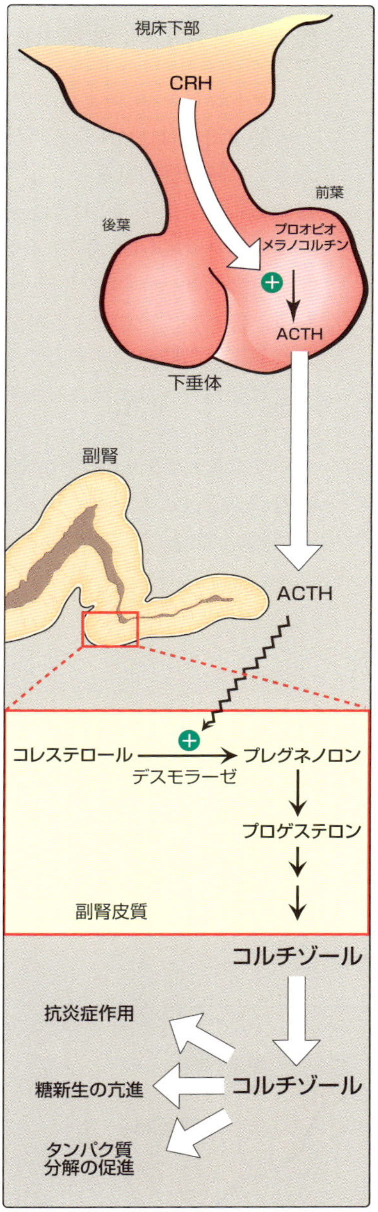
視床下部
CRH
前葉
後葉
プロオピオメラノコルチン
ACTH
下垂体
副腎
ACTH
コレステロール
デスモラーゼ
プレグネノロン
プロゲステロン
副腎皮質
コルチゾール
抗炎症作用
糖新生の亢進
コルチゾール
タンパク質分解の促進

図23.3
副腎皮質刺激ホルモン（ACTH）の分泌と作用．CRH＝コルチコトロピン放出ホルモン．

臨床応用 23.1：成長ホルモン分泌不全に対するソマトロピンの使用

ソマトロピン（組換えヒト成長ホルモン）の最も一般的な用途は，GH分泌不全やその他の遺伝性あるいは特発性の低身長を示す小児発育不全の治療である．未治療のGH分泌不全を有する小児患者は，低身長症（小人症）あるいは成長ホルモン分泌不全性低身長症（下垂体性小人症）として分類される．GH分泌不全の子供は，低身長，骨成熟の遅れおよび脂肪の中心分布がよくみられる．**ソマトロピン**の投与は，成長を促進し，骨量を増加させ，体脂肪を減少させる．**ソマトロピン**は，成長が年間2.0～2.5 cm未満に減速するか，子供が目標身長に達するまで投与を継続する必要がある．この薬剤は，骨端板（各長骨の端に位置する成長板）がすでに閉鎖している青年期の患者に，成長を促す目的で使用すべきではない．**ソマトロピン**は，手術，外傷，放射線治療あるいはその他の原因によりGH分泌不全が確認されている成人にも使用される場合がある．成人では，この薬剤は加齢に伴う筋肉量の低下を軽減する抗加齢薬として，適応外で使用されている．抗加齢を目的とした**ソマトロピン**の使用は，潜在的な利点よりもリスク（手根管症候群，関節痛，浮腫および耐糖能異常）の方が大きいため，避けるべきである．

3．**有害作用：ソマトロピン**の有害作用は注射部位の痛み，浮腫，関節痛，筋肉痛，悪心および糖尿病のリスク増大である．**ソマトロピン**を骨端が閉鎖した小児患者，糖尿病性網膜症またはプラダー・ウィリ症候群Prader-Willi syndromeの肥満患者には使用すべきではない．

C．ソマトスタチン somatostatin（成長ホルモン抑制ホルモン）

下垂体では，ソマトスタチンが受容体に結合し，GHおよび甲状腺刺激ホルモンの放出を抑制する．ソマトスタチンは小さなポリペプチドで，最初に視床下部から単離されたが，全身のニューロン，腸，胃や膵臓にも存在する．そのため，ソマトスタチンはGHだけでなく，インスリン，グルカゴン，ガストリンの放出も抑制する．**オクトレオチド** octreotideおよび**ランレオチド** lanreotideは，ソマトスタチンの合成アナログ体である．天然のソマトスタチンよりも半減期が長く，これらの徐放性製剤では4週間に1回の投与でよいものもある．これらは先端巨大症やカルチノイド腫瘍に伴う重度の下痢および潮紅の治療に有効である．**オクトレオチド**の静脈内投与は，出血性食道静脈瘤の治療にも用いられる*1．**オクトレオチド**の有害作用は，徐脈，下痢，腹痛，鼓腸，悪心，脂肪便などがある．長期投与により胆嚢からの胆汁排出が遅延し，無症候性のコレステロール胆石を生じることがある．**ランレオチド**にも同様の有害作用がみられる．

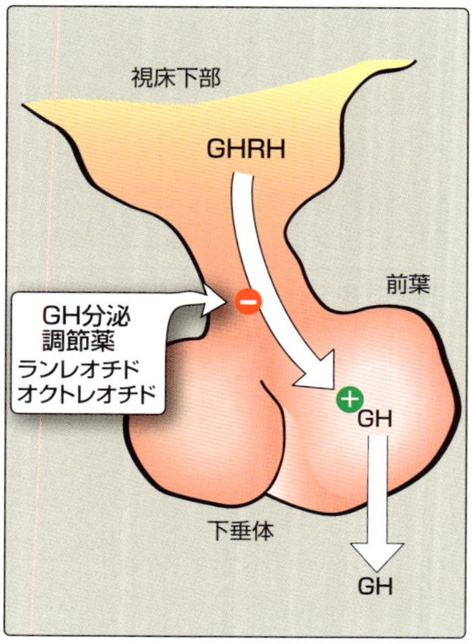
視床下部
GHRH
前葉
GH分泌
調節薬
ランレオチド
オクトレオチド
GH
下垂体
GH

図 23.4
成長ホルモン（GH）の分泌．GHRH＝成長ホルモン放出ホルモン．

D．ゴナドトロピン放出ホルモン gonadotropin-releasing hormone（GnRH）

視床下部から産生されるGnRHのパルス状の分泌は，卵胞刺激ホルモン follicle-stimulating hormone（FSH）および黄体形成ホルモン luteinizing hormone（LH）の下垂体前葉からの分泌に必須である．し

*1（訳者注）：作用機序は不明であるが門脈圧を低下させる．

かし，GnRHの持続的な投与は，脳下垂体上のGnRH受容体の下方制御を介してゴナドトロピン放出を抑制する．**リュープロライド** leuprolideなどの合成GnRHアナログの持続的な投与が，FSHおよびLH産生の抑制に有効である（図23.5）．ゴナドトロピンの抑制は，性ホルモン産生（アンドロゲンおよびエストロゲン）の減少を導く．ゆえにこれらの製剤は前立腺癌（37章参照），子宮内膜症および思春期早発症の治療に有効である．**リュープロライド**は，調節卵巣刺激法を受けている不妊症治療患者に対し，LHサージを抑制し，早発排卵を防ぐ目的でも使用される．**セトロレリクス** cetrorelixや**ガニレリクス** ganirelixといったGnRH拮抗薬も，不妊症治療におけるLH分泌抑制として使用可能である．女性の場合，GnRHアナログは，潮紅，発汗に加えて，性欲減退，抑うつ，卵巣嚢胞などを生じることがある．そのため，妊婦および授乳中には禁忌である．男性では，投与初期にテストステロンが上昇するため，骨痛を引き起こすことがある．また，潮紅，浮腫，女性化乳房，性欲減退を引き起こすこともある．

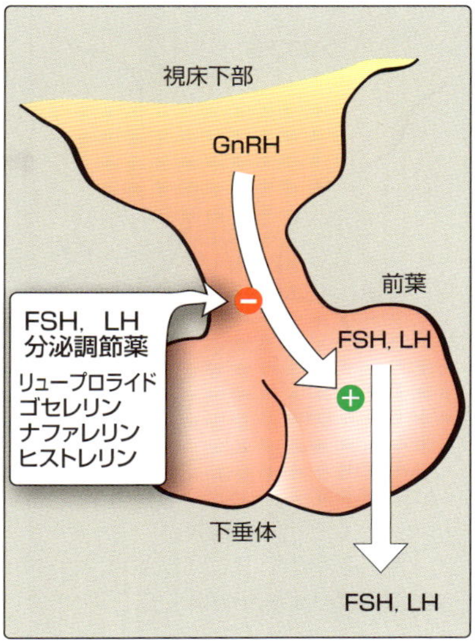

視床下部
GnRH
前葉
FSH，LH
分泌調節薬
リュープロライド
ゴセレリン
ナファレリン
ヒストレリン
FSH, LH
下垂体
FSH, LH

図 23.5
卵胞刺激ホルモン（FSH）と黄体形成ホルモン（LH）の分泌．GnRH＝ゴナドトロピン放出ホルモン．

E．ゴナドトロピン類 gonadotropins

ゴナドトロピン〔性腺刺激ホルモン（FSHおよびLH）〕は下垂体前葉で産生される．このホルモンは性腺ステロイドホルモンを調節しており，不妊症の治療に用いられる．**メノトロピン** menotropin〔別名**ヒト更年期性ゴナドトロピン** human menopausal gonadotropin（hMG）〕は閉経後の女性の尿中から抽出されたもので，FSHとLHの両方を含んでいる．**ウロフォリトロピン** urofollitropinは閉経後の女性から得られるFSHであり，LHを含まない．**フォリトロピンα** follitropin αおよび**フォリトロピンβ** follitropin βは組換えDNA技術を用いて製造されたヒトFSH産物である．**ヒト絨毛性ゴナドトロピン** human chorionic gonadotropin（hCG）は胎盤ホルモンで，妊婦の尿中に排泄される．hCGおよび**コリオゴナドトロピンα** choriogonadotropin α（組換えDNA技術によるもの）の効果は基本的にはLHの効果と同様である．これらのホルモンはすべて筋肉内または皮下に注射される．hMGまたはFSHを5～12日間注射すると，卵胞の成長と成熟が促され，さらに引き続きhCGを注射すると排卵が起こる．有害作用は女性では卵巣腫大や，卵巣過剰刺激症候群の可能性があり，生死にかかわることもある．また，多胎出産の可能性も有する．

F．プロラクチン prolactin（乳腺刺激ホルモン）

プロラクチンはペプチドホルモンで，下垂体前葉から分泌される．そのおもな機能は乳汁分泌の促進と維持である．さらに，性衝動および生殖機能を抑制する働きもある．プロラクチンの分泌は，甲状腺刺激ホルモン放出ホルモン thyrotropin-releasing hormone（TRH）の刺激によって促され，ドパミン D_2 受容体を介するドパミンの作用により抑制される（図23.6）．［注：ドパミン拮抗薬（たとえば，**メトクロプラミド** metoclopramideや一部の抗精神病薬）はプロラクチンの分泌を増加させる可能性がある．］乳汁漏出症や生殖機能低下症に伴う高プロラクチン血症は，**ブロモクリプチン** bromocriptineや**カベルゴリン**

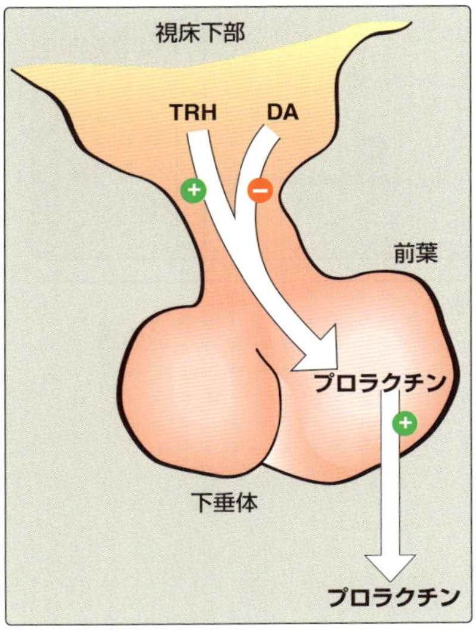

視床下部
TRH
DA
前葉
プロラクチン
下垂体
プロラクチン

図 23.6
プロラクチンの分泌と作用．DA＝ドパミン，TRH＝甲状腺刺激ホルモン放出ホルモン．

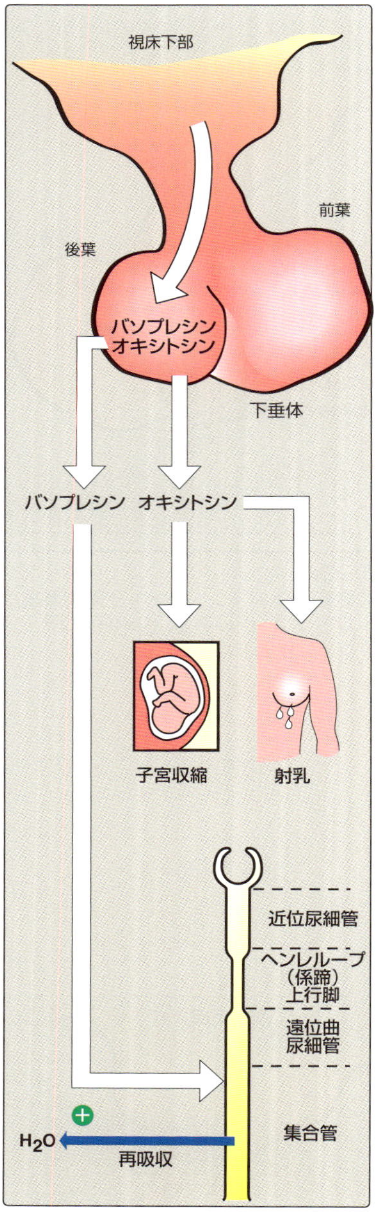

視床下部
前葉
後葉
バソプレシン
オキシトシン
下垂体
バソプレシン
オキシトシン
子宮収縮
射乳
近位尿細管
ヘンレループ（係蹄）上行脚
遠位曲尿細管
集合管
H_2O
再吸収

図 23.7
オキシトシンとバソプレシンの作用.

cabergoline などのドパミン D_2 受容体作動薬によって治療される．これらは，どちらも下垂体微小腺腫（ミクロアデノーマ）の治療にも使われる．［注：**ブロモクリプチン**は 2 型糖尿病の治療にも適応されているが，グルコースへの効果は控えめなため，推奨薬ではない（24 章参照）．］有害作用としては，悪心，頭痛，時に精神症状などがある．

Ⅲ．下垂体後葉ホルモン

下垂体後葉ホルモンである**バソプレシン** vasopressin および**オキシトシン** oxytocin は，下垂体前葉ホルモンと異なり，放出ホルモンによる調節を受けない．その代わり，これらのホルモンは視床下部で合成された後，下垂体後葉へ運ばれ，高血漿浸透圧あるいは分娩のような特異的な生理的シグナルに反応して放出される．どちらのホルモンも静脈内投与され，半減期がきわめて短い．それらのホルモンの作用を図 23.7 にまとめた．

A．オキシトシン oxytocin

オキシトシンは，出産，授乳および積極的な対人接触の際に自然に分泌される．授乳中，オキシトシンは乳腺の腺房を取り囲む筋上皮細胞を収縮させ乳汁を射出させる．合成**オキシトシン**は，子宮収縮を刺激し，分娩を誘発するために産科で使用される．有害作用はまれであるが，高血圧，子宮破裂，水分貯留，胎児死亡などの可能性がある．**オキシトシン**の抗利尿作用および血圧上昇作用は**バソプレシン**に比べると顕著ではない．

B．バソプレシン vasopressin

バソプレシン（抗利尿ホルモン antidiuretic hormone）は，**オキシトシン**と構造的に類似している（アミノ酸残基 2 つ分のみ異なる）．視床下部にて合成され，下垂体後葉から分泌されるこの神経ペプチドホルモンは，抗利尿および昇圧の 2 つの作用をもつ（図 23.7）．腎臓では，V_2 受容体に結合し，集合尿細管における水の透過性および再吸収を増加させる[*2]．したがって，**バソプレシン**のおもな用途は尿崩症の治療であり，尿生成の減少をもたらす．また，敗血症性ショック時の処置や食道静脈瘤による出血のコントロールにも用いられる．**バソプレシン**のその他の作用は V_1 受容体を介するもので，肝臓，血管平滑筋（収縮を起こす箇所）およびその他の組織に存在する．**バソプレシン**のおもな有害作用は，水中毒および低ナトリウム血症である．腹痛，振戦，めまいが起こることもある．**バソプレシン**のアナログである**デスモプレシン** desmopressin は，バソプレシン V_1 受容体にほとんど作用しないため，昇圧作用がほとんどない．このアナログは，**バソプレシン**より作用時間が長く，V_2 受容体の選択的作動薬として作用する

---

*2（訳者注）：バソプレシン V_2 受容体拮抗薬（モザバプタン mozavaptan，リキシバプタン lixivaptan などバプタン類 vaptans）が水利尿薬として心不全，低ナトリウム血症，SIADH（抗利尿ホルモン分泌異常症 syndrome of inappropriate secretion of antidiuretic hormone）に用いられる．

ため，尿崩症および夜尿症に適している．これらの適応症に対し，**デスモプレシン**は鼻腔内または口腔内に投与される．[注：点鼻薬の使用による小児の痙攣が報告されているため，鼻腔処方は夜尿症には用いるべきではない．]点鼻薬では局所に刺激反応を起こすことがある．

Ⅳ．甲状腺ホルモン

甲状腺は，組織の正常な機能に最適な代謝レベルを維持することにより，正常な成長および成熟を促す．2つのおもな甲状腺ホルモンは，トリヨードサイロニン（T_3，最大活性型）およびサイロキシン（T_4，最多量型）である．甲状腺ホルモンの分泌不全（甲状腺機能低下症）では，代謝機能が低下し，徐脈，寒不耐症，体重増加，疲労および精神障害などといったさまざまな症状として現れる．子供の場合，甲状腺機能低下症は精神遅滞および低身長症（小人症）の原因となりうる．対照的に，甲状腺ホルモンが過剰分泌（甲状腺機能亢進症）されると，頻脈，不整脈，身体衰弱，神経過敏，振戦および熱不耐症を引き起こす．

A．甲状腺ホルモンの合成と分泌

甲状腺は単層上皮細胞からなる多数の濾胞で構成され，サイログロブリン thyroglobulin（甲状腺ホルモンの貯蔵形態）で満たされた内腔を取り囲んでいる．甲状腺の機能は，下垂体前葉で合成される甲状腺刺激ホルモン（TSH，サイロトロピン thyrotropin）により調節される（図23.8）．[注：TSHの生成は視床下部のTRHにより制御される．]TSHの作用はcAMPを介しており，甲状腺によるヨウ化物イオン（ヨード，I^-）の取込みを刺激する．ヨード（I^-）はペルオキシダーゼにより酸化されてヨウ素（I_2）になり，サイログロブリンのチロシンをヨウ素化する．[注：甲状腺ペルオキシダーゼに対する抗体は甲状腺機能低下症の一般的な原因である橋本甲状腺炎（橋本病）の診断の決め手になる．]2つのジヨードチロシン残基が縮合してT_4となり，1つのモノヨードチロシン残基と1つのジヨードチロシン残基が縮合すると，T_3となる．サイログロブリンがタンパク質分解により開裂し，T_4，T_3などの甲状腺ホルモンが放出される．甲状腺ホルモンの合成および分泌経路を図23.9に示す．

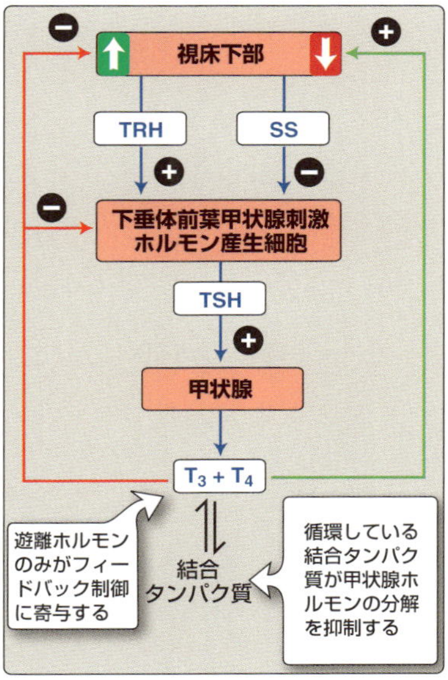

視床下部
TRH
SS
下垂体前葉甲状腺刺激ホルモン産生細胞
TSH
甲状腺
T_3 + T_4
遊離ホルモンのみがフィードバック制御に寄与する
結合タンパク質
循環している結合タンパク質が甲状腺ホルモンの分解を抑制する

図23.8
甲状腺ホルモン分泌のフィードバック制御．SS＝ソマトスタチン，T_3＝トリヨードサイロニン，T_4＝サイロキシン，TRH＝甲状腺刺激ホルモン放出ホルモン，TSH＝甲状腺刺激ホルモン．

B．作用機序

循環しているT_3およびT_4のほとんどは，血漿中で甲状腺ホルモンの輸送に関与するタンパク質であるサイロキシン結合グロブリンに結合している．これらのホルモンは細胞内に入る前にサイロキシン結合グロブリンから解離しなければならない．細胞内において，T_4は酵素により脱ヨウ素化されてT_3となり，核内へ移行し特異的な受容体に結合する．この受容体の活性化は，酸素消費，ミトコンドリアゲノム発現，およびミトコンドリア形成の刺激を促進する．

C．薬物動態

T_3およびT_4はどちらも経口投与後に吸収される．ただし，食物，

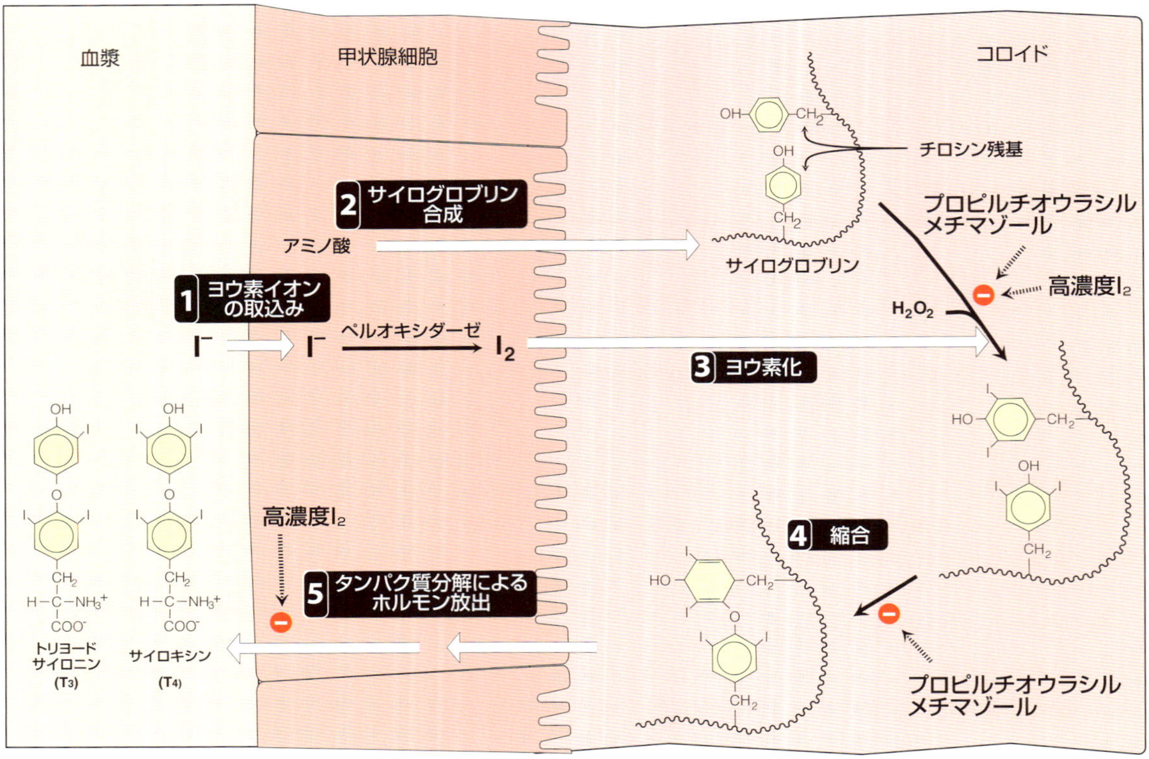

血漿
甲状腺細胞
コロイド
チロシン残基
2 サイログロブリン合成
アミノ酸
サイログロブリン
プロピルチオウラシル メチマゾール
高濃度I2
H2O2
1 ヨウ素イオンの取込み
I⁻
I⁻
ペルオキシダーゼ
I2
3 ヨウ素化
高濃度I2
4 縮合
5 タンパク質分解によるホルモン放出
トリヨードサイロニン (T3)
サイロキシン (T4)
プロピルチオウラシル メチマゾール

図 23.9
甲状腺ホルモンの生合成．I^-＝ヨード，I_2＝ヨウ素．

カルシウム製品，鉄塩およびアルミニウム含有制酸薬はこれら両方の吸収を低下させる．脱ヨウ素化は，T_4 代謝の主要経路であり，T_3 の活性型あるいは不活性型に変換される．続いて T_3 も不活化経路として脱ヨウ素化を受ける．これらのホルモンは，グルクロニドおよび硫酸塩との結合を介して代謝され，胆汁または尿として排出される．

D．甲状腺機能低下症の治療

甲状腺機能低下症は通常，自己免疫による甲状腺の破壊が原因であり，TSHの上昇により診断がつく．甲状腺機能低下症の治療は T_3（**リオチロニン** liothyronine）または T_3/T_4 併用製品（**リオトリックス** liotrix）よりも**レボチロキシン** levothyroxine（T_4）が好まれる．**レボチロキシン**は T_3 製剤よりも忍容性がよく，長い半減期を有する．1日1回の投与により，6～8週間で定常状態に達する．症状は通常数週間以内に改善するが，完全回復には数カ月を要する場合もある．治療の目標としては，TSHの正常化と症状の改善が挙げられる．甲状腺薬の過剰投与は，甲状腺機能亢進症様の有害作用を引き起こす．有害作用は T_3 および T_4 の両方のレベルに直接関係し，神経過敏，動悸，頻脈，熱不耐症および原因不明の体重減少などの症状として現れる．**フェニトイン** phenytoin，**リファンピシン** rifampicin，**フェノバルビタール** phenobarbital などのシトクロム P450 酵素を誘導する薬物は，甲状腺ホルモンの代謝を早め，効果を低下させる可能性がある（図23.10）．

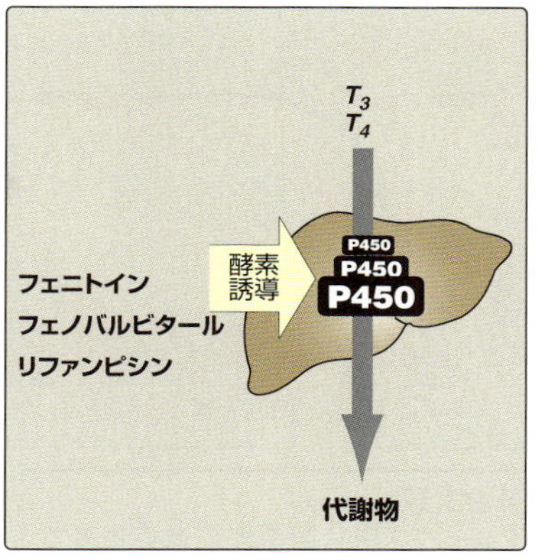
T_3
T_4
フェニトイン
フェノバルビタール
リファンピシン
酵素
誘導
P450
P450
P450
代謝物

図 23.10
酵素誘導が甲状腺ホルモンの代謝を促進する．T_3＝トリヨードサイロニン，T_4＝サイロキシン．

E．甲状腺機能亢進症（甲状腺中毒症）の治療

甲状腺に影響を与える自己免疫疾患のグレーヴス病 Graves disease（バセドウ病 Basedow disease）は，甲状腺機能亢進症の主要な原因である．これらの状態では，負のフィードバック機構によりTSHレベルは低下している．［注：TRHのフィードバック阻害は甲状腺ホルモンの高循環によって起こり，その結果TSHの分泌が減少する．］治療の目標は，過剰なホルモンの生合成や分泌を減少させることであり，甲状腺の部分あるいは全切除，ホルモン合成の抑制，あるいは濾胞からのホルモン放出の抑制によって達成することができる．

1．甲状腺機能の抑制：甲状腺機能の抑制は，外科的手術あるいは濾胞細胞に選択的に取り込まれる放射性ヨウ素（^{131}I）による甲状腺破壊により達成できる．ほとんどの患者は放射性ヨウ素の投与で甲状腺機能低下症となり，**レボチロキシン**による治療が必要になる．

2．甲状腺ホルモン合成の抑制：チオアミドである**プロピルチオウラシル** propylthiouracil（PTU）および**メチマゾール** methimazoleは，チロシル基をヨウ素化するのに必要な酸化過程と，T_3およびT_4形成のためのヨードチロシンの縮合（結合）の両方を阻害する（図23.9）．PTUはT_4からT_3への末梢変換も阻害できる．［注：これらの薬物はすでに甲状腺に貯蔵されているサイログロブリンに対しては何の作用もしない．そのため，貯蔵サイログロブリンが枯渇するまでこれらの薬物の臨床効果は遅れる可能性がある（図23.11）．］チオアミドを用いた

臨床応用 23.2：甲状腺機能低下症および甲状腺機能亢進症の管理

甲状腺機能は，TSHを検査室でモニタリングすることによって評価される．TSHが上昇している場合は，甲状腺機能低下症を有している可能性がある．TSHが低下している場合は，甲状腺機能亢進症が疑われる．いずれの場合も，診断を確定し，代謝系への影響を評価するために追加の検査が必要となる．甲状腺機能低下症は，最も一般的には甲状腺による甲状腺ホルモン産生の不足によって起こり，心拍数の低下，寒不耐症，代謝の低下，体重増加が生じる可能性がある．T_4（**レボチロキシン**）の合成製剤は，甲状腺機能低下症の管理に好まれる．治療の有効性は，TSHのモニタリングと甲状腺機能低下症の症状の改善によって評価される．T_4の半減期は長い（7～10日）ため，症状の改善には数週間を要することが多く，治療効果の評価には，治療開始または用量変更後6～8週間後にTSHを測定する必要がある．

甲状腺機能亢進症は，過剰量の甲状腺ホルモンにより発症し，代謝の亢進をもたらし，心臓関連の症状（動悸，頻脈），熱不耐症，体重減少，気分障害などを引き起こす．甲状腺機能亢進症の症状が改善するまでのスケジュールは，選択した治療法に基づいて決定される．チオアミド（**メチマゾール**および**プロピルチオウラシル**）は，わずか3～8週間で甲状腺機能を正常化することが可能である．放射性ヨウ素は，甲状腺の過剰に活動した組織を破壊するのに数カ月かかる場合がある．外科的手術は，より即効性を必要とする重度の甲状腺機能亢進症の患者に適応される選択肢となる．

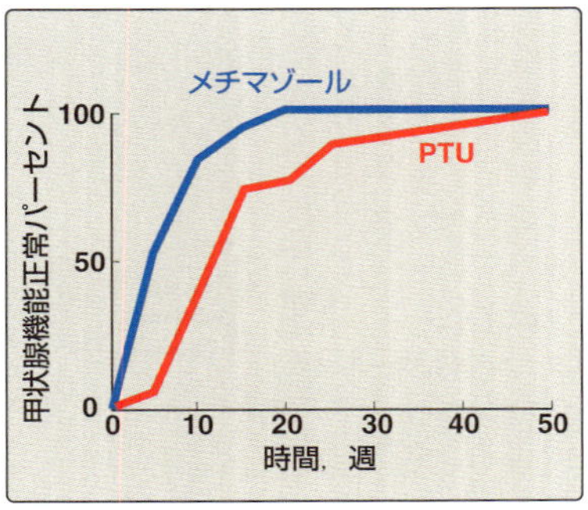
メチマゾール
PTU
甲状腺機能正常パーセント
100
50
0
0
10
20
30
40
50
時間，週

図 23.11
グレーヴス甲状腺機能亢進症患者で，血清T_4，T_3濃度が戻り，甲状腺機能が正常化するまでに要する時間.

治療の有害作用には，発疹，瘙痒症，関節痛などが含まれる．この両薬剤は，無顆粒球症および肝毒性に関連づけられており，PTUはさらに致死性の急性肝不全を含む，重度の肝損傷とも関連づけられている．**メチマゾール**は，より長い半減期を有するため1日1回の投与でよく，有害作用の発生率が低いことからPTUより好まれる．しかし，**メチマゾール**の催奇形性のリスクが高いため，妊娠初期にはPTUが推奨される.

3．ホルモン放出の阻害：薬理学的用量の**ヨウ化物**iodideはチロシンのヨウ素化を抑制する（ウォルフ・チャイコフ効果Wolff-Chaikoff effect）が，この効果は数日間しか続かない．より重要なことは，**ヨウ化物**がサイログロブリンからの甲状腺ホルモンの放出を抑制することであるが，その機序はまだ明らかでない．**ヨウ化物**は，甲状腺の血管分布を減少させるため，甲状腺クリーゼの治療，あるいは手術前に使用される．**ヨウ化物**は経口投与されるが，長期治療には適さない．有害作用としては，口や喉の痛み，舌や咽頭の浮腫，発疹，粘膜潰瘍，口中の金属味などがある.

4．甲状腺クリーゼ：甲状腺クリーゼは甲状腺機能亢進症の極端な症状である．治療法は甲状腺機能亢進症と同じだが，薬物の容量と投与回数を多くする．甲状腺機能亢進症で起きる広範な交感神経刺激症状を抑えるのに，**メトプロロール** metoprolol，**アテノロール** atenololおよび**プロプラノロール** propranololといったβ遮断薬が有効である.

23章の要約

1. “マスター腺”ともよばれる下垂体は，体全体のさまざまなプロセスや機能を調節するホルモンを生成する.
2. 副腎皮質刺激ホルモン（ACTH）は下垂体から放出され，ストレスへの応答を制御する.
3. 成長ホルモン（GH）であるソマトトロピンは，細胞増殖と骨成長を促進する．**ソマトロピン**（合成成長ホルモン）は，GH分泌不全，小児の発育不全，悪液質を伴うHIV患者の治療，およびGH分泌不全が確認された成人へのGH補充に用いられる.
4. ソマトスタチン（成長ホルモン阻害ホルモン）は，GH，インスリン，グルカゴン，ガストリンの放出を抑制する．**オクトレオチド**および**ランレオチド**は，ソマトスタチンの合成アナログ体であり，先端巨大症やカルチノイド腫瘍に伴う重度の下痢および潮紅の治療に使用される．**オクトレオチド**は，出血性食道静脈瘤の治療にも使用される場合がある.
5. 黄体形成ホルモン（LH）と卵胞刺激ホルモン（FSH）は性腺刺激ホルモンであり，生殖における重要な機能を調節する.
6. **リュープロライド**などの性腺刺激ホルモン放出ホルモン（GnRH）アナログの継続投与は，FSHおよびLH産生の抑制に有効で，これによりアンドロゲンとエストロゲンの産生が減少する．これらの薬剤は，前立腺癌，子宮内膜症および思春期早発症の治療に有効である．また，調節卵巣刺激法を受けている不妊症治療患者に対し，LHサージを抑制し，早発排卵を防ぐ目的でも使用される.

7. 下垂体後葉ホルモンである**バソプレシン**および**オキシトシン**は，放出ホルモンによる調節を受けないが，視床下部で合成された後，生理的シグナルに反応して放出される．**オキシトシン**は，子宮収縮を刺激し，分娩を誘発するために産科で使用される．**バソプレシン**は尿崩症の治療に使用される．また，敗血症性ショック時の処置や食道静脈瘤による出血のコントロールにも用いられる．**バソプレシン**のアナログである**デスモプレシン**は，尿崩症および夜尿症の治療に適している．
8. 甲状腺は，T_3 およびT_4 ホルモンによって駆動される負のフィードバック機構により，体内の代謝プロセスを調節する．
9. 甲状腺機能低下症の症状には，徐脈，寒不耐症，体重増加，疲労および精神障害などが含まれる．甲状腺機能低下症の治療には，T_3(**リオチロニン**)またはT_3/T_4 併用製品よりも**レボチロキシン**(T_4)が好まれる．
10. 甲状腺機能亢進症の症状には，頻脈，不整脈，身体衰弱，神経過敏，振戦および熱不耐症などが含まれる．治療には，甲状腺の部分あるいは全切除〔外科的手術あるいは**放射性ヨウ素**(^{131}I)〕，ホルモンの合成の抑制(**メチマゾール**あるいは**プロピルチオウラシル**)，または濾胞からのホルモン放出の抑制(**ヨウ化物**)が適応される．

学習問題

最も適当な答えを 1 つ選択せよ．

23.1　ホルモンとそのおもな効果について，正しい組合せはどれか．

A．プロラクチン―体組織の成長促進
B．FSH―卵胞の成長促進
C．TSH―睡眠サイクルの調節
D．オキシトシン―血糖値の上昇

正解　B. FSH．図 23.2 参照．FSH は卵胞の成長を促進するため，不妊症に使用される．プロラクチンは乳汁分泌を促進し，維持する．TSH は甲状腺機能を調節する．オキシトシンは子宮収縮を刺激し，分娩を誘発する．

23.2　薬物とその臨床使用について，正しい組合せはどれか．

A．デスモプレシン―尿崩症の治療
B．ゴセレリン―成長ホルモンの分泌不足
C．hCG―出血性食道静脈瘤の治療
D．オクトレオチド―不妊治療

正解　A. ゴセレリンは，前立腺癌および子宮内膜症の治療に使用される GnHR アナログである．hCG は不妊症の治療に使用される．オクトレオチドは，出血性食道静脈瘤の治療に使用される．

23.3　31 歳男性が，先端巨大症と新規診断されて内分泌専門医を訪ねた．この患者の治療に最も効果的な薬剤は次のうちどれか．

A．コシントロピン
B．ランレオチド
C．オキシトシン
D．ソマトロピン

正解　B. ランレオチドは，GH 放出を抑制するソマトスタチンの合成アナログである．先端巨大症は GH の過剰分泌が特徴である．コシントロピンは，副腎機能不全症の診断に用いられる．オキシトシンは分娩誘発に使用される．ソマトロピンは合成ヒト GH であるため，有効ではない．

23.4 不妊治療を受けている40歳女性に対する治療計画として最も考えられるものはどれか.
A. カベルゴリン
B. フォリトロピン
C. メチマゾール
D. バソプレシン

正解 B. フォリトロピンは，卵胞の成長や成熟を引き起こす卵胞刺激ホルモンの組換え体である．カベルゴリンは高プロラクチン血症に用いられるドパミン作動薬である．メチマゾールは甲状腺機能亢進症治療の第一選択である．バソプレシンは抗利尿ホルモンである．

23.5 ヒト免疫不全ウイルス(HIV)感染症の51歳女性が，ここ1カ月間，体重減少および虚弱症状を有している．この患者のHIVによる悪液質の治療として処方できる薬剤は次のうちどれか.
A. ソマトロピン
B. リュープロライド
C. メノトロピン
D. コルチコトロピン

正解 A. ソマトロピンは，GH分泌不全，小児の発育不全，HIVによる悪液質の治療，およびGH分泌不全が確認された成人のGH補充に使用される．リュープロライド，メノトロピン，コルチコトロピンは悪液質の治療には適応されていない．

23.6 倦怠感と体重増加を訴える29歳女性が，年に1度の健康診断を受診した．この患者のTSHは13.5 mlU/L(正常値は0.5 ~ 4.7 mlU/L)である．TSH値異常の治療に最も適した薬剤は次のうちどれか.
A. レボチロキシン
B. リオチロニン
C. リオトリックス
D. プロピルチオウラシル

正解 A. この患者は，TSHの上昇がみられることから，甲状腺機能低下症を有している．レボチロキシンは，半減期が長く忍容性が優れているため，より好まれる．比べて，リオチロニン(T_3)とリオトリックス(T_3/ T_4)は忍容性があまりよくない．プロピルチオウラシルは甲状腺機能亢進症の治療に使用される．

23.7 45歳女性が，甲状腺機能低下症との新規診断のためにレボチロキシンを必要としている．この患者には，メトプロロールとプラバスタチンが現在処方されている．この患者は炭酸カルシウムとビタミンDのサプリメントも摂取している．これらの薬剤のうち，レボチロキシンの用量要件に影響を与える可能性があるのはどれか.
A. プラバスタチン
B. 炭酸カルシウム
C. メトプロロール
D. ビタミンD

正解 B. 炭酸カルシウムはレボチロキシンの吸収を低下させる可能性がある．他の薬剤はレボチロキシンに作用しない．レボチロキシンおよびカルシウムの投与の間は少なくとも4時間空ける必要がある．

23.8 次の症状のうち，患者がレボチロキシンの用量を減らす必要があるものはどれか.
A. 徐脈
B. 寒不耐症
C. 動悸
D. 体重増加

正解 C. 動悸は，甲状腺薬の過剰投与による有害作用である．他の症状は甲状腺機能低下症が未治療あるいは十分に治療されていないことを示しており，甲状腺薬の増加が必要になる場合がある．

23.9 26歳女性が易刺激性，振戦および動悸を訴えている．検査によって，TSHが低く，遊離T_4濃度が高いことが明らかとなった．この患者は現在，妊娠初期である．この患者にとって最も適切な治療法は次のうちどれか.
A. メチマゾール
B. プロピルチオウラシル(PTU)
C. 放射性ヨウ素
D. 甲状腺の外科的除去

正解 B. メチマゾールは，半減期が長く，有害作用の発生率も低いため，甲状腺機能亢進症の治療には一般にPTUより好まれる．ただし，メチマゾールは催奇形性のリスクが高いため，妊娠初期にはPTUが推奨される．妊娠中の患者にとって外科的手術は好ましくない．放射性ヨウ素は胎児に影響を与える可能性があるため禁忌である．

23.10　24歳の患者が，手術前に甲状腺の血管分布を減少させるためにヨウ化物を投与される．この患者に発生する可能性が最も高い有害作用は何か．

A．喉の痛み

B．疲労

C．動悸

D．頭痛

正解　A. ヨウ化物の有害作用には，口や喉の痛み，舌や喉頭の浮腫，発疹，粘膜潰瘍，口中の金属味などがある．

24 糖尿病治療薬

インスリンとインスリンアナログ
吸入インスリン※
インスリンアスパルト
インスリンデグルデク
インスリンデテミル
インスリングラルギン
インスリングルリジン
インスリンリスプロ
NPHインスリン懸濁液
レギュラーインスリン
アミリンアナログ
プラムリンチド※
GLP-1受容体作動薬
デュラグルチド
エキセナチド
リラグルチド
リキセナチド
セマグルチド
ビグアナイド
メトホルミン
スルホニル尿素薬
グリメピリド
グリピジド※
グリブリド[訳者注：グリベンクラミド]
メグリチニド
ナテグリニド
レパグリニド
チアゾリジン薬
ピオグリタゾン
ロシグリタゾン※
DPP-4阻害薬
アログリプチン
リナグリプチン
サキサグリプチン
シタグリプチン

図 24.1
糖尿病治療薬のまとめ．GLP-1＝グルカゴン様ペプチド-1，DPP-4＝ジペプジチルペプチダーゼ-4，SGLT2＝ナトリウム依存性グルコース輸送担体2.
※(訳者注)：日本未承認．(次ページにつづく)

Ⅰ. 概 要

膵臓はインスリン insulin，グルカゴン glucagon，ソマトスタチン somatostatinといったペプチドホルモンを産生する．ペプチドホルモンはランゲルハンス島から分泌される(β細胞はインスリン，α細胞はグルカゴン，δ細胞はソマトスタチンを合成する)．これらのホルモンは体の代謝に大切な働きをしており，とくに血糖恒常性に役立っている．糖尿病の病態でみられるように，インスリンが絶対的にもしくは相対的に不足する状態で重篤な高血糖が起きる．高血糖のまま放置しておくと網膜症，腎症，神経障害や動脈硬化性心血管疾患 atherosclerotic cardiovascular disease (ASCVD)の合併症が起きる．インスリン製剤の注射または経口血糖降下薬(図 24.1)は糖尿病の罹患率を下げ，糖尿病に関連した罹患率と死亡率を減少させることができる．

Ⅱ. 糖 尿 病

糖尿病は米国や全世界で急速に増加している．推定では糖尿病は米国で 3 420 万人が，世界では 4 億 6 300 万人以上が罹患している．むしろ糖尿病は単一な疾患ではなく，インスリンの相対的もしくは絶対的な不足による高血糖を特徴とする症候群である．米国糖尿病学会 American Diabetes Association (ADA)は糖尿病を臨床的に 4 つに分類している．1 型糖尿病，2 型糖尿病，妊娠糖尿病，および他の原因(遺伝子欠損，膵疾患や薬物)による糖尿病である．図 24.2 が 1 型と 2 型糖尿病のまとめである．妊娠糖尿病とは，妊娠前に糖尿病が知られていなかった女性が，妊娠第 2 三半期または第 3 三半期に診断された糖尿病と定義される*1.

*1(訳者注)：2024 年 12 月現在，妊娠糖尿病，妊娠中の明らかな糖尿病，糖尿病合併妊娠に分類されている．妊娠糖尿病は，妊娠中に発症，あるいは初めて発見された耐糖能低下であり，75 g経口ブドウ糖負荷試験において次の基準の 1 点以上を満たした場合に診断する．1) 空腹時血糖値≧ 92 mg/dL，2) 1 時間値≧ 180 mg/dL，3) 2 時間値≧ 153 mg/dL.

臨床応用 24.1：糖尿病診断

糖尿病は，グルコースまたはグリコヘモグロビン値によって診断される．ADAによれば，空腹時血糖値 126 mg/dL（7.0 mmol/L）以上，もしくは食後 2 時間値 200 mg/dL（11.1 mmol/L）以上が糖尿病と診断される．グリコヘモグロビン（A1c）は，全体的なグルコースコントロールの指標である．A1cの形成率は，過去 3 カ月間の平均血糖値に比例している．A1c値 6.5% 以上が，糖尿病と診断される．もし患者が空腹時血糖，食後血糖，もしくはA1cの上昇があるものの，高血糖の明らかなサイン（たとえば，多尿，多飲，もしくは多食）がないならば，できるだけ早く糖尿病の診断を確定するために繰り返しの検査（同じ，もしくは別のサンプルで）が行われるべきである．［注：境界となる空腹時血糖値 100 ～ 125 mg/dL，食後血糖値 140 ～ 199 mg/dL，もしくはA1c 5.7 ～ 6.4% と上昇した患者は，糖尿病予備軍とみなされる．］

A．1 型糖尿病

1 型糖尿病は一般に幼少期や青年，若年成人に好発するが，潜在性として老年期にも起こりうる．原因はβ細胞の破壊によるインスリンの絶対的な欠乏である．β細胞機能が失われるとグルコースの摂取に膵臓が反応せず，1 型糖尿病はインスリンの欠乏による典型的な症状（多飲，多食，多尿，体重減少）を示す．

1．原因：自己免疫応答により 1 型糖尿病でβ細胞機能が失われる原因は，ウイルス感染や環境毒性が引き金となる場合もある．糖尿病がない患者では，β細胞から低い基礎分泌インスリンがみられる．これは脂肪やタンパク質，グリコーゲン分解を抑制している．食物を消化後，一過性の血中グルコースと，アミノ酸上昇に反応し，インスリンの多量の分泌が 2 分以内に起きる．この反応性のインスリン分泌は最大 15 分間続き，その後食後のインスリン分泌となる．ところが，1 型糖尿病ではβ細胞が機能していないためインスリンの基礎分泌を維持することも，グルコース変動に対応するための追加分泌もほとんどされない（図 24.3）．

2．治療：1 型糖尿病では高血糖のコントロールとケトアシドーシスの防止とグリコヘモグロビン（HbA1c）を許容レベルに保つために，インスリンの投与が必要である．［注：A1cは，全体的なグルコースコントロールのマーカーであり，臨床で糖尿病のモニターとして使用される．HbA1cの生成は過去 3 カ月間の平均血糖値に依存するため，平均血糖値が高いとHbA1c値も高値となる．］1 型糖尿病へのインスリン治療の目的はできるだけ正常な血糖値を維持することと，血糖の大きな変動を防ぐことにある．血糖自己測定器と持続血糖測定器を家庭で使うことによって，頻繁な血糖モニターとインスリンによる治療が可能となる．

B．2 型糖尿病

糖尿病の 90% 以上は 2 型糖尿病である．2 型糖尿病の要因としては，自己免疫プロセスよりも遺伝的要因や加齢，肥満，末梢のインスリン

SGLT2阻害薬
カナグリフロジン
ダパグリフロジン
エンパグリフロジン
エルツグリフロジン※
α-グルコシダーゼ阻害薬
アカルボース
ミグリトール

図 24.1（つづき）
糖尿病治療薬のまとめ．

	1型糖尿病	2型糖尿病
発症年齢	通常小児または思春期	通常35歳以上
発症時の栄養状態	通常やせ	通常肥満
糖尿病と診断された中での頻度	5～10%	90～95%
遺伝的素因	中等度	強い
原　因	β細胞の破壊，インスリンの不産生	β細胞の機能不全によるインスリン分泌量の不足，インスリン抵抗性，その他不明の原因

図 24.2
1型，2型糖尿病の比較．

臨床応用 24.2：糖尿病治療（管理）の血糖コントロール目標

最適な血糖コントロールは，糖尿病の長期合併症である腎症，神経障害や網膜症のリスク，短期合併症である低血糖や高血糖緊急症のリスクも軽減する．糖尿病治療管理の空腹時血糖の推奨範囲は，80 ～ 130 mg/dLで，食後血糖の推奨範囲は180 mg/dL未満である．妊娠糖尿病の患者では，より厳しい目標となっている(たとえば，空腹時血糖 70 ～ 95 mg/dL)．より多くの糖尿病患者に推奨されるA1cの目標は7 % 未満である．余命の短い患者では目標A1c値を少しゆるく設定(たとえば，A1c 8% 未満)したり，妊娠糖尿病の患者ではより厳しく設定(たとえば，重度低血糖が生じないのであれば6% 未満)してもよいかもしれない．[注：A1c値は過去 3 カ月間の推定平均血糖(eAG)の指標となる．eAGとA1cの関係はeAG = 28.7 × A1c − 46.7という式で表される．たとえば7% のA1cは，eAG 154 mg/dLとなる(28.7 × 7 − 46.7)．]

抵抗性が影響している．1 型糖尿病に比べ代謝の変化は一般的に穏やか(たとえば，典型的な 2 型糖尿病の患者はケトーシスではない)ではあるが，もしコントロールがされなければ長期的な臨床転帰は，1 型糖尿病と類似している．

1．原因：2 型糖尿病は，標的臓器のインスリンに対する感受性の低下を特徴とする(図 24.4)．2 型糖尿病では膵臓のβ細胞はその機能をある程度保持しているが，末梢のインスリン抵抗性増大で，血糖を一定に保つにはその機能が不足している(図 24.3)．β細胞の数が徐々に減少する場合もある．1 型糖尿病患者と比し，2 型糖尿病の患者にはしばしば過体重，肥満がみられる．肥満によるインスリン抵抗性の惹起が，おもな原因の 1 つと考えられている．

2．治療：2 型糖尿病の治療は血糖値を正常値に保ち，長期の合併症の進行を防ぐことである．2 型糖尿病患者で減量，運動，食事制限は，インスリン抵抗性を減少させ，さらに高血糖をも是正することがあり，包括的な糖尿病管理方針の一部であるべきである．2 型糖尿病の初期治療としては，通常，経口血糖降下薬が使われる．注射製剤(たとえば，グルカゴン様ペプチド-1 glucagon-like peptide-1(GLP-1)受容体作動薬，インスリン)は，2 型糖尿病治療の管理としても用いられる．病気が進行するとβ細胞の機能が衰え，満足のいく血糖値に達するためにインスリン療法が必要となることもある(図 24.5)．

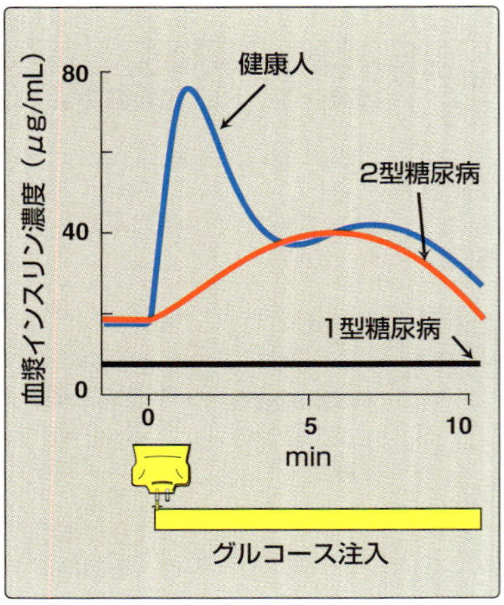
血漿インスリン濃度（μg/mL）
80
40
0
健康人
2型糖尿病
1型糖尿病
0
5
10
min
グルコース注入

図 24.3
健康人と糖尿病患者におけるグルコース点滴静注によるインスリン分泌．

Ⅲ．インスリン insulin

インスリンはペプチドホルモンで，S-S結合(ジスルフィド結合)で結ばれた 2 つのポリペプチドからなっている．インスリンは前駆体タンパク質(プロインスリン proinsulin)として合成され，タンパク質分解を経て，インスリンとCペプチドとなり，この両者は膵β細胞から分泌される．[注：インスリンは多くが肝臓と腎臓で代謝されるので，血漿中のインスリン量はインスリン生成量を反映しない．したがって，Cペプチド量を測定する方が実際のインスリン量を反映する．]

A. 作用機序

インスリンの分泌は血糖値，ある種のアミノ酸や他のホルモンおよび自律神経系メディエーターによって調節されている．グルコースは，グルコース輸送体によってβ細胞に取り込まれ，インスリン分泌は，上昇した血糖によって最も惹起される．取り込まれたグルコースはグルコースセンサーとして働くグルコキナーゼ glucokinaseによってリン酸化を受ける．グルコース代謝物はミトコンドリア呼吸鎖に入りATPをつくる．ATP量の上昇はカリウムイオン(K^+)チャネル(ATP感受性K^+チャネル)を遮断し，膜の脱分極とカルシウムイオン(Ca^{2+})の細胞内への流入を起こす．細胞内Ca^{2+}濃度の上昇はインスリンの拍動性のエキソサイトーシスを起こす．1型糖尿病のインスリン分泌欠如を代償，また2型糖尿病の不十分なインスリン分泌を補うために，外因性インスリン注射が行われる．

B. 薬物動態

ヒトインスリンはヒトインスリン遺伝子をもつように操作された特殊な大腸菌 *Escherichia coli* または酵母 yeastによって生産される．ヒトインスリンのアミノ酸配列を変えて薬物動態の異なるインスリンがつくり出されている．インスリン製剤は，主として効果発現と作用持続時間で変更する．種々のインスリン製剤は，インスリン量，注射部位，血流量，温度や身体活動度によって影響を受けている．インスリンはポリペプチドであるため，経口投与すると消化管で分解されてしまう．そこで，吸入インスリンinhaled insulin製剤[訳者注：日本未承認]もあるが一般には皮下注射で投与される．[注：高血糖の緊急時には速効型インスリン(**レギュラーインスリン** regular insulin)の静脈内投与(静注)が行われる．]持続皮下インスリン投与(インスリンポンプ)は別の投与方法で，とくに1型糖尿病で1日頻回のインスリン注射を必要とする患者に，より便利な方法である．そのポンプは，基礎インスリン注入をプログラムされ，さらに食事中の炭水化物摂取や高血糖を補うように患者は追加インスリンを投与する．

C. 有害作用

インスリンによる有害反応は低血糖が最も重篤でよくみられる(図24.6)．その他の有害反応として体重増加，注射部位の反応，リポジストロフィー lipodystrophyがある．リポジストロフィーは，注射部位を変えることで減らすことができる．腎機能の悪い糖尿病患者はインスリン投与量の減量が必要かもしれない．吸入インスリンにより気管支の痙攣を起こす可能性があるため，喘息，慢性閉塞性肺疾患，喫煙者の患者には本製剤を使用しない．

Ⅳ. インスリン製剤の種類

インスリン製剤は，超速効型，速効型，中間型，持効型に分類される．図24.7は現在さまざまなインスリン製剤における作用発現までの時間，ピーク値に達する時間と作用時間を表している．医師はイン

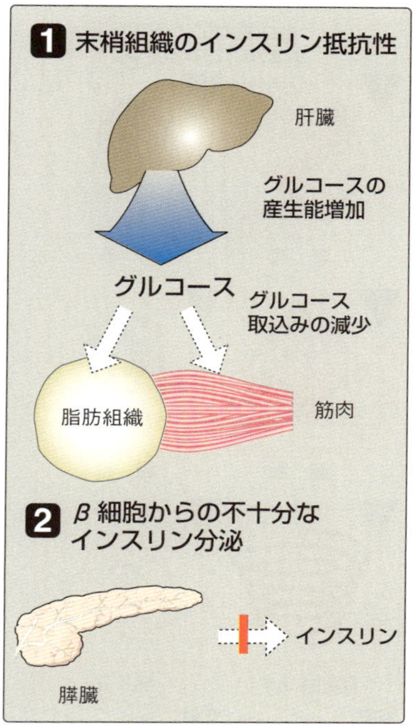

1 末梢組織のインスリン抵抗性
肝臓
グルコースの産生能増加
グルコース
グルコース取込みの減少
脂肪組織
筋肉
2 β細胞からの不十分なインスリン分泌
インスリン
膵臓

図 24.4
2型糖尿病における高血糖のおもな原因.

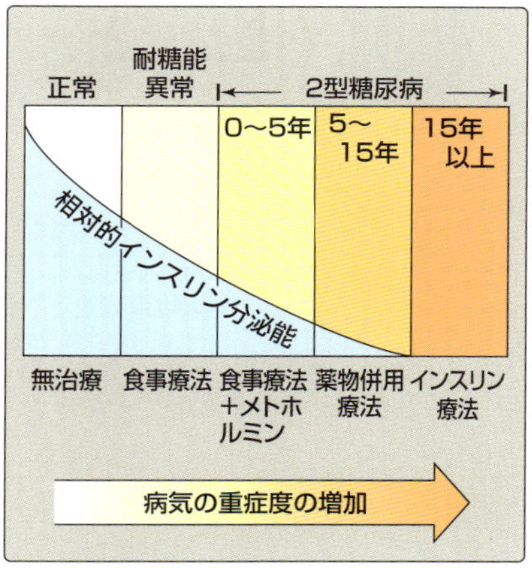

正常
耐糖能異常
2型糖尿病
0〜5年
5〜15年
15年以上
相対的インスリン分泌能
無治療
食事療法
食事療法+メトホルミン
薬物併用療法
インスリン療法
病気の重症度の増加

図 24.5
2型糖尿病の病期，内因性インスリン分泌と推奨される治療法.

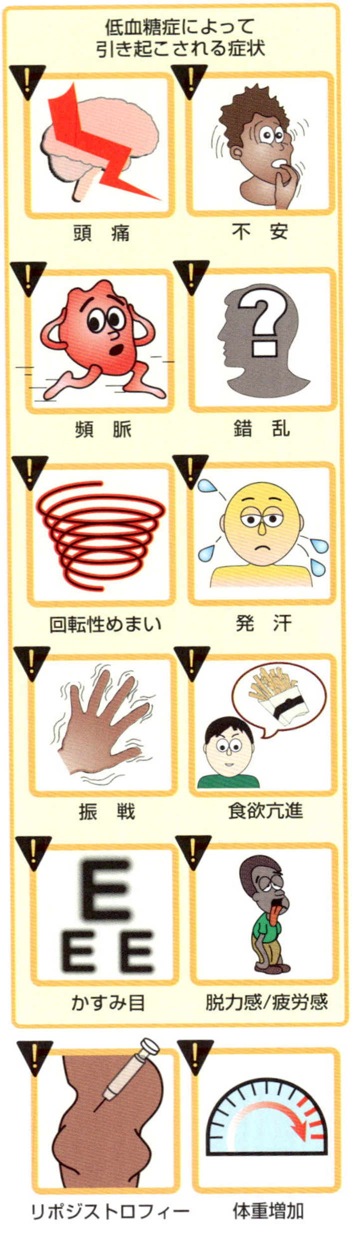

低血糖症によって
引き起こされる症状
頭 痛
不 安
頻 脈
錯 乱
回転性めまい
発 汗
振 戦
食欲亢進
かすみ目
脱力感/疲労感
リポジストロフィー
体重増加

図 24.6
インスリンの有害作用.
[注：リポジストロフィーはインスリン注射部位の萎縮もしくは過剰増殖をいう.]

スリンの調節をする際，インスリンの種類と用量に注意して行う必要がある.

A．超速効型および速効型インスリン製剤

この種の製剤には5つのタイプがある．すなわち，**レギュラーインスリン**，**インスリンリスプロ** insulin lispro，**インスリンアスパルト** insulin aspart，**インスリングルリジン** insulin glulisine と**吸入インスリン**である．**レギュラーインスリン**は速効型の水溶性で亜鉛を含む結晶インスリンである．**レギュラーインスリン**のアミノ酸配列の改変により，超速効型インスリンのアナログとなる．この改良の結果，**インスリンリスプロ**は皮下注射されると**レギュラーインスリン**よりも速やかな吸収を示し，効果発現が早く，作用持続時間が短くなっている．**インスリンリスプロ**，**アスパルト**，および**グルリジン**は超速効型インスリンに分類される．**インスリンリスプロ**のピーク値は皮下注射後30～90分にみられ，**レギュラーインスリン**では投与後50～120分である．[注：作用開始時間は，**レギュラーインスリン**は30分，**インスリンリスプロ**は15～30分である.] **インスリンアスパルト**と**インスリングルリジン**の薬物動態と薬力学の特性は**インスリンリスプロ**に似ている．これらの薬剤は，インスリンの注射液またはペン型の注射用プレフィルド製剤[訳者注：インスリン薬液と注入器が一体となったもの]として入手可能である．**吸入インスリン**も，超速効型と考えられている．この乾燥粉末製剤は吸入されると肺組織を通して急速に吸収され，吸入後10～20分以内にインスリン濃度がピークに達する.

速効型と超速効型インスリンは，食事によるインスリン放出に似るよう，食後血糖をコントロールするのに用いられる．それらのインスリンは高血糖状態を迅速に改善する必要があるケースでも使用される．たいてい空腹時血糖をコントロールする持効型と組み合わせて，速効型や超速効型インスリンは使用される．**レギュラーインスリン**は，食前30分に皮下投与すべきであるが，超速効型インスリンは食前15分もしくは食事をはじめて15～20分以内に投与する．超速効型インスリンはインスリンポンプでよく使われ，静脈内投与に適しているが，**レギュラーインスリン**が静脈内投与必要時に一番使われている.

B．中間型インスリン製剤

中性プロタミン neutral protamine Hagedorn (NPH) **インスリン**は中間型インスリンで，**レギュラーインスリン**に亜鉛とプロタミンを加えた構造をもつ．[注：別名**インスリンイソフェン** insulin isophane という.] インスリンにプロタミンが加わることで水に溶けにくくなり，結果吸収が遅延し，作用までに時間がかかることとなる．NPH **インスリン**は，1型，2型糖尿病の空腹時の血糖コントロールの基礎インスリンとして用いられ，通常は食事に対する血糖コントロールとして超速効型または速効型インスリンと併用される．NPH **インスリン**は皮下投与で行われ（静脈内投与はしない），緊急で血糖を下げる必要があるとき（たとえば，糖尿病性ケトアシドーシス）は使用すべきではない．[注：**レギュラーインスリン**（U-500）の濃縮製剤[訳者注：日本未

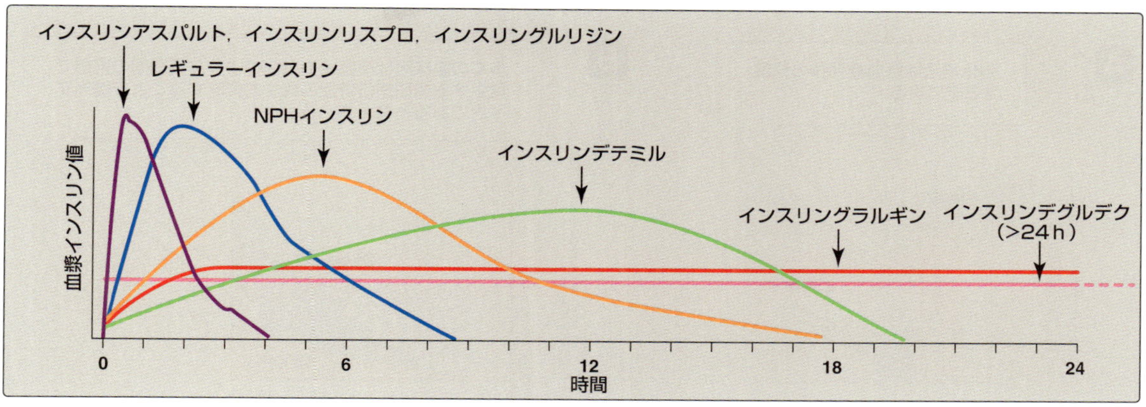
インスリンアスパルト，インスリンリスプロ，インスリングルリジン
レギュラーインスリン
NPHインスリン
インスリンデテミル
インスリングラルギン
インスリンデグルデク
(>24 h)
血漿インスリン値
0
6
12
18
24
時間

図 24.7
ヒトインスリンとインスリンアナログ製剤の作用発現と作用時間．NPH＝中性プロタミン．

承認］は，より中間型インスリンに近い薬物動態特性を有する．U-500はインスリン500単位/mLとなっており，標準のインスリン製剤U-100のインスリン100単位/mLの5倍の濃度になっている．図24.8は一般的なインスリン併用投与法を示している．

C．持効型インスリン製剤

インスリングラルギン insulin glargineの等電点はヒトインスリンよりも低く，注射された部位で沈殿を生じ，その結果作用時間が長くなる．**NPHインスリン**よりも作用発現が遅く，また平坦でピークを示さず効果を長時間発揮する（図24.7）．**インスリンデテミル** insulin detemirは脂肪酸側鎖をもち，アルブミンとの結合を強める．アルブミンからの緩徐な分離により**インスリングラルギン**と同じ長時間作用性を示す．**インスリンデグルデク** insulin degludecは，注射されるとマルチヘキサマーを形成する皮下デポ剤であり，長期間にわたってゆっくりと放出される．長時間作用型インスリンのなかで最も半減期が長い．**NPHインスリン**，**インスリングラルギン**，**インスリンデテミル**，**インスリンデグルデク**は基礎インスリンとして，皮下注射でのみ投与すべきである．薬物動態が変わる可能性があり，長時間作用型インスリンは，その薬物的特徴が変わるかもしれないので，他のインスリン製剤のシリンジと一緒に混ぜるべきではない．

D．インスリンの配合

各種の配合インスリン製剤がある．たとえば，70% NPH**インスリン**＋30% **レギュラーインスリン**（図24.8）や50% NPH**インスリン**＋50% **レギュラーインスリン**，などである．配合インスリン製剤の使用は，日々の投与量を減らすことができるが，個別のインスリン製剤より調整が難しい．

E．通常療法と強化療法

通常のインスリン療法は1日2回投与である．これに対し，強化療法はインスリンを1日3回以上投与し，頻回に血糖値を測定する．

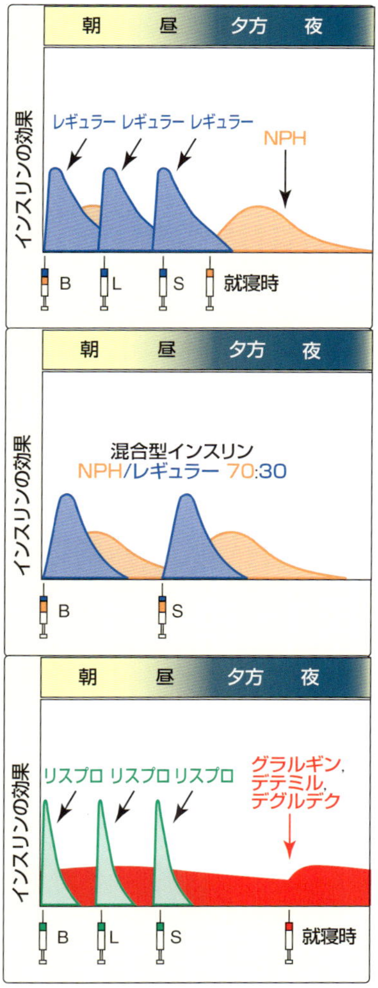
朝　昼　夕方　夜
インスリンの効果
レギュラー　レギュラー　レギュラー
NPH
B　L　S　就寝時
朝　昼　夕方　夜
インスリンの効果
混合型インスリン
NPH/レギュラー 70:30
B　S
朝　昼　夕方　夜
インスリンの効果
リスプロ　リスプロ　リスプロ
グラルギン，デテミル，デグルデク
B　L　S　就寝時

図 24.8
食事と基礎分泌のインスリン補充療法の4つの例．B＝朝食，L＝昼食，S＝夕食，NPH＝中性プロタミン．

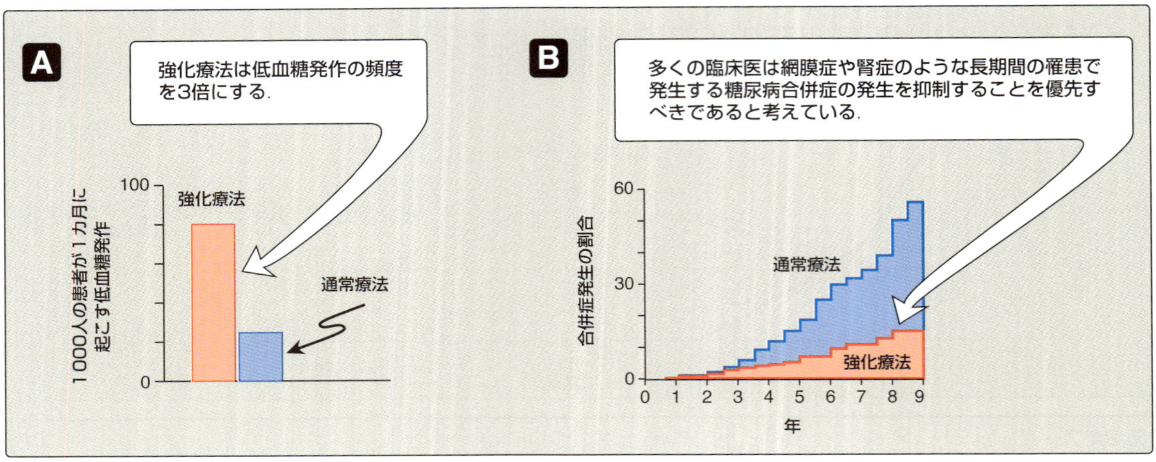
A
強化療法は低血糖発作の頻度を3倍にする.
1000人の患者が1カ月に起こす低血糖発作
100
0
強化療法
通常療法
B
多くの臨床医は網膜症や腎症のような長期間の罹患で発生する糖尿病合併症の発生を抑制することを優先すべきであると考えている.
合併症発生の割合
60
30
0
通常療法
強化療法
0 1 2 3 4 5 6 7 8 9
年

図 24.9
A. 1型糖尿病の強化療法と通常療法における低血糖発作の頻度. B. 強化療法と通常療法における長期合併症の頻度.

ADAは多くの患者で血糖値が154 mg/dL以下(HbA1cは7% 以下)になるよう推奨しており，強化療法の方が達しやすい．低血糖発作，昏睡，痙攣の頻度は強化療法で起きやすい(図24.9A)．しかしながら，強化療法を施行している患者は，網膜症，腎症，神経障害といった糖尿病による微小血管障害が通常療法に比べ有意に減少する(図24.9B)．強化療法は糖尿病長期患者，明らかな微小血管障害をもつ患者，高齢者や無自覚性低血糖発作を起こす患者に用いてはいけない．

V．アミリンアナログ

アミリンamylinは，食物摂取後にβ細胞からインスリンと一緒に分泌されるホルモンである．アミリンは空腹を遅らせ，食後のグルカゴン分泌を抑制し，満腹感を増進する．**プラムリンチド** pramlintide［訳者注：日本未承認］はアミリンアナログであり，1型か2型糖尿病のインスリン治療中の食後の血糖値コントロールの補助として使用される．**プラムリンチド**は食事の前に皮下注射する．**プラムリンチド**使用時は，重症低血糖のリスクを避けるため食事ごとのインスリン製剤の使用量を50% 減少しなければならない．他の有害作用として悪心，嘔吐，食欲不振がある．**プラムリンチド**は，他のインスリンと同じシリンジに混ぜない方がよく，糖尿病性胃不全麻痺(胃内容排出時間の延長)，クレゾール過敏症や無自覚性低血糖発作をもつ患者には使用を避けるべきである．

Ⅵ．グルカゴン様ペプチド受容体作動薬

経口からのグルコース摂取は，同量の静脈内投与をするときよりも，さらに多いインスリン分泌が起こる．このような効果は“インクレチン効果”といわれており，2型糖尿病では明らかに減少している．インクレチン効果は，食事摂取に応じてGLP-1やグルコース依存性イ

ンスリン分泌刺激ポリペプチドglucose-dependent insulinotropic polypeptide (GIP)であるインクレチンホルモンを消化管が放出するために起こる．インクレチンホルモンは，食後のインスリン分泌60～70%に寄与している．**デュラグルチド**dulaglutide，**エキセナチド** exenatide，**リラグルチド** liraglutide，**リキセナチド**lixisenatide，**セマグルチド**semaglutideは2型糖尿病治療として使用されるGLP-1受容体作動薬の注射製剤である．[注：**セマグルチド**には経口薬もある．] **デュラグルチド**，**リラグルチド**や**セマグルチド**は，2型糖尿病や心血管病患者における心血管疾患による死亡のリスクを減少し改善させる．長時間作用型インスリンとGLP-1受容体作動薬の2種類のプレミックス製剤である**インスリングラルギン**と**リキセナチド**，**インスリンデグルデク**と**リラグルチド**が合わさり，利用可能である．これらのように併用の合剤により，1日のインスリン必要量と1日の注射回数を減少させる可能性がある．

A. 作用機序

GLP-1受容体作動薬はグルコース依存性インスリン分泌を改善，胃内容物排出時間を延長，強い満腹感(膨満感)を高め食事摂取の量を減少，食後のグルカゴン分泌を抑制し，また，β細胞の増殖を促す．結果として，食後の高血糖が是正され，HbA1c値を減少させ，体重減少となるかもしれない．[注：肥満治療に高用量の**セマグルチド**と**リラグルチド**が承認されている*2．]

B. 薬物動態

GLP-1受容体作動薬はポリペプチドなので，皮下投与される．**デュラグルチド**，**リラグルチド**，**セマグルチド**は，長時間作用型のGLP-1受容体作動薬と考えられている．**デュラグルチド**と**セマグルチド**は週1回，**リラグルチド**は1日1回の注射剤である．経口薬の**セマグルチド**は1日1回の製剤である．**リキセナチド**は，短時間作用型のGLP-1受容体作動薬であり，1日1回投与である．**エキセナチド**の使用は，短時間作用(1日2回)と，徐放性の製剤(週1回)の双方で使用ができる．**エキセナチド**の使用は重篤な腎機能障害の患者では避けるべきである．

C. 有害作用

GLP-1受容体作動薬のおもな有害作用は悪心，嘔吐，下痢と便秘である．これらの製剤は膵炎と関連性があるとされ，慢性膵炎の患者への使用は避けるべきである．長時間作用型では齧歯類で甲状腺C細胞腫瘍を認めたことがある．ヒトでもこの腫瘍や甲状腺癌が生じるかどうかは不明であるが，ただし，甲状腺髄様癌または多発性内分泌腫瘍

---

*2 (訳者注)：セマグルチド(商品名ウゴービ皮下注)の注射製剤のみ日本で保険適応がある．安全で適正な使用が求められている．肥満症と診断され，かつ高血圧，脂質異常症または2型糖尿病のいずれかを有し，BMI 27 kg/m^{2}以上と35 kg/m^{2}以上で区分され，該当する場合に限り適応となる．

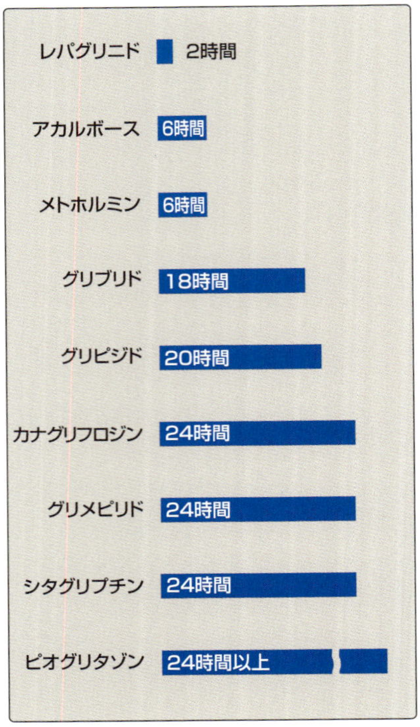
レパグリニド 2時間
アカルボース 6時間
メトホルミン 6時間
グリブリド 18時間
グリピジド 20時間
カナグリフロジン 24時間
グリメピリド 24時間
シタグリプチン 24時間
ピオグリタゾン 24時間以上

図 24.10
経口血糖降下薬の作用持続時間.

症2型の既往歴のある患者には禁忌である.

Ⅶ. 経 口 薬

経口薬は2型糖尿病の患者の治療に有益である. 病歴が5年以下の2型糖尿病の患者は経口血糖降下薬によく反応する. 病歴がより長い患者では高血糖をコントロールするために, 種々の経口薬を使用しながらインスリンやGLP-1受容体作動薬が必要となる場合がある. 図24.10に経口血糖降下薬の作用時間のまとめを掲げる. 図24.11に経口血糖降下薬の有害作用を示した.

A. ビグアナイド薬 biguanides

メトホルミン metforminは唯一のビグアナイド薬で, 2型糖尿病の初期治療薬として推奨されており, 診断時に選択される. また, 糖尿病予備群の2型糖尿病の発症予防にも有効である. [注: **メトホルミン**は, 多囊胞性卵巣症候群によるインスリン抵抗性を減少させるため, その治療に有用である.]

1. **作用機序**: **メトホルミン**のおもな作用は肝臓での糖新生を抑制することである. [注: 肝臓でのグルコースの過剰生産は2型糖尿病の高血糖のおもな原因で, 空腹時高血糖の原因となる.] **メトホルミン**はまた腸管での糖の吸収速度を低下させ, 末梢でのグルコースの取込みと利用を改善する(インスリン感受性を改善する). **メトホルミン**はインスリン分泌を誘導しないので, インスリン分泌を促進する他の薬剤よりもはるかに低血糖のリスクが少ない(たとえば, スルホニル尿素薬). **メトホルミン**は単独もしくは注射製剤や他の経口薬と併用される. **メトホルミン**をインスリンやインスリン分泌促進薬と併用するときには低血糖が起きることがあり, 投与量調節が必要になるであろう.

2. **薬物動態**: **メトホルミン**は経口でよく吸収され, 血漿タンパク質とは結合せず, また代謝を受けない. **メトホルミン**はおもに未変化体として腎臓経由で排泄される.

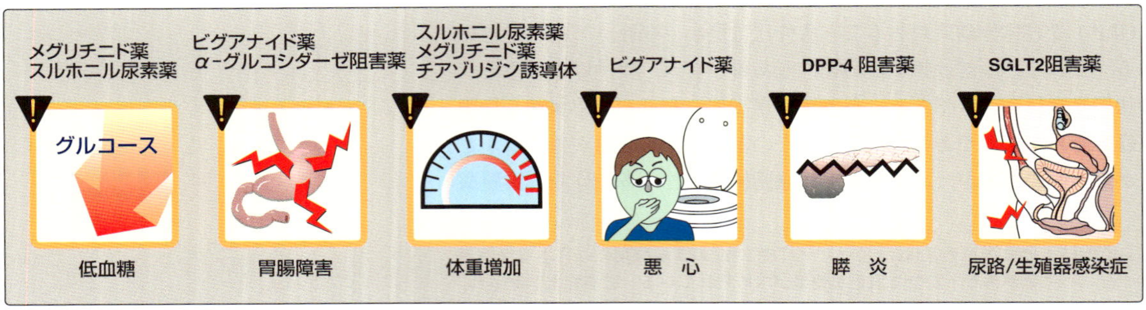
メグリチニド薬
スルホニル尿素薬
ビグアナイド薬
α-グルコシダーゼ阻害薬
スルホニル尿素薬
メグリチニド薬
チアゾリジン誘導体
ビグアナイド薬
DPP-4 阻害薬
SGLT2阻害薬
グルコース
低血糖
胃腸障害
体重増加
悪 心
膵 炎
尿路/生殖器感染症

図 24.11
経口血糖降下薬の有害作用. DPP-4=ジペプチジルペプチダーゼ-4, SGLT2=ナトリウム-グルコース共輸送体2.

3．有害作用：おもに消化器症状の下痢，悪心，嘔吐である．これらの有害作用は**メトホルミン**量を緩徐に調節することや食事と一緒に**メトホルミン**を内服することで軽減することができる．**メトホルミン**が食欲低下を引き起こすことにより，おそらく体重減少を生じると思われる．**メトホルミン**は乳酸アシドーシスのリスクがあるため重度の腎機能障害〔推定糸球体濾過量（eGFR）30 mL/min/1.73 m^2 未満〕では禁忌である．急性心筋梗塞，心不全の悪化，敗血症，その他，急性腎不全を起こす疾患では継続すべきではない．また，80 歳を超える患者あるいはアルコール中毒の既往歴をもつ患者には注意して**メトホルミン**を使用する必要がある．造影剤を静脈内投与する必要がある場合には一時中断しなければならない．まれに致死的な乳酸アシドーシスを起こすことがある．**メトホルミン**の長期間の投与はビタミン B_{12} 欠乏を引き起こす可能性があり，とくに貧血や末梢神経障害をもつ患者では定期的なビタミン B_{12} 測定が望まれる．

B．スルホニル尿素薬 sulfonylureas

スルホニル尿素薬は膵β細胞からインスリンを分泌させるため，インスリン分泌促進物質として分類される．臨床で最も用いられているスルホニル尿素薬は第二世代の**グリブリド** glyburide，**グリピジド** glipizide［訳者注：日本未承認］と**グリメピリド** glimepiride がある．

1．作用機序：おもな作用機序は膵β細胞からインスリン分泌を刺激することである．スルホニル尿素薬がβ細胞の ATP 感受性 K^+ チャネルを遮断することにより，Ca^{2+} の細胞内への流入を起こし，インスリンが分泌される．また，スルホニル尿素薬は，肝臓での糖産生の低下や，末梢でのインスリン感受性の増加をもたらすであろう．

2．薬物動態：スルホニル尿素薬は経口で投与され，血中で血漿タンパク質と結合し，肝臓で代謝され，尿中，糞便中へ排出される．作用時間は 12 ～ 24 時間である．

3．有害作用：スルホニル尿素薬の有害作用として低血糖，高インスリン血症，体重増加がある．肝臓や腎臓に機能障害をもつ患者ではスルホニル尿素薬での排出が遅れ，低血糖を引き起こす可能性があり，注意して使用しなければならない．とくに，腎機能障害をもつ患者においては，**グリブリド**は作用時間が長くなり，低血糖となるリスクが著明に高くなる．**グリピジド**や**グリメピリド**の方が，腎機能低下患者や高齢者にとってより安全な選択技である．図 24.12 にスルホニル尿素薬と他の薬物との相互作用を示した．

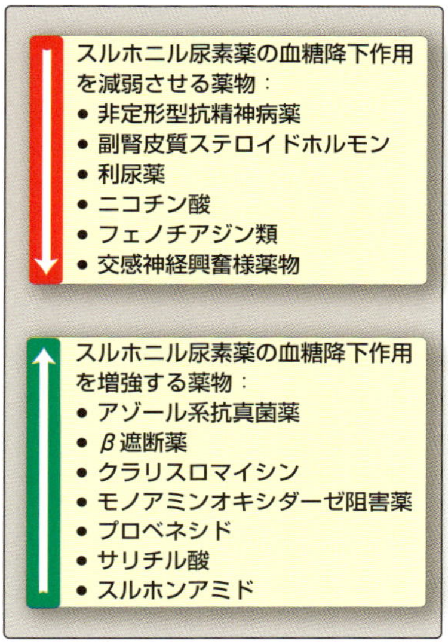
スルホニル尿素薬の血糖降下作用を減弱させる薬物：
• 非定形型抗精神病薬
• 副腎皮質ステロイドホルモン
• 利尿薬
• ニコチン酸
• フェノチアジン類
• 交感神経興奮様薬物
スルホニル尿素薬の血糖降下作用を増強する薬物：
• アゾール系抗真菌薬
• β遮断薬
• クラリスロマイシン
• モノアミンオキシダーゼ阻害薬
• プロベネシド
• サリチル酸
• スルホンアミド

図 24.12
スルホニル尿素薬と相互作用のある薬物．

C．メグリチニド薬 meglinides

レパグリニド repaglinide や**ナテグリニド** nateglinide が含まれる．メグリチニド薬もインスリン分泌促進物質である．

1．**作用機序**：スルホニル尿素薬と同様にメグリチニド薬はインスリン分泌を刺激する．スルホニル尿素薬と比較してメグリチニド薬は，作用発現までの時間が短く，作用持続時間も短い．食後に起こるインスリンの初期分泌にとくに有効で，食後血糖降下薬に分類される．メグリチニド薬はスルホニル尿素薬と作用機序が類似しており，重度の低血糖のリスクが増えるので併用してはいけない．

2．**薬物動態**：メグリチニド薬は経口投与後すばやく吸収されるので，食前に服用すべきである．**ナテグリニド**はおもにCYP2C9とCYP3A4を介して代謝され，代謝物質は尿中へ排泄される．**レパグリニド**は肝臓でCYP2C8とCYP3A4によって不活化され，その薬と代謝物質は糞便中へ排出される．

3．**有害作用**：メグリチニド薬は低血糖を起こしたり，体重増加を起こすことがあるが，その頻度はスルホニル尿素薬よりも低い．肝代謝を阻害することにより脂質を下げる薬である**ゲムフィブロジル** gemfibrozil［訳者注：日本未承認］は，**レパグリニド**の作用を増強させるため併用は禁忌である．これらの薬物は肝機能障害がある患者では注意して投与しなければならない．

D．チアゾリジン誘導体 thiazolidinediones（TZD）

TZDもインスリン感受性を増強する製剤である．このクラスには**ピオグリタゾン** pioglitazoneと**ロシグリタゾン** rosiglitazone［訳者注：日本未承認］が使われている．インスリンはTZDの作用発現に必要であるが，TZDに膵β細胞からのインスリン分泌を促す作用はない．したがって，高インスリン血症のリスクにはならない．

1．**作用機序**：TZDは，核内ホルモン受容体のペルオキシソーム増殖因子活性化受容体γ peroxisome proliferator-activated receptor-γ（PPARγ）へ作動薬（アゴニスト）agonistとして働くことにより，インスリン抵抗性を低下させる．PPARγの活性化はさまざまなインスリン応答遺伝子の転写を制御し，脂肪組織，肝臓，および骨格筋のインスリン感受性を促進させる．TZDは単独もしくはインスリンや他の血糖降下薬との併用で用いることができる．これらの薬物をインスリンと併用する場合にはインスリン投与量を減らす必要があるかもしれない．**ロシグリタゾン**は心臓への影響のため，あまり頻用されない．

2．**薬物動態**：**ピオグリタゾン**と**ロシグリタゾン**は経口でよく吸収され，血中で血漿タンパク質と非常によく結合する．両薬剤はおもにCYP2C8によって高い代謝が行われる．**ピオグリタゾン**代謝産物の一部は活性をもつ．**ピオグリタゾン**の腎臓からの排泄はほとんどなく，**ピオグリタゾン**とその代謝物はおもに胆汁中に排出され，糞便へと移行する．**ロシグリタゾン**の代謝物はおもに尿中に排泄される．腎機能低下がある場合でも，用量の調節は必要ない．

３．**有害作用**：TZDにより皮下脂肪の増加や体液貯留傾向による体重増加が起きることがある．［注：体液貯留は心疾患を悪化させることがある．これらの薬物は症候性の心不全患者では使用を避けるべきである．］TZDは女性において骨粗鬆症や骨折リスクの増加と関連があると考えられる．**ピオグリタゾン**は膀胱癌のリスクを増加するかもしれない．さらに，**ロシグリタゾン**には心筋梗塞や狭心症のリスクが高まる可能性があるという枠組み警告が付されている．これらの薬剤で肝毒性が時々報告されており，ベースラインおよび定期的な肝機能のモニタリングが推奨される．

E．ジペプチジルペプチダーゼ-4 dipeptidylpeptidase-4（DPP-4）阻害薬

アログリプチン alogliptin，**リナグリプチン** linagliptin，**サキサグリプチン** saxagliptin，**シタグリプチン** sitagliptinは，2型糖尿病の患者に用いられる経口DPP-4阻害薬である．

１．**作用機序**：これらの薬物はGLP-1などのインクレチンホルモンを不活化し，酵素のDPP-4を阻害する（図24.13）．インクレチンホルモンの活性化の持続は，食事中に反応したインスリン分泌を増加し，不要なグルカゴン分泌を抑制する．DPP-4阻害薬は単独で用いられるか，スルホニル尿素薬，**メトホルミン**，TZDやインスリンと併用される．治療ガイドラインでは，DPP-4阻害薬とGLP-1受容体作動薬の併用は，作用機序が重複し毒性の可能性が高まるため，糖尿病管理に推奨されていない．GLP-1受容体作動薬と異なり，これらの薬物は満腹感や膨満感を起こさず，体重変化がない．

２．**薬物動態**：DPP-4阻害薬は経口でよく吸収される．食物もこの吸収の程度に影響しない．**アログリプチン**や**シタグリプチン**はおもに尿中へ未変化体のまま排泄される．**サキサグリプチン**はCYP3A4/5により代謝され活性代謝物になる．**サキサグリプチン**とその代謝物のおもな排泄経路は腎臓である．**リナグリプチン**は，おもに腸肝循環より排出される．**リナグリプチン**以外のすべてのDPP-4阻害薬は，腎機能障害のある患者には投与量を調節する必要がある．

３．**有害作用**：DPP-4阻害薬の有害作用は少なく，一般的な有害作用は鼻咽頭炎と頭痛である．まれな有害作用であるが，DPP-4阻害薬において重篤な過敏反応と膵炎の発症がある．このクラスの薬剤は関節痛のリスクも高める可能性があり，場合によっては重篤で回復不能となる．また，**サキサグリプチン**は心不全による入院のリスクを増加させることが示されており，心不全患者またはそのリスクのある患者では慎重に使用すべきである．

F．ナトリウム-グルコース共輸送体2 sodium-glucose cotransporter 2（SGLT2）阻害薬

カナグリフロジン canagliflozin，**ダパグリフロジン** dapagliflozin，

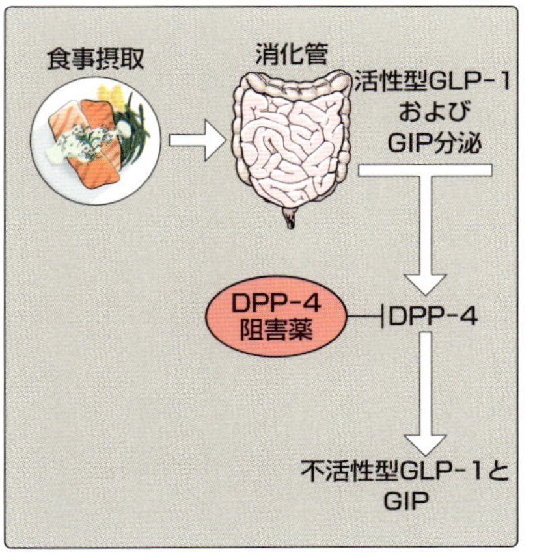
食事摂取
消化管
活性型GLP-1
および
GIP分泌
DPP-4
阻害薬
DPP-4
不活性型GLP-1と
GIP

図24.13
DPP-4阻害薬の作用機序.
DPP-4＝ジペプジチルペプチダーゼ-4，GIP＝グルコース依存性インスリン分泌促進ポリペプチド，GLP-1＝グルカゴン様ペプチド-1.

エンパグリフロジン empagliflozin, **エルツグリフロジン** ertugliflozin［訳者注：日本未承認］は，2 型糖尿病治療の経口のナトリウム-グルコース共輸送体 2 の阻害薬である．**カナグリフロジン**と**エンパグリフロジン**は，2 型糖尿病や心血管疾患を有する患者の心血管イベントによる死亡のリスクを軽減することが示されている．さらに，**カナグリフロジン**と**ダパグリフロジン**は，心不全による入院や末期腎不全のリスクを軽減することが示されている．［注：**ダパグリフロジン**と**エンパグリフロジン**は，駆出率が低下した心不全の治療にも適応がある（10 章参照）．］

1．作用機序：SGLT2 阻害薬は，腎尿細管腔内の濾過後グルコースの再吸収を阻害する．SGLT2 を阻害することによって，これら薬物は糖再吸収を減らして，尿糖排泄を増やし，血糖を低下させる（図 24.14）．SGLT2 の阻害は，ナトリウム再吸収を減少させ，浸透圧利尿を起こす．そのため SGLT2 阻害薬は，収縮期血圧を低下させる．しかしながら，高血圧治療の適応表示はない．

2．薬物動態：これらの薬物は，1 日 1 回朝に投与される．**カナグリフロジン**は朝食の前に内服されるべきである［訳者注：日本では 1 日 1 回朝食前または朝食後］．いずれの薬剤もおもにグルクロン酸抱合により代謝され不活性代謝物となる．これらの薬物は，重度の腎機能障害患者には避けるべきである．

3．有害作用：SGLT2 阻害薬で頻度の多い有害作用は，女性器真菌感染（たとえば，外陰部腟カンジダ症），尿路感染，頻尿である．とくに高齢者や利尿薬服用中患者で低血圧が起こりやすい．したがって，これらの薬物を投与する前に水分バランスを評価すべきである．SGLT2 阻害薬の使用で，ケトアシドーシスが報告されており，これらの薬剤は，ケトアシドーシスを起こしやすい危険因子（たとえば，アルコール乱用，手術や疾患に伴うカロリー制限）をもつ患者では慎重に使用すべきである．また，SGLT2 阻害薬は骨折やフルニエ壊疽のリスク増加とも関連している．

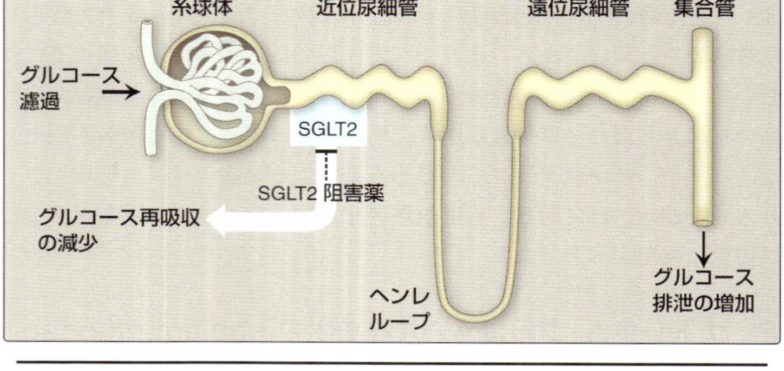
糸球体
近位尿細管
遠位尿細管
集合管
グルコース
濾過
SGLT2
SGLT2 阻害薬
グルコース再吸収
の減少
ヘンレ
ループ
グルコース
排泄の増加

図24.14
ナトリウム-グルコース共輸送体2（SGLT2）阻害薬の作用機序.

G. α-グルコシダーゼ阻害薬 α-glucosidase inhibitor

アカルボース acarbose と**ミグリトール** miglitol は 2 型糖尿病に用いられる経口血糖降下薬である.

1. **作用機序**：αグルコシダーゼ酵素は，小腸刷子縁に存在し，炭水化物を吸収可能なグルコースや他の単糖類に分解する．**アカルボース**や**ミグリトール**はαグルコシダーゼ酵素を可逆的に阻害する．食事開始前に服用すると，これらの薬物は炭水化物の消化を遅らせ，食後血糖値を低下させる．この薬物はインスリン分泌を刺激したり，インスリン感受性を高めないため，単独で使用している限りは低血糖発作を起こさない．しかし，インスリン分泌促進薬やインスリンと併用した場合に低血糖を起こすことがある．[注：これらの薬物を投与している場合の低血糖患者にはショ糖 sucrose よりもグルコースを用いるべきである．なぜなら，ショ糖の分解がこれらの薬物により阻害されているためである．]

2. **薬物動態**：**アカルボース**はほとんど吸収されない．**アカルボース**はおもに腸内細菌により代謝され，代謝物のいくつかは吸収され，尿中に排泄される．**ミグリトール**はよく吸収されるが，全身への作用はない．腎臓から未変化体のまま排泄される．

3. **有害作用**：おもな有害作用は鼓腸，下痢，腹部痙攣である．臨床ではこれらの有害作用により使用が制限されることがある．炎症性腸疾患，潰瘍性大腸炎，あるいは腸閉塞患者では使用禁忌となる．

H. 他 の 薬 物*3

ドパミン作動薬**ブロモクリプチン** bromocriptine や胆汁酸吸着剤**コレセベラム** colesevelam [訳者注：日本未承認] は，それほど強くはないが HbA1c を低下させる．糖を低下させる両剤の作用機序はよくわかっていない．2 型糖尿病治療薬として**ブロモクリプチン**や**コレセベラム**は表記されているが，さほど強くない効果，有害作用，錠数負担のため，臨床現場での使用が限られている [訳者注：日本で糖尿病治療薬の承認は得られていない].

図 24.15 に経口糖尿病治療薬と GLP-1 受容体作動薬のまとめを示す.

図 24.16 に 2 型糖尿病治療ガイドラインを示す.

*3 (訳者注)：イメグリミン imeglimin は新機序の 2 型糖尿病治療薬として 2021 年に日本で承認された．フランスで開発されて日本で治験が行われ，2023 年現在，日本のみで使用されている．メトホルミン類似の薬物であり，ミトコンドリアの機能を改善し，肝臓での糖新生抑制や血糖依存性のインスリン分泌促進作用などがある．メトホルミンのニューバージョンと位置づけられる.

薬物	作用機序	低血糖のリスク	コメント
ビグアナイド メトホルミン	肝臓でのグルコース産生抑制	なし	2型糖尿病で選択されることが多い． 腎機能とビタミンB_{12}値のモニタリングが必要． 重度の腎機能障害では避ける．
スルホニル尿素薬 グリメピリド グリピジド グリブリド	インスリン分泌促進	あり	体重増加の可能性あり． このクラスの経口薬で，最も低血糖が起きやすい． 腎機能障害でグリブリドは避ける．
メグリチニド薬 ナテグリニド レパグリニド	インスリン分泌促進	あり （まれ）	食事時に服用． 短時間作用で低血糖はまれ． 食後の血糖コントロールに使う．
チアゾリジン誘導体 ピオグリタゾン ロシグリタゾン	筋肉，脂肪，肝臓のPPARγに結合してインスリン抵抗性を減弱	なし	インスリン抵抗性の強い患者に有効． ピオグリタゾンは1日1回投与． 最初に肝機能検査が必要． 肝疾患や心不全では避ける．
DPP-4阻害薬 アログリプチン リナグリプチン シタグリプチン サキサグリプチン	グルコース依存性インスリン分泌の促進，グルカゴン分泌の抑制	なし	食事と関係なく1日1回投与． 有害作用は少ない．膵炎リスク． リナグリプチン以外の薬剤ではいずれも腎用量調節が必要． GLP-1受容体作動薬と併用しない．
SGLT2阻害薬 カナグリフロジン ダパグリフロジン エンパグリフロジン エルツグリフロジン	尿糖排泄促進	なし	1日1回朝投与． 低血圧症，泌尿生殖器感染症リスク． 重度腎障害では避ける． カナグリフロジンとエンパグリフロジンは，2型糖尿病患者の心血管イベントによる死亡率を軽減することが示されている． ダパグリフロジンとエンパグリフロジンは，駆出率が低下した心不全の治療にも適応がある．
α-グルコシダーゼ阻害薬 アカルボース ミグリトール	グルコースの吸収を減弱	なし	食事時に服用．消化器系の有害作用． 好まれる治療法ではなく，他の薬剤に耐えがたい患者の予備療法．
GLP-1受容体作動薬 デュラグルチド エキセナチド リラグルチド リキセナチド セマグルチド	グルコース依存性インスリン分泌の促進，グルカゴン分泌の抑制，胃内容物排出時間の延長，満腹感をきたす	なし	注射製剤．リラグルチドとリキセナチドは1日1回投与．デュラグルチドとセマグルチドは週1回投与．セマグルチドは経口薬も利用可能．エキセナチドは1日2回と，持続型エキセナチドは，週1回注射である． デュラグルチド，リラグルチドとセマグルチドは，2型糖尿病患者の心血管イベントを軽減することが示されている． 体重減少の可能性あり． 膵炎のリスク． 甲状腺髄様癌の既往歴のある患者には禁忌である．

図 24.15
経口糖尿病治療薬とGLP-1受容体作動薬のまとめ．DDP-4＝ジペプチジルペプチダーゼ-4，GLP-1＝グルカゴン様ペプチド-1，HFrEF＝左室駆出率の低下した心不全，PPARγ＝ペルオキシソーム増殖因子活性化受容体γ，SGLT2＝ナトリウム-グルコース共輸送体2．

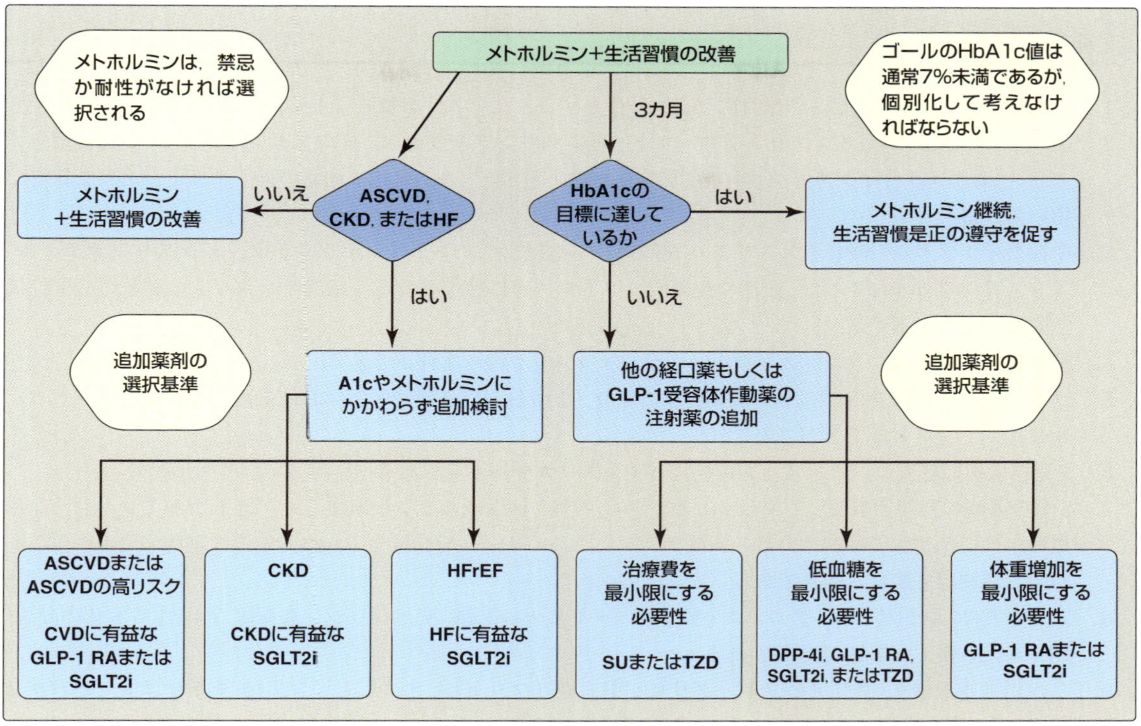
メトホルミンは，禁忌か耐性がなければ選択される
メトホルミン＋生活習慣の改善
ゴールのHbA1c値は通常7%未満であるが，個別化して考えなければならない
3カ月
メトホルミン＋生活習慣の改善
いいえ
ASCVD，CKD，またはHF
HbA1cの目標に達しているか
はい
メトホルミン継続，生活習慣是正の遵守を促す
はい
いいえ
追加薬剤の選択基準
A1cやメトホルミンにかかわらず追加検討
他の経口薬もしくはGLP-1受容体作動薬の注射薬の追加
追加薬剤の選択基準
ASCVDまたはASCVDの高リスク
CVDに有益なGLP-1 RAまたはSGLT2i
CKD
CKDに有益なSGLT2i
HFrEF
HFに有益なSGLT2i
治療費を最小限にする必要性
SUまたはTZD
低血糖を最小限にする必要性
DPP-4i，GLP-1 RA，SGLT2i，またはTZD
体重増加を最小限にする必要性
GLP-1 RAまたはSGLT2i

図 24.16
2型糖尿病治療ガイドライン．A1c＝グリコヘモグロビン，ASCVD＝動脈硬化性心血管疾患，CKD＝慢性腎臓病，CVD＝心血管疾患，DPP-4i＝ジペプジチルペプチダーゼ-4阻害薬，GLP-1 RA＝グルカゴン様ペプチド-1受容体作動薬，HF＝心不全，HFrEF＝左室駆出率の低下した心不全，SGLT2i＝ナトリウム-グルコース共輸送体2阻害薬，SU＝スルホニル尿素薬，TZD＝チアゾリジン誘導体．

臨床応用 24.3：2 型糖尿病の薬物治療

ビグアナイド薬の**メトホルミン**は，2 型糖尿病の初期治療薬として推奨されている．**メトホルミン**の有効性，低コスト，安全性には選択薬として推奨される理由がある．[注：**メトホルミン**に耐性または禁忌のある患者では，心血管または腎臓へ有益である代替薬で治療すべきである．] **メトホルミン**の投与開始に際し，動脈硬化性心血管疾患，慢性腎臓病，または左室駆出率が低下した心不全を有する 2 型糖尿病患者では，これら併存疾患の死亡率または進行の抑制を示す追加薬剤（通常は GLP-1 受容体作動薬，SGLT2 阻害薬）の必要性を評価すべきである（図 24.16）．**メトホルミン**で目標 A1c にたどり着いていない患者は，2 型糖尿病管理のために他の薬剤を追加する候補となる．追加薬剤は，治療費，低血糖，体重増加を最小限に抑える必要性など，患者固有の特徴に基づき選択されるべきである．

24章の要約

1. 1型糖尿病は，インスリンの絶対的欠乏を特徴とする．インスリン療法は1型糖尿病の治療法である．
2. 超速効型インスリン（**インスリンアスパルト**，**インスリングルリジン**，**インスリンリスプロ**）と速効型インスリン（**レギュラーインスリン**）は，食事時の血糖コントロール，迅速な血糖の低下や修正が必要な状況で用いられる．
3. **中間型インスリン**（**NPHインスリン**）や持効型インスリン（**インスリンデグルデク**，**インスリンデテミル**，**インスリングラルギン**）は，血糖の基礎的コントロールに使用される．基礎インスリンの調整の必要性は空腹時血糖で評価する．
4. 低血糖，体重増加，リポジストロフィーが，インスリンの有害作用である．
5. **プラムリンチド**は合成アミリン類似物質であり，1型および2型糖尿病における食事時の血糖コントロールに追加で使用することができる．
6. 2型糖尿病の特徴は，インスリン抵抗性とインスリン分泌不足である．
7. 2型糖尿病の初期治療薬としては，ビグアナイド薬の**メトホルミン**が望ましい．**メトホルミン**のおもな作用機序は肝糖新生の抑制である．乳酸アシドーシスのリスクを軽減するため，重度の腎機能障害や急性心不全では使用を避けるべきである．
8. 2型糖尿病の経口薬には，スルホニル尿素薬，メグリチニド薬，チアゾリジン誘導体，GLP-1受容体作動薬，DPP-4阻害薬，SGLT2阻害薬がある．
9. スルホニル尿素薬（**グリメピリド**，**グリピジド**，**グリブリド**）とメグリチニド薬（**ナテグリニド**，**レパグリニド**）は，膵β細胞からのインスリン分泌を促進することでグルコースを下げる．低血糖と体重増加が，これらの薬剤の一般的な有害作用である．
10. チアゾリジン誘導体（**ピオグリタゾン**，**ロシグリタゾン**）は，インスリン感受性を高める．有害作用には，体液貯留，体重増加，骨粗鬆症性骨折のリスク増加などがある．
11. GLP-1受容体作動薬（**デュラグルチド**，**エキセナチド**，**リラグルチド**，**リキセナチド**，**セマグルチド**）は食事時のインスリン分泌を改善し，胃排出時間を遅らせ，満腹感を増強することによって食事摂取量を減少，食後のグルカゴン分泌を減少，またβ細胞の増殖を促進する．すべて注射製剤である．**セマグルチド**は，経口薬も存在する．最も一般的な有害作用は胃腸症状（悪心，嘔吐，便秘）である．
12. DPP-4阻害薬（**アログリプチン**，**リナグリプチン**，**サキサグリプチン**，**シタグリプチン**）は，GLP-1様インクレチンホルモンの作用を延長し，食事時のインスリン分泌を増加させ，グルカゴンの不適切な分泌を減少させる．
13. SGLT2阻害薬（**カナグリフロジン**，**ダパグリフロジン**，**エンパグリフロジン**，**エルツグリフロジン**）は，グルコースの尿中排泄を増加させることによってグルコースを減少させる．SGLT2阻害薬の一般的な有害作用は，性器真菌感染症，尿路感染症，頻尿である．
14. 選択的SGLT2阻害薬とGLP-1受容体作動薬には，死亡率低下や動脈硬化性心血管疾患や腎臓病のような併存疾患進行の抑制という利点が追加される可能性がある．SGLT2阻害薬は左室駆出率の低下した心不全にも有効である．

学習問題

最も適当な答えを1つ選択せよ.

24.1　インスリングラルギンについて正しいのはどれか.
A．食後高血糖をコントロールするためにおもに使う.
B．ピークのないインスリンである.
C．アルブミンからの分解がゆっくりであるため，作用持続時間が長い.
D．インスリンリスプロやインスリングルリジンと併用して使用すべきではない.

正解　B. インスリングラルギンは，一定の持続する血糖降下作用がある．このため，食後血糖ではなく，基礎血糖コントロールとして使用される．作用時間が長いのは，低いpHに基づくものであり，注射部位での沈殿を引き起こし，作用時間が長くなる．インスリングラルギンは基礎コントロールとして使用され，食後血糖をコントロールするインスリンリスプロやインスリングルリジン，インスリンアスパルトなどと併用することが多い．[注：インスリングラルギンは他のインスリンと同シリンジで使用すべきではない．なぜなら，薬力学的な特性を変えてしまうかもしれないからである.]

24.2　現在，2型糖尿病の患者がインスリンデテミルで治療を受けている．医師は，さらなる食後血糖コントロールのために追加インスリン療法が必要であると判断している．その際に追加する薬剤として最も適切なのはどれか.
A．インスリンデグルデク
B．NPHインスリン
C．インスリンリスプロ
D．混合型インスリン(中間型：速効型7：3)

正解　C. インスリンリスプロは速効性に作用するインスリンであり，15～30分で効果が現れる．超速効型インスリン製剤は，インスリンの食事時の分泌を模倣し，食後血糖をコントロールするために投与される．インスリンデグルデクは，長時間作用型のインスリンであり，空腹時血糖コントロールに使用される．NPHインスリンは，中間作用型のインスリンであり，やはり基礎の(空腹時)コントロールとして使用される．混合型インスリン(NPHインスリン/レギュラーインスリン70/30)は，NPHインスリン(中間型)とレギュラーインスリン(速効型)の混合製剤である．患者は基礎の血糖コントロールのために長時間作用型インスリン(インスリンデテミル)をすでに使用しており，基礎コントロールのために別のインスリン製剤を使用する必要はない.

24.3　ある1型糖尿病患者には，糖尿病治療の一環としてインスリングルリジンが処方されている．患者にはどのようにインスリングルリジンの使い方を勧めるべきか.
A．毎朝午前8時
B．毎晩午後8時
C．日中いつでも
D．毎食前15～30分

正解　D. インスリングルリジンは，超速効型インスリンである．投与後15～30分で効果を発揮する．患者には，食後血糖をコントロールするために毎食前15～30分にインスリングルリジンを投与するようアドバイスする必要がある．長時間作用型インスリン製剤は，膵臓から1日中分泌される基礎インスリンを模倣するようにデザインされている．持効型インスリン(インスリングラルギン，インスリンデテミル，インスリンデグルデク)は，長時間作用型の薬物動態学的特徴により，1日のうちいつでも使用することができる.

24.4 次の経口血糖降下薬のうち，おもな作用機序を正確に記しているのものはどれか．
A．DPP-4 阻害薬―糖質複合体の分解を阻害する．
B．SGLT2 阻害薬―尿中グルコース排泄を増加させる．
C．スルホニル尿素薬―インスリン感受性を増加させる．
D．チアゾリジン誘導体（TZD）―肝臓での糖新生を減らす．

正解 B．SGLT2 阻害薬は，ナトリウム-グルコース共輸送体 2（SGLT2）を阻害することにより作用し，腎臓におけるグルコースの再吸収を低下させ，尿中排泄量を増加させる．スルホニル尿素はおもに膵β細胞を刺激しインスリン分泌を増加させる．DPP-4 阻害薬は，インクレチンの分解を阻害することで，食後のインスリン分泌量を増やしたり，食後グルカゴンを減らしたりする．TZD は，おもにインスリン感受性の増加をさせる．

24.5 次のうち，2 型糖尿病患者で他に合併症のないものに対する初期治療として最も適した経口薬はどれか．
A．グリピジド
B．エンパグリフロジン
C．メトホルミン
D．ピオグリタゾン

正解 C．メトホルミンは 2 型糖尿病の初期治療として好まれる．図 24.16 参照．

24.6 次の糖尿病治療薬のうち，最も低血糖を起こしやすいのはどれか．
A．グリブリド
B．エキセナチド
C．ロシグリタゾン
D．サキサグリプチン

正解 A．グリブリドはスルホニル尿素薬で，膵β細胞からインスリン分泌を増加する．低血糖は，スルホニル尿素薬の一般的な有害作用である．GLP-1 受容体作動薬のエキセナチドと DPP-4 阻害薬のサキサグリプチンは，食事に対するインスリン分泌を増加させるが，低血糖のリスクはこれらの薬剤の方がはるかに低い．チアゾリジン誘導体のロシグリタゾンは，インスリン分泌を増加しない．

24.7 2 型糖尿病の 56 歳男性が最近心筋梗塞（心臓発作）を発症した．彼は糖尿病治療薬としてメトホルミンとカナグリフロジンを服用しているが，HbA1c は依然として目標値を超えている．この患者に開始する薬剤として最も適切なのはどれか．
A．グリピジド
B．リラグルチド
C．ピオグリタゾン
D．シタグリプチン

正解 B．リラグルチドは GLP-1 受容体作動薬であり，心血管疾患を有する 2 型糖尿病患者における心血管死亡リスクの軽減にも効能が認められている．患者の最近の心筋梗塞を考慮すると，この薬剤が最も適切である．リストの他の選択肢は，心血管疾患を有する 2 型糖尿病患者における心血管転帰を改善するエビデンスを有していない．

24.8 重度の慢性腎臓病（推定糸球体濾過量 30 mL/min/1.73 m^2 未満）をもつ患者が，新たに 2 型糖尿病と診断された．この患者に最も適切な経口糖尿病治療薬はどれか．
A．ダパグリフロジン
B．グリブリド
C．リナグリプチン
D．メトホルミン

正解 C．リナグリプチンは DPP-4 阻害薬であり，腎機能障害において用量調節の必要はない．SGLT2 阻害薬ダパグリフロジンは末期腎疾患へのリスクを軽減するが，SGLT2 阻害薬の臨床効果は腎機能低下とともに低下する．SGLT2 阻害薬は重度の腎機能障害患者には禁忌である．腎機能障害ではグリブリドの使用により低血糖のリスクが増加するため，本剤の使用は避けるべきである．メトホルミンは乳酸アシドーシスのリスクがあるため，重度の腎機能障害では使用を避けるべきである．

24.9 2型糖尿病治療薬のうち，作用機序が重複する組合せはどれか．
A．グリピジド—レパグリニド
B．メトホルミン—エンパグリフロジン
C．メトホルミン—セマグルチド
D．シタグリプチン—ピオグリタゾン

正解 A． スルホニル尿素薬のグリピジドとメグリチニド薬のレパグリニドは，ともに膵β細胞からのインスリン分泌を増加させる．低血糖のリスクが高くなるため，スルホニル尿素薬とメグリチニド薬の併用は避けるべきである．他の組合せでは，作用機序が重複していない．注意すべき点として，DPP-4阻害薬とGLP-1受容体作動薬の併用は，作用機序が重複し毒性の可能性が高まるため，2型糖尿病管理には避けるべきである．

24.10 2型糖尿病の67歳女性．左室駆出率が低下した心不全(HFrEF)も併発している．糖尿病でメトホルミンを服用しており，軽度の腎障害がある．糖尿病とHFrEFの両方の管理に役立つのはどれか．
A．ダパグリフロジン
B．エキセナチド
C．ナテグリニド
D．サキサグリプチン

正解 A． ダパグリフロジンは2型糖尿病治療薬であると同時にHFrEF治療としても適応がある．他の薬剤にはHFrEFの適応がなく，DPP-4阻害薬のサキサグリプチンは心不全による入院リスクを増加させる可能性があるかもしれない．

25 性ホルモン

エストロゲン
結合型エストロゲン
エステル化エストロゲン
エストラジオール（経口）
エストラジオール（局所）
エストラジオール（塗布薬）
エストラジオール（腟薬）
エストラジオール（腟クリーム剤）
エストラジオール（腟挿入薬）
エストラジオール（腟リング）
エストロピペート
エチニルエストラジオール*
選択的エストロゲン受容体モジュレーター（SERM）
バゼドキシフェン
クロミフェン
オスペミフェン
ラロキシフェン
タモキシフェン
プロゲストゲン**
デスゲストレル
（含エチニルエストラジオール）
ジエノゲスト
（含吉草酸エストラジオール）
ドロスピレノン
ドロスピレノン
（含エストラジオール）
ドロスピレノン
（含エチニルエストラジオール）
エトノゲストレル（皮下）

図 25.1
エストロゲンとプロゲストゲンのまとめ.
*さまざまなプロゲスチンとの併用が可能.
**エチニルエストラジオールまたは吉草酸エストラジオールとの併用が可能であると指定されているプロゲストゲンは, 避妊薬として使用される.
結合型エストロゲンまたはエストラジオールとの併用とされているものは, ホルモン療法に使用される. (次ページにつづく)

Ⅰ. 概　要

エストロゲン, アンドロゲン, プロゲステロンは性腺(女性では卵巣, 男性では精巣)でつくられる性ホルモンである. 性ホルモンは前駆物質であるコレステロールから, 炭化水素の側鎖の短縮とステロイド骨格の水酸化といった過程を経て生合成される. これらのホルモンは受胎や胎児の成熟や思春期の一次ならびに二次性徴の発達に重要である. 性ホルモンや合成された誘導体は避妊や閉経時徴候の治療, ホルモン欠乏症のための補充(代償)療法として使用される. いくつかの拮抗薬(アンタゴニスト) antagonistはホルモン感受性の癌の治療や予防に有効である. 図 25.1 に, 本章に出てくるエストロゲンとプロゲストゲンをまとめた.

Ⅱ. エストロゲン estrogen

エストラジオール estradiolは卵巣でつくられて分泌される最も効力のあるエストロゲンであり, 閉経前の女性における主要なエストロゲンである. **エストロン** estroneは**エストラジオール**の前駆物質でも代謝物でもあり, エストロゲンの効力は**エストラジオール**の約 1/3 である. **エストロン**は, 閉経後は循環血中の主要なエストロゲンであり, 主として脂肪組織でデヒドロエピアンドロステロン dehydroepiandrosterone (DHEA)から変換してつくられる. **エストラジオール**のもう 1 つの代謝物は**エストリオール** estriolであり, **エストラジオール**に比べるとはるかに効力が弱い. 胎盤でつくられる主要なエストロゲンであるため, 妊娠中にはかなりの量が存在する. **エチニルエストラジオール** ethinyl estradiolなどの合成エストロゲンは天然のホルモンより初回通過効果が小さく, 低用量を経口投与しても効果がある.

A. 作用機序

ステロイドホルモン(例として**エストラジオール**)は血漿中の性ホルモン結合性グロブリンあるいはアルブミンの結合部位から離れたあと, 細胞膜を拡散して細胞内に入り, 特異的な核内受容体タンパク質に高い親和性をもって結合する(図 25.2). 活性化したステロイド–受容体複合体は核の染色体に作用してホルモン特異的なRNA合成を開始する．この結果，多くの生理的機能をもたらす特異的なタンパク質が生成される．[注：ステロイドホルモンはさまざまな標的組織で異なるRNA種の産生を促し，それゆえ受容体ならびに組織特異性を示す．]エストロゲンを介しもっと早く作用を現す効果をもたらす経路が明らかになってきた．

B．臨床使用

エストロゲン製剤は避妊や，閉経後のホルモン療法 hormone therapy（HT）に対して最も頻繁に用いられている．以前，エストロゲンは骨粗鬆症を防ぐ目的で広く用いられていたが，エストロゲン療法に関連した危険性のために，最近のガイドラインではビスホスホネート製剤などほかの治療薬を使うよう勧めている（27章参照）．

1．**避妊薬**：エストロゲンとプロゲストゲンの併用は経口，経皮や経腟投与を介して避妊効果をもたらす．

2．**閉経後のホルモン療法**：閉経後のエストロゲンの低下が，血管運動の変動（たとえば"のぼせ"や"ほてり"）や腟萎縮といった閉経症状を誘導する（図25.3）．更年期女性におけるエストロゲン療法のおもな適応は，中等度から重度の血管運動症状の管理である．**エストラジオール**の経口薬，経皮剤，局所作用薬，更年期に伴う泌尿生殖器症状と同様，血管運動症状にも有効である．更年期症状の治療に使用されるもう1つの一般的な経口製剤は，**結合型エストロゲン** conjugated equine estrogen（妊娠雌馬の尿から得られる）である．**エストロン**と**エクイリン** equilinの硫酸エステルが含まれる．その他のエストロンベースの経口製剤には，**エステル化エストロゲン** esterified estrogenと**エストロピペート** estropipateがある．子宮が機能している女性に対しては，プロゲストゲンが「抵抗者のいないエストロゲン（unopposed estrogen）：プロゲスチンによる拮抗作用を受けない状態でのエスト

プロゲストゲン＊＊
エトノゲストレル
（含エチニルエストラジオール：腟リング）
レボノルゲストレル（経口）
レボノルゲストレル（子宮内避妊用具）
レボノルゲストレル
（含エストラジオール：塗布薬）
レボノルゲストレル
（含エチニルエストラジオール：経口）
レボノルゲストレル
（含エチニルエストラジオール：塗布薬）
メドロキシプロゲステロン（経口）

プロゲストゲン
メドロキシプロゲステロン（注射薬）
メドロキシプロゲステロン
（含結合型エストロゲン）
ノレルゲストロミン
（含エチニルエストラジオール：塗布薬）
ノルエチンドロン
ノルエチンドロン
（含エチニルエストラジオール）
酢酸ノルエチンドロン
酢酸ノルエチンドロン
（含エストラジオール：経口）
酢酸ノルエチンドロン
（含エストラジオール：塗布薬）
酢酸ノルエチンドロン
（含エチニルエストラジオール）
ノルゲスチメート
（含エチニルエストラジオール）
プロゲステロン

プロゲステロン作動薬/拮抗薬
酢酸ウリプリスタール

プロゲステロン拮抗薬
ミフェプリストン

図25.1（つづき）
エストロゲンとプロゲストゲンのまとめ．

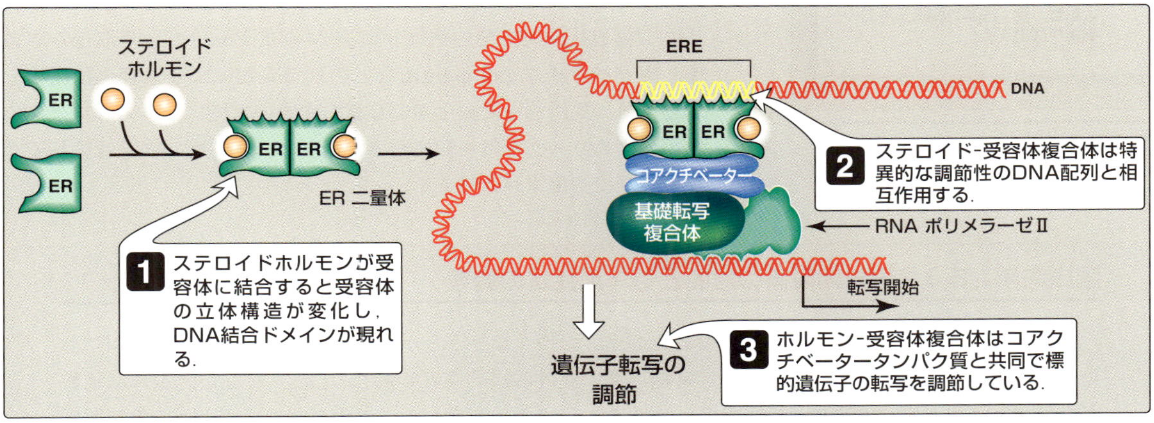
ステロイドホルモン
ER
ER
ER　ER
ER 二量体
ERE
DNA
ER　ER
コアクチベーター
基礎転写複合体
2 ステロイド-受容体複合体は特異的な調節性のDNA配列と相互作用する．
RNA ポリメラーゼII
転写開始
1 ステロイドホルモンが受容体に結合すると受容体の立体構造が変化し，DNA結合ドメインが現れる．
遺伝子転写の調節
3 ホルモン-受容体複合体はコアクチベータータンパク質と共同で標的遺伝子の転写を調節している．

図25.2
細胞内ステロイドホルモン受容体による転写調節．ER＝エストロゲン受容体，ERE＝エストロゲン応答配列．

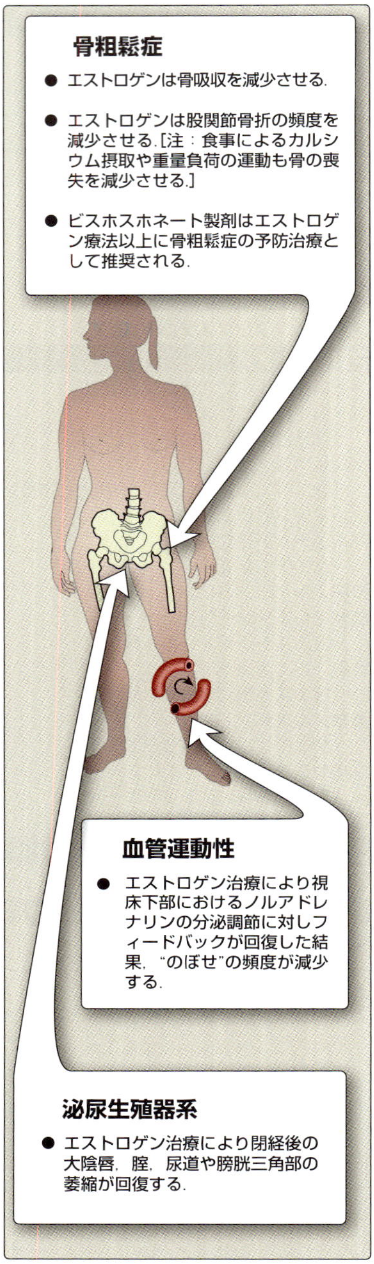
骨粗鬆症
● エストロゲンは骨吸収を減少させる.
● エストロゲンは股関節骨折の頻度を減少させる.[注：食事によるカルシウム摂取や重量負荷の運動も骨の喪失を減少させる.]
● ビスホスホネート製剤はエストロゲン療法以上に骨粗鬆症の予防治療として推奨される.
血管運動性
● エストロゲン治療により視床下部におけるノルアドレナリンの分泌調節に対しフィードバックが回復した結果，"のぼせ"の頻度が減少する.
泌尿生殖器系
● エストロゲン治療により閉経後の大陰唇，膣，尿道や膀胱三角部の萎縮が回復する.

図 25.3
閉経女性におけるエストロゲン補充療法の利点.

ロゲン作用」による子宮内膜癌の発症の危険性を減らすことから，プロゲストゲンは経口薬，経皮剤，局所作用薬によるエストロゲン療法と併用されなければならない.［注：エストロゲン療法の腟リングの中には，プロゲスチンの追加が必要とされるほど全身濃度が高くなるものがある.］子宮を摘出した女性では，ホルモン療法として，エストロゲンのみを基本とした治療も使用される.［注：ホルモン療法に用いられるエストロゲンの効力は避妊薬で使用されるエストロゲンの用量に比べかなり少ない．したがってホルモン療法の有害作用は避妊目的でエストロゲンを服用する女性にみられる有害作用に比べ強くはない.］ホルモン療法は心血管系リスクや乳癌の増加に関連する．したがって，ホルモン療法は閉経時の症状を緩和するのにできるだけ最短期間かつ最少有効量を処方する必要がある．腟萎縮や性交困難症といった泌尿生殖器系の症状だけに留まっている患者には使用上のリスクを最小限に抑えるために，エストロゲンの全身投与より経腟剤での治療を行うべきである.［注：更年期障害の泌尿生殖器症状を治療するために特別に処方されるエストロゲンの腟製剤には，腟クリーム，挿入剤，低用量腟リングがある.］

閉経前の数年間(更年期)と閉経後は，エストロゲンが減少する．閉経後は，卵巣機能の低下によりエストロゲンのレベルが低下する．エストロゲンレベルの低下は，血管運動の変動(ほてりや寝汗)，腟の乾燥や萎縮，睡眠障害，気分の変化など，更年期障害の症状の一因となる．中等度から重度の血管運動症状があり，生活の質に影響を及ぼしている女性は，症状を緩和するためにホルモン療法を行うべきである．ホルモン療法にはさまざまな製剤(経口剤，局所投与薬，経皮吸収剤，腟剤)があり，患者の投与経路の希望を考慮すべきである．血管運動およびその他の症状をうまく管理できる最少量のエストロゲンを使用すべきである．とくに障害のない子宮を有する女性は，エストロゲンの使用に伴う子宮内膜過形成や子宮内膜癌のリスクを軽減するために，エストロゲン療法と同時にプロゲスチンを使用しなければならない．更年期症状に対するホルモン療法の期間は，症状が再発するかどうかを確認するために，定期的に薬物療法を漸減しながら個別に対応すべきである．ホルモン療法の適応とならない女性には，選択的セロトニン再取込み阻害薬，セロトニン-ノルアドレナリン再取込み阻害薬，**ガバペンチン** gabapentin などの代替薬物により血管運動症状を管理する．局所的な泌尿生殖器症状しかない女性は，エストロゲンの使用によるリスクを最小限にするため，エストロゲンの全身投与ではなく腟剤で治療すべきである．

臨床応用 25.1：更年期障害の診断と更年期症状の管理

閉経は月経の停止と定義される．月経停止の生物学的理由が他にない女性で，無月経(月経周期がない)が 12 カ月続いた後に診断される．卵胞刺激ホルモン(FSH)の上昇も更年期障害の診断の根拠となりうるが確定診断には必要ない．米国における平均閉経年齢は 51 歳であるが，これは地域によって異なる．大半の女性は 45 ～ 55 歳で閉経を迎える．

3. その他：自然の生理周期を模倣させるエストロゲン療法に，通常プロゲストゲンを併用させていることで，原発性性機能不全を呈する若い女性の二次性徴の発育を刺激する治療が施される．同様に補充療法が手術によるホルモン欠乏による閉経あるいは早発性卵巣機能不全の女性に用いられる．

C. 薬物動態

1. 天然のエストロゲン：天然に存在するエストロゲンやそれらのエステル化合物あるいは抱合体は消化管，皮膚や粘膜から十分吸収される．**エストラジオール**は経口投与されると，肝臓のミクロソームの酵素により急速に代謝(あるいは一部は不活性化)される．微粒子化**エストラジオール** micronized estradiolは，高いバイオアベイラビリティ(生物学的利用能)を示す．初回通過効果があるものの経口投与しても効力がある．

2. 合成エストロゲン：たとえば，**エチニルエストラジオール**や**吉草酸エストラジオール** estradiol valerateは経口投与により十分に吸収される．**吉草酸エストラジオール**は**エストラジオール**のプロドラッグですぐに**エストラジオール**と吉草酸に分解される．脂溶性であるため，これらは脂肪組織に貯えられ，徐々に放出される．したがって，合成エストロゲンは天然のエストロゲンに比べて作用時間が長く効力が大きい．

3. 代謝：経口投与時の**エストラジオール**のバイオアベイラビリティは肝臓での初回通過効果のため低い．初回通過効果を減らすために**エストラジオール**は経皮的，貼付，局所投与剤(ゲルやスプレー)，経腟的投与(錠剤，クリームあるいはリング)あるいは注射による投与が行われる．経口投与後，**エストラジオール**は**エストロン**と**エストリオール**に代謝される．エストロゲンは血液中で血清アルブミンまたは性ホルモン結合グロブリンと結合する．**エストラジオール**とその代謝物は，その後グルクロン酸抱合および硫酸抱合を受ける．さらに少量の**エストロン**および**エストリオール**は，肝臓のCYP3A4系によって代謝される．代謝物はおもに尿中に排泄される．グルクロン酸抱合体および硫酸塩代謝物は腸肝循環の対象にもなり，これらの代謝物は胆汁中に分泌され，腸内細菌によって加水分解され，再吸収される．

D. 有害作用

悪心，乳房圧痛がエストロゲン療法で最もよくみられる有害作用である．さらに，血栓塞栓症，心筋梗塞や乳癌，子宮内膜癌の危険性がエストロゲン療法により増加する［注：子宮内膜癌の危険性の増加はエストロゲン療法とプロゲストゲンを併用することで相殺することができる．］エストロゲン療法にみられる他の作用を図 25.4 に示した．

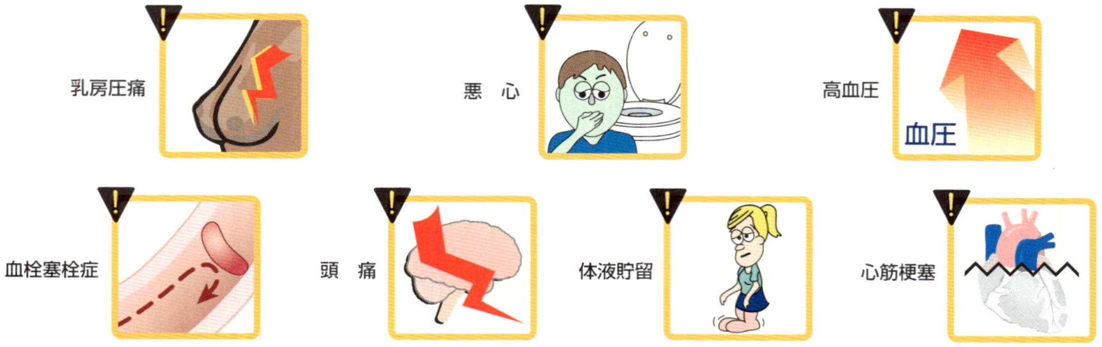
乳房圧痛
悪　心
高血圧
血圧
血栓塞栓症
頭　痛
体液貯留
心筋梗塞

図 25.4
エストロゲン療法に関連する有害作用．

Ⅲ．選択的エストロゲン受容体モジュレーター（SERM）

選択的エストロゲン受容体モジュレーター selective estrogen receptor modulator（SERM）は組織によってエストロゲン受容体に対して選択的なアゴニスト作用あるいは拮抗作用を示すエストロゲン関連化合物のことである．このカテゴリーには**タモキシフェン** tamoxifen，**ラロキシフェン** raloxifene，**バゼドキシフェン** bazedoxifene，**クロミフェン** clomiphene や**オスペミフェン** ospemifene が含まれる．

A．作用機序

タモキシフェンや**ラロキシフェン**は乳房組織のエストロゲン受容体の結合に対しエストロゲンと競合する．［注：正常の乳房発育はエストロゲンで刺激される．それゆえ，ある種のホルモン感受性乳房腫瘍はこれらの薬物を用いた治療により縮小する．］さらに**ラロキシフェン**は骨ではエストロゲン作動薬として働くことで骨吸収は減少し，骨密度は増加し脊椎骨折の頻度は減少する（図 25.5）．エストロゲンや**タモキシフェン**とは異なり，**ラロキシフェン**は子宮内膜の増殖を促進する作用はなく，それゆえ子宮内膜癌の原因にはならない．**ラロキシフェン**も血清の総コレステロールと低密度リポタンパク質 low-density lipoprotein（LDL）値を下げる．**ラロキシフェン**と同様，**バゼドキシフェン**も子宮に対するエストロゲンの作用に拮抗する．この薬は，エストロゲンの使用による子宮内膜過形成のリスクを軽減する．**クロミフェン**はエストロゲンの部分作動薬として作用し，視床下部でエストロゲンのネガティブフィードバックを妨げる．この作用によりゴナドトロピン放出ホルモンやゴナドトロピンの分泌が増加し，それにより排卵を刺激する．

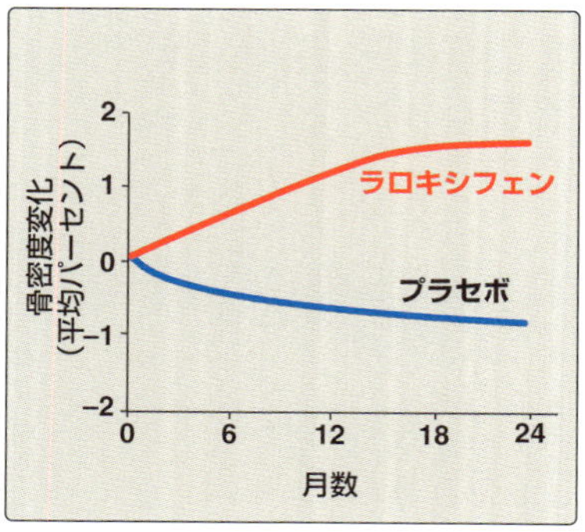
骨密度変化
(平均パーセント)
2
1
0
−1
−2
ラロキシフェン
プラセボ
0
6
12
18
24
月数

図 25.5
ラロキシフェン投与により閉経後の女性における骨盤骨密度が増加する．

B．臨床使用

タモキシフェンは現在，転移性の乳癌の治療あるいは乳房摘出術や放射線治療の補助療法として使用される．**タモキシフェン**と**ラロキシ**

フェンはともに乳癌を発症しやすい患者の危険性を下げるための予防治療として用いられる．ビスホスホネート製剤のような他の薬物が推奨されてはいるが，**ラロキシフェン**はまた閉経後の骨粗鬆症の予防と治療に認可されている．**クロミフェン**は無排卵月経による不妊症の治療に有効である．**クロミフェン**は閉経時の性交不快症（性交時痛）の治療に必要である．**バゼドキシフェン**は，**結合型エストロゲン**との配合剤として入手可能である．この配合剤は子宮に障害のない女性における更年期症状の治療に必要とされる．

C．薬物動態

SERMは経口投与により，よく吸収される．**タモキシフェン**はシトクロムP450（CYP）系によって十分に代謝され，CYP3A4やCYP2D6によって活性代謝物を生成する．［注：遺伝子多型をもつ患者はCYP2D6の代謝活性代謝物の産生が少なく，**タモキシフェン**の活性は低下する．］**ラロキシフェン**は初回通過効果により代謝され急速にグルクロン酸抱合体に変わる．これらの薬物は腸肝循環に入り，おもな排出経路として胆汁中から糞便中に出る．

D．有害作用

タモキシフェンで最も頻繁にみられる有害作用は“ほてり”と悪心である．**タモキシフェン**治療では子宮内膜におけるエストロゲン作用により子宮内膜の過形成や悪性腫瘍が報告されてきた．これにより適用に応じて使用期間を限定することが推奨されてきた．**タモキシフェン**の危険性については治療開始前に患者に説明されるべきである．**タモキシフェン**は種々のCYPアイソザイムにより代謝されるため，多くの薬物と相互作用が生じる．**タモキシフェン**はQT延長に関連し，QT間隔を延長させる他の薬剤（たとえば，**アミオダロン** amiodarone，**クラリスロマイシン** clarithromycin，**トラゾドン** trazodone）との併用は可能であれば避けるべきである．**ラロキシフェン**の有害作用として“ほてり”と“こむら返り”がよく生じる．さらに深部静脈血栓や肺塞栓症の発症頻度が上昇する．静脈の血栓塞栓症の既往があったり，罹患している女性は服用すべきではない．**クロミフェン**の有害作用は用量に関連しており，頭痛，悪心，血管運動性潮紅，視覚障害や卵巣腫大がみられる．**クロミフェン**の使用により多胎妊娠（通常は双生児）の頻度が増す．**オスペミフェン**は子宮内膜の成長を促進する可能性があり，子宮に障害のない女性ではプロゲストゲンの追加を考慮すべきである．

Ⅳ．プロゲストゲン progestogen

天然界のプロゲストゲンであるプロゲステロンは黄体形成ホルモンluteinizing hormone（LH）の刺激に反応して女性（おもに月経周期の後半において黄体で，あるいは胎盤から分泌される），男性（精巣から分泌）両者において産生される．男性，女性ともに副腎皮質においても合成される．

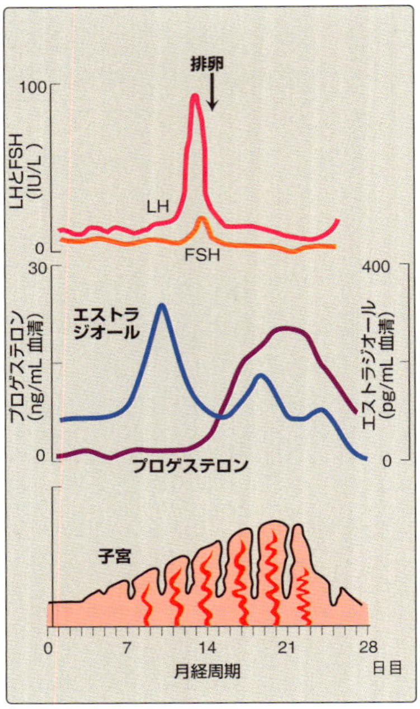
排卵
100
LHとFSH (IU/L)
LH
FSH
0
30
400
エストラジオール
プロゲステロン (ng/mL 血清)
エストラジオール (pg/mL 血清)
0
プロゲステロン
0
子宮
0
7
14
21
28
月経周期
日目

図 25.6
月経周期における下垂体ホルモン，卵巣ホルモンの血漿レベルと子宮内膜の形態変化を模式的に図示した．FSH＝卵胞刺激ホルモン follicle stimulating hormone．LH＝黄体形成ホルモン．

A．作用機序

プロゲストゲンの効果は他のステロイドホルモンと同じ様式である．女性では，プロゲステロンは子宮内膜の分泌層の発育を促し，新しくつくられた胎児の着床がうまく行われるようにする．月経周期の後半(黄体期)に黄体より遊離される高濃度のプロゲステロンは，ゴナドトロピン gonadotropinの産生を抑え，その結果排卵を抑える．受胎するとプロゲステロンの分泌が続き，子宮内膜が妊娠継続が可能な状態を維持し，子宮の収縮を抑える．受胎が起こらないときは黄体は退行し，プロゲステロンの遊離は急に止まる．プロゲストゲン減少は月経の開始をもたらす．図 25.6 に月経周期に産生されるホルモンをまとめた．

B．臨床使用

プロゲストゲンの代表的な臨床使用は避妊あるいは更年期のホルモン療法である．避妊目的とホルモン療法の両方において，しばしばエストロゲンとともに用いられる．プロゲステロン自体は急速に代謝され，バイオアベイラビリティが低いことから治療としては用いられていない．避妊薬として用いられる合成プロゲストゲン製剤(プロゲスチン)は，初回通過効果に対しては安定であり，経口投与でも低用量で可能である．これらの薬物には**デソゲストレル** desogestrel，**ジエノゲスト** dienogest，**ドロスピレノン** drospirenone，**レボノルゲストレル** levonorgestrel，**ノルエチンドロン** norethindrone，**酢酸ノルエチンドロン** norethindrone acetate，**ノルゲスチメート** norgestimateがある．**酢酸メドロキシプロゲステロン** medroxyprogesterone acetateは注射製剤避妊薬であり，経口製剤は閉経時のホルモン療法に共通のプロゲスチン成分として用いられる．プロゲストゲンは大量の月経出血のコントロール，月経困難症の治療，子宮内膜症や不妊症の治療にも用いられる．

C．薬物動態

微粒子化プロゲステロン製剤は経口投与のあと，急速に吸収される．血漿半減期は短く肝臓で代謝され，プレグナンジオールとグルクロン酸抱合体および硫酸抱合体に変換する．代謝物はおもに尿中に排泄される．合成プロゲスチンはゆっくりと代謝される．経口投与した**酢酸メドロキシプロゲステロン**の半減期は 16 ～ 30 時間である．筋肉内あるいは皮下注射したとき半減期は約 40 ～ 50 日であり避妊は約 3 カ月間持続する．他のプロゲスチンの半減期は 7 ～ 30 時間であり，毎日 1 回の服用が要る．

D．有害作用

プロゲスチンの主要な有害作用は頭痛，抑うつ症状，体重増加と性欲の変化である(図 25.7)．19-ノルテストステロン誘導体であるプロゲスチン(たとえば，**ノルエチンドロン**，**酢酸ノルエチンドロン**，**レボノルゲストレル**は**テストステロン** testosteroneと構造が類似しているためアンドロゲン作用があり，ざ瘡や多毛症が生じる．女性のざ瘡には**ノルゲスチメート**や**ドロスピレノン**などのアンドロゲン作用の弱いプロゲスチンが用いられる．**スピロノラクトン** spironolactone の類似体である**ドロスピレノン**は抗ミネラルコルチコイド作用により血清カリウムイオン(K^+)濃度を上昇させ，他のK^+濃度を上げる薬物(たとえばアンジオテンシン変換酵素阻害薬)の併用により高カリウム血症の危険性が高まる．

E．プロゲステロン拮抗薬

ミフェプリストン mifepristone (RU-486 ともよばれる) はプロゲスチン拮抗薬である．この薬物の投与は，妊娠を維持するのに必要なプロゲステロン作用を妨げ，通常流産を起こす．**ミフェプリストン**とプロスタグランジンアナログである**ミソプロストール** misoprostol を併用すると子宮収縮が起きる．おもな有害作用は，腹痛，子宮出血と不全流産を起こす可能性があることである．

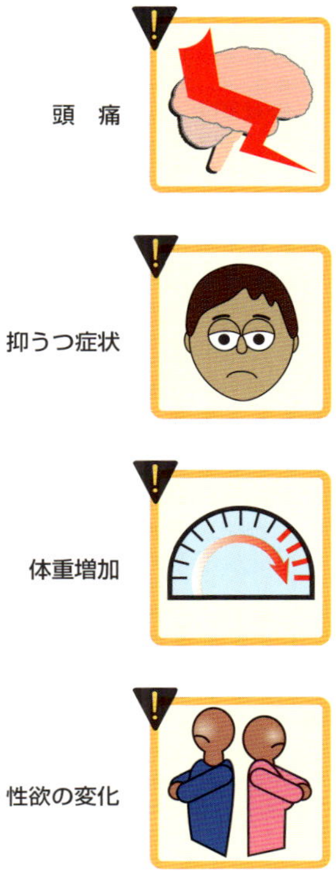
頭　痛
抑うつ症状
体重増加
性欲の変化

図 25.7
プロゲスチン療法でみられる有害作用．

V．避　妊　薬

避妊薬にはホルモン性のものと非ホルモン性のものがある〔たとえば，コンドーム，ペッサリー，避妊スポンジ，銅付加子宮内避妊器具(IUD)〕．ホルモン性避妊薬は，ホルモン性避妊薬の配合剤(エストロゲンとプロゲスチンの配合剤-経口避妊薬，経皮パッチ，腟リング)とプロゲスチン単独避妊薬(黄体ホルモンのみの錠剤，注射薬，インプラント，あるいはIUD)がある．図 25.8 に種々のホルモン性ならびに非ホルモン性の避妊法の使用頻度を示す．ホルモン性避妊法の概要を以下に示す．

A．避妊薬の種類

1．**配合経口避妊薬**：配合経口避妊薬 combination oral contraceptive

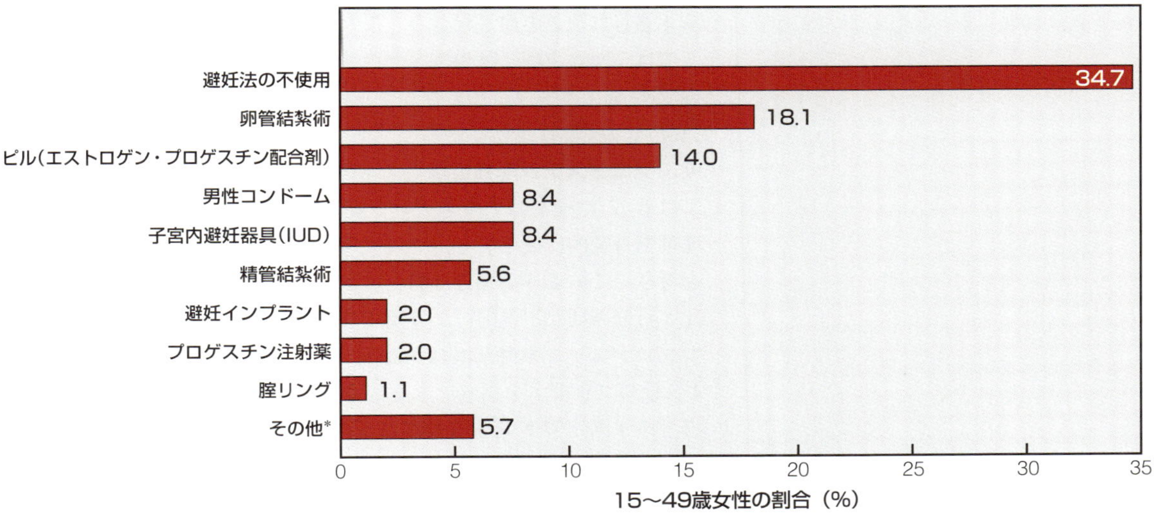
避妊法の不使用
34.7
卵管結紮術
18.1
ピル(エストロゲン・プロゲスチン配合剤)
14.0
男性コンドーム
8.4
子宮内避妊器具(IUD)
8.4
精管結紮術
5.6
避妊インプラント
2.0
プロゲスチン注射薬
2.0
腟リング
1.1
その他*
5.7
0
5
10
15
20
25
30
35
15～49歳女性の割合（%）

図 25.8
15～49歳の米国人女性が用いる避妊法の比較．*基礎体温法，他のバリア方法（たとえば，ペッサリー）．

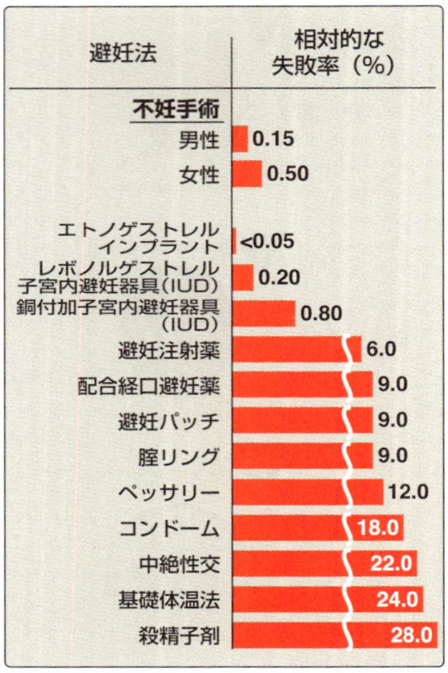
避妊法
相対的な失敗率（%）
不妊手術
男性 0.15
女性 0.50
エトノゲストレル インプラント <0.05
レボノルゲストレル 子宮内避妊器具（IUD） 0.20
銅付加子宮内避妊器具（IUD） 0.80
避妊注射薬 6.0
配合経口避妊薬 9.0
避妊パッチ 9.0
腟リング 9.0
ペッサリー 12.0
コンドーム 18.0
中絶性交 22.0
基礎体温法 24.0
殺精子剤 28.0

図 25.9
各種避妊法の典型的な使用で失敗する割合の比較．長い横棒ほど高い失敗率，すなわち妊娠する割合が高いことを示す．

(COC)は，エストロゲンと多くの場合**エチニルエストラジオール**とプロゲスチンの組合せである．これらの製剤は，避妊に非常に有効である(図 25.9)．単相型COCは各薬剤に一定量のエストロゲンとプロゲスチンを含む．三相性経口避妊製剤は女性の自然な性周期を模倣しており，多くは，一定量のエストロゲンと段階的に増量するプロゲスチンを含んでいる．多くのCOCでは，錠剤に含まれる活性化したホルモンを21～24日間内服したのち，4～7日間プラセボ錠を内服し，各錠剤は計28日間処方を行う．消退出血がホルモンを含まない合間(プラセボ内服)に生じる．四相性の製剤はプラセボ内服は2日間のみの28日間周期の間で，さまざまな濃度の**吉草酸エストラジオール**と**ジエノゲスト**が含まれる．長期のサイクル避妊薬(84錠の活性型ピルに引き続きプラセボ錠7日分)の使用は消退出血の発生頻度が少ない．連続経口避妊薬(活性型ピルを毎日服用)も可能である．

2．経皮貼付薬：経皮避妊貼付薬には**エチニルエストラジオール**とプロゲスチンである**ノレルゲストロミン** norelgestromin または**レボノルゲストレル**の組合せがあり，1枚の避妊貼付薬を毎週，3週間にわたって腹部，胴の上部あるいは臀部に貼る．1枚を1週間貼付してその後はがす．第4週に貼付薬を貼るのをやめると，消退出血が生じる．経皮貼付薬は経口避妊薬に匹敵する効果を示すが，体重が90 kg以上の女性では効果が落ちる．経皮避妊貼付薬を用いたときに吸収される総エストロゲン量は経口避妊薬を服用したときより多い傾向があり，血栓塞栓症などの有害作用の危険性が高まる．血栓塞栓症のリスクは体格指数(BMI)が30 kg/m^{2}以上の女性で高い可能性があり，こうした患者では経皮避妊パッチの使用は禁忌である

3．腟リング：避妊腟リングには**エチニルエストラジオール**と**エトノゲストレル** etonogestrel が含まれている．リングを腟内に挿入して3週間残し，その後リングを除去する．3週間後にリングを除去すると第4週目に消退出血が起きる．この器具を継続できないおもな理由としては，たとえば，腟の炎症や器具の排出といったデバイス由来のものである．

4．プロゲスチン単独ピル：プロゲスチンのみのピル(“ミニピル”とよばれる)は通常は**ノルエチンドロン**を含み，毎日服用して低濃度の薬剤を持続的に投与する．プロゲスチン単独ピルは低用量で連続投与を行う．このような処方は配合ピルに比べて効果が低く，配合製剤に比べ月経周期が不規則になる頻度が高い．**ドロスピレノン**が配合されたプロゲスチン単独ピルは，28日周期で，24日分の活性ホルモンと4日分のプラセボを摂取できる．プロゲスチン単独ピルは，授乳中の患者やエストロゲン含有製剤に不耐性や禁忌のある患者に使用できる．[注：エストロゲンはプロラクチン受容体と結合し，授乳中の母親の乳汁分泌を減少させる．エストロゲンとは異なり，プロゲスチンは乳汁分泌に影響を与えない．]

5．プロゲスチン注射薬：避妊薬として**酢酸メドロキシプロゲステロン**を3カ月ごとに筋肉内投与（筋注）あるいは皮下注射を行う．この製剤はプロゲスチンを高レベルに維持することから**酢酸メドロキシプロゲステロン**を用いた女性の多くに無月経がみられる．本製剤を中止した後，妊孕性が回復するまでに数カ月かかる．体重増加が有害作用としてよくみられる．**酢酸メドロキシプロゲステロン**により骨喪失が生じ骨粗鬆症や骨折が起こりやすくなる．したがって，ほかの避妊法が不適切でないならば2年以上は続けるべきではない．

6．プロゲスチンインプラント：**エトノゲストレル**を含む上腕への皮下型インプラントは3年を限度に避妊を可能とする．インプラントの不妊効果は信頼性が高く，また除去すると元に戻る．［注：プロゲスチンインプラントと子宮内避妊具は長時間作用型可逆的避妊薬long-acting reversible contraceptive（LARC）として知られている．LARC法は有効性が患者のアドヒアランスに依存しないために，最も効果的な避妊法である．］有害作用は，不規則な生理による出血と頭痛である．**エトノゲストレル**インプラントは理想体重を130％超過する体重の女性では試されておらず，この集団では効果が低いと思われる．

7．プロゲスチン含有子宮内避妊器具：**レボノルゲストレル**放出型子宮内避妊器具は，3～7年にわたって非常に効果的な避妊法を提供することが可能である．長期間の避妊を望む女性には適した方法である．骨盤内の炎症疾患あるいは子宮外妊娠の既往がある場合は避けるべきである．**レボノルゲストレル**子宮内避妊器具（IUD）は，月経多量出血の治療薬として非常に有効である．［注：非ホルモン性の銅付加IUDは最長10年間避妊できる．**レボノルゲストレル**IUDとは対照的に，銅付加IUDは月経出血を増加させることがある．］

8．性交後の避妊薬：性交後あるいは緊急避妊薬は有効な避妊法を用いずに性交を行った後の妊娠する確率（図25.10）を0.2～3％まで下げる．緊急避妊薬として最も一般的な方法は，単回高用量の**レボノルゲストレル**を用いる．緊急避妊薬は最大の効果を得るには，避妊法を用いずに性交した後はできるだけ早く，72時間以内に使うべきである．**レボノルゲストレル**の緊急用避妊薬は一般にエストロゲン-プロゲスチン合剤による処方よりすぐれている．別の緊急避妊薬はプロゲステロン作動薬/拮抗薬である**ウリプリスタール** ulipristalである．避妊せずに性交した場合，緊急避妊薬として5日以内に用いる．［注：避妊をしていない性交から5日以内に銅付加IUDを挿入する方法も，緊急避妊法の1つであり，長期的な避妊も可能である．］

B．作用機序

避妊薬により外因性に投与されたエストロゲンは下垂体における卵胞刺激ホルモン follicle-stimulating hormone（FSH）の遊離を抑える負のフィードバックを行っており，プロゲスチンはLHの分泌を抑制し，排卵を抑える．プロゲスチンはまた，子宮頸部の粘液を濃くして精子

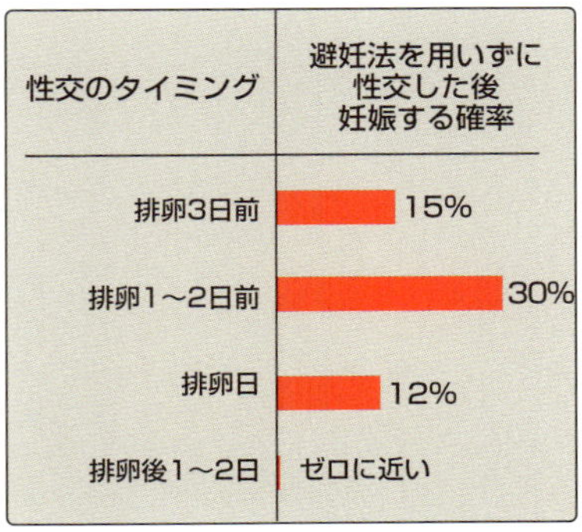
性交のタイミング
避妊法を用いずに性交した後妊娠する確率
排卵3日前
15%
排卵1～2日前
30%
排卵日
12%
排卵後1～2日
ゼロに近い

図 25.10
避妊法を用いない20歳台半ばの若いカップルが妊娠する確率．

臨床応用 25.2：避妊方法の選択

入手可能な避妊薬が多種多様であることを考えると，患者に避妊薬を選択する作業は困難に思えるかもしれない．以下の一連の質問を用いて患者とカルテから情報を収集することにより，選択肢を絞り込み，臨床医が適切な避妊薬を選択することができるだろう．

1. 患者はホルモン避妊に抵抗がないか．患者がホルモン剤による避妊を望まない場合は，非ホルモン性避妊法〔たとえば，コンドーム，ペッサリー，銅付加子宮内避妊器具(IUD)，基礎体温法〕を勧めるべきである．
2. 高齢，血栓塞栓症，喫煙などのエストロゲンの禁忌があるか．エストロゲンに対する禁忌がある場合は，プロゲスチンのみの製剤(たとえば，プロゲスチン単独ピル，注射薬，インプラント，レボノルゲストレルIUD)または非ホルモン性避妊法を使用する．
3. 避妊薬の選択に影響を及ぼす可能性のある患者の他の健康状態は何か．臨床医が併用可能な避妊薬について不明な点がある場合は，医学文献を参照すべきである．避妊薬の選択の指針となる有用な基準チャートの例として，避妊薬使用のための米国医学的適格性基準表(CDC Summary Chart of US Medical Eligibility Criteria for Contraceptive Use)*がある．
4. 避妊治療を行う予定期間はどのくらいか．患者が長期避妊を希望する場合，IUDやインプラントのような長期作用型可逆避妊法(LARC法)はすぐれた選択である．短期間の避妊しか必要としない患者にはLARC法は最も適切な方法ではない．
5. 避妊療法の種類に対する患者の好みは何か．患者はピル，パッチ，IUDなどを好むか．この情報は避妊薬の選択の指標になる．
6. 治療遵守能力はどの程度か．毎日ピルを飲むこと，毎週パッチを交換することなどを順守することが困難な患者の場合，LARC法を考慮する必要がある．LARC法は患者のアドヒアランスに依存しないため最も有効率が高い．

*https：//www.cdc.gov/reproductivehealth/contraception/pdf/summary-chart-us-medical-eligibility-criteria_508tagged.pdf

の侵入を妨害する．プロゲスチンの消退(たとえば，プラセボピルを投与する週の間や，28日周期のパッチやリングを使用しない週など)は消退出血を引き起こす．

C．有害作用

経口避妊薬に関連した有害作用は薬物の特異的なエストロゲンとプロゲステロン混合製剤によって決まってくる．最もよくみられるエストロゲンによる有害作用は乳房充満，水分貯留，頭痛，悪心である(図25.4)．血圧上昇も生じる．プロゲスチンは抑うつ症状，性欲の変化，男性化やざ瘡にかかわっている(図25.7)．まれではあるがエストロゲンの含まれる避妊薬により血栓塞栓症，血栓性静脈炎，心筋梗塞や脳卒中が起きる．これらの重篤な有害作用は35歳以上の喫煙する女性には顕著に認められることから，これらの人々にはエストロゲン含有避妊薬は避けるべきである．プロゲスチン単独避妊薬は，重篤な有害作用のリスクが低いため，喫煙者の高齢女性に推奨される．破綻出血は，COCおよびプロゲスチン単独ピルの一般的な有害作用である．この有害作用は新規使用者や低用量ピルの使用者に起こりやすい．子宮頸癌の発症率がホルモン性避妊薬により増えている可能性がある．なぜならば，二次的に子宮頸癌の主要危険因子であるヒトパピローマウイルスの接触感染の機会を減らすバリア式避妊法（コンドームなど）を使用しなくなるためである．［注：経口避妊薬は子宮内膜癌や卵巣癌の発症を減少させる．］経口避妊薬は脳血管疾患ならびに血栓塞栓症，エストロゲン依存性腫瘍，肝疾患がある場合や妊婦に対しては禁忌である．CYP3A4 アイソザイムを誘導する薬物（たとえば，**リファンピシン** rifampicin，**カルバマゼピン** carbamazepine，**フェニトイン** phenytoin）は経口避妊薬の効果を著しく低下させる．これらの薬物と経口避妊薬の併用は避けるか，別の避妊法を用いるべきである．正常の胃消化管の細菌叢を変化させる抗生物質は経口避妊薬のエストロゲン成分の腸肝循環を減少させ，その結果効果が消失する．患者には抗生物質と経口避妊薬の相互作用が起こる可能性があり，抗生物質を治療に使っている間は別の避妊法を用いるよう注意する必要がある．

Ⅵ. アンドロゲン androgen

アンドロゲンは同化作用ならびに男性，女性の両方に対し男性化作用を有するステロイドのグループである．ヒトにおいて最も重要なアンドロゲンである**テストステロン**は，精巣のライディッヒ細胞 Leydig cell，少量ではあるが卵巣の莢膜細胞，さらに男性，女性とも副腎（皮質）で産生される．精巣から分泌される他のアンドロゲンは 5α-ジヒドロテストステロン dihydrotestosterone（DHT），アンドロステンジオンと少量のデヒドロエピアンドロステロン dehydroepiandrosterone（DHEA）である．成人男性では，ライディッヒ細胞からの**テストステロン**遊離は，視床下部のゴナドトロピン放出ホルモンが下垂体前葉を刺激して FSH と LH を分泌させることにより調節されている．**テストステロン**あるいはその活性代謝物である DHT はこれらの特異的な刺激ホルモンの産生をネガティブフィードバックループを介して抑制して**テストステロン**の産生を調節している（図 25.11）．アンドロゲンは，（1）男性の正常な成熟，（2）精子産生，（3）筋肉のタンパク質やヘモグロビンの生成，（4）骨吸収の減少に必要である．アンドロゲン構造を合成により修飾して，溶解性や代謝物に対する感受性を変えたり（この結果ホルモンの半減期が延長する），同化作用と男性化作用を分離することが行われている．

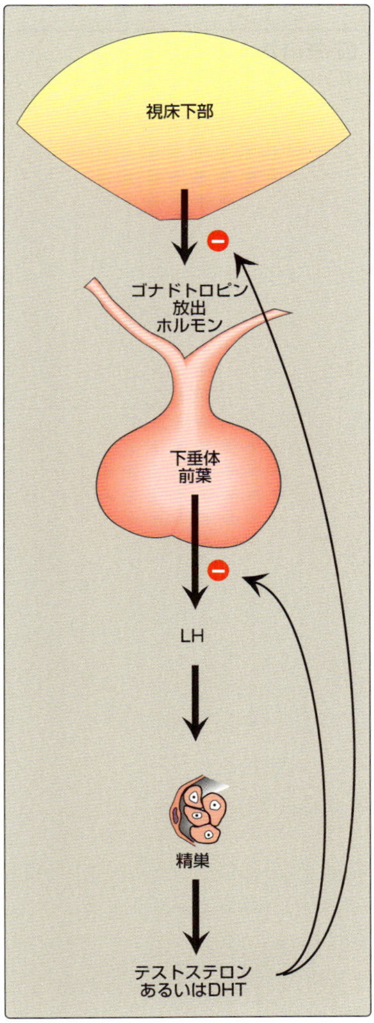

視床下部
ゴナドトロピン放出ホルモン
下垂体前葉
LH
精巣
テストステロンあるいはDHT

図 25.11
テストステロンの分泌調節．DHT＝5α-ジヒドロテストステロン，LH＝黄体形成ホルモン．

A. 作用機序

エストロゲンとプロゲスチンと同様，アンドロゲンは標的細胞の特異的な核内受容体に結合する．**テストステロン**自体は筋肉と肝臓では活性のあるリガンドであるが，他の組織では DHT などの誘導体に代謝される．たとえば，**テストステロン**は前立腺，精嚢，精巣上体や皮膚の細胞内に拡散した後，5α-還元酵素により DHT に変換されて受容体に結合する．

アンドロゲン
ダナゾール
メチルテストステロン
オキサンドロロン
テストステロン（インプラント）
テストステロン（経鼻）
テストステロン（パッチ）
テストステロン（局所）
シピオン酸テストステロン
エナント酸テストステロン
ウンデカン酸テストステロン（注射）
ウンデカン酸テストステロン（経口）
抗アンドロゲン
アパルタミド
ビカルタミド
エンザルタミド
ダドルタミド
フルタミド
ニルタミド

図 25.12
アンドロゲンのまとめ.

B. 臨床使用

アンドロゲン作用をもつステロイド(図 25.12)は原発性性腺機能低下症(精巣機能不全による)あるいは二次性性腺機能低下症(視床下部あるいは下垂体不全による)の男性に用いられる. テストステロン補充療法は, 身体疾患に関連した性腺機能低下症の男性に適応がある. 加齢に伴うテストステロン低下については, エビデンスが不足している. テストステロンはトランスジェンダーの男性にも使用され, 性別適合ホルモン療法において男性化を促進するためにも使用される. 同化ステロイドはヒト免疫不全ウイルスあるいは癌による慢性の衰弱疾患の治療に用いられる. 未承認ではあるが, 同化ステロイドは運動選手やボディビルダーの体格, 筋力や耐久力を増すのに使われている(下記参照). **テストステロン**とその誘導体は誤用される可能性があるため規制薬物に分類されている[訳者注：ドーピング]. DHEA(**テストステロン**やエストロゲンの前駆物質)は抗老化ホルモンあるいは"行動増強薬"として大げさに宣伝されている. しかしながら老化を遅くしたり正常の治療用量では行動を改善するという明らかな証拠はない. **テストステロン**またはその誘導体の製剤は, エストロゲン単独では反応しない更年期症状のある女性に, エストロゲンと併用して使われる. アンドロゲン作用が軽微な**ダナゾール** danazol は子宮内膜症や線維嚢胞性乳腺症の治療に用いられる. [注：**ダナゾール**はまた抗エストロゲン作用をもつ.] 体重増加, ざ瘡, 乳房の縮小, 声の低音化, 性欲の亢進や毛髪の増加が有害作用としてみられる.

C. 薬物動態

1. テストステロン testosterone：この薬物は初回通過効果によって不活性化されるため, 経口投与は無効である. したがって, **テストステロン**は, 経皮パッチ, 外用ゲルまたは溶液, 経鼻ゲル, または移植可能なペレットを介して投与される. **ウンデカン酸テストステロン** testosterone undecanoate は, **テストステロン**の経口活性エステルプロドラッグである. この薬剤は 筋肉内投与も可能である. 他の**テストステロン**のエステル化合物(たとえば, **シピオン酸テストステロン** testosterone cypionate あるいは**エナント酸テストステロン** testosterone enanthate)も筋肉内投与が可能である. 注射用エステル化製剤はより脂溶性であり, 作用時間が数週間まで持続する. 図 25.13 に性腺機能低下症の男性に注射または経皮投与したときの血漿**テストステロン**値を示す. **テストステロン**の活性代謝物には, DHT と**エストラジオール**があり, DHT の形成に関連する活性をもつ. 不活性代謝物は, おもに尿中に排泄される. **テストステロン**とそのエステルの男性化作用と同化作用の割合は 1：1 である.

2. テストステロン誘導体：**テストステロン**の 17α位のアルキル化は肝臓で代謝されにくくなり, ホルモンの経口投与が可能となる. **メチルテストステロン** methyltestosterone は経口投与される**テストステロン**誘導体の一例である. 増加する**テストステロン**製剤の有用性があるものの, この薬による肝機能障害の報告から, **メチルテストステロン**

はテストステロン欠乏症の治療には推奨されない．**オキサンドロロン** oxandroloneは経口で活性をもつDHTの17α-アルキル化誘導体である．**テストステロン**よりも同化作用が3～13倍強い．この薬は悪液質と骨粗鬆症に伴う骨痛の治療に適応される．

D．有 害 作 用

1．女性における作用：アンドコゲンはざ瘡，顔面の多毛，声の低音化，男性型脱毛症や筋肉の過剰な発達といった男性化症状をもたらす．月経周期も不規則となる．**テストステロン**は女の胎児の男性化をもたらす可能性があるため妊婦には禁忌である．

2．男性における作用：過剰のアンドロゲンは持続勃起症，インポテンス，精子形成の減少と女性化乳房，女性の項で述べた美容上の変化を起こす．アンドロゲンは性欲を高め，前立腺の肥大も促す．

3．小児における作用：アンドロゲンは性成熟の異常や骨端板が成熟前に閉鎖することによる成長障害をもたらす．

4．一般的な作用：アンドロゲンは血清LDLを上昇させ，血清HDL値を低下させる．体液貯留や末梢浮腫を引き起こすこともある．**テストステロン**補充療法は，心筋梗塞や脳卒中のリスクを高める可能性がある．肝臓の有害作用は17α-アルキル化アンドロゲンと関連がある．局所の皮膚刺激症状は，局所製剤でよくみられる有害作用である．

5．運動選手：運動選手がタンパク同化ステロイド anabolic steroid（たとえばDHEA）を使用すると，長管骨の骨端部の早期の閉鎖が生じ，成長が抑えられ発育が妨害される．若い運動選手が高用量を用いることにより，前述の他の有害作用に加えて，精巣の縮小，肝障害，攻撃性の増加や大うつ病性障害が発症することがある．

E．抗アンドロゲン薬

抗アンドロゲン製剤はアンドロゲンの生成を妨げたりアンドロゲン受容体を遮断することにより男性ホルモン作用に拮抗する．**フルタミド** flutamide，**ビカルタミド** bicalutamide，**エンザルタミド** enzalutamideや**ニルタミド** nilutamideといった抗アンドロゲン剤は標的細胞でアンドロゲンの競合的阻害薬として作用し，経口で前立腺癌の治療に有効である（37章参照）．**フィナステリド** finasterideや**デュタステリド** dutasterideは5α-還元酵素を阻害してジヒドロテストステロンの産生を減らす．これらの薬物は良性前立腺肥大 benign prostatic hypertrophy（BPH）の治療に用いられる（43章参照）．

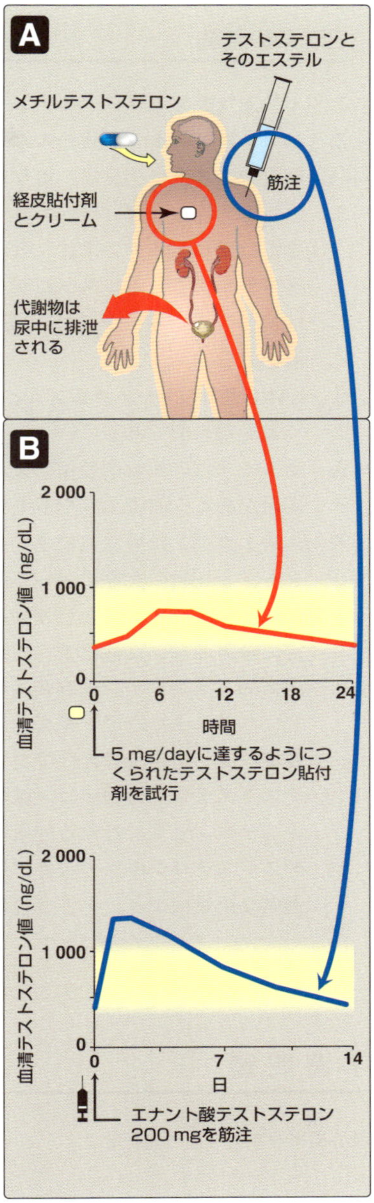
A
テストステロンとそのエステル
メチルテストステロン
筋注
経皮貼付剤とクリーム
代謝物は尿中に排泄される
B
2 000
1 000
0
血清テストステロン値（ng/dL）
0
6
12
18
24
時間
5 mg/dayに達するようにつくられたテストステロン貼付剤を試行
2 000
1 000
0
血清テストステロン値（ng/dL）
0
7
14
日
エナント酸テストステロン200 mgを筋注

図 25.13
A．アンドロゲンの投与法と動態．B．性腺機能低下症の男性にテストステロンを筋注あるいは経皮貼付法により投与した後の血清テストステロン値．黄色の帯は正常域の上限と下限を示す．

25章の要約

1. エストロゲンとプロゲスチンの最も一般的な治療用途は，避妊と更年期ホルモン療法である．
2. **エチニルエストラジオール**は，避妊薬に含まれる最も一般的なエストロゲンである．**エストラジオール**と**結合型エストロゲン**は，更年期ホルモン療法で一般的なエストロゲンである．
3. ホルモン性避妊薬には，エストロゲンとプロゲスチンの組合せ(経口避妊薬，経皮パッチ，腟避妊リング)，またはプロゲスチン単体〔プロゲスチン単独ピル，注射薬，インプラント，子宮内避妊器具(IUD)〕がある．
4. 避妊薬に含まれるエストロゲンは，下垂体からの卵胞刺激ホルモン(FSH)の遊離を阻害し，プロゲスチンは黄体形成ホルモン(LH)の分泌を阻害する．それにより排卵を妨げる．プロゲスチンは子宮頸管粘液を濃縮する．
5. LARC避妊法〔インプラントと子宮内避妊器具(IUD)〕は，有効性が患者のアドヒアランスに依存しないので最も効果的である．
6. ホルモン性の配合剤使用による避妊法の一般的な有害作用として，乳房圧痛，頭痛，悪心，気分や性欲の変化がある．血圧上昇や多毛症，ざ瘡も起こることがある．
7. エストロゲンは静脈血栓塞栓症，心筋梗塞，脳卒中のリスクを高める．喫煙や高血圧などの他の危険因子を有する高齢の女性において危険性が高い．
8. ホルモン療法では，血管運動症状をコントロールできる最低用量のエストロゲンを使用すべきである．子宮に障害のない女性は子宮内膜癌のリスクを軽減するために，プロゲスチンも服用しなければならない．
9. 選択的エストロゲン受容体モジュレーター(SERM)は，組織によりエストロゲン受容体に対する選択的なアゴニズムまたはアンタゴニズムを示すエストロゲンに関連する化合物である．さまざまなSERMは，不妊症や性交痛の管理だけでなく，乳癌の治療や予防を含むさまざまな治療用途がある．
10. **テストステロン**の補充は，医学的疾患に関連した性腺機能低下症の男性に適応されるが，加齢に伴うテストステロン低下に対する使用については，エビデンスが不足している．
11. **テストステロン**療法の有害作用には，ざ瘡，顔面毛の成長，性欲亢進，高コレステロール血症などがある．過剰な用量により，男性型脱毛症，持続勃起症，インポテンスが起こる可能性がある．

学習問題

最も適当な答えを1つ選択せよ．

25.1 経口避妊薬におけるエチニルエストラジオールの作用機序について，最も適切な記述は以下のどれか．
- A．精子輸送の遅延
- B．卵胞刺激ホルモン(FSH)の分泌抑制
- C．黄体形成ホルモン(LH)の分泌抑制
- D．子宮頸管粘液の濃縮

正解 B．外因性に投与されたエストロゲンは下垂体からのFSHの遊離を鈍らせる負のフィードバックを起こす．プロゲスチンはLHの遊離を抑制し，子宮頸管粘液を濃縮して精子の輸送を遅らせる．

25.2 典型的な使用で最も効果的な避妊方法は以下のどれか．
- A．経口避妊薬の配合剤
- B．プロゲスチン単独ピル
- C．メドロキシプロゲステロン酢酸塩注射薬
- D．プロゲスチン皮下インプラント

正解 D．図25.9参照(p.414)．皮下インプラントはLARC避妊法の1つであり，インプラント後は患者のアドヒアランスを必要としないため，失敗率は非常に低い．プロゲスチン単独ピルは，経口避妊薬の配合剤やメドロキシプロゲステロン酢酸塩注射薬よりも効果が低い．

25.3 妊娠調節を希望する36歳女性．とくに病気はないが1日1箱の喫煙あり．推奨される最も適切な避妊方法は以下のどれか．
A．腟避妊リング
B．経皮避妊パッチ
C．プロゲスチン単独ピル
D．経口避妊薬配合ピル

正解 C． プロゲスチン単独ピルは心筋梗塞や脳梗塞などの重篤な有害作用のリスクが低いため喫煙している高齢女性には推奨される．35歳以上の喫煙女性にはエストロゲンを含む避妊薬は推奨されない．腟避妊リング，経皮避妊パッチ，経口避妊薬配合ピルはすべてエスロトゲンを含んでいる．

25.4 28歳の産後3週間の母乳育児中の母親．ホルモン性避妊法を開始したい．彼女は1年後にもう1人出産したいと考えている．この患者に最も適した避妊法は以下のどれか．
A．エチニルエストラジオールとノレルゲストロミンパッチ
B．エチニルエストラジオールおよびエトノゲストレル腟リング
C．ノルエチンドロンミニピル
D．酢酸メドロキシプロゲステロン注射薬

正解 C． 患者が授乳中であることを考慮し，エストロゲンはとくに産後早期においては乳汁分泌を減少させる可能性があるため避けるべきである．プロゲスチンは乳汁分泌を減少させない．メドロキシプロゲステロンはプロゲスチン単独の避妊薬であるが受胎可能性の復帰を遅らせうる．ノルエチンドロンミニピルの使用を中止すると，すぐに受胎可能性が復帰する．この避妊薬は乳汁分泌を減少させない．

25.5 25歳の女性で避妊のために酢酸メドロキシプロゲステロンの注射製剤を使っている．この方法を長期間使用する場合，考えられる有害作用は以下のどれか．
A．高カリウム血症
B．男性型脱毛症
C．骨粗鬆症
D．体重減少

正解 C． 酢酸メドロキシプロゲステロンは骨喪失をもたらし，骨粗鬆症あるいは骨折になりやすくなる．したがって，本剤の使用は他に候補となる避妊方法があるのであれば，長期間続けるべきではない．本剤では，しばしば体重増加がみられる．他の有害作用は酢酸メドロキシプロゲステロンとは関係がない．

25.6 1日前に避妊していない性交があり緊急避妊法を希望する26歳の女性．とくに病気はない．最も適切な薬剤は以下のどれか．
A．エチニルエストラジオール/ノルゲスチメート
B．エトノゲストレル
C．レボノルゲストレル
D．ミフェプリストン

正解 C． 緊急避妊にはレボノルゲストレル単回投与が望ましい．最高の効果を得るためには，避妊していない性交から72時間以内に投与する必要がある．エストロゲン/プロゲスチン療法は，悪心/嘔吐などの有害作用の発生率が高いため，緊急避妊にはあまり使用されない．エトノゲストレルは，避妊リングやインプラントに使用されるプロゲスチンである．ミフェプリストンはプロゲステロン拮抗薬で，妊娠中絶に使用される．

25.7 35歳女性．無排卵による不妊に悩んでいる．最も適切な薬剤は以下のどれか．
A．クロミフェン
B．オスペミフェン
C．ラロキシフェン
D．ウリプリスタル

正解 A． クロミフェンは選択的エストロゲン受容体モジュレーター(SERM)であり，視床下部へのエストロゲンの負のフィードバックを阻害し，ゴナドトロピン放出ホルモンとゴナドトロピンの分泌を増加させ，排卵の刺激を誘導する．オスペミフェンは，SERMの一種で，性交痛の治療に適応がある．ラロキシフェンは，乳癌および骨粗鬆症の予防に使用されるSERMである．ウリプリスタルは，緊急避妊薬として使用されるプロゲステロン作動薬/拮抗薬である．

25.8 1日に何回も起こり，睡眠に影響を与える激しい顔面潮紅を訴える52歳の女性．7カ月前に子宮摘出術を受けている．彼女の症状に最も適切な治療法は以下のどれか．

A．結合型エストロゲン（経口）
B．メドロキシプロゲステロン併用結合型エストロゲン（経口）
C．エストラジオール（腟クリーム）
D．タモキシフェン（経口）

正解 A． エストロゲンの全身投与は，顔面潮紅（ほてり）などの血管運動症状に最も効果的な治療法である．この患者は子宮がない（子宮摘出歴あり）のでメドロキシプロゲステロンのようなプロゲスチンを追加する必要はない．エストラジオール腟クリームは，閉経に伴う腟の乾燥や萎縮を緩和するが，血管運動症状の緩和は期待できない．タモキシフェンはSERMであり，ほてりを悪化させる可能性がある．

25.9 以下のホルモン剤のうち，最も起こりやすい有害作用はどれか．

A．ドロスピレノン―低カリウム血症
B．エチニルエストラジオール―低血圧症
C．レボノルゲストレル―ほてり
D．テストステロン―性欲亢進

正解 D． テストステロンのアンドロゲン作用が性欲を高める可能性がある．ドロスピレノンはスピロノラクトンの類似体であり，カリウムの貯留を増加し，高カリウム血症につながる．経口避妊薬に含まれるエストロゲンは血圧を上昇させることがある（血圧は低下させない）．プロゲスチンであるレボノルゲストレルはアンドロゲン作用を有することがある（たとえば，ざ瘡や多毛症）．ほてりは通常エストロゲンの不足またはエストロゲン受容体の拮抗作用に起因する．

25.10 以下のうち，テストステロンの使用が最も適切な患者はいずれか．

A．25歳の競技アスリート
B．精巣損傷による性腺機能低下症の30歳男性
C．加齢に伴った低テストステロンの50歳男性
D．低テストステロンで心筋梗塞の既往のある65歳男性

正解 B． テストステロンは文書化された医学的条件に関連した（病気として考えられる）性腺機能低下症にのみに使用され，加齢に伴ったテストステロン低下には使用されない．テストステロン補充療法は心血管イベントの危険性を増加させるので，心筋梗塞や心臓病の既往がある患者には慎重に使用するべきである．

副腎皮質ホルモン 26

I．概　要

副腎は皮質と髄質からなり，髄質はカテコールアミンを分泌し，皮質は2種類のステロイドホルモンを生成し分泌する．すなわち副腎皮質ステロイド（グルココルチコイドとミネラルコルチコイド，図26.1）と副腎性アンドロゲンである．副腎皮質は3つの帯層に区分され，そこでは異なるタイプのステロイドがコレステロールから生成され，分泌される（図26.2）．外層の球状帯はミネラルコルチコイド（たとえば，アルドステロン aldosterone）を産生し，それは塩と水分代謝の調節に重要である．中間層の束状帯はグルココルチコイド（たとえば，コルチゾール cortisol）を産生し，これらは代謝やストレスに対する反応に関連している．内層の網状帯は副腎アンドロゲンを分泌する（25章アンドロゲンの項参照）．2つの内層からの分泌と一部の外層からの遊離は下垂体の副腎皮質刺激ホルモン adrenocorticotropic hormone（ACTH．コルチコトロピンともいう）によりコントロールを受けており，それは視床下部のコルチコトロピン放出ホルモン corticotropin-releasing hormone（CRH）に反応して遊離される．グルココルチコイドはコルチコトロピンやCRH分泌に対してネガティブフィードバックをかけている．本章では副腎コルチコイドの産生や機能を抑制する薬剤だけでなく，コルチコステロイドを概観する．

コルチコステロイド
ベタメタゾン
コルチゾン
デキサメタゾン
フルドロコルチゾン
ヒドロコルチゾン
メチルプレドニゾロン
プレドニゾロン
プレドニゾン
トリアムシノロン
副腎コルチコイドの生合成阻害薬/作用阻害薬
エプレレノン
ケトコナゾール
スピロノラクトン

図 26.1
副腎皮質ステロイドのまとめ．

II．コルチコステロイド

副腎皮質ホルモンは，標的組織の特異的な細胞内の細胞質受容体に結合する．グルココルチコイド受容体は生体内において広く分布しているのに対し，ミネラルコルチコイド受容体は腎臓，結腸，唾液腺や汗腺などの分泌器官に限局している．両方の受容体は脳にも存在している．二量体を形成した後，受容体-ホルモン複合体にコアクチベーター（あるいはコリプレッサー）タンパク質が集まり，核内に移行して，遺伝子のプロモーター領域に結合する．そこで，転写因子として作用し，組織によりコアクチベーターと複合体をつくると遺伝子の発現はオン，コリプレッサーと複合体をつくるとオフに転写調節を行っている（図26.3）．この作用機序により，コルチコステロイドの作用が現

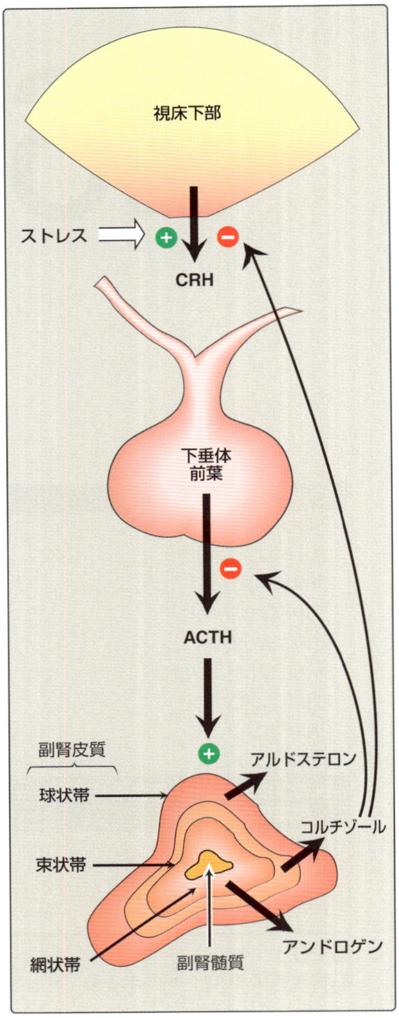
視床下部
ストレス
CRH
下垂体
前葉
ACTH
副腎皮質
球状帯
束状帯
網状帯
副腎髄質
アルドステロン
コルチゾール
アンドロゲン

図 26.2
コルチコステロイド分泌調節(HPA軸).
ACTH＝副腎皮質刺激ホルモン，CRH＝コルチコトロピン放出ホルモン．[訳者注：アルドステロン分泌を高めるものに，アンジオテンシンⅡと血清カリウム(K^+)もある.]

れるまでには数時間，数日の時間を要する．本節では副腎皮質ホルモンの正常の作用ならびに臨床応用について述べる．

A．グルココルチコイド glucocorticoid

ヒトにおいて主要なグルココルチコイドはコルチゾールである．ふつうコルチゾールは日中に産生される．すなわち早朝にピークを示した後減少し，その後午後遅くに小さな第二のピークをもつ．ストレスや循環血中のステロイドの値が分泌に影響を及ぼす．コルチゾールの作用は多種多様である．一般にすべてのグルココルチコイドは以下の作用をもつ．

1．正常の中間代謝の促進：グルココルチコイドは糖新生に関連する酵素の発現を亢進することにより肝臓での糖新生を増強する．また，グルココルチコイドはアミノ酸を動員し，脂肪分解を盛んにしてグルコース生成の基礎成分やエネルギーを供給する．

2．ストレスに対する抵抗性の増強：血糖値の上昇によりグルココルチコイドは，たとえば，外傷，恐怖，感染，出血あるいは消耗性疾患によって引き起こされるストレスに立ち向かうのに必要とするエネルギーを生体に与える．[注：グルココルチコイド不足は低血糖をもたらす(たとえばストレス状態や飢餓時).]

3．血漿中の血球数の変化：グルココルチコイドにより好酸球，好塩基球，単球やリンパ球の数は循環血中よりリンパ組織に再分布することで減少する．またグルココルチコイドは，血中ヘモグロビン値や赤血球，血小板や多核白血球数を増加させる．

4．抗炎症作用：強力な抗炎症ならびに免疫抑制作用は，グルココルチコイドの最も重要な治療上の特徴である．グルココルチコイドは循環血中のリンパ球を減少させ，白血球やマクロファージのマイトジェンや抗原に対する反応性を阻害する．また炎症性サイトカインの産生と遊離を低下させる．またホスホリパーゼA_2の阻害薬であるリポコルチンの産生を増加させ，それによりプロスタグランジンやロイコトリエンの前駆物質であるアラキドン酸が遊離するのを抑え抗炎症作用を導く．最後に，グルココルチコイドはマスト細胞(肥満細胞)mast cellや好塩基球の膜を安定化することにより，ヒスタミン遊離を減少させ炎症反応を抑制している．

5．その他の系への影響：グルココルチコイド濃度の上昇によりACTH産生を低下させるネガティブフィードバックが生じ，グルココルチコイドと甲状腺刺激ホルモンの生成を抑制することで内分泌に影響を及ぼす．さらに正常の糸球体濾過が行われるには十分なコルチゾール値が必要である．他の系でのコルチコステロイドの作用は，たいていはその有害作用と関連している(下記の有害作用の項参照).

B．ミネラルコルチコイド mineralocorticoid

ミネラルコルチコイドは水分量と電解質，とくにナトリウムイオン（Na^+）とカリウムイオン（K^+）の濃度の調節に役立っている．アルドステロンは主要な生理的ミネラルコルチコイドである．アルドステロンはミネラルコルチコイド受容体に作用し，腎臓の遠位尿細管や集合管に作用してNa^+，重炭酸イオンや水の再吸収をもたらす．逆に，アルドステロンにより，K^+の再吸収が抑えられ，水素イオンとともに尿中に失われる．アルドステロンによるNa^+の再吸収増加は消化管粘膜，汗腺や唾液腺でもみられる．［注：アルドステロン値の上昇はアルカローシスと低カリウム血症，Na^+や水分の貯留，血液量の増加や血圧の上昇をもたらす．高アルドステロン症の治療には**スピロノラクトン** spironolactoneが用いられる．**スピロノラクトン**はカリウム保持性の利尿薬でミネラルコルチコイド（アルドステロン）受容体アンタゴニストとしても作用する．］

C．コルチコステロイドの臨床使用

コルチコステロイドの半合成誘導体は，抗炎症作用の効力，ミネラルコルチコイド活性や作用持続時間がそれぞれ異なる（図26.4）．これらの薬物は補充療法ならびに重篤なアレルギー反応，喘息，関節リウマチ，その他の炎症性疾患やある種の癌の治療に用いられる．

1．炎症症状の緩和：コルチコステロイドは発赤，腫脹，発熱，疼痛といった皮膚炎にみられる症状を劇的に減少させる．コルチコステロイドは喘息の悪化や関節リウマチ，炎症性腸疾患やその他の自己免疫疾患の治療と同様，持続型喘息の維持療法としても重要である．変形性関節症などの非炎症性疾患に対しても症状の再燃にコルチコステロイドの関節内注射を行う．この場合，コルチコステロイドは根治的ではない．

2．喘息，アレルギーの治療：コルチコステロイドは，薬物，血清，輸血によるアレルギー反応だけでなくアレルギー性鼻炎に対する治療にも有効である．アレルギー性鼻炎や喘息の治療では**フルチカゾン** fluticasoneや他の製剤（図26.5参照）を気道に吸入投与する．日常的な吸入コルチコステロイドの使用は喘息やアレルギー性鼻炎の長期的な症状のコントロールに役立つ（41章参照）．吸入コルチコステロイドの使用は，経口コルチコステコイドの使用を極力減らすか避けることにより，全身への作用が最小限となる．

3．一次性副腎皮質不全症（アジソン病 Addison disease）に対する補充療法：本疾患は副腎皮質の機能不全により生じる（ACTH投与に対する反応の欠如により診断される）．患者は倦怠感や体重減少，低血圧や塩分渇望や筋骨格系あるいは胃腸系の症状を呈する．ひどい場合には患者はショックを経験する．生体内に存在するコルチゾールと同一の**ヒドロコルチゾン** hydrocortisoneを投与して欠損症状を正常にする．うまく補正できない場合，死に至る．**ヒドロコルチゾン**の用

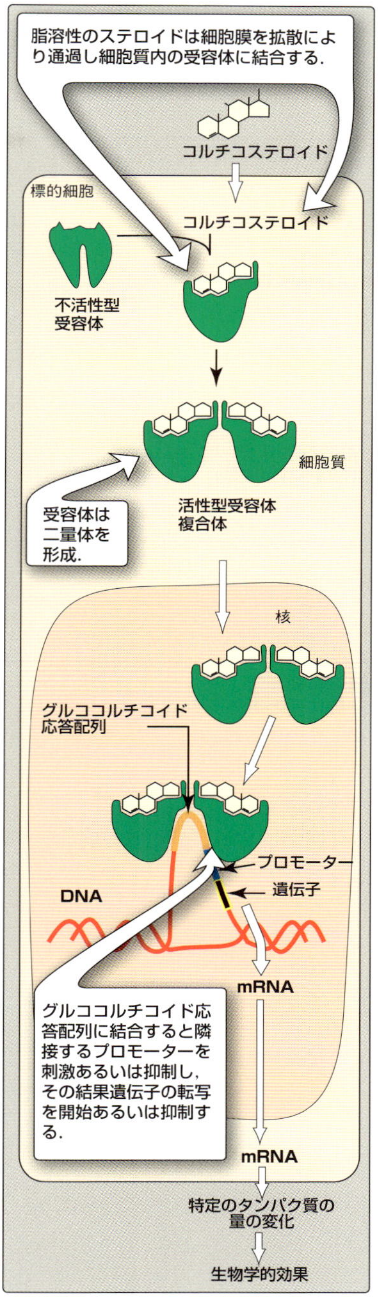
脂溶性のステロイドは細胞膜を拡散により通過し細胞質内の受容体に結合する．
コルチコステロイド
標的細胞
コルチコステロイド
不活性型受容体
細胞質
受容体は二量体を形成．
活性型受容体複合体
核
グルココルチコイド応答配列
プロモーター
遺伝子
DNA
mRNA
グルココルチコイド応答配列に結合すると隣接するプロモーターを刺激あるいは抑制し，その結果遺伝子の転写を開始あるいは抑制する．
mRNA
特定のタンパク質の量の変化
生物学的効果

図 26.3
グルココルチコイドによる遺伝子調節．

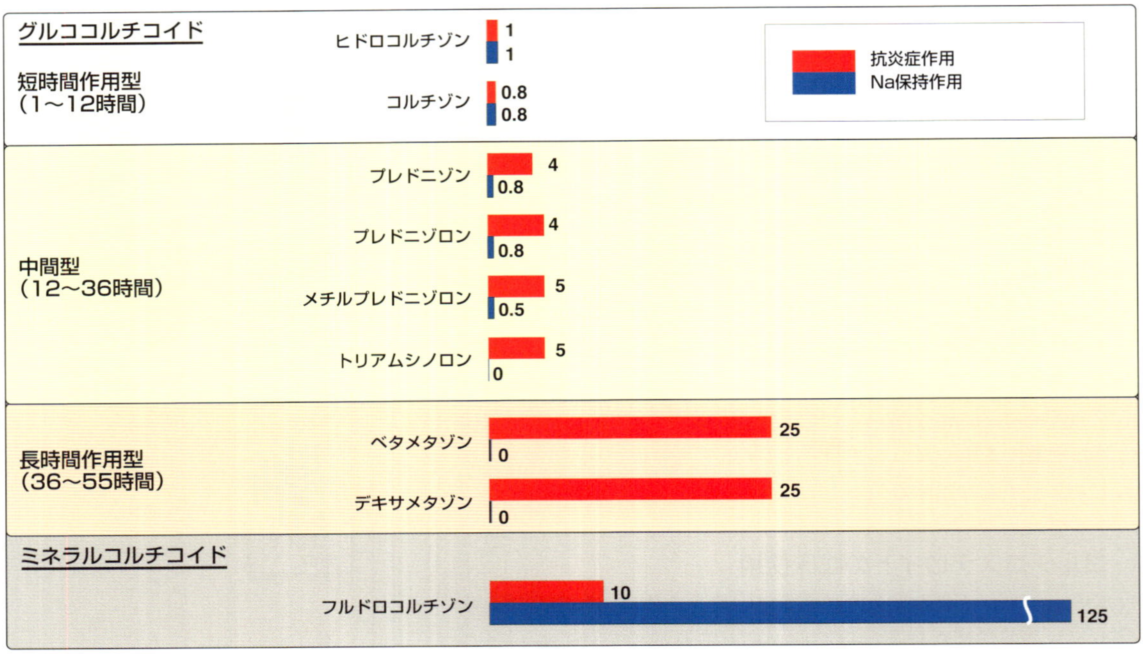
グルココルチコイド
短時間作用型
(1～12時間)
ヒドロコルチゾン
1
1
コルチゾン
0.8
0.8
抗炎症作用
Na保持作用
中間型
(12～36時間)
プレドニゾン
4
0.8
プレドニゾロン
4
0.8
メチルプレドニゾロン
5
0.5
トリアムシノロン
5
0
長時間作用型
(36～55時間)
ベタメタゾン
25
0
デキサメタゾン
25
0
ミネラルコルチコイド
フルドロコルチゾン
10
125

図 26.4
一般に使われる天然ならびに合成コルチコステロイドの薬理学的作用と作用持続時間．活性はヒドロコルチゾンを1としたときの相対比．

法は血中コルチゾールの正常の日内変動をまねて，1日使用量の2/3を午前中に，1/3を午後に分割投与する．1日1回の**プレドニゾン** prednisoneあるいは**デキサメタゾン** dexamethasone投与は，代替の長時間作用型治療である．合成ミネラルコルチコイドで一部グルココルチコイド作用をもつ**フルドロコルチゾン** fludrocortisoneの投与も同様にミネラルコルチコイド欠乏を正すのに必要である．

4．二次性あるいは三次性副腎不全症に対する補充療法：二次性あるいは三次性副腎不全症は下垂体でACTHが産生されないこと，あるいは視床下部においてCRHが産生されないことによりもたらされる．これらの欠損症状の治療には**ヒドロコルチゾン**が用いられる．

5．クッシング症候群 Cushing syndromeの診断：クッシング症候群は下垂体前葉からのACTHの過剰遊離あるいは副腎腫瘍が原因でグルココルチコイドが過剰に分泌されること，あるいは異所性のACTH産生腫瘍(非下垂体腫瘍によるACTHの分泌)により引き起こされる．[注：高用量のグルココルチコイドを長期間投与した場合，しばしばクッシング症候群を引き起こす．]クッシング症候群を診断するためにはコルチゾール濃度(尿，血漿や唾液)や**デキサメタゾン**抑制試験が用いられる．合成グルココルチコイドである**デキサメタゾン**は健常人のコルチゾールの分泌を抑制するが，クッシング症候群患者では抑制しない．クッシング症候群は，深夜の唾液中コルチゾール値，24時間尿中遊離コルチゾールの測定，または**デキサメタゾン**抑制試験によ

臨床応用 26.1：クッシング症候群

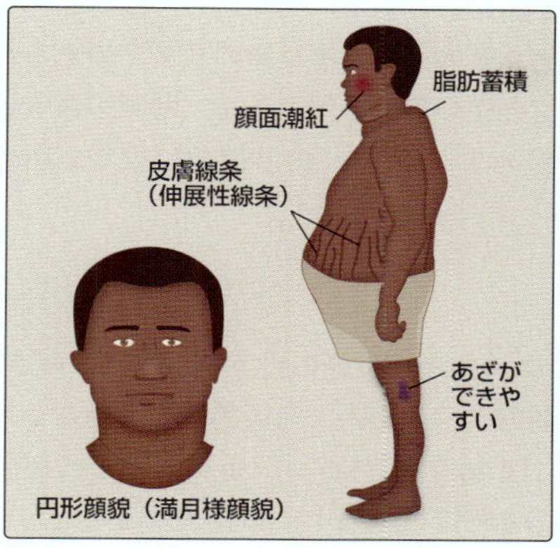
脂肪蓄積
顔面潮紅
皮膚線条
(伸展性線条)
あざが
できや
すい
円形顔貌（満月様顔貌）

クッシング症候群はコルチゾール過剰(副腎皮質ホルモン過剰症)を特徴とする状態である．下垂体からのACTH，副腎腫瘍，異所性ACTH産生腫瘍(たとえば，小細胞性肺癌)，グルココルチコイド治療に伴う外因性の投与(医原性クッシング症候群)により起こる．[注：下垂体からのACTH過剰分泌によって起こるクッシング症候群はクッシング病として知られている．]クッシング症候群の患者は中心性肥満を呈し，円形顔貌(満月様顔貌ともいわれる)，背側頸部の脂肪蓄積(水牛様脂肪沈着)を示す．血圧上昇や糖代謝異常も示す．

って診断される．正常な状態では，コルチゾールは断続的に分泌され，早朝7～8時ごろにピーク値を示し，深夜0時ごろに最低値となる．クッシング症候群の患者では，コルチゾールの夕方の典型的な最低値がなく，唾液中コルチゾール値が上昇している．**デキサメタゾン**抑制試験(DST)では，低用量の**デキサメタゾン**を深夜に単回投与し(または2日間にわたって8回連続投与する)，翌朝8時に血清コルチゾール値を測定する．クッシング症候群でない患者では，**デキサメタゾン**の投与により，視床下部および下垂体からのCRHおよびACTHの分泌がそれぞれ抑制され血清コルチゾール値が低くなる．クッシング症候群の患者では，朝のコルチゾール値は抑制されない．DSTは，クッシング症候群の単一の診断検査として用いるべきではない．DSTの結果に基づいてクッシング症候群が疑われる患者は，他の検査法のいずれかを用いて確認検査を受けるべきである．[注：低用量DSTは，クッシング症候群の患者の診断に役立つ．クッシング症候群の診断が確定したら，他のクッシング症候群(副腎腫瘍，異所性ACTH分泌腫瘍)からクッシング病を鑑別するために高用量DSTを行う．]ほとんどの場合，クッシング症候群の治療には，下垂体，副腎，または異所性ACTH産生腫瘍を切除する手術が行われる．医原性のクッシング症候群の場合は，グルココルチコイドの投与量を漸減するか，または代替治療によりグルココルチコイドで治療中の疾患に対処すべきである．

6．先天性副腎過形成 congenital adrenal hyperplasiaに対する補充療法：先天性副腎過形成は1つまたはそれ以上の副腎皮質ステロイドホルモンの生成にかかわる酵素の欠損が原因で起こる疾患群である．本症では副腎性アンドロゲンの過剰産生により女性の男性化がみられる．CRHやACTHの分泌を抑制して患者の血中ホルモン値を正常化するために十分量のコルチコステロイドを投与する必要がある．これにより副腎性アンドロゲンの産生が減少する．補充するホルモンは欠損している酵素によって選択する．

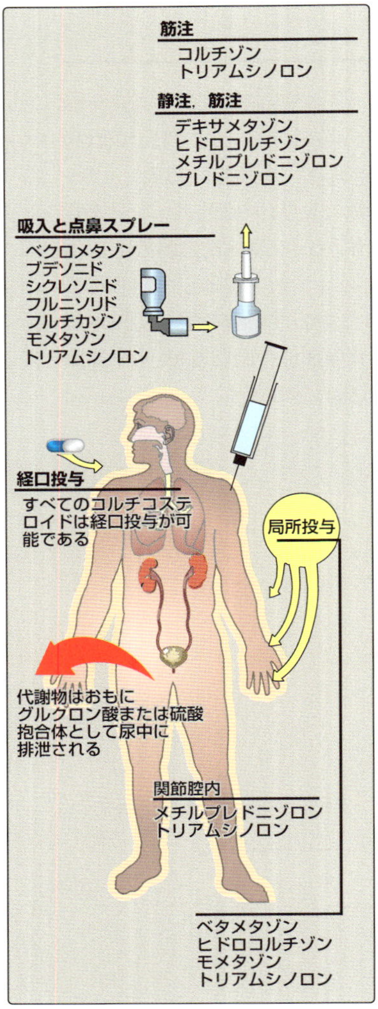
筋注
コルチゾン
トリアムシノロン
静注，筋注
デキサメタゾン
ヒドロコルチゾン
メチルプレドニゾロン
プレドニゾロン
吸入と点鼻スプレー
ベクロメタゾン
ブデソニド
シクレソニド
フルニソリド
フルチカゾン
モメタゾン
トリアムシノロン
経口投与
すべてのコルチコステロイドは経口投与が可能である
局所投与
代謝物はおもにグルクロン酸または硫酸抱合体として尿中に排泄される
関節腔内
メチルプレドニゾロン
トリアムシノロン
ベタメタゾン
ヒドロコルチゾン
モメタゾン
トリアムシノロン

図 26.5
コルチコステロイドの投与経路と排泄経路.

7. **肺の成熟度の促進**：呼吸困難症候群はおもに肺サーファクタントの欠乏により起こり，肺の発育の未成熟な未熟児でみられる．胎児のコルチゾールは肺の成熟を調節している．したがって，**ベタメタゾン** betamethasoneあるいは**デキサメタゾン**を早産のリスクのある母親に筋肉内投与することで胎児の肺の成熟を促進させ，呼吸困難症候群を予防する．理想的には分娩の少なくとも48時間前に投与を開始すべきである．

D. 薬物動態

1. **吸収と代謝**：コルチコステロイドは経口投与後容易に吸収される．使用する製剤は経静脈，筋肉内，関節内，局所的に吸入あるいは経鼻吸入を通して投与される（図26.5）．グルココルチコイドの局所ならびに吸入投与はいずれもある程度循環血中に吸収されることから視床下部-下垂体-副腎軸 hypothalamic-pituitary-adrenal axis（HPA軸）を抑制する．吸収後，グルココルチコイドの90％以上が血漿タンパク質に結合する．多くはコルチコステロイド結合グロブリンあるいはアルブミンである．コルチコステロイドは肝臓のミクロソームの酸化酵素群により代謝される．代謝物はグルクロン酸抱合あるいは硫酸抱合された後，腎臓から排泄される．[注：コルチコステロイドの半減期は肝機能不全の患者では大いに延長する．] 胎児へのステロイド作用を最小とするために妊娠中は**プレドニゾン**の使用が望ましい．**プレドニゾン**はプロドラッグであり胎児の肝臓では活性化物質である**プレドニゾロン** prednisoloneに変換されない．母親の体でつくられた**プレドニゾロン**は胎盤の酵素により**プレドニゾン**に代謝される．

2. **用量**：コルチコステロイドの用量を決定するには，グルココルチコイドとミネラルコルチコイドの活性比，作用持続時間，製剤のタイプや1日のうちでいつ投与するかといった因子を考慮する必要がある．たとえば，高用量のコルチコステロイドを2週間以上投与する必要があるときはHPA軸の抑制がみられる．コルチコステロイドの隔日投与はホルモン投与が行われない日にHPA軸が回復し，機能することによって有害作用を予防できる可能性がある．

E. 有害作用

コルチコステロイドの長期投与においてよくみられる有害作用は用量依存性がしばしばみられる（図26.6）．たとえば，関節リウマチの患者における**プレドニゾロン**の1日使用量が有害作用の発症を予想するのに重要な手がかりになることがわかった（図26.7）．骨粗鬆症はグルココルチコイドが腸管からのカルシウムイオン（Ca^{2+}）の吸収を抑え，骨形成を阻害して，性ホルモンの生成を減少させることから最もよく生じる長期治療における有害作用である．隔日投与法では骨粗鬆症を防ぐことはできない．患者はカルシウムやビタミンDのサプリメントを摂ることが勧められる．ビスホスホネート製剤もグルココルチコイドが引き起こす骨粗鬆症に有効である．[注：食欲の亢進は，必ずしも有害作用ではない．実際，この点は，癌の化学療法において，

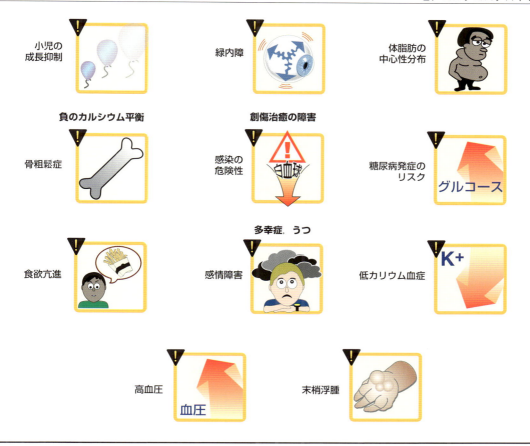
小児の
成長抑制
緑内障
体脂肪の
中心性分布
負のカルシウム平衡
創傷治癒の障害
骨粗鬆症
感染の
危険性
白血球
糖尿病発症の
リスク
グルコース
多幸症，うつ
食欲亢進
感情障害
低カリウム血症
K+
高血圧
血圧
末梢浮腫

図 26.6
コルチコステロイド長期療法でよくみられる症状.

プレドニゾンが用いられる理由の 1 つである.］体脂肪の再分布，満月様顔貌 moon face，体毛増加や食欲亢進を呈する古典的クッシング様症候群は，過剰のコルチコステロイドの補充療法でみられる．白内障の発症頻度も，コルチコステロイドの長期投与において増加する．高血糖症状が進むと糖尿病になることもある．糖尿病患者では血糖値をモニターしてコルチコステロイドを使用する場合は薬物投与量を適宜調節する必要がある．局所投与において皮膚萎縮，斑状出血や皮膚線条が生じることがある（45 章参照）．吸入投与では口腔内カンジダ症，嗄声，咽頭刺激感が起こる．

F．投薬中止に関する注意

もし患者の HPA 軸が抑制されているならば，急なコルチコステロイドの中止は大きな問題が引き起こされる．この場合，コルチコステロイドが急に消失すると急性副腎不全（副腎クリーゼ）を引き起こし，致死となる．副腎クリーゼは悪心，嘔吐，発熱，脱水，低血圧，時にショックを伴う．低血糖や高カリウム血症が起こることもある．副腎不全のリスクは，コルチコステロイドの中止がこの薬剤で治療中の疾患を悪化させる可能性も含めて患者の容体に合わせて用量を漸減する

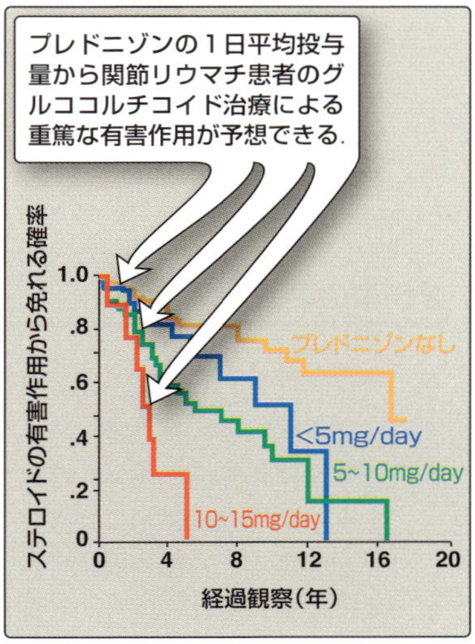
プレドニゾンの１日平均投与量から関節リウマチ患者のグルココルチコイド治療による重篤な有害作用が予想できる.
ステロイドの有害作用から免れる確率
1.0
.8
.6
.4
.2
0
0
4
8
12
16
20
経過観察（年）
プレドニゾンなし
<5mg/day
5~10mg/day
10~15mg/day

図 26.7
関節リウマチ患者において異なる用量のプレドニゾンで治療したときに重篤な有害作用が生じない確率.

必要があることを意味している．患者を注意深く監視しなければならない．

G．副腎コルチコイドの生合成阻害薬/作用阻害薬

いくつかの薬物が副腎皮質ステロイドの生合成阻害薬あるいは機能阻害薬として治療上有用と考えられている．**ケトコナゾール**，**スピロノラクトン**と**エプレレノン**などがある．

1．ケトコナゾール ketoconazole：ケトコナゾールは抗真菌薬であり［訳者注：CYPを強力に阻害する］，すべての性腺と副腎のステロイドホルモンの生成を強力に阻害する．手術による治療が選択されない場合のクッシング症候群の患者の治療に使用される．

2．スピロノラクトン spironolactone：高血圧治療薬である**スピロノラクトン**はミネラルコルチコイド受容体と競合して，腎臓における Na^+ の再吸収を阻害する．**スピロノラクトン**はアルドステロンやテストステロンの生合成にも拮抗する．**スピロノラクトン**は高アルドステロン症や治療抵抗性高血圧，肝硬変の管理に効果的であり，駆出率低下を伴う心不全の標準治療薬として用いられる（10章参照）．**スピロノラクトン**はおそらくは毛嚢における抗アンドロゲン作用により，女性の多毛症の管理にも有効である．有害作用には高カリウム血症，女性化乳房，月経不順や皮疹がある．

3．エプレレノン eplerenone：エプレレノンは特異的にミネラルコルチコイド受容体に結合して，選択的アルドステロン拮抗薬として作用する．**エプレレノン**はアンドロゲン受容体への親和性がとても低いことから，**スピロノラクトン**使用時にみられる女性化乳房や不正性器出血といった有害作用を避けることができる．**エプレレノン**は高血圧や急性心筋梗塞後の駆出率低下を伴う心不全の治療薬として認められている．

26章の要約

1. 副腎皮質は，副腎皮質ステロイド（グルココルチコイドとミネラルコルチコイド）と副腎性アンドロゲンという2つの主要なステロイドホルモンを分泌する．
2. 外側の球状帯は，塩分と水分の代謝を調節するミネラルコルチコイド（たとえば，アルドステロン）を産生する．中間の束状帯は代謝とストレスへの反応に関与するグルココルチコイド（たとえば，コルチゾール）を合成する．内側の網状帯は副腎アンドロゲンを分泌する（25章参照）．
3. 副腎皮質ステロイドは，代謝（グルココルチコイド）活性と電解質調節（ミネラルコルチコイド）活性が異なる．
4. コルチゾールはヒトの主要なグルココルチコイドである．強力な抗炎症作用および免疫抑制活性は，グルココルチコイドの最も重要な治療特性である．

5. 副腎皮質ステロイドは，炎症性皮膚疾患に伴う炎症を有意に抑制する．さらに副腎皮質ステロイドは，喘息，関節リウマチ，炎症性腸疾患，その他の自己免疫疾患の増悪の治療だけでなく，持続性喘息やアレルギー性鼻炎の症状コントロールにも重要である．
6. **プレドニゾン**，**デキサメタゾン**，**メチルプレドニゾロン**は，一般的に使用される全身性コルチコステロイドの一例である．
7. コルチコステロイドの副作用には，気分の変動，食欲亢進，末梢浮腫，高血糖および感染症(免疫の低下)や骨粗鬆症のリスク増加などがある．
8. 副腎皮質ステロイドの過剰補充により，クッシング様症候群(体脂肪の再分布，水牛様脂肪沈着，満月様顔貌，皮膚線条，食欲亢進)が起こることがある．
9. アルドステロンは主要な生理的ミネラルコルチコイドである．**スピロノラクトン**と**エプレレノン**は，ミネラルコルチコイド受容体におけるアルドステロンの拮抗薬である．両薬物は駆出率が低下した一部の心不全患者に有用である．**スピロノラクトン**は高アルドステロン症，治療抵抗性高血圧，肝硬変，女性の多毛症の管理にも使用されている．

学習問題

最も適当な答えを1つ選択せよ．

26.1 以下の副腎の部位において分泌する化合物と正しく対になっているのはどれか．
A．副腎髄質—コルチコトロピン(ACTH)
B．束状帯—コルチゾール
C．球状帯—アンドロゲン
D．網状帯—カテコールアミン

正解 B． 副腎髄質はカテコールアミンを分泌する．コルチコトロピンは下垂体前葉から分泌する．球状帯はアルドステロンを分泌し，網状帯はアンドロゲンを分泌する．

26.2 以下の疾患の治療においてコルチコステロイドが治療に有用なものはどれか．
A．クッシング症候群
B．糖尿病
C．高血圧
D．炎症性腸疾患

正解 D． コルチコステロイドは血圧や血糖を上昇させ，高血圧や糖尿病の治療には使用されない．クッシング症候群はグルココルチコイドの過剰分泌により生じる．デキサメタゾンはクッシング症候群の診断に使われるが，治療には使われない．コルチコステロイドは炎症を軽減し，炎症性腸疾患の管理に使用される．

26.3 以下の薬剤で長時間作用型のグルココルチコイドはどれか．
A．プレドニゾロン
B．デキサメタゾン
C．ヒドロコルチゾン
D．トリアムシノロン

正解 B． デキサメタゾンは長時間作用型薬剤である．プレドニゾロンとトリアムシノロンは中間作用型薬剤である．ヒドロコルチゾンは短時間作用型薬剤である．

26.4 35歳男性．喘息の増悪で短期間の経口プレドニゾンが処方されている．この患者における最も起こりやすい有害作用はどれか．
A．気分の変動
B．高カリウム血症
C．体重減少
D．変形性関節症

正解 A． コルチコステロイドの使用は，多幸感や抑うつ感を含む気分の変動と関連している．グルココルチコイド療法は低カリウム血症を誘導するが高カリウム血症は起こさない．グルココルチコイドはまた食欲亢進や骨粗鬆症の原因にもなる．

26.5 ある小児で先天性副腎過形成 congenital adrenal hyperplasia(CAH)と診断された.この症例に対し最も有効な治療法は以下のどれか.
A. 副腎皮質刺激ホルモン(ACTH)の投与
B. ケトコナゾールの投与
C. プレドニゾンの投与
D. スピロノラクトンの投与

正解 C. CAHは乳児や小児においてよくみられる疾患である.コルチゾールの生成が減少するため,ACTH産生や遊離に対するフィードバック抑制も弱まり,結果としてACTH生成が亢進する.これにより副腎性アンドロゲンやミネラルコルチコイドの値が上昇する.治療にはヒドロコルチゾン(乳児)あるいはプレドニゾンなどのグルココルチコイドを投与することでフィードバック抑制を回復させる.他の解答は不適切である.

26.6 アジソン病の患者をヒドロコルチゾンで治療を行っているが,脱水や低ナトリウム血症を起こしたことがある.現在の治療に追加する最適な治療薬は以下のどれか.
A. デキサメタゾン
B. フルドロコルチゾン
C. プレドニゾン
D. トリアムシノロン

正解 B. 脱水や低ナトリウム血症を克服するためにミネラルコルチコイド作用の強いコルチコステロイドが必要である.挙げたなかではフルドコルチゾンが最もミネラルコルチコイド作用が強い.他の薬物はミネラルコルチコイド作用がわずかか,まったくない.

26.7 長期間の高濃度のコルチコステロイド療法を行っている関節リウマチ患者において,HPA軸の抑制が生じにくい方法として適切なのは以下のどれか.
A. 隔日投与法
B. 可能な場合は局所あるいは吸入による投与法
C. ただちにコルチコステロイドを休薬する方法
D. 1日投与量の2/3を朝に,1/3を午後に投与する方法

正解 A. 局所または吸入コルチコステロイドは,HPA軸の抑制を最小限に抑えることができるが,関節リウマチには有効ではない.患者は長期治療を受けているので,漸減が必要であろう.1日投与量の2/3を朝に,1/3を午後に投与する方法は正常なコルチゾール分泌の日内変動を模したものである.しかしながらHPA軸の抑制は防げない.隔日投与法が効果的である.

26.8 早期分娩の33歳女性.以下のコルチコステロイドの中で,胎児の肺の成熟を促進し,呼吸困難症候群を抑制するために最も適しているのは以下のどれか.
A. ベタメタゾン
B. フルドロコルチゾン
C. ヒドロコルチゾン
D. プレドニゾン

正解 A. 分娩前に胎児の肺の成熟を促進するには,強いグルココルチコイド作用をもつコルチコステロイドが必要である.ベタメタゾンは強いグルココルチコイド作用をもつため,この状況では推奨薬の1つである.デキサメタゾンも同様である.フルドロコルチゾンはおもにミネラルコルチコイド作用があり,この状況では使用されない.ヒドロコルチゾンはグルココルチコイド作用が弱い方である.プレドニゾンはヒドロコルチゾンより高いグルココルチコイド活性をもつが,胎児は活性体であるプレドニゾロンに変換することができない.

26.9 治療抵抗性高血圧の患者でアルドステロンが高値である．以下の薬剤のなかで，血圧調節のために最近の降圧薬療法において追加するべき最も適切なものは以下のどれか．

A．デキサメタゾン
B．フルドロコルチゾン
C．ケトコナゾール
D．スピロノラクトン

正解 D．スピロノラクトンはアルドステロン合成阻害薬であり，高アルドステロン症に伴う治療抵抗性高血圧に有用である．デキサメタゾンはコルチコステロイドであり，血圧の上昇(低下ではない)を伴うことがある．フルドロコルチゾンは強力なミネラルコルチコイド活性を有し，ナトリウムとステロイドを保持することにより血圧を上昇させる．ナトリウムと水分の貯留により血圧を上昇させる．ケトコナゾールはアゾール系抗真菌薬である．アルドステロン合成を阻害することができるが高血圧には適応がない．ケトコナゾールが抗真菌薬として使用されることはまれである(33章参照)．薬物相互作用が大きく，肝毒性のリスクがあるためである．

26.10 34歳の女性で身体所見として中心性肥満，高血圧，満月様顔貌，背側脂肪蓄積，皮膚線条を認める．担当医はクッシング症候群であると考えている．以下の薬剤の中で，本患者のクッシング症候群の診断に有用なものはどれか．

A．副腎皮質刺激ホルモン(ACTH)
B．デキサメタゾン
C．ケトコナゾール
D．プレドニゾン

正解 B．デキサメタゾン抑制試験は，クッシング症候群の発見に役立つスクリーニング検査である．クッシング症候群でない患者では，デキサメタゾンの投与は，視床下部および下垂体からのCRHおよびACTH分泌をそれぞれ抑制し，血清コルチゾール値が低下する．クッシング症候群患者では，朝のコルチゾール値はデキサメタゾンの投与では抑制されない．クッシング症候群はACTHの過剰によるものであるため，ACTHの投与は有益ではない．ケトコナゾールは，手術が適応とならないクッシング症候群患者の治療(診断ではない)に使用される．プレドニゾンはクッシング症候群の診断には使用されない．

27 骨代謝作用薬

骨粗鬆症治療薬
アバロパラチド
アレンドロネート
カルシトニン
デノスマブ
イバンドロネート
ラロキシフェン
リセドロネート
ロモソズマブ
テリパラチド
ゾレドロネート
骨リモデリング異常症治療薬
エチドロネート
パミドロネート

図 27.1
骨粗鬆症とその他の骨疾患に用いられる薬物のまとめ.

Ⅰ. 概　要

代表的な骨疾患には骨粗鬆症 osteoporosis，パジェット病 Paget disease，骨軟化症 osteomalaciaがある．骨粗鬆症の特徴は骨量の進行性低下と骨格脆弱化である．骨粗鬆症患者では悪影響をもたらす骨折の危険性が高まる．とくに閉経後女性での頻度が高い．高齢男性やグルココルチコイドなど骨を脆弱化する薬物を服用している患者にも生じる．パジェット病は骨リモデリングの疾患であり，骨形成が異常となり，骨肥大や異常化骨が生じる．骨粗鬆症とは異なり，パジェット病は1個あるいは数個の骨に限局して生じる．骨痛，骨形態異常，骨折がみられる．骨が軟化する骨軟化症の原因のほとんどはビタミンD欠乏症である．[注：くる病 ricketsは小児の骨軟化症である．] 骨軟化症の症状は骨痛，骨折，脚の脆弱化などである．骨粗鬆症とパジェット病の治療薬を図 27.1 に要約した．

Ⅱ. 骨リモデリング

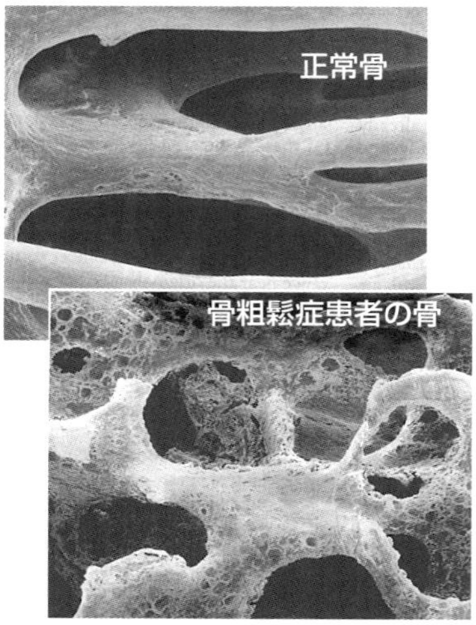
正常骨
骨粗鬆症患者の骨

図 27.2
骨粗鬆症でみられる骨の形態的変化.

生涯を通して，骨は持続的にリモデルされる．1年間に成人骨格の10% が置換される．骨リモデリングの目的は損傷した骨を除去して再構築することと，カルシウム恒常性の維持である．破骨細胞 osteoclastは骨を吸収する細胞である．破骨細胞が骨を吸収すると，骨芽細胞（骨構築細胞 osteoblast）が新しい骨を生成する．骨生成の過程ではカルシウムリン酸の結晶（ヒドロキシアパタイト hydroxyapatiteが新しい骨基質に沈着する（骨ミネラル化，骨石灰化）．骨ミネラル化は骨の強度形成に重要である．そして，次のリモデリングが開始されるまで，骨は静止期となる．リモデリング過程で，骨吸収が骨形成を凌駕すると骨消失となる．図 27.2 に骨粗鬆症における骨の形態変化を示した．

Ⅲ. 骨粗鬆症の予防

閉経後女性の骨消失の予防戦略はカルシウムとビタミンDの適切な食事性摂取，荷重運動，禁煙，過剰な飲酒の回避などである．カルシウム摂取量が低下している場合には，カルシウム含有サプリが推奨される．**炭酸カルシウム** calcium carbonateは安価でカルシウムサプリとして汎用される．元素カルシウムを40% 含有し，食中に摂取することによって吸収が促進される．**クエン酸カルシウム** calcium citrate（元素カルシウム含有率21%）は忍容（認容）性がより高く，食事なしでも摂取できる．カルシウム含有サプリの有害作用は，腸内ガス増加，膨満感，便秘などである．鉄，甲状腺ホルモン，フルオロキノロン類やテトラサイクリンといった抗菌薬の吸収を阻害する．これらの薬物の服用は数時間の間隔を置く必要がある．**炭酸カルシウム**はH_2ブロッカーやプロトンポンプ阻害薬（42章参照）と併用すると，吸収が著しく低下する．胃酸抑制薬との併用時には**クエン酸カルシウム**が好ましい．ビタミンDはカルシウムの吸収と骨の健康維持に必須である．高齢者はとくにビタミンD欠乏となりやすい．ビタミンD_2（**エルゴカルシフェロール** ergocalciferol）とビタミンD_3（**コレカルシフェロール** cholecalciferol）が治療に用いられる．また，骨粗鬆症の危険性が高い患者では，グルココルチコイドなどの骨量低下作用のある薬物（図27.3）の服用をできるかぎり避ける必要がある．[注：たとえば，**プレドニゾン** prednisone当量5 mg/dayの3カ月以上の服用は骨粗鬆症の有意な危険因子となる．]

アルミニウム含有制酸薬
抗てんかん薬（フェニトインなど）
アロマターゼ阻害薬
フロセミド
グルココルチコイド
ヘパリン
メドロキシプロゲステロン酢酸
プロトンポンプ阻害薬
選択的セロトニン再取込み阻害薬（SSRI）
チアゾリジン薬
甲状腺ホルモン（過剰投与）

図 27.3
骨減少症や骨折増加をもたらす可能性のある薬物．

Ⅳ．骨粗鬆症治療薬

閉経後の女性や，50歳以上もしくは骨粗鬆症による骨折の既往がある男性，骨密度が健常若年の2.5標準偏差以下の場合，将来の骨折の危険性が高い骨減少症（骨量の低下）の場合には，骨粗鬆症治療薬の適応となる．

A．ビスホスホネート bisphosphonate

ビスホスホネートには，**アレンドロネート** alendronate，**リセドロネート** risedronate，**ゾレドロネート** zoledronic acidなどがあり，閉経後骨粗鬆症の治療に汎用されている．これらと**エチドロネート** etidronate，**イバンドロネート** ibandronate，**パミドロネート** pamidronateは，骨粗鬆症（閉経後骨粗鬆症，男性骨粗鬆症，グルココルチコイド起因骨粗鬆症など），パジェット病，悪性腫瘍の骨転移や高カルシウム血症の重要な治療薬である．

1．作用機序：ビスホスホネートは骨のヒドロキシアパタイト結晶に結合し，破骨細胞性の骨吸収を抑制する．破骨細胞による骨吸収が抑制されると，骨粗鬆症患者において　わずかではあるが，しかし十分有意のある骨量の増加が得られ骨折の危険性が低下する．**アレンドロネート**の有効性は，数年以上の期間にわたって継続する（図27.4）．**アレンドロネート**の使用を中止すると，その効果は徐々に失われる．**ゾレドロネート**は石灰化骨に非常に強く結合し，単回静注後の骨吸収抑制効果は1年程度継続する．[注：**ゾレドロネート**は，有効性が高く，1年1回の投与となるため，パジェット病の第一選択薬である．] 図

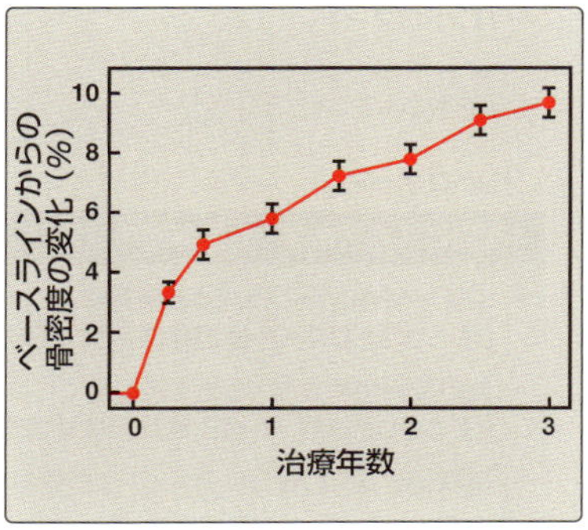
ベースラインからの骨密度の変化（%）
10
8
6
4
2
0
0
1
2
3
治療年数

図 27.4
アレンドロネート治療が腰椎の骨密度に及ぼす影響．

ビスホスホネート	骨吸収抑制活性
エチドロネート	1
パミドロネート	100
アレンドロネート	1000
リセドロネート	5000
イバンドロネート	10000
ゾレドロネート	10000

図 27.5
数種のビスホスホネートの骨吸収抑制活性.

27.5 にビスホスホネートの相対的効力を記した.

2. 薬物動態：**アレンドロネート**, **リセドロネート**, **イバンドロネート**は, 腸管からの吸収は 1% に満たないが, 経口投与で有効である. **アレンドロネート**と**リセドロネート**は 1 日 1 回もしくは週 1 回投与で用いられる(図 27.6). 食物は有意に経口投与でのビスホスホネートの吸収を阻害する. 吸収を最大化するために, 服用時の指示を遵守する必要がある(図 27.6). ビスホスホネートは, 骨のヒドロキシアパタイトときわめて結合しやすい性質があるので[訳者注：ピロリン酸と似ているため], 血漿からは速やかに消失する. いったん骨に結合すると, 数カ月から数年かけて骨から除去される. 体外へはおもに腎臓を経て排泄される. 重度の腎機能障害をもつ患者に対してはビスホスホネートは禁忌である. 経口でビスホスホネートを摂取できない人には, 代用薬として経静脈的に**イバンドロネート**や**ゾレドロネート**を骨粗鬆症治療のために使用する.

3. 有害作用：下痢, 腹痛, 筋骨格系の疼痛がある. **アレンドロネート**, **リセドロネート**, **イバンドロネート**は食道炎や食道潰瘍を生じうる. 食道傷害の危険を避けるために, 服用後には少なくとも 30 分(**イバンドロネート**では 60 分)は, 上半身を起こした状態にしておく必要がある. まれではあるが, ビスホスホネートは, 顎骨壊死と非定型的大腿骨骨折を起こす危険性がある. 顎骨壊死の危険因子としては, 高用量, 長期間投与, 静注, 抜歯もしくはインプラント, グルココルチコイド併用, 糖尿病, 喫煙などである. 非定型的大腿骨骨折は長期投与が要因となる. そのため, 最近のガイドラインでは, 投与開始 5 年後(**ゾレドロネート**は 3 年後)に, 骨折の危険性を評価し, 服用休日(一次的にビスホスホネートの休薬)の検討が推奨されている. 骨折の危険性が高い女性では休薬すべきではない.

ビスホスホネート	剤形	投与間隔
アレンドロネート	経口錠剤 発泡錠剤	日ごとあるいは週ごと 週ごと
イバンドロネート	経口錠剤 静注剤	月ごと 3カ月ごと
リセドロネート	経口錠剤 経口徐放剤	日ごと, 週ごと, 月ごと 週ごと
ゾレドロネート	静注剤	年ごと

経口ビスホスホネート投与時の注意

- 180～240 mL の真水と服用する.
  [注：リセドロネート経口徐放剤は 120 mL の真水で服用]
- 他の飲み物や食物/薬物を摂取までには少なくとも 30 分 (イバンドロネートは 60 分) 空けること.
  [注：リセドロネート経口徐放剤は朝食直後に 120 mL の真水で服用]
- 摂取後少なくとも 30 分 (イバンドロネートは 60 分) は横たわらずに立位もしく坐位を保つこと.

図 27.6
骨粗鬆症でのビスホスホネートの各剤の投与間隔と服用時の注意. 投与間隔は投与量によって異なり, 高用量は低頻度で投与される.

B．RANKL阻害薬

デノスマブ denosumabは，RANKリガンドreceptor activator of nuclear factor kappa-B ligandをターゲットとして，破骨細胞の活動を阻害するモノクローナル抗体である．**デノスマブ**はRANKLに結合して，破骨細胞のRANK受容体の活性化を阻害する．その結果，破骨細胞の増殖と機能を抑制して，骨吸収を低下させる(図27.7)．**デノスマブ**は，骨折のリスクが高い女性の閉経後の骨粗鬆症治療，男性骨粗鬆症，グルココルチコイド誘発骨粗鬆症に認可されている．6カ月ごとに皮下注射で投与される．閉経後骨粗鬆症，とくに骨折の危険性が高い場合には，第一選択薬の1つと評価される．有害作用として，胃腸管不快感，骨痛，感染症のリスクの増加，皮膚反応，低カルシウム血症，まれではあるが顎骨壊死や非定型的骨折などに関連している．本薬の休薬に際しては，骨吸収の反跳性増加を回避するためにビスホスホネートなどの投与を開始する必要がある．[注：悪性腫瘍の高カルシウム血症，多発性骨髄腫や骨転移の骨症状に適応となるさまざまな**デノスマブ**製剤が使用されている．]

C．副甲状腺ホルモン薬

テリパラチド teriparatideは，遺伝子組換えヒト副甲状腺ホルモンで，**アバロパラチド** abaloparatideは副甲状腺ホルモンのアナログである．これらの薬物は副甲状腺ホルモン受容体のアゴニストであり，1日1回の皮下投与で骨芽活性が上昇し，骨形成と骨強度が向上する．これら副甲状腺ホルモン薬は，骨折の危険性が著しく高い患者，他の骨粗鬆症治療薬が無効か忍容できない患者の代替薬として使用すべきである．有害作用には，注射部位反応，高カルシウム血症，起立性低血圧などがある．**アバロパラチド**では高尿酸血症に注意する．両薬ともラットでは骨肉腫が生じており，骨肉腫の危険性がある患者には禁忌となっている．2年以上の積算投与期間は推奨されない．これらの薬物の投与完了後は骨密度の維持や骨折の予防のために，他の骨吸収阻害薬の投与が必要になる．

D．スクレロスチン阻害薬 sclerostin inhibitor

ロモソズマブ romosozumabはスクレロスチンを阻害するモノクロ

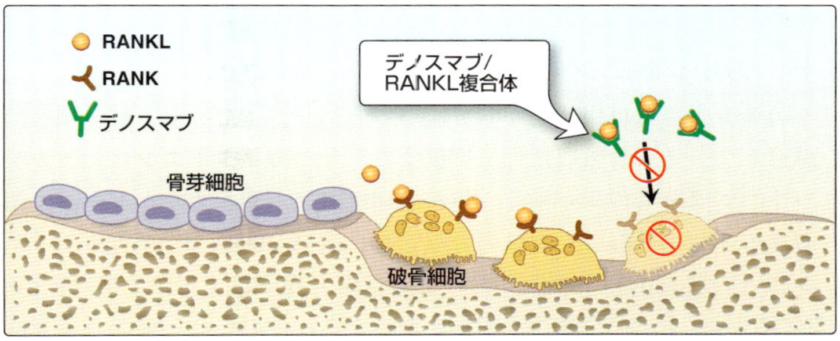
RANKL
RANK
デノスマブ
デノスマブ/
RANKL複合体
骨芽細胞
破骨細胞

図 27.7
デノスマブの作用機序．

ーナル抗体である．スクレロスチンは骨リモデリングに重要な調節因子であり，骨形成を阻害する．**ロモソズマブ**はスクレロスチンに結合して，その活性を阻害し，骨芽細胞の活動を促進するので，骨形成が増加する．二次的な作用として，骨再吸収の抑制がある．**ロモソズマブ**は骨折の危険性が高い閉経後女性に適応となっている．1カ月に1回，12カ月間，皮下投与される．［注：全量を投与するため2回の皮下注射が必要になっている．］有害作用は，関節痛，頭痛，注射部位反応などである．心筋梗塞や脳卒中の患者では，それらの事象が治験でわずかではあるが有意に増加したので，禁忌となっている．**ロモソズマブ**治療は12カ月の投与で完了となり，その後は別の骨吸収阻害薬を開始することになる．

E．選択的エストロゲン受容体モジュレーター selective estrogen receptor modulator（SERM）

閉経後にエストロゲンが低下すると，破骨細胞の増殖と活動が上昇し，骨密度は急速に低下していく．しかしながら，エストロゲンは，子宮が摘出されていない患者でプロゲスチンと併用しないと，子宮内膜癌の危険性を増加させる．また，乳癌，脳卒中，静脈血栓症，冠動脈疾患の危険性も増加させる．そのため，骨粗鬆症の治療には一般的には推奨されなくなった．［注：更年期症状が非常に強い女性や骨粗鬆症の第一選択薬が禁忌の場合や忍容できない場合にはエストロゲン療法は選択肢となる．］**ラロキシフェン raloxifene**は，閉経後女性の骨粗鬆症の予防と治療に認可されているSERMである．この薬物は骨にはエストロゲン作動薬，乳腺と子宮内膜にはエストロゲン拮抗薬として作用する．そのため，**ラロキシフェン**は子宮内膜癌の危険性を上昇させることなく，骨密度を増加させることができる．侵襲性乳癌の危険性も低下させる．非椎体骨折（大腿骨頸部骨折，橈骨遠位端骨折，上腕骨近位端骨折）の抑制効果は示されていないため，ビスホスホネートや**デノスマブ**を忍容できない女性への代替薬とはならない．**ラロキシフェン**の有害作用に，顔面潮紅や，下肢痙攣（こむら返り），静脈血栓塞栓症などがある．そのため，静脈血栓症（肺血栓塞栓症や深部静脈血栓症）の既往がある女性には禁忌となる．［注：**バゼドキシフェン bazedoxifene**は米国では単剤としては用いられないが（エストロゲン抱合体との合剤が認可），別のSERMであり，閉経後骨粗鬆症に用いられる．］

F．カルシトニン calcitonin

カルシトニンは甲状腺から分泌されるペプチドであり，破骨細胞に結合して，その骨吸収活性を抑制する．サケ**カルシトニン**はヒトカルシトニンよりも作用が強く，持続時間が長い．サケ**カルシトニン**は閉経後5年以上が経った女性の骨粗鬆症に適応がある．サケ**カルシトニン**は骨吸収を抑制するが，他の骨粗鬆症治療薬に比して効果は弱い．長期投与によって発癌の危険性が増加する．そのため，他の骨粗鬆症治療薬が無効か忍容できない場合に使用される．**カルシトニン**の特徴は，骨粗鬆症に伴う骨折の痛みを軽減することである．このために**カ**

ルシトニンは最近の椎骨骨折で苦しんでいる人に短期間処方される．点鼻薬と注射薬（皮下注か筋注）がある．経鼻的投与のおもな有害作用には，鼻腔炎などの鼻症状がある．[注：**カルシトニン**は骨粗鬆症よりも高カルシウム血症に注射剤としてしばしば使用される．]

臨床応用 27.1：閉経後骨粗鬆症の診断と管理

二重エネルギーX線吸収測定法dual-energy X-ray absorptiometry（DXA）は低容量の放射線を使用して骨密度を評価する診断的画像技術である．DXAスキャンの結果は若年健常者との相対的骨密度を示すT-スコアとして呈示される．健常若年者の骨密度より2.5標準偏差よりも低い場合（T-スコア −2.5以下），骨粗鬆症と診断される．大腿骨，脊椎，手首に外傷要因なく骨折が生じている場合も骨粗鬆症とされる．

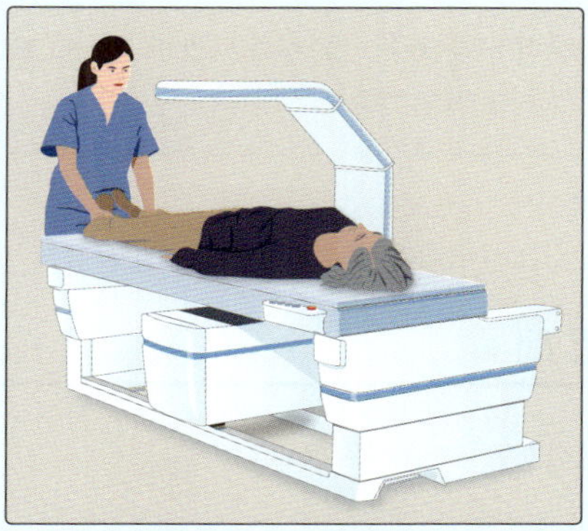

骨密度の評価には二重エネルギーX線吸収測定法を用いる．

骨粗鬆症の薬物治療は，さらなる骨折や進行を予防するために，上記の診断基準（T-スコア −2.5以下もしくは脆弱性骨折の既往）に基づいて開始される必要がある．また低骨密度（骨減少症，T-スコア −1.0 〜 −2.5）も骨折の危険性を勘案して治療対象となる．骨折リスク評価ツールfracture risk assessment tool（FRAX，https://www.sheffield.ac.uk/FRAX/）で骨折リスクを計算することができる．ガイドラインでは，10年間の大腿骨骨折の危険性が3% 以上（骨減少症），あるいはその他骨折の危険性が20% 以上（骨粗鬆症）と予想される場合が薬物治療の対象となる．[注：骨粗鬆症治療開始の基準は国や地域によって異なる．] 第一選択薬はビスホスホネートであり，代替薬は**デノスマブ**である．**テリパラチド**，**アバロパラチド**，**ロモソズマブ**は骨折の危険性が非常に高い患者（骨折の既往がありT-スコア −2.5以下，多発脊椎骨折の既往）に使用される．薬物治療開始後は，骨密度への効果を評価するために，1 〜 3年ごとにDXAスキャンを行うべきである．

27 章の要約

1. ビスホスホネート（**アレンドロネート**，**リセドロネート**，**ゾレドロネート**など）は閉経後骨粗鬆症の主要治療薬である．
2. ビスホスホネートは骨のヒドロキシアパタイト結晶に結合し，破骨細胞による骨吸収を抑制し，骨密度を増加させ，骨折の危険性を低下させる．その効果は長期に及ぶ．
3. 経口ビスホスホネート（**アレンドロネート**，**リセドロネート**，**イバンドロネート**）は食道炎や食道潰瘍が服用時に生じうる．食道刺激を避けるために，経口ビスホスホネート服用時は上半身の立位を保持する必要がある．
4. 食事やさまざまな薬物が経口ビスホスホネートの吸収に影響を及ぼす．
5. **ゾレドロネート**や**イバンドロネート**は静注ビスホスホネートである．**ゾレドロネート**は1年に1回，静注される．

6. ビスホスホネートのまれではあるが重篤な有害作用に顎骨壊死や非定型大腿骨骨折がある．これらの有害作用は長期投与で危険性が高まる．経口ビスホスホネートでは5年以上，**ゾレドロネート**では3年以上の投与歴がある場合には，休薬を考慮する必要がある．
7. RANKL阻害薬の**デノスマブ**は閉経後骨粗鬆症の代替薬であり，とくに骨折の危険性が高い場合には第一選択薬となりえる．6カ月ごとに皮下注射される．
8. 副甲状腺ホルモンアゴニストの**テリパラチド**や**アバロパラチド**は骨芽細胞活性を上昇させ，骨形成と強度を増加させる．骨肉腫誘発の危険性があるために，投与期間は2年以内に限定される．
9. **ロモソズマブ**はスクレロスチン阻害薬であり，骨芽細胞活性と骨形成を促進する．12カ月間，1カ月に1回，皮下注射で投与される．
10. **テリパラチド**，**アバロパラチド**，**ロモソズマブ**は骨折の危険性が非常に高い骨粗鬆症患者に限定的に使用されるべきである．

学習問題

最も適当な答えを1つ選択せよ．

27.1 関節リウマチ，糖尿病，高血圧，胸焼けの既往がある52歳女性患者．メトトレキサート，プレドニゾン，メトホルミン，ヒドロキシクロロチアジド，リシノプリル，炭酸カルシウムを服用している．閉経が近づき，骨粗鬆症を心配している．現在の処方薬で骨粗鬆症の危険性を最も高めるのはどれか．
A．炭酸カルシウム
B．ヒドロキシクロロチアジド
C．リシノプリル
D．プレドニゾン

正解 D. グルココルチコイド(たとえば，プレドニゾン5 mg/day以上を3カ月以上)は有意な骨粗鬆症の危険因子となる．それ以外の処方薬には骨粗鬆症を増加させる危険性は報告されていない．炭酸カルシウムとヒドロキシクロロチアジド(カルシウム保持性利尿薬)は骨粗鬆症患者には有益である．

27.2 ビスホスホネートの薬物動態について正しいのはどれか．
A．経口投与の吸収性は優れている．
B．食物や他の薬物によって著しく吸収が阻害される．
C．おもにCYPによって代謝される．
D．排出半減期は4～6時間である．

正解 B. ビスホスホネートの経口吸収率はもともと低いが(1% 以下)，食物や他の薬物によってさらに吸収が阻害される．骨への結合と腎臓からの排泄によって血中から除去される．CYP系で代謝されることはない．排出半減期は年のオーダーである．

27.3 56歳女性の患者は閉経後骨粗鬆症と診断されている．骨折の既往はなく，他の合併疾患はない．彼女の骨粗鬆症治療薬として適切なのはどれか．
A．アレンドロネート
B．カルシトニン
C．ロモソズマブ
D．ラロキシフェン

正解 A. とくに禁忌でない限り，閉経後骨粗鬆症の第一選択薬はビスホスホネートである．ラロキシフェンも代替薬であるが，とくに非椎骨骨折や大腿骨骨折には有効性がより低い．そのためビスホスホネートやデノスマブが忍容できない場合の代替薬となる．カルシトニンは推奨されない．ロモソズマブは骨折がハイリスクの患者に使用される．

27.4 閉経後骨粗鬆症の治療としてアレンドロネートを5年間服用している．骨密度はわずかに上昇し，骨折の既往はない．アレンドロネート休薬を考慮すべき有害作用はどれか．

A．非定型的大腿骨骨折
B．高カルシウム血症
C．骨肉腫
D．鼻炎

正解 A． 非定型的大腿骨骨折はビスホスホネートの長期(5年以上)投与で生じうる．この患者では骨折の既往がないため，休薬を検討する必要がある．高カルシウム血症と骨肉腫は甲状腺ホルモンアナログの有害作用であり，鼻炎はカルシトニン点鼻薬で生じうる．

27.5 骨粗鬆症治療薬デノスマブの作用機序はどれか．

A．副甲状腺ホルモンアナログ
B．RANKL阻害薬
C．SERM
D．スクレロスチン阻害薬

正解 B. デノスマブはRANKLを標的とするモノクローナル抗体である．破骨細胞の増殖と機能を抑制する．副甲状腺ホルモンアナログ(作動薬)はテリパラチドとアバロパラチドである．SERMはラロキシフェン，スクレロスチン阻害薬はロモソズマブである．

27.6 服用を2年以内にすべき骨粗鬆症治療薬はどれか．

A．カルシトニン
B．デノスマブ
C．テリパラチド
D．レドロネート

正解 C． テリパラチド(遺伝子組換えヒト副甲状腺ホルモン)の使用は2年間に限定されている．2年以上投与の臨床試験は行われておらず，推奨されない．他の薬物には2年間の縛りはない．

27.7 閉経後骨粗鬆症の患者で，下記のどのような条件がアバロパラチド投与の対象となるか．

A．先端恐怖症
B．1カ月1回投与の希望
C．多発椎骨骨折の既往
D．T-スコア −2.0で骨折の既往なし

正解 C． アバロパラチドは副甲状腺ホルモンのアナログであり，多発椎骨骨折の既往があるなど骨折の危険性が高い患者に最も適している．毎日，皮下投与される．T-スコアが骨減少症レベルであり，骨折の既往がない患者では，将来の骨折の危険性の評価から，薬物療法は不要となる．

27.8 パジェット病と診断された55歳男性．既往歴はとくにない．この患者のパジェット病治療薬はどれか．

A．アバロパラチド
B．デノスマブ
C．ラロキシフェン
D．ゾレドロネート

正解 D． ゾレドロネートは有効性と1年に1回の投与のために，パジェット病の有力な治療薬である．他の薬物はパジェット病に適応はない．

抗菌薬治療の基本原理

28

Ⅰ．概　要[*1]

抗菌薬療法は，細菌とヒトの間の生化学的な違いに基づいている．抗菌薬は選択性(宿主の細胞を傷害することなく侵入する病原菌を殺菌あるいは抑制する能力)をもっているために，感染症の治療に有効である．多くの場合，この選択性は絶対的なものではなく相対的なものであり，病原菌を攻撃するためには，宿主が忍容(認容)できる範囲でその濃度を慎重にコントロールする必要がある．

Ⅱ．抗菌薬の選択

治療に最も適切な抗菌薬を選択するためには以下の情報が必要である：(1)細菌の同定，(2)その薬物感受性，(3)感染部位，(4)患者の状態，(5)抗菌治療の有効性と安全性，(6)治療コスト．しかしながら，重篤な患者に対しては経験的抗菌療法が必要な場合がある．つまり，病原細菌の同定やその感受性テストの結果を得る前に，有効性が期待できる薬物をただちに投与しなければならない場合もある．感染菌情報が得られた場合には必要に応じて治療戦略を修正する．

＊1 (訳者注)：本章では主として細菌感染症の薬物療法を念頭において解説しているが，真菌感染症，ウイルス感染症，寄生虫疾患の治療薬にも，一部は悪性腫瘍の抗癌薬にも当てはまる．これらを総称して広義の化学療法とよぶが，単に化学療法という場合には抗癌薬治療を意味することが多い．抗菌薬は一般的に細菌増殖の阻害薬を示す．抗菌薬には抗生物質の他に純粋に化学合成されたサルファ薬やキノロン類などが含まれる．抗生物質(抗生剤)は狭義には微生物が産生する微生物阻害物質であるが，それに基づいて人工的に合成した薬物も含める．抗生物質のなかにはマイトマイシンCなど抗癌薬として使われるものもある．

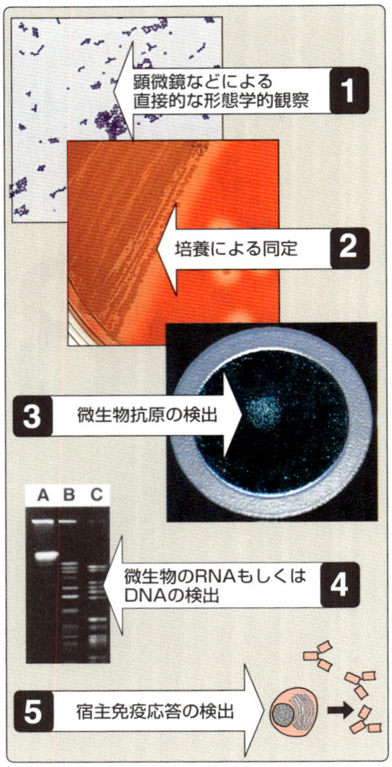
顕微鏡などによる
直接的な形態学的観察
1
培養による同定
2
3
微生物抗原の検出
A B C
微生物のRNAもしくは
DNAの検出
4
5
宿主免疫応答の検出

図 28.1
細菌感染症の診断に有用な臨床検査の例．

A．病原菌の同定

病原菌の解析は適切な抗菌治療の基本である．病原菌の性質の迅速な把握は，たとえば，グラム染色法による染色性に基づいて行われる．グラム染色は正常な場合には無菌な体液〔血液，脳脊髄液 cerebrospinal fluid（CSF），胸水，滑液，尿など〕の細菌の有無や形態学的解析に非常に有用である．しかし，確定診断を行い抗菌薬への感受性を確認するためには，基本的には感染病原菌の培養が必要となる．したがって，抗菌治療を開始する前に培養用の病原菌サンプルを採取するのが不可欠である．そうしないと，培養の結果が陰性であっても，病原菌が存在していないのか，投与された抗菌薬の作用の結果なのかを判断できないことになる．また，感染病原菌の確定診断には，細菌抗原，細菌DNAもしくはRNAの検出，あるいは，病原菌に対する宿主の炎症もしくは免疫応答の検査といった，さまざまな臨床試験が必要となろう（図 28.1）．細菌RNAやDNAのPCRやMALDI-TOF MS（matrix-assisted laser desorption/ionization time-of-flight mass spectrometry，マトリックス支援レーザー脱離イオン化飛行時間型質量分析計）による迅速検出は感染病原体の特定に正確性，コスト，スピードの観点から十分に実用的である．これらの方法により抗菌治療を合理的に選択して開始することができる．しかし，すべての機関でこれらの検査が可能なわけではない．とくに抗菌治療開始時に培養結果を得るのは難しい．それでも臨床では抗菌薬治療を開始する必要がある．

B．病因細菌を同定する前の経験的療法

理想的には，感染症の治療に用いる薬物は，病因細菌を特定し，それに有効なことを確認してから決定するべきである．しかしながら，血液培養やその他の臨床検査の結果を得るには数日が必要なことがしばしばであり，経験的抗菌薬治療を開始せざるをえない．重篤な患者の場合には，治療開始の遅延は致命的となる場合があり，ただちに経験的療法を適用することが望ましい．

1．薬物の投与開始期：未同定の病原菌感染症の急性重症患者，たとえば，白血球減少患者（好中球が減少した患者であり，多くの場合，感染の危険性が高い），あるいは髄膜炎患者（脳と脊髄の表面を覆う膜の急性炎症，項部硬直や羞明が典型的な症状）などの場合には迅速な治療が必要となる．敗血症により血圧が低下した場合には，抗菌薬治

臨床応用 28.1：耐性遺伝子の検出

PCRによる細菌のRNA/DNAの迅速検出は経験的抗菌治療の開始に必須である．**メチシリン**耐性黄色ブドウ球菌 methicillin-resistant *Staphylococcus aureus*（MRSA）感染の検出や診断はPCRによる*mecA*遺伝子の検出で行われる．この遺伝子は変異ペニシリン結合タンパク質PBP-2aをコードし，ほとんどのβラクタム系抗菌薬が無効となっている（例外は**セフタロリン** ceftaroline など）．PCRで*mecA*が陽性の場合は，感受性試験の結果を待ちつつ，バンコマイシンなどを含む経験的抗菌薬治療を開始するか継続することになる．

療を診断から1時間以内に開始しなくてはならない．可能ならば，培養や臨床検査の結果を待って治療を開始するべきではあるが，培養や感受性の検査結果が得られる前に開始せざるをえないこともある．

2．抗菌薬の経験的選択：感受性データ（感染部位の感染菌についての情報，図28.2）がない場合の抗菌薬の選択には，感染部位，その患者の現病歴が参考になる．たとえば，病歴，年齢，旅行歴，院内感染なのか市中感染なのか，免疫不全患者かそうでないか，直近の抗菌薬治療歴，あるいはその地域の耐性菌の発生状況などである．[注：アンチバイオグラム antibiogram（抗菌薬感受性率表）とは，ある施設において検出された病原体の薬物感受性の一覧である．この情報も経験的抗菌薬治療の開始には重要である．] 病因細菌が特定できない場合や多重感染の可能性が高い場合には，重症感染症には広域スペクトル治療が必要となろう．臨床状況によっては，ある特定の病因菌を想定して治療薬を選択することになろう．たとえば，新生児脊髄液のグラム陽性球菌は，肺炎球菌 *Streptococcus pneumoniae*（pneumococcus）である可能性は低く，B型レンサ球菌 *Streptococcus agalactiae*（Group B）である可能性が高い．B型レンサ球菌は**ペニシリン** G penicillin Gに感受性が高い．一方，患者が40歳であれば，ほとんどの場合，脊髄液のグラム陽性球菌は肺炎球菌である．肺炎球菌は多くの場合**ペニシリン**Gに耐性であり，高用量の第三世代セファロスポリン（**セフトリアキソン** ceftriaxoneなど），あるいは，**バンコマイシン** vancomycinによる治療が必要になる．

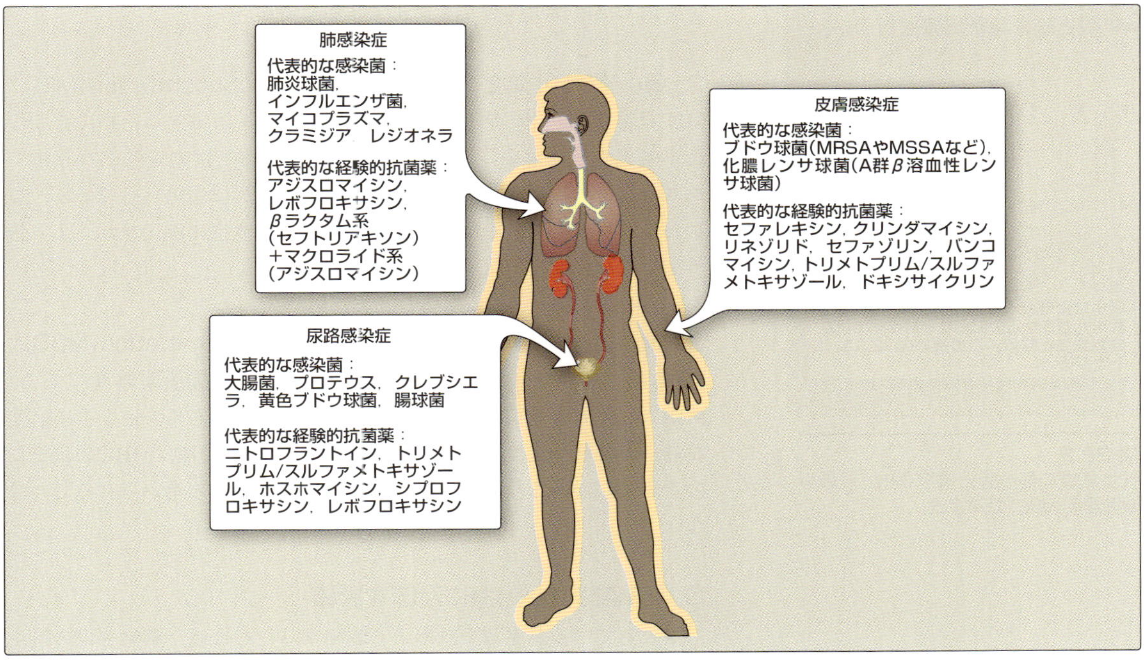
肺感染症
代表的な感染菌：
肺炎球菌，
インフルエンザ菌，
マイコプラズマ，
クラミジア，レジオネラ
代表的な経験的抗菌薬：
アジスロマイシン，
レボフロキサシン，
βラクタム系
（セフトリアキソン）
＋マクロライド系
（アジスロマイシン）
皮膚感染症
代表的な感染菌：
ブドウ球菌（MRSAやMSSAなど），
化膿レンサ球菌（A群β溶血性レンサ球菌）
代表的な経験的抗菌薬：
セファレキシン，クリンダマイシン，
リネゾリド，セファゾリン，バンコマイシン，トリメトプリム/スルファメトキサゾール，ドキシサイクリン
尿路感染症
代表的な感染菌：
大腸菌，プロテウス，クレブシエラ，黄色ブドウ球菌，腸球菌
代表的な経験的抗菌薬：
ニトロフラントイン，トリメトプリム/スルファメトキサゾール，ホスホマイシン，シプロフロキサシン，レボフロキサシン

図 28.2
感染部位ごとの感染菌の例．MRSA＝メチシリン耐性黄色ブドウ球菌感染症 methicillin-resistant *Staphylococcus aureus*，MSSA＝メチシリン感受性黄色ブドウ球菌 methicillin-sensitive *Staphylococcus aureus*.

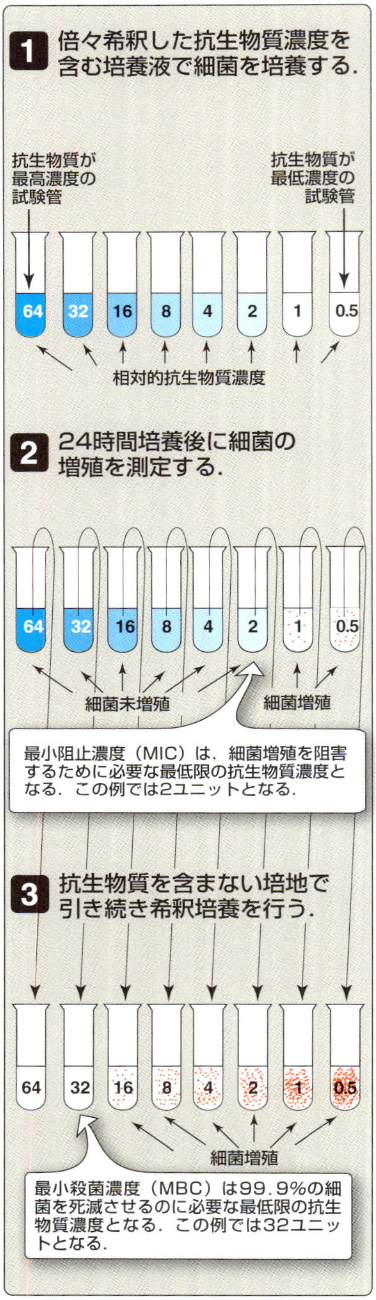
1 倍々希釈した抗生物質濃度を含む培養液で細菌を培養する.
抗生物質が最高濃度の試験管
抗生物質が最低濃度の試験管
64 32 16 8 4 2 1 0.5
相対的抗生物質濃度
2 24時間培養後に細菌の増殖を測定する.
64 32 16 8 4 2 1 0.5
細菌未増殖
細菌増殖
最小阻止濃度（MIC）は，細菌増殖を阻害するために必要な最低限の抗生物質濃度となる．この例では2ユニットとなる．
3 抗生物質を含まない培地で引き続き希釈培養を行う.
64 32 16 8 4 2 1 0.5
細菌増殖
最小殺菌濃度（MBC）は99.9％の細菌を死滅させるのに必要な最低限の抗生物質濃度となる．この例では32ユニットとなる．

図 28.3
抗生物質の最小阻止濃度(MIC)と最小殺菌濃度(MBC)の決定法.

C．感染細菌の抗菌薬感受性の検証

病原菌の培養によって得られる抗菌薬感受性は抗菌薬治療の指標となる．A型レンサ球菌 *Streptococcus pyogenes* や髄膜炎菌 *Neisseria meningitidis* といった病原菌は，多くの場合，予想どおりの抗菌薬感受性を示す．しかし，多くの細菌，グラム陰性桿菌，腸球菌 enterococcus，ブドウ球菌にはさまざまな耐性が存在し，適切な抗菌治療を行うためには感受性テストが必須である．最小阻止濃度(MIC)や最小殺菌濃度(MBC)は感受性の指標となる(図 28.3)．

1．静菌的薬物と殺菌的薬物：抗菌薬は静菌的 bacteriostatic 薬物と殺菌的 bactericidal 薬物に二分することができる．歴史的に静菌的薬物は患者内の薬物濃度では細菌の増殖を抑制するだけであるが，殺菌的薬物は実験室の条件では 99.9％（10^3，log 3)以上の減少が可能であるとされてきた．しかし，近年，この分類はあまりに単純化されていると考えられている．いわゆる静菌的薬物も患者内では効果的に病原菌を殺菌するのである．しかし，MBC を設定するのは困難である．図 28.4 は静菌的薬物と殺菌的薬物を実験的に比較している．たしかに実験環境では殺菌的薬物の方が殺菌作用は強いが，体内では静菌的薬物も十分に有効である．ある抗菌薬は細菌の種類によって殺菌的にも静菌的にも作用する．たとえば，**リネゾリド** linezolid は黄色ブドウ球菌には静菌的であるが，肺炎球菌には殺菌的となる．また，一般的な臨床感染症では，殺菌的薬物も静菌的薬物もその有効性には著しい違いがないことが明らかになってきた．薬物本来の作用ばかりではなく，患者の免疫系，感染部位の薬物濃度，感染の重症度などさまざまな要因で抗菌作用は著しく変化するのである．

2．最小発育阻止濃度 minimum inhibitory concentration(MIC)：MIC は微生物の 24 時間後に確認される増殖を阻害するために必要な最小濃度を意味する．MIC は試験管内での感受性の定量的な指標であり，臨床の現場では治療方針の決定に一般的に用いられている．コンピュータ制御の自動検査システムが臨床検査室に導入され，より短時間に正確に MIC が得られるようになった．

3．最小殺菌濃度 minimum bactericidal concentration(MBC)：MBC は，細菌を殺菌するために必要な最小の抗菌薬濃度である．MBC は 24 時間培養でコロニー形成数を 99.9％ 低下させるのに必要な最小の抗菌薬濃度と定義される(図 28.3 参照)．[注：MBC の決定には手間暇がかかるために，臨床の現場ではほとんど用いられることはない．]

D．感染部位が治療に及ぼす影響

侵入している病原菌を効率よく駆除するためには，感染部位の抗生物質の濃度が適切なレベルに到達する必要がある．薬物を組織へ輸送する毛細血管の薬物透過性は組織によって異なる．血液中のタンパク質と結合していない遊離薬物が組織に浸透するためには，多くの場合，毛細血管壁を構成する内皮細胞に存在する小孔 slit junctionを通過する必要がある．前立腺，精巣，胎盤，眼球硝子体，中枢神経系 central nervous system（CNS）など，組織によっては毛細血管の構造により薬物送達 drug deliveryへの障害が備わっている．とくに重要なのが，CNSの毛細血管であり，血液脳関門 blood-brain barrier（BBB）の重要な構成要素となっている．この障壁はタイトジャンクション（結合）で相互に接着して，タイルのように貼り合わせられた1層の内皮細胞で構成されている．この障壁によって，小分子や脂溶性物質を除いて，血中のほとんどの分子は脳内にはそのままでは浸透できない．臨床的に重要な感染部位（CNS，肺，尿路，皮膚など）はさまざまであるが，とくにCNS感染症では抗菌薬のCNFへの移行を十分に勘案する必要がある．全身投与された抗菌薬のCSF中濃度は，以下の条件によって大きく変動する．

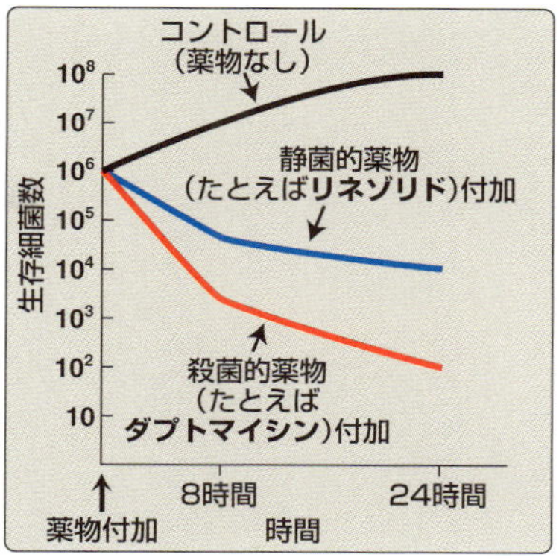
コントロール
（薬物なし）
静菌的薬物
（たとえば**リネゾリド**）付加
殺菌的薬物
（たとえば
ダプトマイシン）付加
生存細菌数
10⁸
10⁷
10⁶
10⁵
10⁴
10³
10²
10
薬物付加
8時間
24時間
時間

図 28.4
試験管内*in vitro*での細胞増殖に及ぼす殺菌的薬物と静菌的薬物の効果．

1．**薬物の脂溶性**：脂溶性は血液脳関門を通過するための重要な決定因子である．たとえば，**クロラムフェニコール** chloramphenicolや**メトロニダゾール** metronidazoleといった脂溶性薬物は，CNSに有意に分布する．しかし，**ペニシリン** penicillinのようなβラクタム系抗生物質は，生理的pHではイオン化しており，脂溶性が著しく低い．そのため，通常は，これらの薬物は正常な血液脳関門を通過することはほとんどない．髄膜炎のような感染が生じている場合には，脳内の炎症により，血液脳関門の機能も障害され，局所的には浸透性は上昇する．したがって，そのような条件では，βラクタム系抗生物質も治療域までCSFに浸透することもある．

2．**薬物の分子量**：低分子量の薬物の方が障壁を通過しやすく，また，逆に高分子量の薬物（たとえば**バンコマイシン**）の方が通過しにくい．髄膜炎が存在している場合でも高分子量薬物の透過性は低い．

3．**薬物のタンパク質結合性**：タンパク質と結合した薬物は原則としてCSFに浸透することはできない．CSFへの浸透性を決定するのは，血中の全薬物濃度ではなく，タンパク質と結合していない遊離薬物濃度である．

4．**トランスポーター（輸送体）あるいは排出ポンプとの関係**：トランスポーターで輸送される抗菌薬，あるいは排出ポンプで排出されない抗菌薬はCNS移行性が高い．

E．患者要因

抗菌薬を選択する際，患者の状態にも注意を払わなければならない．たとえば，患者の免疫系，腎機能．肝機能，循環機能，年齢を考慮する必要がある．女性の場合には妊娠と授乳も抗菌薬の選択に影響を及ぼす．

1．**免疫系**：感染病原体を体内から排除するためには免疫系が正常でなければならない．抗菌薬は細菌数を減らす（殺菌的），あるいはそれ以上の増殖を防ぐ（静菌的）が，最終的に侵入病原菌を除去するのは宿主の防衛機構である．アルコール中毒，糖尿病，ヒト免疫不全ウイルス human immunodeficiency virus（HIV）の感染，栄養不全，自己免疫疾患，妊娠，高齢などは免疫抑制薬と同様に免疫系を抑制する．このような患者では，感染病原菌を排除するためには，通常よりも多量あるいは長期の抗菌薬治療が必要となる．

2．腎機能不全：腎機能障害は，腎臓から排泄される抗菌薬の体内蓄積をもたらす．そのために，投与量や投与スケジュールを調節しないと，重篤な有害作用が生じる確率が高くなる．服薬計画の修正のために腎機能の指標としてしばしば血清クレアチニン濃度が用いられるが，有害作用を防ぐためには血中濃度の最高値と最低値が有用であり，抗菌薬〔**バンコマイシン**やアミノグリコシド（**アミカシン** amikacin，**ゲンタマイシン** gentamicin，**トブラマイシン** tobramycin）など〕の血中濃度の直接測定が望ましい．［注：機能するネフロンの数は加齢とともに減少する．したがって，高齢患者ではクレアチニンの血中濃度が正常でも腎臓から排泄される薬物がとくに蓄積しやすい．このような患者では，おもに代謝によって除去されたり，胆道系から排出される薬物の方が好ましい．］

3．肝機能不全：肝臓に蓄積して除去される抗菌薬（たとえば，**リファンピン** rifampin や**ドキシサイクリン** doxycycline）は，肝疾患の患者には注意して投与しなければならない．

4．循環不全：たとえば糖尿病患者の下肢といった解剖学的領域での循環不全によって，組織への抗菌薬の到達量が減少し，感染症の治療が著しく困難となる．消化管での浸透が低下すると吸収が低下し，経口投与では治療濃度の維持が困難になる．

5．年齢：腎臓あるいは肝臓での排出過程は，多くの場合，新生児では十分に発達しておらず，とくに**クロラムフェニコール**やスルホンアミド類（サルファ薬）sulfonamides などの有害作用が新生児では生じやすい．幼児では骨成長に影響を及ぼすテトラサイクリン系 tetracyclines や関節に影響するフルオロキノロン類 fluoroquinolones は禁忌である．腎機能や肝機能がしばしば低下している高齢者では一部の抗菌薬の薬物動態が変化する．

6．妊娠と授乳：多くの抗生物質は胎盤を通過し，母乳に分泌されて乳児に移行する．妊婦や授乳中の女性に薬物を投与する場合には，十分に添付文書や最新の情報を確認する必要がある*2．胎児血中や母乳中の抗菌薬の濃度は通常は低濃度ではあるものの，摂取総量としては重大な問題を生じる量に達することが考えられる．フルオロキノロン系，テトラサイクリン，スルホンアミド，アミノグリコシドなどは，催奇形性のために妊婦には不可である．たとえば，テトラサイクリンでは先天性奇形が報告されている．**トリメトプリム/スルファメトキサゾール** trimethoprim/sulfamethoxazole は妊娠末期に投与すると，新生児核黄疸（ビリルビン蓄積による脳障害）の危険性がある．**ドキシサイクリン**は乳汁に分泌され，授乳している児に歯エナメル質の低形成や歯への色素沈着が生じうる．

7．多剤耐性菌感染症の危険因子：多剤耐性菌が原因の感染症の経験的抗菌薬治療を開始する際には，抗菌スペクトルが広い抗菌薬を選択する必要がある．多剤耐性菌感染症の一般的な危険因子は，過去90日間における抗菌薬治療や2日間以上の入院，介護施設への入居や滞在，家庭での点滴治療や外傷治療，30日以内の透析療法の実施，多剤耐性菌感染者との同居，免疫抑制治療などである．

F．薬物の安全性

βラクタム類は，細菌の増殖に特異的な過程に作用するために，他の多くの抗菌薬よりも毒性が非常に低い．**クロラムフェニコール**などはその作用特異性がやや低いために，重篤な有害作用の危険性がある．そのために，致死的な感染症の場合のみに使用される．［注：薬物の安全性はその薬物の本質的な性質ばかりでなく，有害作用の可能性を上昇させるような上述の患者側の因子にも影響される．］抗菌薬を服用している患者のすべてに有害作用が生じるわけではない．添付文書の有害作用のリストは可能性のある危険性を示している．たとえば，**バンコマイシン**の有害作用の1つである腎障害を知らない臨床家はいないだろう．しかし，腎障害が生じる確率は投与された患者の5%にすぎない．しかし，他の腎障害の危険性がある薬物が併用投与されると，当然ながら，腎障害の危険性は高くなる．**バンコマイシン**とアミノグリコシドを併用する腎障害の危険性は上昇するのである．

G．治療コスト

感染症の治療には同等の効果を期待できる多くの種類の薬物が存在するが，そのコストが異なることはまれではない．たとえば，メチシリン耐性黄色ブドウ球菌（MRSA，多剤耐性ブドウ球菌）の治療には一般的に**バンコマイシン**，**クリンダマイシン** clindamycin，**ダプトマイシン** daptomycin，**リネゾリド**のいずれかが用いられる．多くの場合，感染部位，重症度，経口投与の可否などに基づいて選択されるが，治療コストを考慮することも大切である．可能ならば，静注から経口投与に切り替えることによってもコストを軽減することができる．

---

*[2]（訳者注）：2014年12月，FDAは“単純”な胎児危険性分類を廃止した．十分に薬物の利益と危険を評価することなく，この表のみに基づいて安易に投薬が決定されることを問題とした．今後は，薬物ごとに妊娠（分娩と出産を含む），授乳，生殖能力のある男女それぞれへの影響の情報を詳細に記すことになった．

経口バイオアベイラビリティ	抗菌薬
良好 (>90%)	クリンダマイシン フルコナゾール メトロニダゾール トリメトプリム/スルファメトキサゾール ドキシサイクリン リネゾリド レボフロキサシン
中程度 (60〜90%)	アモキシシリン セフェピム セファクロル セファレキシン シプロフロキサシン ニトロフラントイン アジスロマイシン
低 (<60%)	バンコマイシン アシクロビル セフジニル ホスホマイシン

図 28.5
抗菌薬の経口バイオアベイラビリティ.

Ⅲ. 投与経路

中程度で外来で治療できる感染症の場合には経口投与が望ましい. 経口投与のバイオアベイラビリティはさまざまである(図 28.5). 消化管からの吸収性が低い薬物は非経口投与される. 重症患者で血中の薬物濃度を十分に維持する必要がある場合には静注投与される. 治療開始時には静脈内投与が必要な入院患者の場合でも, 可能な限り, 状況が許せば経口投与に切り替えるべきである. しかし, **バンコマイシン**, アミノグリコシド系は, 経口投与では消化管からほとんど吸収されないために, 血中濃度は治療域に達しない.

Ⅳ. 合理的投与量の決定

抗菌薬の合理的投与量は, それらの薬力学(薬物濃度と抗菌作用の関係)と薬物動態(吸収, 分布, 代謝, 排出)に基づいて決定される. 投与間隔に影響を及ぼす重要な 3 つの薬物動態特性は, 濃度依存性殺菌と時間依存性殺菌(濃度非依存的), 後抗菌薬作用 post-antibiotic effect (PAE)である. 抗菌薬のこれらの特性を考慮した治療計画を構築することによって, 臨床効果を向上しつつ耐性の出現を軽減することができるのである.

A. 濃度依存性殺菌

アミノグリコシド系や**ダプトマイシン**などの抗菌薬では, 感染菌の MIC の 4 〜 64 倍の範囲でほぼ直線的に濃度依存性に細菌殺菌率が上昇する(図 28.6A). このような濃度依存性殺菌を示す抗菌薬の場合には 1 日 1 回のボーラス静脈内投与により, 血中濃度を極値に達することができ, 感染病原菌を効率的に殺菌できることが期待される.

B. 時間依存性(濃度非依存性)殺菌

β ラクタム系, マクロライド系, **クリンダマイシン**, **リネゾリド**などは, MIC よりも高濃度にしても殺菌率がそれに見合って上昇する濃度依存性効果はみられない(図 28.6B). 有意な濃度依存性殺菌を示さないこれらの抗菌薬の臨床的有効性は, 1 日のなかで血中濃度が MIC よりも高い時間の割合で決定されることになる. このような傾向を, 濃度非依存性殺菌あるいは時間依存性殺菌という. たとえば, ペニシリン類やセファロスポリン類では, ある時間当たりの血中濃度が MIC 以上の時間の割合をそれぞれ 50% か 60% に維持するような投与スケジュールが, 臨床的に効果的であることが示されている. したがって, 短時間(〜 30 分)ではなく長時間(一般的には 3 〜 4 時間)あるいは持続(24 時間)静脈内投与, あるいは単回(30 分以上かける)ボーラス投与を頻回に行って, MIC 以上の血中濃度を長く保ち, より効果的な抗菌効果を得ることが臨床的に行われている. フルオロキノロン系や**バンコマイシン**などでは, AUC24 時間 /MIC 比を最適化する. AUC24 時間は薬物投与間における濃度と時間を考慮した全体的な薬物曝露を反映している.

C．後抗菌薬作用 post-antibiotic effect（PAE）

PAEとは，一部の抗菌薬で観察されるMIC以下の濃度になっても細菌増殖が抑制される現象である．PAEが長時間（数時間）の抗菌薬の場合には，多くの場合，1日1回の投与で十分である．たとえば，アミノグリコシド類やフルオロキノロン類などでは，とくにグラム陰性菌に対してPAEが長い．

V．抗菌薬の治療スペクトル

本書では，臨床的に重要な細菌類を，グラム染色，形態，その他の生化学的特性などに基づいて8グループに分類し，図28.7Aにカラー図示した．9番目は"その他"であり，8グループに属さない細菌を意味する．図28.7B，C，Dは，あるクラスの抗菌薬の臨床的に有効な細菌のスペクトルを示す．

A．狭域スペクトル抗菌薬narrow-spectrum antimicrobial

単一あるいはごく限られたグループの細菌にのみ作用する抗菌薬は狭域スペクトルであるという．たとえば，**イソニアジド** isoniazidは結核菌 *Mycobacterium tuberculosis*のみに有効である（図28.7B）．

B．拡張スペクトル抗菌薬extended-spectrum antimicrobial

拡張スペクトルはグラム陽性菌と多くのグラム陰性菌に有効な抗菌薬に当てはめられる言葉である．たとえば，**アンピシリン** ampicillinはグラム陽性菌と一部のグラム陰性菌に有効なために，拡張スペクトルをもっているといわれる（図28.7C）．

C．広域スペクトル抗菌薬broad-spectrum antimicrobial

テトラサイクリン tetracycline，フルオロキノロン類，カルバペネム類などの抗菌薬は，非常に多くの種類の細菌に有効なため，広域スペクトル抗菌薬といわれる（図28.7D）．広域スペクトル抗菌薬はグラム陽性菌やグラム陰性菌に有効であり，培養によって原因菌の特定や抗菌薬感受性の結果が得られる前に経験的治療として投与される．広域スペクトル抗菌薬の投与は正常細菌叢の状態を著しく変えることになり，通常は他の細菌によって増殖を抑制されているクロストリジオイデス・ディフィシル *Clostridioides difficile*[*3] のようなある特定の細菌の増殖という菌交代症をもたらすことがある．

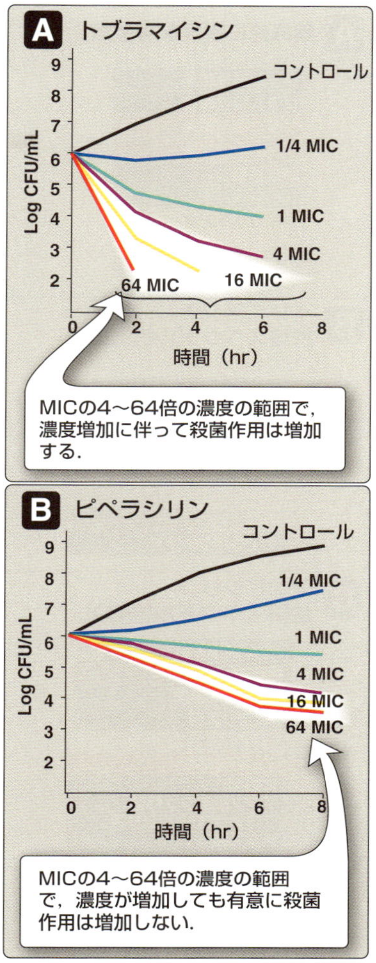
A トブラマイシン
Log CFU/mL
コントロール
1/4 MIC
1 MIC
4 MIC
16 MIC
64 MIC
時間（hr）
MICの4～64倍の濃度の範囲で，濃度増加に伴って殺菌作用は増加する．
B ピペラシリン
Log CFU/mL
コントロール
1/4 MIC
1 MIC
4 MIC
16 MIC
64 MIC
時間（hr）
MICの4～64倍の濃度の範囲で，濃度が増加しても有意に殺菌作用は増加しない．

図28.6
A．有意な濃度依存性の殺菌作用を示すトブラマイシン．B．有意な濃度依存性の殺菌作用を示さないピペラシリン．CFU＝コロニー形成ユニット colony forming unit，MIC＝最小阻止濃度 minimum inhibitory concentration.

[*3]（訳者注）：病原体の分子生物学的分類の発展により，しばしば名称の変更が生じている．*Clostridium difficile*（クロストリジウム・ディフィシル）は2016年に細菌の分類変更により*Clostridioides difficile*（クロストリジオイデス・ディフィシル）となった．幸いなことに略称（CDや*C. difficile*）は同じである．

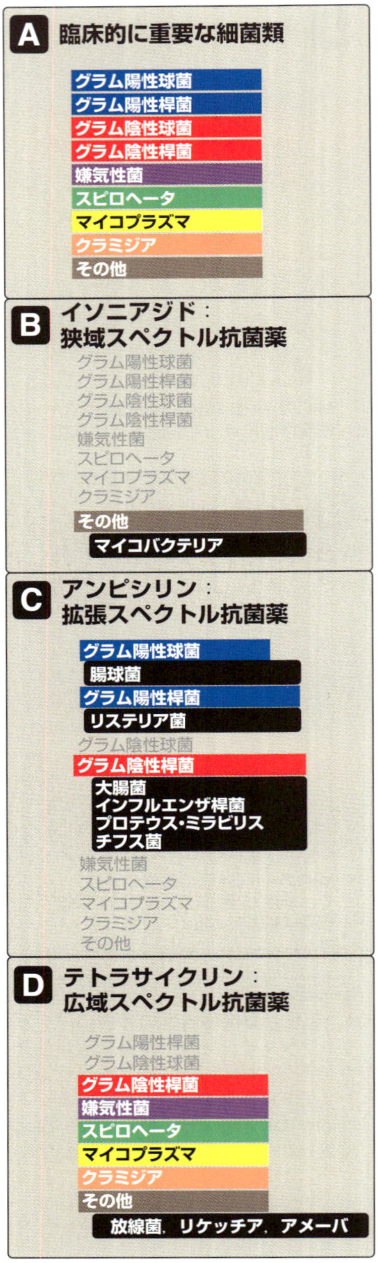
A
臨床的に重要な細菌類
グラム陽性球菌
グラム陽性桿菌
グラム陰性球菌
グラム陰性桿菌
嫌気性菌
スピロヘータ
マイコプラズマ
クラミジア
その他
B
イソニアジド：
狭域スペクトル抗菌薬
グラム陽性球菌
グラム陽性桿菌
グラム陰性球菌
グラム陰性桿菌
嫌気性菌
スピロヘータ
マイコプラズマ
クラミジア
その他
マイコバクテリア
C
アンピシリン：
拡張スペクトル抗菌薬
グラム陽性球菌
腸球菌
グラム陽性桿菌
リステリア菌
グラム陰性球菌
グラム陰性桿菌
大腸菌
インフルエンザ桿菌
プロテウス・ミラビリス
チフス菌
嫌気性菌
スピロヘータ
マイコプラズマ
クラミジア
その他
D
テトラサイクリン：
広域スペクトル抗菌薬
グラム陽性桿菌
グラム陰性球菌
グラム陰性桿菌
嫌気性菌
スピロヘータ
マイコプラズマ
クラミジア
その他
放線菌，リケッチア，アメーバ

図 28.7
A. 臨床的に重要な細菌．B. イソニアジド：狭域スペクトル抗菌薬．C. アンピシリン：拡張スペクトル抗菌薬．D. テトラサイクリン：広域スペクトル抗菌薬．

Ⅵ．抗菌薬の併用

感染症の原因病原菌に最も特異的な単一の薬物による治療が基本的には望ましい．この基本方針によって菌交代現象（重感染）の発生が低下し，耐性菌の出現の予防にも効果的であり（以下を参照），有害作用も最小にすることができる．しかし，併用療法が必要な状況も存在する．たとえば，結核の治療には併用療法が効果的である．

A．併用療法の利点

βラクタム系とアミノグリコシド系のように，単独使用の効果の単純加算よりも効果が増強するという相乗作用が生じる組合せがある．このような相乗作用が得られる抗菌薬の組合せは少数例しかないため，抗菌薬の併用は，たとえば，腸球菌心内膜炎や病原菌が特定できないときなど，特殊な場合に限定すべきである．原因菌が不明な場合は結核（一般的な抗菌薬の有効性が低く，耐性菌が出現しやすい）などでは併用療法となる．

B．併用療法の欠点

多くの抗菌薬は増殖中の細菌のみに作用する．したがって，殺菌的抗菌薬に静菌的抗菌薬を併用すると，殺菌的抗菌薬の効果が減弱してしまうことがある．たとえば，静菌的なテトラサイクリンは殺菌的ペニシリンやセファロスポリンと拮抗する可能性がある．もう1つの問題は，不必要な併用療法により，抗菌薬が耐性菌の選択圧力となって耐性菌が蔓延する危険性が高まることである．

Ⅶ．薬物耐性

宿主が忍容できる最高の抗菌薬の濃度で増殖を停止することができないと，細菌には耐性が生じていると考えられる．一部の細菌は生来的にある抗生物質に耐性である．たとえば，ほとんどのグラム陰性菌は生来的に**バンコマイシン**に耐性である．しかし多くの場合，ふつうはある薬物に感受性がある細菌株から，突然変異や獲得耐性と選択により，ある抗菌薬に耐性となったより毒性のある細菌株が生じる．これらの耐性菌のなかには2種類以上の抗菌薬に耐性となる場合もある．

A．遺伝的薬物耐性

獲得耐性は，細菌の遺伝情報の一次的あるいは永続的な，獲得あるいは変化の結果である．このような耐性は，(1) DNAが突然変異する性質と，(2)細菌の間で授受される形質によって生じる．

B．耐性細菌におけるタンパク質発現の変化

薬物耐性には，抗菌薬標的部位の変異や欠落，薬物透過性を低下させて薬物の細胞内濃度を上昇させることの抑制，あるいは，薬物の細胞外への排泄の上昇，抗菌薬不活化酵素の発現など，さまざまな機序が存在する（図 28.8）．

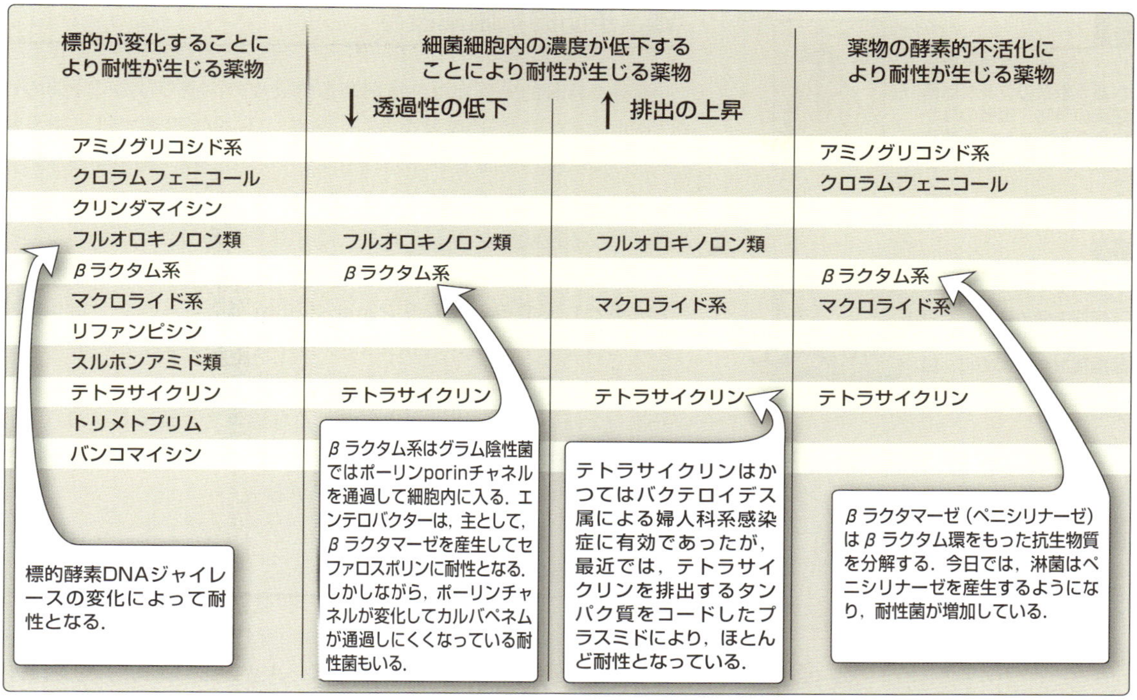
標的が変化することにより耐性が生じる薬物
細菌細胞内の濃度が低下することにより耐性が生じる薬物
↓ 透過性の低下
↑ 排出の上昇
薬物の酵素的不活化により耐性が生じる薬物
アミノグリコシド系
クロラムフェニコール
クリンダマイシン
フルオロキノロン類
βラクタム系
マクロライド系
リファンピシン
スルホンアミド類
テトラサイクリン
トリメトプリム
バンコマイシン
フルオロキノロン類
βラクタム系
テトラサイクリン
フルオロキノロン類
マクロライド系
テトラサイクリン
アミノグリコシド系
クロラムフェニコール
βラクタム系
マクロライド系
テトラサイクリン
標的酵素DNAジャイレースの変化によって耐性となる.
βラクタム系はグラム陰性菌ではポーリンporinチャネルを通過して細胞内に入る. エンテロバクターは, 主として, βラクタマーゼを産生してセファロスポリンに耐性となる. しかしながら, ポーリンチャネルが変化してカルバペネムが通過しにくくなっている耐性菌もいる.
テトラサイクリンはかつてはバクテロイデス属による婦人科系感染症に有効であったが, 最近では, テトラサイクリンを排出するタンパク質をコードしたプラスミドにより, ほとんど耐性となっている.
βラクタマーゼ (ペニシリナーゼ) はβラクタム環をもった抗生物質を分解する. 今日では, 淋菌はペニシリナーゼを産生するようになり, 耐性菌が増加している.

図 28.8
抗生物質耐性の代表的な機序.

1. **標的部位の変異**：遺伝子変異による抗菌薬標的部位の変異によって, 1つあるいはそれ以上の類似抗菌薬への耐性が生じる. たとえば, βラクタム系抗生物質耐性の肺炎球菌は, 主要な細菌ペニシリン結合タンパク質が1つ以上変異しており, 抗生物質の標的への結合性が低下している.

2. **細菌細胞内濃度の低下**：抗菌薬の細菌細胞内への取込みの低下や排出の増加により, 細菌の傷害や殺菌に必要な細胞内濃度に到達できなくなるために, 耐性となる. たとえば, グラム陰性菌は, 外膜のポーリン(チャネル)の数や構造を変化させて, βラクタム系などの抗生物質の浸透性を低下させて耐性となる. また, テトラサイクリンなどでは排出ポンプの発現により細菌細胞内の薬物濃度が低下することもある.

3. **酵素による不活化**：抗菌薬を分解したり不活化する能力によっても細菌は耐性となる. 抗菌薬不活性化酵素の例は以下である：(1)βラクタマーゼ β-lactamase(ペニシリナーゼ penicillinase)はペニシリン類, セファロスポリン類, その類縁抗菌薬のβラクタム環を加水分解する. (2)アセチルトランスフェラーゼ acetyltransferaseは**クロラムフェニコール**やアミノグリコシド系にアセチル基を転移して不活化する. (3)エステラーゼはマクロライド系のラクトン環を加水分解する.

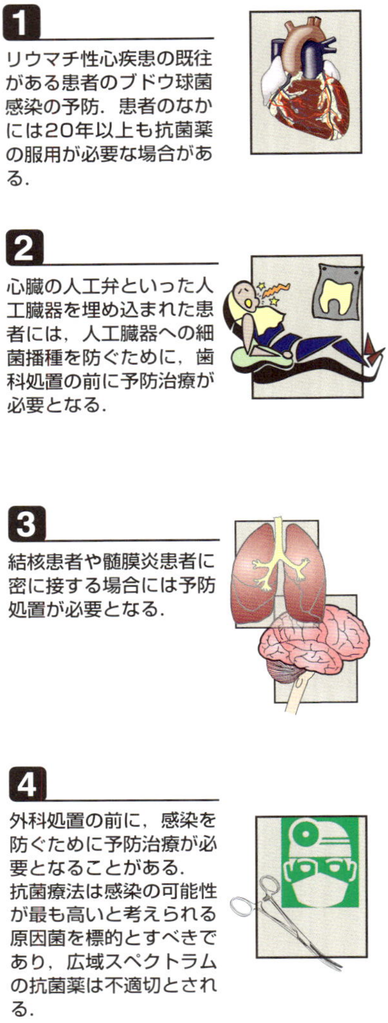
1
リウマチ性心疾患の既往がある患者のブドウ球菌感染の予防．患者のなかには20年以上も抗菌薬の服用が必要な場合がある．
2
心臓の人工弁といった人工臓器を埋め込まれた患者には，人工臓器への細菌播種を防ぐために，歯科処置の前に予防治療が必要となる．
3
結核患者や髄膜炎患者に密に接する場合には予防処置が必要となる．
4
外科処置の前に，感染を防ぐために予防治療が必要となることがある．
抗菌療法は感染の可能性が最も高いと考えられる原因菌を標的とすべきであり，広域スペクトラムの抗菌薬は不適切とされる．

図 28.9
抗菌薬の予防的投与が適用となる臨床例．

Ⅷ．予防的抗菌薬投与

歯科や外科的処置では，抗菌薬を感染症の治療ではなく予防のために使用することが必要となる（図 28.9）．弁膜症患者では，歯科治療の際の歯肉操作によりレンサ球菌類といった口腔内細菌が血流に侵入し，感染を生じることがある．この場合，予防を行わなければ，心内膜炎となる危険性がある．あるいは，外科手術では抗菌薬の予防投与により術後感染を軽減することが期待される．［注：歯科治療の際の予防薬として**アモキシシリン** amoxicillin が用いられる．術後感染の予防には**セファゾリン** cefazolin や**バンコマイシン**などの静注が行われる[*4]．］無節操な抗菌薬の使用は耐性菌や重感染をもたらすため，予防的な使用は，有用性が予想される危険性を上回るごく限られた臨床状況のみで許容される．予防投与の期間は，不必要な耐性の発生を回避するために十分に調節する必要がある．

Ⅸ．抗菌薬治療の有害作用

侵入してきた細菌に選択的な毒性を発揮するといっても，宿主への有害作用が皆無というわけではない．たとえば，薬物はその抗菌作用とは全く無関係に毒性を生じたり，アレルギー反応を引き起こすことがある．

A．過　敏　症

抗菌薬やその代謝産物への過敏反応（免疫応答）はしばしば生じる．たとえば，ほとんど完全に細菌のみを障害するペニシリンでも，蕁麻疹 urticaria のレベルからアナフィラキシーショックのレベルまで，過敏症を誘発する可能性がある．「**バンコマイシン**・インフュージョンリアクション（点滴反応）」のように，点滴速度と相関があり，抗菌薬の点滴が急速なほど発生しやすい例もある．ある抗菌薬について，重篤な中毒性の皮膚剝離や粘膜壊死が生じるスティーヴンス・ジョンソン症候群 Stevens-Johnson syndrome（SJS）や中毒性表皮壊死症 toxic epidermal necrolysis（TEN）の既往が記載されている患者については，その抗菌薬は絶対的禁忌であり，アレルギー反応テストや脱感作を目的としても投与してはならない．

B．直 接 毒 性

一部の抗菌薬は血清濃度が高濃度になると，宿主の細胞過程に直接的に作用して毒性をもたらす．たとえば，アミノグリコシド系はコルチ器の有毛細胞の膜機能に作用して聴器毒性を生じる．フルオロキノロン系は軟骨と腱に影響を及ぼし，テトラサイクリンは骨に直接的に作用する．また，光過敏症を誘発する抗菌薬もある（フルオロキノロン系やテトラサイクリン）．感染症治療薬の中毒作用や有害作用は 29

*4（訳者注）：心内膜炎高リスク患者への予防投与はほぼ確立しているが，その他の抗菌薬の予防投与は風邪症候群への投与を含めて議論が絶えない．

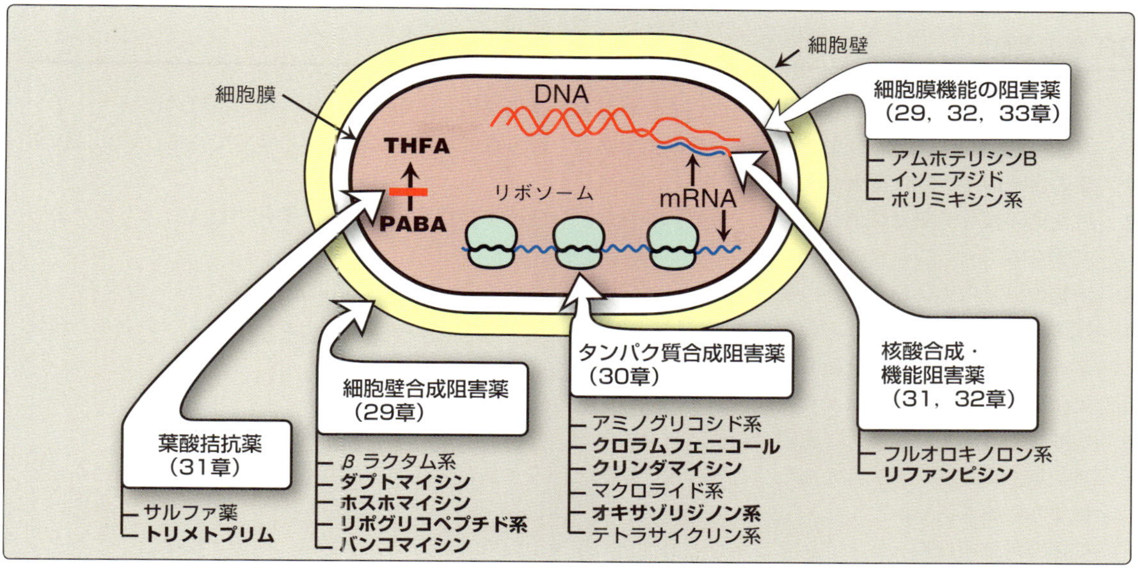

細胞壁
細胞膜
DNA
THFA
PABA
リボソーム
mRNA
細胞膜機能の阻害薬
(29, 32, 33章)
アムホテリシンB
イソニアジド
ポリミキシン系
葉酸拮抗薬
(31章)
サルファ薬
トリメトプリム
細胞壁合成阻害薬
(29章)
β ラクタム系
ダプトマイシン
ホスホマイシン
リポグリコペプチド系
バンコマイシン
タンパク質合成阻害薬
(30章)
アミノグリコシド系
クロラムフェニコール
クリンダマイシン
マクロライド系
オキサゾリジノン系
テトラサイクリン系
核酸合成・
機能阻害薬
(31, 32章)
フルオロキノロン系
リファンピシン

図 28.10
抗菌薬の作用部位による分類. PABA＝パラアミノ安息香酸, THFA＝テトラヒドロ葉酸. サルファ薬(スルホンアミド類).

～36 章の各論で説明されている.

C. 菌交代症(重感染)

抗菌薬治療, とくに広域スペクトルの抗生物質や併用療法では, 上気道, 口腔, 腸管, 尿道の正常細菌叢を破壊して, 日和見感染, 真菌や多剤耐性菌の感染という菌交代症を引き起こす. このような感染の治療は, 多くの場合, 特別な抗感染症二次療法を行っても, 非常に困難である.

X. 抗菌薬の分類

抗菌薬の分類法はいくつかある. たとえば, 以下のものがある : (1) 化学構造に基づく分類(たとえば, βラクタム系, アミノグリコシド系), (2) 作用機序に基づく分類(たとえば, 細胞壁合成阻害薬, タンパク質合成阻害薬), (3) 適用微生物に基づく分類(たとえば, 細菌, 真菌, ウイルス). 本書 29～31 章では, 抗菌薬の作用機序に基づいて分類して解説する(図 28.10). そして, 32～36 章は適用微生物に基づいて分類して解説する.

28章の要約

1. 抗菌薬の選択はさまざまな要件に基づいて行われる．感染部位，抗菌薬の種類，抗菌治療の開始タイミング(経験的か確定的か)，患者の状態，その他である．最も重要な要件は感染菌の特定である．これは抗菌薬の合理的な決定に重要である．
2. 抗菌薬の投与間隔は抗菌薬の特性，濃度依存性殺菌，時間依存性殺菌，後抗菌薬作用(PAE)の有無によって異なる．
3. 中程度以下の感染症では経口投与される．経口投与は外来患者，もしくは退院が近い場合にも選択される．
4. 抗菌スペクトルは抗菌薬の種類，あるいは抗菌薬ごとに異なる．狭域スペクトル，拡張スペクトル，広域スペクトルによっても抗菌薬は分類される．
5. 拡張スペクトル抗菌薬はグラム陽性菌と一部のグラム陰性菌に有効である．
6. 広域スペクトル抗菌薬は広範囲の細菌に有効である．
7. 併用療法には利点と欠点がある．有害作用の増加という欠点と広範囲の病原菌への有効性という利点を評価する必要がある．
8. 抗菌薬耐性菌はもともと存在する場合と耐性菌の増殖が促進される場合がある．耐性の機序はさまざまであり，発現タンパク質の変化，抗菌薬標的の変化，酵素による抗菌薬不活化，抗菌薬の細菌内濃度の低下などがある．
9. 抗菌薬は感染症の治療に用いられるが，歯科治療や外科手術の際には予防にも用いられる．
10. 有害作用には過敏症や中毒症もある．
11. 抗菌薬は化学構造，作用機序，あるいは適応感染症に基づいて分類される．

学習問題

最も適当な答えを1つ選択せよ．

28.1 56歳の女性が発熱，咳，息切れで受診した．胸部単純X線撮影により両側性の浸潤が確認され，肺炎と診断された．呼吸器系培養をオーダーして，セフトリアキソンとアジスロマイシンの併用療法が開始された．本症例の併用療法が該当するのはどれか．

A．濃度依存性殺菌的治療
B．確定的治療
C．経験的治療
D．予防療法

正解 C．病原菌の同定の前に開始されるのが経験的治療である．経験的治療は最も確率の高い原因菌を想定する．セフトリアキソンとアジスロマイシンの併用は肺炎の代表的な経験的治療であり，肺炎球菌，インフルエンザ菌，マイコプラズマといった代表的な肺炎病原菌に有効である．培養結果が得られたら，病原菌の感受性に基づいて抗菌薬を適切に変更する(確定的治療)．セファロスポリン系(セフトリアキソン)とマクロライド系(アジスロマイシン)は時間依存性殺菌である．予防療法は既存の感染症の治療ではなく，感染の予防を目的とする．

28.2 髄膜炎の薬物治療において，抗菌薬の脳脊髄液(CSF)への移行に最も関係がないのはどれか．

A．薬物の脂溶性
B．最小発育阻止濃度(MIC)
C．薬物のタンパク質結合性
D．薬物の分子量

正解 B．MICは抗菌作用の強度の指標ではあるが，血液脳関門の通過については無関係である．脂溶性，タンパク質結合性，分子量は血液脳関門の通過性とCSF濃度に影響を及ぼす．

28.3 腎機能低下の患者で，薬物濃度の上昇と中毒の危険性のために，血中濃度モニタが必要な抗菌薬はどれか．
A．ドキシサイクリン
B．アミカシン
C．リファンピン
D．テトラサイクリン

正解　B． アミノグリコシド系のアミカシンは主として腎臓から排泄される．アミノグリコシド系は腎機能が低下している場合は避けるか慎重に投与する必要がある．腎機能低下患者では薬物濃度を十分に測定する必要がある．テトラサイクリン，ドキシサイクリン，リファンピンは主として肝臓から排出される．

28.4 妊娠第3期の24歳女性が頻尿，尿切迫，発熱で受診した．尿路感染症と診断された．最も適切な治療薬はどれか．
A．スルファメトキサゾール/トリメトプリム
B．ドキシサイクリン
C．アモキシシリン
D．ゲンタマイシン

正解　C． スルファメトキサゾール/トリメトプリムは妊娠第3期では核黄疸の危険性のために不可である．ドキシサイクリンはエナメル質形成不全のために不可である．ゲンタマイシンやアミカシンは催奇形性のために不可である．アモキシシリンのようなβラクタム系は一般的には妊婦に安全とされる．

28.5 長期後抗菌薬作用(PAE)のために1日1回投与が可能な抗菌薬はどれか．
A．ゲンタマイシン
B．ペニシリンG
C．バンコマイシン
D．アズトレム

正解　A． ゲンタマイシンなどアミノグリコシド系は，とくに24時間ごとに高用量投与すると長期のPAEを示す．ペニシリンG，クリンダマイシン，バンコマイシンはPAEは弱く，MIC以上の濃度をできるだけ長時間，維持する必要がある．

28.6 グラム陰性菌がポーリンの変異によってカルバペネム耐性となっている．耐性機序はどれか．
A．標的の変化
B．細菌内濃度の低下
C．リポ多糖類修飾
D．分解酵素

正解　B． グラム陰性菌はとくに外膜のチャネルタンパク質ポーリンの数や構造を変化させやすい．その結果，薬物透過性が低下し，細菌内の薬物濃度が低下する．

28.7 39歳患者は膝関節置換術が予定されている．ブドウ球菌や化膿レンサ球菌の術後感染の予防薬はどれか．
A．レボフロキサシン
B．イソニアジド
C．バンコマイシン
D．セフェピム

正解　C． レボフロキサシンとセフェピムは広域スペクトルのために皮膚細菌の感染予防には不適切である．イソニアジドは狭域スペクトルで結核菌のみに有効である．バンコマイシンは皮膚のブドウ球菌やレンサ球菌などに有効である．[訳者注：術後感染予防に抗MRSA抗菌薬バンコマイシンの投与については議論がある．]

28.8　下記の有害事象で，再投与ができないのはどれか.
　A．ペニシリン投与後の瘙痒感を伴う発疹
　B．スルファメトキサゾール/トリメトプリム投与後のスティーヴンス・ジョンソン症候群
　C．クラリスロマイシン投与後の胃腸管不快感
　D．モキシフロキサシン投与後のクロストリジオイデス・ディフィシル菌交代症

正解　B. スティーヴンス・ジョンソン症候群は重篤な薬物特異 idiosyncratic 反応であり，時として致死的である．これが生じた患者には原因薬物やその類似薬物を投与してはならない．ペニシリン投与後の瘙痒感を伴う発疹はしばしば生じるが致死的となるのはまれである．益が上回る場合(たとえば,妊婦の梅毒)には，過敏症への対処を準備しつつ再投与できる．クラリスロマイシンの胃腸管不快感はよくみられ，脱水を生じるほど重症にはならない．モキシフロキサシンは広域スペクトル抗菌薬であり，消化管の細菌叢に大きな影響を及ぼし，クロストリジオイデス・ディフィシルなどによる菌交代症の危険性が高い．これもアレルギー反応ではなく，再投与可能である．しかし，菌交代症再発の可能性はある．

28.9　ある患者は，数年前の細菌感染症治療の際に異常反応が生じたという．彼の記憶では抗菌薬の投与速度が速すぎたために発生したという．原因となった抗菌薬はどれか.
　A．アンピシリン
　B．クロラムフェニコール
　C．エリスロマイシン
　D．バンコマイシン

正解　D. バンコマイシンの急速点滴は過敏性反応を引き起こすことがある．バンコマイシン・インフュージョンリアクションあるいはバンコマイシン・フラッシング症候群と称される．顔面や頸部に瘙痒症や紅斑性発疹が生じる．脱力や血管浮腫が生じることもある．治療は点滴の中止とジフェンヒドラミン投与である．

28.10　細胞壁合成を阻害する抗菌薬はどれか.
　A．アミノグリコシド系
　B．βラクタム系
　C．マクロライド系
　D．テトラサイクリン系

正解　B. ペニシリンやセファロスポリンなどβラクタム系抗菌薬は細菌細胞壁の合成を阻害する．他は細菌リボソームを標的として細菌のタンパク質合成を阻害する．

細胞壁合成阻害薬

29

Ⅰ．概　要

ある種の抗菌薬は細菌の細胞壁の合成を選択的に阻害する．細胞壁は細菌のみがもつ構造であり，哺乳類動物の細胞には存在しない．細胞壁は，糖鎖ユニットがペプチドによる架橋で互いに連なったペプチドグリカンとよばれる重合体で構成されている．細胞壁合成阻害薬が最大限その効果を発揮するためには，微生物が活発に増殖していることが必要である．図 29.1 に細胞壁合成阻害薬の分類を示す．

ペニシリン系
アモキシシリン*
アンピシリン**
ジクロキサシリン*※
ナフシリン※
オキサシリン※
ペニシリンG
ベンザチンペニシリンG
ベンザチンペニシリンGと プロカインペニシリンG※
ペニシリンV※
セファロスポリン系
セファクロル*
セファドロキシル*※
セファゾリン
セフジニル*
セフェピム
セフィデロコル
セフィキシム
セフォテタン※
セフォキシチン※
セフポドキシム*
セフォタキシム
セフプロジル*※
セフタロリン※
セフタジジム
セフトリアキソン
セフロキシム**
セファレキシン*
カルバペネム系
ドリペネム
エルタペネム※
イミペネム/シラスタチン
メロペネム

図 29.1
細胞壁合成に影響を与える抗菌薬のまとめ．*内服のみで使用．**内服および静脈内注射で使用．※（訳者注）：日本未承認．（次ページにつづく）

Ⅱ．ペニシリン系 penicillins

ペニシリン系の基本構造は，核となる四員環構造のβラクタム環であり，それにチアゾリジン環とR側鎖が結合している．その 6-アミノペニシラン酸 6-aminopenicillanic acid 残基に付加されるR置換基の違いにより，ペニシリン系薬物の構造が互いに区別される（図 29.2）．この側鎖の違いが，抗菌スペクトル，胃酸に対する安定性，交差過敏性と細菌の分解酵素（βラクタマーゼ β-lactamase）に対する感受性に影響を与える．

A．作 用 機 序

ペニシリン系は，細菌細胞壁合成の最終段階，すなわちペプチド転移として知られる，隣接したペプチドグリカン鎖の架橋を阻害する．ペニシリンはペプチドグリカン鎖の末端と構造的に類似しているため，ペプチド転移を触媒し細胞壁の架橋を促進するペニシリン結合タンパク質 penicillin-binding protein（PBP）とよばれる酵素と競合し，結合する（図 29.3）．その結果，弱い細胞壁が形成され，最終的に細胞死となる．このため，ペニシリン系は殺菌性と考えられ，また時間依存性に作用する．

B．抗菌スペクトル

さまざまなペニシリン系の抗菌スペクトルは，細菌のペプチドグリカン細胞壁を通過し，細胞周囲腔（ペリプラズム）periplasmic space に局在する PBP にどの程度到達できるかによってその一部は決まる．

モノバクタム系
アズトレオナム
抗生物質＋βラクタマーゼ阻害薬の合剤
セフタジジム＋アビバクタム
アモキシシリン＋クラブラン酸*
イミペネム/シラスタチン＋レレバクタム
アンピシリン＋スルバクタム
セフトロザン＋タゾバクタム
ピペラシリン＋タゾバクタム
メロペネム＋バボルバクタム※
リポグリコペプチド系
ダルババンシン※
オリタバンシン※
テラバンシン※
その他の抗生物質
コリスチン
ダプトマイシン
ホスホマイシン
ポリミキシンB
バンコマイシン

図 29.1（つづき）
細胞壁合成に影響を与える抗菌薬のまとめ．

これら抗生物質に対するPBPの感受性を決定する要因には，βラクタム系抗生物質の大きさ，荷電状態，疎水性などがある．一般的に，グラム陽性菌はペニシリンが容易に細胞壁に浸透するので，これらペニシリンに対して耐性がなく感受性がある．グラム陰性菌は細胞壁の外周にリポ多糖体 lipopolysaccharideの膜をもっており，水溶性のペニシリンの障壁になっている．しかしながら，グラム陰性菌のリポ多糖体には，水で満ちているチャネル（ポーリン porinとよばれる）として働くタンパク質が組み込まれており，膜透過が可能になっている．

1．天然ペニシリン系 natural penicillins：**ペニシリン**G penicillin Gと**ペニシリン**V penicillin Vは，糸状菌のペニシリウム・クリソゲナム *Penicillium chrysogenum* の発酵によって得られ，さまざまなグラム陽性菌・陰性菌，スピロヘータなどに効果がある（図 29.4）．ナイセリア *Neisseria* 属や特定の嫌気性菌に対して**ペニシリン**G（**ベンジルペニシリン** benzylpenicillin）は**ペニシリン**Vの5～10倍強力である．大部分のレンサ球菌が**ペニシリン**Gに感受性があるが，緑色レンサ球菌 viridans streptococciや肺炎球菌 *Streptococcus pneumoniae* の**ペニシリン**耐性株が出現している．黄色ブドウ球菌 *Staphylococcus aureus* の多くが（90％ 以上）今はペニシリナーゼを産生し，**ペニシリン**Gに耐性である．広く使用されて多くの細菌で耐性が増加しているが，**ペニシリン**はガス壊疽（クロストリジウム・パーフリゲンス *Clostridium perfringens*）や，梅毒（トレポネーマ・パリダム *Treponema pallidum*）の治療選択薬として残っている．**ペニシリン**Vは内服でしか用いられないが，抗菌スペクトルは**ペニシリン**Gと類似している．しかし，経口吸収が制限されるため，重症感染症の治療には使用されない．**ペニシリン**Vは**ペニシリン**Gよりも酸に安定であるので，重篤でない感染症の治療に経口投与で使用される．

2．半合成ペニシリン系 semisynthetic penicillins：**アンピシリン** ampicillinや**アモキシシリン** amoxicillin（アミノペニシリン系や広域ペニシリン系ともよばれる）のような半合成ペニシリン系は，中核である6-アミノペニシラン酸へ異なるR基が化学的に付加され生成される．付加されたR基により，アミノペニシリン系の活性はインフルエンザ菌 *Haemophilus influenzae*，大腸菌 *Escherichia coli*，プロテウス・ミラビリス *Proteus mirabilis* を含むグラム陰性菌に拡がっている（図 29.5A）．**アンピシリン**（**ゲンタマイシン** gentamicinの追加の有無にかかわらず）は，グラム陽性桿菌のリステリア・モノサイトゲネス *Listeria monocytogenes* や感受性のある腸球菌の治療に用いられる．これらの抗菌スペクトルをもつ薬物は，呼吸器感染症の治療に広く用いられている．また，**アモキシシリン**は，ハイリスク患者が細菌性心内膜炎を起こすことを防ぐため，歯科医が予防的に使用する．βラクタマーゼ産生菌による感染症治療のため，**アモキシシリン**と**アンピシリン**は，**クラブラン酸** clavulanic acidや**スルバクタム** sulbactamのようなβラクタマーゼ阻害薬とそれぞれ合剤にされる．たとえばメチシリン感受性黄色ブドウ球菌 methicillin-sensitive

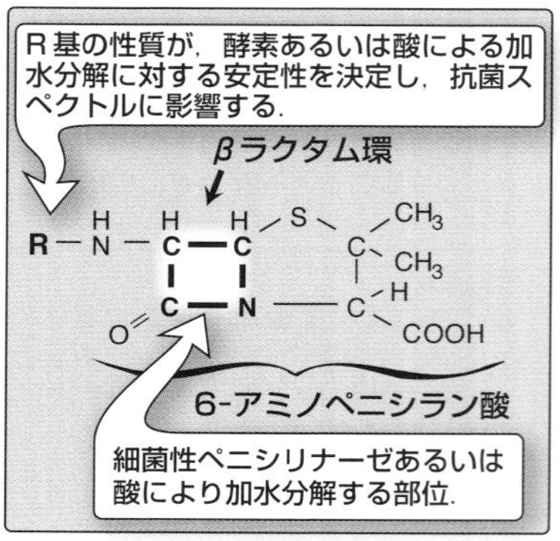
R基の性質が，酵素あるいは酸による加水分解に対する安定性を決定し，抗菌スペクトルに影響する．
βラクタム環
6-アミノペニシラン酸
細菌性ペニシリナーゼあるいは酸により加水分解する部位．

図 29.2
βラクタム系抗生物質の構造．

Staphylococcus aureus（MSSA）は，βラクタマーゼ阻害薬がなければ**アンピシリン**や**アモキシシリン**に耐性となる．プラスミドにより伝達されるペニシリナーゼ耐性は臨床的に大きな問題であり，グラム陰性菌へのアミノペニシリン系の使用が制限される場合がある．

3．抗ブドウ球菌性ペニシリン系 antistaphylococcal penicillins：**メチシリン** methicillin，**ナフシリン** nafcillin［訳者注：日本未承認］，**オキサシリン** oxacillin［訳者注：日本未承認］，**ジクロキサシリン** dicloxacillin などはβラクタマーゼ（ペニシリナーゼ）耐性ペニシリンである．これらの使用は，MSSAを含むペニシリナーゼ産生ブドウ球菌による感染症の治療に限られている．［注：**メチシリン**はその毒性（間質性腎炎）のため，米国では検査室内の試験で黄色ブドウ球菌の耐性株を同定すること以外には臨床では使用されない．現在，メチシリン耐性黄色ブドウ球菌 methicillin-resistant *Staphylococcus aureus*（MRSA）は，重篤な市中感染や院内感染（病院内で感染）の原因になっており，最も市販されているβラクタム系抗生物質に対して耐性となっている．］ペニシリナーゼ耐性ペニシリンは，グラム陰性菌感染には最低限の効果もしくは，効果が全くない．

4．抗緑膿菌ペニシリン antipseudomonal penicillin：**ピペラシリン** piperacillin は，緑膿菌 *Pseudomonas aeruginosa* に対する活性から抗緑膿菌ペニシリンとよばれる（図 29.5B）．**ピペラシリン**と**タゾバクタム** tazobactam の合剤により，ペニシリナーゼ耐性菌に対しても効果をもたせるように抗菌スペクトルを拡張させている〔たとえば，ほとんどの腸内細菌目細菌（エンテロバクター目）*Enterobacterales* やバクテロイデス *Bacteroides* 属菌〕．図 29.6 には，ペニシリン系の酸やペニシリナーゼに対する安定性がまとめてある．

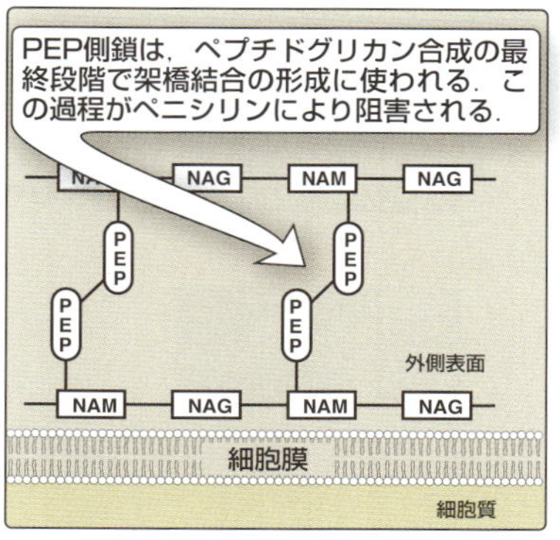
PEP側鎖は，ペプチドグリカン合成の最終段階で架橋結合の形成に使われる．この過程がペニシリンにより阻害される．
NAG
NAM
PEP
外側表面
細胞膜
細胞質

図 29.3
グラム陽性菌の細胞壁．NAG＝*N*-アセチルグルコサミン，NAM＝*N*-アセチルムラミン酸，PEP＝架橋結合を形成するペプチド．

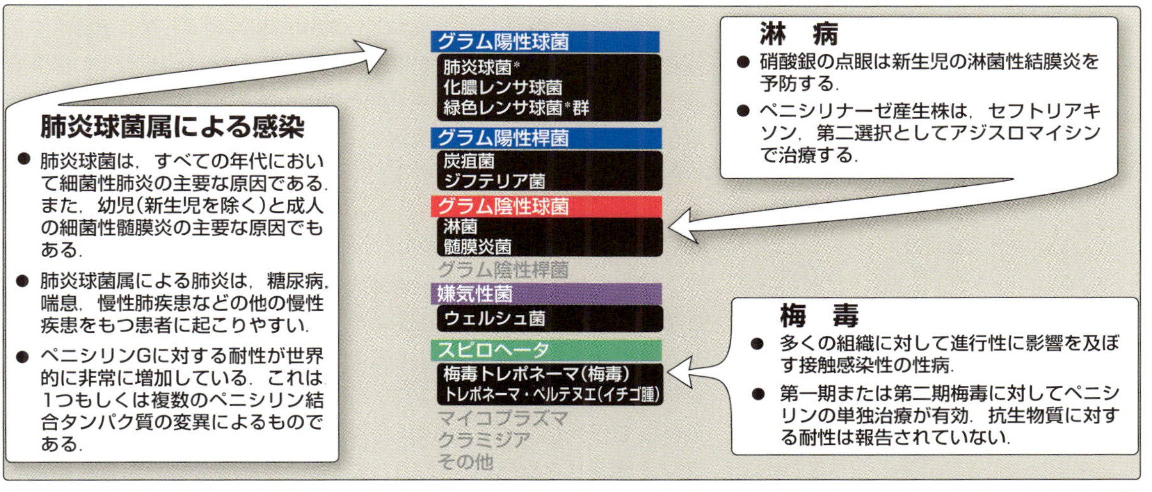
肺炎球菌属による感染
● 肺炎球菌は，すべての年代において細菌性肺炎の主要な原因である．また，幼児（新生児を除く）と成人の細菌性髄膜炎の主要な原因でもある．
● 肺炎球菌属による肺炎は，糖尿病，喘息，慢性肺疾患などの他の慢性疾患をもつ患者に起こりやすい．
● ペニシリンGに対する耐性が世界的に非常に増加している．これは1つもしくは複数のペニシリン結合タンパク質の変異によるものである．
グラム陽性球菌
肺炎球菌*
化膿レンサ球菌
緑色レンサ球菌*群
グラム陽性桿菌
炭疽菌
ジフテリア菌
グラム陰性球菌
淋菌
髄膜炎菌
グラム陰性桿菌
嫌気性菌
ウェルシュ菌
スピロヘータ
梅毒トレポネーマ（梅毒）
トレポネーマ・ペルテヌエ（イチゴ腫）
マイコプラズマ
クラミジア
その他
淋　病
● 硝酸銀の点眼は新生児の淋菌性結膜炎を予防する．
● ペニシリナーゼ産生株は，セフトリアキソン，第二選択としてアジスロマイシンで治療する．
梅　毒
● 多くの組織に対して進行性に影響を及ぼす接触感染性の性病．
● 第一期または第二期梅毒に対してペニシリンの単独治療が有効．抗生物質に対する耐性は報告されていない．

図 29.4
ペニシリンGの典型的な治療への応用．*耐性菌の増加がみられる．

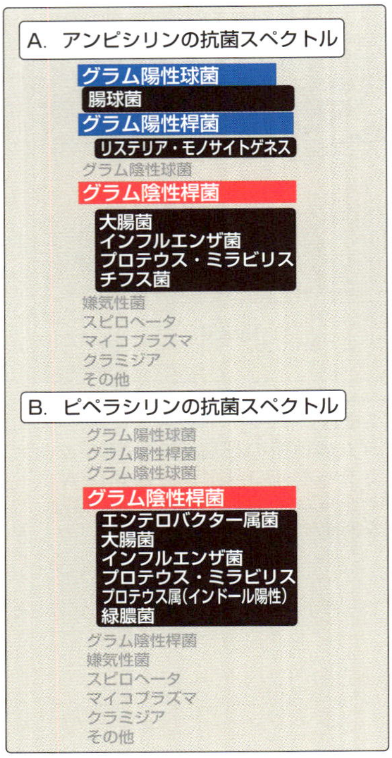
A. アンピシリンの抗菌スペクトル
グラム陽性球菌
腸球菌
グラム陽性桿菌
リステリア・モノサイトゲネス
グラム陰性球菌
グラム陰性桿菌
大腸菌
インフルエンザ菌
プロテウス・ミラビリス
チフス菌
嫌気性菌
スピロヘータ
マイコプラズマ
クラミジア
その他
B. ピペラシリンの抗菌スペクトル
グラム陽性球菌
グラム陽性桿菌
グラム陰性球菌
グラム陰性桿菌
エンテロバクター属菌
大腸菌
インフルエンザ菌
プロテウス・ミラビリス
プロテウス属(インドール陽性)
緑膿菌
グラム陰性桿菌
嫌気性菌
スピロヘータ
マイコプラズマ
クラミジア
その他

図 29.5
アンピシリン(A)とピペラシリン(B)の抗菌作用.

C. 耐　性

以下により，βラクタム系抗生物質存在下でも細菌は生存する.

1. **βラクタマーゼ活性**：この酵素群はβラクタム環の環状アミド結合を加水分解し，殺菌作用を失わせる(図 29.2). これは細菌がペニシリン系に対して耐性を獲得する主要な原因であり，臨床上の大きな問題となっている. βラクタマーゼは構成的に，その多くが細菌の染色体から産生されるが，より一般的にはプラスミド転移によって獲得される. βラクタム系抗生物質のある種のものは，βラクタマーゼの基質になりにくく加水分解されにくい. したがって，それら抗生物質はβラクタマーゼを産生する微生物に対しても活性を維持している. [注：ある種の微生物は，βラクタム系抗生物質(たとえば，第二，第三世代セファロスポリン系薬)に対して誘導型 inducibleの染色体関連型 βラクタマーゼをもっている.] グラム陽性菌はβラクタマーゼを菌体外に分泌する. 一方，グラム陰性菌は，細胞周囲腔でβラクタムを不活化する.

2. **薬物透過性の減少**：細菌の細胞外膜における抗生物質透過性の減少が，標的とするPBPに薬物が到達するのを阻害する. グラム陽性菌はペプチドグリカン層が細菌の表面に近いため，薬物が標的へ届くまでの障壁が少ない. グラム陰性菌は，ポーリンとよばれる水性の通路を含む複雑な細胞壁があるため，細胞への薬物透過性が低いことが重大な問題である. 高透過性のポーリンを欠失している緑膿菌は最も卓越した病原菌の例である. 標的部位から抗生物質を取り除く排出ポンプ efflux pumpの存在も細胞内の薬物量を減少させる〔たとえば，肺炎桿菌(クレブシエラ・ニューモニエ) *Klebsiella pneumoniae*〕.

3. **PBPの変化**：PBPは細菌の酵素であり，細胞壁の合成と細菌の形態学的状態の維持に関与する. βラクタム系抗生物質はPBPに結合することで，細胞壁合成を阻害し，感受性菌の形態変化や溶解へと導く. PBPの数は細菌により変わる. PBPの変異によって，βラクタム系抗生物質に対する親和性が低下すると，細菌増殖抑制効果に必要な濃度を臨床的に得ることが不可能となる. 変異PBPを産生する *mecA* 遺伝子が黄色ブドウ球菌に発現することで大半の市販のβラクタム系に耐性となるMRSAが発生する.

D. 薬 物 動 態

1. **投与**：βラクタム系抗生物質の投与経路は，胃酸に対する安定度と感染症の重症度によって決められる. **アンピシリン**と**スルバクタム**，**ピペラシリン**と**タゾバクタム**の合剤，そして抗ブドウ球菌ペニシリンの**ナフシリン**と**オキサシリン**は，静脈内投与(静注)ないし筋肉内投与(筋注)を行わなければならない. **ペニシリン**V，**アモキシシリン**，**ジクロキサシリン**は経口投与だけが可能である(図 29.6). [注：米国では，**アモキシシリン**と**クラブラン酸**の合剤は経口投与のみ認められている.] **プロカインペニシリン** G procaine penicillin G [訳者注：日本

臨床応用 29.1：耐性機序と薬剤選択

医療との過剰な接点や抗菌薬の曝露歴がある患者は，多剤耐性菌感染症に罹患するリスクがある．医療環境で多剤耐性に関連する一般的なグラム陰性菌は緑膿菌，クレブシエラ属菌，アシネトバクター属菌，大腸菌である．血流感染，肺炎，創傷部感染などで，これらの細菌に感染する．βラクタム系抗生物質への活性の低下や消失に起因する耐性機序として，加水分解によるβラクタムの不活性化(すなわち，βラクタマーゼ)，PBP標的部位の変化，細胞壁外へβラクタム系を移動させる排出ポンプ，βラクタム系薬の細菌細胞内への移行や標的部位への到達ができなくなるようなポーリン変異が挙げられる．臨床家は多剤耐性グラム陰性菌感染の治療で抗菌薬を選択する際には，潜在的な耐性機序や感染部位について考慮するべきである．

未承認］と**ペニシリンベンザチン G** benzathine penicillin Gはデポ製剤として筋肉内に投与される．時間をかけて徐々に循環系に吸収され，長時間にわたり低濃度が維持される．

2．吸収：ペニシリンの吸収の際に腸管内が酸性であることは好ましくない．**ペニシリンV**の場合，最高でも内服量の1/3しか吸収されない．ペニシリナーゼ抵抗性ペニシリンである**ジクロキサシリン**の吸収は食物によって減少する．なぜなら，胃内容排出時間が増えると，胃酸によりこの薬物が分解されるからである．したがって，この薬物は空腹時に摂取するべきである．反対に，**アモキシシリン**は胃酸に安定であり，消化管から容易に吸収される．

3．分布：βラクタム系抗生物質の体内への分布は良好である．すべてのペニシリン系は胎盤関門を通過するが，どれも催奇形性はないことが示されている．しかし，骨や脳脊髄液 cerebrospinal fluid (CSF) への透過量は，炎症が起こらないかぎり治療には不十分である(図29.7と図29.8)．［注：炎症時の髄膜は，ペニシリン系に対する透過性が増すので，中枢神経系 central nervous system (CNS) におけるペニシリンの濃度は血清中よりも高くなる．］前立腺内のペニシリン濃度は，種々の感染に対して有効であるようなレベルには達しない．

4．代謝：宿主によるβラクタム系抗生物質の代謝は通常，些細な程度である．しかし，**ペニシリンG**は腎不全患者においていくらかの代謝が起こりうる．**ナフシリン**と**オキサシリン**はこの法則から除外され，おもに肝臓で代謝される．

5．排泄：おもな排泄経路は，腎臓における(尿細管への)有機酸分泌系を介するものと，糸球体からの濾過である．腎障害の患者においては投与量を調節する必要がある．**ナフシリン**と**オキサシリン**は肝臓で代謝されるため，腎障害で投与量を調節する必要はない．**プロベネシド** probenecidは腎尿細管からの有機酸輸送体(トランスポーター transporter)による能動分泌と競合することで，ペニシリンの分泌を阻害し，血中濃度を増加させる．**ナフシリン**，**ジクロキサシリン**，**オ**

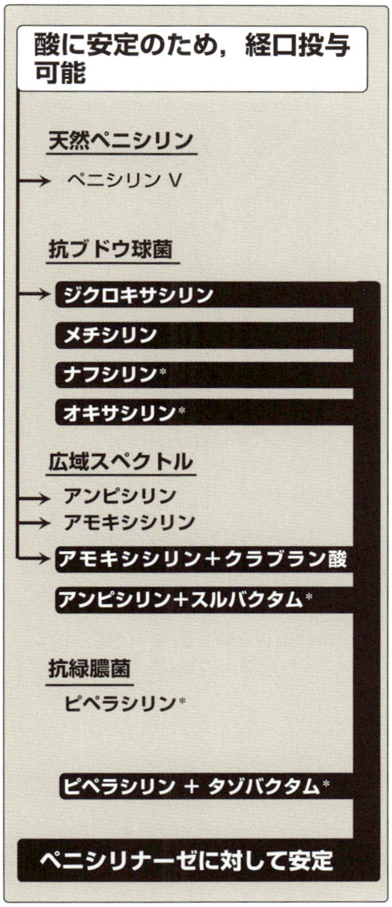
酸に安定のため，経口投与可能
天然ペニシリン
ペニシリンV
抗ブドウ球菌
ジクロキサシリン
メチシリン
ナフシリン*
オキサシリン*
広域スペクトル
アンピシリン
アモキシシリン
アモキシシリン＋クラブラン酸
アンピシリン＋スルバクタム*
抗緑膿菌
ピペラシリン*
ピペラシリン ＋ タゾバクタム*
ペニシリナーゼに対して安定

図 29.6
酸とペニシリナーゼに対するペニシリン系の安定性．*非経口製剤のみ市販．

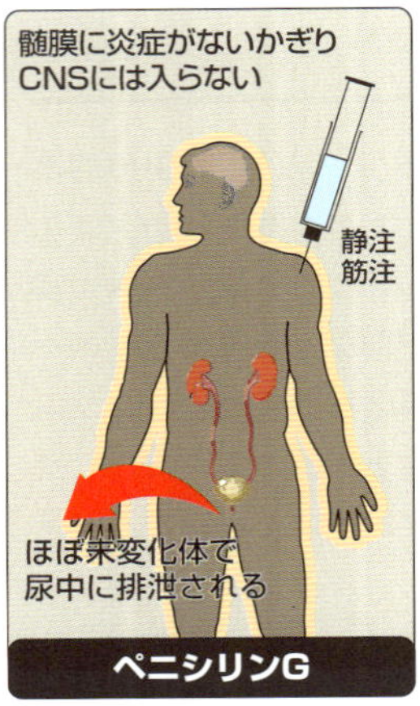
髄膜に炎症がないかぎり
CNSには入らない
静注
筋注
ほぼ未変化体で
尿中に排泄される
ペニシリンG

図 29.7
ペニシリンの投与法と排泄．CNS＝中枢神経系．

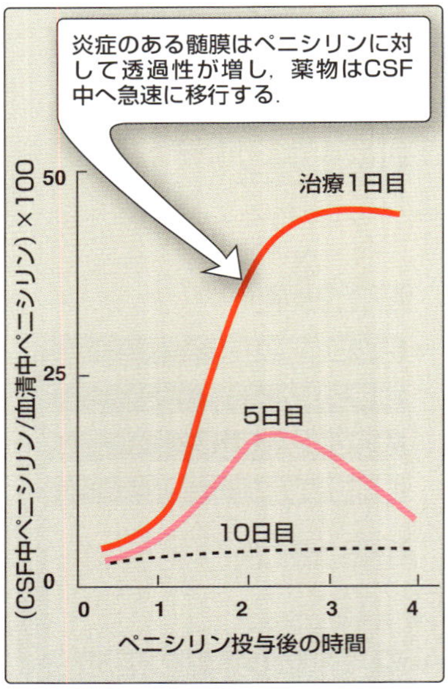
炎症のある髄膜はペニシリンに対して透過性が増し，薬物はCSF中へ急速に移行する．
治療1日目
5日目
10日目
(CSF中ペニシリン/血清中ペニシリン)×100
50
25
0
0
1
2
3
4
ペニシリン投与後の時間

図 29.8
炎症時における脳脊髄液（CSF）中へのペニシリン移行の増加．

キサシリンは例外で，腎臓からは排泄されない．ペニシリンは，母乳にも排出される．

E．有害作用

ペニシリンは最も安全な薬物であるが，有害作用は起こりうる（図29.9）．

1．過敏性反応：およそ10％程度の患者が，ペニシリンアレルギーがあると自分から話す．このうち90％は，IgEが介する過敏症状である真のⅠ型アレルギーではない．アレルギー反応は，発疹から血管浮腫（口唇，舌，眼窩周辺部の著明な浮腫）や，アナフィラキシー症状までさまざまである．ペニシリンアレルギーのある患者では，他のβラクタム系抗生物質と交差反応が起こる可能性がある．アレルギー歴がある場合，βラクタムによる治療が安全かどうかの評価のために，患者の以前の症状の重症度に関する病歴の確認は不可欠である．

2．下痢：腸管微生物の正常バランスの乱れによる下痢はよく起こる．吸収されにくく，抗菌スペクトルを拡張した抗生物質において起きやすい．ペニシリンの使用により，クロストリジオイデス・ディフィシル *Clostridioides difficile* や他の細菌による偽膜性腸炎が起こることがある．

3．腎炎：ペニシリン系，とくに**メチシリン**は急性間質性腎炎を起こす可能性がある．［注：そのために，**メチシリン**はもはや臨床では使われない．］

4．神経毒：ペニシリン系は神経組織に対して刺激性がある．髄腔内注射を行ったり，血中濃度が非常に高くなったりすると痙攣を起こす可能性がある．ペニシリン系がGABA系を抑制するので，てんかんがある患者においてはとくに危険性が高い．

5．血液毒性：血小板凝集の抑制が，高用量の**ピペラシリン**，**ナフシリン**（と，ある程度，**ペニシリンG**）で観察されうる．2週間以上の治療が血球減少と関連するので，そのような患者では，毎週血算のチェックをすべきである．

Ⅲ．セファロスポリン系 cephalosporins

セファロスポリン系はβラクタム系抗生物質で，構造的にも機能的にもペニシリン系と類似している．ほとんどのセファロスポリン系は7-アミノセファロスポラン酸 7-aminocephalosporanic acid に側鎖が付加されることにより半合成的に産生される．7位のアシル側鎖の構造の変化により抗菌活性が変化し，3位の変化により薬物動態特性が変動する（図29.10）．セファロスポリン系はペニシリン系と同様な作用機序をもっており，また，耐性が生じる機序も同様である．しかし，ペニシリン系に比べると特定のβラクタマーゼに対する安定性がより強い傾向がある．

A．抗菌スペクトル

セファロスポリン系は細菌の感受性パターンとβラクタマーゼに対する耐性に基づき，第一，第二，第三，第四さらにそれ以上の世代に分類されている（図 29.11）．［注：市販のセファロスポリンはMRSA，リステリア・モノサイトゲネス *L monocytogenes*，クロストリジオイデス・ディフィシル，および腸球菌に対しては無効である．］

1．第一世代：第一世代のセファロスポリン系は，**ペニシリン** G の代替となる．ブドウ球菌が産生するペニシリナーゼに対して耐性をもつ（すなわちMSSAをカバーする）．肺炎球菌のペニシリン耐性株は第一世代セファロスポリンにも耐性がある．第一世代のセファロスポリン系は，プロテウス・ミラビリス，大腸菌，肺炎桿菌に対して控えめな効果がある．ペプトレプトコッカス *Peptostreptococcus* のような大部分の口腔内嫌気性菌には効果があるが，バクテロイデス・フラジリス *Bacteroides fragilis* 群には耐性である．

2．第二世代：第二世代のセファロスポリン系は，さらに加えてグラム陰性菌，すなわち，インフルエンザ菌，クレブシエラ属菌，プロテウス属菌，大腸菌，そしてモラクセラ・カタラーシス *Moraxella catarrhalis* に対しても強力な作用をもっている一方，グラム陽性菌に対する作用は弱い．セファマイシン（**セフォテタン** cefotetan と**セフォキシチン** cefoxitin［訳者注：ともに日本未承認］）の抗菌力は嫌気性菌（バクテロイデス・フラジリス）にも及ぶ．これらのみが，嫌気性グラム陰性菌に有効活性をもつ市販のセファロスポリンである．しかし，バクテロイデス・フラジリスの間で耐性菌が増えているため，どの薬も第一選択として使用されない．

3．第三世代：第三世代のセファロスポリン系は感染症の治療において重要な役割を果たしている．第一世代のセファロスポリン系に比べてMSSAに対する作用は劣るが，βラクタマーゼ産生菌であるインフルエンザ菌や淋菌 *Neisseria goncrrhoeae* を含むグラム陰性桿菌活性が強くなっている．さらに，腸内細菌類であるセラチア・マルセッセンス *Serratia marcescens* やプロビデンシア *Providencia* 属菌にも活性がある．**セフトリアキソン** ceftriaxone と**セフォタキシム** cefotaxime は髄膜炎治療に対する選択薬となっている．**セフタジジム** ceftazidime は，緑膿菌に対して効果がある．しかし，耐性が増えており，使用の際には個々の場合に応じて評価すべきである．第三世代セファロスポリン系は，問題となる“二次的被害 collateral damage”とされる抗菌薬耐性の誘導やクロストリジオイデス・ディフィシル感染症の罹患に関連しているので注意深く使用すべきである．［注：フルオロキノロンの使用もこの二次的被害と関係している．］

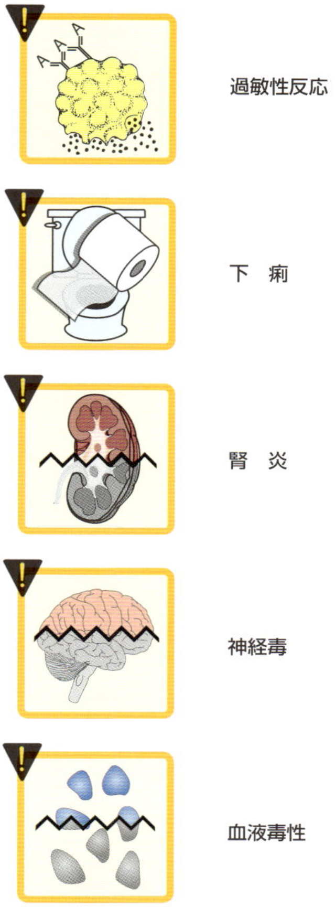
過敏性反応
下　痢
腎　炎
神経毒
血液毒性

図 29.9
ペニシリン系の有害作用のまとめ．

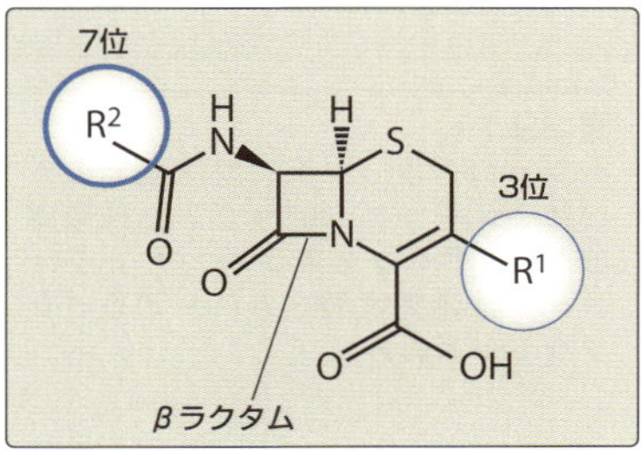
7位
3位
βラクタム

図 29.10
セファロスポリン抗生物質の構造上の特徴．

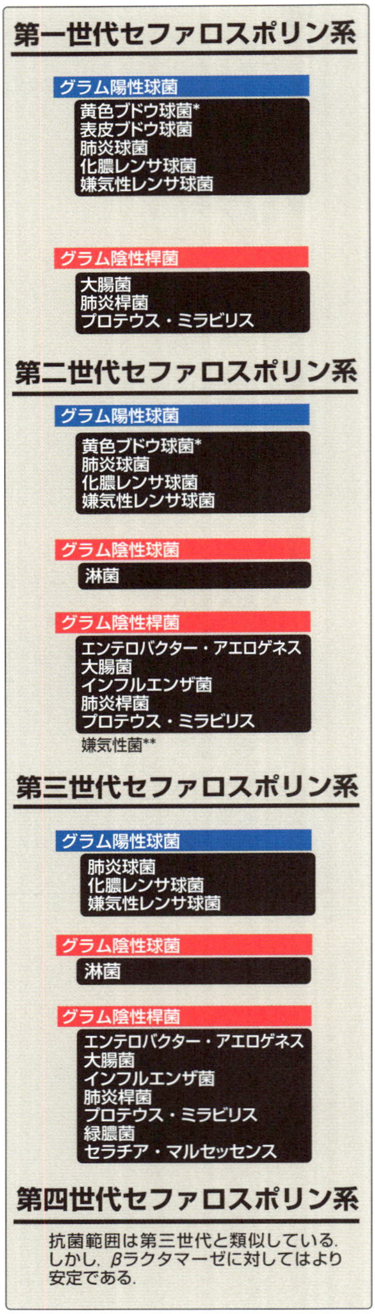
第一世代セファロスポリン系
グラム陽性球菌
黄色ブドウ球菌*
表皮ブドウ球菌
肺炎球菌
化膿レンサ球菌
嫌気性レンサ球菌
グラム陰性桿菌
大腸菌
肺炎桿菌
プロテウス・ミラビリス
第二世代セファロスポリン系
グラム陽性球菌
黄色ブドウ球菌*
肺炎球菌
化膿レンサ球菌
嫌気性レンサ球菌
グラム陰性球菌
淋菌
グラム陰性桿菌
エンテロバクター・アエロゲネス
大腸菌
インフルエンザ菌
肺炎桿菌
プロテウス・ミラビリス
嫌気性菌**
第三世代セファロスポリン系
グラム陽性球菌
肺炎球菌
化膿レンサ球菌
嫌気性レンサ球菌
グラム陰性球菌
淋菌
グラム陰性桿菌
エンテロバクター・アエロゲネス
大腸菌
インフルエンザ菌
肺炎桿菌
プロテウス・ミラビリス
緑膿菌
セラチア・マルセッセンス
第四世代セファロスポリン系
抗菌範囲は第三世代と類似している．
しかし，βラクタマーゼに対してはより安定である．

図 29.11
セファロスポリン系の臨床適用のまとめ．*メチシリン耐性ブドウ球菌属は耐性．**セフォキシチンとセフォタテンは嫌気性菌をカバーする．† セフタジジムのみ．

4．**第四世代：セフェピム** cefepimeは，第四世代のセファロスポリンとして分類され，非経口投与される．**セフェピム**は広い抗菌スペクトルをもち，レンサ球菌とブドウ球菌（**メチシリン**感受性菌のみ）にも効果がある．**セフェピム**は，エンテロバクター属菌，大腸菌，肺炎桿菌，プロテウス・ミラビリス，緑膿菌などの好気性グラム陰性菌に対しても効力をもつ．緑膿菌に対して感受性のある抗生剤を用いる際には，臨床家は地域のアンチバイオグラム（検出菌のさまざまな抗生剤に対する感受性試験）を参照して指示すべきである．

5．**先進世代：セフタロリン** ceftaroline［訳者注：日本未承認］は広域スペクトルをもつ先進世代のセファロスポリンである．米国では，MRSAに対する唯一のβラクタム系であり，複雑性の皮膚および皮膚組織感染症や市中肺炎に処方される．その特徴的な構造のために**セフタロリン**はMRSAとペニシリン耐性肺炎球菌のPBPに結合できる．広いグラム陽性菌への活性に加えて，グラム陰性菌にも第三世代のセファロスポリンである**セフトリアキソン**と同等程度に効く．重要なこととして，緑膿菌，基質特異性拡張型βラクタマーゼ extended-spectrum β-lactamase（ESBL）産生腸内細菌目細菌やアシネトバクター・バウマニ *Acinetobacter baumannii* に対しては無効である．1日2回投与のため，病院外での使用は制限される．

セフィデロコル cefiderocolは先進世代のセファロスポリンであり，多剤耐性を含む好気性グラム陰性菌に効果がある．グラム陽性菌には効果がない．**セフィデロコル**は腎盂腎炎を含む複雑性尿路感染症と，院内および人工呼吸器関連肺炎に承認されている．この薬は鉄利用への作用という新規の作用機序をもつ．**セフィデロコル**はシデロフォア siderophoreのようにふるまい，細胞外の遊離鉄に結合し，鉄取込み機序とされる受動拡散や能動輸送により細菌の細胞膜内に入る．腎クリアランスが亢進した際に用量調節を行う（たとえば，1日4回投与），数少ない抗菌薬の1つである．特徴的な作用機序のため，クレブシエラ・ニューモニエカルバペネマーゼ *Klebsiella pneumoniae* carbapenemase（KPC），OXA型βラクタマーゼ，メタロ-βラクタマーゼ metallo-β-lactamase（MBL）のような多くのβラクタマーゼを産生する多剤耐性グラム陰性菌にも効果がある．

B．耐　性

セファロスポリンの耐性はβラクタマーゼによるβラクタム環の加水分解やPBPへの親和性低下による．

C．薬 物 動 態

1．**投与**：多くのセファロスポリン系は，経口投与での吸収が悪いので（図 29.12），図 29.13 に挙げるものを除き，静脈内投与あるいは筋肉内投与される．

2．**体内分布**：すべてのセファロスポリン系は，体液中に良好に分布する．しかし，炎症に関係なく治療に必要なCSF中の濃度レベルを達成できるセファロスポリンは少数である. たとえば, **セフトリアキソン**, あるいは**セフォタキシム**は, インフルエンザ菌による乳幼児や小児の髄膜炎の治療に有効である. **セファゾリン** cefazolinは, ペニシリナーゼ産生黄色ブドウ球菌に対して活性があり, 加えて組織や体液透過性がよいため, 手術関連感染予防に広く使用されている.

3. **排泄**：セファロスポリン系の排泄は, 腎尿細管への分泌, あるいは糸球体での濾過, またはその両者によって行われる(図29.12). したがって, 腎不全の患者に対しては蓄積と毒性に考慮した投与量の調整が必要である. 1つの例外として, **セフトリアキソン**は, 胆汁から糞便中へ排出されるので, 腎機能障害の患者に対してしばしば用いられる.

D. 有 害 作 用

ペニシリン系と同様にセファロスポリン系は忍容性が高い. しかし, アレルギー反応については懸念がある. ペニシリン系に対してアナフィラキシー反応, スティーヴンス・ジョンソン症候群Stevens-Johnson syndrome, 中毒性皮膚壊死を起こした患者には, セファロスポリン系を投与してはならない. セファロスポリン系は, ペニシリンアレルギーを有する患者に対しては使用を避けるべきである. 現在のところ, ペニシリン系とセファロスポリン系間の交差反応は3～5%とみられ, βラクタム構造ではなく側鎖の類似性によるものとされる. ペニシリンと第一世代のセファロスポリン系間では交差アレルギー反

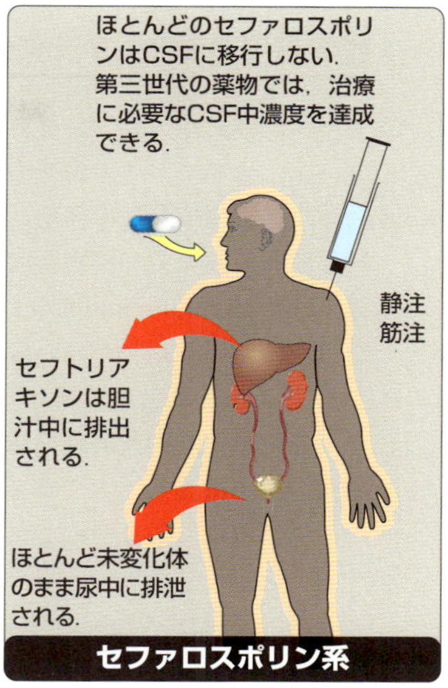
ほとんどのセファロスポリンはCSFに移行しない. 第三世代の薬物では, 治療に必要なCSF中濃度を達成できる.
静注
筋注
セフトリアキソンは胆汁中に排出される.
ほとんど未変化体のまま尿中に排泄される.
セファロスポリン系

図 29.12
セファロスポリン系の投与法と排泄.
CSF＝脳脊髄液.

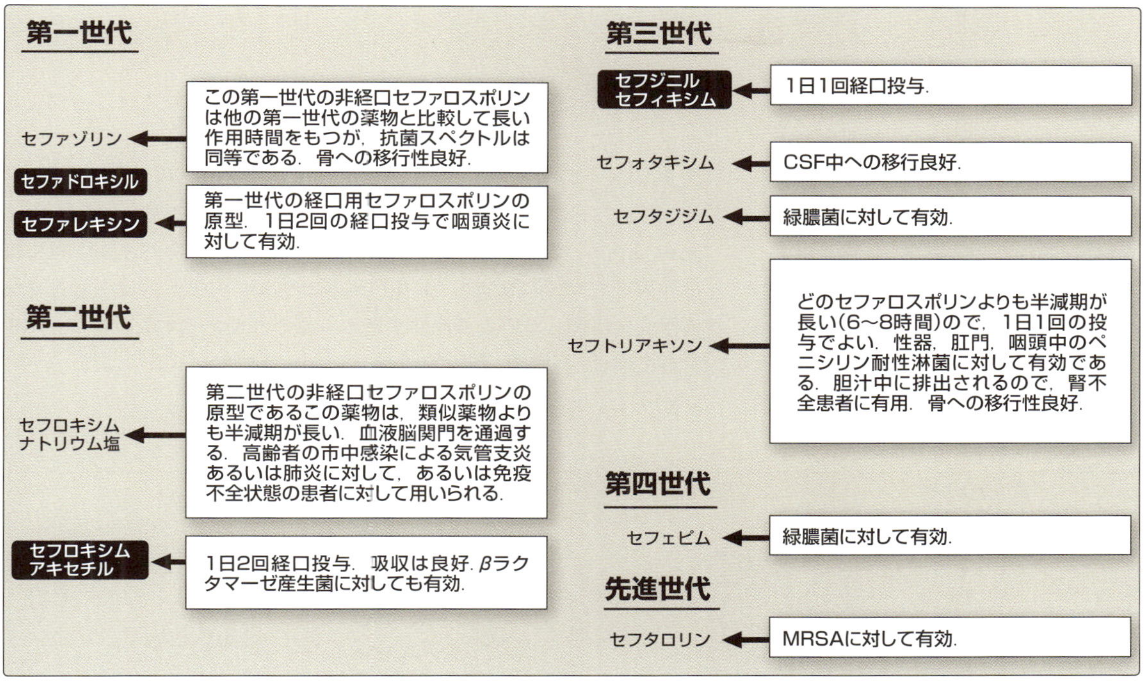
第一世代
セファゾリン
この第一世代の非経口セファロスポリンは他の第一世代の薬物と比較して長い作用時間をもつが, 抗菌スペクトルは同等である. 骨への移行性良好.
セファドロキシル
セファレキシン
第一世代の経口用セファロスポリンの原型. 1日2回の経口投与で咽頭炎に対して有効.
第二世代
セフロキシムナトリウム塩
第二世代の非経口セファロスポリンの原型であるこの薬物は, 類似薬物よりも半減期が長い. 血液脳関門を通過する. 高齢者の市中感染による気管支炎あるいは肺炎に対して, あるいは免疫不全状態の患者に対して用いられる.
セフロキシムアキセチル
1日2回経口投与. 吸収は良好. βラクタマーゼ産生菌に対しても有効.
第三世代
セフジニル
セフィキシム
1日1回経口投与.
セフォタキシム
CSF中への移行良好.
セフタジジム
緑膿菌に対して有効.
セフトリアキソン
どのセファロスポリンよりも半減期が長い(6～8時間)ので, 1日1回の投与でよい. 性器, 肛門, 咽頭中のペニシリン耐性淋菌に対して有効である. 胆汁中に排出されるので, 腎不全患者に有用. 骨への移行性良好.
第四世代
セフェピム
緑膿菌に対して有効.
先進世代
セフタロリン
MRSAに対して有効.

図 29.13
臨床的に有用なセファロスポリン系の特徴. [注：経口投与が可能な薬物は黒地に白抜き文字で示し, より有用な薬物は太字で示してある.] CSF＝脳脊髄液, MRSA＝メチシリン耐性黄色ブドウ球菌.

臨床応用 29.2：βラクタム系抗生物質の投与についての考察

ペニシリン系，セファロスポリン系，モノバクタム系，カルバペネム系を含むβラクタム系抗生物質は，時間依存性の薬剤と考えられている．各投与間隔において，薬物濃度が病原体の最小発育阻止濃度minimum inhibitory concentration（MIC）を上回る時間の割合が高いほど，細菌を殺す効果が最大になることを意味する．病原体のMICとは，目視可能な細菌増殖を妨ぐことのできる抗生物質の最小濃度のことである．このβラクタム系の活性情報は，臨床でのこれらの抗生物質の投与量最適化に有用である．たとえば，βラクタム系抗生物質の多くは30分から1時間以上かけて注入される．しかし，注入時間を延長させることにより（3～4時間以上），薬物濃度がMICを長時間上回るため，細菌除去に最も効果的となる．βラクタム系薬は24時間以上投与することもできる．これは，持続点滴静注とよばれる．注入方法を延長または持続する場合には，抗生物質の安定性について慎重に考慮すべきである．

応が高率で起きる．

Ⅳ．その他のβラクタム系抗生物質

A．カルバペネム系 carbapenems

カルバペネム系は合成βラクタム系抗生物質であり，チアゾリジン環の硫黄原子（図29.2）を外側に移動し，炭素原子に置き換えた構造をもっている点でペニシリン系の構造とは異なる（図29.14）．**イミペネム** imipenem，**メロペネム** meropenem，**ドリペネム** doripenem，**エルタペネム** ertapenem［訳者注：日本未承認］がこのグループに属する．

1．抗菌スペクトル：イミペネムはほとんどのβラクタマーゼによる加水分解に対して耐性があるがメタロ-βラクタマーゼに対しては耐性がない．この薬物は，βラクタマーゼ産生グラム陽性菌・陰性菌，嫌気性菌，緑膿菌に対して有効であるため，経験的治療empiric therapyに用いられる．**メロペネム**と**ドリペネム**は，**イミペネム**と似た抗菌作用をもつ（図29.15）．**ドリペネム**はシュードモナス属の耐性株への活性を保持している可能性がある．他のカルバペネムと異なり**エルタペネム**は，緑膿菌，腸球菌属やアシネトバクター属菌には効かない．

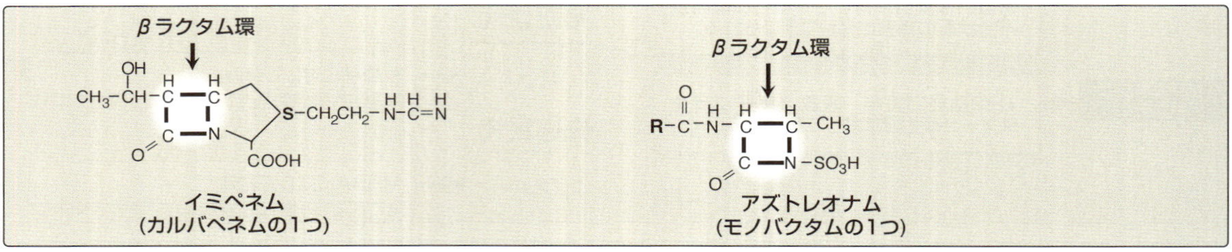
βラクタム環
OH
H
H
CH_3–CH–C
C
S–CH_2CH_2–N–C=N
H H H
C
N
O
COOH
イミペネム
（カルバペネムの1つ）
βラクタム環
O
H H H
R–C–N–C
C–CH_3
C
N–SO_3H
O
アズトレオナム
（モノバクタムの1つ）

図 29.14
イミペネムとアズトレオナムの構造上の特徴．

2．薬物動態：イミペネム，**メロペネム**，**ドリペネム**は静脈内投与される．体内の各組織や体液によく浸透し，髄膜に炎症があるときには，脳脊髄液中にも移行する．**メロペネム**は，炎症がないときでも細菌性髄膜炎で治療濃度に達することが知られている．これらの薬剤は糸球体濾過によって排泄され，近位尿細管の刷子縁中のデヒドロペプチダーゼによって分解される．**イミペネム**にデヒドロペプチダーゼ阻害薬である**シラスタチン** cilastatinを加えると，**イミペネム**の腎デヒドロペプチダーゼによる分解が抑えられ，体内での効果が延長する．その他のカルバペネムは**シラスタチン**との同時投与の必要はない．**エルタペネム**は，1日1回静脈内投与で用いる．[注：腎障害をもつ患者に対しては，これらの薬物の投与量を調整することが必要である．]

3．有害作用：イミペナム/シラスタチンによって，悪心，嘔吐，下痢が起こる．好酸球増加症や好中球減少症は他のβラクタム系抗生物質に比べてまれである．**イミペネム**の高用量投与は，痙攣発作を起こす可能性がある．しかし，その他のカルバペネムでそのような作用が起こることは少ない．カルバペネムとペニシリンは二環状の核となる部分が共通である．構造類似性がクラス間の交差反応性に寄与するかもしれない．真のペニシリンアレルギーにはカルバペネムは慎重に使用すべきではあるが，各種研究によると交差反応性の確率はとても低い(1％未満)．

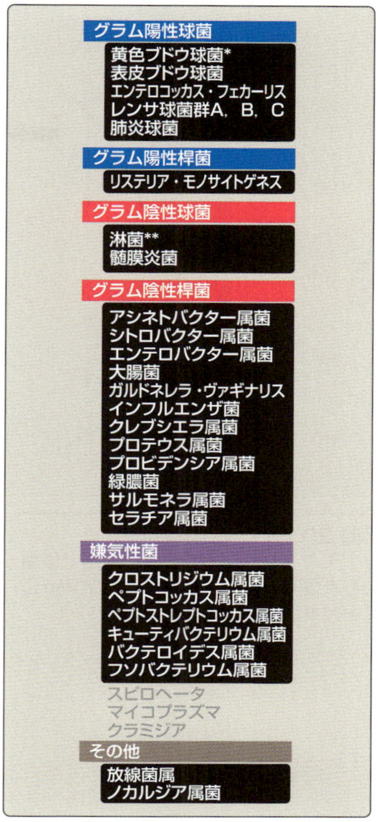
グラム陽性球菌
黄色ブドウ球菌*
表皮ブドウ球菌
エンテロコッカス・フェカーリス
レンサ球菌群A，B，C
肺炎球菌
グラム陽性桿菌
リステリア・モノサイトゲネス
グラム陰性球菌
淋菌**
髄膜炎菌
グラム陰性桿菌
アシネトバクター属菌
シトロバクター属菌
エンテロバクター属菌
大腸菌
ガルドネレラ・ヴァギナリス
インフルエンザ菌
クレブシエラ属菌
プロテウス属菌
プロビデンシア属菌
緑膿菌
サルモネラ属菌
セラチア属菌
嫌気性菌
クロストリジウム属菌
ペプトコッカス属菌
ペプトストレプトコッカス属菌
キューティバクテリウム属菌
バクテロイデス属菌
フソバクテリウム属菌
スピロヘータ
マイコプラズマ
クラミジア
その他
放線菌属
ノカルジア属菌

図 29.15
イミペネムの抗菌スペクトル．*メチシリン耐性黄色ブドウ球菌は抵抗性．**ペニシリナーゼ産生菌を含む．

B．モノバクタム系 monobactams

モノバクタム系も細胞壁の合成を阻害する．βラクタム環がもう1つの環と融合していない点が特徴である(図29.14)．**アズトレオナム** aztreonamは，唯一の市販されているモノバクタムである．**アズトレオナム**の抗菌作用は，主として腸内細菌目細菌や緑膿菌を含むグラム陰性病原菌に対して抗菌作用をもつ．グラム陽性菌や，嫌気性菌に対しては効果がない．**アズトレオナム**は静脈内あるいは筋肉内に投与される．腎不全の患者では蓄積する可能性がある．**アズトレオナム**は比較的毒性が少ないが，静脈炎，皮膚の発疹，まれに肝機能検査値異常を起こす．この薬は免疫原性が弱いため，他のβラクタム系抗生物質によって誘導された抗体とは，ほとんど交差反応を示さない．そのためこの薬は，他のペニシリン系，セファロスポリン系，カルバペネム系アレルギーがある患者において，安全な代替薬物として使用されうる．1つの重要な例外として，**セフタジジム**にアレルギーのある患者には**アズトレオナム**で交差反応を引き起こす可能性がある．これは両薬剤の側鎖の類似性に起因する．

V．βラクタマーゼ阻害薬

βラクタマーゼもしくは酸によってβラクタム環が加水分解されると，βラクタム系抗生物質の抗菌作用は失われる．βラクタマーゼの数は増加しており，4 000種類以上報告されている．これらの酵素は構造と加水分解様式に基づいて分類される．最も単純な分類方法は，

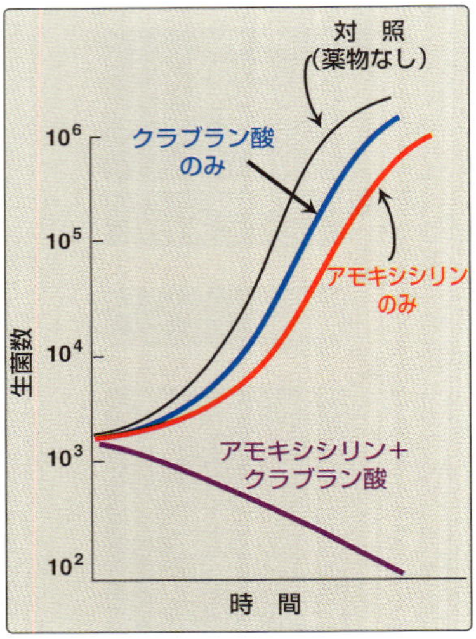
対 照
(薬物なし)
クラブラン酸
のみ
アモキシシリン
のみ
アモキシシリン+
クラブラン酸
生菌数
10^6
10^5
10^4
10^3
10^2
時 間

図 29.16
アモキシシリンをクラブラン酸と併用した場合としなかった場合の *in vitro* における大腸菌の増殖.

タンパク質配列に基づいてβラクタマーゼをAからDの4種類に分類する方法である.

クラブラン酸 clavulanic acidや**スルバクタム** sulbactam, **タゾバクタム** tazobactamのようなβラクタマーゼ阻害薬は, 分子内にβラクタム環をもってはいるが, それ自身抗菌作用はもっておらず, 重篤な有害作用もない. **アビバクタム** avibactam, **バボルバクタム** vaborbactam, **レレバクタム** relebactamもまた, βラクタマーゼ阻害薬である. しかしながら, 核となるβラクタム環を欠いている. βラクタマーゼ阻害薬はβラクタマーゼを不活化するので, 通常であればβラクタマーゼの基質となって分解されてしまう抗生物質を, その分解から保護する. そのため, βラクタマーゼ阻害薬は, **アモキシシリン**, **アンピシリン**, **ピペラシリン**のようなβラクタマーゼ感受性抗生物質と合剤になっている(図29.1). 図29.16は, **クラブラン酸**と**アモキシシリン**が, βラクタマーゼ産生大腸菌に与える効果を示している. [注 : **クラブラン酸**は, ほとんど抗菌作用がない.]

A. セファロスポリンおよびβラクタマーゼ阻害薬の合剤

セフトロザン ceftolozaneは第三世代のセファロスポリンであり, βラクタマーゼ阻害薬である**タゾバクタム**と合剤として使用される. **セフトロザン/タゾバクタム**は静脈注射でしか使用できない. 耐性腸内細菌目細菌と多剤耐性緑膿菌の治療という特定の範囲で使用される. **セフトロザン/タゾバクタム**はいくつかのβラクタマーゼ産生菌(たとえば, ESBLの選択株)に対して活性がある. この合剤はグラム陽性菌への活性が狭く, 嫌気性菌への活性もかなり限定される. **セフタジジム**は第三世代のセファロスポリンであり, βラクタマーゼ阻害薬の**アビバクタム**と合剤として使用される. **セフタジジム/アビバクタム**は静脈注射のみで使用でき, 腸内細菌目細菌や緑膿菌を含む広いグラム陰性菌への活性をもつ. **アビバクタム**を加えることで, MBL(クラスB)を除くクラスAおよびCの基質拡張型βラクタマーゼによる加水分解に抵抗性を示す. 図29.17に各種βラクタマーゼに対するさまざまなβラクタマーゼ阻害薬の活性を示す. **セフタジジム/アビバクタム**は嫌気性菌やグラム陽性菌と同様, アシネトバクターに最小限の活性がある. これらの合剤は腹腔内感染(**メトロニダゾール** metronidazoleと併用)の治療や複雑性尿路感染症の管理に使用される. 広域

	Class A	Class B	Class C	Class D
酵素の例	KPC, SHV, TEM, CTX-M	MBL	AmpC	OXA
阻害薬の活性	タゾバクタム* アビバクタム バボルバクタム レレバクタム	なし	アビバクタム バボルバクタム レレバクタム	アビバクタム** バボルバクタム レレバクタム**

図 29.17
新規βラクタマーゼ阻害薬のβラクタマーゼ酵素類に対する活性. *KPC以外のほとんどの酵素を阻害. **活性が変動する. AmpC=AmpC βラクタマーゼ, CTX-M=CTX-M βラクタマーゼ, KPC=クレブシエラ・ニューモニエカルバペネマーゼ, MBL=メタロ-βラクタマーゼ, OXA=OXA型βラクタマーゼ.

医薬品	βラクタム系耐性グラム陰性菌への活性
セフトロザン/タゾバクタム	・緑膿菌* ・ESBL産生株 ・カルバペネマーゼには活性がない
セフタジジム/アビバクタム	・CRE*(KPC産生株を含む．OKAに対しては効果が変動．MBLには無効) ・緑膿菌* ・ESBLおよびAmpC産生株
セフィデロコル	・CRE*(MBLを含むすべてのカルバペネマーゼ) ・緑膿菌 ・アシネトバクター・バウマニ ・ステノトロフォモナス・マルトフィリア ・ESBLおよびAmpC産生株
メロペネム/バボルバクタム	・CRE*(KPC産生株を含む．OKAに対しては効果が変動．MBLには無効) ・ESBLおよびAmpC産生株 ・排出/ポーリンの変異のため，カルバペネム耐性の緑膿菌やアシネトバクターに対してバボルバクタムによる効果増強作用はない．
イミペネム/シラスタチン/レレバクタム	・CRE*(KPC産生株を含む．OKAに対しては効果が低い．MBLには無効) ・緑膿菌* ・ESBLおよびAmpC産生株

図 29.18
新規βラクタム系薬の治療上の位置づけ．*治療上主要な役割．AmpC＝AmpC βラクタマーゼ，CRE＝カルバペネム耐性腸内細菌，ESBL＝基質拡張型βラクタマーゼ，KPC＝クレブシエラ・ニューモニエカルバペネマーゼ，MBL＝メタロ-βラクタマーゼ，OXA＝OXA型βラクタマーゼ．

な抗菌活性のため，**セフトロザン/タゾバクタム**と**セフタジジム/アビバクタム**は多剤耐性病原菌の治療のために温存される．

B．カルバペネム/βラクタマーゼ阻害薬の合剤

メロペネム/バボルバクタム［訳者注：日本未承認］と**イミペネム/シラスタチン/レレバクタム**はカルバペネムと非βラクタムβラクタマーゼ阻害薬の合剤である．**メロペネム/バボルバクタム**は腎盂腎炎を含む複雑性尿路感染症の治療に承認されている．これらの適応に加え，**イミペネム/シラスタチン/レレバクタム**は院内肺炎および人工呼吸器関連肺炎の治療にも承認されている．**レレバクタム**は**アビバクタム**と構造が類似している．**バボルバクタム**の構造にはボロン酸が含まれており，クラスA βラクタマーゼに対する**メロペネム**の活性を増強させている．**バボルバクタム**と**レレバクタム**の両方とも，MBL以外の広域βラクタマーゼ産生腸内細菌目細菌に対して活性をもつ(図29.18)．

Ⅵ．バンコマイシン vancomycin

バンコマイシンは三環構造を有するグリコペプチドで，MRSA，メチシリン耐性表皮ブドウ球菌 methicillin-resistant *Staphylococcus epidermidis* や腸球菌属，クロストリジオイデス・ディフィシルを含む好気性および嫌気性のグラム陽性菌に活性がある(図29.19)．**バンコマイシン**は細胞内に入るとペプチドグリカン前駆体に結合して重合および架橋を中断させ，細胞壁の保全維持を困難にさせる．この作用

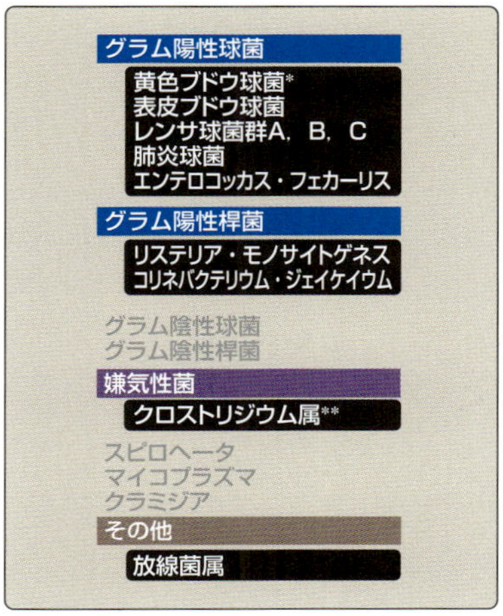
グラム陽性球菌
黄色ブドウ球菌*
表皮ブドウ球菌
レンサ球菌群A，B，C
肺炎球菌
エンテロコッカス・フェカーリス
グラム陽性桿菌
リステリア・モノサイトゲネス
コリネバクテリウム・ジェイケイウム
グラム陰性球菌
グラム陰性桿菌
嫌気性菌
クロストリジウム属**
スピロヘータ
マイコプラズマ
クラミジア
その他
放線菌属

図 29.19
バンコマイシンの抗菌スペクトル．*メチシリン耐性株を含む．**内服のバンコマイシンはクロストリジオイデス・ディフィシルにのみ使用．

により殺菌性を示す．MRSA罹患数増加に伴い，皮膚および軟部感染症，感染性心内膜炎，院内肺炎の患者に広く使われている．**バンコマイシン**の投与間隔は腎機能に依存する．そのため，薬物曝露量の適正化と有害作用の最小化には，クレアチニンクリアランスのモニタリングが必要である．トラフ濃度を10～20 μg/mLに維持すると最適な治療効果が得られる．[注：血中濃度下面積area under the curve (AUC)と最小発育阻止濃度の比(AUC/MIC)が**バンコマイシン**の黄色ブドウ球菌に対する活性への最もよい指標であり，AUC/MICが400以上であることが治療成功と関連する．] 適切な投与量を確保するため，4もしくは5回目の**バンコマイシン**投与前に初期トラフ濃度を確認する．代表的な有害作用として腎毒性，注入に伴う反応(**バンコマイシン**ではヒスタミンの遊離，顔面潮紅，また，しばしばアナフィラキシー様症状を示す)，静脈炎，聴器毒性がある．レンサ球菌属，ブドウ球菌属への耐性発現はまれであるが，エンテロコッカス・フェシウム *Enterococcus faecium* では耐性が頻繁にみられる．腸球菌への耐性はペプチドグリカン前駆体の結合親和性の変化により引き起こされ，*VanA* 遺伝子の発現により発生する．耐性菌が蔓延しているため，慎重な**バンコマイシン**の使用が必要とされる．最後に，**バンコマイシン**は経口投与ではほとんど吸収されないため，内服薬の使用はクロストリジオイデス･ディフィシルによる感染性腸炎の治療に限定される．

Ⅶ. リポグリコペプチド系 lipoglycopeptides

テラバンシン telavancin，**オリタバンシン** oritavancin，**ダルババンシン** dalbavancin [訳者注：すべて日本未承認] はグラム陽性菌に濃度依存的に殺菌性を示す半合成リポグリコペプチド抗生物質である．リポグリコペプチド系はおもにブドウ球菌属，レンサ球菌属，腸球菌属に効果があり，**バンコマイシン**に似た抗菌スペクトラムを維持している．構造が違うため，**バンコマイシン**より強力であり，**バンコマイシン**耐性菌にも効果的かもしれない．**バンコマイシン**と同様に，これらの薬剤は細菌の細胞壁合成を阻害する．脂質尾部は薬物を細胞壁に固定し，標的部位への結合を向上させるために不可欠である．さらに，**テラバンシン**と**オリタバンシン**は膜電位を乱す．これらの共同作用にて抗菌活性を上昇させ，耐性の発生を最小化する．**テラバンシン**は細菌による急性の皮膚および皮膚組織感染症acute bacterial skin and skin structure infections (ABSSSI)や，MRSAを含めた耐性グラム陽性菌による院内肺炎に**バンコマイシン**の代替となると考えられている．**テラバンシン**は腎障害，胎児へ害を及ぼす危険性や，QT_c延長を引き起こす薬剤(たとえばフルオロキノロン系，マクロライド系)との薬物相互作用のため，臨床での使用は限られている．安全に投与するため，投与開始前に腎機能や妊娠の状況，現在の薬物療法の評価をすることが必要である．

テラバンシンと対照的に，**オリタバンシン**と**ダルババンシン**は半減期が延長しており(それぞれ245，204時間)，単回の静脈注射でABSSSIの治療が可能である．ABSSSIの病状が安定している患者であれば外来で治療することができ，入院や中心静脈カテーテルの留置，毎日の非経口抗菌薬療法をなくすことができる．他のグリコペプチド系と同様，注入関連反応が起こりうる．**オリタバンシン**と**テラバンシン**は凝固検査に使用されるリン脂質物質に干渉することが知られている．**ヘパリン** heparin と併用する場合は代替療法を検討すべきである．

Ⅷ．ダプトマイシン daptomycin

ダプトマイシンは，環状リポペプチド系抗生物質であり，殺菌的で，濃度依存性の活性を示す．MRSA や**バンコマイシン**耐性腸球菌を含む耐性グラム陽性菌の感染症の際に**バンコマイシン**や**リネゾリド** linezolid の代わりに用いられる（図 29.20）．**ダプトマイシン**は黄色ブドウ球菌による複雑性皮膚および皮膚構造感染や感染性右心内膜炎を含む菌血症の治療に用いる．左心内膜炎の治療効果は証明されていない．また，**ダプトマイシン**は肺サーファクタントにより不活化されるので，肺炎の治療には決して用いてはいけない．**ダプトマイシン**は 1 日 1 回静注して用いるが，腎機能により投与頻度を調節すべきである．図 29.21 に**バンコマイシン**，**ダプトマイシン**，**テラバンシン**，長時間作用型のリポグリコペプチド系の主要な特徴を示す．

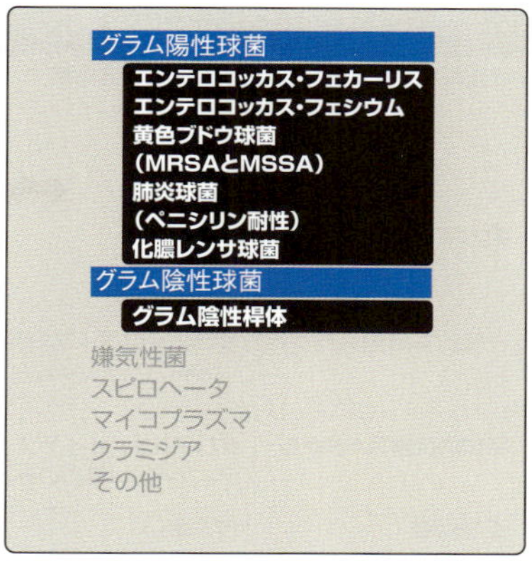
グラム陽性球菌
エンテロコッカス・フェカーリス
エンテロコッカス・フェシウム
黄色ブドウ球菌
（MRSAとMSSA）
肺炎球菌
（ペニシリン耐性）
化膿レンサ球菌
グラム陰性球菌
グラム陰性桿体
嫌気性菌
スピロヘータ
マイコプラズマ
クラミジア
その他

図 29.20
ダプトマイシンの抗菌スペクトル．MRSA＝メチシリン耐性黄色ブドウ球菌，MSSA＝メチシリン感受性黄色ブドウ球菌．

Ⅸ．ホスホマイシン fosfomycin

ホスホマイシンはホスホン酸の合成誘導体である．ペプチドグリカン合成の鍵となるエノールピルビルトランスフェラーゼを阻害することにより，細胞壁合成を阻害し，殺菌作用を示す．大腸菌や，エンテロコッカス・フェカーリス *E. faecalis* による尿路感染症に適用があり，急性膀胱炎の第一選択と考えられている．構造や作用機序が特異的なので他の抗菌薬との交差耐性はほとんどない．**ホスホマイシン**は経口投与後に速やかに吸収され，腎臓，膀胱，前立腺に良好に分布する．活性体のまま尿中に排泄され，数日間にわたり高濃度で存在するので，単回服用が可能である．[注：特定の国では，非経口投与で全身感染症に使用される．] 最も一般的な有害作用は下痢，腟炎，悪心，頭痛である．

X．ポリミキシン系 polymyxins

ポリミキシン系は陽イオン性ポリペプチドで，グラム陰性菌の細胞膜上のリン脂質に結合する．これらは細胞膜に障害を与える界面活性剤様の作用をもち，細胞成分の流出，ひいては細胞死を引き起こす．ポリミキシン系は濃度依存性で殺菌作用があり，臨床的に重要な緑膿菌，大腸菌，肺炎桿菌，アシネトバクター属，エンテロバクター属を含むほとんどのグラム陰性菌に効く．しかし，プロテウス属やセラチア属の多くは細胞膜と脂質多糖類が変化しているため，内因性に耐性である．**ポリミキシン** B polymyxin B と**コリスチン** colistin（**ポリミキシン** E polymyxin E）の 2 種類のポリミキシンのみが今日，臨床で使

	バンコマイシン	ダプトマイシン	テラバンシン	ダルバンシン	オリタバンシン
作用機序	細菌壁の合成阻害	細胞膜の急速な脱分極を起こし，DNA，RNA，タンパク質の合成を阻害する	細胞壁の合成阻害：細胞膜の破壊	細胞壁の合成阻害	細胞壁の合成阻害：細胞膜の破壊
薬力学		濃度依存性　殺菌的	濃度依存性　殺菌的	濃度依存性　殺菌的	濃度依存性　殺菌的
一般的な抗菌スペクトル	グラム陽性菌にのみ有効．黄色ブドウ球菌(MRSA を含む)，化膿レンサ球菌，B群レンサ球菌，ペニシリン耐性肺炎球菌，コリネバクテリウム・ジェイケイウム，バンコマイシン感受性エンテロコッカス・フェカーリスとエンテロコッカス・フェシウム				
特徴的抗菌スペクトル	クロストリジオイデス・ディフィシル(経口のみ)	VRE	VRE株の一部	VRE株の一部，VISA	VRE，VISA，VRSA
投与経路	IV，経口	IV	IV	IV	IV
投与時間	60～90分かけてIV	2分で急速IV 30分で持続IV	60分で持続IV	30分で持続IV	3時間で持続IV
薬物動態	腎排泄性 半減期　6～10時間 腎機能と血清トラフ値により用量調整	腎排泄性 半減期　7～8時間 腎機能により用量調整	腎排泄性 半減期　7～9時間 腎機能により用量調整	腎排泄性 半減期　204 時間	腎排泄性 半減期　245 時間 腎機能により用量調整
特徴的な有害作用	ヒスタミン遊離による注入関連反応：発熱，悪寒，静脈炎，潮紅，用量依存性の聴器毒性，腎毒性	肝トランスアミナーゼとCPKの上昇(毎週検査)，筋肉痛，横紋筋融解症〔治療中はHMG-CoA還元酵素阻害薬(スタチン)の保留を考慮〕．	味覚障害，尿の泡立ち，QT_c延長，凝固検査への影響(PT/INR，aPTT，ACT)，妊婦への推奨はされない(枠組み警告：開始前に妊娠検査推奨)	注入関連反応：肝トランスアミナーゼの上昇	注入関連反応：肝トランスアミナーゼの上昇 薬物相互作用の確認，P450酵素の阻害薬と誘導薬：ワルファリンの濃度上昇
重要学習ポイント	重症MRSA感染症への選択薬：クロストリジオイデス・ディフィシルには経口投与のみ：安全性と有効性のための血清トラフ値濃度のモニタリング	ダプトマイシンは，肺サーファクタントにより不活化されるので肺炎の治療には用いるべきではない	臨床研究では，治療の失敗があるので腎機能障害患者(CrCl < 50 mL/min)への使用には注意：相互作用を避けるために，テラバンシン投与の前に血液凝固検査を実施すべき	単回投与：ABSSSI患者の入院を避けるため，外来またはEDで使用できるかもしれない	単回投与：ABSSSI患者の入院を避けるため，外来またはEDで使用できるかもしれない：相互作用を避けるために，オリタバンシン投与の前に血液凝固検査を実施すべき

図 29.21
バンコマイシン，ダプトマイシン，テラバンシンおよび長時間作用型リポグリコペプチド系の対照比較表．ABSSSI＝急性細菌性皮膚および皮膚組織感染症，CPK＝クレアチンホスホキナーゼ，CrCl＝クレアチニンクリアランス，ED＝救急部門，IV＝静脈内，MRSA＝メチシリン耐性黄色ブドウ球菌，VISA＝バンコマイシン耐性腸球菌，VRSA＝バンコマイシン耐性黄色ブドウ球菌．

用されている．**ポリミキシンB**は非経口投与，点眼，点耳，局所投与に用いられる．**コリスチン**はプロドラッグの**コリスチンメタン塩**として，静脈内投与もしくはネブライザーによる吸入で用いられる．全身投与の際には腎毒性や神経毒性(たとえば，不明瞭な発語，筋力低下)の危険性があるので，これらの薬物の使用は制限される．しかしながら，耐性グラム陰性菌において，代替治療の選択肢が限られている多剤耐性菌感染患者に，サルベージ療法として使用される可能性がある．慎重な投与および有害作用のモニタリングを行うことが，これらの薬物の安全かつ効果的な使用には重要である．

29章の要約

1. 細胞壁に対して活性がある抗生物質は，細胞壁合成を阻害することで殺菌性に作用する．
2. すべてのβラクタム系抗生物質は四員環のβラクタム環を共通構造とする．
3. βラクタマーゼ産生により耐性となるため，ペニシリンのグラム陰性菌への効果は限られている．
4. βラクタム構造を変形させて作成されたセファロスポリン系とカルバペネム系は，**ペニシリン**より広い抗菌活性を示す．
5. 細菌が産生するβラクタマーゼ酵素により加水分解されてしまう抗生物質では，βラクタマーゼ阻害薬を加えると活性が改善する．
6. **バンコマイシン**はさまざまなグラム陽性菌，とくにメチシリン耐性黄色ブドウ球菌（MRSA）の選択薬である．
7. 長時間作用型リポグリコペプチド系（たとえば，**オリタバンシン**，**ダルババンシン**）は半減期が長く，単回投与可能である．
8. **ダプトマイシン**は肺サーファクタントで不活性化されるので，肺炎の治療には不適当である．
9. **ポリミキシン**は多剤耐性菌の治療用のため温存される．

学習問題

最も適当な答えを1つ選択せよ．

29.1　23歳男性．急性虫垂炎で来院し，入院直後に破裂した．男性は手術のため手術室に運ばれ，術後の菌培養で大腸菌とバクテロイデス・フラジリスが検出されたが，感受性結果はまだ出ていない．これらの2つの病原菌を経験的に治療できるのは次のうちどれか．

A．セフェピム
B．ピペラシリン/タゾバクタム
C．アズトレオナム
D．セフタロリン

正解　B．これらの薬物はほとんどの大腸菌に効くが，ピペラシリン/タゾバクタムのみが，バクテロイデス属に効く．

29.2　68歳男性が療養施設から，発熱，頻尿，尿切迫，精神状態の変化により来院した．アナフィラキシー性のペニシリンアレルギーがある．次のβラクタム系薬のうち，この男性のグラム陰性菌尿路感染症に最も適切なのはどれか．

A．セフェピム
B．エルタペネム
C．アズトレオナム
D．セフタロリン

正解　C．アレルギー反応の重篤性から，すべてのβラクタム系のなかでアズトレオナムが選択される．セファロスポリン系やカルバペネム系との交差反応性は低いが，こういった事例では利益よりもリスクを優先する．

29.3 25歳男性が2週間前からの生殖器の無痛性の腫脹で救急センターに来院した．1カ月前に新しいパートナーとの無防備な性行為があった．血液検査で梅毒陽性だった．この患者への単回投与治療に適切なのは次のうちどれか．
A．ペニシリンG
B．セフトリアキソン
C．アズトレオナム
D．バンコマイシン

正解 A． 第一期，第二期梅毒の治療にはペニシリンの単回投与が効く．耐性菌の報告はなく，患者に重篤なアレルギー反応がなければ，この選択でよい．

29.4 次のうちどのセファロスポリン系が，バクテロイデス・フラジリスのようなグラム陰性嫌気性病原菌に有効か．
A．セフォキシチン
B．セフェピム
C．セフトリアキソン
D．セファゾリン

正解 A． セファマイシン(セフォキシチンとセフォテタン)のみが，嫌気性グラム陰性病原菌に*in vitro*で有効なセファロスポリン系薬である．セフェピム，セフトリアキソンとセファゾリンはバクテロイデス・フラジリスには有効性はない．

29.5 次のどのケースがテラバンシン使用に適当か．
A．人工呼吸器関連肺炎を起こしている29歳妊婦
B．心房細動のためアミオダロンを使用している，院内肺炎の76歳男性
C．MRSAによる蜂窩織炎と膿瘍がある36歳男性
D．MRSAによる糖尿病性の足部感染症があり，軽度の腎機能障害をもつ72歳女性

正解 C． Aはテラバンシンが胎児に悪影響を与える可能性があるのでよい選択ではない．Bは患者がアミオダロンを服用しており，テラバンシンはQT_c延長を起こす可能性があるので，よい選択ではない．Dは患者の基礎疾患として腎障害があり，テラバンシンは利益が危険を上回らない限り避けるべきであるため，適切ではない．Cがこのケースでは一番よい．テラバンシンは，皮膚と皮膚構造感染に適応があり，患者には明らかな禁忌はないからである．

29.6 次のうち，ペニシリン結合タンパク質(PBP)にペニシリン耐性を付与するのは，どの遺伝子か．
A．*VanA*
B．*mecA*
C．*KPC*
D．*AmpC*

正解 B． *mecA*遺伝子はPBPを変化させて，ペニシリン治療の効果をなくす．黄色ブドウ球菌は*mecA*遺伝子を発現することによりMRSAとなる．*VanA*遺伝子は腸球菌のバンコマイシン耐性に寄与する．KPCと*AmpC*はβラクタマーゼ耐性に寄与する．

29.7 年配で服薬遵守しないホームレスの患者が，外来対応可能な皮膚および軟部組織感染のため，救急室を訪れた．次のうち，感染を治療でき，入院を避けることのできる抗生物質はどれか．
A．ダプトマイシン
B．セフタロリン
C．バンコマイシン
D．オリタバンシン

正解 D． すべての選択肢が皮膚および軟部組織感染を治療できる．しかし，オリタバンシンは長時間作用型のリポグリコペプチドであり単回投与できる．よって入院を避けることができる．

29.8 次のうち，イミペネムがシラスタチンと合剤になっている理由を最も正しく説明しているのはどれか．
A．βラクタマーゼからイミペネムを守る
B．イミペネムの過敏症を減らす
C．腎デヒドロペプチダーゼからイミペネムを守る
D．イミペネムの代謝を減らす

正解 C． イミペネムは近位尿細管刷子縁にあるデヒドロペプチダーゼにより分解する．イミペネムとシラスタチンを合剤にすることで，イミペネムを腎デヒドロペプチダーゼから守り，体内で長く効かせることができる．

29.9 集中治療室にいる患者に対し，尿路感染治療としてセフェピムを使用している．セフェピムの用量は腎機能の低下のため調節されている．入院4日目，尿培養でプロテウス・ミラビリスが検出された．以下の感受性プロファイルと患者の臨床状況を踏まえて最も適切なのはどれか．

抗生物質	感受性あり(S)，中間(I)，耐性(R)
セフトリアキソン	R
セフェピム	R
ピペラシリン/タゾバクタム	S
コリスチン	S

A．セフェピム継続
B．コリスチンに変更
C．ピペラシリン/タゾバクタムに変更
D．セフトリアキソンに変更

正解　C． 菌に感受性があればコリスチンとピペラシリン/タゾバクタムの両方とも適切な選択肢ではあるが，コリスチンは腎毒性と高い関連があり，かつ患者はすでに腎機能が低下している．ピペラシリン/タゾバクタムを選択する方がより安全である．

29.10 75歳の男性が人工呼吸器関連肺炎と診断された．気管支肺胞洗浄が実施され，培養の結果メタロ-βラクタマーゼ産生大腸菌が検出された．次のうち，この微生物に対して最も活性がありそうなのはどれか．
A．セフトロザン/タゾバクタム
B．セフィデロコル
C．メロペネム/バボルバクタム
D．セフェピム

正解　B． メタロ-βラクタマーゼを含むすべてのカルバペネマーゼに対して活性があるのは，このなかでセフィデロコルのみである．さらに，セフィデロコルは人工呼吸器関連肺炎に処方される．他の選択肢の抗菌薬はメタロ-βラクタマーゼ産生菌に効果がない．

30 タンパク質合成阻害薬

テトラサイクリン系薬
デメクロサイクリン ドキシサイクリン エラバサイクリン※ ミノサイクリン オマダサイクリン※ テトラサイクリン
グリシルサイクリン系薬
チゲサイクリン
アミノグリコシド系薬
アミカシン ゲンタマイシン ネオマイシン プラゾマイシン※ ストレプトマイシン トブラマイシン
マクロライド系薬
アジスロマイシン クラリスロマイシン エリスロマイシン
マクロサイクリン系薬
フィダキソマイシン
リンコサマイド系薬
クリンダマイシン
オキサゾリジノン系薬
リネゾリド テジゾリド
プレウロムチリン系薬
レファムリン※
その他
クロラムフェニコール キヌプリスチン/ダルホプリスチン

図 30.1
タンパク質合成阻害薬のまとめ.
※(訳者注):日本未承認.

Ⅰ. 概　要

細菌リボソームを標的とし，細菌のタンパク質合成を阻害することで抗菌作用を発揮する抗菌薬は多い．これらの薬物のほとんどは静菌的活性を示す．細菌リボソームは，構造的に哺乳類の細胞質リボソームとは異なり，30Sおよび50Sサブユニットで構成される(哺乳類のリボソームは40Sと60Sサブユニットからなる)．一般的に，細菌リボソームに対しての薬物選択性を高めることは，哺乳類の宿主細胞においてタンパク質合成を阻害するという有害作用を最小限にする．しかし，哺乳類のミトコンドリアリボソームの構造は細菌リボソームに類似しているので，高濃度の**クロラムフェニコール chloramphenicol** やテトラサイクリン系薬は，哺乳類のミトコンドリアリボソームに作用して毒性を示すことがある．図30.1は本章で扱う抗菌性タンパク質合成阻害薬の一覧である．

Ⅱ. テトラサイクリン系薬 tetracyclines

テトラサイクリン系薬は，二重結合を共有する4個の環状構造からなる．これらの環状構造の側鎖の違いにより，個々の薬物の薬物動態や抗菌スペクトルが変わる．

A. 作用機序

テトラサイクリン系薬は，単純拡散および細菌の形質膜(内膜)上のエネルギー依存性特異的輸送タンパク質を介して感受性菌内に進入し濃縮される．テトラサイクリン系薬は，可逆的に細菌リボソームの30Sサブユニットに結合する．これにより，tRNAがmRNAリボソーム複合体に結合できなくなり，細菌のタンパク質合成が阻害される(図30.2)．

B. 抗菌スペクトル

テトラサイクリン系薬の抗菌スペクトルは広く，グラム陽性菌および陰性菌，原虫，スピロヘータ，結核菌，非定型菌類に対し静菌的作用を示す．また，テトラサイクリン系薬は，一般的にざ瘡(にきび)や

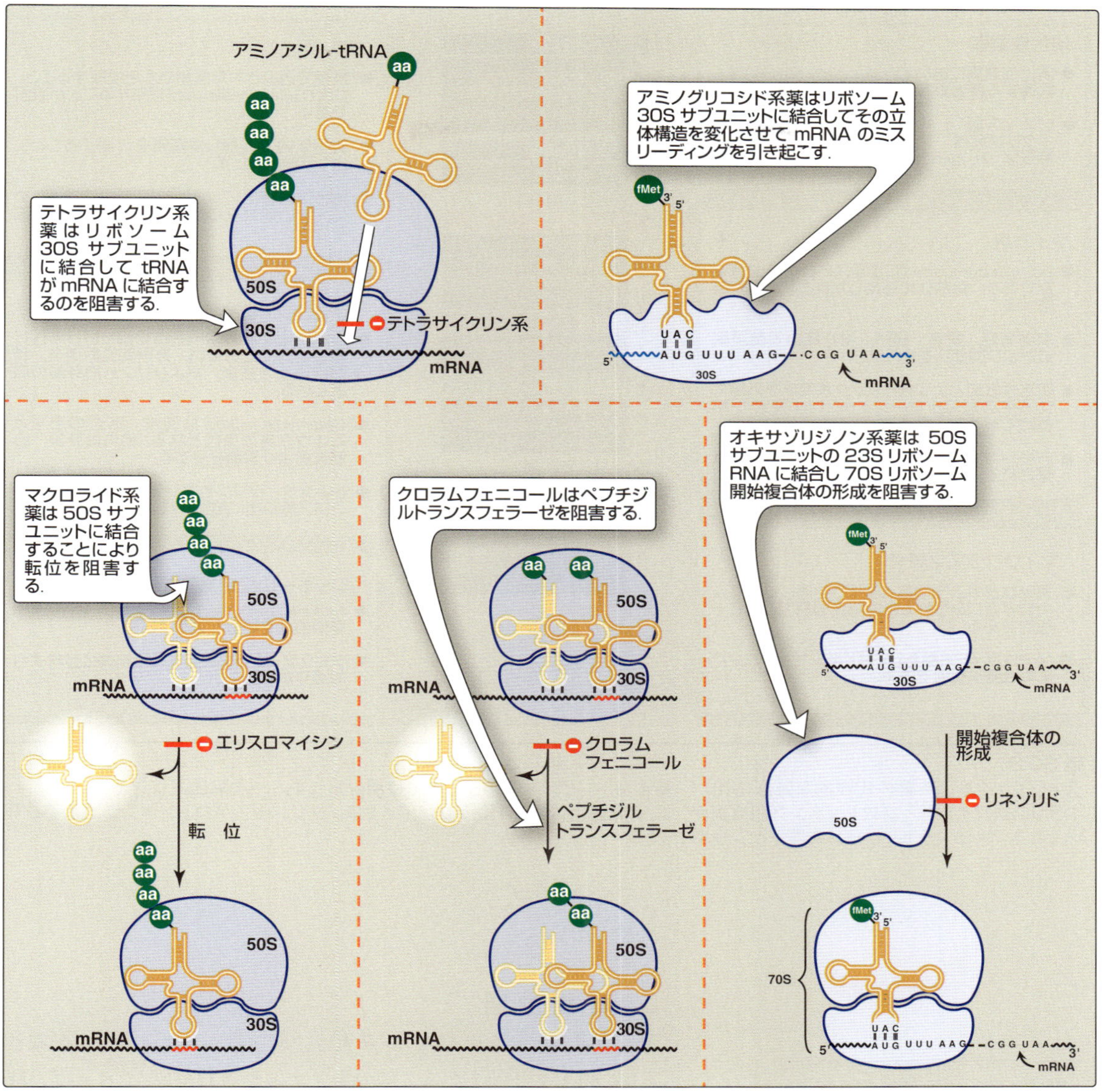
アミノアシル-tRNA
aa
テトラサイクリン系薬はリボソーム30S サブユニットに結合して tRNA が mRNA に結合するのを阻害する.
50S
30S
テトラサイクリン系
mRNA
アミノグリコシド系薬はリボソーム30S サブユニットに結合してその立体構造を変化させて mRNA のミスリーディングを引き起こす.
fMet
UAC
5' AUG UUU AAG CGG UAA 3'
30S
mRNA
マクロライド系薬は 50S サブユニットに結合することにより転位を阻害する.
50S
30S
mRNA
エリスロマイシン
転 位
クロラムフェニコールはペプチジルトランスフェラーゼを阻害する.
クロラム
フェニコール
ペプチジル
トランスフェラーゼ
オキサゾリジノン系薬は 50S サブユニットの 23S リボソーム RNA に結合し 70S リボソーム開始複合体の形成を阻害する.
開始複合体の
形成
リネゾリド
70S

図 30.2
さまざまなタンパク質合成阻害薬の薬理作用. aa = アミノ酸.

クラミジア感染症の治療に用いられる(図 30.3).

C. 耐 性

テトラサイクリン系薬に対し，最もよく遭遇する自然発生的な耐性機構は，菌体外に薬物を排出するポンプの存在である．これにより，テトラサイクリン系薬が細菌内に蓄積されなくなるため耐性が生じる．その他の耐性機序としては，酵素による薬物の不活性化やテトラサイクリン系薬がリボソームに結合するのを阻害する菌タンパク質の産生が挙げられる．ある 1 つのテトラサイクリン系薬に耐性であるからといって他のすべてのテトラサイクリン系薬にも耐性であるというわけではなく，交差耐性に至るかどうかは，その耐性メカニズム次第

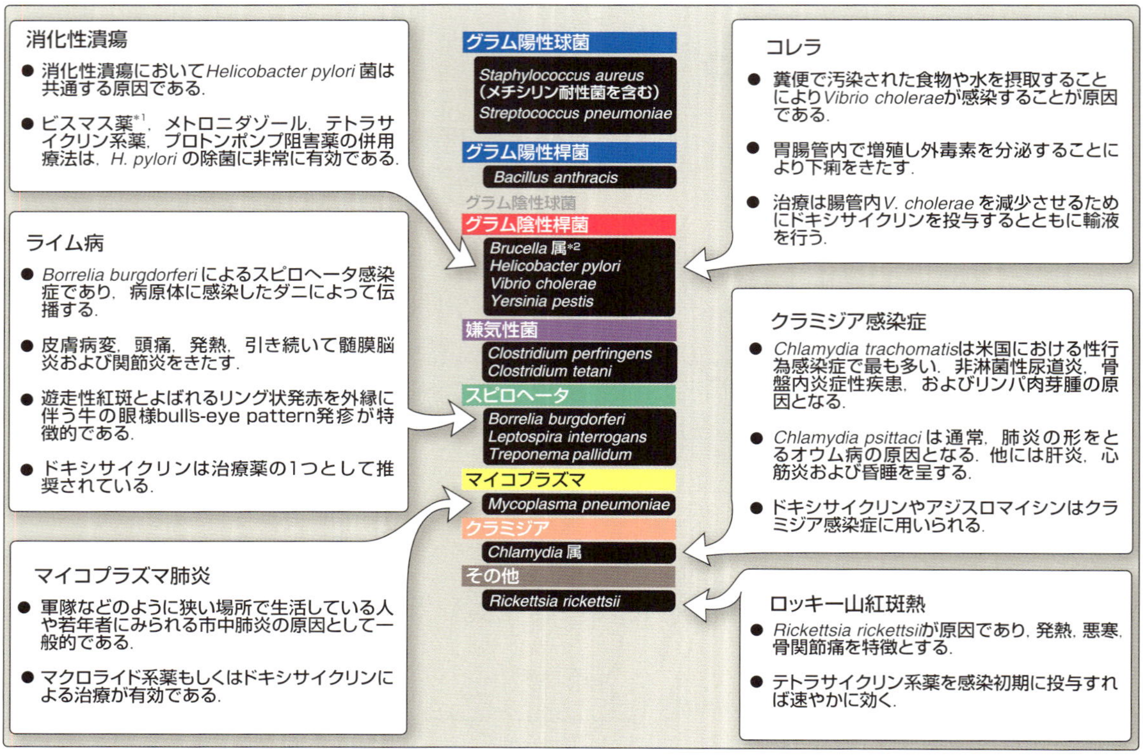
消化性潰瘍
● 消化性潰瘍においてHelicobacter pylori 菌は共通する原因である.
● ビスマス薬*1, メトロニダゾール, テトラサイクリン系薬, プロトンポンプ阻害薬の併用療法は, H. pylori の除菌に非常に有効である.
ライム病
● Borrelia burgdorferi によるスピロヘータ感染症であり, 病原体に感染したダニによって伝播する.
● 皮膚病変, 頭痛, 発熱, 引き続いて髄膜脳炎および関節炎をきたす.
● 遊走性紅斑とよばれるリング状発赤を外縁に伴う牛の眼様bull's-eye pattern発疹が特徴的である.
● ドキシサイクリンは治療薬の1つとして推奨されている.
マイコプラズマ肺炎
● 軍隊などのように狭い場所で生活している人や若年者にみられる市中肺炎の原因として一般的である.
● マクロライド系薬もしくはドキシサイクリンによる治療が有効である.
グラム陽性球菌
Staphylococcus aureus
(メチシリン耐性菌を含む)
Streptococcus pneumoniae
グラム陽性桿菌
Bacillus anthracis
グラム陰性球菌
グラム陰性桿菌
Brucella 属*2
Helicobacter pylori
Vibrio cholerae
Yersinia pestis
嫌気性菌
Clostridium perfringens
Clostridium tetani
スピロヘータ
Borrelia burgdorferi
Leptospira interrogans
Treponema pallidum
マイコプラズマ
Mycoplasma pneumoniae
クラミジア
Chlamydia 属
その他
Rickettsia rickettsii
コレラ
● 糞便で汚染された食物や水を摂取することによりVibrio choleraeが感染することが原因である.
● 胃腸管内で増殖し外毒素を分泌することにより下痢をきたす.
● 治療は腸管内V. cholerae を減少させるためにドキシサイクリンを投与するとともに輸液を行う.
クラミジア感染症
● Chlamydia trachomatisは米国における性行為感染症で最も多い. 非淋菌性尿道炎, 骨盤内炎症性疾患, およびリンパ肉芽腫の原因となる.
● Chlamydia psittaci は通常, 肺炎の形をとるオウム病の原因となる. 他には肝炎, 心筋炎および昏睡を呈する.
● ドキシサイクリンやアジスロマイシンはクラミジア感染症に用いられる.
ロッキー山紅斑熱
● Rickettsia rickettsiiが原因であり, 発熱, 悪寒, 骨関節痛を特徴とする.
● テトラサイクリン系薬を感染初期に投与すれば速やかに効く.

図 30.3
テトラサイクリン系薬の代表的な臨床応用. *1(訳者注)：ビスマス薬は日本では用いられず, 一次除菌ではアモキシシリン・クラリスロマイシン・プロトンポンプ阻害薬が, 二次除菌ではアモキシシリン・メトロニダゾール・プロトンポンプ阻害薬が用いられる. *2 テトラサイクリン系薬＋ゲンタマイシン.

かもしれない.

D. 薬物動態

1. **吸収**：テトラサイクリン系薬は, 経口投与により十分に吸収される(図 30.4). 2 価または 3 価の陽イオンを含む物質(たとえば, 制酸薬に含まれるマグネシウムイオン, カルシウムイオン, アルミニウムイオン, あるいは鉄剤など)を摂取すると, (とくに**テトラサイクリン** tetracycline において)不溶性キレートを形成するため吸収が低下する(図 30.5). **テトラサイクリン**や**オマダサイクリン** omadacycline [訳者注：日本未承認]は, 乳製品とともに摂取すべきではないが, **ドキシサイクリン** doxycycline や**ミノサイクリン** minocycline の吸収は乳製品によって影響を受けない. **ドキシサイクリン**, **ミノサイクリン**, **オマダサイクリン**は経口および静脈内投与が可能である. **エラバサイクリン** eravacycline [訳者注：日本未承認]は, 静脈内投与でのみ利用できる.

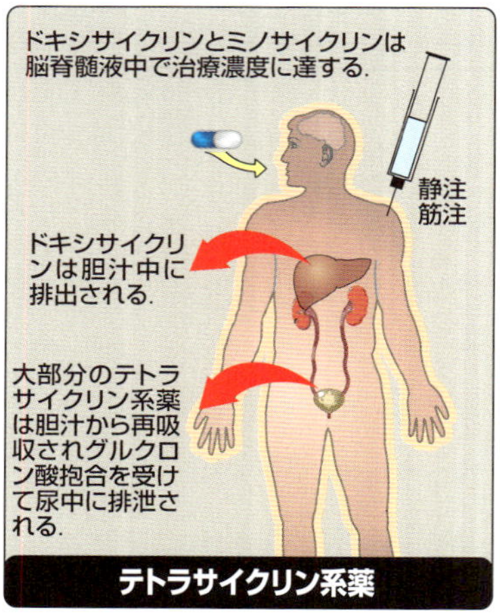
ドキシサイクリンとミノサイクリンは脳脊髄液中で治療濃度に達する.
静注
筋注
ドキシサイクリンは胆汁中に排出される.
大部分のテトラサイクリン系薬は胆汁から再吸収されグルクロン酸抱合を受けて尿中に排泄される.
テトラサイクリン系薬

図 30.4
テトラサイクリン系薬の投与法と排泄.

2. **分布**：テトラサイクリン系薬は, 胆汁, 肝臓, 腎臓, 歯肉浸出液および皮膚に蓄積し, 石灰化が生じる組織(たとえば, 歯や骨)にも結合する. あるいはカルシウム含有量が多い腫瘍にも結合する. 体液のほとんどに十分量分布するが，脳脊髄液 cerebrospinal fluid（CSF）中で治療域濃度まで到達することができるのは**ミノサイクリン**と**ドキシサイクリン**のみである．**ミノサイクリン**は，唾液や涙にも高濃度に移行する．また，**ミノサイクリン**は，髄膜炎菌保菌状態の除菌にも有効である．すべてのテトラサイクリン系薬は胎盤を通過し胎児の骨や歯に蓄積する．

3．排泄：**テトラサイクリン**はおもに未変化体のまま尿中に排泄される．一方，**ミノサイクリン**は肝臓で代謝を受け，より少ない程度ではあるが腎臓から排泄される．**ドキシサイクリン**は胆汁を介して糞便中に排出されるため，腎機能が障害されている患者に推奨される．

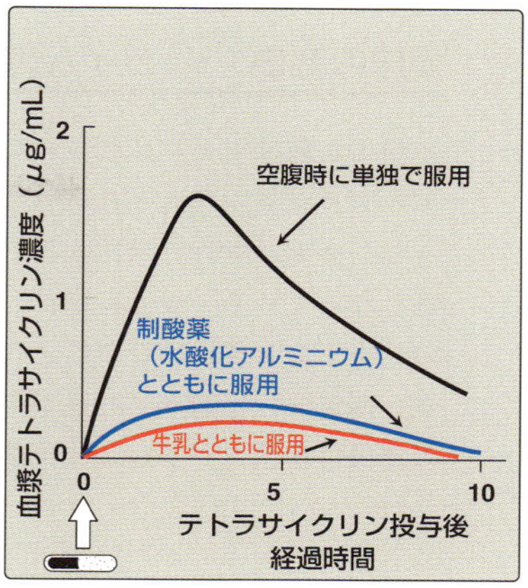
血漿テトラサイクリン濃度（μg/mL）
2
1
0
空腹時に単独で服用
制酸薬
（水酸化アルミニウム）
とともに服用
牛乳とともに服用
0
5
10
テトラサイクリン投与後
経過時間

図 30.5
テトラサイクリン系薬の吸収に及ぼす制酸薬および牛乳の影響．

E．有害作用

1．上腹部不快感：胃粘膜を刺激するため上腹部不快感を呈することがあり（図 30.6），このために服薬アドヒアランス adherence（コンプライアンス）が低下する．（乳製品以外の）食事もしくは水とともに服用するか，錠剤よりもカプセル剤で服用する方が食道炎を最小限に抑えることができる．［注：**テトラサイクリン**や**オマダサイクリン**は空腹時に服用すべきである．］

2．石灰化組織への影響：骨や第一生歯へのテトラサイクリン系薬の蓄積は小児の成長期における石灰化の過程で生じる．これにより，歯牙の変色と低形成，および一時的な発育阻害が起こりうる．そのため，テトラサイクリン系薬の使用は小児科において制限されている．

3．肝毒性：まれに高用量のテトラサイクリン系薬を用いた際に生じることが知られている．とくに妊婦および肝機能障害・腎機能障害患者において認められる．

4．光過敏症：テトラサイクリン系薬を服用した患者が日光や紫外線に曝露されると激しい日焼けが生じる．この毒性は，どのテトラサイクリン系薬でも認められるが，**テトラサイクリン**や**デメクロサイクリン** demeclocycline でより頻繁に認められる．患者には十分な日除けを身に着けるよう指導しなければならない．

5．その他：まれに，頭痛や視力障害を特徴とする良性の頭蓋内圧上昇（偽脳腫瘍）が成人において認められる．薬物を中断すれば軽快するが，障害が永続的かどうかは不明である．とくに**ミノサイクリン**においては，浮動性および回転性めまいや耳鳴りを症状とする前庭機能障害を起こしうる．

6．禁忌：テトラサイクリン系薬は妊婦および授乳婦，8 歳未満の小児には使用すべきでない．

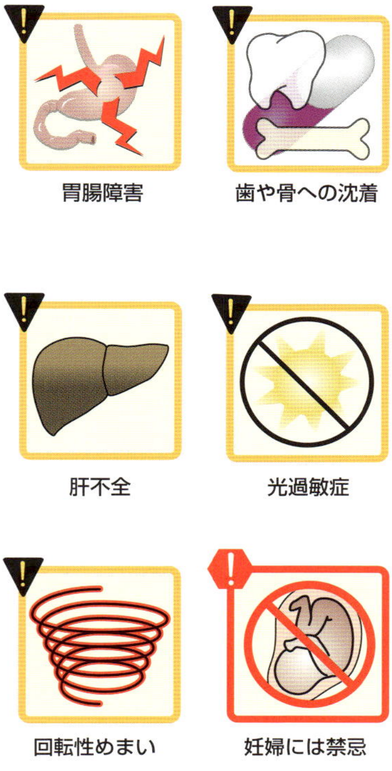
胃腸障害
歯や骨への沈着
肝不全
光過敏症
回転性めまい
妊婦には禁忌

図 30.6
テトラサイクリン系薬の有害作用．

臨床応用 30.1：ライム病に対するドキシサイクリン

ライム病はマダニに刺されたあとに細菌ボレリア・ブルグドルフェリ *Borrelia burgdorferi* によって引き起こされ，米国北部の多くの地域で風土病となっている．ライム病は，特徴的な赤い輪状の発疹である遊走性紅斑などの局所的な反応のほか，関節炎，心膜炎/心筋炎，髄膜炎/脳炎などの播種性症状を引き起こす可能性がある．ライム病が蔓延している地域では，マダニ咬傷が確認されたあとに予防として**ドキシサイクリン**を1回投与することができる．**ドキシサイクリン**はライム病の治療に最適である．治療期間は，初期のライム病では10日間，播種性感染症では2～4週間である．

Ⅲ．グリシルサイクリン系薬 glycylcyclines

ミノサイクリンの誘導体である**チゲサイクリン** tigecyclineは，グリシルサイクリン系抗菌薬として唯一の薬物である．**チゲサイクリン**は複雑性皮膚・軟部組織感染症，複雑性腹腔内感染症，および市中肺炎の治療にも適応がある．

A．作用機序

チゲサイクリンは，30Sリボソームサブユニットに可逆的に結合しタンパク質合成を抑制することによって静菌的に作用する．

B．抗菌スペクトル

チゲサイクリンは広域な抗菌スペクトルをもっており，メチシリン耐性黄色ブドウ球菌 methicillin-resistant *Staphylococcus aureus* (MRSA)，多剤耐性レンサ球菌，バンコマイシン耐性腸球菌 vancomycin-resistant enterococci (VRE)，βラクタマーゼ産生グラム陰性菌，アシネトバクター・バウマニ *Acinetobacter baumannii*，および多くの嫌気性菌に対し活性を示す．**チゲサイクリン**は，モルガネラ *Morganella* 属，プロテウス *Proteus* 属，プロビンシア *Providencia* 属，もしくは緑膿菌 *Pseudomonas aeruginosa* に対しては有効でない．

C．耐　性

チゲサイクリンは，薬物排出機構やリボソーム防衛機構をもつテトラサイクリン耐性菌の発現を克服する目的で開発されたが，おもに薬物排出ポンプの過剰発現による**チゲサイクリン**耐性菌が認められてきた．

D．薬物動態

静脈内点滴投与の後，**チゲサイクリン**は全身組織に広く浸透する（分布容積大）．一方で，薬物血漿中濃度は低値を示すため，**チゲサイクリン**を菌血症に用いるのはよい選択ではない．主として胆汁・糞便中に排出されるため，腎障害があっても投与量を減らす必要はないが，重篤な肝障害では一回投与量を減らすことが推奨される．

E．有害作用

チゲサイクリンは，著しい悪心・嘔吐をきたす．また，治療により致死的な急性膵炎も報告されている．肝酵素や血清クレアチニンの上昇も起こりうる．他の薬よりも**チゲサイクリン**で治療された患者の全死因死亡率は高いため，枠組み警告［訳者注：医薬品情報］には，**チゲサイクリン**の使用は，代替治療が適切でない場合に備えて差し控えるべきであると記載されている．その他の有害作用はテトラサイクリン系薬に類似しており，光過敏症，頭蓋内圧上昇（偽脳腫瘍），歯牙成長期に使用したときの永久歯の変色，および妊婦への投与による胎児毒性などがある．**チゲサイクリン**は**ワルファリン** warfarinのクリアランスを減少する．それゆえ，**チゲサイクリン**を**ワルファリン**と併用する際には，プロトロンビン時間国際標準比 international normalized ratio（INR）を厳密に測定しなければならない．

Ⅳ．アミノグリコシド系薬 aminoglycosides

アミノグリコシド系薬は，好気性グラム陰性桿菌による重症感染症の治療に用いられるが，重篤な有害作用のため，臨床上その利用は制限されている．

A．作用機序

アミノグリコシド系薬は，感受性菌の外膜にあるポーリンチャネルを通って拡散する．また，これらの感受性菌は薬物が形質膜を通過するための酸素依存性機構を有している．細胞内において，アミノグリコシド系薬が30Sリボソームサブユニットに結合することによってリボソームが機能するための集合体形成が阻害される．あるいは完成したリボソームの30Sサブユニットが遺伝子コードを誤って認識するようになる（図30.2）．アミノグリコシド系薬は濃度依存性の殺菌的活性をもつ．すなわち，その薬効は病原微生物の最小発育阻止濃度 minimum inhibitory concentration（MIC）を上回る最高血中濃度 maximum concentration（C_{max}）に依存する．アミノグリコシド系薬においては，目標とするC_{max}はMICの8～10倍である．アミノグリコシド系薬は後抗菌薬作用 post-antibiotic effect（PAE）をもっており，抗菌薬の濃度がMICを下回っても細菌増殖が抑制され続ける．PAEは，薬物投与量が多いほど長く持続する．このような特徴から，現在では一回投与量を増やして投与間隔を延長する投与法が一般的に用いられている．この投与法は腎毒性を軽減するとともに利便性を高める．

B．抗菌スペクトル

アミノグリコシド系薬は，多剤耐性でありうる緑膿菌や肺炎桿菌 *Klebsiella pneumoniae*，エンテロバクター *Enterobacter* 属のような好気性グラム陰性桿菌の大部分に有効である．加えて，相乗効果を生むためにアミノグリコシド系薬はしばしばβラクタム系薬と併用される．とくに，エンテロコッカス・フェカーリス *Enterococcus faecalis* やエンテロコッカス・フェシウム *E. faecium* による感染性心内膜炎

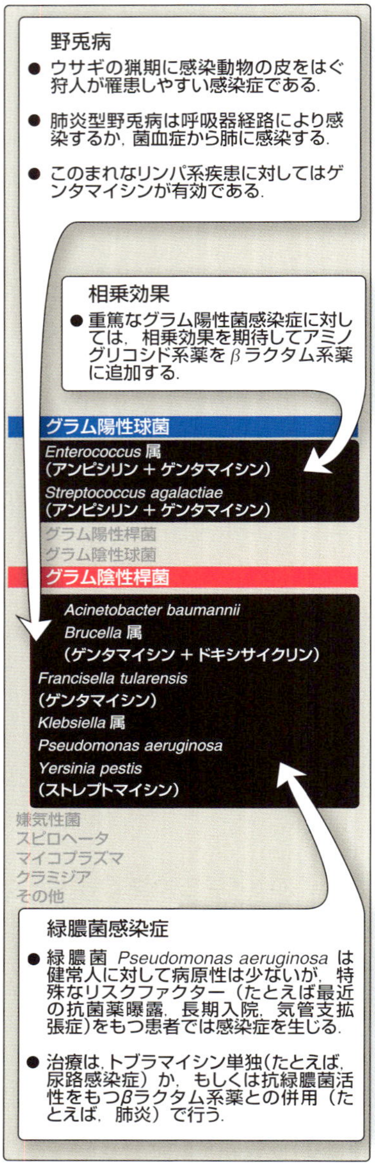
野兎病
● ウサギの猟期に感染動物の皮をはぐ狩人が罹患しやすい感染症である.
● 肺炎型野兎病は呼吸器経路により感染するか, 菌血症から肺に感染する.
● このまれなリンパ系疾患に対してはゲンタマイシンが有効である.
相乗効果
● 重篤なグラム陽性菌感染症に対しては, 相乗効果を期待してアミノグリコシド系薬をβラクタム系薬に追加する.
グラム陽性球菌
Enterococcus 属
(アンピシリン + ゲンタマイシン)
Streptococcus agalactiae
(アンピシリン + ゲンタマイシン)
グラム陽性桿菌
グラム陰性球菌
グラム陰性桿菌
Acinetobacter baumannii
Brucella 属
(ゲンタマイシン + ドキシサイクリン)
Francisella tularensis
(ゲンタマイシン)
Klebsiella 属
Pseudomonas aeruginosa
Yersinia pestis
(ストレプトマイシン)
嫌気性菌
スピロヘータ
マイコプラズマ
クラミジア
その他
緑膿菌感染症
● 緑膿菌 Pseudomonas aeruginosa は健常人に対して病原性は少ないが, 特殊なリスクファクター (たとえば最近の抗菌薬曝露, 長期入院, 気管支拡張症)をもつ患者では感染症を生じる.
● 治療は, トブラマイシン単独(たとえば, 尿路感染症) か, もしくは抗緑膿菌活性をもつβラクタム系薬との併用 (たとえば, 肺炎) で行う.

図 30.7
アミノグリコシド系薬の代表的な臨床応用.

の治療に用いられる. 代表的な4つのアミノグリコシド系薬である**アミカシン** amikacin, **ゲンタマイシン** gentamicin, **トブラマイシン** tobramycin, **ストレプトマイシン** streptomycin の臨床応用を図 30.7 に示す.

C. 耐　性

アミノグリコシド系薬に耐性を生じる機序は, (1)薬物排出ポンプ機構, (2)細菌内への取込みの減少, (3)プラスミドが関与する酵素合成による修飾および失活である. これらの酵素は, アミノグリコシド系薬に対してそれぞれ特異性をもっているため交差耐性があるとは推定されない. **アミカシン**と**プラゾマイシン** plazomicin [訳者注：日本未承認]は, 他のアミノグリコシド系薬よりもこれらの酵素に対してやや抵抗性がある.

D. 薬 物 動 態

1. **吸収**：アミノグリコシド系薬は多くの陽イオンをもち極度に極性があるため, 経口投与した場合には十分に吸収されない. したがって, **ネオマイシン** neomycin を除くすべてのアミノグリコシド系薬は適切な血清中濃度を達成するために非経口的に投与されなければならない(図 30.8). [注：**ネオマイシン**は重篤な腎毒性のため非経口的に投与されることはなく, 皮膚感染症に対する局所投与もしくは結腸直腸手術前に消化管内の病原菌汚染を除去するための経口投与に限られている.]

2. **分布**：アミノグリコシド系薬は, その親水性のために, 組織濃度は治療域に達しないかもしれない. また, 各体液中への浸透性はさまざまである. CSF 中に到達する薬物濃度は, 髄膜炎時であっても十分な濃度には達しない. 中枢神経感染症の際は, 髄腔内もしくは脳室内投与が可能である. すべてのアミノグリコシド系薬は胎盤関門を通過するため, 胎児血漿および羊水中に蓄積されうる.

3. **排泄**：非経口的に投与されたアミノグリコシド系薬の 90% 以上は未変化体のまま尿中に排泄される(図 30.8). 腎機能障害患者では蓄積されるため, 投与量の調整が必要になる. **ネオマイシン**は, 未変化体のままおもに糞便中に排出される.

E. 有 害 作 用

ゲンタマイシン, **トブラマイシン**, **アミカシン**, **プラゾマイシン**の血漿中濃度をモニターすることは, 適正な投与量を確かめ, その濃度依存性の毒性(図 30.9)を最小限にするために必須である. とくに, 高齢者は腎毒性と聴器毒性が出やすい.

1. **聴器毒性**：(前庭と聴覚における)この毒性は, 最高血漿中濃度の高さと治療期間に直接関係する. アミノグリコシド系薬は内耳の内リンパ液および外リンパ液中に蓄積する. 難聴は非可逆的なこともあり,子宮内で発育している胎児に影響することも知られている．**シスプラチン** cisplatinやループ利尿薬のような聴器毒性をもつ他の薬物と併用した場合にはとくに危険である．回転性めまいも起こりうる（とくに**ストレプトマイシン**投与中）．

2．腎毒性：近位尿細管細胞にアミノグリコシド系薬が取り込まれると，カルシウム介在性の輸送過程が阻害される．腎障害は軽度で可逆的なこともあれば，重篤で不可逆的な急性尿細管壊死をきたす場合もある．

3．神経筋接合部遮断：この有害作用は，（高用量を短時間に点滴投与したときのような）急速な血中濃度の上昇時，もしくは神経筋遮断薬の併用時にみられる．重症筋無力症の患者はとくに危険性が高い．**グルコン酸カルシウム** calcium gluconateをただちに投与すれば神経筋接合部の麻痺から回復できる．

4．アレルギー反応：局所投与された**ネオマイシン**によって接触性皮膚炎がしばしばみられる．

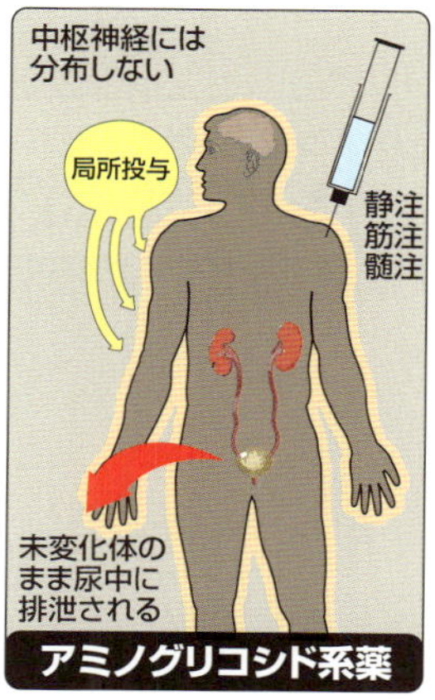
中枢神経には
分布しない
局所投与
静注
筋注
髄注
未変化体の
まま尿中に
排泄される
アミノグリコシド系薬

図 30.8
アミノグリコシド系薬の投与法と排泄.

V．マクロライド系 macrolides

マクロライド系薬は，1つもしくはそれ以上のデオキシ糖が結合した巨大環状ラクトン環の構造を有する抗菌薬群の1つである．**エリスロマイシン** erythromycinは臨床で使用されるようになった最初のマクロライド系薬であり，第一選択薬としてあるいはβラクタム系薬に対してアレルギーのある患者に**ペニシリン** penicillinの代用薬として使用される．**クラリスロマイシン** clarithromycin（**エリスロマイシン**のメチル化されたもの）および**アジスロマイシン** azithromycin（より大きなラクトン環をもつもの）は，**エリスロマイシン**と共通の性質と改良された性質とをもつ．

A．作用機序

マクロライド系薬は，細菌リボソーム50Sサブユニットに不可逆的に結合しタンパク質合成の転位 translocation段階を阻害する（図30.2）．また，ペプチド転移 transpeptidationなど他のステップを阻害することがある．一般には静菌的と考えられているが，高用量では殺菌的になりうる．結合部位は，**クリンダマイシン** clindamycinや**クロラムフェニコール**のそれと同一か，きわめて近い部位にある．

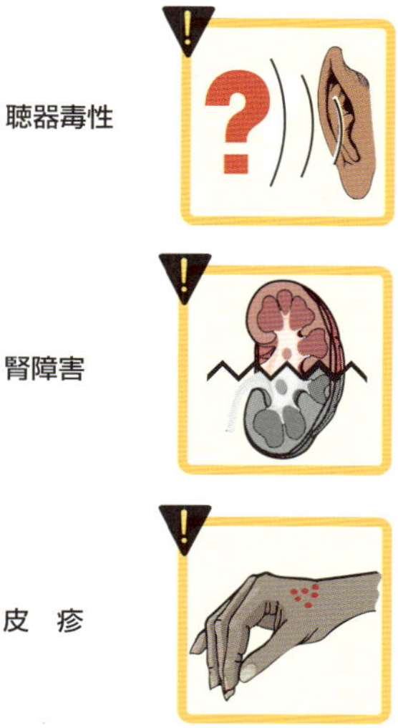
聴器毒性
腎障害
皮　疹

図 30.9
アミノグリコシド系薬の有害作用.

B．抗菌スペクトル

1．エリスロマイシン erythromycin：**ペニシリン**G penicillin Gと同じ細菌の多くに対して有効であるため（図30.10），**ペニシリン**アレルギー患者における代替薬として考慮されうる．

2．クラリスロマイシン clarithromycin：**エリスロマイシン**と似た

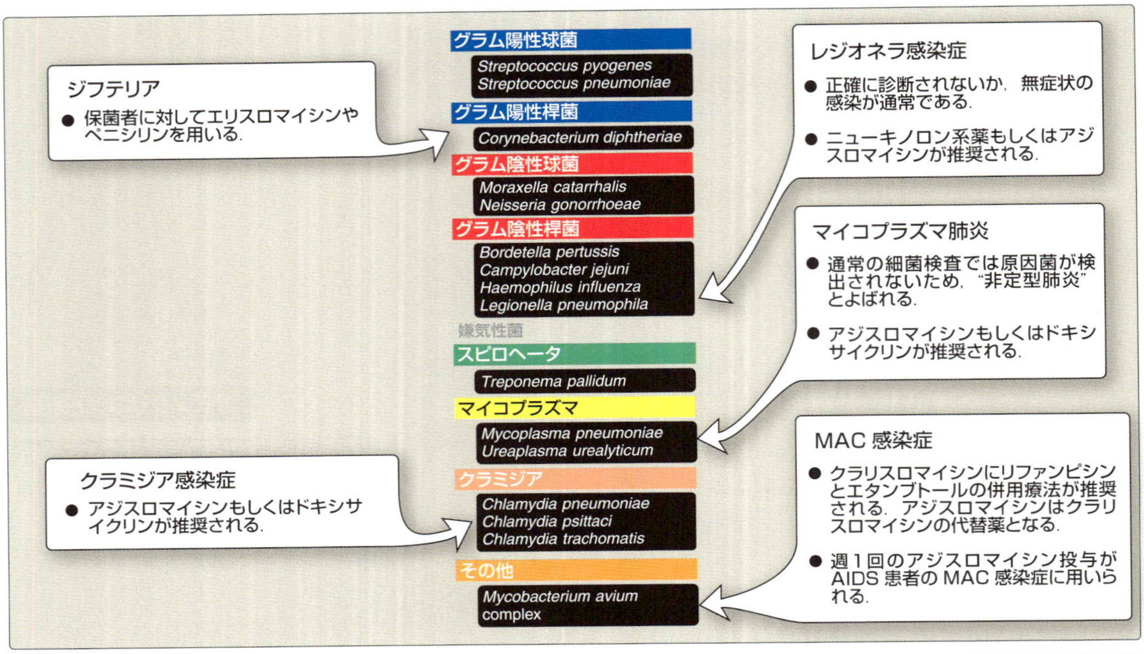
グラム陽性球菌
Streptococcus pyogenes
Streptococcus pneumoniae
グラム陽性桿菌
Corynebacterium diphtheriae
グラム陰性球菌
Moraxella catarrhalis
Neisseria gonorrhoeae
グラム陰性桿菌
Bordetella pertussis
Campylobacter jejuni
Haemophilus influenza
Legionella pneumophila
嫌気性菌
スピロヘータ
Treponema pallidum
マイコプラズマ
Mycoplasma pneumoniae
Ureaplasma urealyticum
クラミジア
Chlamydia pneumoniae
Chlamydia psittaci
Chlamydia trachomatis
その他
Mycobacterium avium complex
ジフテリア
● 保菌者に対してエリスロマイシンやペニシリンを用いる.
クラミジア感染症
● アジスロマイシンもしくはドキシサイクリンが推奨される.
レジオネラ感染症
● 正確に診断されないか，無症状の感染が通常である.
● ニューキノロン系薬もしくはアジスロマイシンが推奨される.
マイコプラズマ肺炎
● 通常の細菌検査では原因菌が検出されないため，"非定型肺炎"とよばれる.
● アジスロマイシンもしくはドキシサイクリンが推奨される.
MAC 感染症
● クラリスロマイシンにリファンピシンとエタンブトールの併用療法が推奨される．アジスロマイシンはクラリスロマイシンの代替薬となる.
● 週1回のアジスロマイシン投与がAIDS 患者の MAC 感染症に用いられる.

図 30.10
マクロライド系薬の代表的な臨床応用.

抗菌スペクトルをもっており，さらにインフルエンザ菌 *Haemophilus influenzae* にも有効である．クラミジア *Chlamydia* 属，レジオネラ *Legionella* 属，モラクセラ *Moraxella* 属，ウレアプラズマ *Ureaplasma* 属，およびヘリコバクター・ピロリ *Helicobacter pylori* などの細胞内細菌にはさらに有効であり，マイコバクテリウム・アビウム・コンプレックス *Mycobacterium avium* complex（MAC）に対しても抗菌活性をもつ.

3．アジスロマイシン azithromycin：レンサ球菌やブドウ球菌に対しては**エリスロマイシン**よりも有効性は落ちるものの，インフルエンザ菌やモラクセラといった呼吸器系病原菌に対しては，はるかに有効である．**アジスロマイシン**の過度の使用が肺炎レンサ球菌に耐性をもたらしてきた.

C．耐　性

マクロライド系薬に対する耐性は，(1)抗菌薬の細菌内への取込み障害，(2)排出ポンプの存在，(3)グラム陽性菌の 23S リボソーム RNA のアデニンがメチル化されることで起こる 50S リボソームサブユニットに対する抗菌薬の親和性低下，(4)腸内細菌のようなグラム陰性菌におけるプラスミド関連エリスロマイシンエステラーゼの存在，と関連している．**エリスロマイシン**への耐性は増加しており，そのため臨床での使用は制限されてきている．**クラリスロマイシン**と**アジスロマイシン**はともに**エリスロマイシン**と交差耐性を示す.

D. 薬物動態

1. 吸収：塩基性である**エリスロマイシン**は胃酸で分解されるため，腸溶剤あるいはエステル化剤として投与される．また，すべての薬は経口投与により十分に吸収される（図 30.11）．**クラリスロマイシン**や**アジスロマイシン**は胃酸に抵抗性でありかつ吸収もよい．食物は**エリスロマイシン**や**アジスロマイシン**の吸収を阻害するが，**クラリスロマイシン**の吸収を増加させる．**エリスロマイシン**と**アジスロマイシン**には，静脈内投与が可能な製剤がある．

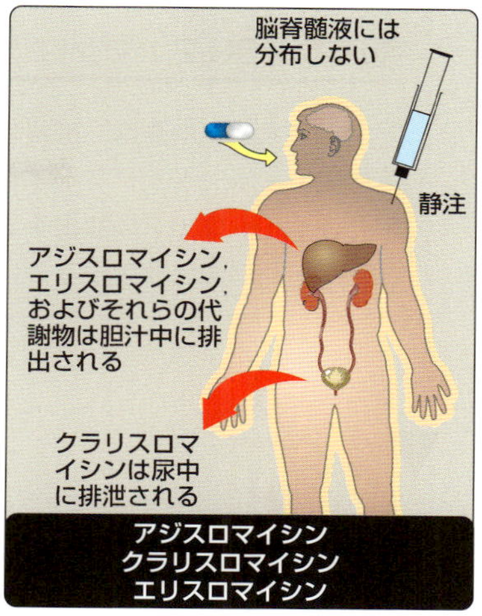
脳脊髄液には
分布しない
静注
アジスロマイシン，
エリスロマイシン，
およびそれらの代
謝物は胆汁中に排
出される
クラリスロマ
イシンは尿中
に排泄される
アジスロマイシン
クラリスロマイシン
エリスロマイシン

図 30.11
マクロライド系薬の投与法と排泄．

2. 分布：**エリスロマイシン**は，CSF 以外の全身への分布が良好である．また，**エリスロマイシン**は前立腺に分布する数少ない抗菌薬の 1 つであり，マクロファージに蓄積するというユニークな特徴をもつ．すべてのマクロライド系薬は肝臓に蓄積する．**クラリスロマイシン**と**アジスロマイシン**は，組織に広く分布する．**アジスロマイシン**は，好中球，マクロファージ，および線維芽細胞に蓄積し血清濃度は低くなる．**アジスロマイシン**は，マクロライド系薬のなかで見かけの分布容積が最も大きい．

3. 代謝と排泄：**アジスロマイシン**は，活性体として胆汁中に濃縮・排出される．**エリスロマイシン**は肝代謝を受ける．**エリスロマイシン**とその代謝物もまた，胆汁中に排出される（図 30.11）が，一部は腸肝循環を介して再吸収される．これに対して，**クラリスロマイシン**は肝臓で代謝され，その活性体と代謝物はおもに腎臓から排泄される（図 30.12）．腎機能障害をもつ患者では投与量を調節することが推奨される．

E. 有害作用

1. 胃部不快感および運動異常：胃腸管不快感は，マクロライド系薬の最も一般的な有害作用であり，とくに**エリスロマイシン**において服薬アドヒアランスの低下につながる可能性がある．一方で，その他のマクロライド系薬では許容されているようである（図 30.13）．高用量の**エリスロマイシン**は，平滑筋を収縮し胃内容物を十二指腸に送り込むので，時にこの副作用を利用して胃不全麻痺や術後イレウスの治療に用いられる．

	エリスロマイシン	クラリスロマイシン	アジスロマイシン
腸管吸収	あり	あり	あり
半減期(時間)	2	3.5	68
活性代謝物	なし	あり	なし
未変化体尿中排泄率	<15	30~50	<10

図 30.12
マクロライド系薬の性質．

2. 胆汁うっ滞型黄疸：この有害作用は，**エリスロマイシン**のエストレート塩（米国では用いられない）で最も一般的にみられるが，その他の製剤およびマクロライド系薬でも報告されている．

3. 聴器毒性：**エリスロマイシン**の使用は，とくに高用量において，一過性の難聴をきたす．**アジスロマイシン**もまた，非可逆的な感音性難聴をきたす．

4. QT_C延長：マクロライド系薬は，QT_C間隔の延長を生じる可能性があるため，不整脈を起こしやすい状態の患者や催不整脈作用のある

臨床応用 30.2：マクロライド系薬の免疫調節活性

マクロライド系薬は，抗菌効果に加えて免疫調節作用も示す．とくに**アジスロマイシン**は，炎症誘発性サイトカインの放出を急激に減少させ，慢性炎症を長期的に改善するのに役立つことが示されている．この特性は肺上皮細胞でとくに顕著である．このため研究者や臨床医は，市中肺炎，慢性閉塞性肺疾患，嚢胞性線維症などの肺疾患に対して**アジスロマイシン**を使用するようになった．

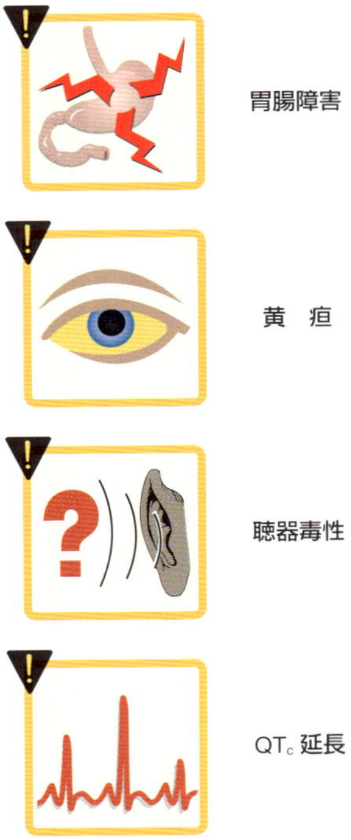
胃腸障害
黄 疸
聴器毒性
QT_c 延長

図 30.13
マクロライド系薬の有害作用.

薬物を併用している患者への投与は慎重であるべきである.

5．**禁忌**：**エリスロマイシン**あるいは**アジスロマイシン**は肝臓に蓄積するため，肝機能障害のある患者に投与する場合には細心の注意を払って治療すべきである.

6．**薬物相互作用**：**エリスロマイシン**と**クラリスロマイシン**は，数多くの薬物の肝代謝を阻害する結果，それらの薬物が中毒量にまで蓄積されうる（図 30.14）．**エリスロマイシン**と**クラリスロマイシン**は，CYP3A4 およびP糖タンパク質を阻害する．CYP3A4 によって代謝を受ける**アルフゾシン** alfuzosin［訳者注：日本未承認］，**アルプラゾラム** alprazolam，スタチン系薬，およびその他の薬を**クラリスロマイシン**と併用することによって薬物相互作用を起こすことが報告されている.

Ⅵ. フィダキソマイシン fidaxomicin

フィダキソマイシンは，マクロライド系薬と類似した構造をもつ大環状抗菌薬であるが，あるユニークな作用機序をもっている．**フィダキソマイシン**は，感受性菌においてRNAポリメラーゼのシグマサブユニットに作用することによって転写を阻害し，タンパク質合成を止め，細胞死を引き起こす．**フィダキソマイシン**の抗菌スペクトルは非常に狭く，好気性および嫌気性グラム陽性細菌に限られる．**フィダキソマイシン**は，その殺菌的活性のため，おもにクロストリジオイデス・ディフィシル *Clostridioides difficile* に対して用いられる．そのユニークな標的部位のため，他の抗菌薬との交差耐性は証明されていない．**フィダキソマイシン**は，経口摂取の後，ほとんど全身には吸収されず，おもに消化管内に留まる．これは消化管内で起こるクロストリジオイデス・ディフィシル感染の治療には理想的である．最も一般的な有害作用は悪心，嘔吐，および腹痛である．まれに貧血および好中球減少が起こることが知られている．血管性浮腫，呼吸困難，瘙痒感などの過敏反応が起こることがある．マクロライド系薬にアレルギーのある患者では過敏反応の危険性が高くなる可能性があるため，慎重に用いられなければならない.

Ⅶ. クリンダマイシン clindamycin

クリンダマイシンの作用機序は**エリスロマイシン**と類似している. **クリンダマイシン**は, おもにMRSAやレンサ球菌などのグラム陽性菌, および嫌気性菌による感染症の治療に用いられる. 耐性菌発生の機序は**エリスロマイシン**のそれと同様であり, 交差耐性も知られている. クロストリジオイデス・ディフィシルは, **クリンダマイシン**に抵抗性である. また, 耐性菌の増加により嫌気性グラム陰性菌(たとえば, バクテロイデス *Bacteroides* 属)に対して**クリンダマイシン**を用いる機会は少なくなってきている. **クリンダマイシン**は, 経静脈的, 経口的, 局所的, および経腟的にも用いられるが, 経口薬は胃腸不耐性のために使用が制限されている. [注: **クリンダマイシン**の局所製剤は, ざ瘡(にきび)の治療に用いられ(45章参照), 腟用剤は細菌性腟炎の治療に用いられる.] 経口的もしくは経静脈的に投与された**クリンダマイシン**は, 全身の体液中に良好な分布をきたすが, 脳脊髄液への移行性は乏しい. **クリンダマイシン**は, 迅速な酸化反応による代謝を受けると活性化および不活性化されて胆汁および尿中に排出される. また, 活性体の腎排泄は少ないことから尿路感染症への適応は限られる(図30.15). 重篤な腎機能障害もしくは肝機能不全の患者では体内に蓄積されることが報告されている. 最も一般的な有害作用は, 皮疹に加えて, クロストリジオイデス・ディフィシルの増殖による偽膜性大腸炎が原因となる下痢である. 通常, クロストリジオイデス・ディフィシルの治療には**フィダキソマイシン**もしくは**バンコマイシン** vancomycinの経口投与が有効である.

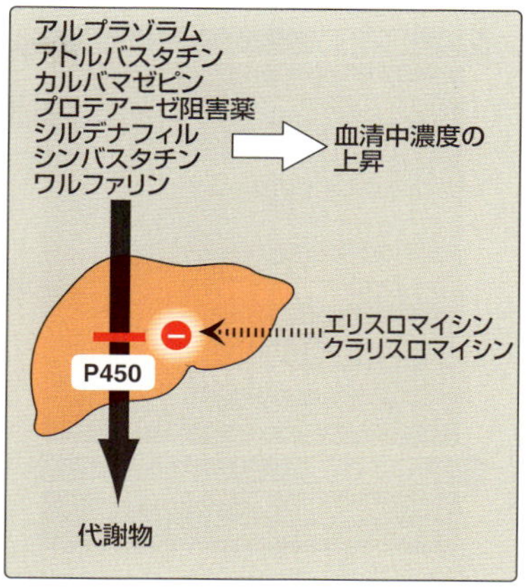

アルプラゾラム
アトルバスタチン
カルバマゼピン
プロテアーゼ阻害薬
シルデナフィル
シンバスタチン
ワルファリン
血清中濃度の上昇
エリスロマイシン
クラリスロマイシン
P450
代謝物

図 30.14
エリスロマイシンおよびクラリスロマイシンによるシトクロムP450系の阻害.

Ⅷ. オキサゾリジノン系 oxazolidinones

リネゾリド linezolidと**テジゾリド** tedizolidは, MRSA, VRE, ペニシリン耐性レンサ球菌といった耐性分離株を含むグラム陽性菌に対抗するために開発された合成オキサゾリジノン誘導体である.

A. 作用機序

リネゾリドと**テジゾリド**は, 細菌50Sリボソームの23SリボソームRNAに結合し, それにより細菌70Sリボソーム開始複合体の形成および細菌タンパク質への翻訳を阻害する(図30.2).

B. 抗菌スペクトル

オキサゾリジノン系薬は, ブドウ球菌, レンサ球菌, 腸球菌, コリネバクテリウム *Corynebacterium* 属, リステリア・モノサイトゲネス *Listeria monocytogenes* など, おもにグラム陽性菌に対して抗菌活性をもつ. さらに結核菌 *Mycobacterium tuberculosis* に対しても中等度に有効である(図30.16). **リネゾリド**と**テジゾリド**の主たる臨床適応は薬剤耐性グラム陽性菌による感染症に対してである. 他のタンパク質合成阻害薬と同様に, **リネゾリド**と**テジゾリド**は静菌的に作用するが, **リネゾリド**についてはレンサ球菌に対して殺菌的に作用す

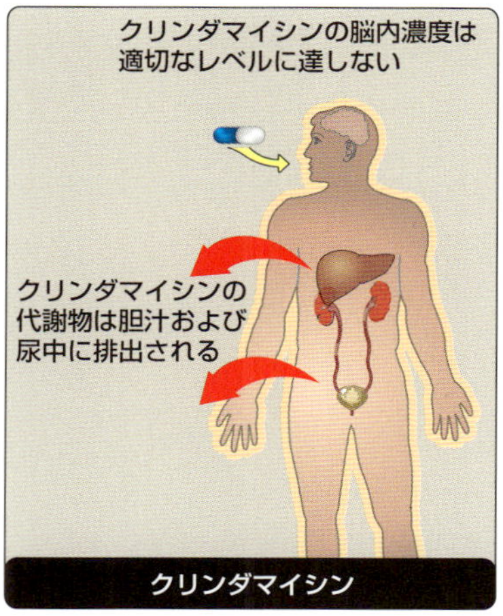

クリンダマイシンの脳内濃度は適切なレベルに達しない
クリンダマイシンの代謝物は胆汁および尿中に排出される
クリンダマイシン

図 30.15
クリンダマイシンの投与法と排泄.

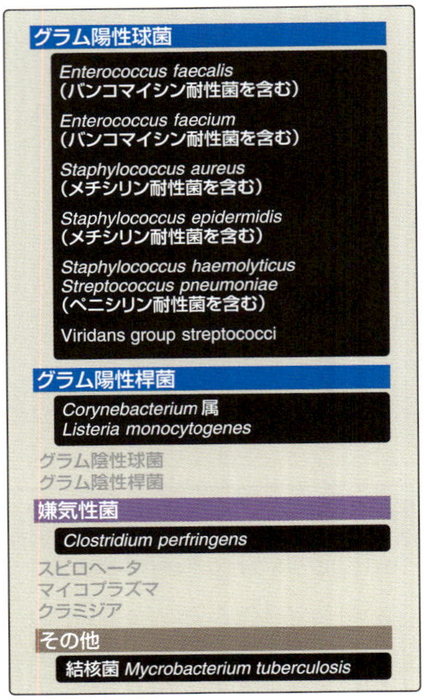
グラム陽性球菌
Enterococcus faecalis
(バンコマイシン耐性菌を含む)
Enterococcus faecium
(バンコマイシン耐性菌を含む)
Staphylococcus aureus
(メチシリン耐性菌を含む)
Staphylococcus epidermidis
(メチシリン耐性菌を含む)
Staphylococcus haemolyticus
Streptococcus pneumoniae
(ペニシリン耐性菌を含む)
Viridans group streptococci
グラム陽性桿菌
Corynebacterium 属
Listeria monocytogenes
グラム陰性球菌
グラム陰性桿菌
嫌気性菌
Clostridium perfringens
スピロヘータ
マイコプラズマ
クラミジア
その他
結核菌 Mycrobacterium tuberculosis

図 30.16
オキサゾリジノン系薬の抗菌スペクトル．

る．**リネゾリド**はVRE感染症に対して**ダプトマイシン** daptomycinの代替薬である．オキサゾリジノン系薬は静菌的であるため，MRSA菌血症の第一選択薬として使用すべきでない．

C．耐　性

おもに標的部位への結合が減少することにより耐性が生じる．黄色ブドウ球菌と腸球菌群に対する薬剤感受性の低下と耐性が報告されている．他のタンパク質合成阻害薬との交差耐性は起こらない．

D．薬物動態

リネゾリドと**テジゾリド**の経口投与による吸収は良好である．また静脈内注射用製剤も使用できる．これらの薬は体内に広く分布する．**リネゾリド**の代謝経路は十分には解明されていないが，酸化反応により 2 種類の非活性代謝物に代謝されることが知られている．排出は腎臓およびそれ以外の経路で行われる．**テジゾリド**は，硫酸化によって代謝される．排泄の大部分は肝臓を通して行われ，おもに糞便中に排出される．**リネゾリド**と**テジゾリド**ともに腎・肝機能障害患者においても用量調整は必要ない．

E．有害作用

最も一般的な有害作用は，胃腸管不快感，悪心，下痢，頭痛，発疹である．通常，10 日間以上投与された患者において，血小板減少が報告されている．**リネゾリド**と**テジゾリド**は非選択的モノアミンオキシダーゼ活性をもっているため，チラミンを多く含む食物，選択的セロトニン再取込み阻害薬，モノアミン酸化酵素阻害薬と併用した際にセロトニン症候群を生じうるが，薬物投与を中止することにより回復する．不可逆的末梢神経障害および失明をきたす視神経炎は 28 日以上の使用と関連するため，長期使用は制限される．

Ⅸ．レファムリン lefamulin

レファムリン［訳者注：日本未承認］は，初めてのプレウロムチリン系抗菌薬で市中肺炎の治療のために承認された．この薬は，50S サブユニットのペプチジル転移反応の活性中心にある A 部位および P 部位と相互作用することによって，tRNA の結合とペプチド転移反応を阻害する．**レファムリン**は，黄色ブドウ球菌や化膿レンサ球菌に対して静菌的に，肺炎球菌，肺炎マイコプラズマ，インフルエンザ菌に対しては殺菌的に働く．**レファムリン**耐性は，おもにリボソーム結合部位の変化によって引き起こされる．**レファムリン**は，静脈内注射用および経口製剤ともに利用可能であり，肺の上皮被覆液中において十分な治療域濃度に到達する．**レファムリン**は，おもに CYP3A4 で代謝され，主として糞便中に排出される．この代謝のために，CYP3A4 を強く誘導する薬もしくは阻害する薬と**レファムリン**の併用は禁忌である．胃腸症状は最も一般的な有害作用として報告されている．また，妊娠時における**レファムリン**の使用は勧められない．

X．クロラムフェニコール chloramphenicol

広域スペクトルをもつ抗菌薬である**クロラムフェニコール**の使用は，他に代替薬がない重篤な感染症に限られる．

A．作用機序

クロラムフェニコールは，可逆的に細菌50Sリボソームサブユニットに結合してペプチジルトランスフェラーゼ peptidyltransferase反応の段階でタンパク質合成を阻害する（図30.2）．細菌リボソームと哺乳類のミトコンドリアリボソームの構造が類似しているため，高濃度の**クロラムフェニコール**によってミトコンドリア内でのタンパク質およびATPの合成が阻害され，骨髄毒性が生じる．[注：その毒性のため，**クロラムフェニコール**の経口剤は米国市場から消えた．]

B．抗菌スペクトル

クロラムフェニコールは，クラミジア，リケッチア，スピロヘータ，および嫌気性菌を含む多くの種類の微生物に対して有効である．この薬物は，おもに静菌的に作用するが，投与量や病原体の種類によっては殺菌的に作用する．

C．耐　性

耐性は**クロラムフェニコール**を失活させる酵素の存在によりもたらされる．その他に病原体への浸透性の低下やリボソーム結合部位の変化が挙げられる．

D．薬物動態

クロラムフェニコールは，静脈内に投与され，全身に広く分布し，CSF中においても治療濃度に達する．**クロラムフェニコール**は，おもに肝臓で代謝を受け，グルクロン酸抱合により不活性化される．抱合体は腎尿細管から分泌され尿中に排泄される．肝機能障害もしくは肝硬変の患者においては投与量の減量が必要である．また，**クロラムフェニコール**は乳汁中にも分泌されるため，授乳婦においては避けるべき薬物である．

E．有害作用

1．貧血：用量依存的な溶血性貧血（グルコース-6-リン酸デヒドロゲナーゼ glucose-6-phosphate dehydrogenase欠損症の患者において），および再生不良性貧血がみられる．[注：再生不良性貧血は用量と無関係に生じ，治療を中止しても出現することがある．]

2．グレイ症候群 gray baby syndrome：新生児は**クロラムフェニコール**をグルクロン酸抱合する能力が低く，腎機能も発達していないため排泄能力が低い．そのため**クロラムフェニコール**がミトコンドリアリボソーム機能を阻害するレベルにまで蓄積され，これにより，新生児の摂食は低下し，呼吸が抑制され，心循環系の抑制やチアノーゼが起こり（これにより"gray baby"の名がついた），ついには死に至る．成人でも非常に高用量の**クロラムフェニコール**を服用した場合にはこの毒性が生じる．

3．**薬物相互作用**：**クロラムフェニコール**は，CYP3A4やCYP2C19を阻害するため，**アルプラゾラム**，**ワルファリン**や**フェニトイン** phenytoinなどの薬物代謝を阻害し，薬効を増強する可能性がある．

Ⅺ．キヌプリスチン／ダルホプリスチン quinupristin / dalfopristin

キヌプリスチン／ダルホプリスチンは，2種類のストレプトグラミンをそれぞれ30：70の割合で混合したものである．重篤な有害作用のため，通常，この配合薬は，バンコマイシン耐性腸球菌 vancomycin-resistant *Enterococcus faecium*（VRE）による重症感染症の治療において，その他の治療選択がない場合に使用される．

A．作用機序

キヌプリスチン／ダルホプリスチンは，細菌の50Sリボソーム上にある異なる部位にそれぞれ結合する．**ダルホプリスチン**は，ペプチド鎖へのアミノ酸付加を阻害することにより伸長反応を遮断する．**キヌプリスチン**は，マクロライド系薬と同様，伸長反応を妨げて不完全なペプチド鎖を放出する．このように，2つの薬物は相乗的にタンパク質合成を阻害する．また，この合剤は感受性菌のほとんどに対して殺菌的に作用し，長時間の後抗菌薬作用（PAE）を有する．

B．抗菌スペクトル

キヌプリスチン／ダルホプリスチンは，他の抗菌薬に耐性であるものも含め，おもにグラム陽性球菌に対して活性を示す．主としてVREを含む腸球菌*E. faecium*感染症の治療に用いられ静菌的に作用するが，腸球菌*E. faecalis*には無効である．

C．耐　性

一般に，耐性の獲得は酵素発現が原因である．たとえば，リボソームには23SリボソームRNAを標的とするメチル化酵素が存在しており，これによって**キヌプリスチン**の結合が阻害される．また別の例では，酵素による化学修飾により殺菌的作用から静菌的作用に変化する場合もある．プラスミドに関連したアセチルトランスフェラーゼは**ダルホプリスチン**を不活性化する．薬物排出ポンプ機構も細菌内薬物濃度を減少させる．

D．薬物動態

キヌプリスチン／ダルホプリスチンは，静脈内に注射される．CSF中では，治療域濃度に到達しない．**キヌプリスチン**および**ダルホプリスチン**は肝臓で代謝され，おもに糞便中に排出される．

E．有害作用

一般に，**キヌプリスチン/ダルホプリスチン**を中心静脈よりも末梢静脈から投与したときに静脈刺激を起こす．排出過程でのビリルビンとの競合が生じるため，約25%の患者で高ビリルビン血症を起こす．高用量を投与した場合に関節痛および筋肉痛を起こすことが報告されている．**キヌプリスチン/ダルホプリスチン**は，CYP3A4を阻害するため，この酵素で代謝される他の薬物と併用した場合には併用薬の毒性を生じる可能性がある．

30章の要約

1. テトラサイクリン系薬は，広域にわたる細菌に対して有効であり，ライム病，コレラ，消化性潰瘍といった感染症の治療に用いることができる．テトラサイクリン系薬は，歯牙の変色を起こすため，幼児および妊婦に禁忌とされる．
2. アミノグリコシド系薬は，(**ネオマイシン**を除いて[訳者注：日本では**カナマイシン**を除いて])もっぱら注射用製剤として利用可能で，グラム陰性菌に対して有効である．おもな有害事象としては聴器毒性と腎毒性が含まれる．
3. マクロライド系薬は，クラミジア感染，レジオネラ病，およびマイコバクテリウム・アビウムコンプレックスを含む広範囲な感染症に対して有効である．マクロライド系薬の最も一般的な有害作用は胃腸管不快感である．
4. **クリンダマイシン**は，クロストリジオイデス・ディフィシル感染症の一般的な原因薬の1つであり，**フィダキソマイシン**はクロストリジオイデス・ディフィシル感染症の有効な治療薬の1つである．
5. **リネゾリド**と**テジゾリド**は，たいていのグラム陽性菌に有効である．ともに注射用製剤と経口製剤が利用可能である．おもな有害事象は本質的に消化器系のものであるが，治療期間が10日間を超えると血小板減少症をきたす．
6. **レファムリン**はプレウロムチリン系抗菌薬であり，肺において高い薬物濃度を示すため市中肺炎に勧められる．

学習問題

最も適当な答えを1つ選択せよ．

30.1 テトラサイクリン系抗菌薬の作用機序を説明しているものは次のうちどれか．

A．細菌リボソーム30Sサブユニットに結合し，tRNAのmRNA-リボソーム複合体への結合を阻害する．

B．リボソーム30Sサブユニットに結合し，機能的リボソーム装置の集合を阻害する．

C．細菌リボソーム50Sサブユニットにある部位と非可逆的に結合し，タンパク質合成の翻訳段階を阻害する．

D．細菌リボソーム50Sサブユニットの23SリボソームRNAに結合し，70S開始複合体形成を阻害する．

正解 A．テトラサイクリン系薬は，受動拡散および細菌の細胞内膜に特異的なエネルギー依存性の担体輸送によって感受性菌内に入る．薬物は細菌リボソーム30Sサブユニットに可逆的に結合する．この作用によって，tRNAのmRNA-リボソーム複合体への結合が阻害され，細菌のタンパク質合成が阻害される．Bはアミノグリコシド系薬の作用機序である．Cはマクロライド系薬の，Dはオキサゾリジノン系薬の作用機序である．

30.2 骨および歯に沈着するため8歳未満の小児に投与すべきでない抗菌薬は次のうちどれか.
A. アジスロマイシン
B. ドキシサイクリン
C. リネゾリド
D. キヌプリスチン/ダルホプリスチン

正解 B. テトラサイクリン系薬は歯や骨などの石灰化を受ける組織に沈着し成長を阻害するため，この年齢層には禁忌である.

30.3 一般的に使用されるアミノグリコシド系薬が濃度依存的に殺菌活性を示す微生物は次のうちどれか.
A. グラム陽性好気性菌
B. グラム陰性好気性菌
C. グラム陽性嫌気性菌
D. グラム陰性好気性菌

正解 B.（ゲンタマイシンといった）アミノグリコシド系薬は，グラム陽性好気性菌に対して，時に相乗的に用いられるが，これは最も一般的な用途ではない．通常，グラム陰性好気性菌に対する抗菌活性を目的に使用される．アミノグリコシド系薬は，嫌気性菌に対してあまりよい抗菌活性をもたない.

30.4 肺炎の治療のため77歳の女性に抗菌薬による治療が開始された．抗菌薬治療3日後に血清クレアチニン値が2倍に上昇した．この血清クレアチニン値上昇の原因となる抗菌薬は次のうちどれか.
A. ドキシサイクリン
B. クラリスロマイシン
C. トブラマイシン
D. リネゾリド

正解 C. トブラマイシンのようなアミノグリコシド系薬は，腎臓の近位尿細管細胞に蓄積し，カルシウムを介した輸送プロセスを妨害する．その結果，腎臓においては可逆的な軽度の腎機能障害から非可逆的となりうる急性尿細管壊死まで起こる．通常，テトラサイクリン系薬(ドキシサイクリン)，マクロライド系薬(クラリスロマイシン)，もしくはオキサゾリジノン系薬(リネゾリド)は，腎糸球体毒性と関連しない.

30.5 24歳の妊婦が市中肺炎と診断され外来で管理されることとなった．肺炎を治療するために，この患者に対して安全に用いることのできる抗菌薬は次のうちどれか.
A. アジスロマイシン
B. ドキシサイクリン
C. フィダキソマイシン
D. ゲンタマイシン

正解 A. アジスロマイシンは，経口で利用でき妊婦に対しても安全と考えられている．ドキシサイクリンは，胎盤を通過し胎児の骨・骨格形成に影響を及ぼす可能性があるため妊婦に対しては用いるべきではない．フィダキソマイシンは，血清もしくは本症例の感染部位においては治療域薬物濃度に到達しない．フィダキソマイシンは消化管内において濃縮される．ゲンタマイシンは，胎盤を通過し胎児の血漿および羊水中で濃縮される．また，この外来シナリオでは臨床的に使用されない.

30.6 ある患者がクロストリジオイデス・ディフィシルに関連する下痢と診断された．この感染症に対する最良の選択として用いる抗菌薬は以下のうちどれか.
A. アジスロマイシン
B. クリンダマイシン
C. フィダキソマイシン
D. トブラマイシン

正解 C. フィダキソマイシンは，クロストリジオイデス・ディフィシルによる下痢に対して有効なタンパク質合成阻害作用をもつ唯一の抗菌薬である.

30.7 以下の患者シナリオにおける抗菌薬治療として，リネゾリドがよい選択となるのはどれか.
A. 黄色ブドウ球菌によって引き起こされる菌血症
B. 大腸菌によって起こる尿路感染症
C. 薬剤耐性肺炎球菌によって起こる肺炎
D. 緑膿菌によって起こる糖尿病性足感染症

正解 C. リネゾリドは，耐性肺炎球菌に対する適応がある．菌血症の治療には最適な選択ではない．また，大腸菌や緑膿菌といったグラム陰性菌に対する適応範囲はない.

30.8 ある感染症患者の培養結果で，MRSA，VRE，基質特異性拡張型βラクタマーゼ産生大腸菌の増殖を認めた．これら3種の菌血症に対して有効な抗菌薬は以下のうちどれか．

A．クラリスロマイシン
B．リネゾリド
C．キヌプリスチン/ダルホプリスチン
D．チゲサイクリン

正解　D．チゲサイクリンは，MRSA，VRE，および基質特異性拡張型βラクタマーゼ(ESBL)を産生する菌血症に対して有効である．クラリスロマイシンは，MRSAに有効でない．リネゾリドとキヌプリスチン/ダルホプリスチンは，グラム陽性菌による菌血症に対してのみ有効である．

30.9 治療を要する肺炎患者がいる．患者は，うつ病治療のため選択的セロトニン再取込み阻害薬を服用している．この患者に対して禁忌となる抗菌薬は以下のうちどれか．

A．ドキシサイクリン
B．ゲンタマイシン
C．リネゾリド
D．アジスロマイシン

正解　C．セロトニン症候群を起こすリスクがあるため，リネゾリドは選択的セロトニン再取込み阻害薬を服用している患者に対しては禁忌である．

30.10 CYP3A4を強力に阻害する薬を現在服用している患者に対して禁忌となる抗菌薬は次のうちどれか．

A．ミノマイシン
B．レファムリン
C．プラゾマイシン
D．フィダキソマイシン

正解　B．レファムリンは，CYP3A4で代謝を受けるため，強力なCYP3A4阻害薬もしくは誘導薬との併用は禁忌である．

31 キノロン薬，葉酸代謝拮抗薬，尿路感染症抗菌薬

フルオロキノロン薬
シプロフロキサシン
デラフロキサシン
ゲミフロキサシン
レボフロキサシン
モキシフロキサシン
オフロキサシン
葉酸合成阻害薬
マフェナイド
銀スルファジアジン
スルファジアジン
スルファサラジン（サラゾスルファピリジン）
葉酸還元酵素阻害薬
ピリメタミン
トリメトプリム
葉酸合成阻害薬と葉酸還元酵素阻害薬との組合せ
コトリモキサゾール（トリメトプリム+スルファメトキサゾール）
尿路感染症抗菌薬
メテナミン
ニトロフラントイン

図 31.1
本章で説明する薬物のまとめ．

Ⅰ．フルオロキノロン薬（ニューキノロン薬）

キノロン系抗菌薬の発見は，臨床応用される多くの化合物の開発をもたらした．1960年代初期の**ナリジクス酸** nalidixic acidの合成に続いて，キノロン骨格の修飾を続けることにより，抗菌活性スペクトルが広くなり，薬物動態が改善し，一般的な機序による薬剤耐性に対して安定性が増した．これらの強化により，キノロン系抗菌薬は人間医学と農業医学に急速に組み込まれていった．しかし残念なことに，その過度な使用がグラム陰性菌およびグラム陽性菌の耐性菌の発生率増加，クロストリジオイデス・ディフィシル *Clostridioides difficile* 感染症の増加や，多くの望ましくない有害作用をもたらした．その結果，これらの薬はさまざまな適応症において第二選択薬に追いやられてしまった．本章はフルオロキノロン薬の性質と治療における役割について概説する．本章で述べるフルオロキノロン薬と他の抗菌薬を図31.1にまとめる．

A．作用機序

ほとんどの細菌はデオキシリボ核酸（DNA）の複製を補助する2つの異なるⅡ型トポイソメラーゼ type Ⅱ topoisomerase（DNAジャイレースDNA gyraseとトポイソメラーゼⅣ）をもっている．DNAジャイレースは二本鎖DNAを切断し負の超らせん構造negative supercoilを導入して，複製フォーク前方のねじれ応力の軽減に寄与する．トポイソメラーゼⅣは複製完了後に娘染色体が分離するのを補助する．フルオロキノロン薬は，ポーリンチャネルを介して細胞壁細胞内に入った後，これらの酵素に結合してDNAライゲーションを阻止する．この妨害反応が永久的な染色体切断の数を増やし，細胞溶解を引き起こす．一般的に，フルオロキノロン薬はグラム陰性菌（DNAジャイレース）とグラム陽性菌（トポイソメラーゼⅣ）では異なる標的に働いて，迅速な細胞死を引き起こす．

B．抗菌スペクトル

フルオロキノロン薬の作用は殺菌的であり，薬物の血中濃度-時間曲線下面積/最小発育濃度area under the curve/minimum inhibitory concentration (AUC/MIC) 依存性の殺菌効果を示す．これらの薬の開発の主眼は適用可能な感染微生物の範囲を広げることに置かれてきた．キノロン骨格の修飾は着実にトポイソメラーゼ阻害活性を改善させ，細菌細胞壁の浸透性を向上させた．これらの修飾が，好気性グラム陰性菌やグラム陽性菌，非定型病原体(たとえば，クラミジア *Chlamydia* 属菌，レジオネラ *Legionella* 属菌，マイコプラズマ *Mycoplasma* 属菌)や嫌気性菌といったさまざまな病原性微生物に対する抗菌活性を向上させた．これらの化学構造変化の影響をふまえ，フルオロキノロン薬は抗菌スペクトルに応じて分類されることが多い．

第一世代の化合物(たとえば，**ナリジクス酸**)は好気性グラム陰性細菌，おもに腸内細菌科 *Enterobacteriaceae* に対して抗菌活性をもつ狭域スペクトルの薬である．第二世代の化合物(たとえば，**シプロフロキサシン** ciprofloxacin)は，細胞内への浸透性が高くなり，また感染微生物への適用範囲が広がった．腸内細菌科，緑膿菌 *Pseudomonas aeruginosa*，インフルエンザ菌 *Haemophilus influenzae*，ナイセリア *Neisseria* 属菌，クラミジア属菌，レジオネラ属菌による感染症に用いられる．第三世代の化合物(たとえば，**レボフロキサシン** levofloxacin)は，第二世代の化合物の抗菌スペクトルを有したまま，肺炎球菌 *S. neumonice*，メチシリン感受性黄色ブドウ球菌 methicillin-susceptible *Staphylococcus aureus*，ステノトロホモナス・マルトフィリア *Stenotrophomonas maltophilia* を含むブドウ球菌 *Staphylococcus* 属菌やマイコバクテリア *Mycobacterium* 属菌に対してさらに向上した抗菌活性を示す．第四世代化合物(**モキシフロキサシン** moxifloxacin，**ゲミフロキサシン** gemifloxacin，**デラフロキサシン** delafloxacin)はブドウ球菌属やレンサ球菌 *Streptococcus* 属を含むグラム陽性菌に対してより高い抗菌活性を有する．**デラフロキサシン**はメチシリン耐性黄色ブドウ球菌 methicillin-resistant *Staphylococcus aureus* (MRSA) とエンテロコッカス・フェカーリス *Enterococcus faecalis* に対し抗菌活性がある．さらに，**デラフロキサシン**と**モキシフロキサシン**は腸内細菌科とインフルエンザ菌に抗菌活性を維持したまま，バクテロイデス・フラジリス *Bacteroides fragilis* とプレボテーラ *Prevotella* 属菌に対しても抗菌活性をもつ．このグループでは，**デラフロキサシン**のみが緑膿菌に対する抗菌活性をもつ．最後に，これらの抗菌薬は非定型病原体への適用性を維持しており，**モキシフロキサシン**と**デラフロキサシン**はマイコバクテリア属に抗菌効果を示す．フルオロキノロン薬の一般的な臨床使用を図 31.2 に示す．

C．耐性(抵抗性)

臨床でみられる病原体にはさまざまな機序によるフルオロキノロン薬への耐性が存在する．フルオロキノロン薬への強い耐性がおもにトポイソメラーゼの染色体変異によりグラム陽性および陰性菌において現れる．また，浸透性の低下や排出系，修飾酵素によっても耐性が起こる．この耐性発現の機序は以下の通りである．

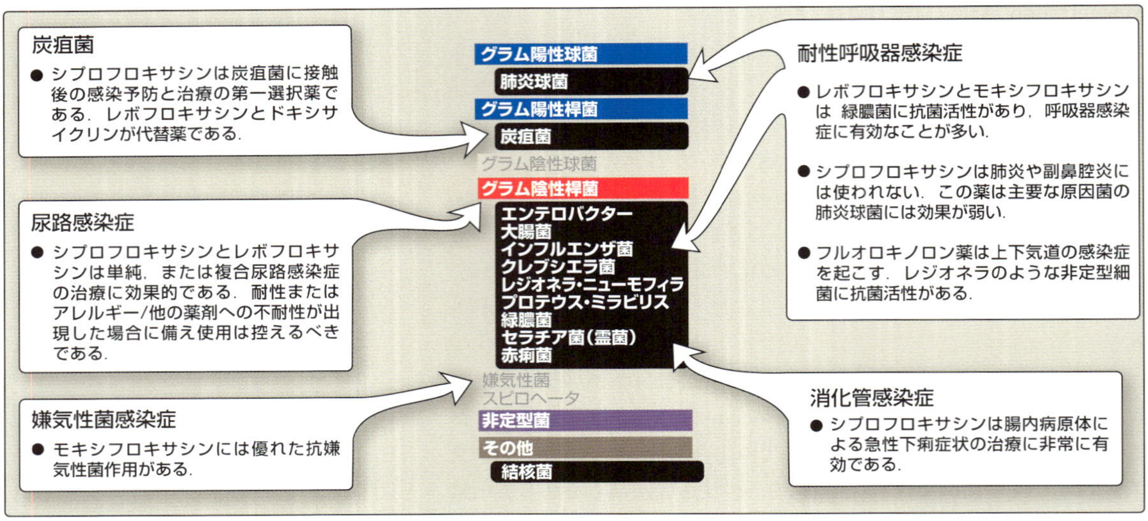
炭疽菌
● シプロフロキサシンは炭疽菌に接触後の感染予防と治療の第一選択薬である．レボフロキサシンとドキシサイクリンが代替薬である．
尿路感染症
● シプロフロキサシンとレボフロキサシンは単純，または複合尿路感染症の治療に効果的である．耐性またはアレルギー/他の薬剤への不耐性が出現した場合に備え使用は控えるべきである．
嫌気性菌感染症
● モキシフロキサシンには優れた抗嫌気性菌作用がある．
グラム陽性球菌
肺炎球菌
グラム陽性桿菌
炭疽菌
グラム陰性球菌
グラム陰性桿菌
エンテロバクター
大腸菌
インフルエンザ菌
クレブシエラ菌
レジオネラ・ニューモフィラ
プロテウス・ミラビリス
緑膿菌
セラチア菌(霊菌)
赤痢菌
嫌気性菌
スピロヘータ
非定型菌
その他
結核菌
耐性呼吸器感染症
● レボフロキサシンとモキシフロキサシンは 緑膿菌に抗菌活性があり，呼吸器感染症に有効なことが多い．
● シプロフロキサシンは肺炎や副鼻腔炎には使われない．この薬は主要な原因菌の肺炎球菌には効果が弱い．
● フルオロキノロン薬は上下気道の感染症を起こす．レジオネラのような非定型細菌に抗菌活性がある．
消化管感染症
● シプロフロキサシンは腸内病原体による急性下痢症状の治療に非常に有効である．

図 31.2
フルオロキノロン薬の代表的な臨床使用．

1．**標的への結合性の変化**：DNAジャイレースやトポイソメラーゼⅣをコードする細菌遺伝子(たとえば，*gyrA*または*pacC*)の染色体突然変異が標的部位の構造を変化させフルオロキノロン薬の結合効率を下げる．

2．**細胞内薬物濃度の低下**：細胞内薬物濃度の減少は(1)細胞膜浸透性の低下，または(2)排出ポンプと関係している．膜透過性の変化は外膜のポーリンタンパク質の減少によって起こり，その結果，細胞内のトポイソメラーゼへの薬の到達量が不十分になる．排出ポンプ活性はフルオロキノロン薬を細胞外に排出する．

3．**フルオロキノロン薬の分解**：アミノグリコシドアセチルトランスフェラーゼの変種(バリアント)はフルオロキノロン薬をアセチル化し，抗菌活性のない化合物に変える．

D．薬物動態

1．**吸収**：経口投与されたフルオロキノロン薬はよく吸収され，**レボフロキサシン**と**モキシフロキサシン**は90%を超えるバイオアベイラビリティbioavailabilityを示す(図31.3)．フルオロキノロン薬を，**スクラルファート** sucralfate，アルミニウムまたはマグネシウム含有制酸薬，鉄や亜鉛を含む栄養補助食品(サプリメント)と併用すると吸収が阻害される．カルシウムイオン(Ca^{2+})および他の2価陽イオンもフルオロキノロン薬の吸収を妨げる(図31.4)．

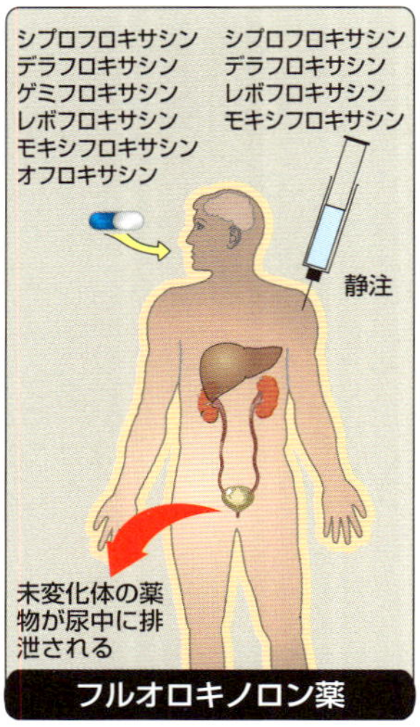
シプロフロキサシン
デラフロキサシン
ゲミフロキサシン
レボフロキサシン
モキシフロキサシン
オフロキサシン
シプロフロキサシン
デラフロキサシン
レボフロキサシン
モキシフロキサシン
静注
未変化体の薬物が尿中に排泄される
フルオロキノロン薬

図 31.3
フルオロキノロン薬の投与法と排泄．

2．**体内分布**：血漿タンパク質との結合は20～84%の範囲である．フルオロキノロン薬は全身のすべての組織や体液によく分布する．その濃度は，骨，尿(**モキシフロキサシン**を除く)，腎臓，前立腺組織(前立腺液は除く)，肺では血清中より高い．脳脊髄液への浸透は良好で，これらの薬は中枢神経系 central nervous system(CNS)の感染症において適用が検討されることがある．マクロファージや多形核白血球に蓄積するので，リステリア *Listeria*，クラミジア，マイコバクテリアのような細胞内寄生菌に対しても有効である．

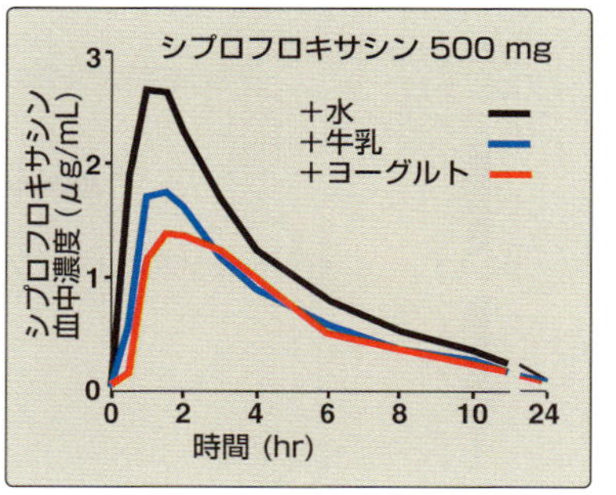
シプロフロキサシン 500 mg
シプロフロキサシン血中濃度(μg/mL)
+水
+牛乳
+ヨーグルト
時間 (hr)
0
1
2
3
0
2
4
6
8
10
24

図 31.4
シプロフロキサシンの吸収に対する食物カルシウムの影響．

3．排泄：ほとんどのフルオロキノロン薬は腎臓から排泄される．それゆえ，腎機能障害時は投与量の調節が必要である．**モキシフロキサシン**は腎臓からもいくらか排泄されるが，おもに肝臓で除去されるので腎不全でも投与量の調節をする必要はない(図 31.3)．

E．有害作用

一般的にフルオロキノロン薬は忍容性 tolerability が高い(図 31.5)．薬の中断につながる一般的な有害反応は，悪心，嘔吐，頭痛，めまいである．これらの薬については，腱炎，腱断裂，末梢神経障害，中枢への作用(幻覚，不安，不眠，錯乱，けいれん)がFDAの枠組み警告として記載されている．フルオロキノロン薬を服用している患者には日焼けが悪化するという光毒性 phctotoxicity の危険がある．よって患者は日焼け止めを使用し，過度の紫外線照射を避ける必要がある．関節症はあまり多くないが，小児科の患者でフルオロキノロン薬による関節痛と関節炎が報告されている．小児科領域での使用は，明らかな臨床的必要性のある場合(たとえば，嚢胞性線維症の増悪)だけに限定されるべきである．肝毒性または血糖障害(通常，経口血糖降下薬またはインスリンを投与されている患者において)が観察されたことがある．このような事象のいずれかが認められた場合は速やかに薬物の服用を中止すべきである．フルオロキノロン薬は心電図の QT_c 時間を延長する可能性があるため，不整脈の素因がある患者やQT延長を起こす薬を服用している患者には用いるべきではない．**シプロフロキサシン**はCYP1A2を介する代謝を抑制し，またCYP3A4を介する代謝を抑制する可能性がある．キノロン薬は**アルプラゾラム** alprazolam，**チザニジン** tizanidine，**ワルファリン** warfarin，**ロピニロール** ropin-

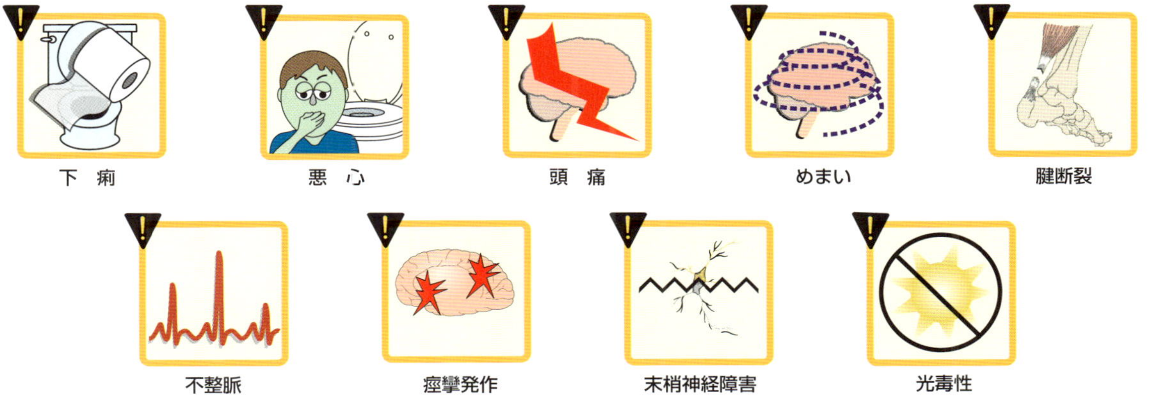
下　痢
悪　心
頭　痛
めまい
腱断裂
不整脈
痙攣発作
末梢神経障害
光毒性

図 31.5
フルオロキノロン薬のいくつかの有害作用．

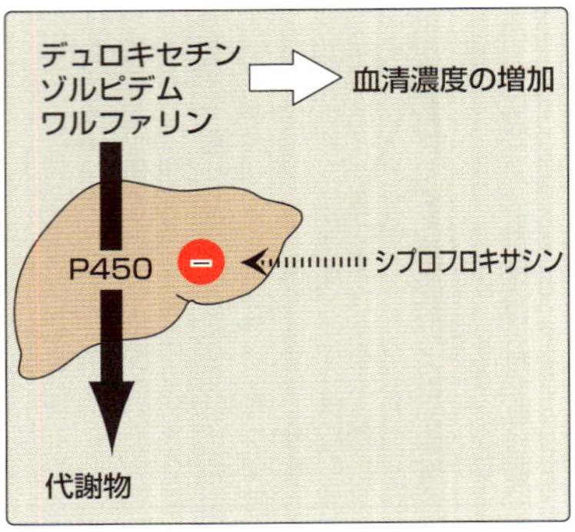
デュロキセチン
ゾルピデム
ワルファリン
血清濃度の増加
P450
シプロフロキサシン
代謝物

図 31.6
フルオロキノロン薬の薬物相互作用.

irole，**デュロキセチン** duloxetine，**カフェイン** caffeine，**シルデナフィル** sildenafil，**ゾルピデム** zolpidem のような薬物の血清濃度を増加させる可能性がある（図 31.6）.

F．臨床で用いられるフルオロキノロン薬

耐性菌が増加しつつあり，枠組み警告が出ている有害作用があるため，フルオロキノロン薬は特定の状況で注意深く使用する必要がある．フルオロキノロン薬は他の薬が使用できない（たとえば，βラクタムに対する重篤なアレルギーをもつ）患者に対して，あるいは原因菌の薬剤感受性が確認されている場合に根治療法として使用が検討されることがある．これらのフルオロキノロン薬の使用の可能性を下記に挙げる．［注：下記のリストに加え，**レボフロキサシン**，**モキシフロキサシン**，**ガチフロキサシン** gatifloxacin は細菌性結膜炎の治療用に局所点眼剤として用いられる．］

1．シプロフロキサシン：**シプロフロキサシン**は緑膿菌を含むグラム陰性桿菌によく効く．**シプロフロキサシン**は旅行者下痢症，腸チフス typhoid fever，炭疽病 anthrax に用いられる．この薬物は腹腔内，肺，皮膚，子宮の感染源から生じる感染症の第二選択薬である．なお，シュードモナス感染症を治療する場合は高用量療法を採用すべきことに注意する必要がある．

2．レボフロキサシン：**レボフロキサシン**は**シプロフロキサシン**と同様の抗菌活性をもち，緑膿菌を含むグラム陰性桿菌に対する抗菌薬として置き換え可能である．**レボフロキサシン**は肺炎球菌に強い抗菌活性を示し，市中肺炎（CAP）の第一選択薬である．また，（人工呼吸器関連肺炎原因菌である）ステノトロホモナス・マルトフィリア感染症の治療における第二選択薬である．

3．モキシフロキサシン：**モキシフロキサシン**はグラム陽性菌（たとえば，肺炎球菌），グラム陰性嫌気性菌，マイコバクテリア属菌に対し強い抗菌活性をもつ．この薬は CAP に対して使うことが可能だが，緑膿菌にはほとんど効かないので院内肺炎 hospital-acquired pneumonia に対しては使用できない．**モキシフロキサシン**は弱〜中程度の腹腔内感染症には使用が検討されることがあるが，もし患者がバクテロイデス・フラジリスの耐性菌増加のため過去 3 カ月以内にフルオロキノロン薬を投与されていたら使用は避けるべきである．**モキシフロキサシン**は薬剤感受性の結核の治療に第二選択薬として使用が可能である．

4．ゲミフロキサシン：**ゲミフロキサシン**は市中呼吸器感染症に適用される．他の化合物と異なり，この薬物の剤形は経口製剤のみである．

5．デラフロキサシン：**デラフロキサシン**は MRSA やエンテロコッカス属菌を含むグラム陽性球菌に強い活性をもつ．その抗菌スペクトル

のため，この薬は急性細菌性皮膚・皮膚組織感染症 acute bacterial skin and skin structure infection やCAP治療の選択肢の1つである．この薬は静脈内注射用および経口用の製剤がある．

Ⅱ. 葉酸代謝拮抗薬

葉酸はリボ核酸(RNA)，DNAやある種のアミノ酸の合成に不可欠な補酵素である．葉酸がなくては，細胞は成長や分裂ができない．ヒトは食事に含まれる葉酸を用いて必須の葉酸誘導体であるテトラヒドロ葉酸を合成する．これに対し，多くの細菌は葉酸誘導体を取り込めず，葉酸をデノボ合成する必要がある(図31.7)．スルホンアミド(サルファ薬 sulfa drug)は葉酸のデノボ合成を阻害する一群の抗菌薬である．葉酸拮抗薬の2番目のタイプの**トリメトプリム** trimethoprim は，細菌がジヒドロ葉酸からテトラヒドロ葉酸に変換するのを阻害する．このように，サルファ薬や**トリメトプリム**は感染性細菌のDNA合成やその他の必須な細胞機能を阻害する．サルファ薬の1つである**スルファメトキサゾール** sulfamethoxazole と**トリメトプリム**の合剤(TMP/SMX)は2つの作用機序により相乗効果をもたらし，静菌活性を増して効果を現す．

Ⅲ. サルファ薬(スルホンアミド)

スルホンアミド(サルファ薬)は臨床で使用された最初の抗菌薬の1つである．現在，それらは開発途上国を除いて単剤で用いられることはほとんどないが，開発途上国では安価で効果が強いことから用いられている．

A. 作用機序

微生物はジヒドロプテロイン酸合成酵素によって前駆物質パラアミノ安息香酸 *p*-aminobenzoic acid (PABA)からジヒドロ葉酸を産生する．サルファ薬はPABAの合成類似体である．サルファ薬は構造的にPABAと類似するため，PABAと競合してジヒドロプテロイン酸合成酵素を抑制し，最終的に細菌のジヒドロ葉酸合成を阻害する(図31.7)．このようにして，ジヒドロ葉酸は必須な誘導体であるテトラヒドロ葉酸に変換されなくなる．TMP/SMXを含むこれらのサルファ薬は細菌を殺す(殺菌的)のでなく，細菌の増殖を抑制して静菌的に働く．

B. 抗菌スペクトル

サルファ薬はグラム陰性菌およびグラム陽性菌に対して *in vitro* の抗菌活性がある．一般的に効果がみられる細菌は，腸内細菌科(大腸菌，肺炎桿菌 *Klebsiella pneumoniae*，腸内細菌属菌)，インフルエンザ菌，レンサ球菌属菌，ブドウ球菌属菌およびノカルジアである．加えて，サルファ薬の**スルファジアジン** sulfadiazine とジヒドロ葉酸還元酵素の阻害薬である**ピリメタミン** pyrimethamine の合剤はトキソプラズマ

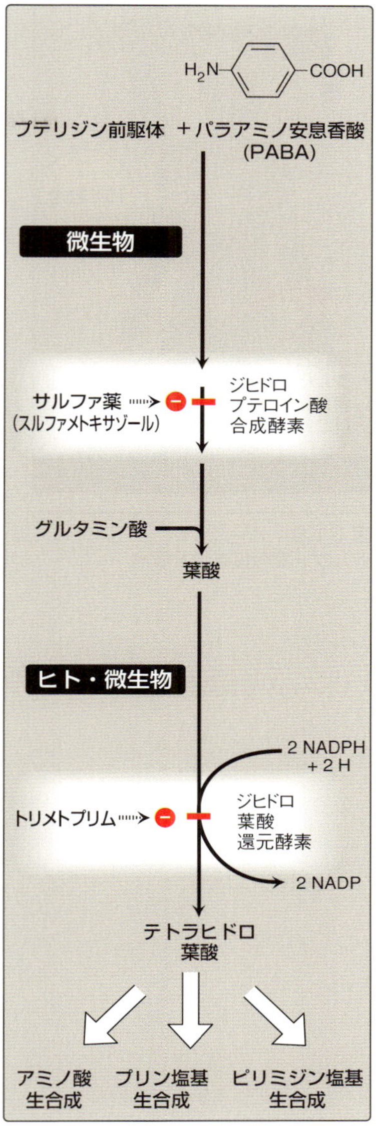

H_2N COOH
プテリジン前駆体 ＋パラアミノ安息香酸 (PABA)
微生物
サルファ薬 (スルファメトキサゾール)
ジヒドロ プテロイン酸 合成酵素
グルタミン酸
葉酸
ヒト・微生物
2 NADPH +2 H
トリメトプリム
ジヒドロ 葉酸 還元酵素
2 NADP
テトラヒドロ 葉酸
アミノ酸 生合成
プリン塩基 生合成
ピリミジン塩基 生合成

図 31.7
サルファ薬とトリメトプリムによるテトラヒドロ葉酸合成の阻害．

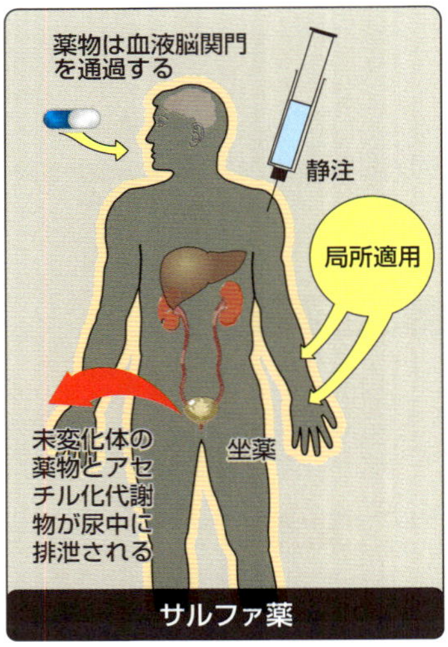
薬物は血液脳関門を通過する
静注
局所適用
未変化体の薬物とアセチル化代謝物が尿中に排泄される
坐薬
サルファ薬

図 31.8
サルファ薬の投与法と排泄.

症の治療によく用いられている.

C. 耐 性

外界から葉酸を取り込むことができる細菌はサルファ薬に耐性を示す．サルファ薬に対する獲得耐性はプラスミドの転移またはランダムな突然変異によって生じうる．この耐性は(1)ジヒドロプテロイン酸合成酵素の変異，(2)サルファ薬の細胞透過性減少，(3)基質であるPABAの産生増加，により生じる．[注：この薬物ファミリー中の1つの薬物に耐性のある微生物はファミリー中のすべての薬物に対し耐性を示す].

D. 薬 物 動 態

1. 吸収：経口投与後，ほとんどのサルファ薬はよく吸収される(図31.8)．例外が**スルファサラジン** sulfasalazineである．この薬物は経口または坐薬 suppositoryとして投与されても吸収されないため，慢性炎症性腸疾患の治療に対してもっぱら用いられる．[注：腸内細菌叢(フローラ)は**スルファサラジン**をスルファピリジンと5-アミノサリチル酸に分解し，後者が抗炎症作用をもつ．吸収されたスルファピリジンはアセチル化反応が遅い患者(slow acetylator)において有害作用を生じることがある．] サルファ薬の静脈内投与は一般的に経口投与薬を服用できない患者や重篤な感染症の患者に対して用いられる．感作されて過敏性反応を生じる危険があるため，サルファ薬は局所投与されない．それでも，やけど治療センターでは，**銀スルファジアジン** silver sulfadiazineや**酢酸マフェナイド** mafenide acetate（***α*アミノ-*p*-トルエンスルホンアミド** *α*-amino-*p*-toluenesulfonamide)の軟膏が細菌の付着を抑えるために用いられ，熱傷に伴う敗血症を減らすのに役立っている．[注：**銀スルファジアジン**の方が**マフェナイド**よりよく用いられる．それは，**マフェナイド**が塗布時に痛みを引き起こし，また吸収されると酸塩基平衡のバランスを乱す危険性があるからである.]

2. 分布：サルファ薬は循環血液中ではアルブミンに結合し，全身の組織に広く分布する．サルファ薬は(炎症がなくても)脳脊髄液によく浸透し，また血液胎盤関門も通過し，胎児組織に移行する.

3. 代謝：サルファ薬はおもに肝臓でアセチル化され抱合体となる．アセチル化物は抗菌活性をもたないが，中性または酸性pHで沈殿するという性質を維持している．結晶尿 crystalluria(尿路結石，後述)を生じ，腎障害をもたらす可能性がある.

4. 排出：未変性のサルファ薬とその代謝物は腎糸球体濾過と分泌により除去されるため，腎機能低下時には減量が必要である．サルファ薬は母乳中にも排出される.

E. 有害作用

1. 結晶尿 crystalluria：結晶尿のために，腎毒性が生じうる(図31.9)．十分な水分補給と尿のアルカリ化を行うと，薬物濃度低下とイオン化促進により予防可能である．

2. 過敏性反応：発疹，血管浮腫，スティーヴンス・ジョンソン症候群Stevens-Johnson syndromeなどの過敏性反応が起こることがある．患者がサルファ薬アレルギーの既往を申告したときは，その反応の記載を調べ適切な治療薬を選択することが必須である．サルファ薬は光線過敏症photosensitivityを起こすことが報告されているため，患者には，日焼け止めを塗り，光にあまり当たらないように助言すべきである．

3. 造血障害：溶血性貧血がグルコース-6-リン酸デヒドロゲナーゼglucose-6-phosphate dyhydrogenase(G6PD)欠損の患者でみられる．顆粒球減少症granulocytopeniaと血小板減少症thrombocytopeniaも生じうる．無顆粒球症agranulocytosis，再生不良性貧血aplastic anemiaやその他の血液疾患による致死的な反応が報告されている．

4. 核黄疸 kernicterus：ビリルビンによる脳傷害(核黄疸)が新生児で起こりうる．というのも，サルファ薬は血清アルブミンのビリルビン結合部位からビリルビンを遊離させるからである．新生児では血液脳関門が十分発達していないため，遊離ビリルビンが容易にCNSに到達する．

5. 薬物相互作用(作用増強)：**スルファメトキサゾール**はCYP2C9を阻害することにより**ワルファリン**のクリアランスを減少させ，**ワルファリン**の抗凝固効果を増強する．スルホンアミドも血清アルブミンの結合部位から**ワルファリン**を遊離させ，その効果を増強することがある．同様に，スルホンアミドによるタンパク質結合部位の置き換わりによって，血清中の**メトトレキサート**methotrexate濃度が上昇する場合がある．他のCYP2C9の基質，たとえば**フェニトイン**phenytoinも，スルホンアミド投与により血中濃度が増加する可能性がある．

6. 禁忌：サルファ薬は核黄疸の危険があるので，出産期の妊婦と同様，新生児と生後2カ月未満の乳児にも投与を避けるべきである．**メテナミン**methenamineを服用している患者に対して，サルファ薬の投与をしてはならない．**メテナミン塩**から産生される酸性尿においてサルファ薬が結晶化するためである．

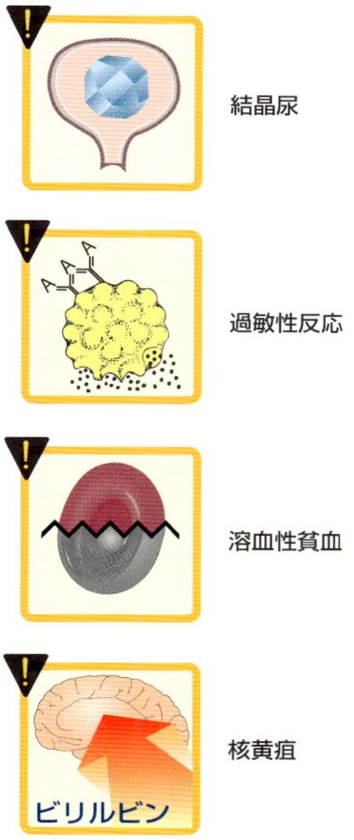
結晶尿
過敏性反応
溶血性貧血
ビリルビン
核黄疸

図31.9
サルファ薬の有害作用．

Ⅳ. トリメトプリム

トリメトプリムtrimethoprimは葉酸拮抗薬であり，はじめはスルホンアミドである**スルファメトキサゾール**との合剤として使われ，後に単剤での使用が認可された．現在，**トリメトプリム**は**スルファメト**

キサゾールとの合剤(一般的に**ST合剤**，TMP/SMXとよばれる)として最もよく用いられる．

A．作用機序

トリメトプリムは細菌のジヒドロ葉酸還元酵素の強力な阻害薬である(図31.7)．この酵素を阻害すると代謝的活性型の葉酸であるテトラヒドロ葉酸の産生が阻害され，その結果，細菌の正常な細胞機能が障害される．**トリメトプリム**はヒトの酵素より細菌のジヒドロ葉酸還元酵素にずっと強く結合する．これがこの薬物の選択的作用の理由である．

B．抗菌スペクトル

トリメトプリムの抗菌スペクトルは**スルファメトキサゾール**のそれとよく似ている．しかし，**トリメトプリム**はサルファ薬よりも20～50倍効力が高い．**トリメトプリム**は尿路感染症や細菌性前立腺炎に対し単独で使用される場合がある(ただしフルオロキノロン類やTMP/SMXの方が好まれる)．

C．耐　性

グラム陰性菌の耐性は，**トリメトプリム**に対する親和性を低下させるようなジヒドロ葉酸還元酵素の変異が起こるためである．薬物排出ポンプや薬物透過性の低下も**トリメトプリム**耐性に関与する．

D．薬物動態

トリメトプリムは経口投与後に速やかに吸収される．**トリメトプリム**は弱塩基性なので，比較的酸性の前立腺や腟分泌液においてより高濃度になる．この薬物はCSFを含む体内の組織や体液に広く分布する．**トリメトプリム**の一部は肝臓において*O*-脱メチル化で代謝されるが，60～80%は未変化体のまま尿中に排泄される．

E．有害作用

トリメトプリムにより葉酸欠乏症状を生じることがある．とくに妊娠中や低栄養の食事をしている患者では生じやすく，巨赤芽球性貧血，白血球減少症，顆粒球減少症をもたらす．これらの血液疾患は細菌内に入らない**フォリン酸** folinic acid(**ロイコボリン** leucovorinとしても知られる)を同時投与することで改善される．**トリメトプリム**はカリウム保持性効果をもち，とくに高用量かつ他の高カリウム血症を起こすような薬物(たとえば，アンジオテンシン変換酵素阻害薬angiotensin converting enzyme inhibitor)と併用したときに高カリウム血症を起こす可能性がある．

V．トリメトプリム/スルファメトキサゾール合剤

トリメトプリムと**スルファメトキサゾール**の合剤(ST合剤)は**コトリモキサゾール**，TMP/SMXともよばれ，どちらかの薬物を等価量単

独で用いたときよりも強い抗菌活性を示す(図 31.10). 相乗効果と 2 つの薬物の半減期がほぼ同じであることからこの合剤が選択された.

A. 作用機序

トリメトプリム/スルファメトキサゾール合剤の相乗的抗菌作用は, テトラヒドロ葉酸合成における連続した 2 つのステップを阻害することによる. **スルファメトキサゾール**は PABA のジヒドロ葉酸前駆体への組込みを阻害し, **トリメトプリム**はジヒドロ葉酸からテトラヒドロ葉酸への還元を妨げる(図 31.7).

B. 抗菌スペクトル

トリメトプリム/スルファメトキサゾール合剤はサルファ薬単独より広い抗菌スペクトルをもつ(図 31.11). この薬はニューモシスチス・イロベチイ *Pneumocystis jirovecii* 肺炎, トキソプラズマ症, リステリア菌 *Listeria monocytogenes* 感染症, サルモネラ菌染症と同様に, 尿路感染症や呼吸器感染症に有効である. この薬物はメチシリン耐性黄色ブドウ球菌(MRSA)に対し抗菌活性をもち, とくにこの細菌による皮膚軟組織感染症 skin and soft tissue infection に有効である. ノカルジア感染症や人工呼吸器肺炎菌ステノトロホモナス・マルトフィリア感染症の選択薬でもある.

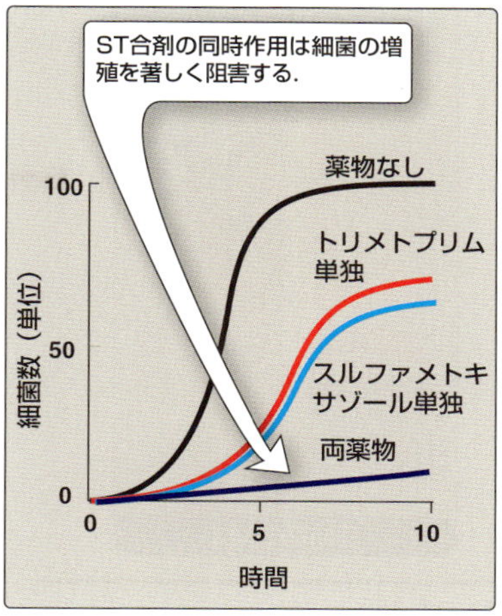
ST合剤の同時作用は細菌の増殖を著しく阻害する.
薬物なし
トリメトプリム単独
スルファメトキサゾール単独
両薬物
100
50
0
細菌数(単位)
0
5
10
時間

図 31.10
トリメトプリム/スルファメトキサゾール合剤(ST合剤)の大腸菌の増殖阻害相乗作用.

C. 耐 性

トリメトプリム/スルファメトキサゾール合剤に対する耐性は, どちらか片方を単独で使用した場合より出現頻度が低い. それは同時に両方の薬物に対し菌が耐性をもつ必要があるためである. それにもかかわらず, 大腸菌など何種類かの臨床に関連する微生物において耐性が報告されている.

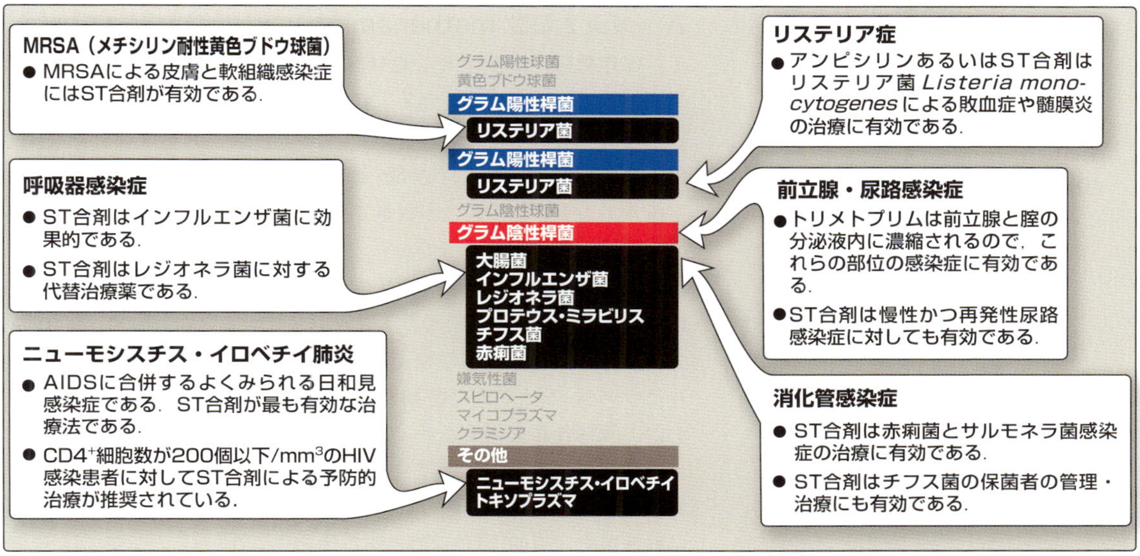
MRSA(メチシリン耐性黄色ブドウ球菌)
● MRSAによる皮膚と軟組織感染症にはST合剤が有効である.
呼吸器感染症
● ST合剤はインフルエンザ菌に効果的である.
● ST合剤はレジオネラ菌に対する代替治療薬である.
ニューモシスチス・イロベチイ肺炎
● AIDSに合併するよくみられる日和見感染症である. ST合剤が最も有効な治療法である.
● CD4⁺細胞数が200個以下/mm³のHIV感染患者に対してST合剤による予防的治療が推奨されている.
グラム陽性球菌
黄色ブドウ球菌
グラム陽性桿菌
リステリア菌
グラム陽性桿菌
リステリア菌
グラム陰性球菌
グラム陰性桿菌
大腸菌
インフルエンザ菌
レジオネラ菌
プロテウス・ミラビリス
チフス菌
赤痢菌
嫌気性菌
スピロヘータ
マイコプラズマ
クラミジア
その他
ニューモシスチス・イロベチイ
トキソプラズマ
リステリア症
● アンピシリンあるいはST合剤はリステリア菌 Listeria monocytogenes による敗血症や髄膜炎の治療に有効である.
前立腺・尿路感染症
● トリメトプリムは前立腺と膣の分泌液内に濃縮されるので, これらの部位の感染症に有効である.
● ST合剤は慢性かつ再発性尿路感染症に対しても有効である.
消化管感染症
● ST合剤は赤痢菌とサルモネラ菌感染症の治療に有効である.
● ST合剤はチフス菌の保菌者の管理・治療にも有効である.

図 31.11
トリメトプリム/スルファメトキサゾール合剤(ST合剤, コトリモキサゾールまたは TMP/SMX)による治療の典型例.

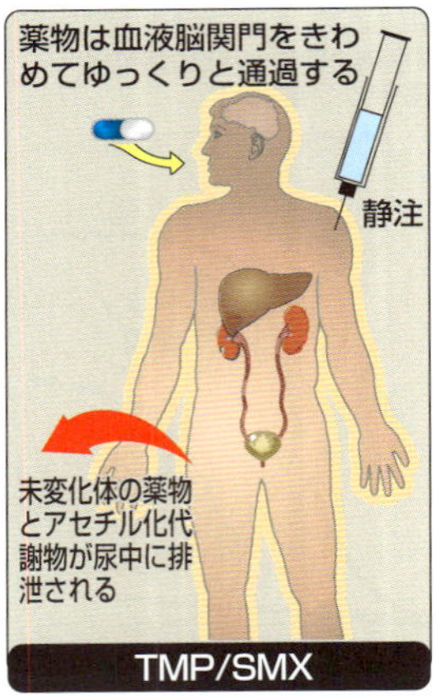
薬物は血液脳関門をきわめてゆっくりと通過する
静注
未変化体の薬物とアセチル化代謝物が尿中に排泄される
TMP/SMX

図 31.12
トリメトプリム/スルファメトキサゾール合剤（TMP/SMX）の投与法と排泄．

D．薬物動態

トリメトプリム/スルファメトキサゾール合剤は一般的に経口投与される（図 31.12）．ニューモシスチス・イロベチイによる重症肺炎患者ではこの薬は静脈内投与される．両薬物は体全体に分布する．**トリメトプリム**は前立腺液のような比較的酸性の環境で濃縮されるため，前立腺炎の治療に**トリメトプリム/スルファメトキサゾール合剤**を使用する理由となっている．**トリメトプリム/スルファメトキサゾール合剤**は血液脳関門を容易に通過する．両薬物の未変化体およびその代謝物は尿中に排泄される．

E．有害作用

トリメトプリム/スルファメトキサゾール合剤による有害反応や薬物相互作用は，それぞれ単独の薬物である**スルファメトキサゾール**や**トリメトプリム**から予想されるものと似ている（図 31.13）．最もよくみられる有害反応は悪心と嘔吐，発疹，血液毒性や高カリウム血症である．

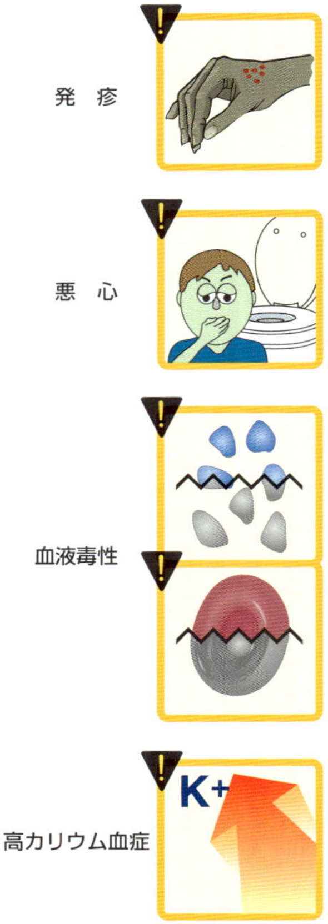
発 疹
悪 心
血液毒性
高カリウム血症
K+

図 31.13
トリメトプリム/スルファメトキサゾール合剤（TMP/SMX）の有害作用．

Ⅵ．尿路感染症治療薬

尿路感染症は世界中で最もよくみられる細菌性感染症で，女性や高齢者によくみられる．歴史的にみると，フルオロキノロン薬とTMP/SMXが尿路感染症の第一選択薬であった．しかし残念ながら，尿路感染症の共通の病原体（たとえば，大腸菌）に耐性菌が増えてきた．そのため，**メテナミン**，**ニトロフラントイン** nitrofurantoin，**ホスホマイシン** fosfomycin（29 章参照）といった薬が，尿路感染症共通の病原体に効力があり，尿中で高濃度が得られることから，治療や再発抑制のために使用を考慮されることがある．

A．メテナミン methenamine

1．**作用機序**：**メテナミン塩**は酸性（pH ≦ 5.5）尿中で加水分解されアンモニアとホルムアルデヒドになる．ホルムアルデヒドはタンパク質や核酸を変性させ，細菌の細胞死をもたらす．**メテナミン**は弱酸（たとえば，馬尿酸やマンデル酸）との塩の状態では尿の酸性が保たれ，ホルムアルデヒドの産生が促進される（図 31.14）．

2．**抗菌スペクトル**：**メテナミン**はおもに慢性的に菌を抑制するために用い，尿路感染症の頻度を下げる．**メテナミン**は大腸菌，腸球菌属，ブドウ球菌属に抗菌活性がある．この薬物はグラム陰性発酵細菌（プロテウス属）および非発酵細菌（緑膿菌）にはある程度の抗菌活性をもつが，殺菌作用を得るためには尿のpHを酸性に保つ必要がある．プロテウス属はウレアーゼ活性により尿のpHを上昇させ，**メテナミン**からホルムアルデヒドへの変換を抑制する．**メテナミン**のおもな利点は耐性菌を選択的に残さない（耐性菌を生じない）ことである．

3．**薬物動態**：**メテナミン**は経口投与から吸収される．腸溶剤コーティングで保護されていなければ胃液中で最大30％が分解される．この薬物は尿細管の分泌と糸球体濾過により尿に到達し，その濃度は感受性菌による感染症治療に十分である．アンモニアが産生されるため，肝不全患者では使用を避けるべきである．

4．有害作用：**メテナミン**のおもな有害作用は胃腸障害であるが，高用量ではアルブミン尿，血尿や発疹がみられることがある．**マンデル酸メテナミン** methenamine mandelate は腎不全患者ではマンデル酸が析出するため禁忌である．その場合，代わりに**馬尿酸メテナミン** methenamine hippurate を使用すべきである．[注：TMP/SMXなどサルファ薬はホルムアルデヒドと反応するため，**メテナミン**との併用は避けるべきである．結晶尿や相互に効果減弱が生じる．]

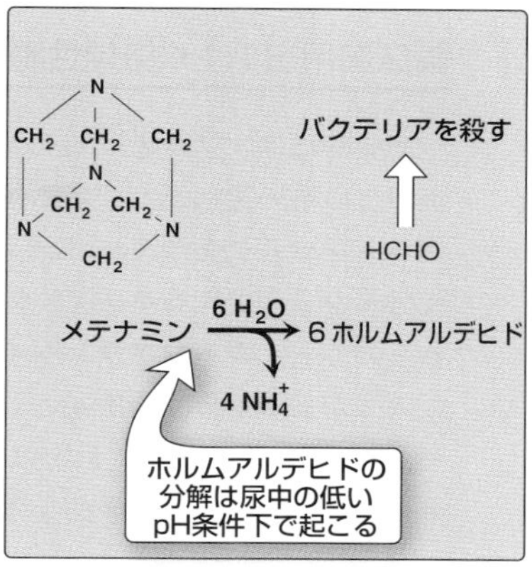
バクテリアを殺す
HCHO
メテナミン
6 H_2O
6 ホルムアルデヒド
4 NH_4^+
ホルムアルデヒドの分解は尿中の低いpH条件下で起こる

図 31.14
酸性pH下でのメテナミンからホルムアルデヒドの生成．

B．ニトロフラントイン nitrofurantoin

1．作用機序：**ニトロフラントイン**は1950年代初期に膀胱炎 cystitis の治療のため，臨床に導入された．**ニトロフラントイン**はDNAやRNAの合成を抑えることによって効果を現す．この薬物は何十年もの間めったに使われていなかったが，腸内細菌科の菌に耐性が増えてきたため復活し，今は単純性膀胱炎の第一選択薬とみなされている．

2．抗菌スペクトル：**ニトロフラントイン**は，グラム陰性およびグラム陽性の最も一般的な尿路感染症の病原菌に殺菌的に働く．感受性がある細菌として腸内細菌科（大腸菌，クレブシエラ属），腸球菌属，ブドウ球菌属がある．

3．薬物動態：**ニトロフラントイン**は2つの経口製剤，すなわち**ニトロフラントイン マクロクリスタル** nitrofurantoin macrocrystal と，**マクロクリスタル**（25％）と**ニトロフラントイン一水和物** nitrofurantoin monohydrate（75％）の合剤，がある．経口投与すると，**ニトロフラントイン**は容易に体内に吸収される．**マクロクリスタル**製剤は1日4回投与する．**マクロクリスタル**は**ニトロフラントイン一水和物**（**ミクロクリスタル**製剤としても知られる）より溶解速度が遅い．合剤からの**ニトロフラントイン**遊離を遅くするため，**ニトロフラントイン一水和物**を粉末混合物に混ぜると，それは胃液と混ざることでゲル状の基質 matrix となる．このゲル状基質から**ニトロフラントイン**が徐々に遊離され，それによって合剤の場合は投与回数を1日2回まで減らすことができる．それぞれの剤型で，40％の薬物が未変化の状態で尿中に排泄される．

4．有害反応：共通した有害反応には，悪心，嘔吐，下痢がある．まれな合併症には肺線維症，神経障害，自己免疫性肝炎がある．これらの有害作用は1カ月以上の長期に薬物に曝露した場合にみられる．また，腎不全患者は有害反応の危険性が高くなるので**ニトロフラントイン**を服用すべきでない．

臨床応用 31.1：単純性膀胱炎の治療

歴史的には，フルオロキノロン薬は単純性膀胱炎治療の第一選択薬とされてきた．大腸菌を含むグラム陰性菌に耐性菌の出現が増えてきたため，代替となる尿路消毒薬/抗菌薬が増えてきた．それらのうち，**ニトロフラントイン**は尿路に局所的な効果があるため，治療薬として魅力的な選択肢である．しかし，この薬物は腎盂腎炎pyelonephritisのようなより侵襲的な尿路感染症には適さない．**ニトロフラントイン**の典型的な処方期間は5日間である．**ニトロフラントイン**に加えて，現在第一選択薬として勧められる単純性膀胱炎に対する他の抗菌薬にはTMP/SMX（3日コース）や**ホスホマイシン**（単回処方）がある．TMP/SMXの使用は，耐性菌が蔓延している（> 20%）地域では避けるべきである．

C．ホスホマイシン fosfomycin

ホスホマイシンはホスホン酸の合成誘導体である．この薬物は細菌のペプチドグリカン合成の重要なステップであるエノールピルビルトランスフェラーゼenolpyruvyl transferaseの酵素活性を抑制し，細胞壁の合成を阻害する．**ホスホマイシン**は殺菌的な作用をもち，尿路の上皮への細菌の接着を減らすことが報告されている．この薬物は急性膀胱炎の第一選択薬であり，1回の経口投与として処方される．この薬物についてのさらなる情報は29章に書かれている．

31章の要約

1. フルオロキノロン薬は，グラム陰性菌ではDNAジャイレースを阻害し，グラム陽性菌ではトポイソメラーゼⅣを阻害する殺菌的抗菌薬である．これらの薬物は，広域の抗菌活性をもち，全身の組織に広く分布でき，経口投与で高いバイオアベイラビリティが得られることから，さまざまな感染症に使用されている．
2. フルオロキノロン薬の有害作用は悪心，嘔吐および光線過敏症である．これらの薬物はQT_c時間を延長する可能性があり，また腱炎，腱断裂，末梢神経障害や中枢作用に関するFDAの枠組み警告が出ている．
3. 耐性菌出現と有害反応の報告が増えていることから，フルオロキノロン薬はよい代替薬がなくより重篤な型の感染症のために温存しておくべきである．
4. スルホンアミドは葉酸の新規合成を抑制する．化学構造が似ているため，スルホンアミドはPABAと競合してジヒドロ葉酸合成酵素を抑制し，最終的に細菌のジヒドロ葉酸の生成を抑制する．
5. スルホンアミドの有害反応は，発疹，光線過敏症，アレルギー性反応，結晶尿，溶血性貧血である．
6. **トリメトプリム**は，細菌の細胞機能に必須なジヒドロ葉酸還元酵素の阻害薬であり，活性型葉酸（テトラヒドロ葉酸）の産生を妨げる．この薬物は**スルファメトキサゾール**との合剤として最もよく用いられる．
7. **トリメトプリム/スルファメトキサゾール合剤**（**ST合剤**，TMP/SMX）は，尿路感染症，皮膚軟組織感染症，下部呼吸器感染症を含むさまざまなタイプの感染症治療に有効な抗菌薬である．
8. **ニトロフラントイン**は通常，単純性膀胱炎の治療に用いられる．しかし腎不全や，より侵襲的な泌尿生殖器の感染症では使用すべきでない．

学習問題

最も適当な答えを1つ選択せよ.

31.1 32歳の男性. 5日前から湿性咳嗽, 膿性痰, 息切れがあって外来を訪れ, 市中肺炎(CAP)と診断された. この患者は重度のアンピシリンアレルギー(アナフィラキシー)がある. この患者に用いてもよい治療薬はどれか.
A. レボフロキサシン
B. シプロフロキサシン
C. ペニシリンVK
D. ニトロフラントイン

正解 A. 肺炎球菌がCAPの一般的な原因菌であり, 呼吸器キノロン薬であるレボフロキサシンやモキシフロキサシンが使用可能である. シプロフロキサシンは肺炎球菌には効果が弱くCAP治療には選択されない. ペニシリンはアレルギーのため選択できない. ニトロフラントインは呼吸器感染症に対する臨床的有用性がない.

31.2 薬物と有害作用の組合せで正しいのはどれか.
A. レボフロキサシン—肺線維症
B. ニトロフラントイン—肝性脳症
C. トリメトプリム/スルファメトキサゾール合剤(TMP/SMX)—高カリウム血症
D. メテナミン—眼振

正解 C. 高カリウム血症はトリメトプリムのカリウム保持効果のためTMP/SMXにより起こる. 肺線維症はニトロフラントインの使用に伴う有害反応である. 肝性脳症は肝不全患者にメテナミンを投与した場合に起こりうる(ニトロフラントインを服用した患者ではない). 眼振はメテナミンによる治療とは関係ない.

31.3 55歳の男性. 左大腿部に圧痛性膿瘍があってかかりつけ医を訪れた. 男性にはメチシリン耐性黄色ブドウ球菌(MRSA)による皮膚感染の既往歴がある. 経験的治療として適切な抗菌薬はどれか.
A. シプロフロキサシン
B. TMP/SMX
C. メテナミン
D. セファレキシン

正解 B. TMP/SMXはMRSAに対して信頼できる抗菌作用をもつ唯一の薬物である. メテナミンは尿路の消毒薬であり, 皮膚軟組織感染症の治療には適さない. シプロフロキサシンには弱い抗菌活性はあるが, 耐性菌が増えているため推奨できない. セファレキシンはMRSAには抗菌活性がない.

31.4 21歳のマラソンランナー. 急性アキレス腱断裂で来院した. 看護師は患者が最近, 市中肺炎のため抗菌薬を服用したことを指摘した. 腱断裂の原因となったかもしれない抗菌薬はどれか.
A. アモキシシリン/クラブラン酸
B. セフジニル
C. レボフロキサシン
D. ミノサイクリン

正解 C. フルオロキノロン薬(レボフロキサシン)は腱断裂や腱障害を起こすことがある. 他の薬はこの有害作用と関係ない.

31.5 56歳の女性. 急性膀胱炎で診断を求めて来院した. 患者は高血圧, 甲状腺機能亢進症, 慢性腎臓病とサルファ薬アレルギーの既往歴がある. この患者にニトロフラントインを処方する場合最も気を付けなければならないのはどれか.
A. 年齢
B. サルファ薬アレルギー
C. 慢性腎臓病
D. 高血圧

正解 C. ニトロフラントインで大事なのは, この薬物を腎機能の悪い患者に投与してはならないということである. 有害反応の危険が高まるためである. ニトロフラントインはサルファ薬でないので, サルファ薬アレルギーは気にしなくてよい. この患者は有害反応に気を付けるほど高齢ではなく, 高血圧もこの薬の禁忌ではない.

31.6 24歳女性．排尿障害と尿意切迫感があり単純性膀胱炎と診断された．治療歴からセファロスポリン系薬物へのアナフィラキシーアレルギーと服薬コンプライアンス不良があることがわかった．この患者の治療に最も適しているのはどれか．

A．モキシフロキサシン
B．ニトロフラントイン マクロクリスタル
C．ホスホマイシン
D．セフトリアキソン

正解 C． 単純性膀胱炎にはホスホマイシンの単回投与が勧められる．服薬コンプライアンス不良の患者では，1回だけ服用すればよい薬物が理想的である．ニトロフラントインも望ましい薬物だが，1日4回服用するマクロクリスタル製剤は望ましくない．モキシフロキサシンは尿中には濃縮されず，セフトリアキソンはセファロスポリンアレルギーの記録がある場合は望ましくない．

31.7 47歳の患者．緑膿菌の院内感染で治療を受けている．処方計画に含めるのに最も適しているのはどれか．

A．ゲミフロキサシン
B．レボフロキサシン
C．モキシフロキサシン
D．TMP/SMX

正解 B． レボフロキサシン，モキシフロキサシン，ゲミフロキサシンはどれも呼吸器感染症の治療に効果があるとされているが，レボフロキサシンのみが緑膿菌を根絶する効果がある．TMP/SMXはシュードモナス属への適用がなく，緑膿菌による院内感染性肺炎には無効である可能性が高い．

31.8 フルオロキノロン薬の作用機序の説明で最も適切なのはどれか．

A．タンパク質や核酸を変性させ，細菌の細胞死をもたらす
B．ジヒドロ葉酸前駆体へのパラアミノ安息香酸(PABA)の取込みを抑制する
C．ジヒドロ葉酸からテトラヒドロ葉酸への還元を阻害する
D．DNAジャイレースやトポイソメラーゼⅣに結合してDNAの複製を妨げる

正解 D． 酸性尿中(pH ≦ 5.5)でメテナミン塩は加水分解されアンモニアとホルムアルデヒドになる．ホルムアルデヒドはタンパク質や核酸を変性させ細菌の細胞死をもたらす．スルファメトキサゾールはPABAのジヒドロ葉酸前駆体への取込みを抑制する．トリメトプリムはジヒドロ葉酸からテトラヒドロ葉酸への還元を阻害する．

31.9 サルファ抗菌薬の使用に伴って起きる有害反応はどれか．

A．結晶尿
B．QT_c延長
C．末梢神経障害
D．視覚障害

正解 A． もちろん，結晶尿のみがサルファ抗菌薬でみられる．QT_c延長はフルオロキノロン薬でみられる．末梢神経障害はニトロフラントインまたはフルオロキノロン薬でまれにみられる．視覚障害はサルファ薬では起こらない．

31.10 57歳の男性．急性単純性膀胱炎と一致する徴候と症状をクリニックに訴えた．尿路感染症の頻度を下げるため慢性抑制療法としてメテナミンを服用していると報告している．この患者の急性単純性膀胱炎に対して最も適しているのはどれか．

A．ニトロフラントイン
B．TMP/SMX
C．レボフロキサシン
D．デラフロキサシン

正解 A． 選択肢のなかでは，ニトロフラントインが最もふさわしい．一般的には，急性単純性膀胱炎ではニトロフラントインとTMP/SMXがどちらも第一選択薬であるが，TMP/SMXとメテナミンの間に薬物相互作用があるため，TMP/SMXは不適切な選択肢となる．レボフロキサシンは耐性菌増加の懸念があるため，より重篤な感染症のためになるべく温存するべきである．デラフロキサシンは市中肺炎(CAP)に用いられるが，急性単純性膀胱炎には用いられない．

抗マイコバクテリア薬 32

Ⅰ．概　要

マイコバクテリアは桿状で好気性の増殖の遅い細菌である（*in vitro* で 18 ～ 24 時間を要する）．細胞壁はミコール酸という成分を含んでいるが，これによってマイコバクテリアと名づけられている．ミコール酸は長鎖のβヒドロキシル脂肪酸である．マイコバクテリアの細胞壁は脂質に富みグラム染色は困難であるが，いったん染色されると酸性有機溶媒では容易には脱色されない．このため，マイコバクテリアは“抗酸菌”とよばれる．一般的には進行の遅い肉芽腫様病巣を形成し，それが組織破壊の主因となる．

結核菌 *Mycobacterium tuberculosis* は，潜在性結核感染症 latent tuberculosis infection（LTBI）や結核を引き起こす．[注：LTBIとは，結核菌に感染していても結核を発病していない感染状態のことをいう．] 結核は世界中で感染症による死亡の主要な原因となっており，世界人口の 1/4 が結核に感染している．また結核菌以外で引き起こされる非結核性抗酸菌症 nontuberculosis mycobacteria disease（NTM 症）が増加傾向にある．これにはマイコバクテリウム・アビウム・イントラセルラーレ *M. avium-intracellu!ae*，マイコバクテリウム・ケロナエ *M. chelonae*，マイコバクテリウム・アブセサス *M. abscessus*，マイコバクテリウム・カンサシイ *M. Kansasii*，マイコバクテリウム・フォルトゥイタム *M. fortuitum* が含まれる．らい菌 *M. leprae* はハンセン病の原因となる．

結核の治療には 4 種類の第一選択薬が抗結核療法に推奨されている（図 32.1）．第二選択薬は，有効性がより低かったり，毒性が強かったり，あるいは研究が不十分であったりする．これらの薬物は，第一選択薬が使用できない患者や第一選択薬に耐性をもった患者に適応される．NTM 症に特化した治療薬は未だ開発されていない．マクロライド，リファマイシン，アミノグリコシドはしばしば治療薬に含まれるが，NTM 症の処方は菌種により異なる．

結核治療に用いられる薬物
エタンブトール
イソニアジド(INH)
ピラジナミド
リファブチン
リファンピシン(リファンピン)
リファペンチン※

結核治療に用いられる薬物（第二選択薬）
アミカシン
アミノサリチル酸
ベダキリン
シクロセリン
エチオナミド
フルオロキノロン類
マクロライド系
プレトマニド※

ハンセン病治療に用いられる薬物
クロファジミン
ダプソン
リファンピシン(リファンピン)

図 32.1
マイコバクテリア感染症の治療に用いられる薬物．
※(訳者注)：日本未承認．

Ⅱ．結核の化学療法

結核菌は菌の増殖が緩徐なので，数カ月から数年の治療期間を要す

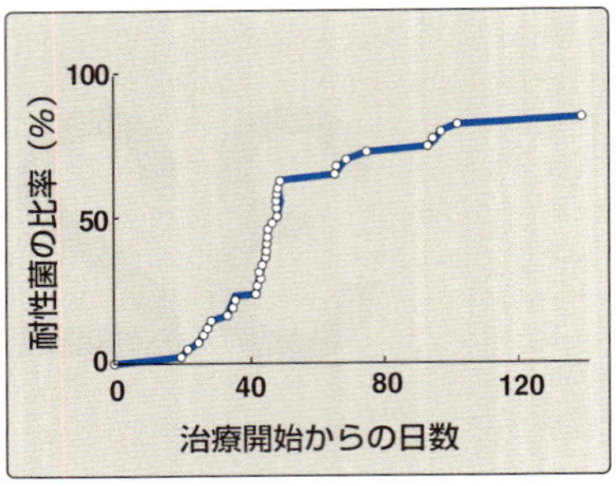
100
50
0
耐性菌の比率（%）
0
40
80
120
治療開始からの日数

図 32.2
ストレプトマイシンに耐性を示す結核菌の相加頻度.

る．LTBI の治療では，**イソニアジド** isoniazid と**リファペンチン** rifapentine［訳者注：日本未承認］を週 1 回，計 12 回高用量での投与，**リファンピシン** rifampicin（**リファンピン** rifampin）を毎日 9 カ月間の投与，**リファンピシン**と**イソニアジド**を毎日 3 カ月間の投与，もしくは**イソニアジド**単剤を 6 カ月または 9 カ月間の投与を行う．これに対して活動性結核は複数の薬物による治療が必要となる．薬剤感受性結核の場合には少なくとも 6 カ月間，多剤耐性結核 multidrug-resistant TB（MDR-TB）の場合は通常約 2 年間治療を継続する．新たな MDR-TB 治療レジメンでは，治療期間は 6 〜 9 カ月にまで短縮された．

A．薬剤耐性に対する戦略

結核菌のなかには特定の薬物に対して自然抵抗性を示す菌が少数含まれている．そのため，とくに単剤による治療といった不適切な治療では淘汰圧がかかることによって，これらの耐性菌が多数を占めることがある．たとえば図 32.2 に示すように，**ストレプトマイシン** streptomycin のみを投与された患者では，急速に耐性菌が出現する．こうした耐性菌の出現を抑制するために，多剤併用療法が行われる．**イソニアジド**，**リファンピシン**，**エタンブトール** ethambutol，**ピラジナミド** pyrazinamide は有効性が高く，有害作用の発生率が許容範囲内であるため，第一選択薬とされる．**リファブチン** rifabutin または**リファペンチン**は特定の状況下で**リファンピシン**に代用される．活動性結核の治療には常に多剤併用療法が必要であるが，患者から単離した菌株に対し，*in vitro* で効果の認められた 3 剤以上の併用療法が望ましい．最初の数週間で臨床的な改善はみられるが，"残存菌" を根絶し，再発を防ぐためには長期間の治療を要する．

活動性結核の標準的な短期療法では，**イソニアジド**，**リファンピシン**，**エタンブトール**および**ピラジナミド**の併用を 2 カ月間行い（集中治療期），次いで**イソニアジド**および**リファンピシン**の併用を 4 カ月間実施する（継続治療期）（図 32.3）．薬物感受性の結果が判明すれば，処方は患者各人に合わせて修正可能である．MDR-TB（少なくとも**イソニアジド**および**リファンピシン**耐性の結核）の第二選択薬としては通常，フルオロキノロン類（**レボフロキサシン** levofloxacin や**モキシフロキサシン** moxifloxacin），感受性を維持している第一選択薬，あるいは**アミカシン** amikacin，**シクロセリン** cycloserine，**エチオナミド** ethionamide，**パラアミノサリチル酸** *p*-aminosalicylic acid のうちの 1 剤あるいは 2 剤以上の併用が含まれる．広範囲薬剤耐性結核 extensively drug resistant TB（XDR-TB）に対しては**クロファジミン** clofazimine，**リネゾリド** linezolid などの薬物が経験的に使われる．**ベダキリン** bedaquiline，**プレトマニド** pretomanid［訳者注：日本未承認］，および**リネゾリド**を用いた新規治療法（BPaL）が，第二選択薬に代わる可能性がある．

多剤併用療法が 6 カ月あるいはそれ以上続くと，患者のアドヒアランス adherence（コンプライアンス）が低下する．よりよい治療完了率を得るためには，監督下で観察しながら服薬させる直接観察療法 direct observed therapy（DOT）が有効な方法の 1 つである．DOT は薬

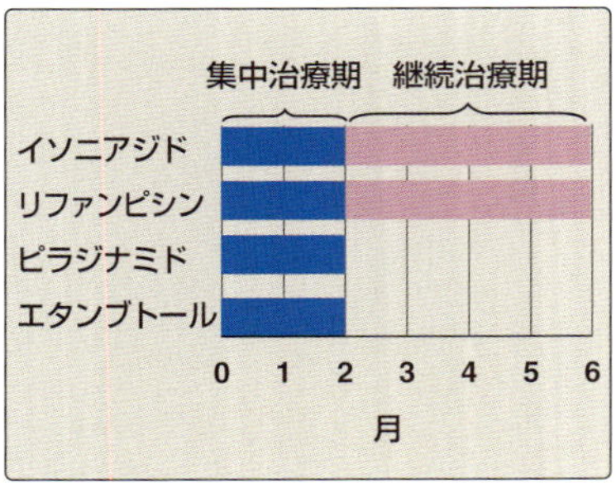
集中治療期
継続治療期
イソニアジド
リファンピシン
ピラジナミド
エタンブトール
0
1
2
3
4
5
6
月

図 32.3
推奨される結核の多剤併用療法の一例.

物耐性の発生頻度を低下させ，治療率を改善することが知られている．ほとんどの自治体において，DOTを保健サービスとして受けることができる．

B．イソニアジド isoniazid

イソニアジドは**リファンピシン**と並んで最も重要な抗結核薬の1つである．

1．**作用機序**：**イソニアジド**はマイコバクテリアのカタラーゼ-ペルオキシダーゼ catalase-peroxidase（KatG）により活性化されるプロドラッグである．**イソニアジド**はミコール酸合成に必須なエノイルアシル担体タンパク質還元酵素 acyl carrier proteinreductase（InhA）とβケトアシル-ACP合成酵素 β-ketoacyl-ACPsynthase（KasA）を標的とする．ミコール酸阻害はバクテリア細胞壁の破壊につながる．

2．**抗菌スペクトル**：**イソニアジド**は結核菌に特異的であるが，高濃度ではマイコバクテリウム・カンサシイにも有効である．ほとんどのNTMは**イソニアジド**に耐性がある．この薬物は，急速に分裂している菌に対してとくに有効であり，細胞内細菌に対しても有効である．

3．**耐性**：（1）KatGの変異あるいは欠失（プロドラッグ活性化が不能な変異株となる），（2）アシル担体タンパク質のさまざまな変異，（3）標的酵素InhAの過剰発現などといった染色体変異により，耐性が発生する．**イソニアジド**と**エチオナミド**との間に交差耐性が起こることがある．

4．**薬物動態**：**イソニアジド**は，経口でよく吸収される．しかし，とくに高脂肪食と併用すると吸収が阻害される．この薬物はすべての体液，細胞および乾酪組織（結核病変でみられるチーズ様の壊死組織）に分布する．したがって，脳脊髄液 cerebrospinalfluid（CSF）中の濃度はほぼ血清中濃度と一致する．**イソニアジド**は，*N*-アセチル化と加水分解を受け，不活性物質に変化する．**イソニアジド**のアセチル化は遺伝的制御を受けており，アセチル化能の低い人の血清半減期は3～4時間であるのに対し，アセチル化能の高い人の血清半減期は90分を示す（図32.4）．排泄は，おもに代謝物として糸球体での濾過と分泌によって行われる（図32.5）．アセチル化能の低い人では，未代謝物の排泄割合が多い．

5．**有害作用**：**イソニアジド**の最も重篤な有害作用は肝炎である．肝炎が認識されず**イソニアジド**を継続した場合，致命的となる．発症率は年齢とともに増加し（35歳以上），**リファンピシン**を併用している患者，あるいは毎日飲酒している患者においても高くなる．手足の感覚異常として現れる末梢神経障害は，**イソニアジド**によって引き起こされる相対的なピリドキシン欠乏に起因する．これはピリドキシン（ビタミンB_6）を毎日補充することにより回避することができる．中枢神

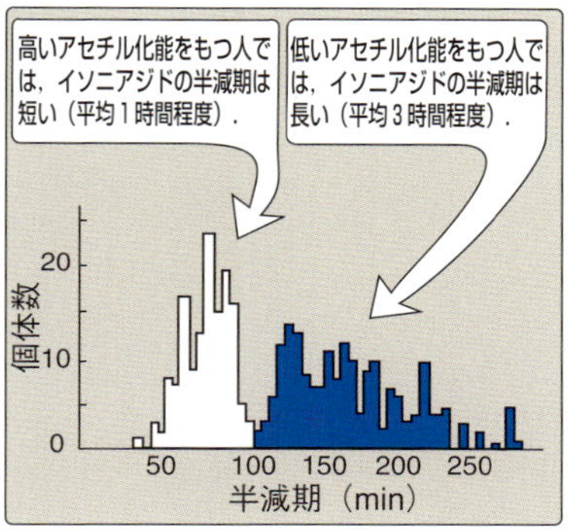
高いアセチル化能をもつ人では，イソニアジドの半減期は短い（平均1時間程度）．
低いアセチル化能をもつ人では，イソニアジドの半減期は長い（平均3時間程度）．
個体数
0
10
20
50
100
150
200
250
半減期（min）

図 32.4
個人の薬物アセチル化能の高低に起因するイソニアジド半減期の二極分布．

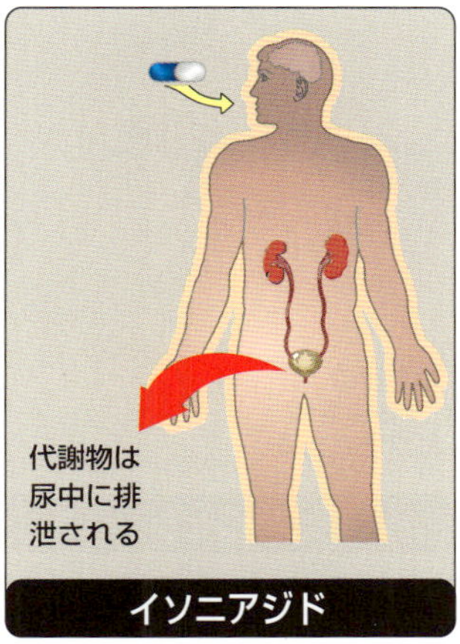
代謝物は
尿中に排
泄される
イソニアジド

図 32.5
イソニアジドの投与法と排泄．

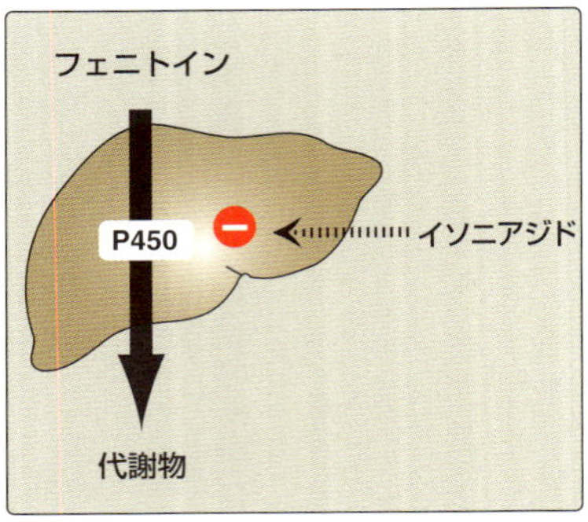
フェニトイン
P450
イソニアジド
代謝物

図 32.6
イソニアジドはフェニトインの有害作用を増強する.

経系 central nervous system (CNS) への有害作用では，てんかん発作を引き起こしやすい患者に痙攣を引き起こす．**イソニアジド**に対する過敏反応としては発作や発熱などがある．**イソニアジド**は**カルバマゼピン** carbamazepine や**フェニトイン** phenytoin の代謝を阻害するため（図 32.6），これらの薬物による有害作用（たとえば，眼振および運動失調など）を増強させる可能性がある．

C．リファマイシン類：リファンピシン，リファブチン，リファペンチン

これらはすべて構造の類似した巨大環状構造をもつ抗生物質であり，結核治療の第一経口薬であるリファマイシン類に属する．

1．リファンピシン rifampicin：

イソニアジドより広い抗菌スペクトルをもち，結核以外のいくつかの異なった細菌の感染症の治療にも用いられる．単剤治療では耐性菌が急速に出現してしまうため，この薬剤を単独で活動性結核の治療に用いてはならない．

a．**作用機序**：**リファンピシン**は，マイコバクテリアのDNA依存性RNAポリメラーゼβサブユニットに作用し，RNA転写を阻害する．

b．**抗菌スペクトル**：**リファンピシン**は，細胞内および細胞外のマイコバクテリア菌に対して殺菌的であり，結核菌や，マイコバクテリウム・カンサシイおよびマイコバクテリウム・アビウム・コンプレックス *Mycobacterium avium* complex (MAC) のようなNTMにも有効である．この薬物は，多くのグラム陽性あるいは陰性細菌に対しても有効であり，髄膜炎菌あるいはインフルエンザ菌による髄膜炎患者に接した人に対し予防的に用いられる．また**リファンピシン**は，らい菌 *M. leprae* に対しても高い有効活性を示す．

c．**耐性**：**リファンピシン**に対する耐性は，細菌のDNA依存性RNAポリメラーゼ遺伝子の変異により薬物親和性が低下することで発生する．

d．**薬物動態**：経口投与後の吸収は良好である．**リファンピシン**は，すべての体液や臓器に分布する．CSFにおける達成濃度はさまざまで，たいていは血中濃度の 10 ～ 20% である．この薬物は肝臓で代謝され，腸肝循環に入る．**リファンピシン**は，肝シトクロム P450 や輸送体（トランスポーター）transporter（1 章参照）を誘導し，多くの薬物と相互作用を起こす．シトクロム P450 酵素の効果とは無関係に，**リファンピシン**は初回の 1 ～ 2 週間の投与に伴って，自己誘導を受け排泄半減期が短縮する．未変化体の**リファンピシン**およびその代謝物，胆汁を介して糞便中に排出され，わずかな割合で尿中にも排泄される（図 32.7）．[注：尿，糞便およびその他の分泌物が赤橙色を帯びるため，事前の患者への説明を要する．涙がソフトコンタクトレンズを赤橙色に着色することもある．]

e．**有害作用**：通常**リファンピシン**は忍容性が高い．最も一般的な

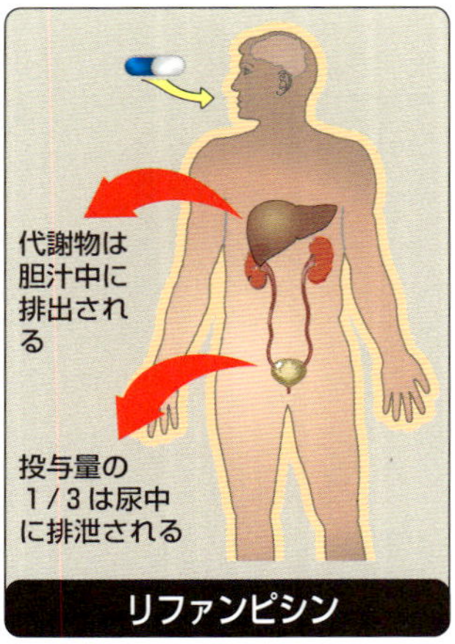
代謝物は胆汁中に排出される
投与量の1/3は尿中に排泄される
リファンピシン

図 32.7
リファンピシンの投与法と排泄.
[注：患者には，尿や涙が赤橙色に変わることを告げるべきである.]

有害作用としては，悪心，嘔吐および発疹などがある．肝炎や肝不全による死亡例はまれである．ただし，高齢者，アルコール中毒患者および慢性肝疾患患者への**リファンピシン**の投与には注意が必要である．**リファンピシン**を**イソニアジド**および**ピラジナミド**と併用することにより，肝機能不全の頻度がわずかに高まる．**リファンピシン**が間欠的に投与される場合，とくに高用量の場合では，しばしば発熱，振戦，筋肉痛を伴うインフルエンザ様の症状が出現し，時に急性腎不全，溶血性貧血，ショックが続発する．

f．**薬物相互作用**：**リファンピシン**は，第一相反応にかかわる多くのシトクロム P450 酵素群や第二相反応の酵素を誘導するため（1 章参照），これらの酵素によって代謝される併用薬の半減期を短縮することがある（図 32.8）．このため，併用薬の用量を増やす，**リファンピシン**の影響が少ない薬物への切替え，あるいは**リファンピシン**から**リファブチン**への切替えが必要となることがある．

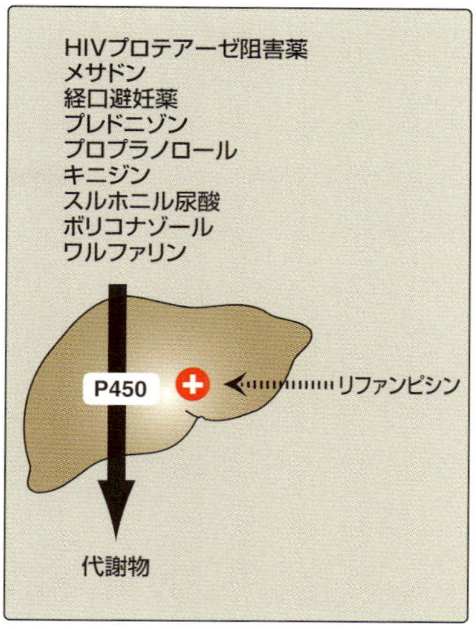

HIVプロテアーゼ阻害薬
メサドン
経口避妊薬
プレドニゾン
プロプラノロール
キニジン
スルホニル尿酸
ボリコナゾール
ワルファリン
P450
リファンピシン
代謝物

図 32.8
シトクロムP450を誘導することにより代謝される併用薬物の半減期を減少させる．

2．リファブチン rifabutin：**リファンピシン**誘導体である**リファブチン**は，プロテアーゼ阻害薬あるいは非ヌクレオシド逆転写酵素阻害薬で治療中のヒト免疫不全ウイルス human immunodeficiency virus（HIV）感染患者の結核治療に適した薬物である．これは，**リファブチン**が**リファンピシン**と比較して，シトクロム P450 酵素群の発現誘導を起こしにくいので（約 40%），薬物相互作用を軽減できるためである．**リファブチン**は，**リファンピシン**と同様の有害作用を引き起こすが，加えてブドウ膜炎，皮膚の過剰色素沈着，好中球減少をきたすことがある．

3．リファペンチン rifapentine：**リファペンチン**は**リファンピシン**より長い半減期をもつ．**イソニアジド**との併用により，**リファペンチン**は LTBI 患者や HIV 陰性の軽度の肺結核患者において週に 1 回使用される．

D．ピラジナミド pyrazinamide

ピラジナミドは，経口で有効な合成抗結核薬であり，**イソニアジド**，**リファンピシン**および**エタンブトール**と併用して短期治療薬として用いられる．詳細な作用機序は不明である．**ピラジナミド**は，ピラジナミダーゼから活性型であるピラジノ酸へ酵素的に加水分解される必要がある．ある種の耐性菌は，ピラジナミダーゼを欠失している．**ピラジナミド**は，酸性環境下あるいはマクロファージの内部における結核菌に対し有効である．この薬物は CSF を含め全身に分布する．**ピラジナミド**は，肝毒性を示す．尿酸の蓄積が一般的であるが，痛風発作を引き起こすことはまれである．**ピラジナミド**の臨床的有効性の大半は，治療の初期にみられる．したがって，この薬物は，通常，6 カ月の投与計画のうちの 2 カ月後に中止される．

E．エタンブトール ethambutol

エタンブトールは，静菌的抗菌薬であり，マイコバクテリアに特異的な効果を示す．**エタンブトール**は，マイコバクテリアの細胞壁の形成に重要な酵素であるアラビノシル転移酵素を阻害する．**エタンブトール**は，薬剤感受性の結果が出るまで**ピラジナミド**，**イソニアジド**および**リファンピシン**とよく併用して用いられる．[注：分離株が**ピラジナミド**，**イソニアジド**および**リファンピシン**に対して感受性が高い場合中断される．] **エタンブトール**は全身によく分布する．CNSへの移行はばらつきがあり，結核性髄膜炎に対して十分な治療薬とはいいがたい．**エタンブトール**とその肝臓代謝物は，どちらもおもに尿より排泄される．最も重要な有害作用は視神経炎であり，視力低下や赤緑識別の障害をきたす．視神経炎のリスクは，高い用量を用いた場合や腎機能障害を有する患者において増加する．視力検査および色覚検査を治療開始前や開始後定期的に行うことが必要となる．**エタンブトール**によって尿酸排泄が減少するため，痛風患者では注意が必要となる．

図 32.9 に，第一選択薬の特性をまとめる．

F．第二選択薬

パラアミノサリチル酸，**シクロセリン**，**エチオナミド**，フルオロキノロン薬，マクロライド系薬，**ベダキリン**，**リネゾリド**および**プレトマニド**は，結核治療の第二選択薬である．図 32.10 に，第二選択薬の特性をまとめる．

1．パラアミノサリチル酸 para-aminosalicylic acid： **パラアミノサリチル酸**は葉酸の合成阻害を介して作用する．古くからある抗結核薬の 1 つである．薬剤感受性のある結核に対しては**エタンブトール**が置き換えられてきたが，パラアミノサリチル酸はMDR-TBの重要な治療法として使用されている．

2．シクロセリン cycloserine： 細菌の細胞壁へのD-アラニンの取込みを妨害する経口的に有効な抗結核薬である．この薬物は，CSFを含め全身の体液に分布する．**シクロセリン**は，基本的に未変化体のまま尿中に排泄される．したがって腎不全状態では薬物の蓄積が起こる．有害作用にはCNS障害(たとえば，無気力，集中力低下，不安，自殺

薬物	有害作用	コメント
エタンブトール	霧視を伴う視神経炎，赤緑色盲	視力と色覚の確認が必要：毎月の検査を要する
イソニアジド	肝酵素の上昇，肝炎，末梢神経炎	肝酵素の測定：症状が出現した場合あるいは高リスクの患者に対しては再検査を行う．フェニトインおよびカルバマゼピンとの薬物相互作用は，臨床上重要である．
ピラジナミド	悪心，肝炎，高尿酸血症，発疹，関節炎，痛風(まれ)	肝酵素と尿酸値の測定：異常値が認められた場合，症状が出現した場合，あるいは高リスクの患者に対しては再検査を行う．
リファンピシン	肝炎，胃腸管不快感，発疹，インフルエンザ様症状，薬物相互作用	肝酵素とCBCの測定：異常値が認められた場合，症状が出現した場合，あるいは高リスクの患者に対しては再検査を行う．尿や涙の赤橙色への変化を，あらかじめ説明する．

図 32.9
結核治療に用いられる第一選択薬の特徴．CBC＝全血球計算．

薬物	有害作用	コメント
フルオロキノロン薬	GI不耐性，腱炎，カフェイン様効果を含むCNS毒性	LFT，血清クレアチニン/BUN，QT間隔の監視を要する．制酸剤，マルチビタミン，または2価，3価の陽イオンを含む薬物との併用摂取を避ける必要性がある．
アミノグリコシド系，カプレオマイシン	腎毒性，聴器毒性	経口投与不可．前庭，聴覚および腎毒性の監視を要する．
マクロライド系	GI不耐性，耳鳴り	LFT，血清クレアチニン/BUN，QT間隔延長の監視を要する．CYPの阻害による薬物相互作用の監視を要する(アジスロマイシンを除く)．
エチオナミド	GI不耐性，肝毒性，甲状腺機能低下	LFTおよびTSHの監視を要する．患者の大半にGI不耐性が生じる．イソニアジドとの交差耐性が起こりうる．
パラアミノサリチル酸(PAS)	GI不耐性，肝毒性，甲状腺機能低下	LFTおよびTSHの監視を要する．グルコース-6-リン酸デヒドロゲナーゼ(G6PD)欠損症患者は溶血性貧血のリスクが上昇する．
シクロセリン	CNS毒性	うつ病，不安および錯乱などに対する綿密なモニタリングを要する．てんかん患者では発作が悪化する可能性がある．血清クレアチニンの監視を要する．

図 32.10
結核治療に用いられる第二選択薬の特徴．BUN＝血中尿素窒素，CNS＝中枢神経系，CYP＝シトクロム，GI＝胃腸，LFT＝肝機能検査，TSH＝甲状腺刺激ホルモン．

傾向など)が含まれ，てんかん発作も認められる．

3．エチオナミド ethionamide：**エチオナミド**はミコール酸合成を妨害する**イソニアジド**の構造アナログ体である．**イソニアジド**とは作用機序が異なるが，耐性パターンには類似点もみられる．**エチオナミド**は，CSFを含め全身に分布する．代謝産物は活性代謝物から不活性代謝物まで多岐にわたり，おもに肝臓で代謝される．使用が制限される有害作用には，悪心，嘔吐および肝毒性がある．甲状腺機能低下，女性化乳房，脱毛症，無気力，およびCNSへの影響も報告されている．

4．フルオロキノロン薬：とくに**モキシフロキサシン**，**レボフロキサシン**などのフルオロキノロン薬(31章参照)がMDR-TBの治療において重要な位置を占める．また，一部のNTMの治療に有効である．

5．マクロライド系薬：**アジスロマイシン** azithromycinや**クラリスロマイシン** clarithromycinなどのマクロライド系(30章参照)は，MACを含むいくつかのNTMの治療に用いられる．**クラリスロマイシン**はシトクロムP450酵素の基質および阻害薬であるため，薬物相互作用のリスクが高い患者には**アジスロマイシン**が好んで用いられる．

6．ベダキリン bedaquiline：ジアリルキノリン diarylquinolineの一種である**ベダキリン**は，ATP合成酵素阻害薬であり，MDR-TBあるいはXDR-TBの治療に**リネゾリド**および**プレトマニド**と併用して使用される．**ベダキリン**は経口により投与され，多くのタイプのマイコバクテリアに対して活性を示す．**ベダキリン**はQT延長を引き起こす可能性があり，心電図のモニタリングが推奨される．また，肝酵素の上昇も報告されているため，治療中は肝機能の監視も必要となる．この薬物はCYP3A4の基質であり，強力なCYP3A4誘導剤(**リファンピシン**など)との併用は避けるべきである．

7．リネゾリド linezolid：オキサゾリジノン oxazolidinoneである**リネゾリド**は，経口により投与され，細菌のタンパク質合成を阻害する(30章参照)．有害作用には，血球減少症，末梢神経障害あるいは眼神経障害などがある．**リネゾリド**はモノアミンオキシダーゼ阻害薬 monoamine oxidase inhibitor (MAOI)であり，セロトニン症候群のリスクが高まるため，セロトニン増加薬(選択的セロトニン再取込み阻害薬および三環系抗うつ薬など)との併用は避けるべきである．

8．プレトマニド pretomanid：ニトロイミダゾオキサジン nitroimidazooxazineである**プレトマニド**は，経口により投与され，細菌の細胞壁生成を阻害する．**ベダキリン**および**リネゾリド**との併用では，悪心，肝毒性，骨髄抑制およびQT延長などの有害作用がみられるため，治療中の監視を要する．この薬物の一部はCYP3A4の基質となるため，強力なCYP3A4誘導剤(**リファンピシン**など)との併用は避けるべきである．

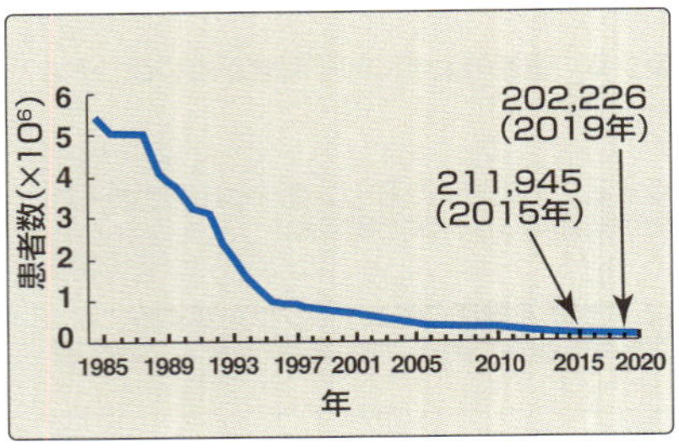
患者数(×10⁶)
0
1
2
3
4
5
6
202,226
(2019年)
211,945
(2015年)
1985 1989 1993 1997 2001 2005 2010 2015 2020
年

図 32.11
世界でのハンセン病患者の報告数.

Ⅲ．ハンセン病の治療薬

ハンセン病 Hansen's disease (らい病 leprosy)は，米国ではまれであるが，世界的には大きな問題となっている(図32.11)．ハンセン病は，**ダプソン**および**リファンピシン**の併用により効果的に治療ができる(図32.12)．場合によっては，**クロファジミン**を追加することもある．

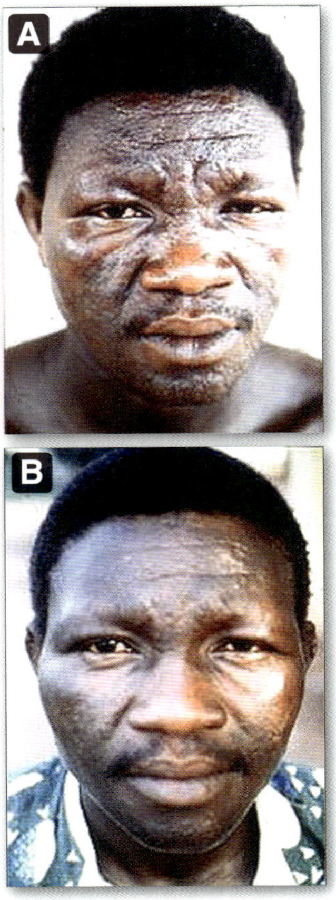
A
B

図 32.12
ハンセン病患者．A．治療前．B．治療後.

A．ダプソン dapsone

ダプソンは，スルホンアミドと構造的に類似しており，葉酸合成経路におけるジヒドロプテロ合成酵素を阻害する．この薬物は，らい菌 *M. leprae* に対し静菌的であるが，これに対する耐性菌も認められる．また，**ダプソン**は免疫抑制患者がニューモシスチス・イロベチイ *Pneumocystis jirovecii* 感染により引き起こされる肺炎の治療にも用いられる．この薬物は，消化管からの吸収が良好であり全身に分布するが，皮膚での蓄積濃度が高い．未代謝の**ダプソン**は肝臓でアセチル化を受ける．**ダプソン**とその代謝物は尿中に排泄される．有害作用には，溶血(とくにグルコース-6-リン酸デヒドロゲナーゼ欠損症の患者にみられる)，メトヘモグロビン血症および末梢神経障害などがある．

B．クロファジミン clofazimine

クロファジミンはフェナジン色素である．その作用機序は，他にも提唱されているが，DNAへの結合が関与している可能性がある．その酸化還元性により，細胞毒性をもった活性酸素種を産生し，細菌に障害を与えることがある．**クロファジミン**は，らい菌 *M. leprae* に殺

臨床応用 32.1：結核治療

感染症の多くは単剤の抗生物質により短期間にて治療されるが，結核の治療には数カ月にわたる多剤併用が必要となる．そのため，とくに医療資源が限られた環境においては，薬剤耐性結核（MDR-TBおよびXDR-TB）の治療は困難を極める．したがって，罹患率および死亡率を減少させるためには，耐性の予防が鍵となる．耐性を予防するには，DOTによるLTBIの検査と治療，治療法の遵守，薬物治療の最適化（治療薬モニタリングなどによる）が，重要な役割を占める．[注：DOTでは，結核患者は服薬のたびに医療従事者と（直接あるいは画面上で）面会し，医療従事者立ち合いの下で服薬を行う．治療法を確実に遵守するためにこの方法は有効である．]

臨床応用 32.2：非結核性抗酸菌症か結核か

米国では，NTM症の罹患率は結核よりも高い．人から人へと接触を通じて感染する結核とは対照的に，NTMは周囲環境から感染する．抗酸菌検査で陽性となった患者の気道検体は，結核ではなくNTMに感染している可能性があり，類似した症状が出ている可能性もある．しかし，NTM症と結核とでは治療法が異なるため，適切な菌種の同定と正確な診断が病状の判断には重要となる．

菌的に作用し，結核菌およびNTMに対して潜在的に有効である．このため，**クロファジミン**はMDR-TBの短期治療法（9～12カ月間）の一部として，世界保健機関 World Health Organization（WHO）の推奨を受けている．経口で吸収され組織に集積するため，間欠的な投与が可能であるが，CNSには入らない．通常，患者の皮膚がピンクから茶色がかった黒色の色調を呈することがあるため，事前に知らせることが必要である．好酸球性腸炎やその他の腸炎を引き起こすことが報告されており，場合によっては手術が必要となる．**クロファジミン**は抗炎症作用および抗免疫作用をもつため，らい菌性結節性紅斑は発生しない可能性がある．

32 章の要約

1. 潜在性結核感染症（LTBI）の治療法には，（1）**イソニアジド**および**リファペンチン**の併用を毎週3カ月間，（2）**リファンピシン**単剤を毎日4カ月間，あるいは（3）**リファンピシン**および**イソニアジド**の併用を毎日3カ月間などがある．
2. 活動性結核の治療の場合，少なくとも4種類の薬剤の併用を6カ月間続ける必要がある．
3. **ベダキリン**，**プレトマニド**および**リネゾリド**を用いた治療法（BPaL）が，多剤耐性結核（MDR-TB）治療に用いられる．

学習問題

最も適当な答えを1つ選択せよ．

32.1 32歳女性患者が4週間前より続く咳と発熱により入院した．胸部X線検査では左上葉の空洞浸潤が認められ，培養した喀痰からはすべてのマイコバクテリア薬に感受性をもつ結核菌が検出された．この患者は，イソニアジド，リファンピシン，ピラジナミドおよびエタンブトールを服薬した．治療開始から2週間後，この患者は視界のぼやけを訴えている．以下の薬剤のうち，この原因として考えられる可能性が最も高いものはどれか．

A．イソニアジド
B．リファンピシン
C．ピラジナミド
D．エタンブトール

正解 D．エタンブトールは，標準用量であっても霧視や赤緑色盲といった眼毒性をきたす可能性がある．エタンブトールの服用をただちに中止することで，視覚障害は数週間から数カ月で回復する．

32.2 結核治療のためイソニアジド，ピラジナミド，エタンブトールおよびリファンピシンを服用している悪液質の29歳の女性患者が，手足の感覚異常を訴えて救急外来emergency room（ER）を訪れた．ERの医師により，この感覚異常は服用中の薬剤のうちの1つによる有害作用であると診断された．感覚異常をきたす有害作用と薬物について，正しい組合せは以下のうちどれか．

A．リボフラビン欠乏症—エタンブトール
B．チアミン欠乏症—リファンピシン
C．ピリドキシン欠乏症—イソニアジド
D．鉄欠乏症—ピラジナミド

正解 C．イソニアジドがピリドキシンを競合阻害し，ピリドキシン欠乏症となることで，手と足の感覚異常として末梢神経障害が現れる．イソニアジドによるこの有害作用は，栄養失調，アルコール依存症，糖尿病の患者に最もよくみられる．これらの患者集団は，イソニアジド服薬に伴い，1日あたり25～50 mgのピリドキシン（ビタミンB_6）を補給する必要がある．リボフラビン欠乏症はエタンブトールの有害作用ではない．チアミン欠乏症はリファンピシンの有害作用ではない．鉄欠乏症はピラジナミドの有害作用ではない．

32.3 23歳の男性患者が活動性結核の治療として一般的なマイコバクテリア薬の4剤併用を始めた．この患者はてんかんを患っており，カルバマゼピンによりこれまで5年間てんかん発作が抑制されていた．しかし，前回の受診からの1カ月間に2回の発作を起こしていたことがわかった．次の薬物のうち，てんかん発作の発生率を上昇させている可能性が最も高い薬物は以下のうちどれか．

A．イソニアジド
B．リファンピシン
C．ピラジナミド
D．エタンブトール

正解 B．リファンピシンは，シトクロムP450依存性薬物代謝酵素の強力な誘導物質であるため，カルバマゼピンの濃度を低下させる可能性がある．その他の薬物はいずれも，カルバマゼピンの濃度低下をきたすようなシトクロムP450酵素を誘導しない．

32.4 HIV感染者の26歳女性が，最近活動性結核と診断された．現在，この患者はアタザナビルおよびエムトリシタビン/テノホビル（プロテアーゼ阻害薬と2種類のヌクレオシド系逆転写酵素阻害薬）を用いて安定にHIV治療を受けている．この患者の結核治療に最も適した処方は以下のうちどれか．

A．リファンピシン＋イソニアジド＋ピラジナミド＋エタンブトール
B．リファブチン＋イソニアジド＋ピラジナミド＋エタンブトール
C．リファペンチン＋イソニアジド＋ピラジナミド＋エタンブトール
D．リファンピシン＋モキシフロキサシン＋ピラジナミド＋エタンブトール

正解 B. リファブチンは，リファンピシンよりもCYP酵素の誘導性が低いため，HIVに同時感染した患者にはリファンピシンとの置換えが推奨される．ただし，リファブチンはCYP3A4基質であるため，2方向性の相互作用が生じる可能性がある．すなわち，プロテアーゼ阻害薬などの他の薬剤がリファブチンの濃度に影響を与え，リファブチンの用量調整または代替のHIV薬の使用が必要となる可能性がある．

32.5 28歳男性が，多剤耐性結核（MDR-TB）の治療としてベダキリン，リネゾリドおよびプレトマニドの処方を受けている．処方中の薬物のうち，QT延長の監視が必要となるものはどれか．

A．ベダキリンのみ
B．リネゾリドのみ
C．プレトマニドのみ
D．ベダキリンおよびプレトマニド

正解 D. ベダキリンおよびプレトマニドは，どちらもQT延長のリスクを有する．これらの併用により相加毒性を引き起こす可能性があるため，注意深く監視する必要がある．

32.6 24歳男性が潜在性結核感染症（LTBI）と診断された．現在，この患者は服用中の薬物はない．以下の治療法のうち，最も適したものはどれか．

A．イソニアジドを毎日9カ月間の投与
B．イソニアジドを毎週9カ月間の投与
C．イソニアジドおよびリファンピシンを毎週3カ月間の投与
D．イソニアジドおよびリファペンチンを毎週3カ月間の投与

正解 D. LTBIの治療法としては，(1)イソニアジドおよびリファペンチンの併用を毎週3カ月間，(2)リファンピシン単剤を毎日4カ月間，あるいは(3)リファンピシンおよびイソニアジドの併用を毎日3カ月間などがある．

32.7 ハンセン病の治療におけるダプソンについて正しい記述は次のうちどれか．

A．ダプソンは，グルコース-6-リン酸デヒドロゲナーゼ（G6PD）が欠損している患者には使用すべきではない．
B．この薬物による最も一般的な有害作用の1つは末梢神経障害である．
C．ダプソンは時間の経過に伴い皮膚の変色をもたらす可能性がある．
D．ダプソンによって，尿，唾液，涙および汗が橙色に着色されることがある．

正解 A. ダプソンは溶血のリスクがあるため，G6PD欠損症の患者への処方は注意が必要である．末梢神経障害はイソニアジドでよくみられる有害作用である．ハンセン病の治療中に皮膚の変色をもたらす可能性があるのはクロファジミンである．尿，唾液および涙の変色の原因となるのはリファンピシンである．

32.8　広範囲薬剤耐性結核（XDR-TB）の治療中の25歳女性は，クロファジミン，プレトマニド，リネゾリドおよびベダキリンの4剤を服用しており，その他にもうつ病に対するフルオキセチンや喘息に対するモンテルカストなども服用中である．フルオキセチンと相互作用する可能性がある薬物は次のうちどれか．

A．エチオナミド
B．プレトマニド
C．リネゾリド
D．ベダキリン

正解　C．リネゾリドは弱いモノアミン酸化酵素阻害薬（MAOI）であり，セロトニン症候群のリスクを高めることから，フルオキセチンなどの選択的セロトニン再取込み阻害薬との併用は慎重に行う必要がある．

32.9　活動性結核患者の46歳男性は，イソニアジド，リファンピシン，ピラジナミドおよびエタンブトールの4剤併用療法を開始予定である．この患者は痛風の症状があるが，その他にはとくに症状はみられない．以下の結核治療薬のうち，痛風を悪化させる可能性があるものはどれか．

A．リファンピシンおよびイソニアジド
B．エタンブトールおよびピラジナミド
C．リファンピシンおよびエタンブトール
D．イソニアジドおよびエタンブトール

正解　B．エタンブトールや，とくにピラジナミドは両方とも尿酸濃度の上昇をもたらし，痛風発作を引き起こす可能性がある．ピラジナミドおよびエタンブトール誘発性の高尿酸血症は，キサンチンオキシダーゼ阻害薬などの痛風薬の使用により抑制できる場合がある．痛風の症状に対しては注意深い監視を要する．

32.10　多剤耐性結核患者の36歳男性は，モキシフロキサシン，シクロセリン，ピラジナミド，エチオナミドおよびパラアミノサリチル酸による治療を受けている．最近，この患者には左乳房の肥大がみられ，強い痛みを伴う．この原因として考えられる薬剤は以下のうちどれか．

A．モキシフロキサシン
B．シクロセリン
C．ピラジナミド
D．エチオナミド

正解　D．まれではあるが，エチオナミドには女性化乳房を誘発することがある．必要に応じてエチオナミドを別の薬に置き換え，痛みを緩和する必要がある．

抗真菌薬 33

Ⅰ．概　要

真菌 fungiによる感染症は真菌症 mycosisとよばれ，しばしば慢性の経過をたどる．真菌感染症は皮膚のみ(皮膚真菌症は表皮に拡がる)に関与するが，時に皮下もしくは全身感染症を起こすことがある．真菌は細菌と異なり真核細胞である．真菌は強固な細胞壁を有し，その成分はペプチドグリカン peptidoglycan(ほとんどの細菌の細胞壁にみられる特徴的成分)よりはむしろキチン chitinを主成分としている．さらに，真菌細胞膜は哺乳類の細胞膜に含まれているコレステロールよりはむしろエルゴステロール ergosterolを含んでいる．これらの構造的な特徴は真菌感染症に対する化学療法の標的として有用である．真菌には一般的に抗生物質は無効である．また抗真菌薬は細菌に無効である．最近数十年で，カンジダ血症のような真菌症が増えている．これは臓器移植，癌化学療法，ヒト免疫不全ウイルス human immunodeficiency virus(HIV)感染による慢性的な免疫抑制による患者の増加に起因する．同時に，真菌症に対し新規治療法が選択可能となった．図 33.1 に皮膚および全身性真菌症に臨床的に有用な薬物をまとめた．図 33.2 は菌界の代表的な病原性菌種の表である．また図 33.3 は各種抗真菌薬の作用機序の概説である

皮下真菌症，全身性真菌症に用いられる薬物

- アムホテリシンB
- アニデュラファンギン※1
- カスポファンギン
- フルコナゾール
- フルシトシン
- イサブコナゾール
- イトラコナゾール
- ケトコナゾール
- ミカファンギン
- ポサコナゾール
- ボリコナゾール

皮膚真菌症に用いられる薬物※3

- ブテナフィン
- ブトコナゾール※1
- シクロピロクス※2
- クロトリマゾール
- エフィナコナゾール
- グリセオフルビン※1
- ケトコナゾール
- ミコナゾール
- ナフチフィン※1
- ナイスタチン※2
- オキシコナゾール
- セルタコナゾール※1
- スルコナゾール
- タバボロール※1
- テルビナフィン
- テルコナゾール※1
- チオコナゾール※1
- トルナフタート

図 33.1
抗真菌薬のまとめ.
[訳者注：※1 日本未承認, ※2 医療用医薬品としては日本未承認，一般用医薬品としては承認, ※3 剤形により一部日本未承認(詳細は本文中に記載).]

Ⅱ．皮下真菌症と全身性真菌症に用いられる薬物

A．アムホテリシンB amphotericin B

アムホテリシンBは，放線菌 *Streptomyces nodosus*によりつくられるポリエン系 polyeneの抗真菌薬である．その毒性にもかかわらず，**アムホテリシンB**は致死的全身性真菌症の第一選択薬である．

1．作用機序：真菌細胞膜のエルゴステロールに**アムホテリシンB**が複数結合し，ポア pore(チャネル channel)を形成する．この機序には，ポリエン系抗真菌薬の脂溶性部位とステロールとの間の疎水性相互作用を必要とする(図 33.4)．ポアは，膜機能を障害し，電解質，とくにカリウムや小分子などを細胞外へ漏出させ，細胞死を招く．

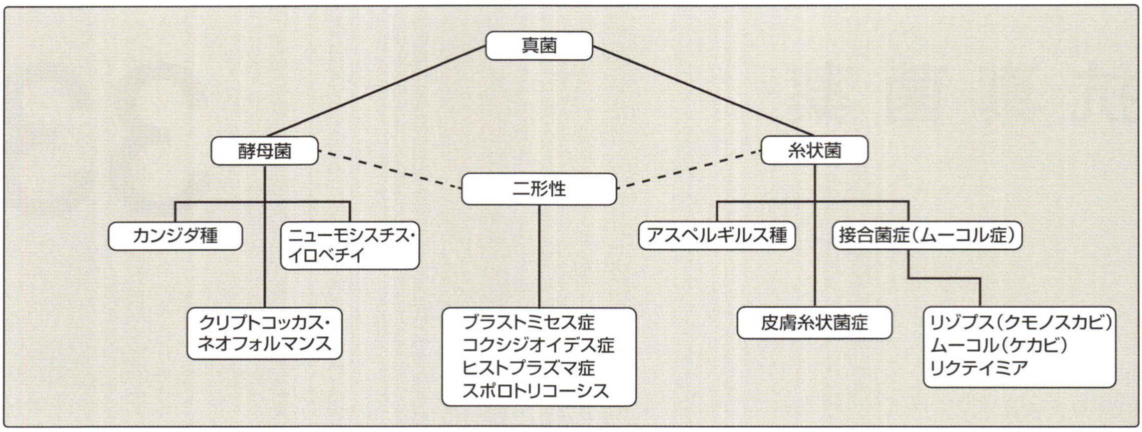
真菌
酵母菌
糸状菌
二形性
カンジダ種
ニューモシスチス・イロベチイ
アスペルギルス種
接合菌症(ムーコル症)
クリプトコッカス・ネオフォルマンス
ブラストミセス症
コクシジオイデス症
ヒストプラズマ症
スポロトリコーシス
皮膚糸状菌症
リゾプス(クモノスカビ)
ムーコル(ケカビ)
リクテイミア

図 33.2
菌界の代表的な病原性菌種.

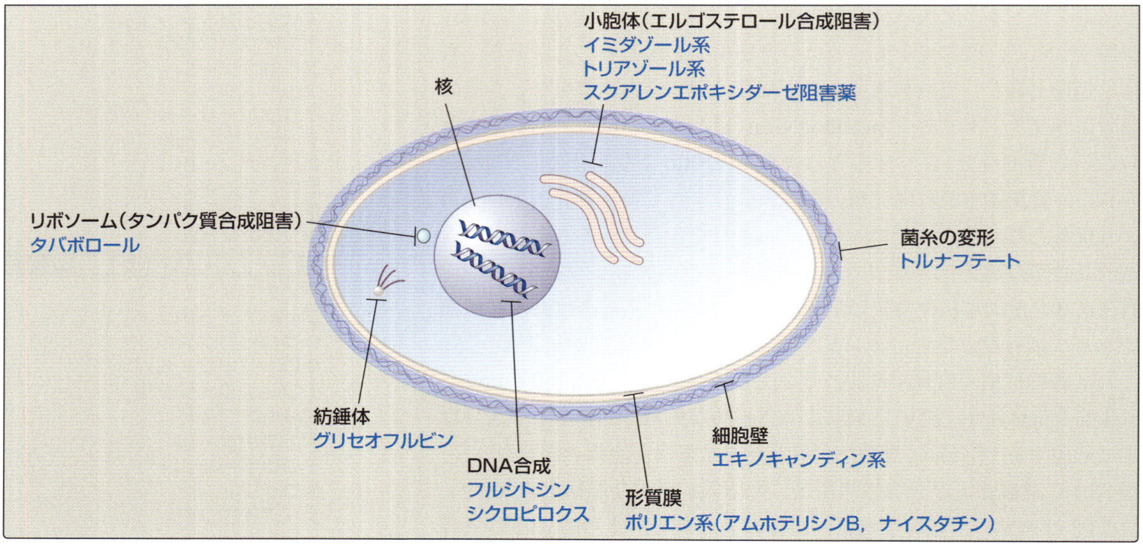
小胞体(エルゴステロール合成阻害)
イミダゾール系
トリアゾール系
スクアレンエポキシダーゼ阻害薬
核
リボソーム(タンパク質合成阻害)
タバボロール
菌糸の変形
トルナフテート
紡錘体
グリセオフルビン
細胞壁
エキノキャンディン系
DNA合成
フルシトシン
シクロピロクス
形質膜
ポリエン系(アムホテリシンB, ナイスタチン)

図 33.3
抗真菌薬の細胞内標的.

2. **抗真菌スペクトル**：**アムホテリシンB**は，対象となる真菌と薬物濃度により，殺真菌的もしくは静真菌的に作用する．**アムホテリシンB**は，カンジダ・アルビカンス *Candida albicans*，ヒストプラズマ・カプスラツム *Histoplasma capsulatum*，クリプトコッカス・ネオフォルマンス *Cryptococcus neoformans*，コクシジオイデス・イミチス *Coccidioides immitis*，ブラストミセス・デルマティティジス *Blastomyces dermatitidis* および多くの種類のアスペルギルス *aspergillus* を含む広範囲の真菌に対して効果がある．［注：**アムホテリシンB**は，また，リーシュマニア症のような原虫感染症の治療にも用いられる.］

3. **耐性**：真菌の耐性はまれではあるが，真菌細胞膜のエルゴステロール含量の減少と関連している．

4．**薬物動態**：**アムホテリシンB**は，静脈内にゆっくり投与する(図33.5)．**アムホテリシンB**は水に不溶性であり，リポソームを形成させるために，デオキシコール酸ナトリウム(従来型)もしくは人工脂質と配合しなければいけない．そのようなリポソーム製剤は腎毒性と注入時の毒性の減少に関係しているが，高価である．投与された**アムホテリシンB**の多くは血漿タンパク質と結合し，広く体内に分布する．炎症により拡散はより促進されるが，薬物は脳脊髄液cerebrospinal fluid(CSF)，硝子体液，腹水，滑液ではほとんどみられない．わずかであるが薬物とその代謝物が，おもに尿中に長期間排泄される．

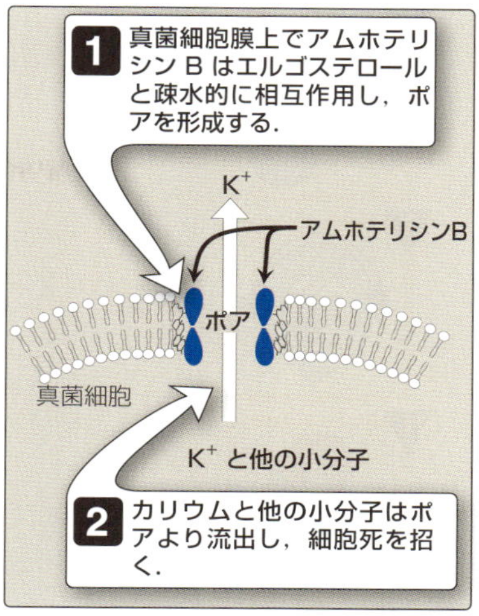
1 真菌細胞膜上でアムホテリシン B はエルゴステロールと疎水的に相互作用し，ポアを形成する．
K+
アムホテリシンB
ポア
真菌細胞
K+ と他の小分子
2 カリウムと他の小分子はポアより流出し，細胞死を招く．

図 33.4
脂質二分子膜内でのアムホテリシンBによって形成されたポアのモデル．

5．**有害作用**：**アムホテリシンB**の治療指数は低い．中毒症状を以下に述べる(図33.6)．

a．**発熱と悪寒**：これらは静脈内投与(静注)後1～3時間ほどにみられるが，反復投与で軽減する．コルチコステロイドや解熱薬の前投与により発熱・悪寒を予防することができる．

b．**腎障害**：尿中へ排泄される薬物濃度が低くても，糸球体濾過量の低下や尿細管機能の低下を起こすことがある．血清クレアチニン値が上昇し，クレアチニンクリアランスが低下し，カリウムとマグネシウムが失われる．通常，薬物投与を中止すると腎機能は正常に戻る．しかし高用量の場合は障害が残ることがある．高尿素窒素血症は，アミノグリコシド系 aminoglycosides，**シクロスポリン** cyclosporine，**バンコマイシン** vancomycinのような他の腎毒性がある薬物により増悪されるが，適切な水分摂取により障害は軽減されうる．旧来型もしくはリポソーム型**アムホテリシンB**を投与する前に，生理食塩液注入によるナトリウム負荷をすることにより，腎毒性のリスクを最小化できる．

c．**低血圧**：低カリウム血症を伴うショック様の血圧下降がみられることがあり，カリウムの補充が必要となる．カリウム値の変動を起こす**ジゴキシン** digoxinや，他の薬物を使用している患者で注意すべきである．

d．**血栓性静脈炎**：持続投与時に**ヘパリン** heparinを加えると軽減される．

B．代謝拮抗性抗真菌薬

フルシトシン flucytosine(**5-FC**)は，合成のピリミジン代謝拮抗薬で，他の抗真菌薬と併用される．

1．**作用機序**：**5-FC**は，哺乳類細胞にはないシトシン特異的透過酵素permeaseを介して真菌細胞に入る．**5-FC**は，**5-フルオロウラシル**(**5-FU**)や5-フルオロデオキシウリジン5′-一リン酸 5-fluorodeoxyuridine 5′-monophosphateを含む一連の物質に変換され，核酸とタンパク質の合成を障害する(図33.7)．[注：**アムホテリシンB**は細胞透過性を増大させて，より多くの**5-FC**を細胞へ透過させる．それゆえ**5-FC**

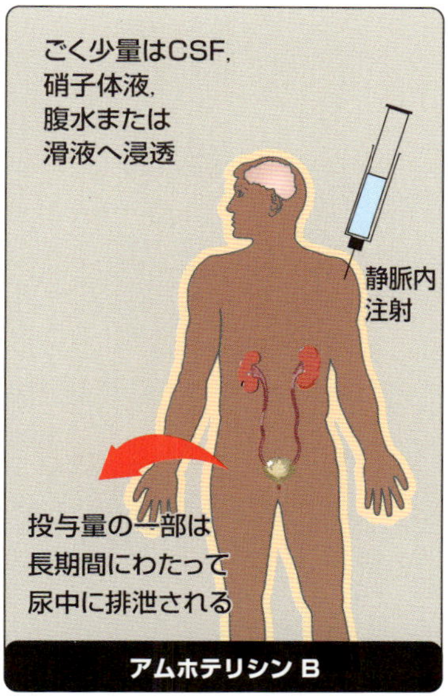
ごく少量はCSF，硝子体液，腹水または滑液へ浸透
静脈内注射
投与量の一部は長期間にわたって尿中に排泄される
アムホテリシン B

図 33.5
アムホテリシンBの投与と排泄．CSF＝脳脊髄液．

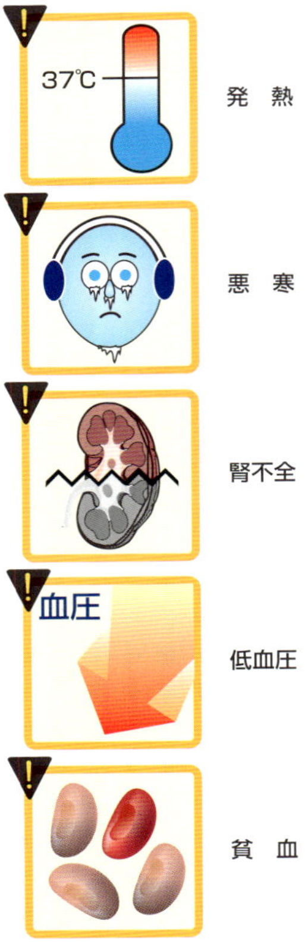
37℃
発 熱
悪 寒
腎不全
血圧
低血圧
貧 血

図 33.6
アムホテリシンBの有害作用.

とアムホテリシンBは相乗的に作用する.]

2. **抗真菌スペクトル**：**5-FC**は静菌的に働く. クロモブラストミコーシス(黒色分芽菌症)chromoblastomycosisの治療のために, **イトラコナゾール**itraconazoleと併用される. また, 全身感染症またはクリプトコッカス・ネオフォルマンスやカンジダ・アルビカンスによる髄膜炎の治療に**アムホテリシンB**と併用される. **フルシトシン**は, フルコナゾール不適応の際に, 尿路カンジダ症に使用されるが, 連用すると耐性ができる.

3. **耐性**：**5-FC**から**5-FU**または他の代謝物へ変換する酵素の減少により, 耐性が起こることがある. **5-FC**と他の抗真菌薬を併用すると耐性真菌の発生が低下する. そのため, **5-FC**は単剤では抗真菌薬として使用しない.

4. **薬物動態**：**5-FC**は経口投与でよく吸収される. 体液中へ広く分布し, CSFへも分布する. **5-FU**が投与患者で検出されるが, おそらくこれは腸内細菌による**5-FC**の代謝によると考えられる. 未代謝物と代謝物の排泄は糸球体濾過により行われるため, 腎機能障害患者では投与量を調節する必要がある.

5. **有害作用**：**5-FC**は可逆的な好中球減少, 血小板減少, そして時に用量依存性に骨髄抑制を起こす. 血清トランスアミナーゼの上昇を伴う可逆的な肝機能障害がみられる. 嘔吐, 下痢が一般的にみられ, 重篤な腸炎も起こることがある.

C. アゾール系抗真菌薬

アゾール系抗真菌薬は, 2つの異なるクラス(イミダゾール系とトリアゾール系)で構成される. これらの薬物は, 類似の作用機序と活性スペクトルをもっているが, 薬物動態と治療用途は大きく異なる. 一般的に, イミダゾール系は皮膚感染症に局所的に用いられ, トリアゾール系は皮膚や全身性真菌症の予防や治療のため, 全身へ投与される. [注：イミダゾール系抗真菌薬は, 皮膚真菌症の治療薬の節で述べる.] 全身へ投与するトリアゾール系抗真菌薬は**フルコナゾール** fluconazole, **イトラコナゾール**, **ポサコナゾール** posaconazole, **ボリコナゾール** voriconazole, **イサブコナゾール** isavuconazoleを含む.

1. **作用機序**：アゾール系薬物はおもに静菌的に作用する. それらは, 14-α-脱メチル化酵素 14-α-demethylase〔シトクロムP450(CYP450)の一種〕を阻害し, ラノステロールが脱メチル化されエルゴステロールになるのを阻害する(図33.8). このエルゴステロール生合成の抑制により真菌膜の構造ならびに機能は破壊され, 結果的に真菌細胞の増殖は抑制される.

2. **耐性**：アゾール系抗真菌薬への耐性は, 進行したHIV感染症患者や骨髄移植患者のような，とくに免疫不全患者への長期治療において臨床上きわめて重要な問題となっている．耐性発現機構には14-α-脱メチル化酵素の遺伝子変異があり，アゾールへの結合および効果が低下する．そのうえ，ある種の真菌は，排出ポンプ機能を強めて薬物を細胞外に汲み出す，もしくは細胞壁のエルゴステロールを減少させる．

3．**薬物相互作用**：すべてのアゾール系は，いろいろな程度にわたり，肝CYP3A4アイソザイムを阻害する．このアイソザイムの基質となる薬物を服用している患者では，その薬物の血中濃度が上昇し，毒性のリスクが上昇する可能性がある．**イトラコナゾール**，**ボリコナゾール**を含む数種のアゾールは，CYP3A4や他のCYP450アイソザイムで代謝される．したがってCYP450を強力に阻害する薬物（たとえば，**リトナビル** ritonavir）や，誘導する薬物〔たとえば，**リファンピシン** rifampicin（**リファンピン** rifampin）や**フェニトイン** phenytoin〕を服用すると，これらのアゾール系の有害作用や治療失敗をそれぞれ引き起こすことがある．

4．**禁忌**：アゾール系には催奇形性があり，胎児へのリスクを上回る利益がなければ，妊婦には使うべきではない．

D．フルコナゾール fluconazole

フルコナゾールは第一世代トリアゾール系抗真菌薬である．**フルコナゾール**はトリアゾールのなかで一番弱く，抗真菌スペクトルは酵母型や数種の二形性真菌に限られる．アスペルギルスやムーコル症には無効である．クリプトコッカス・ネオフォルマンスや，カンジダ・アルビカンスやカンジダ・パラプシローシス *Candida parapsilosis* を含む，特定のカンジダによく効く．カンジダ・クルーセイ *Candida krusei* やカンジダ・グラブラータ *Candida glabrata* を含む他種のカンジダでは耐性が問題となる．**フルコナゾール**は，骨髄移植患者の侵襲性真菌感染症を抑制するために予防的に用いられる．**フルコナゾール**はクリプトコッカス・ネオフォルマンスに対して，**アムホテリシンB**と**フルシトシン**による導入治療後に用いられ，またカンジダ血症およびコクシジオイデス真菌症にも使われる．**フルコナゾール**は大部分の皮膚粘膜カンジダ症に対し有効である．腟カンジダ症の治療では，**フルコナゾール**を単回経口服用する．**フルコナゾール**は経口もしくは静脈内投与が可能である．経口投与での吸収は良好で，体液，組織に広くいきわたる．薬物の大半は未変化体のまま尿中に排泄されるので，腎機能障害患者では用量を減らさなければならない．おもな有害作用は悪心，嘔吐，頭痛，発疹である．

E．イトラコナゾール itraconazole

イトラコナゾールは合成トリアゾールであり，**フルコナゾール**より広い抗真菌スペクトルをもつ．**イトラコナゾール**は，ブラストミセス症 blastomycosis，スポロトクリム症 sporotrichosis，パラコクシジオ

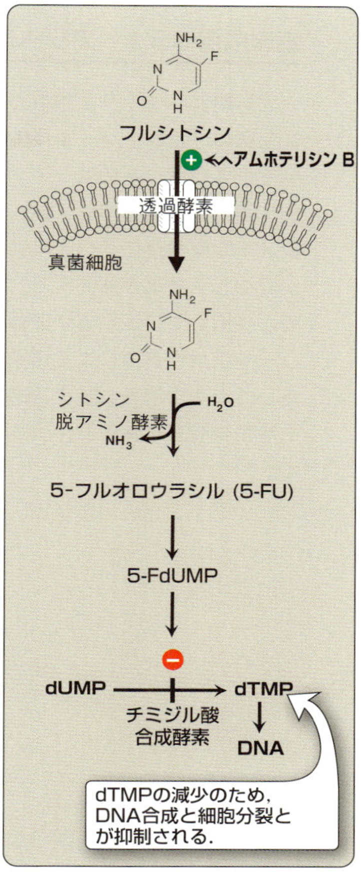

NH_2
F
N
O
N
H
フルシトシン
アムホテリシン B
透過酵素
真菌細胞
シトシン
脱アミノ酵素
H_2O
NH_3
5-フルオロウラシル (5-FU)
5-FdUMP
dUMP
dTMP
チミジル酸
合成酵素
DNA
dTMPの減少のため，
DNA合成と細胞分裂と
が抑制される．

図 33.7
フルシトシンの作用機序．5-FdUMP＝5-フルオロデオキシウリジン5′-一リン酸，dTMP＝デオキシチミジン5′-一リン酸．

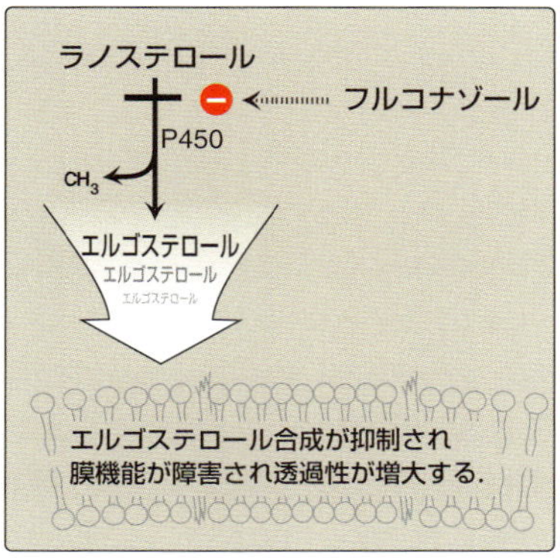

ラノステロール
フルコナゾール
P450
CH_3
エルゴステロール
エルゴステロール合成が抑制され
膜機能が障害され透過性が増大する．

図 33.8
アゾール系抗真菌薬の作用機序．

臨床応用 33.1：アゾール系抗真菌薬耐性の蔓延

固形臓器移植や骨髄移植など，免疫抑制患者で長期間の**フルコナゾール**による予防投与をされている患者では，一般的なアゾール系耐性真菌に感染するリスクが高い．これらの真菌では14-α-脱メチル酵素遺伝子の変異によりアゾールの結合が減少し，効果が減弱する．アゾール系による治療が長引いている患者が敗血症を呈した場合，アゾール系耐性真菌による感染を強く疑うべきである．さらなる培養や抗真菌感受性データを含む微生物精密検査を保留し，エキノキャンディンや**アムホテリシンB**などの違うクラスの抗真菌薬の使用することが望ましい．

いくつもの国の医療施設で，医療関連の新興多剤耐性真菌としてカンジダの一種であるカンジダ・オーリス*Candida auris*のアウトブレイクが多発している．この病原体は抗真菌薬を以前使用した患者において発生リスクが高い．菌の誤認識や汎耐性病原体の高率な発生などの問題があると，治療にとくに難渋し，結果として患者の死亡率が高くなる．

イデス症 paracoccidioidomycosis，ヒストプラスマ症 histoplasmosis 治療に選択される．カンジダやアスペルギルス類にはより効果のある薬物があるので，**イトラコナゾール**はめったに用いられない．**イトラコナゾール**は経口カプセルまたは経口液として用いられる．経口カプセルは，吸収をよくするために食事とともに摂取するのがよく，できれば酸性の飲料とともに服用するのがよい．一方，経口液は，食物が吸収の邪魔をするので，空腹時に服用するのがよい．この薬は骨や脂肪組織を含む大部分の組織によく分布する．**イトラコナゾール**は，肝臓でよく代謝されて，未変化体も不活性代謝物も，尿中や糞便中に排出される．CYP3A4 を強力に阻害するため，CYP3A4 で代謝される他の薬物との併用は可能な限り避けるべきである．有害作用は，悪心，嘔吐，下痢，発疹（とくに免疫不全の患者），低カリウム血症，高血圧，浮腫，頭痛などがある．肝毒性がある他の薬物と併用した際にはとくに肝毒性を引き起こすことがある．**イトラコナゾール**は陰性変力作用をもつので，心不全のような明らかな心室機能不全がある患者には避けた方がよい．

F. ポサコナゾール posaconazole

ポサコナゾールは合成トリアゾールであり，構造的に**イトラコナゾール**に似ており広い抗真菌スペクトルをもつ．経口懸濁液，錠剤，静脈内投与製剤が使用できる．**ポサコナゾール**は重度免疫不全患者における侵襲性カンジダおよびアスペルギルス症の治療や予防に使用される．広い抗真菌活性があるため，**ポサコナゾール**はスケドスポリウム*Scedosporium*やムーコル（ケカビ）目 *Mucorales*による侵襲性真菌感染症に用いられる．経口投与ではバイオアベイラビリティ（生物学的利用能）が低いので，食事とともに服用すべきである．他のアゾール系とは異なり，**ポサコナゾール**はCYP450で代謝されず，グルクロン酸抱合により除去される．胃のpHを上昇させる薬物（たとえば，プロトンポンプ阻害薬）は，**ポサコナゾール**の吸収を抑制することがあるので，できるだけ避けた方がよい．**ポサコナゾール**はCYP3A4 を強力に阻害するので，多くの薬物（たとえば，麦角アルカロイドergot alkaloids，**アトルバスタチン** atorvastatin，**アルプラゾラム** alprazolam，**シタロプラム** citalopram，**リスペリドン** risperidone）と併用禁忌である．

G．ボリコナゾール voriconazole

ボリコナゾールは**フルコナゾール**と同類の合成トリアゾールで，広い抗真菌スペクトルをもち，静脈内投与が可能で経口投与もできる．**ボリコナゾール**は侵襲性アスペルギルス症に**アムホテリシンB**に代わって使用されている．**ボリコナゾール**は，侵襲性カンジダ症やスケドスポリウムやフザリウム*Fusarium*種の真菌による重篤な感染症の治療に使われる．**ボリコナゾール**は経口でバイオアベイラビリティが高く，組織浸透性がよい．CYP2C19，CYP2C9，CYP3A4 アイソザイムにより広く代謝され，代謝物はおもに尿中に排泄される．これらのアイソザイムの阻害薬および誘導薬は**ボリコナゾール**濃度に影響を与える可能性があり，それぞれ毒性や効果不十分につながる．**ボリコナゾール**は非線形性の薬物動態を示し，薬物相互作用やとくにCYP2C19 多型による薬理遺伝学的影響を受ける．高いトラフ濃度は幻視，幻聴に関連し，また肝毒性の発生率も増す．低カリウム血症や視覚障害を含む他の有害作用は，通常は投与中止により回復する．**ボリコナゾール**はCYP2C19，CYP2C9，CYP3A4 アイソザイムの阻害薬である．さらに，**ボリコナゾール**により，これらの酵素の基質となる薬物に影響を与える（図 33.9）．相互作用が強いので，**ボリコナゾール**はCYP450 の誘導薬（たとえば，**リファンピシン**，**リファブチン** rifabutin，**カルバマゼピン** carbamazepine，**セント・ジョーンズ・ワート** St. John's wort）と併用禁忌である．

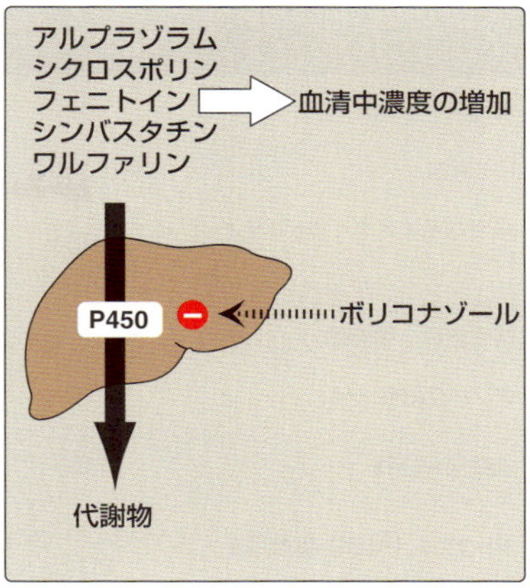
アルプラゾラム
シクロスポリン
フェニトイン
シンバスタチン
ワルファリン
血清中濃度の増加
P450
ボリコナゾール
代謝物

図 33.9
シトクロムP450の阻害によりボリコナゾールは他の薬物の毒性を増強する．

H．イサブコナゾール isavuconazole

イサブコナゾールは広域スペクトルの抗真菌薬であり，プロドラッグの**イサブコナゾニウム** isavuconazonium として静注用と内服用製剤で販売されている．**イサブコナゾニウム**は血中のエステラーゼにより速やかに加水分解され**イサブコナゾール**となる．**イサブコナゾール**は**ボリコナゾール**と抗菌スペクトラムが似ており，侵襲性アスペルギルスと侵襲性ムーコル症に適応をもつ．**イサブコナゾニウム**は内服で高いバイオアベイラビリティを示し，組織へも分布しやすい．CYP3A4，CYP3A5，ウリジン二リン酸グルクロン酸転移酵素 uridine diphosphate-glucuronosyltransferase（UGT）で代謝される．CYP3A4 を強力に阻害または誘導する薬剤と**イサブコナゾール**とは併用禁忌である．**イサブコナゾール**もまたCYP3A4 アイソザイムの阻害薬のため，CYP3A4 の基質となる薬物の血中濃度を上げる．おもな有害作用は悪心，嘔吐，下痢，低カリウム血症である．

図 33.10 と図 33.11 にアゾール系抗真菌薬をまとめた．

I．エキノキャンディン系 echinocandins

エキノキャンディン系はβ(1,3)-D-グルカンの合成を阻害することによって真菌の細胞壁の合成を阻害し，細胞の溶解と細胞死を起こさ

	フルコナゾール	イトラコナゾール	イサブコナゾール	ボリコナゾール	ポサコナゾール
活性スペクトル	+	++	+++	+++	++++
投与経路	経口，静注	経口	経口，静注	経口，静注	経口，静注
経口バイオアベイラビリティ(%)	95	55（液体）	98	96	変化する
食物や胃 pH による薬物濃度への影響	なし	あり	なし	なし	あり
タンパク結合（%）	10	99	99	58	99
主要消失経路	腎臓	肝臓 CYP3A4	肝臓 CYP3A4，UGT	肝臓 CYP2C19, 2C9, 3A4	肝臓 グルクロン酸抱合
シトクロム P450 酵素阻害	CYP3A4，2C9，2C19	CYP3A4	CYP3A4	CYP2C19，2C9，3A4	CYP3A4
半減期（$t_{1/2}$）	25 時間	30 ～ 40 時間	130 時間	用量依存性	20 ～ 66 時間
CSF 透過性	あり	なし	あり	あり	あり
活性型薬物の腎排泄（%）	> 90	<2	45	<2	<2
TDM 推奨（理由）	なし	あり（効果）	なし	あり（効果と安全性）	あり（効果）

図 33.10
トリアゾール系抗真菌薬のまとめ．CSF=脳脊髄液，TDM=治療薬物モニタリング．

せる．**カスポファンギン** caspofungin，**ミカファンギン** micafungin，**アニデュラファンギン** anidulafungin［訳者注：日本未承認］は，1 日 1 回の経静脈投与が可能である．**ミカファンギン**は，負荷投与を必要としない唯一のエキノキャンディンである．エキノキャンディンはアゾール系耐性をもつアスペルギルスとほとんどのカンジダを含む種に対して強力な活性をもつ．しかしながら，その他の真菌類に対して，最低限の活性しかもたない．最も一般的な有害作用は発熱，発疹，悪心，注入部位の静脈炎である．また, 急速注入の際にヒスタミン様反応（潮紅）を引き起こすことがあるため，静脈内注射は緩徐に行うべきである．

臨床応用 33.2：アゾール系抗真菌薬による QT 延長

アゾール系は患者の心電図上，長い QT 間隔を引き起こす可能性がある．長い QT 間隔はトルサード・ド・ポアント torsade de pointes とよばれる心室頻拍につながることがある．トルサード・ド・ポアントは自然に治まるか，一時的なめまいや失神を起こすか，心室細動に変化し，心停止を引き起こし，心突然死を起こす．致死性であることを考慮に入れると，アゾール系の全身治療を始める前にベースラインの心電図をとるべきである．現在の薬物療法についても QT 延長やトルサード・ド・ポアントと関連する併用薬がないか，また薬物曝露量の増加に関連する薬物動態学的な相互作用を起こす薬剤がないか評価すべきである．高リスク患者やベースラインの QT 間隔が長い人では，アゾール系薬の治療中は心電図を注意深く観察した方がよい．他のアゾール系と違い，**イサブコナゾール**は QT 間隔を短縮する．そのためベースラインでも QT 間隔が長い患者に対してアゾール系薬が必要となる際には代替薬となるかもしれない．

相互作用薬物	アゾール系薬	薬物曝露への影響	相互作用によるおもな臨床的影響
アミオダロン，ドロネダロン，シタロプラム，ピモジド，キニジン	イサブコナゾール，イトラコナゾール，フルコナゾール，ボリコナゾール，ポサコナゾール*	↑ 相互作用薬物	トルサード・ド・ポアントのリスクを伴うQT間隔延長
カルバマゼピン	イサブコナゾール，ボリコナゾール	↓ ボリコナゾール	ボリコナゾール治療の失敗
エファビレンツ	イサブコナゾール，ボリコナゾール	↓ ボリコナゾール	ボリコナゾール治療の失敗
		↑ エファビレンツ	エファビレンツ毒性のリスク
麦角アルカロイド	イサブコナゾール，イトラコナゾール，フルコナゾール，ボリコナゾール，ポサコナゾール*	↑ 麦角アルカロイド	麦角中毒
ロバスタチン，シンバスタチン	イトラコナゾール，ボリコナゾール，ポサコナゾール	↑ HMG-CoA還元酵素阻害薬	横紋筋融解症のリスク
ミダゾラム，トリアゾラム，アルプラゾラム	イサブコナゾール，イトラコナゾール，ボリコナゾール，ポサコナゾール	↑ ベンゾジアゼピン	過鎮静
フェニトイン	イサブコナゾール，ボリコナゾール，ポサコナゾール	↓ ボリコナゾール，ポサコナゾール	治療失敗
		↑ フェニトイン	眼振，運動失調
リファブチン	イサブコナゾール，ボリコナゾール，ポサコナゾール	↓ ボリコナゾール	ボリコナゾール治療の失敗
		↑ リファブチン	ブドウ膜炎
リファンピシン（リファンピン）	イサブコナゾール，ボリコナゾール，ポサコナゾール	↓ ボリコナゾール	ボリコナゾール治療の失敗
リトナビル	イサブコナゾール，ボリコナゾール	↓ ボリコナゾール	ボリコナゾール治療の失敗
ビンクリスチン，ビンブラスチン	イサブコナゾール，イトラコナゾール，ボリコナゾール，ポサコナゾール	↑ ビンカアルカロイド	神経毒性
シロリムス	イサブコナゾール，ボリコナゾール，ポサコナゾール	↑ シロリムス	シロリムス毒性のリスク

図 33.11
アゾール系抗真菌薬の主要な，または致命的な薬物相互作用．↑は増加を，↓は減少を示す．
*1種類のトリアゾール系薬物の相互作用が報告されている場合，禁忌対象薬は他のすべてのトリアゾール系薬物に拡大される．

1．カスポファンギン caspofungin：**カスポファンギン**は，カンジダ血症を含む侵襲性カンジダ症の第一選択薬であり，**アムホテリシンB**やアゾールでの治療に失敗もしくは，この治療に耐えられなかった侵襲性アスペルギルス症患者の第二選択薬である．**カスポファンギン**の投与量は，中等度の肝機能障害では調整する必要がある．CYP450酵素を誘導する薬物（たとえば，**リファンピシン**，**カルバマゼピン**，**フェニトイン**）と**カスポファンギン**の併用では，投与量を増やす必要が生じることがある．**カスポファンギン**は**シクロスポリン**と併用してはいけない．同時投与で肝臓のトランスアミナーゼ値が上昇する確率が高くなるからである．

2．ミカファンギン micafungin とアニデュラファンギン anidulafungin：**ミカファンギン**と**アニデュラファンギン**はカンジダ菌血症を含む侵襲性カンジダ症の第一選択薬である．**ミカファンギン**は，造血幹細胞移植を受けている患者の侵襲性カンジダ症の予防にも適応がある．またこれらはCYP450の基質とならず，他剤との相互作用はない．

Ⅲ．皮膚真菌症治療薬

皮膚感染症の原因となる糸状菌様真菌は，皮膚糸状菌 dermatophytesあるいは白癬 tineaとよばれている．白癬感染症は，その感染の部位によって分類される〔たとえば，足に感染すると足白癬(水虫) tinea pedis〕．白癬感染症のような一般的な皮膚真菌症は，中心はきれいで，その周辺が輪状に赤くなるという症状が現れ，しばしば“タムシ(輪癬) ringworm”とよばれる．ムシではなく真菌が疾患の原因なので，これは誤称である．皮膚感染症のおもな原因となるのは3種類の真菌で，トリコフィトン属(白癬菌属) *Trichophyton*，ミクロスポルム属(小胞子菌属) *Microsporum*とエピデルモフィトン属(表皮糸状菌属) *Epidermophyton*である．マラセチア *Malassezia*やカンジダのような酵母菌も皮膚感染を起こす可能性がある．真菌症の治療に用いられる薬物は，図33.1に示す．

A．スクアレンエポキシダーゼ阻害薬 squalene epoxidase inhibitor

これらの薬物は，真菌細胞膜の必須な構成成分であるエルゴステロールの生合成を阻害することによって作用する(図33.12)．有毒な量のスクアレンの蓄積が膜透過性の増大と真菌細胞の死を引き起こす．

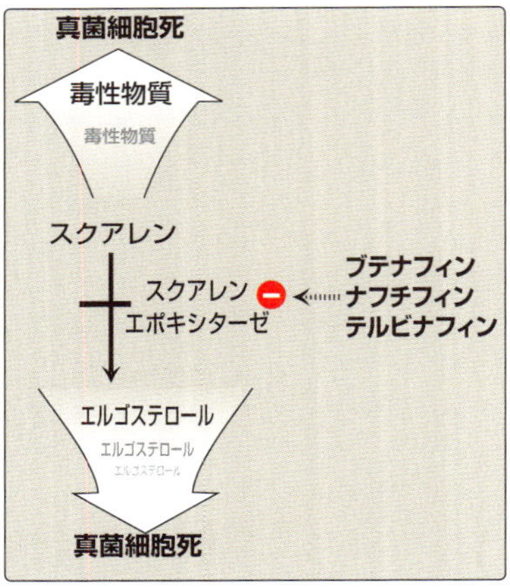
真菌細胞死
毒性物質
毒性物質
スクアレン
スクアレン
エポキシダーゼ
ブテナフィン
ナフチフィン
テルビナフィン
エルゴステロール
エルゴステロール
真菌細胞死

図 33.12
スクアレンエポキシダーゼ阻害薬の作用機序．

1．テルビナフィン terbinafine：経口**テルビナフィン**は，皮膚糸状菌の爪真菌症(爪の真菌感染) onychomycosesの選択薬である．**イトラコナゾール**あるいは**グリセオフルビン** griseofulvinと比較し**テルビナフィン**はトリコフィトンに対して治療が短期間で済み，忍容性(認容性) tolerabilityがあり有効である．治療は長引くが(通常は約3カ月)，**グリセオフルビン**と局所抗真菌薬の併用療法よりかなり短期間である．経口**テルビナフィン**は頭部白癬 tinea capitis(頭皮の感染症)にも用いられる[注：頭部白癬には経口抗真菌治療(**グリセオフルビン**，**テルビナフィン**，**イトラコナゾール**)が必要であり，局所投与は無効である．] **テルビナフィン**(1%クリーム，ゲル[訳者注：日本未承認]もしくは外用液剤)は足白癬，体部白癬(タムシ) tinea corporisや，陰部白癬(鼠径部感染または“インキンタムシ”) tinea cruris，マラセチア・フルフル *Malassezia furfur*による癜風 tinea versicolorの治療に用いられる．治療期間は通常1週間である．

a．**抗真菌スペクトル**：**テルビナフィン**は，トリコフィトンとマラセチアに対して活性がある．カンジダ，エピデルモフィトン，スコプラリオプシス *Scopulariopsis*に対しても効果的である．しかし，これらの病原菌による臨床感染症治療の有効性は確立されていない．

b. **薬物動態**：**テルビナフィン**は経口および局所投与で用いられる．経口投与時のバイオアベイラビリティは初回通過効果のため40％しかない．**テルビナフィン**はタンパク質によく結合し，皮膚，爪，脂肪組織に沈着する．半減期は200～400時間と延長しているが，これらの組織からゆっくり遊離することを反映していると思われる．経口**テルビナフィン**はいろいろなCYP450アイソザイムにより広く代謝され，大半が尿中へ排泄される（図33.13）．中等度から重度の腎障害または肝障害の患者には避けるべきである．**テルビナフィン**はCYP2D6アイソザイムの阻害薬であり，CYP2D6の基質との同時使用により，これらの薬物の有害作用のリスクが上昇する可能性がある．

c. **有害作用**：内服の**テルビナフィン**の一般的な有害作用は，下痢，消化不良，悪心，頭痛，発疹などである．味覚と視覚の障害と血中肝トランスアミナーゼの上昇についても報告されている．局所用製剤は忍容性が高い．

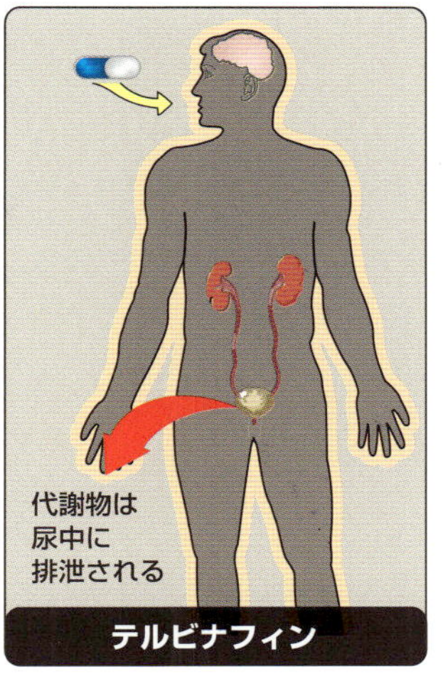
代謝物は
尿中に
排泄される
テルビナフィン
図 33.13
テルビナフィンの投与法と排泄．

2．ナフチフィン naftifine[*1]：**ナフチフィン**は，トリコフィトン，ミクロスポルム，エピデルモフィトンに有効である．**ナフチフィン**のクリームとゲルは，体部白癬，陰部白癬と足白癬の局所治療に用いる．通常，治療期間は2～4週間である．

3．ブテナフィン butenafine：**ブテナフィン**は，トリコフィトン・ルブルム（紅色白癬菌）*Trichophyton rubrum*，エピデルモフィトン，マラセチアに対して活性がある．**ブテナフィン**のクリームは，**ナフチフィン**と同様，白癬感染症の局所治療に用いる．

B．グリセオフルビン griseofulvin[*1]

グリセオフルビンは有糸分裂紡錘体を破壊し，真菌の分裂を阻害する（図33.14）．**グリセオフルビン**は爪真菌感染症治療において，ほとんど経口**テルビナフィン**にとって代わられているが，毛髪と頭皮の皮膚糸状菌症にはまだ使用されている．**グリセオフルビン**は，静真菌的に作用し，長期間の治療を要する（たとえば，爪真菌症では6～12カ月）．治療期間は健康な皮膚，爪の新生速度に依存している．超微細結晶体製剤は消化管から十分に吸収され，高脂肪食で増強される．薬物は皮膚，毛髪，爪，脂肪組織に蓄積する．**グリセオフルビン**は肝臓のCYP450を誘導し，また抗凝固薬を含む多くの薬物の代謝速度を増加させる．妊婦やポルフィリン症の患者には禁忌である．

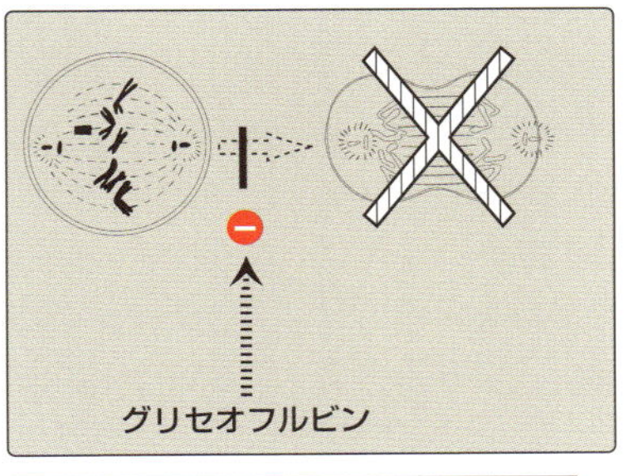
グリセオフルビン
図 33.14
グリセオフルビンによる細胞分裂の抑制．

C．ナイスタチン nystatin[*2]

ナイスタチンはポリエン系抗菌薬であり，その構造，化学的性質，作用機序，耐性については**アムホテリシンB**と類似している．この薬物は皮膚および口腔カンジダ症の治療に用いられる．消化管からごく

*1（訳者注）：日本未承認．
*2（訳者注）：医療用医薬品としては日本未承認，一般用医薬品としては承認．

わずかしか吸収されず，全身性毒性(急速注入関連の有害作用と腎毒性)のため，非経口的に投与されることはない．またこの薬物は，口腔カンジダ症 oropharyngeal candidiasisに“swish and swallow”(口腔内をゆすいでから，飲み込む)法，もしくは“swish and spit”(口腔内をゆすいでから，吐き出す)法で口腔用薬として使用され，外陰部腟カンジダ症に腟内投与で，皮膚カンジダ症には局所投与で使用される．

D. イミダゾール系 imidazoles

イミダゾール系はアゾール誘導体である．**ブトコナゾール** butoconazole[*3]，**クロトリマゾール** clotrimazole，**エコナゾール** econazole，**ケトコナゾール** ketoconazole，**ミコナゾール** miconazole，**オキシコナゾール** oxiconazole，**セルタコナゾール** sertaconazole[*3]，**スルコナゾール** sulconazole，**テルコナゾール** terconazole[*3]，**チオコナゾール** tioconazole[*3]が現在使用されている．局所投与薬として，薬物により，エピデルモフィトン，ミクロスポルム，トリコフィトン，カンジダおよびマラセチアに対して広く活性を示す．イミダゾール系の局所投与は体部白癬，陰部白癬，足白癬，口腔および外陰部腟カンジダ症などさまざまに用いられる．局所投与は接触性皮膚炎，外陰部炎症(腟用製剤による)や浮腫の原因となる．**クロトリマゾール**はトローチ(薬用ドロップ)として，**ミコナゾール**は口腔カンジダ症の治療にバッカル錠(口腔錠)として用いられる[*4]．**ケトコナゾール**の経口投与[*3]は，重篤な肝障害や副腎不全，さらに，有害な薬物相互作用があるために，今日ではめったに使用されない[*5]．**ケトコナゾール**の局所投与は，癜風や脂漏性皮膚炎 seborrheic dermatitisに有用である．

E. エフィナコナゾール efinaconazole

エフィナコナゾールは局所用のトリアゾール系抗真菌薬であり，トリコフィトン・ルブルムやトリコフィトン・メンタグロフィテス *Trichophyton mentagrophytes*による足の爪白癬に承認されている．治療期間は48週である．

F. シクロピロクス ciclopirox[*6]

シクロピロクスはピリジン系抗真菌薬であり，真菌細胞において必須不可欠な物質の輸送を阻害し，DNA，RNAとタンパク質の合成を阻止する．**シクロピロクス**は，トリコフィトン，エピデルモフィトン，ミクロスポルム，カンジダおよびマラセチアに対して活性を示す．各種剤型が使用できる．**シクロピロクス**のシャンプー剤は，脂漏性皮膚炎の治療に用いられる．足白癬，体部白癬，陰部白癬，皮膚カンジダ症そして癜風の治療にゲル，クリームおよび懸濁液が用いられる[*7]．

---

*3 (訳者注)：日本未承認．
*4 (訳者注)：日本ではバッカル錠よりゲル剤が使用される．
*5 (訳者注)：クッシング症候群への使用はp.430参照(日本では適応外)．
*6 (訳者注)：医療用医薬品としては日本未承認，一般用医薬品としては承認．
*7 (訳者注)：シャンプー剤，ゲル剤，懸濁液は日本未承認，クリームは一般用医薬品として承認．

爪真菌症には塗布剤で治療できる.

G. タバボロール tavaborole*8

タバボロールはアミノアシル転移RNA合成を阻害し，真菌のタンパク質合成を阻害する．トリコフィトン・ルブルムとトリコフィトン・メンタグロフィテスに活性がある．足の爪白癬の治療に外用液が使用でき，48週間の治療を要する．

H. トルナフタート tolnaftate

トルナフタートは局所用のチオカルバメートであり，感受性のある真菌には，菌糸を変形させて，菌糸の成長を阻止する作用がある．**トルナフタート**は，エピデルモフィトン，ミクロスポルム，マラセチア・フルフルに対して活性がある．［注：**トルナフタート**はカンジダには無効である．］**トルナフタート**は，足白癬，陰部白癬と体部白癬の治療に用いられる．液剤，クリーム，粉末剤*8が使用される．

33 章の要約

1. 体部白癬や足白癬などの皮膚真菌感染症は，多くの場合局所用抗真菌薬で治療される．皮下や全身感染症では内服や静脈内注射での治療を必要とする．
2. **アムホテリシンB**は静注製剤だけであり，いくつかの致死的な真菌感染の治療の選択肢となる．主要な有害作用は発熱，悪寒，腎障害，低血圧である．
3. **フルシトシン**は**アムホテリシンB**と併用される場合*9，クリプトコッカス・ネオフォルマンスによる髄膜炎の初期治療に推奨される．他の抗真菌薬と併用されない場合，**フルシトシン**耐性になる．
4. アゾール系抗真菌薬は14-α-脱メチル化酵素を阻害し，ラノステロールからエルゴステロールへの変換を阻止する．アゾール系は局所用薬剤であるイミダゾール系と，通常全身用抗真菌薬とされるトリアゾール系に分類される．
5. アゾール系はCYP3A4アイソザイムを阻害し，他の薬物濃度や毒性発現の可能性を上昇させる．**ボリコナゾール**や**イサブコナゾール**のようないくつかのアゾール系はCYP3A4により代謝され，これらの酵素による薬物相互作用により毒性や治療失敗を引き起こすことがある．
6. エキノキャンディン系はβ(1,3)-D-グルカン阻害による真菌細胞壁の形成を停止する．すべてのエキノキャンディン系は静注製剤しかないが，概して忍容性はよい．
7. 経口**テルビナフィン**は爪真菌症の選択薬である．**テルビナフィン**はCYP450酵素で代謝されCYP2D6を阻害する．**テルビナフィン**は肝障害患者もしくは中等度から重度の腎障害患者に投与禁忌である．
8. **エフィナコナゾール**，**シクロピロクス**，**タバボロール**は爪真菌症の治療に局所用剤として使用される．これらの感染症の治療期間は48週までと長い．

*8（訳者注）：日本未承認．
*9（訳者注）：日本にはシロップ剤あり．適応は消化管におけるカンジダ異常増殖．

学習問題

最も適当な答えを1つ選択せよ．

33.1 以下の抗真菌薬のどれが**最も**腎障害を起こしやすいか．
A．フルコナゾール
B．アムホテリシンB
C．イトラコナゾール
D．ポサコナゾール

> **正解** B．通常アムホテリシンB治療と腎毒性は関連しているので，Bが最も妥当．フルコナゾールの量は腎障害に合わせて調整しなければいけないが，腎毒性の原因とはならない．イトラコナゾールとポサコナゾールは肝臓で代謝され，腎毒性とは関係ない．

33.2 次の薬剤のうち，真菌の細胞膜にポア/チャネルを形成するのはどれか．
A．フルコナゾール
B．アニデュラファンギン
C．アムホテリシンB
D．フルシトシン

> **正解** C．アムホテリシンBは真菌の細胞膜にポア/チャネルを形成する．フルコナゾールはラノステロールからエルゴステロールへの変換を阻害する．アニデュラファンギンはβ-D-グルカンの合成を阻害する．フルシトシンは核酸およびタンパク質合成を中断させる．

33.3 新規にHIV感染症と診断された頭痛のある患者が，クリプトコッカス髄膜炎もあると診断された．適切な治療が開始されたが，数週間後汎血球減少による骨髄抑制があることが判明した．次の抗真菌薬のうち，この患者で**最も**骨髄抑制を起こしやすいのはどれか．
A．アムホテリシンB
B．フルコナゾール
C．フルシトシン
D．ミカファンギン

> **正解** C．フルシトシンは可逆的な好中球減少と血小板減少を引き起こすため，治療中は血算をモニタリングすべきである．

33.4 55歳女性が息切れ，発熱，倦怠感を訴えている．乳癌の既往があり，化学療法を受けている．胸部X線画像によると肺炎があり，呼吸器からの培養では，アスペルギルス・フミガタス *Aspergillus fumigatus* 陽性であった．治療に**最適**なのは以下のどれか．
A．ボリコナゾール
B．フルコナゾール
C．フルシトシン
D．ケトコナゾール

> **正解** A．アスペルギルス症には，ボリコナゾールを選択する．アムホテリシンBを含む他の治療法より優位であることが研究で示されている．フルコナゾール，フルシトシン，ケトコナゾールは *in vitro* での活性への信頼性がなく，推奨できない．

33.5 22歳女性がカッテージチーズ様の腟分泌物と軽度の乏尿が1週間続いていると話している．この患者は外陰部腟カンジダ症と診断された．女性は多忙のため可能な限り短期間の治療を希望した．次の抗真菌薬のうち，最適なのはどれか．
A．経口フルコナゾール
B．局所用ミコナゾール
C．経口テルビナフィン
D．局所用エフィナコナゾール

> **正解** A．外陰部腟カンジダ症に単回の経口フルコナゾールが処方できる．局所用ミコナゾールは治療に複数日を要する．テルビナフィンとエフィナコナゾールは外陰部腟カンジダ症には臨床では使用されない．

33.6 抑制的抗真菌療法として長期間のアゾール系薬の投与が必要とされる患者．直近の来院時，彼の腎機能は低下（コッククロフト式によるクレアチニンクリアランスは35 mL/min）していた．次のアゾール系薬のうち，患者の腎機能低下時に投与量の減量が必要なのはどれか．

A．フルコナゾール
B．イトラコナゾール
C．イサブコナゾール
D．ポサコナゾール

正解 A． フルコナゾールは腎障害時に投与量の調整が必要な唯一のアゾール系薬である．

33.7 27歳男性．新たにHIV感染症と診断され，軽症の口腔カンジダ症の所見がある．彼は嚥下困難（飲み込みづらいこと）や嚥下痛（嚥下時の痛み）は否定している．次のうちこの患者に推奨される最適な治療法はどれか．

A．フルシトシンカプセル
B．クロトリマゾールトローチ
C．アムホテリシン静注
D．ボリコナゾール静注

正解 B． クロトリマゾールトローチは口腔カンジダ症の治療の第一選択である．感染症が軽症であり嚥下痛がないので，静注は不要である．フルシトシンは口腔カンジダ症に使用しない．

33.8 次の薬剤のうち比較的薬物間相互作用がないものはどれか．

A．ボリコナゾール
B．イトラコナゾール
C．アニデュラファンギン
D．テルビナフィン

正解 C． エキノキャンディン系（アニデュラファンギンを含む）はCYP450で代謝されないため，薬物間相互作用がとても少ない．ボリコナゾール，イトラコナゾール，テルビナフィンはすべてCYP450で代謝されるため，薬物間相互作用がかなり多い．

33.9 56歳の糖尿病の女性患者が右足親指の爪の肥厚と変色（黄色）を訴えている．足専門医は，爪白癬と診断している．この感染症の治療には次のどの薬物が最適か．

A．テルビナフィン
B．ミカファンギン
C．イトラコナゾール
D．グリセオフルビン

正解 A． テルビナフィンは忍容性がよく，治療期間も短い．そしてイトラコナゾールやグリセオフルビンよりも有効である．ミカファンギンは，このタイプの感染には効かない．

33.10 足白癬と診断された患者．とくに禁忌薬はない．次の薬剤のうち推奨されるものはどれか．

A．テルビナフィン錠
B．フルコナゾール錠
C．ナフチフィン外用クリーム
D．タバボロール外用液

正解 C． ナフチフィン外用クリームは足白癬に効果がある．全身治療（テルビナフィンもしくはフルコナゾール内服）は不要である．タバボロール外用液は足白癬ではなく爪白癬にのみ適応がある．

34 抗ウイルス薬

呼吸器ウイルス感染症
アマンタジン
バロキサビル
オセルタミビル
ペラミビル
レムデシビル
リバビリン
リマンタジン
ザナミビル
B型ウイルス性肝炎
アデホビル
エンテカビル
ラミブジン
ペグインターフェロンα-2a
テノホビルアラフェナミド
テラブレビル
テルビブジン
テノホビルジソプロキシルフマル酸
C型ウイルス肝炎
エルバスビル/グラゾプレビル
グレカプレビル/ピブレンタスビル
レジパスビル/ソホスブビル
リバビリン
ソホスブビル
ソホスブビル/ベルパタスビル
ボキシラプレビル
ヘルペスウイルスとサイトメガロウイルス感染症
アシクロビル
シドホビル
ファムシクロビル
ホスカルネット
ガンシクロビル
ペンシクロビル
トリフルリジン
バラシクロビル
バルガンシクロビル

図 34.1
抗ウイルス薬のまとめ.
HIV＝ヒト免疫不全ウイルス.
*他の抗HIV薬との併用が必須.
（次ページにつづく）

Ⅰ. 概　要

ウイルスは絶対的細胞内寄生生物である．細胞壁も細胞膜ももっておらず，単独では代謝過程を実行することもできない．ウイルスは宿主の代謝機構を利用しており，宿主細胞への障害なしにウイルスの複製を阻害できるような薬物はほとんど存在しない．さらにウイルス性疾患の治療を困難にしているのは，臨床的に症状が出現するのが，多くの場合，すでにウイルスの複製が完了した後，疾患後期の段階ということである．[注：これは細菌性疾患と対照的である．細菌感染症では，多くの場合，まさに細菌が増殖している時期と同時に臨床症状が出現する．] この症状出現の後期にウイルス複製阻害薬を投与しても，多くの場合，十分な効果は期待できないであろう．しかし，臨床使用されている抗ウイルス薬はある種のウイルスには十分に有効であり，予防薬としての意義もある．抗ウイルス薬が有効なのは，本章で説明する非常に限られたグループでしかない．これらの薬物を原因ウイルスに基づいて分類して解説する（図 34.1）．

Ⅱ. 呼吸器ウイルス感染症の治療

治療対象となる呼吸器ウイルス感染症は，インフルエンザAとB，呼吸器系合胞体ウイルス respiratory syncytial virus（RSV），新型コロナウイルス（SARS-CoV-2，severe acute respiratory syndrome coronavirus 2，COVID-19，coronavirus disease 2019）感染症である．[注：インフルエンザAとCOVID-19にはワクチンがより有効である．しかし，（インフルエンザ）ワクチンにアレルギーを示す場合や大流行した場合には，抗ウイルス薬が使用される．]

A. ノイラミニダーゼ阻害薬

ノイラミニダーゼ阻害薬**オセルタミビル** oseltamivirと**ザナミビル** zanamivir，**ペラミビル** peramivir[*1] はA型およびB型ウイルスの両者に有効である．また，A型インフルエンザワクチンの免疫応答には影

---

*1（訳者注）：日本では，ラニナミビル laninamivir（単回吸入）も用いられている．

響を及ぼさない．曝露前に投与すると，ノイラミニダーゼ阻害薬は感染を防ぐ．発症後 24 ～ 48 時間以内に投与すると，症状の出現期間と程度を軽減することができる．

1．作用機序：インフルエンザウイルスの新しいビリオンが放出されるためには，宿主細胞の細胞膜に組み込まれたウイルスのノイラミニダーゼが必要である．この酵素はウイルス生活環に必須である．**オセルタミビル**，**ザナミビル**，**ペラミビル**はノイラミニダーゼを選択的に阻害し，ウイルスの放出ができなくなり，細胞間への伝播が防がれる．

2．薬物動態：**オセルタミビル**は経口投与できるプロドラッグであり肝臓で急速に加水分解されて活性型となる．一方，**ザナミビル**は経口投与では無効であり，吸入投与される．**ペラミビル**は点滴投与(IV)される．これらの薬物は代謝されずに尿中に排泄される(図 34.2)．

3．有害作用：**オセルタミビル**の最も頻発する有害作用は胃腸不快感と悪心であり，食事と一緒に服用することによって軽減する．**ザナミビル**は気道系に直接投与されるために，気道系刺激が生じる．重篤な反応性喘息や慢性閉塞性呼吸器疾患がある患者では，時として気道収縮の危険性があり，注意が必要である．**ペラミビル**ではしばしば下痢が生じる．

4．耐性：これらノイラミニダーゼ阻害薬を投与された成人からノイラミニダーゼに変異が生じた耐性ウイルスが分離されている．これらの変異ウイルスのほとんどは野生型よりも感染性や毒性が低い．

B．エンドヌクレアーゼ阻害薬

バロキサビルマルボキシル balɔxavir marboxil は**バロキサビル**の経口プロドラッグである．インフルエンザウイルスのRNAポリメラーゼのキャップ依存性エンドヌクレアーゼを特異的に阻害する．このインフルエンザウイルス酵素の阻害により，ウイルスの遺伝子転写と複製が抑制される．インフルエンザAおよびBに有効であり，既存の抗インフルエンザ薬に耐性ウイルスにも有効である．インフルエンザの症状が出現してから 48 時間以内に服用する必要があり，経口で単回投与である．半減期は 79.1 時間と長い．乳製品，カルシウム付加製品，多価陽イオン含有下剤や制酸剤，サプリメント(カルシウム，鉄，マグネシウム，セレン，亜鉛を含む)などは**バロキサビル**をキレートする可能性があり，吸収を抑制するので，同時摂取を避ける必要がある．下痢が代表的な有害作用である．

C．アダマンタン系抗ウイルス薬

アダマンタン adamantane 誘導体である**アマンタジン** amantadine と**リマンタジン** rimantadine にインフルエンザAのみに有効である．耐性が蔓延しているために，米国ではインフルエンザAの予防にも治療にも推奨されていない．[注：**アマンタジン**は一部のパーキンソン病

HIV感染症：NRTI
アバカビル
ジダノシン
エムトリシタビン
ラミブジン
テノホビルアラフェナミド*
テノホビルジソプロキシルフマル酸塩
スタブジン
テノホビル
ジドブジン

HIV感染症：NNRTI
ドラビリン
エファビレンツ
エトラビリン
ネビラピン
リルピリビン

HIV感染症：プロテアーゼ阻害薬
アタザナビル
ダルナビル
ホスアンプレナビル
ロピナビル/リトナビル
ネルフィナビル
サキナビル
チプラナビル

HIV感染症：侵入阻害薬
エンフビルチド
ホステムサビル
イバリズマブ
マラビロック

HIV感染症：インテグラーゼ阻害薬
ビクテグラビル*
カボテグラビル
ドルテグラビル
エルビテグラビル*
ラルテグラビル

HIV薬物動態作用増強薬
コビシスタット
リトナビル

HIV感染症：合剤
アバカビル＋ラミブジン
アバカビル＋ラミブジン＋ドルテグラビル
アバカビル＋ジドブジン＋ラミブジン
ビクテグラビル＋テノホビルアラフェナミド＋エムトリシタビン
エファビレンツ＋エムトリシタビン＋テノホビルジソプロキシルフマル酸塩
エルビテグラビル＋コビシスタット＋テノホビルアラフェナミド＋エムトリシタビン
エルビテグラビル＋コビシスタット＋テノホビルジソプロキシルフマル酸塩＋エムトリシタビン
エムトリシタビン＋テノホビルアラフェナミド
エムトリシタビン＋テノホビルジソプロキシルフマル酸塩
リルピビリン＋テノホビルアラフェナミド＋エムトリシタビン
リルピビリン＋テノホビルジソプロキシルフマル酸塩＋エムトリシタビン
ジドブジン＋ラミブジン

図 34.1（つづき）
抗ウイルス薬のまとめ．

Parkinson's diseaseの治療にも有効である.]

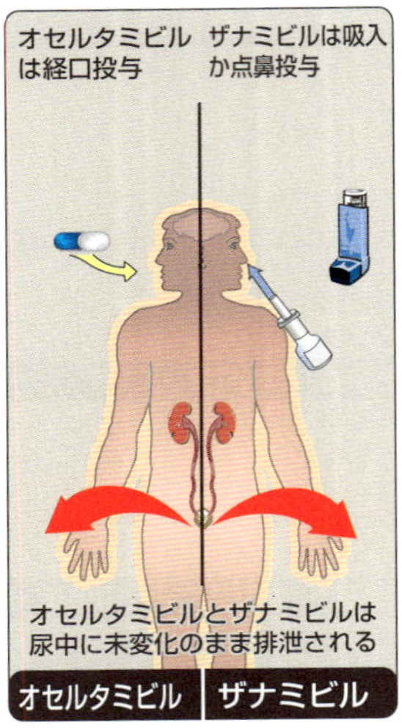
オセルタミビルは経口投与
ザナミビルは吸入か点鼻投与
オセルタミビルとザナミビルは尿中に未変化のまま排泄される
オセルタミビル
ザナミビル

図 34.2
オセルタミビルとザナミビルの投与法と排泄.

D. リバビリン ribavirin

リバビリンはグアノシン合成類似体(アナログ)であり, 広範囲のRNAウイルスとDNAウイルスに作用スペクトルを示す. たとえば, **リバビリン**は免疫不全の新生児と幼児の重症RSV感染症の治療に用いられる. **リバビリン**は直接作用型抗ウイルス薬direct acting antiviral(DAA)*2との併用でC型肝炎にも有効である.

1. **作用機序**:**リバビリン**はDNAウイルスとRNAウイルスの複製を阻害する. おもな代謝物であるリバビリン三リン酸 ribavirin-triphosphate(RTP)がウイルスのGTP生成, mRNAキャッピング反応, RNA依存性RNAポリメラーゼを阻害することによって抗ウイルス作用を発揮すると考えられている.

2. **薬物動態**:**リバビリン**は経口投与も吸入も可能である. RSV感染症治療では, エアロゾル噴霧が用いられている. 高脂肪食と一緒に服用すると吸収率が上昇する. 未代謝薬物と代謝産物は尿中に排泄される(図34.3).

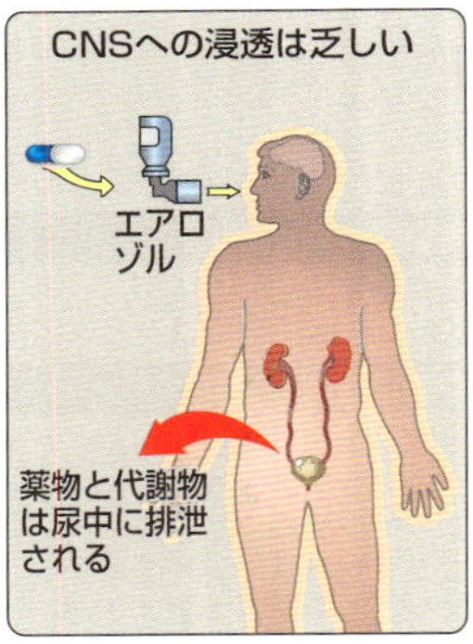
CNSへの浸透は乏しい
エアロゾル
薬物と代謝物は尿中に排泄される

図 34.3
リバビリンの投与法と排泄.

3. **有害作用**:**リバビリン**の有害作用には用量依存性の一過性貧血がある. ビリルビンの上昇も報告されている. エアロゾル吸入はより安全性が高いと思われるが, エアロゾル治療開始直後に新生児の呼吸機能が急速に障害される可能性があり, モニタリングが重要である. 妊婦には禁忌である(図34.4).

E. レムデシビルremdesivir

レムデシビルはレムデシビル三リン酸のプロドラッグである. アデノシン・アナログであり, SARS-CoV-2のRNA依存性RNAポリメラーゼを阻害する. その結果, RNA鎖の伸長が停止し, ウイルスの複製が抑制される. **レムデシビル**はCOVID-19入院患者に静注される. GFRが20 mL/min/m^2以下の患者には禁忌となる. 有害作用には, 下痢, 肝酵素上昇, 貧血, 高トリグリセリド血症, 過敏反応などがある. [注:数種の抗SARS-CoV-2抗体や**パキロビッド**®(**ニルマトレルビル/リトナビル合剤**nirmatrelvir/ritonavir)といった経口プロテアーゼ阻害薬(PI), あるいは**モルヌピラビル** molnupiravirなど他の経口抗ウイルス薬はCOVID-19の試験的治療薬として認可されている. これらの薬物は重症化リスクの高い軽症から中程度のCOVID-19患者に投与される.]

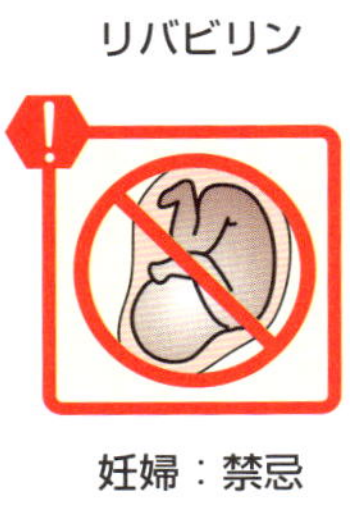
リバビリン
妊婦:禁忌

図 34.4
リバビリンには催奇形性がある.

*2 (訳者注):DAAは一般的な抗ウイルス薬ではなく, 多くの場合, C型肝炎ウイルスを特異的に標的とする抗ウイルス薬を意味する.

Ⅲ．ウイルス性肝炎の治療

これまでに特定された肝炎ウイルス(A，B，C，D，E)は肝細胞で複製しそれを傷害するが，それぞれ特異的な病態を示す．このなかでB型肝炎(DNAウイルス)とC型肝炎(RNAウイルス)が慢性肝炎，肝硬変，肝細胞癌の最も一般的な原因である(図34.5)．また，有効な化学療法が確立しているのもこの両肝炎ウイルスである．[注：経口感染するA型肝炎もまれならず発生するが，慢性化しない．]慢性B型肝炎は，**ペグインターフェロンα-2a peginterferon alfa-2a**の週1回皮化投与(皮下注)で治療される．慢性B型肝炎の経口治療薬には**ラミブジン** lamivudine，**アデホビル** adefovir，**エンテカビル** entecavir，**テノホビル** tenofovir(Ⅷ参照)などがある．C型肝炎の治療では，かつては，**ペグインターフェロンα-2a**もしくは**ペグインターフェロンα-2b**と**リバビリン**の併用療法が主流だった．通常のインターフェロンと**リバビリン**の併用療法より有効であった．現在ではジェノタイプに応じたDAAの併用治療が行われる．時として，効果を高めるために**リバビリン**がDAAに併用される．DAAの登場により，有効性と認容性が低い**インターフェロンα**はC型肝炎にはもはや使用されなくなった．

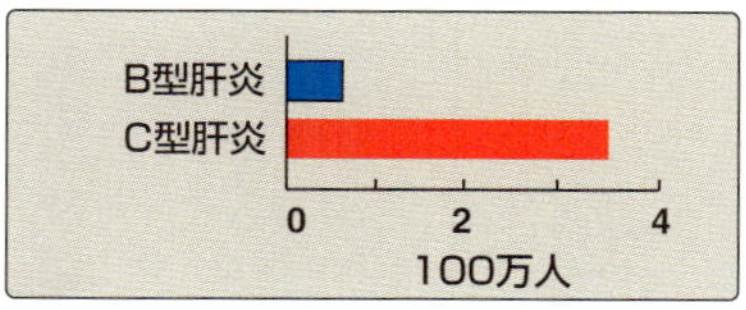
B型肝炎
C型肝炎
0
2
4
100万人

図 34.5
米国のB型肝炎とC型肝炎の患者数．

Ⅳ．B型肝炎の治療

A．インターフェロン interferon

インターフェロンは感染細胞のウイルスに作用する細胞自身の誘導性糖タンパク質のファミリーである．現在では，インターフェロン類は組換えDNA技術を用いて大量生産されている．少なくともα，β，γという3種類の**インターフェロン**が存在する(図34.6)．PEG化インターフェロン製剤は**インターフェロン**にポリエチレングリコール(PEG)を結合して分子を巨大化すると，注射部位から血中への移行が遅延し，薬物の作用時間が延長され，クリアランスが低下することになる．

1．**作用機序**：その抗ウイルスメカニズムの詳細は不明である．ウイルスのRNA翻訳を阻害し，最終的にはウイルスmRNAとtRNAを分解する宿主細胞の酵素を誘導することが関与していると考えられている．

2．**臨床使用**：**ペグインターフェロンα-2a**は慢性B型肝炎ウイルス(HBV)感染症に認可されている．かつてはC型肝炎ウイルス(HCV)治療にも併用療法で用いられていたが，HCVにははるかに有効なDAAが登場したために使用されなくなった．

3．**有害作用**：有害作用には，発熱，悪寒，筋肉痛，関節痛，胃腸障害といったインフルエンザ様症状が出現することがある．易疲労感や抑うつ(自殺企図)も生じやすい．主要な投与量制限性の有害作用は，

インターフェロンα	インターフェロンβ	インターフェロンγ
慢性B型およびC型肝炎	再発寛解性多発性硬化症	慢性肉芽種性疾患
パピローマウイルスによる性器いぼ		
毛様細胞性白血病 慢性骨髄性白血病		
カポジ肉腫		

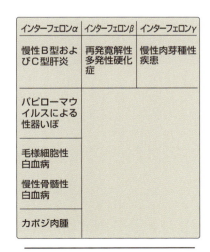

図 34.6
インターフェロンの適用例．

顆粒球減少を伴う骨髄抑制，重篤な倦怠感と体重減少，傾眠や行動障害を伴う神経毒性，甲状腺炎といった自己免疫疾患，まれな心不全といった心血管系障害である*3．

4．**薬物相互作用：インターフェロン**は**ジドブジン** zidovudineなど他の薬物の骨髄抑制作用を促進する可能性がある．

B．ラミブジン lamivudine

ラミブジンはシトシン・アナログ(類似体)であり，HBVのDNAポリメラーゼとヒト免疫不全ウイルス human immunodeficiency virus (HIV)の逆転写酵素の阻害薬である．**ラミブジン**は宿主細胞の酵素によってリン酸化されて三リン酸化合物(活性型)になる必要がある．この化合物は，宿主のDNAポリメラーゼには無視できる程度の影響しか及ぼさない低濃度で，HBVの逆転写酵素を競合的に阻害する．他の多くのヌクレオチド・アナログと同様に，細胞内の三リン酸化合物の半減期は血中よりも長い．**ラミブジン**の長期投与では耐性ウイルスが生じやすいため，最近のガイドラインでは第一選択ではなくなった．

C．アデホビル adefovir

アデホビルはヌクレオチド・アナログで，アデホビル二リン酸に細胞のキナーゼでリン酸化されて，ウイルスDNAに取り込まれる．その結果，DNA合成が停止し，ウイルス複製が阻害される．長期使用によって腎毒性が生じうる．腎機能障害がある患者では注意が必要である．他に有効な薬物が登場したので，**アデホビル**は最近のガイドラインでは第一選択ではなくなった．

D．エンテカビル entecavir

エンテカビルはHBV感染症に認可されたグアノシンヌクレオシド・アナログである．細胞内で三リン酸化合物にリン酸化された後，ウイルスの逆転写酵素の本来の基質であるデオキシグアノシン三リン酸と競合する．**エンテカビル**は**ラミブジン**耐性HBVに有効であることが示されている．1日1回の投与で十分である．尿中にそのまま排泄される．腎機能により投与量を調節し，腎毒性のある薬物の併用は避けるべきである．

V．C型肝炎の治療

HCVは肝細胞の受容体に結合して細胞内に侵入する．細胞内に到達すると，ヌクレオカプシドからウイルスゲノムが放出され，IRES (internal ribosome entry site)を利用してHCVのポリプロテインが翻訳される．このポリプロテインは細胞性やウイルス性のプロテアーゼによって切断され，ウイルスの構造的および非構造的タンパク質が生成される．NS3とNS5Aは脂質ドロプレットで複製複合体を形成し，

*3 (訳者注)：間質性肺炎にも注意する．

ウイルスゲノムを複製するためのRNAポリメラーゼの足場として機能する．ウイルスゲノムはエンベロープ糖タンパク質にパックされ，成熟ビリオンとして細胞非融解的に放出される．DAAはNS3/NS4Aプロテアーゼ，NS5Bポリメラーゼ，HCV複製と集合に関与するNS5Aなどを阻害する．

治療効果を高めるためにDAAの併用療法が行われる．現在の併用療法では，HCV生活環の異なった段階を阻害するDAAの多剤併用が行われる(図34.7)．併用療法により野生型および耐性型ウイルスを抑制することができる．HCVのゲノムタイプによって併用療法の有効性が異なるが，すべてのゲノムタイプ(汎遺伝子型pangenotypic)に有効な併用療法もある．DAAの新薬もさらに期待できる状況である*4．最新のガイドラインやレジメンについては，www.hcvguidelines.orgに記載されている．

合剤の内容	認可されたジェノタイプ
エルバスビル/グラゾプレビル	1, 4
グレカプレビル/ピブレンタスビル	1, 2, 3, 4, 5, 6
ソホスブビル/レジパスビル	1, 4, 5, 6
ソホスブビル/ベルパタスビル	1, 2, 3, 4, 5, 6
ソホスブビル/ベルパタスビル/ボキシラプレビル	1, 2, 3, 4, 5, 6

図 34.7
C型肝炎治療薬DAA合剤のジェノタイプ適応．

A．NS3/NS4Aプロテアーゼ阻害薬

ウイルスNS3/NS4AセリンプロテアーゼはHCVのRNAにコードされた一本鎖ポリプロテインを切断して，それぞれ活性型タンパク質(NS4A，NS4B，NS5A，NS5B)に代謝するために必須である．これらのセリンプロテアーゼが欠落すると，RNAの複製は途絶し，HCVの生活環は効率的に抑制される．ウイルスNS3/NS4Aセリンプロテアーゼを阻害するDAAは**グラゾプレビル**grazoprevir，**ボキシラプレビル**voxilaprevir，**グレカプレビル**glecaprevirなどである．これらは初代DAA**ソホスブビル**sofosbuvir(次節参照)よりも耐性が生じにくい．HCVプロテアーゼ阻害薬ではCYP3Aを介した薬物相互作用が生じやすい．非代償性肝硬変がある場合には，薬物代謝が著しく低下し，肝不全の危険性のために禁忌となる．有害作用は，瘙痒症，悪心，倦怠感，貧血などである．

B．NS5Bポリメラーゼ阻害薬

NS5BはHCV複製に関与する唯一のRNAポリメラーゼである．ウイルスNS3/NS4Aセリンプロテアーゼによりポリプロテインから切り出される．現状では**ソホスブビル**がHCV感染症に使用される唯一のNS5Bポリメラーゼ阻害薬である．[注：薬物名末尾の“-buvirブビル”はNS5B阻害薬を意味する．] 有害作用は少なく認容性は高い．

C．NS5A複製複合体阻害薬

ウイルスタンパク質NS5AはHCVのRNA複製と構築に必須のタンパク質である．NS5Aの機能は，HCVのRNA複製において，NS4Bとともに細胞膜の網目web構造を形成する．この網目構造は複製のため

*4 (訳者注)：たとえば，レジパスビル/ソホスブビル合剤は1錠の薬価は2015年で8万円であり，総治療費は700万円にも達するが，公的補助により月数万円の負担ですむ．また，C型肝炎により肝癌などが生じた場合に必要な医療費と比較すると，決して，高額ではないと議論されている．最近では1回数億円の遺伝子治療薬(法)(たとえば，脊髄性筋萎縮症治療薬)も出現し，数万円では驚かなくなってきた．

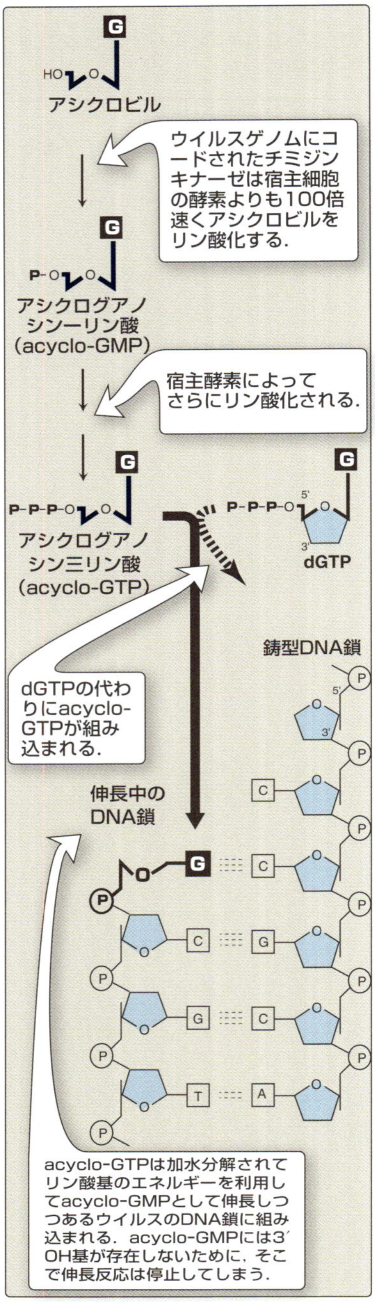

アシクロビル
ウイルスゲノムにコードされたチミジンキナーゼは宿主細胞の酵素よりも100倍速くアシクロビルをリン酸化する.
アシクログアノシン一リン酸 (acyclo-GMP)
宿主酵素によってさらにリン酸化される.
アシクログアノシン三リン酸 (acyclo-GTP)
dGTP
鋳型DNA鎖
dGTPの代わりにacyclo-GTPが組み込まれる.
伸長中のDNA鎖
acyclo-GTPは加水分解されてリン酸基のエネルギーを利用してacyclo-GMPとして伸長しつつあるウイルスのDNA鎖に組み込まれる. acyclo-GMPには3′OH基が存在しないために, そこで伸長反応は停止してしまう.

図 34.8
プリン・アナログの作用機序. ウイルスDNAにアシクロビルが挿入されるとDNA鎖の伸長が停止する.

の足場となる. 現在, 使用可能なNS5A阻害薬には, **レジパスビル** ledipasvir, **エルバスビル** elbasvir, **ピブレンタスビル** pibrentasvir, **ベルパタスビル** velpatasvirがある. [注 : NS5A阻害薬名の末尾は通常 "-asvir" である.] これらの薬剤はすべて他のDAAと併用される(図34.7参照). NS5A阻害薬は, 肝臓のCYP450による代謝とP糖タンパク質(P-gp)の阻害により, 臨床的に重要な薬物相互作用が生じる. **レジパスビル**の吸収は胃のpHが上昇すると減少する. プロトンポンプ阻害薬を服用している患者は, HCV治療中はプロトンポンプ阻害薬の服用を中止するか, 食前の胃のpHが最も低いときに, プロトンポンプ阻害薬と**レジパスビル**を同時に服用する必要がある.

D. リバビリンribavirin

リバビリンは, **ペグ化インターフェロン**やDAAとの併用で, 慢性HCVの治療に認可されている. **リバビリン**はグアノシン・アナログであり, 他の薬物と併用することで, ウイルス除去を促進し, 再発率を減少させ, ウイルス抑制率を向上させる. **リバビリン**は, DAAをベースとした治療法に, HCVのジェノタイプ/サブタイプ, 肝硬変の状態, 変異の状態, 治療経歴を勘案して追加される. HCV患者に20年以上前から使用されているにもかかわらず, **リバビリン**の作用機序の詳細は未だに不明である. **リバビリン**は, DAA療法の時代となっても, HCV治療において重要な役割を担っている. 次世代DAAでも**リバビリン**の併用が必要かは不明である. **リバビリン**の投与量は体重に基づいており, 1日2回に分割して食後に投与される.

Ⅵ. ヘルペスウイルス感染症の治療

ヘルペスウイルスは広範囲な疾患に関与している. 口唇ヘルペス, ウイルス性脳炎, 生殖器感染症(性器ヘルペス)などである. これらのウイルスに有効な薬物は感染初期のウイルス活動を阻害し, 潜伏期には無効である.

A. アシクロビル acyclovir

アシクロビルは抗ヘルペス薬のプロトタイプである. 単純ヘルペスウイルス herpes simplex タイプ1(HSV-1), HSV-2, 水痘-帯状疱疹ウイルス varicella-zoster virus (VZV), エプスタイン-バーウイルス Epstein-Barr virusの一部の感染症に**アシクロビル**は有効である. **アシクロビル**は単純ヘルペス脳炎の選択薬である. **アシクロビル**の最も一般的な使用は性器ヘルペス感染症の治療である. 骨髄移植や心移植を受ける患者のヘルペスウイルス血清検査が陽性な場合や心移植後のヘルペス感染症を予防するためにも投与される.

1. **作用機序 : アシクロビル**はグアノシン・アナログであり, ヘルペスウイルスがコードしているチミジンキナーゼによって一リン酸化される(図34.8). したがって, ウイルスが感染した細胞のみで活性化される. 一リン酸化アナログは宿主細胞のキナーゼによって二リン酸化，三リン酸化される．アシクロビル三リン酸はウイルスDNAポリメラーゼの基質として，デオキシグアノシン三リン酸 deoxyguanosine triphosphate（dGTP）と競合し，ウイルスDNAに組み込まれて，DNA合成を未完成の段階で停止させる．

2．**薬物動態**：静脈内投与，経口，局所投与が可能である．［注：局所投与の有効性には疑問がある．］**アシクロビル**は脳脊髄液 cerebrospinal fluid（CSF）を含めて広く分布する．**アシクロビル**は部分的に代謝され不活性代謝物となる．糸球体濾過と尿細管分泌によって尿中へ排泄される（図34.9）．**アシクロビル**は腎不全患者では蓄積する．**アシクロビル**のバリルエステルの**バラシクロビル** valacyclovir は**アシクロビル**よりも経口バイオアベイラビリティ（生物学的利用能）が高い．このエステルは加水分解されて速やかに**アシクロビル**となり，**アシクロビル**の静脈内投与に匹敵する血中濃度を得ることができる．

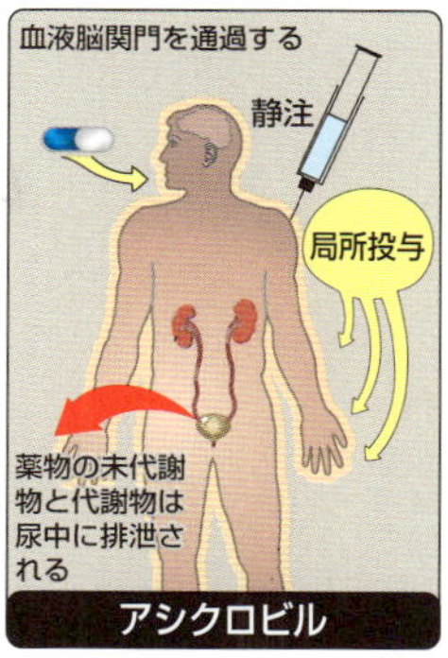
血液脳関門を通過する
静注
局所投与
薬物の未代謝物と代謝物は尿中に排泄される
アシクロビル

図 34.9
アシクロビルの投与法と排泄．

3．**有害作用**：**アシクロビル**の有害作用は投与経路によって異なる．たとえば，局所投与では局所の皮膚刺激が生じる．頭痛，下痢，悪心，嘔吐は経口投与後に出現しうる．一過性の腎機能障害は高用量の投与や脱水患者に静脈内投与することによって生じる．

4．**耐性**：チミジンキナーゼの変異や欠損，DNAポリメラーゼの変異が耐性ウイルスの一部で発見されている．とくに免疫不全患者で分離される．他のシクロビル類との交差耐性の可能性がある．

B．シドホビル cidofovir

シドホビルは，AIDS患者のサイトメガロウイルス cytomegalovirus（CMV）網膜炎の治療に適応がある．［注：CMVはヘルペスウイルス科に属する*5．］**シドホビル**はシトシンのヌクレオチド・アナログであり，そのリン酸化はウイルス酵素に依存していない．ウイルスのDNA合成を阻害する．活性型細胞内代謝産物の排泄が遅いために，投与間隔を長くすることが可能であり，**ガンシクロビル** ganciclovir で行われる持続静脈内投与は必要ではなくなる．**シドホビル**は静脈内投与される．**シドホビル**には無視できない腎毒性があり（図34.10），すでに腎障害がある患者，あるいは腎毒性がある薬物を併用する患者では禁忌となる．好中球減少症や代謝性アシドーシスなどが生じうる．腎毒性を軽減するために**プロベネシド** probenecid と生食・静脈内投与を併用するべきである．HAART（高活性抗レトロウイルス療法，Ⅶ参照）が導入されて以来，免疫不全患者のCMV感染症は劇的に減少し，これらの患者の**シドホビル**治療も減少した．

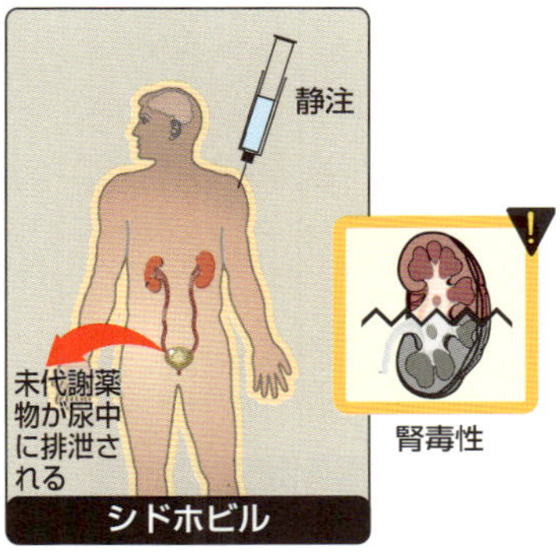
静注
未代謝薬物が尿中に排泄される
腎毒性
シドホビル

図 34.10
シドホビルの投与法，排泄，有害作用．

C．ホスカルネット foscarnet

他の多くの抗ウイルス薬とは異なり，**ホスカルネット**はプリンある

*5（訳者注）：CMVにはチミジンキナーゼがないためにアシクロビルは無効である．

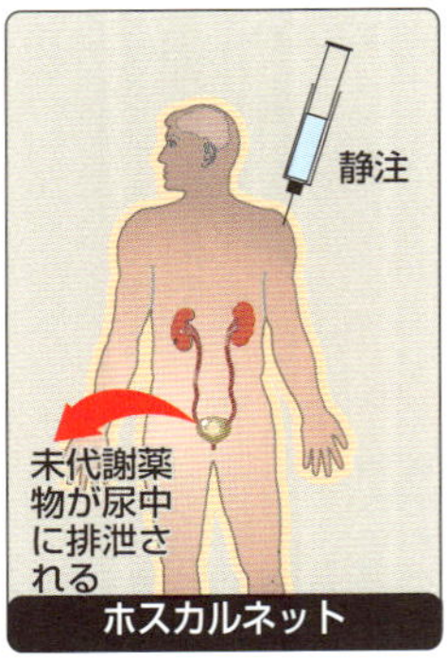
静注
未代謝薬物が尿中に排泄される
ホスカルネット

図 34.11
ホスカルネットの投与法と排泄.

いはピリミジン・アナログではなく，ピロリン酸の誘導体である．ウイルス（あるいは宿主細胞）のキナーゼで活性化される必要はない．免疫不全患者のCMV網膜炎の治療と**アシクロビル**耐性HSVに適用となっている．**ホスカルネット**は可逆的にウイルスのDNAポリメラーゼとRNAポリメラーゼを阻害し，DNAとRNAの合成を抑制する．耐性はポリメラーゼの変異による．**ホスカルネット**は経口ではほとんど吸収されず，静脈内投与が必要となる．また体内濃度が低下した場合の再燃を防ぐために，頻繁に投与する必要がある．体全体に分布し，10% 以上は骨基質に浸透し，そこからゆっくりと分泌される．未代謝薬物は糸球体濾過と尿細管分泌によって尿中に排泄される（図34.11）．有害作用には腎毒性，貧血，悪心，発熱などがある．2 価イオンをキレートするために，低カルシウム血症や低マグネシウム血症も出現する．さらに，低カリウム血症，低リン酸血症，高リン酸血症，てんかん，不整脈なども報告されている．

D．ガンシクロビル ganciclovir

ガンシクロビルはCMV感染症に有効なヌクレオシド・アナログである．免疫不全患者のサイトメガロウイルス網膜炎の治療と臓器移植患者のCMV感染症予防に用いられている．**アシクロビル**と同様に，**ガンシクロビル**はウイルスと宿主細胞の酵素によってヌクレオシド三リン酸となって活性化される．ヌクレオチドは競合的にウイルスDNAポリメラーゼを阻害し，DNAに組み込まれてDNA鎖の伸長を停止する．**ガンシクロビル**は静脈内投与され，CSFを含めて体全体に分布する．尿中への排泄は糸球体濾過と尿細管分泌で行われる（図34.12）．**アシクロビル**と同様に，腎不全の患者では濃度が上昇する．経口薬の**バルガンシクロビル** valganciclovirは**ガンシクロビル**のバリルエステルである．**バラシクロビル**と同様に**バラガンシクロビル**も経口バイオアベイラビリティが高い．小腸あるいは肝臓で急速に**ガンシクロビル**に加水分解されて，高い血中濃度が得られる．有害作用には用量依存性の重篤な好中球減少症がある．**ガンシクロビル**には発癌性と催奇形性が実験動物では示されており，妊婦への使用は枠組み警告（最強級の警告）となっている．ガンシクロビル三リン酸が低下した耐性CMV株が報告されている．

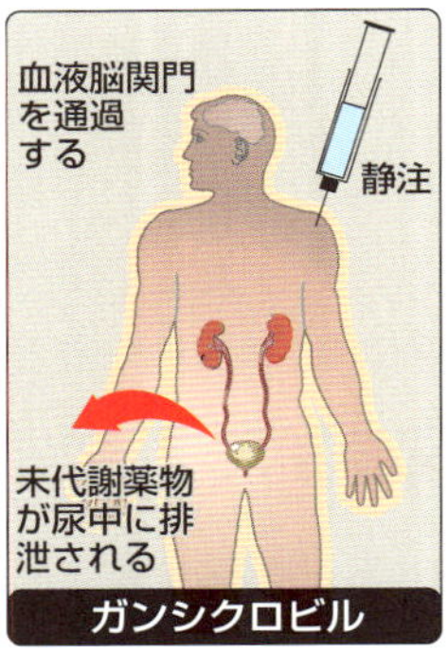
血液脳関門を通過する
静注
未代謝薬物が尿中に排泄される
ガンシクロビル

図 34.12
ガンシクロビルの投与法と排泄.

E．ペンシクロビル penciclovirとファムシクロビル famciclovir

ペンシクロビルはHSV-1とHSV-2，VZVに有効なグアノシンヌクレオシドの糖環がないアナログである．**ペンシクロビル**は局所投与で使用される（図34.13）．**ペンシクロビル**はウイルスのチミジンキナーゼによって一リン酸化され，宿主細胞の酵素によって三リン酸化され，それがヘルペスのDNAポリメラーゼを阻害する．ペンシクロビル三リン酸 penciclovir triphosphateの細胞内半減期はアシクロビル三リン酸よりはるかに長い．局所投与された**ペンシクロビル**が全身性に吸収されることはほとんどなく，忍容性は優れている．**ファムシクロビル**も，糖の環状構造をもたない2′-デオキシグアノシン 2′-deoxyguano-

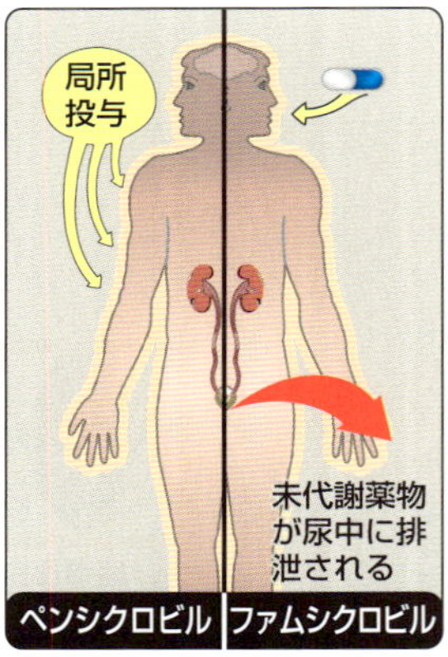
局所投与
未代謝薬物が尿中に排泄される
ペンシクロビル
ファムシクロビル

図 34.13
ペンシクロビルとファムシクロビルの投与法と排泄.

sineのアナログであり，代謝されて活性型の**ペンシクロビル**になるプロドラッグである．抗ウイルス・スペクトルは**ガンシクロビル**と同等であるが，急性帯状疱疹，性器ヘルペス，再燃性口唇ヘルペスに適用となっている．この薬物は経口投与される（図34.13）．有害作用には頭痛と悪心がある．

F．トリフルリジン trifluridine

トリフルリジンはチミジン類似のピリミジンヌクレオチドのフッ素

抗ウイルス薬	作用機序	有効ウイルス
アシクロビル	アシクロビル三リン酸に代謝されウイルスDNAポリメラーゼを阻害	単純ヘルペス(HSV)，水痘-帯状疱疹ヘルペス(VZV)
アデホビル	ウイルスのDNAポリメラーゼと逆転写酵素の阻害	B型肝炎(慢性期)
アマンタジン	M2タンパク質イオンチャネルとその細胞内pH制御機能の阻害	インフルエンザA
バロキサビル マルボキシル	ウイルス遺伝子の転写に必要な選択的ポリメラーゼ酸性タンパク質のエンドヌクレアーゼ活性を阻害し，ウイルスの複製を抑制する．	インフルエンザAおよびB
シドホビル	ウイルスDNAポリメラーゼの阻害	サイトメガロウイルス(CMV)，ウイルス性網膜炎のみに認可
エンテカビル	ウイルスのポリメラーゼと逆転写酵素の阻害	B型肝炎
ファムシクロビル	ペンシクロビルと同等	単純ヘルペス(HSV)，水痘-帯状疱疹ヘルペス(VZV)
ホスカルネット	ピロリン酸結合部位でのウイルス逆転写酵素とDNAポリメラーゼの阻害	サイトメガロウイルス(CMV)，アシクロビル耐性単純ヘルペス(HSV)，アシクロビル耐性水痘-帯状疱疹ヘルペス(VZV)
ガンシクロビル	ウイルスDNAポリメラーゼを阻害	サイトメガロウイルス(CMV)
インターフェロンα	ウイルスのタンパク質合成に作用する細胞性酵素の誘導	B型肝炎，C型肝炎，ヒトヘルペスウイルス8，パピローマウイルス，カポジ肉腫，毛様細胞性白血病，慢性骨髄性白血病
ラミブジン	ウイルスDNAポリメラーゼと逆転写酵素の阻害	(慢性)B型肝炎，HIV-1
オセルタミビル	ウイルス・ノイラミニダーゼの阻害	インフルエンザAおよびB
ペンシクロビル	ペンシクロビル三リン酸に代謝されウイルスDNAポリメラーゼを阻害	単純ヘルペス(HSV)
ペラミビル	ウイルス・ノイラミニダーゼの阻害	インフルエンザAおよびB
レムデシビル	SARS-CoV-2のRNA依存性RNAポリメラーゼの阻害	SARS-CoV-2(COVID-19)
リバビリン	ウイルスmRNAに作用	ラッサ熱，ハンタウイルス(出血熱腎症候群)，インターフェロンαや直接作用型抗ウイルス薬(DAA)と併用してC型肝炎
リマンタジン	M2タンパク質イオンチャネルとその細胞内pH制御機能の阻害	インフルエンザA
トリフルリジン	チミジル酸合成酵素の阻害	ヘルペス角結膜炎と角膜炎
バラシクロビル	アシクロビルと同等	単純ヘルペス(HSV)，水痘-帯状疱疹ヘルペス(VZV)，サイトメガロウイルス(CMV)
バルガンシクロビル	ガンクロビルと同等	サイトメガロウイルス
ザナミビル	ウイルス・ノイラミニダーゼの阻害	インフルエンザAおよびB

図 34.14
代表的な抗ウイルス薬のまとめ．

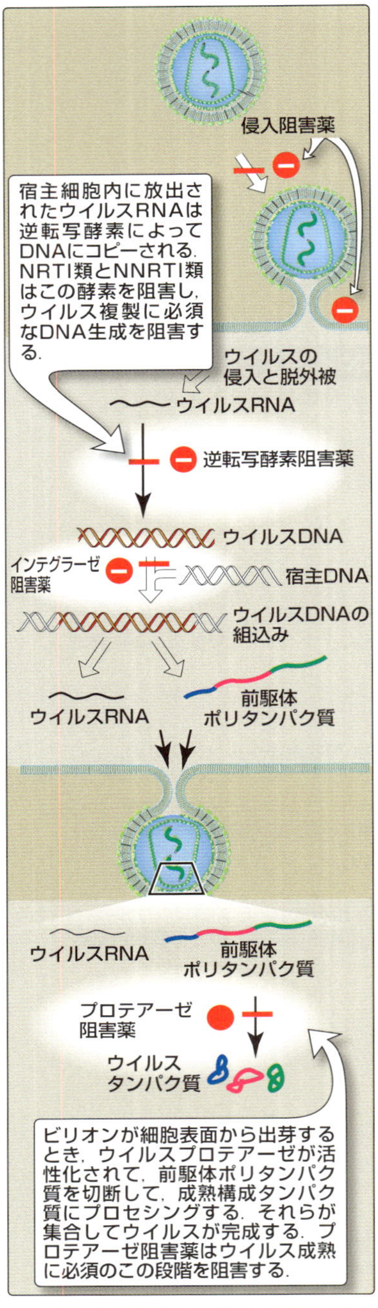

侵入阻害薬
宿主細胞内に放出されたウイルスRNAは逆転写酵素によってDNAにコピーされる．NRTI類とNNRTI類はこの酵素を阻害し，ウイルス複製に必須なDNA生成を阻害する．
ウイルスの侵入と脱外被
ウイルスRNA
逆転写酵素阻害薬
ウイルスDNA
インテグラーゼ阻害薬
宿主DNA
ウイルスDNAの組込み
ウイルスRNA
前駆体ポリタンパク質
ウイルスRNA
前駆体ポリタンパク質
プロテアーゼ阻害薬
ウイルスタンパク質
ビリオンが細胞表面から出芽するとき，ウイルスプロテアーゼが活性化されて，前駆体ポリタンパク質を切断して，成熟構成タンパク質にプロセシングする．それらが集合してウイルスが完成する．プロテアーゼ阻害薬はウイルス成熟に必須のこの段階を阻害する．

図 34.15
HIV複製阻害薬．NRTI＝ヌクレオシド（ヌクレオチド）系逆転写酵素阻害薬，NNRTI＝非ヌクレオシド系逆転写酵素阻害薬．

化アナログである．三リン酸化されると，ウイルスDNAへのチミジン三リン酸の取込みを阻害すると考えられている．また，トリフルリジン三リン酸がウイルスDNAに取り込まれると，ウイルスが複製できないような欠損DNAも生じうる．トリフルリジン一リン酸はウイルスのチミジンシンターゼの非可逆的阻害薬である．HSV-1，HSV-2，牛痘ウイルスに有効である．HSVによる角結膜炎と再発性上皮性角膜炎に適応とされる．トリフルリジン三リン酸は宿主細胞のDNAにもある程度は取り込まれるため，全身投与には毒性が強すぎる．したがって点眼薬としての局所投与に限定されている．半減期が短いために頻回投与が必要である．有害作用としては，一過性の眼部刺激と眼瞼浮腫である．

図 34.14 に代表的な抗ウイルス薬を要約した．

Ⅶ. AIDS治療の概略

ジドブジンが 1987 年に認可されるまでは，ヒト免疫不全ウイルス human immunodeficiency virus（HIV）感染症の治療は，ウイルスそのものではなく，AIDS（acquired immunodeficiency syndrome）患者に併発しやすく，また予後を決定する日和見感染を対象とするものであった．今日では，HIVの生活環が明らかとなり（図 34.15），HIVの複製を抑制し，患者（宿主）の$CD4^+$細胞数と免疫力を改善する高活性薬物療法が使用されるようになった．この多剤併用療法を高活性抗レトロウイルス療法 highly-active anti-retroviral therapy（HAART）という〔図 34.16，現在はART（antiretroviral therapy）の名称が主流〕．抗レトロウイルス薬には 5 種類のグループがあり，それぞれ 4 種類のウイルス複製過程のいずれかを標的とする．ヌクレオシド（ヌクレオチド）系逆転写酵素阻害薬 nucleoside（nucleotide）reverse transcriptase inhibitor（NRTI），非ヌクレオシド系逆転写酵素阻害薬 non-nucleoside reverse transcriptase inhibitor（NNRTI），プロテアーゼ阻害薬 protease inhibitor（PI），侵入阻害薬，インテグラーゼ阻害薬である．また，2 種類の薬物動態的エンハンサー（併用増強薬，ブースター）がある．抗HIV活性は乏しいが，併用抗レトロウイルス薬の血中濃度を増加させ，投与頻度を減らし，血中濃度の変動を軽減する．現在の初回治療の推奨プロトコールは 2 種類のNRTIと 1 種類のPIかNNRTIあるいはインテグラーゼ阻害薬を併用するというものである．1 種類のNRTIとインテグラーゼ阻害薬の併用療法もある．併用薬の選択基準は以下である：（1）同じ系統のヌクレオシド・アナログを 2 種類使うことは避ける．（2）有害作用やウイルス耐性変異が類似の薬物の併用は避ける．（3）患者のAIDS症状や併発疾患を考慮する．（4）薬物相互作用を考慮する．（5）複雑な服用指示を伴うことがしばしばなので，アドヒアランス adherence（コンプライアンス）を考慮する．治療目標はHIVのRNA複製を最大限そして最長期抑制することと，免疫機能を維持し，HIVによる症状と死亡を回避し，生活の質 quality of life（QOL）を改善し，HIVの感染源となることの回避である．

Ⅷ. NRTI系AIDS治療薬

A. NRTI系の概説

NRTIは最初に開発されたAIDS治療薬である．現在では治療開始時の主流は２種類のNRTIの併用となっている．**テノホビル**，**アバカビル** abacavir，**エムトリシタビン** emtricitabine，**ラミブジン**がAIDS治療開始時のレジメンとして用いられ，その他に**ジドブジン**，**ジダノシン** didanosineなどが使用されている．HIV感染の危険性が高いときの予防には**テノホビルジソプロキシルフマル酸塩** tenofovir disoproxil fumarate（TDF）あるいは**テノホビルアラフェナミドフマル酸塩** tenofovir alafenamide fumarate（TAF）と**エムトリシタビン**の併用療法が行われる．

1．作用機序：NRTIはHIV逆転写酵素（RT）の阻害薬である．NRTIは細胞本来のリボシド（リボースを含むヌクレオシドやヌクレオチド）のアナログであり，すべて3′水酸基が欠落している．NRTIは細胞内に取り込まれると，さまざまな細胞性酵素によってリン酸化されて，それぞれ三リン酸化アナログとなる．とくにウイルスの逆転写酵素によってウイルスのDNAに組み込まれる．3′水酸基が欠落しているため，次のヌクレオシド三リン酸と3′-5′ホスホジエステル結合をつくることができず，DNA鎖の延長が停止される．多くの宿主細胞のDNAポリメラーゼへのNRTIの親和性はHIVの逆転写酵素よりも低いが，ミトコンドリアのDNAポリメラーゼγは治療濃度でも阻害されてしまう．

2．薬物動態：すべてのNRTIは経口投与される．［注：**ジドブジン**には静注製剤がある．］**テノホビル**にはプロドラッグである２種類の塩，TDFとTAFがある．このプロドラッグはリンパ球の酵素によって，HIV逆転写酵素阻害作用を発揮する活性型のテノホビル二リン酸に変換される．リンパ球内のテノホビル二リン酸の濃度はTAFはTDFより５～７倍に達し，血中の濃度はより低くなる．そのためTAFはTDFよりも低濃度で抗HIV作用を発揮する．したがって，TAFの有害作用（腎不全や骨密度低下）はTDFより少なくなる．NRTIの主要な排出経路は腎臓であり，**アバカビル**を例外として腎機能低下時には投与量を調節する必要がある．**アバカビル**はアルコールデヒドロゲナーゼとグルクロニルトランスフェラーゼによって代謝される．

3．有害作用：NRTIの有害作用の多くは，ある組織におけるミトコンドリアのDNAポリメラーゼの阻害が原因であると考えられている．一般的に，**ジダノシン**などのジデオキシヌクレオシド類がよりミトコンドリアDNAポリメラーゼへの親和性が高く，末梢神経障害，膵炎，リポアトロフィー（脂肪組織萎縮）といった有害作用が生じやすい．そのためミトコンドリア毒性が強い**ジダノシン**は臨床使用されなくなった．２種類以上のNRTIが併用された場合には，相加的有害作用に注意しなければならない．すべてのNRTIには，乳酸アシドーシスと脂

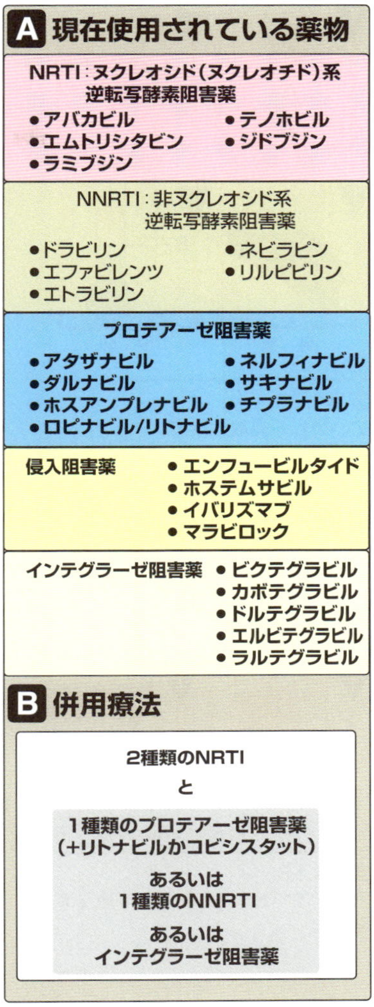
A 現在使用されている薬物
NRTI：ヌクレオシド（ヌクレオチド）系逆転写酵素阻害薬
•アバカビル
•テノホビル
•エムトリシタビン
•ジドブジン
•ラミブジン
NNRTI：非ヌクレオシド系逆転写酵素阻害薬
•ドラビリン
•ネビラピン
•エファビレンツ
•リルピビリン
•エトラビリン
プロテアーゼ阻害薬
•アタザナビル
•ネルフィナビル
•ダルナビル
•サキナビル
•ホスアンプレナビル
•チプラナビル
•ロピナビル/リトナビル
侵入阻害薬
•エンフュービルタイド
•ホステムサビル
•イバリズマブ
•マラビロック
インテグラーゼ阻害薬
•ビクテグラビル
•カボテグラビル
•ドルテグラビル
•エルビテグラビル
•ラルテグラビル
B 併用療法
2種類のNRTI
と
1種類のプロテアーゼ阻害薬（+リトナビルかコビシスタット）
あるいは
1種類のNNRTI
あるいは
インテグラーゼ阻害薬

図 34.16
高活性抗レトロウイルス療法 highly-active anti-retroviral therapy（HAART）．［訳者注：2007年ごろよりART（antiretroviral therapy）の名称に変更された．］

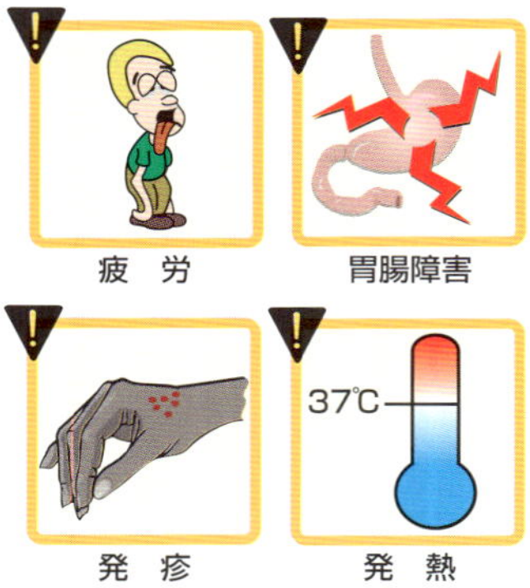
疲 労
胃腸障害
37℃
発 疹
発 熱

図 34.17
アバカビル過敏性反応.

肪肝を伴う致死的な肝障害の危険性がある．**アバカビル**では5% 程度の確率で，発疹，消化器系症状，悪心，呼吸不全といった過敏症が生じる（図 34.17）．過敏症の既往がある患者の場合には，致死的ともいえる重症反応が生じる危険性があり，**アバカビル**は禁忌となる．遺伝子検査（HLA-B*5701）がこの過敏症のスクリーニングに用いられる．図 34.18 にヌクレオシド・アナログに共通な有害作用をまとめた．

4．薬物相互作用：NRTIが腎排泄されるため，**ジドブジン**と**テノホビル**をのぞいて，それほど薬物相互作用は多くない．

5．耐性：NRTI耐性の研究は進んでいる．最も頻度が高いのは，ウイルスの逆転写酵素のコドン 184 変異であり，**ラミブジン**と**エムトリシタビン**に著しく耐性となる．しかし，重要なことは，この変異によって**ジドブジン**と**テノホビル**感受性は回復するのである．同じアナログ類では交差耐性と拮抗が生じうる．そのため同じグループの薬物（たとえば，**ラミブジン**と**エムトリシタビン**はどちらもシトシン・アナログ）の併用は禁忌となる．

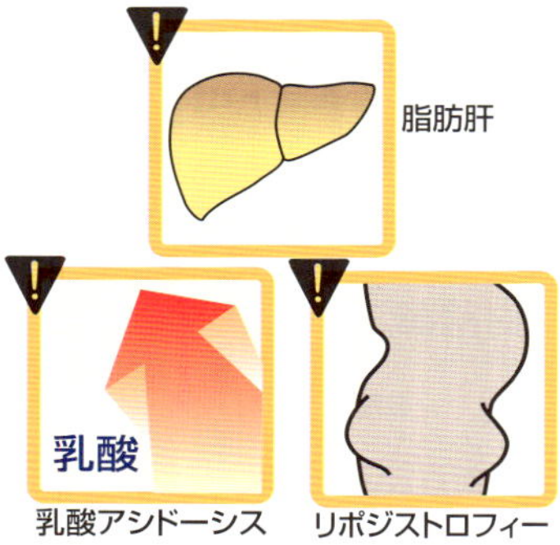
脂肪肝
乳酸
乳酸アシドーシス
リポジストロフィー

図 34.18
ヌクレオシド・アナログに共通な有害作用.

Ⅸ．NNRTI系AIDS 治療薬

非ヌクレオシド系逆転写酵素阻害薬 non-nucleoside reverse transcriptase inhibitor（NNRTI）は，HIV逆転写酵素の選択性が非常に高い非競合的阻害薬である．それらは逆転写酵素の活性部位近傍のアロステリック疎水性部位に結合し，立体構造を変化させて酵素活性を阻害する．細胞内酵素による活性化を必要としない．NNRTIの間での交差耐性，薬物相互作用，高頻度に出現する発疹など過敏反応といった共通の問題がある．NNRTIには**ネビラピン** nevirapine，**エファビレンツ** efavirenz，**エトラビリン** etravirine，**リルピビリン** rilpivirine，**ドラビリン** doravirine などがある．**エファビレンツ**（図 34.19），**リルピビリン**，**ドラビリン**は状況に応じて初期治療に用いられる．**エファビレンツ**は，リファマイシンとの薬物相互作用が弱いため，結核が併存している場合に用いられる．**リルピビリン**の錠剤は最小のために嚥下障害がある患者に使用される．**ドラビリン**は**エファビレンツ**よりも中枢神経系の忍容性が高く，**エファビレンツ**や**リルピビリン**よりも薬物相互作用が少ない．また，HIV RNAが高値でCD4 数が低い患者でも**リルピビリン**よりも**ドラビリン**は有効である．**エトラビリン**は第二世代のNNRTIで第一世代NNRTI耐性HIVにも有効である．抗HIV治療中で多剤耐性ウイルスの増殖を抑制できない患者のみに使用される．初代NNRTIの**ネビラピン**は，より有害作用が低く効果の高い薬物が登場しているので，ほとんど使用されなくなった．

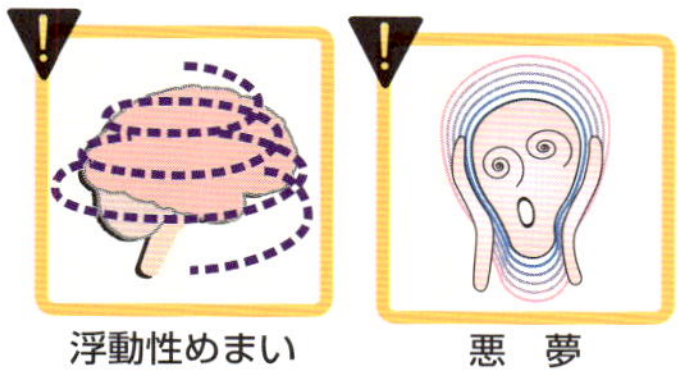
浮動性めまい
悪 夢

図 34.19
エファビレンツの有害作用.

Ⅹ．HIV プロテアーゼ阻害薬系AIDS治療薬

HIVプロテアーゼ阻害薬 protease inhibitor（PI）の登場により，HIVの予後は近年大きく改善している．1995 年にそれが導入されてから，

米国におけるAIDSによる死亡数の低下傾向は維持されている(図34.20). 現在, 臨床使用されているPIは**アタザナビル** atazanavir, **ダルナビル** darunavir, **ホスアンプレナビル** fosamprenavir, **ロピナビル** lopinavir, **ネルフィナビル** nelfinavir, **サキナビル** saquinavir である. しかし, 有害作用, 有効性, 投与量の観点から, 現在のHIVガイドラインでは**アタザナビル**や**ダルナビル**がおもに推奨されている. 耐性が遺伝学的に生じにくいことから, アドヒアランスに問題がある患者や耐性検査ができない場合に, とくにPIを含むレジメンが推奨される.

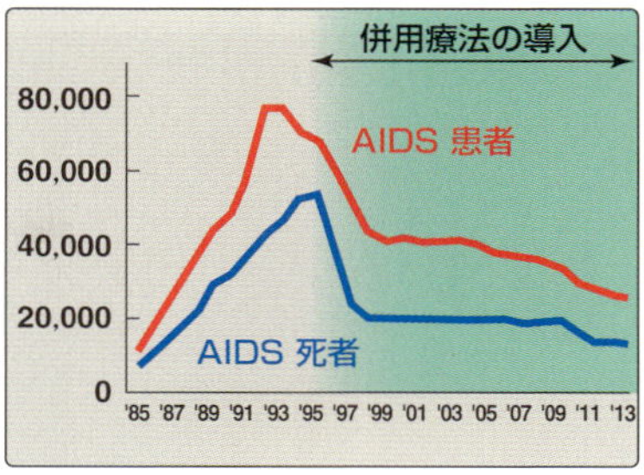

併用療法の導入
80,000
60,000
40,000
20,000
0
AIDS 患者
AIDS 死者
'85 '87 '89 '91 '93 '95 '97 '99 '01 '03 '05 '07 '09 '11 '13

図 34.20
米国のAIDSの患者数とそれによる死者数(推測). 緑色のところは, 抗レトロウイルス併用療法が一般的に行われるようになった時期を示す.

A. PIの概要

PIには共通の薬理学的特徴がある.

1. 作用機序: PIはHIVのアスパルチルプロテアーゼ(レトロペプシン retropepsin)の可逆的阻害薬である. このウイルス酵素はウイルスの前駆体タンパク質を切断して一連の必須タンパク質(逆転写酵素, プロテアーゼ, インテグラーゼといった酵素や構造タンパク質)を産生する. このプロテアーゼの阻害により, ウイルス粒子の成熟が阻害され, 非感染性ビリオンが産生されることになる.

2. 薬物動態: **ネルフィナビル**や**サキナビル**では高脂質食と服用することによって有意にバイオアベイラビリティが向上するが, その他のPIでは変化しない. 血中タンパク質と結合しやすい. PIはすべてCYP3A4アイソザイムの基質であり, さらに個々のPIはそれぞれに特異的なCYPアイソザイムによっても代謝される. 代謝は迅速であり, 尿中に未代謝のまま排泄されることはほとんどない.

3. 有害作用: PIは, 悪心, 嘔吐, 下痢を生じる(図34.21). 糖尿病, 高トリグリセリド血症, 高コレステロール血症といった糖脂質代謝の異常も生じる. 長期投与により, 四肢の脂肪が低下し, 腹部と上背部に脂肪が蓄積する(水牛様脂肪沈着 buffalo hump, 図34.22)や乳房の腫大といった脂肪の再分布が生じる(脂肪異栄養症, リポジストロフィー lipodystrophy). これらの身体的変化によって, その人がAIDS患者であることが暴露されてしまうこともある.

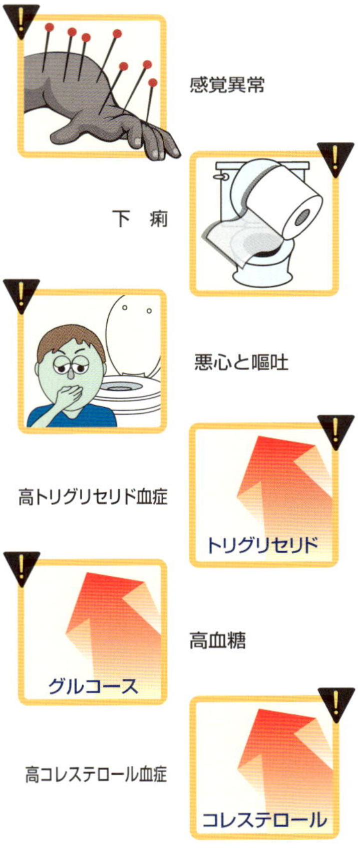

感覚異常
下 痢
悪心と嘔吐
高トリグリセリド血症
トリグリセリド
高血糖
グルコース
高コレステロール血症
コレステロール

図 34.21
HIVプロテアーゼ阻害薬の代表的な有害作用.

4. 薬物相互作用: PIはCYPアイソザイムの基質であり, また, 阻害物でもあることから, 薬物相互作用が問題となる. CYPによる代謝によって不活化される薬物はPIとの併用により中毒レベルに蓄積する可能性がある. プロテアーゼ阻害薬との併用がとくに危険な相互作用の例としては, **シンバスタチン** simvastatin や**ロバスタチン** lovastatin との横紋筋融解症 rhabdomyolysis, **ミダゾラム** midazolam や**トリアゾラム** triazolam による過度の鎮静, **フェンタニル** fentanyl による呼吸抑制がある(図34.23). **ワルファリン** warfarin, **シルデナフィル** sildenafil, **フェニトイン** phenytoin などについても投与量の調節や配慮が必要である(図34.24). また, CYP誘因薬との併用によってPIの血中濃度は至適濃度以下に低下し, AIDS治療失敗の原因とな

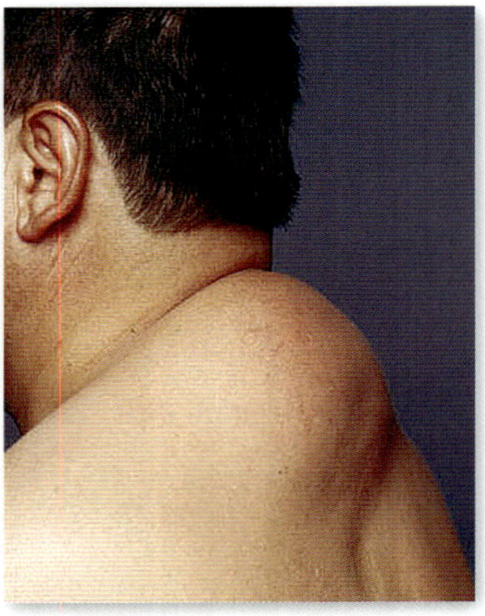

図 34.22
水牛様脂肪沈着 buffalo hump．プロテアーゼ阻害薬を服用している患者では首の付け根に脂肪が蓄積することがある．

薬物の種類	例
抗不整脈薬	アミオダロン
麦角アルカロイド	エルゴタミン
抗マイコバクテリア薬	リファンピシン
ベンゾジアゼピン系	トリアゾラム
吸収ステロイド	フルチカゾン
ハーブ系サプリメント	セント・ジョーンズ・ワート（セイヨウオトギリソウ）
HMG CoA還元酵素阻害薬	ロバスタチン シンバスタチン
麻薬	フェンタニル
β_2作動薬	サルメテロール

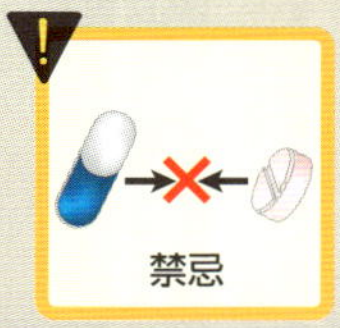
禁忌

プロテアーゼ阻害薬

図 34.23
プロテアーゼ阻害薬との併用禁忌薬.

ることがある．そのため，**リファンピシン** rifampicin や**セント・ジョーンズ・ワート** St. John's wort などの併用は避けるべきである．

5．**耐性**：プロテアーゼ遺伝子に段階的に変異が生じることにより耐性となる．最初の変異ではウイルスの複製能力は低下するが，変異が集積するに従って，高度PI耐性ウイルスが出現する．適量以下を投与していると，耐性ウイルスがより早く出現する．

B．アタザナビル atazanavir（ATV）

アタザナビルも有用なPIである．**アタザナビル**の経口吸収率は高い．食事によって吸収率とバイオアベイラビリティは上昇するので食後服用となる．**アタザナビル**の吸収には胃の酸性条件が重要である．プロトンポンプ阻害薬との単独併用は禁忌であり，H_2阻害薬投与や制酸薬投与からは1時間の間隔を置く必要がある．**アタザナビル**は**リトナビル**［訳者注：抗ウイルス作用もあるが，多くの場合はCYP阻害薬として併用される］や**コビシスタット** cobicistat（CYP阻害薬）と併用される．大部分が血中タンパク質と結合し，CYP3A4によって迅速に代謝される．基本的には胆汁中に排出される．半減期は約7時間であるが，1日1回の投与で十分である．**アタザナビル**はグルクロン酸トランスフェラーゼの競合的阻害薬であり，良性高ビリルビン血症と黄疸が既知の有害作用である．心筋作用として，PR間隔を延長し，脈拍数を低下させる．**アタザナビル**は他のPIよりも高脂血症の危険性は低い．

C．ダルナビル darunavir（DRV）

ダルナビルも有用なPIであり，**コビシスタット**や少量の**リトナビル**と常に併用される．**ダルナビル**は無治療HIV感染症患者や他のプロテアーゼ阻害薬に耐性のHIVが出現した患者の治療に認可されている．吸収率を高めるために食事とともに服用される．**リトナビル**と併用した場合の排泄半減期は15時間である．CYP3Aによって著しく代謝され，また，それを阻害する．有害作用は他のPIと類似しているが，発疹が出現しやすい．

プロテアーゼ阻害薬を図34.25に要約した．

Ⅸ．ウイルス侵入阻害薬系AIDS治療薬

HIVの細胞内侵入過程にはウイルスと細胞タンパク質との段階的協調的相互作用があり，鍵となる次の3段階がある：（1）HIV糖タンパク質120の宿主細胞CD4受容体への結合，（2）HIV糖タンパク質120の宿主細胞ケモカイン共受容体との結合，（3）糖タンパク質41が介在するHIVの宿主細胞表面膜への融合．HIV侵入阻害薬にも3つのサブクラスがある：（1）接着阻害薬，（2）CCR5共受容体アンタゴニスト，（3）融合阻害薬．

A．ホステムサビル fostemsavir

ホステムサビルは活性型のテムサビルに変換されるプロドラッグである．HIVエンベロープの糖タンパク質120に結合して接着を阻害する．テムサビルが糖タンパク質120に結合すると，立体構造が変化してCD4細胞表面受容体に結合できなくなる．糖タンパク質120がCD4に結合できないと，HIVは細胞内に侵入できなくなる．**ホステムサビル**は多種レジメンで治療された多剤耐性HIV患者に適応となる．1日2回の経口投与である．CYP450で代謝されるので，CYP450誘導薬との併用は不可である．悪心が代表的な有害作用である．

B．イバリズマブ ibalizumab

イバリズマブはHIVの細胞内侵入過程のCD4結合後の段階を阻害する．CD4のドメイン2に結合して，立体構造を変化させて，ウイルス糖タンパク質120とHIV共受容体との相互作用を阻害する．多種レジメンで治療された多剤耐性HIV患者のみに適応となる．2週間ごとに点滴静注される．代表的な有害作用は下痢である．

C．マラビロック maraviroc

マラビロックも侵入阻害薬である．経口投与の吸収性は良好なため，剤形は錠剤になっている．膜を通過して細胞にHIVが侵入するために，gp41と協調して機能するCCR5共受容体を**マラビロック**は阻害する．HIVはCCR5共受容体かCXCR4共受容体，あるいは両者に親和性(dual-tropic)を示す．投与前にウイルスがどの受容体に結合しやすいのかについて，親和性(tropism)テストを行う必要がある．CCR5に結合して細胞内に侵入するHIV(R5型)のみに**マラビロック**は有効である．経口投与での吸収性は高い．主として肝臓CYP3Aによって代謝され，PIやCYP阻害薬と併用する場合には投与量を軽減し，NNRTI(**エファビレンツ**，**エトラビリン**)やCYP誘導薬との併用では増量する必要がある．忍容性は高い．発熱もしくは発疹の後に重篤な肝障害が出現することがある．肝機能の定期的チェックが推奨される．

D．エンフビルチド enfuvirtide

エンフビルチドは融合阻害薬である．HIVが宿主細胞に侵入するためには，ウイルスは宿主細胞の細胞膜と融合しなくてはならない．この過程には，HIVが宿主細胞表面に結合したときにウイルスの膜貫通性糖タンパク質gp41の立体構造の変化が必要である．**エンフビルチド**はポリペプチドであり，gp41に結合して，その立体構造の変化を阻害する．**エンフビルチド**は，他の抗レトロウイルス薬との併用で，既存の抗ウイルス治療にもかかわらずウイルス複製が継続している既治療患者に適応となる．ペプチドなので皮下投与する必要がある．有害作用のほとんどは注射に関連したものであり，注射局所の疼痛，紅斑，硬結，結節などである．**エンフビルチド**は投与時に用時調製しなくてはならない．

薬物の種類	例
抗凝固薬	ワルファリン
抗てんかん薬	フェニトイン
抗真菌薬	ボリコナゾール
抗マイコバクテリア薬	リファブチン
ED（勃起不全）治療薬	シルデナフィル タダラフィル バルデナフィル
コレステロール低下薬	アトルバスタチン
麻薬	メサドン

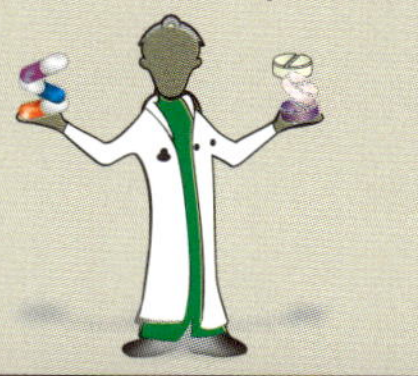

プロテアーゼ阻害薬

図34.24
プロテアーゼ阻害薬と併用する場合には注意や投与量の調節が必要な薬物の例．

X．インテグラーゼ阻害薬系AIDS治療薬

ラルテグラビル raltegravir，**エルビテグラビル** elvitegravir，**ドルテグラビル** dolutegravir，**ビクテグラビル** bictegravir，**カボテグラビル** cabotegravirはインテグラーゼ阻害薬（インテグラーゼDNA鎖転移阻害薬integrase strand transfer inhibitor，INSTI）に分類される．この薬物は，プロウイルスのDNAが宿主細胞のゲノムDNAに組み込まれるのを阻害する．宿主DNAに結合するインテグラーゼ酵素活性部位には，INSTIのキレート形成標的となる2個の2価陽イオンが存在する．INSTIはインテグラーゼの活性部位を占拠して，組込みintegrationを阻害する．長期作用型注射剤**カボテグラビル**と**リルピビリン**の併用はHIV治療に適応があり，長期作用型注射剤**カボテグラビル**単剤はHIV感染に危険性が高い場合の予防に用いられる．**エルビテグラビル**単剤投与の半減期は3時間であるが，**コビシスタット**と併用すると9時間になる．この薬物動態的ブーストにより，1日1回食後投与が可能になる．INSTIの忍容性は高く，有害作用は悪心と下痢程度である．制酸薬ともキレートを形成するために，併用するとバイオアベイラビリティが有意に低下する．制酸薬や多価陽イオンを含む薬物と併用する場合には，数時間の投与間隔が必要となる．インテグラーゼの変異によって耐性が生じる．**ラルテグラビル**と**エルビテグラビル**の間には交差耐性が生じるが，**ドルテグラビル**と**ビクテグラビル**は他のINSTIとの交差耐性は限定的である．

臨床応用 34.1：インテグラーゼDNA鎖転移阻害薬の選択

INSTI（インテグラーゼDNA鎖転移阻害薬）はHIV治療開始薬の1つとなっている．ほとんどのHIV感染の治療開始レジメンには1種類のINSTI（**ドルテグラビル**か**ビクテグラビル**）および2種類のNRTIあるいは**ドルテグラビル/ラミブジン**が含まれている．ほとんどの場合，このINSTIが含まれるレジメンは有効であり，有害作用や薬物相互作用が比較的少ない．INSTIの選択は，投与量，薬物相互作用，治療不成功時の薬物耐性ウイルスの発生頻度，腎機能への影響，有害作用などに基づいて行われる．**ビクテグラビル**の利点は，1日1回投与であること，開始レジメンの1つとして完成した**ビクテグラビル/エムトリシタビン/テノホビルアラフェナミド**合剤があることである．耐性は遺伝的に生じにくく，食事制限を必要としない．欠点としては，多価カチオンを含む薬物やサプリメントと同時に摂取すると経口吸収率が低下することである．また，クレアチニンの尿細管分泌を阻害するために，0.1 mg/dLほどクレアチニンの血清濃度を上昇させる．**リファンピシン**（強力なCYP誘導薬であることが理由とされる）とは併用できない．**ドルテグラビル**の利点は，1日1回投与であること，**ラミブジン**あるいは**アバカビル/ラミブジン**との合剤があり，開始レジメンの1つとして完成していることである．耐性は遺伝的に生じにくく，CYP3A4を介する相互作用は比較的低い．**ドルテグラビル**の欠点は，多価カチオンとの薬物相互作用，クレアチニンの尿細管分泌を阻害するために0.1～0.15 mg/dLほどクレアチニンの血清濃度を上昇させること，他の薬物より不眠や頭痛の発生頻度が高いことである．また，**ドルテグラビル/アバカビル/ラミブジン**の合剤はそれぞれの単剤よりも錠剤サイズが大きい．最近のデータでは，INSTI含有レジメンの方が非含有レジメンよりも体重増加する．臨床的には，既知の利点や欠点を勘案してINSTIの選択が行われる．

XIII. 薬物動態(PK)に基づいた作用増強薬(エンハンサー)

A. リトナビルritonavir

リトナビルは単剤としてはもはや用いられなくなったプロテアーゼ阻害薬(PI)である．が，他のPIの"薬物動態的増強薬(ブースター，エンハンサー)"として用いられている．**リトナビル**はCYP3Aの強力な阻害薬であり，低用量の**リトナビル**を併用すると他のPIのバイオアベイラビリティを増加させ，投与量を軽減し投与間隔を延長することができる．ブーストされるとPIのC_{min}(最低血中濃度)が上昇するため，耐性出現を軽減することも期待できる．PIと**リトナビル**の併用はHIV治療開始レジメンに含まれることがある．**リトナビル**は主としてCYP3A4とCYP2D6によって代謝され，胆汁分泌により排出される．半減期は3～5時間である．**リトナビル**は基本的にはCYP阻害薬であるが，一部のCYPサブタイプの誘導作用もある．そのためにさまざまな薬物相互作用が存在する．

B. コビシスタットcobicistat

コビシスタットはHIV治療薬の薬物動態的エンハンサーとして併用される．CYP3A阻害薬であり，**アタザナビル**と**ダルナビル**といったPIや**エルビテグラビル**(INSTI)のバイオアベイラビリティを上昇させるために，それらと併用される．**コビシスタット**はCYP3AとCYP2D6，およびP糖タンパク質(P-gp)を阻害するので，さまざまな薬物相互作用が生じる．クレアチニンの尿細管分泌を阻害するために血清クレアチニンが上昇する．

薬物	主な副作用と注意点
アタザナビル	悪心，腹部不快感，頭痛，発疹，高ビリルビン血症
ダルナビル	悪心，腹部不快感，頭痛，発疹
ホスアンプレナビル	悪心，下痢，嘔吐，口および口周囲の感覚異常，発疹
ロピナビル/R	胃腸障害，高脂血症，インスリン抵抗性
ネルフィナビル	下痢，悪心，鼓腸，発疹
リトナビル	下痢，悪心，味覚異常，嘔吐，貧血，肝臓系酵素上昇，トリグリセリド上昇．カプセル剤は冷蔵保存が必要(錠剤では不要)．食事と服用．ミルクココアによって悪味が軽減．
サキナビル	下痢，悪心，腹部不快感，トランスアミラーゼ上昇．高脂肪食と服用か，十分な食事後2時間以内に服用．
チプラナビル	悪心，嘔吐，下痢，発疹，重篤な肝障害，頭蓋内出血

図 34.25
プロテアーゼ阻害薬の要約．[注：ロピナビル/Rはリトナビルとの合剤である．リトナビルはロピナビルの代謝を抑制し，血中濃度を上昇させる．]

34 章の要約

1. ウイルス単独では代謝過程を実行することはできず，宿主生物の細胞内でのみ複製する．いくつかのウイルスに有効な抗ウイルス薬が使用可能であり，予防にも用いられる．
2. インフルエンザAとBは呼吸器ウイルス感染症であり，ノイラミニダーゼ阻害薬，**オセルタミビル**，**ザナミビル**，**ペラミビル**が汎用される．投与経路はさまざまであるが，症状発現から48時間以内の投与が必要である．インフルエンザ患者と接触したときには，曝露後予防にも用いられる．
3. B型肝炎ウイルス(HBV)は肝細胞で増殖して肝細胞を破壊する．ヌクレオシ(チ)ド・アナログの**テノホビル**や**エンテカビル**で治療される．ペグインターフェロンα-2aも使用されるが，皮下注射であり，インフルエンザ様反応の出現により，その使用は限定的である．
4. C型肝炎ウイルス(HCV)も肝臓感染症であり，ウイルス生活環のさまざまな段階を標的とするDAAの併用療法が行われる．DAAにはNS3/NS4Aプロテアーゼ阻害薬，NS5Bポリメラーゼ阻害薬，NS5A複製複合体阻害薬があり，このなかの少なくとも2種類の併用療法が行われる．
5. ヘルペスウイルスはさまざまな疾患の要因となるが，有効な抗ウイルス薬がある．**ホスカルネット**と**シドホビル**以外はヌクレオシド・アナログである．**アシクロビル**は，ウイルスのチミジンキナーゼで活性化され，ウイルスのDNAポリメラーゼを阻害し，ウイルスのDNA合成を抑制する抗ヘルペス薬のプロトタイプ薬である．ほとんどのHSV1型と2型には**アシクロビル**，**ファムシクロビル**，**バラシクロビル**が有効である.

6. ヒト免疫不全ウイルス(HIV)ではNRTI, NNRTI, PI, インテグラーゼ阻害薬, 侵入阻害薬を適切に組み合わせた併用療法が行われる. 薬物動態的エンハンサーが薬物濃度を上昇させるために併用される. HIVの初期治療では, 2種類のNRTIとインテグラーゼ阻害薬, NNRTI, PIのいずれか1種類の併用療法が行われる.

学習問題

最も適当な答えを1つ選択せよ.

34.1 インフルエンザの治療に静注されるのはどれか.
A. オセルタミビル
B. ペラミビル
C. ザナミビル
D. バロキサビルマルボキシル

正解 B. ペラミビルが静注される. オセルタミビルとバロキサビルマルボキシルは経口投与である. ザナミビルは吸入投与される.

34.2 24歳女性が性器ヘルペスと診断された. 投与すべき薬物はどれか.
A. バラシクロビル
B. シドホビル
C. ガンシクロビル
D. ザナミビル

正解 A. 単純ヘルペス感染症にはバラシクロビル, ファムシクロビル, ペンシクロビル, アシクロビルが認可されている. シドホビルとガンシクロビルはCMV感染症に用いられる. ザナミビルはインフルエンザに用いられる.

34.3 慢性B型肝炎の治療中の女性患者にファンコニー症候群(近位尿細管の全般的障害)が生じた. その原因となった抗HBV薬はどれか.
A. エンテカビル
B. リバビリン
C. ラミブジン
D. テノホビルアラフェナミドフマル酸塩

正解 D. ファンコニー症候群(腎毒性)はテノホビルアラフェナミドフマル酸塩で生じる. この有害作用はラミブジンやエンテカビルではまれである. リバビリンはHBVではなくHVCの治療に用いられる.

34.4 ウイルス複製の足場となるmembranous web(複製オルガネラ)の形成を阻害するHVC治療薬DAAはどれか.
A. NS3A/NS4Aプロテアーゼ阻害薬
B. NS5Bポリメラーゼ阻害薬
C. NS5A複製複合体阻害薬
D. インターフェロン

正解 C. NS5A阻害薬はウイルス複製の足場となるmembranous web(複製オルガネラ)の形成を阻害する. NS3A/NS4Aプロテアーゼ阻害薬はHCV RNAにコードされている一本鎖タンパク質から活性型タンパク質を切り出すプロテアーゼを阻害する. NS5Bポリメラーゼ阻害薬はHCVゲノムの複製を行うRNAポリメラーゼを阻害する. インターフェロンの作用機序は完全には解明されていない.

34.5 ジェノタイプ1型HCV感染の59歳男性(未治療, 非肝硬変)が治療開始のために受診した. 胃食道逆流症(GERD)の既往があり, 経口オメプラゾール40 mgを1日1回で服用している. 最善の治療薬はどれか.
A. ペグ化インターフェロン+リバビリン
B. ソホスブビル
C. グレカプレビル/ピブレンタスビル
D. ソホスブビル/レジパスビル

正解 C. ジェノタイプ1型の未治療の非肝硬変患者にはグレカプレビル/ピブレンタスビルが推奨される. ソホスブビル単剤治療はDAA併用療法が原則なので不可である. かつての標準治療であったペグ化インターフェロン+リバビリンはより有効で有害作用の少ないDAAの登場により非推奨となった. ソホスブビル/レジパスビルはレジパスビルの吸収率がオメプラゾールにより低下する.

34.6 HIV感染症の30歳男性がARTプロトコールで治療されている．治療開始後4週間で，発熱，発疹，胃腸管不快感を訴えて救急を受診した．HLA-b*5701テストは陽性であった．以下の薬物でこの症状を最も起こしやすいのはどれか．

A．ジドブジン
B．ネルフィナビル
C．アバカビル
D．エファビレンツ
E．ダルナビル

正解　C． アバカビル過敏性反応の特徴は発熱，発疹，胃腸管不快感などである．ただちに服用を中止する必要がある．また，再投与してはならない．

34.7 HIV感染症の62歳の患者がエルビテグラビル/コビシスタット/エムトリシタビン/テノホビルジソプロキシルフマル酸塩で治療され，HIV RNA未検出が維持されている．エルビテグラビル/コビシスタット/エムトリシタビン/テノホビルアラフェナミドへの変更が検討された．テノホビルジソプロキシルフマル酸塩からテノホビルアラフェナミドに変更する理由はどれか．

A．食事制限が不要
B．薬物相互作用が少ない
C．1日2回の投与となる
D．腎毒性と骨抑制が小さい

正解D． テノホビルジソプロキシルフマル酸塩とテノホビルアラフェナミドの活性型薬物は同じである．しかし，腎毒性と骨抑制は小さい．両者とも1日1回，食事と一緒に服用する必要がある．両者ともテノホビルのプロドラッグであり，代謝されてテノホビルになるために，薬物相互作用は同等である．

34.8 経口HIVウイルス侵入阻害薬はどれか．

A．マラビロック
B．エンフビルチド
C．イバリズマブ
D．ラルテグラビル

正解　A． マラビロックとホステムサビルが経口HIVウイルス侵入阻害薬である．エンフビルチドも侵入(融合)阻害薬であるが，皮下注射で投与される．イバリズマブは侵入(接着)阻害薬であるが，静注される．ラルテグラビルはINSTIである．

34.9 HIV感染症の治療経験がある64歳男性が，アタザナビルを含むレジメンで治療されている．併用を避けるべき薬物はどれか．

A．メトプロロール
B．プラバスタチン
C．メトロニダゾール
D．オメプラゾール

正解　D． アタザナビルの吸収には酸性環境が必要である．治療歴があるAIDS患者の治療レジメンの多くではオメプラゾールといったプロトンポンプ阻害薬は併用禁忌である．メトプロロール，プラバスタチン，メトロニダゾールとの薬物相互作用は知られていない．

34.10 重症SARS-CoV-2(COVID-19)の治療のために55歳男性が受診した．治療レジメンに含むべきなのはどれか．

A．エンテカビル
B．ファムシクロビル
C．ペラミビル
D．レムデシビル

正解　D． レムデシビルはSARS-CoV-2のRNA依存性RNAポリメラーゼを阻害するアデノシン・アナログであり，COVID-19の複製を阻害する．エンテカビルはHBVの治療に用いられるグアノシン・ヌクレオシドである．ファムシクロビルはヘルペスウイルス，ペラミビルはインフルエンザの治療薬である．

35 抗原虫薬

アメーバ症治療薬
クロロキン
ヨードキノール
メトロニダゾール
パロモマイシン
チニダゾール
マラリア治療薬
アルテメテル/ルメファントリン
アルテスナート
アトバコン/プログアニル
クロロキン
メフロキン
プリマキン
ピリメタミン
キニーネ
タフェノキン
アトバコン
トリパノソーマ症治療薬
ベンズニダゾール
エフロルニチン
メラルソプロール
ニフルチモックス
ペンタミジン
スラミン
リーシュマニア症治療薬
ミルテフォシン
スチボグルコン酸ナトリウム
トキソプラズマ症治療薬
ピリメタミン
ジアルジア症治療薬
メトロニダゾール
ニタゾキサニド
チニダゾール

図 35.1
抗原虫薬のまとめ.

Ⅰ. 概　要

原虫感染症は，公衆衛生が十分に浸透しておらず，媒介ベクターの管理が不十分な開発途上の熱帯地域および亜熱帯地域で流行している感染症である．しかしながら，世界各地への旅行が珍しいものではなくなり，原虫症は，ある特定の地域に限局されているとはいえなくなっている．これらの病原体は真核生物に属し，単細胞の原虫細胞であっても，原核生物である細菌よりもはるかにヒト宿主細胞に代謝過程が類似している．そのために，原虫疾患は細菌感染症よりも治療が困難であり，神経細胞，尿細管細胞，小腸や骨髄の幹細胞といった，代謝活性が高い宿主細胞には，抗原虫薬は重篤な有害作用をもたらすことがしばしばである．ほとんどの抗原虫薬の妊婦への安全性は確立していない．原虫感染症に用いられる薬物を図 35.1 に要約した．[注：本章で説明している薬物の一部は，米国以外では使用されていても，米国では入手困難である．米国疾病管理予防センター Centers for Disease Control and Prevention (CDC) はほとんどの原虫感染症治療薬を提供している.]

Ⅱ. アメーバ症 amebiasis 治療薬

アメーバ症（アメーバ赤痢 amebic dysentery）は，赤痢アメーバ *Entamoeba hitolytica* による腸感染症である．赤痢アメーバは開発途上国で流行しており，主として，汚染された食事や水の摂取によって糞口感染する．多くの感染者は無症候感染であるが，宿主やトロホゾイト（活発に活動する栄養体）の状態によってさまざまな症状が出現する．確定診断は新鮮便からの赤痢アメーバの検出による．治療は急性患者ばかりでなく無症候患者も対象となる．無症候患者の休眠赤痢アメーバが将来的に活動を開始する可能性もあるし，また他への感染源ともなりうるからである．赤痢アメーバの生活環を図 35.2 に概説した．アメーバ症治療薬は，その作用部位に基づいて，管腔性，全身性，混合性（管腔性と全身性）殺アメーバ薬に分類される（図 35.2）．たとえば，管腔性殺アメーバ薬は腸の管腔内のアメーバに作用し，全身性殺アメーバ薬は腸管壁内と肝臓内のアメーバに有効である．混合性殺

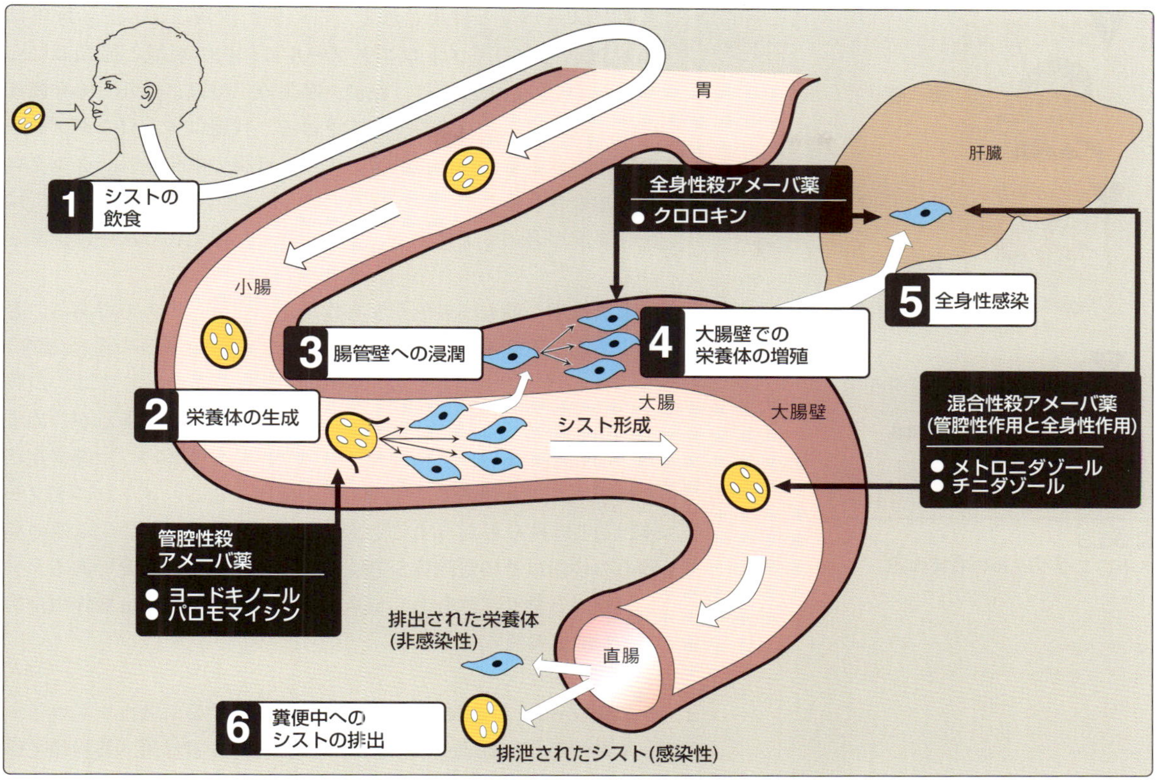
胃
肝臓
1 シストの飲食
全身性殺アメーバ薬
● クロロキン
小腸
5 全身性感染
3 腸管壁への浸潤
4 大腸壁での栄養体の増殖
2 栄養体の生成
大腸
シスト形成
大腸壁
混合性殺アメーバ薬(管腔性作用と全身性作用)
● メトロニダゾール
● チニダゾール
管腔性殺アメーバ薬
● ヨードキノール
● パロモマイシン
排出された栄養体(非感染性)
直腸
6 糞便中へのシストの排出
排泄されたシスト(感染性)

図 35.2
赤痢アメーバの生活環とアメーバ症治療薬の作用部位．

アメーバ薬は，管腔内感染にも全身性感染にも有効であるが，管腔内の有効濃度は単剤で治療するには不十分である．

A．混合性殺アメーバ薬(メトロニダゾールとチニダゾール)

1．メトロニダゾール metronidazole：**メトロニダゾール**は，ニトロイミダゾール系混合性殺アメーバ薬であり，アメーバ感染症治療の選択薬である．[注：**メトロニダゾール**は，ランブル鞭毛虫 *Giardia lamblia*，腟トリコモナス *Trichomonas vaginalis*，嫌気性球菌，嫌気性グラム陰性桿菌(たとえばバクテロイド属)感染症にも汎用されている．**メトロニダゾール**は，嫌気性グラム陽性桿菌，たとえばクロストリジオイデス・ディフィシル *Clostridioides difficile* による偽膜性大腸炎治療の選択薬でもある．

a．**作用機序**：アメーバは，代謝的電子除去反応に関与したフェレドキシン ferredoxin 様の低酸化還元電位の電子伝達系タンパク質をもつ．**メトロニダゾール**のニトロ基は電子受容体として機能し，タンパク質や DNA と結合してアメーバ栄養体を殺す還元型の細胞毒性複合体となる．

b．**薬物動態**：**メトロニダゾール**は経口投与によって迅速にまた完全に吸収される．[注：アメーバ症の治療では，通常は**ヨードキノール** iodoquinol や**パロモマイシン** paromomycin といった管腔

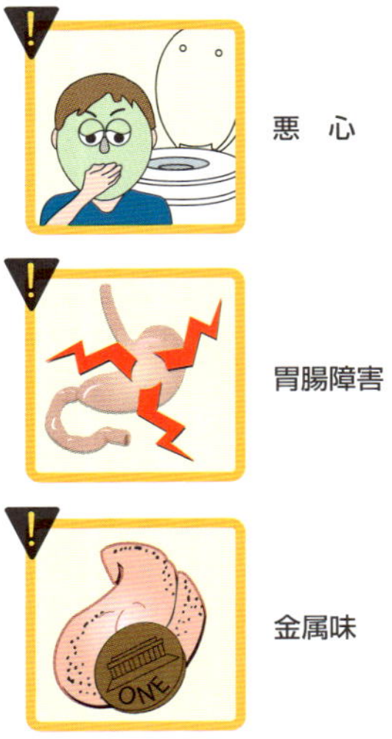
悪　心
胃腸障害
金属味

図 35.3
メトロニダゾールの有害作用.

性殺アメーバ薬と併用される．この併用療法により，治療率は 90% 以上となる．］**メトロニダゾール**は体内の組織と組織液に広く分布する．治療濃度は，腟液，精巣液，唾液，母乳，脳脊髄液 cerebrospinal fluid（CSF）で到達される．代謝は**メトロニダゾール**の側鎖がさまざまな酸化酵素によって肝臓で酸化され，グルクロン酸抱合されることによって行われる．重篤な肝疾患の患者では薬物濃度が著しく上昇する．未代謝物と代謝産物は尿中に排泄される．

c．**有害作用**：最も一般的な有害作用は消化管系のものである．悪心，嘔吐，上腹部不快感，腹部痙攣，不快な金属様味覚（金属味）もしばしば生じる（図 35.3）．その他の有害作用としては，口腔カンジダ症（口腔の真菌感染症），そして，まれではあるが，めまい，回転性めまい，末梢神経系麻痺や感覚異常といった神経症状が出現することがあり，服用中止の要因となる．**メトロニダゾール**は QT 延長をもたらすことがある．QT 延長を生じうる他の薬物との併用はその危険性が高くなるために注意が必要である．アルコールと併せて飲むと，**ジスルフィラム** disulfiram 様作用が生じる（47 章参照）．

2．**チニダゾール tinidazole**：**チニダゾール**は第二世代ニトロイミダゾール系であり，抗原虫スペクトル，吸収，有害作用，薬物相互作用は**メトロニダゾール**と類似している．アメーバ症，アメーバ性肝膿瘍，ジアルジア症，トリコモナス症の治療薬として使用されている．**チニダゾール**は**メトロニダゾール**と同等に有効であるが，**メトロニダゾール**よりは高価である．CYP3A4 によって代謝されるため，CYP3A4 誘導薬あるいは阻害薬と併用すると，**チニダゾール**の濃度はそれぞれ低下あるいは上昇する．有害作用には胃腸管不快感と金属味感覚がある．治療中は飲酒してはならない．

B．管腔内殺アメーバ薬

小腸侵入性あるいは小腸外アメーバ症の治療が終了した後，**ヨードキノール**，**フロ酸ジロキサニド** diloxanide furoate，**パロモマイシン**といった管腔内殺アメーバ薬を，無症候性定着 colonization を治療するために投与する必要がある．

1．**ヨードキノール iodoquinol**：この薬物はハロゲン化 8-ヒドロキシキノリンで，赤痢アメーバに殺虫的であり，管腔栄養体とシストに有効である．有害作用には，発疹，下痢，まれな視神経炎など濃度依存性の末梢神経障害などがある．長期投与は避けるべきである．

2．**パロモマイシン paromomycin**：この薬物は，アミノグリコシド系抗生薬で，消化管からほとんど吸収されることがないために，赤痢アメーバの小腸（管腔内）型にのみ有効である．**パロモマイシン**は，直接的に殺アメーバ作用をもち，さらに，小腸細菌叢を減少することによる抗アメーバ作用もある．クリプトスポリジウム症とジアルジア症の代替薬でもある．胃腸管不快感と下痢がおもな有害作用である．

C．全身性殺アメーバ薬

全身性殺アメーバ薬**クロロキン** chloroquine は消化管外アメーバ症，肝膿瘍や腸管壁感染症の治療に有効である．

クロロキンはアメーバ性肝膿瘍の予防と治療に，**メトロニダゾール**と併用される．ニトロイミダゾール系に不忍容の場合の代替薬でもある．肝膿瘍の栄養体を駆除するが，管腔内アメーバ症には無効である．したがって，管腔内殺アメーバ薬を続いて投与する必要がある．**クロロキン**はマラリアの代表的な治療薬であり，詳細についてはマラリアの節で説明されている．

アメーバ症の治療の要約は図 35.4 に示した．

臨床症状	薬物
無症候性 シストキャリア	ヨードキノール あるいは パロモマイシン
下痢/赤痢症状	メトロニダゾール に加え ヨードキノール あるいは パロモマイシン
アメーバ性肝膿瘍	メトロニダゾール （あるいはチニダゾール） に加え ヨードキノール あるいは パロモマイシン

図 35.4
アメーバ症の一般的な治療薬．

III．マラリア malaria の化学療法

マラリアの原因には 4 種類のプラスモディウム *Plasmodium*（原虫）がある．この寄生虫は湿度の高い湿地で繁殖するハマダラカに刺されたヒトに伝染する．マラリアの古典的な初発症状は頭痛や倦怠感であり，その後，発熱，悪寒，発汗が出現する．熱帯熱マラリア原虫 *Plasmodium falciparum* は最も危険な原虫であり，重症マラリアの主因である．抗原虫血症となり，持続する高熱や多臓器不全が生じる．毛細管閉塞を生じ，ただちに治療しなければ致死的である．三日熱マラリア原虫 *Plasmodium vivax*，四日熱マラリア原虫 *Plasmodium malariae*，卵型マラリア原虫 *Plasmodium ovale* は熱帯熱マラリア原虫よりもマラリア症状は軽い．しかし，三日熱マラリア原虫と卵型マラリア原虫は肝臓で休眠状態となり，数カ月～数年後に再燃しうる．サルマラリア原虫 *Plasmodium knowlesi* は従来はヒト以外の霊長類のみに感染すると考えられていたが，東南アジアでは，まれならず，ヒトの感染例が明らかになってきた．蚊の殺虫剤への耐性，原虫の薬物耐性により，とくに熱帯熱マラリアについて，新しい対処法が求められている．原虫の生活環と治療法の作用部位について，図 35.5 に要約した．

A．プリマキン primaquine

プリマキンは，8-アミノキノリン 8-aminoquinoline 系経口薬であり，マラリア原虫の一次赤外型（肝臓型）原虫と三日熱マラリア原虫と卵形マラリア原虫の再燃時のヒプノゾイト hypnozoite（休眠体）を駆除する．さらに，血中の 4 種類すべてのマラリア原虫の生殖母体 gametocyte も破壊するか，あるいはその後の蚊体内における成熟を阻害し，疾患の感染を防ぐ．[注：**プリマキン**はマラリアの赤内型シゾント schizont（分裂体）には無効であり，単剤治療は行われない．]

1．作用機序：詳細は不明であるが，**プリマキン**の代謝中間体が酸化薬として働き，原虫ミトコンドリアの代謝過程を強く阻害する．この代謝中間体は，殺シゾント作用を発揮するとともに，メトヘモグロビ

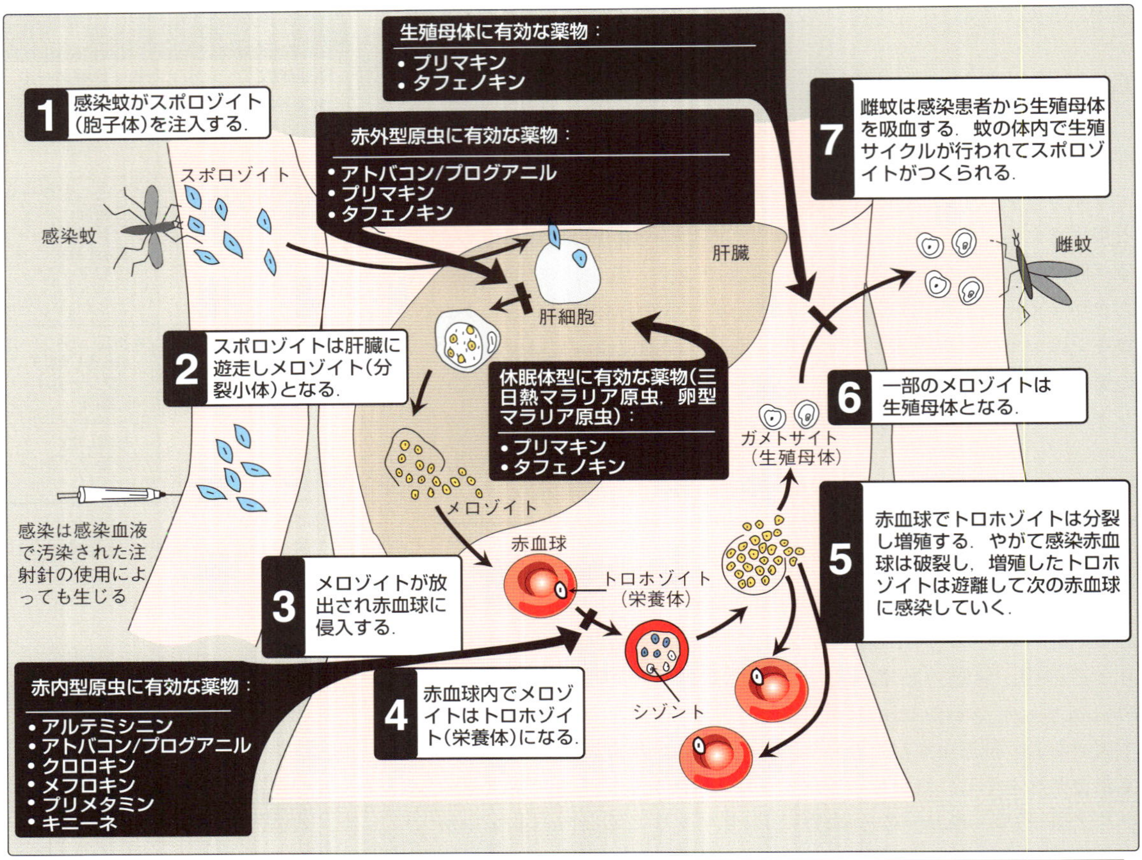
生殖母体に有効な薬物：
• プリマキン
• タフェノキン
1 感染蚊がスポロゾイト(胞子体)を注入する.
赤外型原虫に有効な薬物：
• アトバコン/プログアニル
• プリマキン
• タフェノキン
7 雌蚊は感染患者から生殖母体を吸血する. 蚊の体内で生殖サイクルが行われてスポロゾイトがつくられる.
スポロゾイト
感染蚊
肝臓
雌蚊
肝細胞
2 スポロゾイトは肝臓に遊走しメロゾイト(分裂小体)となる.
休眠体型に有効な薬物(三日熱マラリア原虫, 卵型マラリア原虫)：
• プリマキン
• タフェノキン
6 一部のメロゾイトは生殖母体となる.
ガメトサイト(生殖母体)
メロゾイト
感染は感染血液で汚染された注射針の使用によっても生じる
赤血球
5 赤血球でトロホゾイトは分裂し増殖する. やがて感染赤血球は破裂し, 増殖したトロホゾイトは遊離して次の赤血球に感染していく.
3 メロゾイトが放出され赤血球に侵入する.
トロホゾイト(栄養体)
赤内型原虫に有効な薬物：
• アルテミシニン
• アトバコン/プログアニル
• クロロキン
• メフロキン
• プリメタミン
• キニーネ
4 赤血球内でメロゾイトはトロホゾイト(栄養体)になる.
シゾント

図 35.5
抗マラリア薬の作用部位を示しているマラリア原虫の生活環.

ン血症といった有害作用の原因とされる.

2. 薬物動態：**プリマキン**は経口投与で十分に吸収され, 組織や赤血球蓄積性はない. 容易に酸化されてさまざまな代謝産物となるが, その代表的なものが脱アミノ化物である. 代謝産物のどれが殺シゾント作用をもっているのかは不明である. 代謝産物の尿中排泄はわずかである.

3. 有害作用：**プリマキン**は, 遺伝的にグルコース-6-リン酸デヒドロゲナーゼ glucose-6-phosphate dehydrogenaseの活性が低い患者(図35.6)で薬物性溶血性貧血をもたらす. 大量服用で出現しうる有害作用としては, とくに**クロロキン**と併用した場合の腹部不快感(これによって服用アドヒアランス adherence(コンプライアンス)が低下する), 時としてメトヘモグロビン血症が生じる. 顆粒球減少症や無顆粒球症はまれであるが, **プリマキン**は妊婦, 関節リウマチや全身性エリテマトーデス systemic lupus erythematous (SLE)患者には禁忌である. すべての種類のマラリア原虫で**プリマキン**耐性が生じる可能性がある.

B．タフェノキン tafenoquine

タフェノキンは長期作用型8-アミノキノリンであり，一次赤外型（組織肝臓型）原虫（プラスモディア plasmodia）と再燃マラリア（三日熱マラリア，卵形マラリア）の休眠体（ヒプノゾイト）を除去する．急性マラリアへの適応はない．三日熱マラリア，卵形マラリアの休眠肝臓期（休眠体）に再燃予防に用いられる．また，**クロロキン**と同様に単剤治療は不可である．マラリア流行地への旅行者には予防薬（化学予防）としても使用される．**プリマキン**よりも半減期が長く，3日間の負荷投与を行った後，週1回投与される．再燃の予防には単回投与される．有害作用としては，めまい，悪心，嘔吐，頭痛がある．予防投与の際は，肝酵素上昇，不眠，抑うつ，悪夢，不安が生じうる．グルコース-6-リン酸デヒドロゲナーゼ欠損患者には禁忌である．

C．クロロキン chloroquine

クロロキンは，合成4-アミノキノリンであり，長年，抗マラリア療法の中心であった．しかし，一部の中央アメリカを除いて，ほとんどの流行地域では，耐性熱帯熱マラリアが蔓延しており，使用は限定的となってしまった．**クロロキン**は三日熱マラリアには有効性が相対的に低い．**クロロキン**はクロロキン感受性マラリアが流行している地域に旅行する場合の予防薬として用いられる．**クロロキン**＊1は前節で説明したように腸管外アメーバ症にも有効である．

1．作用機序：

クロロキンの作用機序の詳細はいまだに不明ではあるが，図35.7に概略を記した．赤血球と原虫の細胞膜を通過して，**クロロキン**（2価弱塩基）は原虫の酸性の食胞 food vaculoe内に主としてイオントラップにより蓄積する．原虫は食胞で宿主細胞のヘモグロビンを消化して必須アミノ酸を得る．しかし，この過程では原虫にとって有害な可溶性ヘムが大量に生成される．原虫は自分を守るために，ヘムを重合してヘモゾイン hemozoin（一種の色素）として，食胞のなかで隔離する．**クロロキン**はヘムに特異的に結合して，ヘモゾインへの重合を阻害する．pHの上昇とヘムの蓄積で活性酸素によるリン脂質膜の酸化的傷害が生じ，原虫と赤血球の両者が融解する．

2．薬物動態：

クロロキンは経口投与によって速やかに，そして完全に吸収される．分布容積は著しく大きく，赤血球，肝臓，脾臓，腎臓，肺，メラニン組織，白血球に高濃度に分布する．赤血球内には長く貯留する．この薬物は中枢神経系 central nervous system（CNS）にも分布し，胎盤も通過する．**クロロキン**は肝臓の多機能酸化酵素によって脱アルキル化されるが，代謝産物のなかにも抗マラリア作用をもっているものがある．**クロロキン**そのものとその代謝産物はおもに尿中に排泄される．

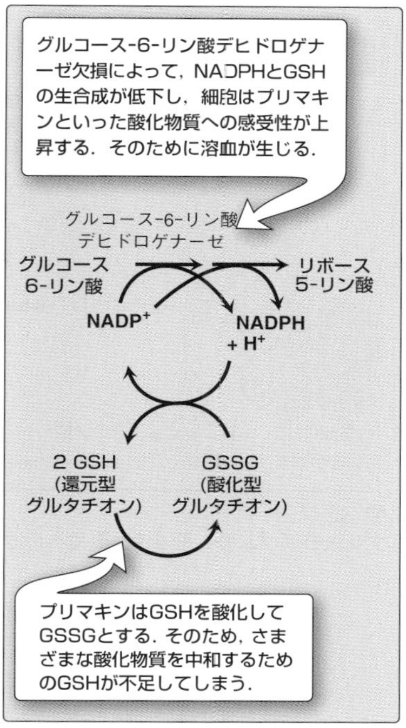
グルコース-6-リン酸デヒドロゲナーゼ欠損によって，NADPHとGSHの生合成が低下し，細胞はプリマキンといった酸化物質への感受性が上昇する．そのために溶血が生じる．
グルコース-6-リン酸デヒドロゲナーゼ
グルコース6-リン酸
リボース5-リン酸
NADP+
NADPH + H+
2 GSH（還元型グルタチオン）
GSSG（酸化型グルタチオン）
プリマキンはGSHを酸化してGSSGとする．そのため，さまざまな酸化物質を中和するためのGSHが不足してしまう．

図35.6
プリマキン誘発性溶血性貧血の機序．GSH＝還元型グルタチオン，GSSG＝酸化型グルタチオン，$NADP^+$＝ニコチンアミドアデニンジヌクレオチドリン酸，NADPH＝還元型ニコチンアミドアデニンジヌクレオチドリン酸．

＊1（訳者注）：クロロキン類似のヒドロキシクロロキンは関節リウマチ，全身性エリテマトーデス，円盤状エリテマトーデスにも用いられる．

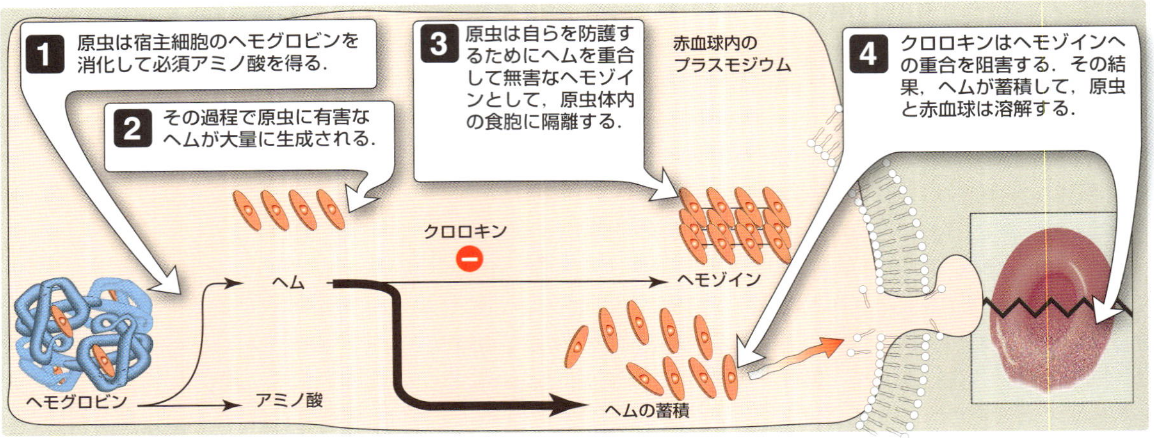

1 原虫は宿主細胞のヘモグロビンを消化して必須アミノ酸を得る.
2 その過程で原虫に有害なヘムが大量に生成される.
3 原虫は自らを防護するためにヘムを重合して無害なヘモゾインとして，原虫体内の食胞に隔離する.
赤血球内のプラスモジウム
4 クロロキンはヘモゾインへの重合を阻害する．その結果，ヘムが蓄積して，原虫と赤血球は溶解する.
クロロキン
ヘム
ヘモゾイン
ヘモグロビン
アミノ酸
ヘムの蓄積

図 35.7
プラスモジウムのヘモゾイン形成へのクロロキンの作用.

3．有害作用：マラリアの予防に用いられる程度の低用量では有害作用はほとんど生じない．高濃度になると，胃腸管不快感，瘙痒感，頭痛といった有害作用が生じるようになる(図 35.8)．長期使用では網膜毒性による視覚障害の危険性があり[*2]，眼科的検査は定期的に行うべきである．爪床と粘膜の変色は長期投与で出現することがある．**クロロキン**は乾癬やポルフィリン症の患者には，急性障害が生じることがあるので，禁忌である．**クロロキン**はQT間隔を延長させる．同様の作用がある薬物との併用は可能な限り避けるべきである．

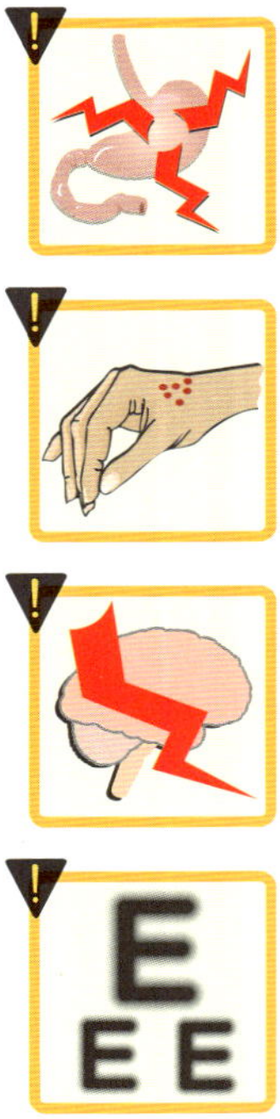

胃腸障害
発 疹
頭 痛
視覚障害

図 35.8
クロロキンの一般的な有害作用.

D．アトバコン/プログアニル atovaquone-proguanil

アトバコン/プログアニル合剤は**クロロキン**耐性の熱帯熱マラリアに有効であり，マラリア非流行地域からの旅行者の予防と治療に用いられている．耐性が生じやすいので，流行地域では一般的には使用されない．**アトバコン**はミトコンドリアの電子伝達系やATPとピリミジンの生合成を阻害するヒドロキシナフトキノンである．**プログアニル**のトリアジン活性代謝物のシクログアニルは原虫のジヒドロ葉酸還元酵素を阻害してDNA合成を抑制する．**アトバコン**はバベシア属 *Babesia* やニューモシスチス・イロベチイ *Pneumocystis jirovecii*(以前はニューモシスチス・カリニ *Pneumocystis carinii*)の治療にも用いられる[*3]．**プログアニル**はCYP2C19によって代謝されるが，CYP2C19には遺伝的多型が存在し，一部の患者では遺伝的に活性代

*2(訳者注)：クロロキン網膜症：日本では，関節リウマチなどに大量に投与され，1961年頃から約10年間にわたって発生した．マラリアの優れた治療薬であるにもかかわらず誤った使用により日本では製造中止となった．

*3(訳者注)：ニューモシスチス肺炎pneumocystis pneumonia〔原因は *Pneumocystis jirovecii* (*P. jirovecii*)〕は，かつてはカリニ肺炎とよばれていた(p.567「A．ペンタミジン」の項参照)．1900年代初頭に発見された当初は，病原体の *Pneumocystis carinii* は原虫と考えられていた．1980年代の後半にリボソーム遺伝子の解析から真菌の一種であることが確定し改名された．本来はイロベチイ肺炎であるが，ニューモシスチス肺炎の名称が定着している．

謝物シクログアニルの産生が低下していることがある．**アトバコン/プログアニル**合剤は食事やミルクと服用することによって吸収が増加する．代表的な有害作用は，悪心，嘔吐，腹痛，頭痛，下痢，食欲不振，めまいなどである．

E．メフロキン mefloquine

メフロキンはすべての種類のマラリアの予防に有効なキニン類似のメチルキノリン薬物である．**プリマキン**もしくは**タフェノキン** tafenoquineと併用して三日熱マラリアの治療にも用いられる．また，**アルテミシニン** artemisinin系と併月して，多剤耐性熱帯熱マラリアの治療に用いられる．その作用機序についてはいまだに不明である．とくに東南アジアで耐性株も報告されている．**メフロキン**は経口投与で十分に吸収され，広汎に分布し，赤血球に蓄積する．広範な組織分布と，腸肝循環のために，その半減期は20日と長い．この薬物は部分代謝され，おもな排出経路は糞便中である．高用量での有害作用は，悪心，嘔吐，めまい感から，見当識障害，幻覚，抑うつまでと幅広い．神経精神的副作用の危険性があるので，他の薬物が使用できないときに用いられる．**メフロキン**と**キニーネ**あるいは**キニジン** quinidineを併用すると心電図異常と心停止が発生しうる．

F．キニーネ quinine

キナ皮から抽出されたアルカロイドの**キニーネ**は，ヘム重合を阻害して赤内型原虫を殺虫する．この薬物は重症感染症や**クロロキン**耐性なマラリア感染症の予備薬である．**キニーネ**は通常は**ドキシサイクリン** doxycycline，**テトラサイクリン** tetracycline，あるいは**クリンダマイシン** clindamycinと併用される(三日熱マラリアの治療では，再燃予防のために**プリマキン**か**タフェノキン**が併用される)．経口投与された**キニーネ**は体全体に広く分布する．**キニーネ**のおもな有害作用は，悪心，嘔吐，耳鳴り，回転性めまいが生じる症候群である**キニーネ**中毒である．これらの症状は可逆的であり，治療を中止する理由にはあたらないとされている．しかし，溶血性貧血のクームス試験が陽性になった場合には，**キニーネ**を中止する必要がある．

G．アルテミシニン artemisinin

アルテミシニンは，中国で高熱やマラリアの治療に何世紀にもわたって使用されていた漢方薬の中国ヨモギ ginghaosuから抽出された．**アルテミシニン**(あるいはその派生薬)は多剤耐性熱帯熱マラリアの第一選択薬として推奨されている．**アルテミシニン**系の抗マラリア作用は原虫の食胞でヘム鉄による薬物エンドペルオキシド鎖の切断によって生じるフリーラジカル産生が関与する．経口剤，坐剤，筋注剤，静注剤があるが，半減期が短いので予防には使用できない．静注剤の**アルテスナート** artesunateは入手できれば重症マラリアに優れた効果を発揮する．[注：重症な三日熱マラリアや卵形マラリアの治療では，**アルテスナート**は**プリマキン**や**タフェノキン**など休眠肝臓期に有効な薬物を併用する必要がある．] **アルテスナート**静注で治療を開始した後，治療完了まで経口投与で継続する必要がある．他の抗マラリア薬と**アルテミシニン**系の併用，**アルテミシニン**併用療法 artemisinin-based combination therapy（ACT）は耐性対策に推奨されている．たとえば，**アルテメテル** artemether と**ルメファントリン** lumefantrine の合剤が製造されている．本合剤は重症マラリアの治療に非経口投与後に完治のために投与される．単純マラリアにも使用される．[注：**ルメファントリン**は**キニーネ**や**メフロキン**に類似した抗マラリア薬である．] **アルテスナート**の有害作用は血小板減少症，溶血性貧血，肝酵素上昇，高ビリルビン血症である．**アルテメテル/ルメファントリン**では，悪心，嘔吐，下痢などが生じうる．過敏反応も生じうる．

H．ピリメタミン pyrimethamine

ピリメタミンは原虫のジヒドロ葉酸還元酵素を阻害して，核酸合成に必要な補因子であるテトラヒドロ葉酸の産生を低下させる．血中殺シゾントとして作用する．とくに，蚊にヒト血液と一緒に摂取された**ピリメタミン**は強力な殺スポロゾイト能を発揮する．マラリアには単剤では用いられない．スルホンアミド抗菌薬の合剤が使用されている．この合剤への耐性も出現しているため，**アルテミシニン**派生薬などとの併用が行われる．**スルファジアジン** sulfadiazine と併用してトキソプラズマ *Toxoplasma gondii* に用いられる．**ピリメタミン**治療によって巨赤芽球性貧血が生じた場合には，**ロイコボリン** leucovorin での対処が可能である．図 35.9 にマラリア治療の選択肢をいくつか示した．

Ⅳ．バベシア症 babesiosis の化学療法

バベシア症は原虫バベシア属の赤血球内感染症である．バベシア属は世界中に分布しているマダニ科による刺傷の際に感染する．輸血によっても感染する．バベシア感染症は近年，増加傾向であり，流行地域では献血の際のスクリーニングが必要となっている．診断は血液スメアの顕微鏡的観察か，バベシア DNA の PCR 検出によって行われる．症状は食欲不振，倦怠感，悪寒，発汗，頭痛，発熱などである．貧血や致死的多剤不全など重篤化する危険性もある．**アトバコン**と**アジスロマイシン** azithromycin の 7 ～ 10 日間の併用療法が急性期バベシア症に推奨される．**クリンダマイシン**と**キニーネ**の併用が代替となる．**アジスロマイシン**の抗バベシア作用はその抗菌作用とは異なり，原虫に特有で重要な細胞内小器官であるアピコプラスト apicoplast を標的としている．

Ⅴ．トリパノソーマ症 trypanosomiasis の化学療法

アフリカトリパノソーマ症（アフリカ睡眠病）とアメリカトリパノソーマ症（シャーガス病，アメリカ睡眠病）はトリパノソーマによる慢性の致死的な疾患である．アフリカ睡眠病では，ガンビア・トリパノソーマ *Trypanosoma brucei gambiense* とローデシア・トリパノソーマ

マラリア治療薬	
単純な熱帯熱マラリア あるいは種類不明 クロロキン耐性か不明	アトバコン/プログアニル* アルテメテル/ルメファントリン† メフロキン あるいは キニーネに加えドキシサイクリンか テトラサイクリンかクリンダマイシン
単純な熱帯熱マラリア あるいは種類不明 クロロキン感受性マラリアの地域	クロロキン 代替薬：ヒドロキシクロロキン
単純な三日熱マラリア，卵形マラリア	クロロキン+プリマキン あるいは クロロキン+タフェノキン 代替薬：ヒドロキシクロロキン+ プリマキン
単純な四日熱マラリア，サルマラリア	クロロキン 代替薬：ヒドロキシクロロキン アルテメテル/ルメファントリン アトバコン/プログアニル
重症マラリア	アルテスナート† さらに継続療法： アルテメテル/ルメファントリンか アトバコン/プログアニルかキニーネ+ ドキシサイクリンかメフロキン
マラリア予防薬	
クロロキン感受性マラリアの地域	クロロキン
クロロロキン耐性マラリアの地域	アトバコン/プログアニル ドキシサイクリン メフロキン
妊婦	クロロキンあるいはメフロキン

図 35.9
マラリアの治療と予防.
＊マラリア流行地域以外からの旅行者か，他の治療薬と併用して使用.
†アルテミシン系併用療法をWHOは推奨している．三日熱マラリア，卵形マラリアは迅速な治療が必要であり，プリマキンもしくはタフェノキンによる治療や予防も有効である.

*Trypanosoma brucei rhodiense*は，初期には血中で増殖する．やがてCNSに侵入し脳と脊髄で炎症を引き起こし，特徴的な傾眠傾向の症状をもたらし，最終的には永続的な睡眠に陥る．シャーガス病Chagas diseaseの原因微生物はクルーズ・トリパノソーマ *Trypanosoma cruzi*であり，南米で流行している．抗トリパノソーマを概説する.

A．ペンタミジン pentamidine

ペンタミジンはさまざまな原虫感染症に有効である．ガンビア・トリパノソーマによるアフリカ睡眠病では初期（CNS症状のない血液リ

臨床応用 35.1：トリパノソーマ症の治療

トリパノソーマ症の治療はトリパノソーマの種類と感染症段階に基づいて選択される（図35.10）．ローデシア・トリパノソーマの第二段階で使用される抗原虫薬は血液脳関門を通過できる必要があり，第一段階の治療よりも有害作用が強く慎重な投薬管理が必要になる．**メラルソプロール** melarsoprolの有害作用の脳症は重篤で時として致死的である．しかし，ローデシア・トリパノソーマ症自体が未治療では致死的である.

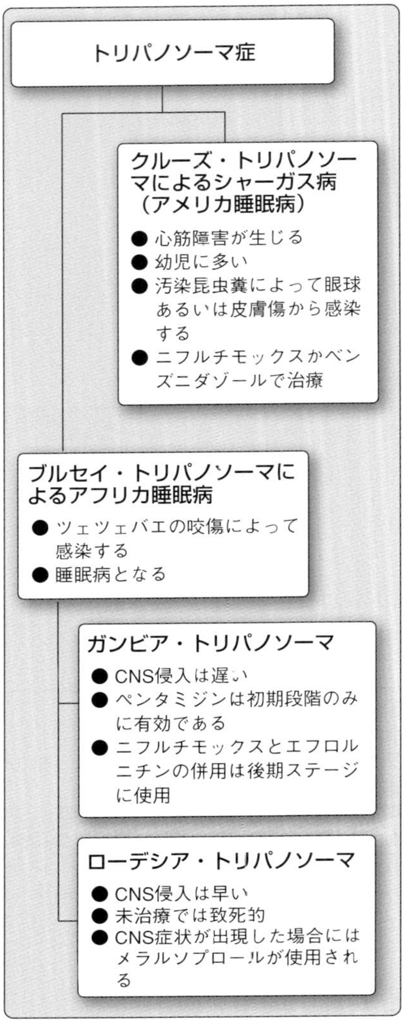
トリパノソーマ症
クルーズ・トリパノソーマによるシャーガス病（アメリカ睡眠病）
● 心筋障害が生じる
● 幼児に多い
● 汚染昆虫糞によって眼球あるいは皮膚傷から感染する
● ニフルチモックスかベンズニダゾールで治療
ブルセイ・トリパノソーマによるアフリカ睡眠病
● ツェツェバエの咬傷によって感染する
● 睡眠病となる
ガンビア・トリパノソーマ
● CNS侵入は遅い
● ペンタミジンは初期段階のみに有効である
● ニフルチモックスとエフロルニチンの併用は後期ステージに使用
ローデシア・トリパノソーマ
● CNS侵入は早い
● 未治療では致死的
● CNS症状が出現した場合にはメラルソプロールが使用される

図 35.10
トリパノソーマ症の要約.

ンパ段階）の治療の第一選択薬である．また，ニューモシスチス・イロベチイ *P. jirovecii* 感染症の予防や治療に用いられる．［注：ニューモシスチス・イロベチイはAIDSなど免疫不全患者が発症する非定型真菌である．**トリメトプリム/スルファメトキサゾール** trimethoprim/sulfamethoxazole（ST合剤）がニューモシスチス・イロベチイ感染症の第一選択薬であるが，スルホンアミド系（**スルファメトキサゾール**）にアレルギーをもつ患者には**ペンタミジン**が使用される.］リーシュマニア症の代替薬でもある．

1．**作用機序**：ブルセイ・トリパノソーマ *Trypanosoma brucei* は，エネルギー依存性の高親和性取込み系によって，この薬物を集積する．［注：耐性はトリパノソーマが薬物を集積しなくなって生じる.］その作用機序はいまだ不明であるが，原虫のDNAと結合して，原虫のRNA，DNA，リン脂質，タンパク質合成に影響を及ぼすことが報告されている．

2．**薬物動態**：トリパノソーマ症や，ニューモシスチス肺炎の治療に**ペンタミジン**は筋肉内投与もしくは静脈内投与（静注）される．［注：ニューモシスチス肺炎の予防ではネブライザーで吸入される.］広く分布し，肝臓，腎臓，副腎，脾臓，肺に集積する．CSFには浸透しないためトリパノソーマ症の第二段階の髄膜脳炎には無効である．代謝経路は不明であり，非常にゆっくりと尿中に排泄される．

3．**有害作用**：投薬中止によって改善しうるが，重篤な腎障害の可能性がある．他の有害作用として，高カリウム血症，低血圧，膵炎，心室性不整脈，高血糖がある．時として，致死的な低血糖の危険性があり，血糖をモニターする必要がある．

B．スラミン suramin

スラミンは，アフリカトリパノソーマ症の初期ステージ（CNS症状がない段階）に主として用いられる．非常に反応性が高く，多くの酵素を阻害するが，そのなかでも，エネルギー産生系の阻害が，殺トリパノソーマ作用に最も関係していると考えられる．静脈内投与する必要がある．**スラミン**は血中タンパク質と結合し，血液脳関門を通過することはできない．排出半減期は40日以上と長く，大部分は未変化のまま尿中に排泄される．まれではあるが，有害作用としては，悪心と嘔吐，ショックと意識消失，急性蕁麻疹，眼瞼炎，感覚異常やフォトフォビア（光過敏性），手足の知覚過敏といった神経障害などがある．腎障害もあるが，休薬により回復する．アナフィラキシー出現の可能性があるために，本投与前のテスト投与が推奨される[*4]．

C．メラルソプロール melarsoprol

メラルソプロールは3価ヒ素化合物であり，ローデシア・トリパノソーマによるアフリカ睡眠病の後期ステージ（CNS段階）に有効な唯一の治療薬である．この薬物は微生物および宿主の酵素（ピルビン酸キナーゼなど)を含めてさまざまな化合物のメルカプト基と反応する．トリパノソーマの耐性の一部は薬物浸透性低下によるものである．**メラルソプロール**は，時間をかけてゆっくりと静脈内投与する．非常に刺激性が強いので，静脈外に漏れないように注意が必要である．CSFでも殺トリパノソーマ作用を発揮するのに十分な濃度に到達する．そのため，早期にCNSに侵入するローデシア型ブルセイ・トリパノソーマによる髄膜脳炎の治療の第一選択薬である．宿主はこの薬物を速やかに比較的毒性が低い5価のヒ素化合物に酸化する．**メラルソプロール**の半減期は非常に短く，尿中に迅速に排泄される．**メラルソプロール**の用量限定毒性はCNS毒性である．致死率10％の反応性脳症の危険性がある．コルチコステロイドの併用により脳症を軽減しうる．そのほかに末梢神経障害，高血圧，肝障害，アルブミン尿症の有害作用がある．過敏症や投与直後に発熱することがある．グルコース-6-リン酸デヒドロゲナーゼ欠損患者では溶血性貧血が生じる．

D．エフロルニチン eflornithine

エフロルニチンはオルニチン脱炭酸酵素の非可逆的阻害薬である．この酵素の阻害によって，原虫のポリアミン合成が停止し，細胞分裂が阻害される．**エフロルニチン**の静注剤と**ニフルチモックス**の併用は，ガンビア・トリパノソーマによるアフリカ睡眠病の後期ステージの第一選択薬である．[注：**エフロルニチン**局所製剤(クリーム)は女性の顔の抑毛薬として使用される．] 半減期が短いため，頻回の静脈内投与が必要となり，治療プロトコールの実施は難しい．有害作用として，貧血，血小板減少，痙攣，一時的な聴覚障害が生じうる．

E．ニフルチモックス nifurtimox

ニフルチモックスは，**エフロルニチン**と併用して，ガンビア・トリパノソーマ後期ステージに使用される．クルーズ・トリパノソーマ感染症(シャーガス病)の治療にも用いられているが，トリパノソーマ慢性期の治療についての効果はさまざまである．**ニフルチモックス**は，ニトロ芳香族系化合物であり，還元されて細胞内にスーパーオキシドラジカルや過酸化水素といった活性酸素を生成する(図35.11)．この非常に反応性が高い活性ラジカルはカタラーゼが欠損しているクルーズ・トリパノソーマでは傷害性が高い．[注：哺乳細胞はカタラーゼ，グルタチオンペルオキシダーゼ，スーパーオキシドジスムターゼを備えているために，部分的にはその障害から逃れることができる．] この薬物は経口投与される．迅速に代謝され，代謝産物は尿中に排泄される．とくに高齢者では，長期投与で有害作用が頻発する．おもな有害作用としては，即時型過敏反応(アナフィラキシーや皮膚炎)，体重

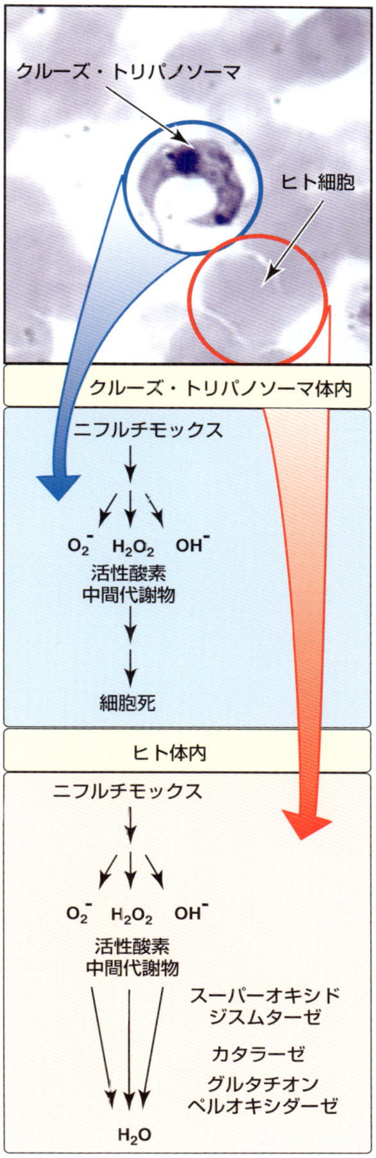
クルーズ・トリパノソーマ
ヒト細胞
クルーズ・トリパノソーマ体内
ニフルチモックス
O_2^- H_2O_2 OH^-
活性酸素
中間代謝物
細胞死
ヒト体内
ニフルチモックス
O_2^- H_2O_2 OH^-
活性酸素
中間代謝物
スーパーオキシド
ジスムターゼ
カタラーゼ
グルタチオン
ペルオキシダーゼ
H_2O

図 35.11
ニフルチモックスの毒性代謝物の生成．

*4 (訳者注)：造影剤や抗菌薬の投与時にも大昔は少量を投与してアレルギー反応を確認することが行われていた．しかし，このテストが陰性でも，本投与で重大な反応が出現することがあること，あるいは少量投与でもアナフィラキシーが出現しうることから，現在では行われなくなった．投与後(時として1時間以上たってから出現することあり)の注意深い観察と，発症した場合の緊急処置の準備をすることが大切である．

減少の原因となるほどの重篤な胃腸症状などである．末梢神経障害も比較的頻発し，CNS障害も生じる．さらに，頭痛やめまいもある．

F．ベンズニダゾール benznidazole

ベンズニダゾールはニトロイミダゾール系派生薬であり，**ニフルチモックス**と同様の作用機序をもつ．**ニフルチモックス**よりも忍容性(認容性) tolerabilityが高く，シャーガス病治療の代替薬である．有害作用には皮膚炎，末梢神経障害，不眠，食欲不振がある．**ベンズニダゾール**と**ニフルチモックス**は胎児毒性のために妊婦には禁忌である．

Ⅵ．リーシュマニア症 leishmaniasisの化学療法

リーシュマニア症はさまざまな種類のリーシュマニアによる原虫感染症である．リーシュマニア症には3種類ある．皮膚型，粘膜皮膚型，内臓型である．[注：内臓型(肝臓と脾臓)では，リーシュマニアは血中に存在し，未治療では致死的である．] リーシュマニア症は動物からヒトへ(そしてヒトとヒトの間で)スナバエによって感染する．確定診断は生検材料や皮膚病変から虫体を検出することによる．内臓型リーシュマニア症には，静注薬の**アムホテリシンB** amphotericin B (33章参照)や5価アンチモン化合物(**スチボグルコン酸ナトリウム**や**アンチモン酸メグルミン** meglumine antimoniate)，予備薬として**ペンタミジン**や**パロモマイシン**が用いられる．**ミルテフォシン**は内臓型リーシュマニア症に有効な経口薬である．リーシュマニアの種類，患者の病態，感染地域の耐性に基づいて治療薬が選択される．

A．スチボグルコン酸ナトリウム sodium stibogluconate

5価アンチモン化合物の**スチボグルコン酸ナトリウム**はプロドラッグであり，還元されて活性型の3価アンチモン化合物となる．作用機序の正確な詳細は不明である．**スチボグルコン酸ナトリウム**は経口では吸収されないために，非経口投与する必要がある．血管外コンパートメント(分画)に分布する．ほとんど代謝されず，そのまま尿中に排泄される．有害作用は注射部位の疼痛，膵炎，肝酵素上昇，関節痛，筋肉痛，胃腸管不快感，不整脈などである．耐性が報告されている．

B．ミルテフォシン miltefosine

ミルテフォシンは内臓型リーシュマニア症の最初の経口治療薬である．皮膚型や粘膜皮膚型にも有効である．作用機序の詳細は不明であるが，寄生虫細胞膜のリン脂質とステロールに作用して細胞死をもたらすようである．悪心と嘔吐が代表的な有害作用である．催奇形性があるため，妊婦には禁忌である．

Ⅶ．トキソプラズマ症 toxoplasmosisの化学療法

ヒトの原虫感染症の最も頻度が高いものの1つである，トキソプラ

ズマ *Toxoplasma gondii* は，生あるいは不十分な調理の感染肉を食することによって感染する．成熟（胞子形成）オーシスト sporulated oocyst で汚染された水，あるいは，偶発的にオーシストを含むネコの糞便から経口感染する．ヒトを含めて他の動物に感染しうるオーシストを排出するのはネコだけである．妊婦が感染すると原虫は胎児にも感染する．免疫不全の患者では重篤な播種性感染となりうる．現在のトキソプラズマ症治療薬はタキゾイト tachyzoite（増殖型）を標的としている．**ピリメタミン**を含む併用療法が最も有効であり，選択薬は葉酸拮抗薬の**スルファジアジン**と**ピリメタミン**との併用である．葉酸欠乏症の予防のために，しばしば**ロイコボリン**が同時に投与される．［注：**ピリメタミン**の過敏反応が重篤な場合があることから，発疹が最初に出現した時点で中止すべきである．］**ピリメタミン**と**クリンダマイシン**，あるいは，**トリメトプリム**と**スルファメトキサゾール**の併用は代替治療薬となる．**トリメトプリム/スルファメトキサゾール**は免疫不全患者のトキソプラズマ症やニューモシスチス・イロベチイ肺炎の予防にも用いられる．

Ⅷ. ジアルジア症 giardiasis（ランブル鞭毛虫症）の化学療法

ランブル鞭毛虫 *Giardia lamblia* は米国で最も一般的に診断される小腸寄生虫である．その生活環には 2 つのステージしかない．4 本の鞭毛をもった二核の栄養体と，薬物耐性の四核シストである（図 35.12）．通常は糞便で汚染された飲料水や食物の摂取によって感染する．栄養体は小腸に寄生し二分裂で細胞分裂する．時として，シストが形成されて糞便中に排出される．無症候性の感染も時としてあるが，重症の下痢が生じることがあり，とくに免疫不全患者では非常に重篤となる．**チニダゾール**の経口単回投与が第一選択薬となる．**メトロニダゾール** 5 日間の経口投与が代替療法となる．ニトロチアゾール系派生薬の**ニタゾキサニド** nitazoxanide がジアルジア症治療に最近認可された．［注：**ニタゾキサニド**はクリプトスポリジウム症（寄生虫 *Cryptosporidium parvum* 感染症，主として免疫不全患者で発症する下痢性疾患）にも使用される．］ジアルジア症では，**ニタゾキサニド**は 3 日間経口投与される．抗蟯虫薬**アルベンダゾール** albendazole もジアルジア症に有効である．妊婦には**パロモマイシン**が使用されることがある．

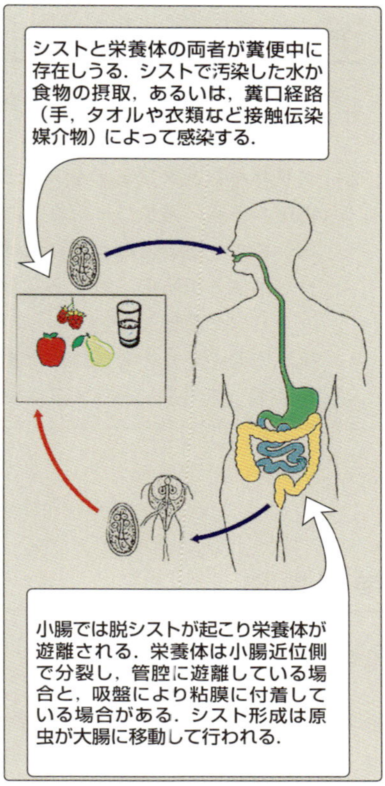
シストと栄養体の両者が糞便中に存在しうる．シストで汚染した水か食物の摂取，あるいは，糞口経路（手，タオルや衣類など接触伝染媒介物）によって感染する．
小腸では脱シストが起こり栄養体が遊離される．栄養体は小腸近位側で分裂し，管腔に遊離している場合と，吸盤により粘膜に付着している場合がある．シスト形成は原虫が大腸に移動して行われる．

図 35.12
ランブル鞭毛虫の生活環．

35章の要約

1. 原虫感染症の治療では，抗原虫薬のほとんどの妊婦(胎児)への安全は確立していないため，妊娠の有無の確認は必須である．
2. **プリマキン**と**タフェノキン**は三日熱マラリア休眠肝臓期(休眠体)に唯一有効な薬物である．完治もしくは再燃の回避に必須な併用薬である．
3. 旅行者の予防では旅行先における耐性マラリアの有無を考慮する必要がある．かつては**クロロキン**がマラリア治療と予防の主役であった．しかし，ほとんどの流行地域(中央アメリカの一部を除く)で耐性熱帯熱マラリアが蔓延している．
4. 抗原虫薬の多くの有害作用は重篤である．不要な有害作用を軽減するために，感染症のステージや重症度を勘案して慎重に投与する必要がある．

学習問題

最も適当な答えを1つ選択せよ．

35.1 アメーバ症の急性期の治療後に無症状保菌患者の治療に用いられるのはどれか．
A．クロロキン
B．ヨードキノール
C．メトロニダゾール
D．プリマキン

正解 B．ヨードキノール，ジロキサニドフロエート，パロモマイシンは管腔内殺アメーバ薬であり，無症状保菌状態の治療に混合性もしくは全身性殺アメーバ薬と併用される．クロロキンは全身性殺アメーバ薬，抗マラリア薬である．メトロニダゾールは混合性殺アメーバ薬である．プリマキンは抗マラリア薬である．

35.2 35歳の男性がアメーバ症の治療を受けている．酒を飲んだところ，悪心，嘔吐，潮紅といった反応が出現した．この反応の要因となった薬物はどれか．
A．クロロキン
B．メトロニダゾール
C．プリマキン
D．ピリメタミン

正解 B．メトロニダゾールやチニダゾールなどニトロイミダゾール系薬物は，アルコールを摂取するとジスルフィラム様反応が生じる．代表的症状は悪心，嘔吐，潮紅，頭痛，不快感などである．飲酒は控えなければならない．選択肢の他の薬物では報告されていない．

35.3 パロモマイシンについて正しいのはどれか．
A．赤痢アメーバの管腔型のみに有効である．
B．おもな有害作用は視神経炎と末梢神経症である．
C．ニトロイミダゾール系薬物である．
D．飲酒するとジスルフィラム様作用が生じる．

正解 A．パロモマイシンはアミノグリコシド系抗菌薬で，管腔内殺アメーバ薬である．消化管からはほとんど吸収されないために，管腔型赤痢アメーバのみに有効である．おもな有害作用は胃腸不快感と下痢である．ニトロイミダゾール系薬物はジスルフィラム様作用があるので飲酒を避けるべきである．

35.4 クロロキン耐性マラリアが蔓延している地域に32歳の妊婦が旅行する．予防薬はどれか．
A．ドキシサイクリン
B．メフロキン
C．プリマキン
D．アルテメテル/ルメファントリン

正解 B．メフロキンは妊婦のマラリア予防薬の1つである．ドキシサイクリンとプリマキンは推奨されない．アルテメテル/ルメファントリンは予防ではなくマラリアの治療薬である．

35.5　単純な三日熱マラリアの再燃予防にアルテメテル/ルメファントリンと併用されるのはどれか.

A．タフェノキン
B．ドキシサイクリン
C．ミルテホシン
D．メフロキン

正解　**A.** タフェノキンは三日熱マラリアの休眠肝臓期(休眠体)に有効であり，再燃予防に用いられる．ドキシサイクリンとメフロキンは無効である．ミルテホシンはリーシュマニア症治療薬である．

35.6　バベシア症と診断された23歳男性の治療薬はどれか.

A．アトバコンとアジスロマイシンの併用
B．クリンダマイシン
C．パロモマイシンとメトロニダゾールの併用
D．キニーネ

正解　**A.** アトバコンとアジスロマイシンの併用療法は急性バベシア症に有効である．クリンダマイシンはバベシア症の代替薬であるが，キニーネと併用される．パロモマイシンとメトロニダゾールの併用は全身症状を伴うアメーバ赤痢に推奨される．キニーネはマラリア治療薬である．

35.7　ローデシア・トリパノソーマによるトリパノソーマ症後期の唯一の治療薬はどれか

A．アルテメテル/ルメファントリン
B．メラルソプロール
C．ニタゾキサニド
D．チニダゾール

正解　**B.** ローデシア・トリパノソーマ症後期の唯一の治療薬はメラルソプロールである．アルテメテル/ルメファントリンはマラリア治療薬，ニタゾキサニドはジアルジア症やクリプトスポリジウム症，チニダゾールはアメーバ症やジアルジア症の治療薬である．

35.8　3歳男児がシャーガス病と診断された．治療薬はどれか.

A．ベンズニダゾール
B．スチボグルコン酸ナトリウム
C．ペンタミジン
D．スラミン

正解　**A.** ベンズニダゾールはクルーズ・トリパノソーマ症が治療薬である．スチボグルコン酸ナトリウムは内臓リーシュマニア症の治療薬である．ペンタミジンとスラミンはアフリカトリパノソーマ症に用いられる．

35.9　内臓リーシュマニア症の経口薬はどれか.

A．アルテメテル/ルメファントリン
B．ミルテフォシン
C．ニタゾキサニド
D．チニダゾール

正解　**B.** ミルテフォシンは内臓リーシュマニア症の唯一の経口薬である．他の薬物も経口薬であるが，アルテメテル/ルメファントリンは抗マラリア薬，ニタゾキサニドはジアルジア症とクリプトスポリジウム症に用いられる．チニダゾールはアメーバ症とジアルジア症に有効である．

35.10　キャンプ旅行を楽しんだ42歳男性がジアルジア症と診断された．治療薬はどれか.

A．クロロキン
B．ニフルチモックス
C．パロモマイシン
D．チニダゾール

正解　**D.** ジアルジア症治療薬はチニダゾールである．クロロキンはマラリアと全身性(腸管外)アメーバ症に用いられる．ニフルチモックスはクルーズ・トリパノソーマあるいはローデシア・トリパノソーマによるシャーガス病の治療薬である．パロモマイシンは管腔内殺アメーバ薬である．

36 駆 虫 薬

線虫の化学療法
アルベンダゾール
ジエチルカルバマジン
イベルメクチン
メベンダゾール
モキシデクチン
ピランテルパモ酸塩
吸虫の化学療法
プラジカンテル
トリクラベンダゾール
条虫の化学療法
アルベンダゾール
ニクロサミド
プラジカンテル

図 36.1
駆虫薬のまとめ.

Ⅰ. 概 要

線虫 nematode，吸虫 trematode，条虫 cestode はヒトに感染する三大蠕虫グループである．駆虫薬(図 36.1)は，寄生虫にはあるが，宿主にはないまたは異なる特性をもつ代謝経路を標的とする．図 36.2 は世界的に高頻度にみられる一般的な蠕虫感染症を示す．ほとんどの駆虫薬が寄生虫を宿主から排除することを目指すとともに，感染の伝播防止を目指す．

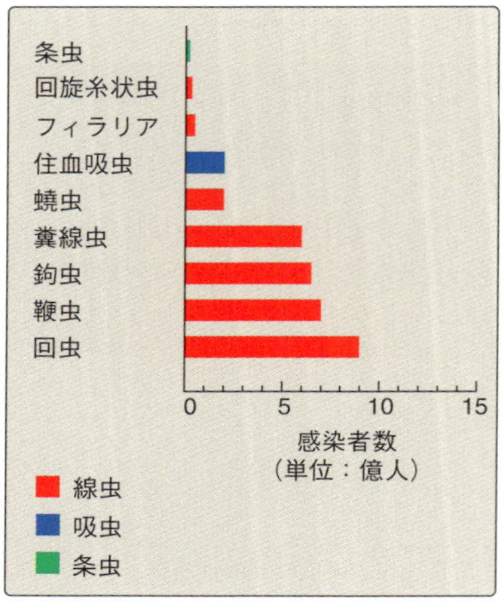

条虫
回旋糸状虫
フィラリア
住血吸虫
蟯虫
糞線虫
鉤虫
鞭虫
回虫
0
5
10
15
感染者数
（単位：億人）
線虫
吸虫
条虫

図 36.2
世界の一般的な蠕虫感染症の推定頻度.

Ⅱ. 線虫治療薬

線虫は，完全な消化器系をもつ細長い回虫である．線虫は腸ならびに血液と各種組織での感染を引き起こす．

A. メベンダゾール mebendazole

メベンダゾールは合成ベンズイミダゾール系化合物であり，鞭虫 *Trichuris trichiura*，蟯虫 *Enterobius vermicularis*，鉤虫 *Necator americanus*，ズビニ鉤虫 *Ancylostoma duodenale*，回虫 *Ascaris lumbricoides* による感染症に対する第一選択薬である．**メベンダゾール**とベンズイミダゾールは，寄生虫のβ-チューブリンに結合することで微小管重合を阻害する．**メベンダゾール**が作用した寄生虫は糞便中に排出される．腹痛，下痢などの有害作用がある．まれではあるが重篤な有害作用として 1 歳未満の乳児でみられる痙攣や，**メベンダゾール**と**メトロニダゾール** metronidazole の併用によりスティーヴンス・ジョンソン症候群 Stevens-Johnson syndrome あるいは中毒性表皮壊死症を引き起こすリスクが上昇する．**メベンダゾール**は妊婦に使用してはならない．[注：多くの駆虫薬の使用は妊娠中避けなくてはならない(図 36.3)．しかしながら，集団予防や治療プログラムにおいてある種の薬物(たとえば，**メベンダゾール**や**アルベンダゾール** albendazole)を妊娠中期ならびに後期に用いる場合がある．]

B. ピランテルパモ酸塩 pyrantel pamoate

ピランテルパモ酸塩もまた，蟯虫，鉤虫による感染症に有効である

臨床応用 36.1：過剰感染症候群と播種性糞線虫症

過剰感染症候群と播種性糞線虫症は，免疫不全患者，たとえばヒトT細胞性白血病ウイルス1(HTLV-1)保因者や，副腎皮質ホルモン慢性投与のような免疫抑制性治療を受けている患者で典型的にみられる．これらの状態は無治療だと致死率90％に至る．通常の急性および慢性糞線虫症は1～2日間の治療を行うが，過剰感染症候群と播種性糞線虫症の場合は，糞便ならびに喀痰検査が2週間にわたり陰性となるまで，**イベルメクチン**を連日投与する．

(図36.4)．経口ではあまり吸収されず，腸管内で効果を発揮する．この薬物は脱分極性神経筋(接合部)遮断薬として働き，アセチルコリンの分泌とコリンエステラーゼの阻害を引き起こし，寄生虫を麻痺させる．麻痺に陥った寄生虫は排出される．このメカニズムは蟯虫卵には無効なので，完全駆虫のためには2回目の投与が必要である．有害作用は弱いが，悪心，嘔吐，下痢などがみられる．

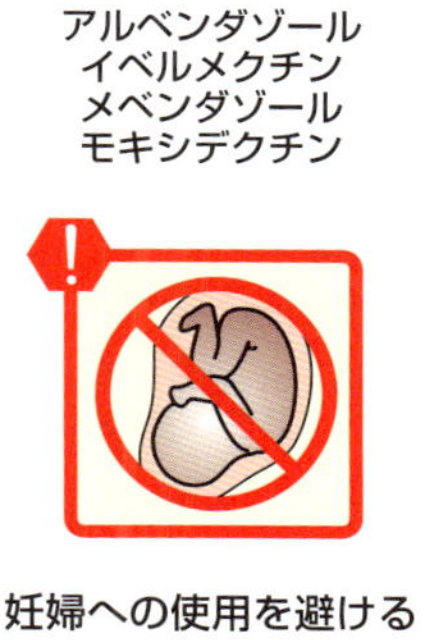
アルベンダゾール
イベルメクチン
メベンダゾール
モキシデクチン
妊婦への使用を避ける

図 36.3
妊婦への使用を避ける駆虫薬．

C．イベルメクチン ivermectin[*1]

イベルメクチンは皮膚幼虫移行症，糞線虫症や，*Onchoceraca volvulus*によって引き起こされる回旋糸状虫症(オンコセルカ症，河川盲目症．ただし，成虫には無効なため，治癒的ではない)の治療に選択される．[注：**イベルメクチン**は疥癬の治療にも有用であり，またアタマジラミ治療に局所製剤が使用される．] **イベルメクチン**は，グルタミン酸開口型クロライドイオン(Cl^-)チャネル受容体に作用する．Cl^-流入が促進されることで過分極が起き，寄生虫の麻痺や殺虫につながる．経口投与され，血液脳関門は通過しない．**イベルメクチン**は妊婦に使用してはならない(図36.3)．回旋糸状虫症のミクロフィラリアに対する殺虫作用により，危険なMazzotti反応(発熱，頭痛，浮動性めまい，傾眠，低血圧)に陥る場合がある．この反応の重症度は寄生虫量に依存する．抗ヒスタミン薬またはステロイド薬がこれらの症状の緩和に使用される．

D．モキシデクチン moxidectin

モキシデクチンは，**イベルメクチン**に代わって回旋糸状虫症に用いられる．作用機序も同様であり，成虫に無効なことも同じである．**モキシデクチン**は妊婦への安全性は確立していない．この薬を回旋糸状虫症に用いることによるミクロフィラリアの死滅が，危険なMazzotti反応を引き起こしうる．

*1(訳者注)：静岡県の土壌の放線菌より，大村智(2015年ノーベル生理学・医学賞受賞)らが発見したエバーメクチン avermectinは，寄生虫(鉤虫，回虫，肺線虫，糸状虫などの線虫類)やダニ，ハエなどの節足動物に特異的に殺虫作用を発揮した．エバーメクチンの哺乳動物への毒性を軽減したイベルメクチンが開発された(米国メルク社)．イベルメクチンは，1981年から動物薬として販売され，イヌのフィラリア症(犬糸状虫症)などに著効を発揮した．その後，ヒトのオンコセルカ症(河川盲目症)や疥癬の治療薬として確立した．

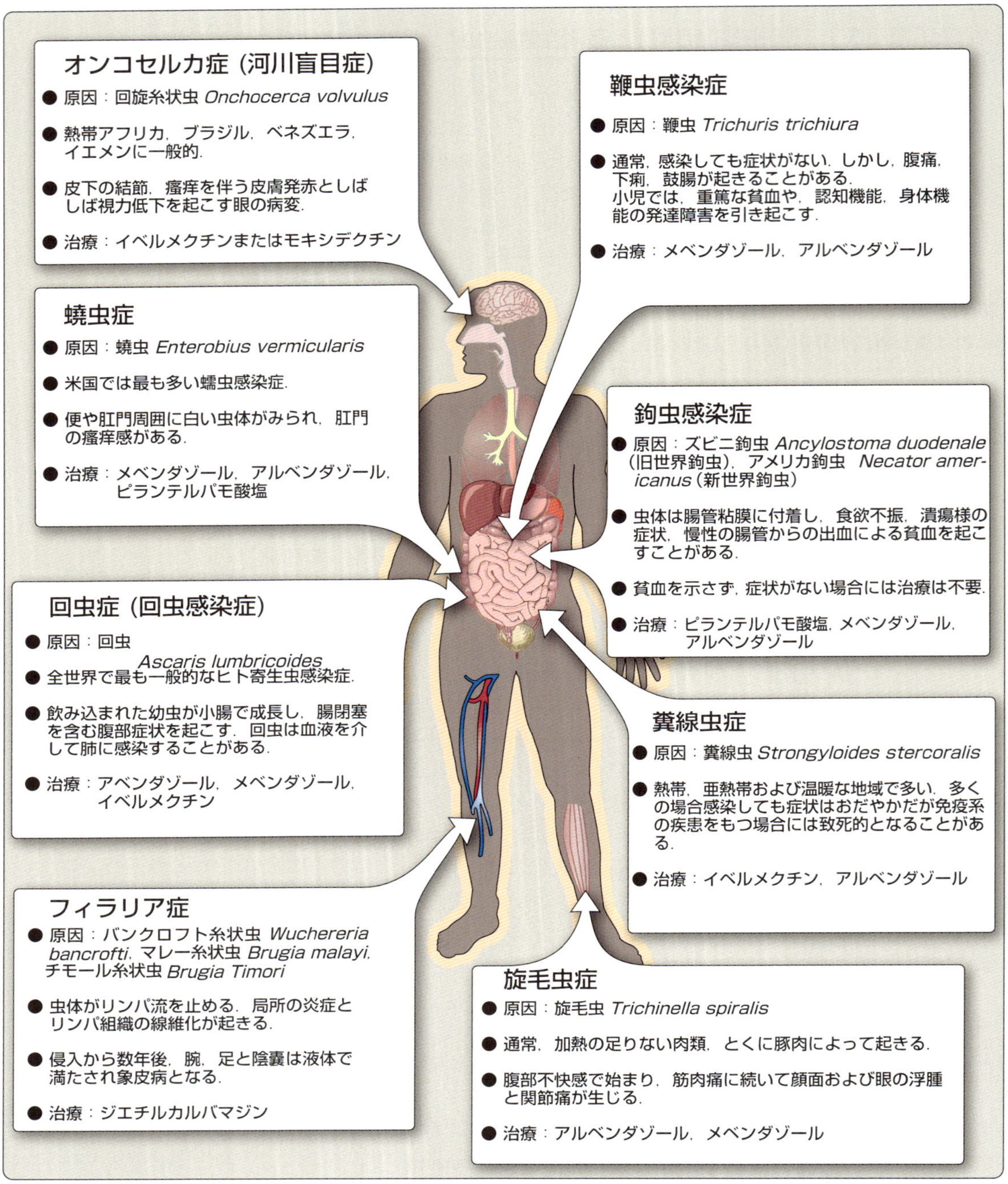
オンコセルカ症（河川盲目症）
● 原因：回旋糸状虫 Onchocerca volvulus
● 熱帯アフリカ，ブラジル，ベネズエラ，イエメンに一般的.
● 皮下の結節，瘙痒を伴う皮膚発赤としばしば視力低下を起こす眼の病変.
● 治療：イベルメクチンまたはモキシデクチン
蟯虫症
● 原因：蟯虫 Enterobius vermicularis
● 米国では最も多い蠕虫感染症.
● 便や肛門周囲に白い虫体がみられ，肛門の瘙痒感がある.
● 治療：メベンダゾール，アルベンダゾール，ピランテルパモ酸塩
回虫症（回虫感染症）
● 原因：回虫 Ascaris lumbricoides
● 全世界で最も一般的なヒト寄生虫感染症.
● 飲み込まれた幼虫が小腸で成長し，腸閉塞を含む腹部症状を起こす．回虫は血液を介して肺に感染することがある.
● 治療：アベンダゾール，メベンダゾール，イベルメクチン
フィラリア症
● 原因：バンクロフト糸状虫 Wuchereria bancrofti，マレー糸状虫 Brugia malayi，チモール糸状虫 Brugia Timori
● 虫体がリンパ流を止める．局所の炎症とリンパ組織の線維化が起きる.
● 侵入から数年後，腕，足と陰嚢は液体で満たされ象皮病となる.
● 治療：ジエチルカルバマジン
鞭虫感染症
● 原因：鞭虫 Trichuris trichiura
● 通常，感染しても症状がない．しかし，腹痛，下痢，鼓腸が起きることがある．小児では，重篤な貧血や，認知機能，身体機能の発達障害を引き起こす.
● 治療：メベンダゾール，アルベンダゾール
鉤虫感染症
● 原因：ズビニ鉤虫 Ancylostoma duodenale（旧世界鉤虫），アメリカ鉤虫 Necator americanus（新世界鉤虫）
● 虫体は腸管粘膜に付着し，食欲不振，潰瘍様の症状，慢性の腸管からの出血による貧血を起こすことがある.
● 貧血を示さず，症状がない場合には治療は不要.
● 治療：ピランテルパモ酸塩，メベンダゾール，アルベンダゾール
糞線虫症
● 原因：糞線虫 Strongyloides stercoralis
● 熱帯，亜熱帯および温暖な地域で多い．多くの場合感染しても症状はおだやかだが免疫系の疾患をもつ場合には致死的となることがある.
● 治療：イベルメクチン，アルベンダゾール
旋毛虫症
● 原因：旋毛虫 Trichinella spiralis
● 通常，加熱の足りない肉類，とくに豚肉によって起きる.
● 腹部不快感で始まり，筋肉痛に続いて顔面および眼の浮腫と関節痛が生じる.
● 治療：アルベンダゾール，メベンダゾール

図 36.4
線虫感染症の特徴と治療.

E．ジエチルカルバマジン diethylcarbamazine

ジエチルカルバマジンは，バンクロフト糸状虫，マレー糸状虫，チモール糸状虫の感染によって起きるフィラリア症の治療に用いられる．この薬物はミクロフィラリアに対する殺作用とともに，成虫にも有効である．［注：フィラリア症が風土病となっている国や地域では，複数の抗フィラリア薬のさまざまな組合せ（**ジエチルカルバマジン**，**アルベンダゾール**，**イベルメクチン**）を毎年1回予防投与する．］**ジエチルカルバマジン**は食事と一緒に投与するとすばやく吸収されて，おもに尿中に排泄される．有害作用としては，発熱，悪心，嘔吐，関節痛，頭痛などがある．［注：**ジエチルカルバマジン**は回旋糸状虫の共感染患者では失明や重篤なMazzotti反応を増悪させうるので，禁忌である．］

Ⅲ．吸虫治療薬

吸虫は葉っぱのような形をした扁平な寄生虫で，感染する組織によって特徴づけられている（肝臓，肺，腸管，血液など，図36.5）．

A．プラジカンテル praziquantel

プラジカンテルは，住血吸虫症全般，その他の吸虫感染症（肝蛭症を除く），ならびにテニア症などの条虫感染症に用いられる．**プラジ**

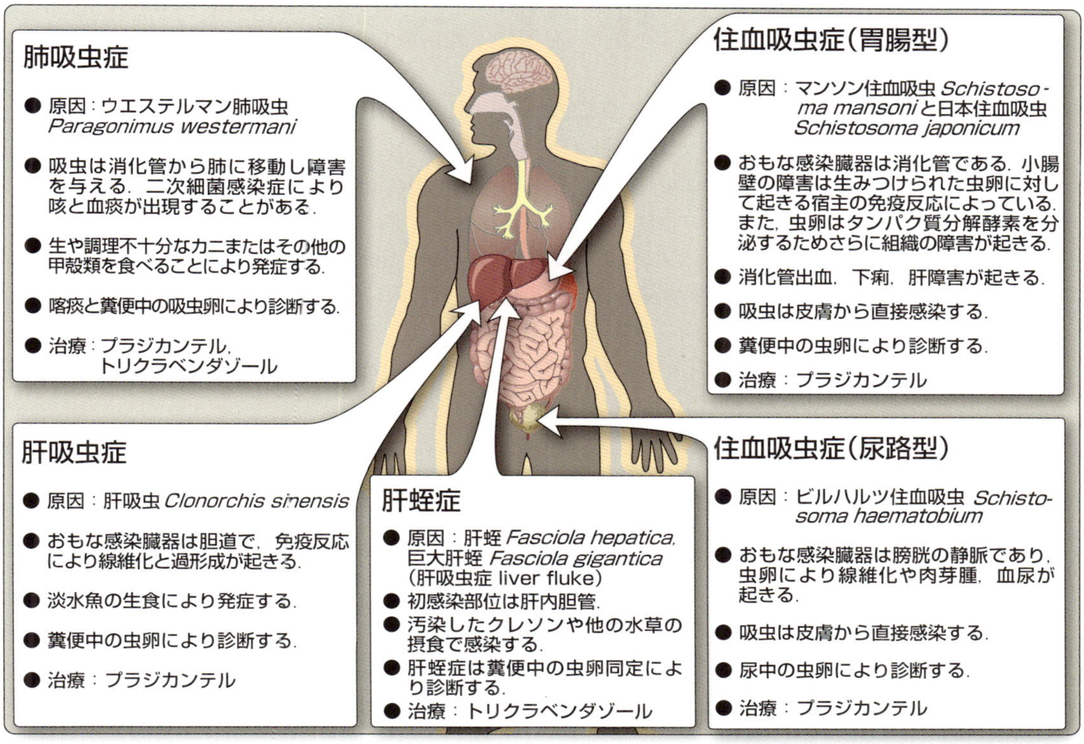

肺吸虫症
● 原因：ウエステルマン肺吸虫 *Paragonimus westermani*
● 吸虫は消化管から肺に移動し障害を与える．二次細菌感染症により咳と血痰が出現することがある．
● 生や調理不十分なカニまたはその他の甲殻類を食べることにより発症する．
● 喀痰と糞便中の吸虫卵により診断する．
● 治療：プラジカンテル，トリクラベンダゾール
住血吸虫症（胃腸型）
● 原因：マンソン住血吸虫 *Schistosoma mansoni* と日本住血吸虫 *Schistosoma japonicum*
● おもな感染臓器は消化管である．小腸壁の障害は生みつけられた虫卵に対して起きる宿主の免疫反応によっている．また，虫卵はタンパク質分解酵素を分泌するためさらに組織の障害が起きる．
● 消化管出血，下痢，肝障害が起きる．
● 吸虫は皮膚から直接感染する．
● 糞便中の虫卵により診断する．
● 治療：プラジカンテル
肝吸虫症
● 原因：肝吸虫 *Clonorchis sinensis*
● おもな感染臓器は胆道で，免疫反応により線維化と過形成が起きる．
● 淡水魚の生食により発症する．
● 糞便中の虫卵により診断する．
● 治療：プラジカンテル
肝蛭症
● 原因：肝蛭 *Fasciola hepatica*，巨大肝蛭 *Fasciola gigantica*（肝吸虫症 liver fluke）
● 初感染部位は肝内胆管．
● 汚染したクレソンや他の水草の摂食で感染する．
● 肝蛭症は糞便中の虫卵同定により診断する．
● 治療：トリクラベンダゾール
住血吸虫症（尿路型）
● 原因：ビルハルツ住血吸虫 *Schistosoma haematobium*
● おもな感染臓器は膀胱の静脈であり，虫卵により線維化や肉芽腫，血尿が起きる．
● 吸虫は皮膚から直接感染する．
● 尿中の虫卵により診断する．
● 治療：プラジカンテル

図 36.5
吸虫症の特徴と治療．

カンテルは細胞膜のカルシウムイオン(Ca^{2+})透過性を増し，寄生虫の痙縮と麻痺を引き起こす．経口投与で迅速に吸収されるので，食事と一緒に摂取する．この薬物は完全に代謝されて，不活性代謝産物はおもに尿中に排泄される．一般的な有害作用に浮動性めまい，不快感，頭痛および胃腸管不快感などがある．CYP3A4 を強く誘導する薬，たとえば**フェニトイン** phenytoin，**リファンピシン** rifampicin（**リファンピン** rifampin），**カルバマゼピン** carbamazepine が**プラジカンテル**の代謝を亢進させ，効果を弱める．これらの薬物と**プラジカンテル**は併用禁忌である．眼球嚢虫症では，眼球中での虫体破壊が不可逆的な眼の障害をもたらす可能性があるため，**プラジカンテル**の使用は禁忌である．

B．トリクラベンダゾール triclabendazole

トリクラベンダゾールは，肝蛭 *Fasciola hepatica*，巨大肝蛭 *Fasciola gigantica* に起因する肝蛭症 fascioliasis（肝吸虫症 liver fluke infection）の治療に用いられるベンズイミダゾール誘導体である．これはチューブリンの機能ならびにタンパク質や酵素の合成を抑制する．最も一般的な有害作用は腹痛，多汗，悪心である．妊婦に関する知見がないため，**トリクラベンダゾール**の投与には注意を要する．

Ⅳ．条虫治療薬

条虫（サナダムシ）は，扁平で節をもち，宿主の腸管に寄生する（図 36.6）．吸虫と同様，その生活環を通じて口と消化管をもつことはない．

A．ニクロサミド niclosamide

ニクロサミド（米国ではすでに販売されていない）は，条虫症，裂頭条虫症，その他の条虫類感染症治療において，**プラジカンテル**の代わりに使用できる．**ニクロサミド**は寄生虫のミトコンドリアにおけるアデノシン二リン酸 adenosine diphosphate のリン酸化を阻害し，条虫の頭節および体節に対し致死的に作用するが，虫卵は殺せない．死に陥った体節を腸管から一掃し，虫卵の消化と遊離を促進するために，下剤を投与してから**ニクロサミド**を経口投与する．**ニクロサミド**使用後 1 日は，アルコールを控えさせる．

B．アルベンダゾール albendazole

アルベンダゾールもベンズイミダゾールの 1 つで，線虫の微小管形成とグルコース取込みを阻害することで，ほとんどの線虫に有効に作用する．しかしながら**アルベンダゾール**のおもな適応は，嚢虫症や包虫症（幼虫期の単包条虫 *Echinococcus granulosus* によって起きる）などの条虫症である．［注：**アルベンダゾール**は真菌感染症の 1 つである微胞子虫症の治療にもきわめて有効である．］**アルベンダゾール**は経口投与により予測不能な効率で吸収され，高脂肪食で亢進する．この薬物は肝臓での初回通過効果が強く起こり，その際に活性型の硫酸化物も産生され，その代謝産物はおもに胆汁中に排出される．線虫

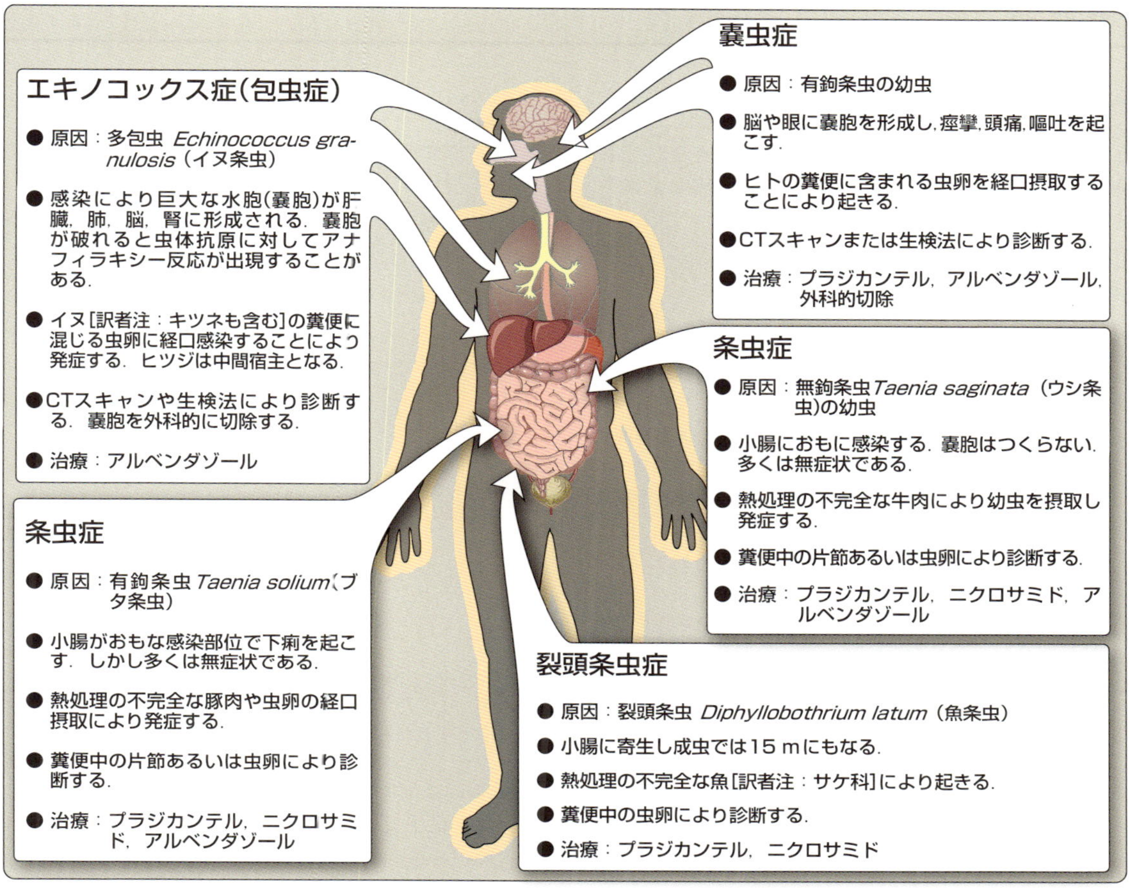

エキノコックス症(包虫症)
● 原因：多包虫 Echinococcus granulosis（イヌ条虫）
● 感染により巨大な水胞(嚢胞)が肝臓，肺，脳，腎に形成される．嚢胞が破れると虫体抗原に対してアナフィラキシー反応が出現することがある．
● イヌ[訳者注：キツネも含む]の糞便に混じる虫卵に経口感染することにより発症する．ヒツジは中間宿主となる．
● CTスキャンや生検法により診断する．嚢胞を外科的に切除する．
● 治療：アルベンダゾール
嚢虫症
● 原因：有鉤条虫の幼虫
● 脳や眼に嚢胞を形成し，痙攣，頭痛，嘔吐を起こす．
● ヒトの糞便に含まれる虫卵を経口摂取することにより起きる．
● CTスキャンまたは生検法により診断する．
● 治療：プラジカンテル，アルベンダゾール，外科的切除
条虫症
● 原因：無鉤条虫 Taenia saginata（ウシ条虫）の幼虫
● 小腸におもに感染する．嚢胞はつくらない．多くは無症状である．
● 熱処理の不完全な牛肉により幼虫を摂取し発症する．
● 糞便中の片節あるいは虫卵により診断する．
● 治療：プラジカンテル，ニクロサミド，アルベンダゾール
条虫症
● 原因：有鉤条虫 Taenia solium（ブタ条虫）
● 小腸がおもな感染部位で下痢を起こす．しかし多くは無症状である．
● 熱処理の不完全な豚肉や虫卵の経口摂取により発症する．
● 糞便中の片節あるいは虫卵により診断する．
● 治療：プラジカンテル，ニクロサミド，アルベンダゾール
裂頭条虫症
● 原因：裂頭条虫 Diphyllobothrium latum（魚条虫）
● 小腸に寄生し成虫では15 mにもなる．
● 熱処理の不完全な魚[訳者注：サケ科]により起きる．
● 糞便中の虫卵により診断する．
● 治療：プラジカンテル，ニクロサミド

図 36.6
一般的な条虫症の特徴と治療．

症に対する短期的治療(1～3 日間)による有害作用は軽度で一時的な頭痛と悪心がみられる．包虫症の治療(3 カ月)では肝毒性が出たり，まれに無顆粒球症や汎血球減少が起きることがある．このため，**アルベンダゾール**治療中は，2 週間ごとに血球数と肝機能検査を行うことが推奨される．神経嚢虫症の薬物治療を行うと，中枢神経系内で死滅しつつある寄生虫に対する炎症反応のため，頭痛，嘔吐，発熱，痙攣が起きる．

36 章の要約

1. 蠕虫類は線虫，吸虫，条虫の 3 群に分けられる．
2. 線虫感染症の治療には，**イベルメクチン**，**モキシデクチン**，**アルベンダゾール**，**ピランテルパモ酸塩**，**メベンダゾール**，**ジエチルカルバマジン**を用いる．
3. 吸虫感染症の治療には，**プラジカンテル**(ほとんどの場合)，**トリクラベンダゾール**(肝蛭症)を用いる．
4. 条虫感染症の治療には，**アルベンダゾール**，**プラジカンテル**，**ニクロサミド**を用いる．
5. 多くの駆虫薬は妊婦への安全性は確かめられていない．

学習問題

最も適当な答えを1つ選択せよ.

36.1 32歳男性. 夏の間, 裸足で野外作業に従事した後, 鞭虫症と診断された. 下記のうちのどれが治療に最適か.
A. ピランテルパモ酸塩
B. メベンダゾール
C. トリクラベンダゾール
D. ジエチルカルバマジン

正解 B. メベンダゾールは, 鞭虫症の治療に推奨される. ピランテルパモ酸塩は, 鉤虫および蟯虫の治療に用いる. トリクラベンダゾールは肝蛭症に, ジエチルカルバマジンはフィラリア症の治療に用いる.

36.2 下記のうち, ピランテルパモ酸塩の作用機序を最もよく記述しているのはどれか.
A. 神経筋接合部の脱分極性遮断により, 虫体を麻痺させる.
B. β-チューブリンに結合し, 寄生虫内の微小管重合を阻害する.
C. 寄生虫のミトコンドリアにおけるアデノシン二リン酸のリン酸化を阻害する.
D. グルコース取込みを阻害し, 寄生虫を死滅させる.

正解 A. ピランテルパモ酸塩は, 神経筋接合部の脱分極性遮断薬として作用し, アセチルコリンを遊離し, コリンエステラーゼを阻害する結果, 虫体を麻痺させて, 消化管から排出させる.

36.3 皮膚幼虫移行症に最適な治療法はどれか.
A. ピランテルパモ酸塩
B. ジエチルカルバマジン
C. イベルメクチン
D. ニクロサミド

正解 C. イベルメクチンを皮膚幼虫移行症に用いる. 皮膚幼虫移行症は自然治癒するが, 治療により回復が早まる.

36.4 下記のうちどの薬が, 回旋糸状虫症の治療標的であるクロライドチャネルに作用し, またMazzotti反応を引き起こしうるか.
A. モキシデクチン
B. プラジカンテル
C. ピランテルパモ酸塩
D. アルベンダゾール

正解 A. モキシデクチンの標的は, 寄生虫のグルタミン酸制御性クロライドイオン(Cl^-)チャネル型受容体である. Cl^-流入と過分極により虫体を麻痺させる. 回旋糸状虫症におけるミクロフィラリアの殺滅は危険なMazzotti反応を引き起こしうる. これは, イベルメクチン, モキシデクチン, ジエチルカルバマジンで起きうる.

36.5 メキシコから来た48歳の旅行者が痙攣とその他の神経症状を呈した. 糞便サンプル中に有鉤条虫卵が検出された. MRIによって脳内に多数の嚢胞が検出され, その一部には石灰化がみられた. 以下のどの薬を投与するか.
A. イベルメクチン
B. ピランテルパモ酸塩
C. アルベンダゾール
D. ジエチルカルバマジン

正解 C. 神経系の嚢虫症の症状と検査結果に一致する. これにはアルベンダゾールが第一選択薬である. 他の薬は条虫の幼虫には無効である.

36.6 37歳男性，下痢と消化管出血．糞便サンプル中にマンソン住血吸虫の虫卵を検出．患者は痙攣の既往があり，フェニトインを服用中である．以下のどの薬の代謝が亢進していると予想されるか．
A．イベルメクチン
B．プラジカンテル
C．モキシデクチン
D．ニクロサミド

正解 B． フェニトイン，リファンピシン，カルバマゼピンはプラジカンテルの代謝を亢進させる．プラジカンテルは住血吸虫症に使用される．

36.7 エキノコックス症のように長期投与するとき，肝障害と無顆粒球症のリスクを伴う薬はどれか．
A．アルベンダゾール
B．ジエチルカルバマジン
C．ニクロサミド
D．イベルメクチン

正解 A． 短期治療の場合，アルベンダゾールは頭痛や悪心の有害作用がある．エキノコックス症のように長期投与（3カ月）するとき，肝毒性とまれに無顆粒球症または汎血球減少症のリスクを伴う．

36.8 フィラリア症の治療に最も適した薬は下記のどれか．
A．アルベンダゾール
B．ジエチルカルバマジン
C．プラジカンテル
D．トリクラベンダゾール

正解 B． ジエチルカルバマジンは，バンクロフト糸状虫，マレー糸状虫，チモール糸状虫に起因するフィラリア症の治療に適している．これはミクロフィラリアを死滅させ，成虫に対しても効果がある．アルベンダゾールはフィラリア症予防のための集団投薬に用いる．プラジカンテルとトリクラベンダゾールは，フィラリア症には用いられない．

36.9 メベンダゾールとの併用禁忌薬はどれか．
A．デキサメサゾン
B．リファンピシン
C．メトロニダゾール
D．ニクロサミド

正解 C． メトロニダゾールとメベンダゾールの併用は，スティーヴンス・ジョンソン症候群あるいは中毒性表皮壊死症などの重篤な有害反応のリスクを増す．

36.10 肝蛭症の最も適切な薬はどれか．
A．トリクラベンダゾール
B．イベルメクチン
C．プラジカンテル
D．ニクロサミド

正解 A． トリクラベンダゾールが現在唯一の肝蛭症治療薬である．他の薬は肝蛭症への適応はない．プラジカンテルはその他多くの吸虫症（肝蛭症を除く）に使用される．

37 抗悪性腫瘍薬(抗癌薬)

代謝拮抗薬
アザシチジン
カペシタビン
クラドリビン
シタラビン
フルダラビン
5-フルオロウラシル
ゲムシタビン
メルカプトプリン
メトトレキサート(MTX)
ペメトレキセド
プララトレキサート
抗生物質
ブレオマイシン
ダウノルビシン
ドキソルビシン
エピルビシン
イダルビシン
ミトキサントロン
アルキル化薬と付加反応薬
ブスルファン
カルボプラチン
カルムスチン
クロラムブシル
シスプラチン
シクロホスファミド
ダカルバジン
イホスファミド
ロムスチン
メルファラン
オキサリプラチン
テモゾロミド
微小管阻害薬
ドセタキセル
パクリタキセル
ビンブラスチン
ビンクリスチン
ビノレルビン

図 37.1
抗悪性腫瘍薬のまとめ.(次ページにつづく)

I. 概　要

米国の人口の25%は一生涯のうちに一度は癌と診断され,1年間では新たな癌患者数は160万人にのぼると見積もられる.これらの患者のうち,手術や局所の放射線のみによって治療されるのは1/4以下である.残りの大多数は,罹患中,全身的な化学療法を受けることになる.少数の癌患者(およそ10%)において,化学療法は治癒,あるいは,長期の寛解を得ることができるが,これは特定の腫瘍の場合である.多くの場合,薬物療法は癌の退縮だけ生じ,合併症や再発により結局,死に至る.したがって,全癌患者の5年生存率はおよそ68%である.死亡の原因としては,心血管疾患の次にランクされる.図37.1に本章にて概説する抗悪性腫瘍薬の一覧を示す.

II. 腫瘍化学療法の原則

腫瘍化学療法は,腫瘍細胞にアポトーシスや致死的な細胞毒性をもたらして,腫瘍の進行を抑えることを目的とする.DNAや細胞複製にとって必須の代謝経路,たとえばDNA,あるいはRNA合成(図37.2)のための構成成分となるプリンとピリミジンの利用性が標的となる.理想的な抗悪性腫瘍薬は,悪性細胞に特有の細胞プロセスだけに対して障害を与えるものである.しかし,従来の抗癌薬は,腫瘍性細胞を特異的には認識せず,むしろ増殖しているすべての正常および異常な細胞に影響を及ぼす.そのため,ほとんどすべての抗癌薬は,毒性と有効性に対する用量-反応曲線は急峻となる.腫瘍細胞に多く存在するキナーゼや成長因子に特異的な標的療法では,有害作用のプロファイルが軽減していることもある.新しい薬剤が,細胞周期チェックポイントをブロックし,患者自身の免疫系が癌細胞を攻撃できるようにすることで,癌治療に異なるアプローチをとるものとして開発されている.この戦略は非常に有望であるが,有害作用は依然として懸念され,従来の化学療法剤で起こる骨髄抑制毒性と異なり,自己免疫毒性がみられる.

A．治療のゴール

化学療法の最終的なゴールは，治癒，すなわち疾患から解放された長期の生存である．真の治癒は，すべての腫瘍性細胞の根絶を必要とする．治癒が達成できない場合，ゴールは疾患をコントロール(すなわち腫瘍の増大や播種を防ぐこと)して，生存と生活の質を維持することになる．そして，患者は慢性疾患として治療中の癌を抱えながら“正常に近い”状態を維持することになる．いずれにせよ，腫瘍性細胞は，多くの場合手術や放射線療法により軽減され(腫瘍を減量すること)，その後，化学療法，免疫療法，生物学的調整薬を用いた療法，あるいはこれらの治療の組合せがなされる(図37.3)．癌の進行期では，癌コントロールの可能性は低く，ゴールは緩和(すなわち，症状の軽減と生命を脅かす毒性の回避)となる．このことは，たとえその薬物が余命延長させなくとも癌によって生じる症状の緩和と生活の質の改善のために使用されることを意味している．治療法の決定に影響を与えるので，治療のゴールは常に念頭に置くべきである．図37.4はいかに治療ゴールが動的なものであるかを図示している．

B．臨床使用

悪性新生物が播種して手術では手に負えなくなったときに化学療法が適応となることがある．化学療法は，手術と放射線治療後の補助療法として微小転移巣を攻撃するために用いられることもある．この場合，**補助(アジュバント)化学療法** adjuvant chemotherapyとよばれる．癌を縮小させるために外科療法施行前に行う化学療法は**ネオアジュバント化学療法** neoadjuvant chemotherapyとよばれ，寛解期の延長を補助するための低用量投与は**維持化学療法** maintenance chemotherapyとして知られている．

C．化学療法の処方計画

化学療法が有効なほとんどの癌において，多剤併用療法は単剤治療よりも成功率が高い．

1．併用化学療法：質的に異なる毒性，作用部位および作用機序を有する細胞毒性薬剤は，通常，極量で併用される．その結果，細胞毒性作用が相加的あるいは相乗的に増強され，宿主毒性も重複しないため，治療への反応率が高くなる．これに対し，(たとえば，骨髄抑制，腎毒性，心毒性などの)同じような用量規制毒性 dose-limiting toxicityを有する薬物は，それぞれの用量を減らすことによってのみ安全に併用できる．併用化学療法の利点は，(1)許容される毒性の範囲内で最大の細胞殺傷効果が得られること，(2)不均一な腫瘍細胞集団内のより広い範囲の細胞系統に対し有効であること，(3)治療抵抗性の細胞系統の発生を遅延または予防しうることである．

2．治療プロトコル：多くの癌治療プロトコルが開発され，それぞれが特定の腫瘍状態に適用されている．これらは通常，頭字語で識別される．たとえば，非ホジキンリンパ腫の治療に用いられるR-CHOPと

ステロイドホルモンとその拮抗薬
アナストロゾール
アパルタミド
ビカルタミド
ダロルタミド
エクセメスタン
フルタミド
フルベストラント
ゴセレリン
レトロゾール
リュープロライド
ニルタミド
ラロキシフェン
タモキシフェン
トリプトレリン
モノクローナル抗体
ベバシズマブ
ブレンツキシマブ
セツキシマブ
パニツムマブ
リツキシマブ
トラスツズマブ
キナーゼ阻害薬
アファチニブ
クリゾチニブ
ダサチニブ
エルダフィチニブ
エルロチニブ
イブルチニブ
イデラリシブ
イマチニブ
ラパチニブ
ミドスタウリン
プラルセチニブ
ルキソリチニブ
ソラフェニブ
トラメチニブ
ベムラフェニブ
免疫療法
アテゾリズマブ
アベルマブ
イピリムマブ
ニボルマブ
ペムブロリズマブ
細胞製剤と遺伝子治療
チサゲンレクルユーセル
アキシカブタゲンシロルユーセル
リソカブタゲンマラルユーセル
ブレクスカブタゲンオートルユーセル
シプロイセル-T
その他
アビラテロン
ボルテゾミブ
カルフィルゾミブ
エトポシド
イキサゾミブ
レナリドミド
ポマリドミド
サリドマイド
トポテカン

図37.1（つづき）
抗悪性腫瘍薬のまとめ．

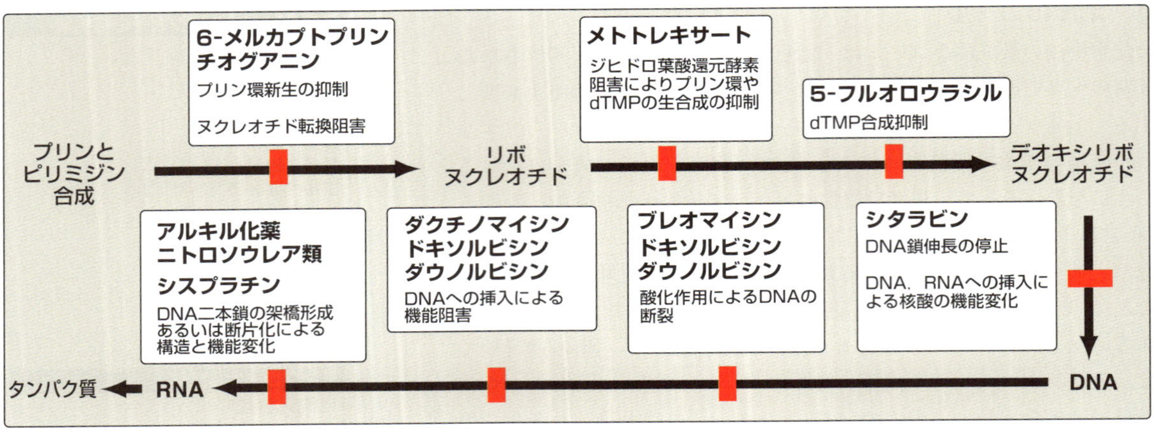

6-メルカプトプリン
チオグアニン
プリン環新生の抑制
ヌクレオチド転換阻害
メトトレキサート
ジヒドロ葉酸還元酵素阻害によりプリン環やdTMPの生合成の抑制
5-フルオロウラシル
dTMP合成抑制
プリンとピリミジン合成
リボヌクレオチド
デオキシリボヌクレオチド
アルキル化薬
ニトロソウレア類
シスプラチン
DNA二本鎖の架橋形成あるいは断片化による構造と機能変化
ダクチノマイシン
ドキソルビシン
ダウノルビシン
DNAへの挿入による機能阻害
ブレオマイシン
ドキソルビシン
ダウノルビシン
酸化作用によるDNAの断裂
シタラビン
DNA鎖伸長の停止
DNA，RNAへの挿入による核酸の機能変化
タンパク質
RNA
DNA

図 37.2
RNA，DNAに影響する化学療法薬の例．dTMP＝デオキシチミジン一リン酸（チミジル酸）．

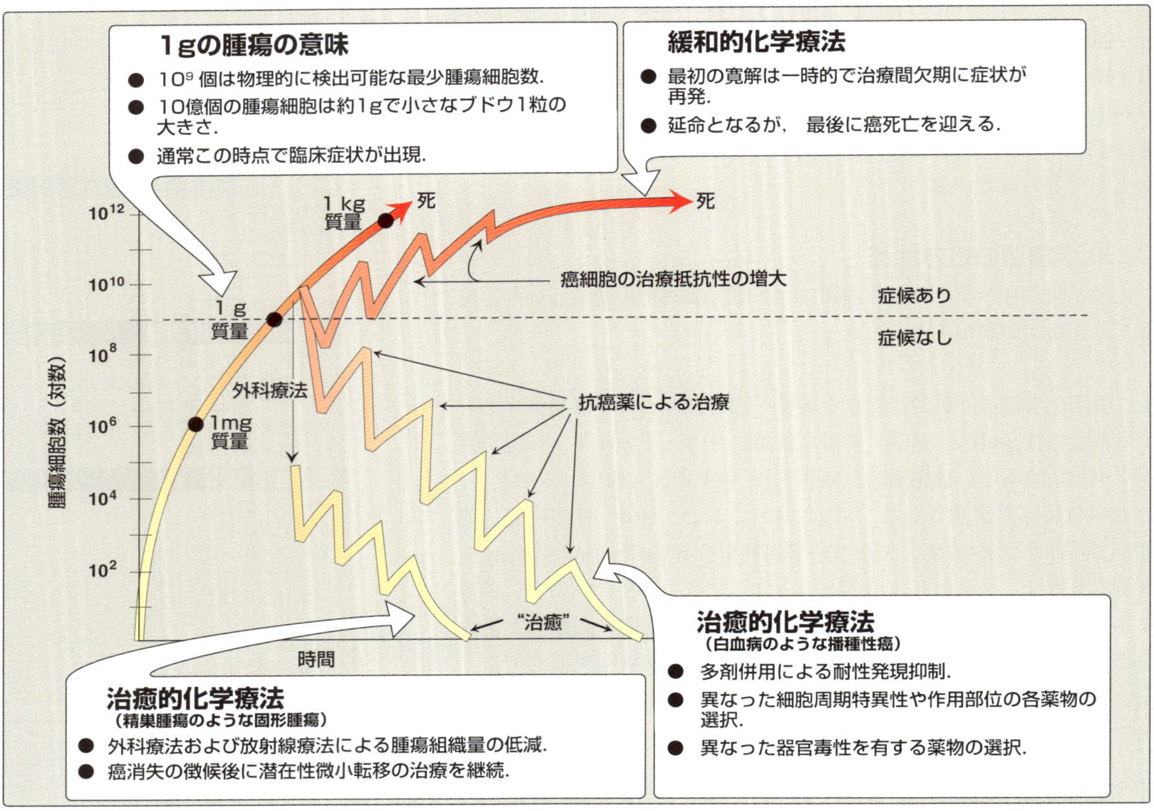

1gの腫瘍の意味
10⁹ 個は物理的に検出可能な最少腫瘍細胞数．
10億個の腫瘍細胞は約1gで小さなブドウ1粒の大きさ．
通常この時点で臨床症状が出現．
緩和的化学療法
最初の寛解は一時的で治療間欠期に症状が再発．
延命となるが，最後に癌死亡を迎える．
1kg 質量
死
死
癌細胞の治療抵抗性の増大
1g 質量
症候あり
症候なし
外科療法
抗癌薬による治療
1mg 質量
腫瘍細胞数（対数）
10¹²
10¹⁰
10⁸
10⁶
10⁴
10²
"治癒"
時間
治癒的化学療法
（白血病のような播種性癌）
多剤併用による耐性発現抑制．
異なった細胞周期特異性や作用部位の各薬物の選択．
異なった器官毒性を有する薬物の選択．
治癒的化学療法
（精巣腫瘍のような固形腫瘍）
外科療法および放射線療法による腫瘍組織量の低減．
癌消失の徴候後に潜在性微小転移の治療を継続．

図 37.3
仮想癌患者における癌細胞数に及ぼす各種治療の効果．

よばれる一般的な併用療法は，**リツキシマブ** rituximab，**シクロホスファミド** cyclophosphamide，**ヒドロキシダウノルビシン** hydroxydaunorubicin（**ドキソルビシン** doxorubicin），**オンコビン** Oncovin（**ビンクリスチン** vincristine），**プレドニゾン** prednisone からなる．化学療法薬の影響を受ける免疫系が回復できるようにして，重篤な感染症のリスクを軽減するため，治療は間欠的に行われる．薬剤の投与量は通常，体表面積に基づいて計算することで，各患者に合わせた量が設定される．

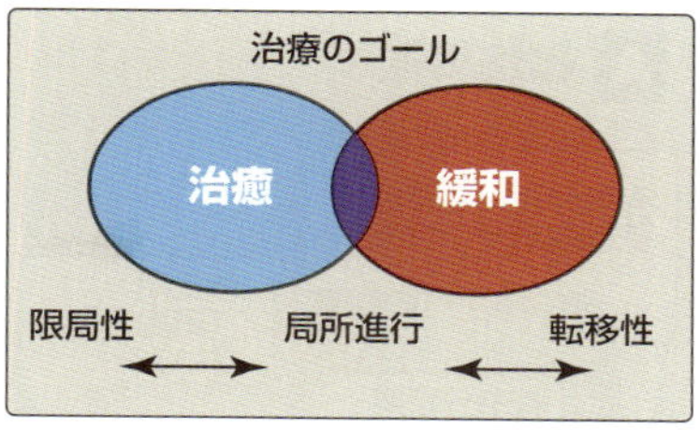
治療のゴール
治癒
緩和
限局性
局所進行
転移性

図 37.4
化学療法薬による治療のゴール.
（Dr. Thomas George MDより許可を得て転載）

D．腫瘍感受性と増殖周期

複製周期（"増殖期"）にある腫瘍細胞の割合は多くの癌化学療法薬に対する感受性に影響を与える．急速に分裂している細胞は化学療法に対しより感受性が高いが，ゆっくり増殖している細胞は化学療法に低感受性である．

分裂していない細胞（G_0 期）（図 37.5）は多くの化学療法薬の毒性効果に耐性がある．

1．薬物の細胞周期特異性：正常な細胞も腫瘍細胞も，同一の増殖周期（図 37.5）を経る．しかし，正常と腫瘍性の組織とでは，それぞれの期にある細胞数が異なることがある．分裂している細胞に対してのみ効果がある化学療法薬は細胞周期特異的とよばれ（図 37.5），他の薬物は細胞周期非特異的とよばれる．非特異的薬は，一般に分裂中の細胞に対してより有毒であるが，分裂細胞の割合が少ない腫瘍に対しても有効である．細胞周期非特異的なものとしては，アルキル化薬が挙げられる．

2．腫瘍増殖率：多くの腫瘍の増殖速度は初めは速いが，腫瘍の大きさが増すにつれて通常，遅くなる（図 37.3 参照）．これは，血管新生が不十分となり，血流の途絶による栄養と酸素の不足による．手術，放射線療法あるいは細胞周期非特異的化学療法薬による腫瘍容積の軽減は，残存細胞を分裂期へと促進し，細胞周期特異的化学療法薬に対する感受性を増大させる．

E．対数（ログ）殺傷現象 log kill

化学療法薬による癌細胞の破壊は一次反応速度に従う．すなわち，所定の用量の薬物は一定の割合の細胞を破壊する．"対数殺傷" という用語が，この現象を説明するために使われる．たとえば，白血病と診断されるときには，一般に 10^9 個の白血病細胞が存在する．したがって，治療が 99.999% の殺傷を導くならば，10^9 の 0.001% の細胞（10^4 の細胞）が残存することになる．これは，5 対数殺傷 5 log kill と定義される（10^5 分の細胞の減少）．この時点で，患者は症状が消失し，寛解状態にある（図 37.3 参照）．大部分の細菌感染では，免疫システムが残余の細菌を根絶することができるので，細菌数の 5 対数減少は，治癒をもたらすことになる．しかし，腫瘍細胞は容易に除去されないため，白血病細胞群を根絶するにはさらなる治療が必要となる．

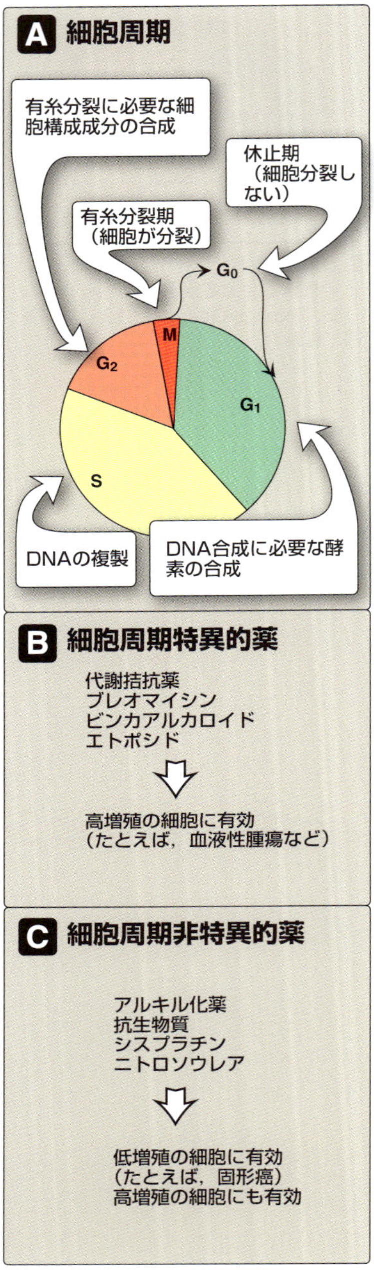
A 細胞周期
有糸分裂に必要な細胞構成成分の合成
休止期（細胞分裂しない）
有糸分裂期（細胞が分裂）
G_0
M
G_2
G_1
S
DNAの複製
DNA合成に必要な酵素の合成
B 細胞周期特異的薬
代謝拮抗薬
ブレオマイシン
ビンカアルカロイド
エトポシド
高増殖の細胞に有効（たとえば，血液性腫瘍など）
C 細胞周期非特異的薬
アルキル化薬
抗生物質
シスプラチン
ニトロソウレア
低増殖の細胞に有効（たとえば，固形癌）
高増殖の細胞にも有効

図 37.5
哺乳動物細胞の増殖周期に及ぼす化学療法薬の効果．

F．薬理学的聖域

白血病細胞や他の腫瘍細胞にとっては，たとえば中枢神経系 central nervous system（CNS）のような，輸送制約のために特定の化学療法薬が入れない組織が“聖域”となる．したがって，その部位における白血病細胞を除去するためには脊髄への放射線照射，あるいは薬物の脊髄くも膜下腔への投与が必要になる．同様に，薬物は固形腫瘍の特定の領域に侵入できないこともある．

G．化学療法に関連する諸問題

抗腫瘍薬は，細胞を死に至らしめる脅威をもつ毒物である．したがって，細胞が自らを化学療法薬を含む化学的な毒物から保護するために精巧な防御機構を進化させてきたことは驚くべきことではない．

1．耐性：いくつかの腫瘍性細胞，たとえば黒色腫は，大部分の抗癌薬に元々耐性である．他の腫瘍タイプでは，とくに至適量以下で長期投与された場合，突然変異によって薬物の細胞毒性に対する耐性を獲得することがある．薬剤耐性の発現は，薬物の組合せによって短期の集中的かつ断続的な治療によって最小限にすることができる．併用療法は，より広範囲の抵抗性腫瘍細胞群に対して効果的である．

2．多剤耐性：膜貫通タンパク質〔P糖タンパク質，Pはpermeability（透過性）より．図 37.6〕をコードする増幅された遺伝子の段階的選択は，多剤耐性 multidrug resistance（MDR）の原因となる．耐性はP糖タンパク質が存在すると，ATP依存的に細胞から薬物が排出されることによる．交差耐性は構造的に無関係な薬物の使用によっても生じる．たとえば，ビンカアルカロイド vinca alkaloidの細胞毒性効果に抵抗する細胞は**ダクチノマイシン** dactinomycinにも抵抗し，さらに**コルヒチン** colchicine（痛風の治療薬）とアントラサイクリン抗生物質 anthracycline antibioticにも抵抗性を示す．また逆も同様である．これらの薬物は，すべての自然界に存在している物質であって，疎水性の芳香環を有しており，中性のpHで陽性の電荷を負う．［注：P糖タンパク質はほとんどの細胞に低レベルであるが発現している．しかし，腎臓，肝臓，膵臓，小腸，結腸と副腎においてより高レベルで発現していることがわかっている．腺癌で観察される化学療法に対する内因性の耐性は，P糖タンパク質の存在が原因であると示唆されている．］特定の薬物（たとえば，**ベラパミル** verapamil）を高用量で用いることで，このP糖タンパク質を抑制することができ，抗癌薬の排出を妨ぐことができる．しかし，これらの薬物はそれら自身が有する他の有害な薬理学的作用のため望ましくない．薬理学的に特異的なP糖タンパク質阻害薬が探索されている．

H．化学療法の有害作用

急速に増殖している癌細胞を殺すことを目的とした療法は，分裂速度の速い正常細胞，たとえば口腔粘膜，骨髄，胃腸管 gastrointestinal（GI）粘膜細胞や毛包細胞に化学療法の毒性発現をもたらす．

1．**一般的な有害作用**：大部分の化学療法薬は，狭い治療係数を有する．重症の嘔吐，口内炎，骨髄抑制と脱毛症は，大なり小なり大半の抗腫瘍薬投与期間中に生じる．嘔吐は制吐薬の投与によって制御することができることも多い（42章参照）．骨髄抑制のような毒性は易感染性素因をつくるが，多くの化学療法薬（図37.7）の共通の毒性である．予防目的の抗生物質の投与は根拠に基づいたガイドラインに従って行うべきである．一方，**シクロホスファミド**による膀胱毒性，**ドキソルビシン**による心毒性や**ブレオマイシン** bleomycinによる肺線維症（間質性肺炎）など，特定の薬物にみられる有害反応もある．有害作用の持続期間は大きく異なる．たとえば，脱毛症は一時的であるが，心臓，肺や膀胱毒性は不可逆的な場合もある．腫瘍溶解症候群は，増殖率が高い腫瘍や細胞毒性療法に対する感受性が高い腫瘍（たとえば，バーキットリンパ腫，T細胞性急性リンパ芽球性白血病など）で，大量の腫瘍細胞溶解によって引き起こされる腫瘍学的緊急事態である．高尿酸血症，高カリウム血症，高リン酸血症，低カルシウム血症など，多くの代謝障害を引き起こす．

2．**有害作用の最小化**：細胞保護薬の使用や，局所的に腫瘍（たとえば，腕の肉腫）に抗腫瘍薬を灌流させることによって，あるいは膀胱毒性を防ぐための強い補液と利尿によって，有毒反応は改善されることもある．たとえば，**メトトレキサート** methotrexateで生じる巨赤芽球性貧血は，**フォリン酸** folinic acid（**ロイコボリン** leucovorin）の投与によって効果的に抑制することができる．また，**メスナ** mesnaは**イホスファミド** ifosfamideの毒性代謝物と結合し，出血性膀胱炎の可能性を減らすことができる．ヒトの顆粒球コロニー刺激性因子の投与によって，好中球の産生を増加させて，化学療法による好中球減少性の発熱のリスクを低減させることができる．

3．**治療によって誘発される腫瘍**：大部分の抗腫瘍薬は突然変異誘導物質であり，DNAを変化させるので，急性骨髄性白血病のような悪性腫瘍が，最初の癌が治療された後10年以上経って発現することがある．残念ながら，癌化学療法薬から発生したほとんどの腫瘍は治療戦略によく反応しない．

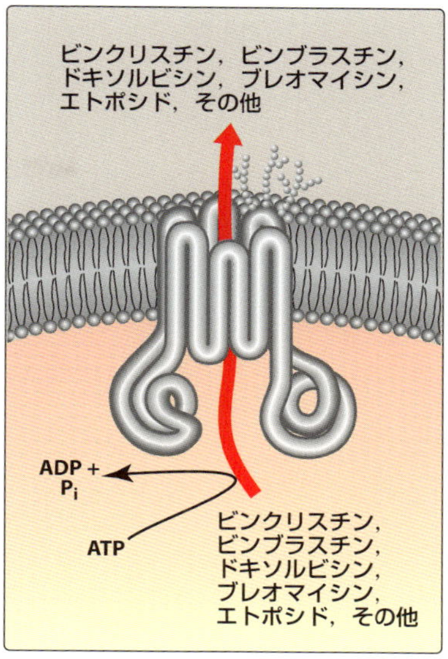
ビンクリスチン，ビンブラスチン，
ドキソルビシン，ブレオマイシン，
エトポシド，その他
ADP +
P_i
ATP
ビンクリスチン，
ビンブラスチン，
ドキソルビシン，
ブレオマイシン，
エトポシド，その他

図 37.6
P糖タンパク質の膜を貫通する6つのループ（12回膜貫通）が細胞から薬物を排出させるATP依存性ポンプの中心チャネルを構成する．

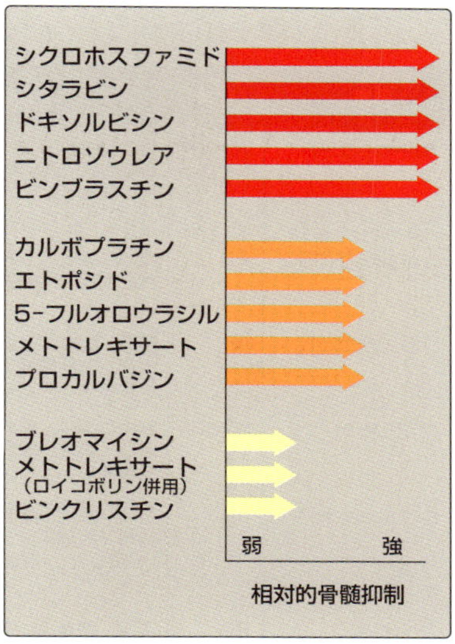
シクロホスファミド
シタラビン
ドキソルビシン
ニトロソウレア
ビンブラスチン
カルボプラチン
エトポシド
5-フルオロウラシル
メトトレキサート
プロカルバジン
ブレオマイシン
メトトレキサート
（ロイコボリン併用）
ビンクリスチン
弱
強
相対的骨髄抑制

図 37.7
化学療法薬の骨髄抑制力の比較．

臨床応用 37.1：二次性悪性腫瘍

癌の治療に使われる薬剤のなかには，癌を引き起こすものもある．白金を含む薬剤（**シスプラチン** cisplatinや**カルボプラチン** carboplatinなど）やトポイソメラーゼ阻害薬（**エトポシド** etopside など）のような付加作用のある薬物は，急性骨髄性白血病や急性リンパ性白血病のような二次性悪性腫瘍を引き起こすことが知られている．治療に伴う急性骨髄性白血病は治癒が困難であるが，その一因は予後不良と関連する細胞遺伝学的所見を示す傾向があるためである．

Ⅲ．代謝拮抗薬

代謝拮抗薬は，正常な細胞内に存在する構成要素と構造的に関連がある．代謝拮抗薬は一般に正常なプリン，あるいはピリミジンヌクレオチド先駆体の合成を抑制することによりそれらの供給を妨げたり，DNAあるいはRNA合成において競合したりする．それらの細胞毒性効果が最大になるのは，S期であり，細胞周期特異性がある．図37.8に，代謝拮抗薬の重要な特徴と有害作用をまとめた．

A．メトトレキサート methotrexate（MTX），ペメトレキセド pemetrexed，プララトレキサート pralatrexate

ビタミンの一種である葉酸は一炭素転移を伴うさまざまな代謝反応で中心的役割を果たし，細胞複製に必須である．葉酸はおもに食物や腸内細菌叢から得られる．MTX，**ペメトレキセド**，**プララトレキサート**は抗葉酸薬である．

1．**作用機序**：MTXは，構造的に葉酸 folic acidに類似し，ジヒドロ葉酸還元酵素 dihydrofolate reductase（DHFR）を抑制することによって，葉酸の拮抗薬として作用する．DHFRは葉酸を活性のある補酵素

薬物	経路	有害作用	特筆すべき薬物相互作用	観察すべき項目	備考
メトトレキサート	IV/PO/IM/IT	悪心・嘔吐・下痢，口内炎，脱毛，骨髄抑制，高用量：腎障害 IT：神経毒性	オメプラゾール，葉酸，ワルファリン，NSAID，ペニシリン，セファロスポリン	CBC，腎機能，肝機能，血中メトトレキサート濃度（高用量注入後）	いくつかの有害作用は，ロイコボリンの投与で，回避もしくは逆転されうる．腎障害のときは用量を調整する．
6-メルカプトプリン	PO	悪心・嘔吐・下痢，骨髄抑制，食欲不振，肝毒性（黄疸）	ワルファリン，アロプリノール，SMZ/TMP	CBC，腎機能，肝機能	アロプリノールと併用時は，毒性を避けるために，6-メルカプトプリンを50〜75％減らす．
フルダラビン	IV	悪心・嘔吐・下痢，骨髄抑制，皮疹，免疫抑制，発熱，浮腫，神経毒性	シタラビン，シクロホスファミド，シスプラチン，ミトキサントロン，ペントスタチン	CBC，腎機能，肝機能，腫瘍溶解症候群	免疫抑制が日和見感染のリスクを増やす．腎障害のときは用量を調整する．
クラドリビン	IV/SC	好中球減少，免疫抑制，発熱，悪心・嘔吐，催奇形性，末梢神経障害		CBC，腎機能，腫瘍溶解症候群	免疫抑制が日和見感染のリスクを増やす．
5-フルオロウラシル	IV	下痢，脱毛，重症粘膜炎，骨髄抑制（急速静注），"手足症候群"（持続注入），冠動脈痙攣	メトトレキサート（抗葉酸アナログ）	CBC，腎機能，肝機能，下痢	"手足症候群"/手掌足底紅斑は手掌足底の紅斑性落屑である．
カペシタビン	PO	下痢，粘膜炎，骨髄抑制，"手足症候群"，胸痛	ワルファリン，フェニトイン	CBC，腎機能，肝機能，下痢	食後30分以内に服用するべき．皮膚の保湿を維持すること．
シタラビン	IV/IT	悪心・嘔吐・下痢，骨髄抑制，肝毒性，神経毒性，結膜炎（高用量）	ジゴキシン，アルキル化剤，メトトレキサート	CBC，腎機能，肝機能，CNS毒性	結膜炎予防のため，高用量のときにはステロイド点眼が必要．
アザシチジン	IV/SC	骨髄抑制（好中球減少症，血小板減少症），悪心・下痢，便秘，低カリウム血症，腎毒性		CBC，腎機能，肝機能	IV用の調製後に薬物が安定なのは60分以内．
ゲムシタビン	IV	骨髄抑制（血小板減少症），悪心・下痢，脱毛，皮疹，インフルエンザ様症候群	強力な放射線感受性増強物質	CBC，肝機能，皮疹	

図 37.8
代謝拮抗薬のまとめ．CBC＝全血球計算，CNS＝中枢神経系，IM＝筋肉内，IT＝髄腔内，IV＝静脈内，NSAID＝非ステロイド系抗炎症薬，PO＝経口，SC＝皮下，SMX/TMP＝スルファメトキサゾール/トリメトプリム．

の形，テトラヒドロ葉酸 tetrahydrofolic acid（FH_4）に変換する酵素である（図 37.9）．MTXによるDHFRの阻害を回避するためには天然基質であるジヒドロ葉酸（FH_2）の場合には1 000倍量が必要となる．あるいは，阻害された酵素を経ないで葉酸プールを補充する**ロイコボリン**の投与が必要となる（図 37.9）．［注：**ロイコボリン**あるいは**フォリン酸**は，FH_4 のN^5-ホルミル基保有型である．］MTXは細胞分裂S期に特異的である．**ペメトレキセド**はMTXと同様の機構をもつ代謝拮抗薬である．しかし，DHFR阻害作用に加えて，チミジン酸合成酵素と葉酸代謝やDNA合成に関与する他の酵素も阻害する．**プララトレキサート**もDHFRを阻害する代謝拮抗薬である．

2．臨床使用：MTXは，通常他剤と併用して，急性リンパ性白血病，小児のバーキットリンパ腫 Burkitt lymphoma，乳癌，頭頸部癌や，菌状息肉症を含む多くの癌に対して効果的である．加えて，低用量MTXは，特定の炎症性疾患，たとえば，重症乾癬，関節リウマチ，クローン病に対して，単剤で効果がある．MTXを投与されているすべての患者には，有害な副作用に対する精密なモニタリングを必要とする．**ペメトレキセド**はおもに肺癌に用いられる．**プララトレキサート**は再発性あるいは難治性のT細胞性リンパ腫に用いられる．

3．薬物動態：MTXは，低用量では胃腸管からの吸収は不安定で低いが，筋肉内投与（筋注），静脈内投与（静注），髄腔内への投与も可能である（図 37.10）．MTXは血液脳関門を通過しづらいので，CNSの聖域部位で増殖する腫瘍性細胞を破壊するためには髄腔内に投与される．腹水，胸水，腸上皮，肝臓，腎臓に高濃度に分布する．MTXは，さらに皮膚にも分布する．少量のMTXは，7位で水酸化を受け7-ヒドロキシメトトレキサートとなる．この代謝物はMTXよりも水に溶けにくく，結晶尿症を引き起こすことがある．したがって，尿をアルカリ性に保ち，補液しておくことは腎毒性を避けるために重要である．非代謝物と7位水酸化代謝物はおもに尿中に排泄される．

4．有害作用：MTXの有害作用については図 37.8 に略述した．重篤な毒性のリスクを軽減させるため，高用量のMTX治療の際には**ロイコボリン**を補助薬として追加しなければならない．**ペメトレキセド**と**プララトレキサート**は，血液学的あるいは消化管毒性を軽減させるために葉酸とビタミンB_{12}を補助薬として投与すべきである．**ペメトレキセド**では，皮膚反応を予防するためにコルチコステロイドによる前処置が推奨される．

B．6-メルカプトプリン 6-mercaptopurine（6-MP）

プリン拮抗薬である**6-MP**は，ヒポキサンチンのチオールアナログである．**6-MP**と**6-チオグアニン 6-thioguanine**は，新生物疾患の治療に有益であると判明した最初のプリンアナログであった．免疫抑制薬である**アザチオプリン** azathioprine（38章参照）は，**6-MP**への転換の後，細胞毒性効果を発揮する．**6-MP**はもとの形では不活性で，細

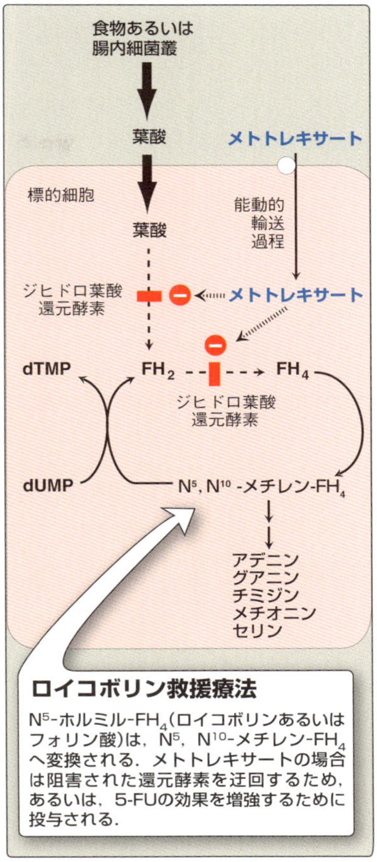
食物あるいは腸内細菌叢
葉酸
メトトレキサート
標的細胞
能動的輸送過程
葉酸
ジヒドロ葉酸還元酵素
メトトレキサート
dTMP
FH2
FH4
ジヒドロ葉酸還元酵素
dUMP
N5, N10 -メチレン-FH4
アデニン
グアニン
チミジン
メチオニン
セリン
ロイコボリン救援療法
N5-ホルミル-FH4（ロイコボリンあるいはフォリン酸）は，N5，N10-メチレン-FH4へ変換される．メトトレキサートの場合は阻害された還元酵素を迂回するため，あるいは，5-FUの効果を増強するために投与される．

図 37.9
メトトレキサートの作用機序とロイコボリン投与の効果．FH_2＝ジヒドロ葉酸，FH_4＝テトラヒドロ葉酸，dTMP＝デオキシチミジン一リン酸，dUMP＝デオキシウリジン一リン酸．

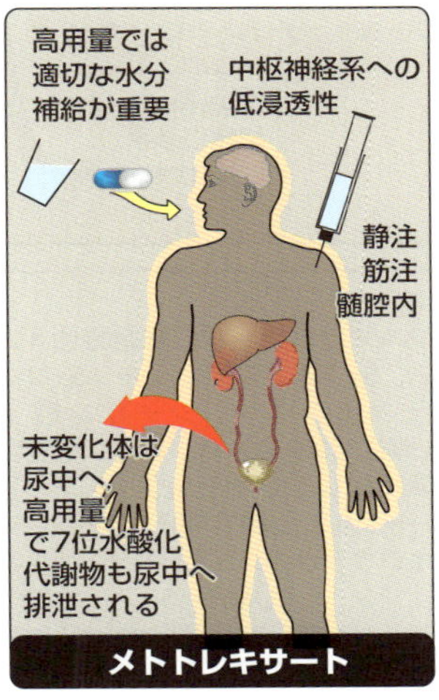
高用量では適切な水分補給が重要
中枢神経系への低浸透性
静注
筋注
髄腔内
未変化体は尿中へ
高用量で7位水酸化代謝物も尿中へ排泄される
メトトレキサート

図 37.10
メトトレキサートの投与法と排泄．

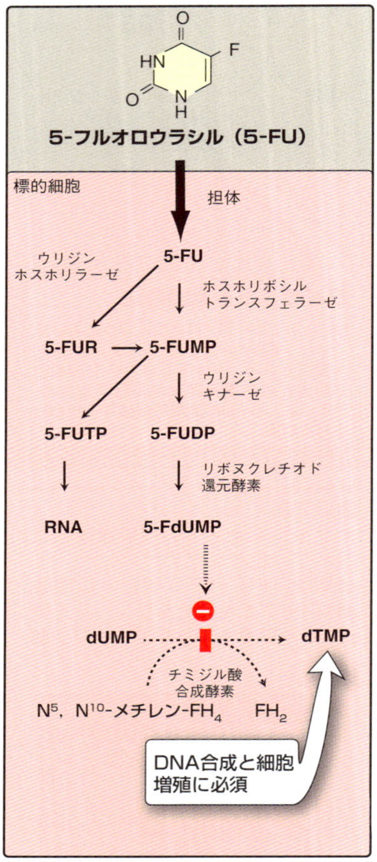
5-フルオロウラシル（5-FU）
標的細胞
担体
5-FU
ウリジン
ホスホリラーゼ
ホスホリボシル
トランスフェラーゼ
5-FUR
5-FUMP
ウリジン
キナーゼ
5-FUTP
5-FUDP
リボヌクレチオド
還元酵素
RNA
5-FdUMP
dUMP
dTMP
チミジル酸
合成酵素
N5，N10-メチレン-FH4
FH2
DNA合成と細胞
増殖に必須

図 37.11
5-フルオロウラシルの細胞毒性メカニズム．5-フルオロウラシルは5-フルオロデオキシウリジン一リン酸（5-FdUMP）に変換され，チミジル酸合成酵素に対してデオキシウリジン一リン酸（dUMP）と競合する．5-FU＝5-フルオロウラシル，5-FUR＝5-フルオロウリジン，5-FUMP＝5-フルオロウリジン一リン酸，5-FUDP＝5-フルオロウラシル二リン酸，5-FUTP＝5-フルオロウリジン三リン酸，dUMP＝デオキシウリジン一リン酸，dTMP＝デオキシチミジン一リン酸．

胞内で酵素により活性化される．偽代謝物として働き，DNAやRNAに取り込まれて合成を阻害する．**6-MP**はおもに急性リンパ芽球性白血病の寛解維持に使用される．**6-MP**とそのアナログである**アザチオプリン**はクローン病の治療に有効である．

C．フルダラビン fludarabine

フルダラビンは2-フルオロアデニンアラビノシドの5′-リン酸化体でプリンヌクレオチドアナログである．慢性リンパ性白血病の治療に有効とされ，有毛細胞白血病や慢性非ホジキンリンパ腫にも有効である．**フルダラビン**はプロドラッグであり，リン酸が血漿中で取り除かれ2-F-ara Aに変換される．そして，それは細胞に取り込まれ（デオキシシチジンキナーゼによって）再びリン酸化される．正確な細胞毒性機序は不明であるが三リン酸はDNAやRNAに挿入される．これにより，S期におけるこれらの合成を減少させ機能に影響を及ぼす．耐性は細胞への取込み減少，デオキシシチジンキナーゼの欠損，DNAポリメラーゼ親和性減少，その他の機序による．

D．5-フルオロウラシル 5-fluorouracil（5-FU）

5-FUはピリミジンアナログで，ウラシル環の5位での水素原子の代わりに安定なフッ素原子を有する．フッ素はデオキシウリジル酸のチミジル酸への転換を阻害することで，DNA合成のために必須の先駆体の1つであるチミジンを細胞から枯渇させる．**5-FU**は，ゆっくり増殖する固形腫瘍（たとえば，結腸直腸癌，乳癌，卵巣癌，膵臓癌，胃癌）の治療に，主として使用される．局所に適用することにより，**5-FU**は皮膚の基底細胞癌の治療にも効果的である．

1．**作用機序**：**5-FU**自身は抗腫瘍活性は全くなく，担体による移送により細胞内に取り込まれ，対応するデオキシヌクレオチド〔5-フルオロデオキシウリジン一リン酸 5-fluorodeoxyuridine monophosphate（5-FdUMP），図37.11〕に変換される．そしてそれはチミジル酸合成酵素の基質デオキシウリジン一リン酸（dUMP）と競合し，その作用を阻害する．DNA合成はチミジンの欠如のために減少し，正常な増殖ができなくなるため，急速に分裂している細胞では“チミジン欠乏死”に陥る．［注：**ロイコボリン**は，5-FdUMPとチミジル酸合成酵素の結合を安定化させることにより，**5-FU**の毒性を増強するために使用することができる．たとえば標準的な進行性大腸直腸癌治療法は**イリノテカン** irinotecan＋**5-FU/ロイコボリン**である．］**5-FU**はさらにRNAに組み込まれ，DNAでは低いレベルの組込みが観察されている．後者においてはグリコシラーゼが，**5-FU**を取り除くので，DNAが損傷される．**5-FU**はS期に抗腫瘍効果を発現する．

2．**薬物動態**：胃腸管への強い毒性のため，**5-FU**は静脈内に投与される．皮膚癌の場合は，局所に投与される．薬物は，CNSを含むすべての組織に深く浸透する．**5-FU**は肝臓，肺，腎臓において速やかに代謝され，代謝物は尿中に排泄される．ジヒドロピリミジンデヒドロゲナーゼ dihydropyrimidine dehydrogenase（DPD）が増加すると，**5-FU**の異化速度が上昇し，**5-FU**のバイオアベイラビリティは減少する．DPD量は個人によって大きく異なり，一般集団のなかでも最大6倍の差が存在するかもしれない．DPD欠損患者では汎血球減少症や粘膜炎，命にかかわる下痢などの重症の有害作用がみられる．

E．カペシタビン capecitabine

カペシタビン（カルバミン酸フルオロピリミジン fluoropyrimidine carbamate）は，**5-FU**のプロドラッグであり，結腸直腸癌，転移性乳癌の治療に使用されている．**カペシタビン**は経口投与で十分に吸収される．**カペシタビン**はそれ自体無毒であるが吸収された後，一連の酵素反応により最後に**5-FU**へと加水分解される．この反応はチミジンホスホリラーゼによって触媒されるが，この酵素はおもに腫瘍に濃縮されている（図37.12）．すなわち，**カペシタビン**の細胞毒性は**5-FU**のそれと同じであり，腫瘍特異的である．**5-FU**（すなわち**カペシタビン**）によって抑制される最も重要な酵素はチミジン酸合成酵素である．手足症候群（手のひらや足の裏のしびれ，灼熱感，発赤，腫脹，水疱形成）は**5-FU**と比較して**カペシタビン**でよくみられるが，悪心，下痢，口内炎，好中球減少症などの他の有害作用の報告頻度は低い．

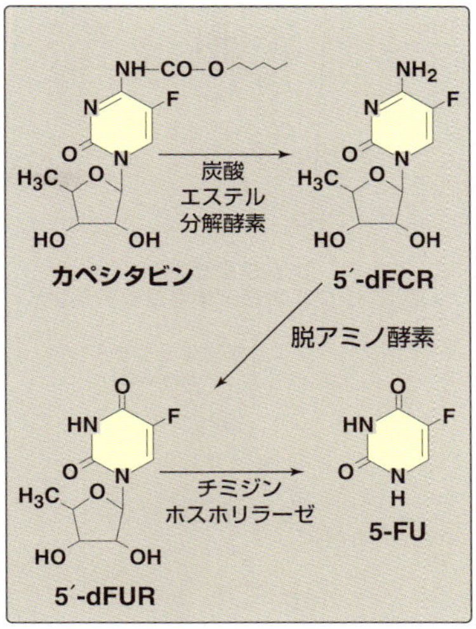
NH–CO–O
NH2
F
N
O
H_3C
HO
OH
炭酸
エステル
分解酵素
カペシタビン
5′-dFCR
脱アミノ酵素
HN
チミジン
ホスホリラーゼ
5′-dFUR
5-FU

図 37.12
カペシタビンの5-FUへの代謝経路．5′-dFCR＝5′-デオキシ-5-フルオロシチジン，5′-dFUR＝5′-デオキシ-5-フルオロウリジン．

F．シタラビン cytarabine

シタラビン〔**シトシンアラビノシド** cytosine arabinoside（ara-C）〕は，天然リボース残基がD-アラビノースによって置換された2′-デオキシシチジンアナログである．**シタラビン**はピリミジン拮抗薬として作用する．主要な臨床上の適用は，急性非リンパ球性（骨髄性）白血病 acute nonlymphocytic（myelogenous）leukemia（AML）である．**シタラビン**は担体（輸送体）によって細胞に取り込まれ，他のプリンやピリミジン拮抗薬と同じように細胞毒性を示すためにはデオキシシチジンキナーゼや他のヌクレオチドキナーゼによってヌクレオチド型（シトシンアラビノシド三リン酸あるいはara-CTP）へとリン酸化されなければならない．ara-CTPはDNAポリメラーゼの有効な阻害薬である．このヌクレオチドはDNAに挿入され，鎖伸張を停止させる．それゆえ，S期に（すなわち細胞周期）特異的である．**シタラビン**は経口投与では，腸粘膜や肝臓でシチジンデアミナーゼにより細胞毒性のないara-Uに脱アミノ化されるため，有効ではない．静脈内投与では全身に分布するが，中枢神経系には十分な量が移行しない．したがって，髄膜白血病に使用するために，髄腔内に注射することもある．

G．アザシチジン azacytidine

アザシチジンはシチジンのピリミジンヌクレオシドアナログである．骨髄異形成症候群やAMLに用いられる．**アザシチジン**はヌクレオチド代謝型のアザシチジン三リン酸へと活性化され，DNAやRNAに挿入されて，遺伝子発現やRNAのプロセシングと機能を抑制する．S期特異的である．

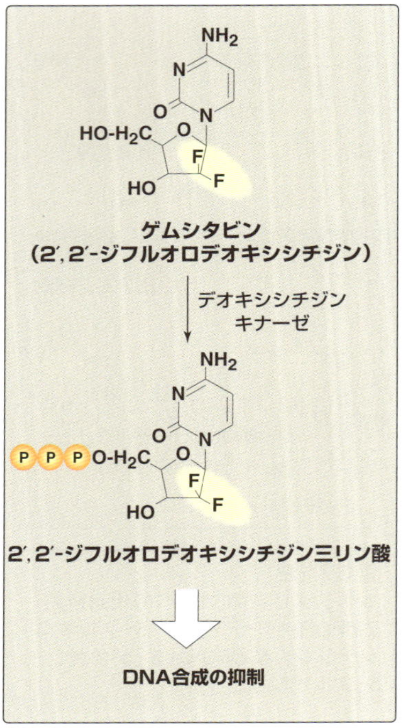
NH2
N
O
N
HO-H2C
O
F
F
HO
ゲムシタビン
(2′,2′-ジフルオロデオキシシチジン)
デオキシシチジン
キナーゼ
NH2
N
O
N
P P P O-H2C
O
F
F
HO
2′,2′-ジフルオロデオキシシチジン三リン酸
DNA合成の抑制

図 37.13
ゲムシタビンの作用機序．

H．ゲムシタビン gemcitabine

ゲムシタビンは，デオキシシチジンヌクレオシドのアナログである．適用は，膵癌や非小細胞性肺癌である．**ゲムシタビン**はデオキシシチジンキナーゼの基質であり，この酵素によって2′,2′-ジフルオロデオキシシチジン三リン酸(dFdCTP)(図37.13)へとリン酸化される．**ゲムシタビン**は，静脈内に投与される．細胞毒性のないジフルオロデオキシウリジン difluorodeoxyuridineに脱アミノ化され，尿中に排泄される．

Ⅳ．抗腫瘍性抗生物質

抗腫瘍性抗生物質(図37.14)は，ストレプトマイセス属のさまざまな菌株から産生される．これらの細胞毒性はおもにDNAとの相互作用により，DNAの機能障害を生じることにより起こる．インターカレーションに加えて，アントラサイクリン系薬物はトポイソメラーゼの阻害とフリーラジカルによる損傷によって細胞毒性を生じる．アントラサイクリン系薬物は細胞周期非特異的であるが，**ブレオマイシン** bleomycinはおもにG_2期に作用する．

A．アントラサイクリン系

ドキソルビシン doxorubicin(別名**アドリアマイシン** adriamycin)と**ダウノルビシン** daunorubicinは，アントラサイクリン系抗生物質として分類される．**ドキソルビシン**は，**ダウノルビシン**の水酸化されたアナログである．**イダルビシン** idarubicin(**ダウノルビシン**の4-脱メトキシアナログ)と**エピルビシン** epirubicin，**ミトキサントロン** mitoxantroneも使用される．これらの薬物は，作用機序や構造が似ているにもかかわらず適用が異なる．**ドキソルビシン**は，最も重要か

薬物	経路	有害作用	特筆すべき薬物相互作用	観察すべき項目	備考
ドキソルビシン	IV	骨髄抑制，悪心・嘔吐・下痢，粘膜炎，心毒性，脱毛，赤色尿，強い発疱	フェニトイン，トラスツズマブ(心毒性)，ジゴキシン	CBC，腎機能，肝機能，心機能(ECHOもしくはMUGA)，肝機能障害のときは調整する	累積投与量 >450 mg/m² が心毒性のリスクを上げる，発疱
ダウノルビシン	IV				累積投与量 >550 mg/m² が心毒性のリスクを上げる，発疱
リポソーマルドキソルビシン	IV				ドキソルビシンの代用ではない．心毒性は少ない
エピルビシン	IV		シメチジン		累積投与量 >900 mg/m² が心毒性のリスクを上げる，発疱，悪心・嘔吐は少ない
イダルビシン	IV			他のアントラサイクリンと腫瘍溶解症候群同様	累積投与量 >150 mg/m² が心毒性のリスクを上げる，発疱
ブレオマイシン	IV/SC/IM	肺線維症，脱毛，皮膚反応，手の色素過剰症，発熱，悪寒，アナフィラキシー	フェノチアジン，シスプラチン(腎臓)，放射線(肺)	肺機能検査，腎機能障害のときは調整する，アナフィラキシー	"ブレオマイシン肺" 肺線維症は致死的たりうる，肺機能障害の兆候があるときは中止する

図 37.14
抗腫瘍性抗生物質のまとめ．CBC＝全血球計算，IM＝筋肉内，IV＝静脈内，SC＝皮下．

つ広範囲に使用されている抗癌薬のうちの1つである．肉腫や，乳癌や多くの転移性固形癌を含むさまざまな癌の治療に他の薬剤との併用で使用される．また，多くの白血病やリンパ腫にも使用される．**ダウノルビシン**と**イダルビシン**は急性白血病の治療に使われる．**ミトキサントロン**はAMLと前立腺癌に使用される．

1．**作用機序**：**ドキソルビシン**や他のアントラサイクリン系は，DNAインターカレーションやトポイソメラーゼⅡの阻害によるDNA修復阻害など，いくつかの異なる機序によって細胞毒性を誘発する．その結果，DNAとRNAの合成が阻害され，DNAが断片化される．さらに，フリーラジカルにより膜の脂質の過酸化や，DNA鎖切断，プリン体やピリミジン塩基，チオール類やアミン類の直接的な酸化を引き起こす(図37.15)．

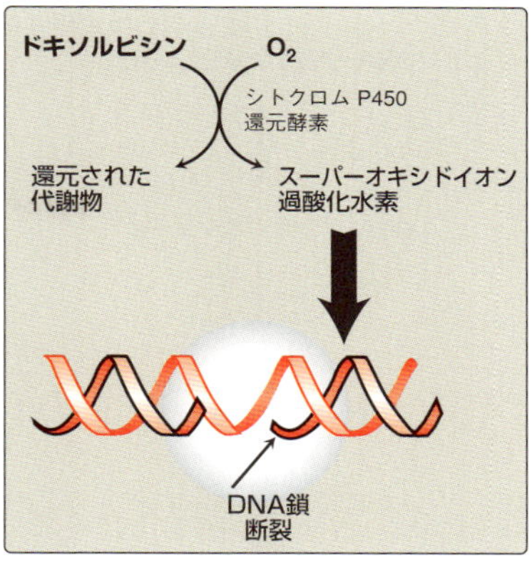
ドキソルビシン
O_2
シトクロム P450
還元酵素
還元された
代謝物
スーパーオキシドイオン
過酸化水素
DNA鎖
断裂

図 37.15
ドキソルビシンは分子酸素と作用してスーパーオキシドイオンや過酸化水素を発生させDNAの一本鎖の断裂を引き起こす．

2．**薬物動態**：これらの薬物は胃腸管で不活性化されるため，静脈内に投与されなければならない．血管外漏出は組織壊死につながる重大な問題である．これらのアントラサイクリン系抗生物質は血漿タンパク質や，広く分布した先の他の組織要素に結合する．血液脳関門や精巣には通過しない．これらの薬物は，著しく肝臓で代謝され，肝機能障害を有する患者において投与量の修正が必要である．胆汁中への排出が主要な排泄経路である．アントラサイクリン系薬物はその深い赤色のため投与部位周囲の静脈が可視化されることがある．また尿は赤色となることがある．

3．**有害作用**：不可逆的で用量依存的な心毒性は最も重篤な有害反応であり，左室機能障害や心不全を引き起こす可能性がある．治療中も治療後も左室駆出率を注意深くモニターすべきである．心毒性はフリーラジカルの発生と脂質の過酸化に起因しているようである．アントラサイクリン系薬と**トラスツズマブ** trastuzumabなどの他の心毒性薬剤の併用は，心不全のリスクを増加させる．**ドキソルビシン**のリポソーム製剤の使用や鉄キレート剤である**デクスラゾキサン** dexrazoxaneの添加により，**ドキソルビシン**の心毒性を抑制する効果が一部認められている．

B．ブレオマイシン bleomycin

ブレオマイシンは，さまざまな銅キレート糖ペプチドの混合物でアントラサイクリン系抗生物質のように酸化的プロセスによりDNAの断裂を引き起こす．**ブレオマイシン**は細胞周期特異的であり，細胞をG_2期に誘導する．**ブレオマイシン**は，主として精巣癌やホジキンリンパ腫の治療に使用される．

1．**作用機序**：DNA-**ブレオマイシン**-Fe^{2+}複合体は，**ブレオマイシン**-Fe^{3+}へと酸化されるようである．自由電子は酸素と反応してスーパーオキシドあるいはヒドロキシラジカルを形成し，それらは次にDNAのホスホジエステル結合を攻撃し，DNA鎖の破損と染色体異常

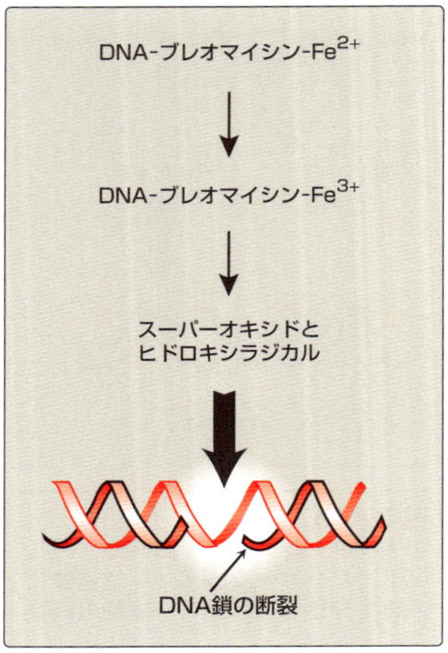
DNA-ブレオマイシン-Fe^{2+}
DNA-ブレオマイシン-Fe^{3+}
スーパーオキシドと
ヒドロキシラジカル
DNA鎖の断裂

図 37.16
ブレオマイシンは酸化的プロセスによりDNAの断裂を引き起こす．

（図 37.16）を引き起こす．

2．薬物動態：ブレオマイシンは多数の投与経路により投与可能である．**ブレオマイシン**不活性化酵素（加水分解酵素）は多くの組織（たとえば肝臓，脾臓）において多く存在する．しかし肺ではこの酵素が少なく，皮膚ではこの酵素を欠いているので，これらの組織には毒性がある．大部分は未変化体として尿中へ排泄されるため，腎不全患者では用量調整が必要になる．

3．有害作用：肺毒性は最も重篤な有害作用で，ラ音聴取，咳，致命的な肺線維症へと進行する．この肺線維症はしばしば“ブレオマイシン肺”と称される．手の過形成皮膚変化と色素沈着はよく生じる．骨髄抑制がまれであるという点で，**ブレオマイシン**は特徴的である．

V．アルキル化薬と付加反応薬

アルキル化薬（図 37.17）は，種々の細胞構成要素中で求核的な基に共有結合することにより細胞毒性効果を発揮する．DNAのアルキル化はおそらく腫瘍細胞を死に至らしめる重大な細胞毒性反応である．アルキル化薬は，分裂細胞や休止細胞を区別しないが，急速に分裂している細胞に最も有毒である．他の薬物と併用して多種多様なリンパ性腫瘍や固形癌に使われる．細胞毒性に加えて，すべてのアルキル化薬は変異原性，発癌性であり，急性白血病のような二次性の悪性疾患を招くことがある．

A．シクロホスファミド cyclophosphamideとイホスファミド ifosfamide

これらはマスタードガス［訳者注：毒ガス］に密接に関連した薬物で，主要な作用と毒性の大部分を共有する．これらの薬物は，シトクロム P450（CYP）によって水酸化され，アルキル化種に変換されて初めて細胞毒性を有する．これらの薬物は広い臨床上のスペクトルを有し，非ホジキンリンパ腫や，肉腫，乳癌などの多種多様な腫瘍性疾患の治療において，単独で使用あるいは併用される．

1．作用機序：シクロホスファミドは，最も一般に使われているアルキル化薬である．**シクロホスファミド**と**イホスファミド**は，まず肝臓においてCYP系（図 37.18）によって水酸化された中間物へと生体内変化を受ける．水酸化された中間物は代謝されて，有効な化合物，ホスホラミドマスタード phosphoramide mustardとアクロレイン acroleinになる．DNAとホスホラミドマスタードとの反応が，細胞毒性をもつステップであると考えられている．

2．薬物動態：シクロホスファミドは経口および静脈内で投与可能であるが，**イホスファミド**は静脈内投与のみである．**シクロホスファミド**は肝臓において活性型および不活性型に代謝されるが，ごく少量が

薬物	経路	有害作用	特筆すべき薬物相互作用	観察すべき項目	備考
シクロホスファミド	IV/PO	骨髄抑制，出血性膀胱炎，悪心・嘔吐・下痢，脱毛，無月経，二次性悪性腫瘍	フェノバルビタール，フェニトイン（P450），ジゴキシン，抗凝固薬	尿検査，CBC，腎機能，肝機能	膀胱毒性を防ぐためによく水分補給をすること（高用量のときはメスナを使用する）
イホスファミド	IV	骨髄抑制，出血性膀胱炎，悪心・嘔吐，神経毒性，脱毛，無月経	フェノバルビタール，フェニトイン（P450），シメチジン，アロプリノール，ワルファリン	尿検査，神経毒性	膀胱毒性を防ぐためにメスナを使用し，よく水分補給をすること
カルムスチン（BCNU）	IV	骨髄抑制，悪心・嘔吐，顔面潮紅，肝毒性，肺毒性，性交不能症，不妊症	シメチジン，アムホテリシンB，ジゴキシン，フェニトイン	CBC，PFT，腎機能，肝機能	脳内留置用剤もあり
ロムスチン（CCNU）	PO	骨髄抑制，悪心・嘔吐，肺毒性，性交不能症，不妊症，神経毒性	シメチジン，アルコール	CBC，PFT，腎機能	空腹時に使用する
ダカルバジン	IV	骨髄抑制，悪心・嘔吐，インフルエンザ様症候群，CNS毒性，肝毒性，光線過敏	フェニトイン，フェノバルビタール（P450）	CBC，腎機能，肝機能	発疱
テモゾロミド	IV/PO	悪心・嘔吐，骨髄抑制，頭痛，疲労感，光線過敏		CBC，腎機能，肝機能	ニューモシスチス肺炎の予防が必要
メルファラン	IV/PO	骨髄抑制，悪心・嘔吐・下痢，粘膜炎，過敏症（IV）	シメチジン，ステロイド，シクロスポリン	CBC，腎機能，肝機能，腎機能障害のときは調整	空腹時に使用する
クロラムブシル	PO	骨髄抑制，皮膚発疹，肺線維症（まれ），高尿酸血症，てんかん	フェノバルビタール，フェニトイン（P450）	CBC，腎機能，肝機能，尿酸	食物と一緒に服用する
ブスルファン	IV/PO	骨髄抑制，悪心・嘔吐・下痢，粘膜炎，過敏症（IV）皮膚発疹，肺線維症，肝毒性	アセトアミノフェン，イトラコナゾール，フェニトイン	CBC，肺症状，腎機能，肝機能	“ブスルファン肺”

図 37.17
アルキル化薬のまとめ．CBC＝全血球計算，CNS＝中枢神経系，IV＝静脈内，PFT＝肺機能検査，PO＝経口．

未変化体として尿中に排泄される．**イホスファミド**はおもにCYP3A4とCYP2B6により代謝され，おもに腎臓から排泄される．

3．有害作用：両者に特有の毒性は出血性膀胱炎で，これは，排尿困難，血尿，出血などの症状を引き起こす膀胱の炎症である．膀胱毒性は，**シクロホスファミド**の場合は尿中のアクロレインに，**イホスファミド**の場合はアクロレインに加えて別の有毒な代謝物に起因すると考えられている．有毒な代謝物を不活性化する**メスナ** mesna（2-メルカプトエタンスルホン酸ナトリウム sodium 2-mercaptoethane sulfonate）の静脈内投与や適切な補液により，この問題を防ぐことができる．高用量**イホスファミド**投与患者において神経毒性が認められ，おそらく代謝物（クロロアセトアルデヒド chloroacetaldehyde）によると報告されている．

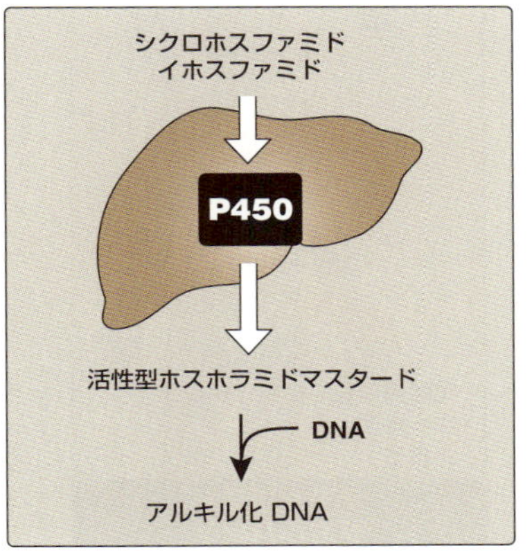

シクロホスファミド
イホスファミド
P450
活性型ホスホラミドマスタード
DNA
アルキル化 DNA

図 37.18
シクロホスファミドとイホスファミドの肝シトクロムP450による活性化．

B．ニトロソウレア nitrosourea

カルムスチン carmustine（BCNU）と**ロムスチン** lomustine（CCNU）は，よく似たニトロソウレア類である．CNSへの浸透性から，ニトロソウレアはおもに脳腫瘍の治療に使用される．

1．作用機序：ニトロソウレアは，DNAのアルキル化により，複製を阻害し，最終的にはRNAやタンパク質合成を阻害することで細胞

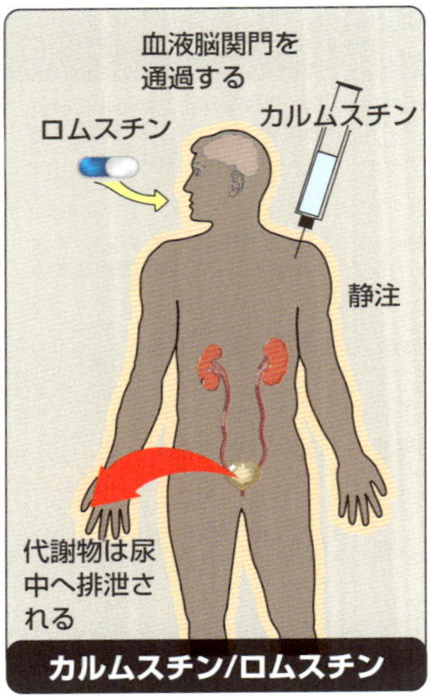
血液脳関門を
通過する
ロムスチン
カルムスチン
静注
代謝物は尿
中へ排泄さ
れる
カルムスチン/ロムスチン

図 37.19
カルムスチン/ロムスチンの投与法と排泄.

毒性を発揮する．休止細胞のDNAはアルキル化されるが，細胞毒性はさかんに分裂する細胞におもに発現する．それゆえ，非分裂細胞はDNA修復が起これば死を免れることができる．ニトロソウレアはまた，標的細胞のタンパク質のアミノ基のカルバモイル化によっていくつかの鍵となる酵素的過程を阻害する．

2．**薬物動態**：**カルムスチン**は静脈内や化学療法体内埋込剤として投与され，**ロムスチン**は経口的に投与される．脂溶性が高いため，広く生体内の多くの組織に分布し，容易にCNSに浸透する．薬物は，著しく代謝される．**ロムスチン**は，代謝され，活性体となる．ニトロソウレアの主要な排出経路は腎臓である（図 37.19）．

C．ダカルバジン dacarbazineとテモゾロミド temozolomide

ダカルバジンは，アルキル化薬の1つで，活性代謝物であるメチルトリアゼノイミダゾールカルボキサミド methyltriazenomidazole carboxamide（MTIC）へCYP450 酵素により生体内変化を受ける．この代謝物が産生するメチルカルボニウムイオンがDNA分子の求核部位を攻撃することで，アルキル化活性が引き起こされる．**ダカルバジン**の細胞毒性活性は，DNAのグアニン6位酸素と7位窒素におけるメチル化能力による．**ダカルバジン**はメラノーマやホジキンリンパ腫に用いられる．

テモゾロミドは**ダカルバジン**と関連性があり，双方とも活性代謝物MTICへと生体内変化を受け，これがDNAのグアニン6位酸素と7位窒素のメチル化を引き起こすと考えられている．**ダカルバジン**とは異なり，**テモゾロミド**は生体内変化にCYP系を必要とせず，通常の生理的なpH下で，化学的変化を受け，MTICとなる[*1]．**テモゾロミド**は**ダカルバジン**とは異なり血液脳関門を通過することができるため，膠芽腫や星状細胞腫のような脳腫瘍の治療に用いられる．また，転移性黒色腫にも使用される．**テモゾロミド**は静脈内投与あるいは経口投与され，経口による吸収は良好である．未変化体や代謝物は尿から排泄される（図 37.20）．

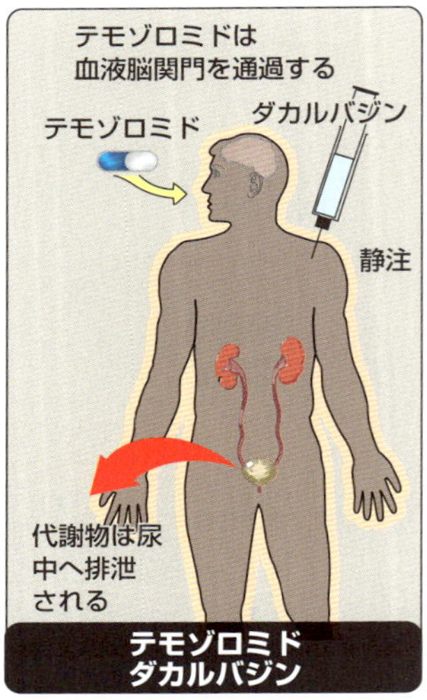
テモゾロミドは
血液脳関門を通過する
テモゾロミド
ダカルバジン
静注
代謝物は尿
中へ排泄
される
テモゾロミド
ダカルバジン

図 37.20
テモゾロミドとダカルバジンの投与法と排泄.

D．白金錯体

シスプラチン cisplatinは抗癌薬のなかで白金錯体の最初の薬物であるが，**シスプラチン**の重度の毒性のため，**カルボプラチン** carboplatinが開発された．2つの薬物の効力，薬物動態，分布様式と用量制限毒性は明らかに異なる（図 37.21）．**シスプラチン**は放射線や他の化学療法薬との相乗的な細胞毒性効果を有する．**シスプラチン**は**ビンブラスチン** vinblastineや**ブレオマイシン** bleomycinと併用して転移性精巣腫瘍などの固形癌，**シクロホスファミド**と併用して卵巣癌，そして単独にて膀胱癌の治療に広く用いられている．**カルボプラチン**は**シスプ**

*1（訳者注）：テモゾロミドの効果は，修復酵素であるO^6-アルキルグアニン-DNAアルキルトランスフェラーゼにより抑制される．

薬物	経路	有害作用	特筆すべき薬物相互作用	観察すべき項目	備考
シスプラチン	IV, IP, IA	神経毒性, 骨髄抑制, 聴器毒性, 悪心, 嘔吐, 電解質損失, 注入反応, 腎毒性	抗痙攣薬	CBC, CMP, 電解質, 聴力	投薬前後に積極的な水分補給が必要. 悪心・嘔吐はよく起こる
カルボプラチン	IV, IP, IA	骨髄抑制, 悪心, 嘔吐, 注入反応	アミノグリコシド	CBC	AUC を用いて用量を計算する
オキサリプラチン	IV	神経毒性, 悪心, 嘔吐, 注入反応, 肝毒性, 骨髄抑制	ワルファリン	CBC, 神経機能, 肝機能	低温関連と累積の末梢神経障害

図 37.21
白金錯体のまとめ. AUC＝曲線下面積, CBC＝全血球計算, CMP＝包括的生化学検査, IA＝動脈内, IP＝腹腔内, IV＝静脈内.

ラチン投与時に必要とされる相当量の補液に耐えられない患者に使用される. あるいは, 腎障害を有する患者や, 神経毒性や聴器毒性が生じやすい患者に使用される. **オキサリプラチン** oxaliplatin は**カルボプラチン**に密接に関連したアナログであり, 一連の結腸直腸癌へ用いられる.

1. **作用機序**：これらの薬物の作用機序は, アルキル化薬のそれと似ている. 血漿の高塩化物環境では**シスプラチン**は中性種として存在し, 細胞に入って低塩化物環境でその塩素を失う. そしてDNAのグアニンに結合し, 鎖内や鎖間で架橋を形成する. 結果生じる細胞毒性病変は, DNA複製とRNA合成のポリメラーゼを抑制する. 細胞毒性は細胞周期のいずれの期においても発現するが, G_1期とS期の細胞がこれらの薬物の作用に最も感受性が高い.

2. **薬物動態**：これらの薬物は, 静脈内点滴投与される. さらに卵巣癌では腹腔内に投与され, 他の臓器を灌流する動脈にも投与されることもある. 肝臓, 腎臓, 腸, 精巣や卵巣の細胞で最も高濃度に認められるが, 脳脊髄液へはほとんど移行しない. 腎臓は排泄のための主要な経路である.

3. **有害作用**：大半の患者では**シスプラチン**投与後, 重症な悪心と嘔吐が生じ, 5日間続くこともある. 制吐薬の前投与が必要である. 主要な毒性としては遠位尿細管や集合管に関連した用量依存的な腎毒性である. これは, 積極的な補液によって予防することができる. 他の毒性として高音域の聴覚消失や耳鳴りなどがある. **シスプラチン**と違って, **カルボプラチン**は軽度の悪心と嘔吐だけを引き起こし, 腎臓, 神経, 聴器毒性はまれである. 用量制限毒性は, 骨髄抑制である. **オキサリプラチン**には寒冷刺激誘発性末梢神経障害という固有の有害作用があるが, 投与後72時間以内に通常は回復する. 骨髄抑制や蓄積性の末梢神経障害も有する. 肝毒性も報告されている. これらの薬物によって, 皮疹からアナフィラキシーまでの過敏性反応が生じることがある.

E. 他のアルキル化薬

メクロレタミン mechlorethamine は毒ガスのナイトロジェンマス

タードとして第一次世界対戦中に開発された．リンパ球の減少作用から，ヒトでの使用を目的に開発された最初のアルキル化剤となり，現在でもこの外用ゲルは皮膚T細胞リンパ腫の治療に使用されている．**メルファラン** melphalanはナイトロジェンマスタードのフェニルアラニン誘導体で，多発性骨髄腫および卵巣癌の治療に使用される．このアルキル化薬は静脈内投与される．経口投与も可能であるが，血漿濃度は，消化管吸収や代謝の違いのため，個人によって大きく異なる．**メルファラン**の用量は血小板数や白血球数の計測に従って，注意深く調整しなければならない．**クロラムブシル** chlorambucilもアルキル化薬であり，リンパ腫や慢性リンパ性白血病の治療に使用される．**ブスルファン** busulfanは慢性骨髄性白血病に有効なアルキル化薬である．肺線維症（“ブスルファン肺”）を生じることがある．他のアルキル化薬と同様にこれらすべての薬物は白血病誘発効果があり，二次性白血病を生じることがある．

Ⅵ．微小管阻害薬

有糸分裂の紡錘体は，すべての真核細胞の細胞質において生じる内部構造の動きのために必須の細胞内の骨組み（細胞骨格）の一部をなす．紡錘体は，クロマチンと，チューブリンで構成される一連の微小管からなる．紡錘体は，真核細胞が分裂する際，DNAを2つの娘細胞に，等しく仕切るために必須である．抗癌薬として使われる植物由来のいくつかの物質は，微小管の重合や脱重合化間での平衡を変化させることによって，細胞毒性を引き起こす．微小管阻害薬は図37.22にまとめた．

A．ビンカアルカロイド

ビンカアルカロイドである**ビンクリスチン** vincristineと**ビンブラスチン** vinblastineは，ニチニチソウ植物（*Vinca rosea*）に由来する構造的に類似した化合物である．これらのビンカアルカロイドは構造的に類似しているが治療適用は異なる．一般にビンカアルカロイドは他の

薬物	経路	有害作用	特筆すべき薬物相互作用	観察すべき項目	備考
ビンクリスチン	IV	神経毒性，便秘	クラリスロマイシン，アゾール抗真菌薬，フェニトイン，カルバマゼピン，リトナビル（CYP3A4）	CBC，肝機能，末梢神経障害	発疱，IT 投与は死亡のおそれあり
ビンブラスチン	IV	骨髄抑制，神経毒性		CBC，肝機能	
ビノレルビン	IV	顆粒球減少症			
パクリタキセル	IV	好中球減少症，神経毒性，脱毛，悪心，嘔吐	ゲムフィブロジル（CYP2C8）：NSAID（出血のリスク）	CBC，肝機能，末梢神経障害	過敏反応（呼吸困難，蕁麻疹，低血圧），前投薬が必要
ドセタキセル	IV	好中球減少症，神経毒性，水分貯留，脱毛，悪心，嘔吐，下痢	クラリスロマイシン，アゾール抗真菌薬，フェニトイン，カルバマゼピン，リトナビル（CYP3A4）：NSAID（出血のリスク）		

図 37.22
微小管阻害薬のまとめ．CBC＝全血球計算，IT＝髄腔内，IV＝静脈内，NSAID＝非ステロイド性抗炎症薬．

薬物と併用して投与される．**ビンクリスチン**は，小児の急性リンパ芽球性白血病，ウィルムス腫瘍，横紋筋肉腫，ユーイング軟組織肉腫とホジキンと非ホジキンリンパ腫ならびに，他の急速に増殖する腫瘍の一部の治療に使われる．［注：**ビンクリスチン**（市販名は**オンコビン** Oncovin）はリンパ腫のR-CHOP療法における"O"である．比較的穏やかな骨髄抑制のため，他の多くの療法に使用されている．］**ビンブラスチン**は，**ブレオマイシン**と**シスプラチン** cisplatinと併用され，転移性の精巣癌の治療に投与される．さらに全身性ホジキン病や非ホジキン病のリンパ腫やカポジ肉腫の治療に使われる．**ビノレルビン** vinorelbineは単剤あるいは**シスプラチン**と併用して乳癌および進行性の非小細胞性肺癌の治療に有効である．

1．作用機序：これらの薬物はすべて細胞分裂中期で有糸分裂を阻害するので，細胞周期特異的で，分裂期（M期）特異的である．微小管タンパク質（チューブリン）への結合は，チューブリンの微小管形成のための重合化能力を阻害する．代わりに，チューブリン二量体とアルカロイド薬からなる準結晶の集合体が形成される．紡錘体の機能不全は細胞分裂を分裂中期で停止させ，染色体の分離と細胞分裂を阻害する（図37.23）．

2．薬物動態：これらの薬物の静脈内投与は，速やかな細胞毒性効果と細胞破壊を導く．引き続いて，DNA分子の断片から遊離されるプリン体の酸化のために高尿酸血症を引き起こすことがある．ビンカアルカロイドは，肝臓に濃縮し，CYP系によって代謝されて胆汁中と糞便中に排出される．肝機能障害あるいは，胆管障害を有する患者においては，用量を調整しなければならない．

3．有害作用：これらの薬物では，悪心，嘔吐，下痢と脱毛症のほか，薬物が注入時に血管外漏出すると静脈炎あるいは蜂巣炎が生じる．**ビンブラスチン**と**ビノレルビン**は骨髄抑制作用が強いが，末梢の神経障害（感覚異常，反射の消失，垂足，運動失調）と便泌は**ビンクリスチン**でより多く認められる．これらの薬物の髄腔内投与は避けるべきである．このような薬物の使用ミスは死に直結し，投与部位には特別な注意が必要である．

B．タキサン taxane

パクリタキセル paclitaxelは癌化学療法において使用されたタキサン系の最初の薬物である．半合成の**パクリタキセル**およびアルブミン結合型が利用可能である．側鎖の置換によって開発された**ドセタキセル** docetaxelはより高い効力を有している．**パクリタキセル**は進行性卵巣癌や転移性乳癌に対して有効性を示す．また，**パクリタキセル**は**シスプラチン**と併用して非小細胞性肺癌にも有効である．**ドセタキセル**は，おもに前立腺癌，乳癌，消化管癌と非小細胞性肺癌に用いられる．

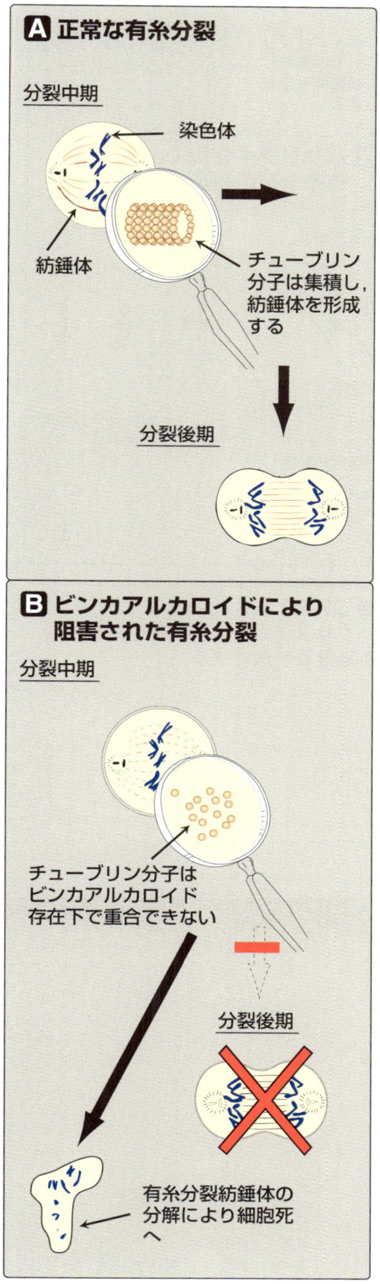
A 正常な有糸分裂
分裂中期
染色体
紡錘体
チューブリン分子は集積し，紡錘体を形成する
分裂後期
B ビンカアルカロイドにより阻害された有糸分裂
分裂中期
チューブリン分子はビンカアルカロイド存在下で重合できない
分裂後期
有糸分裂紡錘体の分解により細胞死へ

図 37.23
微小管阻害薬の作用機序．

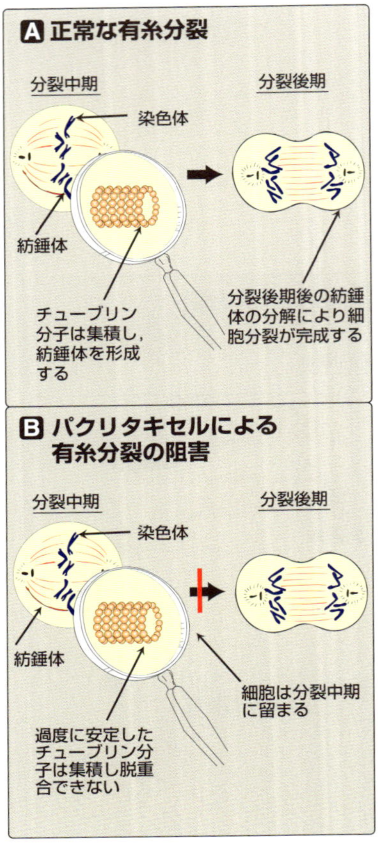
A 正常な有糸分裂
分裂中期
分裂後期
染色体
紡錘体
チューブリン分子は集積し，紡錘体を形成する
分裂後期後の紡錘体の分解により細胞分裂が完成する
B パクリタキセルによる有糸分裂の阻害
分裂中期
分裂後期
染色体
紡錘体
過度に安定したチューブリン分子は集積し脱重合できない
細胞は分裂中期に留まる

図 37.24
パクリタキセルは微小管を安定化し，不活性な状態にする．

1．**作用機序**：両薬物はG_2/M期に作用する．ビンカアルカロイドとは異なり，脱重合ではなく，重合化や重合化物の安定化を促進し（図37.24），微小管の蓄積をもたらす．過度に安定した微小管は機能が障害されており，染色体の分離が生じず，それによって細胞の死を引き起こす．

2．**薬物動態**：CYP系による肝臓での代謝により胆汁中へ排出され除去される．肝障害の患者においては減量されなければならない．

3．**有害作用**：**パクリタキセル**と**ドセタキセル**の用量制限毒性は好中球減少症と白血球減少症である．末梢神経障害もタキサンによりよくみられる有害作用である．重大な過敏性反応（呼吸困難，蕁麻疹と低血圧）のため**パクリタキセル**で治療されている患者は**デキサメタゾン** dexamethasoneや**ジフェンヒドラミン** diphenhydramineがH_2遮断薬とともに前投与されるべきである．**ドセタキセル**は，末梢浮腫や胸水，心膜滲出液貯留などの重篤な体液貯留を引き起こすことがある．このため，**ドセタキセル**による治療を受ける患者には，**デキサメタゾン**を前投与するべきである．

Ⅶ．ステロイドホルモンとそれらの拮抗薬

ステロイドホルモン感受性腫瘍は以下のいずれかである．（1）ホルモン反応性：特定のホルモンを治療に加えることにより腫瘍が退縮する．（2）ホルモン依存性：ホルモンの除去が腫瘍退縮を引き起こす．あるいは，（3）その両方である．ホルモン依存性の腫瘍におけるホルモン刺激の除去は手術により可能であり（たとえば，進行性の前立腺癌患者の治療は精巣摘除術，すなわち1つあるいは両方の精巣を外科的に摘出することによってなされる），あるいは薬物によっても可能である（たとえば乳癌の場合，抗エストロゲンの**タモキシフェン** tamoxifenによる治療が乳癌細胞へのエストロゲン刺激を防ぐために使われる．図37.25）．ステロイドホルモンが細胞に影響を及ぼすには，その細胞が，そのホルモンに対する特異的な細胞内（細胞質）受容体を有していなければならない（図37.26A）．

A．選択的エストロゲン受容体モジュレーター

タモキシフェンは選択的エストロゲン受容体モジュレーター（SERM）である．乳房組織ではエストロゲンに拮抗し，骨や子宮内膜などの他の組織では作動薬（アゴニスト）agonistになる．**タモキシフェン**は，エストロゲン受容体陽性乳癌の治療の第一選択薬として使用される．また，高リスク女性の乳癌予防にも使用される．**ラロキシフェン** raloxifeneはSERMであり，子宮および乳房組織におけるエストロゲン作用を阻害する一方，骨における作用を促進して骨吸収を抑制する．**ラロキシフェン**は，閉経後女性におけるエストロゲン受容体陽性の浸潤性乳癌のリスクを低下させる．

薬物	経路	有害作用	特筆すべき薬物相互作用	観察すべき項目	備考
タモキシフェン	PO	顔面潮紅，悪心，嘔吐，膣出血，高カルシウム血症，血栓塞栓症	ワルファリン，リファンピシン	膣出血，新しい胸のしこり	子宮内膜癌の原因になる可能性あり
アナストロゾール レトロゾール	PO	顔面潮紅，悪心，関節痛，虚血性心血管イベント，骨粗鬆症	エストロゲン含有製品	肝機能，骨密度の監視，コレステロールの監視	閉経前もしくは妊娠した女性には禁忌
ロイプロリド ゴセレリン トリプトレリン	持続性注射剤，SC，IM	腫瘍拡大，顔面潮紅，衰弱，女性化乳房		骨密度の監視，血中テストステロン，PSA	
アパルタミド ビカルタミド ダロルタミド フルタミド ニルタミド	PO	顔面潮紅，悪心，女性化乳房，疼痛，便秘	ワルファリン	肝機能，PSA	LHRH 作動薬もしくは外科的去勢と組み合わせる

図 37.25
ステロイドホルモンとその拮抗薬のまとめ．IM＝筋肉内，LHRH＝黄体形成ホルモン放出ホルモン，PO＝経口，PSA＝前立腺特異抗原，SC＝皮下．

1．作用機序：**タモキシフェン**は，乳房組織のエストロゲン受容体への結合においてエストロゲンと競合し，エストロゲンによる乳癌の増殖を阻害する（図 37.26B）．**ラロキシフェン**も乳房組織におけるエストロゲンの作用を遮断する．さまざまな組織における SERM の作用の違いの機序は，よくわかっていないが，コレギュレーターの発現やリクルートメントの違い，またはエストロゲン受容体の二量体の組合せの違いによる可能性がある．

2．薬物動態：**タモキシフェン**は，経口投与で効果的である．しかし，肝臓によって部分的に代謝され一部の代謝物は**タモキシフェン**より SERM 活性が強い．未変化体と代謝物は，おもに胆汁を介して糞便中に排出される．**タモキシフェン**は CYP3A4 と P 糖タンパク質の阻害薬である．

3．有害作用：**タモキシフェン**による有害作用は，顔面潮紅，悪心，嘔吐，皮膚発疹，不正出血と帯下（子宮内膜組織での薬物やその代謝物のエストロゲン活性のため）である．**タモキシフェン**には子宮内膜癌を引き起こす可能性がある．他の毒性としては血栓塞栓症や視覚障害がある．**ラロキシフェン**は子宮内膜においてエストロゲン活性を示さないため，子宮内膜癌のリスクを増加させない．また，**タモキシフェン**と比較して，膣分泌物や強い顔面潮紅が少ない．

B．フルベストラント fulvestrant

フルベストラントはエストロゲン受容体拮抗薬で，ホルモン受容体陽性の転移性乳癌患者に筋肉内投与される．エストロゲン受容体に結合し，腫瘍上および他の標的上の受容体のダウンレギュレーションをもたらす．有害反応として，顔面潮紅や注射部位での反応，肝臓の酵素の増加を引き起こす可能性がある．

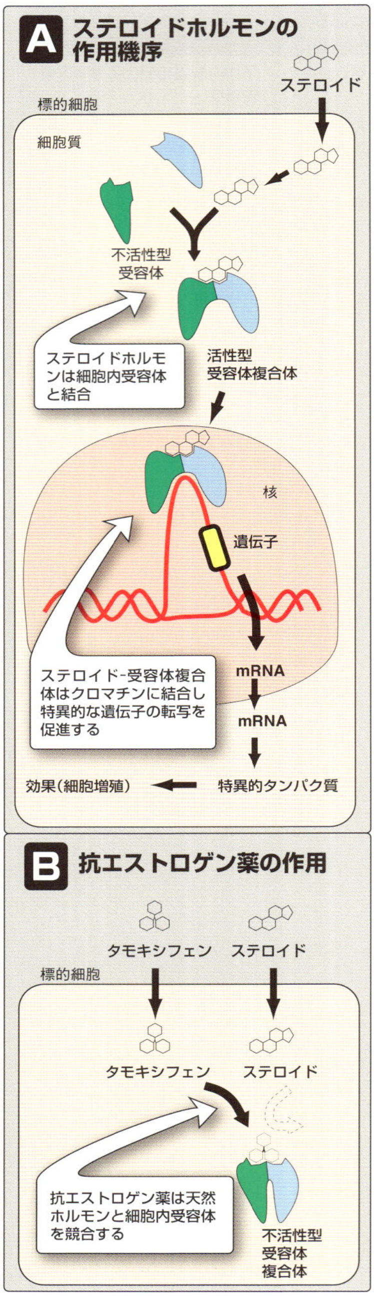
A ステロイドホルモンの作用機序
ステロイド
標的細胞
細胞質
不活性型受容体
ステロイドホルモンは細胞内受容体と結合
活性型受容体複合体
核
遺伝子
ステロイド-受容体複合体はクロマチンに結合し特異的な遺伝子の転写を促進する
mRNA
mRNA
効果（細胞増殖）
特異的タンパク質
B 抗エストロゲン薬の作用
タモキシフェン
ステロイド
標的細胞
タモキシフェン
ステロイド
抗エストロゲン薬は天然ホルモンと細胞内受容体を競合する
不活性型受容体複合体

図 37.26
ステロイドホルモンと抗エストロゲン薬の作用．mRNA＝メッセンジャーRNA．

C．アロマターゼ阻害薬

アロマターゼ反応はアンドロステンジオンからエストロゲンへの副腎外での合成に関与する．そして，それは肝臓，脂肪，筋肉，皮膚や乳癌細胞を含む乳腺組織で生じる．末梢における芳香化（アロマターゼ活性）は閉経後の女性においてエストロゲンの供給源として重要である．アロマターゼ阻害薬はこれらの女性においてエストロゲンの産生を減少させる．

1．アナストロゾール anastrozol，レトロゾール letrozole：イミダゾール系アロマターゼ阻害薬である**アナストロゾール**と**レトロゾール**は非ステロイド性アロマターゼ阻害薬である．これらは，閉経後の乳癌治療の第一選択薬になってきている．これらは経口で使用でき，副腎外エストロゲン合成が循環エストロゲンの大部分を占める閉経後女性において，エストロゲン合成をほぼ完全に抑制する．［注：**レトロゾール**は，無排卵または排卵不順の女性の不妊症治療にも使用される．］**アナストロゾール**と**レトロゾール**は，患者に子宮内膜癌を誘発しない．両薬物は広範囲に肝臓で代謝され，代謝物，未変化体とともにおもに尿中へ排泄される．

2．エクセメスタン exemestane：ステロイド性で不可逆的なアロマターゼ阻害薬である**エクセメスタン**は経口でよく吸収され広く分布する．この薬物は，**タモキシフェン**または他の療法による治療歴のある閉経後の女性の乳癌治療に使用される．CYP3A4 によって肝代謝を受ける．代謝物は尿中へ排泄されるため，腎不全患者では投与量の調整が必要である．おもな毒性は悪心，疲労や顔面潮紅である．脱毛と皮膚炎も観察されている．

D．性腺刺激ホルモン放出ホルモン作動薬

性腺刺激ホルモン放出ホルモン gonadotropin-releasing hormone（GnRH）は通常視床下部から分泌され，下垂体前葉からのゴナドトロピン：（1）黄体形成ホルモン luteinizing hormone（LH），精巣においておもにテストステロンの分泌を刺激するホルモンと，（2）卵胞刺激ホルモン follicle-stimulating hormone（FSH），エストロゲンの分泌を刺激するホルモンの分泌を刺激する．**リュープロライド** leuprolide（**リュープロレリン** leuprorelin），**ゴセレリン** goserelin と**トリプトレリン** triptorelin は，GnRH の合成アナログである．GnRH アナログとして，下垂体の GnRH 受容体に持続的に結合し，その脱感作とダウンレギュレーションを生じさせて，FSH と LH の遊離を抑制する．このようにして，アンドロゲンとエストロゲン合成が減少する（図 37.27）．これらの薬剤は閉経前の乳癌や前立腺癌のほか，子宮内膜症や子宮線維腫などの適応症にも使用できる．前立腺癌における**リュープロライド**の効果は，睾丸摘出術と同等であり，腫瘍の退縮と骨疼痛の緩和が認められる．**リュープロライド**は，転移性前立腺癌の治療として，（1）1 日 1 回の皮下注射，（2）皮下デポ注入剤，（3）筋肉内デポ注入剤も用意されている．**ゴセレリン酢酸塩** goserelin acetate は皮下埋込み剤が，

トリプトレリンパモ酸塩 triptorelin pamoate は筋肉内注入剤がある．前立腺癌の男性ではテストステロン濃度が，乳癌の女性ではエストロゲン濃度が，脱感作する前に受容体が活性化することによって，最初に上昇する可能性がある．この一過性の上昇により，治療開始後数週間は腫瘍の再燃や疾患の徴候および症状の悪化が起こる可能性がある．その他の有害作用としては，性機能障害，顔面潮紅，骨密度の低下などがある．

E．抗アンドロゲン薬

フルタミド flutamide，**アパルタミド** apalutamide，**ダロルタミド** darolutamide，**ニルタミド** nilutamide，**ビカルタミド** bicalutamide，**エンザルタミド** enzalutamide は，前立腺癌の治療に経口で用いられる抗アンドロゲン薬である．これらはアンドロゲン受容体と内因性男性ホルモンの結合に競合し，前立腺での作用を阻害する（図 37.27 参照）．有害作用としては，女性化乳房，便秘，悪心，腹痛などがある．**フルタミド**の場合，まれに肝障害が生じる．**ニルタミド**は視覚障害を生じることがある．

Ⅷ．トポイソメラーゼ阻害薬

これらの薬物は，DNA超らせん構造を減ずるトポイソメラーゼ酵素の抑制を介して作用を発現する（図 37.28）．

A．カンプトテシン類 camptothecins

カンプトテシン類は中国産カンポテカ木から分離された植物性アルカロイドである．**イリノテカン** irinotecan と**トポテカン** topotecan は**カンプトテシン** camptothecin の半合成誘導体である．**トポテカン**は初期治療に失敗した転移性卵巣癌に用いられている．また小細胞性肺癌にも使用される．**イリノテカン**は結腸直腸癌の治療に **5-FU** と**ロイコボリン**とともに第一選択薬として用いられている．

1．作用機序：トポイソメラーゼは，可逆的な一本鎖切断を引き起こすことによってDNAのねじれを軽減する．これらの薬物はS期特異的であり，ヒトの細胞で，DNAの複製に必須であるトポイソメラーゼⅠを抑制する（図 37.29）．SN-38（**イリノテカン**の活性代謝物）は，**イリノテカン**より，およそ1 000 倍トポイソメラーゼⅠ阻害活性が高い．

2．有害作用：骨髄抑制，とくに好中球減少症は**トポテカン**の用量制限性の毒性である．この薬物を投与されている患者では頻繁な血球カウントが実行されなければならない．骨髄抑制は**イリノテカン**でも認められる．**イリノテカン**による下痢は，急性型と遅発型のものがある．急性型は 24 時間以内に起こり，コリン作動性作用によるものと考えられている．したがって，**アトロピン** atropine で治療できる．遅発型は，毒性代謝産物である SN-38 が直接粘膜障害を引き起こすことによ

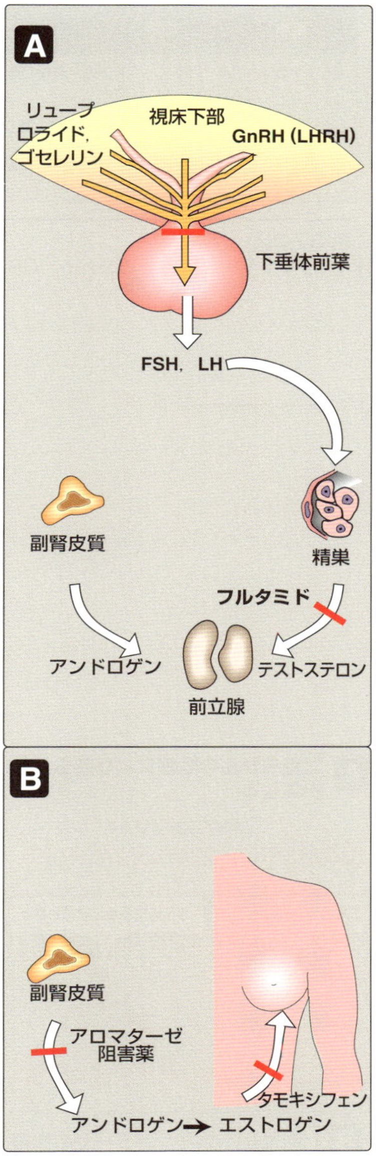
A
リュープロライド，ゴセレリン
視床下部
GnRH (LHRH)
下垂体前葉
FSH，LH
副腎皮質
精巣
フルタミド
アンドロゲン
テストステロン
前立腺
B
副腎皮質
アロマターゼ阻害薬
タモキシフェン
アンドロゲン
エストロゲン

図 37.27
抗癌薬の内分泌系へ及ぼす影響．A. 前立腺癌治療．B. 閉経後乳癌治療．FSH＝卵胞刺激ホルモン，GnRH＝性腺刺激ホルモン放出ホルモン，LH＝黄体形成ホルモン，LHRH＝黄体形成ホルモン放出ホルモン．

薬物	経路	有害作用	特筆すべき薬物相互作用	観察すべき項目	備考
イリノテカン	IV	下痢，骨髄抑制，悪心，嘔吐	CYP3A4 基質	CBC，電解質	急性と遅発性の致死的下痢
トポテカン	IV，PO	骨髄抑制，悪心，嘔吐	P 糖タンパク質阻害薬（PO）	CBC	PO では下痢がよく起こる
エトポシド	IV，PO	骨髄抑制，低血圧，脱毛，悪心，嘔吐		CBC	二次性悪性腫瘍（白血病）の原因になりうる

図 37.28
トポイソメラーゼ阻害薬のまとめ．CBC=全血球算定，IV=静脈内，PO=経口．

るもので，重篤で命を脅かす可能性がある．この場合，投与後の数日間に大量の**ロペラミド** loperamideによる治療が必要となる．SN-38はUDP（UGT）A1によって代謝されるため，この酵素に異常のある患者は**イリノテカン**毒性に非常に感受性が高い．

B．エトポシド etoposide

エトポシドは植物アルカロイド，ポドフィロトキシンの半合成誘導体である．細胞周期のS後期-G_2期で細胞をブロックする．主要な標的はトポイソメラーゼⅡである．DNA切断型の酵素DNA複合体は本来一過性であるが，薬物が結合したために一過性でなくなり持続的となり，不可逆的な二重鎖の断裂を引き起こしやすくなる（図 37.30）．**エトポシド**は肺癌の治療，**ブレオマイシン**と**シスプラチン**を併用した精巣腫瘍の治療が主たる臨床適用である．**エトポシド**は静脈内でも経口でも投与される．用量制限性骨髄抑制（おもに白血球減少症）は主毒性である．投与による低血圧を引き起こすこともある．

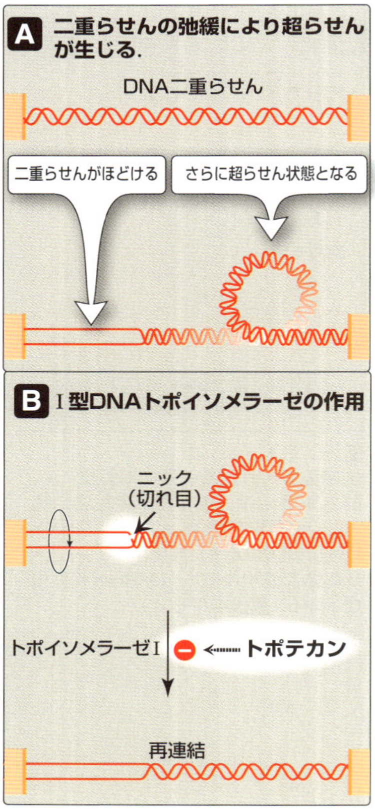
A 二重らせんの弛緩により超らせんが生じる．
DNA二重らせん
二重らせんがほどける
さらに超らせん状態となる
B Ⅰ型DNAトポイソメラーゼの作用
ニック
（切れ目）
トポイソメラーゼⅠ
トポテカン
再連結

図 37.29
Ⅰ型DNAトポイソメラーゼの作用．

Ⅸ．抗　体

モノクローナル抗体（図 37.31）開発は癌治療や非腫瘍性疾患の薬物開発領域において活発である．なぜなら，特異的な標的をもち，しばしば古典的な化学療法薬と異なった有害作用をもつためである．［注：モノクローナル抗体は，炎症性腸管疾患，乾癬，関節リウマチなどの多くの疾患に使用されている．］すべての抗体薬は，静脈投与され，投与に伴う反応がよくみられる．

Ⅹ．キナーゼ阻害薬

キナーゼは，情報伝達や細胞分裂など細胞内でのさまざまな重要なプロセスに関連する酵素ファミリーである．［注：少なくとも50のキナーゼがシグナル伝達タンパク質のリン酸化によって細胞の増殖や分裂を制御する．これらのキナーゼは多くの腫瘍の発生に関与している．］キナーゼ阻害薬の多くはATPを模倣して，ATP結合とそれに続く基質のリン酸化を阻害する．キナーゼ阻害薬は経口投与され，これらの薬剤の癌治療における適応は多岐にわたる（図 37.32）．

臨床応用 37.2：耐性の再考

獲得耐性は，患者が治療薬に最初は反応したのに，その治療薬に反応しなくなることである．一次耐性は，患者が治療薬に最初から反応しないことを指す．一次耐性と獲得耐性は，キナーゼ阻害薬のような標的治療薬では一般的である．KRASに活性化変異をもつ患者は，上皮成長因子受容体阻害薬である**エルロチニブ** erlotinibのようなRASファミリーの上流で働くキナーゼ阻害薬に対して一次耐性を示す．キナーゼ阻害薬を用いた患者の多くは，最終的にキナーゼのATP結合部位に変異を生じ，ATPがキナーゼ阻害薬よりも優先的に結合するようになる．これが獲得耐性の1つのパターンである．

XI. 免疫療法

免疫チェックポイント阻害薬の静脈内投与による免疫療法は，がん治療の選択肢として急速に発展している．免疫チェックポイント阻害薬の目標は，プログラム細胞死programmed death（PD-1）受容体など，通常は免疫系を抑制するのに役立つチェックポイント分子をブロックすることである．これらの分子をブロックすることで，免疫系が腫瘍を攻撃し，破壊することができるようになる．最も一般的に使用されているチェックポイント阻害薬は**ペムブロリズマブ** pembrolizumabと**ニボルマブ** nivolumabで，T細胞上のPD-1受容体を阻害する．**アテゾリズマブ** atezolizumabと**アベルマブ** avelumabは腫瘍細胞上のPD-1リガンドを直接遮断し，**イピリムマブ** ipilimumabはT細胞上のCTLA-4受容体を遮断する（図37.33）．これらの薬剤による有害事象には，免疫によるものが含まれ，重篤で致死的な場合もある．なぜなら，免疫チェックポイントをオフにすることで，腫瘍への攻撃は可能になるが，正常組織に対する無制御な自己免疫反応を引き起こす可能性もあるからである．有害事象には，下痢，大腸炎，肺炎，肝炎，腎炎，神経毒性，重度の皮疹を呈する皮膚毒性，甲状腺機能低下症や甲状腺機能亢進症などの内分泌障害が含まれる．患者に毒性の徴候や症状が現れていないか注意深く観察し，必要であれば速やかにコルチコステロイドによる治療を行う必要がある．

XII. 遺伝子治療と細胞製剤

A. 遺伝子治療

チサゲンレクルユーセル tisagenlecleucelは，遺伝子改変された自己T細胞で，静脈内投与される．**チサゲンレクルユーセル**をつくるには，患者自身のT細胞を採取し，腫瘍上の特定の細胞表面マーカーに基づいてT細胞を活性化するキメラ抗原受容体chimeric antigen receptor（CAR）を発現するように遺伝子改変する．患者には自家T細胞輸血の前にリンパ球除去化学療法（通常は**フルダラビン**と**シクロホスファミド**）が行われる（図37.34）．**チサゲンレクルユーセル**は難治性の急性リンパ芽球性白血病やびまん性大細胞型B細胞性リンパ腫の治療に用いられる．致死的となりうるおもな毒性は，サイトカイン放

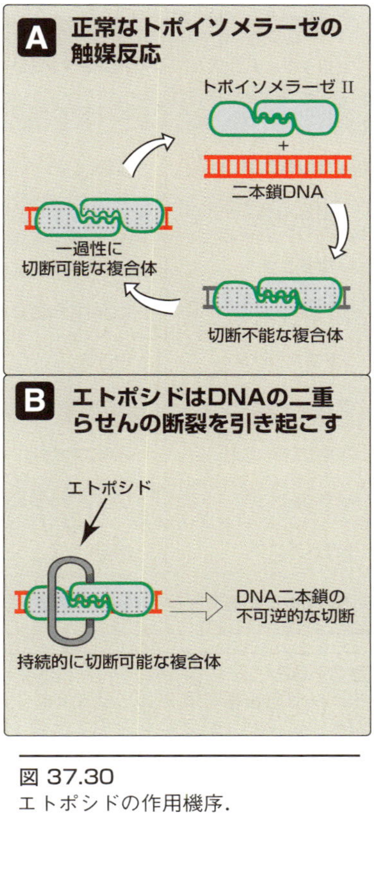
A 正常なトポイソメラーゼの触媒反応
トポイソメラーゼ II
+
二本鎖DNA
一過性に
切断可能な複合体
切断不能な複合体
B エトポシドはDNAの二重らせんの断裂を引き起こす
エトポシド
DNA二本鎖の
不可逆的な切断
持続的に切断可能な複合体

図 37.30
エトポシドの作用機序．

モノクローナル抗体	標的	備考
ベバシズマブ	VEGF	手術前後の投与は控える，出血リスクが高まる，アントラサイクリン系薬との併用を避ける
セツキシマブ	EGFR	心肺停止または重篤な注入反応を引き起こす可能性がある；注入前に抗ヒスタミン薬の前投薬が必要である
パニツムマブ	EGFR	皮膚反応の発生率が高い
リツキシマブ	CD20	TLSおよび注入反応，B型肝炎の再活性化，進行性多巣性白質脳症を引き起こす；抗ヒスタミン薬とアセトアミノフェンの前投薬
トラスツズマブ	HER2	心不全をモニターする；注入反応と肺毒性を引き起こす
ブレンツキシマブ	CD30	微小管阻害薬を結合させた抗体薬物複合体，用量制限的な神経毒性

図 37.31
モノクローナル抗体のまとめ．EGFR＝上皮成長因子受容体，HER2＝ヒト上皮成長因子受容体タンパク質2，TLS＝腫瘍溶解症候群，VEGF＝血管内皮増殖因子．

キナーゼ阻害薬	標的	備考
アファチニブ	EGFRファミリー	空腹時に投与する；心不全の発生をモニターする
クリゾチニブ	ALK，ROS	制吐薬を併用する
ダサチニブ	SRCファミリー，BCR-ABL	骨の成長と密度，心不全の発生をモニターする；PPIと併用を避ける
エルダフィチニブ	FGFRファミリー	リン酸摂取を制限する
エルロチニブ	EGFRファミリー	発疹は反応と相関がある
イブルチニブ	BTK	心不全をモニターする；慢性難治性移植片対宿主病にも使用される；二次性悪性腫瘍を生じることがある
イデラリシブ	PI3K	感染をモニターする
イマチニブ	BCR-ABL	初のチロシンキナーゼ阻害薬；心不全の発生をモニターする
ラパチニブ	EGFRファミリー	重篤な肝毒性や下痢を生じることがある；心不全と肺炎をモニターする
ミドスタウリン	FLT3	制吐薬を併用する
プラルセチニブ	RET	出血，肝毒性，肺炎，TLS，創傷治癒の障害をモニターする
ルキソリチニブ	JAKファミリー	VTEのリスクが増加する；急性移植片対宿主病にも使用される
ソラフェニブ	VEGFファミリー	創傷治癒合併症，心臓性の事象
トラメチニブ	MEK1/2	BRAFV600E遺伝子変異を有する患者のみに用いる
ベムラフェニブ	BRAF変異	心不全をモニターする；ドキソルビシン，トポテカン，ビンクリスチンとの併用を避ける

図 37.32
キナーゼ阻害薬のまとめ．ALK＝未分化リンパ腫キナーゼ，BCR-ABL＝ブレークポイントクラスター領域-アベルソン，BTK＝ブルトン型チロシンキナーゼ，EGFR＝上皮細胞成長因子受容体，FGFR＝線維芽細胞増殖因子受容体，FLT3＝FMS様チロシンキナーゼ3，JAK＝ヤヌスキナーゼ，MEK＝マイトジェン活性化細胞外シグナル調節キナーゼ，P13K＝ホスファチジルイノシトール-3-キナーゼ，PPI＝プロトンポンプ阻害薬，RET＝トランスフェクション中の再配列タンパク質，TLS＝腫瘍溶解症候群，VEGF＝血管内皮増殖因子，VTE＝静脈血栓塞栓症．

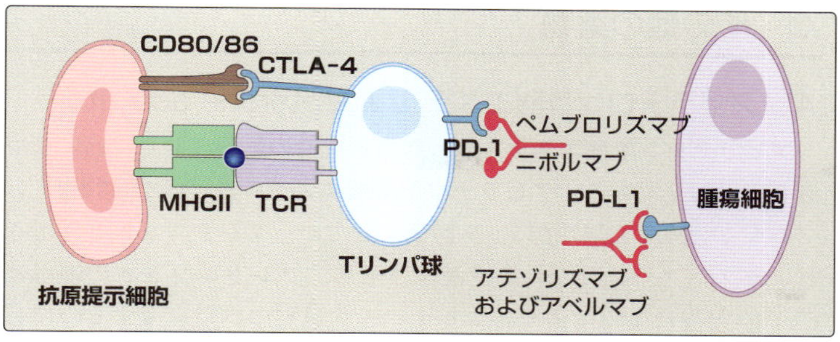
CD80/86
CTLA-4
ペムブロリズマブ
PD-1
ニボルマブ
MHCII
TCR
PD-L1
腫瘍細胞
Tリンパ球
アテゾリズマブ
およびアベルマブ
抗原提示細胞

図 37.33
免疫チェックポイント阻害薬の作用機序. CTLA-4＝細胞傷害性Tリンパ球抗原4, MHC＝主要組織適合複合体, PD＝プログラム細胞死, TCR＝T細胞受容体.

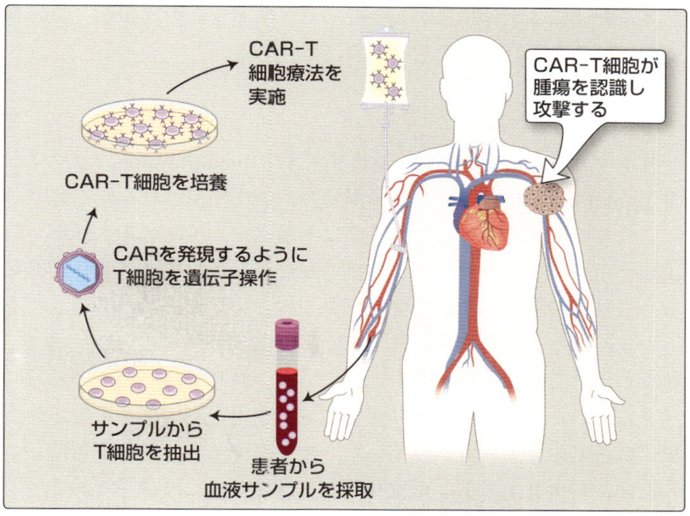
CAR-T
細胞療法を
実施
CAR-T細胞が
腫瘍を認識し
攻撃する
CAR-T細胞を培養
CARを発現するように
T細胞を遺伝子操作
サンプルから
T細胞を抽出
患者から
血液サンプルを採取

図 37.34
癌の遺伝子治療と細胞治療.

出ストームおよび脳症, 脳浮腫, 痙攣, 白質脳症などの神経毒性である. **アキシカブタゲンシロルユーセル** axicabtagene ciloleucel, **リソカブタゲンマラルユーセル** lisocabtagene maraleucel, **ブレクスカブタゲンオートルユーセル** brexucabtagene autoleucel も, 難治性血液悪性腫瘍の治療に使用される遺伝子改変T細胞療法である.

B. 細 胞 製 剤

シプロイセル-T sipuleucel-Tは, 抗原提示細胞 antigen-presenting cell (APC), T細胞, B細胞, ナチュラルキラー(NK)細胞, その他の細胞からなる静脈注射による自己免疫療法である. これらの細胞は, 白血球の分離によって患者から集められ, その後, 組換えタンパク質であるPAP-GM-CSFとのインキュベーションによって活性化される. PAP-GM-CSFは前立腺癌抗原と免疫細胞の活性化を刺激する造血成長因子が結合したものである. **シプロイセル-T**は転移性去勢抵抗性前立腺癌の治療に使用される. おもな有害作用は, 注入反応, 血栓溶解, 脳卒中や心筋梗塞などの血管障害である.

XIII．その他の薬物

A．アビラテロン酢酸エステル abiraterone acetate

アビラテロン酢酸エステルは去勢術抵抗性の転移性前立腺癌に使用される経口薬である．**アビラテロン酢酸エステル**はCYP17 酵素(アンドロゲン合成に必要な酵素)を抑制するため，**プレドニゾン**と併用され，テストステロンの合成を減少させる．**プレドニゾン**との併用はCYP17 阻害によるミネラルコルチコイド過剰の作用を減ずるのに必要である．肝毒性が生じることがあり，また高血圧症，低カリウム血症，体液貯留には十分注意が必要である．関節や筋の違和感，顔面潮紅や下痢はこの薬物の一般的な有害作用である．

B．免疫調整薬

サリドマイド thalidomide，**レナリドミド** lenalidomide，**ポマリドミド** pomalidomideは，多発性骨髄腫の治療に使用される経口薬である．これらの薬物の正確な作用機序は不明だが，抗血管新生作用，免疫調節作用，抗炎症作用，および抗増殖作用を含む抗骨髄腫特性を有する．これらの薬剤は**デキサメタゾン**や他の化学療法剤と併用されることがよくある．有害作用には，血栓塞栓症，骨髄抑制，疲労，発疹，便秘などがある．**サリドマイド**はかつて，つわり予防のために妊婦に投与されていた．しかし，**サリドマイド**を使用した母親から生まれた子供には重度の先天異常が蔓延した．**サリドマイド**と構造が類似しているため，**レナリドミド**と**ポマリドミド**は妊娠中には禁忌である．

C．プロテアソーム阻害薬

ボルテゾミブ bortezomib，**イキサゾミブ** ixazomib，**カルフィルゾミブ** carfilzomibは，多発性骨髄腫の治療の基幹療法として一般的に使用されているプロテアソーム阻害薬である．これらの薬物はプロテアソームを阻害することで働き，その結果，アポトーシス促進因子の分解が阻害され，アポトーシス(プログラム細胞死)が促進される．悪性細胞はアポトーシス経路の抑制によく依存するため，プロテアソーム阻害は多発性骨髄腫によく効く．**ボルテゾミブ**は静脈内投与も可能であるが，神経障害が少ないとされる皮下投与が望ましい．その他の有害作用には，骨髄抑制，下痢，悪心，疲労，帯状疱疹再活性化などがある．**ボルテゾミブ**による治療を受けている患者は，抗ウイルス薬の予防投与を受けるべきである．**イキサゾミブ**は経口薬で，有害作用プロファイルは**ボルテゾミブ**と同様である．**カルフィルゾミブ**は静脈内投与で，一般的な有害作用には骨髄抑制，疲労，悪心，下痢，発熱などがある．

“化学療法マン Chemo Man”は，これらの薬剤の最も一般的な毒性を覚えておくのに便利なツールである(図 37.35)．

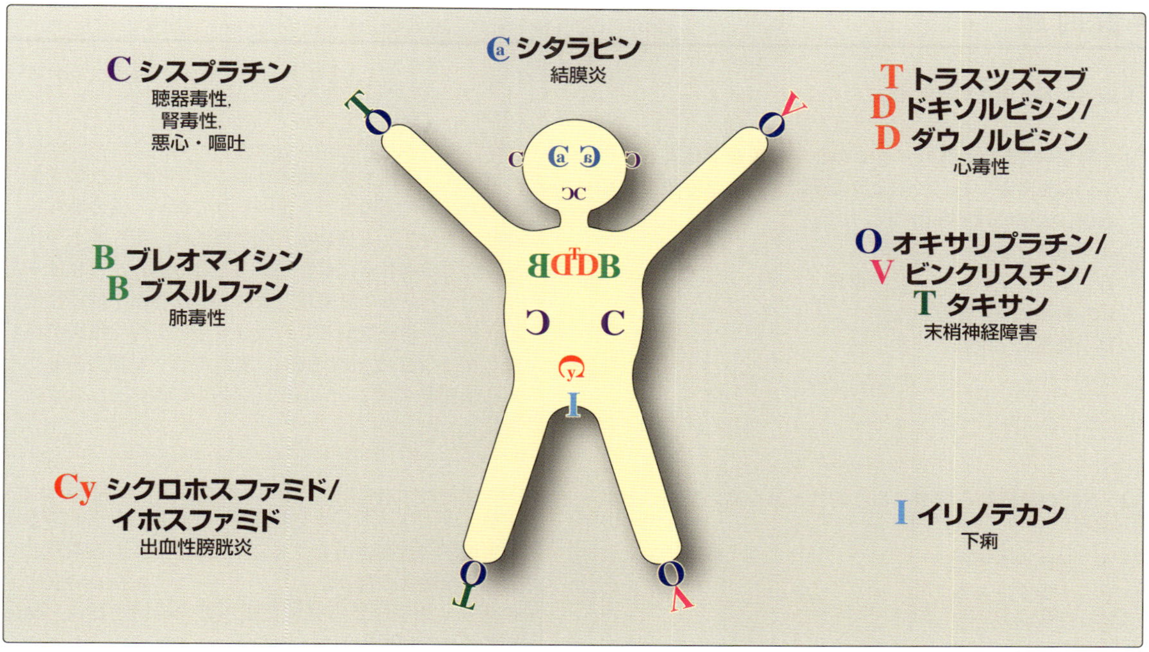

C シスプラチン
聴器毒性，
腎毒性，
悪心・嘔吐
Ca シタラビン
結膜炎
T トラスツズマブ
D ドキソルビシン/
D ダウノルビシン
心毒性
B ブレオマイシン
B ブスルファン
肺毒性
O オキサリプラチン/
V ビンクリスチン/
T タキサン
末梢神経障害
Cy シクロホスファミド/
イホスファミド
出血性膀胱炎
I イリノテカン
下痢

図 37.35
化学療法マン．化学療法薬における毒性のまとめ．

37 章の要約

1. 抗悪性腫瘍薬は，癌の負担を軽減して患者を治癒させるため，あるいは症状を緩和して生活の質を改善するために使用される．
2. 抗悪性腫瘍薬は，手術や放射線照射後の補助化学療法として，手術や放射線照射前のネオアジュバント化学療法として，または癌の寛解を延長するための維持療法として，単独または組み合わせて投与されることがある．
3. 抗悪性腫瘍薬のおもなクラスは，代謝拮抗薬，抗腫瘍抗生物質，アルキル化薬，微小管阻害薬，ステロイドホルモンおよび拮抗薬，モノクローナル抗体，キナーゼ阻害薬，免疫チェックポイント阻害薬，およびトポイソメラーゼ阻害薬を含むその他である．
4. 微小管阻害薬，代謝拮抗薬，トポイソメラーゼ阻害薬，**ブレオマイシン**は，いずれも細胞周期の特定の段階で細胞を阻害するため，癌細胞の大部分が常に活発に分裂しているような悪性腫瘍に有用である．他のクラスの薬剤は細胞周期非特異的であり，増殖している癌細胞の割合が低いか不明な場合に有用となる．
5. 化学療法の最も一般的な用量制限毒性(およびその原因となる薬物)には，出血性膀胱炎(**シクロホスファミド/イホスファミド**)，肺毒性(**ブレオマイシン/ブスルファン**)，腎毒性および悪心や嘔吐を伴う聴器毒性(**シスプラチン**)，心毒性(**ドキソルビシン/ダウノルビシン/トラスツズマブ**)，末梢神経障害(**オキサリプラチン/ビンクリスチン**/タキサン)，致死的な下痢(**イリノテカン**)などがある．
6. 抗悪性腫瘍薬の有害作用のリスクを軽減するために，コルチコステロイド，抗ウイルス薬，抗生物質，抗ヒスタミン薬，化学防御薬，造血成長因子などの薬剤が併用療法として投与されることがある．

学習問題

最も適当な答えを1つ選択せよ．

37.1　乳癌の手術後，1サイクルの化学療法を受けようとしている患者がいる．このような状況での化学療法を最も適切に表すのはどれか．

A．補助化学療法
B．ネオアジュバント化学療法
C．緩和的化学療法
D．維持化学療法

正解　A． 手術や放射線治療後の微小転移を攻撃するための補助的治療として用いられており，この場合は補助化学療法とよばれる．化学療法は，癌を縮小させる目的で手術の前にも行われることもあり，これはネオアジュバント化学療法とよばれる．腫瘍が播種性の場合や，手術が適応とならない場合にも化学療法が適応となる（緩和的化学療法）．寛解の延長を補助するために低用量で行われるものは維持化学療法とよばれる．

37.2　S期の癌細胞を抑制する可能性が最も高い薬剤はどれか．

A．ペメトレキセド
B．ドセタキセル
C．ダカルバジン
D．エピルビシン

正解　A． ペメトレキセドはメトトレキサートと似た作用機序の代謝拮抗薬である．代謝拮抗薬はS期で最大の細胞毒性作用を示す．ドセタキセルは微小管安定化剤で，細胞分裂に必要な微小管の分解を妨げ，M期での細胞周期休止をもたらす．エピルビシンとダカルバジンはいずれも細胞周期非特異的である．

37.3　45歳の女性が，乳癌のためドセタキセル，ドキソルビシン，シクロホスファミドの化学療法を受けている．彼女は6サイクルを終えたところであるが，息切れ，疲労，足のむくみが生じている．さらなる検査の結果，左室駆出率が低下していることが明らかになった．彼女の症状の原因として最も可能性の高い薬剤はどれか．

A．ドキソルビシン
B．ドセタキセル
C．シクロホスファミド
D．デキサメタゾン

正解　A． ドキソルビシンは不可逆的で用量依存的な心毒性を引き起こす可能性がある．このリスクは累積投与量とともに増加し，60歳以上の人や，喫煙，高血圧，糖尿病，脂質異常症，肥満などの心血管危険因子を有する人ではより高くなる．

37.4　64歳の男性が慢性リンパ性白血病の化学療法を受ける予定で，治療計画にはシクロホスファミドが含まれている．この患者の化学療法オーダーに最も適切なのはどれか．

A．静脈内補液，メスナ投与，頻回の検尿
B．ロイコボリン投与と頻回の検尿
C．アロプリノール投与と頻回の検尿
D．静脈内補液，予防的抗生物質投与，頻回の検尿

正解　A． シクロホスファミドの特徴的な毒性は出血性膀胱炎である．この膀胱毒性は，シクロホスファミドの代謝物の毒性に起因している．適切な水分補給と，毒性代謝産物を中和するメスナ（2-メルカプトエタンスルホン酸ナトリウム）の静脈内投与により，この問題を最小限に抑えることができる．赤血球をモニターするため頻繁に尿検査を行う必要がある．ロイコボリンはメトトレキサートまたは5-FUと併用する（シクロホスファミドは併用しない）．アロプリノールはシクロホスファミドと薬物相互作用があり，出血性膀胱炎を予防する薬物ではない．輸液は正しいが，メスナも必要である．

37.5 横紋筋肉腫の患者がビンクリスチンとダクチノマイシンで治療を受けている．ビンクリスチンはどのような作用機序でこの患者の腫瘍組織量を減少させているか．
A．DNAのアルキル化
B．微小管形成の妨害
C．DNA合成の阻害
D．エストロゲン応答の調節

正解 B．ビンクリスチンはビンカアルカロイドであり，微小管を阻害する．多くの種類の軟部腫瘍および血液悪性腫瘍に使用される．この薬剤の神経学的作用が用量制限になることがある．

37.6 以下の化学療法薬のうち，寒冷による末梢神経障害や肝酵素異常を引き起こす可能性があるのはどれか．
A．シクロホスファミド
B．オキサリプラチン
C．エトポシド
D．シスプラチン

正解 B．オキサリプラチンは骨髄抑制，消化器毒性，肝毒性，過敏反応，および寒冷によって悪化する神経障害を引き起こす可能性がある．シスプラチンは腎不全，神経障害，難聴，電解質異常，著しい悪心・嘔吐を起こすことがある．シクロホスファミドとエトポシドは骨髄抑制が用量制限毒性である．

37.7 閉経後女性の乳癌治療によく使用される，最も効率的な末梢エストロゲン合成阻害薬はどれか．
A．タモキシフェン
B．ラロキシフェン
C．アナストロゾール
D．フルベストラント

正解 C．アナストロゾールはアロマターゼ阻害薬であり，非副腎性エストロゲンを減少させるのに非常に効果的であるため，閉経後の女性への使用に理想的である．タモキシフェンとラロキシフェンは選択的エストロゲン受容体モジュレーターであり，フルベストラントはエストロゲン受容体ダウンレギュレーターである．他の選択肢はいずれもエストロゲン合成を減少させない．

37.8 進行精巣癌に対して多剤併用療法を受けた患者が，6年後に急性白血病を発症した．この患者の初期治療レジメンに含まれていた以下の薬剤のうち，白血病の発症に寄与したと考えられるものはどれか．
A．パクリタキセル
B．ゲムシタビン
C．ビンブラスチン
D．エトポシド

正解 D．エトポシドは単独または他の治療法と併用したときに二次性悪性腫瘍を引き起こす可能性がある．エトポシドは精巣癌の治療にシスプラチンやイホスファミドと併用されることがあるが，どちらの薬物も二次性悪性腫瘍を引き起こす可能性を高める．精巣癌の治療にはパクリタキセル，ゲムシタビン，ビンブラスチンを使用することがあるが，いずれも二次性悪性腫瘍を引き起こさない．

37.9 バーキットリンパ腫の患者が，併用化学療法後に高尿酸血症，高カリウム血症，高リン血症，低カルシウム血症を発症した．併用療法のなかで使用された可能性が最も高い薬剤はどれか．
A．リツキシマブ
B．アザシチジン
C．イマチニブ
D．ベバシズマブ

正解 A．リツキシマブはCD20抗体で，B細胞の悪性腫瘍に使用される．循環悪性細胞数が多い患者や腫瘍の量が多い患者では，腫瘍溶解症候群を引き起こす可能性がある．イマチニブとアザシチジンは腫瘍溶解症候群を引き起こす可能性があるが，バーキットリンパ腫には使用されず，ベバシズマブはびまん性大細胞型B細胞リンパ腫には使用されず，腫瘍溶解症候群を引き起こさない．

37.10 ニボルマブとイピリムマブは非小細胞肺癌患者の治療に使用される．これらの薬剤による治療の後に最も起こりやすい有害作用はどれか．
A．心毒性
B．大腸炎
C．出血性膀胱炎
D．二次性悪性腫瘍

正解 B．免疫チェックポイント阻害薬は下痢，大腸炎，肺炎，肝炎，腎炎，神経毒性などを引き起こす．心毒性，出血性膀胱炎，二次性悪性腫瘍の誘発は知られていない．

38 免疫抑制薬

抗体
アレムツズマブ
抗胸腺細胞グロブリン
バシリキシマブ
リツキシマブ
カルシニューリン阻害薬
シクロスポリン
タクロリムス
共刺激阻害薬
ベラタセプト※
mTOR阻害薬
エベロリムス
シロリムス
細胞増殖阻害薬
アザチオプリン
ミコフェノール酸モフェチル
ミコフェノール酸ナトリウム
副腎皮質刺激ホルモン
メチルプレドニゾロン
プレドニゾロン
プレドニゾン
その他
ベリムマブ
ボルテゾミブ
エクリズマブ
免疫グロブリン静注
トファシチニブ

図 38.1
免疫抑制薬.
mTOR＝ラパマイシン標的分子.
※(訳者注)：日本未承認.

Ⅰ. 概　要

免疫系は身体のなかで最も複雑なシステムの 1 つである．免疫系の機能は有害な非自己分子から身体を守ることであるが，免疫学的メディエーターの変化は望ましくない影響の連鎖を引き起こす可能性がある．自己免疫疾患〔たとえば，炎症性腸疾患，多発性硬化症，ループス(狼瘡)，乾癬，関節リウマチなど〕は，免疫系が自己の組織を異物と誤認し，それに対して破壊的な反応を起こすことによって生じる．自己免疫疾患の治療の目標は，この不適切で有害なプロセスを止めるために薬物療法を行うことである．臓器移植の場合，外来組織は意図的にレシピエントに移植されるが，免疫系によるダメージや移植臓器の拒絶反応の可能性を薬物療法で抑えるという目的は変わらない．免疫抑制薬とは，自己免疫疾患の治療や移植臓器の拒絶反応を抑えるために，免疫系の活性化や効力を低下させる薬剤である．臓器や組織の移植が日常的に行われるようになったのは，手術手技の向上，組織タイピングの進歩，より効果的な免疫抑制療法の利用が可能になったためである．免疫抑制療法のおもなアプローチは，免疫タンパク質に対する薬剤や抗体を用いてリンパ球の機能を変化させることである．移植に重要な免疫抑制薬を図 38.1 に示す．[注：本章では臓器移植との関連で免疫抑制薬にも焦点を当てているが，免疫抑制薬はその他の疾患の治療にも使用される．たとえば，**シクロスポリン** cyclosporine は乾癬の治療に有用である可能性がある．また種々のモノクローナル抗体は関節リウマチ，多発性硬化症，クローン病，潰瘍性大腸炎を含む多くの疾患に適応がある．]

A. 免疫抑制薬の使用について

臓器移植では，移植によってレシピエントの身体に非自己組織が導入される．[注：同種移植とは，ある人から遺伝的に同一でない別の人への臓器または組織の移植のことである．] 免疫抑制薬は，身体が自分自身を攻撃する原因となる望ましくない免疫反応を防ぎ，移植臓器の拒絶反応を防ぐために使用される．臓器移植の導入と維持に免疫抑制薬を使用すると，移植組織の拒絶反応を選択的に抑制し，患者の免疫学的障害を防ぎ，移植臓器の寿命を延ばすことができる．治療の理想的なアウトカムは，ドナー特異的寛容を高めつつ，患者の宿主防御を維持することである．さらに，有害作用や感染症のリスクを最小限に抑えることも重要である．免疫活性化カスケードの管理は，これらの目標を達成するための基本である．

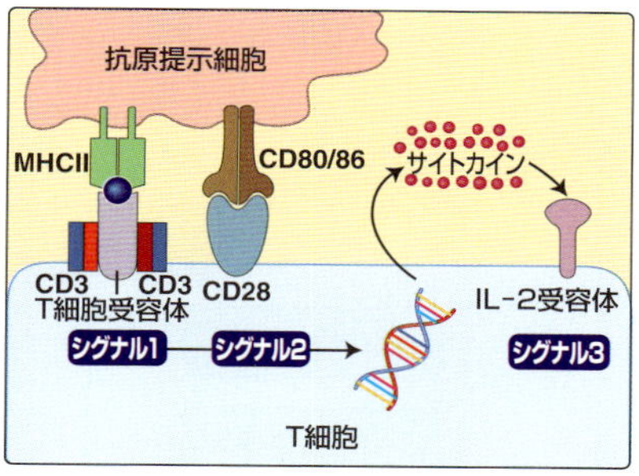
抗原提示細胞
MHCII
CD80/86
サイトカイン
CD3
CD3
T細胞受容体
CD28
IL-2受容体
シグナル1
シグナル2
シグナル3
T細胞

図 38.2
簡略化した免疫活性化カスケード．
IL-2＝インターロイキン-2，MHC＝主要組織適合複合体．

B．免疫活性化カスケード

免疫活性化カスケードは，3シグナルモデルで説明される（図38.2）．シグナル1では，T細胞が，T細胞受容体CD3複合体で，抗原提示細胞 antigen-presenting cell（APC）表面の抗原と結合して反応が開始される．しかし，シグナル1単独ではT細胞の活性化には不十分であり，シグナル2が必要となる．シグナル2は，共刺激ともいわれるが，APC表面のCD80とCD86がT細胞上のCD28に結合することにより生じる．シグナル1と2の両方が，複数の細胞内シグナル伝達経路を活性化するが，その1つがカルシウム-カルシニューリン経路である．これらの経路は，インターロイキン（IL）-2などのサイトカインの産生を誘発する．IL-2はその後，他のT細胞表面のIL-2受容体（CD25としても知られる）に結合して，シグナル3を与え，哺乳類の**ラパマイシン**標的分子 mammalian target of rapamycin（mTOR）を介して細胞周期を活性化し，T細胞の増殖を引き起こす．

C．移植における免疫抑制療法の基本原則

免疫抑制薬は，移植療法のフェーズ（導入療法，維持療法，拒絶反応の治療）と作用機序によって大別される（図38.3）．免疫抑制薬のレジメンは通常，作用機序の異なる2～4種類の薬剤で構成され，さまざまなレベルのT細胞活性化を阻害する．モノクローナル抗体やポリクローナル抗体は，しばしば導入療法に用いられ，移植時に免疫系を強力に抑制することで，新しい臓器がレシピエントで機能しはじめ，早期の移植片拒絶反応が起こらないようにする．維持療法に使用される免疫抑制薬は一般的に毒性が弱く，移植臓器を長期にわたって免疫学的に保護するために低用量で処方されることが多い．維持療法に使用される薬剤は，導入療法に使用される薬剤と比較して感染リスクが低いことが多いが，日和見感染のリスクは治療期間中増加する．維持療法では，有害作用を最小限に抑えながら十分な免疫抑制を維持するために，低用量の薬剤を組み合わせて使用することが多い．抗拒絶反応療法は，標的とする臓器や組織，拒絶反応のタイプに基づいて選択される．

Ⅱ．導入療法と拒絶反応のための免疫抑制薬

免疫抑制薬は，固形臓器移植における免疫抑制の導入期と拒絶期において重要な役割を果たす．導入療法の目的は，急性移植片拒絶反応のリスクが最も高い移植後早期において，短期間かつ広範な免疫抑制を行うことである．導入療法では多くの場合，抗体および維持療法で使用される薬剤の高用量を約2週間使用する（図38.4）．

拒絶反応の治療は，導入療法が不成功に終わった場合や，患者に拒

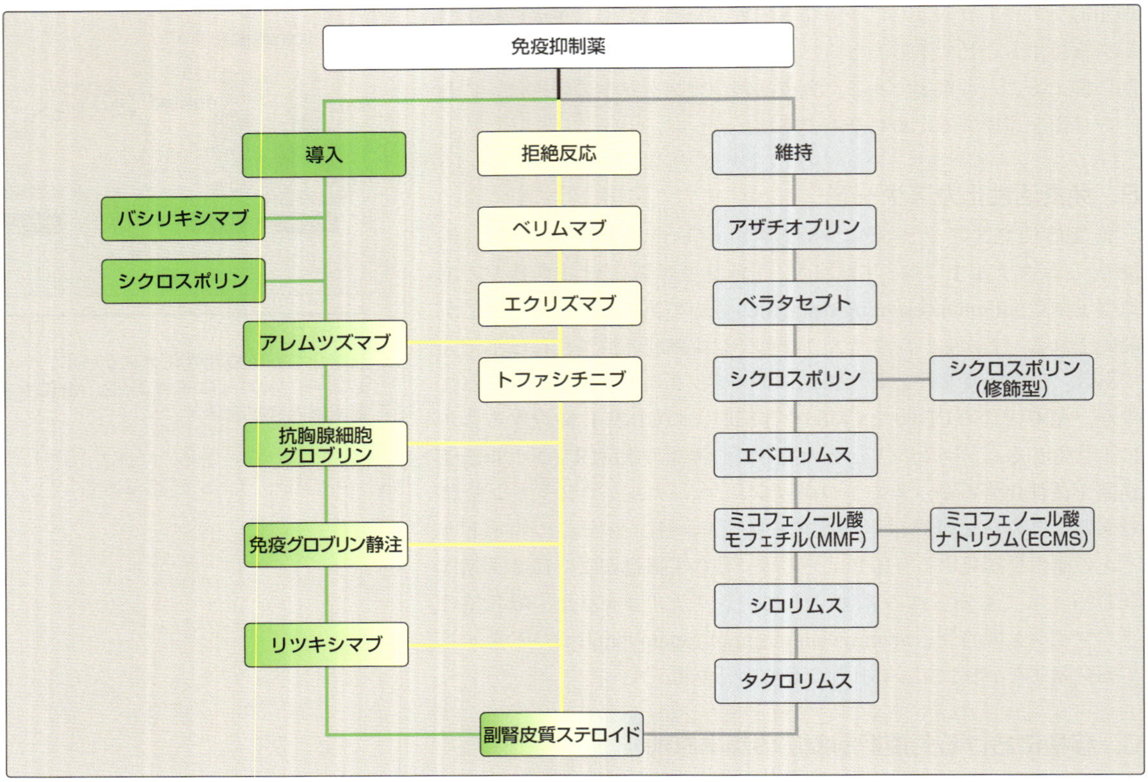
免疫抑制薬
導入
拒絶反応
維持
バシリキシマブ
シクロスポリン
アレムツズマブ
抗胸腺細胞
グロブリン
免疫グロブリン静注
リツキシマブ
ベリムマブ
エクリズマブ
トファシチニブ
副腎皮質ステロイド
アザチオプリン
ベラタセプト
シクロスポリン
シクロスポリン
(修飾型)
エベロリムス
ミコフェノール酸
モフェチル(MMF)
ミコフェノール酸
ナトリウム(ECMS)
シロリムス
タクロリムス

図 38.3
治療役割別に分類した免疫抑制薬.

絶反応の徴候が現れはじめた場合に，導入療法と組み合わせて開始することができる．拒絶反応の治療の目標は，宿主の免疫反応を減弱させ，移植臓器の不可逆的損傷を防ぐことである．拒絶反応のタイプ(細胞性免疫または液性免疫)に関連する病態生理が治療法の選択に影響する．急性拒絶反応は移植後 1 週間から 3 カ月に起こるのが最も一般的であるが，いつでも起こる可能性がある．早期に治療を行えば，臓器組織の不可逆的な損傷を最小限に抑えることができる．慢性拒絶反応は通常，移植後数カ月から数年後に起こる．免疫抑制薬は急性移植拒絶反応を軽減または除去するために使用できるが，慢性移植拒絶反応の管理には効果がないことがある．このような場合には，根底にある病理学的病因に対処することを含め，他の治療法(たとえば，血漿交換)が必要となることがある．

抗体薬は移植片の生存期間を延長する上で中心的な役割を果たす．抗体は，通常，ウサギまたはウマにヒトリンパ球を免疫する方法(ポリクローナル抗体またはモノクローナル抗体の混合物を産生する)，またはハイブリドーマ技術(抗原特異的モノクローナル抗体を産生する)によって調製される．ハイブリドーマは，マウスの抗体産生細胞と腫瘍細胞との融合によって産生される．ハイブリドーマ細胞は選択され，クローン化され，クローンの抗体特異性が決定される．目的のクローンを大量に培養することで，臨床的に有用な量の抗体を産生す

薬剤	分類	作用機序	適応症	有害作用
アレムツズマブ	ヒト化モノクローナル抗体	BおよびTリンパ球上のCD52に結合し，TおよびB細胞の枯渇を引き起こす	導入療法，拒絶反応の治療	輸液関連作用(悪寒，発熱)，重篤で遷延性の白血球減少，好中球減少，血小板減少，感染症(CMV，HSV，その他のウイルス・真菌)
抗胸腺細胞グロブリン	ポリクローナル抗体	T細胞減少	導入療法，拒絶反応の治療	輸液関連作用(悪寒，発熱)，白血球減少，血小板減少，肺水腫，CMVまたは他のウイルスによる感染症，皮疹
バシリキシマブ	キメラモノクローナル抗体	活性化Tリンパ球上のIL-2受容体拮抗薬(非消化性)	導入療法	プラセボに対する忍容性は一般に良好
ボルテゾミブ	プロテアソーム阻害薬	プロテアソーム阻害による形質細胞の減少	抗体媒介性拒絶反応の治療	白血球減少，貧血，血小板減少，悪心・嘔吐，下痢，末梢神経障害，低血圧，肝毒性(頻度は低い)
免疫グロブリン静注(IVIG)	免疫グロブリン	正確な作用機序は不明であり，多因子性である可能性が高い	高度に感作された患者への導入療法，拒絶反応の治療	輸注反応，頭痛，低血圧，溶血性貧血，肺水腫，血栓塞栓イベント，無菌性髄膜炎，急性腎不全
メチルプレドニゾロン	副腎皮質ステロイド	非特異的インターロイキンおよびTNF阻害作用	導入療法，拒絶反応の治療，維持	高血圧，高脂血症，高血糖，末梢性浮腫，気分障害，骨粗鬆症，体重増加
リツキシマブ	キメラモノクローナル抗体	Bリンパ球上のCD20抗原に結合し，B細胞の溶解(枯渇)を媒介する	導入療法，拒絶反応の治療	輸液関連作用(悪寒，発熱)，感染症(B型肝炎ウイルス，CMV，その他のウイルス・菌類の再活性化)，PML，白血球減少，血小板減少，粘膜皮膚反応

図 38.4
免疫抑制療法の導入および拒絶反応に使用される薬剤.
CMV＝サイトメガロウイルス，HSV＝単純ヘルペスウイルス，IL＝インターロイキン，PML＝進行性多巣性白質脳症，TNF＝腫瘍壊死因子.

ることができる．組換えデオキシリボ核酸 deoxyribonucleic acid (DNA)技術を用いれば，マウスの遺伝子配列の一部をヒトの遺伝子に置き換えることも可能で，これにより抗体を“ヒト化”し，抗原性を低くすることができる．モノクローナル抗体の名称には接尾辞として“-mab”が付いており，この場合はモノクローナル抗体である．さらに，モノクローナル抗体の名称には，キメラ化されている場合(たとえば，**バシリキシマブ** basiliximab，**リツキシマブ** rituximab)には“xi”，ヒト化されている場合(たとえば，**アレムツズマブ** alemtuzumab)には“zu”という接中辞が付くのが通例である[*1]．均一で特異的なモノクローナル抗体とは対照的に，ポリクローナル抗体は多様で特異性は低い．

A. アレムツズマブ alemtuzumab

アレムツズマブはヒト化モノクローナル抗体で，T細胞とB細胞のCD52に結合し，両リンパ球を枯渇させる．T細胞とB細胞の枯渇は投与後すぐに観察され，これらの細胞の回復は緩やかである．T細胞

*1 (訳者注)：抗体薬の命名法は2021年11月に大幅改正となった．複雑なため解説は割愛するので https://www.nihs.go.jp/dbcb/mabs.html などを参照してほしい．

は6～12カ月かけて回復し，B細胞は6カ月以内に回復する．慢性リンパ性白血病と多発性硬化症の治療薬として承認されているが，T細胞とB細胞の両方に対する活性があるため，急性細胞性拒絶反応と抗体媒介性拒絶反応 antibody-mediated rejection（AMR）の両方の誘発剤および抗拒絶反応剤として移植に使用されている．強力な免疫抑制効果が長期間持続するため，**アレムツズマブ**投与後はニューモシスチス肺炎やヘルペスウイルスに対する予防を開始または継続することが推奨される．

B. 抗胸腺細胞グロブリン antithymocyte globulins

抗胸腺細胞グロブリンは，ヒト胸腺細胞で免疫した後，ウサギまたはウマから得た血清のガンマグロブリン画分を分離することによって産生されるポリクローナル抗体である．循環T細胞の枯渇と活性化T細胞のアポトーシスを引き起こす．ウサギ由来製剤はウマ由来製剤よりも強力で毒性が低いために好まれる．ウサギ由来の**抗胸腺細胞グロブリン**は，他の免疫抑制薬とともに，おもに移植初期の同種移植片拒絶反応を予防するために移植時に使用される．また，重度の拒絶反応エピソードやコルチコステロイド抵抗性の急性拒絶反応の治療にも使用されることがある．通常，3～10日間使用され，1年以上持続する可能性のある重篤なリンパ球減少をもたらす．抗体は静脈注射でゆっくりと注入される．副腎皮質ステロイド，**アセトアミノフェン** acetaminophen，抗ヒスタミン薬による前投薬は，輸液に関連した反応を軽減するのに役立つ．長期にわたる使用は，日和見感染症や移植後リンパ増殖性疾患 posttransplant lymphoproliferative disease（PTLD）のリスク上昇につながる重大な免疫抑制を伴う可能性がある．

C. バシリキシマブ basiliximab

バシリキシマブはマウス/ヒトのキメラモノクローナル抗体で，活性化T細胞上のIL-2受容体（CD25）のα鎖に結合し，これらの細胞の増殖を阻害する．この受容体を遮断することにより，抗原刺激によるT細胞反応系の活性化を阻止する．**バシリキシマブ**は腎移植における急性拒絶反応の予防薬として，**シクロスポリン**およびコルチコステロイドとの併用で承認されている．これにより，カルシニューリン阻害薬の減量や導入の遅延が可能になる．**バシリキシマブ**は移植片の機能が遅延している場合に有益であり，カルシニューリン阻害薬に関連した腎毒性のリスクを減少させる可能性がある．**バシリキシマブ**はT細胞破壊作用がないため，おもに拒絶反応の治療ではなく，急性拒絶反応の予防のための導入プロトコールに使用される．**バシリキシマブ**は点滴静注で投与され，他の多くの薬剤と異なり前投薬を必要としない．**バシリキシマブ**の忍容性は一般に良好であるが，高血圧や胃腸障害などの有害作用を引き起こすことがある．また，日和見感染症やリンパ増殖性障害の発生率が増加する可能性もある．

D. リツキシマブ rituximab

リツキシマブは，プレB細胞，成熟B細胞，メモリーB細胞上の抗原CD20に対するキメラモノクローナル抗体である．**リツキシマブ**は，B細胞の溶解を誘導し，B細胞の活性化と最終的な抗体形成形質細胞への成熟を阻害することにより，B細胞の枯渇を引き起こす．既存の形質細胞はCD20抗原を発現していないため，**リツキシマブ**の影響は受けない．この薬剤はB細胞リンパ腫，PTLD，関節リウマチの治療薬として承認されている．移植に**リツキシマブ**を使用する利点は抗体除去にあり，ABO（血液型）不適合移植，減感作プロトコール，AMRの治療に利用されている．**リツキシマブ**の静脈内投与は，Bリンパ球の迅速かつ持続的な減少をもたらし，B細胞数は9～12カ月以内に正常値に戻る．**リツキシマブ**には，進行性多巣性白質脳症 progressive multifocal leukoencephalopathy（PML）につながるJCウイルスの再活性化に関する枠組み警告があり，これは非移植集団で報告されている．治療後のB型肝炎感染の活性化も報告されており，肝炎血清検査をモニターすべきである．

E．ボルテゾミブ bortezomib

AMRには，B細胞から新たにつくられた形質細胞，または移植前から存在する形質細胞による高レベルの抗体産生が関与している．AMRを制御する1つのメカニズムは，形質細胞による抗体産生を標的とすることである．**ボルテゾミブ**はプロテアソーム阻害薬で，正常形質細胞の細胞周期停止とアポトーシスを引き起こし，感作患者における抗体産生を減少させる．**ボルテゾミブ**は多発性骨髄腫およびある種のリンパ腫の治療薬として承認されているが，移植患者におけるAMRの治療にも使用される．この薬剤は静脈内ボーラス投与または皮下注射が可能で，輸液関連反応の可能性は低い．

F．免疫グロブリン静注

免疫グロブリン静注 intravenous immunoglobulin（IVIG）には，多くのドナーからプールされたヒト血漿から調製された免疫グロブリンが含まれる．免疫調節作用があり，自己免疫疾患，移植前の減感作プロトコール，AMRの治療にしばしば使用される．［注：IVIGは慢性炎症

臨床応用 38.1：リツキシマブ療法に関する考察

リツキシマブはキメラモノクローナル抗体であるため，インフュージョンリアクション（輸注反応）は，とくに初回輸注時に発現する可能性が高くなる．**アセトアミノフェン**，コルチコステロイド，**ジフェンヒドラミン** diphenhydramine による前投薬により，このような反応の重症度を最小限に抑えることができる．多くのモノクローナル抗体と同様に，軽度から中等度の**リツキシマブ**輸注反応は悪寒，発熱，軽度の低血圧，呼吸困難，発疹を伴う．重篤な反応は一般的ではないが，とくに重篤な低血圧，アナフィラキシー，心機能障害を伴う．**リツキシマブ**は感染症のリスクも高める．たとえば，B型肝炎ウイルス hepatitis B virus（HBV）の再活性化は，**リツキシマブ**がCD4リンパ球減少を引き起こし，その結果CD4メモリーT細胞の数が減少し，HBVのようなウイルスに対する免疫が損なわれるために起こると考えられている．サイトメガロウイルス，進行性多巣性白質脳症，パルボウイルス，帯状疱疹は，**リツキシマブ**の免疫抑制作用に関連する他の感染症である．

性脱髄性多発神経炎，免疫性血小板減少性紫斑病，免疫不全症候群など多くの適応が承認されている.］T細胞およびB細胞に対する免疫調節作用は高用量で起こるが，低用量では，血漿交換中に除去された免疫グロブリンを補充して感染を予防するためにも使用される．作用機序はよくわかっていないが，高用量のIVIGはB細胞のアポトーシスを誘導し，B細胞のシグナル伝達を調節するようである．また，抗体の移植片への結合と補体系の活性化を阻害する．IVIGの血清半減期は約3～4週間である．IVIGの有害作用には，頭痛，発熱，悪寒，筋肉痛，低血圧/高血圧などがあるが，これらは注入速度を遅くしたり，前投薬を行ったりすることで軽減できる．重篤な有害作用はまれで，無菌性髄膜炎，急性腎不全，血栓性イベントなどがある．

Ⅲ．維持免疫抑制薬

免疫抑制薬の維持療法は，感染症，悪性腫瘍，薬剤性有害作用を最小限に抑えながら，同種移植片の拒絶反応を予防するために十分な免疫抑制を行うことを目的としている．維持療法は手術時に開始され，移植片の喪失を防ぐために無期限に継続される．多くの場合，免疫抑制薬の維持療法は，薬物毒性を最小限に抑えるために作用機序の異なる薬剤を用い，2～4種類の薬剤を組み合わせたレジメンで行われる．これらの薬剤は，(1)カルシニューリン阻害薬(**シクロスポリン**，**タクロリムス** tacrolimus)，(2)共刺激遮断薬(**ベラタセプト** belatacept)，(3)mTOR阻害薬(**シロリムス** sirolimus，**エベロリムス** everolimus)，(4)細胞増殖阻害薬(**アザチオプリン** azathioprine，**ミコフェノール酸** mycophenolate)の4種類に大別される(図38.5)．

A．カルシニューリン阻害薬

カルシニューリン阻害薬の**シクロスポリン**と**タクロリムス**は，シグナル1の下流で活性化されるカルシウム-カルシニューリン経路を介したシグナル伝達を遮断し，T細胞の活性化を阻害する．カルシウム依存性タンパク質リン酸化酵素であるカルシニューリンは，活性化T細胞核因子 nuclear factor of activated T cell (NFAT)を脱リン酸化し，NFATがT細胞核内に侵入してDNAに結合し，IL-2を含むサイトカインの転写と産生を可能にする．**シクロスポリン**は免疫抑制薬結合タンパク質のシクロフィリンと結合し，**タクロリムス**はFK結合タンパク質 FK-binding protein (FKBP)とよばれるタンパク質と結合する．これらの薬物とタンパク質の複合体はカルシニューリンの酵素活性を阻害し，T細胞の活性化を防ぐ．**シクロスポリン**は腎移植，肝移植，心臓移植における移植拒絶反応の予防に用いられる．また，移植片対宿主病 graft-versus-host disease (GVHD)の管理にも使用される．**タクロリムス**は**シクロスポリン**と比較して移植片拒絶反応の発生率が低いため，より望ましいカルシニューリン阻害薬である．この薬剤は多くの固形臓器移植における免疫抑制維持療法の主役であり，GVHDの管理にも使用される．**シクロスポリン**に耐えられない患者や，**シクロスポリン**治療中に拒絶反応を起こした患者には，**タクロリムス**への切替

薬剤	分類	適応症	薬物動態	有害作用
アザチオプリン	増殖抑制作用	SOT(腎臓)，RA，ループス	グルタチオンS-トランスフェラーゼによる活性化 DDI(アロプリノール，ACE阻害薬，ワルファリン)	骨髄抑制，悪心，嘔吐，下痢，膵炎，肝毒性
ベラタセプト	共刺激遮断薬	SOT(腎臓)	排泄半減期～10日	貧血，白血球減少，下痢，PTLDリスク増加
シクロスポリン	カルシニューリン阻害薬	SOT(腎臓，肝臓，心臓)，乾癬，RA，GVHD	CYP3A4による代謝，多数のDDI，CYP3A4およびP糖タンパク質の阻害剤	高血圧，高脂血症，高血糖，高カリウム血症，多毛症，歯肉過形成，神経毒性，腎毒性
エベロリムス	mTOR阻害薬	SOT(腎臓，肝臓)，癌領域	CYP3A4による代謝，多数のDDI	高血圧，高脂血症(とくにTG，TC)，口内炎，タンパク尿，創傷治癒障害，発疹，骨髄抑制
メチルプレドニゾロン，プレドニゾロン，プレドニゾン	副腎皮質ステロイド	適応多数	プレドニゾロンに活性化	高血圧，高脂血症，高血糖，末梢性浮腫，気分障害，骨粗鬆症，体重増加
ミコフェノール酸塩	細胞増殖阻害薬	SOT(腎臓，肝臓，心臓)	グルクロン酸抱合による代謝，DDI(胆汁酸分泌抑制剤；MMFの制酸剤)	白血球減少，血小板減少，悪心，嘔吐，下痢
シロリムス	mTOR阻害薬	SOT(腎臓，心臓)，リンパ脈管筋腫症，GVHD	CYP3A4による代謝，多数のDDI	高血圧，高脂血症(とくにTG，TC)，口内炎，タンパク尿，創傷治癒障害，発疹，骨髄抑制，肺炎
タクロリムス	カルシニューリン阻害薬	SOT(腎臓，肝臓，心臓)，GVHD	CYP3A4による代謝，多数のDDI	高血圧，高脂血症，高血糖，高カリウム血症，脱毛症，神経毒性(手指振戦，頭痛，痙攣)，腎毒性

図 38.5
免疫抑制薬の維持療法に使用される薬剤．
ACE＝アンジオテンシン変換酵素，DDI＝薬物間相互作用，GVHD＝移植片対宿主病，MMF＝ミコフェノール酸モフェチル，mTOR＝ラパマイシン標的分子，PTLD＝移植後リンパ増殖性障害，RA＝関節リウマチ，SOT＝固形臓器移植，TC＝総コレステロール，TG＝トリグリセリド．

えが有効である．

カルシニューリン阻害薬の使用におけるおもな制限の1つは腎毒性であり，そのため，他の免疫抑制薬と併用して低用量のカルシニューリン阻害薬を使用するレジメンが開発されている．消化管および肝臓に発現する酵素CYP3A4/5およびP糖タンパク質(P-gp)は，**シクロスポリン**および**タクロリムス**の経口吸収および代謝における個人差の原因であり，両薬剤は多くの薬物相互作用の影響を受ける．カルシニューリン阻害薬については治療薬物モニタリングが推奨される．すべての免疫抑制薬と同様に，カルシニューリン阻害薬の使用により感染症が起こる可能性があり，レシピエントは移植後に抗感染予防薬を投与されることが多い．その他の有害作用としては，高血圧，頭痛，振戦などが考えられる．多毛症や歯肉過形成は**シクロスポリン**の潜在的な有害作用である．

B．共刺激遮断薬

共刺激とは，免疫細胞が一次シグナルと連動して免疫反応を完全に活性化するために用いる二次シグナルのことである(図38.2)．共刺激遮断薬は通常，二次シグナル(シグナル2)を妨害して免疫反応を減弱させ，拒絶反応の可能性を減少させる．共刺激遮断薬である**ベラタセプト** belatacept［訳者注：日本未承認］は，CD28と同様にAPC上の

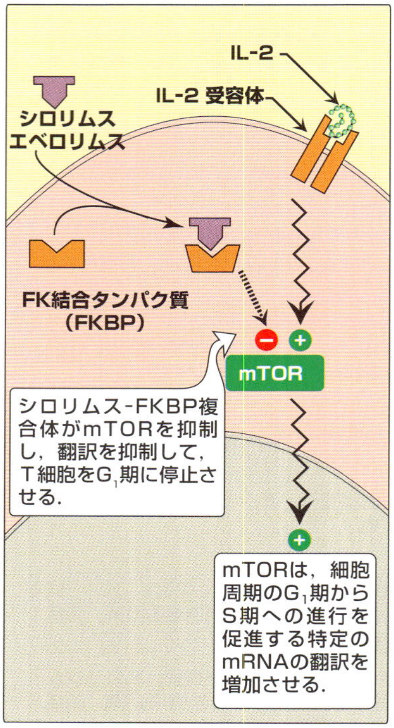
IL-2
IL-2 受容体
シロリムス
エベロリムス
FK結合タンパク質
(FKBP)
mTOR
シロリムス-FKBP複合体がmTORを抑制し，翻訳を抑制して，T細胞をG_1期に停止させる．
mTORは，細胞周期のG_1期からS期への進行を促進する特定のmRNAの翻訳を増加させる．

図 38.6
シロリムスとエベロリムスの作用機序．FKBP＝FK結合タンパク質，IL＝インターロイキン，mRNA＝メッセンジャーRNA，mTOR＝ラパマイシン標的分子．

CD80とCD86に結合するCTLA-4の組換え融合タンパク質である．**ベラタセプト**がCD80およびCD86に結合すると，CD28がこれらの分子に結合するのを阻害し，その結果T細胞活性化経路のシグナル2を阻害する．**ベラタセプト**は**バシリキシマブ**，**ミコフェノール酸モフェチル** mycophenolate mofetil (MMF)，コルチコステロイドとの併用で腎移植に承認されている．**シクロスポリン**や**タクロリムス**でみられる有害な長期腎毒性，心血管，代謝合併症を回避するために，カルシニューリン阻害薬の代わりに使用することができる．**ベラタセプト**は点滴静注により投与される．本剤のクリアランスは年齢，性別，人種，腎機能，肝機能に影響されない．**ベラタセプト**はPTLD，とくに中枢神経系のリスクを高める．このため，PTLDの一般的な原因であるエプスタイン-バーウイルス(EBV)に対して血清陰性の患者には禁忌である．通常，曝露を確認するためにEBVに対する血清学的力価を測定する．

C. mTOR阻害薬

シロリムス sirolimus (**ラパマイシン** rapamycinとしても知られる)と**エベロリムス** everolimusはmTORタンパク質を阻害し，シグナル3によって活性化されるシグナル伝達経路を遮断する*[2]．その結果，細胞周期の進行とT細胞の増殖が阻害される(図38.6)．mTOR阻害薬は，カルシニューリン阻害薬の投与量を最小限に抑え，腎毒性の有害作用を回避するために，多剤併用療法でよく用いられる．両薬剤とも臓器移植の拒絶反応予防に用いられる．**シロリムス**はGVHDの予防と治療にも使用されることがあり，**エベロリムス**は癌治療にも使用されている．**シロリムス**の抗増殖作用は，内皮細胞の増殖を抑えることによって血管の再狭窄を抑制するために**シロリムス**でコーティングされたステントが使用される心臓病学においても有用である．カルシニューリン阻害薬と同様に，**シロリムス**も**エベロリムス**もCYP3A4とP糖タンパク質の基質であるため，多くの薬物間相互作用の影響を受ける．両薬剤とも治療を最適化するために治療薬物モニタリングが必要である．**シロリムス**はカルシニューリン阻害薬や**エベロリムス**よりも半減期が長い．これらの薬剤の有害作用には，代謝作用(高コレステロール血症，高トリグリセリド血症)，血液学的作用(白血球減少，血小板減少，貧血)，消化管障害(悪心，嘔吐，便秘，下痢)などがある．長期にわたる曝露は，糖尿病の発症リスクを高める可能性もある．

D. 細胞増殖阻害薬

さまざまな種類の細胞の増殖には，複雑なシグナル伝達カスケード

*[2] (訳者注)：結節性硬化症 tuberous sclerosis complex (プリングル病)は1835年にはじめて報告された．TSC1あるいはTSC2遺伝子に変異が生じ，それらが制御するmTORC1(細胞成長や代謝を制御，多くの癌細胞でも活性化)が恒常的に活性化される．その結果，全身性に過誤腫が生じ，さまざまな臓器に多様な症状が出現する．mTORC1阻害薬(エベロリムス，シロリムス)が治療薬となる．皮膚病変(とくに顔面の血管線維腫はQOLを著しく低下させる)へのシロリムス外用ゲル剤が日本の医師主導治験をもとに認可された．

臨床応用 38.2：カルシニューリン阻害薬と mTOR 阻害薬の治療薬物モニタリング

カルシニューリン阻害薬の**シクロスポリン**と**タクロリムス**，mTOR阻害薬の**エベロリムス**と**シロリムス**は治療指数 therapeutic index が狭い（1 章参照）．つまり，薬剤の血中濃度がわずかに変化するだけで，濃度が低すぎる場合は治療の不成功，濃度が高すぎる場合は生命を脅かす有害作用など，重篤な影響を引き起こす可能性がある．このため，治療薬物モニタリング therapeutic drug monitoring（TDM）を用いて，患者が許容できる薬剤の全身濃度を確保する必要がある．TDMの理論的根拠は，移植片の拒絶反応を予防するために免疫抑制を最大化すると同時に，治療指数の狭い薬剤に関連する重大かつ不可逆的な毒性を最小化することである．各薬剤の具体的なTDMプロトコールや薬物濃度の標準範囲は，標的臓器や施設によって若干異なる場合がある．

が必要である．細胞増殖阻害薬（代謝拮抗薬）は，シグナル伝達カスケードのさまざまな標的を阻害することにより作用し，免疫細胞の増殖を抑え，細胞傷害性免疫反応を穏やかにする．抗増殖薬の**アザチオプリン** azathioprine と**ミコフェノール酸** mycophenolate は，核酸合成を阻害することによってリンパ球の増殖を阻害する．これらの薬剤は，おもにカルシニューリン阻害薬と副腎皮質ステロイドの併用または非併用で，免疫抑制薬の補助薬として使用される．しかし，**ミコフェノール酸**は，その安全性と有効性のプロファイルの改善により，**アザチオプリン**に代わって，この役割の大部分を担っている．

アザチオプリンは，臓器移植で広く使用されるようになった最初の薬剤の1つで，まず **6-メルカプトプリン 6**-mercaptopurine（**6**-MP）に変換され，次に対応するヌクレオチドアナログであるチオイノシン酸に変換されるプロドラッグである．このアナログは核酸鎖に取り込まれ，DNAのさらなる伸長を阻害する．**アザチオプリン**のおもな用量制限有害作用は骨髄抑制である．キサンチンオキシダーゼ阻害薬（**アロプリノール** allopurinol，**フェブキソスタット** febuxostat，40 章参照）は**アザチオプリン**の代謝を阻害し，毒性のリスクを高める可能性がある．**フェブキソスタット**との併用は禁忌であり，**アロプリノール**との併用は避けるか，**アザチオプリン**の投与量を減らすべきである．

ミコフェノール酸は，イノシン一リン酸デヒドロゲナーゼの強力か

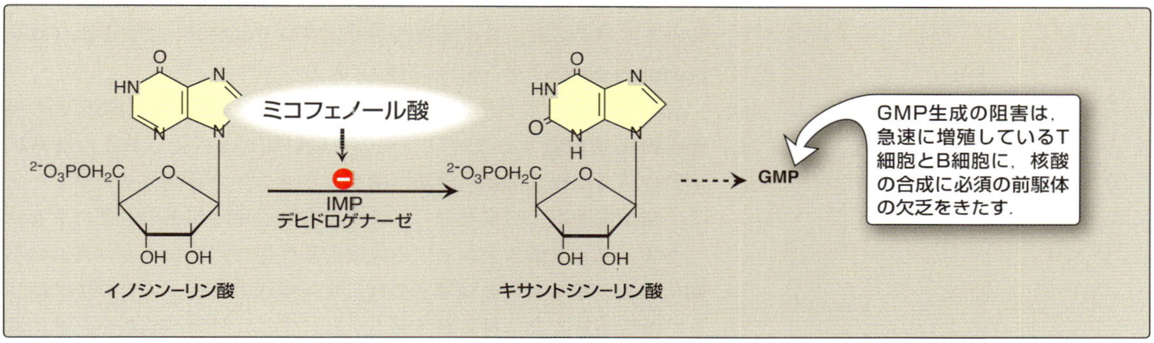
ミコフェノール酸
IMP
デヒドロゲナーゼ
$^{2-}O_3POH_2C$
イノシン一リン酸
キサントシン一リン酸
GMP
GMP生成の阻害は，急速に増殖しているT細胞とB細胞に，核酸の合成に必須の前駆体の欠乏をきたす．

図 38.7
ミコフェノール酸の作用機序．IMP＝イノシン-5′-一リン酸，GMP＝グアノシン一リン酸．

臨床応用 38.3：シクロスポリンとミコフェノール酸の剤形チェックの重要性

シクロスポリンは，油性非修飾**シクロスポリン**製剤とマイクロエマルジョン修飾**シクロスポリン**製剤の２つの化学的に異なる形態で入手可能である．非改変型製剤の吸収率は低く，一定していないため，改良型製剤が開発された．改良型製剤は生物学的利用能が大幅に向上し，**シクロスポリン**の濃度を高めることができる．製剤間の吸収率にはばらつきがあるため，製剤に互換性はなく，代用することはできない．

MMFはMPAのプロドラッグである．MMFは胃内でMPAを放出するため，胃腸障害を引き起こす可能性がある．有害事象を減らし，アドヒアランスを改善するために，腸溶性コーティング enteric-coated（EC）MPA（**ミコフェノール酸ナトリウム**ともよばれる）が開発された．EC-MPAは小腸でMPAを放出し，それによって消化器症状を軽減する．興味深いことに，胃排出遅延のある糖尿病患者においては，MMFよりもEC-MPAの方が有効である．修飾および非修飾**シクロスポリン**と同様に，MMFとEC-MPAにも直接互換性がない．［注：MMF 1 000 mg＝EC-MPA 720 mg.］

米国医薬品安全使用協会 Institute for Safe Medication Practices（ISMP）が推奨しているように，**シクロスポリン**と**ミコフェノール酸**の処方箋には，投薬ミスや誤った代替薬のリスクを減らすために，希望する製剤を明確に指定すべきである．

つ可逆的な非競合的阻害薬であり，グアノシン一リン酸のデノボ合成を阻害する（図 38.7）．リンパ球はヌクレオチド合成のサルベージ経路を利用できないので，**ミコフェノール酸**はグアノシン一リン酸のデノボ合成を排除することにより，T細胞およびB細胞の増殖を効果的に阻害する．**ミコフェノール酸**には，プロドラッグのMMFと活性薬剤の**ミコフェノール酸** mycophenolic acid（MPA）の２つの製剤がある．MMFは消化管で速やかに加水分解されてMPAになる．肝臓でのMPAのグルクロン酸抱合により不活性代謝物が生成されるが，腸肝循環が起こり，薬効が延長する．有害作用には，消化管障害（悪心，嘔吐，下痢，腹痛），骨髄抑制（貧血，白血球減少，血小板減少），感染リスクの増加がある．

E. 副腎皮質ステロイド

副腎皮質ステロイド（26章参照）は，移植および種々の自己免疫疾患に免疫抑制療法として使用された最初の薬物である．今でも，拒絶反応の出現を抑制するための主要な薬物の１つである．移植には**プレドニゾン** prednisoneと**メチルプレドニゾロン** methylprednisoloneが最もよく用いられ，自己免疫疾患では**プレドニゾン**と**プレドニゾロン** prednisoloneがより一般的に使用される．

副腎皮質ステロイドはおもに，固形臓器移植片の急性拒絶反応や慢性GVHDを抑制するために，他の免疫抑制剤と併用される．さらに副腎皮質ステロイドは，難治性関節リウマチ，全身性エリテマトーデス，側頭動脈炎，喘息など，さまざまな自己免疫疾患の管理にも有効である．副腎皮質ステロイドの免疫抑制作用の正確なメカニズムは不明である．最も影響を受けるのはTリンパ球である．ステロイドはリンパ球を溶解または再分布させることにより，リンパ球数を急速に減少させる．ステロイドは細胞内に入るとグルココルチコイド受容体に結合する．この複合体は核内に入り，DNAの転写を制御する．影響

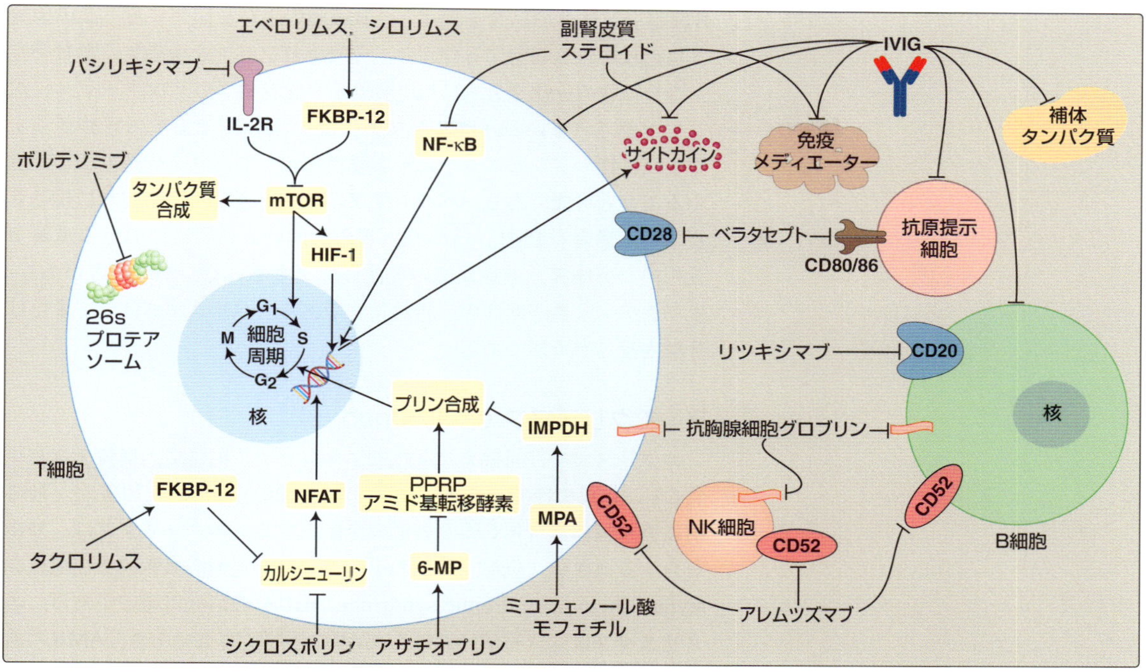
エベロリムス，シロリムス
副腎皮質
ステロイド
IVIG
バシリキシマブ
IL-2R
FKBP-12
NF-κB
サイトカイン
免疫
メディエーター
補体
タンパク質
ボルテゾミブ
タンパク質
合成
mTOR
HIF-1
CD28
ベラタセプト
CD80/86
抗原提示
細胞
26s
プロテア
ソーム
G1
S
G2
M
細胞
周期
核
リツキシマブ
CD20
プリン合成
IMPDH
抗胸腺細胞グロブリン
T細胞
FKBP-12
NFAT
PPRP
アミド基転移酵素
MPA
CD52
NK細胞
B細胞
タクロリムス
カルシニューリン
6-MP
ミコフェノール酸
モフェチル
アレムツズマブ
シクロスポリン
アザチオプリン

図 38.8
免疫抑制薬の作用機序.
6-MP＝6-メルカプトプリン，FKEP＝FK結合タンパク質，IL-2＝インターロイキン-2，IMPDH＝イノシン一リン酸デヒドロゲナーゼ，IVIG＝免疫グロブリン静注，mTOR＝ラパマイシン標的分子，MPA＝ミコフェノール酸，NFAT＝活性化T細胞核因子，NK＝ ナチュラルキラー細胞.

を受ける遺伝子の中には，炎症反応に関与するものがある.

これらの薬剤の使用は多くの有害作用を伴う．副腎皮質ステロイドは消化器系に負担をかけることがあるので，食事と一緒に，あるいは食後に服用することが推奨される．その他の有害作用には，体液貯留，血圧上昇，高血糖，気分や行動の変化（気分変動，不眠，錯乱）などがある．長期にわたる使用は，創傷治癒障害，骨粗鬆症，ミオパチー，白内障を引き起こす可能性がある．そのため，同種移植片の維持におけるステロイドの使用を減らすか，あるいは使用しない方向で努力が払われている．拒絶反応の誘発，維持，治療に使用される免疫抑制薬の作用機序を図 38.8 にまとめた.

Ⅳ. その他の免疫抑制薬

このカテゴリーに分類される免疫抑制薬は，他の疾患をおもな適応症としているが，免疫抑制を調節するために使用されることもある.

A. ベリムマブ belimumab

ベリムマブは，可溶性ヒトBリンパ球刺激タンパク質human B lymphocyte stimulator protein (BLyS) に特異的なヒト型モノクローナル抗体である．［注：完全ヒト型モノクローナル抗体の命名規則では，接尾辞“mab”の前に接中辞“u”が付く.］**ベリムマブ**は可溶性BLySの

B細胞受容体への結合を阻害し，B細胞の生存を阻害する．この阻害は自己反応性B細胞にも作用し，免疫グロブリンを産生する形質細胞へのB細胞の分化をさらに低下させる．全身性エリテマトーデスに対して承認されている．**ベリムマブ**はまた，AMRを有する腎移植および心臓移植のレシピエントにも有効性を示しており，維持療法に追加することも可能である．**ベリムマブ**には，免疫抑制薬を同時に投与されている患者やPML，うつ病，自殺傾向のある患者における重篤で致死的な感染症，過敏反応の可能性に関するいくつかの警告がある．生ワクチンは治療期間中，相対禁忌である．**ベリムマブ**は皮下または静脈内投与が可能である．

B. エクリズマブ eculizumab

エクリズマブは組換えヒト化モノクローナル抗体で，補体タンパク質C5に高親和性で結合し，C5aおよびC5bへの切断を阻害し，最終的に終末補体複合体C5b-9の形成を阻止する．**エクリズマブ**は，補体を介する血栓症，炎症，溶血の予防による非定型溶血性尿毒症症候群atypical hemolytic uremic syndrome（aHUS）の治療に適応がある．**エクリズマブ**は，腎移植におけるAMRの予防に有益であり，AMRの治療における代替薬として推奨されている．

エクリズマブは点滴静注で投与される．この薬剤の忍容性は一般的に良好だが，頭痛，鼻咽頭炎，背部痛，悪心が最もよく報告される有害作用である．この薬剤には，致死的となる髄膜炎菌感染症のリスク増加に関する枠組み警告が付されている．患者は**エクリズマブ**の初回投与の少なくとも2週間前に髄膜炎菌ワクチンを受けるか，予防的抗生物質を投与されなければならない．

C. トファシチニブ tofacitinib

トファシチニブはヤヌスキナーゼJanus kinase（JAK）阻害薬に特異的な標的治療薬である．JAKはチロシンキナーゼ受容体の一種で，細胞膜から核への情報伝達を促進する（図38.9）．リガンド（サイトカイン）はJAKを活性化し，受容体の二量体化とチロシン残基のトランスリン酸化を引き起こす．その後，細胞質内のシグナル伝達物質と転写活性化因子signal transducers and activators of transcrition（STAT）がJAKにリクルートされ，ドッキング後にリン酸化される．JAK/STATシグナル伝達経路は，免疫細胞の機能，細胞の増殖と生存において重要な役割を担っている．**トファシチニブ**は関節リウマチ（40章参照），乾癬性関節炎，潰瘍性大腸炎の治療薬として承認されており，固形臓器移植における役割も現在検討されている．

トファシチニブの一般的な有害作用には，上気道感染，鼻咽頭炎，下痢，頭痛のリスク増加が含まれる．CYP2C19およびCYP3A4を阻害あるいは誘導する薬剤との薬物間相互作用が起こる可能性があり，用量の調整が推奨される．腎障害および肝障害，リンパ球減少症，好中球減少症，貧血のある患者では，慎重な使用と用量調整が推奨される．

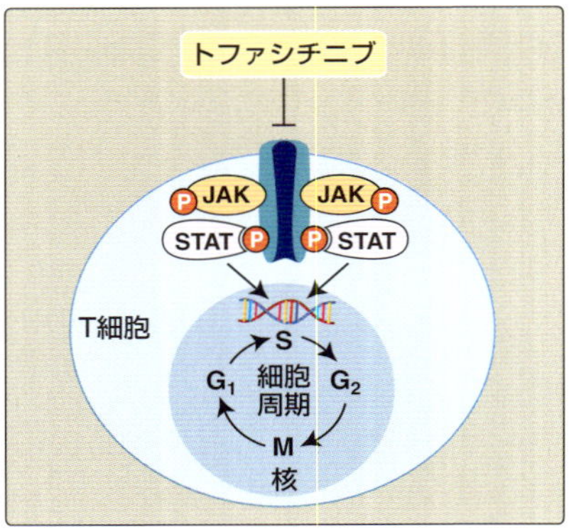
トファシチニブ
JAK
JAK
STAT
STAT
P
T細胞
S
細胞
周期
G_1
G_2
M
核

図 38.9
トファシチニブの作用機序．
G_1＝成長第1相，G_2＝成長第2相，JAK＝ヤヌスキナーゼ，M＝有糸分裂，P＝リン酸，S＝合成，STAT＝シグナル伝達物質および転写活性化因子．

38章の要約

1. 免疫系は，自己以外の分子や外部からの侵入者から体を守るなど，多くの機能を有している．残念なことに，固形臓器移植を必要とする場合，このシステムが移植組織を損なうこともある．
2. 免疫抑制薬は，移植された固形臓器に対する免疫反応を減弱させるために使用される薬剤である．臓器移植における免疫抑制の焦点は，臓器と患者の長期的転帰を最大化し，有害作用を最小化することにある．
3. 免疫抑制薬には，細胞増殖阻害薬，カルシニューリン阻害薬，副腎皮質ステロイド，共刺激遮断薬，モノクローナル抗体，ポリクローナル抗体，mTOR阻害薬など多様な薬理学的クラスがあるが，これらに限定されるものではない．
4. 免疫抑制薬は固形臓器移植において，導入，維持，拒絶反応のさまざまな局面で利用される．副腎皮質ステロイドのように，多くの適応症に使用される薬剤もある．
5. 抗体および免疫グロブリンの静脈注射を含む導入療法は，急性拒絶反応を最小限に抑えるために移植後早期に投与される．
6. 急性および慢性拒絶反応を予防するための維持療法には，カルシニューリン阻害薬，共刺激遮断薬，mTOR阻害薬，および細胞増殖阻害薬が含まれる．
7. 抗体，免疫グロブリン静注，副腎皮質ステロイドなどの抗拒絶反応療法は，不可逆的な臓器障害を予防するための主となる治療法である．
8. 免疫抑制療法を選択する際には，適切なタイミング，薬剤の薬物動態学的および薬力学的パラメータ，薬剤の剤形を考慮しなければならない．

学習問題

最も適当な答えを1つ選択せよ．

38.1　完全ヒト型モノクローナル抗体はどれか．
A．アレムツズマブ alemtuzumab
B．ベリムマブ belimumab
C．エクリズマブ eculizumab
D．リツキシマブ rituximab

正解　B． モノクローナル抗体(-mab)のカテゴリーを示すために，接中辞が使用される．**-u-** は完全ヒト型モノクローナル抗体(ベリムマブ)，**-zu-** はヒト化モノクローナル抗体(アレムツズマブ，エクリズマブ)，**-xi-** はキメラ型モノクローナル抗体(リツキシマブ)を示す．モノクローナル抗体の免疫原性は，低い方から完全ヒト＜ヒト化＜キメラである．

38.2　45歳の女性が，慢性高血圧と糖尿病による後遺症のため腎移植を必要としている．この患者の導入レジメンに含める薬剤として最も適切なのはどれか．
A．アザチオプリン
B．バシリキシマブ
C．ボルテゾミブ
D．シクロスポリン

正解　B． バシリキシマブは導入療法に使用されるモノクローナル抗体である．シクロスポリンとアザチオプリンは維持療法に適応があり，ボルテゾミブは抗体介在性臓器拒絶反応に使用できる．

38.3 シクロスポリンの作用機序を最もよく表しているのはどれか.
A. カルシニューリン阻害薬
B. 共刺激遮断薬
C. mTOR阻害薬
D. 細胞増殖阻害薬

正解 A. シクロスポリンとタクロリムスはカルシニューリン阻害薬で，シグナル1の下流で活性化されるカルシウム-カルシニューリン経路を介したシグナル伝達を遮断し，T細胞の活性化を阻害する．ベラタセプトは共刺激遮断薬であり，mTOR阻害薬にはエベロリムスやシロリムスがある．細胞増殖阻害薬には，ミコフェノール酸とアザチオプリンがある．

38.4 以下の免疫抑制薬のうち，CD52受容体に結合し，T細胞やB細胞の枯渇をもたらすのはどれか.
A. アレムツズマブ
B. ベラタセプト
C. ベリムマブ
D. リツキシマブ

正解 A. ヒト化モノクローナル抗体であるアレムツズマブは，リンパ球に高発現しているCD52と選択的に結合し，T細胞とB細胞の両方を循環から枯渇させる．リツキシマブはCD20と結合し，B細胞の枯渇を引き起こす．ベラタセプトは選択的T細胞共刺激遮断薬であり，ベリムマブはBリンパ球特異的阻害薬である．

38.5 29歳の女性が，移植維持のために新しい薬剤を開始した後，胸やけ，体重増加，気分の変化を訴えて受診した．検査評価の結果，血糖値が上昇していることも判明した．これらの有害作用を引き起こした可能性が最も高い薬剤はどれか.
A. シクロスポリン
B. プレドニン
C. シロリムス
D. トファシチニブ

正解 B. 副腎皮質ステロイド(プレドニン)の一般的な有害作用には，胃のむかつき，体重増加，ざ瘡(にきび)，不眠症，高血糖，気分の変化などがある．患者には，胃の不快感や睡眠障害を最小限に抑えるため，可能な限り食事と一緒に，午前中に副腎皮質ステロイドを服用するよう勧めなければならない．

38.6 44歳の男性が，経過観察のために移植担当医を受診した．診察では，患者は高血圧で，両手の震えがあり，頭痛も訴えている．検査評価では血清クレアチニンが上昇している．このような有害作用を引き起こした可能性が最も高い薬剤はどれか.
A. IVIG
B. メチルプレドニゾロン
C. リツキシマブ
D. タクロリムス

正解 D. タクロリムスには綿密な治療薬物モニタリングが必要である．タクロリムスの有害作用には，血圧上昇，頭痛，振戦などがある．さらに，タクロリムスには腎毒性がある．薬物濃度が治療域を超えると，これらの影響が出やすくなる．他の薬剤では，このような有害作用はあまりみられない．

38.7 6カ月前に腎移植を受けた18歳の女性が，顔面の発毛を訴えて移植クリニックを受診した．彼女の現在の維持療法には，シクロスポリン，ミコフェノール酸モフェチル，プレドニゾンが含まれる．彼女の懸念に対処するために最も適切な治療法はどれか.
A. ミコフェノール酸モフェチルを中止する.
B. プレドニゾンを中止し，トファシチニブを追加する.
C. シクロスポリンをタクロリムスに切り替える.
D. ミコフェノール酸モフェチルをミコフェノール酸に変更する.

正解 C. シクロスポリンをタクロリムスに変更する．多毛症，すなわち毛髪の過剰成長は，シクロスポリンの有害作用としてよく知られている．多くの患者がシクロスポリン服用中に濃く，粗い顔や体の発毛を経験する．シクロスポリンをタクロリムスに切り替えれば，この有害作用はなくなり，拒絶反応の予防に有効なカルシニューリン阻害薬を服用し続けることができる．ミコフェノール酸モフェチル，タクロリムス，プレドニゾンが多毛症を引き起こすことは知られていない．

38.8 3カ月前に腎移植を受けた45歳の男性は，タクロリムス，プレドニゾン，ミコフェノール酸モフェチルで維持されている．クレアチニン値の上昇を示す所見があり，腎生検で重度の拒絶反応を示している．この時点で追加する薬剤として最も適切と思われるのはどれか．
A．抗胸腺細胞グロブリン
B．アザチオプリン
C．バシリキシマブ
D．メチルプレドニゾロン

正解　A． この患者は腎臓の急性拒絶反応が起きている．最も効果的な治療は，抗胸腺細胞グロブリンのような抗体の投与である．アザチオプリンは細胞増殖阻害薬であり，ミコフェノール酸モフェチルに勝る利点はない．バシリキシマブは臓器拒絶反応を予防するために他の免疫抑制剤と併用されることが多いが，急性拒絶反応の治療には用いられない．メチルプレドニゾロンはある程度の効果はあるが，拒絶反応の治療には不十分であり，患者はすでにプレドニゾンを服用しているので，この薬剤を追加することはない．

38.9 免疫抑制薬の組合せで避けるべきものはどれか．
A．アザチオプリン，プレドニゾン，シロリムス
B．バシリキシマブ，ベラタセプト，エベロリムス，プレドニゾロン
C．シクロスポリン，プレドニゾン，タクロリムス
D．エベロリムス，ミコフェノール酸モフェチル，タクロリムス

正解　C． タクロリムスとシクロスポリンはともにカルシニューリン阻害薬であり，作用機序は同じである．免疫抑制薬レジメンは，T細胞活性化カスケードの異なる場所で相乗的に作用すべきである．さらに，シクロスポリンとタクロリムスはともに腎毒性が非常に強く，併用すると患者に害を及ぼす．他の組合せはすべて妥当である．

38.10 治療薬物モニタリングの必要性を回避できる免疫抑制薬はどれか．
A．シクロスポリン
B．タクロリムス
C．ミコフェノール酸モフェチル
D．シロリムス

正解　C． カルシニューリン阻害薬（シクロスポリン，タクロリムス）とmTOR阻害薬（シロリムス，エベロリムス）は，有効性（拒絶反応の予防）を最大限に高め，毒性（有害作用）を最小限に抑えるため，治療薬のモニタリングが必要である．ミコフェノール酸モフェチルは，ルーチンのモニタリングの必要がないので正解である．

第Ⅶ編：
薬理学の特別なトピックス

ヒスタミンとセロトニン 39

Ⅰ．概　要

ヒスタミンとセロトニンは，プロスタグランジン類とともにオータコイドとよばれる内因性活性物質のグループに属している．これらの多様な物質群は，大きく異なった化学構造と薬理活性を有している．これらの物質群はすべて，それらが作用する組織において合成されるという共通する特徴をもっており，したがって局所ホルモンとして機能する．[注：オータコイドという語は，ギリシャ語の autos（自身）と akos（治療薬あるいは処方）に由来する．] オータコイドは，特定の内分泌腺で産生されるのではなく，多くの組織で産生されるという点でも循環血中のホルモンと異なっている．本章で述べる薬物は，オータコイドあるいはそれらの拮抗薬（アンタゴニスト antagonist．オータコイドの生合成を阻害したり，受容体への作用を妨げる活性物質）である．本章ではヒスタミンの H_1 受容体遮断薬 H_1 receptor antagonist（抗ヒスタミン薬 antihistamines）についてまとめる．また，片頭痛の治療と予防に用いられるセロトニン作動薬（アゴニスト）agonist の概要を述べる．

H_1 受容体遮断薬（抗ヒスタミン薬）
アルカフタジン
アゼラスチン
ベポタスチン
ブロムフェニラミン
セチリジン
クロルフェニラミン
クレマスチン
シプロヘプタジン
デスロラタジン
ジメンヒドリナート
ジフェンヒドラミン
ドキシラミン
フェキソフェナジン
ヒドロキシジン
ケトチフェン
レボセチリジン
ロラタジン
メクリジン
オロパタジン
プロメタジン

図 39.1
H_1受容体遮断薬（抗ヒスタミン薬）のまとめ．

Ⅱ．ヒスタミン histamine

ヒスタミンは，生体内でおもにマスト細胞（肥満細胞 mast cell）で産生される化学的信号分子である．ヒスタミンは複数の受容体系の刺激を介し，アレルギー，炎症反応，胃酸分泌，脳内各部位での神経伝達において広範囲の細胞応答を媒介する．ヒスタミン自身には臨床応用はないが，ヒスタミン作用の阻害薬（抗ヒスタミン薬あるいはヒスタミン受容体遮断薬）は，重要な治療用途がある．図 39.1 には，H_1 受容体遮断薬（抗ヒスタミン薬）をまとめた．

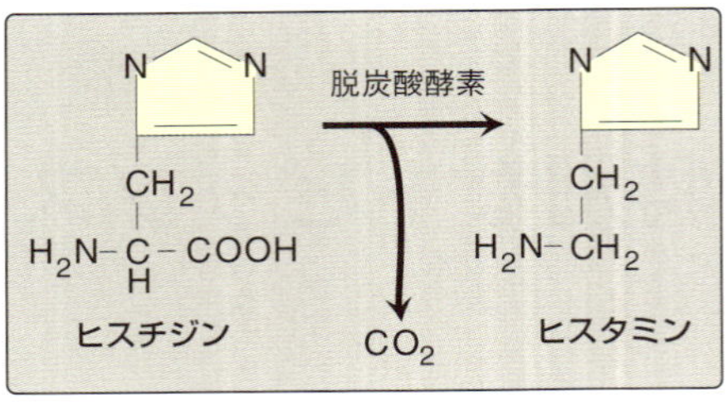
脱炭酸酵素
ヒスチジン
CO_2
ヒスタミン

図 39.2
ヒスタミンの生合成.

A. ヒスタミンの生体内局在，生合成と遊離

1. 生体内局在：ヒスタミンは，事実上すべての組織に存在するが，とくに肺，皮膚，血管と消化管系に多く含まれている．細胞レベルでは，マスト細胞と好塩基球内に高濃度で存在する．ヒスタミンは脳内で神経伝達物質として機能する．ヒスタミンはまた，生物毒の構成成分や昆虫の毒針からの分泌物中にも存在する．

2. 生合成：ヒスタミンは，前駆アミノ酸であるヒスチジンの，ヒスチジン脱炭酸酵素による脱炭酸反応によって産生される生体アミンである．ヒスチジン脱炭酸酵素は，ヒスタミン神経，胃粘膜の壁細胞，マスト細胞と好塩基球などの細胞に発現している(図 39.2)．マスト細胞では，ヒスタミンは顆粒中に貯蔵されている．貯蔵型でないヒスタミンは，アミン酸化酵素で急速に不活化される．

3. ヒスタミンの遊離：ヒスタミンは，多くの場合，刺激因子に対して応答し放出されるいくつかの化学的媒介因子の 1 つとなっている．これらの他因子とともに放出される場合が多い．組織からのヒスタミンの遊離刺激には，寒冷，微生物トキシン，昆虫やクモ類の毒や外傷などが含まれる．アレルギーやアナフィラキシー反応においても，相当量のヒスタミン遊離が惹起される．

B. 作用機序

ある種の刺激に応じて細胞外へ放出されたヒスタミンは，複数の異なったヒスタミン受容体への結合を介してその効果を発揮する．このうち，H_1 と H_2 受容体は，種々の組織に広範に発現しており，臨床治療薬の標的分子となっている．ヒスタミンは H_1 と H_2 両受容体によって媒介される広範囲の薬理作用をもっている．たとえば，H_1 受容体は平滑筋収縮や毛細血管透過性亢進において重要な働きをする(図 39.3)．ヒスタミンは，血管内皮細胞の H_1 受容体に働いて一酸化窒素を放出させることで，細小血管の拡張を促進する．ヒスタミンはまた，いくつかの細胞種や局所組織において，起炎性サイトカイン類の分泌を増幅する．H_1 受容体は，アレルギー性鼻炎，アトピー性皮膚炎，結膜炎，蕁麻疹，気管支収縮，喘息やアナフィラキシーなどの病態形成過程に介在する．さらにヒスタミンは，H_2 受容体の活性化を通じて胃の壁細胞を刺激し，胃酸の分泌亢進を惹起する(42 章参照)．

C. アレルギーとアナフィラキシーにおける役割

ヒスタミンを静脈内投与(静注)したときの症状は，アナフィラキシーショックやアレルギー反応に伴う症状に似通っている．これらの症状には，気道平滑筋の収縮，ある種の分泌の亢進，血管拡張と血管透過性の亢進，知覚神経終末の刺激などが含まれる．アレルギーとアナフィラキシーショックに伴う症状は，複数の媒介因子がその貯蔵部位から放出される結果生じる．そのような媒介因子には，ヒスタミンの他に，セロトニン，ロイコトリエン類，アナフィラキシー時の好酸球遊走因子などが含まれる．これらの媒介因子は，局所に限局したアレルギー反応，たとえば，皮膚や呼吸器系にだけ症状を発現させる場合もあるし，また別の条件下には，全身性のひどいアナフィラキシー反応を生じさせる場合もある．これら2つの場合の違いは，媒介因子が放出されている生体内部位と，放出速度の違いにあると考えられる．たとえば，もしヒスタミンの遊離速度が，局所で速やかに代謝不活化される程度で，ヒスタミンの血中への移行を許さないほどに遅ければ，局所のアレルギー反応にとどまるだろう．しかし，ヒスタミンの遊離速度が，不活性化速度をはるかに超えれば，ひどい全身性のアナフィラキシー反応が生じる．

Ⅲ．ヒスタミンH_1受容体遮断薬(抗ヒスタミン薬)

抗ヒスタミン薬という用語は，古典的なH_1受容体遮断薬を指すのにもっぱら使用されている．H_1受容体遮断薬は，第一世代と第二世代の薬物群に分けることができる(図39.4)．古い方の第一世代薬は，その有効性と安価という利点で，今でも広く用いられている．しかし，これら第一世代薬のほとんどは，中枢神経系 central nervous system (CNS)へ移行し鎮静作用を生じる．さらにこれらの薬物は，他の受容体に作用し，一連の好ましくない有害作用を生じる場合がある．これとは対照的に，第二世代の薬物群は，末梢のH_1受容体に特異的に作用する．というのは，これら第二世代の薬物群は，カルボキシル基を導入することで極性が増し(たとえば**セチリジン** cetirizineは，**ヒドロキシジン** hydroxyzineのカルボキシル誘導体である)，血液脳関門を通過しないため，第一世代の薬物群よりCNS抑制作用を生じることがより少ない．第二世代の薬物のなかでも，**デスロラタジン** desloratadine，**フェキソフェナジン** fexofenadine，**ロラタジン** loratadineは，最も鎮静作用が弱い(図39.5)．**セチリジン**と**レボセチリジン** levocetirizineは，やや鎮静副作用の残った第二世代薬である．

A．作　用

すべてのH_1受容体遮断薬の作用は，質的に似通っている．これらの化合物はほとんど，ヒスタミンの合成と遊離には影響しない．つまり，これらの化合物は標的組織における受容体媒介性の応答を遮断するのである．H_1受容体遮断薬は，すでに生じたH_1受容体媒介性の反応を抑制するよりも，あらかじめの投与により症状発現を防止するのにより有効である．しかし，H_1受容体遮断薬の大部分は，H_1受容体遮断能とは無関係な付加的な効果を併せもっている．そのような効果は，H_1受容体遮断薬が，コリン作動性受容体，アドレナリン作動性受容体，あるいはセロトニン作動性受容体に結合することを反映している(図39.6)．たとえば**シプロヘプタジン** cyproheptadineは，セロトニン拮抗薬としても作用し，食欲刺激の目的やセロトニン症候群の治療の目的で使用されることがある．**アゼラスチン** azelastineや**ケトチフェン** ketotifenのような抗ヒスタミン薬は，ヒスタミン受容体遮断効果に加え，マスト細胞安定化作用をもっている．

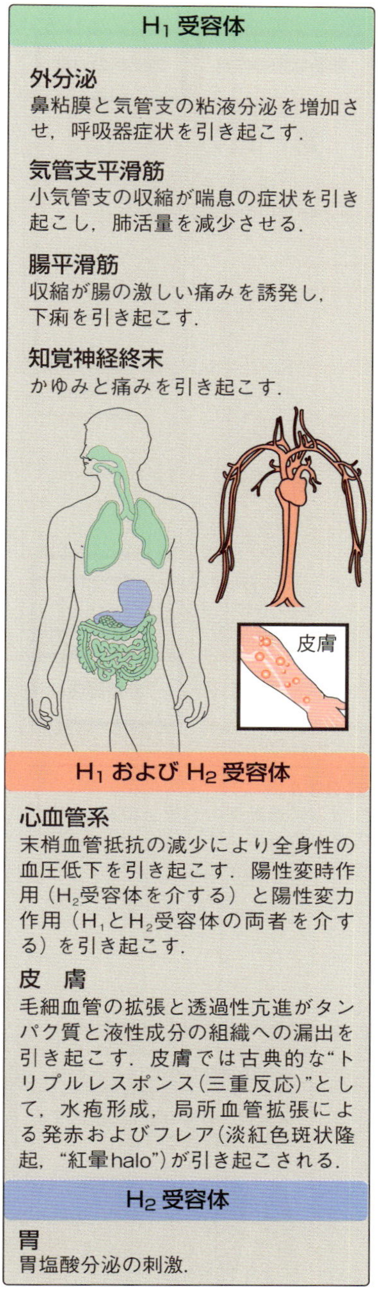
H1 受容体
外分泌
鼻粘膜と気管支の粘液分泌を増加させ，呼吸器症状を引き起こす．
気管支平滑筋
小気管支の収縮が喘息の症状を引き起こし，肺活量を減少させる．
腸平滑筋
収縮が腸の激しい痛みを誘発し，下痢を引き起こす．
知覚神経終末
かゆみと痛みを引き起こす．
皮膚
H1 および H2 受容体
心血管系
末梢血管抵抗の減少により全身性の血圧低下を引き起こす．陽性変時作用(H2受容体を介する)と陽性変力作用(H1とH2受容体の両者を介する)を引き起こす．
皮　膚
毛細血管の拡張と透過性亢進がタンパク質と液性成分の組織への漏出を引き起こす．皮膚では古典的な“トリプルレスポンス(三重反応)”として，水疱形成，局所血管拡張による発赤およびフレア(淡紅色斑状隆起，“紅暈halo”)が引き起こされる．
H2 受容体
胃
胃塩酸分泌の刺激．

図 39.3
ヒスタミンの作用．

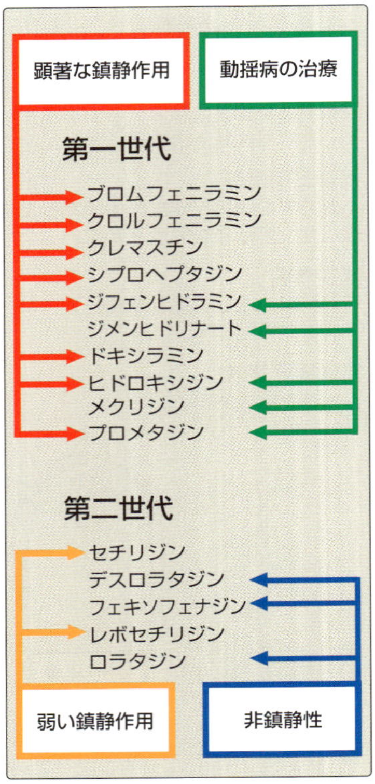
顕著な鎮静作用
動揺病の治療
第一世代
ブロムフェニラミン
クロルフェニラミン
クレマスチン
シプロヘプタジン
ジフェンヒドラミン
ジメンヒドリナート
ドキシラミン
ヒドロキシジン
メクリジン
プロメタジン
第二世代
セチリジン
デスロラタジン
フェキソフェナジン
レボセチリジン
ロラタジン
弱い鎮静作用
非鎮静性

図 39.4
H_1受容体遮断薬の治療上の利点と欠点のまとめ.

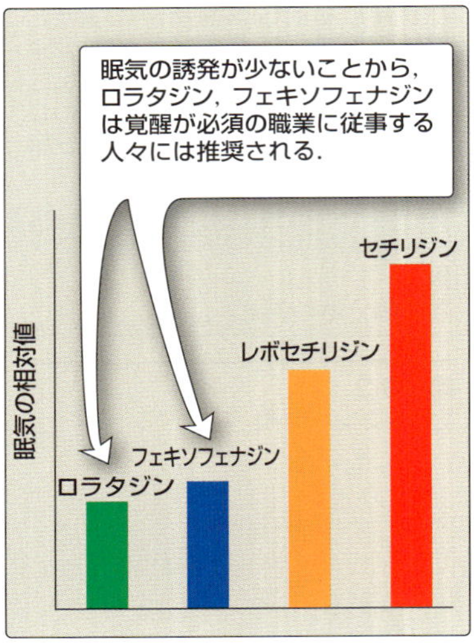
眠気の誘発が少ないことから，ロラタジン，フェキソフェナジンは覚醒が必須の職業に従事する人々には推奨される.
眠気の相対値
セチリジン
レボセチリジン
フェキソフェナジン
ロラタジン

図 39.5
第二世代H_1抗ヒスタミン薬服用患者に起こる眠気の相対値.

B. 臨床使用

1. アレルギーと炎症病態：H_1受容体遮断薬は，免疫グロブリンEと反応する抗原物質によって惹起されるアレルギー反応の治療と防止に有効である．たとえば，アレルギー性鼻炎や蕁麻疹では，ヒスタミンがマスト細胞から放出される主要な媒介因子として働いているので，経口的抗ヒスタミン薬の投与が症状を緩和する治療薬として選択される．**アゼラスチン**，**オロパタジン** olopatadine，**ケトチフェン**や他の点眼で使用される抗ヒスタミン薬は，アレルギー性の結膜炎の治療に有効である．しかし，H_1受容体遮断薬は，気管支喘息の治療薬には指定されない．というのは，ヒスタミンは気管支の反応を引き起こす複数ある媒介因子の1つにすぎないからである．[注：アドレナリンは，気管支平滑筋に対し，ヒスタミンとは反対の方向性の作用を示す．つまり，アドレナリンは，平滑筋上のβ_2受容体に作用し，cAMPを介する平滑筋弛緩をもたらす．したがってアドレナリンは，全身性のアナフィラキシーや，大量のヒスタミン遊離を伴う他の病態の治療薬として選択される．]

2. 動揺病と悪心：抗ムスカリン受容体薬の**スコポラミン** scopolamineと並んで，**ジフェンヒドラミン** diphenhydramine，**ジメンヒドリナート** dimenhydrinate（**ジフェンヒドラミン**と**テオフィリン**誘導体の合剤），**メクリジン** meclizineと**プロメタジン** promethazineのようなH_1受容体遮断薬は，動揺病症状の予防に関し，最も有効な治療薬である．これらの薬物は，症状がすでに出現してしまった場合には通常は効果がなく，したがって，旅行に先んじての投与が必要である．抗ヒスタミン薬は，化学受容器や前庭器管経路の両経路によって媒介される悪心と嘔吐を防止し，減弱させる．これらの治療薬による制吐作用は，CNSのH_1受容体とM_1ムスカリン受容体の遮断に基づいているように思われる．**メクリジン**はまた，前庭器管の異常に合併するめまいの治療においても有効である．

3. 催眠薬：抗ヒスタミン薬は，不眠症の治療薬ではないが，多くの第一世代の抗ヒスタミン薬，たとえば**ジフェンヒドラミン**と**ドキシラミン** doxylamineは強力な鎮静効果をもっており，不眠の治療に用いられる．第一世代の抗ヒスタミン薬は，覚醒状態の維持が不可欠な労働従事者の治療に用いる場合には注意が必要である．第二世代の抗ヒスタミン薬は不眠症の治療薬としての価値はない．

C. 薬物動態

H_1受容体遮断薬は，経口投与後よく吸収され，投与後1～2時間で血清中濃度が最大となる．平均的な作用持続時間は，**メクリジン**と第二世代薬が12～24時間で1日1回投与であるのに対し，4～6時間である．第一世代のH_1受容体遮断薬は，CNSを含めてすべての組織に分布する．すべての第一世代のH_1抗ヒスタミン薬と，**デスロラタジン**や**ロラタジン**のようないくつかの第二世代のH_1抗ヒスタミン薬は，肝臓のシトクロムP450系によって代謝される．**レボセチリジ**

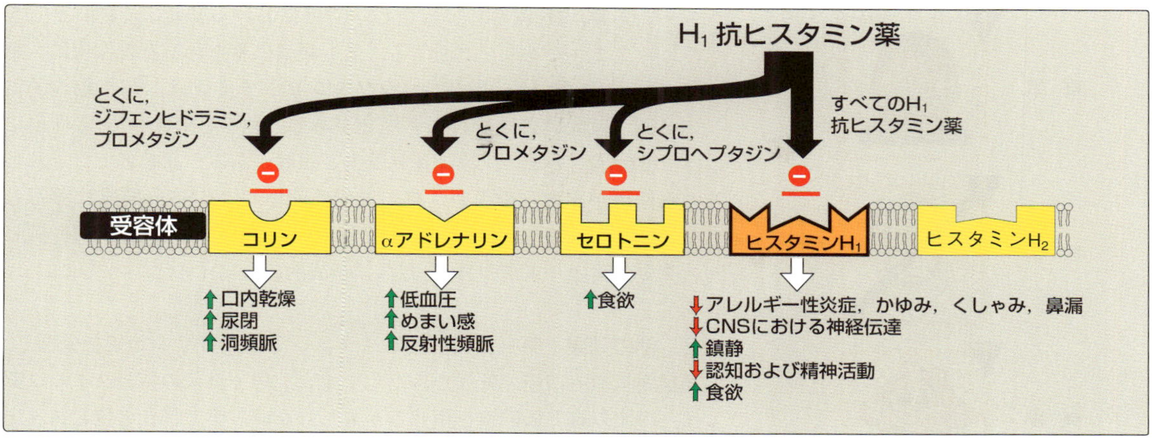

H_1抗ヒスタミン薬
とくに，ジフェンヒドラミン，プロメタジン
とくに，プロメタジン
とくに，シプロヘプタジン
すべてのH_1抗ヒスタミン薬
受容体
コリン
αアドレナリン
セロトニン
ヒスタミンH_1
ヒスタミンH_2
↑口内乾燥
↑尿閉
↑洞頻脈
↑低血圧
↑めまい感
↑反射性頻脈
↑食欲
↓アレルギー性炎症，かゆみ，くしゃみ，鼻漏
↓CNSにおける神経伝達
↑鎮静
↓認知および精神活動
↑食欲

図 39.6
H_1抗ヒスタミン薬のヒスタミン，アドレナリン，アセチルコリン，およびセロトニンに対する受容体への作用．CNS＝中枢神経系．

ンは，**セチリジン**の活性化鏡像異性体である．**セチリジン**と**レボセチリジン**は大部分尿中へ未変化体の形で排泄され，**フェキソフェナジン**は糞便中へ大部分未変化体で排出される．1回経口投与後，作用は1～3時間以内に出現する．多くの経口抗ヒスタミン薬の作用持続時間は24時間であり，1日1回の投与を可能にする．**アゼラスチン**，**オロパタジン**，**ケトチフェン**，**アルカフタジン** alcaftadine，**ベポタスチン** bepotastine は，局所への分布を可能にする点眼剤の剤形がある．**アゼラスチン**と**オロパタジン**にはまた，経鼻投与製剤がある．

D．有害作用

第一世代のH_1受容体遮断薬は，特異性が低く，H_1受容体のみならずムスカリン受容体，αアドレナリン作動性受容体やセロトニン受容体と相互作用する（図39.6）．これらの受容体との相互作用の程度は，結果として有害作用の性質につながり，薬物の構造によって幅が出る．いくつかの副作用は望ましくないものであるが，治療的価値のあるものもある．さらに，1つの薬物についての有害作用の出現と重症度は，個々の患者間で幅がある．

1．**鎮静作用**：**クロルフェニラミン** chlorpheniramine，**ジフェンヒドラミン**，**ヒドロキシジン**や**プロメタジン**のような第一世代のH_1抗ヒ

臨床応用 39.1：アレルギー性鼻炎の治療

アレルギー性鼻炎の特徴的な症状は，鼻閉，鼻痛，鼻瘙痒感，くしゃみである．抗ヒスタミン薬は，鼻閉には効果がないが，他の3つの症状を標的としており，アレルギー性鼻炎の治療に有効な薬物である．鼻腔内コルチコステロイド投与（41章参照）は，すべての特徴的症状に奏効する能力があるので，最も有効な治療法である．

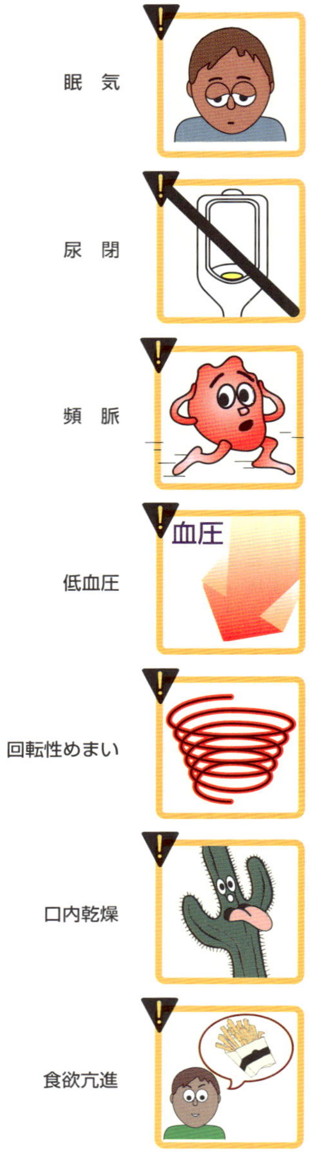
眠 気
尿 閉
頻 脈
血圧
低血圧
回転性めまい
口内乾燥
食欲亢進

図 39.7
第一世代H_1抗ヒスタミン薬にみられるいくつかの有害作用.

スタミン薬はH_1受容体に結合し，CNSにおける神経伝達物質としてのヒスタミンの効果を遮断する．最も頻繁にみられる有害作用は，鎮静である（図 39.7）．しかし，**ジフェンヒドラミン**は，弱年齢の子供では逆に運動興奮性を起こす場合がある．他のCNSに対する作用には，疲労感，めまい，協調運動障害と振戦がある．高齢者ではこれらの副作用が出現しやすい．第二世代の薬物ではCNSへ容易に移行しないので，鎮静の有害作用は通常はみられない．第二世代のH_1抗ヒスタミン薬は，末梢のH_1受容体に特異的に作用するといってよい．

2．**他の効果**：第一世代の抗ヒスタミン薬は抗コリン効果を発揮し，鼻粘膜気道と口腔の乾燥をきたしやすい．第一世代の抗ヒスタミン薬は，かすみ目と尿貯留を生じるかもしれない．第二世代の抗ヒスタミン薬に最もよくみられる有害作用は，頭痛である．**ジフェンヒドラミン**の皮膚局所への投与剤で，接触性皮膚炎のような局所過敏反応を起こすことがある．

3．**薬物相互作用**：H_1受容体遮断薬の薬物相互作用には，アルコールを含む中枢抑制薬の効果を増強するというような，重大な結果を招くものがある．**フェネルジン**のようなモノアミンオキシダーゼ阻害薬 monoamine oxidase inhibitor（MAOI）を服用している患者は，H_1抗ヒスタミン薬を服用すべきではない．というのは，MAOIは，抗ヒスタミン薬がもつ鎮静作用や抗コリン効果を増強する可能性があるからである．加えて，**ジフェンヒドラミン**その他の抗コリン（抗ムスカリン）作用を有する第一世代抗ヒスタミン薬は，アルツハイマー病治療に使われるコリンエステラーゼ阻害薬（**ドネペジル** donepezil，**リバスチグミン** rivastigmine，**ガランタミン** galntamine）の効果を減弱させるかもしれない．

4．**過量投与**：H_1受容体遮断薬の安全域は相対的に広く，慢性毒性もまれであるが，急性中毒は若年小児を中心に比較的多い．最もよくみられ危険でもある急性中毒時の症状は，幻覚，興奮，歩行失調，痙攣を含むCNSへの効果である．それらがもし治療されないと，患者は深い昏睡や心血管・呼吸系麻痺に陥るおそれがある．

Ⅳ．ヒスタミンH_2受容体遮断薬（H_2ブロッカー）

ヒスタミンH_2受容体遮断薬は，もしあったとしてもきわめて弱いH_1受容体への親和性しかもたない．H_2受容体に対する拮抗薬（H_2拮抗薬あるいはH_2受容体遮断薬）は，すべてのH_2受容体に対するヒスタミンの作用を遮断するが，それらの主たる臨床用途は，消化性潰瘍と胸やけの治療における胃酸分泌の阻害薬としての使用である．**シメチジン** cimetidine，**ファモチジン** famotidine，**ニザチジン** nizatidine の 3 つのH_2受容体遮断薬が 42 章で議論される．

V．セロトニン serotonin

セロトニンは，腸内神経系とCNS内における神経伝達物質である．セロトニンは血管収縮，胃液分泌の抑制，平滑筋収縮の刺激に働く．消化管では，セロトニンは局所ホルモンとして働き，消化管運動と消化液分泌に影響を及ぼす．脳内では，セロトニン作動性神経は気分，食欲，体温調節，睡眠に作用する．セロトニンそのものは臨床応用されることはないが，セロトニンの個々の受容体サブタイプを活性化したり，あるいはセロトニン作用に拮抗する薬物が，うつ状態や片頭痛のようないくつかの疾病病態の改善に有効な臨床治療薬として用いられる．

A．セロトニンの局在，生合成と放出

1．局在：セロトニンは消化管壁の腸クロム親和性細胞におもに局在している．セロトニンは，血小板の貯蔵顆粒内と脳幹の縫線核にも見出される．

2．生合成：セロトニン〔5-ヒドロキシトリプタミン 5-hydroxytryptamine（5-HT）〕はアミノ酸L-トリプトファンから合成される．L-トリプトファンはインドール環に水酸化を受けるとL-5-ヒドロキシトリプトファンとなり，その後脱炭酸反応により5-ヒドロキシトリプタミンが生成される．

3．セロトニンの放出：生合成後，セロトニンは小胞内に貯蔵され活動電位に応答して開口放出の形式で細胞外へ放出される．セロトニンの活性は，神経あるいは血小板への取込みによって終息する．代謝は，おもにモノアミンオキシダーゼを経由して行われる．

B．作用機序

5-HT受容体には，数字の添え字によって指定されるいくつかのファミリー受容体が存在する．それらのほとんどは，Gタンパク質共役型受容体であるが，5-HT_3はリガンド開口型の陽イオンチャネルである．5-HT_1と5-HT_2受容体には，アルファベットを添えた表記のいくつかの受容体サブタイプが存在する（たとえば，5-HT_{2C}）．セロトニンは，異なった受容体サブタイプを介して幅広い効果を生じる．たとえば，セロトニンがCNSの5-HT_{2C}受容体に作用すると食欲が低下し，消化管や嘔吐中枢の5-HT_3受容体が刺激されると嘔吐が生じる．［注：5-HT_3受容体遮断薬は癌化学療法で誘発されたり，外科術後に生じる悪心や嘔吐に対しきわめて有効である.］

C．臨床使用

選択的セロトニン受容体作動薬は，受容体特異性に応じてさまざまな臨床適応をもっている．セロトニンは，臨床的にうつと診断される状態の病態生理において果たす役割があり，選択的セロトニン再取込み阻害薬selective serotonin reuptake inhibitor（SSRI）とセロトニン/

	片頭痛	群発頭痛	緊張型頭痛
家族歴	あり	なし	あり
性別	男性より女性に多い	女性より男性に多い	男性より女性に多い
発症	さまざま	睡眠中	ストレス下
脳部位	通常片側	片眼の裏あるいは周囲	両側性で頭部全体
特徴と強さ	拍動性，鼓動性	突き刺すようで，耐えがたく，激しい，集中的に発生	鈍く，持続，締めつけられる感じ
持続時間	1回の発作は2～72時間	1回の発作は15～90分	1回の発作は30分～7日
関連症状	視覚前兆，光線・音過敏，顔面蒼白，悪心・嘔吐	片側または両側性の発汗，顔面潮紅，鼻閉，流涙，縮瞳	軽度の光・音に対する不耐症，食欲不振

図 39.8
片頭痛，群発頭痛，緊張型頭痛の各特徴．

ノルアドレナリン再取込み阻害薬serotonin/noradrenaline reuptake inhibitor（SNRI）はうつに対する有効な治療法である（17 章参照）．片頭痛の管理におけるセロトニン作動薬の臨床使用については，以下にさらに詳しく述べる．

Ⅵ．頭痛を主とする異常に対して用いられる薬物

最も一般的にみられる頭痛のタイプは片頭痛，緊張型頭痛，群発頭痛の 3 つである．片頭痛は図 39.8 に示した特徴から，緊張型頭痛と群発頭痛と通常は明瞭に区別できる．強い片頭痛のある患者では，1 カ月に 1 ～ 5 回の頻度で中等度ないし重度の通常片側の痛みを訴える．頭痛発作は生活の質を大きく損ない，社会的な医療費もかさむ．頭痛の管理には，頭痛発生のトリガー（たとえば，アルコール，チョコレート，ストレス）を避けることと，薬物治療として，頭痛発生後の頓挫治療と頻回あるいは重症の片頭痛に対する予防的治療がある（図 39.9）．

臨床応用 39.2：片頭痛のタイプ

片頭痛には，2 つの主要なタイプがある．まず 1 つめのタイプは前兆を伴わない片頭痛で，強い片側の拍動性の頭痛であり，典型的には 2 ～ 72 時間持続する．このタイプの片頭痛はしばしば身体活動によって減弱し，悪心，嘔吐，フォトフォビア（光過敏症）やフォノフォビア（音過敏症）を伴う．片頭痛患者の大部分は，前兆を伴わない．2 つめのタイプは，前兆を伴う片頭痛でアウラとよばれる神経症状が先行して認められる．前兆には，視覚・体知覚の異常や発話障害あるいは運動障害がみられるかもしれない．最も一般的にみられる前兆の症状は，視覚異常（閃光，稲妻，まぶしさ）で，頭痛が始まる前，約 20 ～ 40 分継続する．前兆を伴う片頭痛患者の 15％ は，前兆で片頭痛の診断ができる．頭痛そのものの特徴は，前兆のあるなしで変わらない．どちらのタイプの片頭痛でも，女性の発症率が男性より 3 倍高い．

A. 片頭痛発生の生物学的基盤

前兆を伴う片頭痛の最初の徴候は，大脳半球の最後部に発生する神経活動の拡延性抑制で，脳血流の低下を伴っている．この脳低灌流状態は徐々に連続する大脳皮質前方への広がりをみせる．血流動態の変化は，脳の機能変化を伴う．脳低灌流状態は前兆期間中継続し，頭痛期にも達する．前兆を伴わない片頭痛患者では，脳低灌流は認められない．しかし，両タイプの片頭痛は，頭蓋内外の動脈血管の拡張反応によるものであろう．この拡張反応は，サブスタンスP，ニューロキニンA，カルシトニン遺伝子関連ペプチド calcitonin gene-related peptide（CGRP）などの神経活性分子群の放出につながる．

B. 急性片頭痛に対する対症療法

急性期の治療は非特異的（対症療法）と片頭痛特異的療法に分類できる．非特異的治療法は非ステロイド性抗炎症薬 nonsteroidal anti-inflammatory drug（NSAID．40章参照）と嘔吐を制御するための制吐薬（たとえば，**プロクロルペラジン** prochlorperazine）を含む．片頭痛特異的治療法は，セロトニン作動薬（たとえば，トリプタン，麦角アルカロイド，ジタン）とCGRP受容体拮抗薬を含んでいる．

1．トリプタン：このクラスの薬物は，**アルモトリプタン** almotriptan，**エレトリプタン** eletriptan，**フロバトリプタン** frovatriptan，**ナラトリプタン** naratriptan，**リザトリプタン** rizatriptan，**スマトリプタン** sumatriptan と**ゾルミトリプタン** zolmitriptan が含まれる．**スマトリプタン**は，最初に利用可能となったトリプタンで，このクラスの薬物の原型薬である．これらの薬物は急速かつ効果的に流産を誘発する作用がある一方，約70％の片頭痛患者において片頭痛の重症度を低下させる．したがってこれらの薬物は，急性の片頭痛治療の第一選択薬である．トリプタン類は，5-HT$_{1B/1D}$受容体作動薬で，頭蓋内の血管床を神経支配する細い末梢神経に見出されるセロトニン受容体サブタイプに作用する．トリプタン類による5-HT$_1$受容体刺激は，血管収縮を誘導し，それと随伴して三叉神経系からの起炎性神経ペプチドの放出を抑制するとの考えが提案されている．**スマトリプタン**は皮下投与や経鼻投与，あるいは経口投与（**スマトリプタンはナプロキセン** naproxen との合剤も利用できる）される．**ゾルミトリプタン**は，経口の錠剤や鼻粘膜スプレーとして投与できる．他のトリプタン類はすべて経口投与される．**スマトリプタン**の非経口薬の効果発現までの時間は約20分であり，その経口薬の効果発現時間1～2時間に比べ短い．**スマトリプタン**は血中消失の半減期が2時間であり，作用持続時間は短い．片頭痛は，1回薬物投与24～48時間以内にしばしば再燃するが，大抵の患者では2回目投与は頭痛を止めるのに効果的である．**フロバトリプタン**は，作用時間の最も長いトリプタンで，半減期は24時間以上である．個々の患者におけるトリプタン類に対する応答性はさまざまであるので，治療が成功するまで，1剤以上試してみる必要がある．トリプタン類の使用で，血圧の上昇や他の心イベントの発生が報告されている．したがって，トリプタン類は冠動脈疾患のリスク因子

トリプタン
アルモトリプタン
エレトリプタン
フロバトリプタン
ナラトリプタン
リザトリプタン
スマトリプタン
ゾルミトリプタン
麦角アルカロイド
ジヒドロエルゴタミン
酒石酸エルゴタミン
ジタン
ラスミジタン
CGRP受容体拮抗薬
リメゲパント
ユブロゲパント
非ステロイド性抗炎症薬(NSAID)
アスピリン
イブプロフェン
インドメタシン
ケトロラク
ナプロキセン
予防薬
抗てんかん薬
抗うつ薬
交感神経β受容体遮断薬
カルシウムチャネル遮断薬
CGRP拮抗薬
オナボツリヌムトキシンA

図 39.9
片頭痛の治療に用いられる薬物のまとめ．CGRP＝カルシトニン遺伝子関連ペプチド．

を有する患者には投与前に心機能を評価することなしには投与すべきではない．トリプタン類使用による他の有害事象には，胸部圧迫感，喉・顎締付け感，後頸部痛および圧迫感がある．めまいや倦怠感もトリプタン類使用時にみられている．

2．麦角アルカロイド：**エルゴタミン** ergotamine と**エルゴタミン**の半合成品である**ジヒドロエルゴタミン** dihydroergotamine は，片頭痛の治療薬として認可されている麦角アルカロイドである．麦角アルカロイドの作用は，5-HT_1 受容体，α受容体，ドパミン受容体への作用を含み複雑である．頭蓋内血管に局在する 5-HT_1 受容体は，これらの麦角製剤を使用し血管収縮を引き起こすときの標的となる．**エルゴタミン**は，現在舌下投与薬として利用でき，片頭痛の初期段階で用いると大抵の場合効果的である．**エルゴタミン**と**カフェイン** caffeine の両方を含む経口薬や坐薬も利用できる．**エルゴタミン**は厳密に 1 日量と 1 週間量の上限を決めて使用される．というのは，**エルゴタミン**では依存を生じ，また薬物中断によるリバウンド現象があるからである．**ジヒドロエルゴタミン**は，経静脈あるいは経鼻投与され，**スマトリプタン**と同程度の効力を発揮する．**ジヒドロエルゴタミン**の使用は，重度の片頭痛の場合に限られる．悪心が最も一般的にみられる有害作用である．**エルゴタミン**と**ジヒドロエルゴタミン**は，血管収縮活性の強い薬物であるので，狭心症や末梢血管疾患のある患者では禁忌である．麦角アルカロイドは，冠動脈虚血のリスクがあるため，トリプタン投与 24 時間以内には使用してはいけない．加えて，これらの薬物と強力な CYP3A4 阻害薬が同時に投与されると，致死的な末梢虚血に陥る危険が潜在的にある．

3．ジタン：**ラスミジタン** lasmiditan はジタン類クラスのなかで，選択的な 5-HT_{1F} 受容体作動薬である．その作用機構は不明であるが，三叉神経痛覚経路の活性化を抑制するのではと考えられている．トリプタンや麦角アルカロイドとは異なり，**ラスミジタン**は血管収縮を引き起こさない．**ラスミジタン**はトリプタンが禁忌の患者やトリプタン不耐症例の急性片頭痛治療に経口薬として用いられる．**ラスミジタン**は乱用を生じる可能性があり，管理下に置かれるべき薬物グループに分類される．**ラスミジタン**は重大な自動車運転障害を引き起こすかもしれず，本薬服用中の患者は，危険な業務に従事すべきでないことをあらかじめ伝えておくべきである．

4．CGRP受容体拮抗薬：CGRP 受容体拮抗薬（**ゲパント** gepant としても知られている）には，**リメゲパント** rimegepant と**ユブロゲパント** ubrogepant がある．CGRP は片頭痛の病態生理過程においてある種の働きをすると信じられており，この神経ペプチドのレベルが急性片頭痛で上昇する．**リメゲパント**と**ユブロゲパント**は，トリプタン禁忌の患者やトリプタン不耐症例の急性片頭痛治療に適応がある．これらの薬物は，経口投与される．[注：**リメゲパント**と別の経口 CGRP 拮抗薬の**アトゲパント** atogepant は片頭痛の予防にも用いうる．] 最も普通にみられる有害作用は，出現頻度は低いが悪心と傾眠である．**ユブロゲパント**と強力なCYP3A4阻害薬の同時投与は禁忌である．

C．片頭痛の予防

片頭痛発作が1カ月に2回以上あり，頭痛の程度がひどい場合や重大な神経学的サインを伴う場合には，片頭痛発作を防ぐための治療が考慮される．β遮断薬（**プロプラノロール** propranolol，**メトプロロール** metoprolol）は片頭痛予防の選択薬となるが，カルシウムチャネル遮断薬（**ベラパミル** verapamil），抗てんかん薬（**トピラマート** topiramate，**ジバルプロエクス** divalproex），抗うつ薬（**アミトリプチリン**

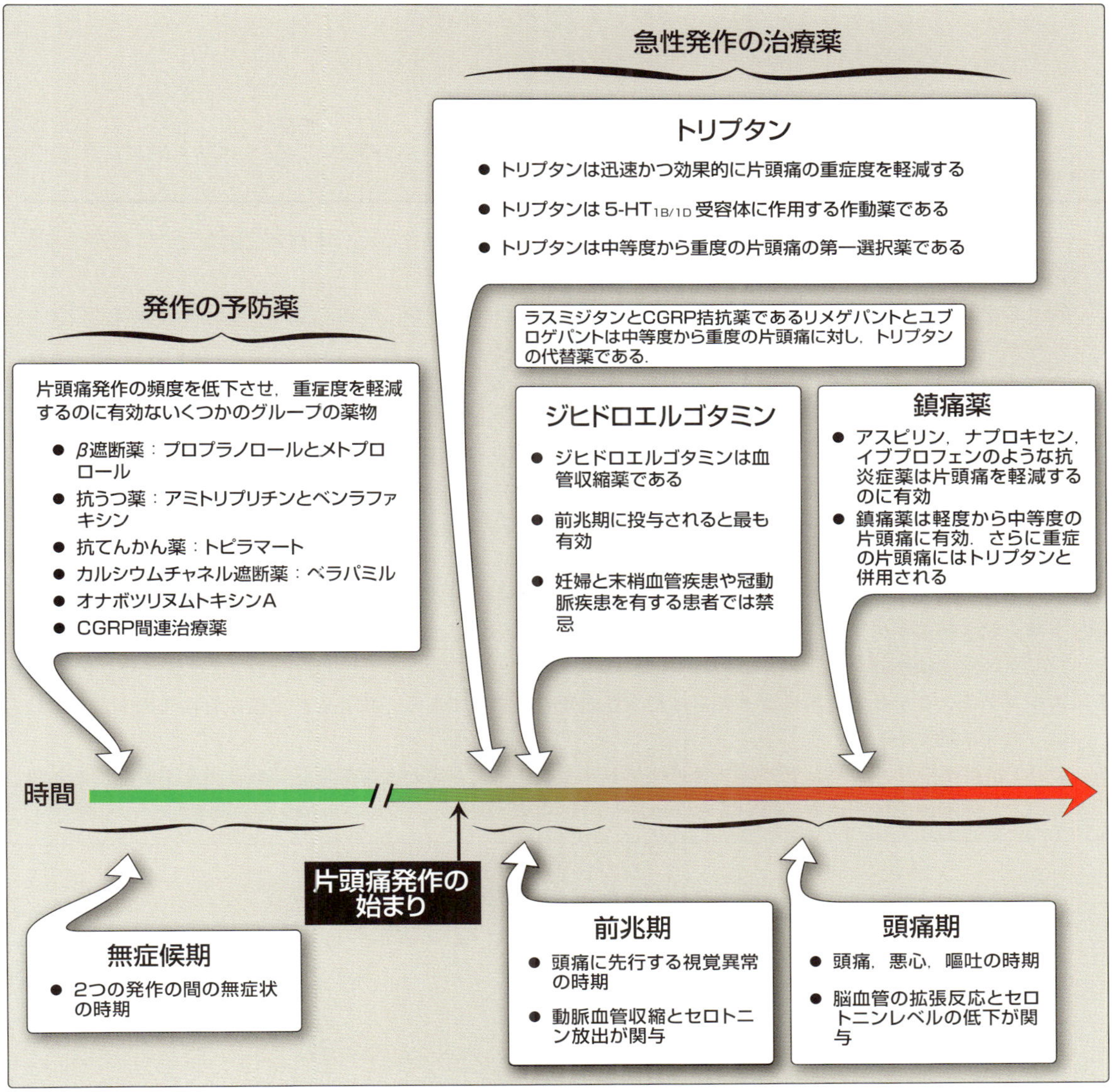
急性発作の治療薬
トリプタン
トリプタンは迅速かつ効果的に片頭痛の重症度を軽減する
トリプタンは5-HT1B/1D受容体に作用する作動薬である
トリプタンは中等度から重度の片頭痛の第一選択薬である
発作の予防薬
ラスミジタンとCGRP拮抗薬であるリメゲパントとユブロゲパントは中等度から重度の片頭痛に対し，トリプタンの代替薬である．
片頭痛発作の頻度を低下させ，重症度を軽減するのに有効ないくつかのグループの薬物
β遮断薬：プロプラノロールとメトプロロール
抗うつ薬：アミトリプリチンとベンラファキシン
抗てんかん薬：トピラマート
カルシウムチャネル遮断薬：ベラパミル
オナボツリヌムトキシンA
CGRP関連治療薬
ジヒドロエルゴタミン
ジヒドロエルゴタミンは血管収縮薬である
前兆期に投与されると最も有効
妊婦と末梢血管疾患や冠動脈疾患を有する患者では禁忌
鎮痛薬
アスピリン，ナプロキセン，イブプロフェンのような抗炎症薬は片頭痛を軽減するのに有効
鎮痛薬は軽度から中等度の片頭痛に有効．さらに重症の片頭痛にはトリプタンと併用される
時間
片頭痛発作の始まり
無症候期
2つの発作の間の無症状の時期
前兆期
頭痛に先行する視覚異常の時期
動脈血管収縮とセロトニン放出が関与
頭痛期
頭痛，悪心，嘔吐の時期
脳血管の拡張反応とセロトニンレベルの低下が関与

図39.10
片頭痛の治療と予防に用いられる薬物．CGRP＝カルシトニン遺伝子関連ペプチド．

amitriptyline，**ベンラファキシン** venlafaxine），**オナボツリヌムトキシン A** onabotulinumtoxin A を用いてもよい．加えて，経口 CGRP 拮抗薬の**リメゲパント**と**ユブロゲパント**と，CGRP 拮抗薬活性の注射用単クローン抗体（たとえば，**エレヌマブ** erenumab，**ガルカネズマブ** galcanezumab，**フレマネズマブ** fremanezumab，**エプチネズマブ** eptinezumab）は，片頭痛の予防に有効であることが示されている（図 39.10）．

D．緊張型頭痛と群発頭痛に対する薬物

鎮痛薬（NSAID，**アセトアミノフェン** acetaminophen，**アスピリン** aspirin），とくに NSAID が好んで緊張型頭痛の症状軽減に用いられる．群発頭痛に対しては，100% 酸素の吸入をしながらトリプタン類が第一選択の治療戦略として用いられる．

39 章の要約

1. ヒスタミンはアレルギー反応，炎症反応，胃酸分泌，脳の特定部位における神経伝達など，広範囲の細胞応答を媒介する因子である．
2. 抗ヒスタミン薬は古典的な H_1 受容体遮断薬を一義的に意味するが，鼻水，くしゃみ，蕁麻疹などのアレルギーに関連する共通の症状を予防し，治療するのに有効である．
3. **クロルフェニラミン**，**ジフェンヒドラミン**，**ヒドロキシジン**のような第一世代の抗ヒスタミン薬は鎮静，傾眠，かすみ目，尿貯留のような有害作用を生じうる．**フェキソフェナジン**，**ロラタジン**，**セチリジン**のような第二世代の薬物は鎮静を生じることはまれであるが，頭痛を起こすことがある．
4. セロトニンは血管収縮，胃液分泌抑制，平滑筋収縮刺激に働く神経伝達物質である．
5. セロトニン作動薬（トリプタン類，麦角アルカロイド，ジタン類）は流産を誘発するが，片頭痛の急性期治療に有効である．
6. トリプタン類は中等度から重度の片頭痛治療に有効な第一選択薬である．このグループの薬物は，血圧の上昇を引き起こすので，あらかじめの適切な心機能の評価なしに冠動脈疾患のリスク因子を抱える患者に投与すべきではない．
7. **エルゴタミン**と**ジヒドロエルゴタミン**は相当な血管収縮物質であり，狭心症や末梢血管疾患のある患者には，投与禁忌である．
8. CGRP 拮抗薬の**リメゲパント**と**ユブロゲパント**は，トリプタン類の使用が禁忌であったり不耐症である場合に，片頭痛の急性期治療に用いてもよい．

学習問題

最も適当な答えを1つ選択せよ.

39.1 次のヒスタミン受容体遮断薬のうち，CNSに容易に移行し，鎮静作用を発揮することが知られているのはどれか.
A. ヒドロキシジン
B. セチリジン
C. デスロラタジン
D. ロラタジン

正解 A. 選択肢のB，C，Dはすべて第二世代の抗ヒスタミン薬であり，ヒドロキシジンよりも血液脳関門を通過しにくい．選択肢中では，ヒドロキシジンだけが血液脳関門を容易に通過する薬物である.

39.2 以下のH_1受容体遮断薬のなかで，セロトニン受容体拮抗作用を食欲中枢において発揮し，食欲刺激能をもつ薬物はどれか.
A. ヒドロキシジン
B. ロラタジン
C. ジフェンヒドラミン
D. シプロヘプタジン

正解 D. シプロヘプタジンはセロトニン拮抗作用があり，食欲を亢進させることが知られている.

39.3 43歳の男性患者が季節性アレルギーの症状をかかりつけ医に訴えた．患者は重機を操作する仕事に従事している．患者のアレルギー症状を緩和するのに最も適当な治療薬は，次のうちどれか.
A. ジフェンヒドラミン
B. ドキシラミン
C. ヒドロキシジン
D. フェキソフェナジン

正解 D. 第一世代のH_1抗ヒスタミン薬は，重機の操作のような覚醒維持が求められる職種の患者に投与するのは避けるべきである．たとえば，第一世代のH_1抗ヒスタミン薬はその有害作用のため，パイロットへの使用は認められていない．眠気を催す可能性のより低いフェキソフェナジンが，覚醒状態に重要な意味をもつ職種の患者には勧められる.

39.4 次の薬物のなかで，マスト細胞の膜安定化作用をもち，アレルギー性結膜炎の治療に用いられるのはどれか.
A. クロルフェニラミン
B. デスロラタジン
C. ジメンヒドリナート
D. ケトチフェン

正解 D. ケトチフェンはマスト細胞の膜安定化作用をもつ抗ヒスタミン薬である．点眼薬の形で利用でき，季節性あるいは通年性のアレルギー性結膜炎の治療に用いられる．他の薬剤には，マスト細胞の膜安定化作用は知られていない．クロルフェニラミンとデスロラタジンは，アレルギー性鼻炎の治療に用いられる．ジメンヒドリナート(ジフェンヒドラミンとテオフィリン誘導体の合剤)は，動揺病の予防に用いられる.

39.5 55歳の男性が船旅を含む休暇の計画を立てている．彼は，船旅中の乗り物酔い(動揺病)を予防するための薬の処方を望んでいる．次のH_1受容体遮断薬のなかで，この患者に最も適しているのはどれか.
A. フェキソフェナジン
B. ロラタジン
C. メクリジン
D. セチリジン

正解 C. 挙げられている薬物のなかで，メクリジンが動揺病の予防に最も効果的である．他の選択肢としてジメンヒドリナートとジフェンヒドラミンがある．フェキソフェナジン，ロラタジン，セチリジンは，アレルギー性鼻炎に用いられる.

39.6 片頭痛に対する薬物の作用機序で，適切なものはどれか.
A. ジヒドロエルゴタミン— 5-HT_{1F}受容体作動薬
B. ラスミジタン— $5\text{-HT}_{1B/1D}$受容体作動薬
C. リザトリプタン— $5\text{-HT}_{1B/1D}$受容体遮断薬
D. ユブロゲパント— CGRP受容体拮抗薬

正解 D. ユブロゲパントは，CGRP受容体拮抗薬である．ラスミジタン(ジヒドロエルゴタミンではなく)は，特異的な5-HT_{1F}受容体作動薬である．リザトリプタンのようなトリプタンは，$5\text{-HT}_{1B/1D}$受容体作動薬(遮断薬ではない)である.

39.7 32歳の女性が新規に片頭痛と診断された．彼女の頭痛は，イブプロフェンで軽快しなかった．この患者に対し，次の薬物のなかで最も適切な治療薬はどれか.
A. エルゴタミン
B. ラスミジタン
C. リメゲパント
D. スマトリプタン

正解 D. スマトリプタンのようなトリプタンは，中等度から重度の片頭痛治療の第一選択薬である．エルゴタミンは，望ましくない有害作用のため(悪心と血管収縮)，好んでは用いられない．ラスミジタンとリメゲパントは，トリプタンに不耐性あるいは不応答性の患者に使用される.

39.8 35歳の女性が1カ月間に何回となく激しい片頭痛を経験している．彼女の片頭痛は，通常1回あるいは2回投与のトリプタンで軽快している．彼女の片頭痛の頻度を減らすのに最もふさわしい予防薬は次の薬物のどれか.
A. ジヒドロエルゴタミン
B. イブプロフェン
C. プロプラノロール
D. スマトリプタン

正解 C. プロプラノロールのようなβ遮断薬は，片頭痛の頻度を減らすための予防薬として用いられる．他の薬物はすべて，急性の片頭痛発作の治療に用いられる.

39.9 心不全，糖尿病，未治療の高血圧の既往のある43歳の女性で，同時に長い片頭痛歴がある．彼女の片頭痛は，トラック運転手としての仕事に悪影響を及ぼしている．この患者の片頭痛の治療に最もふさわしい予防薬は次の薬物のどれか.
A. ナラトリプタン
B. ユブロゲパント
C. ラスミジタン
D. エルゴタミン

正解 B. この患者は，未治療の高血圧を含む広範囲の心血管系既往歴を抱えているので，AとDはこれらを悪化する可能性があり，不適である．ラスミジタンは選択肢の可能性があるが，鎮静作用の副作用があるためトラックの運転手という患者の仕事から不適である．ユブロゲパントはトリプタンや麦角アルカロイドのような血管収縮を引き起こさないので，心血管疾患のある患者に適応があるし，鎮静も引き起こさない.

39.10 激しい片頭痛のある患者がスマトリプタンを頓服で服用し，ある程度痛みが軽減した．6時間後，頭痛が再燃した．以下の薬物のなかで，本患者の次の治療において禁忌となるのはどれか.
A. ジヒドロエルゴタミン投与
B. ナプロキセン投与
C. プロプラノロール投与
D. スマトリプタンの再投与

正解 A. 麦角アルカロイドは，スマトリプタンのようなトリプタン投与後24時間以内には冠動脈虚血を引き起こすリスクがあるので，投与すべきでない．ナプロキセンは非ステロイド性抗炎症薬で，片頭痛の症状を抑えるのにしばしばトリプタンと併用される．プロプラノロールは，片頭痛に対する予防薬である．急性片頭痛に対しては有効ではないと思われるが，禁忌ではない．片頭痛は，トリプタンの単回投与後しばしば再発するが，再投与で頭痛を鎮めることができる.

抗炎症(解熱/鎮痛)薬 40

I. 概 要

炎症は，外傷，有害化学物質や微生物によって引き起こされる組織傷害に対する正常で保護的な反応である．それは侵入病原体を不活化して破壊し，刺激物質を除去しようとする生体反応であり，組織の修復を目的とするものである．このとき，組織修復が終了すれば，炎症過程は通常終焉する．しかし，免疫系の不適切な活性化は炎症を引き起こし，そして，関節リウマチ rheumatoid arthritis(RA)のような免疫介在性疾患の発症に至る．通常，免疫系は自己と非自己を区別している．しかしRAでは，白血球 white blood cell(WBC)が関節滑膜を非自己とみなし，炎症性の攻撃を開始する．WBCの活性化はTリンパ球を刺激し，単球やマクロファージを動員し，活性化する．これらの細胞は，腫瘍壊死因子α tumor necrosis factor-α(TNF-α)やインターロイキン interleukin(IL)-1を含める炎症誘発性サイトカインを関節腔内へ分泌し，ついには，RAに特徴的な関節破壊と他の全身異常をもたらす．Tリンパ球の活性化に加え，Bリンパ球も活性化され，炎症を持続するためにリウマチ因子や他の自己抗体を産生する．これらの防御反応は，進行性の組織傷害を引き起こし，関節破壊とびらん，機能障害や痛みをもたらし，生活の質 quality of life(QOL)を低下させる．RAの薬物治療には，抗炎症薬および免疫抑制薬が含まれ，それらは炎症や痛みを軽減し，病気の進行を止め，あるいは遅らせることを目標に，炎症過程を制御・軽減する．本章で論じられる薬物には(図40.1)，非ステロイド性抗炎症薬 nonsteroidal anti-inflammatory drug(NSAID)，**セレコキシブ** celecoxib，**アセトアミノフェン** acetaminophen，疾患修飾性抗リウマチ薬 disease-modifying antirheumatic drug(DMARD)が含まれる．加えて，痛風の治療に用いられる薬物が含まれる．

NSAID
アスピリン
セレコキシブ
ジクロフェナク
ジフルニサル※2
エトドラク
フェノプロフェン
フルルビプロフェン
イブプロフェン
インドメタシン
ケトロラク※1
ケトプロフェン
メクロフェナム酸※1
メフェナム酸
メロキシカム
サリチル酸メチル
ナブメトン
ナプロキセン
オキサプロジン
ピロキシカム
サルサレート※1
スリンダク※2
トルメチン※1
その他の鎮痛薬
アセトアミノフェン(パラセタモール)

図 40.1
抗炎症薬のまとめ.
NSAID＝非ステロイド性抗炎症薬.
[訳者注：※1 日本未承認, ※2 日本販売中止, ※3 RAの適用日本未承認.]
(次ページにつづく)

II. プロスタグランジン prostaglandin

NSAIDは，プロスタグランジンの産生抑制により作用を発揮する．したがって，プロスタグランジンの作用，およびその生合成を包括的に理解する必要がある．プロスタグランジンは，環構造を含む20個

関節リウマチ（RA）治療薬
アバタセプト
アダリムマブ
バリシチニブ
セルトリズマブ
エタネルセプト
ゴリムマブ
ヒドロキシクロロキン※3
インフリキシマブ
レフルノミド
メトトレキサート
リツキシマブ※3
サリルマブ
スルファサラジン
トシリズマブ
トファシチニブ
ウパダシチニブ

痛風治療薬
アロプリノール
コルヒチン
フェブキソスタット
ペグロチカーゼ
プロベネシド

図 40.1（つづき）
抗炎症薬のまとめ．

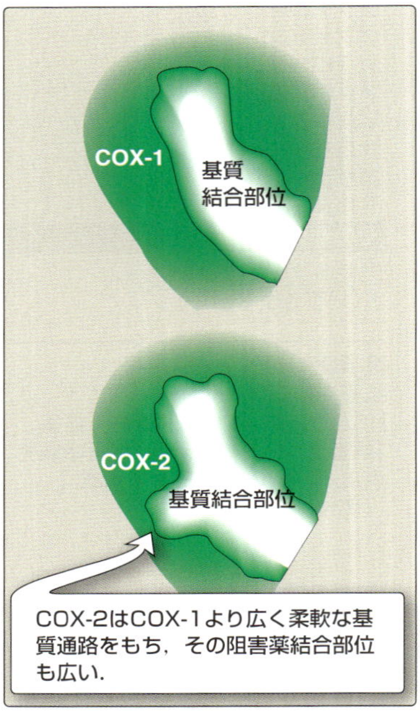
COX-1
基質
結合部位
COX-2
基質結合部位
COX-2はCOX-1より広く柔軟な基質通路をもち，その阻害薬結合部位も広い．

図 40.2
COX-1 と COX-2 の活性部位での構造上の違い．
COX＝シクロオキシゲナーゼ．

の炭素からなる不飽和脂肪酸誘導体である．［注：これらの物質は，しばしばエイコサノイド eicosanoid と総称されるが，“エイコサ eicosa” は炭素数が 20 であることに対応している．］

A．局所メディエーターとしてのプロスタグランジンの役割

プロスタグランジンとその関連物質は，実質的にすべての組織で微量に産生される．これらの物質は，一般的に，産生された組織で局所的に作用し，作用部位において速やかに不活性物質に代謝される．したがって，プロスタグランジンの循環血液中濃度は高くない．トロンボキサン thromboxane とロイコトリエン leukotriene は関連化合物であり，プロスタグランジンと同じ前駆物質より産生される．

B．プロスタグランジンの生合成

アラキドン酸 arachidonic acid は，プロスタグランジンとその関連物質の最初の前駆物質で，細胞膜リン脂質の構成成分として存在している．遊離アラキドン酸は，ホルモンや他の刺激によって制御される過程を経て，ホスホリパーゼ A_2 の作用によって，組織リン脂質から切り出される．アラキドン酸からのエイコサノイド産生には，シクロオキシゲナーゼ経路とリポキシゲナーゼ経路の 2 つの主要な経路が存在する．

1．シクロオキシゲナーゼ経路 cyclooxygenase pathway：環構造をもつエイコサノイド（すなわち，プロスタグランジン，トロンボキサン，プロスタサイクリン prostacyclin）は，シクロオキシゲナーゼ経路により産生される．シクロオキシゲナーゼ酵素には，2 種類の関連したアイソフォームが存在する．シクロオキシゲナーゼ-1（COX-1）はプロスタノイドの生理的産生を司るが，シクロオキシゲナーゼ-2（COX-2）は慢性疾患部位や炎症部位でのプロスタノイド産生の亢進を引き起こす．COX-1 は，正常な細胞機能である，胃粘膜保護，血管緊張維持，血小板凝集，および生殖や腎臓の機能などを調節する構成的酵素である．COX-2 は脳，腎臓，骨などの組織に恒常的に発現する．他の部位での発現は，慢性炎症の状態の間，増加する．COX-1 と COX-2 の基質結合部位の形の違いにより，選択的 COX-2 阻害薬の開発が可能となった（図 40.2）．さらに，COX-2 の発現は，TNF-α や IL-1 などの炎症メディエーターにより誘導されるが，グルココルチコイドにより薬理学的に阻害されうる（図 40.3）．グルココルチコイドの強い抗炎症作用は，この作用に起因しているかもしれない．

2．リポキシゲナーゼ経路 lipoxygenase pathway：数種のリポキシゲナーゼがアラキドン酸に作用しロイコトリエン（図 40.3）を産生する．**ジロイトン** zileuton［訳者注：日本未承認］，**ザフィルルカスト** zafirlukast［訳者注：日本販売中止］，**モンテルカスト** montelukast などの抗ロイコトリエン薬は，気管支喘息の治療オプションとなる（41 章参照）．

C. プロスタグランジンの作用

プロスタグランジンの作用は，多様性のある，特異的な細胞膜上のGタンパク質共役型受容体 G protein-coupled receptor（GPCR）への結合によって仲介される．プロスタグランジンとその代謝物は，局所シグナルとして特定の細胞の反応の微調節を行う．その作用は組織およびその特定部位で得られる経路中の特定の酵素によって変わる．たとえば，組織傷害時に血小板から放出されるトロンボキサンA_2 thromboxane A_2（TXA_2）は，新たな血小板を動員し，血小板凝集させ，局所の血管を収縮させる．しかし，血管内皮細胞より産生されるプロスタサイクリン prostacyclin（PGI_2）は相反する作用を示す．つまり，血小板凝集を抑制し，血管を弛緩させる．したがって，血小板と血管への正味の作用は，これらの2種類のプロスタノイドのバランスによる．

D. プロスタグランジンの臨床応用

プロスタグランジンは，疼痛，炎症および発熱の調整において主要な役割をもつ．プロスタグランジンは，胃腸管 gastrointestinal tract（GI）での酸分泌や粘液産生，子宮収縮および腎血流など，多くの生理的機能を調節している．プロスタグランジンはアレルギーや炎症の過程で放出されるケミカルメディエーターの1つである．したがって，プロスタグランジン関連薬物は下記に示す疾患への使用が見出されている（図40.4）．

E. アルプロスタジル alprostadil

アルプロスタジルはPGE_1類似体（アナログ）である．PGE_1は，精嚢および海綿組織，胎盤，胎児の動脈管で産生される．PGE_1は，妊娠中の動脈管の開存を維持している．動脈管は分娩直後に閉鎖し，肺と心臓との血液循環を正常にする．先天性心疾患をもつ新生児への**アルプロスタジル**の点滴静注により，動脈管の開存は維持される．その結果，手術矯正までの時間が確保される．**アルプロスタジル**は勃起障害に対しても使用されている（32章参照）．

F. ルビプロストン lubiprostone

ルビプロストンはPGE_1誘導体で，慢性特発性便秘症，麻薬による便秘および便秘を伴う過敏性大腸症候群に適用される．**ルビプロストン**は，腸管上皮の管腔細胞にあるクロライドイオン（Cl^-）チャネルを刺激し，腸液の分泌を増加させる（42章参照）．**ルビプロストン**の最も一般的な有害作用は，悪心と下痢である（図40.5）．悪心は食事の際に服用すれば，軽減される．

G. ミソプロストール misoprostol

ミソプロストールはPGE_1アナログである．長期のNSAID使用に際し，胃の粘膜層を保護するために用いられる．**ミソプロストール**は，胃の壁細胞に存在するプロスタグランジン受容体に作用して胃酸分泌を低下させる．さらに，**ミソプロストール**は粘液および重炭酸の産生を刺激することによってGI細胞保護効果を示す．この効果を併せも

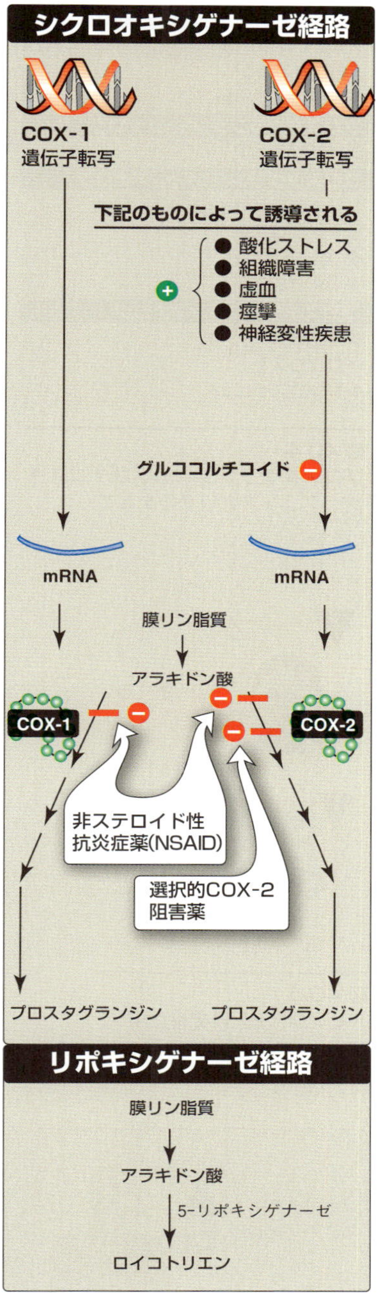

シクロオキシゲナーゼ経路
COX-1
遺伝子転写
COX-2
遺伝子転写
下記のものによって誘導される
酸化ストレス
組織障害
虚血
痙攣
神経変性疾患
グルココルチコイド
mRNA
mRNA
膜リン脂質
アラキドン酸
COX-1
COX-2
非ステロイド性
抗炎症薬(NSAID)
選択的COX-2
阻害薬
プロスタグランジン
プロスタグランジン
リポキシゲナーゼ経路
膜リン脂質
アラキドン酸
5-リポキシゲナーゼ
ロイコトリエン

図40.3
プロスタグランジンとロイコトリエンの産生．COX＝シクロオキシゲナーゼ．

プロスタグランジンE$_1$アナログ
アルプロスタジル
ルビプロストン
ミソプロストール
プロスタグランジンE$_2$アナログ
ジノプロストン
プロスタグランジンF$_{2\alpha}$アナログ
ビマトプロスト
ラタノプロスト
タフルプロスト
トラボプロスト
プロスタサイクリンアナログ
エポプロステノール
イロプロスト
トレプロスチニル

図 40.4
プロスタグランジンおよびプロスタサイクリンアナログのまとめ．

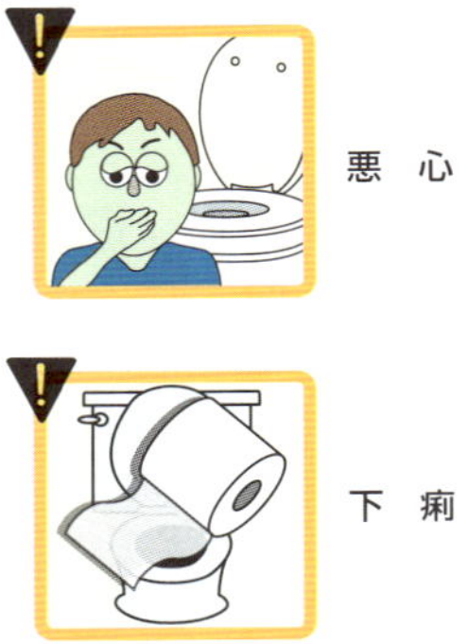
悪　心
下　痢

図 40.5
ルビプロストンの有害作用．

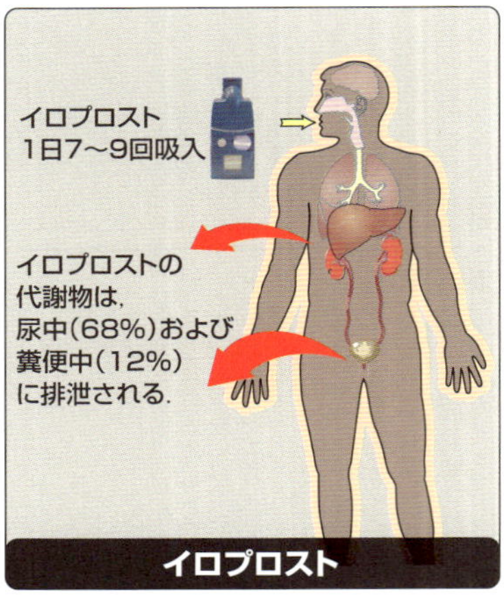
イロプロスト
1日7～9回吸入
イロプロストの
代謝物は，
尿中(68%)および
糞便中(12%)
に排泄される．
イロプロスト

図 40.6
イロプロストの投与法と排泄．

つことが，NSAIDによる胃潰瘍の発生頻度を低下させる．［注：**ジクロフェナク** diclofenacと**ミソプロストール**の合剤が存在する．］**ミソプロストール**は，産科領域での分娩誘発に適応外使用として用いられる．これは，**ミソプロストール**が子宮のプロスタグランジン受容体に作用し，子宮収縮を増強するからである．**ミソプロストール**は，流産を引き起こす潜在的作用をもっている．したがって，**ミソプロストール**の妊婦への投与は禁忌である*1．**ミソプロストール**の使用は，下痢や腹痛などの一般的な有害作用により制限される．

H．プロスタグランジンE$_2$アナログ

ジノプロストン dinoprostoneは合成PGE$_2$アナログで，分娩誘発のための子宮頸管熟化薬および流産を促す薬として使用されている．抜去可能な腟への挿入あるいは子宮頸管にゲルとして塗布される．**ジノプロストン**の投与は子宮頸管平滑筋を弛緩させ，子宮収縮を誘発する．一般的な有害作用は，発熱，悪寒，悪心，下痢，頭痛である．

I．プロスタグランジンF$_{2\alpha}$アナログ

ビマトプロスト bimatoprost，**ラタノプロスト** latanoprost，**タフルプロスト** tafluprost，**トラボプロスト** travoprostはPGF$_{2\alpha}$アナログであり，開放隅角緑内障の治療に適用される．これらの薬物は，プロスタグランジン受容体に結合し，ぶどう強膜からの流出を増加させ眼圧を低下させる．これらの薬物は，1日1回点眼液として投与され，**チモロール** timololと同等あるいはより強く眼圧を低下させる．**ビマトプロスト**は，まつげの量，長さ，濃さを増加させるため，まつげの貧毛症治療に用いられる．眼への副作用として，目のかすみ，虹彩色素変化（褐色色素増強），まつげの増量と色素沈着，眼刺激および異物感がある．

J．プロスタサイクリン（PGI$_2$）アナログ

天然のプロスタサイクリン製剤である**エポプロステノール** epoprostenolと合成プロスタサイクリンアナログ（**イロプロスト** iloprostと**トレプロスチニル** treprostinil）は，強い肺血管拡張作用をもち，肺動脈性肺高血圧症の治療に用いられる．これらの薬物は，内皮細胞でのプロスタサイクリンの作用と同様に，肺動脈抵抗を減らす結果，心係数と酸素供給を増加させる．これらの薬物の半減期は短い．**エポプロステノール**と**トレプロスチニル**は持続点滴静注で投与されるが，**トレプロスチニル**は経口，吸入，皮下投与されることもある．**イロプロスト**の吸入は短い半減期のため，頻回に行う必要がある（図 40.6）．最もよく認められる有害作用は，めまい，頭痛，顔面潮紅，失神である（図 40.7）．また，**イロプロスト**の吸入後に気道収縮や咳嗽が出現することがある．

*1（訳者注）：日本の医薬品添付文書には，妊婦または妊娠している可能性のある女性に禁忌，と記載されている．

Ⅲ. 非ステロイド性抗炎症薬 nonsteroidal anti-inflammatory drug(NSAID)

NSAIDは，化学構造上異なる薬物の一群であり，その解熱，鎮痛，抗炎症作用の活性は異なっている．このクラスの薬物には，サリチル酸誘導体(**アスピリン** aspirin，**ジフルニサル** diflunisal［訳者注：日本販売中止］，**サルサレート** salsalate*2)，プロピオン酸誘導体(**イブプロフェン** ibuprofen，**フェノプロフェン** fenoprofen*2，**フルルビプロフェン** flurbiprofen，**ケトプロフェン** ketoprofen，**ナプロキセン** naproxen，**オキサプロジン** oxaprozin)，酢酸誘導体(**ジクロフェナク** diclofenac，**エトドラク** etodolac，**インドメタシン** indomethacin，**ケトロラク** ketorolac*2，**ナブメトン** nabumetone，**スリンダク** sulindac［訳者注：日本販売中止］，**トルメチン** tolmetin*2)，エノール酸誘導体(**メロキシカム** meloxicam，**ピロキシカム** piroxicam)，フェナム酸 fenamate(**メフェナム酸** mefenamic acid，**メクロフェナム酸** meclofenamate*2)，選択的COX-2阻害薬(**セレコキシブ**)が含まれる．これらの薬物は，おもにプロスタノイド生合成の最初のステップを触媒するシクロオキシゲナーゼを阻害して作用を発揮する．この結果，プロスタグランジン産生は減少し，有益な作用と望ましくない作用がともに出現する．［注：NSAID間の安全性と有効性の違いは，COX-1あるいはCOX-2に対する相対的な選択性の違いによって説明される．COX-2の阻害は，NSAIDの抗炎症作用や鎮痛作用をもたらすと考えられている．一方COX-1の阻害は，心血管イベントの予防およびNSAIDのほとんどの有害作用の原因となる．］

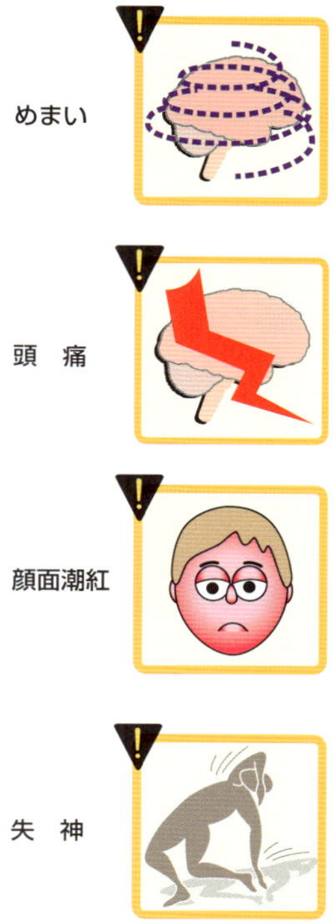
めまい
頭　痛
顔面潮紅
失　神

図 40.7
イロプロストの有害作用.

A. アスピリンとその他のNSAID

アスピリンは伝統的なNSAIDと考えられるが，その抗炎症作用は通常用いられないような比較的高用量でのみ発揮される．**アスピリン**は，脳卒中や心筋梗塞 myocardial infarction(MI)などの心血管イベントの予防を目的に，低用量で広く用いられるようになった．**アスピリン**はシクロオキシゲナーゼ活性を不可逆的に阻害するため，しばしば他のNSAIDとは区別される．

1. **作用機序**：**アスピリン**は弱い有機酸であり，シクロオキシゲナーゼを不可逆的にアセチル化して不活化する(図40.8)．他のNSAIDは，可逆的なシクロオキシゲナーゼ阻害薬である．**アスピリン**を含めNSAIDは，3つの主要な作用をもつ．それらは，炎症を抑え(抗炎症)，痛みをやわらげ(鎮痛)，熱を下げる(解熱)作用である(図40.9)．しかし，すべてのNSAIDがこれらの個々の作用を等しく発揮するわけではない．

   a. **抗炎症作用**：シクロオキシゲナーゼの阻害はプロスタグランジン産生を減らす．このため，プロスタグランジンを介する炎症の局面を調節する．NSAIDは関節炎において炎症を抑制するが，

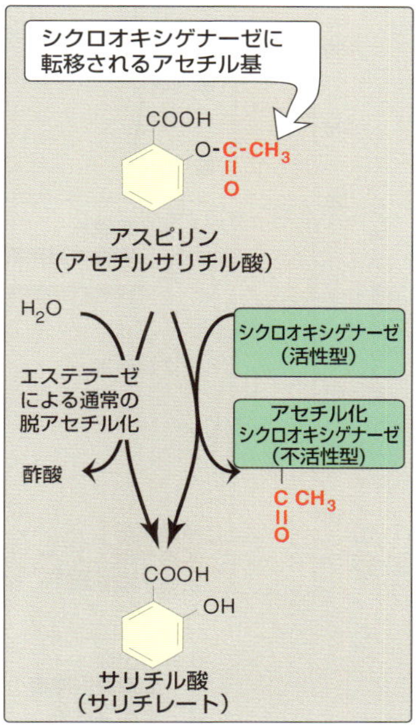
シクロオキシゲナーゼに
転移されるアセチル基
COOH
O-C-CH3
O
アスピリン
(アセチルサリチル酸)
H2O
エステラーゼ
による通常の
脱アセチル化
酢酸
シクロオキシゲナーゼ
(活性型)
アセチル化
シクロオキシゲナーゼ
(不活性型)
C CH3
O
COOH
OH
サリチル酸
(サリチレート)

図 40.8
アスピリンの代謝とアスピリンによるシクロオキシゲナーゼのアセチル化.

*2 (訳者注)：日本未承認.

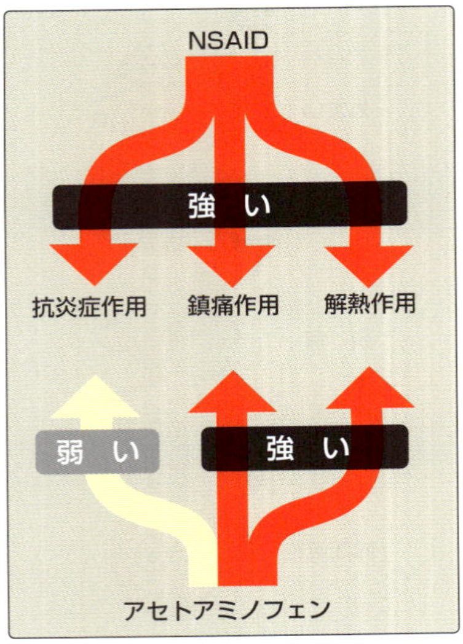
NSAID
強 い
抗炎症作用
鎮痛作用
解熱作用
弱 い
強 い
アセトアミノフェン

図 40.9
非ステロイド性抗炎症薬(NSAID)とアセトアミノフェンの作用.

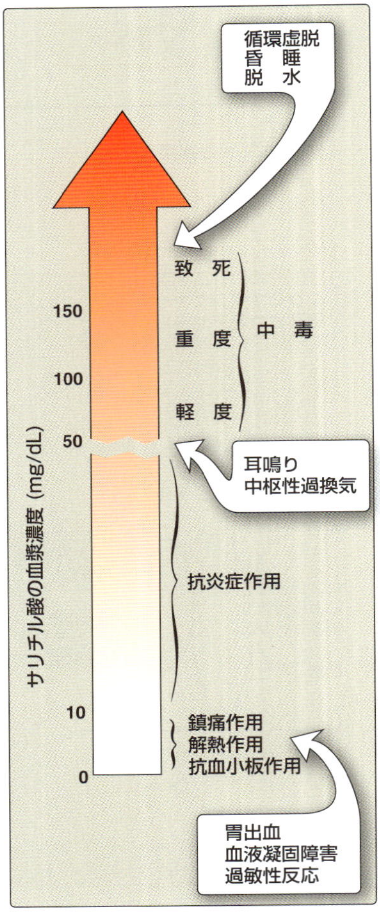
循環虚脱
昏 睡
脱 水
致 死
重 度
軽 度
中 毒
150
100
50
耳鳴り
中枢性過換気
サリチル酸の血漿濃度 (mg/dL)
抗炎症作用
10
0
鎮痛作用
解熱作用
抗血小板作用
胃出血
血液凝固障害
過敏性反応

図 40.10
用量に依存したサリチル酸の作用.

病気の進行を止めたり，病気を寛解に導くことはない．

b．**鎮痛作用**：プロスタグランジンE_2(PGE_2)は，炎症過程で局所で放出されるブラジキニン，ヒスタミンや他のケミカルメディエーターに対する痛覚神経終末の閾値を下げると考えられている．したがって，PGE_2 産生を減らすことにより，痛みの感覚をやわらげることができる．COX-2 は炎症や組織傷害時に発現することから，NSAID の鎮痛作用はこの酵素の阻害に由来すると考えられる．特別に鎮痛作用に優れたNSAID はなく，すべてのNSAID は一般的に同等の鎮痛効果をもつと考えられる．NSAID は，軽度から中等度の筋骨格系疾患による痛みに用いられる．1 つの例外は**ケトロラク**であり，より強い痛みに用いられるが，短時間の痛みにのみである．

c．**解熱作用**：発熱は，視床下部前部に存在する体温調節中枢での設定温度の上昇によって発現する．この設定温度の上昇は，感染，過敏症，悪性腫瘍あるいは炎症時に活性化される白血球から放出されるサイトカインなどの内因性発熱物質 pyrogen により産生が亢進したPGE_2 が仲介する．したがって，NSAID はPGE_2 の産生と放出を抑制することにより発熱患者の体温を下げ，“サーモスタット”を正常値にリセットする．これが末梢血管の拡張や発汗を介して放熱を増加させることにより，発熱患者の体温を速やかに低下させる．NSAID は正常体温には影響しない．

2．治療的使用

a．**抗炎症と鎮痛**：NSAID は，骨関節症，痛風，RA および鎮痛を必要とする一般的な症状(たとえば，頭痛，関節痛，筋肉痛および月経困難症など)の治療に用いられる．悪性腫瘍に伴う痛みの治療にはオピオイドとNSAID との併用が有効である．また，NSAID を加えることによりオピオイドの倹約効果が得られ，より低用量のオピオイドの使用でよい．サリチル酸は低用量で鎮痛作用を示す．抗炎症作用を示すには高用量が必要となる(図 40.10)．たとえば，**アスピリン**を 325 mg 含有する錠剤を 1 回 2 錠，1 日 4 回服用することにより鎮痛効果が得られるが，鎮痛効果に加え抗炎症効果を得るためには 1 日 12 ～ 20 錠が必要である．

b．**解熱**：**アスピリン**，**イブプロフェン**および**ナプロキセン**は，発熱の治療に用いられる．[注：**アスピリン**は，ライ症候群 Reye's syndrome (脳浮腫を伴う激症肝炎を引き起こし，しばしば死に至る症候群)の発症を避けるため，水痘 chikenpox あるいはインフルエンザなどのウイルス感染が疑われる 19 歳未満(訳者注：日本は 15 歳未満) の患者への投与は避けるべきである．]

c．**心血管系への適用**：**アスピリン**は不可逆的に COX-1 による TXA_2 産生を抑制することにより TXA_2 による血管収縮や血小板凝集を減らし，その結果心血管イベントのリスクを減らす(図 40.11)．抗血小板効果は血小板の寿命の間続く．低用量アスピリン(75 ～ 162 mg，一般的には 81 mg)が予防的に，MI，一過性脳虚血発作 transient ischemic attack (TIA) あるいは脳卒中の既往患者において，再発性の心血管イベント，TIA，脳卒中および死亡のリスクを減らす目的で使用される．**アスピリン**の慢性使用では，新たに血小板が産生されてもその阻害効果は持続する．また，**アスピリン**は急性心筋梗塞やある種の血管再灌流療法を受けている患者の死亡リスクを減らすため急性使用される．

d．外用：**サリチル酸**salicylic acidは，ざ瘡(にきび)acne，ウオノメ corn，胼胝(べんち)callusやいぼ wartの治療に局所的に用いられる．**サリチル酸メチル**methyl salicylate(“冬緑油 oil of wintergreen”)は，関節炎用クリームやスポーツ摩擦などに皮膚の反対刺激薬*3 counter-irritantとして塗布される．**ジクロフェナク**は膝や手の変形性関節症の治療に局所製剤(ゲル，溶液)として用いることができる．さらに，**ケトロラク**の眼科用製剤は，季節性アレルギー性結膜炎および眼科手術に関連する炎症および痛みの管理に使用が認められている．

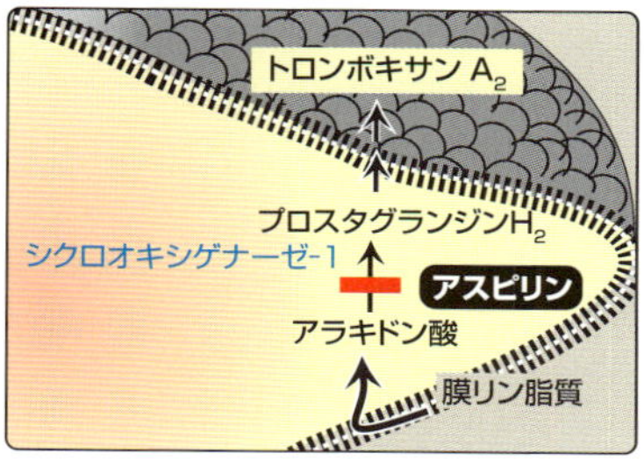
トロンボキサン A_2
プロスタグランジンH_2
シクロオキシゲナーゼ-1
アスピリン
アラキドン酸
膜リン脂質

図 40.11
アスピリンは，血小板のシクロオキシゲナーゼ-1を不可逆的に阻害する．

3．薬物動態

a．アスピリン：**アスピリン**は経口投与後，体内でエステラーゼにより速やかに脱アセチル化されてサリチル酸になる．非解離型サリチル酸はほとんどは上部小腸から受動的に吸収される(錠剤の溶解は，よりpHの高い腸内が良好である)．サリチル酸(**ジフルニサル**diflunisalを除く)は，血液脳関門と胎盤の両方を通過し，正常な皮膚からも吸収される(とくに**サリチル酸メチル**)．サリチル酸は，肝臓で水溶性の抱合体に変換され，速やかに腎臓から排泄される．この結果，サリチル酸は一次消失され，血清半減期は3.5時間である．一方，抗炎症量の**アスピリン**(4 g/day以上)では，肝臓での代謝経路は飽和してゼロ次消失を示し，その半減期は12時間以上となる(図 40.12)．サリチル酸は尿中に排泄され，低用量で尿酸の排泄を減らしうる．したがって，痛風，あるいは可能ならば，**プロベネシド**probenecidを服用している患者への**アスピリン**投与は避けるべきである．

b．その他のNSAID：ほとんどのNSAIDは経口投与でよく吸収され，血漿タンパク質に高率に結合して循環する．大多数のNSAIDは，肝臓で不活性な代謝物へ変換される．少数(たとえば，**ナブメトン**や**スリンダク**など)は，活性代謝物へ変換される．活性薬物や代謝物は，おもに尿中に排泄される．

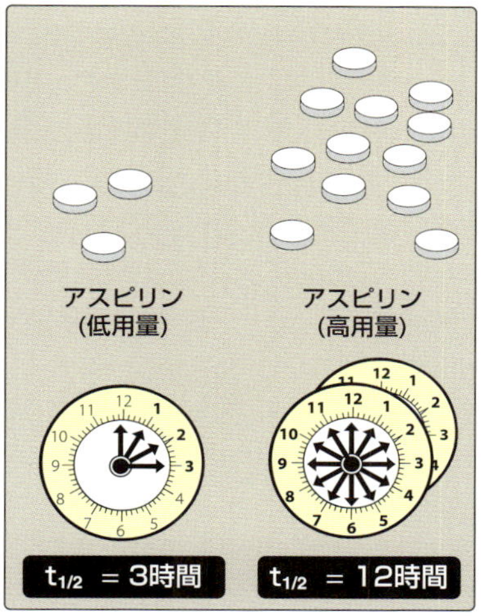
アスピリン
(低用量)
アスピリン
(高用量)
$t_{1/2}$ = 3時間
$t_{1/2}$ = 12時間

図 40.12
アスピリンの半減期に対する用量の影響．

4．有害作用：有害作用の特徴からNSAIDの使用は必要最低量でできるだけ短期間にするのが好ましい．

a．胃腸管：NSAIDの最も一般的な有害作用であり，消化不良から出血に及ぶ．一般に産生されたPGI_2は胃酸分泌を抑制し，PGE_2と$PGF_{2}\alpha$は胃と小腸において粘膜保護作用をもつ粘液の産生を刺激する．COX-1を阻害する薬物はこれらのプロスタグランジンの有益なレベルを減らす．結果として，胃酸分泌を増やし，

*3 (訳者注)：痛みを軽減するために軽い刺激を与える薬物．

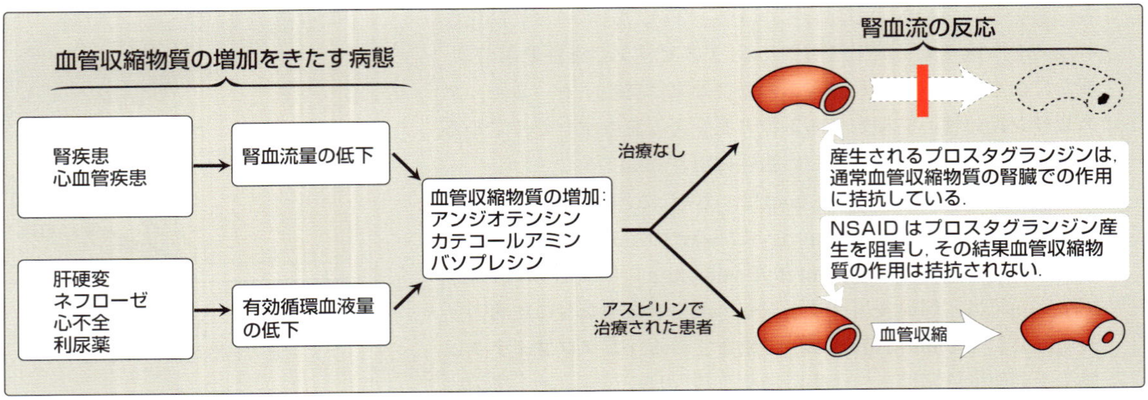
血管収縮物質の増加をきたす病態
腎疾患
心血管疾患
腎血流量の低下
肝硬変
ネフローゼ
心不全
利尿薬
有効循環血液量の低下
血管収縮物質の増加:
アンジオテンシン
カテコールアミン
バソプレシン
治療なし
アスピリンで治療された患者
腎血流の反応
産生されるプロスタグランジンは，通常血管収縮物質の腎臓での作用に拮抗している．
NSAID はプロスタグランジン産生を阻害し，その結果血管収縮物質の作用は拮抗されない．
血管収縮

図 40.13
非ステロイド性抗炎症薬(NSAID)によるプロスタグランジン産生阻害の腎臓への影響.

粘膜保護作用を減らし，そして胃腸管出血と胃潰瘍のリスクを増やす．COX-1 により高い相対的選択性をもつ薬物は，COX-1 により低い相対的選択性をもつ薬物(つまり，COX-2 により高い選択性をもつ)に比べて，胃腸管イベントのリスクがより高まるかもしれない．NSAID は胃腸管の不調を減らすために食物あるいは水分とともに服用すべきである．胃腸管イベントのリスクが高い患者に NSAID を用いるときには，NSAID 誘発潰瘍を防ぐためにプロトンポンプ阻害薬[*4] あるいは**ミソプロストール**を同時に使用するべきである(42 章参照)．

b．**出血リスクの増加(抗血小板作用)**：上述されたように，**アスピリン**は COX-1 による TXA_2 産生を阻害し，血小板の寿命(3 ～ 7 日間)の間に血小板凝集を抑制する．血小板凝集は血栓形成の第一段階で，**アスピリン**の抗血小板効果により出血時間の延長をきたす．このため，**アスピリン**は出血リスクを減らすため，しばしば手術の少なくとも 1 週間前に中断される．**アスピリン**以外の NSAID は抗血小板薬として用いられないが，とくに抗凝固薬との併用時に，なお出血時間を延長しうる．[注：NSAID は COX-2 選択性が高くなるほど，その血小板機能や出血時間への影響が減少する．] NSAID と**アスピリン**との併用では，**アスピリン**のシクロオキシゲナーゼへの結合が阻害される．心保護のため**アスピリン**を服用している患者は，できるだけ他の NSAID との併用を避けるべきである．あるいは，少なくとも NSAID 服用の 30 分前に服用すべきである[*5]．

c．**腎臓での作用**：NSAID は，腎臓での PGE_2 や PGI_2 の産生を抑制する．これらは，腎血流量の維持に重要な役割を果たしている(図 40.13)．プロスタグランジン産生の低下は，ナトリウムイオ

*4 (訳者注)：プロトンポンプ阻害薬がしばしば併用される．アスピリン / ボノプラザン配合錠も日本では承認されている．42 章 p.686 訳者注参照．

*5 (訳者注)：アスピリンを前投与することで，アスピリンは血小板 COX-1 を不可逆的に阻害し，併用した NSAID が血小板 COX-1 に結合するのを阻止できるため．

ン（Na^+）や水分の貯留を招きうるので浮腫の原因になるかもしれない．心不全や腎疾患の既往をもつ患者では，とくにリスクが高くなる．これらの効果はまた，高血圧治療薬の有益な効果を減じうる．過敏症のある患者では，NSAIDは急性腎障害をもたらす．

d．**心臓への影響**：低用量でCOX-1に高い選択性をもつ**アスピリン**のような化合物は，TXA_2の産生減少によると考えられる心血管保護効果をもつ．COX-2により高い相対的選択性をもつ薬物は，おそらくCOX-2を介するPGI_2産生の減少により，心血管イベントのリスク増加を付随してきた．心筋梗塞や脳卒中などの心血管イベントのリスク増加は，**アスピリン**を除くNSAIDに付髄してきた．すべてのNSAIDは心血管イベントリスク増加について，ブラックボックス警告[*6]を載せている．**アスピリン**以外のNSAIDの使用は心血管疾患と診断された患者に勧められない．NSAIDでの治療が避けられない心血管疾患を伴う患者には**ナプロキセン**が最も有害性が少ないだろう．

e．**その他の有害作用**：NSAIDはシクロオキシゲナーゼを阻害する．それゆえプロスタグランジンの産生は阻害されるが，ロイコトリエンの産生は阻害されない．この理由からNSAIDは喘息患者には注意して使用されるべきである．なぜなら，プロスタグランジンの産生が阻害されると，ロイコトリエン産生の方向にシフトし，喘息増悪のリスクが増加する．中枢神経系central nervous system（CNS）の有害作用である，頭痛，耳鳴り，めまいが起こるかもしれない．**アスピリン**を服用した患者の約15%が，過敏性反応を経験する．真のアレルギー症状には，蕁麻疹，気管支収縮および血管浮腫が含まれる．**アスピリン**に対して重度の過敏症をもつ患者にはNSAIDの使用は避けるべきである．

f．**薬物相互作用**：サリチル酸は，およそ80～90%が血漿タンパク質（アルブミン）に結合し，そのタンパク質結合部位で置換されると，遊離形サリチル酸の濃度が増加する．逆に，**アスピリン**は**ワルファリン**warfarin，**フェニトイン**phenytoinあるいは**バルプロ酸**valproic acidなど他のタンパク質結合率の高い薬物を置換し，これらの薬物の遊離形濃度を上昇させる（図40.14）．

g．**中毒**：軽度なサリチル酸中毒は，サリチリズムsalicylismとよばれ，悪心，嘔吐，高度な過呼吸，頭痛，混乱，めまいおよび耳鳴り（"鳴る"あるいは"吠える"ような）を特徴とする．多量のサリチル酸を服用した場合には，重度のサリチル酸中毒をきたす（図40.10参照）．不穏，せん妄，幻覚，痙攣，昏睡や呼吸性・代謝性アシドーシスおよび呼吸不全による死亡が起こるかもしれない．小児は，とくにサリチル酸中毒になりやすく，わずか10 gの**アスピリン**摂取で死に至ることがありうる．

h．**妊娠期間**：NSAIDの妊娠中の使用は，胎児発育に対して，有益性がリスクを上回るときだけにすべきである．［注：妊娠中に

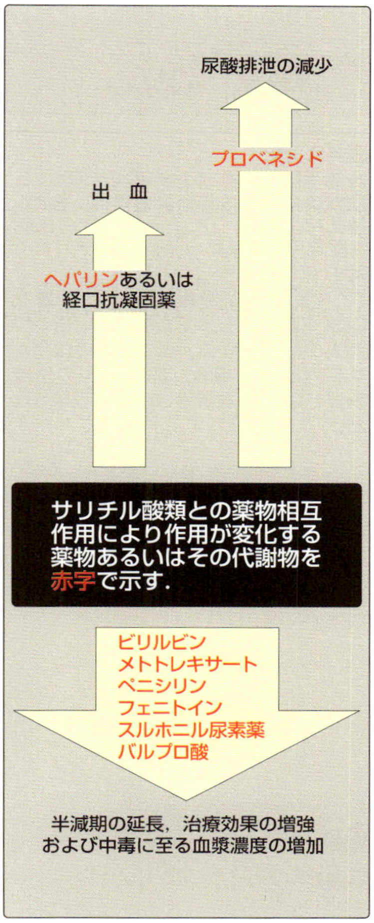
尿酸排泄の減少
プロベネシド
出 血
ヘパリンあるいは
経口抗凝固薬
サリチル酸類との薬物相互
作用により作用が変化する
薬物あるいはその代謝物を
赤字で示す．
ビリルビン
メトトレキサート
ペニシリン
フェニトイン
スルホニル尿素薬
バルプロ酸
半減期の延長，治療効果の増強
および中毒に至る血漿濃度の増加

図 40.14
サリチル酸類と相互作用する薬物．

*6（訳者注）：米国医薬品添付文書に，重大なリスクとして記載される警告文で，黒枠で囲まれることからこうよばれる．

鎮痛あるいは解熱が必要な場合，**アセトアミノフェン** acetaminophen が好んで用いられる.］妊娠 8 ～ 10 カ月では，動脈管早期閉鎖のリスクがあるため，一般的に NSAID の投与は避けられる*[7].

B．セレコキシブ celecoxib

選択的 COX-2 阻害薬である**セレコキシブ**は，COX-1 よりも COX-2 阻害選択性が有意に高い(図 40.15)．**アスピリン**による COX-1 阻害(これは不可逆的である)と異なり，COX-2 阻害は可逆的である.

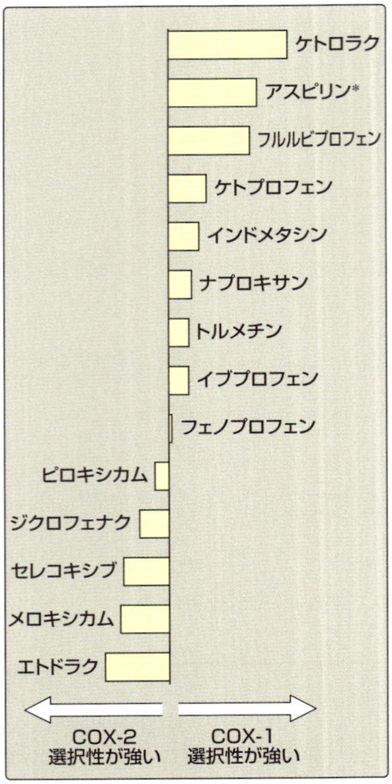
ケトロラク
アスピリン*
フルルビプロフェン
ケトプロフェン
インドメタシン
ナプロキサン
トルメチン
イブプロフェン
フェノプロフェン
ピロキシカム
ジクロフェナク
セレコキシブ
メロキシカム
エトドラク
COX-2 選択性が強い
COX-1 選択性が強い

図 40.15
通常用いられる NSAID の COX-1 と COX-2 に対する相対的選択性．各 IC_{80} 値(シクロオキシゲナーゼ活性の 80% を阻害可能な薬物の濃度)の比を対数で示す.
*アスピリンは低用量でより顕著な COX-1 選択性を示すため，IC_{50} 値でグラフに示されている．高濃度での使用がグラフ化された場合，アスピリンの使用状況と COX-1 選択性は正確に反映されない.

1．治療的使用：セレコキシブは，RA と変形性関節症，疼痛の治療への使用が承認されている．**セレコキシブ**は，疼痛治療において，NSAID と同等の有効性をもつ.

2．薬物動態：セレコキシブは経口投与後速やかに吸収される．この薬物は，肝臓のシトクロム P450(CYP2C9)によってかなり代謝され，代謝物は糞便中と尿中に排泄される．また，その半減期は約 11 時間であり，1 日 1 ～ 2 回投与される．**セレコキシブ**の用量は，中等度の肝機能障害がある患者では減らすべきであり，その投与は高度の肝機能障害あるいは腎機能障害がある患者では避けられるべきである.

3．有害作用：頭痛，消化不良，下痢および腹痛が，最も一般的な有害作用である．**セレコキシブ**は，他の NSAID より消化管出血や消化不良などの有害作用が少ない．しかし，この有益性は**セレコキシブ**療法に**アスピリン**が加わると消失する．消化性潰瘍の高リスク患者で心血管予防に**アスピリン**が必要な場合，**セレコキシブ**の使用を避けるべきである．**セレコキシブ**は他の NSAID と同様に，心血管イベントへのリスクをもっている．**アスピリン**や非選択的 NSAID に対してアナフィラキシー様反応の既往がある患者では，**セレコキシブ**に対しても同様の反応が起きる可能性がある．**フルコナゾール** fluconazole などの CYP2C9 を阻害する薬物は，**セレコキシブ**の血中濃度を増加させるかもしれない.

図 40.16 に NSAID ファミリーメンバーの治療上の利点と欠点をまとめて示す.

Ⅳ．アセトアミノフェン acetaminophen

アセトアミノフェン〔*N*-アセチル-*p*-アミノフェノール *N*-acetyl-*p*-aminophenol (APAP)〕は，CNS でのプロスタグランジン産生を抑制する．その結果，解熱および鎮痛作用を招く．また，**アセトアミノフェン**は末梢のシクロオキシゲナーゼにはあまり作用しないため(末梢組織で不活化されるため)，その抗炎症作用は弱い*[8]．**アセトアミノフェン**は，血小板機能に影響を与えず，出血時間を延長させない．した

*[7] (訳者注)：日本の医薬品添付文書には，妊娠後期の女性は禁忌である，と記載されている.

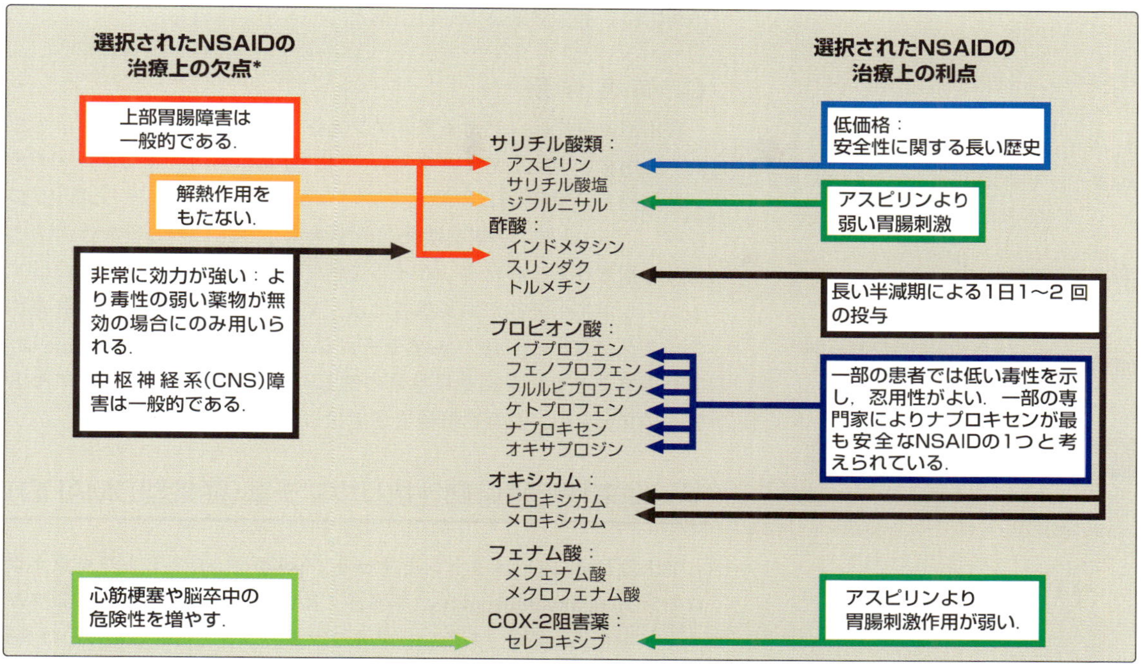
選択されたNSAIDの
治療上の欠点*
選択されたNSAIDの
治療上の利点
上部胃腸障害は
一般的である.
解熱作用を
もたない.
非常に効力が強い：より毒性の弱い薬物が無効の場合にのみ用いられる.
中枢神経系(CNS)障害は一般的である.
心筋梗塞や脳卒中の
危険性を増やす.
サリチル酸類：
アスピリン
サリチル酸塩
ジフルニサル
酢酸：
インドメタシン
スリンダク
トルメチン
プロピオン酸：
イブプロフェン
フェノプロフェン
フルルビプロフェン
ケトプロフェン
ナプロキセン
オキサプロジン
オキシカム：
ピロキシカム
メロキシカム
フェナム酸：
メフェナム酸
メクロフェナム酸
COX-2阻害薬：
セレコキシブ
低価格：
安全性に関する長い歴史
アスピリンより
弱い胃腸刺激
長い半減期による1日1～2回の投与
一部の患者では低い毒性を示し，忍用性がよい．一部の専門家によりナプロキセンが最も安全なNSAIDの1つと考えられている.
アスピリンより
胃腸刺激作用が弱い.

図 40.16
非ステロイド性抗炎症薬（NSAID）のまとめ．*グループとして，アスピリンを除いては，これらの薬物は，心筋梗塞と脳卒中のリスクを増加させる可能性をもつかもしれない．COX-2=シクロオキシゲナーゼ-2.

がって，**アセトアミノフェン**はNSAIDとはみなされない．

A．治療的使用

アセトアミノフェンは，発熱と痛みの緩和に用いられる．NSAIDの胃腸症状/リスクのある患者およびNSAIDの抗炎症作用が不要な患者に有用である．**アセトアミノフェン**は，ウイルス感染あるいは水痘の小児で選択される鎮痛/解熱薬である（**アスピリン**は，ライ症候群の危険性を増すため）．

B．薬物動態

アセトアミノフェンは，消化管から速やかに吸収される．初回通過代謝を大きく受ける．**アセトアミノフェン**は肝臓で抱合され，不活性なグルクロン酸あるいは硫酸代謝物を生成する．**アセトアミノフェン**の一部は酸化を受け，活性が高い代謝物である*N*-アセチル-*p*-ベンゾキノンイミン *N*-acetyl-*p*-benzoquinone imine（NAPQI）を生成する．NAPQIは，スルフヒドリル（SH）基と反応することができ，肝障害の原因となる．**アセトアミノフェン**の常用量では，NAPQIは肝臓で産生されるグルタチオンのSH基と反応し，無害な物質を産生する（図40.17）．**アセトアミノフェン**とその代謝物は，尿中に排泄される．こ

*8（訳者注）：アセトアミノフェンが阻害するのはCOX-1のスプライスバリアントのCOX-3であると報告されたが，それを否定する論文がある．アセトアミノフェンの標的はいまだ不明である．

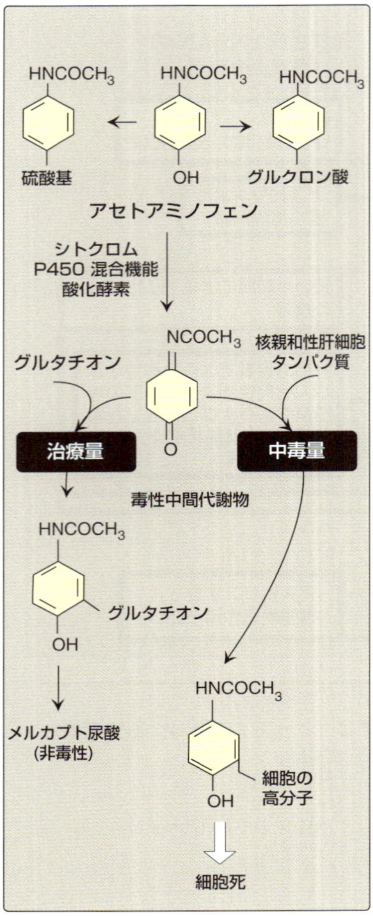
HNCOCH3
HNCOCH3
HNCOCH3
硫酸基
OH
グルクロン酸
アセトアミノフェン
シトクロム
P450 混合機能
酸化酵素
NCOCH3
核親和性肝細胞
タンパク質
グルタチオン
治療量
O
中毒量
毒性中間代謝物
HNCOCH3
グルタチオン
OH
メルカプト尿酸
(非毒性)
HNCOCH3
細胞の
高分子
OH
細胞死

図 40.17
アセトアミノフェンの代謝.

の薬物は，静注製剤あるいは坐剤としても用いられる.

C. 有害作用

常用治療量では，**アセトアミノフェン**はほとんど有害作用を示さない. 高用量の**アセトアミノフェン**では，肝臓で利用可能なグルタチオンが枯渇し，NAPQIは肝臓のタンパク質のSH基と反応する(図 40.17参照). その結果，肝細胞壊死という重篤かつ死に至る可能性のある状態を招きうる. 肝疾患，ウイルス性肝炎，慢性栄養失調あるいはアルコール中毒の既往がある患者では，**アセトアミノフェン**誘発肝毒性のリスクが高まる. [注：***N*-アセチルシステイン** *N*-acetylcysteineは，**アセトアミノフェン**過量投与時の解毒剤である(46 章参照).] **アセトアミノフェン**は，重症の肝障害患者には避けるべきである*9.

V. 従来型疾患修飾性抗リウマチ薬(従来型DMARD)

従来型DMARD(**メトトレキサート** methotrexate，**ヒドロキシクロロキン** hydroxychloroquine[訳者注：RAの適用日本未承認]，**レフルノミド** leflunomide，あるいは**スルファサラジン** sulfasalazine)はRA治療に用いられるが，疾患の進行を遅らせ，寛解を導き，関節や罹患組織のさらなる破壊を防ぐことが知られている. 患者がRAと診断されたとき，病気の進行を遅らせるため，これらの薬物はできるだけ早く始めるべきである. 従来型DMARDのいずれかによる単剤療法が最初に始められることがあるが，**メトトレキサート**が一般的に好まれる. 単剤療法で奏効しない患者では従来型DMARDの併用，あるいは生物学的DMARDの追加が必要になることがある. NSAIDやグルココルチコイドも，抗炎症作用のために使用されうる.

A. メトトレキサート methotrexate(MTX)

メトトレキサートは葉酸拮抗薬であり，サイトカイン産生やプリンヌクレオチド生合成を阻害することにより，免疫抑制効果や抗炎症効果をきたす. **メトトレキサート**はRA患者での治療の柱になってきた. **メトトレキサート**に対する反応はたいてい治療開始後 3 ～ 6 週で生じる. 他の従来型DMARDあるいは生物学的DMARDは，もし**メトトレキサート**の単剤療法に対して奏効しない場合，**メトトレキサート**に追加されうる. RA治療に必要な**メトトレキサート**の投与量は癌化学療法で必要とされる用量よりかなり低く，一般的に週に 1 回投与される. このため，その有害作用は最小限に抑えられる. RAの治療で使用さ

*9(訳者注)：日本の医薬品添付文書には，重篤な肝障害のある患者には禁忌と記載されている. アスピリン喘息(正確にはどのNSAIDでも誘発されうるので，NSAID喘息)の作用機序は不明ではあるが，COX阻害が関与している. アセトアミノフェンをNSAIDと誤解していたためか，長らくその添付文書にはアスピリン喘息の既往患者には禁忌とされていた. しかし，作用機序からして関係はあまりないことが指摘され，投与量を抑制しつつもアセトアミノフェンの投与が可能になった. 2023 年に「消化性潰瘍，重篤な血液の異常，重篤な腎障害，重篤な心機能不全，アスピリン喘息又はその既往歴」の記載が削除された.

れたときの**メトトレキサート**の一般的な有害作用は，粘膜潰瘍と悪心である．血球減少症（とくに，白血球減少症），肝硬変および急性肺炎様症候群は，長期投与で生じることがある．［注：葉酸の補充は**メトトレキサート**の忍容性 tolerability を改善し，GI および肝臓の有害作用を減らすことがある．］定期的な肝機能検査，全血球算定，および感染徴候のモニタリングが推奨される．**メトトレキサート**は妊娠中は禁忌である．

B．ヒドロキシクロロキン hydroxychloroquine

ヒドロキシクロロキンは，初期の軽症RAに使用され，**メトトレキサート**と併用されることがある．自己免疫疾患での作用機序は不明であり，作用発現には6週間～6カ月かかる．**ヒドロキシクロロキン**の肝臓や免疫系に対する有害作用は，他のDMARDより少ない．しかし，**ヒドロキシクロロキン**は，不可逆的な網膜傷害および角膜沈着を含む眼毒性，CNS障害，GI不快感および皮膚の脱色や発疹を招くことがある*10．

C．レフルノミド leflunomide

レフルノミドは，免疫調節薬であり，ジヒドロオロチン酸脱水素酵素 dihydroorotate dehydrogenase（DHODH）に対する作用により，自己免疫性リンパ球を優先的に休止状態に導く．生体内で変換された後，**レフルノミド**は，ピリミジン合成に必要な酵素であるDHODHを可逆的に阻害する（図40.18）．**レフルノミド**は，RAで**メトトレキサート**使用に忍容性がない，あるいは禁忌の患者で単剤療法として使用されることがある．あるいは，**メトトレキサート**単剤療法に対して至適奏効以下であった患者に対して**メトトレキサート**との併用で用いられることがある．一般的な有害作用は，頭痛，下痢，悪心である．他は，体重減少，感冒様症状を含むアレルギー反応，発疹，脱毛および低カリウム血症である．この薬物は肝毒性のリスクがありうるため，肝疾患患者には推奨されない．**レフルノミド**は，妊娠中は禁忌である．モニター項目には，感染徴候，全血球算定，電解質，肝酵素が含まれる．

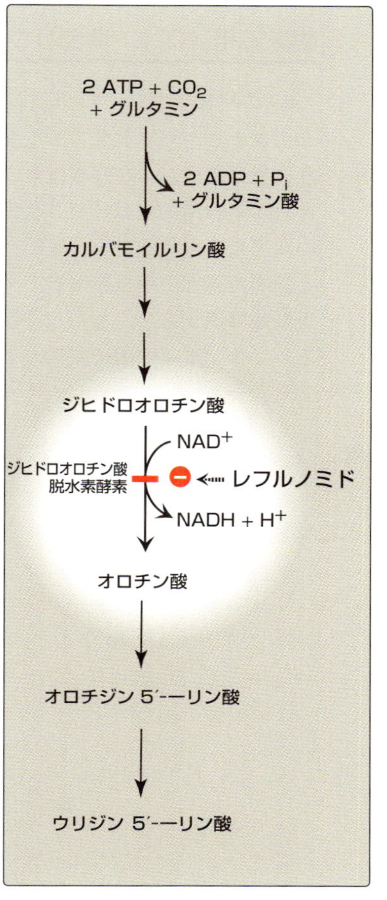
2 ATP + CO_2
+ グルタミン
2 ADP + P_i
+ グルタミン酸
カルバモイルリン酸
ジヒドロオロチン酸
NAD^+
ジヒドロオロチン酸
脱水素酵素
レフルノミド
$NADH + H^+$
オロチン酸
オロチジン 5′-一リン酸
ウリジン 5′-一リン酸

図 40.18
レフルノミドの作用部位．

D．スルファサラジン sulfasalazine

スルファサラジン［訳者注：**サラゾスルファピリジン** salazosulfapyridine の別称］はRA治療において**レフルノミド**と同様に推奨されている．RA治療におけるその作用機序は，不明である．効果発現に1～3カ月要し，GI有害作用（悪心，嘔吐，食欲不振）および白血球減少症を付随する．

E．グルココルチコイド glucocorticoid

グルココルチコイド（26章参照）は強力な抗炎症薬であり，RA患者で，症状を軽快したり，他のDMARDの効果が発現するまでの橋渡し

*10（訳者注）：1960～70年代にRAや自己免疫疾患に高用量のクロロキンを服用することにより網膜が傷害されるクロロキン網膜症が発生した．

臨床応用 40.1：関節リウマチ(RA)の診断

RAの早期診断は，疾患が関節破壊や機能喪失を招きうるため，重要である．診断は，臨床的な既往歴，診察および臨床検査の組合せによって行われる．典型的には，炎症性関節炎は，3つ以上の関節にみられ，最も一般的なものは，手の近位指節間関節と中手指節関節，手首，および足の中足趾節関節である．しかし，他の関節も含まれうる．リウマトイド因子陽性および抗シトルリン化ペプチド抗体(anti-CCP)，およびC反応性タンパクの上昇あるいは赤血球沈降速度などの炎症マーカーが重要である．乾癬性関節炎，全身性エリテマトーデスなどの類似の臨床的特徴をもつ疾患は除外するべきである．症状は6週間以上示されなければならない．早期の治療は障害を最小化し，予防しうる．

をしたりするために，一般的に用いられる．グルココルチコイドは，長期使用に伴う有害作用を避けるため，可能な限り，常に最低用量かつ最短期間で使用されるべきである．

Ⅵ. 生物学的疾患修飾性抗リウマチ薬(生物学的DMARD)

IL-1とTNF-αは，炎症誘発性サイトカインでありRAの病態形成に関与する．IL-1とTNF-αは，滑膜のマクロファージから分泌され，滑膜細胞を刺激してその増殖とコラゲナーゼ産生を引き起こす．その結果，関節軟骨を破壊し，骨吸収を亢進させ，プロテオグリカン産生を抑制する．生物学的DMARDには，TNF-α阻害薬(**アダリムマブ adalimumab**，**セルトリズマブ certolizumab**，**エタネルセプト etanercept**，**ゴリムマブ golimumab**および**インフリキシマブ infliximab**)，IL-6受容体抗体(**サリルマブ sarilumab**，**トシリズマブ tocilizumab**)，共刺激シグナル遮断薬の**アバタセプト abatacept**，抗CD20抗体の**リツキシマブ rituximab**[訳者注：RAの適用日本未承認]が含まれる．生物学的DMARDは，RAの徴候と症状を軽減し，関節破壊の進行を遅らせて関節機能を改善することが示された．臨床上の改善は，治療開始後わずか2週間で認められる．生物学的DMARDは通常患者が従来型DMARDへの反応が不十分な後に使われる．ガイドラインは**メトトレキサート**への反応が不十分な患者においてTNF-α阻害薬あるいは非TNF生物学的DMARDの追加を推奨している．生物学的DMARDを受けている患者では，結核，真菌による日和見感染，敗血症などの感染のリスクが増加する．[注：TNF-α阻害薬と非TNF生物学的DMARDは，重大な感染リスクがあるため併用するべきでない．] B型肝炎の再活性化はこれらの薬物の使用により起こることがある．生ワクチンはいずれの生物学的DMARDもそれらを受けている患者には投与すべきでない．TNF-α阻害薬は心不全既往者で，心不全を引き起こしたり，悪化させたりするため，慎重に使用すべきである．TNF-α阻害薬の使用により，リンパ腫やその他の癌の発症リスクが増加することが観察されている．[注：TNF-α阻害薬は，潰瘍性大腸炎，クローン病，乾癬，強直性脊椎炎などの多くの疾患に使用できることがみつかっている.］RA治療に対する生物学的DMARDの特徴を以下に述べる.

A. アダリムマブ adalimumab

アダリムマブはTNF-αに結合する組換えモノクローナル抗体であり, TNF-αの細胞表面上の受容体との相互作用を遮断することにより, 内因性TNF-αの活性を阻害する. **アダリムマブ**は, 毎週あるいは隔週で皮下投与される. 有害作用は, 頭痛, 悪心, 無顆粒球症, 発疹, 注射部位反応, 感染リスクの増加が起こることがある.

B. セルトリズマブ certolizumab

セルトリズマブはヒト化抗体で, TNF-αの生物学的活性を中和する. **セルトリズマブ**は, ポリエチレングリコールを付加され(ペグ化), 2週間ごとに皮下注射される. 有害作用は, 他のTNF-α阻害薬と同様である.

C. エタネルセプト etanercept

エタネルセプトはTNF-αに結合する遺伝子組換え融合タンパク質であり, その結果, TNF-αと細胞表面のTNF-α受容体との相互作用を阻害する. **エタネルセプト**と**メトトレキサート**の併用療法は, 各々の単独療法より, RAの進行を遅らせ, 関節機能を改善し, 寛解へ導くという点でより優れている(図40.19). **エタネルセプト**は, 週1回皮下注射され, 一般的に忍容性がよい*11.

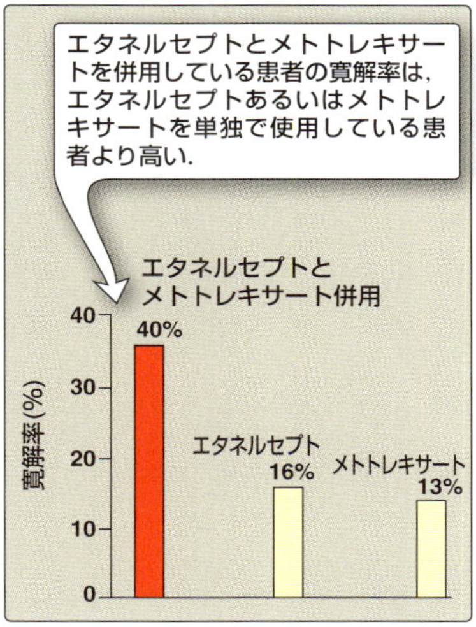

エタネルセプトとメトトレキサートを併用している患者の寛解率は, エタネルセプトあるいはメトトレキサートを単独で使用している患者より高い.
エタネルセプトとメトトレキサート併用
40%
エタネルセプト
16%
メトトレキサート
13%
寛解率(%)
0
10
20
30
40

図 40.19
1年間の治療後の関節リウマチの症状の寛解率.

D. ゴリムマブ golimumab

ゴリムマブは, TNF-αに結合してその細胞表面受容体との相互作用を遮断することにより, TNF-αの生物学的活性を中和する. この薬物は, **メトトレキサート**と併用され, 月1回皮下注射される. **ゴリムマブ**は, 肝臓の代謝酵素を増加することがある.

E. インフリキシマブ infliximab

インフリキシマブは, ヒトとマウスの抗体各部よりなるキメラモノクローナル抗体である. この抗体はヒトTNF-αと特異的に結合し, TNF-αがその受容体に結合するのを阻害する. この薬物は単剤使用での適用はない*12. それは抗インフリキシマブ抗体がつくられて効力が低下するからである. **インフリキシマブ**は**メトトレキサート**と併用投与されるべきである. **インフリキシマブ**は, 8週間ごとに静脈内点滴される. 点滴反応 infusion reactionとして, 発熱, 震え, 瘙痒や蕁麻疹が起こることがある.

*11(訳者注): 有害作用が比較的軽く, 十分に許容できる程度である.
*12(訳者注): 日本既存治療で効果不十分なRAに単剤使用で適用がある.

F. トシリズマブ tocilizumabおよびサリルマブ sarilumab

トシリズマブと**サリルマブ**はIL-6受容体に結合する組換えモノクローナル抗体で，炎症誘発性サイトカインIL-6の活性を阻害する．**トシリズマブ**と**サリルマブ**はともに2週間ごとに皮下注射される．**トシリズマブ**は4週間ごとに静脈内点滴されることがある．**トシリズマブ**の有害作用は，肝機能検査値の上昇，高脂血症，白血球減少，高血圧，点滴反応，注射部位反応である．**サリルマブ**の有害作用は同様である．

G. アバタセプト abatacept

Tリンパ球が活性化されるのには，2つの相互作用が必要である：(1)抗原提示細胞(マクロファージやB細胞)とT細胞上の受容体との相互作用，(2)抗原提示細胞上のCD80/CD86タンパク質とT細胞上のCD28タンパク質との相互作用．**アバタセプト**は組換え融合タンパク質であり，共刺激の調節因子であり，CD28のCD80/CD86タンパク質への結合を拮抗する．その結果，T細胞が完全に活性化されることを阻止し，炎症反応を低下させる．**アバタセプト**は，4週ごとに静脈内点滴される．一般的な有害作用は，点滴反応，頭痛，上気道感染，悪心である．

H. リツキシマブ rituximab

RAにおいて，Bリンパ球は次の作用により滑膜での炎症過程を永続させる：(1)Tリンパ球の活性化，(2)自己抗体とリウマトイド因子の産生，(3)TNF-αやIL-1などの炎症誘発性サイトカインの産生．**リツキシマブ**はマウスとヒトのキメラモノクローナル抗体であり，正常および悪性Bリンパ球の表面に発現しているCD20抗原を標的とする．**リツキシマブ**の投与は，B細胞を枯渇させる．**リツキシマブ**は，16〜24週間ごとに静脈内点滴される．点滴反応を軽減するため，**メチルプレドニゾロン** methylprednisolone，**アセトアミノフェン**，および抗ヒスタミン薬が点滴前に投与される．点滴反応(蕁麻疹，血圧低下，血管浮腫)が最も一般的な愁訴であり，典型的には初回の点滴時に出現する．

Ⅶ. 他の関節リウマチ治療薬

ヤヌスキナーゼ Janus kinase (JAK)は細胞内酵素で，炎症性メディエーターの細胞膜への結合に伴う免疫細胞の活性を調節する．**トファシチニブ** tofacitinib，**バリシチニブ** baricitinib，**ウパダシチニブ** upadacitinibは低分子JAK阻害薬である．これらの経口薬は，**メトトレキサート**およびTNF-α阻害薬に対して効果不十分，あるいは不耐性の，中等度から重度のRA患者の治療に適用される．これらの薬物の代謝はおもにCYP3A4による．用量調節は，この酵素の強い阻害薬あるいは誘導薬と併用される場合に必要とされることがある．**トファシチニブ**を開始するためにはヘモグロビン濃度が9 g/dL以上必要であり，治療中は貧血のリスクがあるため，モニターするべきである．**バリシチニブ**および**ウパダシチニブ**は貧血患者には避けるべきである．同様に，**バリシチニブ**および**ウパダシチニブ**を使用するときは，リンパ球や好中球数は治療開始前に確認されるべきであり，治療中はモニターされるべきである．**トファシチニブ**，**バリシチニブ**，**ウパダシチニブ**はまた，新規の原発悪性腫瘍，日和見感染，消化管穿孔，静脈血栓塞栓症のリスクを増加させることがある．長期の安全性が心配されるために，これらの薬物は一般的に，他の薬物で効果不十分あるいは不耐性の患者にとっておかれる．JAK阻害薬の一般的な有害作用は，悪心および上気道感染である．[注：他の薬物とは，**アナキンラ** anakinra，**アザチオプリン** azathioprine，**シクロスポリン** cyclosporine，**金製剤** gold，**ミノサイクリン** minocycline であり，RA治療では，有害作用の側面とより証明された有効性をもつ他の薬物が使用できるため，まれな使用である．]

Ⅷ. 痛風治療薬

痛風 goutは，血中尿酸濃度の高値を特徴とする代謝性疾患である(高尿酸血症)．この高尿酸血症は組織，とくに関節や腎臓への尿酸ナトリウム結晶の沈着をきたす．尿酸結晶の沈着は，それを貪食する好中球の浸潤を含む一連の炎症反応を引き起こす(図 40.20)．痛風の急性炎症はたいてい，罹患関節(たとえば，足の親指，膝，足首，手首，あるいは肘)の疼痛，腫脹，圧痛，発赤として現れる．痛風における高尿酸血症の原因は，尿酸の産生および，尿酸の腎臓からの排泄障害の間のバランス異常である．ほとんどの痛風治療戦略は，尿酸値をその飽和閾値(6 mg/dL)以下に下げ，尿酸結晶の沈着を防ぐことである．この戦略は，尿酸産生の抑制，または尿酸排泄の増加によって達成されうる．

A. 痛風発作の治療

痛風発作は，アルコールの過剰摂取，プリン体の豊富な食事や腎臓病など種々の要因により引き起こされる．NSAID，コルチコステロイドや**コルヒチン** colchicine は　急性痛風関節炎の有効な治療薬である．**インドメタシン**が伝統的NSAIDとして選択されるが，すべてのNSAIDが痛みや炎症の軽減に有効と思われる．コルチコステロイドの関節内投与(1～2カ所のみの関節が罹患している場合)が急性関節炎に適切であり，罹患関節が広汎な場合にはコルチコステロイドの全身性投与が適切である．年2回以上の痛風発作がある場合あるいは慢性腎臓病，腎結石，痛風結節(関節，骨，軟骨や他の組織に沈着した尿酸結晶)がある場合，患者は予防的尿酸低下療法の対象となる．

B. 慢性痛風の治療

慢性痛風の尿酸低下療法は，発作の頻度および合併症の減少を目的としている．治療として，尿酸生成を減少させるためのキサンチンオキシダーゼ xanthine oxidase 阻害薬あるいは尿酸排泄を増加させるた

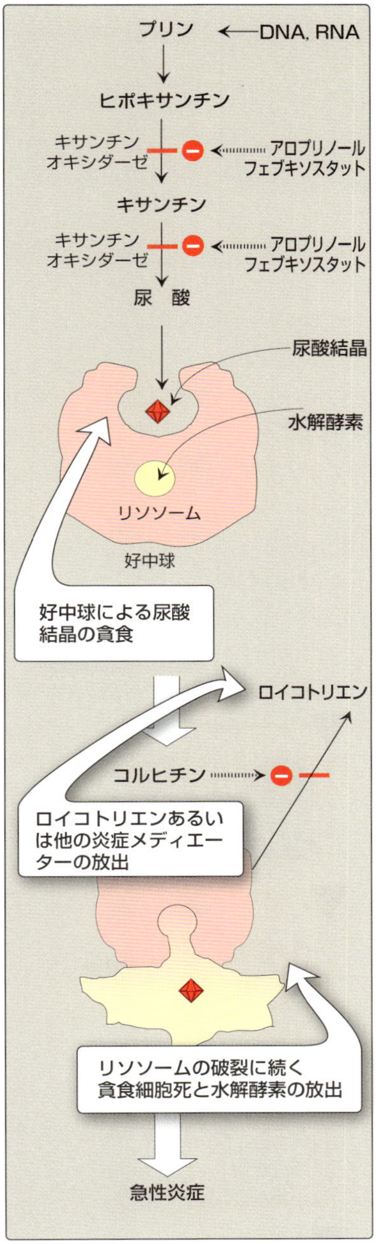

プリン
DNA, RNA
ヒポキサンチン
キサンチン オキシダーゼ
アロプリノール フェブキソスタット
キサンチン
キサンチン オキシダーゼ
アロプリノール フェブキソスタット
尿　酸
尿酸結晶
水解酵素
リソソーム
好中球
好中球による尿酸結晶の貪食
ロイコトリエン
コルヒチン
ロイコトリエンあるいは他の炎症メディエーターの放出
リソソームの破裂に続く貪食細胞死と水解酵素の放出
急性炎症

図 40.20
痛風の炎症における尿酸の役割.

めの尿酸排泄促進薬の使用がある．キサンチンオキシダーゼ阻害薬(**アロプリノール** allopurinol，**フェブキソスタット** febuxostat)が，尿酸低下薬の第一選択薬となる．キサンチンオキシダーゼ阻害薬に忍容性がない患者あるいはこれらの薬物で十分な効果が得られない患者には，尿酸排泄促進薬(**プロベネシド** probenecid)が用いられる．[注：尿酸低下療法の開始に伴い血清中の尿酸濃度が急激に変化するため，急性痛風発作を引き起こすことがある．急性痛風発作を予防するための薬物(低用量**コルヒチン**，NSAID あるいはコルチコステロイド)が，尿酸低下療法を開始する際に考慮することができ，少なくとも 6 カ月間継続できる．]

C．コルヒチン colchicine

植物アルカロイドの**コルヒチン**は，急性痛風発作の治療薬として用いられている．この薬物は，尿酸排泄促進薬ではなく鎮痛薬でもないが，急性痛風発作の痛みをやわらげ，時々，痛風発作予防のために長期に用いられる．

1．作用機序：コルヒチンは，微小管構成タンパク質であるチューブリンに結合し，その脱重合を起こす．この作用は，好中球の動員などの細胞機能を破綻させ，炎症のある関節への遊走を阻害する．さらに，**コルヒチン**は紡錘糸に結合し，細胞分裂を阻害する．

2．臨床使用：コルヒチンの抗炎症作用は，痛風に特異的であり，通常 12 時間以内に急性痛風発作の痛みを軽減する．[注：**コルヒチン**は，発作の出現から 36 時間以内に投与されないと有効作用を示さない．]急性痛風発作の治療には，安全性の観点から NSAID が大部分**コルヒチン**に代わって用いられるようになった．**コルヒチン**は，尿酸低下療法が開始された患者での急性発作を防ぐための予防薬としても用いられる．

3．薬物動態：コルヒチンは経口投与され，消化管から速やかに吸収される．**コルヒチン**は肝臓の CYP3A4 と他の組織で代謝される．**コルヒチン**は腸肝循環し，除去半減期の患者間の個体差が大きい．一部は未変化体として尿中に排泄される．

4．有害作用：コルヒチンは，悪心，嘔吐，腹痛や下痢を起こすことがある(図 40.21)．また，**コルヒチン**の長期投与は，筋症(ミオパチー)，好中球減少症，再生不良性貧血や脱毛を引き起こすことがある．この薬物は妊婦または妊娠している可能性のある女性には禁忌であり，肝臓，腎臓あるいは心血管系の疾患をもつ患者での使用には注意が必要である．また，CYP3A4 阻害薬(たとえば，**クラリスロマイシン** clarithromycin と**イトラコナゾール** itraconazole)あるいは P 糖タンパク質阻害薬(たとえば，**アミオダロン** amiodarone と**ベラパミル** verapamil)を服用している患者，および重度の腎機能障害のある患者では用量の調節が必要である．

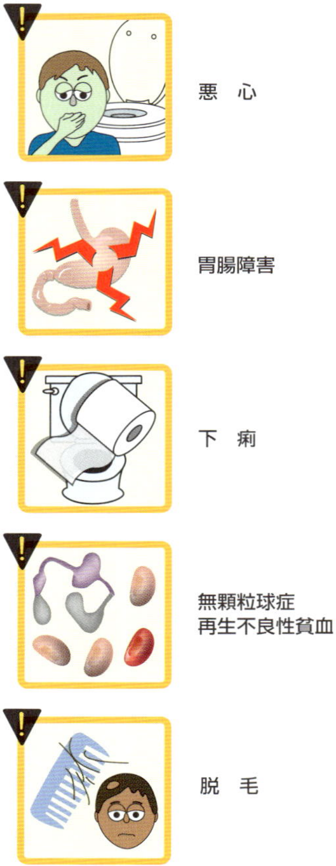
悪 心
胃腸障害
下 痢
無顆粒球症
再生不良性貧血
脱 毛

図 40.21
コルヒチンのいくつかの有害作用．

D．アロプリノール allopurinol

キサンチンオキシダーゼ阻害薬である**アロプリノール**は，プリン体アナログである．この薬物は，キサンチンオキシダーゼによって触媒される尿酸生合成の最終の2段階を競合的に阻害し，尿酸の産生を抑制する(図40.20参照)．

1．**臨床使用：アロプリノール**は，痛風およびある種の悪性腫瘍に伴う二次的な高尿酸血症(とくに化学療法後に多量のプリン体が産生されるとき)，あるいは腎疾患の治療における有効な尿酸低下療法である．痛風管理の尿酸低下療法として**フェブキソスタット**や**プロベネシド**より好まれる．

2．**薬物動態：アロプリノール**は，経口投与後完全に吸収される．**アロプリノール**の主代謝物であるアロキサンチン alloxanthine(オキシプリノール oxypurinol)もキサンチンオキシダーゼ阻害作用を示し，その半減期は15～18時間である．この結果，キサンチンオキシダーゼへの有効な阻害作用は，1日1回の投与で維持される．この薬物とその活性代謝物は，尿中に排泄される．クレアチニンクリアランスが30 mL/min/1.73 m^2 以下のときには，用量調節が必要である．

3．**有害作用：アロプリノール**は，ほとんどの患者で忍容性が高い．過敏性反応，とくに発疹が最も頻度の高い有害作用である．このリスクは，腎機能が低下した患者で増加する．また，**アロプリノール**投与開始後の数カ月間は，痛風急性発作の頻度が高くなることがあるため，**コルヒチン**，NSAIDあるいはコルチコステロイドの併用はありうる．

E．フェブキソスタット febuxostat

フェブキソスタットは，キサンチンオキシダーゼ阻害薬である．化学構造的に**アロプリノール**と異なる．有害作用は，**アロプリノール**に類似するが，発疹や過敏性反応のリスクは低い．**フェブキソスタット**は**アロプリノール**ほど腎排泄の程度は高くない．そのため，腎機能が低下した患者での用量調節が少なくてすむ．**フェブキソスタット**は心血管疾患の既往のある患者では注意して使用すべきである．なぜなら，この薬物は**アロプリノール**に比べて心血管疾患のより大きなリスクと関連することがあるからである．このリスクのため，**フェブキソスタット**の使用は**アロプリノール**が禁忌あるいは忍容性がない患者のためにとっておくべきである．

F．プロベネシド probenecid

プロベネシドは，経口尿酸排泄促進薬である．この薬物は弱い有機酸であり，近位尿細管の尿酸-アニオン交換体を阻害することにより，尿酸の腎クリアランスを促進させる．この薬物は，その治療用量で近位尿細管での尿酸の再吸収を抑制する．**プロベネシド**は，クレアチニンクリアランスが50 mL/min以下では使用を避けるべきである．有害作用は，悪心，嘔吐，皮膚反応，まれに貧血あるいはアナフィラキシー反応である.

G. ペグロチカーゼ pegloticase*13

ペグロチカーゼは尿酸オキシダーゼ/ウリカーゼの組換え体である. この薬物は尿酸をアラントインに変換することで作用を示す. アラントインはおもに腎臓で排泄される, 水溶性で毒性のない代謝物である. **ペグロチカーゼ**は, キサンチンオキシダーゼ阻害薬のような標準治療で効果が得られなかった痛風患者に使用される. この薬物は2週間ごとに静脈点滴で投与される. **ペグロチカーゼ**によって点滴反応とアナフィラキシーが起こることがあるので, 患者は抗ヒスタミン薬とコルチコステロイドの前処置を受けるべきである.

40章の要約

1. プロスタグランジンは痛み, 炎症, および発熱を調節する重要な役割をもつ. プロスタグランジンは多くの生理機能である胃腸管の酸分泌と粘液産生, 子宮収縮, および腎血流を調節する. プロスタグランジンアナログは, 胃保護薬(**ミソプロストール**), 子宮頸管熟化薬(**ジノプロストン**), 堕胎薬(**ミソプロストール**, **ジノプロストン**), 肺動脈性高血圧症に対する肺血管拡張作用薬(**エポプロステノール**, **イロプロスト**, **トレプロスチニル**)として, および慢性便秘症(**ルビプロストン**)や緑内障(**ビマトプロスト**, **ラタノプロスト**, **タフルプロスト**, **トラボプロスト**)の治療薬として使用が見出されている.
2. 非ステロイド性抗炎症薬(NSAID)は解熱, 鎮痛, 抗炎症活性が異なる化学的に異質な薬物群である. NSAIDはシクロオキシゲナーゼ(COX)酵素の阻害を介して作用し, プロスタグランジンの産生を減少させる. NSAIDは変形性関節症, 痛風, 関節リウマチ(RA), 鎮痛を必要とする一般的な症状(たとえば, 頭痛, 発熱, 関節痛, 筋肉痛, 月経困難症)の治療に用いられる.
3. すべてのNSAIDは出血, 腎毒性, 心血管(CV)事象(低用量**アスピリン**を除いて)のリスクを増加しうる. COX-1に相対的に選択性が高いNSAIDは, 胃腸管事象へのリスクがより高いことがある. 一方で, COX-2に相対的に選択性が高いNSAIDは, CV事象へのリスクがより高いことがある.
4. 不可逆的COX阻害薬である**アスピリン**は, 低用量で脳卒中や心筋梗塞のようなCV事象を予防するために最も多く使用されている.
5. **アセトアミノフェン**はCNSでプロスタグランジン産生を抑制し, 解熱, 鎮痛効果を招く. **アセトアミノフェン**は末梢組織ではシクロオキシゲナーゼへの効果は少ないため, 抗炎症活性は弱い.
6. 高用量で(あるいは過量投与の事例で), **アセトアミノフェン**は肝毒性を起こすことがある. 肝疾患, ウイルス性肝炎, 慢性低栄養, あるいはアルコール依存症の既往歴のある患者は, **アセトアミノフェン**誘発性肝毒性のリスクが高い.
7. 疾患修飾性抗リウマチ薬(DMARD)はRAの治療に使用され, 疾患の経過を遅らせ, 寛解を導き, 関節や関連組織のさらなる破壊を防止する.

*13(訳者注): 米国では2010年に承認されているが, 日本では承認されていない. 日本では, 同じ作用をもつ薬物としてラスブリカーゼ(遺伝子組換え型尿酸オキシダーゼ)が2009年に承認され, 使用されている. 癌化学療法に伴う高尿酸血症に適用され, 1日1回の静脈点滴で投与され, 投与期間は最大7日間である.

8. RA治療は，通常従来型DMARDである**メトトレキサート**，**ヒドロキシクロロキン**，**レフルノミド**，**スルファサラジン**で開始される．**メトトレキサート**が一般的に好まれる薬物である．
9. 生物学的DMARDには，TNF-α阻害薬(**アダリムマブ**，**セルトリズマブ**，**エタネルセプト**，**ゴリムマブ**，**インフリキシマブ**)，IL-6受容体抗体(**サリルマブ**，**トシリズマブ**)，共刺激シグナル遮断薬の**アバタセプト**，および抗CD20抗体の**リツキシマブ**が含まれる．これらの薬物は，従来型DMARDで不十分な反応を示す患者のRA治療に最も一般的に追加される．
10. 生物学的DMARDを受けている患者では，結核，真菌による日和見感染，敗血症，B型肝炎の再活性化などの感染のリスクが増加する．TNF-α阻害薬は心不全を合併する患者では注意して使用するべきである．なぜならTNF-α阻害薬は既存の心不全を起こす/悪化させることがあるからである．
11. 痛風は，血清中尿酸濃度の高値を特徴とする代謝性疾患である(高尿酸血症)．尿酸ナトリウム結晶の関節への沈着は，痛風の急性炎症を招く．NSAID(**インドメタシン**他)，コルチコステロイド，あるいは頻度は少ないが**コルヒチン**で治療されることがある．
12. 痛風発作発症を減少させる治療には，尿酸産生を減少させるキサンチンオキシダーゼ阻害薬(**アロプリノール**，**フェブキソスタット**)，あるいは排泄を増加させる尿酸排泄促進薬(**プロベネシド**)が使用される．

学習問題

最も適当な答えを1つ選択せよ．

40.1 変形性関節症を合併する60歳男性が非ステロイド性抗炎症薬(NSAID)の長期治療を必要としている．次のプロスタグランジン薬のうち，胃腸管(GI)粘膜層を保護し，胃潰瘍のリスクを減らすためにNSAID治療に追加できるのはどれか．

A．ミソプロストール
B．エポプロステノール
C．ビマトプロスト
D．アルプロスタジル

正解 A． ミソプロストールはPGE_1アナログで胃内の壁細胞上のプロスタグランジン受容体を刺激し，胃酸分泌を減少させ，GI保護に使用される．さらに，ミソプロストールは，粘液と重炭酸産生を刺激しGI細胞保護効果をもつ．エポプロステノールはPGI_2アナログで肺動脈性肺高血圧症の治療に使用される．ビマトプロストは$PGF_{2}\alpha$アナログで開放隅角緑内障あるいはまつげの貧毛症治療に点眼薬として使用される．アルプロスタジルはPGE_1アナログで先天性心疾患をもつ新生児の動脈管の開存維持のために使用される．勃起障害に対しても使用されることがある．

40.2 次のうち，低用量アスピリンの心保護について提唱される機序を正しく説明するのはどれか．

A．アスピリンはCOX-2を優先的に阻害し，トロンボキサンA_2レベルの相対的な減少を招く．
B．アスピリンはCOX-1を優先的に阻害し，トロンボキサンA_2レベルの相対的な減少を招く．
C．アスピリンはCOX-2を優先的に阻害し，プロスタサイクリンレベルの相対的な減少を招く．
D．アスピリンはCOX-1を優先的に阻害し，プロスタサイクリンレベルの相対的な減少を招く．

正解 B． 低用量アスピリンはCOX-1を選択的に阻害し，トロンボキサンA_2産生を減少させる．トロンボキサンA_2は血管収縮と血小板凝集を促進する．COX-2活性は相対的にプロスタサイクリンを高いレベルに導くと考えられ，それは血管拡張と血小板凝集抑制の原因になる．選択的COX-2阻害薬は，NSAIDと同様に，COX-2によるプロスタサイクリン産生を抑制することによって心血管(CV)事象のリスクを増加させることがある．その結果，トロンボキサンA_2の相対的な不均衡を招き，血小板凝集と血管収縮を促進する．

40.3 次のうち，アセトアミノフェンとイブプロフェンの違いについて正しいのはどれか．
A．アセトアミノフェンはイブプロフェンに比べて抗炎症効果が強い．
B．アセトアミノフェンはイブプロフェンに比べて腎臓と胃腸管への有害作用が多い．
C．アセトアミノフェンはイブプロフェンに比べてCV事象のリスクが少ない．
D．アセトアミノフェンはイブプロフェンに比べて解熱効果が弱い．

正解 C． アセトアミノフェンはCOX阻害を介してプロスタグランジン産生を抑制するが，末梢では不活化されるため抗炎症活性を欠き，イブプロフェンの特徴である胃腸管，心血管，出血の有害作用がない．しかし，アセトアミノフェンは中枢で活性があるので，他のNSAIDに類似した解熱効果を保持できる．

40.4 22歳の男性が，1日前のスポーツ外傷から足首の痛みと腫れを訴えている．X線写真で骨折はなく，関節を安静にし，治すように指導されている．次の治療薬のうち，腫れた関節の痛みと炎症に効果をもたらす可能性が最も低いのはどれか．
A．セレコキシブ
B．ナプロキセン
C．ジクロフェナク
D．アセトアミノフェン

正解 D． すべてのNSAIDは鎮痛と抗炎症の特性をもつ(A，B，Cは誤った選択肢である)．アセトアミノフェンは中枢でCOX酵素を阻害し，鎮痛と解熱作用をもつが，末梢では不活化されるため，関節傷害に伴う炎症性腫脹を軽減することはないと思われる．

40.5 次の患者のうち，変形性関節症に伴う慢性疼痛管理にアセトアミノフェンを用いるのが最も適切なのはどれか．
A．慢性栄養失調
B．肥満
C．アルコール依存症
D．ウイルス性肝炎

正解 B． 肥満以外のすべての状態は，アセトアミノフェン関連肝毒性のリスクを増加しうる．アセトアミノフェンは肝臓でグルタチオン濃度を枯渇させ，アセトアミノフェンの毒性代謝物である*N*-アセチル-*p*-ベンゾキノンイミン(NAPQI)を産生する．栄養失調状態はグルタチオンレベル低下の始まりを招く(Aは誤った選択肢である)．アルコール依存症は内因性グルタチオンを使い果たす(Cは誤った選択肢である)．ウイルス性肝炎は肝臓を障害し，アセトアミノフェンはさらに障害への感受性を増加する(Dは誤った選択肢である)．肥満は健康状態の改善結果に関連しないが，肥満単独ではアセトアミノフェン誘発性肝毒性のリスクを増加させることはないと思われる．

40.6 64歳の男性が，軽度から中等度の両膝の変形性関節症の膝の痛みがある．この患者は，アセトアミノフェンを服用してみたが，効果がなかったという．既往歴は，糖尿病，高血圧，高脂血症，胃潰瘍(治癒)，冠動脈疾患である．この患者の痛みを治療するのに最も適切なNSAIDの処方はどれか．
A．セレコキシブ
B．インドメタシンとファモチジン
C．ナプロキセンとオメプラゾール
D．ナプロキセン

正解 C． この患者は胃潰瘍の既往があるため，将来的に潰瘍になるリスクが高い．そこで，よりCOX-2選択性が高い薬物あるいはプロトンポンプ阻害薬(たとえば，パントプラゾール)が望ましい．したがって，Dは誤りである．この患者は心血管疾患のリスクがかなり高く，冠動脈疾患の既往があるため，AとBの選択は誤りである．さらに，ファモチジンなどのH_2受容体遮断薬はNSAID誘発性潰瘍に対し保護するのに不十分と考えられることからBは誤りである．ナプロキセンは，冠動脈疾患に関しては最も安全性が高いNSAIDと考えられているが，リスクを示しうる．したがって，第一選択のNSAIDと胃腸管保護のプロトンポンプ阻害薬を用いることから，Cが正解である．

40.7 関節リウマチ(RA)と心不全を合併している64歳の女性がメトトレキサートを開始され，反応が不十分だった．次の治療薬のうち，この患者のメトトレキサート治療に追加するのに最も適切なのはどれか．

A．アダリムマブ
B．エタネルセプト
C．インフリキシマブ
D．トシリズマブ

正解　D． アダリムマブ，エタネルセプト，インフリキシマブは腫瘍壊死因子(TNF)-α阻害薬であり，心不全患者には注意して使用すべきである．トシリズマブは非TNFの生物学的疾患修飾性抗リウマチ薬(DMARD)で，心不全を併発していることを考えると，追加するのに最も適切である．

40.8 次のうち，RAの治療に用いられるトファシチニブの作用機序として正しいのはどれか

A．TNF-α阻害薬
B．ヤヌスキナーゼ(JAK)阻害薬
C．IL-6受容体抗体
D．ジヒドロ葉酸還元酵素阻害薬

正解　B． トファシチニブは，JAK1と3の阻害薬であり，JAK2も軽度に阻害する．メトトレキサートは，ジヒドロ葉酸還元酵素を阻害する．エタネルセプトは，TNF-α阻害薬の1つである．トシリズマブは，IL-6阻害薬の1つである．

40.9 62歳の男性が急性痛風発作の徴候と症状を示している．次の治療のうち，この患者の痛風の症状と痛みを速やかに軽減するのに最も適切なのはどれか．

A．アロプリノール
B．コルヒチン
C．プロベネシド
D．フェブキソスタット

正解　B． すべての薬物は痛風の予防に使用できるが，コルヒチンは，抗炎症の性質のために急性痛風発作に用いられる．プロベネシドは尿酸排泄促進薬で，血清尿酸値を低下させて痛風発作を予防するために用いられる．アロプリノールとフェブキソスタットは，キサンチンオキシダーゼ阻害薬である．これらは，おもに尿酸産生を低下することで作用し，痛風の予防に用いられる．

40.10 痛風を合併する54歳の男性が尿酸産生増加を示すことがわかった．次の治療薬のうち，この患者の痛風発作の原因を標的とする痛風予防に用いられる経口薬はどれか．

A．アロプリノール
B．コルヒチン
C．プロベネシド
D．ペグロチカーゼ

正解　A． アロプリノールは，キサンチンオキシダーゼ阻害薬で，おもに尿酸産生を低下することで作用する．プロベネシドは尿酸排泄促進薬であり，近位尿細管で尿酸-アニオン交換体を阻害することにより腎排泄を増加する．そして，尿酸の再吸収を遮断し，排泄を促進する．ペグロチカーゼも同じく尿酸の腎排泄を増加することで作用し，静脈点滴投与される．

41 呼吸器系治療薬

I．概　要

気管支喘息 asthma，慢性閉塞性肺疾患 chronic obstructive pulmonary disease（COPD），そしてアレルギー性鼻炎 allergic rhinitis は患者数の多い疾患である．これらの疾患にはやっかいな咳が伴うことが多く，また，咳が患者の唯一の主訴であることもしばしばである．気道系の過敏が特徴である喘息は世界で3億4 100万人以上の人がかかる慢性疾患である．この疾患は，診断されないことや治療されないことが多いため，患者やその家族に相当な負担を生み出すうえに，何百万もの人が救急外来を訪れるという状況である．COPD（肺気腫 emphysema，慢性気管支炎）は不可逆で進行性の気流閉塞を起こす疾患群で，世界で2億5 100万人以上の患者がいる．COPD は現在，世界での死因の第4位であり，2030年には第3位になると予測されている．かゆみ，涙目，鼻水，乾性咳（痰を伴わない咳）などが特徴のアレルギー性鼻炎は，世界で人口の10～30% が罹患する非常に多い疾患であり，患者の生活の質 quality of life（QOL）を低下させる要因となる．これらの呼吸器症状の多くは生活習慣の改善と適切な服薬により対応できるものである．呼吸器症状に使用される薬物は，鼻腔粘膜への局所投与，肺への吸入，あるいは経口や非経口による全身投与が行われる．鼻スプレーや吸入といった局所投与法は，疾患部位を直接的な標的として全身性の有害作用を軽減できることから好んで用いられる．喘息，COPD，咳など一般的な呼吸器疾患の治療薬を図41.1にまとめる．

II．喘息治療薬

気管支喘息は気道の慢性炎症性疾患であり，発作性気管支狭窄により，息切れ，咳，胸部緊張，喘鳴，呼吸切迫などの症状が繰り返し発現する．

A．喘息の病態生理

喘息時の気流閉塞は気管支狭窄によって生じ，それは，気管支平滑筋収縮（攣縮），気管支壁の炎症，粘液分泌の増加によって生じる（図

治療薬	適応
短時間作用性β_2アドレナリン受容体作動薬	
サルブタモール（アルブテロール）	気管支喘息，COPD
レバルブテロール［訳者注：日本ではプロカテロールなど］	気管支喘息，COPD
長時間作用性β_2アドレナリン受容体作動薬	
アルホルモテロール	COPD
ホルモテロール	気管支喘息[*1]，COPD
インダカテロール	COPD
オロダテロール	COPD[*1]
サルメテロール	気管支喘息，COPD
吸入ステロイド薬	
ベクロメタゾン	気管支喘息，アレルギー性鼻炎，COPD[*1]
ブデソニド	気管支喘息，アレルギー性鼻炎，COPD[*1]
シクレソニド	気管支喘息[*2]，アレルギー性鼻炎[*1]，
フルチカゾン	気管支喘息，アレルギー性鼻炎，COPD
モメタゾン	気管支喘息，アレルギー性鼻炎
トリアムシノロン	気管支喘息，アレルギー性鼻炎
長時間作用性β_2アドレナリン受容体作動薬/吸入ステロイド薬の合剤	
ホルモテロール/ブデソニド	気管支喘息，COPD
ホルモテロール/モメタゾン	気管支喘息，COPD
サルメテロール/フルチカゾン	気管支喘息，COPD
ビランテロール/フルチカゾン	COPD[*1]
短時間作用性抗コリン薬	
イプラトロピウム	アレルギー性鼻炎[*1]，気管支喘息，COPD
短時間作用性β_2アドレナリン受容体作動薬/短時間作用性抗コリン薬の合剤	
サルブタモール/イプラトロピウム	COPD
長時間作用性抗コリン薬	
アクリジニウム	COPD
グリコピロレート	COPD
レベフェナシン	COPD
チオトロピウム	気管支喘息，COPD
ウメクリジニウム	COPD
長時間作用性β_2アドレナリン受容体作動薬/長時間作用性抗コリン薬の合剤	
ホルモテロール/アクリジニウム	COPD
ホルモテロール/グリコピロレート	COPD
ビランテロール/ウメクリジニウム	COPD
オロダテロール/チオトロピウム	COPD
抗ロイコトリエン薬（ロイコトリエン受容体拮抗薬）	
モンテルカスト	気管支喘息，アレルギー性鼻炎
ザフィルルカスト	気管支喘息
ジロイトン[*3]	気管支喘息
鎮咳薬	
ベンゾナテート	鎮咳
コデイン（グアイフェネシン併用）	鎮咳/去痰
デキストロメトルファン	鎮咳
デキストロメトルファン（グアイフェネシン併用）	鎮咳/去痰
グアイフェネシン	去痰
その他	
ベンラリズマブ	気管支喘息
クロモリン	気管支喘息，アレルギー性鼻炎
ドルナーゼアルファ	嚢胞性線維症
デュピルマブ	気管支喘息
メポリズマブ	気管支喘息
オマリズマブ	気管支喘息
レスリズマブ	気管支喘息
ロフルミラスト	COPD
テオフィリン	気管支喘息，COPD[*2]

［訳者注：[*1] 日本では適応がない，[*2] 日本では適応がある，[*3] ロイコトリエン合成阻害薬である．］

図 41.1
呼吸器疾患の治療薬のまとめ．

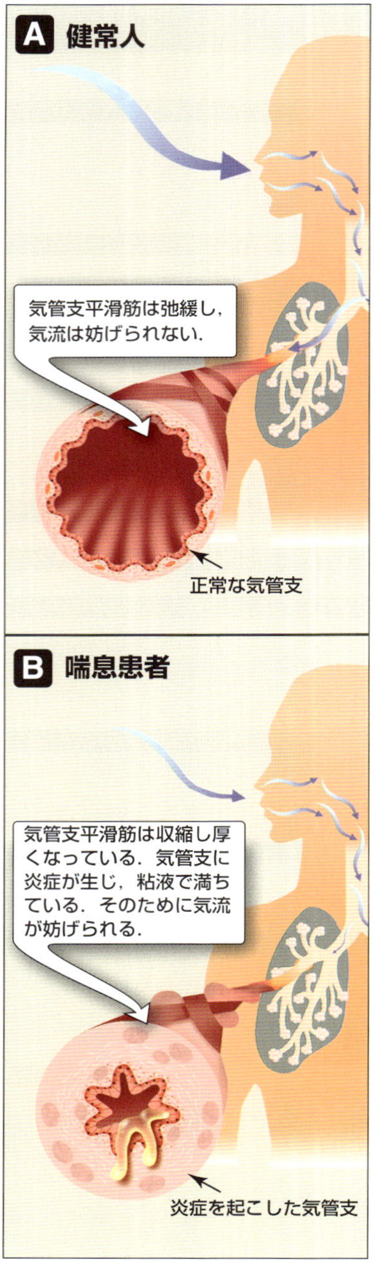
A 健常人
気管支平滑筋は弛緩し，気流は妨げられない．
正常な気管支
B 喘息患者
気管支平滑筋は収縮し厚くなっている．気管支に炎症が生じ，粘液で満ちている．そのために気流が妨げられる．
炎症を起こした気管支

図 41.2
健常人と喘息患者の気管支の比較．

41.2）．気道にある基礎的な炎症により，気道の過敏性や気流制限，呼吸器症状，疾患の慢性化が引き起こされる．喘息発作はアレルゲン（抗原）への曝露，運動，ストレス，気道感染が引き金となって起こる．COPD，嚢胞性線維症や気管支拡張症と異なり，喘息は通常は進行性の疾患ではない．しかし，無治療であると気管支喘息は気道リモデリングを起こし，結果として重症度が増し，増悪も頻回になり，喘息死の危険も増す．

B．治療の目標

喘息を長期的にコントロールするための薬物療法は，気道の炎症を低減し，予防することを目的としている．喘息治療の最終目標は喘息症状の程度と頻度を軽減し，将来の増悪を予防し，喘息症状によって患者の生活が制限されることや有害作用を最小限にすることである．Global Initiative for Asthma（GINA）のガイドラインではすべての喘息患者が長期管理および緩和のための薬物治療を受けるべきであるとしている．長期管理薬（コントローラー）には吸入コルチコステロイド inhaled corticoseroid（ICS）が含まれており，気道の炎症と喘息増悪のリスクを軽減する．発作治療薬（リリーバー）は，喘息の再燃や増悪時に症状をすばやく緩和するために必要に応じて使用される．喘息症状の頻度と重症度に基づいた第一選択薬物療法を図 41.3 に示す．

C．コルチコステロイド（副腎皮質ステロイド，グルココルチコイド）

ICSは，喘息患者における長期管理薬の治療の基礎となる（図 41.3）．コルチコステロイド（26 章参照）は，ホスホリパーゼA_2の阻害を介してアラキドン酸の放出を抑制し，気道に直接抗炎症作用をもたらす（図 41.4）．炎症制御を最も効果的に行うためには，これらの薬剤を定期的に使用する必要がある．軽症喘息患者では，症状に応じてICS/**ホルモテロール** formoterol を適宜使用することで，重症喘息増悪のリスクが減少する．増悪または重症喘息の治療には，短期間の経口または静脈内コルチコステロイドの追加が必要な場合がある．

1．気道作用：ICSは背後に存在する気道炎症を直接的な標的とする．炎症カスケード（好酸球，マクロファージ，T細胞など）を抑制して，粘膜浮腫を改善し，毛細血管の透過性を低下させ，ロイコトリエンの分泌を押さえる．ICSは，数カ月の定期的服用によりアレルゲン，刺激物質，冷気，運動などのさまざまな気管支狭窄刺激に対して気道平滑筋の過敏性を低下させる．

2．投与経路

a．吸入：ICSの開発により，喘息症状をコントロールするための全身性コルチコステロイド治療の必要性が著しく減少した．しかしこの治療法の成功には適切な吸入操作が必須である（吸入方法の項参照）．

b．経口/全身投与：喘息の急性増悪（喘息発作重積状態 acute

喘息の症状	推奨される治療法		代替の治療法	
	長期管理	発作治療	長期管理	発作治療
月に2度未満	必要時に低用量ICS/ホルモテロール		SABAが必要なときにICSを投与	必要時にSABA
月に2度より多いが，週に4，5日未満	必要時に低用量ICS/ホルモテロール		低用量ICSの維持投与	必要時にSABA
週の大半，もしくは，週に1度以上喘息で目が覚める	低用量ICS/ホルモテロールの維持投与	必要時に低用量ICS/ホルモテロール	低用量ICS/LABAの維持投与	必要時にSABA
毎日，もしくは，週に1度以上喘息で目が覚める；肺の低機能	中用量ICS/ホルモテロールの維持投与	必要時に低用量ICS/ホルモテロール	高もしくは中用量ICS/LABAの維持投与	必要時にSABA

図 41.3
12歳以上の喘息患者での初期治療のガイドライン．ICS＝吸入コルチコステロイド，LABA＝長時間作用性β_2作動薬，SABA＝短時間作用性β_2作動薬．

severe asthma もしくは status asthmaticus）では気道炎症を抑制するために**メチルプレドニゾロン** methylprednisolone の静脈内投与（静注）または**プレドニゾン** prednisone 経口投与を必要とする場合がある．喘息発作時にしばしば処方されるような経口**プレドニゾン**の短期大量（burst）投与では，ほとんどの場合，視床下部-下垂体-副腎皮質軸の抑制は問題とならない．したがって，休薬の際に**プレドニゾン**を漸減して中止する必要はない．

3．有害作用：経口または非経口のグルココルチコイドは時にさまざまな深刻な有害作用をもつ（26 章参照）．これに対し，ICSは，とくにスペーサーで使用されると，ほとんど全身性効果がない．ICSが口腔および喉頭粘膜に沈着すると嗄声や口咽頭カンジダ症（局所の免疫抑制）といった有害作用を引き起こす．このような有害作用を減らすために，吸入後はうがいをする（swish and spit：うがいで洗い流しだす）ように指導する．また，大容量のスペーサーを使用することで，口腔内に沈着する薬剤の量を抑えることができ，口腔カンジダ症の可能性を減らすことができる（吸入方法の項参照）．重篤な有害作用の可能性があるため，経口コルチコステロイドによる慢性的な管理は，ICSでコントロールできない患者に限定すべきである．

D．β_2アドレナリン受容体作動薬（β_2受容体作動薬，β_2アゴニスト）

吸入されたβ_2アドレナリン受容体作動薬は，直接気道の平滑筋を弛緩する．これらは発作治療薬として，また長期管理の付加的な薬物として使用される．

1．短時間作用性β_2作動薬：短時間作用性β_2作動薬 short-acting β_2 agonist（SABA）は短時間に（5～15 分）作用を開始し 3～6 時間ほど発作を抑制する．β_2受容体作動薬は気管支攣縮の対症薬で，急性気管支狭窄に対処するための“発作治療薬”として使用される．β_2受容体作動薬には抗炎症作用はなく，慢性喘息患者の治療薬として単剤治

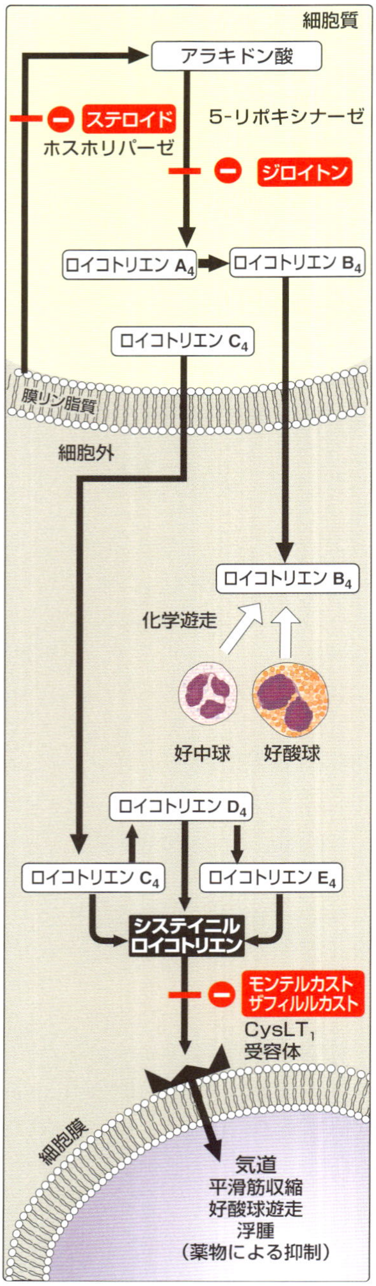

細胞質
アラキドン酸
ステロイド
ホスホリパーゼ
5-リポキシナーゼ
ジロイトン
ロイコトリエン A4
ロイコトリエン B4
ロイコトリエン C4
膜リン脂質
細胞外
ロイコトリエン B4
化学遊走
好中球
好酸球
ロイコトリエン D4
ロイコトリエン C4
ロイコトリエン E4
システイニル
ロイコトリエン
モンテルカスト
ザフィルルカスト
CysLT1
受容体
細胞膜
気道
平滑筋収縮
好酸球遊走
浮腫
（薬物による抑制）

図 41.4
呼吸器疾患治療薬の作用部位．
$CysLT_1$＝システイニルロイコトリエン1．

療では不十分である．SABAは運動誘発性気管支痙攣の予防に使用することができ，この場合は必要に応じて投与されるべきである．**サルブタモール** salbutamol［訳者注：米国では**アルブテロール** albuterol］や**レバルブテロール** levalbuterolのような直接作用型選択的β_2受容体作動薬には，α受容体あるいはβ_1受容体刺激という望ましくない効果はほとんど伴わずに大きな気管支拡張を得ることができるという利点がある（アドレナリン受容体サブタイプの選択的作用については6章参照）．有害作用には，頻脈（頻拍 tachycardia），高血糖，低カリウム血症，低マグネシウム血症やβ_2受容体を介した骨格振戦などがあり，薬物が全身投与ではなく吸入投与の場合には有害作用は最小限となる．

2．長時間作用性β_2作動薬：**サルメテロール** salmeterolと**ホルモテロール**は長時間作用性β_2作動薬 long-acting β_2 agonist（LABA）であり，**サルブタモール**と類似の構造をもつ．**サルメテロール**と**ホルモテロール**の作用時間は長く，少なくとも12時間気管支を拡張させる．［注：**ホルモテロール**は，作用の発現が速いので，症状を迅速に緩和するのにも有用である．］LABAの単剤使用は喘息には禁忌となり，ICSのような他の喘息治療薬との併用が必要である．ICSは長期管理薬の第一選択薬であり，LABAは喘息コントロールの付加的治療薬として有用と考えられている．一部のLABAはICSとの合剤が使用可能である（図41.1）．**ホルモテロール**は即効性があるため，ICS/**ホルモテロール**合剤（たとえば，**ブデソニド** budesonide/**ホルモテロール**）は，毎日の長期管理薬としてだけでなく，必要に応じて喘息症状をすばやく緩和するためにも使用できる．［注：ICS/**ホルモテロール**は，喘息において推奨される緩和薬である．SABAは，喘息の症状をすばやく緩和するための代替薬である．図41.3参照］．LABAの有害作用は速効型β_2作動薬と同様である．

Ⅲ．喘息治療に用いられる代替薬

これらの薬物は，通常の治療でコントロールが不十分であったり，コルチコステロイドの慢性的治療による二次的な有害作用が生じた患者の喘息をやわらげるのに有用な薬物である．多くの患者では，これらの薬物は，吸入ステロイド剤と併用する必要がある．

A．ロイコトリエン修飾薬

ロイコトリエン leukotriene B_4（LTB_4）とシステイニルロイコトリエン cysteinyl leukotriene（CysLT）のLTC_4，LTD_4，LTE_4はアラキドン酸の5-リポキシゲナーゼ 5-lipoxygenase代謝経路でつくられ，免疫系カスケードに属する．5-リポキシゲナーゼは，マスト細胞（肥満細胞）mast cell，好塩基球，好酸球，好中球などの骨髄由来細胞に発現している．LTB_4は好中球と好酸球に対する強力な走化因子であり，一方でCysLTは細気管支平滑筋を収縮し，血管内皮の透過性を増加させ，粘液分泌を亢進させる．**ジロイトン** zileutonは5-リポキシゲナーゼの選択的かつ特異的阻害薬であり，LTB_4とCysLTの両方の生成を抑

臨床応用 41.1：β_2 アドレナリン受容体の発現低下と β_2 アドレナリン受容体作動薬に対する反応性の低下

気道平滑筋に存在する β_2 アドレナリン受容体(β_2 AR)は，G タンパク質共役型受容体(2 章参照)であり，サブタイプはGsである．SABAやLABAなどの作動薬(アゴニスト)によって活性化されると，これらの受容体はアデニル酸シクラーゼ酵素を刺激し，細胞内のcAMPレベルを上昇させ，気道平滑筋を弛緩させる．しかし，これらの薬剤の長期投与は，β_2 ARの内在化 internalizationと発現低下により，二次的に気管支拡張反応の低下と耐性をもたらすことが示されている．

耐性の発現につながるメカニズムは，受容体のリン酸化に起因する．G タンパク質共役型受容体キナーゼ(GRK)として知られるタンパク質リン酸化酵素群が活性化すると，β_2 ARをリン酸化し，それによってcAMPを生成する能力を低下させる．さらに，β-アレスチンとよばれるタンパク質との親和性を高め，β-アレスチンは β_2 ARの内在化を引き起こす．このことが β_2 アドレナリン受容体作動薬の慢性的な使用による喘息コントロール不良の原因となる受容体の脱感作に寄与する．GINAのガイドラインで，喘息治療において β_2 アドレナリン受容体作動薬の単剤使用が推奨されていない理由の 1 つがこれではないかと考えられる．

制する．**ザフィルルカスト** zafirlukastと**モンテルカスト** montelukastは $CysLT_1$ 受容体の選択的拮抗薬であり，CysLTの作用を遮断する(図 41.4)．これらの薬物はすべて喘息の予防薬として承認されている．しかし，これらは即時の気管支拡張作用が必要な場合には効果的ではない．ロイコトリエン受容体拮抗薬は運動誘発性気管支攣縮やアスピリン喘息 aspirin-exacerbated respiratory disease (AERD)の予防に認可されている．[注：AERDは，喘息，鼻ポリープ，**アスピリン**やその他の非ステロイド性抗炎症薬(NSAID)への曝露後の呼吸器症状の発現を特徴とする疾患である．]

1．**薬物動態**：これらの薬物は経口投与され，タンパク質との結合率が高い．**ザフィルルカスト**の吸収は食物で低下する．これらの薬物は肝臓でさまざまな代謝を受ける．**ジロイトン**とその代謝物は尿中に排泄されるが，**ザフィルルカスト**と**モンテルカスト**とその代謝物は胆汁中に排出される．

2．**有害作用**：**ジロイトン**と**ザフィルルカスト**では血清肝酵素の上昇を生じることがあり，定期的検査が必要である．血中肝酵素濃度が基準値上限の 3 ～ 5 倍以上になったときは中止する．他の有害作用には頭痛と消化不良がある．**モンテルカスト**には，この薬剤の使用により，激越，抑うつ，睡眠障害，自殺念慮などの重篤な精神症状が生じる可能性に関する枠組み警告が記載されている．**モンテルカスト**と**ザフィルルカスト**でまれに起こる有害事象は，以前はチャーグ・ストラウス症候群 Churg-Strauss syndromeとして知られていた多発血管炎を伴う好酸球性肉芽腫症 eosinophilic granulomatosis with polyangiitis (EGPA)である．この症候群には，好酸球の上昇(好酸球増加症)，血管炎，発疹，筋肉痛，関節痛，呼吸器症状の悪化，神経障害が含まれる．EGPAの発生は，経口コルチコステロイド療法の中止と関連することがある．**ザフィルルカスト**はシトクロムP450（CYP）のアイソザイム2C8，2C9，3A4を阻害し，**ジロイトン**はCYP1A2を阻害する．これらのアイソザイムの基質である薬剤と併用すると，作用や毒性が増大する可能性がある．

B．クロモリン cromolyn

クロモリン（クロモグリク酸ナトリウム sodium cromoglycate）はマスト細胞の脱顆粒およびヒスタミンの放出を抑制し，喘息予防に効果的な抗炎症薬（抗アレルギー薬）である．よって軽症持続型の患者に対する代替療法として有効で，噴霧剤として使用される．しかし直接的な気管支拡張薬ではないので，急性喘息発作の治療には使用されない．アレルギー性鼻炎の治療には経鼻剤が，全身性肥満細胞症の治療には経口剤が使用される．作用時間が短いため1日に3，4回服用する必要があり，アドヒアランス adhererence（コンプライアンス）の低下と，それにより使用は制限される．有害作用は軽微で，咳，刺激，不快な味などである．

C．抗コリン薬

抗コリン薬は迷走神経を介する気道平滑筋収縮と粘液分泌を遮断する（5章参照）．**アトロピン** atropineの四級アミン誘導体である**イプラトロピウム** ipratropiumは吸入薬であり，喘息の急性発作治療薬として通常使用することは推奨できない．なぜなら吸入SABAと比較して効き始めが遅いからである．しかし，SABAに忍容性（認容性）tolerabilityがない患者や喘息-COPDオーバーラップ症候群の患者には有用である．**イプラトロピウム**は救急治療室で，喘息の急性増悪の治療にSABAと併用し追加効果を発揮し有用である．**チオトロピウム** tiotropiumは長時間作用性抗コリン薬で，重症喘息および増悪歴のある成人患者において追加治療として使用することができる．口腔乾燥症や苦みの有害作用は局所の抗コリン作用による．

D．テオフィリン theophylline

テオフィリンは慢性喘息において気道狭窄を緩和するメチルキサンチン気管支拡張薬であり，喘息症状を軽くする．また，正確な作用機序は不明だが，抗炎症作用や免疫調節作用があるとされている．以前は喘息治療の要だったが，**テオフィリン**はβ_2受容体作動薬と吸入ステロイドに取って代わられた．というのは**テオフィリン**の治療域が狭いこと，有害作用の危険性を伴うこと，薬物相互作用があるからである．過量投与は，痙攣や致死的な不整脈を起こす危険がある．また，**テオフィリン**は肝臓で代謝され，CYP1A2とCYP3A4の基質である．多くの薬物と相互作用を起こす危険がある．**テオフィリン**を継続的に投与する場合には血清中薬物濃度のモニタリングを施行しなければならない．

E．モノクローナル抗体

オマリズマブ omalizumabはヒト免疫グロブリンE（IgE）に選択的

に結合するモノクローナル抗体である．これにより，マスト細胞や好塩基球表面の受容体にIgEが結合するのを抑制する．細胞表面に結合したIgEが減少すると，アレルギー反応によるメディエーターの遊離が減少する．モノクローナル抗体の**メポリズマブ**mepolizumab，**ベンラリズマブ** benralizumab，**レスリズマブ**reslizumabはインターロイキン-5（IL-5）拮抗薬である．IL-5は好酸球性喘息における好酸球の動員，活性化，生存に関与する主要なサイトカインである．**デュピルマブ** dupilumabはインターロイキン-4（IL-4）とインターロイキン-13（IL-13）に対するモノクローナル抗体である．**デュピルマブ**は，炎症性サイトカイン，ケモカイン，IgEの放出を減少させることにより作用する．これらの薬物は，従来の治療でコントロールが不十分な患者での重症持続性喘息の追加治療に適応される．高価であること，投与方法（**レスリズマブ**では静脈投与，その他は皮下投与）そしてその有害作用から使用は限られている．有害作用には，重篤なアナフィラキシー反応（まれではある），関節痛，発熱，発疹，感染リスクの増加が挙げられる．悪性腫瘍の合併も報告されている．

Ⅳ．慢性閉塞性肺疾患治療薬

慢性閉塞性肺疾患（COPD）は慢性的で不可逆的な気道閉塞で，通常は進行性で，症状が持続するのが特徴である．咳，喀痰分泌増加，胸苦しさ，呼吸困難，睡眠障害，易疲労感などの症状を示す．喘息と症状は似ているが，喘息との大きな相違は，気道閉塞が不可逆性であることである．喫煙はCOPDの最大の危険因子であり，1秒量で示される肺機能（FEV_1）の進行性低下に直接的に関与している．COPDの重症度や患者の年齢などとは無関係に禁煙が勧められる．薬物療法は症状の緩和および進行の抑制を目標とする．残念なことに，現在可能な治療では，多くの患者の肺機能低下の進行を止めることができない．

A．気管支拡張薬

COPDの治療基盤はβ_2受容体作動薬と抗コリン薬（ムスカリン受容体拮抗薬）のような吸入気管支拡張薬である（図41.5）．これらの薬剤は気流量を増加させ，症状を緩和し，増悪を減少させる．SABA（たとえば，**サルブタモール**salbutamol）または短時間作用性ムスカリン拮抗薬short-acting muscarinic antagonist（SAMA．たとえば，**イプラトロピウム**）の必要に応じての使用は，COPDグループAの患者（症状がほとんどなく，COPD増悪のリスクが低い患者）の症状管理に適切である．長時間作用性気管支拡張薬であるLABAと長時間作用性ムスカリン拮抗薬long-acting muscarinic antagonist（LAMA）は，他のすべてのCOPD群に対する第一選択薬として望ましい．LABAには，1日1回吸入の**インダカテロール** indacaterol，**オロダテロール** olodaterol，**ビランフェロール** vilanferol，1日2回吸入の**アルホルモテロール** arformoterol，**ホルモテロール**，**サルメテロール** salmeterolなどがある．LAMAには，**アクリジニウム** aclidinium，**チオトロピウム** tiotropium，**グリコピロレート** glycopyrrolate，**レベフェナシン** revefena-

患者群	COPD増悪のリスク	症状の負荷	推奨第一選択薬
A	低リスク	症状少ない	SABA，SAMA，LABA，もしくはLAMA
B	低リスク	症状多い	LABAもしくはLAMA
C	高リスク	症状少ない	LAMA
D	高リスク	症状多い	LAMA，LAMA＋LABA，もしくはLABA＋ICS

図 41.5
安定期のCOPD薬物療法のガイドライン．
ICS＝吸入ステロイド薬，LABA＝長時間作用性β_2作動薬，LAMA＝長時間作用性ムスカリン受容体拮抗薬，SABA＝短時間作用性β_2作動薬，SAMA＝短時間作用性ムスカリン受容体拮抗薬．

cin，**ウメクリジニウム** umeclidinium などがある．［注：**レベフェナシン**はネブライザー（噴霧器）でのみ投与される．他のLAMAは定量噴霧器またはドライパウダー吸入器で投与できる．］LAMAとLABAの併用は，単一の吸入気管支拡張薬で十分な効果が得られず，増悪のリスクがある患者に有用である．すべてのCOPD患者で，症状の迅速な緩和のために短時間作用性気管支拡張薬を治療に取り入れるべきである．

B．コルチコステロイド

長時間作用性気管支拡張薬にICSを追加することで，COPDによる入院歴のある患者や，中等度のCOPD増悪が年間1回以上ある患者，好酸球数が多い患者，喘息とCOPDの両方の症状を有する患者において，症状，肺機能，QOLが改善する可能性がある．しかし，COPD

臨床応用 41.2：COPDにおける患者評価と薬物療法の選択

安定したCOPDにおける薬物療法の選択は，おもに患者の症状と将来のCOPD増悪リスクの評価に基づいて行われる．COPD症状の評価には，Modified British Medical Research Council（mMRC）dyspnea questionnaire と COPD Assessment Test（CAT）という2つの一般的な質問票が用いられる．mMRCは特定の活動での息苦しさの程度を評価するもので，スコアの範囲は0（激しい運動でのみ息苦しい）から4（着替えなどの簡単な活動で息苦しい）まである．CATは呼吸困難だけでなく，咳，粘液分泌の程度，睡眠，全体的なエネルギーレベルなどの他の症状も評価する．CATスコアは0～40の範囲で，スコアが高いほどCOPDの症状の負担が大きいことを示す．mMRCスコアが2以上またはCATスコアが10以上の患者は症状負担が大きいと見なされ，mMRCスコアが0か1またはCATスコアが10未満の患者はCOPD症状が少ないと見なされる．

安定しているCOPDの薬物療法の選択には，将来の増悪リスクの評価も重要である．過去1年間に2回以上の中等度増悪（短時間作用性気管支拡張薬，抗生物質，または経口コルチコステロイド療法を必要とする増悪），または1回の重度増悪（入院を必要とする増悪）を経験した患者は，将来の増悪リスクが高い．症状の程度と増悪のリスクが明らかになれば，患者を4つのCOPDグループ（A，B，C，D）のいずれかに分類することができ，この分類は薬物療法の選択に用いられる（図41.5）．

におけるICSの使用は肺炎のリスクが増加するため，投与はこれらの患者のみに限定されるべきである．経口ステロイド薬は急性増悪時にしばしば使用されるが，COPDの長期管理には使用すべきではない．

C. その他の薬物

ロフルミラスト roflumilastは経口のホスホジエステラーゼ-4阻害薬で，重症慢性気管支炎患者の増悪を減らす目的で使用する．COPDにおける作用機序の詳細は不明であるが，理論的には，肺細胞の細胞内cAMPレベルを上昇させ，炎症を抑制する．**ロフルミラスト**は気管支拡張薬ではないので，急性の気管支閉塞治療には用いることができない．**ロフルミラスト**は，LABA/LAMA併用治療にて増悪した慢性気管支炎患者，またはLABA/LAMA/ICS併用治療にて増悪した慢性気管支炎患者に適応される．［注：LABA/LAMA療法で治療を受け，好酸球数が多い患者または喘息の症状を併発している患者には，**ロフルミラスト**よりもICSの追加が望ましいことがある．好酸球数が少ない（たとえば，100細胞/μL未満の）患者には，LABA/LAMA療法に**ロフルミラスト**を追加することが推奨される．LABA/LAMA療法またはLABA/LAMA/ICS療法で治療中に増悪した非喫煙者では，**ロフルミラスト**の代わりにマクロライド系の**アジスロマイシン** azithromycinが追加できる．］**ロフルミラスト**の頻度の高い有害作用には，体重減少，悪心，下痢，頭痛があり，使用が限られる．COPDでも喘息と同様に，**テオフィリン**の使用は，より効果的で忍容性のある長時間作用性気管支拡張薬に代替されている．

V. 吸入方法

定量式噴霧製剤 metered-dose inhaler（MDI）とパウダー製剤 dry powder inhaler（DPI）とで適切な吸入の方法は異なる．治療を成功させるには，定期的に吸入方法を確認するべきである．

A. 定量式噴霧吸入薬とパウダー式吸入薬

MDIはキャニスターから高圧ガスで薬物が噴出する仕組みである．患者には，吸入器を作動させる前に息を吐き，キャニスターを押しながらゆっくり吸いはじめ，作動中はゆっくり深く吸い続けるように指導する．この方法によって，喉頭粘膜への薬剤の付着が避けられ，薬剤が気管支平滑筋の作用部位に到達しやすくなる．吸入したグルココルチコイドなどの薬物のうち多くは（概して80～90％），口腔や喉頭に沈着したり飲み込まれる（図41.6）．飲み込まれなかった残りの10～20％が気道の作用部位に到達する．ICSの適切な吸入法により，全身に吸収され有害作用が出現するリスクが低減する．DPIは異なる吸入方法が必要となる．患者には，薬物が肺に適切に到達するようにすばやく深く吸入するように指導するべきである．どのようなタイプの吸入コルチコステロイド装置を使用している患者でも，口腔カンジダ症の発症を予防するために，使用後は口をすすぐように指導すべきである．

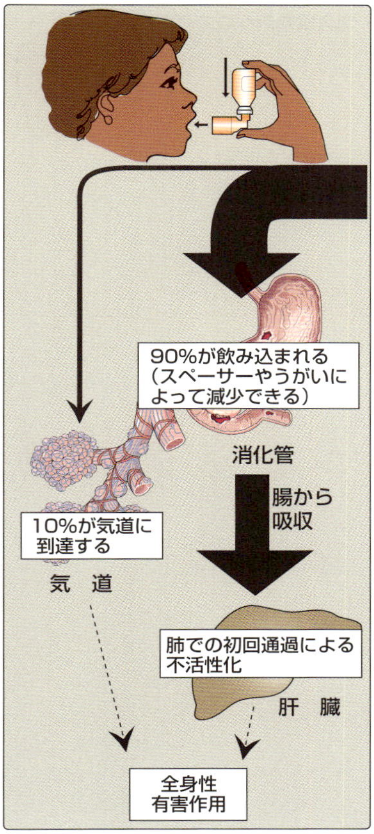
90%が飲み込まれる
(スペーサーやうがいによって減少できる)
消化管
腸から吸収
10%が気道に到達する
気 道
肺での初回通過による不活性化
肝 臓
全身性有害作用

図 41.6
吸入ステロイドの薬物動態.

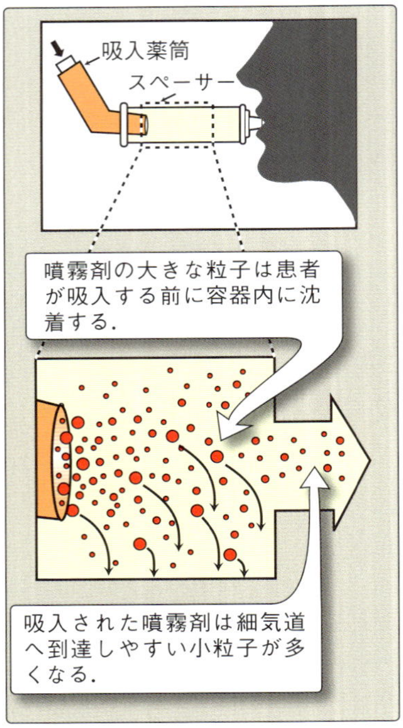
吸入薬筒
スペーサー
噴霧剤の大きな粒子は患者が吸入する前に容器内に沈着する．
吸入された噴霧剤は細気道へ到達しやすい小粒子が多くなる．

図 41.7
吸入噴霧剤へのスペーサーの効果．

B．スペーサー

スペーサーはMDIに付ける中空容器である．容器は口腔内に入る前の噴霧剤(エアロゾル剤)の注入速度を減らすようにできており，大きな薬剤粒子がスペーサーに沈着するようになっている．小さくて高速の薬剤粒子ほど口腔内に沈着しにくく，標的となる気道組織に到達しやすい(図 41.7)．スペーサーで喘息発作の要因となる細菌や真菌が増殖しないように，スペーサーを定期的に洗浄・消毒をするように患者を指導しなくてはならない．

Ⅵ．アレルギー性鼻炎治療薬

アレルギー性鼻炎 allergic rhinitis は鼻粘膜の炎症であり，くしゃみ，鼻や目のムズムズ感(かゆみの一種)，水性鼻漏(鼻水) watery rhinorrhea，鼻閉と時々，乾性咳を伴う．発作はアレルゲン allergen〔塵，花粉，または動物の鱗屑(りんせつ) animal dander など〕の吸入によって引き起こされる．以前のアレルゲン曝露時に産生されたIgEが細胞表面に固着しているマスト細胞に外来抗原が作用して反応が起こる．マスト細胞は，ヒスタミン，ロイコトリエン，走化性因子などのメディエーターを放出し，それによって気管支攣縮および浮腫と細胞浸潤による粘膜肥厚が進行する．経口による抗ヒスタミン薬とステロイド薬の点鼻がアレルギー性鼻炎に対する治療法として推奨される．

A．抗ヒスタミン薬

抗ヒスタミン薬(H_1 ヒスタミン受容体拮抗薬 H_1 receptor antagonist，39 章参照)は，作用の発現が速く，ヒスタミン分泌によって生じるくしゃみ，水性鼻漏，眼や鼻のかゆみなどの症状に対処するのに有用な治療薬である．しかし，症状が一度始まってからより，軽度または間欠的な疾患に予防的に使用する方が，症状をよりよく抑えられる．第一世代の抗ヒスタミン薬である**ジフェンヒドラミン** diphenhydramine，**クロルフェニラミン** chlorpheniramine は鎮静作用，作業能率の低下などの抗コリン作用による有害作用のため通常は用いられない．第二世代の抗ヒスタミン薬(**フェキソフェナジン** fexofenadine，**デスロラタジン** desloratadine，**ロラタジン** loratadine，**セチリジン** cetirizine，**レボセチリジン** levocetirizine)は通常忍容性が高い．目標を絞った局所投与のために，点眼および経鼻の抗ヒスタミン薬投与装置を用いることができる．局所経鼻抗ヒスタミン薬には，**オロパタジン** olopatadine や**アゼラスチン** azelastine などがある．経鼻抗ヒスタミン薬により，薬物の到達量が増加するとともに，有害作用が減少する．鼻閉の症状が強い場合，または患者がコルチコステロイドの経鼻投与に反応しないか，症状のコントロールが不完全である場合は，抗ヒスタミン薬と鼻粘膜充血除去薬(下記参照)の併用が効果的である．

B．コルチコステロイド

ベクロメタゾン beclomethasone，**ブデソニド** budesonide，**フルチカゾン** fluticasone，**シクレソニド** ciclesonide，**モメタゾン** mometasone, **トリアムシノロン** triamcinoloneのコルチコステロイドの点鼻薬はアレルギー性鼻炎の治療薬として最も有効である. 初回投与から3～36時間後に作用が発現し, くしゃみ, かゆみ, 鼻漏, 鼻閉を改善する. 全身への吸収は最小限であり鼻腔内コルチコステロイド治療の有害作用は局所的である. 鼻刺激感, 鼻出血, 喉の痛み, まれにカンジダ症などである. 全身性吸収を最小限にするために, これらの薬物は鼻にのみ作用すればよいので肺や喉まで行かないように, 深く吸い込まないように指導する. 慢性鼻炎患者では, ステロイド治療では治療開始後1, 2週間は症状が改善されない場合がある.

C. αアドレナリン受容体作動薬(α受容体作動薬, αアゴニスト)

フェニレフリン phenylephrineなどの短時間作用性α受容体作動薬(鼻粘膜充血除去薬)は拡張した細動脈そして鼻粘膜を収縮させ, 気道抵抗を減じる(鼻の通りがよくなる. 6章参照)ことでアレルギー性鼻炎の症状を改善する. 長時間作用性の**オキシメタゾリン** oxymetazolineもまた用いられる. これらの薬剤はアレルギー性鼻炎の急性症状は抑えるが, 症状の再発を予防する効果はない. 点鼻薬で用いると, これらの薬物は急速に効き, ほとんど全身効果を生じない. しかし, 点鼻薬のα受容体作動薬は3日以上の連続使用は好ましくない. これらの薬物の中断で反動による鼻閉(薬物性鼻炎 rhinitis medicamentosa)がしばしば生じるためである. このため, αアドレナリン作動薬はアレルギー性鼻炎の長期治療には用いられない. 経口投与では長時間作用が得られるが, 血圧や心拍数の増加などの全身効果も強くなる(6章参照). 点鼻と同様に, α受容体作動薬(**フェニレフリン**や**プソイドエフェドリン** pseudoephedrine)の単独または抗ヒスタミン薬との併用で定期的に経口服用することは勧められない.

D. その他の薬物

クロモリン cromolynの点鼻薬は, とくにアレルゲンに曝露する前に投与するとアレルギー性鼻炎の治療として有用である. 治療効果を最適化するために, アレルゲン曝露の少なくとも1～2週間前に投与する必要がある. 他の治療薬と比較すると効果は劣るが, ロイコトリエン受容体拮抗薬(たとえば, **モンテルカスト**)は単剤または他の薬物との併用でアレルギー性鼻炎に効果的である. **モンテルカスト**は, 喘息を有する患者には適切な選択肢となりうる. **イプラトロピウム**の点鼻薬はアレルギー性鼻炎および感冒時の鼻漏の治療薬として使用できるが, くしゃみや鼻閉の症状は改善しない.

Ⅶ. 鎮 咳 薬

咳は刺激物に対する呼吸器系の最も重要な防御機構であり, 患者が治療を求める一般的な理由である. わずらわしい咳は, 感冒, 副鼻腔炎, 慢性呼吸器疾患などさまざまな原因で生じる. もとにある細菌感染に対する有効な防御反応である場合があり, その場合は止めてはいけない．咳を治療する前に原因を同定し，鎮咳薬を処方するのが適切かを見極めなくてはならない．常に優先すべきは，咳の原因を可能な限り治療することである．場合によっては，抗生物質による治療が必要となる．咳を抑えるために使用される薬剤は鎮咳薬とよばれ，咳のある患者の気道の粘液を取り除くために使用される薬剤は去痰薬とよばれる．

A．オピオイド

コデイン codeineはオピオイドの1つである．末梢刺激に対する中枢神経系 central nervous system（CNS）の咳中枢の感受性を減少させて咳を止める．これらの治療効果は鎮痛作用に必要とされる用量よりも少ない用量で起きる．しかし，便秘，不快気分 dysphoria，倦怠感といった有害作用が生じうる．さらに，**コデイン**には依存性があり，世界的にオピオイド依存への懸念が高まっていることから，その使用は制限される（21章参照）．**デキストロメトルファン** dextromethorphanは**モルヒネ** morphineの合成誘導体で，鎮咳薬としての用量では鎮痛作用を示さない．延髄咳中枢反射を遮断するほか，中枢神経系の*N*-メチル-D-アスパラギン酸（NMDA）興奮性受容体も遮断する．**コデイン**よりも有害作用の特徴がすぐれており，咳止め効果も同等である．低用量であれば，**デキストロメトルファン**には依存症のリスクはほとんどない．しかし，**デキストロメトルファン**は，高用量では神経不安を引き起こす可能性があるため，乱用される可能性のある薬物でもある．オピオイド系鎮咳薬は，セロトニン作動性薬物と併用すると，セロトニン症候群を引き起こす可能性がある．

B．ベンゾナテート benzonatate

オピオイドとは異なり，**ベンゾナテート**は化学的には，局所麻酔薬の**テトラカイン** tetracaineや**ベンゾカイン** benzocaineと似ており末梢性に咳反射を抑制する．気道，肺，胸膜に存在する伸展受容体を麻酔する．有害作用は，めまい，舌・口・喉のしびれである．この局所的な有害作用はとくにカプセルが破れたり，カプセルを噛んだりして薬物が直接口腔粘膜に触れたときに問題となる．このような有害作用を避けるため，患者は薬を多量の水と一緒に服用し，噛まずにすぐに飲み込むべきである．

C．グアイフェネシン guaifenesin

去痰薬である**グアイフェネシン**は，単一成分製剤として入手可能で，**コデイン**または**デキストロメトルファン**との配合咳止め薬によくみられる．**グアイフェネシン**は，粘液の粘度を低下させ，気道の粘液をゆるめることにより，痰の粘膜繊毛クリアランスを促進する．**グアイフェネシン**を投与すると，乾いた咳が痰を伴う咳に変わり，患者が粘液を排出できるようになる．有害作用には，胃腸障害，めまい，頭痛，皮膚の発疹などがある．**グアイフェネシン**を含む製剤の過剰使用または乱用により，腎結石形成の可能性がある．

D．アセチルシステイン acetylcysteine

アセチルシステインは，粘稠なムコタンパク質のジスルフィド結合を切断することにより，痰の粘度を低下させる．COPDには経口投与される．**アセトアミノフェン**中毒の解毒薬として静脈内投与を行うこともある（46 章参照）．経口投与に伴う有害作用には，悪心，嘔吐，口内炎などがある．静脈注射では，発疹，薬物熱，かゆみ，まれにアナフィラキシー反応を起こすことがある．吸入**アセチルシステイン**は，薬剤を吸入すると反射性気管支痙攣を起こす可能性があるため，COPDまたは囊胞性線維症の治療では現在は推奨されていない．**アセチルシステイン**には，スルフヒドリル基が含まれているため，卵が腐ったような強い不快臭があり，この薬物は風味が悪い．そのため，コーラやフルーツジュースに混ぜて経口投与する．

E．ドルナーゼアルファ dornase alfa

ドルナーゼアルファは，デオキシリボ核酸（DNA）を加水分解する酵素である遺伝子組換えヒトデオキシリボヌクレアーゼを精製したものである．囊胞性線維症（CF）の患者は，気道に粘性のある膿性分泌物を有し，痰の排出が困難である．分泌物の粘性は，部分的には，CFの肺感染に反応して蓄積する白血球から放出されるDNAによるものである．**ドルナーゼアルファ**は，肺の膿性分泌物中に存在する細胞外DNAを切断し，CF患者の痰の粘度を低下させる．この薬剤は，噴霧器を用いて1日1回投与される．有害作用には，声の変化，咽頭炎，喉頭炎，鼻炎，胸痛などがある．

41 章の要約

1. すべての喘息患者は，長期管理薬と発作治療薬による治療を受ける必要がある．長期管理薬には吸入コルチコステロイド（ICS）があり，気道の炎症と喘息増悪のリスクを軽減する．発作治療薬は，喘息の再燃や増悪時に症状をすばやく緩和するために必要に応じて使用される．
2. ICSは，喘息の原因となる気道炎症を標的とする．口腔カンジダ症や嗄声のリスクを軽減するため，ICSの使用後は水で口をゆすぐ"swish and spit"法を行うよう患者に指導する．
3. 吸入β_2アドレナリン作動薬は，気道平滑筋を直接弛緩させる．短時間作用性β_2作動薬（SABA；**サルブタモール**または**レバルブテロール**）は，喘息の症状をすばやく緩和するために使用される．
4. 長時間作用性β_2作動薬（LABA；**サルメテロール**，**ホルモテロール**）は，少なくとも12時間にわたって気管支拡張をもたらす．LABAの単独投与は喘息では禁忌であり，これらの薬剤はICSと併用すべきである．
5. **ホルモテロール**は即効性があるため，ICS/**ホルモテロール**併用療法は，毎日の長期管理薬としてだけでなく，必要に応じて喘息症状をすばやく緩和するためにも使用できる．ICS/**ホルモテロール**は，発作治療薬として推奨されている．
6. マスト細胞安定化薬，ロイコトリエン修飾薬，モノクローナル抗体は，コントロールが不十分な喘息患者やICSに耐えられない喘息患者に対する追加療法である．
7. 喘息とは異なり，慢性閉塞性肺疾患（COPD）は進行性の不可逆的な気流閉塞を特徴とする．COPDのほとんどの病期では，長時間作用性ムスカリン拮抗薬（LAMA；**アクリジニウム**，**グリコピロレート**，**チオトロピウム**，**ウメクリジニウム**）またはLABAが治療の中心となる．

8. すべてのCOPD患者は，症状を速やかに緩和するためにSABAを治療法に含めるべきである．
9. **ロフルミラスト**は経口ホスホジエステラーゼ-4 阻害薬で，標準治療（LABA/LAMA）を受けている慢性気管支炎患者での増悪を抑えるために使用される．
10. 全身性コルチコステロイドは，他の治療で十分な効果が得られない喘息またはCOPDの重度増悪の治療に有用である．
11. 経鼻コルチコステロイド（たとえば，**ベクロメタゾン**，**ブデソニド**，**フルチカゾン**，**シクレソニド**，**モメタゾン**，**トリアムシノロン**）は，アレルギー性鼻炎の治療に最も効果的な薬物である．
12. アレルギー性鼻炎の症状は第二世代の抗ヒスタミン薬（H_1 受容体拮抗薬）でも管理できるが，これらの薬剤は症状の治療よりも予防に効果的である．
13. 咳の治療に用いられる薬物は，作用機序によって鎮咳薬（咳止め）と去痰薬（粘液分泌促進薬）に分類される．
14. 鎮咳薬（**コデイン**，**デキストロメトルファン**，**ベンゾナテート**）は，乾性で痰の分泌のない咳を抑制し，去痰薬（**グアイフェネシン**）は，痰の粘度を低下させ，また痰の分泌を増加させることにより，痰の排出を促進するために使用される．

学習問題

最も適当な答えを1つ選択せよ．

41.1 喘息をもつ22歳の女性が，風の強い寒い日に友人とハイキングに出かけた．ハイキング中，彼女は突然呼吸困難，空咳，胸部圧迫感を経験する．彼女の症状を速やかに緩和できる薬剤はどれか．

A．吸入フルチカゾン
B．吸入ベクロメタゾン
C．吸入サルブタモール
D．吸入サルメテロール

正解　C． サルブタモールのような即効性のある短時間作用性β_2作動薬（SABA）を吸入すると，通常，症状が速やかに緩和される．ブデソニド/ホルモテロールの吸入もすぐれた選択肢である．ホルモテロールは長時間作用性β_2作動薬（LABA）であるが，作用発現が速い．吸入コルチコステロイドであるブデソニドを併用することで，将来の増悪リスクを減らすことができる．ベクロメタゾンやフルチカゾンなどの吸入コルチコステロイドは，慢性気道炎症を治療する効果的な長期管理薬であるが，単剤で使用した場合，気管支痙攣に即効性はない．サルメテロールはLABAであり，作用発現は遅い．症状をすばやく緩和するために使用すべきではない．

41.2 ある喘息患者が，喘息発作の頻度が増えていると訴えている．症状があるときはサルブタモール吸入器を使用している．しかし，最近はあまり効果がなく，日常的な喘息症状に悩まされている．この患者の喘息管理に最も適切なのはどれか．

A．サルメテロールの追加
B．経口プレドニゾンの追加
C．サルブタモールをブデソニド/ホルモテロールに変更
D．サルブタモールをサルメテロールに変更

正解　C． 吸入サルブタモールによるコントロールが不十分な患者には，症状と喘息増悪のリスクを軽減するために，吸入コルチコステロイド（ICS）を含む長期管理薬が必要である．ブデソニド/ホルモテロールはICS/LABA配合薬であり，症状の頻度や重症度により，必要に応じて使用することも，1日1回の長期管理薬として使用することもできる．経口プレドニゾンは，治療にICSを追加しても改善せず，急性に重篤な症状がある場合に考慮される．LABA（サルメテロール）の単剤投与は喘息では禁忌である．使用する場合は，サルメテロールとICSを併用する．

41.3 歯科クリーニングの際，喘息患者が口腔内に白い斑点があり，簡単に削り取れることを指摘された．この病変は，悪化する喘息を管理するために新しい吸入薬の使用を開始した後に出現したと患者は述べている．この患者の症状の原因となった可能性が最も高い薬剤はどれか．
A．ベクロメタゾン
B．クロモリン
C．レバルブテロール
D．ジロイトン

正解 A． ベクロメタゾンなどの吸入コルチコステロイドは，局所免疫抑制作用により口腔咽頭カンジダ症の発症に関与する．レバルブテロール，クロモリン，ジロイトンは口腔咽頭カンジダ症とは関連しない．

41.4 68歳の男性が，中等度の気道閉塞を伴う慢性閉塞性肺疾患(COPD)を有する．サルメテロールを1日2回使用しているが，軽度の労作で息切れする症状が続いている．現在の治療に追加する薬剤として最も適切なのはどれか．
A．全身性コルチコステロイド
B．サルブタモール
C．チオトロピウム
D．ロフルミラスト

正解 C． LABAであるサルメテロールに抗コリン性気管支拡張薬を追加することは適切であり，さらなる治療効果をもたらす．全身性コルチコステロイドはCOPD患者の増悪の治療に用いられるが，慢性的な使用は推奨されない．SABA(サルブタモール)の追加は，患者がすでに同じ作用機序の薬物を使用しているため，さらなる効果をもたらす可能性は低い．患者が増悪を報告しておらず，中等度の気道閉塞しかないため，ロフルミラストの適応はない．

41.5 56歳の男性が新たにCOPDと診断された．過去1年間に2回の呼吸器疾患を経験し，抗生物質と吸入器による治療が必要であった．COPD Assessment Testのスコアは9で，COPD症状はC群に分類されている．この患者に最も適切な治療はどれか．
A．ホルモテロール/グリコピロレート
B．インダカテロール
C．サルメテロール/フルチカゾン
D．チオトロピウム

正解 D． COPDのC群の治療にはLAMA(チオトロピウム)が推奨される．C群の患者はCOPDの症状負荷は低いが，将来の増悪リスクが高い．A群またはB群の患者にはLABA(インダカテロール)の単剤療法が可能である．チオトロピウムに反応しない場合は，LABA/LAMA(ホルモテロール/グリコピロレート)の併用療法が次の選択肢となる．D群の特定の患者(たとえば，好酸球数の多い患者)には，LABA/ICS併用療法(サルメテロール/フルチカゾン)が推奨される．

41.6 ホスホジエステラーゼ-4を阻害することにより作用するCOPDの治療薬はどれか．
A．デュピルマブ
B．ロフルミラスト
C．サルメテロール
D．チオトロピウム

正解 B． ロフルミラストはPDE-4阻害薬である．デュピルマブは，インターロイキン-4(IL-4)およびインターロイキン-13(IL-13)に対するモノクローナル抗体である．喘息の治療に適応がある．サルメテロールはLABAであり，チオトロピウムは長時間作用性ムスカリン拮抗薬(LAMA)である．

41.7 オピオイド依存症の既往がある32歳の男性が，ウイルス性上気道感染症による咳嗽を訴えている．この患者の咳嗽の対症療法として適切なのはどれか．
A．グアイフェネシン/デキストロメトルファン
B．グアイフェネシン/コデイン
C．ベンゾナテート
D．モンテルカスト

正解 C．ベンゾナテートは末梢作用により咳嗽反射を抑制し，乱用の可能性はない．オピオイド誘導体であるデキストロメトルファンとオピオイドであるコデインは，いずれも乱用の可能性がある．モンテルカストは鎮咳の適応がない．

41.8 ある患者が，アスピリンや他の非ステロイド性抗炎症薬を服用後，胸部圧迫感や呼吸困難を訴えている．診察の結果，鼻ポリープと白血球分画で好酸球の増加が認められる．この患者の症状の治療に最も適切なのはどれか．
A．サルブタモール
B．オキシメタゾリン
C．ロフルミラスト
D．ジロイトン

正解 D．患者はアスピリン増悪性呼吸器疾患(AERD)に罹患している．この症状は，NSAID投与後の過剰なロイコトリエン産生による二次的なものであり，治療に最も適切なのは，抗ロイコトリエン薬であるジロイトンである．サルブタモールは短時間作用性のβ_2アドレナリン作動薬(SABA)であり，急性喘息発作の症状緩和に使用される．ロフルミラストはCOPD治療薬であり，オキシメタゾリンはアレルギー性鼻炎の症状の短期管理に使用される鼻腔充血除去薬である．

41.9 アレルギー性鼻炎治療薬のうち，長期使用により薬物性鼻炎(反跳性鼻閉)を起こす可能性が最も高いのはどのカテゴリーの薬か．
A．経鼻コルチコステロイド
B．鼻腔内充血除去薬
C．ロイコトリエン拮抗薬
D．経口抗ヒスタミン薬

正解 B．鼻腔内充血除去薬は，鼻づまりの再発(薬物性鼻炎)の危険性があるため，3日以内の使用にとどめるべきである．このため，αアドレナリン作動薬はアレルギー性鼻炎の長期治療には用いるべきでない．他の薬剤は長期治療に用いることができる．

41.10 25歳の女性が，過度のくしゃみ，鼻のかゆみと鼻水などのアレルギー性鼻炎の症状を訴えている．この症例に最も有用な薬はどれか．
A．クロモリン
B．フルチカゾン
C．イプラトロピウム
D．モンテルカスト

正解 B．フルチカゾンなどの経鼻コルチコステロイドは，アレルギー性鼻炎の症状に対して最も効果的な治療法である．H_1受容体拮抗薬で症状を予防することもできる．クロモリンはマスト細胞安定化薬である．クロモリンの経鼻投与はアレルギー性鼻炎の発作予防に使用できるが，コルチコステロイドほど有効ではない．イプラトロピウムは鼻漏(鼻水)の軽減に有用だが，くしゃみには効果がない．モンテルカストはアレルギー性鼻炎には他の薬物より効果が低い．

消化管系と悪心・嘔吐治療薬 42

I. 概　要

この章では，消化管系の6つの主要な治療対象，つまり(1)消化性潰瘍と胃食道逆流症 gastroesophageal reflux disease (GERD)，(2)化学療法による嘔吐，(3)下痢，(4)便秘，(5)過敏性腸症候群 irritable bowel syndrome (IBS)と(6)炎症性腸疾患 inflammatory bowel disease (IBD)に対する薬物について述べる．他章で述べられた多くの薬物も胃腸管異常の治療への応用がある．たとえば，**メペリジン** meperidineの誘導体である**ジフェノキシレート** diphenoxylateは，腸管の蠕動運動を抑制するので重症の下痢に対し有効である．他の薬物は，胃腸管疾患だけにほとんど限定して用いられる．たとえば，H_2受容体遮断薬(拮抗薬 receptor blocker/antagonist，H_2ブロッカー)とプロトンポンプ阻害薬 proton pump inhibitor (PPI)は，消化性潰瘍を治癒させるのに使用される．

抗微生物薬
アモキシシリン
ビスマス化合物
クラリスロマイシン
メトロニダゾール
テトラサイクリン

ヒスタミンH_2受容体遮断薬
シメチジン
ファモチジン
ニザチジン

プロトンポンプ阻害薬（PPI）
デクスランソプラゾール
エソメプラゾール
ランソプラゾール
オメプラゾール
パントプラゾール
ラベプラゾール

プロスタグランジン類
ミソプロストール

制酸薬
水酸化アルミニウム
炭酸カルシウム
水酸化マグネシウム

粘膜保護薬
次サリチル酸ビスマス
スクラルファート

図 42.1
消化性潰瘍と胃食道逆流症治療薬のまとめ．

II. 消化性潰瘍症と胃食道逆流症に対する治療薬

消化性潰瘍の2つの主要な原因は，グラム陰性菌であるヘリコバクター・ピロリ *Helicobacter pylori* による感染と非ステロイド性抗炎症薬 nonsteroidal anti-inflammatory drug (NSAID)の使用である．塩酸分泌の亢進と胃酸に対する不適切な粘膜防御もまた，潰瘍症発症の要因となる．治療アプローチは，(1) ヘリコバクター・ピロリの除菌，(2) PPIとH_2受容体遮断薬使用による胃酸分泌の抑制，(3) **ミソプロストール** misoprostolや**スクラルファート** sucralfateのような，損傷から胃粘膜を保護する薬物の投与，の3つを含む．図42.1に消化性潰瘍症に対し効果のある薬物をまとめた．

A. 抗　菌　薬

ヘリコバクター・ピロリ感染のある消化性潰瘍症(胃潰瘍あるいは十二指腸潰瘍)の患者には，抗菌薬による除菌治療が必要である．ヘリコバクター・ピロリ感染は，胃粘膜の内視鏡下の生検あるいは血清検査，便中抗原検査や，尿素呼気試験を含む非侵襲的な種々の方法で診断される(図42.2)．図42.3は，ヘリコバクター・ピロリが胃粘膜

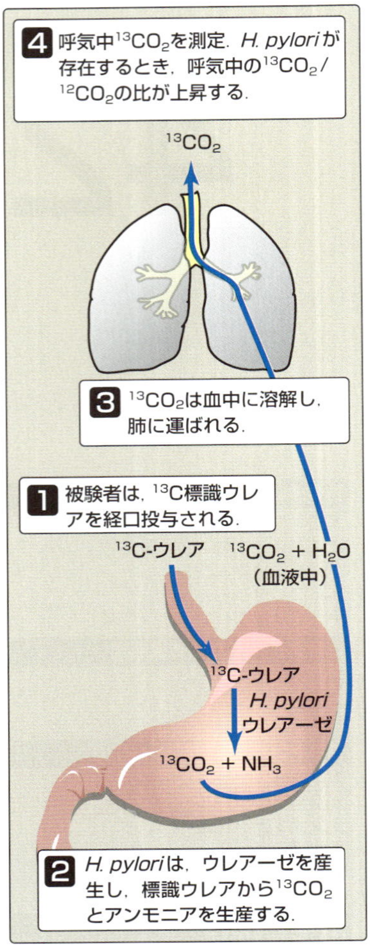
4 呼気中$^{13}CO_2$を測定. H. pyloriが存在するとき，呼気中の$^{13}CO_2$/$^{12}CO_2$の比が上昇する.
$^{13}CO_2$
3 $^{13}CO_2$は血中に溶解し，肺に運ばれる.
1 被験者は，^{13}C標識ウレアを経口投与される.
^{13}C-ウレア
$^{13}CO_2 + H_2O$ (血液中)
^{13}C-ウレア
H. pylori ウレアーゼ
$^{13}CO_2 + NH_3$
2 H. pyloriは，ウレアーゼを産生し，標識ウレアから$^{13}CO_2$とアンモニアを生産する.

図 42.2
尿素呼気試験. ヘリコバクター・ピロリ*H. pylori*感染の非侵襲検査の1つ.

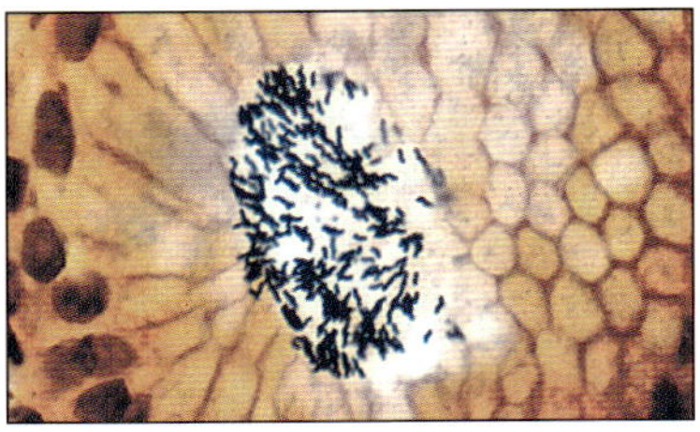

図 42.3
胃粘膜に感染しているヘリコバクター・ピロリ.

で発見された生検サンプルを示している．ヘリコバクター・ピロリを抗菌薬の種々の組合せで除菌すると，活動性潰瘍の急速な治癒と低い再発率(胃酸低下治療による1年以内の再発率が60～100%であるのに対し，除菌治療では15%以下)をもたらす．目下，**次サリチル酸ビスマス** bismuth subsalicylate，**メトロニダゾール** metronidazole，**テトラサイクリン** tetracyclineにPPIを加えた4剤併用療法が第一の選択肢である．4剤併用療法で通常90%あるいはそれ以上の除菌効果が得られる．現在，PPIに**アモキシシリン** amoxicillin(**ペニシリン** penicillinに対するアレルギー患者には**メトロニダゾール**が用いられる)と**クラリスロマイシン** clarithromycinを加えた3剤治療は，**クラリスロマイシン**耐性が低く，患者にそれまでマクロライド系抗菌薬が使用されていない場合に好ましい治療法である．

B．H_2受容体遮断薬

胃酸分泌は，アセチルコリン，ヒスタミンとガストリンによって刺激される(図42.4)．アセチルコリン，ヒスタミン，ガストリンの各受容体への結合は，プロテインキナーゼの活性化を生じ，さらにH^+/K^+-ATPアーゼプロトンポンプが活性化され，胃内腔へカリウムイオン(K^+)と逆輸送する形で水素イオン(H^+)が分泌される．ヒスタミンのH_2受容体への結合を競合的に遮断することで，**シメチジン** cimetidine，**ファモチジン** famotidine，**ニザチジン** nizatidineは，基礎胃酸分泌，食事刺激による分泌，夜間分泌のいずれも抑制し，酸分泌は70%低下する．**シメチジン**は，最初のH_2受容体遮断薬である．しかし，その使用は，**シメチジン**の多様な副作用と薬物間相互作用のため限られている．別のH_2受容体遮断薬の**ラニチジン** ranitidineは，ヒトに発癌性をもたらす疑いのある*N*-ニトロソジメチルアミンを生じるという安全性面の懸念から，市場から撤退した．

1．**作用**：H_2受容体遮断薬は胃のH_2受容体に選択的に作用し，H_1受容体には作用しない．このグループの薬物はヒスタミンの競合的拮抗薬であり，完全に可逆的である．

2．**臨床使用**：H_2受容体遮断薬は，消化性潰瘍の治療と胸やけに対処するのに用いられる．H_2受容体遮断薬の使用は，PPIの登場で低下した．

a．**消化性潰瘍**：すべてのH_2受容体遮断薬は，胃および十二指腸潰瘍の治癒促進に関し，同じ効果を発揮する．しかし，ヘリコバクター・ピロリの感染があり，H_2受容体遮断薬でのみ患者が治療されたときには，再発が一般的に生じる．ヘリコバクター・ピロリ感染と関連する消化性潰瘍患者は，ヘリコバクター・ピロリを除菌し潰瘍の再発を防ぐのに，抗菌薬投与が必要である．NSAIDで誘発された潰瘍症患者では，PPIで治療すべきである．なぜなら，PPIはH_2受容体遮断薬よりも治癒率が高く，将来の潰瘍再発率も低いからである．

b．**急性ストレス潰瘍**：H_2受容体遮断薬が，集中治療室のハイリ

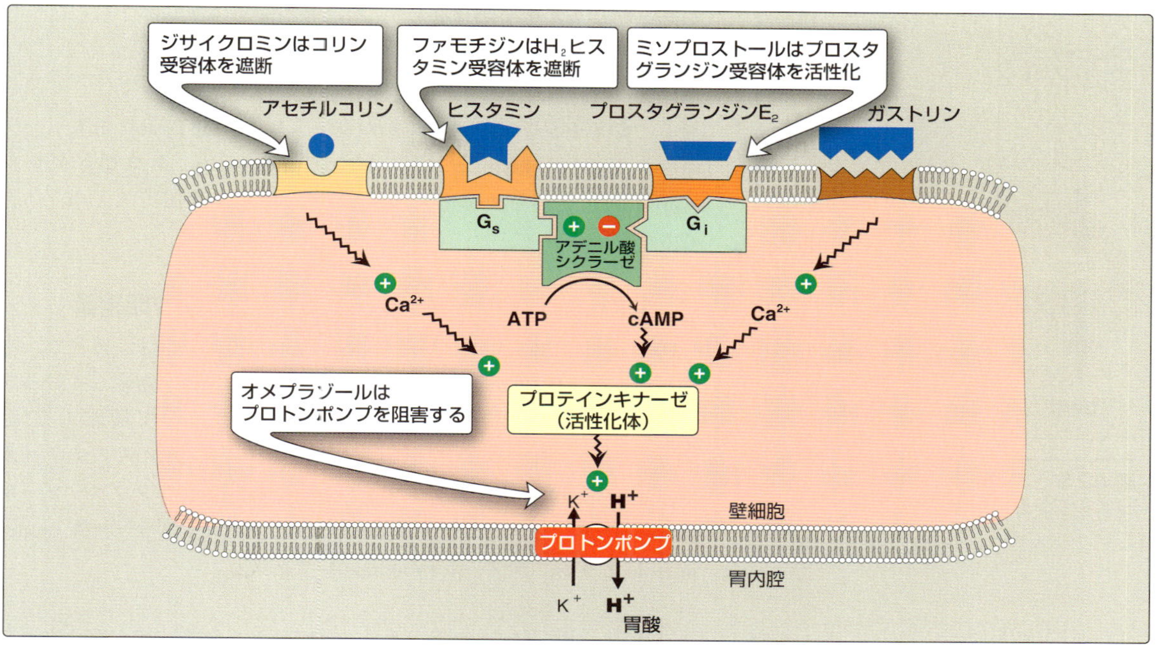
ジサイクロミンはコリン受容体を遮断
ファモチジンはH_2ヒスタミン受容体を遮断
ミソプロストールはプロスタグランジン受容体を活性化
アセチルコリン
ヒスタミン
プロスタグランジンE_2
ガストリン
G_s
G_i
アデニル酸シクラーゼ
Ca^{2+}
ATP
cAMP
Ca^{2+}
オメプラゾールはプロトンポンプを阻害する
プロテインキナーゼ（活性化体）
K^+
H^+
壁細胞
プロトンポンプ
胃内腔
K^+
H^+
胃酸

図 42.4
アセチルコリン，ヒスタミン，プロスタグランジンE_2，ガストリンの胃壁細胞胃酸分泌に対する影響．膜タンパク質のG_sおよびG_iはアデニル酸シクラーゼに共役する作動性および抑制性受容体のシグナルを仲介する．

スク患者の急性ストレス潰瘍の防止と治療を目的に，静脈内に持続投与される．しかし，薬物耐性が生じることがあり，PPIがこのような症例に用いられる．

c．**胃食道逆流症(GERD)**：H_2受容体遮断薬は，胸やけあるいはGERDの治療に有効である．H_2受容体遮断薬は，胃酸分泌を低下させることで作用する．したがって，H_2受容体遮断薬が胸やけの症状を軽減するのには，少なくとも45分の時間が必要である．制酸剤は，胃酸をさらに速やかに，かつ効率よく中和するが，制酸剤の効果は一過性である．これらの理由のために，今ではPPIがGERD，とくに強く頻回の胸やけのある患者の治療に好んで用いられている．

3．**薬物動態**：経口投与後，H_2受容体遮断薬は全身組織に広く分布(乳汁中に移行し，胎盤も通る)し，おもに尿中に排泄される．**ファモチジン**は，静注用製剤も存在する．これらのH_2受容体遮断薬の血中半減期は，腎機能障害のある患者では延長するので，用量の調節が必要である．

4．**有害作用**：一般的に，H_2受容体遮断薬には忍容性(認容性) tolerabilityがある．しかし，**シメチジン**は非ステロイド性の抗アンドロゲンとして作用するので，内分泌に干渉する効果がある．その効果には，女性化乳房や乳汁分泌(持続的な乳汁分泌/放出)といったものがある．他の中枢神経系 central nervous system(CNS)への作用(たとえば，

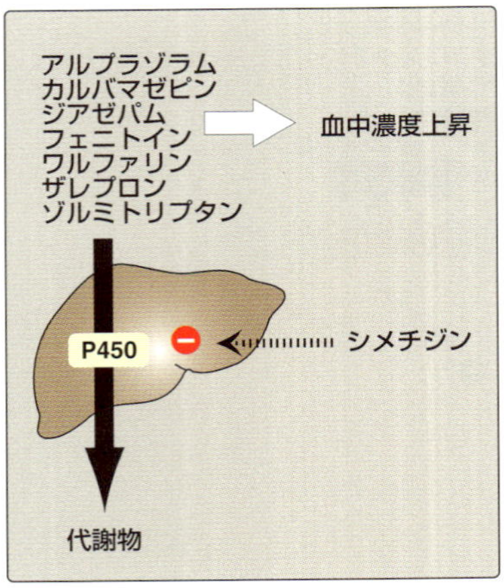
アルプラゾラム
カルバマゼピン
ジアゼパム
フェニトイン
ワルファリン
ザレプロン
ゾルミトリプタン
血中濃度上昇
P450
シメチジン
代謝物

図 42.5
シメチジンの薬物相互作用.

混乱した気分や気分の変化)は，高齢者や静脈内投与後におもに生じる．H_2受容体遮断薬は，**イトラコナゾール** itraconazoleのように，消化管吸収の環境として酸性環境を必要とする薬物の有効性を減弱させる．**シメチジン**は，いくつかのシトクロムP450酵素を阻害し，**ワルファリン** warfarin，**フェニトイン** phenytoin，**クロピドグレル** clopidogrelといった多くの他の薬物の代謝を阻害してしまう(図42.5)．

C．PPI：H^+/K^+-ATPアーゼプロトンポンプ阻害薬

PPIは，H^+/K^+-ATPアーゼ酵素系(プロトンポンプ)に結合し，水素イオンの胃内腔への分泌を抑制する．細胞形質膜に結合しているプロトンポンプは，胃酸分泌の最終過程の分子として機能する(図42.4)．現在臨床使用されているPPIは，**デクスランソプラゾール** dexlansoprazole，**エソメプラゾール** esomeprazole，**ランソプラゾール** lansoprazole，**オメプラゾール** omeprazole，**パントプラゾール** pantoprazoleと**ラベプラゾール** rabeprazoleである[*1]．

1．作用：PPIはプロドラッグで，胃酸による早期分解を避けるよう腸溶コーティングを施されている．コーティングは十二指腸内のアルカリ環境で除去され，弱塩基であるプロドラッグは吸収後，胃壁細胞に到達する．壁細胞において，プロドラッグは活性化型に変化し，H^+/K^+-ATPアーゼ酵素と安定な共有結合を形成する．本酵素が新規に合成されるのには18時間を要するので，胃酸分泌はこの間抑制された状態となる．標準的用量でPPIは，基礎分泌ならびに刺激依存性胃酸分泌をいずれも90%以上抑制する．**オメプラゾール**と**重炭酸ナトリウム** sodium bicarbonateの速吸収性経口合剤が，処方薬として利用できる．

2．臨床使用：胃酸の産生を抑え潰瘍を治癒させる点に関し，PPIはH_2受容体遮断薬より優れている．つまりPPIは，ストレス潰瘍の治療と発生防止，さらにGERD，びらん性食道炎，活動性十二指腸潰瘍，病的胃酸分泌亢進状態(たとえばゾリンジャー・エリソン症候群Zollinger-Ellison syndromeのように塩酸の過剰分泌を引き起こしている場合)に対し，適切な薬物である．PPIはまた，**アスピリン** aspirinや他のNSAIDによる潰瘍底からの出血リスクを低下させ，NSAID誘発胃潰瘍の防止と治療にも用いられる．PPIはまた，ストレス潰瘍の予防と治療にも使用される．最後に，PPIはヘリコバクター・ピロリ除菌に抗菌薬とともに用いられる．

3．薬物動態：PPIはすべて経口投与で有効である．最大効果を得る

[*1] (訳者注)：ボノプラザン vonoprazan(日本で開発され2014年認可)はPPIの一種であるが，従来型PPIとは異なり，K^+に競合する形でH^+，K^+-ATPアーゼを可逆的に阻害する．酸による活性化を必要とせず，即効的である．K^+競合型アシッドブロッカーpotassium-competitive acid blocker(P-CAB)に分類される．

ためには，PPIは朝食あるいは1日でいちばん主要な食事の30～60分前に摂取するのがよい．[注：**デクスランソプラゾール**には，二相性の遅延性徐放剤型があり，この剤型では食事を考慮しなくてよい．] **エソメプラゾール**と**パントプラゾール**には，静脈内投与製剤がある．これらのPPIの血中半減期はわずか数時間であるが，H^+/K^+-ATPアーゼ酵素への共有結合によって，長い作用時間をもっている．PPIの代謝物は尿中と糞便中に排出される．

4．有害作用：PPIは一般的に忍容性がある．PPIは，1年あるいはそれ以上継続して投与されると，とくに骨折のリスクを増加させるかもしれない（図42.6）．PPI（H_2受容体遮断薬も）による持続的な胃酸分泌抑制は，胃酸が内因性因子とともにビタミンB_{12}の吸収に必要とされるので，低ビタミンB_{12}状態を誘導するかもしれない．また胃内pHの上昇は，**炭酸カルシウム** calcium carbonateの吸収を障害する可能性がある．**クエン酸カルシウム** calcium citrateが，酸分泌抑制治療を受けている患者のカルシウムイオン（Ca^{2+}）補充には向いている．Ca^{2+}のクエン酸塩の吸収が，胃内pHの影響を受けないからである．PPI投与を受けている患者に，下痢とクロストリジオイデス・ディフィシル *Clostridioides difficile* 性大腸炎発症があるかもしれない．患者は幾日も下痢が続く場合，PPI治療を中断するために，主治医とコンタクトを取り相談しなければならない．他の有害作用には，急性間質性腎炎，低マンガン血症や肺炎罹患の上昇がある．

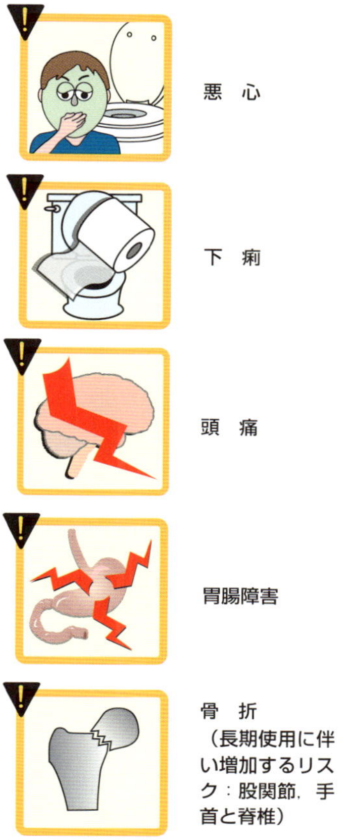
悪　心
下　痢
頭　痛
胃腸障害
骨　折
（長期使用に伴い増加するリスク：股関節，手首と脊椎）

図 42.6
プロトンポンプ治療の有害作用．

D．プロスタグランジン類

胃粘膜で産生されるプロスタグランジンEは，胃酸分泌を抑制し，粘液分泌と重炭酸分泌（細胞保護効果）を刺激する．プロスタグランジンの産生低下は，消化性潰瘍の発症に関与すると考えられている．プロスタグランジンE_1アナログの**ミソプロストール** misoprostolは，NSAID誘発胃潰瘍の防止薬として承認されている（図42.7）．**ミソプロストール**の予防的使用は，高齢者や潰瘍既往歴のある患者で，NSAID誘発胃潰瘍リスクの相対的に高い患者がNSAIDの服用を必要とする場合に考慮されねばならない．**ミソプロストール**は，妊婦では禁忌である．というのは，**ミソプロストール**は子宮の収縮を刺激し，

臨床応用 42.1：薬物相互作用―クロピドグレルとプロトンポンプ阻害薬

クロピドグレルは，おもにCYP2C19によって活性体に代謝されるプロドラッグである．**クロピドグレル**が抗血小板作用を発揮するためには，活性代謝物の産生が必要である．**オメプラゾール**や**エソメプラゾール**のようなプロトンポンプ阻害薬はCYP2C19を抑制し，その結果**クロピドグレル**の抗血小板活性は優位に低下する．他のプロトンポンプ阻害薬（**デクスランソプラゾール**，**ランソプラゾール**，**パントプラゾール**，**ラベプラゾール**）は，代謝効果を産むほどはCYP2C19に影響しない．**クロピドグレル**には，**オメプラゾール**と**エソメプラゾール**との併用を避けるよう，警告文が添付されている．したがって，**クロピドグレル**を摂取している患者では，胃酸分泌の抑制薬としてそれら以外のプロトンポンプ阻害薬か，あるいはH_2受容体遮断薬の投与が推奨されている．

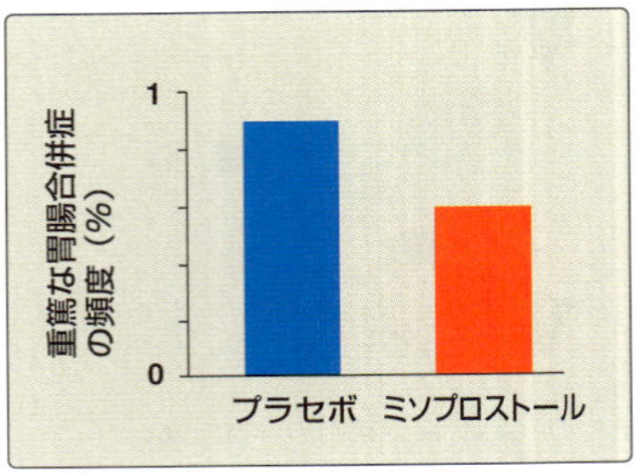
重篤な胃腸合併症の頻度（%）
1
0
プラセボ
ミソプロストール

図 42.7
ミソプロストールは非ステロイド性抗炎症薬(NSAID)の投与を受けているリウマチ様関節炎患者における重篤な胃腸症状の合併症を軽減させる.〔F.E. Silverstein, D.Y. Graham, J.R. Senior. Misoprostol reduces serious gastrointestinal complications in patients with rheumatoid arthritis receiving nonsteroidal antiinflammatory drugs. A randomized, double-blind, placebo controlled trial. Ann. Intern. Med. 123: 241(1995). から改変して引用〕

流産を引き起こすからである.用量と関連する下痢が最も頻繁にみられる有害作用であり，そのため使用が制限される．したがって，NSAID誘発胃潰瘍症についても，PPIが適切な発症防止薬となる.

E. 制 酸 薬

制酸薬は，胃酸と反応し水と塩を生じることによって，胃の酸度を低下させる弱塩基である．ペプシン(タンパク質分解酵素)は，pH 4以上では不活性であり，制酸剤はペプシン活性を減弱させる.

1. 化学的特徴：制酸剤の製剤は，化学的成分や酸中和能，ナトリウム含量,味覚と価格の面でそれぞれ異なっている．制酸剤の有効性は，胃酸の中和能と，胃が満たされているか空腹かに依存する．食物は胃内容物通過時間を延長するので，制酸剤が反応する時間が長くなる．よく用いられている制酸剤は，**水酸化アルミニウム** aluminium hydroxideや**水酸化マグネシウム** magnesium hydroxideのようなアルミニウムとマグネシウムの塩の合剤である．**炭酸カルシウム**は塩酸と反応し，二酸化炭素と塩化カルシウムを生じ，これもまたよく用いられる製剤である．**重炭酸ナトリウム**の全身性吸収は，一過性の代謝性アルカローシスとナトリウムの負荷を生じる．したがって，**重炭酸ナトリウム**の長期使用は勧められない.

2. 臨床使用：制酸剤は，消化性潰瘍症，胸やけとGERDに対し症状改善の目的で使用され，これらは十二指腸潰瘍の治癒の促進に働くと考えられる．制酸剤は，最大効果を得るために食後に投与されるべきである.［注：**炭酸カルシウム**製剤はまた，骨粗鬆症の治療にカルシウム補充剤として用いられる.］

3. 有害作用：**水酸化アルミニウム**は,便秘を起こしがちである一方，**水酸化マグネシウム**は下痢を引き起こす傾向がある．この2つの合剤は，腸管機能を正常化するのに有用である．制酸剤由来の陽イオン(Mg^{2+}, Al^{3+}, Ca^{2+})の吸収は，通常，正常腎機能の患者では問題ではないが，腎障害のある患者では，イオンの蓄積と有害作用が生じるかもしれない.

F. 粘膜保護薬

細胞保護物質としても知られるように，このグループの薬物は，粘膜保護機構を増強するいくつかの作用をもっており，そのことによって粘膜傷害を防止し，炎症反応を減弱し，すでに存在する潰瘍の治癒に働く.

1. スクラルファート sucralfate：**水酸化アルミニウム**と硫酸化スクロースの複合剤は，正常および壊死した粘膜上のタンパク質中の陽性荷電構造に結合する．上皮の細胞と複合体ゲルを形成することで，**スクラルファート**は潰瘍部分をペプシンと酸から保護する物理的な障壁をつくり出し，潰瘍の治癒を助ける．**スクラルファート**は，十二指腸潰瘍の治療とストレス潰瘍の防止に有効であるが，その使用は1日に複数回投与する必要性と薬物相互作用ならびに他の有効な薬物が存在するため，限定的である．**スクラルファート**は，活性化されるのに酸性pHが必要なので，PPI，H_2受容体遮断薬や制酸剤と併用すべきでない．**スクラルファート**は忍容性が高いが，他の薬物に結合することで当該薬物の吸収を妨げる．

2．次サリチル酸ビスマスbismuth subsalicylate：この薬物は，消化性潰瘍治癒のためのヘリコバクター・ピロリ除菌の4剤併用療法の1つとして用いられる．その抗菌作用に加えて，ペプシン活性を阻害し，粘液分泌を促進し，壊死粘膜組織の糖タンパク質と反応して潰瘍面を被覆し保護する．

Ⅲ．化学療法誘発性悪心・嘔吐に用いられる薬物

悪心と嘔吐は，種々の状況下(たとえば，動揺病，妊娠，消化管疾患)で生じ，患者にとっては不快なものであるが，化学療法によって惹起される悪心と嘔吐には，とくに効果的な対処が求められる．化学療法を受けているおおよそ70～80％の患者が，悪心と嘔吐を経験する．いくつかの要因が，特定の化学療法を含む化学療法誘発性悪心・嘔吐chemotherapy-induced nausea and vomiting（CINV）の出現と重症度に影響する(図42.8)．たとえば，用量，投与経路，投与スケジュールと患者の感受性の差などである．また，若い患者と女性は，高齢者や男性より感受性が高く，10～42％の患者が化学療法を開始するだけで悪心と嘔吐を経験する(予期的嘔吐anticipatory vomiting)．CINVは，生活の質を低下させるだけでなく，可能性のある治癒的化学療法を拒否することにつながる．加えて，嘔吐が治療コントロールされずに続くと，脱水，深刻な代謝バランスの失調と栄養失調を生じる．

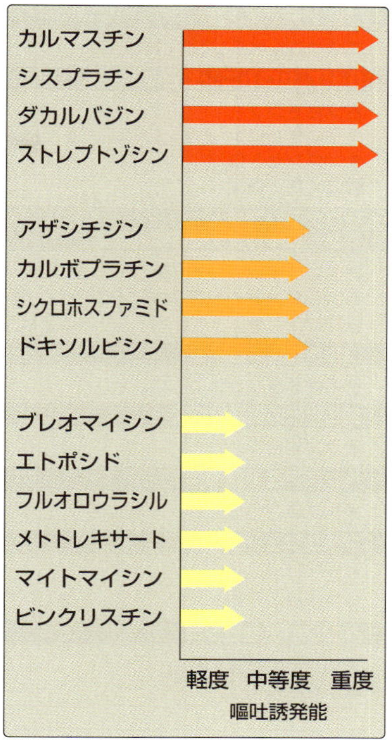

カルマスチン
シスプラチン
ダカルバジン
ストレプトゾシン
アザシチジン
カルボプラチン
シクロホスファミド
ドキソルビシン
ブレオマイシン
エトポシド
フルオロウラシル
メトトレキサート
マイトマイシン
ビンクリスチン
軽度
中等度
重度
嘔吐誘発能

図42.8
抗癌薬の嘔吐誘発能の比較．

A．嘔吐を駆動する機構

2つの脳幹部位が，嘔吐反射経路において鍵の役割を担っている．化学受容器引き金帯chemoreceptor trigger zone（CTZ）は，最後野(第四脳室の尾側端の脳室周囲組織系構造)に局在している．CTZは，血液脳関門の外部にある．つまり，CTZは血液あるいは脳脊髄液cerebrospinal fluid（CSF）中の化学的刺激に直接応答することができる．第二の重要な部位は嘔吐中枢であり，この部位は延髄の外側網様体にあり，嘔吐反応の運動系を協調的に作動させる．嘔吐中枢は，前庭神経末梢(咽頭や消化管系)，上位脳幹，大脳皮質からの求心性入力に反応する．前庭神経系は，おもに動揺病において機能する．

B．化学療法薬の嘔吐作用

化学療法薬は，延髄のCTZあるいは嘔吐中枢を直接活性化することができる．ドパミンD_2あるいはセロトニン5-HT_3を含むいくつかの神経系受容体が重要な役割を果たす．しばしば化学療法の色や臭い(化学療法に伴う刺激のみでも)が，高次脳機能部位を活性化し嘔吐を

フェノチアジン類
プロクロルペラジン
5-HT$_3$セロトニン受容体遮断薬
ドラセトロン
グラニセトロン
オンダンセトロン
パロノセトロン
サブスタンスP/ニューロキニン1受容体遮断薬
アプレピタント，ホスアプレピタント
ネツピタント，ホスネツピタント*
ロラピタント
コルチコステロイド
デキサメタゾン
第二世代の抗精神病薬
オランザピン
ベンズアミド誘導体
メトクロプラミド
ブチロフェノン類
ドロペリドール
ハロペリドール
ベンゾジアゼピン類
アルプラゾラム
ロラゼパム

図 42.9
癌化学療法誘発性嘔吐の治療薬のまとめ．
*パロノセトロンとの併用．

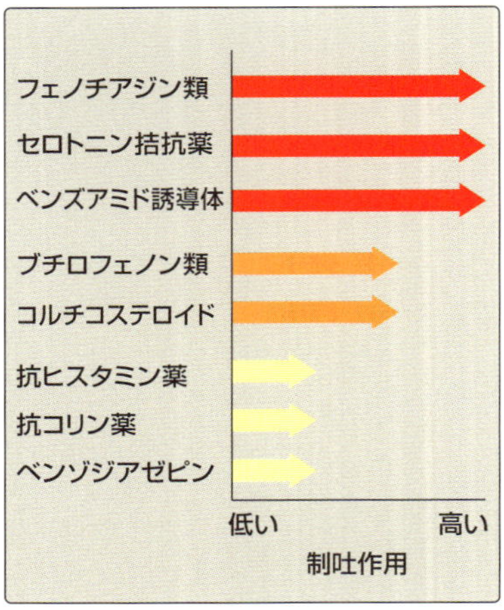
フェノチアジン類
セロトニン拮抗薬
ベンズアミド誘導体
ブチロフェノン類
コルチコステロイド
抗ヒスタミン薬
抗コリン薬
ベンゾジアゼピン
低い
高い
制吐作用

図 42.10
制吐薬の種類別効果のまとめ．

引き起こす．化学療法薬は，消化管系の細胞損傷を引き起こすことや，小腸のクロム親和性細胞からセロトニンを遊離させることで，末梢性に働く場合がある．セロトニンは，迷走神経や内臓神経求心神経系神経に存在する 5-HT$_3$ 受容体に働き，その知覚性刺激が延髄に伝えられ，嘔吐反応につながる．

C．制　吐　薬

嘔吐に関与する機構の複雑性を考慮すれば，嘔吐薬が多くのクラスに分類(図 42.9)されることは驚くに当たらないし，それぞれ有効性の程度が異なっている(図 42.10)．抗コリン薬，とくにムスカリン受容体遮断薬の**スコポラミン** scopolamine と**ジメンヒドリナート** dimenhydrinate，**メクリジン** meclizine や**シクリジン** cyclizine のような H_1 受容体遮断薬は，非常に有効な動揺病治療薬であるが，CTZ に直接働く物質に対しては無効である．CINV を調節するのに用いられる主要な薬物のカテゴリーは，次のように分類できる．

1．フェノチアジン類：**プロクロルペラジン** prochlorperazine のようなフェノチアジン類は，嘔吐中枢 CTZ におけるドパミン受容体を遮断して作用を現す．**プロクロルペラジン**は，嘔吐作用の比較的弱い化学療法薬(たとえば，**フルオロウラシル** fluorouracil や**メトトレキサート** methotrexate)による CINV の予防に有効である．用量を増やすと制吐作用も強まるが，有害作用のため投与量は制限される．[注：**プロクロルペラジン**は，CINV の予防投与薬で制御できなかった悪心と嘔吐の治療に用いてもよい．]

2．5-HT$_3$ 受容体遮断薬：5-HT$_3$ 受容体遮断薬には，**ドラセトロン** dolasetron，**グラニセトロン** granisetron，**オンダンセトロン** ondansetron，**パロノセトロン** palonosetron がある．これらの薬物は末梢(内臓求心性迷走神経)や CTZ に存在する 5-HT$_3$ 受容体を選択的に遮断する．このクラスの薬物は，CINV を治療するのに重要である．というのは，これらの薬物は有効性に優れ，かつ作用持続時間も長いからである．これらの薬物は，化学療法開始前に単回投与(静注あるいは経口)で与薬でき，あらゆる程度の再嘔吐作用の化学療法に対して有効である．化学療法が数日にわたる投与法の場合には，5-HT$_3$ 受容体遮断薬の反復投与が必要かもしれない．[注：**パロノセトロン**は他の 5-HT$_3$ 受容体遮断薬より長い半減期(約 42 時間)をもっており，反復投与は一般的に推奨されない．] **オンダンセトロン**と**グラニセトロン**は**シスプラチン** cisplatin 治療の患者で生じる嘔吐を 50 ～ 60% 抑制する．これらの薬物は外科術後にみられる悪心や嘔吐の管理にも有効である．5-HT$_3$ 受容体遮断薬は肝臓で広範囲に代謝されるが，**オンダンセトロン**だけ肝不全があるとき，容量調整が必要である．排泄経路は尿中である．QT 延長が高用量の**オンダンセトロン**と**ドラセトロン**で生じうる．この理由で，**ドラセトロン**の静注剤は市場から撤退し，**オンダンセトロン**は最大用量が制限されている．

3．サブスタンスP/ニューロキニン1受容体遮断薬：アプレピタント aprepitant，**ネツピタント** netupitant，**ロラピタント** rolapitant は，嘔吐中枢のニューロキニン受容体を標的としており，サブスタンスPの作用を遮断する．［注：**フォサプレピタント** fosaprepitant と**フォスネツピタント** fosnetupitant は，それぞれ**アプレピタント**と**ネツピタント**のプロドラッグで，静注で投与される．］これらの薬物は，中等度あるいは重度の催吐作用のある化学療法に対して適応があり，通常**デキサメタゾン** dexamethasone や 5-HT_3 受容体遮断薬と併用投与される．大抵の 5-HT_3 受容体遮断薬とは異なり，これらの薬物は化学療法後24時間以上経って出現するCINVの遅延相に有効である．**アプレピタント**と**ロラピタント**は，おもに肝臓CYP3A4で代謝を受ける．CYP3A4の強力な阻害薬物や誘導薬物（たとえば，それぞれ**クラリスロマイシン** clarithromycin と**セント・ジョーンズ・ワート** St. John's wort）は，併用投与を避けるべきである．**アプレピタント**はCYP3A4とCYP2C9の誘導活性があり，用量依存的なCYP3A4抑制活性を発揮する．したがって，**アプレピタント**はこれらアイソザイムの基質となる他の薬物の代謝に影響するかもしれないし，数多くの薬物相互作用を受けやすい．**ロラピタント**は，中等度のCYP2D6阻害活性薬である．倦怠感，下痢，腹痛としゃっくりが，このクラスの薬物の有害作用である．

4．コルチコステロイド：デキサメタゾンは単独で用いても，軽度から中等度の催吐惹起の化学療法に有効である．**デキサメタゾン**は最も頻繁に，中等度あるいは重度の催吐作用を随伴する化学療法に対し，5-HT_3 受容体遮断薬あるいはサブスタンスP/ニューロキニン1受容体遮断薬と併用して用いられる．抗催吐作用の機序は不明であるが，プロスタグランジン類の遮断が関与しているかもしれない．

5．第二世代抗精神病薬：オランザピン olanzapine は，ヒスタミン H_1 受容体と α 受容体遮断に加え，5-HT_2 受容体とドパミン受容体を遮断する第二世代の抗精神病薬である．**オランザピン**は，CINVを防ぐのに有効で，5-HT_3 受容体遮断薬や**デキサメタゾン**と併用（サブスタンスP/ニューロキニン1受容体遮断薬と併用する場合，しない場合がある）して中等度ないし重度の催吐作用を随伴する化学療法に対し用いられる．

6．ベンザミド置換体：制吐作用を有するいくつかのベンザミド置換体の1つである**メトクロプラミド** metoclopramide は，高用量で**シスプラチン**による嘔吐に有効で，30～42％の患者の嘔吐を防止し，大部分の患者の嘔吐を軽減する．**メトクロプラミド**はCTZに存在するドパミン受容体の抑制を介してこのような作用を発揮する．**メトクロプラミド**は他の制吐薬に比べ作用が弱いので，5-HT_3 受容体遮断薬やサブスタンスP/ニューロキニン1受容体遮断薬に対し，無反応であったり予期せぬ反応を示す患者に対する備えの薬物とすべきである．**メトクロプラミド**は，突発的な悪心や嘔吐に対処するのに有用である．

メトクロプラミドは胃の運動を亢進させ，胃不全麻痺の患者に有用である．錐体外路症状を含む抗ドパミン作用による有害作用は，長期にわたる高用量での使用を制限する．**メトクロプラミド**は，12週以上の使用に対し，遅発性ジスキネジアのリスクが生じるので，枠組み警告されている．

7．**ブチロフェノン類：ドロペリドール** droperidol と**ハロペリドール** haloperidol は，ドパミン受容体を遮断して効果を現す．ブチロフェノン類は，中等度の効果を示す制吐薬である．**ハロペリドール**は突発的なCINVに処方される．**ドロペリドール**は，QT_c時間を延長するので，その使用は外科手技に関連した嘔吐や他の薬剤で適切な効果が得られない患者にのみ使用されるべきである．

8．**ベンゾジアゼピン類：ロラゼパム** lorazepam や**アルプラゾラム** alprazolam の制吐作用の効力は低い．それらの有益な効果は，ベンゾジアゼピン類の鎮静作用，抗不安作用，健忘作用特性からくる二次的な作用かもしれない．これらの特性は，ベンゾジアゼピン類を予期性嘔吐の治療薬として有用なものにしている．アルコールとベンゾジアゼピン類の同時使用は，相加的なCNS抑制効果を招くため禁忌である．

Ⅳ．止　痢　薬

消化管の運動亢進と，消化管内液成分の吸収低下が下痢の主要な原因である．止痢薬には，消化管運動を抑制する薬物，吸着活性をもつ薬物，水と電解質の輸送を改善する薬物などが含まれる（図 42.11）．

運動抑制薬
ジフェノキシレート/アトロピン ロペラミド
吸着薬
水酸化アルミニウム メチルセルロース
体液と電解質輸送の補正薬
次サリチル酸ビスマス

図 42.11
止痢薬のまとめ．

A．腸運動抑制薬

下痢を制御するのに広く用いられている2つの薬物は，**ジフェノキシレート** diphenoxylate と**ロペラミド** loperamide である．両者は，**メペリジン**の類似薬で，腸管に対しオピオイド様の作用をもっている．両薬物は，腸管神経系のシナプス前オピオイド受容体を活性化し，アセチルコリン遊離の抑制と腸管蠕動運動の抑制をもたらす．通常用量では鎮痛効果を欠いている．**ロペラミド**は，旅行者下痢症を含む急性下痢の全般的な治療に，より広範囲に用いられている．**ロペラミド**は多くの国で，処方箋なしで入手できる．誤用や過量投与による高用量の**ロペラミド**摂取は，多幸感を得る目的の患者や，オピオイドの退薬症状を回避しようとする患者でみられる．その結果，**ロペラミド**は1回の販売量を制限して販売され，重度の有害作用を避けるために推奨投与量についての指示が，警告文として添付されている．これらの薬物は，中毒性巨大結腸を有害作用として生じうるので，活動性の潰瘍性大腸炎の患者では，使用してはいけない．加えてこのグループの薬物は，呼吸抑制，心臓イベント，昏睡，致死といったリスクを伴うので，幼児への投与は避けるべきである．重度の感染性下痢の可能性のある患者（たとえば，発熱，血便，粘液便など）では，**ロペラミド**の自己投与は避けるべきである．というのは，腸管運動抑制効果は，原因となっている病原体の排出を妨げたり，疾病期間を延長させるかもしれないからである．

B．吸着活性薬

水酸化アルミニウムや**メチルセルロース** methyl celluloseのような吸着活性薬が，下痢の治療に用いられる．おそらくこれらの薬物は，腸管内毒素や微生物の吸着あるいは腸管粘膜の被覆と保護を介して働くと思われる．これらの薬物は，運動抑制薬よりも効果の点では一般に弱く，また他の薬物吸収を妨げるかもしれない．

C．水分と電解質輸送を改善する薬物

旅行者下痢症の予防と治療に用いられる**次サリチル酸ビスマス**は，腸管の液成分分泌を抑制する．その作用は，粘膜の被覆作用と構成成分のサリチル酸によってもたらされているかもしれない．有害作用としては，黒色舌や黒色便がある．

V．緩　下　剤

緩下剤は，一般的に消化管の運動を促し，便を軟化し，排便回数を増やすことによって，便秘を解消する目的で用いられる．緩下剤は，作用機序に基づいて分類される（図42.12）．緩下剤は，腸管内輸送を促進するため，吸収性が低く遅効性でゆっくりと崩壊・遊離される他の経口剤の薬理効果を失わせる可能性がある．また，慢性的な使用によって電解質バランスの失調を招くかもしれない．これらの薬物の多くは，患者に依存性をもたらす危険がある．

A．腸 刺 激 薬

1．センナ senna：この薬物は，広く用いられている刺激性の緩下剤である．その活性成分は，アントラキノン配糖体複合体のセンノシド類である．経口摂取すると，**センナ**は6～12時間以内に腸内容の排泄を生じさせる．また**センナ**に，水と電解質の腸内腔への分泌も高める．**ドクセート** docusateを含む便軟化薬との合剤として，オピオイドによる便秘の治療に有用である．

2．ビサコジル bisacodyl：**ビサコジル**は，坐薬や腸溶剤として使用可能で強力な大腸の刺激作用をもつ．**ビサコジル**は，大腸粘膜に分布する神経終末部に直接的に作用する．

3．ヒマシ油 castor oil：この薬物は，小腸で分解されリシノール酸を生じる．リシノール酸は胃に対して刺激性が非常に強く，速やかに蠕動運動を亢進させる．妊婦への**ヒマシ油**投与は，子宮収縮を刺激する可能性があるので避けねばならない．**ヒマシ油**は，味のまずさと消化管系への有害作用のため一般的には推奨されない．

腸刺激薬
ビサコジル
ヒマシ油
センナ

膨張性下剤
メチルセルロース
オオバコ

塩類下剤および浸透圧下剤
ラクツロース
クエン酸マグネシウム
水酸化マグネシウム
ポリエチレングリコール

便軟化薬
ドクセート

潤滑性下剤
グリセリン浣腸剤
ミネラルオイル

図42.12
便秘治療薬のまとめ．

B．膨張性下剤

膨張性下剤には，水溶性コロイド(果物や植物由来の非消化性成分)がある．それらは大腸でゲルを形成し，水分保持と腸管拡張を引き起こすことで腸管蠕動活性を高める．同様の作用は，**メチルセルロース**，オオバコの種子やぬかでも生じる．これらの薬物は腸閉塞を生じる可能性があるので，ベッド上で動けない患者には注意して用いるべきである．**オオバコ**は他の経口投与薬の吸収を低下させる可能性があり，他剤の投与は，**オオバコ**から少なくとも2時間空けるべきである．

C．塩類下剤と浸透圧下剤

クエン酸マグネシウム magnesium citrateや**水酸化マグネシウム**のような塩類下剤は，非吸収性塩類(陽イオンと陰イオンからなる)であり，腸管内で浸透圧により水を保持する．この作用によって腸管を拡張し，数時間の内に腸の活動性を高め便排出を生じる．**ポリエチレングリコール** polyethylene glycol(PEG)を含む電解質は，腸管のレントゲン検査や内視鏡検査を受ける準備段階に，腸管洗浄液として用いられる．電解質を含まない溶液化するための**ポリエチレングリコール**粉末も緩下剤として用いられる．**ポリエチレングリコール**は他の緩下剤に比べ，痙攣やガスの発生がより少ないことが示されている．**ラクツロース** lactuloseは，浸透圧下剤として働く半合成の2糖体である．**ラクツロース**は，消化管分泌酵素で水解されない．経口での投与量で大腸に達し，そこで大腸バクテリアによって分解され，乳酸，ギ酸と酢酸になる．この分解が，腸管内浸透圧を上昇させ，その結果，腸内容物に水分蓄積を生じ，大腸の拡張，便の軟化と排便反射を生じさせる．[注：**ラクツロース**はまた，血中アンモニアレベルを下げることができるので，肝性脳症の治療にも用いられる．]

D．便軟化薬(軟便性下剤あるいは界面活性薬)

便とエマルジョンを形成する界面活性薬は，便を軟化させ便腸管通過性を容易にする．このグループには，**ドクサートナトリウム** docusate sodiumや**ドクサートカルシウム** docusate calciumが含まれる．これらの薬物は，効果を発揮するのに数日かかるかもしれないので，急性治療よりは予防的な使用にしばしば用いられる．便軟化薬は，**ミネラルオイル** mineral oilと併用すべきでない．というのは，**ミネラルオイル**の吸収が生じる可能性があるためである．

E．潤滑性下剤

ミネラルオイルと**グリセリン** glycerinの浣腸剤は潤滑薬であり，軟化した糞便の通過性を促進することによって作用する．**ミネラルオイル**は，誤嚥による脂質肺炎を防止するために，経口投与するときには立位で摂取すべきである．

F．クロライド(Cl^-)チャネル活性化薬*2

ルビプロストン lubiprostoneは，Cl^-チャネルを活性化し，腸管腔内への液体成分の分泌促進に働く．その結果，便の通過が容易となる．

一方，電解質バランスはほとんど変化を受けない．**ルビプロストン**は，この薬物の使用によって耐性や依存性がほとんど生じないという理由で，慢性便秘と過敏性腸疾患の便秘型の治療に用いられる．また，代謝が胃と空腸で急速に起こることから，薬物相互作用は最小限に留まるようである．

Ⅵ．過敏性腸症候群

過敏性腸症候群（IBS）は，基質的な原因がないにもかかわらず慢性的な腹痛や便通に異常を生じる病態として特徴づけられる．IBSは，便秘優位型，下痢優位型，あるいは両方型に分類できる．食事や心理社会的な修飾要因が疾患の管理と薬物治療（図 42.13）において重要な役割を演じる．便秘優位型，下痢優位型の治療に用いられる薬物の鍵となる特徴を，図 42.14 にまとめて挙げた．

過敏性腸症候群，便秘型の治療薬

リナクロチド
ルビプロストン
プレカナチド
テガセロド
テナパノール

過敏性腸症候群，下痢型の治療薬

アロセトロン
エルクサドリン
リファキシミン

過敏性腸症候群，両方型の治療薬

ジサイクロミン
ヒヨスチアミン

図 42.13
過敏性腸症候群の治療薬のまとめ．

薬　物	適　応	作用機序	有害作用
リナクロチド[※1] プレカナチド	便秘型*	グアニル酸シクラーゼ-C作動薬	下痢 消化管閉塞で禁忌
ルビプロストン	便秘型の女性*^	クロライドチャネル活性化	悪心と嘔吐，下痢 消化管閉塞で禁忌
テガセロド	65歳以下の便秘型の女性	5-HT_4 部分作動薬	下痢 消化管閉塞あるいは心筋梗塞，脳卒中，狭心症の既応で禁忌
テナパノール	便秘型	ナトリウム/水素交換体3（NHE3）阻害	下痢 消化管閉塞で禁忌
アロセトロン	激しい下痢型の女性	5-HT_3 受容体遮断薬	便秘，悪心と嘔吐，胸やけ，虚血性腸炎（まれ）
エルクサドリン	下痢型	μ-オピオイド受容体作動薬	便秘，腹痛，悪心，膵炎（まれ） 膵炎とアルコール依存症では使用を避ける
リファキシミン	下痢型に短期使用	細菌負荷の軽減 （リファンピシンの構造類似体）	悪心，疲労感，頭痛，めまい，末梢浮腫，クロストリジオイデス・ディフィシルの感染リスク
ジサイクロミン	便秘型と下痢型	抗ムスカリン作用で腸管痙縮と運動を抑制	眠気や口渇のような抗コリン作用
ヒヨスチアミン	便秘型と下痢型	抗ムスカリン作用で腸管痙縮と運動を抑制	眠気や口渇のような抗コリン作用 過量投与で幻覚，不整脈，悪心と嘔吐

図 42.14
成人の過敏性腸症候群の治療に用いられる薬物の特徴．*慢性特発性便秘にも適応．^オピオイドによる便秘にも適応[※2]．
[※1]（訳者注）：リナクロチドlinaclotideは腸管の管腔表面にあるグアニル酸シクラーゼC受容体（GC-C受容体）を活性化する（毒素原性大腸菌における下痢誘導と同様の作用，そもそもエンテロトキシンをシードに開発された）．14個アミノ酸のペプチドであり，体内にはほとんど吸収されない．慢性便秘にも有効．
[※2]（訳者注）：ナルデメジンnaldemedineは末梢性オピオイド受容体拮抗薬でオピオイド（モルヒネなど）の副作用である便秘を改善する．中枢移行性が低いために，オピオイドの中枢作用（鎮痛作用など）は阻害せずに消化管作用（運動低下などによる便秘）を改善する．脳腫瘍などでは血液脳関門の破綻によりナルデメジンが中枢に移行しやすくなり，オピオイドの中枢作用にも拮抗することが報告されている．オピエートopiateは狭義には天然オピオイドopioidを意味するが，しばしばオピオイドと同義に使われる．

[*2]（訳者注）：エロビキシバットelobixibatは胆汁酸トランスポーターileal bile acid transporter（IBAT）阻害薬で便意や便形状を改善する．胆汁酸の再吸収を担う胆汁酸トランスポーターを阻害し，胆汁酸の大腸への移行を促す．その結果，大腸管腔内への水分分泌や消化管運動を促進し，便秘を改善する．

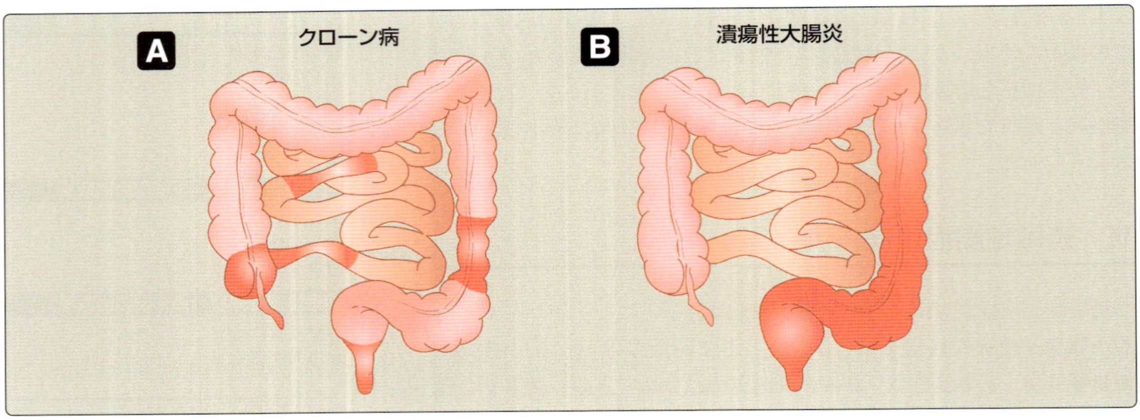
A
クローン病
B
潰瘍性大腸炎

図 42.15
クローン病における非連続性の病変部の分布パターン(A)と潰瘍性大腸炎における直腸から上行性・連続性に広がる分布パターン(B).

Ⅶ. 炎症性腸疾患の治療に用いられる薬物

炎症性腸疾患(IBD)は，免疫系を介する胃腸管の炎症反応で特徴づけられる特発性の慢性腸疾患病態である．腸管内腔に存在する細菌抗原に対する免疫反応が炎症反応を惹起すると考えられている．IBDの最も普通にみられる病型は，クローン病と潰瘍性大腸炎である．クローン病は，口腔から肛門までの消化管のあらゆる部位が非連続性に侵される可能性があり，全層性の炎症反応によって特徴づけられる．潰瘍性大腸炎では，直腸が好発部位であり，そこから連続性に大腸の他の部位へと炎症が拡大する．炎症反応は，粘膜層に留まるのが特徴である(図 42.15)．重症度，病巣の広がりと合併症のリスクがIBDの治療法を導く．IBDの寛解は，5-アミノサリチル酸(坐薬，経口剤)，コルチコステロイド(坐薬，局所放出経口剤，全身投与)，生物製剤(TNF-α阻害薬，α-4 インテグリン阻害薬，IL-12/23 阻害薬**ウステキヌマブ** ustekinumab)，ヤヌスキナーゼ阻害薬の**トファシチニブ** tofacitinib によって導くことができる．寛解の維持療法に用いられる薬は，寛解導入薬と同じである．免疫修飾薬(**アザチオプリン** azathioprine，**6-メルカプトプリン 6**-mercaptopurine，**メトトレキサート** methotrexate)は，炎症性腸疾患の寛解維持における補助薬として用いられる．図 42.16 にIBDの治療薬をまとめた．

A. 5-アミノサリチル酸

5-アミノサリチル酸類には，**スルファサラジン** sulfasalazine (**サラゾスルファピリジン** salazosulfapyridine)，**メサラジン** mesalazine，**バルサラジド** balsalazide と**オルサラジン** olsalazine がある．IBDの治療に最初に用いられた5-アミノサリチル酸類の**スルファサラジン**は，スルファピリジンと結合した5-アミノサリチル酸を含んでおり，プロドラッグである．大腸内の細菌は**スルファサラジン**を切断し，5-アミノサリチル酸とスルファピリジンが生じる(図 42.17)．スルファピリジンはおもに有害作用に関係しており，**スルファサラジン**の有効性活性の本体が5-アミノサリチル酸にあることが判明し，スルファピリジンを含まない5-アミノサリチル酸単体成分薬が開発された．しかし，5-アミノサリチル酸は急速に生体内へ吸収されるため，回腸終末部や大腸といった作用部位へ到達できるのは，投与量のわずか20％にしかすぎない．したがって，**メサラジン**の他のアゾ化合物や種々の製剤が，消化管近位部における吸収を制限し，大腸への薬物送達を増加させるために開発された．経口製剤の**メサラジン**は，腸溶性の被覆あるいは半透膜内に単体の**メサラジン**が閉じ込められた製剤であり，徐放性の薬物放出を提供する．アゾ化合物(**バルサラジド**と**オルサラジン**)は，5-アミノサリチル酸分子をアゾ結合で含んだプロドラッグである．これらの製剤は，腸内の局所到達部位と投与回数に違いがある(図42.18)．**スルファサラジン**と比較して，**メサラジン**製剤や他のアゾ化合物は同じ程度の効果を発揮しながら耐容性は改善されており，潰瘍性大腸炎治療の中心となっている．

1．**作用**：5-アミノサリチル酸はIBD治療における有効性の主たる決定要因である抗炎症作用と免疫抑制作用を示す．5-アミノサリチル酸の正確な作用機序は不明であるが，次のような機序が可能性として考えられている．(1)サイトカインとプロスタグランジンの合成抑制，(2)ロイコトリエン放出の抑制，(3)フリーラジカルの除去，(4)T細胞の増殖，活性化と分化の抑制，(5)白血球の接着と機能の障害．5-アミノサリチル酸は腸管粘膜への局所作用を介して働いていると考えられている．経口投与と坐薬による投与は同じ機序で効果を出現させると考えられる．

2．**臨床使用**：5-アミノサリチル酸類は，潰瘍性大腸炎治療の大きな柱である．すべての5-アミノサリチル酸製剤と**スルファサラジン**は，潰瘍性大腸炎の寛解誘導と維持に適用がある．現行のガイドラインは**メサラジン**，**バルサラジド**，あるいは**オルサラジン**を軽症から中等症の潰瘍性大腸炎治療の第一選択として推薦している．中等症ないし重症の潰瘍性大腸炎患者には，生物製剤や免疫修飾薬が必要であるかもしれない．クローン病での5-アミノサリチル酸類の使用は，一般的に効果が低いため限られている．

3．**薬物動態**：5-アミノサリチル酸(**メサラジン**)の薬物動態は，投与経路(たとえば，坐薬と経口) 経口剤の剤型(図42.18参照)と疾患活動性に依存し，変化しやすい．5-アミノサリチル酸の吸収は，疾患が重症であればあるほど上昇し，pHの低下で減少する．潰瘍性大腸炎では，5-アミノサリチル酸は局所効果で作用している．したがって，5-アミノサリチル酸製剤は，大腸で最大放出となるよう設計されている．坐薬で投与された**メサラジン**の吸収と体循環への出現は，直腸内での保持時間に依存する．5-アミノサリチル酸は，局所で作用するという機序のため，体循環への出現は薬効には関与せず，有害作用の出現にとって重要となる．**スルファサラジン**は経口的に投与さ

5-アミノサリチル酸製剤
- 経口製剤
  - バルサラジド
  - メサラジン
  - オルサラジン
  - スルファサラジン(サラゾスルファピリジン)
- 直腸製剤
  - メサラジン浣腸
  - メサラジン坐薬

副腎皮質ホルモン
- 経口製剤
  - ブデソニド遅延放出剤
  - ブデソニド徐放性製剤
  - ヒドロコルチゾン
  - プレドニゾン
  - メチルプレドニゾロン
- 経静脈製剤
  - ヒドロコルチゾン
  - メチルプレドニゾロン
- 直腸製剤
  - ブデソニド発泡剤
  - ヒドロコルチゾン坐薬
  - ヒドロコルチゾン浣腸
  - ヒドロコルチゾン発泡剤

生物製剤
- TNF-α阻害薬
  - アダリムマブ
  - セルトリズマブ
  - ゴリムマブ
  - インフリキシマブ
- α-4インテグリン阻害薬
  - ベドリズマブ
- IL-12/23阻害薬
  - ウステキヌマブ

ヤヌスキナーゼ阻害薬
- トファシチニブ

免疫修飾薬
- アザチオプリン
- 6-メルカプトプリン
- メトトレキサート

図 42.16
炎症性腸疾患に用いられる薬物．

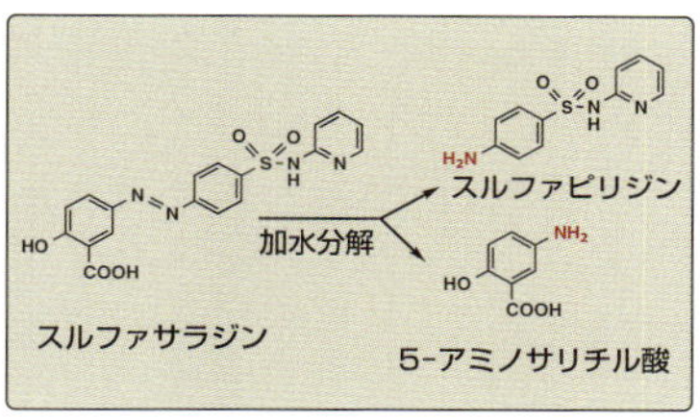
スルファピリジン
加水分解
スルファサラジン
5-アミノサリチル酸

図 42.17
スルファサラジンの代謝．

薬 物	商品名	投与経路	投与頻度	散 型	送達部位
バルサラジド	コラザール	経口投与	1日3回	不活性担体分子に5-アミノサリチル酸がアゾ結合：腸内細菌による切断で放出	大腸
メサラジン	アプリソ	経口投与	1日1回	pH依存性(≧6)遅延性放出 徐放放出を可能にするコア基材	大腸
	アサコールHD	経口投与	1日3回	pH依存性(≧7)遅延性放出	回腸遠位部，大腸
	カナサ	直腸投与	1日1回	坐薬	直腸
	リアルダ	経口投与	1日1回	pH依存性(≧7)なマルチ基材システムによる遅延性放出	回腸遠位部，大腸
	ペンタサ	経口投与	1日4回	エチルセルロース膜で放出を制御された微小錠剤	小腸全域，大腸
	ロワサ	直腸投与	1日1回	液体の浣腸剤	直腸，S字結腸
オルサラジン	ディペンタム	経口投与	1日2回	5-アミノサリチル酸がアゾ結合で二分子結合体に：腸内細菌による切断に依存して放出	大腸

図 42.18
5-アミノサリチル酸製剤.

れ，分解され生じたスルファピリジン成分は 60 ～ 80% が吸収される.

4．有害作用：**スルファサラジン**の有害作用は，大部分スルファピリジン成分のために患者の 45% にまで出現する．頭痛，悪心と倦怠感が最も通常みられる有害作用で，投与量に依存して出現する．より重度の有害反応として溶血性貧血，骨髄抑制，肝炎，肺炎，腎毒性，発熱，発疹とスティーヴンス・ジョンソン症候群 Stevens-Johnson syndrome がある．対処法は，皮膚発疹や過敏症の症状が現れたらただちに投薬を中止することである．**スルファサラジン**は可逆的に男性の生殖能力を障害する．**スルファサラジン**はまた，腸での葉酸吸収を抑制するので，長期使用では葉酸の補充が推奨される．最近の**メサラジン**製剤は，忍容性に優れている．頭痛と消化不良が最も多い有害作用である．まれに，急性間質性腎炎が生じることがあり，**メサラジン**投与を受けている患者では，腎機能のモニタリングが欠かせない．水様下痢は**オルサラジン**治療を受けた 20% の患者で出現する．**メサラジン**製剤のなかには，pH 依存性に**メサラジン**の放出が生じるものがあり(図 42.18 参照)，pH を上昇させる薬物(たとえば，プロトンポンプ阻害薬，H_2 受容体遮断薬，制酸剤)との併用は，体循環への移行を上昇させ，作用部位への到達前に早まって 5-アミノサリチル酸が放出されるおそれがある．pH を上昇させる薬物と pH 依存性 5-アミノサリチル酸放出薬との同時使用は避けるべきである．その場合は，pH 非依存性放出薬(たとえば，**オルサラジン**，**バルサラジド**)を用いるべきである．

B．コルチコステロイド

コルチコステロイドは，他の炎症性疾患の治療と同様に IBD に対し使用される(26 章参照)．コルチコステロイドは IBD の寛解を誘導するのに非常に効果的であるが，慢性的な投与による有害作用の出現があるので長期にわたる維持管理にコルチコステロイドを使用することは避けなければならない．直腸投与製剤(たとえば，**ヒドロコルチゾン** hydrocortisone浣腸剤や**ブデソニド** budesonide発泡剤)は，全身投与されるステロイドより有害作用が少ないが，病巣が大腸の左側に認められる潰瘍性大腸炎の症例に限定して使用される．経口**ブデソニド**の腸溶剤は，コルチコステロイド炎症を生じている腸管部位に送達する．この薬物では，肝臓での初回通過代謝効果がきわめて大きいので生体利用率が低く，全身性の有害作用が最小限に抑えられる．遅延性剤の**ブデソニド**は，回腸末端部から大腸近位部へコルチコステロイドを送達でき，回盲部に病変のあるクローン病に用いられる．徐放性剤の**ブデソニド**は，大腸の全域にコルチコステロイドを送達でき，大腸全体に病変のある潰瘍性大腸炎の患者に用いられる．他のコルチコステロイド剤に比べ**ブデソニド**剤の全身性の影響は少ないが，緩解状態のさらなる維持に**ブデソニド**を用いることは，ステロイドの長期使用がはらむ共通の懸念から制限される．

C．生物製剤

TNF-α阻害薬，α-4インテグリン阻害薬とIL-12/23阻害薬**ウステキヌマブ**は，IBDの内科的管理に用いられる生物製剤である．これらの薬物を使用することは，感染のリスクを上昇させることにつながる．患者の結核感染について評価すべきであり，生物製剤による治療に入る前に潜在性結核の治療を考慮すべきである．これらの生物製剤の多くは，関節リウマチ(40章参照)あるいは乾癬(45章参照)に対し治療適用がある．他の疾患病態への適用におけるこれらの生物製剤の薬物作用，薬物動態と有害作用は，IBDにおけるものと同様である．

1．TNF-α阻害薬：TNF-α阻害薬は炎症性腸疾患に対する寛解の誘導と維持に有効な，非経口的に投与される単クローン抗体である．**インフリキシマブ** infliximabと**アダリムマブ** adalimumabは中等度ないし重症のクローン病と潰瘍性大腸炎に適応がある．**セルトリズマブ** certolizumabは，中等度ないし重症のクローン病に適応があり，**ゴリムマブ** golimumabは中等度ないし重症の潰瘍性大腸炎に適応がある．TNF-α阻害薬は，一般的に5-アミノサリチル酸の無効症例，コルチコステロイド不応答あるいは依存の潰瘍性大腸炎患者，あるいはより重症の患者に処方できる第二選択薬として温存されている．クローン病では，TNF-α阻害薬は中等度ないし重症例と病態進行と予後不良ハイリスク患者で第一選択薬の役割を担う．これらの薬物は，抗原性を発揮して抗薬物抗体が生体内で産生される可能性があり，その場合には，患者の一定割合で効果の消失が起こる．

2．α-4インテグリン阻害薬：α-4インテグリンは白血球の炎症部位への遊走を促す接着分子である．α-4インテグリン阻害薬は，腸粘膜と炎症部位へのリンパ球の遊走を減弱させる．**ベドリズマブ** vedolizumabはα-4/β-7への特異的結合を示すヒト化モノクローナル抗体であり，中等症ないし重症の潰瘍性大腸炎とクローン病の寛解誘導と維持に適用がある．最も普通にみられる有害反応は，頭痛，関節痛，

臨床応用 42.2：生物製剤の薬物血中濃度モニタリング

生物製剤薬(たとえば，TNF-α阻害薬)は，抗原性が問題となり抗薬物抗体が生体内で産生される可能性がある．その場合には，IBD患者の一定数で効果の消失が起こるかもしれない．生物製剤薬の血清レベルと薬物に関連する抗薬物抗体は，測定が可能である．したがって，特定の生物製剤薬に不応答性となった患者では，その特定の薬物と抗薬物抗体の両方の変動レベルを血中濃度モニタリングすることが推奨される．薬物血中濃度モニタリングは，腸疾患患者の治療効果を改善するために，薬物投与量や投与間隔調節，あるいは一剤から他剤への変更などに，臨床医を導くことができる．

悪心，倦怠感と骨格筋痛である．

3．IL-12/23阻害薬：**ウステキヌマブ**は，リンパ球の活性化に関与するサイトカインIL-12とIL-23を抑制する．IL-12/23阻害薬は，乾癬，乾癬性関節炎とTNF-α阻害薬，免疫修飾薬，あるいはコルチコステロイドに不応答性あるいは不耐容のクローン病患者の寛解誘導と維持に適応がある．一般的にみられる有害作用は，頭痛，関節痛，易感染，悪心と鼻咽頭炎である．

D．ヤヌスキナーゼ(JAK)阻害薬

JAK阻害薬は，関節リウマチ，乾癬と他の病態の治療(40，45章参照)に用いられ，1つ以上のJAKファミリー(JAK1，JAK2，JAK3)を阻害することによって機能する．JAK1/JAK3の阻害薬**トファシチニブ**は，中等症ないし重症の潰瘍性大腸炎に適応がある．**トファシチニブ**の作用機序は，JAK-STATシグナリング経路を阻害することで，その結果マクロファージとT細胞の増殖と分化が低下する．**トファシチニブ**は現在，TNF-α阻害薬に不応答性あるいは不耐容の潰瘍性大腸炎患者に対する単剤投与が推奨されている．**トファシチニブ**は寛解誘導と維持に用いることができ，経口投与できるという利点がある．生物製剤使用に共通して，**トファシチニブ**は，帯状疱疹のリスクを上昇させるといった感染リスクを伴う．患者は，**トファシチニブ**治療を開始する前に帯状疱疹に対する免疫が評価されるべきである．一般的な有害作用には，鼻咽頭炎，関節痛と頭痛がある．

E．免疫修飾薬

IBDに最もよく用いられる免疫修飾薬は，**メトトレキサート**，**アザチオプリン**と**6-メルカプトプリン**である．**メトトレキサート**は，癌，関節リウマチと乾癬に対しても適応がある(37，40，45章参照)．他の病態における免疫修飾薬の作用，薬物動態と有害作用は，IBDにおけるものと同様である．

1．メトトレキサート：**メトトレキサート**は，フォリン酸の産生を抑制する葉酸の構造類似体である．クローン病における正確な作用機序は不明である．クローン病では筋注あるいは皮下注射投与でだけ有効

である．**メトトレキサート**は，クローン病の寛解維持に単剤投与が選択肢の1つとして推奨されているが，潰瘍性大腸炎の寛解維持には推奨されない[*3]．普通にみられる**メトトレキサート**の有害作用は，頭痛，悪心，嘔吐，腹部膨満感，血清アミノトランスフェラーゼ上昇と発疹である．葉酸の投与は，消化管でみられる有害作用を軽減するのに効果があり，**メトトレキサート**投与患者に推奨されている．

2．**チオプリン類**：チオプリン類の**アザチオプリン**と**6-メルカプトプリン**は，潰瘍性大腸炎とクローン病患者において，コルチコステロイド投与の節約減量を可能にする経口治療薬である．これらの薬物は，寛解維持に単剤投与で用いる第一選択薬と考えられている．IBD治療におけるチオプリン類の使用は，骨髄抑制，肝毒性などの毒性に対する懸念から，限られたものとなっている．チオプリン類で治療されている患者では，全血球細胞計数と肝機能検査によるモニタリングを実施することが望ましい．

42章の要約

1. 消化性潰瘍は，ヘリコバクター・ピロリ感染，あるいは非ステロイド抗炎症薬の使用によって引き起こされることが，最も一般的である．ヘリコバクター・ピロリ感染が存在するときには，感染を根絶するために抗菌薬によって治療する．**次サリチル酸ビスマス**，**メトロニダゾール**，**テトラサイクリン**とプロトンポンプ阻害薬(PPI)からなる4剤療法が，ヘリコバクター・ピロリ感染による消化性潰瘍の推奨されている第一選択治療法である．
2. プロトンポンプ阻害薬(たとえば，**オメプラゾール**)はH^+/K^+-ATPアーゼ(プロトンポンプ)に結合し，胃内腔への水素イオンの分泌を抑制する．
3. H_2受容体遮断薬(たとえば，**ファモチジン**)は，H_2受容体へのヒスタミンの結合を競合的に遮断して胃酸分泌を抑制する．
4. H_2受容体遮断薬は，消化性潰瘍と激しい胸やけの治療薬として，プロトンポンプ阻害薬より効果が劣る．
5. 長期のプロトンポンプ阻害薬の使用は，骨折，ビタミンB_{12}低下症，クロストリジオイデス・ディフィシル感染や間質性腎炎のリスクの上昇と関連する．
6. 制酸薬は胃酸の中和に働くので，短期使用で即効性を期待する胸やけの改善に用いられる．
7. 化学療法薬は，嘔吐中枢(CTZ)を直接刺激する．化学療法誘発性の嘔吐に用いられる薬物には，フェノチアジン類，5-HT_3受容体遮断薬(たとえば，**オンダンセトロン**)，サブスタンスP/ニューロキニン1受容体遮断薬(たとえば，**アプレピタント**)，コルチコステロイド，第二世代の抗精神病薬がある．
8. ムスカリン受容体遮断薬の**スコポラミン**とH_1受容体遮断薬は，動揺病と同様に，一般的な悪心や嘔吐の治療に有用である．
9. 下痢症の治療薬には，腸管運動を抑制する薬物，吸着剤として働く薬物，水分と電解質の輸送を修飾する薬物が含まれる．

---

*3(訳者注)：潰瘍性大腸炎とクローン病は図42.15の比較が示すように異なった疾患とされてはいるが，鑑別困難例も散見する．さらにほとんどの治療薬は共通であるが，たとえば，トファシチニブは潰瘍性大腸炎のみに認可されている．同じJAK阻害薬であるウパダシチニブはクローン病も適応となる．

10. 便秘の治療に用いられる薬物には，膨張性下剤，浸透圧性下剤，刺激性下剤の種類がある．激しい腹痛のリスクを含め，個々の製剤の有害作用について処方時に考慮すべきである．
11. 過敏性腸症候群は，食事と心理社会的修飾要因によって影響を受ける病態である．治療薬は，症状の優位型に基づいて選択される．
12. 炎症性腸疾患の治療薬には，5-アミノサリチル酸類，コルチコステロイド，免疫修飾薬，生物製剤とヤヌスキナーゼ(JAK)阻害薬がある．
13. 5-アミノサリチル酸類(**メサラジン**，**バルサラジド**，**オルサラジン**)は，有効性の点で，ほぼ同等であるが，5-アミノサリチル酸の放出機序と消化器系における5-アミノサリチル酸分布に差がある．
14. コルチコステロイド，生物製剤，免疫修飾薬とJAK阻害薬はすべて，免疫抑制効果のため感染のリスクを上昇させる．

学習問題

最も適当な答えを1つ選択せよ．

42.1 68歳の心不全患者が，卵巣癌と診断された．彼女は，シスプラチンによる治療を開始したが，悪心を生じるようになり，度重なる嘔吐に苦しんでいる．彼女の心臓の問題を悪化させることなしに，最も効果的に制吐治療ができる薬物は，次のうちどれか．

A．ドロペリドール
B．ドラセトロン
C．プロクロルペラジン
D．パロノセトロン

正解　D．パロノセトロンは，シスプラチンのような強い催吐性のある薬物に対し有効な5-HT_3受容体遮断薬である．ドラセトロンもこのグループの薬物であるが，心臓へ影響する性質から，この患者への適用はない．ドロペリドールは，QT_cを延長する可能性があり，外科術後の悪心と嘔吐の治療にだけ推奨される．フェノチアジンに属するプロクロルペラジンは，中等度から軽度の催吐作用をもつ抗癌剤に対し最も有用である．

42.2 最近心筋梗塞を起こした高齢女性が，時折出現する胸やけに対する治療薬を求めている．彼女は目下，アスピリン，クロピドグレル，シンバスタチン，メトプロロールとリシノプリルによる治療を受けている．この患者で避けるべき薬物選択はどれか．

A．クエン酸カルシウム
B．ファモチジン
C．オメプラゾール
D．ニザチジン

正解　C．ここに挙げられた薬物はすべて胸やけの治療に適しているが，オメプラゾールの使用は，本患者では避けるべきである．オメプラゾールは，クロピドグレルの活性化型への変換を抑制するので，クロピドグレルの有効性を低下させる可能性がある．

42.3 45歳の女性が，毎晩強い持続する胸やけを過去3週間経験し，口腔内に不快な酸っぱい味覚を訴えている．臨床医は，胃食道逆流症を疑っている．次の薬物のうち，最も適切な治療薬はどれか．

A．水酸化アルミニウムのような制酸薬
B．ジサイクロミン
C．グラニセトロン
D．オメプラゾール

正解　D．胸やけ症状の強さと症状の持続から考えて，この患者をプロトンポンプ阻害薬(PPI)で治療し，酸分泌の抑制と治癒促進を図ることは理にかなっている．H_2受容体遮断薬もまた有効であるが，PPIの方が好ましい．制酸薬は胃酸を低下させるだろうが，その効果はPPIやH_2受容体遮断薬に比べ短い．ジサイクロミンは抗ムスカリン受容体薬であり，おもに抗攣縮薬として過敏性腸症候群に用いられる．5-HT_3受容体遮断薬のグラニセトロンは，制吐薬であり，胃食道逆流症の治療には不適である．

42.4　結婚30周年記念を迎えた夫婦が，ペルーのマチュピチュを訪ねる旅行券をもらった．過去の旅行中の経験から，2人は主治医に止痢薬の処方をお願いした．次の薬物のいずれが効果的か．

A．オメプラゾール
B．ロペラミド
C．ファモチジン
D．ルビプロストン

正解　B．ロペラミドが，このセットの薬物中では唯一下痢止め活性を有する薬物である．オメプラゾールはプロトンポンプ阻害薬であり，ファモチジンはH_2受容体に拮抗し，酸分泌を低下させる．ルビプロストンは慢性便秘あるいは過敏性腸症候群の便秘型に適応がある．

42.5　ベッド上安静中の妊娠34週の27歳女性が，産科医を受診した．問診で，彼女は主治医にこのところ便秘が続いていると話した．彼女に対して最も適した処方は次のうちどれか．

A．ヒマシ油
B．ドクサート
C．ミネラルオイル
D．ロペラミド

正解　B．その効果は速効性ではないが，ドクサートは軽度の便秘に用いられ，一般的に妊娠時にも安全と考えられている．ヒマシ油は子宮収縮を惹起する性質があるため，妊婦には使用すべきでない．ミネラルオイルは誤嚥の可能性があるので，臥床している患者に用いるべきでない．ロペラミドは便秘薬ではなく，下痢の治療に用いられる．

42.6　過去にアルコール使用障害の既往歴のある25歳の男性が，過敏性腸症候群の下痢型を呈している．患者は，種々の非薬物治療を試みているが，とくにストレスがかかった場合に，厄介で急激な腹痛が継続している．本患者に対し，どの治療選択が考慮されるべきか．

A．アロセトロン
B．エルクサドリン
C．リナクロチド
D．ジサイクロミン

正解　D．ジサイクロミンは過敏性腸症候群の下痢型に用いられ，とくに消化管の痙縮と運動亢進を低下させるのに有効である．アロセトロンは，現在では女性にだけ使用が承認されている．エルクサドリンは，アルコール使用障害の既往があるので，除外すべきである．リナクロチドは，過敏性腸症候群の便秘型に用いられる．

42.7　錐体外路系症状は，次のいずれの薬物と関連する症状か．

A．メトクロプラミド
B．スクラルファート
C．アプレピタント
D．ビサコジル

正解　A．メトクロプラミドだけが錐体外路系症状を伴う．それは，ドパミン作動性活性を抑制するという性質によるものである．

42.8　妊婦において禁忌とされる消化管異常の治療薬は次のうちのどれか．

A．炭酸カルシウム
B．ファモチジン
C．ランソプラゾール
D．ミソプロストール

正解　D．ミソプロストールは合成のプロスタグランジン類似体で子宮の収縮を刺激する可能性があるので，妊婦に対して禁忌である．他の薬物は，胸やけ（妊婦において一般的な症状である）あるいは消化性潰瘍の治療に，妊娠中の使用が可能である．

42.9　右下腹部の急激な腹痛が2カ月継続している患者が来院している．内視鏡検査の結果，回腸遠位部と近位部大腸に病変の認められる中等度のクローン病と診断されている．この時点で治療を開始するのに最も適した治療薬の選択はどれか．

A．徐放性ブデソニド
B．遅延性放出ブデソニド
C．メサラミン浣腸
D．ウステキヌマブ

正解　B．遅延性放出ブデソニドは，回腸遠位端と大腸近位部で放出され寛解を誘導できるので，クローン病に適応がある．徐放性ブデソニドは寛解を誘導するのに有効であるが，潰瘍性大腸炎にのみ適応がある．というのは，徐放性ブデソニドは小腸では放出されないので本患者の回腸病変には有効ではないと考えられる．メサラミン浣腸は大腸遠位部にだけ効果を示す．ウステキヌマブはTNF-α阻害薬に不応答あるいは不耐性の患者に適応がある．

42.10　63歳のクローン病女性患者がインフリキシマブで治療が開始されたが，効果が得られなかった．患者はインフリキシマブに不応答のようであるので，緩解状態を誘導するのに他の治療法が必要とされる．次の選択肢のなかでこの時点での治療で適切なものはどれか．

A．トファシチニブ
B．バルサラジド
C．メトトレキサート
D．ウステキヌマブ

正解　D．ウステキヌマブは，インフリキシマブのようなTNF-α阻害薬に不応答性の患者に推奨されているので，正しい選択である．トファシチニブは，クローン病に適応はない．バルサラジドは，5-アミノサリチル酸剤であるが，一般的にはクローン病には有効ではなく推奨されない．メトトレキサートは，反応が出現するのに数カ月を要するので，寛解導入に適応はない．

泌尿器系疾患の治療薬

43

I. 概 要

勃起不全 erectile dysfunction (ED), 前立腺肥大症 benign prostatic hypertrophy (BPH) および尿失禁は好発する泌尿器系疾患である. ED は陰茎の勃起が性行為を満足に行えるだけ持続しなくなる状態で, 血管障害, 糖尿病, 医薬品, うつや前立腺手術の後遺症により生じうる. ED 患者は, 米国において 3 000 万人, 全世界では 3 億人を超えると推定されている. BPH は良性の前立腺の肥大であり, 男性の加齢に伴い自然発生する. 前立腺の腫大に伴い, 下部尿路症状が進行し, 患者の生活の質に影響を与えうる. ED および BPH に対する治療薬を図 43.1 にまとめる. 尿失禁および過活動膀胱の治療薬については 5 章(抗コリン薬)および 6 章(β_3 作用薬)を参照されたい.

勃起不全の治療薬
アルプロスタジル
アバナフィル※1
シルデナフィル
タダラフィル
バルデナフィル
α遮断薬
アルフゾシン
ドキサゾシン
プラゾシン
シロドシン
タムスロシン
テラゾシン
5α-還元酵素阻害薬
デュタステリド
フィナステリド※2
併用薬物
デュタステリド/タムスロシン※1

図 43.1
泌尿器系疾患の治療に用いる治療薬のまとめ. [訳者注:※1 日本未承認. ※2 前立腺肥大症に対しては日本未承認.]

II. 勃起不全の治療に使用する薬物

ED の治療には陰茎インプラント, **アルプロスタジル** alprostadil の陰茎内注射およびその坐剤の尿道内挿入, そしてホスホジエステラーゼ-5 phosphodiesterase-5 (PDE-5) 阻害薬の経口剤がある. 現在は有効性, 使いやすさ, 安全性の点から, PDE-5 阻害薬が ED 治療の第一選択薬である.

A. ホスホジエステラーゼ-5 阻害薬

シルデナフィル sildenafil, **バルデナフィル** vardenafil, **タダラフィル** tadalafil, **アバナフィル** avanafil を含む複数の PDE-5 阻害薬が ED 治療薬として認可されている*1. [注: **シルデナフィル**と**タダラフィル**は肺高血圧症治療への適用もあるが, その投与量は異なる.] すべての PDE-5 阻害薬は ED 治療効果が同等であり, 有害作用もほぼ同じである. しかし, これら薬物の作用持続時間は異なり, 薬物吸収に及ぼす食物の影響も異なる.

1. **作用機序**: 性的刺激により海綿体の平滑筋が弛緩し, 血液の流入

*1 (訳者注): 現在日本で ED 治療薬として承認されているのはシルデナフィル, バルデナフィル, タダラフィルの 3 つである.

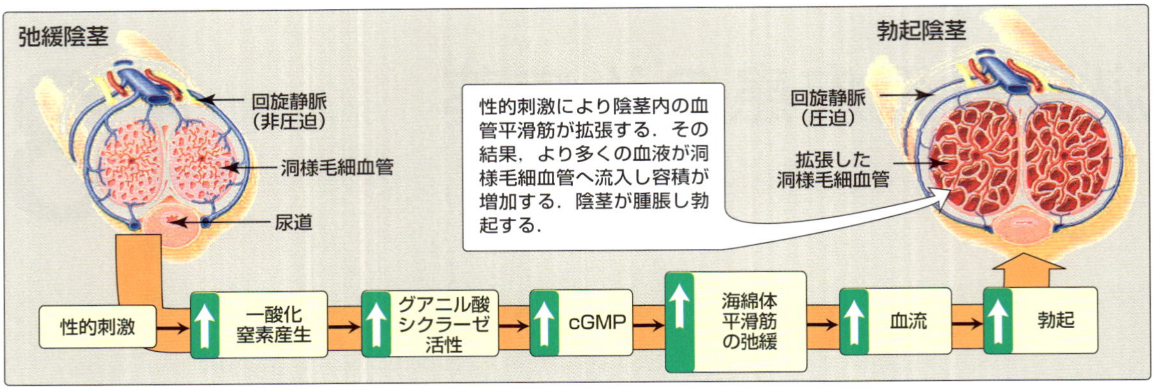
弛緩陰茎
回旋静脈
(非圧迫)
洞様毛細血管
尿道
性的刺激により陰茎内の血管平滑筋が拡張する．その結果，より多くの血液が洞様毛細血管へ流入し容積が増加する．陰茎が腫脹し勃起する．
勃起陰茎
回旋静脈
(圧迫)
拡張した
洞様毛細血管
性的刺激
一酸化
窒素産生
グアニル酸
シクラーゼ
活性
cGMP
海綿体
平滑筋
の弛緩
血流
勃起

図 43.2
陰茎勃起の機序．cGMP＝サイクリックグアノシン一リン酸．

が増加する（図 43.2）．この反応のメディエーターは一酸化窒素 nitric oxide（NO）である．NO はグアニル酸シクラーゼを活性化し，この酵素によりグアノシン三リン酸からサイクリックグアノシン一リン酸 cyclic guanosine monophosphate（cGMP）が生じる．cGMP は細胞内カルシウムイオン（Ca^{2+}）濃度を減少させることで平滑筋を弛緩させる．サイクリックヌクレオチド（cGMP など）の作用持続時間はホスホジエステラーゼ phosphodiesterase（PDE）の働きにより調節されている．PDE には少なくとも 11 種類のアイソザイムが明らかにされている．**シルデナフィル**，**バルデナフィル**，**タダラフィル**，**アバナフィル**は，海綿体における cGMP の分解に関与する PDE-5 を阻害する．適当なレベルの性的刺激があると，PDE-5 阻害により cGMP の分解が抑制され海綿体への血流が増加する．PDE-5 阻害薬は，性的刺激がないと推奨用量では作用を示さない．

２．薬物動態：**シルデナフィル**と**バルデナフィル**は薬物動態が類似している．両薬物とも内服後 4 時間まで勃起増強がみられるので，性行為の約 1 時間前に服用すべきである．したがって，**シルデナフィル**と**バルデナフィル**の投与は予定された性行為に適切な時間に行うべきである．両薬物の吸収は高脂肪食の摂取により遅延する．**バルデナフィル**の口腔内崩壊錠 orally disintegrating tablet（ODT）製剤は高脂肪食による吸収への影響はみられない．しかし，ODT 製剤のバイオアベイラビリティ（生物学的利用能）は水分摂取により減少するおそれがあるため，ODT は舌下に入れる必要があり，水分とともに服用してはならない．この**バルデナフィル** ODT はフィルムコート錠に比べてバイオアベイラビリティが高く，そのため両製剤の間に用量の互換性はない．**タダラフィル**は**シルデナフィル**や**バルデナフィル**より作用発現が遅いが（図 43.3），半減期が約 18 時間と**シルデナフィル**や**バルデナフィル**より有意に長い．そのため，**タダラフィル**は必要時の投与に加えて 1 日 1 回連日投与が認められている．これにより勃起機能増大は少なくとも 36 時間は持続する．さらに，**タダラフィル**の吸収は食事の影響を受けない．**タダラフィル**は作用持続時間が長いため，性行為の

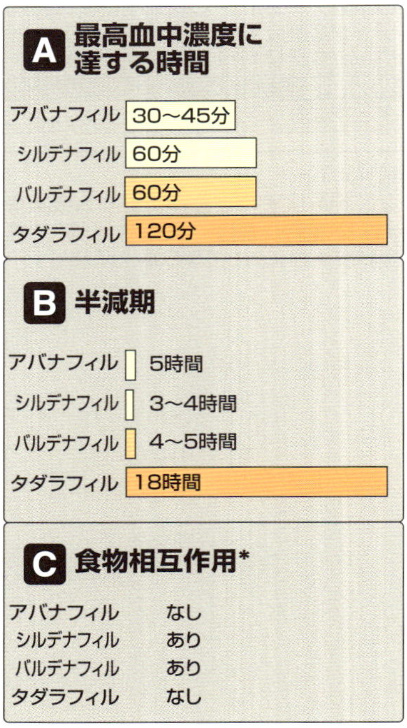
A 最高血中濃度に達する時間
アバナフィル 30～45分
シルデナフィル 60分
バルデナフィル 60分
タダラフィル 120分
B 半減期
アバナフィル 5時間
シルデナフィル 3～4時間
バルデナフィル 4～5時間
タダラフィル 18時間
C 食物相互作用*
アバナフィル なし
シルデナフィル あり
バルデナフィル あり
タダラフィル なし

図 43.3
ホスホジエステラーゼ阻害薬の性質．
*高脂肪食と一緒に服用することにより最高薬物血中濃度に達する時間が遅れる．

タイミングの問題は少ない．すべてのPDE-5阻害薬のなかで，**アバナフィル**は最も作用発現が速いため，性行為の約30分前に服用すべきである．すべてのPDE-5阻害薬はシトクロムP450(CYP)3A4アイソザイムにより代謝される．軽度から中等度の肝機能障害のある患者では**シルデナフィル**，**タダラフィル**，**バルデナフィル**の投与量調節が推奨される．重度の肝不全患者ではPDE-5阻害薬は避けるべきである．重度の腎機能障害のある患者では，**シルデナフィル**と**タダラフィル**の投与量を減ずるべきである．**アバナフィル**と**タダラフィル**の1日1回連日投与は重度の腎機能障害患者には禁忌である．

3．有害作用：PDE-5阻害薬の有害作用で最も頻発するのは頭痛，潮紅，消化不良，鼻閉である．これらの作用は一般に軽症なので，ED患者が有害作用のために治療を中止することはまれである．PDE-5阻害薬による色覚障害(青と緑の識別能力の低下)がみられるかもしれないが，これはPDE-6(色覚に重要な網膜に存在するPDE)の阻害によるようである．しかし，**タダラフィル**によるPDE-6への阻害作用はほとんどみられず，投薬による色覚変調の訴えはまれである．これら有害作用の発生率は用量に依存するようである．PDE-5阻害薬の使用による突発性難聴も報告されているが，おそらくこれは血管拡張による副鼻腔圧の変化によるものと考えられる．**タダラフィル**は背部痛および筋肉痛を伴うが，これは骨格筋にあるPDE-11の阻害によるものであろう．性行為は心臓へのリスクを伴う．したがって，心血管疾患の既往歴のある患者あるいは心血管疾患のリスクの高い患者は，PDE-5阻害薬の投与に注意が必要である．ED治療へのPDE-5阻害薬の使用は1日1回までとすべきである．すべてのPDE-5阻害薬は有痛で長期の勃起をきたす持続勃起症を惹起する可能性がある．これはまれだが緊急性の高い有害作用である．

4．薬物相互作用：PDE-5阻害薬は，NOの血圧低下作用を増強する

臨床応用 43.1：虚血性持続勃起症の治療

持続勃起症は，米国泌尿器科学会(AUA)により，性的刺激を超えて数時間続く，または性的刺激とは無関係に持続する陰茎の勃起と定義されている．持続勃起症は医療上の緊急事態とみなされ，迅速な評価が必要となる．持続勃起症には，虚血性，非虚血性，断続的(間欠性)の3つのタイプがある．虚血性持続勃起症は通常，ED治療薬によって引き起こされ，完全に硬くなった海綿体，陰茎の痛み，異常な海綿体血液ガスが生ずる．虚血性持続勃起症は，まず洗浄の有無にかかわらず治療的吸引によって治療される．虚血性持続勃起症が続く場合は，交感神経刺激薬の海綿体注射が必要となる．AUAは，**フェニレフリン** phenylephrineを第一選択治療として推奨しており，本薬物は**アドレナリン** adrenaline(**エピネフリン** epinephrine)，**ノルアドレナリン** noradrenaline(**ノルエピネフリン** norepinephrine)，**エフェドリン** ephedrineなどの他の交感神経刺激薬と比較して心血管系の有害作用の発生率が低い．1 mLの**フェニレフリン**(100～500 μg/mLの濃度に希釈)を3～5分ごとに最長1時間投与する必要がある．**フェニレフリン**による治療が成功しない場合，虚血性持続勃起症の管理のために外科的シャントが検討されることがある．

ため，これら阻害薬と有機硝酸薬(たとえば，**ニトログリセリン** nitroglycerin製剤，**二硝酸/一硝酸イソソルビド** isosorbide dinitrate/mononitrate)との併用は禁忌である．高血圧症の治療や，またBPHに伴う症状の軽減のためαアドレナリン受容体遮断薬を投与している患者に対し，PDE-5阻害薬は相加的な血圧低下作用を生じる可能性がある．PDE-5阻害薬とα遮断薬の併用には注意が必要である．両者を併用する場合は，PDE-5阻害薬の投与を開始する前にα遮断薬の投与量を一定にし，PDE-5阻害薬は最小用量から開始すべきである．CYP3A4を強力に阻害する薬物，たとえば，**クラリスロマイシン** clarithromycin，**リトナビル** ritonavirや他のプロテアーゼ阻害薬を併用する場合は，PDE-5阻害薬の投与量を減らす必要がある．QT延長のリスクがあるため**ドロネダロン** dronedaroneおよび**フルコナゾール** fluconazoleと**バルデナフィル**との併用は禁忌である．他のQT延長を伴う薬物とともに**バルデナフィル**を処方する際は注意すべきである．

B．アルプロスタジル alprostadil*2

アルプロスタジルは合成プロスタグランジン E_1 prostaglandin E_1 (PGE_1)である．陰茎組織において，PGE_1は海綿体の平滑筋を弛緩させる．**アルプロスタジル**は尿道内挿入用の坐薬や陰茎内注射用の注射薬として用いられる．PDE-5阻害薬がED治療の第一選択と考えられるため，経口投与が候補とならない患者に対して**アルプロスタジル**が用いられる場合がある．**アルプロスタジル**は経口薬と異なり局所的に作用するため，有害作用の出現率は低いと思われる．

1．作用機序： **アルプロスタジル**による平滑筋弛緩作用の機序は不明であるが，**アルプロスタジル**により海綿体組織にてサイクリックアデノシン一リン酸cyclic adenosine monophosphate (cAMP)濃度が増加するためと考えられている．その結果，プロテインキナーゼが活性化し，尿道海綿体平滑筋の弛緩および海綿体動脈の拡張が引き起こされる．海綿体へ増加した血流が静脈血流を圧迫し，そのため血液がうっ滞して勃起が生じるとされる．

2．薬物動態： **アルプロスタジル**の全身への吸収はきわめて少なく，仮に吸収されても速やかに代謝される．**アルプロスタジル**の作用発現に要する時間は，尿道内へ挿入された場合は5～10分，陰茎内注射された場合は2～25分である．その後，勃起は30～60分間，患者によってはそれ以上の時間，持続するとされる．

3．有害作用： **アルプロスタジル**は全身循環へ吸収されないので，全身性の有害作用はまれである．しかし，PGE_1による血管拡張に起因する低血圧あるいは頭痛が起こる場合がある．**アルプロスタジル**の局所的な有害作用としては，陰茎，尿道や精巣の痛みがある．**アルプロ**

---

*2 (訳者注)：日本ではアルプロスタジルの陰茎内注射はEDの診断に保険適応がある一方，ED治療への使用は保険で認められていない．

スタジルの挿入あるいは注射による出血はまれである．**アルプロスタジル**の注射により血腫，斑状出血，発疹が起こる場合があるが，これら有害作用もまれである．**アルプロスタジル**の投与は持続勃起症を起こす場合がある．

Ⅲ．前立腺肥大症（BPH）

BPHの治療には，α_1アドレナリン受容体遮断薬，5α-還元酵素阻害薬，PDE-5阻害薬，の3つのクラスの薬物群が用いられている．

A．α_1アドレナリン受容体遮断薬

テラゾシン terazosin，**ドキサゾシン** doxazosin，**タムスロシン** tamsulosin，**アルフゾシン** alfuzosin，**シロドシン** silodosinはα_1受容体に選択的な競合的遮断薬である．これら5つの薬物はいずれもBPHの治療に用いられている（図43.1）*3．α遮断薬の**プラゾシン** prazosinは保険外適用であるがBPH治療に用いられている*4．しかし，現行のガイドラインではBPHに対する**プラゾシン**の使用は推奨されていない．高血圧症に対するα遮断薬の議論については7章を参照のこと．

1．作用機序：α_{1A}受容体は前立腺に，α_{1B}受容体は前立腺と血管に，そしてα_{1D}受容体は血管に発現している*5．α遮断薬は，前立腺におけるα_{1A}およびα_{1B}受容体の遮断により，前立腺平滑筋を弛緩させることで尿流を改善する．**ドキサゾシン**，**テラゾシン**および**アルフゾシン**はα_{1A}およびα_{1B}受容体を遮断する一方，**タムスロシン**および**シロドシン**はα_{1A}受容体へより選択的である．**ドキサゾシン**，**テラゾシン**および**アルフゾシン**はα_{1B}受容体を遮断するため，これら薬物は動静脈両方の平滑筋を弛緩させ，末梢血管抵抗の減少と動脈圧の低下を引き起こす．対照的に，**タムスロシン**および**シロドシン**は前立腺特異的なα_{1A}受容体へより選択的であるため，血圧への影響が少ない．

2．薬物動態：α遮断薬は経口投与後の吸収は良好である．最大の効力を得るために，**タムスロシン**，**アルフゾシン**，**シロドシン**は食事とともに服用すべきである．**ドキサゾシン**および**テラゾシン**は食事にかかわらず服用してもよい．**ドキサゾシン**，**アルフゾシン**，**タムスロシン**，**シロドシン**はCYPにより代謝される．**シロドシン**はP糖タンパク質 P-glycoproteinの基質でもある．**テラゾシン**は肝臓で代謝されるが，CYPは介さない．一般的に，α遮断薬の半減期は8～22時間であり，最大効果が出現するのは投与後1～4時間である．腎障害がある場合，**シロドシン**は投与量の調節が必要であり，重度の腎障害患者に対して

*3（訳者注）：日本ではα_{1D}受容体に比較的選択性のあるナフトピジルに前立腺肥大症の適応がある．
*4（訳者注）：プラゾシンは日本では前立腺肥大症への適応がある．
*5（訳者注）：最近の研究で前立腺にα_{1A}とα_{1D}受容体が同程度発現していることがわかっている．

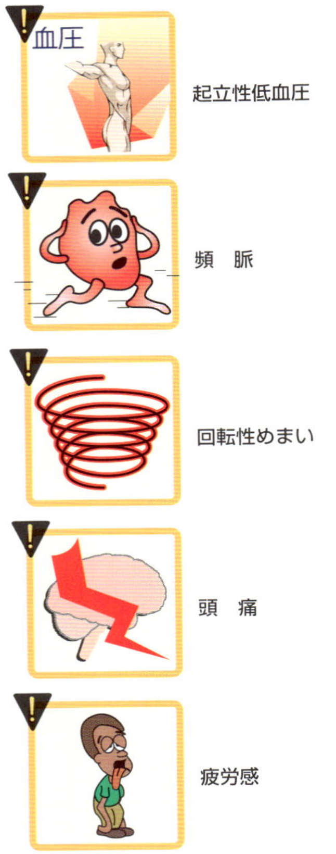
血圧
起立性低血圧
頻　脈
回転性めまい
頭　痛
疲労感

図 43.4
非選択的α遮断薬で一般に観察される有害作用．

シロドシンは禁忌である．

3．有害作用：α遮断薬は，めまい，倦怠感，鼻閉，頭痛，眠気および起立性低血圧を起こすことがある(図 43.4)．**タムスロシン**および**シロドシン**は前立腺平滑筋に発現するα_{1A}受容体により選択的であるため血圧に対する両薬物の影響が相対的に少ないことの説明がつくものの，めまいおよび起立性低血圧を起こす場合がある．これら薬物の全身性有害作用のリスクは少ない一方，前立腺への高選択性は逆行性射精あるいは射精不能の出現増加に関連する[*6]．これら薬物の一部は白内障手術に反応して虹彩が波打つような状態になる“虹彩緊張低下症候群”についても注意が必要である．

4．薬物相互作用：CYP3A4 およびCYP2D6 を阻害する薬物(たとえば，**ベラパミル** verapamil，**ジルチアゼム** diltiazem)は**ドキサゾシン**，**アルフゾシン**，**タムスロシン**および**シロドシン**の血中濃度を増加させる場合がある．一方，CYP を誘導する薬物(たとえば，**カルバマゼピン** carbamazepine，**フェニトイン** phenytoin，**セント・ジョーンズ・ワート** St. John's wort[*7])は上記α遮断薬の血中濃度を減少させるおそれがある．**アルフゾシン**はQT 間隔を延長させる可能性があるので，QT 延長をきたす他の薬物(たとえば，クラスⅢ抗不整脈薬)と併用する際には注意すべきである．**シロドシン**はP糖タンパク質の基質であるため，**シクロスポリン** cyclosporine のようなP糖タンパク質を阻害する薬物は**シロドシン**の血中濃度を増加させるおそれがある．

B．5α-還元酵素阻害薬[*8]

フィナステリド finasteride や**デュタステリド** dutasteride は5α-還元酵素を阻害する．α遮断薬は7～10 日以内にBPH の症状を緩和させるのに対し，これら阻害薬はBPH の症状緩和に通常6～12 カ月要するとされている．

1．作用機序：**フィナステリド**および**デュタステリド**はいずれも5α-還元酵素を阻害する．本酵素はテストステロン testosterone を，より強い活性を有するジヒドロテストステロン dihydrotestosterone (DHT)へ変換するのに重要である．DHT は前立腺の増殖を刺激するアンドロゲンである．DHT 産生の減少により，前立腺の大きさが縮小し，尿流が改善する．**フィナステリド**に比して，**デュタステリド**はより強力であり，DHT 産生をより減少させる．5α-還元酵素阻害薬の効果発現には前立腺が肥大していなければならない．5α-還元酵素

*6（訳者注）：射精管のα_{1A}受容体遮断もこれら有害作用に関与する．
*7（訳者注）：和名セイヨウオトギリソウ．ハーブとして，抑うつ症，不安，不眠症など多くの精神的症状に効果があるとされ，日本や米国などではサプリメントとして販売されている．本成分を含む製品の摂取によりCYP3A4 やCYP1A2 の酵素誘導が起こり，これらCYP で代謝される薬物の代謝が亢進し，その薬理効果が減弱することが知られている．
*8（訳者注）：日本ではデュタステリドのみ前立腺肥大症の適応がある．

阻害薬により前立腺の大きさが縮小するのに数カ月要するので，症状軽減のため，これらの阻害薬をα遮断薬と併用するのは妥当である．**デュタステリド/タムスロシン**は本効果を有する合剤として用いられる．図 43.5 および図 43.6 に，両クラスの薬物間における重要な違いをまとめる．[注：**フィナステリド**および**デュタステリド**は，頭皮および血清のDHTを減少させて脱毛を防ぐため，脱毛症にも用いられる．]

2．**薬物動態**：食物摂取は**フィナステリド**または**デュタステリド**の吸収には影響を与えない．どちらの薬物もタンパク質結合率が高く，CYPにより代謝される．**フィナステリド**の血漿からの平均消失半減期は 6 ～ 16 時間である．一方**デュタステリド**は，血中濃度が一度定常状態に達すると，その消失半減期は 5 週間となる（治療 6 カ月で定

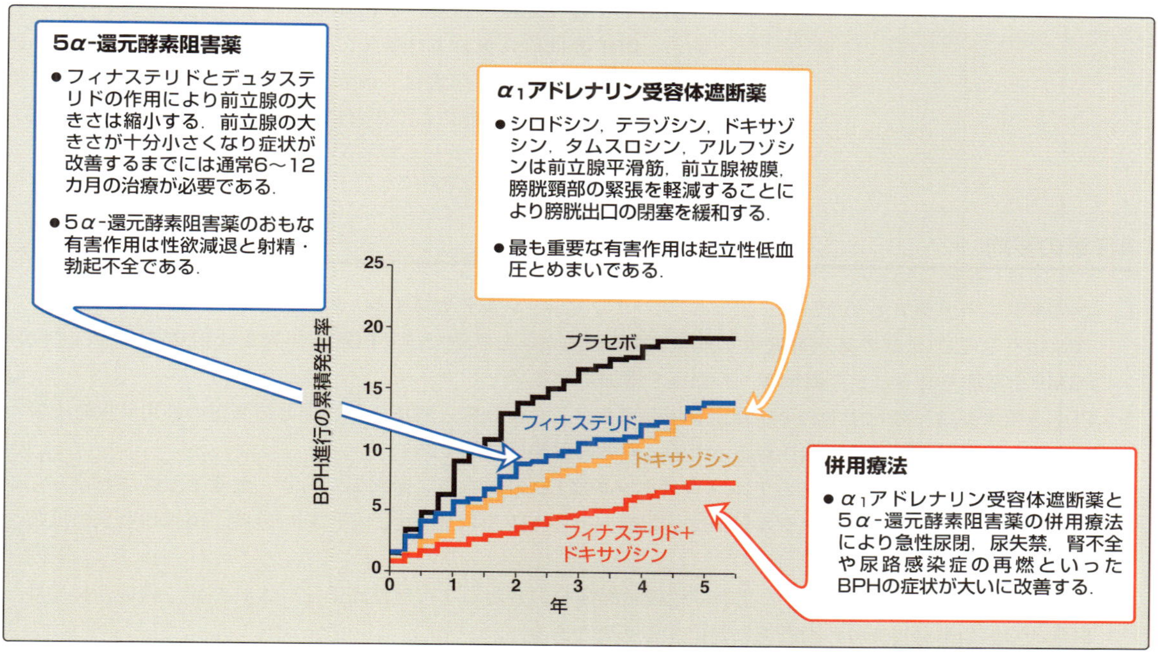
5α-還元酵素阻害薬
●フィナステリドとデュタステリドの作用により前立腺の大きさは縮小する．前立腺の大きさが十分小さくなり症状が改善するまでには通常6～12カ月の治療が必要である．
●5α-還元酵素阻害薬のおもな有害作用は性欲減退と射精・勃起不全である．
α1アドレナリン受容体遮断薬
●シロドシン，テラゾシン，ドキサゾシン，タムスロシン，アルフゾシンは前立腺平滑筋，前立腺被膜，膀胱頸部の緊張を軽減することにより膀胱出口の閉塞を緩和する．
●最も重要な有害作用は起立性低血圧とめまいである．
BPH進行の累積発生率
25
20
15
10
5
0
0 1 2 3 4 5
年
プラセボ
フィナステリド
ドキサゾシン
フィナステリド+ドキサゾシン
併用療法
●α1アドレナリン受容体遮断薬と5α-還元酵素阻害薬の併用療法により急性尿閉，尿失禁，腎不全や尿路感染症の再燃といったBPHの症状が大いに改善する．

図 43.5
前立腺肥大症（BPH）の治療．

	α_1アドレナリン受容体遮断薬	5α-還元酵素阻害薬
前立腺サイズの縮小	なし	あり
作用発現	2～4週間	6～12カ月
前立腺特異抗原減少	なし	あり
性機能不全	+	++
血圧低下作用	++	-
一般に使用される薬物	タムスロシン，アルフゾシン	フィナステリド，デュタステリド

図 43.6
前立腺肥大症治療薬の比較．

常状態に達するのが典型である).

3. 有害作用:5α-還元酵素阻害薬は,射精減少,性欲減退,ED,女性化乳房,精子減少症といった性機能に関する有害作用を引き起こす.**フィナステリド**と**デュタステリド**は催奇形性を有する.両薬物は,胎児の男性器に重篤な先天異常を引き起こすおそれがあるので,妊婦あるいは出産適齢期の女性に対しこれら薬物を使用すべきではない*9.両薬物はCYPにより代謝されるにもかかわらず,薬物相互作用はまれである.5α-還元酵素阻害薬を**テストステロン**と併用するのは理想的ではない.なぜなら**フィナステリド**と**デュタステリド**はいずれも,**テストステロン**がその活性化体であるDHTへ変換されるのを阻害するからである.

C. ホスホジエステラーゼ-5(PDE-5)阻害薬

BPHの治療に認可されているPDE-5阻害薬は**タダラフィル**のみである.PDE-5は前立腺および膀胱に発現している.そのため,**タダラフィル**によるPDE-5阻害は,前立腺および膀胱における血管拡張および平滑筋弛緩を可能にし,それによってBPHの症状が改善する.

43章の要約

1. ホスホジエステラーゼ-5(PDE-5)阻害薬(**アバナフィル**,**シルデナフィル**,**タダラフィル**,**バルデナフィル**)は勃起不全(ED)治療の第一選択薬である.性的刺激がある状況では,PDE-5阻害薬はPDE-5阻害によりcGMPを増加させることで海綿体への血流を増加させる.
2. PDE-5阻害薬は一酸化窒素の降圧作用を増強する.したがって,PDE-5阻害薬と硝酸塩の併用は生命を脅かす低血圧を引き起こす可能性があるため,両者の併用は禁忌である.
3. 合成プロスタグランジンである**アルプロスタジル**はED治療の第二選択薬であり,坐薬または注射薬として投与される.**アルプロスタジル**は海綿体組織内のcAMPを増加させ,平滑筋の弛緩と海綿体動脈の拡張を引き起こす.
4. EDの治療に使用されるすべての薬物は持続勃起症を引き起こす可能性がある.まれだが,持続勃起症は医学的な緊急事態であり,ただちに対応する必要がある.
5. α_1アドレナリン受容体遮断薬(**アルフゾシン**,**ドキサゾシン**,**シロドシン**,**タムスロシン**,**テラゾシン**)は前立腺肥大症(BPH)の症状の治療に用いられる.α_1アドレナリン受容体遮断薬は,前立腺のα受容体を遮断することにより,平滑筋を弛緩させ,尿流を改善する.
6. **アルフゾシン**,**ドキサゾシン**,**テラゾシン**はα_{1A}およびα_{1B}受容体を遮断する(非選択的).一方,**タムスロシン**および**シロドシン**はα_{1A}受容体を遮断する(前立腺選択的).選択的α遮断薬は,発生率は低いものの起立性低血圧,めまい,頭痛などの全身性有害作用を引き起こすが,逆行性射精または無射精の発生率を増加させる[訳者注:射精管のα_{1A}受容体遮断もこれら射精障害に関与する].
7. 5α-還元酵素阻害薬の**フィナステリド**および**デュタステリド**は,テストステロンからジヒドロテストステロン(DHT)への変換を阻害し,その結果前立腺の成長が減少する.5α-還元酵素阻害薬は前立腺が肥大し

*9 (訳者注):前立腺は男性にのみ存在する臓器なので,女性への投与は保険で認められていない.

ている場合にのみ効果があり，効果が出現するまで6～12カ月要する場合がある．**フィナステリド**および**デュタステリド**には催奇形性がある．両薬物とも妊娠中は禁忌であり，出産可能年齢の女性にはどちらの薬物も適用すべきではない．

8. BPHの症状と顕著な前立腺肥大のある患者には，α遮断薬と5α-還元酵素阻害薬を併用しBPHを治療することが適切である．

学習問題

最も適当な答えを1つ選択せよ．

43.1 68歳の男性が，性交中に勃起を維持できないと医師に訴えている．彼は勃起不全と診断され，ホスホジエステラーゼ-5(PDE-5)阻害薬の投与を開始した．勃起不全(ED)治療における本薬物の作用機序は何か．

A．性的刺激がない場合でも勃起を引き起こす．
B．海綿体におけるcGMPの分解を抑える．
C．海綿体への血流を減少させる．
D．一酸化窒素の作用に拮抗する．

正解 B．PDE-5阻害はcGMPの分解を抑える．性的刺激がなければ，PDE-5阻害薬は勃起を惹起しない．PDE-5阻害薬は血管拡張を促進するため，海綿体への血流が増加する．PDE-5阻害薬はcGMPの分解を抑制することで一酸化窒素の効果を高める．

43.2 EDのためにPDE-5阻害薬を服用している患者が狭心症と診断されている．本患者にてとくに懸念される抗狭心症薬は次のうちどれか．

A．メトプロロール
B．ジルチアゼム
C．アムロジピン
D．ニトログリセリン

正解 D．ニトログリセリンなどの硝酸塩は，PDE-5阻害薬と併用すると，生命を脅かす低血圧を引き起こす可能性がある．メトプロロール，ジルチアゼムおよびアムロジピンはすべて血圧を下げる可能性があるものの，PDE-5阻害薬との相互作用は関係ない．

43.3 次の記述のうち，ED治療におけるアルプロスタジルを最も正確に説明しているものはどれか．

A．EDに対する経口治療が候補とならない患者に対する代替として使用される．
B．PDE-5阻害薬と比較して 全身性の有害作用の発生率が高い．
C．持続勃起症を引き起こさない．
D．吸収を高めるために食事と一緒に摂取する必要がある．

正解 A．アルプロスタジルは尿道内坐薬または注射薬として用いられ，局所的に作用する．そのため，経口薬を服用できない患者にとっては理想的である．アルプロスタジルは局所投与されるため，全身性の吸収は最小限であり，PDE-5阻害薬と比較した場合，全身性有害作用の発生率が低くなる．しかし，アルプロスタジルは依然として持続勃起症を引き起こす可能性がある．アルプロスタジルは局所的に作用するため，食事と関連して摂取する必要はない(p.708の訳者注参照)．

43.4 前立腺肥大症治療の助けとなるため，タムスロシンが阻害/遮断する酵素または受容体は次のうちどれか．

A．5α-還元酵素
B．α_{1A}受容体
C．PDE-5
D．α_{1B}受容体

正解 B．タムスロシンはα_{1A}受容体を遮断する．タムスロシンは，5α-還元酵素，α_{1B}受容体，またはPDE-5には影響を与えない．

43.5　薬の有害作用に非常に敏感であるため，前立腺肥大症を治療するために新しい薬を開始することを心配している患者がいる．全身性有害作用の発生率が低いという理由で推奨できるα_1アドレナリン受容体遮断薬は次のうちどれか．
A．ドキサゾシン
B．アルフゾシン
C．シロドシン
D．テラゾシン

正解　C． ドキサゾシン，テラゾシン，アルフゾシンはα_{1A}およびα_{1B}受容体を遮断するが，シロドシンはα_{1A}受容体に対しより選択的である．α_{1B}受容体を遮断すると，末梢血管抵抗が減少し，動脈血圧が低下する．これにより，α_{1B}遮断薬はめまい，倦怠感，起立性低血圧を引き起こす可能性がある．シロドシンは，前立腺の平滑筋にあるα_{1A}受容体に対してより選択的であるため，選択性の低い薬物に比して血圧に対する影響は最小限である．

43.6　74歳の患者がED治療について相談するためにかかりつけ医を訪問した．彼の現在の治療薬には，フロセミド，硝酸イソソルビド，リシノプリル，メトホルミン，コハク酸メトプロロールがある．EDを治療するため最も安全な選択肢は次のうちどれか．
A．タダラフィル
B．アルプロスタジル
C．シルデナフィル
D．バルデナフィル

正解　B． PDE-5阻害薬は一酸化窒素の降圧作用を増強するため，PDE-5阻害薬と硝酸イソソルビドの併用は禁忌である．アルプロスタジルは合成PGE_1であり，全身に吸収されず，全身性の有害作用はほとんどない．したがって，本患者に使用する最も安全な選択肢はアルプロスタジルである(p.708の訳者注参照)．

43.7　フィナステリドを6週間服用している前立腺肥大症患者．頻尿，排尿躊躇および尿意切迫感の症状に改善がみられないと訴えている．身体検査により，彼の前立腺が著しく肥大していることが判明した．本患者に対し最も推奨されるのは次のうちどれか．
A．タムスロシンを開始しフィナステリドを継続する．
B．フィナステリドを中止しドキサゾシンを開始する．
C．フィナステリドからデュタステリドに切り替える．
D．フィナステリドに加えてデュタステリドを追加する．

正解　A． フィナステリドが前立腺サイズを縮小させ，前立腺肥大症の症状を軽減するには数カ月要する場合がある．したがって，症状を軽減するにはα遮断薬とフィナステリドを併用することが適切である．患者の前立腺が肥大しているため，フィナステリドによる治療を継続する必要がある．どちらも同等の効果があるため，フィナステリドからデュタステリドに切り替える理由はない．同様に，どちらも同じ作用機序をもっているため，本患者がこれら2種類の5α-還元酵素阻害薬を服用することは不適切である．

43.8　前立腺肥大症(BPH)を呈する70歳男性．十分量のタムスロシン治療後も前立腺の肥大および排尿症状が続いている．彼はEDと診断されている．本患者のBPHとEDの両方の治療に使用できる薬物はどれか．
A．アバナフィル
B．シルデナフィル
C．タダラフィル
D．バルデナフィル

正解　C． タダラフィルは，EDおよびBPHの治療に承認されている唯一のPDE-5阻害薬である．

43.9　現在タダラフィルにてED治療を受けている患者．医師に薬物の効果発現までに時間がかかりすぎると伝えている．そのため，彼はより早く作用が現れる代替手段を望んでいる．次のPDE-5阻害薬のうち，本患者にとって最も適切な代替薬物はどれか．
A．シルデナフィル
B．フィナステリド
C．アバナフィル
D．バルデナフィル

正解　C． シルデナフィルとバルデナフィルは，予想される性的活動の約1時間前に服用する必要があるため，性的活動に関して適切なタイミングで投与する必要がある．フィナステリドはEDに対して使用されない．アバナフィルは作用の発現が最も早く，性的活動の30分前に服用する必要がある．

43.10 フィナステリドの正しい作月機序は次のうちどれか.
A. ジヒドロテストステロン(DHT)をテストステロンに変換する.
B. 5α-還元酵素を阻害する.
C. 前立腺のα受容体を遮断する.
D. PDE-5を阻害する.

正解 B. 5α-還元酵素は，テストステロンをDHTに変換する酵素である．したがって，5α-還元酵素を阻害すると，テストステロンからDHTへの変換が減少する．フィナステリドはα受容体やPDE-5には影響を与えない.

44 貧血治療薬

貧血治療薬
シアノコバラミン（ビタミンB_{12}）
ダルベポエチン
エポエチンアルファ
葉酸
鉄
好中球減少症治療薬
フィルグラスチム
ペグフィルグラスチム
サルグラモスチム
tbo-フィルグラスチム
鎌状赤血球症治療薬
クリザンリズマブ
ヒドロキシウレア
ボキセロトール

図 44.1
貧血治療薬.

I. 概　要

貧血は，循環赤血球数の減少または単位血液量あたりの総ヘモグロビン含量の低下に起因する，血漿ヘモグロビン濃度の低値と定義される．貧血の一般的な徴候と症状は，疲労感，動悸，息切れ，皮膚蒼白，浮動性めまい，不眠などである．貧血は，急性・慢性の失血，骨髄異常，溶血，感染，薬物，悪性腫瘍，内分泌異常，腎不全，その他数多くの病的状態で起きる．多くの薬物が血球，ヘモグロビン産生，赤血球産生臓器に対する毒性を示し，その結果貧血を引き起こす．栄養不良による貧血は，鉄，**葉酸** folic acid，ビタミンB_{12}（**シアノコバラミン** cyanocobalamin）など，正常な赤血球産生に必要な物質の欠乏により起きる．鎌状赤血球症など遺伝的原因による貧血体質では，栄養素補給よりも**ヒドロキシウレア** hydroxyurea や**クリザンリズマブ** crizanlizumab のような新しい生理活性物質などによる薬物治療が有効な場合がある．貧血は，全血または濃厚赤血球輸血により，一時的には是正される．貧血治療薬を図 44.1 にまとめた．

II. 貧血治療薬

A. 鉄 iron

鉄は，腸管粘膜細胞，肝臓，脾臓，骨髄に，フェリチン（鉄-タンパク質複合体）として，身体に必要とされるレベルまで蓄えられる．鉄は，鉄輸送タンパク質であるトランスフェリンによって骨髄まで運ばれ，ヘモグロビン産生に利用される．鉄欠乏は最も一般的な栄養不良であり，貯蔵鉄の枯渇ならびに摂取不足，たとえば急性・慢性失血，月経，妊娠，急速発育期の小児などによって起こる負の鉄バランスに起因する．鉄欠乏性貧血は，貧血の一般的な徴候に加えて，異食症（氷，土，紙などを食べたくなる症状），さじ状爪（手指と足趾の爪が反り返る），口角の痛みとひび割れを伴うことがある．

1．**作用機序**：鉄元素を補充することで，鉄欠乏を是正できる．米疾病予防管理センター Centers for Disease Control and Prevention（CDC）は，鉄欠乏性貧血患者に対して，60 ～ 120 mg/day の鉄元素を

臨床応用 44.1：鉄欠乏性貧血の初期評価

閉経前女性の鉄欠乏性貧血はごく一般的にみられる．月経がこの貧血の良性で生理的な原因になりうる．鉄欠乏性貧血の他の原因には，摂取不足や出血も含まれる．男性や閉経後の女性で明らかな出血の既往がなく鉄欠乏性貧血を呈した場合には，内視鏡，大腸内視鏡検査が必要である．このような症例群は，悪性腫瘍やその他の消化管疾患を有している可能性が増している．

2～3回に分けて経口投与することを推奨している．妊婦では，たとえヘモグロビン値とヘマトクリット値が正常でも，増加した必要量を満たすため，30 mg/dayの鉄を投与する．近年の研究で，高用量(60～120 mg/day)投与しても低用量(40～80 mg/day)と効果に違いがないことがわかった．実際，高用量の鉄投与で，逆に鉄吸収が減少するという報告もある．さらに，低用量の経口鉄投与では，やっかいな有害作用が少なく，治療を継続しやすい．鉄剤の隔日投与も鉄欠乏性貧血治療の新たな選択肢となっている．この投与法の効果は1日1回投与と同等で，有害作用が少ない．

2．薬物動態：鉄は経口的に吸収される．胃内の酸性環境で，鉄はより可溶性の高い還元状態(Fe^{2+})に維持され，続く十二指腸で吸収される．[注：吸収量は，そのときの体内貯蔵鉄量に依存する．もし貯蔵鉄が十分あれば，吸収量は少ない．もし貯蔵鉄が少なければ，より多量の鉄が吸収される．]投与量の増加に伴い，鉄吸収の相対比は低下する．経口薬としては，**硫酸第一鉄** ferrous sulfate，**フマル酸第一鉄** ferrous fumarate，**グルコン酸第一鉄** ferrous gluconate，**多糖-鉄錯体** polysaccharide-iron complex，**カルボニル鉄** carbonyl ironなどがある．鉄元素の含量比は，それぞれの剤型によって異なる(図 44.2)．非経口鉄剤としては，**デキストラン鉄** iron dextran，**グルコン酸第二鉄ナ**

鉄剤の剤型	鉄元素(%)	説明
グルコン酸第一鉄	12	●鉄元素含量は低いが，硫酸第一鉄と同程度の忍容性あり
クエン酸第二鉄アンモニウム	18	●第一鉄塩よりもバイオアベイラビリティ（生物学的利用能）が低い ●小腸で第一鉄に還元されなくてはならない
硫酸第一鉄	20	●最も一般的な経口鉄剤 ●廉価かつ高効果ならびに高忍容性
無水硫酸第一鉄	30	●硫酸第一鉄の徐放性製剤（1回/day） ●硫酸第一鉄よりも高価
フマル酸第一鉄	33	●硫酸第一鉄と同程度の効果と忍容性 ●他の鉄塩に比べてほとんど味がしない
カルボニル鉄	100	●精製鉄の微粒子 ●胃内で溶解し塩酸塩となって吸収される ●吸収が遅いため鉄塩よりも低毒性（鉄の持続的放出が1～2日続く）
多糖-鉄錯体	100	●無味無臭 ●鉄元素1回/dayが硫酸第一鉄2回/dayと同程度

図 44.2
各種鉄剤型の特徴．

臨床応用 44.2：非経口鉄をいつ使用するか

デキストラン鉄は，重大な有害作用を引き起こすリスクがあるが，新しい非経口鉄剤型(たとえば**グルコン酸第二鉄ナトリウム**，**フェルモキシトール**，**カルボキシマルトース第二鉄**，**スクロース鉄**)ははるかに安全である．どのタイプであっても非経口鉄は，治療量を投与する前に，少量を試験投与する．試験投与後5～30分の間に，アナフィラキシーのような有害作用がみられる．鉄の静脈内投与は，経口投与に比して，より効果的に貯蔵鉄を補充し，速やかに置き換える．非経口鉄投与は，経口鉄の忍容性(認容性) tolerabilityが悪い患者，吸収不全患者，末期腎不全患者，経口鉄では追いつかない出血が続いている患者の場合考慮する．

トリウム複合体 sodium ferric gluconate complex，**フェルモキシトール** ferumoxytol，**カルボキシマルトース第二鉄** ferric carboxymaltose，**スクロース鉄** sucrose ironなどがある．非経口薬は即効性があるが，経口投与は鉄欠乏是正までに数週間を要する．

3．**有害作用**：局所刺激による胃腸障害(腹痛，便秘，悪心，下痢)と黒色便が，経口鉄剤の最も一般的な有害作用である．経口鉄剤に耐えられないまたは吸収不全の患者あるいは**エリスロポエチン** erythropoietinを投与されている血液透析患者や化学療法を受けている患者には，非経口鉄剤を投与する．非経口鉄剤によって致死的過敏反応ならびにアナフィラキシー様反応がまれにみられる場合がある(おもに**デキストラン鉄**製剤)．**デキストラン鉄**投与前には，少量投与による過敏症チェックをしなくてはならない[*1]．また，感染症併発時は，鉄剤の静脈内投与を慎重に行う[注：鉄は細菌増殖に必須である]．

B．葉酸 folic acid(folate)

葉酸はおもに，葉酸欠乏状態を治療するために用いられる．葉酸欠乏は次のような原因で起きる：(1)需要の増加(たとえば，妊娠や授乳)，(2)小腸疾患による吸収不良，(3)アルコール中毒，(4)ジヒドロ葉酸還元酵素阻害薬(たとえば，**メトトレキサート** methotrexate，**トリメトプリム** trimethoprim)，DNA合成を直接阻害する薬(たとえば**アザチオプリン** azathioprineや**ジドブジン** zidovudine)，あるいは葉酸吸収を抑制する薬(たとえば**フェニトイン** phenytoinや**フェノバルビタール** phenobarbital)の使用．葉酸欠乏症が引き起こすおもな病態は，平均赤血球容積 mean corpuscular volume (MCV)の増大に特徴づけられる巨赤芽球性貧血(大球性となる)であり，これはプリン体とピリミジン体の合成が低下することによる．その結果，赤血球産生組織におけるDNA合成ならびに細胞増殖が阻害される(図44.3)．[注：

*[1] (訳者注)：試験投与：造影剤などでは1990年代頃までは少量のテスト投与が推奨されていた(そのための小アンプルも付録されていた)．しかしながら，少量でもアナフィラキシーが生じうること，少量のテスト投与で問題なくても，本投与で問題が生じうることから少量試験投与は廃止された．対策としては，投与後，すくなくとも15分は状態を確認すること，問題発生時の対応準備を行うことが重要である．

ビタミンB_{12}欠乏による神経障害を回避するために，巨赤芽球性貧血の治療方針経験的決定の前に，その原因を特定しておくことが大切である．ビタミンB_{12}欠乏症と葉酸欠乏症は同様の症状を示しうる．]

葉酸は，異常がなければ十二指腸から速やかに吸収される．経口投与した**葉酸**に毒性はなく過剰ビタミンは尿中に排泄される．まれに注射による投与での過敏反応が報告されている．

C．シアノコバラミン cyanocobalaminならびにヒドロキソコバラミン hydroxocobalamin（ビタミンB_{12}）

ビタミンB_{12}欠乏は，食事中ビタミンの不足によっても起こるが，胃壁細胞の内因子産生不全による吸収不良（悪性貧血），または小腸における吸収に必要な受容体機能欠損によるものが，より一般的である．非特異的な吸収不全症候群や，胃切除もビタミンB_{12}欠乏の原因となる．ビタミンB_{12}欠乏は，一般的な貧血の徴候や症状に加え，手足のチクチクする痛み，歩行困難，認知症，極端な場合は幻覚，妄想，統合失調症を呈する．[注：**葉酸**投与単独で血液学的な異常が是正されるので，ビタミンB_{12}欠乏が発見できなくなる．その結果，重篤な神経学的異常や疾患を引き起こしうる．したがって，特異的治療方針決定のために巨赤芽球性貧血の原因を特定する必要がある．また，巨赤芽球性貧血は鑑別診断を行わない限り**葉酸**単独で治療すべきではなく，**葉酸**と**ビタミンB_{12}**を併用すべきである．]

ビタミンB_{12}は，経口（食事性欠乏に対して），舌下，筋肉内，皮下（悪性貧血の場合）投与する．**ヒドロキソコバラミン**の筋肉内投与は，即効性があり，タンパク質吸着率が高く，血漿中レベルが長く維持されるという理由で，好まれる．肥満外科手術（重症肥満治療のために行う胃腸管バイパス術など）を受けた患者などにみられる吸収不全に対しては，**シアノコバラミン**としてのビタミンB_{12}補充を，毎日舌下投与するか，毎月1回非経口的に投与する．このビタミンは大量投与しても毒性はない．悪性貧血の場合は，生涯にわたる治療が必要である．

D．エリスロポエチン erythropoietin（EPO）およびダルベポエチン darbepoetin

腎尿細管周囲の細胞は低酸素に応答する糖タンパク質である**エリスロポエチン**（EPO）の合成と分泌を行う．EPOは，幹細胞を刺激して前赤芽球への分化を促し，網状赤血球の骨髄からの遊走とヘモグロビン産生開始を促進する．EPOはこうして骨髄における赤血球増殖と分化を制御する．遺伝子組換え技術によりつくったヒトEPO（**エポエチンアルファ**epoetin alfa）は，末期腎不全，ヒト免疫不全ウイルス感染，骨髄異常，未熟児，悪性腫瘍に伴う貧血に有効である．長時間作用型**エリスロポエチン**である**ダルベポエチン**は，EPOに2つの炭化水素鎖を付加することで**エポエチンアルファ**の約3倍の半減期をもっている．人工透析時には通常静脈内投与（静注）されるが，その他の場合は皮下注射が好まれる．EPO類は一般的に忍容性が高いが，高血圧や関節痛などの有害作用がみられる場合がある．[注：高血圧は，末梢血管抵抗ないし血液粘性の上昇に起因する．] 適切な効果を得る

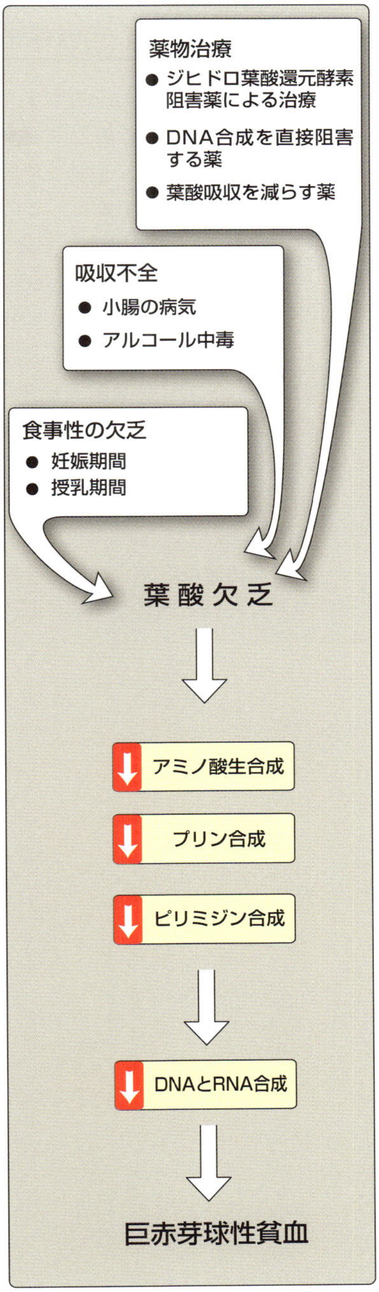

薬物治療
● ジヒドロ葉酸還元酵素阻害薬による治療
● DNA合成を直接阻害する薬
● 葉酸吸収を減らす薬
吸収不全
● 小腸の病気
● アルコール中毒
食事性の欠乏
● 妊娠期間
● 授乳期間
葉酸欠乏
アミノ酸生合成
プリン合成
ピリミジン合成
DNAとRNA合成
巨赤芽球性貧血

図 44.3
葉酸欠乏の原因とその結果．

臨床応用 44.3：巨赤芽球性貧血の評価

巨赤芽球性貧血は異常に大きい血球(MCVが正常値を超える)を特徴とする貧血である．このタイプの貧血の最も一般的な原因は，葉酸またはビタミンB_{12}の欠乏である．この欠乏の原因としては，消費の増大(妊娠)，薬物治療(**メトトレキサート**など)，摂取不足その他がある．ビタミンB_{12}欠乏は，ビタミンB_{12}吸収に必要な内因子の欠乏によっても起きる．もし巨赤芽球性貧血が疑われたら，経験的には**葉酸**と**ビタミンB_{12}**の両方で治療する．**葉酸**だけで治療した場合，血液の異常は是正される．しかしながら，引き続くビタミンB_{12}欠乏が神経学的異常を引き起こすおそれがある．したがって，巨赤芽球性貧血の標的(原因)を絞った治療は，完全な鑑別診断がなされたときにのみ行われるべきである．ビタミンB_{12}と葉酸欠乏を鑑別するためには，血清ビタミンB_{12}と葉酸レベルを測定することができる．もしこれらの測定結果がボーダーラインであれば，ビタミンB_{12}と葉酸の中間代謝物〔メチルマロン酸(MMA)およびホモシステイン〕を測定する．もしMMAおよびホモシステイン値が正常であれば，ビタミンB_{12}と葉酸欠乏のいずれもない．MMAおよびホモシステイン値の両者とも高い場合は，ビタミンB_{12}欠乏が疑われるが，葉酸欠乏を除外できない．MMAが正常でホモシステインが高値の場合は，ビタミンB_{12}欠乏はなく，葉酸欠乏が疑われる．悪性貧血患者は，血清ビタミンB_{12}レベル低値およびMMA，ホモシステイン高値を呈することが多い．

ためには，鉄分の補充が必要である．

ヘモグロビン濃度11 g/dL以上を治療目標として**エポエチンアルファ**を投与すると，重篤な心血管イベント(血栓症や重症高血圧など)，死亡率の上昇，腫瘍進行時間の短縮，生存率の低下がみられる．**エポエチンアルファ**または**ダルベポエチン**を投与しているすべての患者において，ヘモグロビン濃度が12 g/dLを超えず，2週間で1 g/dL以上上昇しないような有効最低量の投与に留めることが推奨される．さらに，ヘモグロビン濃度が10 g/dLを超えたら，減量または中止する．両薬とも遅効性であり，貧血の急性期治療には役立たない．

Ⅲ. 好中球減少症治療薬

骨髄成長因子または，顆粒球コロニー刺激因子 granulocyte colony-stimulating factors (G-CSF)，たとえば，**フィルグラスチム** filgrastim，**tbo-フィルグラスチム** tbo-filgrastim，**ペグフィルグラスチム** pegfilgrastim，さらに顆粒球マクロファージコロニー刺激因子 granulocyte-macrophage colony-stimulating factors (GM-CSF)，たとえば，**サルグラモスチム** sargramostimなどは，骨髄における顆粒球産生を刺激して好中球数を増し，重度の好中球減少症に陥る期間を短縮する．これらの薬物は通常，化学療法と骨髄移植に伴う好中球減少症のリスク低減のため，予防的に投与される．**フィルグラスチム**と**サルグラモスチム**は皮下と静脈内の両方から投与できるが，**tbo-フィルグラスチム**と**ペグフィルグラスチム**は皮下投与のみである．使用可能な薬物のおもな違いは，投与頻度である．**フィルグラスチム**，**tbo-フィルグラスチム**，**サルグラモスチム**は1日1回投与で，化学療法の24～72時間後に開始して，好中球の絶対数 absolute neutrophil count (ANC)が5 000

〜10 000/μLになるまで続ける．**ペグフィルグラスチム**はペグ化した（ポリエチレングリコール分子を結合させた）G-CSFで，他に比べて長い半減期をもつ．したがって**ペグフィルグラスチム**は，化学療法の24時間後に1回だけ決まった量を投与される．通常**ペグフィルグラスチム**の使用の際にはANCのモニターは必要ない．有効性，安全性，忍容性において，ある薬物が別のものに勝るという証拠はない．骨痛がこれらの薬物の一般的な有害作用である．

Ⅳ．鎌状赤血球症治療薬

A．ヒドロキシウレア hydroxyurea

ヒドロキシウレアは痛みを伴う鎌状赤血球症クリーゼの頻度を下げることができる経口リボヌクレオチド還元酵素阻害薬である（図44.4）．鎌状赤血球症では，**ヒドロキシウレア**は胎児型ヘモグロビン（HbF）を増やし，その結果異常ヘモグロビンS hemoglobin S（HbS）を希釈する．治療によりHbSの重合が遅延・減少し，クリーゼをコントロールできる．クリーゼの痛みは，鎌状赤血球が毛細血管血流を阻害して，組織が無酸素状態に陥ることによって引き起こされる．臨床的効果には3〜6カ月要する．**ヒドロキシウレア**の重要な有害作用として，骨髄抑制と皮膚血管炎がある．**ヒドロキシウレア**は鎌状赤血球症の治療に精通した専門家のもとで使用することが大切である．**ヒドロキシウレア**はまた未承認ながら，急性骨髄性白血病，乾癬，真性多血症の治療にも用いられる．

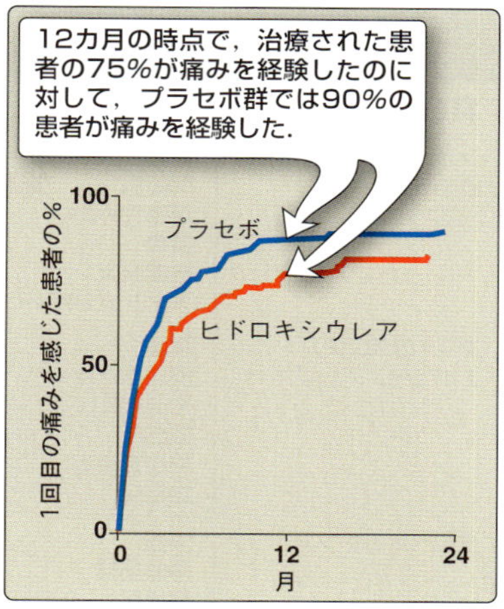
12カ月の時点で，治療された患者の75%が痛みを経験したのに対して，プラセボ群では90%の患者が痛みを経験した．
1回目の痛みを感じた患者の%
100
50
0
プラセボ
ヒドロキシウレア
0
12
24
月

図 44.4
1回目の痛みを感じた鎌状赤血球症患者のパーセンテージに対するヒドロキシウレア治療の効果．

B．クリザンリズマブ crizanlizumab

クリザンリズマブは，P-セレクチンに結合して，そのリガンドとの結合を阻害する，ヒト化モノクローナル抗体である．**クリザンリズマブ**は，活性化した血管内皮細胞と血小板表面のP-セレクチンに結合して，血管内皮細胞，赤血球，血小板，白血球の間の相互作用を阻害する．その結果，鎌状赤血球による毛細血管塞栓を緩和し，無酸素を解除することで，鎌状赤血球症クリーゼの頻度を下げる．**クリザンリズマブ**は，16歳以上の鎌状赤血球症患者に適用し，最初の0週と2週，その後4週間ごとに，点滴静注する．最も一般的な有害作用は，点滴静注による反応，悪心，関節痛，背部痛，発熱などである．

C．ボキセロトール voxelotor

ボキセロトールはHbSのα鎖に結合することで，HbSの重合を阻害する．脱酸素化したHbSが重合し，鎌状化を引き起こすと考えられている．**ボキセロトール**は脱酸素化HbSの濃度を下げることにより，HbSの重合を阻害する．**ボキセロトール**は12歳以上の患者に認可されており，1日1回経口投与する．この薬は忍容性が高いが，頭痛，下痢，胃腸管不快感が最も一般的な有害作用である．**ボキセロトール**はCYP3A4により代謝されるので，CYP3A4誘導薬あるいは阻害薬存在下では，投与量を調節する必要がある．

図44.5に貧血治療に用いる薬をまとめた．

薬物	有害作用	薬物相互作用	モニター項目
貧血治療			
シアノコバラミン/ビタミンB_{12}	注射箇所の痛み 関節痛 浮動性めまい 頭痛 鼻咽頭炎 アナフィラキシー	プロトンポンプ阻害薬—経口ビタミン B_{12} の吸収を減らしうる	ビタミン B_{12} 葉酸 鉄
エリスロポエチン/エポエチンアルファ	浮腫 皮膚瘙痒症 悪心･嘔吐 高血圧 脳血管障害 血栓症	ダルベポエチンアルファ—治療の重複により有害作用が増しうる	ヘモグロビン，ヘマトクリット 血清フェリチン 血圧
ダルベポエチンアルファ	浮腫 呼吸困難 高血圧 脳血管障害 血栓症	エポエチンアルファ—治療の重複により有害作用が増しうる	ヘモグロビン，ヘマトクリット 血清フェリチン 血圧
葉酸	口中不味(まずい) 悪心 錯乱 易刺激性	コレスチラミン—吸収に干渉	血算 血清葉酸
鉄	皮膚瘙痒症 悪心･嘔吐･下痢 頭痛 アナフィラキシー	カルシウムおよびカルシウムを含む制酸薬—鉄吸収を減らす デフェロキサミン—鉄キレート ジメルカプロール—鉄キレート マグネシウム—鉄吸収を減らす テトラサイクリンやフルオロキノロンの抗生物質—鉄がこれらの抗生物質の吸収を減らす	ヘモグロビン，ヘマトクリット 血清鉄 総鉄結合能 トランスフェリン 網状赤血球数
鎌状赤血球症の治療			
ヒドロキシウレア	骨髄抑制 皮膚潰瘍 二次性白血病 肝酵素上昇	HIV 治療薬—ヒドロキシウレアが CD4 陽性細胞数を減らしうる サリチル酸—出血リスク増大 プロベネシド—尿酸増加	血算
クリザンリズマブ	注射関連反応 悪心 背部痛 関節痛 発熱	なし	血算
ボキセロトール	頭痛 下痢 胃腸不快感	CYP3A4 誘導薬あるいは阻害薬(たとえばグレープフルーツ果汁やフェニトイン)	血算，肝機能

図 44.5
貧血コントロール薬．

44章の要約

1. 貧血は，血清ヘモグロビン濃度低値で定義される．一般的な徴候と症状は，疲労感，動悸，息切れ，皮膚蒼白，浮動性めまい，不眠などがある．
2. 貧血は，失血，薬物，遺伝的体質，栄養不全(鉄，葉酸，ビタミンB_{12})などの状態で生じる．
3. 鉄欠乏は，貯蔵鉄の枯渇ならびに摂取不足によって起き，鉄補充で治療できる．いくつかの経口および非経口鉄剤がある．胃腸不快感と黒色便が一般的な有害作用であり，ある種の非経口鉄(**デキストラン鉄**)はアナフィラキシー反応を引き起こす場合がある．
4. 巨赤芽球性貧血は，ビタミンB_{12}ならびに葉酸欠乏で起きる．経験的に治療する場合，葉酸とビタミンB_{12}の両方を投与する．内因子をつくれない患者は非経口ビタミンB_{12}で治療する．
5. **エリスロポエチン**と**ダルベポエチン**は幹細胞を刺激して分化を促し，網赤血球の遊離を促進する．これらは，末期腎不全，ヒト免疫不全ウイルス感染症，骨髄不全，未熟児，悪性腫瘍に起因する貧血に使用する．
6. 骨髄増殖因子すなわちG-CSFおよびGM-CSFは顆粒球産生を刺激し，重篤な顆粒球減少症の期間を短縮する．どれが他のものに優れているといった証拠はない．
7. **ヒドロキシウレア**は，リボヌクレオチド還元酵素阻害薬であり，HbFを増やすことで，鎌状赤血球症患者の鎌状赤血球症クリーゼの頻度を減らす．重要な有害作用として，骨髄抑制と皮膚血管炎などがある．
8. **クリザンリズマブ**は，P-セレクチンに結合して，鎌状赤血球による毛細血管塞栓を緩和し，無酸素を解除することで，鎌状赤血球症クリーゼの頻度を下げる，ヒト化モノクローナル抗体である．最も一般的な有害作用は，点滴静注による反応，悪心，関節痛，背部痛，発熱などである．

学習問題

最も適当な答えを1つ選択せよ．

44.1 氷に対する飢餓感とさじ状爪を呈する．食事性栄養不良による貧血に対して適切な治療はどれか．
A. ビタミンB_{12}(シアノコバラミン)
B. 葉酸
C. ビタミンD
D. 鉄

正解 D. ビタミンB_{12}，葉酸，鉄欠乏症はすべて貧血に関与する．しかし鉄欠乏性貧血は，異食症(氷や土を食べたくなる)およびさじ状爪(足趾と手指の爪が反り返る)を伴う．ビタミンD欠乏症は存在するが，貧血は引き起こさない．

44.2 下記の鉄サプリメントのうち，どれが最大パーセントの鉄元素を含んでいるか．
A. 硫酸第一鉄
B. カルボニル鉄
C. グルコン酸第一鉄
D. クエン酸第二鉄アンモニウム

正解 B. 硫酸第一鉄は20%（無水硫酸第一鉄では30%），グルコン酸第一鉄は12%，クエン酸第二鉄アンモニウムは18%の鉄元素をそれぞれ含んでいる．これらはすべて100%の鉄元素を含むカルボニル鉄よりも少ない．

44.3 56歳女性が巨赤芽球性貧血であることがわかった．既往歴として顕著なアルコール依存症がある．この患者の治療として下記のどれが最適か．

A．経口ビタミンB_{12}

B．非経口ビタミンB_{12}

C．経口葉酸

D．経口ビタミンB_{12}と経口葉酸

正解 D．患者はアルコール依存症の既往歴があるので，葉酸欠乏性貧血が疑われる．しかしながら葉酸投与単独で血液学的異常が修正されて，ビタミンB_{12}欠乏の可能性を見えなくしてしまうので，その結果重篤な神経学的機能不全や疾患に至る場合がある．巨赤芽球性貧血の原因は，特異的治療のために特定しなくてはならない．したがって，巨赤芽球性貧血は葉酸単独で治療するべきではなく，むしろ葉酸とビタミンB_{12}の組合せで治療すべきである．

44.4 45歳女性．救急外来で貧血と診断され，フォローアップのため，内科外来を受診した．患者は錠剤を1日3回服用しており，黒色便のことを心配している．次のどの薬を貧血治療薬として服用していると考えられるか．

A．グルコン酸第一鉄

B．葉酸

C．デキストラン鉄

D．ビタミンB_{12}

正解 A．どの型の鉄補充薬でも黒色便を起こしうる．この患者は1日3回の経口投与を受けているので，グルコン酸第一鉄が最適解である．デキストラン鉄は点滴静注する．

44.5 53歳女性．慢性腎疾患による二次性貧血で，ヘモグロビン値8.6 g/dL，エポエチンアルファの治療を受けている．エポエチンアルファの初回投与から8日後のヘモグロビン値が10.5 g/dLであった．この患者の貧血管理の次の段階に最適なのはどれか．

A．エポエチンアルファを中止する．

B．エポエチンアルファを中止し，ダルベポエチンを開始する．

C．エポエチンアルファを継続する．

D．エポエチンアルファを増量する．

正解 A．ヘモグロビン値が10 g/dLを超え，2週間以内で1 g/dL以上増加した．したがって，エポエチンアルファを中止するか減量する必要がある．ダルベポエチンに変更する，エポエチンアルファを継続するまたは増量すると，ヘモグロビン値が上昇し続けて，心血管イベントのリスクを増やしてしまう．

44.6 鎌状赤血球症患者の痛みを伴うクリーゼの頻度を減らすのに有効なのは下記のどれか．

A．エポエチンアルファ

B．フィルグラスチム

C．ヒドロキシウレア

D．サルグラモスチム

正解 C．ヒドロキシウレアが，痛みを伴う鎌状赤血球症クリーゼの頻度と重症度を減らすのに有効だという臨床的エビデンスがある．エポエチンアルファは，慢性腎不全，HIV，骨髄異常その他による二次性貧血において，ヘモグロビンと赤血球の産生増加を助ける．フィルグラスチムとサルグラモスチムは骨髄での顆粒球産生を刺激し，白血球数を増すことで，重篤な好中球減少症に陥る期間を短くする．

44.7 66歳女性．ステージⅣの乳癌に対する化学療法を受けている．治療の一環で，好中球減少症のリスクを低減するために，フィルグラスチムの予防投与を受けた．この患者が最も経験しやすい，フィルグラスチムによる有害作用はどれか．

A．抜け毛

B．骨痛

C．骨減少症

D．下痢

正解 B．フィルグラスチムなどによる好中球減少症治療薬は，骨痛の有害作用がある．これはフィルグラスチム特異的な有害作用ではなく，ペグフィルグラスチムやサルグラモスチムでもみられる．

44.8 患者は硫酸第一鉄 325 mg 1日2回を2週間続けているが，後味の悪さを訴えている．1日1回の経口鉄剤で，忍容性を改善し，硫酸第一鉄 325 mg 1日2回と同等の鉄元素総量を摂取できるのはどれか．

A．クエン酸第二鉄アンモニウム 25 mg

B．グルコン酸第一鉄 100 mg

C．無水硫酸第一鉄 142 mg

D．多糖－鉄錯体 150 mg

正解 D. 1日1回の多糖－鉄錯体(150 mg = 150 mg 鉄元素)は，無味無色で，硫酸第一鉄 325 mg 1日2回(鉄元素 130 mg/day)と同等の鉄元素量を供給できる．クエン酸第二鉄アンモニウム 25 mg 1日1回(鉄元素 4.5 mg)は硫酸第一鉄1日2回より少ない．硫酸第一鉄とグルコン酸第一鉄も同等の忍容性があるが，グルコン酸第一鉄1日1回の鉄元素は少ない(鉄元素 12 mg)．無水硫酸第一鉄はさらに忍容性が高く，徐放性があるが，1日2回投与の硫酸第一鉄に比べて，1日1回の無水硫酸第一鉄の鉄元素量は低い(鉄元素 43 mg)．

44.9 20歳女性．現在，卵巣癌に対する強力な化学療法を受けている．強い疲労を感じており，顕著な鉄欠乏性貧血と診断されている．デキストラン鉄を推奨された．治療開始前に行うことで最適なものはどれか．

A．ヘモグロビン値の再測定

B．少量の薬の試験投与

C．吐き気止めの前投与

D．輸血の開始

正解 B. デキストラン鉄は，まれに致死的な過敏反応とアナフィラキシーを起こしうる．これを避けるため，デキストラン鉄による治療を開始する前に，少量の薬の試験投与をする必要がある[訳者注：p.718の訳者注参照]．

44.10 81歳女性．救急外来を受診し，進行性の脱力，疲労，錯乱がみられ，患者を傷つけようとする人物が自宅にいたと訴えたが，実際にはいなかった．身体所見上，皮膚蒼白がみられたが，さじ状爪，口角のひび割れはみられなかった．この患者の鑑別診断で優先度が最も高い欠乏症はどれか．

A．ビタミンB_{12}

B．鉄

C．葉酸

D．カルシウム

正解 A. 錯乱と幻覚がみられることから，ビタミンB_{12}欠乏症を最優先で考慮する必要がある．2番目に優先すべきなのは葉酸欠乏症の鑑別である．なぜなら葉酸欠乏症はビタミンB_{12}欠乏症と類似した徴候を示すためである．患者の年齢を考慮し，さじ状爪，口角のひび割れはみられなかったとしても鉄欠乏症を3番目の優先度で鑑別する．最も優先度が低いのは，加齢に伴うカルシウム欠乏症で，これは，疲労感，筋痙攣，食欲不振，不整脈を伴う可能性がある．

45 皮膚疾患治療薬

ざ瘡治療薬
アダパレン
アゼライン酸※1
過酸化ベンゾイル※2
クリンダマイシン
ダプソン※2
ドキシサイクリン
エリスロマイシン※1
イソトレチノイン※1
ミノサイクリン（経口）
ミノサイクリン（外用）※2
サリチル酸※3
サレサイクリン※1
タザロテン※1
トレチノイン※1
表在性細菌感染症治療薬
バシトラシン
ゲンタマイシン
ムピロシン※2
ネオマイシン
オゼノキサシン
ポリミキシン
レタパムリン※1
酒さ治療薬
アゼライン酸
ブリモニジン※2
ドキシサイクリン※2
メトロニダゾール※2
ミノサイクリン※2
オキシメタゾリン※2
スルファセタミドナトリウム※1

図 45.1
ざ瘡，表在性細菌感染症および酒さの治療薬のまとめ．
［訳者注：※1日本未承認．※2剤形により一部日本未承認（詳細は本文中に記載）．※3ざ瘡については日本未承認．］

Ⅰ．概　要

皮膚は，細胞や組織，生体分子で構成される複雑かつ動的な器官であり，相互に依存しながら多くの機能を担う．皮膚は，有害化学物質や感染性病原体，あるいは紫外線といった環境刺激からの保護だけでなく，創傷修復や知覚，体温調節，ビタミンD合成などの生体機能も司る．本章では乾癬，ざ瘡，酒さ，感染症，色素異常症，脱毛症など，より一般的にみられる皮膚疾患の治療薬に焦点をあてる．ざ瘡，表在性細菌感染および酒さの治療薬については図45.1に要約する．［注：皮膚真菌感染症治療薬については抗真菌薬の章で述べる（33章参照）．］

Ⅱ．局所治療

皮膚はおもに表皮と真皮の2層からなる（図45.2）．表皮は，最外層に位置する角質層を含めた重層構造［訳者注：4層（角質層，顆粒層，有棘層，基底層）］をなす角化細胞で構成されており，外部からの刺激に対する最初のバリアーとして機能する．真皮は表皮と皮下組織の間に位置し，結合組織により構成され，汗腺，脂腺，毛包，血管などさまざまな機能をもつ組織を含む．遺伝的あるいは環境的要因により引き起こされる皮膚の構造的，機能的障害は，さまざまな皮膚疾患の原因となるが，その多くは薬物治療により治療やコントロールが可能である．

皮膚疾患の治療に外用剤を用いることは，利便性に加え，全身性の副作用を最小限に抑えることにもなる．一般的に使われる外用剤の剤形には，スプレー，パウダー，ローション，クリーム，ペースト，ゲル，軟膏，フォーム剤などがある．特定の疾患の治療に用いる剤形の選択には，閉塞性や利便性，患者の承諾，薬効などがかかわってくる．この選択には，角質層の厚みや健常性，さらには治療する病変のタイプ，部位，範囲なども考慮する必要がある．

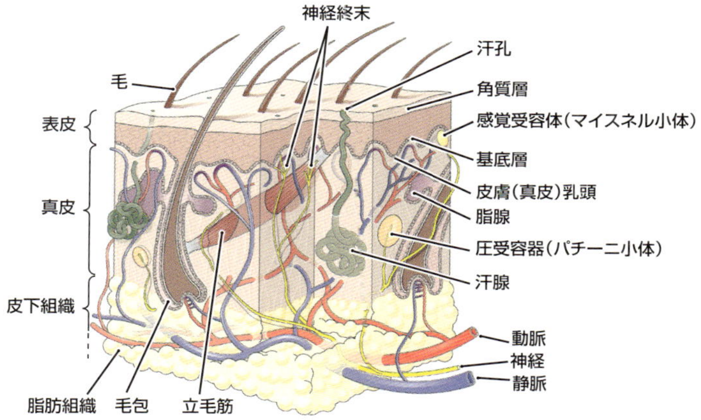
神経終末
汗孔
毛
角質層
表皮
感覚受容体(マイスネル小体)
基底層
真皮
皮膚(真皮)乳頭
脂腺
圧受容器(パチーニ小体)
汗腺
皮下組織
動脈
神経
静脈
脂肪組織
毛包
立毛筋

図 45.2
皮膚の断面.

Ⅲ. ざ瘡治療薬

尋常性ざ瘡(通常のざ瘡)は，よくみられる皮膚疾患で，アンドロゲンの産生が増加する 12 ～ 24 歳の 85% が罹患する.［注：経口避妊薬の服用は，女性の血中遊離アンドロゲン濃度を低下させ，ざ瘡症候群を抑制する可能性がある(25 章参照)］ざ瘡の形成は，毛孔の細胞が過剰に増殖・接着することで角栓(微小面皰)が形成され毛包が閉塞することから始まる(図 45.3)．閉塞した毛包では，毛孔の細胞が脱落し皮脂産生が持続する.これにより毛包が拡張して面皰が形成される.

皮脂は，アクネ菌 *Cutibacterium acnes* が増殖するための栄養素となる．*C. acnes* は，他の要因とともに炎症反応を誘起することで膿疱や丘疹(にきび)の原因となる．これが進行すると，毛包壁が破綻し炎症性小結節形成をもたらす．これらの発症要因の 1 つあるいは複数に作用するさまざまな治療薬が，ざ瘡病変を治療するために単剤あるいは併用で用いられる.

A. 抗 菌 薬

外用あるいは経口の抗菌薬は，ざ瘡の治療に頻繁に使用される．経口抗菌薬は，中等度から重度の症例に限定される．抗菌薬を使用する目的は，抗菌作用だけではなく，テトラサイクリンなどいくつかの抗菌薬にみられる抗炎症作用にも基づいている.

ざ瘡治療に最もよく使われる抗菌薬は，**クリンダマイシン clindamycin**(溶液またはゲル)および**エリスロマイシン erythromycin**(クリーム，ゲルまたはローション)［訳者注：日本未承認］である．テトラサイクリン系抗菌薬の**ミノサイクリン minocycline** もフォーム剤［訳者注：**ミノサイクリン**フォームは日本未承認］が利用可能である．局所用抗菌薬は経口薬より全身曝露が少なく，外用剤は忍容性良好である．有害作用には，局所刺激，灼熱感，紅斑，乾燥などがある.

ざ瘡治療において頻繁に使われる経口抗菌薬は，テトラサイクリン系抗菌薬の**ドキシサイクリン doxycycline** と**ミノサイクリン**である．**サレサイクリン sarecycline**［訳者注：日本未承認］は新しいテトラサイクリン系抗菌薬で，中等度から重度のざ瘡治療に承認されている.

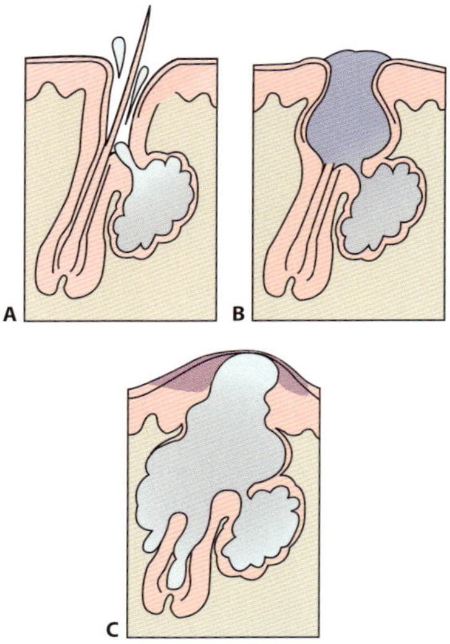
A
B
C

図 45.3
尋常性ざ瘡．A．正常な皮脂腺と毛包．B．面皰形成．C．膿疱形成.

他のテトラサイクリン系抗菌薬に比べ抗菌スペクトルが狭いことから，腸内細菌叢の破壊や耐性菌の発現を抑制できる可能性がある．しかし，コスト面から他のテトラサイクリン系抗菌薬ほどは使われていない．経口テトラサイクリン系薬の有害作用には，胃腸障害や光線過敏症などがある．**エリスロマイシン**や**アジスロマイシン** azithromycinなどの経口マクロライド系抗菌薬は，テトラサイクリン系薬が禁忌となる患者(たとえば，妊婦)の中等度から重度のざ瘡に対する代替薬として使用される．

ざ瘡治療に外用および経口抗菌薬を使用する際の最も重要な問題は，耐性菌の発現である．耐性菌の発現を抑止する対策として，他のざ瘡治療薬との併用でのみ使用する，投与期間をできるだけ短くする，可能であれば低容量(subantimicrobial-dosing)の経口抗菌薬を使う，などがある．また，ざ瘡病変の寛解後は抗菌薬の投与を中断し，**過酸化ベンゾイル**やレチノイドといった他の効果的な外用剤による維持療法に切り替えるべきである．抗菌薬については感染症治療の章でより詳しく述べる(30章参照)．

B．アゼライン酸 azelaic acid

アゼライン酸[訳者注：日本未承認]は天然のジカルボン酸で，*C. acnes*に対しタンパク質合成阻害作用を介した抗菌活性を示す．**アゼライン酸**はまた，抗炎症作用や角化細胞の増殖・分化阻害，面皰改善効果も有する．**アゼライン酸**は，色素過剰の皮膚に対して美白作用を示すことから，炎症性ざ瘡による色素沈着異常を呈する患者に有用である．クリームとゲルが利用可能で，おもな有害作用は，軽度で一過性の瘙痒，灼熱感，ヒリヒリ感である．

C．過酸化ベンゾイル benzoyl peroxide

過酸化ベンゾイルはよく利用される外用剤で，*C. acnes*に致死的となる酸化作用を有し，おもにその殺菌作用によりざ瘡を改善させる．菌耐性は存在しない．また，炎症抑制作用や面皰改善効果も示す．**過酸化ベンゾイル**は，外用洗浄剤，フォーム剤，クリーム，ゲル[訳者注：日本で使用できるのはゲルとローションのみ]が利用可能である．おもな有害作用は，乾燥肌，皮膚刺激感，寝具や衣類の漂白などである．一部の患者においては，接触皮膚炎の原因ともなる．

D．ダプソン dapsone

ダプソン[訳者注：外用薬は日本未承認]はスルホンで，抗炎症作用と抗菌作用を示し，炎症性ざ瘡の皮疹の減少に有効である．また，一部の非炎症性病変も改善する．抗炎症作用の一部は，好中球障害，あるいは単球から産生される腫瘍壊死因子α tumor necrosis factor-α(TNF-α)の産生抑制に起因する．外用ゲルが利用可能である．有害作用は，一過性の油性ベタつき，皮膚乾燥，紅斑などであるが，それらの少なくとも一部は，おそらく製剤の薬用成分以外の内容物に由来する．

E．レチノイド retinoids

レチノイドはビタミンA誘導体であり，レチノイン酸受容体に結合して遺伝子発現を制御することにより，角化細胞の分化を正常化し過剰な増殖を抑制する（面皰改善効果となる）．レチノイドは皮脂産生や炎症も抑制する．このような多様な効果を示すことから，レチノイドはざ瘡に加え，乾癬や重度酒さなど他の疾患の治療にも有効である．尋常性ざ瘡には，局所治療用レチノイドの**トレチノイン** tretinoin［訳者注：日本未承認］や**アダパレン** adapalene および**タザロテン** tazarotene［訳者注：日本未承認］が軽度から中等度の症例に使用される．経口レチノイドである**イソトレチノイン** isotretinoin［訳者注：日本未承認］の使用は，重度の結節性型ざ瘡の治療に限定される．

外用レチノイドの有害作用は，紅斑，落屑，灼熱感，ヒリヒリ感などである．これらの有害作用は，時間とともに軽減することが多い．その他の潜在的な有害作用として，粘膜の乾燥や光線過敏症などがある．患者には日焼け止め剤を塗るよう指導する必要がある．外用剤による全身性の有害作用は限られているが，外用ざ瘡治療薬のなかでも最も催奇性の高い**タザロテン**をはじめとして妊婦には使用を避けるべきである．重度ざ瘡の治療に使われる経口**イソトレチノイン**は，精神障害や，出生異常といった重篤な有害作用の可能性がある．妊婦や妊娠希望の女性には禁忌である．

F．サリチル酸 salicylic acid

サリチル酸［訳者注：ざ瘡については日本未承認］はβ-ヒドロキシ酸である．局所投与用の**サリチル酸**は毛嚢脂腺に浸透し，面皰を取り除く角質剝離作用を示す．その面皰改善効果は，レチノイドほど明白ではない．**サリチル酸**には弱い抗炎症作用があり，また高濃度では角質溶解効果を示す．**サリチル酸**は軽度のざ瘡の治療薬として使用されるほか，多くの市販洗顔薬や貼付剤にも用いられる．有害作用には，軽度の皮膚剝離，乾燥肌，局所刺激がある．

臨床応用 45.1：ざ瘡治療

局所療法は，軽度から中等度のざ瘡に対する標準治療である．しかし，中等度から重度のざ瘡の患者には，通常，全身療法が必要となる．4つの発症機序を標的とした治療法が推奨される．なぜなら，単独療法よりも効果的で，有害作用が軽減され，それぞれの治療法に対する耐性を最小限に抑えることができるからである．併用療法の一般的な戦略は，安全性と有効性および耐性回避を確保しつつ，患者のアドヒアランスを最も高めるために必要最小限の種類の薬剤を，最低量，投与することである．新たな病変の発症を防ぐために，局所薬は病変部全体に塗布する必要がある．また微小面皰の成熟には約8週間かかることから，治療の有効性を確実に評価するためには，ざ瘡治療は8週間以上，継続すべきである．さらには，微小面皰は治療を中断すると，そのほぼ直後に再発することから，ざ瘡治療は数カ月や数年にわたる期間が必要となる場合もある．したがって，現病変に対処し今後の発症を予防するための長期治療計画を患者が遵守できるよう，患者をサポートしながら励まし続けることが重要である．

G. スルファセタミドナトリウム sulfacetamide sodium

スルファセタミドナトリウム[訳者注：日本未承認]は細菌の増殖を抑制する．角質溶解剤である硫黄との合剤として使用されることが多い．この合剤は，炎症性ざ瘡の治療に用いられる．クレンザー，クリーム，フォーム剤，ゲル，ローション，貼付剤，懸濁剤，洗浄剤が利用できる．最も頻度の高い有害作用は，接触皮膚炎，紅斑，瘙痒，乾皮症などである．

Ⅳ. 表在性細菌感染症治療薬

グラム陽性菌およびグラム陰性菌は，毛嚢炎や膿痂疹といったさまざまな表在性皮膚感染症や，丹毒，蜂窩織炎のような深在性感染症をもたらすことがある．皮膚感染症は，より重度のケースでは，潰瘍形成や全身性感染症の原因にもなる．本節では，表在性皮膚感染症の治療と予防に使用される外用抗菌薬について説明する．

A. バシトラシン bacitracin

バシトラシンは多くのグラム陽性菌に対して活性をもつペプチド系抗菌薬である．おもに外用剤として使用される．全身投与は毒性がある．**ネオマイシン** neomycin，**ポリミキシン** polymyxin あるいはその両方との合剤がよく見受けられる(下記参照)．**バシトラシン**は，**ポリミキシン**と併用して，熱傷や軽いかすり傷を負った際の皮膚感染予防におもに使用される．軟膏として入手できる．

B. ゲンタマイシン gentamicin

ゲンタマイシンはグラム陰性菌のタンパク質合成を阻害するアミノグリコシド系抗菌薬である．グラム陰性菌を原因とする皮膚感染症の治療に，他の薬剤と併用して使用されることが多い．クリームと軟膏がある．局所投与で全身性の有害作用が起こることはほとんどない．

C. ムピロシン mupirocin

ムピロシンは，グラム陽性菌のタンパク質合成を阻害する抗菌薬である．伝染性膿痂疹(ブドウ球菌やレンサ球菌が原因となる伝染性皮膚疾患．図45.4)や，その他の重度グラム陽性菌感染症，たとえばメチシリン耐性黄色ブドウ球菌 methicillin-resistant *Staphylococcus aureus*(MRSA)による感染症などの治療に有用である．クリームと軟膏[訳者注：日本では点鼻のみ承認]がある．[注：**ムピロシン**経鼻投与は，MRSAの定着を防ぎ入院患者の感染リスクを下げるために使用されることもある．]最も一般的な有害作用は，瘙痒，皮疹，灼熱感である．

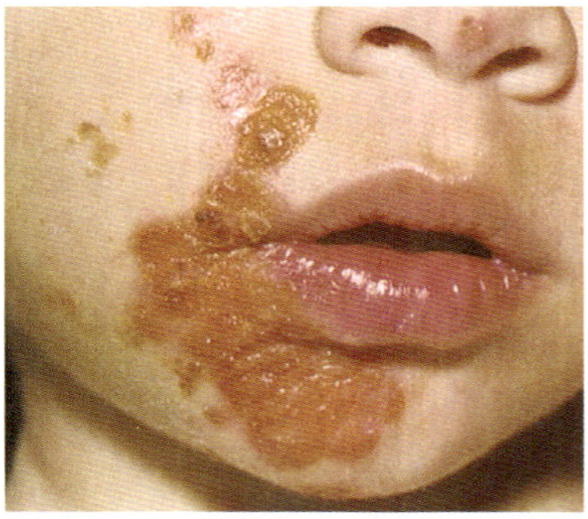

図 45.4
顔に発症した伝染性膿痂疹.

D. ネオマイシン neomycin

ネオマイシンは細菌のタンパク質合成を阻害する抗菌薬であり，おもにグラム陰性菌に対して活性を示すほか，グラム陽性菌にも若干の活性を示す．**ネオマイシン**は，皮膚感染症を治療する目的で，**バシト**

ラシンや**ポリミキシン**といった他の局所抗菌薬との合剤にすることが多い．この合剤は，軟膏として入手可能である．この合剤の一般的な有害作用として，接触皮膚炎，紅斑，発疹，蕁麻疹などがある．

E．オゼノキサシン ozenoxacin

オゼノキサシンはキノロン系の外用抗菌薬で，細菌のDNA複製酵素であるDNAジャイレースAおよびトポイソメラーゼⅣを阻害する．ブドウ球菌およびレンサ球菌に対して殺菌作用を示し，MRSA分離株に対しても活性を有する．**オゼノキサシン**は，成人および生後2カ月以上の小児の膿痂疹の治療に使用される．潜在的な有害作用は，かゆみ，皮膚の発赤，皮膚乾燥などである．

F．ポリミキシン polymyxin

ポリミキシンB polymyxin Bは疎水性環状ペプチドであり，グラム陰性菌の細胞膜を破壊する．すでに述べたように，**ポリミキシンB**は外用剤として**バシトラシン**（"ダブル抗菌軟膏double antibiotic"）や**ネオマイシン・バシトラシン**（"トリプル抗菌軟膏triple antibiotic"）[*1]と組み合わせることが多く，軽度の皮膚外傷に伴う感染の予防に使用される．これらの配合剤は，軟膏として入手できる［訳者注：これらの合剤は日本未承認］．

G．レタパムリン retapamulin

レタパムリン［訳者注：日本未承認］は，グラム陽性菌に対して活性を示すタンパク質合成阻害薬である．膿痂疹に適応がある．剤形は軟膏のみで，おもな有害作用は，瘙痒，皮膚刺激感である．

V．酒さ治療薬

酒さは，頬，顎，額，鼻といった顔面皮膚の中心領域に病変を形成する一般的な炎症性疾患である．顔面の紅斑（潮紅），およびざ瘡病変に類似した炎症性病変がおもな臨床的所見である．徴候，症状，重症度によって治療法が決められる．**アゼライン酸**は酒さの潜在的治療法の1つである．その他の外用剤および経口薬について以下に述べる．

A．ブリモニジン brimonidine

ブリモニジン［訳者注：外用剤は日本未承認］はアドレナリンα_2受容体作動薬であり，紅斑性血管拡張型酒さerythematotelangiectatic rosacea（ETR）に使用される．血管収縮により紅斑を抑制する．ゲルとして入手可能で，おもな有害作用は，灼熱感，局所の温感，潮紅である．［注：ブリモニジン点眼剤は緑内障の治療に使用される．］

B．ドキシサイクリン doxycycline

ドキシサイクリンは低用量で経口投与されるテトラサイクリン系抗

---

*1（訳者注）：米国でOTC薬として数社から販売されている．

菌薬であり，抗菌作用よりもむしろ抗炎症作用によって酒さに効果をもたらす．カプセル［訳者注：日本では使用できない］と錠剤があり，おもな有害作用は下痢，悪心，消化不良，鼻咽頭炎などである．

C．イベルメクチン ivermectin

イベルメクチンは抗寄生虫薬であり，丘疹性膿疱型酒さ papulopustular rosacea（PPR）の治療に使用されるが，その作用機序は不明である．しかしながら，皮膚の抗炎症作用と，酒さにかかわる皮膚ダニであるデモデックスダニに対する致死作用の両作用を示すようである．**イベルメクチン**は1日1回投与のクリーム［訳者注：日本未承認］が入手可能である．皮膚刺激感や灼熱感を伴うことがあるが，忍容性は良好である．

D．メトロニダゾール metronidazole

メトロニダゾールはPPRに局所的に使用される抗菌薬である．酒さ治療における作用機序は，抗菌作用よりもむしろ，抗炎症作用または免疫抑制作用によるとされる．クリーム，ゲル，ローション［訳者注：日本ではゲルのみ使用できる］が入手可能で，おもな有害作用は灼熱感，紅斑，皮膚刺激感，乾皮症，尋常性ざ瘡である．

E．ミノサイクリン minocycline

外用**ミノサイクリン**のフォーム剤はPPRの治療に用いられる．親油性のフォーム剤［訳者注：日本未承認］により，**ミノサイクリン**の局所的な抗炎症作用が得られると同時に，全身性有害作用のリスクも軽減される（上記ざ瘡の項参照）．

F．オキシメタゾリン oxymetazoline

オキシメタゾリンは，ETRに用いられるアドレナリンα_1受容体作動薬である．血管収縮により紅斑を抑制する．**オキシメタゾリン**はクリーム［訳者注：日本未承認］として入手可能であり，そのおもな有

臨床応用 45.2：酒さ治療

酒さにはいくつかのサブタイプがあり，サブタイプを知ることは治療法の選択に有用である．サブタイプの1つがETRで，顔面の紅斑，潮紅，毛細血管拡張（皮膚表面付近にある細い血管の拡張）を特徴とする．もう1つのタイプはPPRで，ざ瘡に似た顔面の膿疱を特徴とし，時にプラーク（触知可能な，典型的には直径1 cmを超える隆起性病変）を伴う．ETRに対しては，誘発因子の回避とともに，穏やかなクレンジング，さらには保湿剤と日焼け止めの使用といった一般的なスキンケアが，十分な治療法となりうる．中等度から重度の症例に対しては，アドレナリンα受容体作動薬（**オキシメタゾリン**または**ブリモニジン**）の局所投与が，紅斑の軽減に有効である．これらの薬剤は通常，朝に顔全体に塗布する．PPRに対しては，一般的なスキンケアに加え，外用剤と全身性抗菌薬が治療の中心となる．PPRの再燃に対しては，短期間（たとえば4〜6週間）の抗菌薬の全身投与が有効である．その後，維持療法として外用剤（**メトロニダゾール**，**イベルメクチン**，**アゼライン酸**，**ミノサイクリン**）を使用する．

害作用は投与部位の皮膚炎，炎症性病変の悪化，瘙痒，紅斑，灼熱感である．

Ⅵ. 色素異常症治療薬

皮膚の色は，表皮の基底層に存在するメラノサイトから産生されるメラニンに由来する．メラノサイトのダメージはメラニン量に影響し，最終的に色素異常症を引き起こす．メラニンが体内で十分産生されないと，皮膚の色が薄くなる(色素減少)．メラニンが過剰に産生されると，皮膚が黒くなる(色素増加)．色素異常症は，皮膚のさまざまな部位を侵す広範なものから，局所的なものまでである．色素異常症に使用される薬剤について以下に述べ，図 45.5 にも要約する．

A. ヒドロキノン hydroquinone

ヒドロキノン［訳者注：日本未承認］は，そばかすや肝斑(皮膚にできる褐色から灰褐色の斑点．図 45.6)に伴う色素増加を緩和する外用の美白剤である．光老化の治療において，外用レチノイドと併用されることが多い．**ヒドロキノン**の作用機序は，メラニン合成に必要な酵素であるチロシナーゼの阻害である．**ヒドロキノン**投与により皮膚の色が一時的に薄くなる．通常は 4% 製剤が用いられる．発癌性の可能性があるため，高濃度や過剰量を長期間投与すべきではない．最も一般的な有害作用は，局所的な皮膚刺激感である．

B. メトキサレン methoxsalen

メトキサレンは経口のソラレン光活性剤で，メラノサイトを刺激し，白斑患者の色素沈着剤として使用される(図 45.7)．DNA 複製を阻害する DNA 付加体を形成させるため，PUVA(ソラレン＋UVA 照射)とよばれる手法を用いて紫外線照射により光活性化する必要がある．**メトキサレン**は表皮細胞の増殖を抑制し分化を促進する．皮膚の老化や発癌性の可能性があるため，慎重に使用される．［注：外用副腎皮質ステロイドや外用カルシニューリン阻害薬(たとえば**タクロリムス tacrolimus**)も白斑の治療に使用される．］

C. タザロテン tazarotene

タザロテンは色素増加を抑制する局所レチノイドで，光老化の症状の治療に用いられることがある．クリーム，フォーム剤，ゲルとして利用できる．最も一般的な有害作用は，かゆみ，灼熱感，紅斑，発疹，乾燥などである．

Ⅶ. 乾癬治療薬

乾癬は，表皮の過形成と真皮の炎症をきたす慢性の自己免疫性皮膚疾患で，軽度から障害を伴うものまで存在する．この疾患は遺伝的関連性が強く，増悪と寛解を繰り返し，ストレスや皮膚外傷などのさまざまな環境要因によって再燃する傾向がある．乾癬にはいくつかの種

色素異常症治療薬
- ヒドロキノン※1
- メトキサレン
- タザロテン

乾癬治療薬
- アシトレチン※1
- アダリムマブ
- アプレミラスト
- ブロダルマブ
- カルシポトリエン
- カルシトリオール
- セルトリズマブペゴル
- コールタール
- エタネルセプト※2
- ゴリムマブ※2
- グセルクマブ
- インフリキシマブ
- イキセキズマブ
- メトトレキサート
- サリチル酸
- セクキヌマブ
- タザロテン
- ウステキヌマブ

脱毛症治療薬
- フィナステリド
- ミノキシジル

図 45.5
色素異常症，乾癬，脱毛症の治療薬のまとめ．
［訳者注：※1 日本未承認，※2 日本では乾癬には未承認．］

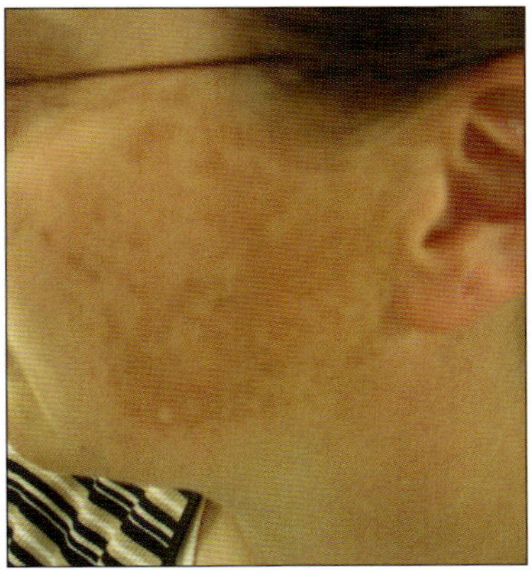

図 45.6
顔に発症した肝斑．

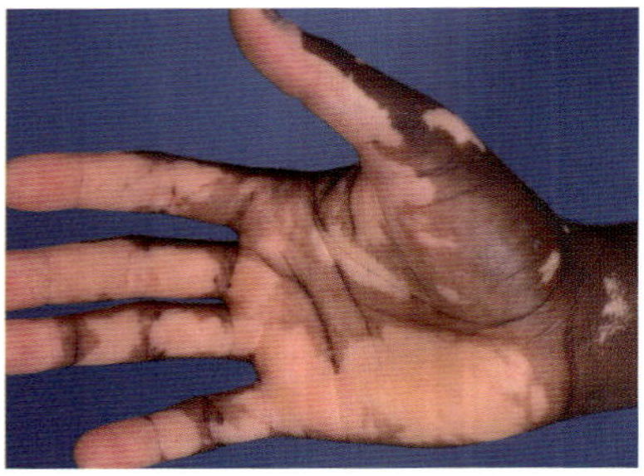

図 45.7
白斑ではしばしば手掌が侵される.

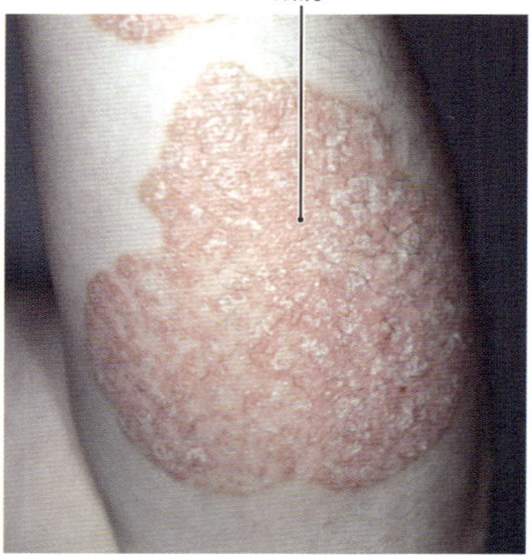
鱗屑

図 45.8
乾癬. 鱗屑を伴う広い紅斑性の局面.

類がある. 最も一般的なものは尋常性乾癬で, 乾燥した銀白色の鱗屑に覆われた境界鮮明かつ肥厚した紅斑を特徴とする(図 45.8). プラークの大きさは1～数cm^2である. 軽度から中等度の症例においては, これらのプラークは体表面積の 5% 以下であるが, より重度の症例では体の 20% 以上を覆うこともある. 治療は, 炎症, 異常な免疫反応, および表皮の過増殖を標的とする.

A. アプレミラスト apremilast

アプレミラストは, 中等度から重度の尋常性乾癬の治療に承認されている経口薬である. ホスホジエステラーゼ 4 の阻害により乾癬における一部の炎症メディエーターの産生を最終的に減少させる. 最も一般的な有害作用は下痢, 悪心, 頭痛である. うつ病が発症することもある. CYP450 を強力に誘導する薬剤(たとえば, **カルバマゼピン** carbamazepine や**フェニトイン** phenytoin)は**アプレミラスト**の作用を低下させる可能性があるため, 併用は推奨されない.

B. 生物学的製剤

生物学的製剤は, ヒトや動物, 微生物などの天然源から単離された薬剤である. これらの薬剤は, 糖, タンパク質, 核酸, またはそれら複合体から構成される. 乾癬の治療薬として承認されている生物学的製剤はすべて注射剤で, 組換えDNA技術によって産生される抗体を基本とするタンパク質であり, 中等度から重度の乾癬に使用される. その作用機序は, 乾癬をはじめとする自己免疫疾患において重要となるT細胞のエフェクター機能を誘導または介在する特定のサイトカインへの結合に由来する. たとえば, いくつかの生物学的製剤は, 角化細胞増殖, 好中球刺激, 炎症性サイトカイン放出といった乾癬の複数の発症機序に関与するTNF-αを標的とする. TNF-α阻害薬には, **エタネルセプト** etanercept［訳者注：日本では乾癬には未承認］, **インフリキシマブ** infliximab, **アダリムマブ** adalimumab, **セルトリズマブペゴル** certolizumab pegol, **ゴリムマブ** golimumab［訳者注：日本では乾癬には未承認］などがある. 乾癬の病態に重要となるその他のサイトカインを標的とする生物学的製剤には, 抗IL-12/IL-23 薬である**ウステキヌマブ** ustekinumab, 抗IL-23 薬である**グセルクマブ** guselkumab, **リサンキズマブ** risankizumab, 抗IL-17A薬である**セクキヌマブ** secukinumab, **イキセキズマブ** ixekizumab, **ブロダルマブ** brodalumab がある. 各薬剤には固有の潜在的リスクと有害作用があるが, 共通の有害作用には, 注射反応やインフュージョンリアクション, 免疫反応の抑制による感染症リスクの増加がある. さらに, これらの薬剤は外来性のタンパク質であるため, 抗薬物抗体が発現するリスクがあり, 治療の過程で薬物の有効性に影響を及ぼす可能性がある.

C. 角質溶解薬

コールタール coal tar や**サリチル酸**などの角質溶解薬は, 限局型乾癬, とくに頭皮の乾癬に有効である. これらは副腎皮質ステロイドの浸透を促進させる. **コールタール**は, 過剰な皮膚細胞増殖を抑制し,また抗炎症作用も示すようである．美容上の問題から**コールタール**は患者にはあまり好まれず，結果としてその使用は他の新しい外用剤にとって代わられている．

D．メトトレキサート methothotrexate

メトトレキサートは，乾癬に最もよく用いられる全身性治療薬の1つである．この薬剤は，より重度の乾癬に用いられる．おもな作用機序は免疫抑制作用であり，免疫系の細胞，とくにTリンパ球のDNA合成を減少させる．**メトトレキサート**には経口薬と注射薬がある．一般的な有害作用として，悪心，下痢，口内炎，脱毛，皮疹などがある．おもな長期的リスクとして肝障害を生じる可能性があるため，**メトトレキサート**投与中の患者には定期的な肝機能検査が必要である．

E．レチノイド

レチノイドは角化細胞の分化を正常化し，過剰な細胞増殖および炎症を抑制する．**タザロテン**は，尋常性乾癬の治療に用いられる外用レチノイドである．有害作用は，ざ瘡の項で述べた他の外用レチノイドと同様である．**アシトレチン** acitretin［訳者注：日本未承認］は，膿疱性乾癬の治療に経口投与する第二世代のレチノイドである．ざ瘡に用いられる経口**イソトレチノイン**と同様，**アシトレチン**には催奇形性があり，女性は本剤使用後少なくとも3年間は妊娠を避けなければならない（催奇形性が長期にわたるため）．エタノールと本剤との併用は禁忌である．口唇炎，瘙痒，皮膚剝離，高脂血症が一般的な有害作用である．

F．外用副腎皮質ステロイド

外用副腎皮質ステロイドは乾癬治療の中心であり，また他の多くの皮膚疾患にも使用されている．効力の異なる薬剤が存在し，溶液，ローション，クリーム，軟膏，ゲル，シャンプーなどのさまざまな剤形がある（図45.9）．これらの薬剤は，細胞内の副腎皮質ステロイド受容体に結合し，抗炎症作用，増殖抑制作用，免疫抑制作用，血管収縮作用など，乾癬治療に有益な多くの作用をもたらす．有害作用に皮膚萎縮，線条，ざ瘡状発疹，皮膚炎，局所感染，色素減少などがあり，とくに強力な副腎皮質ステロイドを長期間使用した場合に起こりやすい．小児では，作用の強い薬物を広範部に過剰投与することで，視床下部-下垂体-副腎系の抑制，および成長遅延といった全身性の有害作用を引き起こす可能性がある．

G．合成ビタミンDアナログ

カルシポトリエン calcipotriene と**カルシトリオール** calcitriol は，尋常性乾癬の局所治療に使用される合成ビタミンD_3誘導体である．これらの薬物は角化細胞の増殖を抑制して分化を促進し，炎症を抑える．**カルシポトリエン**はクリーム，軟膏，溶液およびフォーム剤として，**カルシトリオール**は軟膏として入手可能である．潜在的な有害作用に，瘙痒，乾燥，灼熱感，刺激感および紅斑がある．

弱い (low potency)	普通 (intermediate potency)	強い (high potency)	非常に強い (very high potency)
ジプロピオン酸アルクロメタゾン 0.05% (c, o)	ジプロピオン酸ベタメタゾン 0.05% (c)	アムシノニド 0.1% (c, l, o)	ジプロピオン酸ベタメタゾン 0.05% (o, g)
フルオシノロンアセトニド 0.01% solution (s)	ピバル酸クロコルトロン 0.1% (c)	ベタメタゾンジプロピオン酸エステル 0.05% (c, l)	クロベタゾールプロピオン酸エステル 0.05% (c, g, o)
ヒドロコルチゾン酢酸エステル 0.25%〜2.5% (o, c)	デソニド 0.05% (c, l, o)	デスオキシメタゾン 0.25% (c)	フルオシノニド 0.1% (c)
トリアムシノロンアセトニド 0.025% (c, l, o)	デキサメタゾン 0.05% (c)	デスオキシメタゾン 0.05% (g)	フルランデノリド 0.05% (l)
	フルオシノロンアセトニド 0.025% (c, o)	ジフロラゾン酢酸エステル 0.05% (o, c)	プロピオン酸ハロベタゾール 0.05% (c, o)
	フルランデノリド 0.025 to 0.5% (c, o)	フルオシノニド 0.05% (c, g, o, s)	
	フルチカゾンプロピオン酸エステル 0.005% to 0.05% (o, c)	ハルシノニド 0.1% (c, o)	
	ヒドロコルチゾン酪酸エステル 0.1% (c, o, s)	トリアムシノロンアセトニド 0.5% (c, o)	
	吉草酸ヒドロコルチゾン 0.2% (c, o)		
	モメタゾンフランカルボン酸エステル 0.1% (c, o, l)		
	トリアムシノロンアセトニド 0.1% to 0.2% (c, o)		

図 45.9
ステロイド外用薬のランク．c=cream（クリーム），g=gel（ゲル），o=ointment（軟膏），s=solution（溶液）．

臨床応用 45.3：乾癬治療

尋常性乾癬は重大な社会性疾患となりうる．患者は，仕事，日常生活，社会生活に支障をきたす可能性がある．さらに，患者は自分に魅力がないと感じ，抑うつ状態になることもある．その結果，全体的な生活の質 quality of life（QOL）が低下する．したがって，プラークおよび鱗屑の縮小や消失，また再燃の抑制に加えて，QOL スコアの改善も重要な治療評価項目となる．乾癬の治療戦略には，単剤療法（有害作用を抑え，アドヒアランスを向上させることができる），併用療法（単剤療法よりも効果が高く，投与量も少なくて済むことが多い），逐次療法（病変を速やかに消失させるために，最初はより強力で時に毒性の強い薬剤を使用し，その後，維持療法として毒性の低い薬剤を使用する）がある．薬物療法に加えて，非薬理学的アプローチも乾癬治療に有益となる．たとえば，増悪の引き金となる生活習慣（ストレス，喫煙，肥満など）の管理，飲酒の制限，病巣形成の潜在的要因（引っ掻き，ピアス，刺青，日焼け，化学的刺激物）を最小限に抑えることなどである．さらに，穏やかなクレンジング，保湿，日焼け防止，食事管理，運動は，乾癬治療の有益な非薬理学的アプローチとなりうる．

Ⅷ. 脱毛症治療薬

脱毛症(はげ)とは，通常であれば髪が生えている部分から，部分的または完全に髪が失われることである．最も一般的な脱毛症はアンドロゲン性脱毛症(男性型脱毛症ともいわれる)で，男性にも女性にも発症する．発毛促進薬は，毛髪の成長を促し脱毛進行を遅らせるために使用される．

A. フィナステリド finasteride

フィナステリドは，テストステロンから，強力なアンドロゲンである5α-ジヒドロテストステロン(DHT)への変換を阻害する5α-還元酵素阻害薬の経口薬である．高濃度のDHTは毛包を微細化し萎縮させる．**フィナステリド**は，頭皮および血清中のDHT濃度を低下させるため，男性型脱毛症の原因となる重要因子を阻害することになる．[注：**フィナステリド**は前立腺肥大症の治療に高容量で用いられる(43 章参照)．] 有害作用には，性欲減退，射精減退，勃起不全などがある．男性胎児に尿道下裂を引き起こす可能性があるため，妊娠期間中には投与または取扱いを避ける必要がある．治療効果を維持するには，使用を継続しなければならない．

B. ミノキシジル minoxidil

ミノキシジルはもともと降圧薬として使用されていたが，毛髪の成長を促進する副作用があることも指摘されていた．この副作用は脱毛症の治療に応用されることになった．**ミノキシジル**は，脱毛症に対しては外用フォーム剤または溶液が非処方箋薬として入手できる．外用剤には降圧効果がない．**ミノキシジル**は，男女ともに脱毛を抑止する効果があり，患者によっては発毛することもある．作用機序は完全にはわかっていないが，少なくとも部分的にはヘアサイクルの休止期の短縮によると考えられている．**フィナステリド**同様，発毛効果を維持するためには継続的に使用する必要がある．おもな有害作用は紅斑と瘙痒である．

45 章の要約

1. 尋常性ざ瘡は 12 ～ 24 歳の年齢層によくみられる疾患である．その発症機序は複合的で，アンドロゲンによる過剰な皮脂分泌，毛包におけるアクネ菌 *C. acnes* の増殖，および炎症反応の 4 つが主因となる．ざ瘡には，外用および経口抗菌薬，**アゼライン酸**，**過酸化ベンゾイル**，**ダプソン**，レチノイド，**サリチル酸**，**スルファセタミドナトリウム**を含む多くの薬剤が使用される．
2. ざ瘡には，4 つの発症機序を標的とした併用療法が推奨される．なぜなら，多くの場合，単剤療法よりも効果的で，有害作用を軽減でき，個々の治療に対する抵抗性や耐性を最小限に抑えることができるからである．治療効果を十分に評価するには，一般的に治療を 8 週間続ける必要があり，数カ月から数年間継続しなければならないこともある．

3. いくつかのグラム陽性菌およびグラム陰性菌は，毛嚢炎や膿痂疹などさまざまな表在性皮膚感染症や，丹毒，蜂窩織炎といった深在性感染症の原因となる．グラム陽性菌を標的とする表在性細菌感染症の外用剤としては，**バシトラシン**，**ムピロシン**，**オゼノキサシン**，**レタパムリン**などがある．グラム陰性菌を標的とする薬剤は，**ゲンタマイシン**，**ポリミキシン**である．**ネオマイシン**はグラム陰性菌およびグラム陽性菌に有効である．
4. 酒さは，頬部，顎，前額部，鼻部など顔面皮膚の中心領域に影響を及ぼす一般的な炎症性疾患である．酒さに使用される一般的な治療薬には，**ブリモニジン**，**ドキシサイクリン**，**イベルメクチン**，**メトロニダゾール**，**ミノサイクリン**，**オキシメタゾリン**などがある．
5. 色素異常症には，白斑などの色素減少症と色素増加症がある．色素増加症の治療薬には，**ヒドロキノン**，**タザロテン**がある．**メトキサレン**は，白斑に伴う色素減少の治療に用いられる経口光増感剤である．
6. 乾癬は，表皮の過形成および真皮の炎症を伴う慢性の自己免疫性皮膚疾患である．乾癬は重大な社会性疾患となりうる．感染に使用される薬剤には，**アプレミラスト**，生物学的製剤，**コールタール**，**サリチル酸**，**メトトレキサート**，レチノイド，外用副腎皮質ステロイド，ビタミンDアナログなどがある．**メトトレキサート**は乾癬に最もよく用いられる全身性治療薬の1つである．
7. 中等度から重度の乾癬の治療に承認されている注射用生物学的製剤は，組替えDNA技術により産生される抗体を基本とするタンパク質である．これらの薬剤は，TNF-αやIL-12/ IL-23，IL-17Aといった，乾癬の発症に重要な各々のサイトカインを標的とする．
8. 脱毛症(はげ)は，通常は髪が生えている部分から，部分的あるいは完全に髪が失われる症状である．脱毛症治療薬には**フィナステリド**や**ミノキシジル**などがある．発毛効果を維持するためには，両薬剤とも使用を継続する必要がある．

学習問題

最も適当な正解を1つ選択せよ．

45.1 ざ瘡治療に用いられるイソトレチノインについて正しいのはどれか．
A．ざ瘡の治療に局所的に使用される．
B．おもに副腎皮質ステロイド受容体に作用する．
C．軽度のざ瘡に使用される．
D．妊婦には禁忌である．

正解 D．イソトレチノインは経口レチノイドであり，より重度のざ瘡に使用される．レチノイド酸は哺乳類の胚形成に重要な役割を果たしている．イソトレチノインなどのレチノイドの過剰投与は催奇形性をもたらすことが示されているが，その正確な分子メカニズムはわかっていない．

45.2 丘疹性膿疱型酒さ(PPR)に罹患した32歳の女性が，治療薬として経口薬ではなく外用剤を希望している．最も適切な薬剤として推奨されるのはどれか．
A．ブリモニジン
B．ドキシサイクリン
C．メトロニダゾール
D．オキシメタゾリン

正解 C．メトロニダゾールはPPRに局所的に使用される抗菌薬である．抗炎症作用または免疫抑制作用により酒さを改善すると考えられている．ドキシサイクリンもPPRに用いられるが，外用よりも経口で使用される．ブリモニジンとオキシメタゾリンは外用剤であるが，紅斑性血管拡張型酒さ(ETR)に使用される．

45.3 免疫細胞におけるDNA合成阻害を作用機序とし，長期的リスクとして肝障害が指摘されている，重度の乾癬の治療薬はどれか．
A．エタネルセプト
B．カルシポトリエン
C．タザロテン
D．メトトレキサート

正解 D．メトトレキサートのおもな作用機序は，免疫細胞におけるDNAの合成阻害作用による免疫抑制効果である．おもな長期的リスクに肝障害の可能性があることから，メトトレキサートを使用している患者には定期的な肝機能検査が必要となる．

45.4 発毛促進薬について正しいのはどれか．
A．局所的に投与されたミノキシジルには，降圧作用がある．
B．ミノキシジルの局所投与による毛髪再生が一度認められれば，投与を中止しても発毛効果は維持される．
C．フィナステリドは，テストステロンから5α-ジヒドロテストステロン(DHT)への合成を制御する5α-還元酵素を阻害する．
D．ミノキシジルは，外用剤および経口薬ともに脱毛に使用される．

正解 C．男性型脱毛症はDHT濃度と関連しており，フィナステリドはテストステロンからDHTへの合成に必要な5α-還元酵素を阻害することが知られている．ミノキシジルは脱毛症の治療薬で，外用剤のみ使用される．発毛効果を維持するためには，フィナステリドもミノキシジルも投与を継続する必要がある．

45.5 炎症後色素沈着症の抑制を治療目標の1つとする場合，抗ざ瘡薬として最も推奨されるのはどれか．
A．アゼライン酸
B．ミノサイクリン
C．過酸化ベンゾイル
D．クリンダマイシン

正解 A．外用アゼライン酸は，皮膚色素過剰症に対して美白効果を示すことから，炎症性ざ瘡による色素沈着異常を呈する患者に有用である．

45.6 16歳の女性の顔面に軽度のざ瘡を認める．この女性のざ瘡の治療に最も不適切な薬剤はどれか．
A．過酸化ベンゾイル
B．外用クリンダマイシン
C．経口ドキシサイクリン
D．アダパレン

正解 C．ドキシサイクリンなどの経口抗菌薬は，中等度から重度のざ瘡治療に限定される．

45.7 5歳の男児が口唇周辺に膿痂疹を発症している．*S. aureus*が原因となるこの病変を治療する外用剤として最良なのはどれか．
A．ゲンタマイシン
B．バシトラシン
C．ムピロシン
D．ポリミキシン

正解 C．ムピロシンは，*S. aureus*などのグラム陽性菌を標的としタンパク質合成を阻害する外用抗菌薬で，膿痂疹の治療に有効である．ゲンタマイシンとポリミキシンはグラム陰性菌を標的とする．バシトラシンはグラム陽性菌を標的とするが，感染症の予防を目的として使用される．

45.8 45歳の女性が夕食の調理中手に熱傷を負った．熱傷で皮膚が水疱となり，熱傷部が開口している．熱傷後の皮膚感染予防のために患者に推奨される外用剤として最も適切なのはどれか．
A．ムピロシン
B．バシトラシン/ポリミキシン
C．オゼノキサシン
D．レタパムリン

正解 B．バシトラシンとポリミキシンを配合した軟膏は，おもに熱傷やかすり傷に伴う皮膚感染の予防に使用される．

45.9　33歳の男性が，ジャマイカへの旅行を計画しているため，露出部の尋常性乾癬を早く治したいと希望しており，少なくとも夏の間は症状を抑制したいと考えている．治療目標を達成するための乾癬治療戦略として最も適切なものはどれか．

A．逐次治療
B．併用療法
C．単独療法
D．Step-up療法

正解　A． より強力で時に毒性の強い薬剤を最初に使用して病変を迅速に除去し，その後，維持療法としてより毒性の低い薬剤を使用する逐次治療が，最良のアプローチと考えられる．

45.10　32歳の男性が，頬，顎，額に紅斑を認める酒さで来院した．この紅斑を治療するのに最も適した外用剤はどれか．

A．ブリモニジン
B．イベルメクチン
C．メトロニダゾール
D．ミノサイクリン

正解　A． ブリモニジンはアドレナリンα_2受容体作動薬で，血管収縮により紅斑を抑制する．

臨床中毒学

46

I. 概　要

中毒学 toxicology は，毒物 poison の研究である．何千年もの間にわたって，毒物は，人類の豊富な経験の一部となってきた．ホメロスとアリストテレスは毒矢について記載し，ソクラテスは毒にんじんの毒で処刑され，鉛中毒がローマ帝国の滅亡を早めたという説もある．マリリン・モンロー，エルビス・プレスリー，プリンスやマイケル・ジャクソンは，処方薬の過剰摂取により死亡した．毒物 toxin は，吸入 inhalation されるか，吹きかけられるか insufflated（snorted），経口摂取 orally ingest されるか，注射 inject されるか，または皮膚から吸収される absorbed dermally（図 46.1）．さまざまな毒性メカニズムを理解することにより，治療へのアプローチの進展が可能となる．本章では，中毒患者の緊急時の管理の概略を述べるとともに，最も一般的で興味深い毒物の作用機序，臨床症状，および治療法などについて，簡潔に概説する．

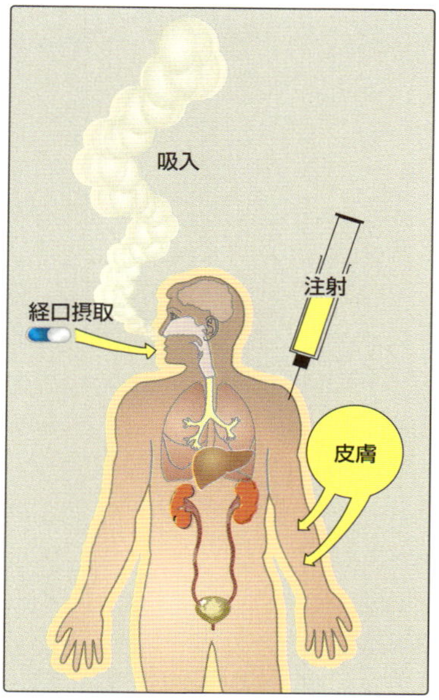
吸入
注射
経口摂取
皮膚

図 46.1
毒物への曝露経路.

II. 中毒患者の緊急時管理

中毒患者の管理の最も重要な原則は，患者の治療であり，毒物への対処ではないということである．まず，気道 airway，呼吸 breathing および循環 circulation の状態を評価して対処するとともに，他の切迫した生命を脅かす毒性効果への対応も重要である（たとえば，血圧，心拍数，呼吸や体温の異常な上昇や低下，もしくは危険な心調律異常など）．さらに，pH や電解質異常の評価，**アセトアミノフェン** acetaminophen やサリチル酸などの薬物の血漿レベルの測定，適切な薬物スクリーニング解析による血液検査は，中毒患者に最適な治療法を決定するための支援となる．患者にまず酸素投与，静脈確保，血行動態モニターの装着を行った後，精神状態に異常がある中毒患者には，精神状態の変化の毒性学的原因としての低血糖を治療するためのデキストロース dextrose の静脈内投与，麻薬や**クロニジン** clonidine による毒性を治療するための**ナロキソン** naloxone の投与，エタノール誘発性のウェルニッケ脳症の可能性がある場合は**チアミン** thiamine の投与を考慮すべきである．

臨床応用 46.1：麻薬の過剰摂取におけるナロキソンの使用

ナロキソンは，麻薬の過剰摂取で続発する生命を脅かす呼吸抑制を回復するために最も一般的に使用されるオピオイド受容体拮抗薬である．**ナロキソン**は複数の経路で投与できるが，最も多くの場合は静脈内または鼻腔内に投与される．**ナロキソン**の作用持続時間は比較的短いため(～1時間)，適切な症状の回復を維持するには反復投与が必要な場合がある．複数回の反復投与が必要な患者には，**ナロキソン**の持続注入が可能である．**ナロキソン**はきわめて安全な解毒剤であるが，呼吸抑制を回復するのに必要以上に投与した場合，嘔吐，下痢，頻脈，高血圧，興奮，闘争性などの麻薬離脱症状を引き起こす可能性がある．興味深いことに，**ナロキソン**は，α_2 受容体活性薬(たとえば，**クロニジン**)によって引き起こされる徐脈や低血圧の回復にも適用されうるが，高用量が必要な場合があり，有効性が限定される可能性がある．

A．除　染

患者の状態が安定したら，除染の必要性を評価する．眼の曝露の場合には，生理食塩水や微温湯によりpHが中性になるまで眼洗浄を行い，皮膚曝露の場合には皮膚洗浄を行い，経口摂取の場合には，胃洗浄，活性炭の投与，または全腸洗浄により消化管除染を行う(全腸洗浄にはポリエチレングリコール-電解質溶液を用いる)．消化管除染療法は，できれば毒物を摂取してから1時間以内に実施する必要がある．ある種の物質は活性炭に吸着されない(たとえば，鉛や他の重金属，**鉄** iron，**リチウム** lithium，**カリウム** potassiumおよびアルコール類)ので，同時に摂取されたものがない場合には活性炭の使用は限られる．

B．排泄の促進

1．**血液透析**：いくつかの条件を満たせば，ある種の薬物や毒物の除去は血液透析により促進される．すなわち，低タンパク質結合性，小さい分布容積，小さい分子量，水溶性などである．血液透析で除去が可能な薬物や物質の例として，メタノール，エチレングリコール，サリチル酸，**テオフィリン** theophylline，**フェノバルビタール** phenobarbitalや**リチウム**などがある．

2．**尿のアルカリ化**：尿のアルカリ化は，サリチル酸や**フェノバルビタール**の排泄を促進する．**重炭酸ナトリウム** sodium bicarbonateを静脈内投与(静注)して尿のpHを上昇させると，酸性薬物のイオン化型が増加して再吸収が阻害される結果，尿中への排泄が増加する．尿pHの目標値は7.5～8.0であるが，血清pHが7.55を超えないように注意する．

3．**活性炭の繰返し投与**：活性炭の繰返し投与は，ある種の薬物の排出を促進する(たとえば，**テオフィリン**，**フェノバルビタール**，**ジゴキシン** digoxin，**カルバマゼピン** carbamazepine，**キニーネ** quinineなど)．活性炭は，非常に多孔質で表面積が大きいため，腸管粘膜を介した濃度勾配を形成する．薬物は高濃度の領域から低濃度の領域へ拡散移動するので，吸収された薬物が腸管粘膜を介して腸管内に戻り活性炭に吸着されるのを促進する．さらに，活性炭は，腸肝循環する薬物（たとえば，**フェニトイン** phenytoin）を腸管内で吸着して再吸収を抑制する（図46.2）．腸閉塞になることを予防するために，活性炭を投与する前に腸音があることを確認しなければならない．

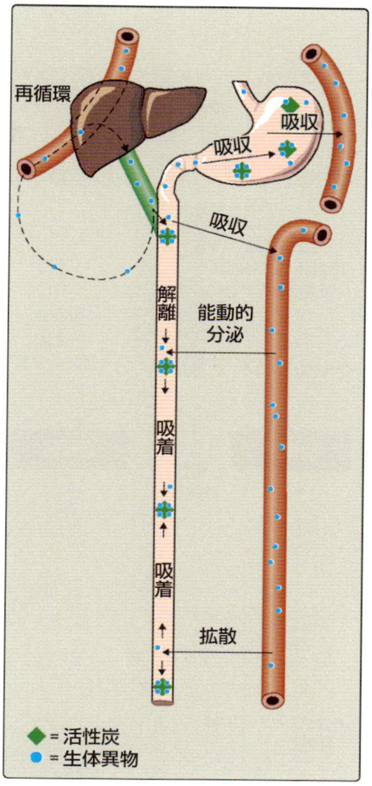

再循環
吸収
吸収
吸収
解離
能動的
分泌
吸着
吸着
拡散
= 活性炭
= 生体異物

図 46.2
活性炭の繰返し投与のメカニズム．

Ⅲ．代表的な薬物性および職業性中毒

A．アセトアミノフェン acetaminophen

アセトアミノフェンは，本薬物の正常な代謝経路が飽和して，肝毒性のある代謝物〔*N*-アセチル-*p*-ベンゾキノンイミン *N*-acetyl-*p*-benzoquinone imine（NAPQI）〕が産生されたとき，毒性を現す（図46.3）．治療量の**アセトアミノフェン**を摂取している場合には，肝臓で産生されたグルタチオンによりNAPQIは無毒化される．しかし，過剰摂取の場合には，グルタチオンが消費されて枯渇するため，NAPQIが蓄積して毒性が発現する．**アセトアミノフェン**中毒の経過は典型的には4相に分けられる（図46.4）．**アセトアミノフェン**中毒に対する解毒剤である*N*-**アセチルシステイン** *N*-acetylcysteine（NAC）は，初期には前駆物質としてグルタチオンを増加させるとともに，グルタチオンの代替物質として作用して，NAPQIの無毒化を補助する．また，NACは抗酸化剤として作用して，中毒からの回復を促進する．NAC投与は過剰摂取後8～10時間以内に開始すると最も有効である．Rumack-Matthewのノモグラム nomogram（図46.5）は，**アセトアミノフェン**摂取後の時間と血清濃度に基づいており，**アセトアミノフェン**の単回過剰摂取後，NAC治療が必要かどうかを決定するために用いられる．なお，このノモグラムは，血清**アセトアミノフェン**濃度が摂取後4～24時間の範囲内で得られたとき，**アセトアミノフェン**の毒性を予測するのに使用できる．治療しないで放置した**アセトアミノフェン**の毒性により，急性肝不全，脳浮腫，昏睡および死亡に至ることもある．

B．アルコール類 alcohols

1．メタノール methanol（wooc alcohol）とエチレングリコール ethylene glycol：メタノールは，ウインドウォッシャー液や模型飛行機燃料などの製品に含まれている．エチレングリコールは，ラジエーターの不凍液として一般的に使用されている．これらの第一級アルコール primary alcoholは比較的無害であり，主として中枢神経系 central nervous system（CNS）の抑制をきたす．しかし，メタノールとエチレングリコールは，酸化されて毒性のある代謝物となる．メタノールの場合にはギ酸 formic acidであり，エチレングリコールの場合にはグリコール酸 glycolic acid，グリオキシル酸 glyoxylic acid，およびシュウ酸 oxalic acidである．**ホメピゾール** fomepizoleは，アルコール脱水素酵素を阻害して，この酸化経路を抑制する．［注：エタノールは，**ホメピゾール**が入手できない場合に代替となるアルコール脱水素酵素阻害薬である．］その結果，毒性代謝物の産生を抑制し，これらのアルコールがそのままの形で腎臓から排泄されるようにする（図

46.6)．血液透析 hemodialysisは，すでに産生された毒性のある酸類を除去するために用いられることが多い．加えて，毒性のない代謝物への変換を促進するため，補酵素類の投与も行われる(メタノールの場合には**葉酸** folate，エチレングリコールの場合には**チアミン**および**ピリドキシン** pyridoxine)．治療しないで放置した場合，メタノール中毒は，失明，代謝性アシドーシス，痙攣，および昏睡などの症状をきたす．他方，エチレングリコール中毒は，腎不全，低カルシウム血症，代謝性アシドーシス，および心不全などの症状をきたす．

2．イソプロパノール isopropanol(消毒用アルコール rubbing alcohol，イソプロピルアルコール isopropyl alcohol)：

この第二級アルコール secondary alcoholは，アルコール脱水素酵素 alcohol dehydrogenaseにより代謝されてアセトンとなる．アセトンは，さらに酸化されてカルボン酸になることはないので，酸血症をきたすことはない．イソプロピルアルコールの代謝物は有害でないため，イソプ

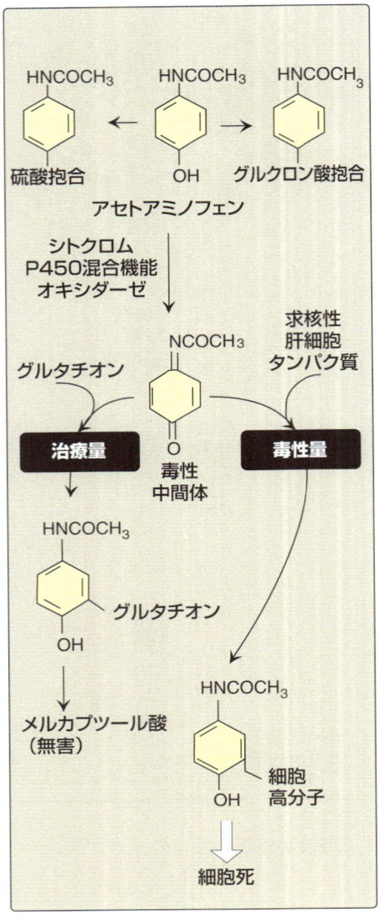

$HNCOCH_3$
硫酸抱合
OH
グルクロン酸抱合
アセトアミノフェン
シトクロム P450混合機能 オキシダーゼ
$NCOCH_3$
求核性 肝細胞 タンパク質
グルタチオン
O
治療量
毒性量
毒性 中間体
グルタチオン
メルカプツール酸 (無害)
細胞 高分子
細胞死

図 46.3
アセトアミノフェンの代謝．

第 1 相(0〜24 時間)：
食欲不振，悪心，嘔吐，全身倦怠感

第 2 相(24〜72 時間)：
腹痛，肝機能障害

第 3 相(72〜96 時間)：
肝壊死，黄疸，脳症，腎不全，死亡

第 4 相(4 日〜2 週間)：
症状および臓器不全の完全回復

図 46.4
急性アセトアミノフェン中毒の時間経過．

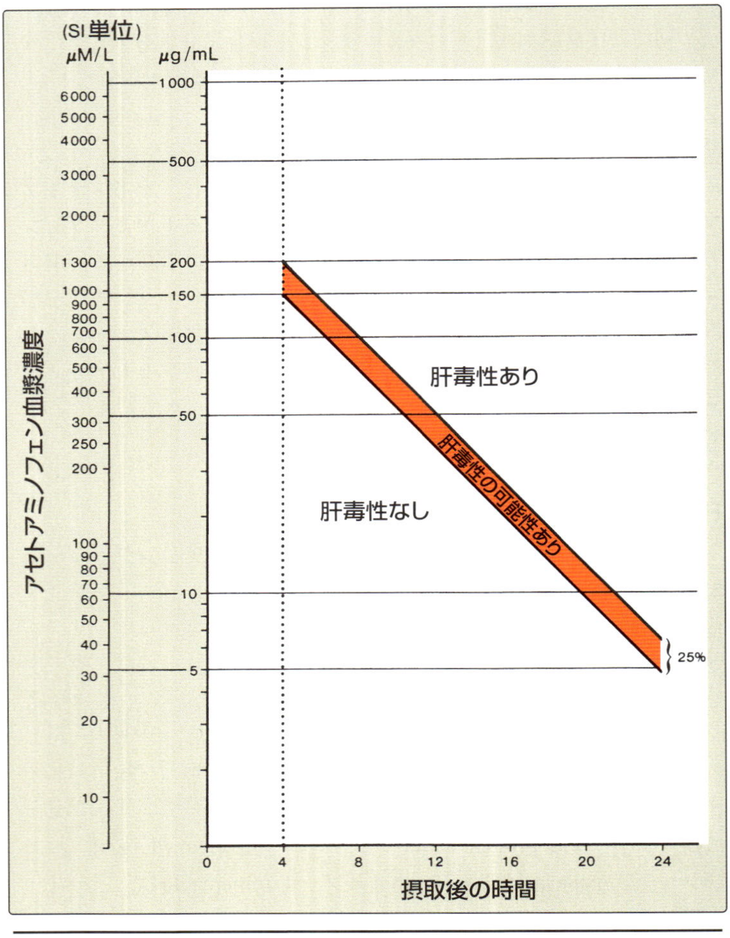

(SI 単位)
μM/L
μg/mL
アセトアミノフェン血漿濃度
6000 5000 4000 3000 2000 1300 1000 900 800 700 600 500 400 300 250 200 100 90 80 70 60 50 40 30 20 10
1000 500 200 150 100 50 10 5
肝毒性あり
肝毒性の可能性あり
肝毒性なし
25%
0 4 8 12 16 20 24
摂取後の時間

図 46.5
アセトアミノフェン中毒に用いるRumack-Matthewのノモグラム．アセトアミノフェン濃度を摂取後の時間に対してプロットして，毒性発現の可能性と解毒剤使用の必要性を評価する．

ロピルアルコール摂取の治療には，解毒剤は不必要である．**イソプロパノール**はCNS抑制薬（エタノールの約2倍強力）および消化管刺激薬としてよく知られている．したがって，イソプロピルアルコール摂取の治療は，支持療法が中心となる．

C．一酸化炭素 carbon monoxide

一酸化炭素は無色，無臭，無味のガスである．一酸化炭素は炭素性原料の燃焼の副産物であり，このガスの一般的な発生源は，自動車，換気の悪いガス湯沸器，暖炉，薪ストーブ，石油ストーブ，住宅火災，炭火焼き料理器，一酸化炭素発生装置などである．吸入後，一酸化炭素は速やかにヘモグロビンと結合してカルボキシヘモグロビン carboxyhemoglobinを形成する．一酸化炭素のヘモグロビンに対する結合親和性は酸素の230～270倍である．そのため，空気中の低濃度の一酸化炭素でさえ，無視できないレベルのカルボキシヘモグロビンを形成することができる．さらに，結合した一酸化炭素はヘモグロビンの他の酸素結合部位の酸素に対する親和性を増加させる．この酸素の高親和性結合は，組織での酸素の解離を阻害するため，組織への酸素供給をさらに減少させることになる（図46.7）．この高度に酸素化された血液のために，口唇や粘膜の色が鮮紅色 cherry redとなる．一酸化炭素中毒はペイントリムーバーに含まれる塩化メチレンの吸入や摂取でも起こりうる．吸収されると，塩化メチレンは肝臓のシトクロムP450経路を介して一酸化炭素へと変換される．一酸化炭素中毒の症状は低酸素によるものと同じであり，頭痛，呼吸困難，眠気，錯乱，嗜眠状態などの症状をきたす．高レベルの曝露では，痙攣，昏睡および死亡に至ることもある．認知症や人格変化などの長期的な神経認知への影響は予測不可能であり，発症が遅れることがある．一酸化炭素中毒患者の治療には，一酸化炭素発生源から速やかに遠ざけて，非再呼吸式マスク，高流量鼻カニュラまたは気管内チューブを用いて100％酸素の投与を行う．重症例では，高圧酸素療法 oxygenation in a hyperbaric chamberが必要になることがある．

D．シアン化物 cyanide

シアン化物は住宅火災時に発生する毒性をもつ燃焼産物の1つである．シアン化物のおもな毒性は，シトクロムオキシダーゼ（cytochrome a_3）を不活性化して，細胞呼吸を阻害するために生じる．したがって，酸素があるにもかかわらず，高い酸素需要を示す脳や心臓などの組織が傷害を受ける．酸化的リン酸化 oxidative phosphorylationおよびアデノシン三リン酸 adenosine triphosphate（ATP）の産生が停止した結果，短時間の間に死亡することもある．解毒剤である**ヒドロキソコバラミン** hydroxocobalamin（ビタミンB_{12a}）の静脈内投与を行うと，シアンイオン（CN^-）と結合して無毒な**シアノコバラミン** cyanocobalamin（ビタミンB_{12}）に変換され，尿中に排泄される．**ヒドロキソコバラミン**の場合，これまでのシアン化物解毒剤で発生した低血圧やメトヘモグロビン生成などの有害作用はない．以前からあるシアン化物解毒剤キットは，**亜硝酸ナトリウム** sodium nitriteおよび**チオ硫酸ナト**

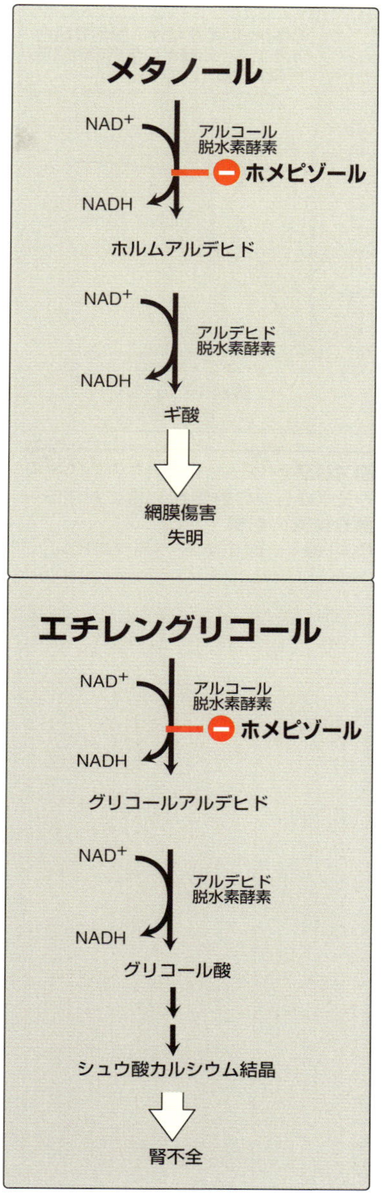
メタノール
NAD+
アルコール
脱水素酵素
ホメピゾール
NADH
ホルムアルデヒド
NAD+
アルデヒド
脱水素酵素
NADH
ギ酸
網膜傷害
失明
エチレングリコール
NAD+
アルコール
脱水素酵素
ホメピゾール
NADH
グリコールアルデヒド
NAD+
アルデヒド
脱水素酵素
NADH
グリコール酸
シュウ酸カルシウム結晶
腎不全

図46.6
メタノールとエチレングリコールの代謝．

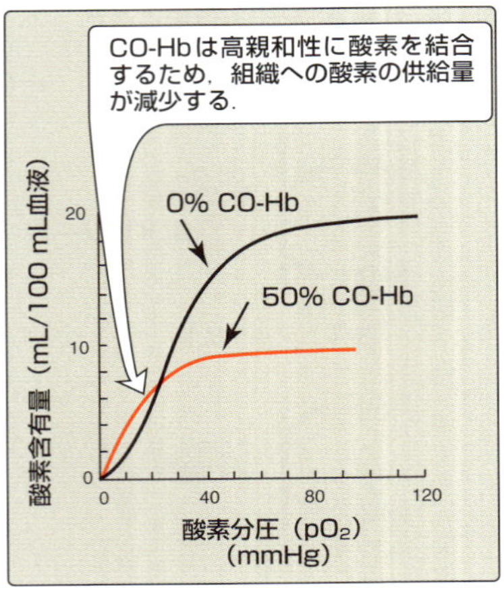
CO-Hbは高親和性に酸素を結合するため，組織への酸素の供給量が減少する．
0% CO-Hb
50% CO-Hb
酸素含有量（mL/100 mL血液）
酸素分圧（pO2）（mmHg）
0
10
20
0
40
80
120

図 46.7
ヘモグロビンの酸素親和性に対する一酸化炭素の影響．
CO-Hb＝一酸化炭素-ヘモグロビン．

鉄化合物	元素鉄(%)
フマル酸第一鉄	33
グルコン酸第一鉄	12
硫酸第一鉄	20

図 46.8
種々の鉄化合物に含まれる元素鉄の割合．

リウム sodium thiosulfateから構成されている．**亜硝酸ナトリウム**は，ヘモグロビンからシアノメトヘモグロビンへの変換を促進し，**チオ硫酸ナトリウム**はチオシアン酸イオン(SCN^-)の産生を促進する．SCN^-は，CN^-に比べて毒性がきわめて低く，尿中に速やかに排泄される．血液の酸素運搬能力の極端な低下を防ぐため，火災の煙吸引による一酸化炭素中毒とシアン化物中毒を合併している患者では，**亜硝酸ナトリウム**投与によりメトヘモグロビン産生を誘導することは非常に危険であり，カルボキシヘモグロビン(CO-Hb)濃度が10% 以下の場合を除き，投与は避けるべきである．

E．鉄 iron

小児の鉄中毒の発生頻度は，教育および鉄製品の包装と表示の進歩により，過去20年間に大幅に減少した．鉄は放射線不透過性であり，摂取したものが十分な濃度の元素鉄 elemental ironを含んでいると，腹部X線写真で確認できることもある．毒性効果は，体重1 kg当たり20 mgという少量の元素鉄の摂取で発現し，60 mg/kgという用量は致命的となりうる．各々の鉄化合物は異なった濃度の元素鉄を含んでいる(図46.8)．500～1 000 μg/dLの血清鉄濃度ではショックが起こり，1 000 μg/dL以上では致死的となるので，血清鉄濃度の測定は重要である．鉄中毒の患者は悪心，嘔吐や腹痛を起こす．摂取された元素鉄の量に依存して，患者は潜伏期を経験するか，あるいは，急速に体液の喪失，代謝性アシドーシス，低血圧および血液凝固障害を呈する．最終的に，肝不全および多臓器不全，昏睡や死亡に至ることもある．**デフェロキサミン** deferoxamineは，鉄特異的なキレート剤であり，遊離した鉄と結合して，**フェリオキサミン** ferrioxamineとなり，尿中に排泄される．**デフェロキサミン**は，持続静脈内投与の代わりに急速静脈内投与を行うと，血圧低下をきたすことがある．

F．鉛 lead

鉛は私たちを取り巻く環境中のいたるところに存在している．曝露源として，古い塗料，飲料水，工業による公害，食物や汚染されたほこり，などがある．鉛への慢性曝露の大半が無機鉛塩で起きている．このような例として，1978年以前に建てられた住宅に使用されている塗料がある．成人は摂取した鉛の約10% を吸収するが，子供は約40% 吸収する．吸収された無機鉛は，まず軟部組織に分布した後，ゆっくりと骨，歯および毛髪に再分布する．鉛は骨形成を抑制し，長管骨におけるカルシウム沈着を増加させる．カルシウム沈着の増加は骨X線写真で確認可能である．摂取された鉛は放射線不透過性であり，消化管に存在する場合には腹部X線写真で観察できることもある．鉛の見かけ上の血中半減期は約1～2カ月であるのに対して，骨での半減期は20～30年と非常に長い．鉛への慢性曝露は複数の組織に対して重大な影響を及ぼす(図46.9)．鉛中毒の初期症状として，腹部不快感や便秘(時には，下痢)などがあるが，高レベル曝露では，激痛を伴う腸管攣縮が起こる．鉛のCNSに対する影響として，頭痛，昏迷，ぎこちない動作，不眠症，倦怠感や集中力障害などがある．病気が進

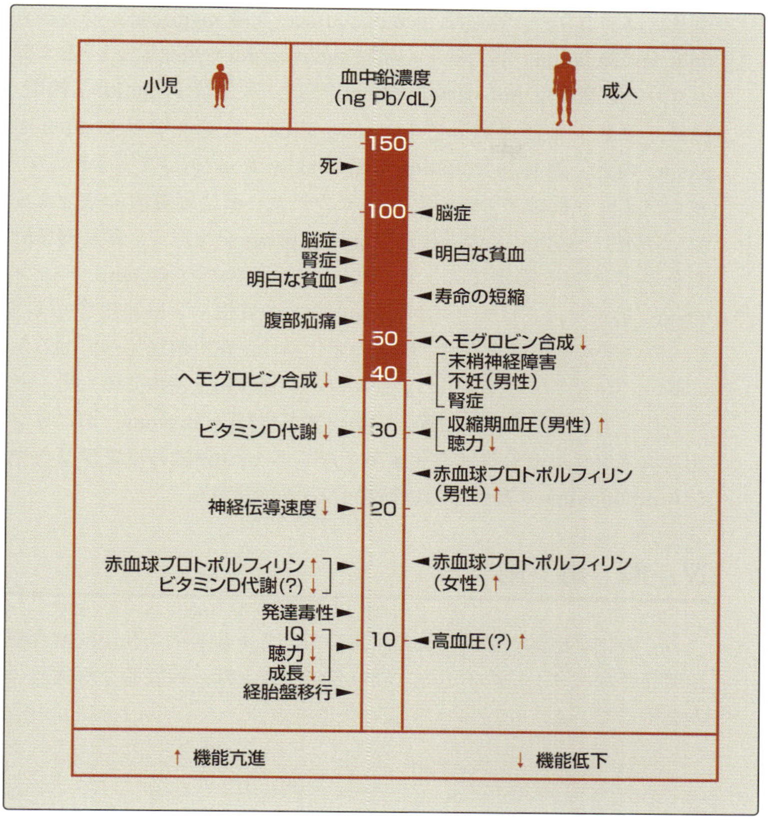
小児
血中鉛濃度
(ng Pb/dL)
成人
150
死
100
脳症
脳症
腎症
明白な貧血
明白な貧血
寿命の短縮
腹部疝痛
50
ヘモグロビン合成↓
ヘモグロビン合成↓
40
末梢神経障害
不妊(男性)
腎症
ビタミンD代謝↓
30
収縮期血圧(男性)↑
聴力↓
赤血球プロトポルフィリン
(男性)↑
神経伝導速度↓
20
赤血球プロトポルフィリン↑
ビタミンD代謝(?)↓
赤血球プロトポルフィリン
(女性)↑
発達毒性
IQ↓
聴力↓
成長↓
10
高血圧(?)↑
経胎盤移行
↑ 機能亢進
↓ 機能低下

図 46.9
小児と成人に対する鉛の影響の比較.

行するに伴い，間代性痙攣および昏睡が起こることもある．キレート剤により鉛中毒を治療できるので，死亡することはまれである．小児における 5 ～ 20 μg/dLの血中濃度は，他の症状を起こさずに，IQを低下させることが示されている．鉛は，赤血球の寿命の短縮およびヘム合成の阻害により，低色素症，小球性貧血をきたす．

多数のキレート剤が，鉛中毒の治療薬として使用可能である．小児において，血中鉛濃度が 45 ～ 75 μg/dLの場合，経口キレート剤である**サクシマー** succimer〔**ジメルカプトコハク酸** dimercaptosuccinic acid (DMSA)〕を第一選択薬とする．血中鉛濃度が 70 μg/dL以上の場合または脳症が存在する場合，2 剤の非経口投与，**ジメルカプロール** dimercaprolの筋肉内投与(筋注)および**エデト酸カルシウム二ナトリウム** edetate calcium disodiumの静脈内投与が必要となる．**ジメルカプロール**はピーナッツオイルの懸濁液であり，ピーナッツアレルギーのある患者に投与してはならない．

G．有機リン系 organophosphateおよびカルバメート系 carbamate 殺虫剤 insecticide

これらの殺虫剤は，アセチルコリンエステラーゼを阻害して，過剰のアセチルコリンを蓄積させる結果，毒性を及ぼす．過剰のアセチル

毒 物	解毒剤
アセトアミノフェン	*N*-アセチルシステイン
抗コリン薬（抗ヒスタミン薬，その他）	フィゾスチグミン
ヒ素	ジメルカプロール，サクシマー（ジメルカプトコハク酸，DMSA）
ベンゾジアゼピン	フルマゼニル
一酸化炭素	酸素（±高圧室）
シアン化物	ヒドロキソコバラミン，亜硝酸ナトリウムおよびチオ硫酸ナトリウム
ダビガトラン	イダルシズマブ
ジギタリス	ジゴキシン免疫Fab
ヘパリン	プロタミン硫酸塩
フッ化水素酸	カルシウム
鉄	デフェロキサミン
イソニアジドおよびシャグマアミガサタケ	ピリドキシン
鉛	エデト酸カルシウムニナトリウム，ジメルカプロール，サクシマー（ジメルカプトコハク酸，DMSA）
メタノールおよびエチレングリコール	ホメピゾール
メトヘモグロビン血症	メチレンブルー
オピオイド，クロニジン	ナロキソン
有機リン系殺虫剤，神経ガス	アトロピン，プラリドキシム
リバロキサバンまたはアピキサバン	第Xa因子
ワルファリン	ビタミンK_1（フィトナジオン）

図 46.10
一般的な解毒剤.

コリンは，ニコチン様作用 nicotinic effect（散瞳 mydriasis，筋線維束攣縮 fasciculation，筋力低下，頻脈 tachycardiaや高血圧など）およびムスカリン様作用 muscarinic effect（下痢，尿失禁 urination，縮瞳，徐脈，気管支粘液過剰分泌 bronchorrhea，気管支攣縮 bronchospasm，嘔吐，流涙 lacrimationや流涎 salivationなど）を引き起こす．カルバメート系はアセチルコリンエステラーゼに可逆的に結合するが，有機リン系は結合の老化過程 aging processを経て，最終的に酵素を不可逆的に阻害する．サリン sarin，ソマン soman，タブン tabun，最近ではノビチョク Novichokなどの有機リン系神経ガスは同じメカニズムで作用するが，結合の老化過程が殺虫剤に比べてはるかに速い．ムスカリン様作用およびニコチン様作用を治療するため，それぞれムスカリン受容体拮抗薬である**アトロピン** atropine，およびコリンエステラーゼを再活性化するオキシム oximeである**プラリドキシム** pralidoximeを静注または筋注する（4章参照）．

Ⅳ. 解 毒 剤

多くの化学物質や毒物による中毒に対して，特異的な化学的解毒剤が開発されてきた（図 46.10）．この表のリストは，代表的な解毒剤のみを示している．

46 章の要約

1. 中毒患者の治療は，疑わしい毒物ではなく，個別の臨床所見や症状に合わせて行われるべきである．
2. 中毒患者の状態が安定したら，除染(たとえば，局所曝露の場合は眼や皮膚の洗浄，特定の経口曝露の場合は活性炭の投与)および影響を受けやすい物質の除去の強化を検討すべきである．
3. **アセトアミノフェン**の過剰摂取による症状は，NAPQIの生成による消化管症状および肝毒性である．*N*-**アセチルシステイン**は，その解毒剤である．
4. メタノールとエチレングリコールの摂取は，どちらも代謝性アシドーシスを引き起こす．さらに，メタノールは視覚障害や失明をも引き起こす可能性がある．一方，エチレングリコールは腎不全，低カルシウム血症，心不全を引き起こす可能性が高くなる．イソプロパノール(イソプロピルアルコール)の摂取による症状は，代謝性アシドーシスを伴わない重大な消化管刺激および中枢神経系抑制である．
5. 一酸化炭素の曝露による症状は低酸素症に続発して生じるものであり，頭痛や眠気，痙攣，昏睡，死亡まで多岐にわたる．治療では，患者を曝露源から遠ざけ，100% 酸素を投与する．重篤な場合には，高圧酸素を投与する．
6. シアン化物は，シトクロムオキシダーゼの不活性化を介して細胞呼吸を阻害するミトコンドリア毒である．解毒剤である**ヒドロキソコバラミン**は，シアンイオンと結合して無毒な**シアノコバラミン**(ビタミンB_{12})を形成する．
7. 鉄の毒性は，まず消化器症状として現れ，血液量減少，代謝性アシドーシス，低血圧，多臓器不全に進行する．**デフェロキサミン**は，重篤な場合，鉄をキレート化するために使用可能である．
8. 鉛中毒の臨床症状は，患者の年齢と曝露の程度によって異なる．キレート剤は，著しく上昇した血中鉛濃度の改善または脳症の治療に使用可能である．
9. 有機リン系殺虫剤は，アセチルコリンエステラーゼを阻害し，下痢 diarrhea，排尿 urination，縮瞳 miosis，徐脈 bradycardia，気管支粘液過剰分泌/気管支攣縮 bronchorrhea/bronchospasm，嘔吐 emesis，流涙 lacrimation，流涎 salivation(DUMBBELS)などのムスカリン様コリン作動性症状を引き起こす．
10. 多くの毒物には特異的な解毒剤がない．ほとんどの中毒の治療は，支持療法が中心となる．

学習問題

最も適当な答えを1つ選択せよ.

46.1 3歳の男児が救急部に搬送されてきた. 母親の話によると, 子供は最近数日間泣き続けていて, 遊んだり食べたりしようとしない. また, 子供の便通は不規則であり, 便秘がちでときどき下痢になること, そしてしばしば腹痛を訴えるという. この子の意識レベルは低下していて覚醒させるのが困難な状態であり, 強直間代運動を始めた. 医師は, 感染および他の内科的原因を除外した. 病歴の質問に対して, 母親は, 自分たちの家が古い住宅街にあり, 1940年代以来改修もペンキの塗り直しも行われていないし, ペンキが窓とドアの周りで小さいかけらとなって剥げ落ちていると話している. 子供は自発呼吸しており, ふつうに排尿をしている. この子供において, 次のどの毒物がこのように重篤な症状を起こしていると思われるか.

A. 鉄
B. 鉛
C. 一酸化炭素
D. シアン化物

正解 **B.** 鉛中毒は, 鉛がペンキから除去される以前にペンキ塗装された古い家に住む子供たちによく起こる. 鉛を含むペンキの小片や粉塵がよちよち歩きの幼児により摂取され, 非常に高濃度の鉛レベルとなりこの症例で述べられているような症状を発現させる. その他の症状としては, ぎこちなさ, 錯乱状態, 頭痛, 昏睡, 便秘, 腸管の攣縮, および貧血などがある. キレート剤による治療が行われるなら, 死亡はまれである. 鉄は腹痛をきたしうるが, より頻度の高い症状は下痢, 嘔吐および体液の喪失である. 一酸化炭素は, 発生源に依存して, 家族全員に影響を与えると考えられる. 一酸化炭素中毒の症状は, 頭痛, 悪心やCNS抑制症状などである. シアン化物中毒なら, 細胞呼吸の停止による細胞の酸化的リン酸化およびアデノシン三リン酸の産生停止のため, 患児は中毒発生後速やかに死亡したはずである. しかし, 患児の症状は数日間続いたので, シアン化物中毒とは考えられない.

46.2 31歳の女性, 3歳の女児, 生後8カ月の女児からなる家族が救急部に来院した. 子どもたちは嘔吐して元気がなく, 母親は悪心, 嘔吐, めまいを訴えている. 母親の報告によれば, 電気が止まっており, 発電機を使ってエアコンに電力を供給しているという. 動脈血ガスレベルから, 3人の患者全員で一酸化炭素中毒を示唆するカルボキシヘモグロビンレベルの上昇が明らかになった. この家族の一酸化炭素中毒にはどの解毒薬を投与すべきか.

A. 非再呼吸式マスクによる100% 酸素投与
B. メチレンブルー
C. ヒドロキソコバラミン
D. ホメピゾール

正解 **A.** 100% 酸素を投与すると, 一酸化炭素の半減期が4～6時間から約60分に短縮するため, 一酸化炭素の除去が速やかになる. メチレンブルーは, メトヘモグロビン血症の解毒剤である. ヒドロキソコバラミンは, シアン化物中毒の解毒剤である. ホメピゾールは, メタノールやエチレングリコールの毒性に対する解毒剤である.

46.3 50歳の移民農業労働者が救急部に来院した．患者は，下痢，流涙，悪心・嘔吐および発汗を訴えた．医師は，患者が全体的に不安そうであること，上胸部の筋肉の線維束攣縮およびピンポイント状の瞳孔に気づいた．次のどの解毒剤をまず投与すべきか．

A．*N*-アセチルシステイン
B．亜硝酸ナトリウム
C．デフェロキサミン
D．アトロピン

正解 **D．** 有機リン系殺虫剤中毒と考えられる症状を呈するこの患者には，アトロピンが適切である．記憶用コードであるDUMBBELS（下痢 diarrhea，排尿 urination，縮瞳 miosis，気管支粘液過剰分泌/気管支攣縮 bronchorrhea/bronchospasm，徐脈 bradycardia，嘔吐 emesis，流涙 lacrimation，流涎 salivation）がコリン作動性神経による毒性症状を記憶するために使用される．アトロピンのような抗コリン性解毒剤は，これらのムスカリン様症状を抑制することができる．解毒剤であるプラリドキシムは，筋線維束攣縮のようなニコチン様症状（不随意的な筋肉の震えまたは筋肉の単収縮）の治療のために用いられる．*N*-アセチルシステインはアセトアミノフェン過剰摂取に対する解毒剤であり，SH基ドナーとして作用する．亜硝酸ナトリウムは，以前のシアン化物解毒剤キット（亜硝酸ナトリウムおよびチオ硫酸ナトリウム）に含まれている解毒剤の1つである．デフェロキサミンは，鉄のキレート剤である．

46.4 45歳の男性が，正体不明の物質を摂取してから18時間後に救急部に搬送されてきた．診察時，患者は頻脈，高血圧，頻呼吸を示し，側腹部の痛みを訴えた．臨床検査結果では，アニオンギャップの大幅な増加を伴ったアシドーシス，クレアチニンの増加，および低カルシウム血症が観察された．次のどの物質が摂取された可能性が高いか．

A．メタノール
B．アセトアミノフェン
C．エチレングリコール
D．鉄

正解 **C．** エチレングリコールは，毒性の強い代謝物に変換されて代謝性アシドーシスをきたす．シュウ酸カルシウム結晶の形成は，尿検査で検出され，低カルシウム血症および腎不全の原因となる．この患者の治療には，ホメピゾールの静脈内投与（エチレングリコールの一部が代謝されて残っている場合）または血液透析にて行う．メタノール中毒も代謝性アシドーシスをきたすが，その標的臓器は眼であり，エチレングリコール中毒の腎臓とは異なる．アセトアミノフェン中毒では，24時間以内に肝肥大によると思われる右上腹部痛が生じるが，この時間帯ではバイタルサインの異常はみられない．鉄中毒でも代謝性アシドーシスおよび頻脈がみられるが，低カルシウム血症は起こらない．

46.5 33歳，体重82 kgの女性が，3時間前にアセトアミノフェンの錠剤を1瓶全部摂取したらしいとのことで，救急部に搬送された．患者は悪心，嘔吐，腹痛を訴えた．摂取4時間後のアセトアミノフェン濃度は227 μg/mLである．Rumack-Matthewのノモグラムによると，この患者が摂取により二次的に肝毒性に至る可能性はどの程度か．

A．肝毒性なし
B．肝毒性の可能性あり
C．肝毒性あり
D．摂取後にただちに得られたデータは，ノモグラムにプロットできないため，判定できない

正解 **C．** 単回過剰摂取してから4時間後の血中アセトアミノフェン濃度が200 μg/mLを超える場合は，肝毒性があるので，*N*-アセチルシステインの投与を検討する．摂取後4時間より前に測定された血中アセトアミノフェン濃度は，Rumack-Matthewのノモグラムにプロットできない．ただし，単回過剰摂取の4時間後に本濃度をプロットしているので，Rumack-Matthewのノモグラムを使用して，潜在的な毒性と解毒剤の使用を評価することができる．

46.6 CNS抑制症状を示す15歳の女児が救急部へ搬入された．徐脈と低血圧が認められた．病歴を聴取しているときに，母親は患者が開封されたクロニジンの瓶をもっていたことを認めた．次のどの解毒剤が，この患者では有効か．

A．フルマゼニル
B．アトロピン
C．デフェロキサミン
D．ナロキソン

正解 D．ナロキソンは，クロニジン中毒のCNS抑制作用に対して約50%の有効性を示す．フルマゼニルはベンゾジアゼピン類の拮抗薬であり，クロニジン中毒に対しては効果がない．アトロピンは抗コリン薬であり，クロニジンによるCNS抑制に対しては無効である．デフェロキサミンは鉄のキレート剤である．

46.7 持続的な嘔吐を主訴とする45歳の女性が救急部に搬入された．患者は酩酊しているようにみえたが，エタノール濃度は陰性であり，標準的な臨床検査値には特記すべきものはなかった．患者は次のどの物質を摂取したと考えられるか．

A．イソプロピルアルコール
B．メタノール
C．エチレングリコール
D．エタノール

正解 A．イソプロピルアルコールは，CNS抑制作用がエタノールの2倍強く，消化器症状もきたす．イソプロピルアルコールはアセトンに代謝されるため，代謝性アシドーシスはきたさない(これは，メタノールやエチレングリコールがアシドーシスをきたすのと好対照である)．エタノール濃度は陰性であったことから，エタノール摂取は除外できる．

46.8 4歳，体重16 kgの男児が母親の妊婦用ビタミン剤を10錠摂取したらしいとのことで，救急部に搬送された．各錠剤にはフマル酸第一鉄が81 mg含まれている．患者が摂取した元素鉄は，何mg/kgであると考えられるか．

A．5 mg/kg
B．16.9 mg/kg
C．50.6 mg/kg
D．0.6 mg/kg

正解 B．フマル酸第一鉄の33%が元素鉄である．したがって，1錠に含まれる81 mgのフマル酸第一鉄中の元素鉄は27 mgである(81 mg × 33% = 27 mg)．患者は10錠摂取したとのことなので，元素鉄の総摂取量は270 mgである(27 mg × 10錠 = 270 mg)．患者の体重は16 kgなので，16.9 mg/kgとなる(元素鉄270 mg ÷ 16 kg = 16.9 mg/kg)．この量の鉄の摂取によって，重篤な毒性は発現しないと考えられる．

46.9 自宅で意識不明の状態で発見された75歳の男性の診察のため救急隊がよばれた．救急隊員が到着すると，患者は無反応で正体不明の錠剤が数錠，患者の周囲の床に散らばっていた．この患者にまずすべき処置は何か．

A．患者が摂取した可能性のある錠剤を胃から取り除くために嘔吐を誘発させる
B．酸素を投与し，静脈路を確保する
C．ナロキソンを0.4 mg静脈内投与する
D．気道，呼吸，循環を評価する

正解 D．気道，呼吸，循環を評価して処置することは，中毒や薬物の過剰摂取などに対する救急医療の最初のステップである．実際には，複数の救急隊員がいる場合，この初期評価は酸素の投与や静脈路の確保と併せて行われることがある．気道，呼吸，循環の一次評価が完了したら，この患者に対するナロキソンの鼻腔内または静脈内投与を検討する．嘔吐の誘発は，誤嚥のリスクがあり，その効果が限定的であるため，消化管の除染に推奨されない．

46.10 47歳の男性が，サリチル酸中毒のために救急部へ搬入された．患者は，痙攣性疾患の既往歴があり，フェニトインを服用していた．サリチル酸の血中濃度は50 mg/dL(治療濃度は15～35 mg/dL)，フェニトイン血中濃度は15 mg/dL(治療濃度は10～20 mg/dL)であった．フェニトインに影響を与えずに，サリチル酸の排泄を促進すると考えられる治療はどれか．

A．活性炭の繰返し投与
B．尿のアルカリ化
C．全腸洗浄
D．尿の酸性化

正解 B．尿のアルカリ化は，サリチル酸の排泄を促進するが，フェニトインの血中濃度には影響を与えない．活性炭の繰返し投与は，両方の薬物の濃度を下げるので，フェニトインの血中濃度を治療濃度以下にしてしまう．全腸洗浄は，もう1つの消化管の除染法であり，この方法では経鼻胃管から大量(成人では2 L/hまでの速度で)のポリエチレングリコール-電解質液を注入し，直腸からの排液がきれいになるまで洗浄を続ける．

乱用薬物

47

Ⅰ. 概 要

酔うため，あるいは精神状態を変化させるために薬物を過量に使用したり誤用したりすることを薬物乱用とよび，物質を乱用する者は物質使用障害をもつとみなす．物質使用障害を理解するためには，身体的依存と中毒との違いを認識することが重要である．身体的依存は薬物の慢性的使用後に生じる可能性があり，それは処方されて使用されたか否かによらない．身体的依存の 2 つの象徴的事例は耐性と禁断症状である．耐性とは，ある薬物によって望まれる同程度の効果を得るのにより多くを使用する必要があることであり，一方禁断症状はある薬物を突然中止した後に起こる．禁断症状は精神的および身体的症状の両方からなる可能性があり，そのなかには生命の危険がある可能性を有するもの(たとえば痙攣)もある．中毒とは，失業したり家族に対する責任を果たせない，といった不幸な結果に苦しむことになったとしてもある薬物を使用するのを止められずに強迫的に使用することと認識されている．中毒は精神的依存である．中毒患者は薬物の慢性的使用に付随して，しばしば同時に身体的依存を示す．通常乱用される物質を図 47.1 に挙げる．

興奮薬
アンフェタミン類
コカイン
メチレンジオキシメタンフェタミン(MDMA)
ニコチン
合成カチノン類(“バスソルト”)
幻覚薬
デキストロメトルファン
ケタミン
リセリン酸ジエチルアミド(LSD)
フェンサイクリジン(PCP)
他の乱用薬物
ベンゾジアゼピン類
エタノール
マリファナ
オピオイド類
合成カンナビノイド類

図 47.1
乱用薬物のまとめ．

物質使用障害は多くの形態で生じ，その効果は世界中の歴史において目撃されてきた．中毒物質の避けがたい魅力は今日の人々を感化し続けている．2020 年には米国の人口のおよそ 21.4% が何らかの違法物質を使用し(図 47.2)，一方 7.3% がアルコール使用障害と考えられ，6.6% が処方薬を誤って使用した．乱用物質は加速度的により強力になり，投与経路はどんどん効力の強いものになって，その結果依存(図 47.3)および毒性の危険が増大している．本章では，通常乱用される薬物の投与方法，作用機序および毒性の臨床的特徴のいくつかの例について検討する．

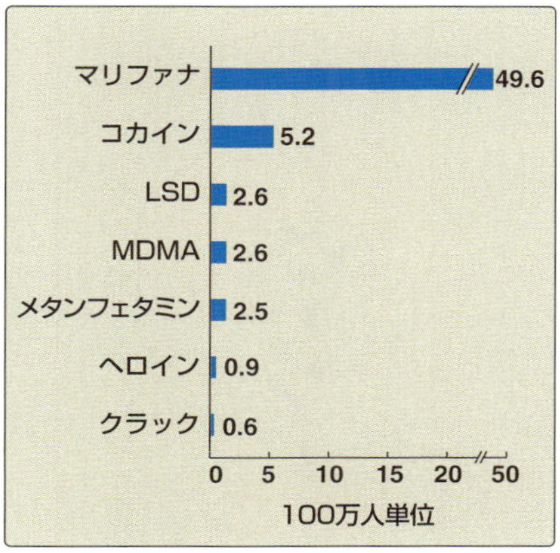
マリファナ
49.6
コカイン
5.2
LSD
2.6
MDMA
2.6
メタンフェタミン
2.5
ヘロイン
0.9
クラック
0.6
0
5
10
15
20
50
100万人単位

図 47.2
米国における12歳以上の人々の過去1年間の違法薬物使用状況のまとめ．
LSD＝リセリン酸ジエチルアミド，MDMA＝メチレンジオキシメタンフェタミン．

Ⅱ. 交感神経刺激薬

ニコチン nicotine，**コカイン** cocaine，**アンフェタミン** amphetamine といった交感神経刺激薬は交感神経系の作用類似の効果を有する刺激薬であり，“闘争・逃走”反応を引き起こす．交感神経刺激薬は通常，

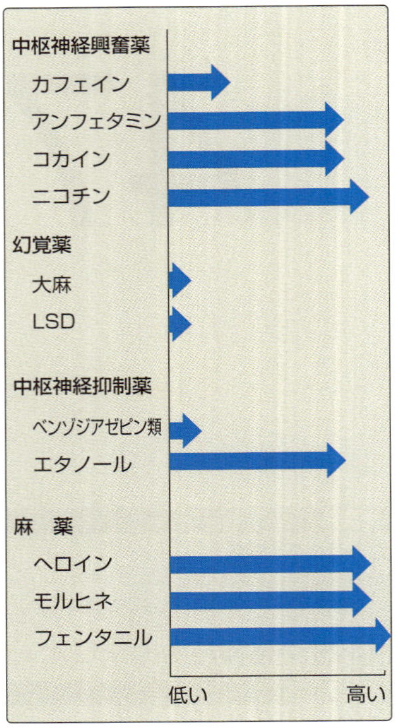
中枢神経興奮薬
カフェイン
アンフェタミン
コカイン
ニコチン
幻覚薬
大麻
LSD
中枢神経抑制薬
ベンゾジアゼピン類
エタノール
麻　薬
ヘロイン
モルヒネ
フェンタニル
低い
高い

図 47.3
一般的な乱用物質による相対的身体依存性.

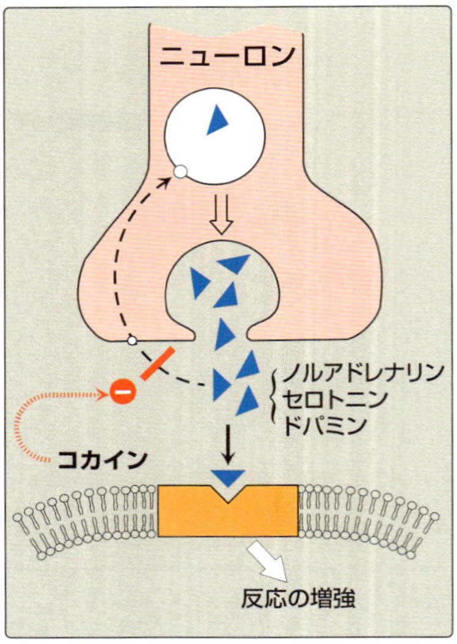
ニューロン
ノルアドレナリン
セロトニン
ドパミン
コカイン
反応の増強

図 47.4
コカインの作用機序.

作用部位におけるアドレナリン性伝達物質の相対的な増加をもたらし（図 47.4），その結果頻脈，血圧上昇，体温上昇および呼吸促拍といったアドレナリン過剰効果を引き起こす．こういった薬物は，植物などの天然の素材からつくられるか，合法的あるいは違法な研究室で合成される．興奮性作用とは別に，こういった薬物の多くには快感を生じる顕著な能力がある．結果として，こういった薬物の中毒を生じる可能性が高く，薬物の使用は上昇し続ける．最もよく使用され，簡単に入手できる交感神経刺激薬の 1 つが**ニコチン**である（22 章参照）．

A．コカイン cocaine

コカインは，南米アンデス山系の麓に生息する低木（*Erythroxylon coca*）から抽出される．

1．**作用**：**コカイン**はノルアドレナリン，ドパミンおよびセロトニンを再取込みする輸送体を抑制し，その結果シナプスにおけるこれらの神経伝達物質の可用性を増加させる．**コカイン**は，アドレナリン性ニューロンへのノルアドレナリン再取込みを抑制することによって中枢神経系 central nervous system（CNS）刺激作用を引き起こす．**コカイン**にみられる顕著なヒト脳の快楽中枢刺激能は，ドパミンおよびセロトニン再取込み抑制の結果であると考えられている．

2．**投与経路**：**コカイン**を経口服用した場合のバイオアベイラビリティ（生物学的利用能）はきわめて小さいが，その代わりに，塩酸**コカイン**の粉末が鼻から吸入されたり，水に溶かして注射されたりする．**コカイン**は過熱によって破壊されるために，喫煙では効果がない．しかしながら，アルカロイド性のクラック**コカイン**は喫煙可能である．肺は血流が豊富で，作用部位である脳へと**コカイン**を数秒以内に運搬するため，喫煙はきわめて効果的な投与経路である．**コカイン**喫煙によってただちに強い多幸感すなわち“ラッシュ”状態が引き起こされ，その後急速に強い不快感すなわち“クラッシュ”状態となる．**コカイン**，とくにクラッシュ**コカイン**がきわめて依存性の高い薬物となるのは，このように後に急速に陰性強化作用を示すにしても，即座に陽性強化作用を発揮するためである．**コカイン**製剤は重さで購入されることがしばしばあるため，闇で売買される**コカイン**粉末やクラッシュは，粉末全体の体積を増やし，作用は同じに保ち，したがって利益を増大させるために他の薬物を混入させている場合が多い．

3．**毒性**：**コカイン**の毒性の臨床的特徴は興奮性作用をもたらす機能にある．**コカイン**使用者が救急施設に搬入されるよくある理由は，精神科的訴え（**コカイン**による不快感で悪化したうつ状態，興奮／妄想），痙攣，体温上昇，胸痛などがある．体温上昇は，**コカイン**による熱産生を上昇させる CNS 興奮作用および熱放散を最小限にすることが可能な**コカイン**の血管収縮作用によって引き起こされる．**コカイン**関連の胸痛は胸筋痛である可能性があり，あるいは，**コカイン**は冠動脈収縮をもたらし，アテローム性動脈硬化過程を早めるために，心臓由来である可能性もある．**コカイン**は**エタノール** ethanol とともに消費されることが多く，その結果二次性代謝産物であるコカエチレンが生成される．この代謝産物には心臓毒性があり，**コカイン**消費に関連する心臓症例が増える結果となる．**コカイン**による胸痛はまた，この熱せられた不純物質を吸入することによってもたらされる肺の傷害に関連する可能性もある．**コカイン**による痙攣は，CNS刺激作用の延長として理解できる（図 47.5）．**コカイン**毒性は，患者を鎮静させ，冷却することによって治療する．**ロラゼパム** lorazepam といったベンゾジアゼピン類（16 章参照）は興奮した患者を落ち着かせるのに効果があり，痙攣の予防および治療ともに可能となる．さらに，鎮静効果によって患者の冷却効果も得られ，体温上昇管理を行いやすくなる．体温上昇は**コカイン**による死亡の主たる原因の 1 つであるため，この冷却作用は重要な臨床効果である．他の**コカイン**毒性は，短時間作用型降圧薬 antihypertensive，抗痙攣薬および対症的補助療法によって治療される．

B．アンフェタミン類 amphetamines

アンフェタミンは生理活性アミン類の神経終末の貯蔵部位からの遊離を増大させることによって作用し，また，神経伝達物質の再取込みを抑制し，その結果シナプス間隙における神経伝達物質濃度が増加する．**メタンフェタミン** methamphetamine などのアンフェタミン類は，**コカイン**類似の臨床効果を有する交感神経刺激薬である．**メタンフェタミン**使用の臨床症状には歯ぎしり（ブラキシズム），かゆみおよび皮膚むしり症および有意な歯の腐食につながる口渇がありうる．多くの場合，アンフェタミン類の効果は，**コカイン**の効果に比べて持続が長く，刺激相が強く，多幸感は少ないと考えられている．アンフェタミン類による毒性の治療は，**コカイン**毒性の場合と同様である．アンフェタミン類の治療目的使用法については 22 章に記されている．

C．メチレンジオキシメタンフェタミン methlene-dioxymethamphetamine（MDMA）

MDMA は通常エクスタシーあるいはモリーとして知られ，顕著なセロトニン遊離作用を有する幻覚性**アンフェタミン**である（図 47.6）．MDMA はまた，ノルアドレナリンの，そしてノルアドレナリンほどではないがドパミンの活性を増強する．MDMA は，他に類を見ないセロトニン特性のために，"エンパソーゲン empathogen"［訳者注：共感や同情の感情を誘発する向精神薬］として取り扱われ，MDMA 使用者にとっては，触覚を刺激することがとくに快感を伴うものである．MDMA 使用者の多くは，健康で幸福であり，社会とかかわっていられる，という感覚を言い表す．多くのアンフェタミン類と同様に，MDMA によって歯ぎしりや開口障害（口を強く閉じる）を生じる可能性がある．MDMA を誤って使用することによって顕著な体温上昇，精神状態の変化およびセロトニン症候群を生じうる．ベンゾジアゼピン類が患者を落ち着かせ，体温を下げるのに役に立つ．命にかかわる高体温に対しては，神経筋遮断薬を投与して気管内挿管を行って，過

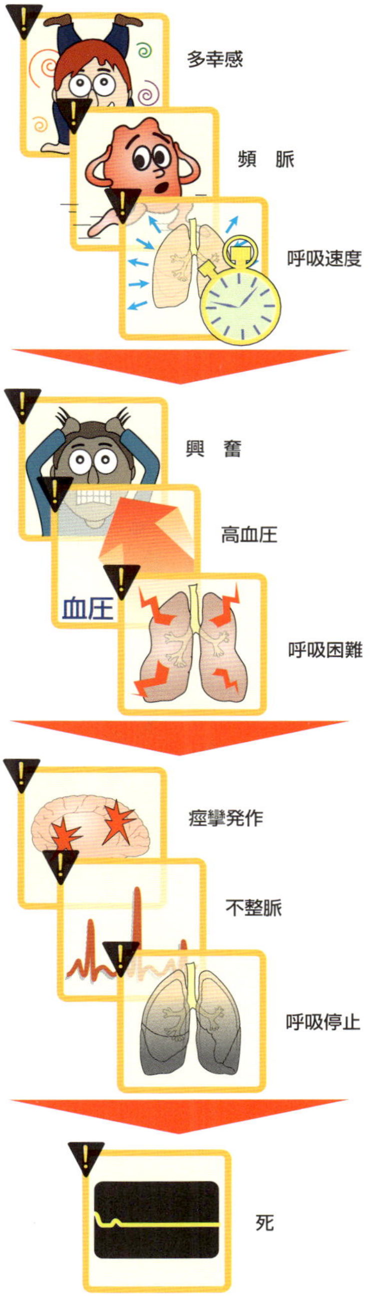
多幸感
頻　脈
呼吸速度
興　奮
高血圧
血圧
呼吸困難
痙攣発作
不整脈
呼吸停止
死

図 47.5
コカイン使用のおもな作用．

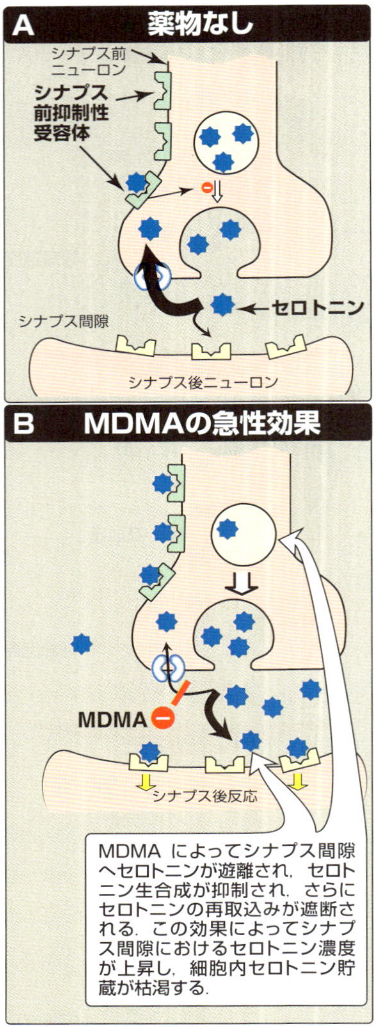
A　薬物なし
シナプス前ニューロン
シナプス前抑制性受容体
セロトニン
シナプス間隙
シナプス後ニューロン
B　MDMAの急性効果
MDMA
シナプス後反応
MDMA によってシナプス間隙へセロトニンが遊離され，セロトニン生合成が抑制され，さらにセロトニンの再取込みが遮断される．この効果によってシナプス間隙におけるセロトニン濃度が上昇し，細胞内セロトニン貯蔵が枯渇する．

図 47.6
メチレンジオキシメタンフェタミン（MDMA）の作用機序仮説．

剰な動きと熱産生を制御することが必要な場合もある．**シプロヘプタジン** cyproheptadine はセロトニン症候群治療に使用されているセロトニン受容体拮抗薬である．しかしながら，この薬物の実際面での限界の 1 つは，経口製剤としてのみしか使用できないことである．[注：MDMA 製剤は，**メタンフェタミン**，**ケタミン** ketamine，**メチロン** methylone（合成カチノン，下記参照）といったより安価で製造しやすい他の薬物が混入していることが多い．**メチロン**と MDMA との化学構造の違いはカルボニル基 1 つである（図 47.7）．混ぜ物をした未知の組合せの薬物を摂取することが，MDMA 誤用の深刻な危険性に加わる可能性がある．]

D．合成カチノン類

カチノンは，東アフリカおよびアラビア半島原産の常緑灌木であるチャット khat（*Catha edulis*）に含まれる精神活性成分である．合成カチノン類（“バスソルト”としても知られている）は化学的にカチノン類似の人工産物である．**メチロン**，**メトカチノン** methcathinone，**3,4-メチレンジオキシピロバレロン** 3,4-methylenedioxypyrovalerone（MDPV）および**メフェドロン** mephedrone は合成カチノン類の例である．こういった薬物は，**コカイン**およびアンフェタミン類似の機序でカテコールアミン類（ノルアドレナリン，アドレナリンおよびドパミン）の遊離を増加させ，再取込みを抑制する．さまざまな持続時間の精神異常発現性効果を有するアンフェタミン様刺激作用が，合成カチノン類に共通してみられる．こういった製剤は他の刺激薬の手ごろな価格で手に入る代替品として広まり，“バスソルト”，“ジュエリークリーナー”，“植物性食品”といった名前で売られていることが多い．包みには，摘発，起訴および強制執行を回避するために，“ヒトが消費する目的ではない”と書いてある．バスソルトは通常鼻から吸引されるか経口摂取されるが，注射されることもありうる．合成カチノン類は尿の毒性検査では容易に検知できない．毒性の治療は，アンフェタミン類および**コカイン**の救急治療と同様である．

Ⅲ．幻　覚　薬

幻覚薬（サイケデリックともよばれる）は，個々の考えや感覚とともに，現実の知覚を変えうる薬物である．この範疇の薬物には **D-リセ**

臨床応用 47.1：興奮性毒性の管理

交感神経刺激薬を誤用していた 25 歳の男性が，興奮し，頻脈，高血圧および体温上昇の状態で救急部に搬入された．命にかかわる主たる急性事項は，闘争的，自傷的行為とともに，痙攣，不整脈，心筋梗塞神経学的徴候（血行障害や脳出血）および顕著な体温上昇である．初期治療として，患者を落ち着かせ，ベンゾジアゼピン類の投与，冷却および付加的な対症療法によって痙攣に対する予防的治療を施すべきである．摂取した興奮薬によってはセロトニン症候群が疑われることもあり，**シプロヘプタジン**が追加されることもある．

ルグ酸ジエチルアミド D-lysergic acid diethylamide (LSD) といった古典的な幻覚薬および**フェンサイクリジン** phencycridine (PCP) のような解離性幻覚薬がある.

A. D-リセルグ酸ジエチルアミド(LSD)

LSDは, 幻覚薬の部類ではおそらく最も一般的な薬物と考えられている. LSDは当初, 1938年にAlbert Hoffman博士によってライ麦や他の穀物で繁殖する真菌である麦角から生成された. 後にLSDは, ハーバード大学の心理学者であるTimothy Leary博士によって有名になった. LSDは, セロトニン5-HT_{2A}受容体に対する強力な部分作動薬として働くことによって, 幻覚剤誘発的な効果を生ずる. LSDは通常感覚入力に対する知覚増強, 時間感覚の歪曲および感覚の混線, すなわち使用者は色を"聴き", 音を"見る"といった現象を引き起こす. LSDは, 色彩豊かな幻覚とともに, 気分の変化, 睡眠障害および不安の原因にもなる. 反復使用すると, セロトニン受容体の発現低下によって速やかに耐性が形成される. LSDは吸取り紙(口腔粘膜から吸収される薬物に浸した小紙片), 液体あるいは錠剤として投与可能である. 典型的にはLSDの身体的有害作用はきわめて小さいが, 頻脈, 血圧および体温上昇, めまい, 食欲低下および発汗を生じる可能性がある. さらに, 判断力喪失および論理的思考の障害がLSD使用に伴う. 使用の結果として極端なパニックを生じ, それが心の傷につながる可能性もある. 想起(フラッシュバック)も生じる可能性があり, 各自がこの薬物を最後に使用してから数カ月, 数年後に症状が再発する.

B. 解離性幻覚薬

解離性幻覚薬は, 現在の環境および自己からの分離(離人症)をもたらし, 使用者が自身の身体から離脱して制御不能と感じるようになる. この範疇の薬物には**フェンサイクリジン** (PCP), **ケタミン**および**デキストロメトルファン** dextromethorphanがある. PCP ("エンジェルダスト"としても知られている)は当初1950年代に麻酔薬として使用されるために開発された. しかしながら, 興奮, 幻覚, 術後の不快感といった有為な有害作用のために, この目的での使用はまもなく中止となった. PCPは幻覚を生じる特性と離人症の感覚を生じる能力のために乱用薬物となった. PCPの使用が有為に減少している一方で, **ケタミン**の使用は増加しており, これはおそらく承認された製剤として入手可能なためであろう. **ケタミン**はヒトの医学および獣医学において麻酔薬としての使用が承認されている(20章参照). **ケタミン**はPCPと同様の夢様状態および幻覚を生じるために不正使用されている. PCPと**ケタミン**はどちらも*N*-メチル-D-アスパラギン酸 *N*-methyl-D-aspartate (NMDA) 受容体拮抗薬である. **デキストロメトルファン**は多くの処方箋不要の咳治療薬として入手可能な鎮咳化合物である. この薬物は延髄の咳中枢の反射を遮断するのに加えて, CNSのNMDA受容体も遮断する. **デキストロメトルファン**は低用量では中毒性は低い. しかしながら, 誤用すると幻覚や多幸感を生じる.

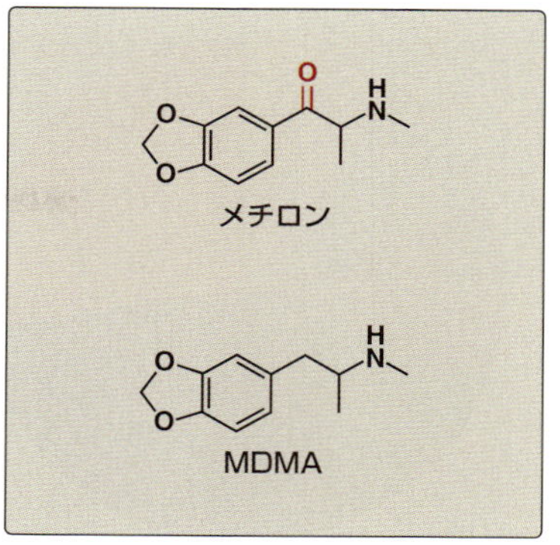
メチロン
MDMA

図 47.7
メチレンジオキシメタンフェタミン(MDMA)とメチロンとの構造比較.

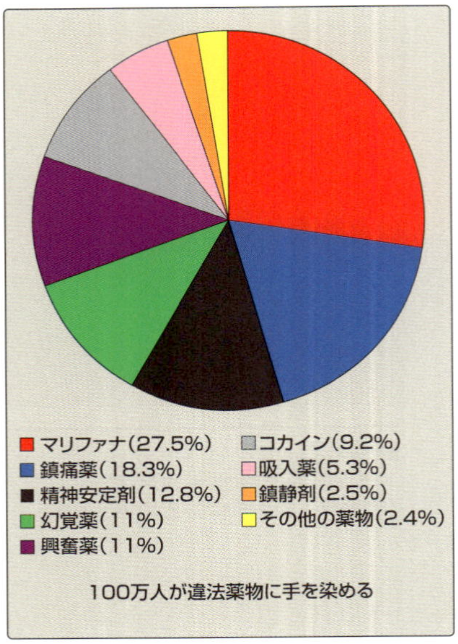
マリファナ(27.5%)
コカイン(9.2%)
鎮痛薬(18.3%)
吸入薬(5.3%)
精神安定剤(12.8%)
鎮静剤(2.5%)
幻覚薬(11%)
その他の薬物(2.4%)
興奮薬(11%)
100万人が違法薬物に手を染める

図 47.8
12歳以上で過去1年間に違法薬物使用を開始した際の最初の特定薬物.

C. 他の幻覚薬

一括して"Nボム"として知られている一群の合成セロトニン受容体作動薬でLSDの代用品となっている. これらの薬物はLSD同様に, 液体や吸取り紙で使用され, 高血圧, 痙攣, また思いがけない外傷や死亡をもたらしている. **メスカリン** methcaline (サボテンの一種peyote cactusから生成)および**プシロシビン** psilocybin (マジックマッシュルームとしても知られている)も, LSDと同様の精神神経性効果を生む一般的な幻覚薬である.

Ⅳ. 大麻(マリファナ)

麻は, 人類に1万年以上にわたって使用されてきた植物である. 何世紀も前の中国の記録には, 麻が衣類製作, 食用および心と交信するための薬物として使用されたことが記されている. ある種の麻の繊維は縄や衣類の製作に使用可能であるが, *Cannabis sativa* という種は, 精神刺激性特性のために最も頻用される植物である.

A. マリファナ marijuana

マリファナは, 大麻に含まれる主たる向精神アルカロイドである **Δ^9-テトラヒドロカンナビノール** Δ^9-tetrahydrocannabinol (THC)の相当部分を含有する大麻の一部を意味する. マリファナには多くの化合物が含まれるが, 最も一般的に認識されているのはTHCおよび**カンナビジオール** cannabidiol (CBD)である. ここ60年でマリファナのための技術が格段に進歩して, その間に麻に含まれるTHC濃度は20倍に増加した. 今日マリファナは不正および医学目的の両方で一般的に使用されている薬物であり, 新たな使用者が最も試してみることが多い違法薬物である(図47.8). こういった数は, マリファナに関する法律が多くの国で自由化され続けるにしたがって増大することが予想される.

1. 作用：脳の特異的受容体であるカンナビノイド受容体すなわちCB_1受容体は, 1980年代後半に発見され, THCに反応することがわかった. 大麻によってCB_1受容体が活性化された場合の作用には, 身体的くつろぎ, 過食(食欲亢進), 心拍増加, 筋協調の低下, 結膜炎および疼痛制御の低下がある(図47.9). 社会的な状況によって, THCが多幸感をもたらし, その後眠気やくつろぎ感を生じる可能性がある. 大麻による幻覚は典型的にはLSDにみられる幻覚ほど強くはないが, 大麻は, 生じる穏やかな幻覚作用を目的として使用されることがしばしばある.

2. 臨床使用：CBDは, 発作性疾患, 疼痛や多発性硬化症に伴う痙攣に対して医学的に有益な可能性があるために, 最もよく使用されるマリファナの成分である. CBDはTHCに伴う多幸感効果をもたらさない. マリファナは医学的な使用についてそれほどよく研究されていないが, 化学療法誘発性悪心・嘔吐chemotherapy-induced nausea and vomiting（CINV），癌やエイズに付随する悪液質，慢性疼痛，多発性硬化症，緑内障および不安に対する補助薬として使用されている．

3．投与経路：マリファナはさまざまな形（紙巻きタバコ，水パイプ，パイプ，葉巻）で喫煙されたり，気化器で吸入されたり，クッキーやキャンディーのような食べ物として摂取されたり，醸造飲料（たとえば茶）として飲用されたりする．THCの効果はマリファナ喫煙後ただちに現れるが，最大効果を生じるのには約20分かかる．効果は3時間でほとんど消失する．

4．有害作用：マリファナは扁桃体を刺激して，感覚神経活動を増強することによって使用者が遭遇する物事に目新しさを感じるようになる．同じ理由から，多量に使用している者ではCB_1受容体の反応が低下して，服用していないときには退屈な感覚のままでいる．海馬のγ-アミノ酪酸 γ-aminobutyric acid（GABA）に対するマリファナの作用によって使用者の短期記憶能力が消失し，この作用は青年により顕著と考えられる．THCは短期記憶および精神活動に対する有害作用に加えて，筋力を低下させ，運転に必要とされるような熟練した運動能力を高度に損なう．マリファナ喫煙後には心拍数が増加し，マリファナ使用後の最初の1時間で心筋梗塞の危険性が増大する．

マリファナ慢性使用者における有害作用として，咳，肺感染症，カンナビノイド誘発性嘔吐症候群（図47.10）および認知機能低下がある．耐性は急速に進展する．すべての使用者の9%，青年期の使用者の17% に依存性が生じ，禁断症状が認められている．マリファナは慢性大量使用者では，最後の使用から3カ月までは体内で検出される可能性がある．このため，以前マリファナを大量に使用していた者では禁断症状はずっと後になってから生じる．禁断症状には渇望，不眠，抑うつ，疼痛および易刺激性がある．

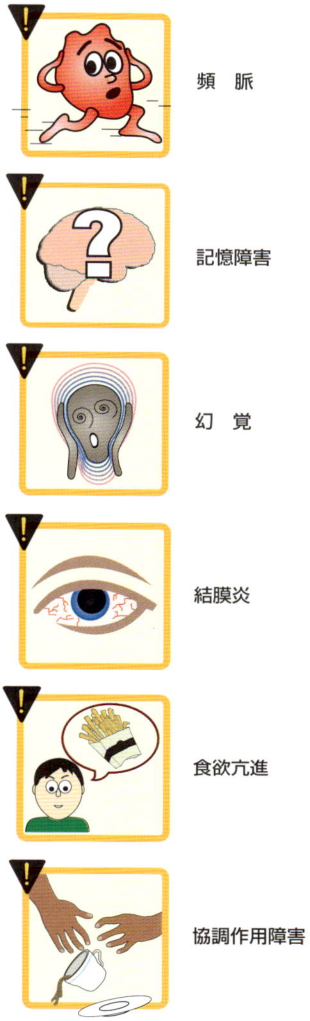
頻　脈
記憶障害
幻　覚
結膜炎
食欲亢進
協調作用障害

図 47.9
テトラヒドロカンナビノールの効果．

B．合成THC誘導体

合成THC薬は処方薬として使用可能であり，**ドロナビノール** dronabinolおよび**ナビロン** nabiloneがある．これらの薬はCINVを防ぐために使用される．**ナビキシモルズ** nabiximols（米国では使用できない）は*C. sativa*という植物の抽出物からつくられるが，多発性硬化症の拘縮の治療のために世界数カ国で使用可能な口腔粘膜スプレーである．

C．合成カンナビノイド類

合成カンナビノイド類は散布として知られている過程で植物材料に噴射される．そして“スパイス”や“K2”といったこれらの産物が喫煙されたり茶として摂取されて中毒症状を生じる．合成カンナビノイドの分子構造は植物のマリファナに存在するカンナビノイドとは大きく異なるため，従来の薬物検査では使用者がTHC陽性であることを検査できない．頻拍や高血圧といった交感神経刺激作用も使用者に認められる可能性がある．これらの薬物使用による最大の危険は極端な幻

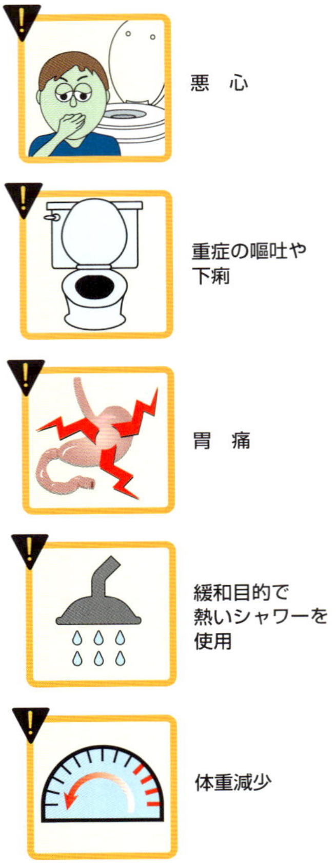
悪　心
重症の嘔吐や
下痢
胃　痛
緩和目的で
熱いシャワーを
使用
体重減少

図 47.10
カンナビノイド誘発性嘔吐症候群の症状.

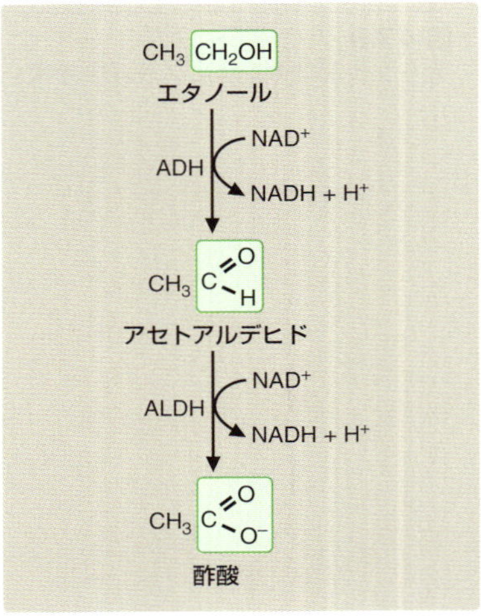
CH3 CH2OH
エタノール
ADH
NAD+
NADH + H+
CH3 C O H
アセトアルデヒド
ALDH
NAD+
NADH + H+
CH3 C O O−
酢酸

図 47.11
エタノール代謝経路.
ADH＝アルコール脱水素酵素,
ALDH＝アセトアルデヒド脱水素酵素.

覚および精神異常的反応である．合成カンナビノイド製剤およびそれらの混入によって痙攣，急性腎障害が生じ，さらに死に至ることもある．

V．エタノールおよびアルコール依存症治療薬

エタノールは現代社会において最もよく乱用される物質であり，世界にはアルコール依存症が 12.6% にも及ぶ地域がある．

A．エタノール

エタノール ethanol（あるいはアルコール）は，果物，穀物，野菜などの発酵産物である無色透明の水酸化炭化水素である．**エタノール**消費が致死的な自動車事故，溺死および致死的落下の主たる原因であり，多くの入院における関連要素である．アルコール依存症によって予想寿命が 10 〜 15 年短くなり，3 世代に影響を及ぼす．

1．作用：エタノールは，抑制性伝達物質であるGABAの作用増強，内在性オピオイドの遊離増加，セロトニンおよびドパミン量の改変といった数種類の機構によって，好ましい作用および毒性を発揮すると考えられている．**エタノール**の鎮静および抗不安作用は$GABA_A$受容体に対する作用に関連すると考えられる．**エタノール**がNMDA受容体に作用し，それによってアルコール関連の耐性，依存および禁断症状における役割を果たしている可能性がある，という根拠もある．**エタノール**は，低用量では選択的CNS抑制薬であり，社会的な行動および衝動抑制の低下および特徴的な増大をもたらす．**エタノール**は高用量では，CNS全般に対する抑制薬であり，昏睡や呼吸抑制を生じうる．

2．薬物動態：従来**エタノール**は飲用が最も一般的な投与経路である．**エタノール**は胃および十二指腸から吸収され，食物によって吸収が遅延，低下する．**エタノール**は通常摂取から 20 分〜 1 時間に最高血中濃度に達する．血中濃度が低下する際に比べ，上昇（吸収）する際により強い酔いの感覚を生じる．**エタノール**は肝臓においてアルコール脱水素酵素によってアセトアルデヒドへと代謝され，次いでアルデヒド脱水素酵素によって酢酸へと代謝される（図 47.11）．**エタノール**は摂取量によらず（ゼロオーダー）毎時およそ 15 〜 40 mg/dLの除去率で代謝される．2 100 対 1 という一定の血中-呼気割合が存在するため，血中アルコール濃度を決定するために呼気検査が使用可能である．急性アルコール中毒に対する医学的管理は，対症的補助療法および**チアミン** thiamine / **葉酸** folic acid投与である．透析が必要になることはまれであり，アルコール依存症患者では離脱症状が悪化する可能性もあるが，極端に血中アルコール濃度の高い患者には透析も可能である．

3．有害作用：慢性的な**エタノール**誤用によって，肝臓，心血管系，肺，

血液系，内分泌系，代謝系およびCNSに顕著な障害を生ずる(図47.12)．重症のアルコール依存症患者が突然**エタノール**摂取を止めると，頻拍，発汗，振戦，不安，興奮，幻覚および痙攣を特徴とする離脱症状が悪化する可能性がある．振戦せん妄が最も重症の離脱症状の形態であり，精神状態の変化，幻覚および循環虚脱につながる可能性のある自律神経不全(多動)を生じうる．アルコール離脱は命にかかわる状況になる可能性があり，アルコール依存症患者に対しては対症的補助療法，ベンゾジアゼピン類および長期的治療による医学的管理を行うべきである．

B．アルコール依存症治療薬

アルコール依存症治療薬は患者の断酒維持を助長する．これらの薬物は補助的な心理療法と併せて使用すべきである．**ジスルフィラム disulfiram**はアルデヒド脱水素酵素を抑制することによってアセトアルデヒドの酢酸への酸化を遮断する(図47.13)．**エタノール**を摂取すると血中にアセトアルデヒドが蓄積し，顔面潮紅，頻拍，過呼吸および悪心を生ずる．条件付き忌避反応が誘発され，患者は**ジスルフィラム**誘発性アセトアルデヒド蓄積による不快な作用を防ぐためにアルコールを控えるようになる．**ジスルフィラム**はアルコール摂取を止めたいという動機のある患者に使用されるようになった．**ナルトレキソン naltrexone**は競合的で比較的長時間作用型のオピオイド受容体拮抗薬で，アルコール渇望を減少させるのを助長する．**ナルトレキソン**は**ジスルフィラム**よりも耐性を生じやすく，**ジスルフィラム**に認められる有害反応を生じない．**アカンプロサート acamprosate**はNMDA受容

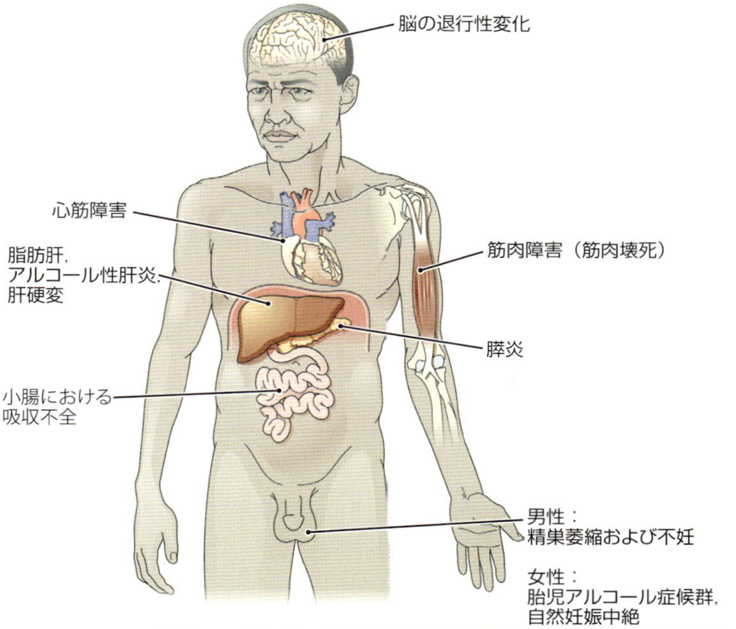
脳の退行性変化
心筋障害
脂肪肝，
アルコール性肝炎，
肝硬変
筋肉障害（筋肉壊死）
膵炎
小腸における
吸収不全
男性：
精巣萎縮および不妊
女性：
胎児アルコール症候群，
自然妊娠中絶

図 47.12
慢性アルコール中毒の効果．

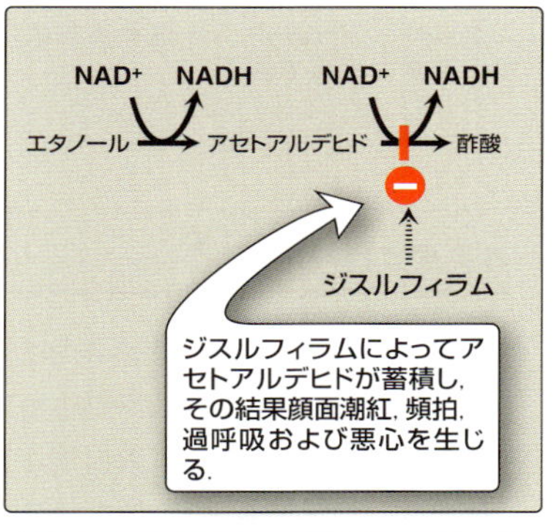
NAD+
NADH
NAD+
NADH
エタノール
アセトアルデヒド
酢酸
ジスルフィラム
ジスルフィラムによってアセトアルデヒドが蓄積し，その結果顔面潮紅，頻拍，過呼吸および悪心を生じる．

図 47.13
エタノール代謝に対するジスルフィラムの効果．

臨床応用 47.2：急性アルコール中毒の管理

35 年の慢性アルコール誤用歴があり，多量の飲酒をしている 56 歳の女性が境界域の低血圧のために意識が混濁した状態で救急部に搬送された．彼女の当初の血中アルコール濃度は 320 mg/dL である．[注：この血中アルコール濃度は，米国で自動車を運転するための合法的アルコール限度の 4 倍である．] 彼女の病歴，意識混濁および血圧は救急部の絶対安静室にて厳格な監視をするのに相当するものである．初期治療として必要に応じて気道管理，静脈内輸液および対症的補助療法を行うべきである．

8 時間後に彼女は急速に意識を回復し，徐々に興奮して頻拍を呈した．この時点でアルコール離脱症状が問題となる．引き続く治療としては急性期にはベンゾジアゼピン類を投与し，次いで長期的なアルコール中毒治療が考えられる．

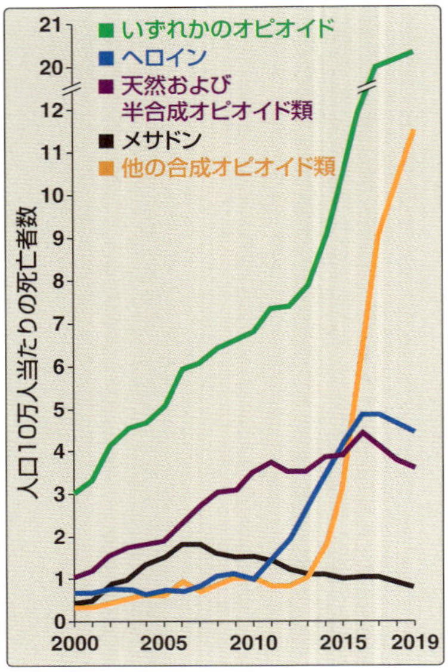
いずれかのオピオイド
ヘロイン
天然および
半合成オピオイド類
メサドン
他の合成オピオイド類
人口10万人当たりの死亡者数
0
1
2
3
4
5
6
7
8
9
10
11
12
20
21
2000
2005
2010
2015
2019

図 47.14
米国における2000～2019年のオピオイド類の過量による死亡者数の推移．天然および半合成オピオイドはヒドロコドンおよびオキシコドンである．他の合成オピオイド類はフェンタニル，フェンタニル誘導体およびトラマドールである．

体を介するグルタミン酸性興奮によって渇望を減少させると考えられている．

Ⅵ. 処方薬乱用

本章では多くの誤用される物質について論じてきた．さらに，米国およびヨーロッパの一部を含む世界の多くの地域で処方薬誤用の伝播が起き続けている．よく誤用される処方薬にはオピオイド類やベンゾジアゼピン類がある．"第 5 の生体反応" としての疼痛を治療することがますます強調されることが，これらの薬物の有益な効力を過大に信奉し，本来備わっている毒性を最小評価する一般市民や医療専門家の間にはびこっていることと相まって，このような流行に至っていると考えられる．処方されたオピオイド類の誤用を減らす努力がなされてきたが，その結果**ヘロイン** heroin や，**カルフェンタニル** carfentanil といった極端に強力な**フェンタニル** fentanyl 誘導体が混入していることが多い**フェンタニル**の使用が増加した．**フェンタニル**およびその誘導体の作用をもとに戻すことは，**モルヒネ** morphine といったオピオイド類の作用をもとに戻すことよりはるかに難しい．このことが死亡率の劇的増加の原因となってきた(図 47.14)．オピオイドの毒性および依存に対する治療薬については 21 章で概説する．

47 章の要約

1. 乱用薬物の多くは交感神経刺激薬(**コカイン**，アンフェタミン類，カチノン類など)であり，中枢神経系(CNS)興奮，頻拍，高血圧および体温上昇が一般的にみられる可能性のある重篤な毒性作用である．
2. クラックはきわめて習慣性が高い合成アルカロイド性**コカイン**であり，極端に効果のある投与経路(喫煙)によって強力かつ迅速な陽性および陰性強化作用を示す．
3. 急性交感神経刺激性毒性はベンゾジアゼピン類(たとえば，**ロラゼパム**，**ジアゼパム**)，必要に応じて冷却，および対症的補助療法によって治療される．

4. **リセリン酸ジエチルアミド**(LSD)は軽い頻拍および大きな散瞳を生じうる一方で，身体的効果は比較的小さい．しかしながら，LSD使用者が経験する鮮明で強力な幻覚に基づいて行動する場合は心的外傷が問題となる．
5. マリファナは最も一般的に乱用される物質であり，向精神性成分である**テトラヒドロカンナビノール**(THC)は通常身体の弛緩および目新しく感じる感覚をもたらす．慢性使用者，とりわけ青年は短期記憶の減退を経験することがあり，急性毒性によって協調運動の低下および運転能力の障害を誘発する．
6. **エタノール**は最も一般的に誤用される物質であり，大量摂取によりCNS抑制をもたらす一方で，慢性的大量使用を突然やめると顕著なCNS興奮を生じうる．**エタノール**の急性および慢性作用はいずれも救急部搬入の通常よくある原因である．
7. 処方薬の誤用により供給を制限する努力が必要となり，このことが**ヘロイン**，**フェンタニル**および**フェンタニル**類似薬の使用の増加につながった．

学習問題

最も適当な答えを1つ選択せよ．

47.1 15歳の患者が，マリファナは彼の不安を和らげる可能性があるといわれた．どの有害作用がマリファナと関係し，この患者がマリファナ使用を避ける理由になりうるか．
A．短期記憶喪失
B．体温上昇
C．肝炎
D．低ナトリウム血漿

正解 A．短期記憶喪失はマリファナ使用で認められ，とくに青年期に顕著である．体温上昇，肝炎および低ナトリウム血漿はマリファナ使用とは関係していない．

47.2 21歳の女子大生がLSDの効果に好奇心をもっている．彼女は，この薬物の初回使用にどのような危険が関与する可能性があるかを問うている．以下のうちでこの質問に対する正しい答えはどれか．
A．過剰な幻覚
B．心筋症
C．過食症
D．気管支炎

正解 A．過剰な幻覚は，“バッドトリップ”として知られてもいるが，たとえ初回使用者であっても生じる可能性がある．こういった幻覚は極端なパニックにつながる可能性があり，使用者に通常のふるまいとは全く異なる特徴をもった反応を起こさせている．

47.3 58歳の男性が自動車事故後に救急部に搬送された．彼の血中アルコール濃度は来院時に280 mg/dLである．彼は過去にアルコール中毒に伴う痙攣の治療を受けたことがあり，失業して以来過去1カ月以上にわたって深酒をしていることを認めている．もし彼が入院中にアルコール離脱症状を呈しはじめるとすれば，どの治療を受けるべきか．
A．アカンプロセート
B．ロラゼパム
C．ナルトレキソン
D．ジスルファム

正解 B．この患者がアルコール離脱に移行する場合，彼の既往を考慮すると離脱に伴う痙攣を発症する可能性もある．アルコール離脱に伴う痙攣の治療にはベンゾジアゼピン類が使用される．これらの薬物は$GABA_A$受容体を刺激して神経活動の低下および鎮静をもたらす．アカンプロセート，ナルトレキソンおよびジスルファムは後にアルコール依存症を治療するのに考慮される可能性はあるが，急性の離脱状況には効果がないと考えられる．

47.4 35歳の男性がコカインを誤用して興奮し，頻拍，高血圧および体温上昇を呈している．以下のうちで最適な初期治療はどれか．

A．この患者は胃洗浄（胃内容をただちに汲み出すこと）を行うべきである．

B．コカイン毒性を生じうるCNS抑制をもとに戻すためにアトロピンを投与すべきである．

C．患者を落ち着かせ，心拍数，血圧および体温を下げるためにベンゾジアゼピン類を投与すべきである．

D．痙攣に対してフェノバルビタールを第一選択とすべきである．

正解 C．ロラゼパムといったベンゾジアゼピン類は抗不安作用があり，コカイン毒性の患者を鎮静させることができ，その結果心拍数および血圧を低下させる．患者の興奮がおさまるにしたがって，動きが減って体温が下がると予想される．さらに，ベンゾジアゼピン類を使用すると，患者が痙攣を起こす可能性が小さくなるため，コカイン誘発性痙攣のための第一選択と考えられる．

47.5 薬物乱用歴のある22歳の男性が，高血圧，高体温および頻拍の状態で救急外来に到着した．彼にはまた，精神状態の変化および反射亢進も認められた．これらの徴候をもたらした物質として最も可能性の高いのはどれか．

A．エタノール

B．バスソルト類

C．ヘロイン

D．マリファナ

正解 B．“バスソルト類”は合成カチノン類を含有することが多い．これらの薬物は，セロトニン症候群とともにアンフェタミン様交感神経刺激性中毒症状をもたらす可能性があり，対症的補助療法およびおそらくはシプロヘプタジンといったセロトニン受容体拮抗薬によって治療される．さらに，合成カチノン類は通常尿の毒性検査では検知されないために，摂取物質の決定には症状の評価が用いられることが多い．エタノール，マリファナおよびオピオイド類ではこういった作用は生じない．

47.6 以下の薬物のうちで向精神性アルカロイドであるTHCを含有するのはどれか．

A．Nボム

B．チャット

C．LSD

D．マリファナ

正解 D．THCはマリファナに含有される主たる向精神性アルカロイドである．Nボムはメスカリンから生成される合成幻覚薬である．チャットはカチノン類を含有する低木でありTHCは含有しない．LSDも向精神向精神薬であるがリセリン酸ジエチルアミドを含有する．

47.7 コカインと同様の臨床効果を有する薬物はどれか．

A．LSD

B．マリファナ

C．メタンフェタミン

D．エタノール

正解 C．コカインおよびメタンフェタミンはどちらも，不安，頻拍，高血圧，高体温および覚醒増強といった刺激性作用を有する．刺激作用によって不整脈，脳卒中や心筋梗塞をもたらす可能性がある．LSDおよびマリファナは本来，幻覚や妄想といった精神刺激性作用をもたらす．エタノールは気分の安らぎ，眠気，高用量では体温低下といった刺激とは反対の作用を示す抑制物質である．

47.8 コカインと一緒に投与された場合に心毒性代謝産物を形成する薬物はどれか．

A．ロラゼパム

B．マリファナ

C．エタノール

D．チャット

正解 C．コカインは，エタノールと組み合わせるとコカエチレンを形成し，これは，突然の心筋梗塞発症の可能性とともに，攻撃的，衝動的行動をもたらす可能性がある．

47.9 ヘロインの混入物として認められ，過用量によって死亡率増加につながっている薬物はどれか．

A．LSD
B．カルフェンタニル
C．マリファナ
D．カチノン類

正解 B．フェンタニルおよびカルフェンタニルといったフェンタニル誘導体はヘロインサンプル中にしばしば存在する．フェンタニル誘導体はヘロインやフェンタニルの何倍も効力がある場合が多く，近年過用量使用の有意な増加につながっている．

47.10 MDMA使用による死亡はどの有害作用に付随するものか．

A．呼吸抑制
B．急性腎障害
C．CNS抑制
D．高体温

正解 D．NDMA（エクスタシーとしても知られている）はコカインと同様の特性を有する刺激薬である．刺激作用として，高体温，高血圧および頻拍がありうる．

48 ファーマコゲノミクス

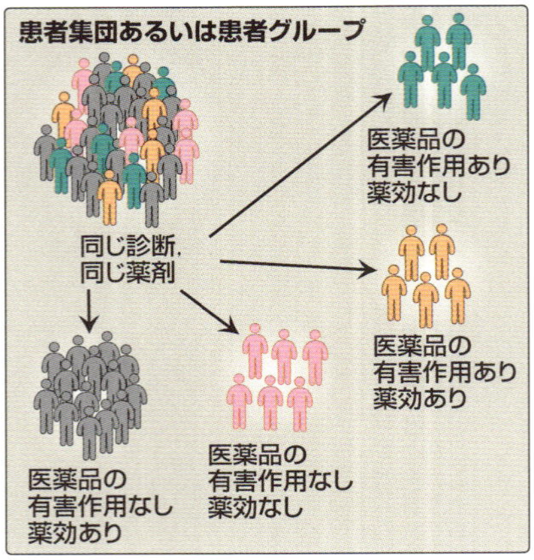

患者集団あるいは患者グループ
同じ診断,
同じ薬剤
医薬品の
有害作用あり
薬効なし
医薬品の
有害作用あり
薬効あり
医薬品の
有害作用なし
薬効なし
医薬品の
有害作用なし
薬効あり

図 48.1
ファーマコゲノミクスの定義.“one size fits all”アプローチでは,期待通りに反応する人もいれば,薬物毒性および/または無効性を経験する人もいる.ファーマコゲノミクスは,反応を予測し,投与量の調節や代替薬の導入によって望ましくない影響を軽減しようとするものである.

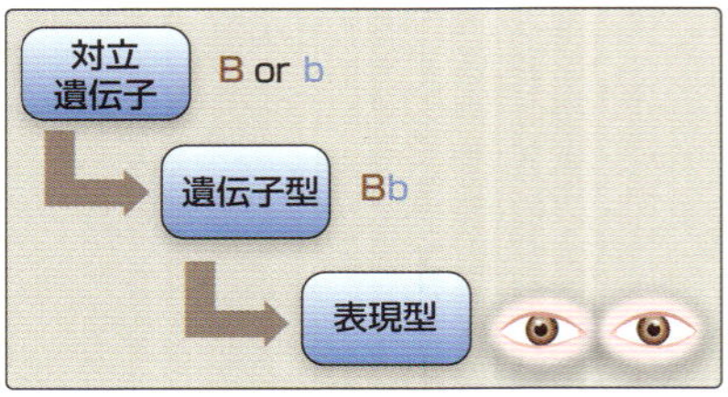

対立
遺伝子
B or b
遺伝子型
Bb
表現型

図 48.2
遺伝学用語.各個体は2つの対立遺伝子(アレル)をもち,それぞれの親から1つずつ受け継ぎ,2つの対立遺伝子が遺伝子を表す遺伝子型(遺伝型)を構成する.表現型は,遺伝子型の外見上の発現,すなわち観察可能な形質である.

Ⅰ. 概 要

ゲノム医療とは,遺伝子が健康にどのような影響を及ぼすかを説明するものである.個別化医療としても知られる精密医療(プレシジョン・メディシン)は,個人個人に合わせた医療を行うことに焦点を当てた幅広い医療分野である.ファーマコゲノミクス(薬理遺伝学)は,遺伝的バリエーションが薬物反応に及ぼす影響を検討する精密医療のなかで成長中の分野である.遺伝を含む薬物反応に影響を与える要因をよりよく理解することで,薬物療法をより個人に合ったものにすることができる.

Ⅱ. ファーマコゲノミクス

現在の処方は,一般的に“one size fits all(すべての人に合う1つのサイズ)”アプローチを用いている.しかし,同じ薬物や用量であっても,患者によってさまざまな反応を示すことがある(図48.1).ファーマコゲノミクスは,個人の遺伝学に基づき,薬物に対する反応をより正確に予測しようとするものである.臨床薬理遺伝学実装コンソーシアム the Clinical Pharmacogenetics Implementation Consortium(CPIC)は,薬理遺伝学的意義のある250以上の薬剤を同定しており,そのうち40以上の薬剤が処方を変更するための最も高いエビデンスレベル(レベルA)と評価されている.

A. 定 義

対立遺伝子[訳者注:アレルともいう]は遺伝子のバリアントであり,たとえば目の色が茶色い形質をB,青い形質をbとする(図48.2).ファーマコゲノミクスでは,遺伝的バリエーションを簡潔に表記する方法として,対立遺伝子は一般的にスター命名法(たとえば,*4)を用いて表記される.ある遺伝子の特定のスター対立遺伝子は,一塩基多型 single nucleotide polymorphism(SNP)を表すこともあれば,ハプロタイプとして遺伝される変異のグループを表すこともある.同定された遺伝的バリエーションがない場合,デフォルトで*1と定義される.遺伝子型[訳者注:遺伝型ともいう]とは,個人の遺伝子の集まりのことで，たとえば目の色を表すBB，Bb，bbのようなものである．ファーマコゲノミクスでは，遺伝子型は単一の遺伝子を指すことが多い(たとえば，*1/*4)．表現型とは観察可能な形質のことで，茶色い目や青い目などである(図 48.2)．ファーマコゲノミクスでは遺伝子型の結果を用いて表現型を予測する．遺伝子型から表現型への変換には，遺伝子型の個々の対立遺伝子とそれに対応する機能的な変化の評価が含まれる．機能的な変化は，対立遺伝子に関連するタンパク質活性のレベルに基づいて増加，正常，減少，消失，不明あるいは不確実として割り当てられる．対立遺伝子の組合せは，標準的な翻訳に基づいて全体的な表現型を予測するために使用される(図 48.3)．ファーマコゲノミクスで用いられる表現型の分類は，タンパク質の種類によって異なる．薬物代謝酵素の表現型は，全体的な酵素活性レベルを，代謝不良(poor)，中間(intermediate)，正常(normal)，急速(rapid)，超急速(ultrarapid)に分類される代謝物の状態として記述する(図 48.4)．薬物トランスポーターの表現型は，タンパク質の機能レベルを表し，機能不良/低(poor/low)，中間(intermediate)，正常(normal)のいずれかに分類される．場合によっては，表現型が陽性または陰性として報告され，問題となっているバリアント(たとえば，過敏反応に関連する遺伝子)の有無が反映される．

B．ファーマコゲノミクスの情報源

急速に発展しているファーマコゲノミクスの分野に関する情報を提供するさまざまなリソースが利用可能である．CPICは，さまざまな遺伝子と薬剤の組合せについて，専門家の査読を経たエビデンスに基づく臨床ガイドラインを発行している．このガイドラインは，薬理遺伝学的検査データが入手可能な場合に，患者における薬剤の使用につ

	対立遺伝子の機能的状態と表現型の翻訳		
	表現型	全体的な活動レベル	対立遺伝子組合せ
薬物代謝酵素の表現型	poor metabolizer(PM)	酵素活性がほとんどない	機能消失および機能低下対立遺伝子の組合せ
	intermediate metabolizer(IM)	酵素活性の低下(NMとPMの中間)	正常機能，機能低下，および機能消失対立遺伝子の組合せ
	normal metabolizer (NM)	酵素活性が完全に機能している	正常機能と機能低下対立遺伝子の組合せ
	rapid metabolizer (RM)	酵素活性上昇(NMとUMの間)	正常機能対立遺伝子と機能亢進対立遺伝子の組合せ
	ultrarapid metabolizer (UM)	酵素活性が著しく高い(RM以上)	2つの機能亢進対立遺伝子または2つ以上の正常機能対立遺伝子の組合せ
薬物トランスポーター表現型	poor function	トランスポーター機能がほとんどない	機能消失対立遺伝子および機能低下対立遺伝子の組合せ
	decreased function	トランスポーター機能低下(正常と機能消失の中間)	正常機能，機能低下，および機能消失対立遺伝子の組合せ
	normal function	トランスポーター機能が完全に機能している	正常機能対立遺伝子および機能低下対立遺伝子の組合せ
	increased function	トランスポーター機能の亢進(正常機能と比較して)	1つ以上の機能亢進対立遺伝子

図 48.3
薬物代謝酵素と薬物トランスポーターの表現型変換．

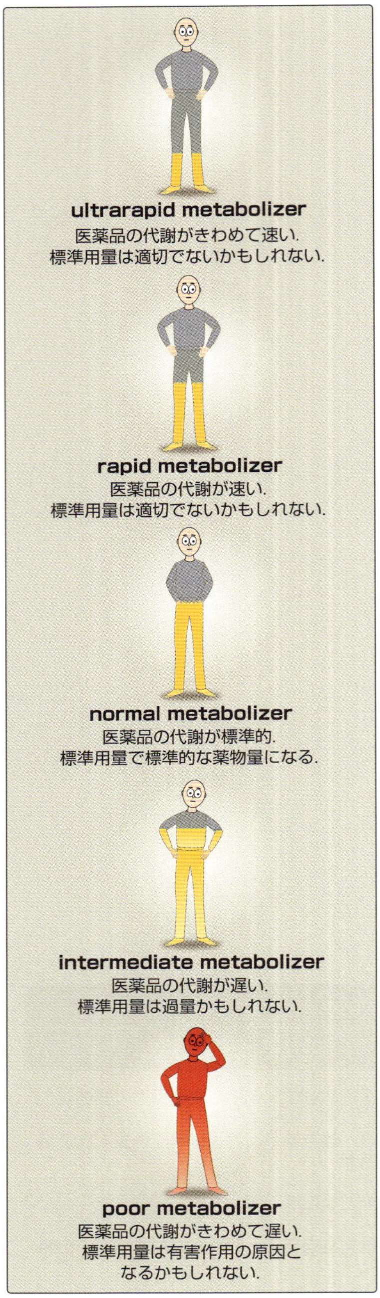
ultrarapid metabolizer
医薬品の代謝がきわめて速い.
標準用量は適切でないかもしれない.
rapid metabolizer
医薬品の代謝が速い.
標準用量は適切でないかもしれない.
normal metabolizer
医薬品の代謝が標準的.
標準用量で標準的な薬物量になる.
intermediate metabolizer
医薬品の代謝が遅い.
標準用量は過量かもしれない.
poor metabolizer
医薬品の代謝がきわめて遅い.
標準用量は有害作用の原因と
なるかもしれない.

図 48.4
薬物代謝酵素の表現型．酵素活性の程度により，体内の薬物濃度は変化する．

いて段階的な推奨を行うものであるが，誰がいつ検査を行うかについては言及していない．CPICはまた，臨床判断支援アルゴリズムなど，ファーマコゲノミクスの臨床導入を支援するリソースも作成している．PharmGKBは，遺伝的バリエーションが薬物反応に及ぼす影響に関する情報を提供する知識ベースを有し一般利用可能である．PharmGKBには，処方情報，CYP2C19の薬物代謝経路を概説した図(curated pathway)，薬剤の添付文書，臨床情報，バリアント注釈を公表している．Association for Molecular Pathology (AMP) Pharmacogenomics Working Groupは，ファーマコゲノミクス検査パネルに含めるべき変異に関する推奨事項を公表している．AMP遺伝子別ガイドラインは，対立遺伝子の機能，集団頻度，標準物質［訳者注：遺伝子型が判明しているDNAサンプル］の入手可能性などの要因に基づいて，特定の遺伝子の対立遺伝子を遺伝子型検査の"必須項目"(Tier 1)または"任意項目"(Tier 2)に分類している．この階層化システムは，異なる検査施設間での検査の標準化を促進することを目的とする．一部の医薬品の添付文書に含まれるファーマコゲノミクス情報に加えて，米国食品医薬品局Food and Drug Administration (FDA)は遺伝子と医薬品のペアを3つのセクションに分類した"薬理遺伝学的関連表Table of Pharmacogenetics Associations"を用意している：(1)データが治療管理推奨を支持する薬理遺伝学的関連情報，(2)データが安全性または反応性に潜在的な影響を示す薬理遺伝学的関連情報，(3)データが薬物動態学的特性のみに潜在的な影響を示す薬理遺伝学的関連情報である．

Ⅲ．薬物代謝酵素

薬物代謝酵素drug-metabolizing enzyme (DME)は，多種多様な異種化学物質(たとえば，薬物，汚染物質，内因性化学物質)を代謝する多様なタンパク質群である．DMEのおもな役割は，化合物をより親水性の高い極性化合物に変換し，体外への排泄を促進することである．これにより，通常，薬理学的に不活性な代謝物が生成されるが，プロドラッグのように薬理学的活性を有する代謝物が生成されることもある．DMEは，その発現をコードする遺伝子の遺伝子多型の影響を受けることがある．この遺伝的バリエーションは，酵素活性レベルの違いにつながり，活性がほとんどないもの(poor metabolizer)から活性が高いもの(rapidまたはultrarapid metabolizer)までさまざまである．DMEの活性の違いは，薬物のクリアランスや活性化，ひいては有効性や安全性に大きく影響する．シトクロムP450 (CYP)ファミリーは，一般的に使用されるほとんどの薬物の代謝を担っている．したがって，CPICガイドラインに含まれるDMEのほとんどはCYP酵素である．DMEの遺伝的バリエーションが薬物反応に及ぼす全体的な影響は，酵素活性のレベルと特定の薬物の分解または活性化におけるDMEの役割に依存する(図48.5)．DMEの表現型としては，poor metabolizer (PM)，intermediate metabolizer (IM)，normal metabolizer (NM)，rapid metabolizer (RM)，ultrarapid metabolizer (UM)が考えられる．

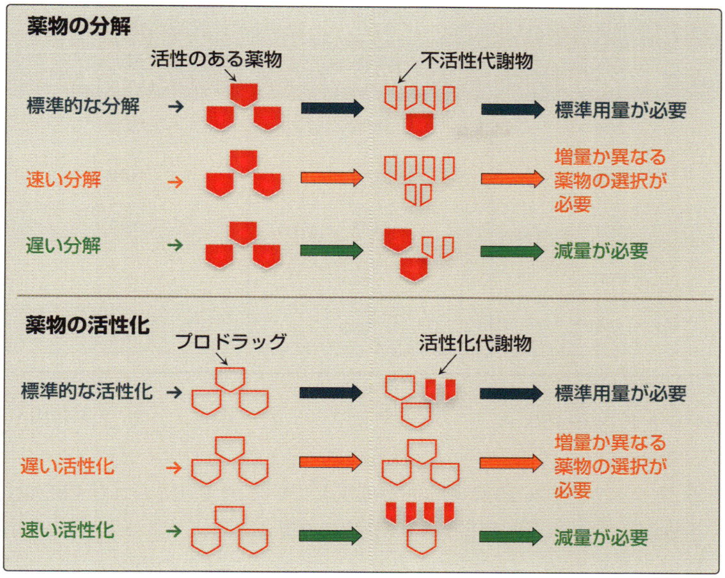
薬物の分解
活性のある薬物
不活性代謝物
標準的な分解
標準用量が必要
速い分解
増量か異なる薬物の選択が必要
遅い分解
減量が必要
薬物の活性化
プロドラッグ
活性化代謝物
標準的な活性化
標準用量が必要
遅い活性化
増量か異なる薬物の選択が必要
速い活性化
減量が必要

図 48.5
個々の表現型と薬物代謝における酵素の役割に基づく，薬物代謝酵素が薬物反応に及ぼす影響．

A．CYP2C19

CYP2C19は，**クロピドグレル** clopidogrel，ある種の選択的セロトニン再取込み阻害薬，プロトンポンプ阻害薬など，約10％の薬剤を代謝する．現在，38種のCYP2C19スター対立遺伝子が同定されており，そのうち3つはAMPによってTier 1（"検査必須"）に分類されている．CYP2C19のTier 1対立遺伝子には，2つの機能消失対立遺伝子*2と*3，および1つの機能亢進対立遺伝子*17が含まれる．これらのバリアントが同定されない場合，その人は正常機能対立遺伝子*1をもっていると推定される．CYP2C19の表現型は，図48.3に記述されているように，個人における対立遺伝子の特定の組合せに基づいて定義される．CYP2C19には5つの表現型グループすべてが含まれており，CYP2C19の各表現型グループの遺伝子型の例を図48.6に示す．*2の対立遺伝子頻度は，ヨーロッパ人やアフリカ系アメリカ人の集団（それぞれ15％，18％）と比較して，アジア人の集団では高い（27％）．その結果，アジア人の集団ではIMとPMの頻度が高くなっている．対照的に，*17の対立遺伝子はヨーロッパ人で頻度が高く（22％），その結果RMとUMの頻度が高くなる．

1．クロピドグレル clopidogrel：**クロピドグレル**はチエノピリジンプロドラッグであり，活性代謝物への2段階の生体内変換を必要とする．活性代謝物は，血小板上のP2Y12受容体に対する拮抗作用を介する**クロピドグレル**の抗血小板作用を担う．CYP2C19は両行程に関与する主要なDMEであるが，他のいくつかのDMEもわずかに寄与している．CYP2C19のIMまたはPMは，NMと比較して，**クロピドグレル**の活性代謝物のレベルが低下し，治療中の血小板凝集能が高くなる．**クロピドグレル**による治療を受けた急性冠動脈症候群患者，とくに経皮的冠動脈インターベンションを受けた患者において，CYP2C19遺伝子型と臨床転帰を関連づけるエビデンスが多数存在す

薬物代謝酵素の表現型	遺伝子型の例		
	CYP2C19	CYP2D6	CYP2C9
poor metabolizer(PM)	*2/*2	*4/*4	*3/*3
intermediate metabolizer(IM)	*1/*3	*1/*4	*1/*2
normal metabolizer(NM)	*1/*1	*1/*1	*1/*1
rapid metabolizer(RM)	*1/*17	—	—
ultrarapid metabolizer(UM)	*17/*17	*1/*2x2	—

図 48.6
薬物代謝酵素の遺伝子型と表現型の例. CYP＝シトクロムP450.

る．とくに，CYP2C19酵素活性が低下している患者（IMおよびPM）は，活性が正常な患者と比較して，主要な有害心血管イベントのリスクが高い．そのため，CPICガイドラインでは，これらの患者に対して，**プラスグレル** prasugrel や**チカグレロル** tikagurelor などの代替抗血小板薬の禁忌がなければ，代替抗血小板薬の使用を推奨している．この推奨は，PMに対しては“strong（強い）”，IMに対しては“moderate（中等度）”に分類されている．さらに，製品の添付文書には，CYP2C19のPMは心血管イベントのリスクが高く，代替治療を考慮すべきであるという枠組み警告が記載されている．*17の対立遺伝子（RMおよびUM）を有する患者はCYP2C19活性が亢進しており，一部の研究では血小板阻害作用が亢進し，出血リスクが上昇する可能性が報告されている．しかし，新たなエビデンスにより，**クロピドグレル**を使用したRMまたはUMの出血リスクは，より強力なP2Y12受容体拮抗薬（**プラスグレル**，**チカグレロル**）を使用した場合よりも低いことが示されている．したがって，CPICは，CYP2C19のRMおよびUMに対して，**クロピドグレル**を標準用量で使用することを推奨する（強い推奨 strong recommendation）．

2．選択的セロトニン再取込み阻害薬：シタロプラム citalopram，**エスシタロプラム** escitalopram，**セルトラリン** sertraline は，CYP2C19で代謝される選択的セロトニン再取込み阻害薬 selective serotonin reuptake inhibitor（SSRI）である（図48.7）．これらは薬理学的に活性な薬物として投与された後，複数のDMEによって活性の低い代謝物または不活性な代謝物に代謝されるが，CYP2C19の寄与が最も大きい．**シタロプラム**は*R*-および*S*-エナンチオマーのラセミ混合物である．*S*-エナンチオマーは薬理学的に活性であり，**エスシタロプラム**として市販されている．SSRIはうつ病と不安障害の治療に用いられる（16章および17章参照）．これらのSSRIの薬物動態は遺伝子型に直接影響されるため，CYP2C19に多型があると，治療成績が悪くなるリスクがある．したがって，遺伝子型を利用すれば，不良な転帰のリスクが減少する可能性がある．

CYP2C19 UMはNMと比較して，**シタロプラム**と**エスシタロプラ**

臨床応用 48.1：遺伝子検査の結果に基づく抗血小板療法の選択

62歳の男性が，ST上昇型心筋梗塞を経皮的冠動脈インターベンションで治療し，3週間前に退院した．本日，経過観察のため循環器専門外来を受診した．既往歴は脳卒中，糖尿病，高血圧である．現在服用している薬は，**チカグレロル**，**アスピリン** aspirin，**リシノプリル** lisinopril，**メトプロロール** metoprolol，**メトホルミン** metformin である．循環器専門医は，抗血小板薬の**チカグレロル**と**クロピドグレル**の優位性を評価している．CYP2C19遺伝子検査の結果が得られ，遺伝子型は*2/*17であった．この遺伝子型の組合せは，1つの機能消失対立遺伝子（*2）と1つの機能亢進対立遺伝子（*17）である．エビデンスによれば，*17は*2による活性の欠如を克服することはなく，この遺伝子型はIMに分類される．そのため，**クロピドグレル**の代替薬が禁忌なく投与できるのであれば，この患者には**クロピドグレル**の投与は避けるべきである．**プラスグレル**は脳卒中の既往があるため適切ではないが，**チカグレロル**は継続するのが適切である．したがって，現時点では治療を中止すべきではない．

ムの薬物濃度が有意に低い．CYP2C19の活性が亢進すると薬物の活性が低下し，薬物療法が失敗するリスクがある．CPICガイドラインでは，RMとUMにはCYP2C19で代謝されない別のSSRIを推奨している．IMとPMにみられるような酵素活性の低下により，これらのSSRIの活性薬物濃度はそれぞれわずかに上昇，あるいは非常に高くなる．PMでは活性薬物濃度が高いため，有害作用のリスクが高まる可能性があり，CPICガイドラインでは代替のSSRIを検討することを

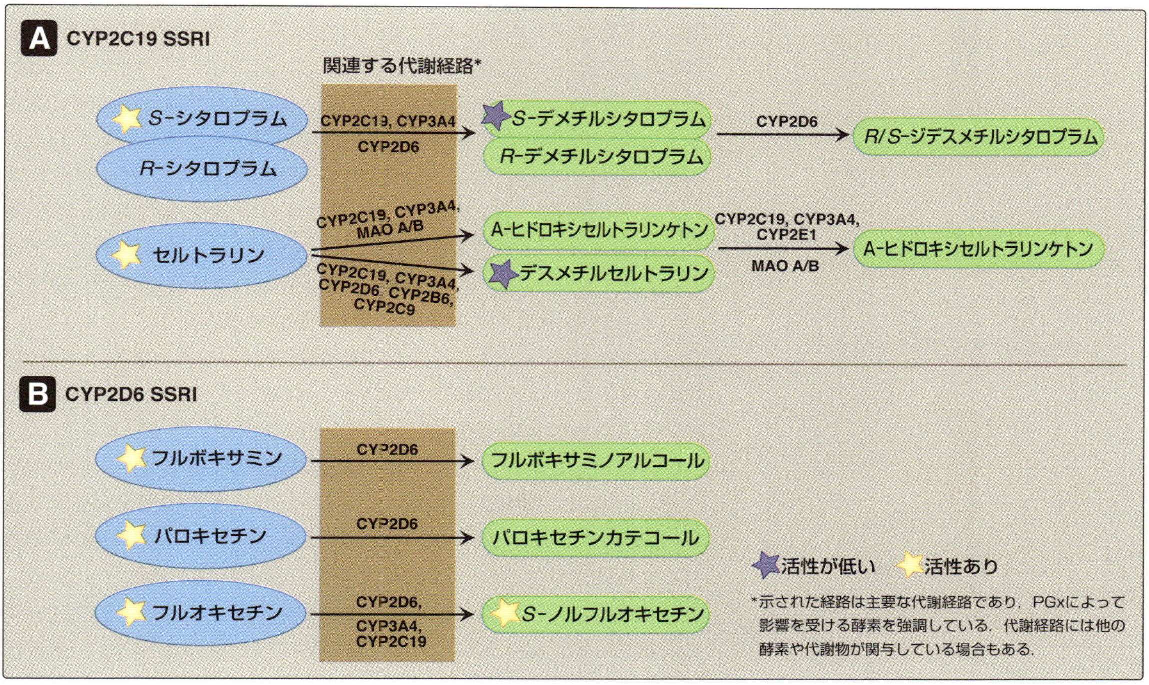
A CYP2C19 SSRI
関連する代謝経路*
S-シタロプラム
R-シタロプラム
CYP2C19, CYP3A4
CYP2D6
S-デメチルシタロプラム
R-デメチルシタロプラム
CYP2D6
R/S-ジデスメチルシタロプラム
セルトラリン
CYP2C19, CYP3A4, MAO A/B
A-ヒドロキシセルトラリンケトン
CYP2C19, CYP3A4, CYP2D6, CYP2B6, CYP2C9
デスメチルセルトラリン
CYP2C19, CYP3A4, CYP2E1
MAO A/B
A-ヒドロキシセルトラリンケトン
B CYP2D6 SSRI
フルボキサミン
CYP2D6
フルボキサミノアルコール
パロキセチン
CYP2D6
パロキセチンカテコール
フルオキセチン
CYP2D6, CYP3A4, CYP2C19
S-ノルフルオキセチン
活性が低い
活性あり
*示された経路は主要な代謝経路であり，PGxによって影響を受ける酵素を強調している．代謝経路には他の酵素や代謝物が関与している場合もある．

図 48.7
選択的セロトニン再取込み阻害薬は，おもに（太字の酵素）CYP2C19（パネルA）またはCYP2D6（パネルB）によって，活性のある親化合物から活性の低い代謝物または不活性代謝物に代謝される．MAO＝モノアミンオキシダーゼ，PGx＝ファーマコゲノミクス．

CYP2D6 活性スコア	CYP2D6 遺伝子型
0	PM
0 ＜ X ＜ 1.25	IM
1.25 ≦ X ≦ 2.25	NM
＞ 2.25	UM

図 48.8
CYP2D6活性スコアと表現型変換との関係．

推奨している．さらに，CPICガイドラインは，**シタロプラム／エスシタロプラム**の使用が正当化される場合，PMでは開始用量を50％減量すべきであるとも勧告している．**シタロプラム**の製品添付文書では，QT_c延長のリスクを回避するため，CYP2C19 PMにおける最大推奨用量は20 mgとなっている．

セルトラリンもおもにCYP2C19で代謝されるが，CYP2C19 UMでは親化合物から代謝産物への代謝がわずかに増加することが示されているだけで，PMでの代謝低下を支持するデータはない．他のCYP2C19を介するSSRIと同様に，CPICガイドラインではPMに対して開始用量の50％減量が推奨されている．あるいは，PMにはCYP2C19で代謝されない別のSSRIを処方すべきである．

B．CYP2D6

CYP2D6は，特定のSSRIやオピオイドを含む多くの薬物の代謝を担っている．CYP2D6は高度に多型性の遺伝子であり，機能消失対立遺伝子から正常機能対立遺伝子まで，130以上のコアバリアントが同定されている．CYP2D6遺伝子はまた，コピー数の多型（欠失と重複）の影響を受ける．遺伝子のコピー数の多型は“xN”で示され，Nはシス［訳者注：同一遺伝子上］におけるCYP2D6遺伝子のコピー数を表す．CYP2D6遺伝子の複雑な性質のため，また表現型の変換と臨床推奨を標準化するために，遺伝子型から表現型への変換にはCYP2D6活性スコアリングシステムが使用される．個々の対立遺伝子はそれぞれ，機能が全くない，非常に低下している，低下している，正常であることを示す0，0.25，0.5，1の活性スコアを割り当てられている．遺伝子型内の各対立遺伝子の値を加算して総活性スコアとする．複数のコピーをもつ対立遺伝子については，個々の対立遺伝子の値に存在するコピーの数を乗じる．最後に，活性スコアを用いて遺伝子型を表現型に変換する（図48.8）．たとえば，CYP2D6 *1 × 2/*4の活性スコアは2である．CYP2D6 *1対立遺伝子は正常機能対立遺伝子であり，活性スコアは1であるが，2コピー存在するため，活性スコアは2（1 × 2 ＝ 2）となる．CYP2D6 *4対立遺伝子は機能消失対立遺伝子であり，活性スコアは0である．この2つの値を足して2 ＋ 0とし，総合的な活性スコアは2となり，CYP2D6 NMとなる．注目すべきは，PMはヨーロッパ人の集団で最も多く（約6％），ラテン系とアフリカ系アメリカ人の集団では少ない（それぞれ3％と2％）ことである．

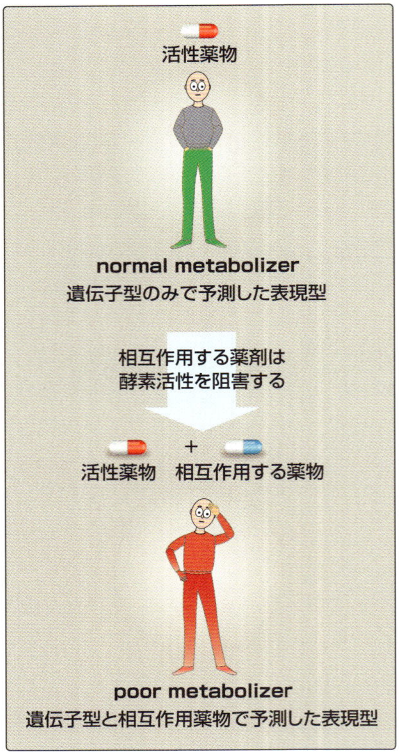
活性薬物
normal metabolizer
遺伝子型のみで予測した表現型
相互作用する薬剤は
酵素活性を阻害する
＋
活性薬物　相互作用する薬物
poor metabolizer
遺伝子型と相互作用薬物で予測した表現型

図 48.9
個人の表現型は，相互作用のある薬剤（たとえば，CYP2D6阻害薬）の存在下で，遺伝子型に基づいて予測された表現型と異なることがあり，これはフェノコンバージョンとよばれる過程である．

CYP2D6はフェノコンバージョン（薬物相互作用や併存疾患のような遺伝的要因以外の外的要因によって予測される表現型が変化する現象）の対象でもある（図48.9）．フェノコンバージョンはCYP2D6で最も広く研究されており，とくに薬物相互作用に焦点が当てられている．薬物相互作用は，予測される臨床表現型を決定するために活性スコアを計算する際に組み入れられる．活性スコアが計算されると，患者がCYP2D6阻害薬も服用している場合，強い阻害薬を使用している場合は活性スコアに0を，中程度の阻害薬を使用している場合は0.5を乗じる．先ほどの例（CYP2D6 *1 × 2/*4で活性スコア2）を用いると，患者が**ブプロピオン** bupropion［訳者注：日本未承認］や**フルオキセチ**

ン fluoxetine［訳者注：日本未承認］のような強力なCYP2D6阻害薬も服用していた場合，活性スコアに0が乗じられ，最終的な活性スコアは0となる(PMに換算，図48.8)．フェノコンバージョンが起こるためには，薬物相互作用を考慮した後，予測される表現型に変化がなければならない(たとえば，強力なCYP2D6阻害薬の使用により，NMがPMに変換される)．CYP2D6阻害薬の投与が開始されたすべての例でフェノコンバージョンが起こるわけではなく，この現象はCYP2D6阻害薬の初期活性スコアと効果に依存する．たとえば，PMの場合，ベースラインの酵素活性が変化しないため，フェノコンバージョンが起こることはなく，0に任意の数値を乗算すると0(PM)となる．

1．選択的セロトニン再取込み阻害薬：フルボキサミン fluvoxamine と**パロキセチン** paroxetineは，おもにCYP2D6を介して代謝される2つのSSRIである(図48.7)．これらは薬理学的に活性の高い薬物であるが，セロトニン再取込み阻害活性の低い代謝物に変換される．CYP2D6活性にばらつきがあると，活性薬物に対する患者の曝露量に差が生じ，その結果，薬物反応に差が生じる．CYP2D6遺伝子型判定は，とくにCYP2C19遺伝子型判定と併用した場合に，これらの薬物による望ましくない反応を回避するのに役立つ可能性がある．CYP2D6 PMはNMと比較して，**パロキセチン**と**フルボキサミン**の代謝が有意に低下し，活性の低い化合物に変化する．その結果，活性薬物の血漿中濃度が上昇し，有害作用が発現する可能性が高くなる．CPICガイドラインでは，CYP2D6 PMに対しては，CYP2D6でおもに代謝されない代替薬を選択することを推奨している．しかし，**フルボキサミン**または**パロキセチン**の使用が正当化される場合，処方者は推奨される開始用量をそれぞれ25～50％または50％減量することを考慮してもよい(任意推奨)．CYP2D6 IMの場合，これらの患者をより注意深く観察するか，より緩やかな漸増スケジュールを考慮することが妥当であろう．CYP2D6 UMはNMよりも広範囲に活性**パロキセチン**を低活性化合物に変換し，血漿中薬物濃度が低いか検出されない場合，薬物療法が失敗する可能性が高くなる．CPICガイドラインは，CYP2D6 UMに対する**パロキセチン**の使用を推奨しない(強い推奨)．**フルオキセチン**はCYP2D6の強力な阻害薬であり，また，おもにCYP2D6を介して活性代謝物である*S*-ノルフルオキセチンに代謝される．親化合物は薬理活性を有し，**フルオキセチン**と*S*-ノルフルオキセチンの濃度の総和はCYP2D6の変動に影響されないため，CYP2D6多型における**フルオキセチン**の用量調節に関する推奨はない．

2．オピオイド：CYP2D6は特定のオピオイド鎮痛薬の代謝において重要な役割を果たしている．**コデイン** codeine，**トラマドール** tramadol，**ヒドロコドン** hydrocodone［訳者注：日本未承認］，**オキシコドン** oxycodoneは，CYP2D6を介してより活性の高い代謝物に変換されるオピオイドである．活性代謝物が果たす役割は，親化合物と比較

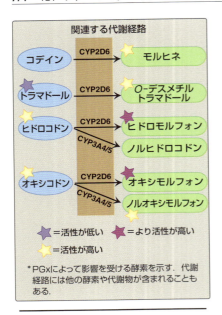
関連する代謝経路
コデイン
CYP2D6
モルヒネ
トラマドール
CYP2D6
O-デスメチル
トラマドール
ヒドロコドン
CYP2D6
ヒドロモルフォン
CYP3A4/5
ノルヒドロコドン
オキシコドン
CYP2D6
オキシモルフォン
CYP3A4/5
ノルオキシモルフォン
＝活性が低い
＝より活性が高い
＝活性が高い
*PGxによって影響を受ける酵素を示す．代謝経路には他の酵素や代謝物が含まれることもある．

図 48.10
特定のオピオイド(コデイン，トラマドール，ヒドロコドン，オキシコドン)は，CYP2D6で代謝され，より活性の高い代謝物に変化する．PGx＝ファーマコゲノミクス．

した代謝物の相対的な効能と効力に依存する．たとえば，**コデイン**と**トラマドール**は，それぞれ**モルヒネ** morphine と *O*-デスメチルトラマドールへの CYP2D6 を介した活性化に大きく依存しており(図 48.10)，これらはそれぞれの親化合物よりもはるかに強力で，**コデイン**と**トラマドール**の主要な鎮痛作用を担っている．CYP2D6 UM は，標準用量の**コデイン**または**トラマドール**の投与後，それぞれ**モルヒネ**または *O*-デスメチルトラマドールの濃度が有意に高くなるため，標準用量の投与で生命を脅かす呼吸抑制を含む毒性のリスクが高まる可能性がある．CPIC ガイドラインでは，CYP2D6 UM(活性スコア＞2.25，強い推奨)では**コデイン**または**トラマドール**の使用を避けるよう推奨している．CYP2D6 を介した**コデイン**と**トラマドール**の代謝は，CYP2D6 PM ではより活性の高い化合物への代謝が有意に低下し，それぞれ**モルヒネ**と *O*-デスメチルトラマドールの平均濃度が低くなる．また，CYP2D6 PM は NM と比較して，**コデイン**と**トラマドール**の有効性が低下することも示されている．CPIC のガイドラインでは，CYP2D6 PM では**コデイン**や**トラマドール**の使用を避けることを推奨している(活性スコア＝0，強い推奨)．

ヒドロコドンと**オキシコドン**も CYP2D6 を介して，それぞれより強力な活性代謝物である**ヒドロモルフォン** hydromorphone と**オキシモルフォン** oxymorphone に変換される(図 48.10)．これら 2 つのオピオイドに対する臨床反応は，**コデイン**や**トラマドール**と比較して，CYP2D6 の活性化にはそれほど依存しないが，その一因は，**ヒドロコドン**や**オキシコドン**の親化合物自体が鎮痛作用を有するためである．**ヒドロコドン**のうち，CYP2D6 を介してマイナーな代謝物である**ヒドロモルフォン**に代謝されるのはごく一部であり，血漿中**ヒドロモルフォン**または**ヒドロコドン**濃度と鎮痛効果との関係は不明である．CPIC は，CYP2D6 PM および CYP2D6 IM について，添付文書の年齢または体重に応じた標準用量を推奨している(任意推奨)．十分な疼痛コントロールが得られない場合は，代替オピオイドを考慮すべきである．**オキシコドン**は CYP2D6 を介してマイナーな代謝物である**オキシモルフォン**に代謝される．CYP2D6 の多型と**オキシコドン**に関するデータは限られており，結果が相反するものもあるため，CPIC は CYP2D6 の遺伝的代謝の変化に依存した**オキシコドン**の使用法については推奨していない．

C．CYP2C9

CYP2C9 は，**ワルファリン** warfarin や非ステロイド性抗炎症薬 non-steroidal anti-inflammatory drug (NSAID) を含む約 15% の薬物を代謝する．70 のスター対立遺伝子が同定されており，そのうち 6 つは AMP により Tier1(検査必須)バリアントと定義されている．これらの対立遺伝子のうち 4 つは機能低下型(*2，*5，*8，*11)で，残りの 2 つは機能消失型(*3，*6)である．CYP2C9 もまた，遺伝子型から表現型への変換を助けるために，活性値をスター対立遺伝子に割り当てている遺伝子である．機能低下対立遺伝子は活性スコアが 0.5 であり，機能消失対立遺伝子は活性スコアが 0 である．図 48.3 の定義が

臨床応用 48.2：遺伝子検査の結果に基づくオピオイド療法の選択

右膝関節全置換術を受ける57歳の男性が，本日，術前予約のために来院した．高血圧，肥満，うつ病の既往歴がある．現在服用している薬は**リシノプリル**，**フルオキセチン**，**ナプロキセン** naproxenである．外科医は術後ケアの準備をしており，痛み止めとして必要に応じて**トラマドール**を処方している．CYP2D6の遺伝子型は*1/*4である．この遺伝子型の組合せは，1つの正常機能対立遺伝子（*1，活性スコア＝1）と1つの機能消失対立遺伝子（*4，活性スコア＝0）である．遺伝子型のみに基づくと，CYP2D6の活性スコアは1であり，IMとなる．しかし，患者は強力なCYP2D6阻害薬である**フルオキセチン**も服用している．CYP2D6阻害薬を考慮すると（活性スコアに0を乗じる），臨床表現型はPM（活性スコア＝0）である．CYP2D6 PMは，**トラマドール**の活性代謝物である*O*-デスメチルトラマドールの生成が減少し，この薬剤の有効性が低下するため，この患者にとって**トラマドール**は適切なオピオイド鎮痛薬ではない．CPICガイドラインでは，CYP2D6による活性化に大きく依存しない代替オピオイドを推奨している．代替オピオイドの選択肢としては，**モルヒネ**または**ヒドロモルフォン**が挙げられるが，これらに限定されない．**オキシコドン**も考慮されうるが，理論的には非効果性という同じ問題がありうる．しかし，これを支持するデータは限られている．

適用されるが，CYP2C9に関連するのは3つの表現型グループのみである．NMのCYP2C9活性スコアは2，IMは1.5または1.0，PMは0.5または0であり，CYP2C9 PMはある程度の酵素活性をもつ可能性があるが，IMやNMに比べて大幅に低下していることを示す．アフリカ系アメリカ人とヨーロッパ人の間には，臨床的に重要な対立遺伝子頻度の差が存在する．具体的には，*5，*6，*8，*11はヨーロッパ人では非常にまれ（～0%～0.2%）であるが，アフリカ系アメリカ人では1～6%で検出される．*2対立遺伝子と*3対立遺伝子はヨーロッパ人ではそれぞれ13%と8%と頻度が高いが，アフリカ系アメリカ人では2%と頻度が低い．これらの頻度から，アフリカ系アメリカ人（それぞれ24%，0.5%）に比べ，ヨーロッパ人（それぞれ35%，3%）ではIMとPMの頻度が高い．

1．ワルファリン warfarin：**ワルファリン**は経口抗凝固薬であり，治療指数therapeutic indexが狭く，治療域にとどまるために必要な投与量に関して患者間のばらつきが大きい（13章参照）．CYP2C9，VKORC1，CYP4F2の遺伝的バリエーションなど，多くの要因が**ワルファリン**投与量に影響を及ぼす．**ワルファリン**は，薬理学的に活性なラセミ混合物として投与され，*S*-エナンチオマーは，標的であるビタミンKエポキシド還元酵素複合体サブユニット1 vitamin K epoxide reductase complex subunit 1（VKORC1）を阻害する能力において，*R*-エナンチオマーよりも強力である．VKORC1が阻害されると，ビタミンKを還元することができなくなり，凝固因子の形成が低下する．CYP2C9は*S*-**ワルファリン**を不活性代謝物に代謝する（図48.11）．CYP2C9酵素活性を低下させる多型が存在する場合，薬理作用を発揮する活性の高い薬剤がより多く利用できるため，目標INRを達成するために必要な投与量が少なくなる．薬物の標的であるVKORC1もま

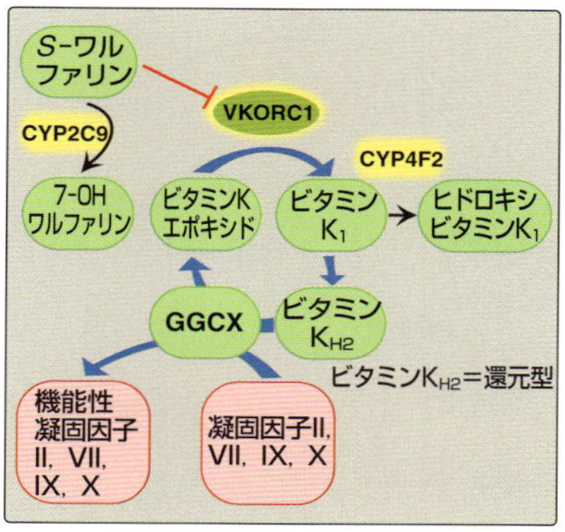

S-ワルファリン
VKORC1
CYP2C9
CYP4F2
7-OH ワルファリン
ビタミンK エポキシド
ビタミン K1
ヒドロキシ ビタミンK1
GGCX
ビタミン KH2
ビタミンKH2＝還元型
機能性 凝固因子 II，VII，IX，X
凝固因子II，VII，IX，X

図 48.11
ワルファリンはCYP2C9によって不活性代謝物に代謝される．ワルファリンの薬物標的はVKORC1で，ビタミンKを還元して凝固因子を形成する機能をもつ．CYP4F2は還元型ビタミンKを代謝し，サイクルから外す．GGCX＝γ-グルタミルカルボキシラーゼ．

た，−1639 G>Aというよく研究された多型をもつ遺伝子によってコードされている．A対立遺伝子はG対立遺伝子と比較してVKORC1の発現低下と関連しており，その結果，**ワルファリン**に対してより感受性が高くなり，より低用量が必要となる．CYP4F2は還元型ビタミンKを代謝し，そのサイクルからビタミンKを除去する．CYP4F2の多型は酵素活性の低下と関連しており，その結果，より多くのビタミンKが凝固因子を形成し，したがって，目標INRを達成するために必要な投与量が多くなる．

ワルファリンの添付文書には，CYP2C9とVKORC1の遺伝子型の組合せにより，予想される**ワルファリン**の維持用量の3つの範囲が示されている．**ワルファリン**の初回投与量を選択する際，遺伝子型が判明している場合は，これらの範囲を考慮することが推奨される．CYP2C9 IMまたはPMの場合，より低用量が必要となることに加え，これらの患者では所定用量で最大効果が得られるまでに時間がかかる可能性がある．この表は，ヨーロッパ人を祖先にもつ個人でよくみられるバリアントであるCYP2C9の*2対立遺伝子および*3対立遺伝子のみを含んでいることを指摘しておくことが重要である．全体として，CYP2C9，VKORC1，CYP4F2の多型は**ワルファリン**投与量のばらつきの大部分を占めるが，他の民族集団ではばらつきの説明にはならないこともある．CPIC**ワルファリン**ガイドラインには，表現型に基づく推奨ではなく，遺伝子型に基づく推奨のための投与アルゴリズムが含まれている．特定のシナリオでは，検証済みの公開薬理遺伝学的アルゴリズム（たとえば，warfarindosing.org）を使用することが推奨される．また，CYP4F2バリアントを有する場合には，投与量を5〜10%増加させることが推奨される．**ワルファリン**の投与に使用される有効な薬理遺伝学的アルゴリズムには，臨床的変数（たとえば，年齢，性別，体重，喫煙状態，相互作用のある薬物）とともに遺伝的変数が含まれ，**ワルファリン**維持用量の最適な予測を可能にする．

2．非ステロイド性抗炎症薬（NSAID）：

NSAID（たとえば，**セレコキシブ** celecoxib，**ジクロフェナク** diclofenac，**イブプロフェン** ibuprofen，**メロキシカム** meloxicam，**ナプロキセン**）は，軽度から中等度の疼痛の治療によく用いられる（40章参照）．**イブプロフェン**などのNSAIDは薬理学的に活性な薬剤として投与され，他のDMEとともにおもにCYP2C9によって不活性代謝物に代謝される（図48.12）．CYP2C9の酵素活性の低下（IMおよびPM）は，NSAIDの高濃度曝露と関連している．NSAIDは一般に安全であると考えられているが，消化管出血，高血圧，心筋梗塞，腎障害などの重篤な合併症を引き起こす可能性がある．CYP2C9の遺伝的バリエーションとNSAID関連の有害作用を関連づける臨床的証拠は限られている．しかし，NSAIDの有害作用の多くは用量依存性であることから，高濃度であれば有害作用のリスクは高まると考えるのが妥当である．

セレコキシブ，**フルルビプロフェン** flurbiprofen，**イブプロフェン**は半減期が短いか中程度に長い（2〜16時間）．CPICガイドラインはCYP2C9 PMは最低推奨初期用量の25〜50%の投与量で，活性スコ

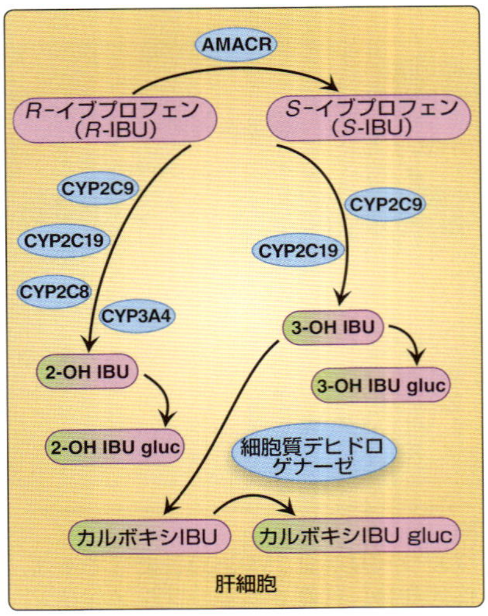
AMACR
R-イブプロフェン (R-IBU)
S-イブプロフェン (S-IBU)
CYP2C9
CYP2C19
CYP2C8
CYP3A4
CYP2C9
CYP2C19
3-OH IBU
3-OH IBU gluc
2-OH IBU
2-OH IBU gluc
細胞質デヒドロゲナーゼ
カルボキシIBU
カルボキシIBU gluc
肝細胞

図 48.12
NSAIDはおもにCYP2C9によっていくつかの不活性代謝物に代謝される．gluc＝グルクロニド，OH＝水酸化．

アが1のCYP2C9 IMでは最低推奨初期用量で開始することを推奨している．**メロキシカム**は半減期が長く(15～20時間)，**ピロキシカム** piroxicamはさらに長い(30～86時間)．両薬剤について，CPICガイドラインはPMにおいてCYP2C9で代謝されない代替薬を推奨している．これは，**ピロキシカム**の場合活性スコアが1.0であるIMでも同様である．一方で，**メロキシカム**では最低開始用量の50%から開始することが推奨されている．すべてのNSAIDについて，CPICガイドラインは，活性スコアが1.5のNMおよびIMでは，通常の開始用量から開始することを推奨している．FDAの薬理遺伝学的関連表は，**セレコキシブ**，**フルルビプロフェン**，**ピロキシカム**のPMにおけるこれらの推奨を支持しており，**セレコキシブ**では50%減量，**フルルビプロフェン**と**ピロキシカム**では減量が推奨されている．

Ⅳ. 薬物トランスポーター

トランスポーターは膜結合タンパク質であり，薬物を，他の内因性物質や外因性物質(たとえば，栄養素，細胞廃棄物，毒素)とともに生体膜を横切って移動させる．トランスポーターは全身に存在する．薬物トランスポーターにとって最も重要な場所は，肝臓，腎臓，腸，血液脳関門などである．トランスポーターは薬物分子の取込みまたは排出を促進し，それぞれ薬物を細胞内へ，または細胞外へ移動させる(図48.13)．遺伝的要因はトランスポーターの発現に影響を及ぼし，ひいては薬物の効果や毒性に影響を及ぼす可能性がある．たとえば，取込みトランスポーターに遺伝的バリエーションがあり，トランスポーターの発現が低下した場合，薬物は細胞内への取込みが減少し，細胞外腔に蓄積する．これは，薬物や場所によっては毒性を引き起こす可能性がある(たとえば，後述の**シンバスタチン** simvastatin-SLCO1B1)．

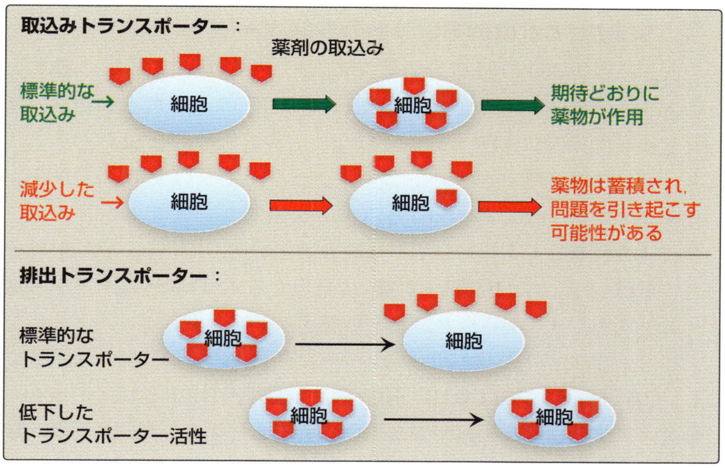
取込みトランスポーター：
薬剤の取込み
標準的な取込み
細胞
期待どおりに薬物が作用
減少した取込み
薬物は蓄積され，問題を引き起こす可能性がある
排出トランスポーター：
標準的なトランスポーター
低下したトランスポーター活性

図 48.13
トランスポーターは膜に結合しており，薬物を細胞内へ(取込み)または細胞外へ(排出)移動させる．遺伝的バリエーションによりトランスポーターの発現が低下すると，膜を通過する薬物の量が少なくなる．

排出トランスポーターに遺伝的バリエーションがあり，トランスポーターの発現が低下している場合，薬物は細胞外に送り出されず，細胞内に蓄積する可能性がある．これも問題となりうるが，正確な反応は場所と薬物によって異なる．ほとんどの薬物トランスポーターは，溶質輸送体solute carrierとATP結合カセットATP-binding cassetの2つのファミリーのいずれかに分類することができる．

A．ATP結合カセットトランスポーター

これらのタンパク質はアデノシン三リン酸 adenosine triphosphate (ATP)と結合し，そのエネルギーを使って膜を越えて分子を輸送する．ATP結合カセット(ABC)トランスポーターは，ABCAからABCGまでの7つのサブファミリーに分類され，合計48のヒトABCトランスポーターが知られている．最も広く研究されているトランスポーターはABCBサブファミリーに属するもので，ABCB1であるP糖タンパク質，あるいは多剤耐性multidrug-resistant (MDR)タンパク質1とよばれている．ABCB1遺伝子にコードされるP糖タンパク質(P-gp)は排出トランスポーターであり，さまざまな薬物や内因性化合物が発現している組織(たとえば，肝臓，血液脳関門)に入るのを防ぐ役割を担っている．P-gpには複数の基質があり，**シクロスポリン**cyclosporine，**ジゴキシン**digoxin，**フェキソフェナジン**fexofenadine，**ケトコナゾール**ketoconazoleなどが挙げられるが，これらに限定されない．さらに，いくつかの薬剤はP-gpを阻害または誘導し(たとえば，それぞれ**ベラパミル**verapamilまたは**カルバマゼピン**carbamazepine)，薬物間相互作用の一因となる．腸，肝臓，腎臓でP-gpの遺伝的バリエーションにより発現が低下すると，血漿中薬物濃度が上昇すると予想される．これはいくつかの研究で確認されているが，再現性はない．そのため，現時点ではP-gp遺伝的バリエーションに関する臨床的推奨はない．

B．solute carrier(SLC)トランスポーター

人体には約350のSLCトランスポーターが知られている．ABCトランスポーターとは異なり，SLCトランスポーターは膜を横切って分子を輸送するのにATPを必要としない．最も一般的なSLCトランスポーターは，有機アニオントランスポーターポリペプチド(OATP)，有機カチオントランスポーター(OCT)，有機アニオントランスポーター(OAT)などである．OATPは最も研究が進んでいる．OATPは多くの組織(たとえば，肝臓，腎臓)に発現する11の取込みトランスポーターファミリーからなり，薬物の取込みを促進する．

1．OATP1B1：SLCO1B1遺伝子は，OATP1B1トランスポーターをコードする役割を担っている．OATP1B1トランスポーターは，類洞膜上に存在する肝トランスポーターで，薬物(たとえば，**シンバスタチン**，**レパグリニド**repaglinide，**アトルバスタチン**atorvastatin)を血液から肝細胞に移動させる役割を担っている．41以上の遺伝的バリエーションが報告されているが，最もよく検査されるバリアントは

*5対立遺伝子で，この対立遺伝子は機能を低下させる．この対立遺伝子をもつ個人はOATP1B1の発現が低下しており，その表現型は機能低下decreased function（*1/*5）または機能消失poor function（*5/*5）に分類される．その結果，OATP1B1によって輸送される薬物（たとえば，**シンバスタチン**）は効率的に細胞内に入ることができず，血漿中薬物濃度が上昇し，有害作用のリスクが高まる（図48.14）．親油性スタチン（**アトルバスタチン**，**ロバスタチン**lovastatin，**シンバスタチン**）は，親水性スタチンと比較して，トランスポーターの優れた基質である．**シンバスタチン**は，SLCO1B1の遺伝的バリエーションに関し最もエビデンスがあり，血漿中薬物濃度が高いことから生じる有害作用である筋ミオパチーのリスク増大と強く関連している．CPICのガイドラインでは，SLCO1B1の機能が低下dereasedまたは消失poorの患者では，**シンバスタチン**を低用量で処方するか，別のスタチンを考慮することを推奨している．FDAの薬理遺伝学的関連表では，トランスポーター機能が低下している患者ではミオパチーのリスクが高いことを認めており，このリスクは低用量と比較して80 mgを使用した場合に高い．製品添付文書の警告は，医療提供者に**シンバスタチン**80 mgを開始しないよう指示しているため，現在ではこの高用量を処方される患者は少なくなっている．

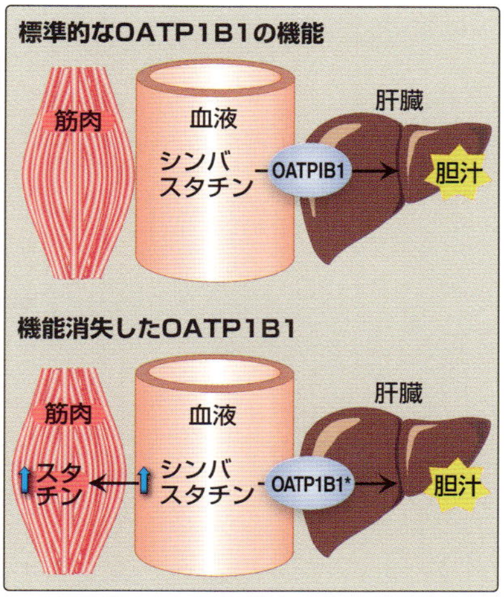

標準的なOATP1B1の機能
筋肉
血液
肝臓
シンバスタチン
OATPIB1
胆汁
機能消失したOATP1B1
筋肉
血液
肝臓
スタチン
シンバスタチン
OATP1B1*
胆汁

図 48.14
シンバスタチンはOATP1B1によって肝臓に輸送される．OATP1B1の機能が低下すると，シンバスタチンの血中濃度が上昇し，有害作用のリスクが高まる．

2．OATP1A2：腸内に存在するトランスポーターは薬物の吸収を助ける．OATP1A2は取込みトランスポーターで，**フェキソフェナジン**のような分子を腸管内腔から腸の内皮細胞に移動させ，それによって薬物が血液に入り吸収される．OATP1A2活性を低下させる遺伝子多型は，薬物が腸から血液に移行する能力を低下させ，その結果，吸収率が低下し，薬物濃度が低下する．たとえば，**フェキソフェナジン**はOATP1A2活性が低下すると薬物濃度が低下するため，有効性が低下すると予想される．遺伝子多型に加え，他の物質もトランスポーターを阻害し，同様の作用を引き起こす可能性がある．たとえば，**フェキソフェナジン**とグレープフルーツジュースの薬物相互作用が知られている．これはトランスポーターを介した薬物相互作用である．グレープフルーツジュースはOATP1A2を阻害するため，**フェキソフェナジン**を服用中に摂取すると，**フェキソフェナジン**を単独で服用した場合と比較して，**フェキソフェナジン**の血中濃度の低下が観察される．

V. 過敏反応

すべての薬理遺伝学関連が薬物代謝酵素やトランスポーターに関係しているわけではない．特定の遺伝子のバリエーションのなかには，薬物濃度とは無関係に，生命を脅かす薬物有害反応のリスク増大と関連するものがある．これらの薬理遺伝学的所見については，遺伝子型および表現型の結果は，対象となるバリアントについて陽性（1または2コピー保有）または陰性（コピー保有なし）を示す方法で報告される．

A．ヒト白血球抗原

ヒト白血球抗原human leukocyte antigen（HLA）遺伝子は，ヒト主要組織適合性human major histocompatibility（MHC）遺伝子複合体の一部である．HLA遺伝子は，細胞内抗原を免疫系に提示する細胞表面タンパク質をコードしており，免疫系が自己タンパク質と外来タンパク質を区別することを可能にする．外来タンパク質が同定されると，免疫反応が引き起こされる．HLA遺伝子はヒトゲノムのなかで最も多型性の高い遺伝子の1つである．HLA遺伝子の遺伝的バリエーションは，特定の薬剤の使用による皮膚の有害作用と関連している．HLA遺伝子の結果は"HLA*##:##"と表記される．"#"は4桁または6桁の識別子で置き換えられ，対立遺伝子のタイプと特定のタンパク質のサブタイプを示す．

薬剤誘発性皮膚反応に関連する2つの重要なHLAバリアントは，HLA-B* 15:02とHLA-A* 31:01である．HLA-B* 15:02は，東アジア系（6.9%），オセアニア系（5.4%）および南・中央アジア系（4.6%）の集団に多くみられる．HLA-B* 15:02の頻度は日本人（1% 未満）と韓国人（2.5% 未満）ではかなり低い．対照的に，HLA-A* 31:01は日本人（8%），ヒスパニック/南米系アメリカ人（6%），韓国人（5%），白人（3%）で最も高頻度にみられる．この頻度は広い範囲の集団のリスクを決定するのに役立つが，この情報は個人別の遺伝子型判定に取って代わることはできない．

1．カルバマゼピン carbamazepine：**カルバマゼピン**は，てんかんおよびその他の神経疾患の治療に用いられる抗痙攣薬である．**カルバマゼピン**によって誘発される有害作用には，用量や濃度に依存するもの（たとえば，めまいや運動失調など）もあるが，皮膚過敏反応のような他の有害作用には，より複雑な用量反応関係があり，免疫に関連した病因がある．

HLA-B* 15:02は，**カルバマゼピン**誘発性スティーヴンス・ジョンソン症候群Stevens-Johnson syndrome（SJS）および中毒性表皮壊死融解症toxic epidermal necrolysis（TEN）の発症リスクと関連している．SJS/TENは，表皮剝離を伴う致死的な皮膚反応の一群である．SJSの分類は体表面積body surface area（BSA）の10% までであり，TENはBSAの30% 以上である．TENの死亡率は30% 以上と高く，敗血症が最も頻度の高い死因である．この有害作用の重篤さおよびHLA-B* 15:02と**カルバマゼピン**誘発性SJS/TENを関連づける強力な証拠に基づき，**カルバマゼピン**の製品添付文書には，有益性が危険性を明らかに上回らない限り，HLA-B* 15:02対立遺伝子を有する患者に**カルバマゼピン**を投与すべきではないという枠組み警告が記載されている．HLA-A* 31:01対立遺伝子は，**カルバマゼピン**によるSJS/TEN，斑状丘疹性発疹maculopapular exanthema（MPE），好酸球増加と全身症状を伴う薬物反応drug reaction with eosinophilia and system symptom（DRESS）のリスク増加と関連している．MPEとDRESSはいずれも，全身の皮膚発疹を特徴とする過敏反応である．DRESSは，生命を脅かす可能性のある全身症状を伴うより重篤な反応である．

HLA-B* 15:02および/またはHLA-A* 31:01キャリアの患者に対して，CPICガイドラインは，他の薬剤が利用可能な場合は**カルバマゼピン**を避けるべきであると示唆している(強い推奨)．代替薬がない場合，**カルバマゼピン**の使用は，より頻繁な臨床モニタリングとともに考慮してもよく，皮膚有害事象の最初の徴候がみられた時点で使用を中止すべきである．**カルバマゼピン**のケト類似薬である**オクスカルバゼピン** oxcarbazepineも，HLA-B* 15:02陽性患者において薬剤誘発性SJS/TENのリスクが高いことに注意することが重要である．CPICガイドラインでは，このような患者には**オクスカルバゼピン**を使用しないことを推奨している(強い推奨)．

2．フェニトインphenytoin：HLA-B* 15:02も**フェニトイン**誘発性SJSおよびTENと関連している．**フェニトイン**および**ホスフェニトイン** fosphenytoin(一般に緊急時に使用される**フェニトイン**のプロドラッグ)は，さまざまな発作性疾患の治療に使用される抗痙攣薬である．**フェニトイン**の使用は，複雑な投与法，高率の有害作用，多数の薬物間相互作用のために減少している(19章参照)．**カルバマゼピン**と同様に，**フェニトイン**には鎮静や認知機能障害などの用量に関連した有害作用と，軽度の発疹から生命を脅かす過敏反応まで，用量に関連しないアレルギー反応が混在している．CPICガイドラインでは，**フェニトイン**未投与でHLA-B* 15:02対立遺伝子陽性の患者には，明らかにベネフィットがリスクを上回らない限り，**フェニトイン**または**ホスフェニトイン**を使用しないことを推奨している(強い推奨)．

注目すべきは，**フェニトイン**はCYP2C9の遺伝的バリエーションによっても影響を受けることである．**フェニトイン**は狭治療指数薬narrow therapeutic index drugであり，CYP2C9酵素活性の低下は血漿中薬物濃度の上昇と関連し，**フェニトイン**関連毒性のリスクを高める可能性がある．CPICガイドラインでは，活性スコアが1のCYP2C9 IMおよびCYP2C9 PMでは，それぞれ25%および50%低い維持投与量を推奨している(IMは中等度推奨，PMは強い推奨)．その後の投与量は，血中薬物濃度のモニタリング，薬効，有害作用に応じて調整すべきである．

B．RYR1

RYR1遺伝子は，筋小胞体膜に埋め込まれたホモ四量体カルシウムイオン放出チャネルのサブユニットであるリアノジン受容体アイソフォーム1タンパク質ryanodine receptor isoform 1 protein(RYR1)をコードしている．RYR1を介したカルシウムイオン放出は，骨格筋線維の興奮-収縮連関において重要な役割を果たしている．筋小胞体の脱分極は筋小胞体からのカルシウムイオン放出を引き起こし，筋収縮の引き金となる．RYR1遺伝子のバリアントは，ハロゲン化揮発性麻酔薬(**セボフルラン** sevoflurane，**イソフルラン** isoflurane，**デスフルラン** desflurane，20章参照)および脱分極性筋弛緩薬である**サクシニルコリン** succinylcholineに対する重篤で時に致死的な代謝亢進反応である悪性高熱感受性malignant hyperthermia susceptibility(MHS)の素

臨床応用 48.3：遺伝子検査の結果に基づくフェニトインの使用

ある37歳の女性は，最近，焦点てんかん発作と診断された．それ以外は健康で，薬も服用していない．神経科医は彼女に**フェニトイン**を開始させたいと考えている．薬理遺伝学的検査の結果はHLA-B* 15:02 陽性，HLA-A* 31:01 陰性，CYP2C9 *1/*3 であった．この患者はHLA-B* 15:02 対立遺伝子の保因者であり，したがって**フェニトイン**によるSJS/TENのリスクが高い．そのため，この患者では，有益性が危険性を上回らない場合，とくに代替薬が利用可能な場合は，**フェニトイン**を避けるべきである．なお，**カルバマゼピン**や**オクスカルバゼピン**も同じ理由で不適切な代替薬である．患者がHLA-B* 15:02 とHLA-A* 31:01 の両方陰性であった場合，**フェニトイン**を使用することができ，CYP2C9 の結果を考慮すべきである．CYP2C9*1/*3 は，正常機能対立遺伝子（活性スコア1）と機能消失対立遺伝子（活性スコア0）の組合せであり，活性スコアは1となり，IMに相当する．CPICガイドラインによれば，**フェニトイン**は初回投与時に一般的な初回用量または負荷量を用いて投与すべきである．維持量は25％減量し，その後の用量は薬物血中濃度モニタリング，薬効，**フェニトイン**誘発性SJS/TENのモニタリングを含む有害作用に応じて調整する．

因となる．MHS患者では，ハロゲン化揮発性麻酔薬または**サクシニルコリン**のいずれかに曝露されると，骨格筋線維内の細胞質カルシウムが持続的に増加し，制御不能な筋収縮が生じる．悪性高熱症malignant hyperthermia（MH）は，代謝性アシドーシス，呼吸性アシドーシス，高カリウム血症，高体温症，不整脈を引き起こし，適切な治療が行われなければ，心停止および死に至る．RYR1 遺伝子には50以上のバリアントが同定されており，病原性を支持する証拠のレベルはさまざまである．RYR1 遺伝子の病原性バリアントはMHS患者の約70％を占めている．現在のところ，MHSの病原性バリアントがRYR1チャネルの活性化に対して過敏になることを強く示唆している．しかしその正確なメカニズムは不明である．ハロゲン化揮発性麻酔薬や**サクシニルコリン**の使用は，MHS患者では相対的禁忌である．CPICは，これらの薬剤は，有益性が危険性を上回る極端な状況でのみ使用することを推奨している（強い推奨）．感受性の不確実な患者に対しては，臨床所見，家族歴，さらなる遺伝子検査，およびその他の検査データに基づいて，これらの薬剤を使用することを推奨している（強い推奨）．

Ⅵ．実　施

本章で述べたように，いくつかの遺伝子と薬剤のペアは臨床への導入が可能であるが，他のペアはさらなるエビデンスが必要である．現在，臨床ファーマコゲノミクスはおもに大規模な学術機関で実施されているが，さまざまな臨床現場において着実に拡大している．臨床治療へのファーマコゲノミクスの広範な導入はやや遅れているが，ファーマコゲノミクスは，有効性を改善し毒性を減少させることによって，患者ケアを改善し，薬剤使用を最適化することが期待されている．今

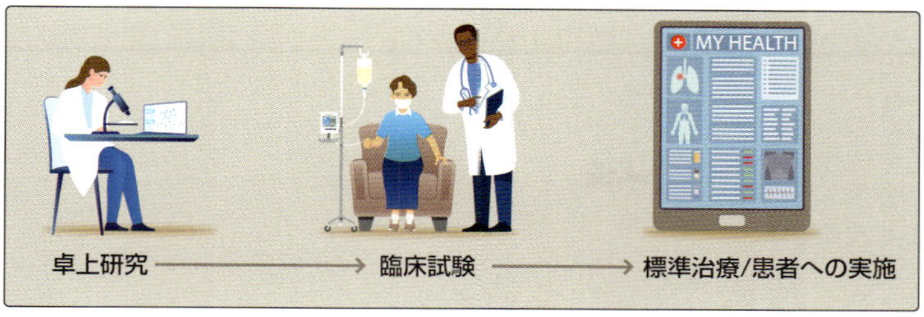
MY HEALTH
卓上研究
臨床試験
標準治療/患者への実施

図 48.15
遺伝的バリエーションは実験室で発見されることが多く，その後，臨床試験で薬剤への影響を調べ，バリエーションの結果と臨床転帰との関連を明らかにしなければならない．いったんエビデンスが確立されれば，臨床診療において遺伝的バリエーションに対応することが可能となり，最終的にはそれが標準治療となる可能性がある．

後，ファーマコゲノミクスの臨床への影響は，研究が進み，新しい遺伝子と薬剤のペアが発見されたり，既存のデータが強化されたりするにつれて，拡大し続けるであろう（図 48.15）．

48 章の要約

1. ファーマコゲノミクスとは，遺伝的バリエーションが薬物反応に及ぼす影響を研究することであり，投与量や薬剤選択を個人に合わせることで薬剤使用の改善に役立てることができる．
2. **クロピドグレル**はプロドラッグであり，活性化され薬理作用を発揮するには機能的な CYP2C19 酵素活性が必要である．
3. CYP2D6 酵素活性の変動は，ある種のオピオイド（**コデイン**，**トラマドール**，およびより低い程度では**ヒドロコドン**）の安全性および有効性を変化させる可能性がある．
4. 多くの SSRI は，おもに CYP2C19 または CYP2D6 で代謝され，遺伝学的検査は，患者個々に対して薬物療法失敗のリスクまたは有害作用のリスク増加があるかどうかを予測することができる．
5. **ワルファリン**の必要用量は，とくに CYP2C9 と VKORC1 の薬理遺伝学的バリエーションに影響される．
6. NSAID は CYP2C9 によって不活性代謝物に代謝される．半減期の長い NSAID（**メロキシカム**，**ピロキシカム**）については，CYP2C9 PM では代替薬を考慮すべきである．
7. トランスポーターの遺伝的バリエーションは，特定の薬物の薬物動態に影響を及ぼす可能性がある．**シンバスタチン**と SLCO1B1 は重要な例であり，薬物トランスポーター（OATP1B1）の発現が低下すると血漿中薬物濃度が高くなり，ミオパチーなどの有害作用につながる可能性がある．
8. HLA-B* 15:02 は，**カルバマゼピン**，**オクスカルバゼピン**，**フェニトイン**による過敏反応のリスク上昇と関連している．
9. HLA-A* 31:01 は**カルバマゼピン**誘発性過敏症反応のリスク増加と関連する．
10. RYR1 の病原性バリアントは，ハロゲン化揮発性麻酔薬および脱分極性骨格筋薬である**サクシニルコリン**に対して，生命を脅かす可能性のある反応である MHS を起こしやすい．

学習問題

最も適当な答えを1つ選択せよ.

48.1 臨床ケアにおけるファーマコゲノミクスの結果を使用しているためのガイドラインを作成している専門機関はどれか.
A. FDA
B. CPIC
C. AMP
D. PharmVar

正解 B. 臨床薬理遺伝学実装コンソーシアム(CPIC)は, 臨床ケアにおける薬理遺伝学的検査の使用に関するガイドラインを作成している. A, C, Dは, これらのリソースが臨床ケアにおけるファーマコゲノミクスの使用を中心としたガイドラインを作成していないため, 誤りである. FDAはファーマコゲノミクス情報を添付文書に記載しているが, 具体的な指針は示していない. AMPはガイドラインを作成しているが, それは遺伝子検査に含めるべき特定の対立遺伝子を中心としたものである.

48.2 2つの機能消失対立遺伝子の組合せは, どのようなタイプの薬物代謝酵素表現型になるか.
A. poor metabolizer(PM)
B. intermediate metabolizer(IM)
C. normal metabolizer(NM)
D. rapid metabolizer(RM)

正解 A. 機能消失対立遺伝子が2つあるとpoor metabolizer(PM)となる. B, C, Dの表現型は機能消失対立遺伝子ではない対立遺伝子を少なくとも1つ含む遺伝子型によってつくられるため, 不正解である.

48.3 58歳の男性が, ベアメタルステント(金属むき出しのステント)を留置したばかりである. 彼は他の薬に加えて, クロピドグレルとアスピリンを処方されている. CYP2C19遺伝子検査の結果, 遺伝子型は*2/*2であった. クロピドグレルの処方に関して正しいのはどれか.
A. CYP2C19は期待通りにクロピドグレルを活性化するので, クロピドグレルを継続することは適切である.
B. CYP2C19は予想以上にクロピドグレルを活性化する.
C. CYP2C19によるクロピドグレルの活性化は予想より低く, クロピドグレルの継続は適切ではない.
D. CYP2C19によるクロピドグレルの活性化は予想より低く, クロピドグレルの継続は適切である.

正解 C. CYP2C19 *2/*2はpoor metabolizer(PM)であり, 酵素活性はほとんどない. したがって, クロピドグレルはCYP2C19で活性化されず, 治療効果は期待できない. 代替薬を選択すべきである.

48.4 30歳の女性がうつ病と診断され, 医療者はSSRIの投与を開始することを希望している. 彼女の遺伝子型の結果は以下の通りである:CYP2C19 *1/*17, CYP2D6 *1/*4. 次のSSRIのうちどれを開始するのがよいか.
A. シタロプラム
B. エスシタロプラム
C. パロキセチン
D. セルトラリン

正解 C. シタロプラム, エスシタロプラム, セルトラリンはすべてCYP2C19で代謝され, 患者はrapid metabolizer(RM)のため, これらのSSRIでは治療失敗のリスクがある. セルトラリンを開始し, 効果がなければ代替薬に変更するのが妥当であろうが, CYP2D6の結果から, パロキセチンがよりよい選択肢である. CYP2D6の結果から, 彼女はintermediate metabolizer(IM)であるが, この集団[訳者注:CYP2D6 IMを有する群という意味]では用量調節は推奨されない.

48.5 トラマドールの鎮痛作用の主な原因はどれか.
A. モルヒネ
B. トラマドール
C. オキシモルフォン
D. *O*-デスメチルトラマドール

正解 D. *O*-デスメチルトラマドールはトラマドールよりも強力で，トラマドールの鎮痛作用のおもな代謝物である．モルヒネはコデインの代謝産物であり，オキシモルフォンはオキシコドンの代謝産物であるため，AとCは誤りである.

48.6 ワルファリン薬理遺伝学に関する次の記述のうち，正しいものはどれか.
A. CYP2C9酵素活性の低下はワルファリン感受性の亢進と関連し，低用量が必要となる可能性がある.
B. CYP2C9酵素活性の低下はワルファリン感受性の低下と関連し，高用量を必要とする可能性がある.
C. CYP2C9対立遺伝子*2および*3のみを検出した検査施設でCYP2C9検査を受けたアフリカ系アメリカ人に，薬理遺伝学的なワルファリン投与を行うことは適切である.
D. CYP2C9*5，*6，*8，*11対立遺伝子は，すべての民族で頻度が高い.

正解 A. ワルファリンはCYP2C9によって不活性代謝物に代謝される．CYP2C9の酵素活性が低下すると，VKORC1を阻害できるワルファリンが増えるため，ワルファリンに対する感受性が高くなり，より低用量が必要となる．CYP2C9 *5，*6，*8，*11対立遺伝子はアフリカ系アメリカ人にのみ多く，ヨーロッパ系アメリカ人にはみられない．これらの対立遺伝子はアフリカ系アメリカ人に頻度が高いので，この集団で薬理遺伝学的なワルファリンアプローチを用いるためには，これらの対立遺伝子を検査しなければならない.

48.7 CYP2C9-NSAIDに関する推奨事項のうち，正しいものはどれか.
A. CYP2C9 poor metabolizer（PM）では，セレコキシブを代替薬として選択する.
B. CYP2C9 poor metabolizer（PM）では，メロキシカムを代替薬として選択する.
C. ピロキシカム-CYP2C9 intermediate metabolizer（IM）で活性スコアが1.0の場合，投与量を50％減量する.
D. イブプロフェン-CYP2C9 normal metabolizer（NM）では50％減量する.

正解 B. セレコキシブの推奨量は，CPICとFDAによると，PMでは25～50％減量することである．メロキシカムに対する推奨は，CYP2C9 PMではCYP2C9で代謝されない代替薬を選択することである．ピロキシカムに対する推奨は，CYP2C9で代謝されない代替薬をCYP2C9 IMで選択することであり，活性スコアは1.0である．イブプロフェンについては，CYP2C9 NMにおける標準療法からの変更推奨はない.

48.8 高血圧，高脂血症，糖尿病の61歳の男性は，現在シンバスタチン，リシノプリル，ヒドロクロロチアジド，メトホルミンを処方されている．彼は筋肉痛を訴えて医療機関を受診し，医療機関はSLCO1B1の遺伝子型判定を指示した．この患者に最も適切な薬物調整はどれか.
A. 変更する必要はない.
B. シンバスタチンの投与量を減らすか，代わりにロスバスタチンなどの代替薬を処方すべきである.
C. シンバスタチンを増量すべきである.
D. 患者の状態を観察すべきであるが，血液検査が終了するまでは変更する必要はない.

正解 B. シンバスタチンはSLCO1B1によって肝臓に輸送される．*5/*5遺伝子型は機能低下を示し，CPICはシンバスタチンの用量を減らすか，プラバスタチンやロスバスタチンなどの代替スタチンを推奨する.

48.9 フェニトイン誘発性過敏反応のリスク増加と関連するのはどれか.
A. CYP2D6
B. CYP2C19
C. HLA-B* 15:02
D. HLA-A* 31:01

正解 C. AとBはフェニトインの有害作用と関係がないため，不正解である．Dは，カルバマゼピン誘発性過敏反応と関連しているため，不正解である.

48.10 RYR1バリアントとサクシニルコリンの関係を最もよく表しているのはどれか．

A．RYR1のpoor metabolizerによりサクシニルコリンの血漿中濃度が上昇し，MHSを引き起こす．

B．RYR1のultrarapid metabolizerによりサクシニルコリンの血漿中濃度が低下し，有効性が低下する．

C．RYR1の病的変異は骨格筋線維内の細胞質カルシウムを持続的に増加させ，制御不能な筋収縮を引き起こす．

D．病原性変異体は，サクシニルコリン誘発性SJS/TENのリスク増加と関連している．

正解 C．RYR1はサクシニルコリンの血漿中濃度と関連していないため，AとBは不正解である．RYR1はサクシニルコリン誘発性SJS/TENと関連していないので，Dは誤りである．

In Memoriam

Richard A. Harvey, PhD

1936–2017

Co-creator
and series editor of the *Lippincott Illustrated Reviews* series, in collaboration with Pamela C. Champe, PhD (1945–2008).

Illustrator and co-author of the first books in the series: *Biochemistry, Pharmacology, and Microbiology and Immunology.*

Contributing Authors

Jacinda C. Abdul-Mutakabbir, PharmD, MPH, AAHIVP
Assistant Professor
Department of Pharmacy Practice
Loma Linda School of Pharmacy
Loma Linda, California

Jamie K. Alan, PharmD, PhD
Associate Professor
Pharmacology and Toxicology
Michigan State University
East Lansing, Michigan

John M. Allen, PharmD, BCPS, BCCCP, FCCM, FCCP
Clinical Associate Professor
Pharmacotherapy and Translational Research
University of Florida College of Pharmacy
Orlando, Florida

Felix Amissah, PhD
Associate Professor of Pharmacology
College of Pharmacy
Ferris State University
Big Rapids, Michigan

Shawn David Anderson, PharmD, BCACP, BCCP, AACC
Clinical Assistant Professor
Pharmacotherapy and Translational Research
University of Florida College of Pharmacy
Gainesville, Florida

Kimberly Atkinson, PharmD
Clinical Pharmacist
Outpatient Pharmacy
HCA Florida North Florida Hospital
Gainesville, Florida

Young S. Baek, PharmD
Clinical Pharmacist
Department of Pharmacy
Tampa General Hospital
Tampa, Florida

Angela K. Birnbaum, PhD
Professor
Experimental and Clinical Pharmacology
University of Minnesota College of Pharmacy
Minneapolis, Minnesota

Nancy Borja-Hart, PharmD, FCCP, BCPS
Associate Professor
Department of Clinical Pharmacy and Translational Science
The University of Tennessee Health Science Center
College of Pharmacy
Nashville, Tennessee

Anthony M. Casapao, PharmD, MPH
Clinical Assistant Professor
Pharmacotherapy and Translational Research
University of Florida College of Pharmacy
Jacksonville, Florida

Lindsey M. Childs-Kean, PharmD, MPH, BCPS
Clinical Associate Professor
Pharmacotherapy and Translational Research
University of Florida College of Pharmacy
Gainesville, Florida

Jonathan C. Cho, PharmD, MBA, BCIDP, BCPS
Director, PGY2 Infectious Diseases Residency Program
Department of Pharmacy
MountainView Hospital
Las Vegas, Nevada

Emily J. Cicali, PharmD, BCPS
Clinical Assistant Professor
Pharmacotherapy and Translational Research
Center for Pharmacogenomics and Precision Medicine
University of Florida College of Pharmacy
Gainesville, Florida

Jeannine M. Conway, PharmD, BCPS
Associate Professor
Experimental and Clinical Pharmacology
University of Minnesota College of Pharmacy
Minneapolis, Minnesota

Kelsey Jean Cook, PharmD
Clinical Assistant Professor
Pharmacotherapy and Translational Research
University of Florida College of Pharmacy
Jacksonville, Florida

Zachary L. Cox, PharmD, FHFSA
Associate Professor
Department of Pharmacy Practice
Lipscomb University College of Pharmacy
Nashville, Tennessee

Stacey D. Curtis, PharmD
Clinical Assistant Professor
Pharmacotherapy and Translational Research
University of Florida College of Pharmacy
Gainesville, Florida

Lisa Deacon, PharmD
Ambulatory Care Clinical Pharmacy Specialist
Middleburg, Florida

Christina E. DeRemer, PharmD, BCACP, FASHP
Clinical Associate Professor
Pharmacotherapy and Translational Research
University of Florida College of Pharmacy
Gainesville, Florida

Eric Dietrich, PharmD, BCACP
Clinical Associate Professor
Pharmacotherapy and Translational Research
University of Florida College of Pharmacy
Gainesville, Florida

Eric F. Egelund, PharmD, PhD
Clinical Assistant Professor
Pharmacotherapy and Translational Research
University of Florida College of Pharmacy
Jacksonville, Florida

Carinda Feild, PharmD, FCCM
Clinical Associate Professor
Pharmacotherapy and Translational Research
University of Florida College of Pharmacy
St. Petersburg, Florida

Chris R. Giordano, MD
Associate Professor of Anesthesiology
University of Florida College of Medicine
Gainesville, Florida

Benjamin Gross, PharmD, MBA
Department of Pharmacy and Pharmaceutical Sciences
Lipscomb University College of Pharmacy and Health Sciences
Nashville, Tennessee

Matthew G. Hermenau, PharmD
Pain Management Stewardship Pharmacist
Pharmacy Department
Jackson Health System
Miami, Florida

Reem Kais Jan, BPharm, PhD
Assistant Professor
College of Medicine
Mohammed Bin Rashid University of Medicine and Health Sciences
Dubai, United Arab Emirates

Sandhya Jinesh, BPharm, MS, PharmD
Chief Pharmacist
West Haven Pharmacy
West Haven, Connecticut

Vidhu Kariyawasam, MD
Assistant Professor of Medicine
Division of Infectious Diseases and Global Medicine
University of Florida College of Medicine
Gainesville, Florida

Adonice Khoury, PharmD, BCPS
Clinical Assistant Professor
Pharmacotherapy and Translational Research
University of Florida College of Pharmacy
Gainesville, Florida

Kelli A. Kronsberg, PharmD
Infectious Diseases Clinical Pharmacist
Department of Pharmacy
MountainView Hospital
Las Vegas, Nevada

Maya Leiva, PharmD, BCOP
Pharmacy Clinical Specialist – Hematology and Oncology
Pharmacy Department
Inova Schar Cancer Institute
Fairfax, Virginia

Robin Moorman Li, PharmD, BCACP
Clinical Associate Professor
Pharmacotherapy & Translational Research
University of Florida College of Pharmacy
Jacksonville, Florida

Brandon M. Lopez, MD
Assistant Professor of Anesthesiology
University of Florida College of Medicine
Gainesville, Florida

Aksha Memon, MBBS, MD, MPH
Department of Medical Education
Creighton University School of Medicine
Phoenix Regional Campus
Phoenix, Arizona

Shannon A. Miller, PharmD, BCACP
Clinical Associate Professor
Pharmacotherapy and Translational Research
University of Florida College of Pharmacy
Orlando, Florida

Stacy L. Miller, PharmD, MBA, BCACP
Clinical Assistant Professor
Pharmacotherapy and Translational Research
University of Florida College of Pharmacy
Gainesville, Florida

William Cary Mobley, PhD
Clinical Associate Professor
Pharmaceutics
University of Florida College of Pharmacy
Gainesville, Florida

Carol Motycka, PharmD, CHSE
Associate Professor
Pharmacotherapy and Translational Research
University of Florida College of Pharmacy
Jacksonville, Florida

Kristyn M. Pardo, PharmD, BCACP
Clinical Pharmacy Specialist
North Florida/South Georgia Veterans Health System
Gainesville, Florida

Charles A. Peloquin, PharmD
Professor
Pharmacotherapy and Translational Research
University of Florida College of Pharmacy
Gainesville, Florida

Joanna Peris, PhD
Associate Professor
Pharmacodynamics
University of Florida College of Pharmacy
Gainesville, Florida

Rosemary A. Poku, PhD
Assistant Professor
College of Medicine
Central Michigan University
Mount Pleasant, Michigan

Kelly M. Quesnelle, PhD
Professor
Department of Biomedical Sciences
School of Medicine Greenville
University of South Carolina
Greenville, South Carolina

Rajan Radhakrishnan, BPharm, MSc, PhD
Professor of Pharmacology
College of Medicine
Mohammed Bin Rashid University of Medicine and Health Sciences
Dubai Healthcare City
Dubai, United Arab Emirates

Jose A. Rey, MS, PharmD, BCPP
Professor
Department of Pharmacy Practice
Nova Southeastern University College of Pharmacy
Fort Lauderdale, Florida

Daniel Rubin, MD
Clinical Associate Professor
Department of Community Health and Family Medicine
University of Florida College of Medicine
Gainesville, Florida

Barbara A. Santevecchi, PharmD, BCPS, BCIDP
Clinical Assistant Professor
Pharmacotherapy and Translational Research

University of Florida College of Pharmacy
Gainesville, Florida

Elizabeth Sherman, PharmD, AAHIVP
Associate Professor
Pharmacy Practice
Nova Southeastern University College of Pharmacy
Fort Lauderdale, Florida

David Skyba, DC, PhD
Associate Professor of Neuroscience
College of Osteopathic Medicine
Touro University Nevada
Henderson, Nevada

Dawn R. Sollee, PharmD, DABAT
Associate Professor
Department of Emergency Medicine
University of Florida
Jacksonville, Florida

Joseph Spillane, PharmD, DABAT
Emergency Medicine Pharmacist
Clinical Associate Professor
UF Health Jacksonville
Jacksonville, Florida

Jody K. Takemoto, PhD, MEd
Associate Professor
Biomedical Education
California Health Sciences University
Clovis, California

Veena Venugopalan, PharmD
Associate Professor
Pharmacotherapy and Translational Research
University of Florida College of Pharmacy
Gainesville, Florida

Katherine Vogel Anderson, PharmD, BCACP
Associate Professor
University of Florida Colleges of Pharmacy and Medicine
Pharmacotherapy and Translational Research
Division of General Internal Medicine
Gainesville, Florida

Karen L. Whalen, PharmD, BCPS, FAPhA
Clinical Professor
Pharmacotherapy and Translational Research
University of Florida College of Pharmacy
Gainesville, Florida

Emily Jaynes Winograd, PharmD, DABAT
Adjunct Clinical Instructor
Department of Pharmacy
University of Michigan College of Pharmacy
Ann Arbor, Michigan

Marylee V. Worley, PharmD, BCIDP
Assistant Professor
Pharmacy Practice
Nova Southeastern University College of Pharmacy
Fort Lauderdale, Florida

Venkata Kashyap Yellepeddi, PhD, DABCP
Associate Professor
Division of Clinical Pharmacology
Department of Pediatrics
University of Utah
Salt Lake City, Utah

Lihui Yuan, PharmD, PhD
Pharmacodynamics
University of Florida College of Pharmacy
Gainesville, Florida

Reviewers

Faculty Reviewers

Michelle M. Duffourc, PhD
Quillen College of Medicine
East Tennessee State University
Johnson City, Tennessee

Edward Freeman, PhD
St. John Fisher College
Rochester, New York

Yan Leyfman, MD
Icahn School of Medicine at Mount Sinai
New York, New York

Michael M. White, PhD
Drexel University College of Medicine
Philadelphia, Pennsylvania

Student Reviewers

Ummul Asfeen
Nathan Gardner, MS, PA-C
Rina Joshi
Paul Tonog

Illustration and Graphic Design

Matt Chansky
Princeton, New Jersey

索　引

1. 本文中に外国語（アルファベット）のままで示した語および外国語で始まる語の索引は日本語索引とは別にしてある.
2. 化学構造を示す数（1-, 2-, 3-, ……）や文字（*o*-, *m*-, *p*-, D-, L-, ……）が先頭に立つ物質名は，それらの数字や文字を除いた語によって配列してある.
3. 接頭のギリシャ文字α, β, γは発音に従って，それぞれあ，か，への各項に配列してある.（例：α受容体はあ項，β遮断薬はへ項，など）.
4. ページ数に付されている*f*は図を示す.
5. →は矢印で示された語を参照してほしいことを示す.

あ

い

う

え

き

く

け

こ

さ

し

す

せ

た

ち

つ

て

と

な

に

ぬ

ね

の

は

へ

ほ

ま

み

む

め

も

や

る

れ

ろ

わ

A

B

C

D

E

H

M

N

Q

T

U

V

W

X

Y

Z

Figure Credits

Figure 1.21. Modified from H. P. Range and M. M. Dale. *Pharmacology*. Churchill Livingstone (1987), with permission from Elsevier.

Figure 1.23. Modified from Figure 6.3, Libby. *Braunwald's Heart Disease: A Textbook of Cardiovascular Medicine*, 8th ed. Philadelphia, PA, Saunders (2007), with permission from Elsevier.

Figure 3.3. Modified from B. J. Cohen and K. L. Hull. *Memmler's Structure and Function of the Human Body*, 12th ed. Philadelphia, PA, Wolters Kluwer (2020), Figure 8.14, with permission.

Clinical Application 5.1 Figure. From E. S. Guimaraes, M. Davis, J. R. Kirsch, and G. Woodworth. *The Anesthesia Technologist's Manual*, 2nd ed. Wolters Kluwer, (2019), Figure 19.7.

Figure 6.9. Modified from M. J. Allwood, A. F. Cobbold, and J. Ginsburg. Peripheral vascular effects of noradrenaline, isopropylnoradrenaline and dopamine. *Br. Med. Bull.* 19: 132 (1963).

Figure 6.11. Modified from M. J. Allwood, A. F. Cobbold, and J. Ginsburg. Peripheral vascular effects of noradrenaline, isopropylnoradrenaline and dopamine. *Br. Med. Bull.* 19: 132 (1963).

Figure 10.6. Modified from J. B. King, A. P. Bress, A. D. Reese, and M. A. Munger. Neprilysin inhibition in heart failure with reduced ejection fraction: a clinical review. *Pharmacotherapy*. 35: 823 (2015).

Figure 10.7. Modified from P. Deedwania. Selective and specific inhibition of If with ivabradine for the treatment of coronary artery disease or heart failure. *Drugs*. 73: 1569 (2013).

Figure 10.11. Modified from M. Jessup and S. Brozena. *N. Engl. J. Med.* 348: 2007. Copyright ©2003 Massachusetts Medical Society. Reprinted with permission from Massachusetts Medical Society and updated from C. W. Yancy, et al. 2017 ACC/AHA/HFSA Focused Update of the 2013 ACCF/AHA Guideline for the Management of Heart Failure: a report of the American College of Cardiology/American Heart Association Task Force on Clinical Practice Guidelines and the Heart Failure Society of America. *Circulation*. 136: 1 (2017).

Figure 11.4. Modified from J. A. Beven and J. H. Thompson. *Essentials of Pharmacology*. Philadelphia, PA, Wolters Kluwer (1983).

Figure 13.9. Data from D. J. Schneider, P. B. Tracy, and B. E. Sobel. *Hosp. Pract.* 107 (1998).

Figure 13.10. From J. S. Berek and D. L. Berek: *Berek & Novak's Gynecology*, 16th ed. Wolters Kluwer, (2020), Figure 33.1.

Figure 16.5. Data from A. Kales. Excertpa Medical Congress Series. 899: 149 (1989).

Figure 16.6. Data from E. C. Dimitrion, A. J. Parashos, and J. S. Giouzepas. *Drug Invest.* 4: 316 (1992).

Figure 19.9. From SCIENCE SOURCE, New York, NY.

Figure 19.10. Data from G. A. Baker, R. L. Bromley, M. Briggs, et al. *Neurology*. 84: 382 (2015).

Figure 21.11. Modified from T. R. Kosten and P. G. O'Connor. Management of drug and alcohol withdrawal. *N. Engl. J. Med.* 348: 1786 (2003).

Figure 22.4. Modified from N. L. Benowitz. Pharmacologic aspects of cigarette smoking and nicotine addiction. *N. Engl. J. Med.* 319: 1318 (1988).

Figure 23.2. Modified from B. G. Katzung. *Basic and Clinical Pharmacology*. Appleton and Lange (1987); permission conveyed through Copyright Clearance Center, Inc.

Figure 23.6. Adapted from R. R. Preston and T. E. Wilson. *Lippincott Illustrated Reviews: Physiology*. Philadelphia, PA, Lippincott Williams & Wilkins (2013).

Figure 23.11. Modified from K. Okamura, H. Ikenoue, and A. Shiroozu. Reevaluation of the effects of methylmercaptoimidazole and propylthiouracil in patients with Graves' hyperthyroidism. *J. Clin. Endocrinol. Metab.* 65: 719 (1987).

Figure 24.5. Modified from M. C. Riddle. *Postgrad. Med.* 92: 89 (1992).

Figure 24.7. Modified from I. R. Hirsch. Insulin analogues. *N. Engl. J. Med.* 352: 174 (2005).

Figure 24.9. Data from O. B. Crofford. Diabetes control and complications. *Annu. Rev. Med.* 46: 267 (1995).

Figure 25.8. Data from Current Contraceptive Status Among Women Aged 15–49; United States, 2017–2019, Available at https://www.cdc.gov/nchs/products/databriefs/db388.htm.

Figure 26.7. Data from K. G. Saag, R. Koehnke, and J. R. Caldwell, et al. Low dose long-term corticosteroid therapy in rheumatoid arthritis: an analysis of serious adverse events. *Am. J. Med.* 96: 115 (1994).

Figure 30.5. Data from P. J. Neuvonen, K. T. Kivisto, and P. Lehto. *Clin. Pharm. Ther.* 50: 499 (1991).

Figure 32.4. Data from D. A. Evans, K. A. Maley, and V. A. McRusick. Genetic control of isoniazid metabolism in man. *Br. Med. J.* 2: 485 (1960).

Figure 33.11. Modified from Springer Nature: Y. Nivoix, D. Leveque, and R. Herbrecht, et al. The enzymatic basis of drug-drug interactions with systemic triazole antifungals. *Clin. Pharmacokinet.* 47: 779 (2008).

Figure 34.5. Data from Surveillance for Viral Hepatitis—United States 2015. Available at https://www.cdc.gov/hepatitis/statistics/2015surveillance/commentary.htm

Figure 34.14. Data from H. H. Balfour. Antiviral drugs. *N. Engl. J. Med.* 340: 1255 (1999).

Figure 37.4. Reprinted from Dr. Thomas George, MD, with permission.

Figure 37.6. Modified from N. Kartner and V. Ling. Multidrug resistance in cancer. *Sci. Am.* (1989).

Figure 39.8. Data from D. D. Dubose, A. C. Cutlip, and W. D. Cutlip. Migraines and other headaches: an approach to diagnosis and classification. *Am. Fam. Physician.* 51: 1498 (1995).

Figure 40.15. Data from T. D. Warner, F. Giuliano, I. Vojnovic, et al. Nonsteroid drug selectivities for cyclo-oxygenase-1 rather than cyclo-oxygenase-2 are associated with human gastrointestinal toxicity: a full in vitro analysis. *Proc. Natl. Acad. Sci. U. S. A.* 96: 7563 (1999).

Figure 42.2. Modified from D. R. Cave. Therapeutic approaches to recurrent peptic ulcer disease. *Hosp. Pract.* 27(9A): 33–49, 199 (1992). With permission from Taylor & Francis Ltd, www.tandfonline.com.

Figure 42.7. Modified from Annals of Internal Medicine, F. E. Silverstein, D. Y. Graham, and J. R. Senior. Misoprostol reduces serious gastrointestinal complications in patients with rheumatoid arthritis receiving nonsteroidal antiinflammatory drugs. A randomized, double-blind, placebo controlled trial. *Ann. Intern. Med.* 123: 241 (1995). Copyright © 1995. American College of Physicians.

All Rights Reserved. Reprinted with the permission of American College of Physicians, Inc.

Figure 42.8. Data from S. M. Grunberg and P. J. Hesketh. Control of chemotherapy-induced emesis. *N. Engl. J. Med.* 329: 1790 (1993).

Figure 45.6. Reprinted from S. Jensen. *Pocket Guide for Nursing Health Assessment: A Best Practice Approach*, 2nd ed. Philadelphia, PA, Wolters Kluwer (2015), with permission.

Figure 46.5. Reprinted from B. H. Rumack. *Acetaminophen* overdose in children and adolescents. *Pediatr. Clin. North Am.* 33: 691 (1986), with permission from Elsevier.

Figure 46.9. From the Centers for Disease Control and Prevention. http://wonder.cdc.gov/

Figure 47.2. Data from Substance Abuse and Mental Health Services Administration. (2021). Key substance use and mental health indicators in the United States: Results from the 2020 National Survey on Drug Use and Health (HHS Publication No. PEP21-07-01-003, NSDUH Series H-56). Rockville, MD: Center for Behavioral Health Statistics and Quality, Substance Abuse and Mental Health Services Administration. Available at https://www.samhsa.gov/data/.

Figure 47.14. Source: From the Centers for Disease Control and Prevention; National Center for Health Statistics. *National Vital Statistics System, mortality. CDC WONDER.* Atlanta, GA, US Department of Health and Human Services, CDC (2020).

Figure 48.1. Adapted from J. K. Hicks, H. L. McLeod. *Genomic and Precision Medicine*, 3rd ed. Elsevier (2017).

Figure 48.3. Adapted from K. E. Caudle, et al. *Genet Med.* 19(2): 215–223 (2017).

Figure 48.5. Source: From the Centers for Disease Control and Prevention, Genomics and Precision Health Topics, Pharmacogenomics. Available at https://www.cdc.gov/genomics/disease/pharma.htm.

Figure 48.8. Adapted from J. K. Hicks, J. R. Bishop, K. Sangkuhl, et al. Supplement to: Clinical Pharmacogenetics Implementation Consortium (CPIC) Guideline for CYP2D6 and CYP2C19 Genotypes and Dosing of SSRIs. Available at https://files.cpicpgx.org/data/guideline/publication/SSRI/2015/25974703-supplement.pdf.

Figure 48.13. Adapted from M. Whirl-Carrillo, R. Huddart, L. Gong, K. Sangkuhl, C. F. Thorn, R. Whaley, and T. E. Klein. An evidence-based framework for evaluating pharmacogenomics knowledge for personalized medicine. *Clin. Pharmacol. Ther.* 110(3): 563–572 (2021) and M. Whirl-Carrillo, E. M. McDonagh, J. M. Hebert, L. Gong, K. Sangkuhl, C. F. Thorn, R. B. Altman, and T. E. Klein. Pharmacogenomics knowledge for personalized medicine. *Clin. Pharmacol. Ther.* 92(4): 414–417 (2012).

Figure 48.14. Source: From the Centers for Disease Control and Prevention, Genomics and Precision Health Topics, Pharmacogenomics. Available at https://www.cdc.gov/genomics/disease/pharma.htm.

Figure 48.15. Modified from C. D. Klaassen. *Casarett and Doull's Toxicology: The Basic Science of Poisons*, 9th ed. McGraw-Hill Education.

リッピンコット シリーズ
イラストレイテッド薬理学　原書8版

令和7年1月30日　発　行

監訳者　櫻井　隆
　　　　丸山　敬
　　　　柳澤輝行

発行者　池田和博

発行所　丸善出版株式会社
〒101-0051 東京都千代田区神田神保町二丁目17番
編集：電話(03)3512-3261／FAX(03)3512-3272
営業：電話(03)3512-3256／FAX(03)3512-3270
https://www.maruzen-publishing.co.jp

組版印刷・富士美術印刷株式会社／製本・株式会社 松岳社

ISBN 978-4-621-31043-4　C 3047　Printed in Japan